AF619647

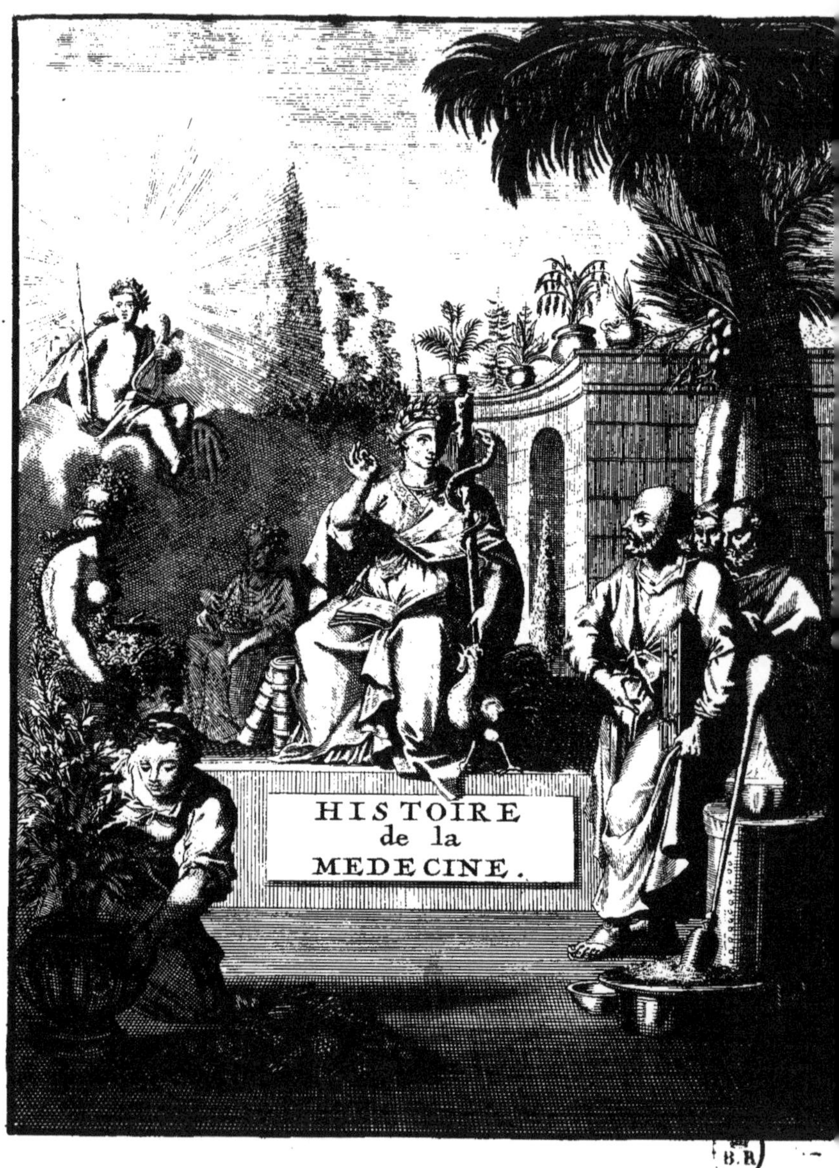
HISTOIRE
de la
MEDECINE.

HISTOIRE
DE LA
MEDECINE,

Où l'on voit l'Origine & les Progrès de cet Art, de Siècle en Siècle; les Sectes, qui s'y sont formées; les noms des Médecins, leurs découvertes, leurs opinions, & les circonstances les plus remarquables de leur vie.

Par DANIEL LE CLERC,

Docteur en Médecine.

Nouvelle Edition, revuë, corrigée, & augmentée par l'Auteur en divers endroits, & sur tout d'un Plan pour servir à la Continuation de cette Histoire depuis la fin du Siècle II. jusques au milieu du XVII.

PREMIERE PARTIE.

A LA HAYE,

Chez ISAAC VAN DER KLOOT.

M. D. CCXXIX.

A MONSIEUR BOURDELOT,

Conseiller & Médecin Ordinaire du Roi, & Premier Médecin de Madame la Duchesse de Bourgogne.

MONSIEUR,

Les Médecins Payens, dont je fais l'Histoire, offroient leur encens & consacroient leurs ouvrages à des hommes, que l'on avoit mis au rang des Dieux; parce qu'ils avoient exercé la Médecine avec quelque succès pendant leur vie. Nous ne reconnoissons plus aujourd'hui ces faux Dieux; & la Médecine n'a que faire de chercher entre les morts des Patrons qu'elle peut trouver entre les vivans. Ces Patrons, dont elle se glorifie, sont les Médecins des Rois; c'est à eux qu'appartient légitimement le droit de présider à ce noble Art. Les Lois, qui les appellent Archiatri, *c'est à dire, Chefs des Médecins, les font encor les Arbitres de la Médecine, & l'on ne sauroit trop honorer ceux qui sont appellez à des emplois de cette importance. Convaincu de la nécessité de ce devoir, à qui devois-je plûtôt donner des marques de mon respect qu'à Vous,* MONSIEUR, *qui tenez un rang si considerable entre les Médecins du premier de tous les Monarques? Pouvois-je m'addresser à un autre, après avoir reçu des témoignages si sensibles de Votre bonté? Vous avez bien voulu jetter les yeux sur le petit Essai que je donnai il y a quelques années, & Vous ne vous êtes pas contenté de m'encourager à continuer ce travail, en me faisant conoître que Vous approuviez mon dessein; Vous m'avez encore généreusement offert tous les livres dont j'avois besoin. Je serois le plus ingrat de tous les hommes, si je ne cherchois à publier les obligations que je vous ai à cet égard. Il y va même de mon interet; car enfin en déclarant ici qu'il n'est rien que je ne voulusse faire pour Vous marquer ma juste reconoissance, je trouve en même temps un moyen de rendre publique l'approbation que Vous avez donnée à la premiere Partie de ce Livre, & qui en rébausse si fort le prix. Tout ce que je crains, c'est que la suite ne réponde pas au commencement, & que je ne me sois flatté mal à propos de la continuation de votre indulgence. Je ne me serois pas exposé de cette maniere, si j'avois gardé mon manuscrit jusques à ce que j'eusse pu profiter du bel Ouvrage que Vous êtes prêt d'achever, & qu'on attend avec tant d'impatience. Quelles lumieres n'aurois-je pas tirées de ce Catalogue exact que Vous avez fait de tous les Ecrits des Médecins, & particulierement des savantes remarques que vous y joignez? J'avois d'autant plus besoin d'un tel secours, que l'on n'a jusques à present rien vu de complet sur cette matiere, que peu de gens pouvoient aussi bien traiter que Vous; parce que peu de gens ont, comme Vous, avec une très-nombreuse & très-belle Bibliotheque, les talens propres pour s'en bien servir. Mais n'étant pas allé fort loin, j'espere que j'aurai encore le temps d'apprendre à conoître, par Votre moyen, les Auteurs dont j'aurai à parler ci-après. Que nous Vous sommes redevables,* MONSIEUR, *tous tant que nous sommes de Médecins, de ce que Vous voulez bien encore travailler pour notre instruction, sans que les grandes affaires qui Vous occupent d'ailleurs, & dont tout autre seroit accablé, Vous en puissent détourner? Je n'entre point dans les éloges que Votre mérite Vous attire par tant d'autres endroits. Quand je dirois ici que Vous possedez dans un haut degré toutes les plus belles connoissances, & qu'il ne Vous manque aucune des qualitez que l'on estime le plus dans le commerce de la vie, je ne dirois rien qui ne soit connu de tout le monde. Mais je ne saurois me dispenser de réfléchir sur le choix que* LOUIS LE GRAND *a fait de Votre personne, pour veiller, avec l'Illustre Monsieur Fagon, à la conservation de la precieuse santé de S. M. & pour avoir l'œuil sur celle d'une Princesse qui doit être un jour Reine de France. On ne peut rien penser de plus glorieux pour Vous, puisque ce choix ne peut être qu'un effet du discernement toujours juste de ce grand Prince. Chacun le voit aisément, mais je vous prie d'être persuadé que personne n'y prend plus de part que moi, & que je me ferai, toute ma vie, beaucoup d'honneur de Vous témoigner que je suis avec un profond respect,*

MONSIEUR,

Votre très-humble & très-obéissant Serviteur,

LE CLERC.

PREFA-

PREFACE.

ON trouve dans un Livre posthume de *Vossius*, intitulé *de Philosophia*, diverses choses concernant les Médecins anciens, les Ecrits qu'ils ont laissez, & le temps auquel ils ont vécu. Mais il semble que ce ne soit là qu'un plan, & même un plan fort défectueux d'un plus grand ouvrage; quoi que son Auteur lui donne 1 en un endroit le titre d'*Histoire de la Médecine*, en termes exprès. On a cru que *Meiboimus* & *Reinesius*, savans Médecins Allemands, & connus par leurs Ecrits, avoient travaillé à cette même Histoire; mais je doute que ce fût précisément leur dessein. Je trouve du moins que le premier appelle, en quelque endroit, l'ouvrage qu'il avoit entrepris 2 *magnum Opus de Vitis Medicorum*; & que le dernier, dans une lettre à Vorstius, dit avoir écrit l'*Histoire des Médecins*, *Historiam Medicorum*, quoi qu'il semble promettre ailleurs l'Histoire de la Médecine, *Historiam Medicam*. Feu Mr. *Ménage* a aussi composé une *Histoire des anciens Médecins*, qui est encore manuscrite chez Monsieur l'Abbé Bignon. Mais il y a bien de la difference entre faire l'Histoire des Médecins, ou écrire leurs vies, c'est à dire, recueillir tout ce qui regarde leur personne, & le titre, ou le nombre de leurs Ecrits: & faire l'Histoire de la Médecine, ou rechercher l'origine de cet Art, & voir quels ont été ses progrès de siècle en siècle, quels changemens il y a eu dans les systemes, & dans la méthode des Médecins, à mesure qu'ils ont fait de nouvelles découvertes &c. qui est ce que j'ai entrepris.

Pierre Castellanus, Professeur en Grec à Louvain, avoit fait auparavant la même chose, ou avoit eu le même dessein que les Auteurs dont j'ai parlé. Nous avons de lui un petit Livre intitulé *des Vies des Médecins tant anciens que modernes*, imprimé en 1618. mais il en a omis plusieurs des uns & des autres, & n'a presque dit qu'un mot de chacun en particulier. *Brunsfelsius* avoit fait avant lui un *Catalogue des illustres Médecins*, encore plus abregé. *Champerius*, *Remaclus Fuchsius*, *Peucerus*, & d'autres ont aussi écrit sur le même sujet; pour ne point parler de ceux qui ont écrit les vies de quelques particuliers, ou des modernes seuls, ni de *Wolfgangus Justus*, qui

1 *Capit. II. Paragraph. ultimo*
2 *Vide Meibom. in Cassiodor. de Archiatris.*

qui a fait une 1 *Chronologie des Médecins*, qui est assez rare, mais peu exacte, ni de *René Moreau*, 2 qui a aussi marqué le temps auquel ont vécu divers Médecins, ni des Auteurs qui ont donné des Catalogues des Livres en Médecine. Entre ces Auteurs, *Van der Linden* & *Mercklin*, savant Médecin de Nuremberg, qui l'a augmenté, sont les derniers qui ont paru; mais Mr. *Bourdelot* va bien-tôt rendre public un grand ouvrage sur la même matiere, qui effacera tout ce qui a precedé, & où il ajoûtera son jugement sur une bonne partie des livres, & ses conseils sur le choix de ceux qui doivent composer la Bibliotheque d'un savant Médecin.

Néander, Médecin de Breme, a composé un Livre, imprimé en 1623. où il traite de l'origine de la Médecine, de son antiquité, & de son excellence, des Sectes qui s'y sont établies, des intervalles pendant lesquels elle a été négligée, de ceux où elle s'est relevée, & enfin de la Vie & des Ecrits des Médecins qui y ont contribué. 3 Mais outre qu'il n'a presque fait autre chose que copier *Castellanus*, & même *Adamus*, qui avoit écrit un peu avant lui les vies des Médecins Allemands, & qu'il a d'ailleurs erré grossierement à divers égards, il s'en est tenu à des géneralitez trop vagues, & n'est point entré dans le detail que demande l'Histoire de la Médecine. *Doringius*, autre Médecin Allemand, qui a fait imprimer en 1611. un petit Livre touchant *la Médecine & les Médecins*, *l'origine & le progrès de cet Art* &c. n'a rien, non plus que Nèander, que de fort général & de fort superficiel. A peine a-t-il mis trois pages d'un in 8. de gros caractere, dans tout ce qu'il dit d'Hippocrate, par où l'on peut juger si son livre répond bien au titre qu'il lui donne. 4 *Martin Fogelius*, fameux Professeur de Hambourg, avoit aussi promis une Histoire des Médecins qui ont été omis par ceux qui ont traité la même matiere. 5 *Welschius*, autre Médecin des plus savans d'Allemagne, a pareillement voulu faire cette Histoire. 6 Il s'est même trouvé, entre les *Arabes*, des Auteurs qui ont travaillé à la même chose. Je dois encore mettre au rang des Auteurs qui ont travaillé pour l'Histoire des Médecins, le celebre Jurisconsulte *Tiraqueau*, qui en traitant la question, *Si l'Art de la Médecine*

1 J'ai appris que M. *Francus*, fameux Médecin du Roi de Danemarc, avoit dessein de faire rimprimer cette Chronologie, revuë & augmentée, mais je ne sâche pas qu'il l'ait fait.
2 *Vide Lib. de Venæ Sectione in Pleuritide, Renati Moreau.*
3 *Vide Fabri Centuriam Plagiariorum.*
4 *Ibidem.*
5 *Ibidem Vide & Morhof Polyhistor.*
6 *Vide Fabri Centur. Plagiar.*

ne déroge à la Noblesse? Après avoir conclu pour la négative, fait voir que les personnes des conditions les plus relevées ont exercé cet Art: Qu'il y a eu un grand nombre de Médecins qui ont été mis au rang des *Saints*: Que plusieurs *Pontifes*, *Empereurs* & *Rois* ont pratiqué la Médecine; aussi bien que plusieurs *Reines*, & autres *Dames* de qualité, & même plusieurs *Dieux* & *Déesses*: Que presque tout ce qu'il y a eu de *Philosophes* & de *Poëtes* parmi les Anciens, ont possedé ce même Art. Après quoi, il donne, outre les listes particulieres de ceux de chaque condition, un Catalogue général de presque tous les Médecins connus, rangez selon l'ordre de l'Alphabet.

Je ne dois pas non plus oublier ici un M. *Bernier*, qui a écrit, il y a dix ou douze ans, un Livre intitulé, *Essais de la Médecine, où il est traité de l'Histoire de la Médecine & des Médecins; du devoir des Médecins à l'égard des malades, & de celui des malades à l'égard des Médecins; de l'utilité des remedes, & de l'abus qu'on en peut faire.* L'Auteur de ce Livre m'a fort maltraité dans une Lettre imprimée, parce que je n'avois point parlé de lui dans la préface de la premiere Partie de mon Livre que je donnai il y a cinq ans. Je puis dire que je ne connoissois pas alors le sien; & que je n'avois vu que le commencement du titre dans un Catalogue de Libraires, où il y avoit ces mots: *Essais de Médecine, par Bernier*; ce qui fit que je ne le demandai pas, croyant qu'il n'y avoit rien là qui regardât l'Histoire de la Médecine, à laquelle je donnois toute mon attention. Ce Livre contient trois parties, dont il n'y a que le premièr qui appartienne à l'histoire dont je viens de parler, en ce que l'on y trouve une liste des noms de la plûpart des Médecins, tant anciens que modernes & quelque chose touchant leur vie, le temps auquel ils ont vécu, & les titres de quelques-uns de leurs Livres. Les Savans, qui auront lu cette prétendue Histoire de la Médecine de M. Bernier, en feront le jugement qu'il leur plaira, aussi bien que du rapport qu'il y a entre les matieres qu'il a traitées, & celles que je traite. Je dirois quelque chose de plus, si cet Auteur vivoit encore, & que je n'eusse pas sujet de me plaindre de son procédé à mon égard. Je pourrois le redresser en bien des endroits, mais on ne se bat pas avec les morts.

Il y a d'autres Auteurs, qui ont écrit quelque chose, qui approche de plus près de l'Histoire de la Médecine. M. *Lionardo di Capoa*, docte Médecin & Philosophe Napolitain, est de ce nombre. Tous les Auteurs, que j'ai citez, ont écrit à l'avantage de la Médecine, & ont laissé les Médecins, tant anciens que modernes, jouir paisi-

paisiblement de l'honneur qu'ils se sont acquis. M. di Capoa est le seul, qui dans un Livre Italien, qu'il a mis au jour depuis onze ou douze ans, & où il traite *de l'Origine & du Progrès de la Médecine*, ait eu pour but d'en faire voir l'incertitude. Il s'est proposé de renverser les systèmes de presque tous les Médecins, particulierement des Anciens; car pour ce qui est des Modernes, qui suivent la Philosophie *Cartésienne*, & les principes des *Chimistes*, expliquez selon son sens, il se range de leur côté, ou du moins il convient que c'est sur ces deux fondemens que la veritable Médecine doit être établie. Mais comme le nombre des Médecins qui reglent là-dessus leur pratique est fort petit, particulierement en Italie, cela fait conclurre à cet Auteur, que la Médecine a été jusques à présent fort incertaine. On peut dire que M. di Capoa a travaillé pour l'Histoire de la Médecine, parce qu'il en a recherché, assez au long, l'origine & le progrès. Mais outre qu'il quitte le caractere d'Historien, en s'attachant plûtôt à réfuter les sentimens qui ne sont pas de son goût, qu'à les mettre dans tout leur jour, il omet un grand nombre de choses importantes à l'Histoire dont il s'agit. Le principal usage que son Livre peut avoir, c'est de donner matiere à faire des réflexions, à ceux qui sont trop prévenus pour les Anciens; en quoi M. di Capoa a fait quelque chose de fort utile, sur tout par rapport à son pays, où toutes les nouveautez sont presque indifferemment condamnées.

L'Introduction à la Médecine par *Conringius* doit aussi être mise au nombre des Livres qui appartiennent à notre Histoire. Elle sert beaucoup à faire connoître le Caractere d'une bonne partie des Médecins, tant anciens que nouveaux, & l'on y trouve une judicieuse critique de leurs Ecrits. Ce livre est encore devenu beaucoup plus utile, depuis que M. *Schelhammer*, célebre Professeur de l'Université de Kiel, y a joint son savant commentaire.

Mais quoi que tous les Auteurs que j'ai nommez, fournissent des lumieres pour écrire l'Histoire de la Médecine, il n'y en a aucun qui l'ait écrite, ni qui en ait même eu le dessein, du moins autant que j'en puis juger. Le premier d'entre ceux dont je n'ai pas encore parlé, qui soit proprement entré dans le projet dont il s'agit, c'est M. *Dodart*, Médecin de M. le Prince de Conti. J'avois ci-devant appris que ce savant homme travailloit à une Histoire de la Médecine, par ce qu'en dit M. *Lantin*, dans sa préface sur le Livre de Saumaise *de Homonymis Materiæ Medicæ*, sans en savoir rien de plus particulier. Mais il m'est revenu d'ailleurs quelques circonstances de son dessein, que l'on m'a dit regarder principalement les chan-

changemens qui sont arrivez de temps en temps dans la pratique de la Médecine, ce qui est un des points essentiels de l'Histoire dont il s'agit. J'apprens aussi que M. *Almeloveen*, qui a déja donné au public un Livre intitulé, *Inventa Nova-Antiqua*, *id est*, *Brevis enarratio ortûs & progressûs Artis Medicæ*, &c. médite une Histoire complete sur le même sujet.

1 On dit enfin que M. *Caponi* a promis une *Histoire universelle de la Médecine*, dont la premiere partie traitera de l'ancienne Médecine; la seconde de la nouvelle, comme elle se pratique aujourd'hui chez toutes les nations; la troisième regardera les Sectes des Médecins; la quatrième les Médecins eux mêmes; la cinquième renfermera une Bibliothe de tous les Livres en Médecine, tant manuscrits qu'imprimez. Ce dessein est très-beau, & il est à souhaiter que nous en voyions bien-tôt l'exécution; mais je crains qu'elle ne soit trop retardée par le grand travail que cela demande, & pour lequel, comme l'a remarqué 2 un Savant, la vie d'un homme semble trop courte.

Il paroît, par tout ce que je viens de dire, que personne n'a encore mis au jour l'Histoire de la Médecine, quoi qu'elle ait été promise; & que le livre, que je donne aujourd'hui, est le premier où l'on ait précisément traité cette matiere. Je ne dis pas ceci pour faire valoir mon travail, mais pour engager mes Lecteurs à avoir plus d'indulgence pour moi, en envisageant ceci comme un essai. Je reconois qu'il falloit, pour l'entreprendre, plus de savoir que je n'en ai; mais je me flatte que les honnêtes gens seront assez équitables pour me tenir compte de mes foibles effors. *Quintilien* en use à peu près de cette maniere à l'égard d'un 3 Auteur qu'il met au rang des médiocres. Il mérite, dit-il, que l'on croye qu'il a su tout ce qu'il faut savoir pour entreprendre d'écrire de tant de choses differentes, quand il n'y auroit que cette raison, qu'il a osé en former le dessein, *dignus, vel hoc proposito, ut illum scisse omnia illa credamus*. Je sai qu'on pourra me dire que je me suis trop hâté, & que les découvertes des Modernes étant beaucoup plus considerables que celles des Anciens, ce n'etoit pas la peine de faire rouler la presse pour si peu de chose. Je répons à cela qu'il seroit à souhaiter que les Savans que j'ai citez, & ceux que je puis avoir omis, qui ont eu un dessein semblable au mien, n'eussent pas attendu que leurs

1 *Vide Morhof. Polyhistor. & Fabri Centur. Plagiar.*
2 *Morhofius in Polyhistor.*
3 Celse. *Voyez la fin de la seconde Partie de cette Histoire, où l'on explique ce passage de Quintilien.*

leurs ouvrages fussent complets pour en faire part au Public. Ce délai nous prive de diverses pieces, qui enrichiroient beaucoup l'Histoire de la Médecine, & qui demeureront peut-être ensevelies pour toûjours dans la poudre des cabinets, sans être d'usage à personne. Je dis en second lieu, que la Médecine ancienne, quelque imparfaite qu'elle nous paroisse, ne laisse pas d'éclairer, à divers égards, la Médecine moderne. Si ma santé & mes affaires me le permettent, j'acheverai ce que j'ai commencé; mais quand je n'en ferois pas davantage, on me devra néanmoins tenir quelque compte de ce que j'ai creusé le plus avant que j'ai pu, pour jetter des fondemens sur lesquels d'autres pourront bâtir.

Je ne m'arrêterai pas à marquer ici tous les usages qu'on peut tirer de l'*Histoire de la Médecine*; le titre seul fait assez conoître ce qu'on en doit attendre. Je remarquerai seulement que l'on voit, pour ainsi dire, d'un coup d'œuil, par le moyen de cette Histoire, les principaux *raisonnements*, & les *expériences* les plus considerables, qui se sont faites depuis le commencement du Monde, pour prévenir les maladies, pour les conoître, & pour les guérir. Les Livres que les Médecins écrivent tous les jours, sont pleins de leurs expériences propres, ou de leurs raisonnemens particuliers, ou de ceux d'autrui; auxquels ils tâchent de donner un nouveau tour, supposé qu'ils les approuvent; mais on y trouve rarement ceux qui ne sont pas de leur goût, ou du moins on ne les y voit pas toûjours par leur beau côté. Il n'en est pas de même de l'Histoire de la Médecine. Cette Histoire doit entrer dans l'esprit de chaque siècle, & de chaque Auteur; rapporter fidellement les pensées des uns & des autres; conserver à chacun le sien. Elle doit sur tout se garder bien de donner aux Modernes ce qui appartient aux Anciens, ni à ces derniers ce qui est du partage des premiers; laissant à tout le monde la liberté de faire les réflexions convenables sur les faits qu'elle rapporte. C'est du moins là l'idée que je me suis faite de l'Histoire dont il s'agit, & le but que j'ai eu en commençant de l'écrire. Je me suis défait en cette rencontre, autant que je l'ai pu, de tout préjugé, & j'ai examiné les Auteurs qui me sont venus en main, par leurs propres Ecrits, & non pas par ce que d'autres ont écrit ou dit de ces Auteurs, ou de leurs ouvrages. J'ai été convaincu, particulierement quand il s'est agi d'*Hippocrate*, qu'il étoit dangereux de s'en tenir au témoignage d'autrui. Cet ancien Médecin s'étant attiré l'estime de tout le monde, comme il la mérite veritablement à divers égards, & presque tous ceux qui sont venus après lui l'ayant regardé comme un modele achevé, chaque Auteur lui a fait

fait honneur de ses propres découvertes. S'il y a eu quelcun qui ait voulu s'attribuer ce dont il a cru être l'inventeur, il s'est d'abord élevé un parti opposé, qui a fait tous ses efforts pour montrer qu'Hippocrate avoit dit ou vu la même chose; ce qui est une foiblesse, dont on ne s'est point encore défait à l'heure qu'il est. J'ai aussi évité de prendre parti, ou de me déclarer pour ou contre les sentimens que j'ai rapportez; ou si j'en ai usé quelquefois d'une autre maniere, ç'a été très-rarement.

Quant à la disposition de mon Ouvrage, la premiere Partie contient principalement la Médecine d'Hippocrate. C'est du moins ce qu'il y a de plus important; le reste qui regarde l'état de la Médecine, avant & après lui, n'étant pas à peu près si considerable, quoique tout cela fasse à l'Histoire. Le premier Livre semble ne renfermer que des choses, ou fabuleuses, ou fort incertaines. On y découvre néanmoins, parmi les fables d'*Esculape*, & des autres Dieux Médecins, & parmi les experiences que les premiers hommes ont faites pour se garantir, ou se délivrer des maladies; on y découvre, dis-je, des traces des remedes principaux, tels que sont la *saignée* & la *purgation*, dont l'antiquité se trouve établie par-là. On voit aussi, dans le second Livre, qu'il n'est pas absolument vrai qu'il y ait eu dans la Médecine une espece d'interregne depuis Esculape & ses fils, jusqu'à *Hippocrate*; & que l'espace de six ou sept cens ans, qui se sont écoulez entre le premier & le dernier, n'a pas été un temps tout-à-fait perdu, comme quelques-uns l'ont cru. On fait voir, au contraire, qu'il s'est trouvé, pendant cet intervalle, des gens qui ont jetté les fondemens de la Médecine *raisonnée*, en commençant les premiers à *disséquer des animaux*, & à *rechercher les causes des maladies*, d'une autre maniere qu'on ne l'avoit fait auparavant. C'est à *Pythagore*, à *Alcmæon*, à *Démocrite*, & aux autres Philosophes dont je parle, à qui on en a l'obligation. Pour ce qui s'est passé depuis *Hippocrate* jusqu'au période où finit le quatrième Livre, & ce que j'appelle la premiere Partie de l'Histoire de la Médecine, on n'y trouve presque rien de nouveau, parce que le terme est assez court. On y remarque seulement que les Philosophes qui vivoient alors, dont les principaux ont été *Platon* & *Aristote*, ont imité les précedens, & qu'ils ont poussé un peu plus avant les découvertes *Anatomiques* particulierement *Aristote*. D'ailleurs on ne voit pas que le fondement posé par Hippocrate, & par ses prédecesseurs, en ce qui concerne la pratique, ait beaucoup varié pendant ce temps-là. A l'égard de la Médecine d'*Hippocrate*, que j'ai dit être ce qu'il y a de plus considerable dans cette premiere Partie, si quel-

si quelcun trouve que je n'ai pas épuisé ce riche fonds, j'en conviendrai facilement. Mais je puis assurer que je n'ai, au moins, rien fait dire à cet Auteur, autant que j'ai pu l'entendre, qu'il n'ait effectivement dit; & que je n'ai rien omis de ce que j'ai cru être le plus essentiel dans ses raisonnemens & dans sa méthode. Je n'ai autre chose à faire remarquer sur ce sujet, si ce n'est que la Médecine d'Hippocrate roule toute sur l'*Observation*. Ce Chef des Médecins s'est plus attaché à faire des experiences, qu'a pousser fort loin son raisonnement, quoi qu'il soit l'un des premiers qui ont rendu la Médecine raisonnée, ou qui ont établi la Médecine que l'on a appellée *Dogmatique*, ou *Rationelle*.

La seconde Partie fait voir la Médecine sous une face toute autre que celle qu'elle avoit auparavant. On y trouve, premierement, des Médecins, dont le Chef s'appelloit *Chrysippe*, qui à force de raisonner, ou de philosopher, ont condamné la *saignée* & la *purgation*, deux remedes que l'expérience de tous les siècles précedens avoit confirmez. On y découvre, en second lieu, un grand progrès de l'*Anatomie*, par les soins d'*Hérophile* & d'*Erasistrate*, qui ont eu plusieurs Sectateurs, & qui ont aussi abandonné la pratique des Anciens. Ensuite viennent des Médecins qu'on a appellez *Empiriques*, qui fatiguez des grands raisonnemens des autres, affectent de ne suivre que l'expérience, sans vouloir rendre raison d'aucune chose, ni rechercher en aucune maniere les causes des maladies, ou de l'effet des remedes. Les choses ayant duré quelque temps en cet état, *Asclépiade* paroît sur la scene, qui introduit de nouveau la Philosophie dans la Médecine, mais une Philosophie qui n'avoit point encore servi à cet usage. C'est celle de *Démocrite*, ou d'*Epicure*, par laquelle le même *Asclepiade* renverse tous les principes d'*Hippocrate*, en même temps qu'il terrasse les Empiriques. Les malades n'entendent alors parler que d'*atomes* & de *pores*, de *petits corps* de differente grosseur, de *passages bouchez*, ou *resserrez*, de passages trop *ouverts* ou *relâchez*. Mais cette maniere de traiter la Médecine n'ayant pas été de la portée de tout le monde, *Themison*, disciple d'*Asclépiade*, entreprend de la rendre plus aisée. Il ne retient de tout le systême de son Maître, que ce qui concerne le resserrement & l'ouvertute des passages. Il réduit toutes les maladies à deux genres seuls, le genre *resserré*, & le genre *relâché*, & ne reconnoît par consequent que deux sortes de remedes, les uns pour resserrer, les autres pour relâcher, sans vouloir raisonner sur la maniere, ou sur les causes de ce resserrement, ou de ce relâchement, qu'il se contentoit de connoître par leurs effets. Cette nouvelle

velle Médecine, qu'on nomma la Médecine *Méthodique*, & qui tenoit un milieu entre l'Empirique & la Rationelle, se trouva du goût d'un grand nombre de Médecins, par la facilité qu'il y avoit à l'apprendre. Je me suis beaucoup attaché à expliquer, ou à déveloper le systême & la pratique de ces *Méthodiques*, parce que c'est une chose peu connuë dans les Ecoles. On dira, sans doute, que j'ai pris inutilement cette peine, & que je pouvois me passer d'entrer dans un détail si ennuyeux. Mais outre qu'un Historien ne doit taire aucun des faits qui ont un rapport nécessaire à son Histoire, je ne suis pas dans la pensée que la connoissance de la pratique des Méthodiques ne serve de rien. Cette connoissance peut donner matiere à diverses réflexions qui sont d'un grand usage, comme je le ferois voir aisément, s'il étoit nécessaire. Au reste la Secte Méthodique en produisit quelques autres, dont je fais aussi l'Histoire à la fin de la seconde Partie.

Dans la troisième je reprens la suite des temps, qui avoit été interrompue par l'Histoire des Méthodiques, & je reviens aux Médecins contemporains de Thémison, Chef de ces Méthodiques, qui vivoit sous Auguste. Après cela j'introduis successivement tous les autres Médecins qui ont vécu sous les Empereurs suivans, jusqu'au temps de Severe, qui finit le second siècle de N. S. J. C. Je rapporte ce que chacun d'eux a fait pour la Médecine, & je traite quelques questions qui regardent l'état de cet Art pendant ce temps-là. Je prens occasion, par exemple, de parler des *Esclaves* qui ont exercé la Médecine, au sujet d'un Médecin d'Auguste, nommé *Musa*, qui avoit été de condition servile. J'examine, au sujet d'*Andromachus* qui a eu sous Néron le titre d'*Archiater*, ce que signifie ce titre, sur lequel il y a eu diverses disputes entre les Savans. Le même Andromachus, à qui l'on a attribué l'invention de la Thériaque, me donne occasion de parler de toutes les sortes de médicamens qui étoient alors en usage, & de l'état de la *Pharmacie* dans ce même temps.

Ce qu'il y a de plus considerable dans cette troisième Partie, c'est la Médecine de *Galien*, qui a vécu jusqu'au regne du dernier des Empereurs que j'ai nommez, & peut-être quelque peu au delà. Chacun sait que *Galien* a été regardé comme ayant amené la Médecine à sa derniere perfection, en ajoûtant ce qui manquoit à celle d'*Hippocrate*, qu'il a rétablie sur les ruines, de celle des Méthodiques, & des autres Novateurs dont on a parlé. Je n'entreprens pas de faire ici le parallele d'*Hippocrate* & de *Galien*, ni d'examiner le rapport qu'il y a entre leurs sentimens; on peut voir, dans le dernier

nier Livre de la troisième Partie, les remarques que j'ai faites là-dessus. Je dirai seulement un mot touchant l'extrait que je donne de la Médecine de *Galien*. C'est un extrait fort abrégé,

Pellibus exiguis arctatur 1 *Claudius ingens.*

J'ai réduit à peu de pages plusieurs gros volumes; d'un côté parce que je n'ai pas voulu repeter ce que j'avois déja dit en parlant d'*Hippocrate*, que *Galien* a suivi; de l'autre, parce que je n'ai pas cru devoir entrer dans un trop grand détail sur ce que ce dernier a de particulier, de peur de me rendre ennuyeux, en m'étendant beaucoup sur des choses dont tous les livres des Médecins sont remplis. Je ne crois pas néanmoins avoir laissé en arriere rien de fort essentiel, touchant les principes généraux, & la méthode de cet Auteur. J'aurois pu d'ailleurs beaucoup grossir mon Extrait, si j'avois voulu faire une analyse, quelque courte qu'elle eût été, de ce que contiennent tous les livres du même Galien, pris les uns après les autres; mais je me suis contenté de donner un catalogue de ces Livres. Au fond, je ne me suis pas proposé d'écrire l'Histoire des Ouvrages des Médecins; ma principale vue a été d'écrire celle de la Médecine; des changemens qui y sont arrivez, & des découvertes qui s'y sont faites; en sorte que je dois peu m'arrêter à ce qui est hors de ce plan, ou qui passe les bornes de l'idée générale que j'ai dessein de donner.

Je n'ajouterai rien touchant la méthode que j'ai suivie dans tout cet Ouvrage, si ce n'est que j'ai observé autant que j'ai pu, l'ordre des temps, & que je ne l'ai interrompu que quand il s'est agi de quelques innovations considerables, dont j'ai cru devoir faire une Histoire détachée, afin que l'on pût voir, sans interruption, quel en a été le succès depuis le commencement jusqu'à la fin. En ce cas-là j'ai anticipité sur la suite des temps, pour n'être pas obligé de venir à des répetitions. Ayant commencé, par exemple, de parler des Auteurs qui ont fondé la Secte *Empirique*, dans le trente-septième Siècle du Monde, j'ai suivi les progrès de cette Secte jusques au Siècle quarante-quatrième, ou jusques au quatrième Siècle de Jesus-Christ. J'en ai usé de même à l'égard de la Secte *Méthodique*. Cette Secte a commencé par *Thémison*, qui vivoit, comme on l'a dit, sous Auguste, un peu avant la Nativité de Jesus-Christ, & elle subsistoit encore sous Valentinien second, vers la fin du quatrième Siè-

1 *Galien avoit le prénom de Claude.*

cle de Jesus-Christ, & même plus tard. J'ai fait l'Histoire particuliere de chaque Médecin Empirique, & Méthodique, en faisant celle de leurs Sectes; c'est-à-dire, que j'ai rapporté ce que l'Antiquité nous a laissé touchant les circonstances de la vie, des sentimens particuliers, & de la pratique de chacun de ces Médecins, depuis le premier jusqu'au dernier. Après cela, je suis revenu au temps où les premiers ont vécu, pour reprendre le fil de l'Histoire, & pour voir ce que leurs Contemporains, qui n'étoient pas de ces Sectes, ont fait de leur côté. Et comme il n'y a eu que trois principales Sectes dans la Médecine ancienne, la Secte *Dogmatique*, ou Rationele, l'*Empirique*, & la *Méthodique*, j'ai supposé que les Médecins, de qui les Anciens ne nous ont pas appris qu'ils eussent embrassé l'une de ces deux dernieres Sectes, ou dont les Ecrits ne marquent rien de semblable, devoient être rangez sous la premiere; où j'ai simplement touché ce qu'ils ont contribué à l'avancement de la Médecine, sans le considerer par rapport à aucune Secte. Il y a enfin un autre ordre de Médecins, dont la Secte n'est marquée nulle part, dont on n'a point les Ecrits, dont on ne sait pas même le temps auquel ils ont vécu, & qui ne sont connus que de nom. J'ai pris occasion de parler de quelques-uns de ces Médecins, ou de les indiquer, lorsqu'il s'en est trouvé qui ont eu le même nom que ceux que j'introduis dans cette Histoire, comme étant d'un temps connu. Les autres, qui sont citez, en assez grand nombre, par Pline, par Galien, & par divers autres auteurs, n'entrent point dans le corps de l'Histoire que je donne; mais il me sera facile d'en faire un catalogue à part, que l'on mettra après celui des Médecins dont j'ai parlé dans cet Ouvrage. Au reste, si je ne me suis pas fait un bon plan, ou si je me suis trompé à d'autres égards, mon travail ne laissera pas d'être de quelque utilité en ce qu'il pourra faire naître à quelcun la pensée de faire mieux, & d'ajoûter plusieurs choses que je puis avoir omises. Je suis d'ailleurs tout disposé à recevoir, avec une parfaite docilité, les avis que l'on voudra bien me donner, & à faire mes efforts pour en profiter à l'avenir.

AVERTISSEMENT.

IL y a long-temps que j'ai su qu'on ne trouvoit plus d'exemplaires de mon Histoire de la Médecine chez les Libraires, & que quelques-uns de ceux de Hollande avoient résolu, par cette raison, d'en donner une nouvelle édition. Cependant personne ne l'avoit encore entrepris jusques à présent, que l'on vient de m'écrire de ce pays là, qu'on s'y disposoit à exécuter incessamment ce dessein, & même qu'on avoit déja commencé d'y travailler. L'Ami, qui me donne cet avis, dit qu'il auroit bien voulu que ces Messieurs m'eussent auparavant fait savoir leur résolution, pour aprendre de moi si je souhaitois ajoûter ou changer quelque chose à mon Ouvrage. Mais, dit-il, comme il manque entierement, & qu'on le leur demande tous les jours, ayant d'ailleurs été avertis que l'on étoit sur le point de l'imprimer en France, ils se sont hâtez de le mettre sous presse tel qu'il est. J'avoue que si j'avois eu dessein d'y faire plusieurs changemens, & de grandes additions, j'aurois été fâché qu'ils eussent ainsi pressé cette affaire; mais il s'est trouvé que je n'avois pas grand' chose à leur fournir à cet égard & que quand ils m'auroient donné plus de tems, cela n'auroit peut-être de rien servi, mon âge avancé, & mes incommoditez ne me permettant pas de m'apliquer comme autrefois. Tout ce que j'ai pu faire en cette occasion, c'est de leur envoyer le peu que j'avois de prêt, & qu'ils ont par bonheur reçu assez tôt pour pouvoir inserer chaque chose en son lieu, parce qu'ils en étoient encore aux premieres feuilles, lorsque mon paquet leur est parvenu. Je dois dire de plus, que quand je serois mieux en état de travailler que je ne le suis, je ne vois pas qu'il y eût beaucoup de nécessité de grossir cet Ouvrage, parce que je crois avoir ci-devant à peu près épuisé ce qu'il y a d'essentiel pour établir les fondemens de l'ancienne Médecine, & que ce que je pourrois ajoûter, après ce que j'ai déja dit, seroit peut être ennuieux pour peu qu'il fût long. Il suffit que j'aye indiqué les sources, où ceux qui voudront être instruits plus à fond pourront puiser, s'ils le trouvent à propos.

Ce

AVERTISSEMENT.

Ce même Ouvrage eut à peine commencé de paroître que j'apris de divers endroits, qu'on auroit souhaité qu'il fût plûtôt en Latin qu'en François, & je conviens que cela auroit été mieux. La première de ces langues peut être regardée comme une espece de monnoie qui a cours parmi tous les Gens de Lettres, & qui leur est d'une grande commodité pour avoir ensemble un commerce qu'ils auroient difficilement sans cela. C'est par ce moien qu'ils peuvent s'entrecommuniquer leurs pensées, de quelque nation qu'ils soient, quoique châcun d'eux ait son langage particulier, & qui n'est point entendu des autres. Quand la Langue Latine ne serviroit à autre chose, on seroit obligé de la conserver avec soin, puisque si elle se perdoit, il faudroit necessairement en trouver une autre qui servît au même usage, ce qui seroit difficile. Il y aura peu de gens qui ne conviennent de ce que je viens de dire, cependant cela n'a pas empêché que plusieurs Auteurs modernes, particulierement dans le siécle dernier, & dans celui-ci, n'ayent donné au public des ouvrages concernant les Sciences, écrits en leur langue maternelle, sans se faire là-dessus aucun scrupule. Ils ont eu leurs raisons pour en user de cette maniere & peut-être que la facilité que châcun a d'écrire plus aisément en sa langue qu'en aucune autre, a été la principale. J'avoue, pour ce qui me regarde, que c'est là le motif qui m'a déterminé.

Il y a long-tems aussi qu'on s'est plaint d'une autre chose, & qui est plus importante, c'est de ce que je ne continuois pas cette Histoire de la Médecine, ne l'ayant poussée que jusqu'au tems de Galien. J'ai déja raporté en peu de mots, dans l'Epitre dédicatoire, qui est au-devant de la troisiéme Partie de cette même Histoire, les principales raisons qui m'empechoient d'aller plus loin ; & par-là j'ai laissé le champ libre à quiconque auroit voulu entreprendre d'achever ce que j'ai commencé. J'ai dit prémierement, que je ne pouvois pas faire la dépense qu'il faudroit necessairement que je fisse pour acheter tous les livres que je serois obligé de parcourir, si je voulois pousser l'Histoire dont il s'agit jusques à nos jours, & que je n'étois pas dans un lieu où il y ait des Bibliotheques de Médecine assez bien assorties pour pouvoir y trouver ces livres á emprunter. J'ai dit en second lieu, qu'immediatement après que j'aurois achevé ce qui regarde la Médecine des Grecs qui ont suivi Galien, il faudroit parler de celle des Arabes, ce que je ne pouvois faire, faute d'entendre les Auteurs qui en ont traité. A la verité nous en avons des traductions Latines, mais fort mauvaises ; & quand elles seroient meilleures, cela ne suffiroit peut-être pas pour être bien sûr de mon fait. J'ai vu par experience, que je serois souvent tombé dans l'erreur si, dans quelques passages d'Auteurs Grecs, que j'ai cité dans mon Livre, j'avois toûjours suivi les Interpretes Latins, sans jetter les yeux sur les Originaux. Une troisiéme raison que j'ai aujourd'hui, & qui est sans réplique, c'est que mon âge, & d'autres occupations me mettent desormais hors d'état, de penser à un aussi grand travail que seroit la continuation de l'ouvrage dont il s'agit.

Cependant, pour satisfaire en quelque sorte au desir de ceux qui voudroient encore voir cette suite, j'essaierai d'en tracer ici une espece de plan, pour donner une idée générale de la maniere dont je conçois que l'on pourroit s'y prendre pour réüssir le mieux dans l'exécution d'un pareil dessein. On trouvera ce plan immédiatement après la troisiéme & dernière Partie de cette Histoire. Je n'ai pas autre chose à re-

remarquer dans cet Avertissement, si ce n'est que j'ai laissé la Préface de la premiere Edition telle qu'elle étoit, n'ayant rien à y ajoûter. J'ai aussi laissé les Epitres dédicatoires, quoique Monsieur Bourdelot, à qui la premiere étoit adressée, soit mort depuis quelque tems. Il seroit à souhaiter que ceux qui ont hérité de la belle Bibliotheque, & des écrits de ce savant homme, missent au jour un Catalogue *qu'il avoit fait* de tous les Livres en Médecine, *qui étoit beaucoup plus étendu, & plus exact qu'aucun de ceux qui ont paru jusques à présent. Il y avoit même joint une espece de Critique fort abrégée pour faire connoître plus particulierement, qu'on ne le peut apprendre par les titres, ce qu'il y a de meilleur dans une partie de ces Livres. Cet Ouvrage étoit déja fort avancé il y plus de vingt ans, comme l'Auteur m'avoit fait l'honneur de me l'écrire, en sorte que depuis ce tems-là il pourroit l'avoir achevé. C'est dommage qu'un piece de cette nature demeure ensevelie dans la poussiere d'un cabinet.*

LE CLERC.

HISTOIRE DE LA MEDECINE,

PREMIER PARTIE,

LIVRE PREMIER.

L'ORIGINE DE LA MEDECINE, ET SES PROGÈS PENDANT LES XXVIII. PREMIERS SIECLES DU MONDE, OU DEPUIS LE COMMENCEMENT DU MONDE JUSQU'AU TEMPS DE LA GUERRE DE TROYE INCLUSIVEMENT.

CHAPITRE I.

Raisons qui ont obligé les hommes à la recherche de la Medecine & leur premier procedé en cette occasion.

SI les corps des hommes, aussi bien que ceux de tous les autres animaux, pouvoient toûjours subsister dans leur état naturel, sans aucun changement, en sorte que toutes les parties dont ils sont composez, pussent toûjours faire leurs fonctions, on jouïroit perpetuellement de la *santé* & de la *vie*. Mais cet admirable ouvrage est sujet, aussi bien que tout ce qu'il y a d'ailleurs dans le monde, à être enfin dissout. Il n'est point même de moment, qui n'y apporte quelque alteration, ou sensible ou insensible. Les ressorts, qui font mouvoir notre corps, étant composez d'une matiere si tendre & si susceptible de toutes les impressions des corps étrangers, qu'il ne faut pas beaucoup de temps pour les user, & étant d'ailleurs si subtils & si déliez, qu'ils ne peuvent qu'être fort fragiles; il s'ensuit necessairement que cette merveilleuse machine doit être souvent détracquée, & qu'elle ne sauroit durer fort longtemps, par rapport aux corps plus solides, & que par conséquent il est impossible que nous puissions éviter la *mort*, qui en fait la totale dissolution, & les *maladies*, qui nous y acheminent. *Des xxviij. Siecles.*

Des xxviij. premiers Siecles du Monde.

Nous avons donc sujet, bien loin de nous étonner de ce que nous mourons, d'être supris comment nous pouvons encore subsister si longtemps, & comment les maladies & la mort ne viennent point plus souvent & plûtôt. Cela arriveroit effectivement ainsi, si entre ce nombre infini de ressorts qui font agir notre machine, & qui sont tous nécessaires pour son entretien, il n'y en avoit de plus & de moins déliez, & de plus & de moins nécessaires. Il y en a quelques uns qui sont comme la maîtresse roue, ou comme le grand ressort d'une montre d'horloge, qui donnent le branle à tout le reste, & qui par conséquent ne peuvent souffrir, sans que toute la machine s'en ressente; mais il y en a d'autres moins essentiels, qui peuvent recevoir de grandes atteintes, & même manquer entierement, sans causer la perte du tout.

Nous sentons bien que toutes les fautes que nous faisons, par rapport à l'usage des choses necessaires à notre conservation, comme sont le boire, le manger, l'exercice, le repos &c. aussi bien que les divers accidens ausquels nous sommes tous les jours exposez à d'autres égards, ne vont pas toûjours à l'entiere destruction de notre corps, & souvent n'y causent pas même un désordre ou un dérangement sensible. Mais supposé que cela arrive, cette machine est si admirablement disposée, qu'elle peut souvent d'elle même se dégager de ce qui empêche ses organes d'agir, & se rétablir dans l'état où elle étoit auparavant; ou, si elle a besoin d'un secours étranger, & que les moyens, qui servent à la conserver lors qu'elle va son train ordinaire, lui deviennent inutiles, comme entre les corps qui sont hors d'elle, & qu'elle n'a point accoûtumé d'employer, il s'en trouve qui ont le pouvoir de lui nuire, il en est aussi d'autres dont elle peut tirer un nouveau secours dans ses besoins extraordinaires. Nous voyons que les bêtes, avec le seul secours des sens, ou, comme on le croit, par un *instinct* naturel, savent s'abstenir & se garantir de ce qui leur fait du mal par rapport à leur santé, & rechercher ce qui leur fait du bien au même égard. Ce n'est pas ici le lieu d'examiner si tout ce que l'on dit communément de cet instinct est veritable ou non, on en parlera [1] ci après, il suffit pour le présent de remarquer que les hommes, qui ont la raison de plus que les bêtes, n'ont pas manqué de se prévaloir de cet avantage, pour le choix & pour la recherche dont il s'agit.

Le penchant qu'ils ont eu pour leur conservation les a portez, depuis le commencement du monde, à s'attacher avec soin à discerner les choses qui sont utiles pour l'entretien de la vie & de la santé, d'avec celles qui peuvent détruire l'une & l'autre. Ils ont particulierement fait tous leurs efforts pour se garantir des dernieres, mais ayant remarqué que nonobstant toutes leurs précautions ils étoient quelquefois surpris, & qu'il ne dépendoit pas toûjours d'eux d'éviter les causes des maladies, leur derniere ressource a été de prendre garde de bien près à la conduite, que tenoient ceux qui étoient tombez malades.

Voyant donc que ceux qui mouroient, avoient fait, ce sembloit, telle ou telle faute qui pouvoit avoir rendu la maladie mortelle, & au contraire que ceux qui guérissoient, s'étoient conduits dans leur maladie de telle ou de telle maniere, & s'étoient servis de certaines choses dont ils n'usoient pas en santé, & auxquelles on pouvoit attribuer leur convalescence, ils ont évité dans la suite

1 *Voyez les Chapitres* 2. & 18.

te ce qui leur avoit paru nuire aux premiers, & essayé sur d'autres personnes, en de semblables maladies, les mêmes choses qui leur avoient semblé apporter du soulagement aux derniers; continuant d'en faire usage, après en avoir vû un heureux succès en diverses rencontres. C'est proprement le résultat & la pratique des Observations dont nous venons de parler, appuyées de l'expérience, que l'on a appellé du nom de MEDECINE.

Des xxviij. premiers Siecles du Monde.

CHAPITRE II.

Si la Médicine est venue immédiatement de Dieu, & comment on a pu trouver les premiers remedes.

ON vient de voir quelles ont été les raisons, qui ont porté les premiers hommes à la recherche de la Médecine, & quel a dû être, en géneral, leur premier procedé á cet égard. Si l'on demande maintenant qui leur avoit enseigné à recourir, lors qu'ils étoient malades, à des choses dont ils ne faisoient aucun usage tant qu'ils se portoient bien? je répons que presque tous les peuples ont cru que la Divinité avoit communiqué aux hommes les premieres conoissances que l'on a euës sur ce sujet, & cela immédiatement, ou par une espece de révelation.

Toute l'Antiquité Payenne a été dans la créance que les Dieux étoient les auteurs de la Médecine : 1 *l'Art de la Médecine*, dit Ciceron, *a été consacré à l'invention des Dieux immortels*, c'est à dire, qu'on a regardé cet art comme quelque chose de sacré, pour avoir été inventé par les Dieux. L'Auteur du livre intitulé *l'Introduction*, que l'on trouve parmi les œuvres de Galien, nous apprend sur le même sujet, *que les Grecs attribuoient l'invention des Arts aux fils des Dieux, ou à quelques uns de leurs proches parens, qui avoient été instruits par eux.* Et Hippocrate fait Dieu auteur de la Médecine: 2. *Ceux*, dit-il, *qui ont les premiers trouvé la maniere de guerir les maladies, ont jugé que c'étoit un art qui méritoit qu'on en attribuât l'invention à Dieu; 3 ce qui est*, ajoûte-t-il, *le sentiment commun.* Ceux qui n'ont pas été précisément de cet avis 4 ont du moins mis au rang des Dieux les hommes qui avoient inventé les arts, & en particulier la Médecine. Ce dernier sentiment a été un effet ou de l'admiration qu'on a euë pour ceux qui introduisoient des choses si nécessaires à la societé, ou d'une reconnoissance publique pour le bien que l'on avoit reçu de ces mêmes personnes. On verra 5 dans la suite des autoritez & des exemples, qui confirmeront ce que l'on vient de dire, & qui feront voir de quelle maniere les Payens croyoient que les Dieux communiquoient aux hommes les secours dont ils avoient besoin dans leurs maladies, & les lumieres nécessaires pour l'exercice de la Médecine. Les

1 Deorum immortalium inventioni consecrata est Ars Medica. *Tusculan. Quæst. Lib 3.*
2 *De Prisca Medicina.*
3 *Ὡς καὶ νομίζεται. Voyez ci après Liv. 2. Chap. 6.*
4. Diis primùm inventores suos assignavit Medicina, cœloque dicavit. *Plin. Lib. 29. Cap. 1.*
5 *Voyez ci après les Chapitres 5. 6. 19.*

Des xxviij. premiers Siecles du Monde.

Les Docteurs Juifs, & plusieurs d'entre les Chrétiens, ont inferé de ce qu'il est dit, dans la Genese, *que Dieu fit venir tous les animaux devant Adam, afin qu'il leur donnât des noms*, que ce premier homme avoit reçu en même temps une conoissance parfaite de toutes leurs qualitez, aussi bien que de celles des autres creatures; d'où il s'ensuit qu'il n'ignoroit pas les usages qu'elles devoient avoir; par rapport à la Médecine. On dira encore un mot sur ce premier homme, quand il s'agira des 1. *Inventeurs de la Médecine.* Le second argument pour prouver que la Médecine est d'origine céleste, se tire des passages de *l'Ecclésiastique*, où il est dit, *que Dieu a créé le Médecin, & la Médecine*, ou les médicamens; *qu'il a donné la science aux hommes, que c'est lui qui guérit l'homme* &c.

La nécessité de la Médecine étant une fois supposée, ceux qui n'admettent pas ici la Révelation, peuvent dire que *le raisonnement* & *le hazard* ont pu mettre aux mains des premiers hommes les premiers remedes dont ils se sont servis. Les plus anciens exemples que nous trouvions, de la maniere dont on a découvert les vertus de quelques plantes, font voir que l'on en a l'obligation au seul hazard. 2. La Fable nous dit que *Glaucus* fils de *Minos*, Roi de Crete, étant tombé, en jouant, dans un tonneau plein de miel, on le chercha long-temps sans pouvoir le trouver. Enfin un Devin, nommé *Polyidus*, que l'on avoit fait venir d'Argos, découvrit où il étoit. Minos le voyant si habile homme, crut qu'il pourroit bien encore redonner la vie à son fils; & pour l'y obliger fortement, le fit enfermer dans le même tonneau. Comme ce Devin étoit auprès du cadavre sans savoir à quoi se résoudre, il apperçut un serpent qui s'en approchoit, & le tua. Peu après il vint un autre serpent, qui ayant vu le premier sans vie, sortit promtement, & rentrant ensuite, apporta d'une certaine herbe dont il couvrit tout le corps du serpent mort, ce qui le fit aussitôt revivre. Polyide ayant essayé ce remede sur Glauque, & le succès ayant été le même, il appella quelques passans, qui en allerent porter la nouvelle au Roi, qui fit mettre aussi tôt le Devin en liberté.

Une autre histoire, qui paroit moins fabuleuse, c'est celle de *Mélampe* & des *filles de Prœtus.* Mélampe étoit un Berger qui ayant remarqué que ses chevres étoient purgées, lors qu'elles avoient mangé de *l'Ellebore*, s'avisa de donner de leur lait, peu de temps après leur avoir fait manger de cette herbe, aux Dames dont on vient de parler, qui croyoient être devenues Vaches, par l'effet d'une maladie dont les Médecins rapportent divers exemples, & que la Fable attribue à la colere de Bacchus, ou à celle de Junon qu'elles avoient prétendu surpasser en beauté, ce qui reussit, & les guérit de leur fantaisie. Mélampe étoit du même pays de Polyide; on parlera encore de l'un & de l'autre 3 dans la suite.

On démandera qui avoit enseigné au serpent de Polyide; & aux chevres de Mélampe l'usage des herbes dont on a parlé? Ceux qui croyent que c'est immédiatement de Dieu, que les hommes ont appris la Médecine, diront que Dieu a eu le même soin des bêtes, en leur donnant ce qu'on appelle l'instinct, dont

1 *Voyez le Chap.* 4.
2 *Hyginus Lib.* 1. *Apollodor. Lib.* 3.
3 *Liv.* 1. *Chap.* 9. & 10.

dont elles avoient d'autant plus de besoin qu'elles n'ont point de raison. Si ce qu'on dit de cet instinct est veritable, ce sera quelque chose de plus fort que la raison même, qui ne découvre aux hommes qu'après bien des détours, ce qu'il montre d'abord aux bêtes. 1. On aura lieu de parler encore des effets du hazard pour la découverte des remedes, & de ce que les bêtes ont contribué à cela, à l'occasion de la *Saignée*.

Des xxviij. premiers Siécles du Monde.

On pourra dire en second lieu, que ce qu'on a rapporté des effets du hazard, pour la découverte de certains remedes, ne paroit appuyé que sur des fables; mais outre que la plûpart des fables de cette nature sont fondées sur de veritables histoires, & que rien n'empêche que celle de Mélampe ne soit particuliérement de ce genre, on n'a besoin de recourir ni aux fables, ni aux histoires pour établir la vérité de ce que l'on a dit du hazard. Chacun est convaincu par sa propre experience, & par celle d'autrui, qu'il nous arrive tous les jours ou du bien ou du mal, par rapport à notre santé, pour avoir usé de certaine nourriture, ou pour avoir pris de certaines choses, sans y penser, dont nous ne faisions pas un usage ordinaire. Si l'on ne peut pas disconvenir que le hazard n'ait fait découvrir divers poisons, on ne doit pas nier non plus que le même hazard n'ait fait conoitre plusieurs choses salutaires. Je ne crois pas qu'on doive s'arrêter davantage à le prouver.

Le *raisonnement* n'a pas moins contribué à la découverte des remedes, que le hazard. Il a fallu, sans doute, raisonner sur les cas que le hazard présentoit, pour en tirer les usages convenables. Mais ce n'est pas seulement de cette maniere que le raisonnement a servi; si le hazard seul a montré la vertu de quelque médicament, le raisonnement seul a conduit les premiers Médecins dans la recherche de divers remedes, sans que le hazard s'en soit mêlé; & ils n'ont eu besoin que de comparer premierement les maladies les unes avec les autres, & en second lieu d'examiner la nature des remedes conus, pour en trouver par cette voye un grand nombre d'autres, que l'on ne conoissoit pas encore. On verra dans la suite quelques exemples de cette maniere d'agir, quand on examinera la pratique des Médecins *Cnidiens*, qui sont des plus anciens que l'on conoisse.

Mais quelques effets qu'ayent produit le hazard ou le raisonnement pour la découverte des remedes, cela n'exclud pas le concours de la *Providence*, & il sera toujours vrai de dire que, quand la Médecine ne seroit pas venue de Dieu par une révelation immédiate, elle auroit toujours la même origine dans le sens que tout ce que nous avons de bien procede de la même source.

CHAPITRE III.

De quelle maniere la Médecine a été pratiquée chez les plus anciens Peuples, & comment il faut entendre ce qu'on dit des commencemens ou de l'invention de la Médecine.

IL y a de l'apparence qu'au commencement chacun se mêloit de faire le Médecin, & que l'on a été longtemps avant que la Médecine fût une profession

1. *Voyez Liv. 1. Chap. 18.*

Des xxviij. premiers Siecles du Monde.

sion distinguée. Celui qui avoit fait quelque experience sur soi même ou sur autrui, la réiteroit en semblable occasion, & la communiquoit à ses amis ou à ses voisins. Nous apprenons d'Hérodote, que les *Babyloniens* en usoient encore de la sorte de son temps. 1. *Les Babyloniens*, dit cet Auteur, *font porter les malades dans les places publiques, (car ils ne se servent point de Medecins) afin que les passans qui les voyent, & qui ont eu une maladie semblable à la leur, ou qui en ont vu quelcun malade, leur donnent conseil, & les encouragent à pratiquer ce qu'eux mêmes ou d'autres ont pratiqué, avec succès, en de semblables cas.* Le même Auteur ajoûte, *qu'il n'étoit permis à personne de passer auprès des malades, sans s'informer de leurs maladies.* Strabon dit la même chose, non seulement des Babyloniens, mais encore des Portugais, & des Egyptiens. 2. *Les Portugais*, dit-il, *suivant une ancienne coutume des Egyptiens, placent leurs malades dans les rues ou dans les chemins, afin que les passans qui ont eu le même mal leur donnent conseil.*

Si l'on fait réflexion sur l'antiquité des Babyloniens, ou des Assyriens, & des Egyptiens, qui sont les premiers peuples dont on ait conoissance, ce qui se pratiquoit chez eux peut être cité comme un exemple de la plus ancienne maniere de traiter les malades. La simplicité de cette méthode semble d'ailleurs être une preuve de son antiquité, & que c'est par où l'on doit avoir commencé.

Mais outre que tout le monde n'est pas capable de faire de justes expériences, le nombre de ces mêmes expériences s'étant extrémement augmenté, il a fallu nécessairement se décharger de ce soin sur quelques particuliers, qui s'occupassent entierement de cela seul.

Il faut donc bien distinguer, dans la recherche de l'antiquité ou des commencemens de la Médecine, entre la Médecine qu'on peut appeller. 3. *Naturelle*, que nous supposons avoir été celle des premiers hommes, & en particulier celle des Babyloniens, & entre la Médecine *considerée comme un Art.* La premiere a commençé dès qu'il y a eu des hommes, elle a été de tout temps en usage parmi toutes les nations; & l'on peut dire avec Pline, 4 *que s'il y a eu quelques peuples qui se soient passez de Médecins, ils n'ont pas été pour cela, sans Médecine.* Toute la difficulté consiste à marquer le temps auquel la seconde espece de Médecine s'est établie, c'est à dire, quand l'on a eu, ou l'on a cru avoir un assez grand recueil d'observations ou d'expériences, pour pouvoir donner des regles touchant la connoissance & le discernement de la plûpart des maladies, & des préceptes touchant le choix & l'administration des remedes, du régime de vivre, &c. Que ces regles fussent fausses ou non, & ces préceptes bons ou mauvais, ce n'est pas de quoi il s'agit. Si l'on demandoit en quel temps cet Art est venu à sa perfection, on répondroit qu'il s'en faut beaucoup qu'il n'y soit même présentement. On veut seulement savoir quand on a commencé à donner ces regles & ces préceptes, qui ont mis la Médecine au rang des Arts.

Lors

1, *Herodot. Lib.* 1.

2. *Strab. Lib.* 3. *&* 16.

3. Illud admonere satis est, omnia quæ *Ars* consummarit à *Natura* initia duxisse: aut tollatur Medicina, quæ ex observatione salubrium atque his contrariorum reperta est, atque, ut quibusdam placet, tota constat experimentis. Namque & vulnus deligavit aliquis antequam hæc ars esset, & febrem quiete & abstinentia, non quia rationem videbat, sed quia id valetudo ipsa coëgerat, mitigavit. *Quintilian. Lib.* 2. *Cap.* 17.

4. *Lib.* 29. *Cap.* 1.

Lors que nous lisons, dans l'Histoire ou dans la Fable, que 1 *l'invention de la Médecine* est attribuée à quelque particulier, il ne faut pas croire que cela veuille dire que cet homme ait été le premier qui a donné des remedes; ce qu'on vient de remarquer touchant la Médecine Naturelle réfute cette pensée. Il est beaucoup plus probable que ceux, à qui l'Antiquité a fait cet honneur, étoient des personnes qui s'étoient attachez en particulier à la Médecine, & qui s'étoient distinguez par cet endroit, soit qu'ils fussent effectivement les premiers qui s'en fussent mêlez; soit qu'ayant excellé dans cette étude, par rapport aux lumieres de leur temps, ils eussent effacé tous ceux qui les avoient précedez, & parussent être venus à quelque perfection; par rapport à l'établissement de cet Art, dont ils auroient donné un systeme entier; soit enfin qu'ils eussent commencé les premiers à rendre raison des préceptes de ce même Art, en examinant de plus près le sujet de la Médecine, qui est notre corps, & en recherchant avec plus de curiosité les causes des maladies, & celles des effets que produisent les remedes. L'expérience seule a presque suffi à ceux qui ont inventé la Médecine au premier de ces trois sens, & il ne leur a pas fallu de raisonnement plus recherché que celui que fournit le sens commun. Les seconds ont été obligez de pousser le raisonnement un peu plus loin, appuyez d'ailleurs sur la même expérience. Les troisièmes ont dû non seulement raisonner, mais joindre encore l'étude de la *Physique* à celle de la Médecine.

Des xxviij. premiers Siecles du Monde.

CHAPITRE IV.

Le premier Homme a été, en un certain sens, le premier Médecin. Les Patriarches qui ont vécu avant le Déluge, ont inventé quelques Arts, entre lesquels on a mis la Médecine.

Après avoir vu ce qui a porté les hommes à la recherche de la Médecine, ce qu'ils ont fait pour cela, & la maniere dont ils ont pu s'y prendre dans les commencemens, il s'agit maintenant d'entrer plus particulierement en matiere, & de voir, de siecle en siecle, ce que l'Histoire, vraye ou fabuleuse, nous fournit sur ce sujet. On ne peut pas, ce me semble, se tromper en disant que le premier Homme a été le premier Médecin, ou qu'il a, le premier, eu conoissance de la Médecine 2 Naturelle. La même loi qui l'a assujetti à la mort, l'ayant aussi rendu sujet aux maladies, ou du moins à diverses incommoditez qui sont attachées à la nature humaine, comme on l'a remarqué ci-devant; il ne faut pas douter qu'il n'ait fait ce qu'il a pu, pour s'en garantir, ou pour s'en délivrer.

Quand Adam n'auroit rien appris par la Révelation, concernant le bien ou le mal que lui pouvoient faire, par rapport à sa santé, les plantes, les fruits, & toutes les autres choses que la terre & les autres élémens produisent; l'Histoire Sainte nous apprend qu'il a vêcu assez longtemps, pour pouvoir faire à cet égard plusieurs expériences sur lui-même, ou sur ses enfans. Mais comme

1 *Voyez ci après, Liv. 1. Chap. 15. d'autres réflexions sur l'invention de la Médecine en général.*
2 *Voyez le Chapitre précédent.*

Des xxviij. premiers Siecles du Monde.

me la maniere de vivre simple & uniforme de ces temps là (telle du moins qu'on la suppose ordinairement) & la bonne & forte constitution du corps de ces premiers hommes, qui sortoit, pour ainsi dire, des mains du grand Ouvrier qui l'avoit formé, devoit rendre les maladies plus rares qu'elles n'ont été dans la suite, il n'y a pas apparence que le premier de tous ait eu assez d'occasions pour pousser bien loin la Médecine, ou pour la réduire en Art.

1 On lit dans Joseph, *que les fils de* SETH *ayant appris d'Adam que le monde périroit par l'eau & par le feu, la crainte qu'ils eurent que la Science de l'Astrologie, qu'ils avoient acquise par leur travail & par de longues observations, ne se perdît avant que les hommes en fussent instruits, les porta à bâtir deux colomnes, l'une de brique & l'autre de pierre; sur lesquelles ils graverent les conoissances qu'ils avoient, afin que s'il arrivoit qu'un déluge ruinât la colomne de brique, celle de pierre demeurât, pour conserver à la posterité la mémoire de ce qu'ils y avoient écrit.* Joseph ajoute, *que leur prévoyance réussit, & que l'on assuroit que cette colomne de pierre se voyoit encore de son temps dans la Syrie.*

On ne trouve pas cela dans l'Ecriture; mais on y apprend d'ailleurs 2 que l'on avoit déja inventé quelques Arts avant le Déluge, comme *l'art de nourrir le bétail, l'art de jouër de quelques instrumens de musique, l'art de forger les métaux.* Quoi qu'il ne soit point parlé de l'invention de la *Medecine*, il y a bien de l'apparence que l'on avoit déja fait alors plusieurs observations à cet égard; mais il n'y en avoit sans doute pas assez, pour que la Médecine pût être regardée comme un Art.

Néanmoins on n'a pas laissé de faire honneur à ces premiers hommes du monde de l'invention de ce dernier Art, aussi bien que de celle des autres. Et c'est apparemment sur une ancienne tradition qui attribuoit cette découverte, & toutes les autres dont on a parlé, aux Patriarches qui ont vécu avant le Déluge, que les Assyriens, les Phéniciens, & les Egyptiens ont forgé les fables de leurs Dieux & de leurs premiers Rois auxquels ils ont attribué la même chose. Si l'on examine ce qu'ils ont dit de leur *Hammon*, de leur *Zoroastre*, de leur *Thoüt*, & de quelques autres, on verra que ce n'est là qu'un déguisement de l'histoire de ces mêmes Patriarches, qu'ils avoient apprise des Chaldéens.

Les *Grecs* ayant adopté les fables des Egyptiens, ont aussi, à leur tour, fait leurs Dieux ou leurs anciens Héros les auteurs des mêmes arts & des mêmes sciences. C'est ce que l'on verra plus particulierement dans les Chapitres suivans.

CHAPITRE V.

BACCHUS; HAMMON; ZOROASTRE; & THOTH, ou HERMES, Inventeurs de la Medecine, ou les plus anciens Medecins. On dit aussi un mot de Moïse qui a été confondu par quelques uns avec Hermes.

BACCHUS, Roi d'Assyrie, de Libye, & des Indes, a été regardé chez ces peuples comme le premier auteur de la Médecine, soit pour avoir découvert

1 *Hist. des Juifs, Liv. I. Chap. 2.*
2 *Genese, Chap. 2.*

couvert les vertus du *lierre*, soit pour avoir enseigné l'usage du *vin* ; ce qui a fait croire qu'il étoit le même que Noé. Voyez Plutarque, Sympos. Lib. 3. Quæst. 1 D'autres veulent que Noé fût le même que Saturne, comme on le verra ci-après dans ce même Chapitre.

Des xxviij. premiers Sicles du Monde.

Hammon, 1 qui est compté entre les Rois de la premiere Dynastie d'Egypte, & qui est le même que 2 Cham fils de Noé, a passé pour entendre la Médecine, comme on le recueille de ce que dit 3 *Silius Italicus* d'un Médecin dont on parlera 4 ci-après ; *qui savoit*, dit ce Poëte, *faire sortir le fer d'une playe, & assoupir les serpens par des enchantements, science qu'il tenoit de Hammon.* Hermes, dont on va parler, dédia aussi un de ses livres à Hammon. Les Grecs representoient Hammon avec une corne de *belier* à la tête, comme cela se voit dans une médaille raportée par Mr. de Spanheim dans son livre *de l'Usage & de l'Excellence des Médailles*, avec cette inscription, ΘΕΟϹ ΑΜΜΩΝ.

Zoroastre, Roi des Bractiens, que l'on fait ordinairement contemporain de *Ninus*, Roi d'Assyrie, mais qui est aussi, selon Berose, le même que *Cham*, dont on vient de parler, n'a pas moins passé pour Médecin ; comme on le peut inferer des Livres qu'on lui a attribuez, entre lesquels il y en avoit qui traitoient *de la Nature*, & *des Pierres precieuses*, & qui sont citez par Pline. Il paroit même que ces Livres se trouvoient encore du temps de Suidas. On fait d'ailleurs Zoroastre inventeur de la *Magie*. Or la Magie avoit tant de part dans la Médecine ancienne, comme on le verra dans la suite de ce chapitre & dans les suivans, que cette derniere science de Zoroastre peut seule le faire ranger entre les Médecins. Ce n'est pas que les Patriarches eussent pensé à ces vanitez, on ne trouve rien de semblable dans l'Ecriture; mais ceux qui s'y sont adonnez depuis, leur ont attribué leurs propres livres. Zoroastre, à ce que dit 5 Pline sur l'autorité d'Eudoxe & d'Aristote, vivoit six mille ans avant Platon. A ce compte il auroit vêcu long-temps avant Adam. On verra ci-après que cette erreur de Chronologie est fondée sur les fables des Egyptiens, qui faisoient le Monde beaucoup plus ancien qu'il n'est. Il nous est resté quelques livres d'un Zoroastre qui a écrit de la *Véterinaire*, ou de la *Médecine des Bêtes*, mais il doit être different du premier; car les Anciens ont cru qu'il y avoit eu plusieurs hommes de ce nom.

Après Zoroastre ou Cham, vient Thot, ou Thoüth, que les Grecs ont nommé Hermes, & les Latins Mercure, & qui est le même que Chanaan fils de Cham, selon la conjecture de 6 quelques Savans. Quand leur conjecture ne seroit pas bien fondée, je veux dire quand Hermes & Chanaan auroient été deux differentes personnes, ils auroient du moins vêcu en même temps, & Hermes auroit même été le plus vieux. Mr. Bochart, dans son Phaleg, a prouvé que *Cronos*, ou *Saturne*, étoit le même que *Noé*. Or nous apprenons de Sanchoniaton, que Hermes, ou Thoth, ou Taautus (comme les Phéniciens & les Egyptiens l'appelloient) étoit l'un des Conseillers de Saturne,

1 *Euseb. Chronic. Canon*, *Lib.* 1.
2 *Vossius de Idololatria.*
3 *Lib.* 5.
4 *Part.* 2. *Liv.* 3. *Chap.* 2.
5 *Liv.* 30. *Chap.* 2.
6 *Vide Borrich. de Ortu & Progressu Chymiæ.*

Des xxviij. premiers Sicles du Monde.

Saturne; & Diodore de Sicile dit qu'Hermes étoit Secretaire *d'Osiris* & *d'Isis*, les plus anciens Roi & Reine d'Egypte, qui se disoint l'un & l'autre 1 enfans ou petits-fils de Cronos. Sanchoniaton fait Hermes Phénicien, & fils de *Misor*, qui vivoit aussi dans le temps qu'on vient de marquer. Clement Alexandrin le fait natif de *Thébes*, en Egypte; & d'autres ont dit qu'il étoit fils de *Philon*, & de *Proserpine* fille de ce dernier 2 Ciceron veut, *qu'il y ait eu cinq hommes, qui ayent porté le nom de Mercure* (qui est le même qu'Hermes) *le premier*, ajoute-t-il, *eut pour pere Cœlus, & pour sa mere Dies, il lui arriva quelque chose de peu honête à la vuë de Proserpine. Le second, qui fut fils de Valens & de Phoronis, demeure sous la terre, & c'est le même que Trophonius. Le troisième fut fils du troisième Jupiter & de Maia, duquel & de Pénélope nâquit Pan. Le quatrième, que les Egyptiens se font un scrupule de nommer, eut Nilus pour pere. Le cinquième, que les Phénéates servent, & qui tua Argus, s'enfuit pour ce sujet en Egypte, où il enseigna les lettres aux Egyptiens, & leur donna des Lois. Les Egyptiens*, continue Ciceron, *appellent celui-ci Thoth, & le premier mois de l'année est nommé chez eux du même nom.*

Si Ciceron eût consulté la tradition des Egyptiens plûtôt que celle des Grecs, 3 desquels il avouë qu'il a tiré tout ce qu'il dit sur ce sujet, il auroit fait Thoth le plus ancien de tous les Mercures; ou il auroit attribué au premier, qu'il dit être fils de Cœlus, d'avoir apporté d'Egypte la conoissance des Lettres & des Lois; puisque si Mercure étoit venu chez les Egyptiens du pays d'Argus, qui étoit la Grece, il s'ensuivroit que les Egyptiens auroient appris des Grecs, ce que les Grecs eux mêmes ont appris des Egyptiens, comme les propres Auteurs des premiers l'avouënt en cent endroits. De cette maniere Mercure, ou Thoth, se trouveroit toûjours fils de Cham, puisque Cœlus est le même que Jupiter, & Jupiter le même que Cham, ou Hammon, comme les Grecs l'ont appellé.

Nous apprenons d'Eusebe 4 qu'Artapanus avoit écrit que *Moïse* ayant enseigné aux Egyptiens à bâtir des vaisseaux, à faire des machines pour élever de grandes pierres pour les bâtimens; à faire des pompes pour tirer de l'eau; des aqueducs, & divers instrumens pour la guerre; & sur tout ayant inventé la Philosophie, cela lui attira l'amour des peuples, & obligea même les Sacrificateurs à lui rendre des honneurs semblables à ceux que l'on rend aux Dieux. Il ajoûte, que les mêmes Sacrificateurs donnerent à Moïse le nom d'Hermes parce qu'il savoit expliquer les Ecritures sacrées.

Ce qui peut avoir donné lieu de croire que Moïse & Hermes n'étoient qu'une même personne, c'est que quelques Auteurs Grecs ont écrit que Moïse étoit contemporain *d'Inache*, pere *d'Io*, qui a été confondue avec *Isis*, de laquelle Hermes avoit été le Conseiller. Artapanus ayant rencontré si à propos ces deux grands hommes, je veux dire Moïse & Hermes, vivans, comme il le croyoit, en même temps, des deux il n'en a fait qu'un, pour faire plus d'honneur au premier.

Cepen-

1 *Voiez la Bibliotheque Universelle & Historique de Mr. Le Clerc, mon frere, Tom.* 3.
2 *De Natura Deorum, Lib.* 3.
3 Atque hæc quidem ex vetere Græciæ fama collecta sunt. *Ibidem.*
4 *Preparat. Evangel. Lib.* 9.

Cependant si Hermes est l'Auteur de la Médecine chez les Egyptiens, comme on le verra tout à l'heure, il faut qu'il ait été longtemps avant Moïse, puisque Moïse lui-même nous apprend qu'il y avoit déja des Médecins, en Egypte, quatre cens ans avant lui, c'est à dire du temps de Joseph, qui [1] ordonna à ses Médecins d'embaumer le corps de son pere, comme porte le Texte Sacré. Mais outre qu'Eusebe reconnoit lui-même qu'Inache étoit plus ancien que Moïse de quelques siecles, l'Ecriture est encore contraire au fait que pose Artapanus, en ce qu'elle nous dit [2] *que Moïse possedoit toute la sagesse, ou la science des Egyptiens*, ce qui marque qu'il avoit appris d'eux, & non pas eux de lui. [3] Philon Juif particularisant les sciences que Moïse avoit apprises des Egyptiens, ne fait mention que de *l'Arithmetique*, de la *Geometrie*, de la *Poësie*, de la *Musique*, & de la *Philosophie Symbolique*, qui étoit écrite en *caracteres sacrez*; & il ajoute *que les Grecs enseignerent à Moïse les autres Arts Liberaux*; *qu'il fit venir des Assyriens, qui l'instruisirent dans leurs lettres, & des Chaldéens, de qui il apprit la science des Astres.* Mais Clément Alexandrin dit expressément, [4] *que Moïse avoit été instruit dans la Médecine par les Egyptiens.*

Quoi que l'erreur d'Artapanus soit toute évidente, & que par cette raison l'on ne dût pas parler ici davantage de Moïse, néanmoins on remarquera, par occasion, qu'il se peut que ce Prophete eût conoissance de la Médecine On vient d'ouïr là dessus le témoignage de Clément Alexandrin, & l'on verra dans la suite, que les Grands d'Egypte s'attachoient à cette étude, que Moïse pouvoit y avoir apprise. Les Chimistes prétendent même qu'il entendoit parfaitement leur Art, & qu'il en donna une preuve en réduisant en cendre, ou en *calcinant*, comme ils parlent, le *Veau d'or*, pour en répandre ensuite la poudre dans l'eau, & la faire boire aux Israëlites. A la verité cet exemple conclud qu'il étoit très-expert dans la Métallique, supposé qu'il n'y eût point là de miracle. Mais on verra ci-après que ce n'est pas par cet endroit qu'on peut justifier que Moïse fut Médecin, la difference étant grande, selon nous, entre la *Chimie Métallique*, & la *Chimie Médicinale.*

Pour revenir au Thoth, ou au Mercure des Egyptiens, il est certain que ces peuples, & après eux tous les autres Payens, ont cru qu'il avoit inventé tous les Arts & toutes les Sciences, comme on peut en être éclairci par [5] les Auteurs citez au bas de la page, dont les derniers lui attribuent même l'invention de la Médecine en particulier. Et c'est sans doute pour cela que les Anciens représentoient souvent Mercure accompagné de la Deesse *Hygiea*, c'est à dire de la *Santé*, que l'on prétendoit qu'il eût apportée aux hommes avec la Médecine.

On a vu ci-dessus ce que Joseph dit des colomnes que les fils de Seth avoient fait bâtir, & sur lesquelles ils avoient écrit ce qu'ils savoient concernant l'*Astrologie.*

1 Præcepit Ioseph ministris suis Medicis, ut aromatibus condirent patrem. *Genes.* 50.
2 *Act. Apostolor. Cap.* 7.
3 *De Vita Mosis.*
4 *Stromat. Lib.* 1.
5 *Diodor. Sicul. Lib.* 1. *Julius Cæsar de Bello Gallico*, *Lib.* 6. *Jamblichus de Mysteriis Ægyptiorum. Galeni Oratio Suasoria ad Artes. Martianus Capella*, *de Arte Grammatica*, *Lib.* 3. *Clem. Alexandrin. Stromat. Lib.* 6.

Des xxviij. premiers Siecles du Monde.

trologie. Mercure avoit pris les mêmes mesures, pour laisser à la posterité des monumens de son savoir. 1 Eusebe fait mention, sur la foi de *Manethon*, Prêtre Egyptien, de certaines colomnes sur lesquelles *Thoyt*; ou *le premier Mercure*, avoit écrit plusieurs choses en langue & en caracteres sacrez; ajoûtant que *Agathodæmon*, ou le second Mercure pere de *Tot*, avoit traduit ces écritures en Grec après le Déluge, & en avoit composé des livres en lettres sacrées, que l'on conservoit dans le lieu le plus secret des Temples d'Egypte. Voila ce que disoit Manethon; on ne s'arrêtera pas à examiner si ce second Mercure est different de ceux dont parle Ciceron, cela ne servant de rien à notre dessein.

Jamblichus dit aussi 2, *qu'il y avoit des colomnes en Egypte toutes remplies d'écritures qui contenoient la doctrine de Mercure.* Le même Auteur remarque encore ailleurs, *que Pythagore & Platon avoient tiré de grandes lumieres de ce qu'ils avoient lû dans les livres du même Mercure.* Platon lui même parle, en deux endroits, des Colomnes sur lesquelles les Egyptiens & d'autres anciens peuples avoient écrit leurs Loix, l'Histoire de leur temps, & les choses les plus considerables qu'ils eussent inventées. (*Voyez le Timée & le Critias de Platon.*)

Que tout ce qu'on vient de rapporter touchant ces colomnes & touchant les extraits, que les Prêtres d'Egypte disoient en avoir fait, soit veritable ou non; il suffit que ce qu'on en publioit donna occasion à la production de quantité d'écrits ou de livres, qui se débiterent comme des copies de ces extraits, & qu'on prétendit faire passer pour des ouvrages légitimes de Mercure. Jamblichus compte jusqu'à trente-six mille cinq cens vint-cinq de ces livres; mais quoi que les Livres des Anciens fussent ordinairement assez courts, il est visible qu'il y a ici de l'exaggeration, & quelques Savans ont eu raison de réduire ces livres à autant de versets.

De tous ces prétendus livres de Mercure, il n'y en a pas beaucoup dont le titre se soit conservé, & il y en a moins encore de ceux qui sont venus tout entiers jusqu'à nous. On en a imprimé une partie. Les autres sont encore Manuscrits dans les Bibliotheques, comme dans celle de Vienne, sur quoi l'on peut consulter Lambecius, Morhofius (*Polyhist. Cap.* 11. *Lib.* 1.) & d'autres Auteurs. Il s'y trouve diverses choses concernant la Chimie, desquelles on aura occasion de parler, aussi bien que de la fameuse *Table d'Emeraude d'Hermes*, dans la suite de cette Histoire, où l'on fera voir que si Hermes est Inventeur de la *Chimie*, ce n'est pas de la *Chimie Medicinale*.

Entre les livres de Mercure dont les Anciens ont fait mention, & qui concernent la Médecine, il y en avoit plusieurs qui passoient déja pour fort suspects du tems de Galien. 3 Tel étoit celui dont parle cet Auteur, & qu'il dit être du nombre de ceux que l'on attribuoit au *Mercure Egyptien*. Ce livre traitoit *des trente-six Herbes des Horoscopes*, pures bagatelles, qui ne servoient, selon la remarque du même Galien, qu'à faire perdre du tems à ceux qui s'amusoient à les lire.

L'on

1 *Chronicon Lib.* 1.
2 *De Myster. Ægyptior. Lib.* 1.
3 *De Simplic. Medicament. Facultat. Lib.* 6. *in Princip.*

L'on a parlé ci-devant des *livres sacrez* de Mercure, qui étoient gardez avec un grand soin dans les Temples des Egyptiens. C'étoit sans doute sur un de ces livres, que 1 Diodore appelle en singulier *le livre sacré*, sans nommer l'Auteur, que ceux qui pratiquoient la Médecine en Egypte, étoient obligez de se regler; en sorte que si, en ayant suivi les préceptes de ce livre, ils ne pouvoient pas sauver leurs malades, ils étoient exempts de blâme; mais, s'ils s'en étoient dévoyez de quelque maniere que ce fût, & que le malade fût venu à mourir, on les condamnoit comme des meurtriers. Clément Alexandrin va beaucoup plus loin que Diodore. *Il y a*, dit-il, *quarante-deux livres d'Hermes qui sont les plus considerables; trente-six desquels contiennent toute la Philosophie Egyptienne, & qui sont ceux que l'on fait lire aux Sacrificateurs & aux Prophetes. Pour les six autres on les fait apprendre aux* 2 Pastophores, *comme appartenans à la Médecine. Le premier de ceux-ci traite de la Construction du Corps; le second, des Maladies; le troisième, des Instrumens nécessaires; le quatrième, des Médicamens; le cinquième, des Maladies des yeux; & le dernier, des Maladies des femmes.*

Des xxviij. premiers Siecles du Monde.

Si ces livres étoient veritablement de Mercure, on ne sauroit nier qu'il n'eût réduit la Médecine en Art. Il débutoit par la *Construction du Corps*, ou par *l'Anatomie*, supposant qu'on doit commencer par la conoissance du sujet sur lequel on veut travailler. Après cela il décrivoit les *Maladies*, ou les *Changemens* qui arrivent à ce même corps. En troisième & en quatrième lieu, il traitoit des *Instrumens*, & des *Médicamens* nécessaires pour guerir ces maladies; c'est à dire, de la *Chirurgie*, & de la *Pharmacie*. Il prenoit ensuite *l'Oeuil* à part, pour en examiner les maladies, qui sont en très-grand nombre, & qui demandent une étude particuliere. Enfin il avoit aussi composé séparément un livre des *Maladies des femmes*, parce qu'elles sont en partie differentes de celles des hommes, & qu'elles se guérissent differemment.

Il ne se peut rien de plus exact, 3 mais il y a bien de l'apparence que ces livres avoient été composez plusieurs siecles après Hermes, dans un temps que la Médecine étoit déja fort avancée; & l'on ne sauroit douter que les Prêtres Egyptiens n'eussent fait passer sous le nom de leur Hermes, leur propre ouvrage, ou celui de quelque habile Médecin. Quand la chose ne parleroit pas d'elle-même, Jamblichus, que l'on a déja cité, feroit naître ce soupçon, en nous apprenant, *que les Ecrivains Egyptiens, dans la pensée où ils étoient que Mercure avoit tout inventé, lui faisoient ordinairement honneur de leurs productions*, ou se faisoient honneur à eux mêmes, *en mettant son nom à la tête de leurs livres.*

Comme il ne reste aujourd'hui ni traces ni vestiges des livres, dont parle Clément Alexandrin, on n'apprend, par ce moyen, de la Médecine d'Hermes que les generalitez qu'on a touchées. Si quelques autres livres qu'on lui a at-

1 *Lib.* 1. *Cap.* 82.

2 C'étoit une espece de Prêtres, ainsi appellez, parce qu'ils portoient de longs manteaux, ou parce qu'ils servoient à porter le lit de Venus, en certains jours de cérémonies. Ces Pastophores étoient principalement ceux qui pratiquoient la Médecine en Egypte.

3 *Vide Conringium, de Hermetica Medicina, Cap.*

Des xxviij. premiers Siecles du Monde.

a attribuez, & qui ſont parvenus juſqu'à nous, étoient veritablement de lui, on en recueilliroit clairement, que la Médecine Hermetique étoit fondée une grande partie ſur l'*Aſtrologie* & ſur la *Magie*. On trouve un paſſage qui juſtifie ce qu'on vient de dire, dans le livre intitulé *Aſclepius*, que l'on a regardé anciennement comme un ouvrage d'Hermes, dont la verſion Latine que nous avons, eſt attribuée à Apulée. Il eſt fait mention dans 1 ce paſſage, de certaines *ſtatues* qui *donnoient des maladies*, & qui *les guériſſoient*, qui *prédiſoient l'avenir*, & faiſoient d'autres choſes prodigieuſes. Hermes eſt appellé dans ce même paſſage, *Triſmégiſte*, c'eſt à dire, *trois fois très-grand*, ſurnom que l'Antiquité lui a donné.

Le livre *des trente-ſix Herbes ſacrées des Horoſcopes*, cité par Galien, & dont on a déja parlé, quoi qu'il pût être ſuppoſé, eſt du moins une preuve que l'on étoit prévenu que Mercure ne s'en tenoit pas à la Médecine ordinaire, autrement on ne lui auroit pas attribué de ſemblables livres. Le titre de ce livre a beaucoup de rapport avec ce 2 qu'Origene écrit; *que les Egyptiens diſoient qu'il y a trente-ſix Démons ou trente-ſix Dieux de l'air, qui ſe ſont partagez le corps de l'homme, qui ſe trouve diviſé en autant de parties.* Il ajoûte, *que les Egyptiens ſavoient le nom de ces Démons en la langue du pays, & qu'ils croyoient que les invoquant chacun, ſelon la partie qui étoit malade, ils étoient guéris.* Il y a 3 quelques autres livres qui portent le nom de Mercure, qui prouvent auſſi que l'*Aſtrologie* avoit beaucoup de part dans ſa Médecine.

Au reſte il eſt vraiſemblable que Mercure employoit auſſi quelques uns des remedes ordinaires, ou des remedes naturels; mais l'Antiquité ne nous a pas appris grand' choſe ſur ce ſujet. L'Herbe nommée 4 *Moly*, dont Mercure fit preſent à Ulyſſe pour réſiſter aux charmes de Circé, eſt encore dans le rang des remedes ſuperſtitieux. Mais celle qui porte le nom de 5 Mercure, & qui eſt d'un uſage très commum, ſemble marquer que ſon Inventeur s'en eſt ſervi comme nous faiſons aujourd'hui. On peut joindre à la *Mercuriale* le *Corail*, que Mercure diſoit être bon contre le venin des ſerpens, étant mis en poudre & délayé dans du vin pur. L'Auteur de l'Hymne à Mercure, qu'on a attribué à Orphée, & qui rapporte ce qu'on vient de dire du Corail, parle encore d'une *grotte de Mercure*, où étoient cachez *toutes ſortes de biens*; ajoûtant, que dans cette grotte *les maladies ne régnoient point*; que l'on y ſavoit remedier à la *morſure des Serpens*, & guerir les *Lunatiques*, & les *Lepreux*. Voila ce que dit Orphée, mais il n'indique pas les moyens que Mercure employoit pour cela.

Je

1 *Voici le paſſage entier corrigé par Selden (de Diis Syris, Syntagm.* 1.) Ita humanitas ſemper memor humanæ naturæ & originis ſuæ, in illa Divinitatis imitatione perſeverat, ut ſicut pater ac dominus, ut ſui ſimiles eſſent, Deos fecit æternos, ita humanitas Deos ſuos, ex ſui vultûs ſimilitudine, figuraret. *Aſclep.* Statuas dicis, ô Triſmegiſte? *Triſmegiſt.* Statuas, ô Aſclepi, videſne quatenus tu ipſe diffidas? Statuas animatas, ſenſu & ſpiritu plenas, tantaque facientes & talia, ſtatuas futurorum præſcias, ea quæ fortè omnis vates ignoret, in multis & variis rebus, prædicentes, imbecillitates hominibus facientes, eaſque curantes, triſtitiam lætitiamque pro meritis, &c.

2 *Contra Celſum, Lib.* 8.

3 Ἰατρομαθηματικῶν *Liber, ad Hammonem*, & alii.

4 *Voyez l'Odyſſée d'Homere.*

5 La *Mercuriale.*

Isis

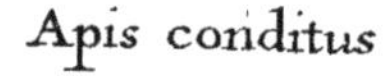

Osiris

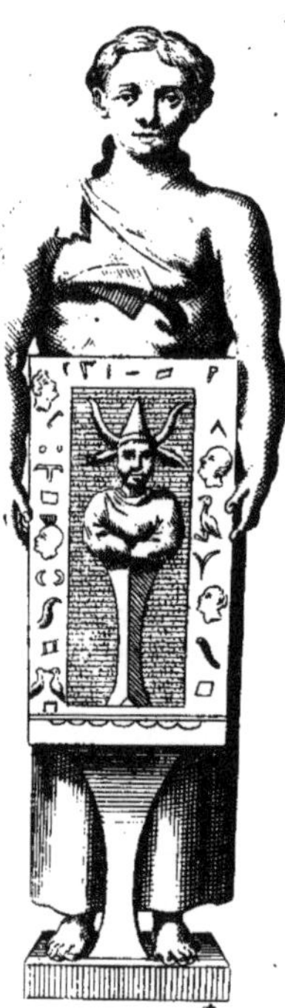

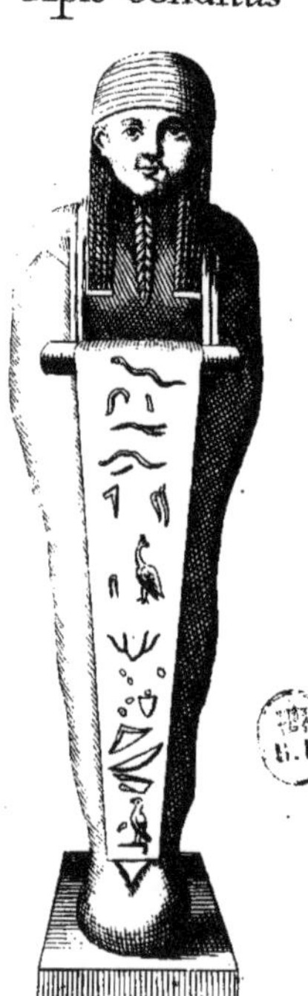

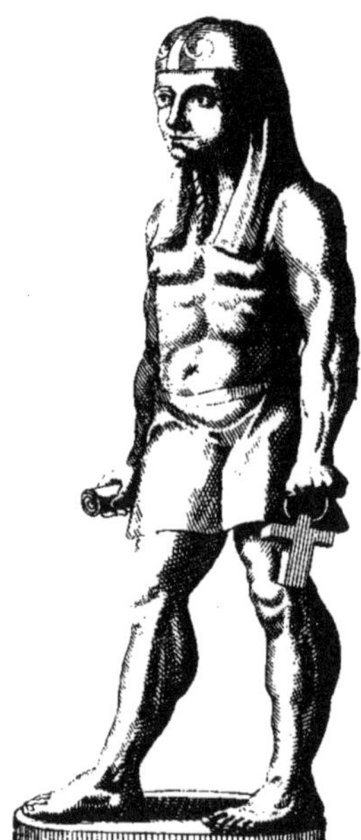

Ex Casalio

Des xxviij. premiers Siecles du Monde.

Je ne trouve pas d'autres particularitez de la Médecine d'Hermes, à moins qu'on ne voulût le faire passer pour l'Auteur de tout ce qui se faisoit anciennement en Egypte, par rapport à cette profession. 1 Aristote parle d'une ancienne loi des Egyptiens, par laquelle *il étoit défendu aux Médecins de remuer les humeurs*, (c'est à dire du *purger*; comme on le verra dans la pratique d'Hippocrate) *avant le quatrième jour d'une maladie, à moins qu'ils ne voulussent le faire à leurs périls & risques*. Il semble que ceci a du rapport avec ce qu'on a dit ci-dessus, que les Medecins de ce pays-là étoient obligez de se régler par un livre qu'on appelloit *Sacré*, & il se peut que cette loi fût contenuë dans ce livre que l'on a attribué à Mercure. 2 Diodore remarque aussi que la Médecine Egyptienne rouloit toute sur le *Jeûne* ou sur l'*Abstinence*, sur les *Lavemens*, & sur les *vomitifs*; mais on n'a point de preuves qu'Hermes eût établi cet usage en particulier.

On n'a plus rien à remarquer sur son sujet, si ce n'est qu'il fut mis au rang des Dieux, après sa mort, exemple qui se multiplia dans la suite, comme on le verra dans les Chapitres suivans,

Anubis, ou Hermanubis, étoit le même que Hermes, ou Mercure. Le Caducée que le premier porte, dans quelques medailles, en est une preuve; & Diodore de Sicile l'assure. On le représentoit avec une tête de Chien, parce que cet animal est un emblême de la *sagacité*. On le joint, dans les médailles, à Isis, dont nous allons parler, parce qu'il étoit son Precepteur, ou son Conseiller. D'autres Auteurs prétendent, que Mercure & Anubis étoient deux differens hommes, comme on le recueille d'un passage que nous citerons au Chapitre huitiéme.

CHAPITRE VI.

OSIRIS, ou APIS, ou SERAPIS: & ISIS, ont aussi inventé la Médecine.

3 On voyoit anciennement dans la ville de *Nysa*, que quelques uns placent en Arabie, & d'autres en Egypte, les inscriptions suivantes, écrites sur deux Colomnes, en caractères sacrez; la premiere étoit en ces termes; *Mon pere est* Cronos, *le plus jeune de tous les Dieux. Je suis le Roi* Osiris, *qui ai porté mes armes par toute la terre, jusqu'aux contrées inhabitables des Indes; jusqu'à celles qui sont sous l'Ourse; jusqu'aux sources du Danube, & ailleurs jusqu'à l'Ocean. Je suis le fils ainé de Cronos, & le rejetton d'une belle & noble race; je suis parent du jour; il n'y a point de lieu au monde où je n'aye été, & j'ai rempli tout l'univers de mes bienfaits.* La seconde contenoit ces paroles, *Je suis* Isis, *Reine de tout ce pays, qui ai été instruite par* Thoüt. *Il n'est au pouvoir de personne de délier ce que je lierai; je suis la fille aînée de* Cronos, *le plus jeune des Dieux. Je suis la femme & la sœur du Roi* Osiris. *C'est moi la premiere qui ai* en-

1 *Politicor. Lib.* 3. *Cap.* 15.
2 *Lib.* 1.
3 *Diodor. Lib.* 1.

Des xxviij. premiers Siecles du Monde.

enseigné aux hommes l'Agriculture. Je suis la mere du Roi Horus. *C'est moi qui brille dans la Canicule. C'est moi qui a bâti la ville de Bubastus. Adieu, Adieu, Egypte, où j'ai été élevée.*

On peut recueillir de ces deux Inscriptions, premierement, qu'Osiris & Isis, qui ont passé pour les plus anciens Roi & Reine d'Egypte, étoient contemporains de *Thoüt*, ou *d'Hermes*; & si la conjecture que l'on a avancée au Chapitre précedent, étoit bien fondée, ils se trouveroient encore être de la même famille. D'autres ont écrit que Thoüt étoit Conseiller ou Secretaire de ce Roi & de cette Reine, sans marquer s'ils étoient parens.

On apprend, en second lieu, de l'inscription qui regarde *Osiris*, *qu'il avoit rempli tout l'univers de ses bienfaits.* Le même Auteur qui a rapporté ces inscriptions dit dans le même livre, *que les Prêtres Egyptiens assuroient qu'Hermes avoit été l'inventeur des Arts & des Sciences en general, & que les Rois* (c'est à dire le Roi Osiris & la Reine Isis) *avoient inventé ceux qui étoient nécessaires à la vie.* Entre ces derniers arts il n'y en a point de si utile que *l'Agriculture*; aussi voit-on qu'Isis se glorifie de l'avoir inventée. L'on attribue la même chose à Osiris, & ce n'est pas la seule invention qui leur est commune; on a dit de plus qu'ils avoient inventé la Médecine. On l'a dit premierement d'Osiris, entant qu'on l'a dit *d'Apis*, qui se trouve être une même personne. *Apis*, dit Clement Alexandrin, *Egyptien naturel, a inventé la Médecine avant qu'Io vînt en Egypte.* Cyrille, qui étoit de la même ville que Clément, dit aussi, *qu'Apis, Egyptien, l'un des plus considerables d'entre ceux qui servoient dans les temples de ce pays là, & qui entendoit la Philosophie naturelle, fut le premier qui inventa l'art de la Médecine, ou qui l'exerça avec plus de succès que ceux qui l'avoient precedé, l'ayant ensuite enseigné à Esculape.*

Il semble que cet Apis doit être different d'Osiris, qu'on a dit avoir été Roi, au lieu que celui-ci n'étoit qu'un Prêtre d'Egypte. Mais il y a de l'apparence qu'Apis étoit Prêtre & Roi tout ensemble. Et cela est d'autant plus vraisemblable, que nous apprenons de Plutarque 1 qu'Apis & Osiris étoient, selon la tradition des Egyptiens mêmes, deux noms differens d'une même personne, & Strabon le confirme, aussi bien que 2 Theodoret.

Le même Auteur veut encore que *Sérapis* fût un troisième nom d'Osiris. D'autres ont dit que Sérapis étoit le même qu'Esculape, comme nous le verrons ci après, (*Chap.* 20.) 3 Vossius a cru que les Egyptiens avoient donné ce nom à *Joseph*, auquel ils rendoient des honneurs divins, en reconoissance des bienfaits que leur nation en avoit reçus; mais si Sérapis est le même qu'Osiris, il se trouvera beaucoup plus vieux. On parlera du temple de Sérapis 4 en même temps que de ceux d'Esculape.

Quant à Isis, voici ce qu'on en apprend de Diodore; *les Egyptiens*, dit cet Auteur, *assurent qu'Isis a inventé divers médicamens, & qu'elle a été très-experte dans la Médecine. Ils ajoutent, que c'est pour cela qu'étant maintenant élevée au rang*

1 *Lib. de Iside & Osiride.*
2 *De Cura affectuum gentilium.*
3 *De Idololatria, Lib.* 1.
4 *Voyez ci après Liv.* 1. *Chap.* 19.

rang des Dieux, elle prend encore soin de la santé des hommes. De là vient que ceux qui implorent son secours, se sentent visiblement soulagez de leurs maux. Ils disent encore, que ce n'est pas sur de vaines fables, telle que sont celles des Grecs, que la réputation d'Isis est établie, mais sur l'évidence des faits. Et ils implorent sur cela le témoignage de tout l'Univers, qui honore cette Déesse pour l'assistance que l'on en reçoit, par rapport à la Médecine. Isis, continuent les Egyptiens, *indique des remedes aux malades en songe, dans le temps qu'ils dorment; & ces remedes ne manquent point d'avoir leur effet, en sorte que l'on voit tous les jours des malades, même de ceux dont les Médecins ont entierement desesperé, qui recouvrent par ce moyen leur santé.*

Des xxviij. premiers Siécles du Monde.

Le témoignage de Diodore est appuyé par plusieurs autres Auteurs. Quant aux songes qu'il dit qu'Isis envoyoit aux malades, ou par lesquels elle leur indiquoit des remedes, on étoit fort prévenu parmi les Payens, que les Dieux se servoient de cette voye pour aider les hommes dans cette occasion. 1 *Une femme*, dit Pline, *songea qu'on lui donnoit ordre d'envoyer à son fils, qui étoit à la guerre en Espagne, des racines de rosier sauvage. Il arriva dans le même temps, que cet homme ayant été mordu d'un chien enragé, & ayant reçu une lettre de sa mere, qui lui faisoit part de son songe, & l'exhortoit d'user de ces mêmes racines, en usa effectivement, & fut garanti de la rage; ce qui servit aussi à plusieurs autres, qui pratiquerent dans la suite ce remede.* Le peuple n'étoit pas seul qui donnoit là dedans; les Médecins eux-mêmes étoient prévenus de la même opinion, comme on le verra ci-après dans la vie de Galien. On verra aussi, quand il s'agira d'Esculape, que les malades alloient coucher dans ses temples, afin qu'il leur envoyât des songes, qui leur indicassent les remedes qu'ils devoient faire.

Au reste on avoit déja du temps de 2 Platon quelques Poëmes, qui portoient le nom d'Isis. On lui attribue aussi un petit Ecrit que l'on appelle *la Table d'Isis*, qui est en caracteres Egyptiens & chargé de *Hieroglyphes*, c'est à dire, de figures ou d'emblêmes sacrez. 3 On dit que cette Table, qui est une piece très-curieuse & très-ancienne, se void dans le Cabinet du Duc de Savoye. Nous en parlerons encore, en même temps que de la Table d'Hermes, dans la suite de cette Histoire. Il se trouve, dans les anciens recueuils de médicamens, de certaines compositions qui portent le nom 4 d'Isis; mais il y a plus d'apparence qu'on leur avoit donné ce nom pour les faire valoir, qu'il n'y en a qu'Isis elle-même les eût décrits. Les *Vautours* étoient consacrez à Isis, comme on l'aprend d'Elien, & on ornoit sa tête des plumes de cet oiseau, dont on voyoit aussi les aîles peintes au faîte du vestibule des temples de cette Déesse;

1 *Lib.* 25. *Cap.* 2. Les Dieux s'expliquoient aussi quelquefois par des énigmes. Une femme qui avoit une inflammation à l'une des mammelles, songea qu'un agneau la tettoit. Le lendemain elle prit du *plantain.*, qu'on appelle en Grec *Arnoglosson*, c'est à dire *Langue d'agneau*, & l'applica sur son sein, ce qui la guérit. *Voyez Artémidore*, Liv. 4. Chap. 24. Cet Auteur dit que c'est une chose si conue que les Dieux font des ordonnances comme les Médecins; pour toutes les maladies, qu'il n'est pas besoin de le prouver.

2 *De Legib. Lib.* 2.

3 *Vid. Kirkeri Oedip. Ægyptiac. & Borrich. de Ortu & Progressu Chymiæ.*

4 *Vid. Galen. de Composit. Medicament. per genera. Lib.* 2. *& alibi sæpius.*

Des xxviij. premiers Siecles du Monde.

se; apparemment parce que les Vautours servoient aux augures & aux divinations, qui ont du raport aux pronostiques des Médecins. Isis étoit aussi representée avec un serpent autour de sa tête, plié en forme de Diadéme. Ce serpent étoit une espece d'Aspic sacré, qui ne nuisoit à personne, ou du moins qui n'attaquoit que les méchans, & ne faisoit aucun mal aux gens de bien. Voyez Elien, *Hist Animal. Lib.* 10 *Cap.* 22. 31.

Osiris & Isis étant morts, avoient été mis tous deux au rang des Immortels, aussi bien que Mercure. Si l'on demande pourquoi les Anciens ont fait des Dieux de ces personnes-là qui étoient dans la condition de tous les autres hommes? Ciceron répond, 1 *que c'étoit une coutume établie dans le monde, d'élever au Ciel*, ou de déifier, *les personnes qui avoient rendu à la societé des services considerables, comme ont fait*, dit il, Hercule, Castor & Pollux, Esculape, Bacchus, &c. 2. Sanchoniaton remarque aussi, sur le même sujet, *que les Phéniciens & les Egyptiens sont les plus anciens, ou les premiers, qui ont tenu pour de grands Dieux les inventeurs des choses nécessaires à la vie, & ceux qui passoient pour avoir fait quelque grand bien au genre humain.* Il ajoûte, *que c'est de ces peuples que la coutume en a passé chez tous les autres.* Clément Alexandrin remarque aussi, *que la même chose a été pratiquée par les habitans de l'Arabie heureuse, & de la Palestine, par les Persans, & géneralement par tous les Barbares.*

CHAPITRE VII.

HORUS, *ou* APOLLON, *ou* PÆON; *&* ARABUS, *autres Inventeurs de la Médecine.*

L'Invention de la Médecine a aussi été attribuée à HORUS, ou à APOLLON, fils d'Isis. *Cette Déesse*, à ce que dit Diodore, *ayant trouvé dans l'eau son fils Horus, qui avoit été tué par les Titans, lui redonna la vie & le fit de plus immortel.* Cet Auteur ajoute, *que l'on a rendu le nom d'Horus par celui d'Apollon, & que l'on a cru que ce fils d'Isis avoit appris l'art de la Médecine, & l'art de deviner, de sa mere, & qu'il avoit été d'une grande utilité aux hommes par ses oracles & par ses remedes.* Il semble, par ce qu'on vient de dire, qu'Horus ne doit pas passer pour avoir inventé la Médecine, puisque sa mere la lui avoit enseignée; mais s'il est le même qu'Apollon, comme l'étymologie de son nom, que l'on tire d'un mot Hebreu qui signifie *brûler*, ou *éclairer*, semble le prouver, on vera par la suite, que ce dernier a eu la reputation d'avoir lui-même été l'inventeur de cet Art. Pline (*Liv.* 30. *Chap.* 15.) attribue l'invention de quelque médicament à *Horus*, Roi d'Assyrie. Je ne sai si c'est le même que le fils d'Isis. Galien parle d'un *Horus Mendesius* le jeune. (*Voyez ci-après, Part.* 3. *Liv.* 2. *Chap.* 1. *sur la fin.*) 3 Ciceron, qui, comme on l'a vu ci-dessus, a multiplié Mercure, veut aussi qu'il y ait eu quatre Apollons, entre

1 *De Natura Deorum, Lib.* 2.
2 *Euseb Præparat. Evangel. Lib.* 1.
3 *De Natura Deorum, lib.* 3.

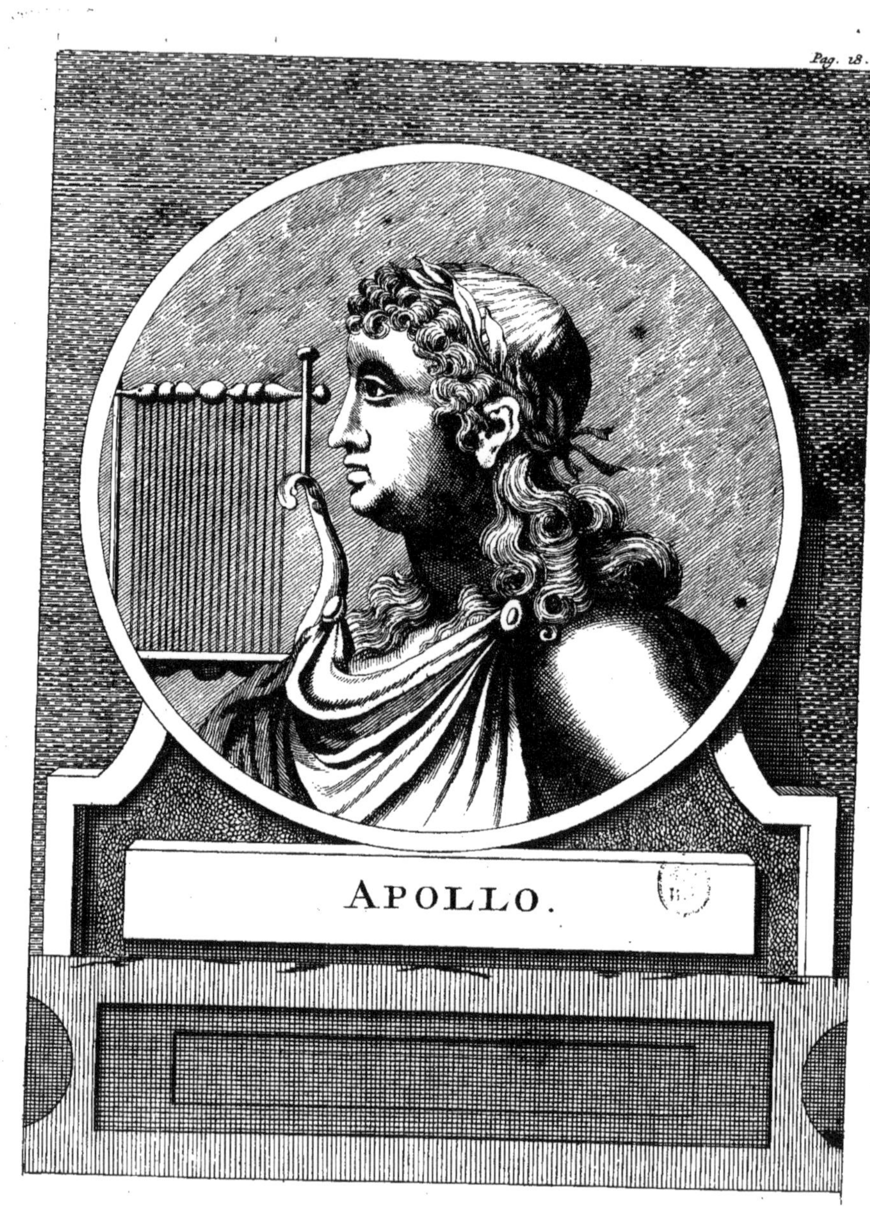
APOLLO.

éntre lesquels il ne semble pas comprendre Horus, à moins qu'on ne voulût dire que c'est le même qu'il appelle *le plus ancien de tous les Apollons, qui étoit fils du premier Vulcain, & le Patron d'Athenes.* Si Mercure & Vulcain, qui, selon Ciceron, sont tout deux fils de Cœlus, se trouvent être Chanaan & Mitsraim deux petits-fils de Noé, comme le croit 1 Mr. Borrich; & si Osiris & Isis sont de ce temps-là, Horus, fils de cette Reine, pourra avoir été contemporain du fils de Vulcain; mais si l'on suit l'Auteur de la Bibliotheque Universelle, que nous avons cité ci-dessus, c'est à dire, si l'on met Osiris en la place de Mercure, l'Apollon de Diodore & celui de Ciceron seront du moins fils des deux freres, s'ils ne sont pas une même personne.

Ovide introduit Apollon disant de lui même, 2 *La Médecine est de mon invention, & la vertu des plantes m'est assujettie.* On peut dire que cet Apollon, & celui des autres Poëtes, est un personnage feint, par lequel on a voulu désigner le *Soleil.* L'on a fait cet Astre auteur de la Médecine, ou plutôt on lui a attribué le pouvoir de faire *vivre* & *mourir* les hommes, de donner *la peste*, & de la guerir, parce que le Soleil ou sa chaleur sont regardez comme le principe de la *generation* & de la *corruption* de toutes choses, & que *la santé* & *les maladies* dépendent beaucoup de la maniere, dont le Soleil agit sur les corps des animaux, & sur ceux qui les environnent.

3 Hyginus y entend bien plus de finesse, lors qu'il dit, *qu'Apollon a été le premier Médecin Oculiste*; faisant allusion à la clarté du Soleil, & à ce que les Poëtes l'appellent l'œil du monde. C'est par la même raison qu'on a fait Apollon le Dieu des *Devins*, parce que la clarté ou le jour mettent en évidence ce qui étoit caché pendant la nuit. On peut même dire que ce dernier métier a rendu Apollon plus fameux que le premier; d'où vient que ses temples étoient plutôt frequentez par ceux qui vouloient savoir l'avenir, que par ceux qui avoient besoin de santé. D'autres ont cru que l'on a joint l'art de deviner à celui de guérir les maladies, en vuë du *pronostic* des Médecins, ou de ce qu'ils prédisent quelquefois ce qui doit arriver à un malade dans la suite de sa maladie, qui est ce qui fait le plus d'honneur à leur profession.

Il semble que si l'on avoit recours à Apollon en cas de maladie, l'étymologie de son nom, qui vient d'un mot Grec qui signifie 4 *perdre* ou *faire périr*, marque que l'on s'adressoit à lui autant à cause de ses qualitez malfaisantes que des salutaires, dans le même esprit que l'on élevoit des autels à la *Fievre*, pour le prier qu'il ne fit point de mal, ou de remedier au mal qu'il avoit causé. Pour une fois qu'Homere appelle Apollon *Sauveur des peuples*, il dit cent fois, qu'il *blesse* ou qu'il *frappe de loin.* On lui donnoit aussi le surnom de *Alexicacos*, c'est est á dire, *qui chasse le mal*, mais on ne le trouve pas dans Homere.

On l'appelloit encore Pæon, d'un verbe qui signifie, selon quelques-uns, 5 *guérir*, mais

1 *De Ortu & Progress. Chymiæ.*

2 Inventum Medicina meum est, opiferque per Orbem Dicor.; & herbarum subjecta potentia nobis, *Metamorphos. Lib. I.*

3 *Fabular. Lib. I.*

4 Ἀπόλλυμι, *je perds*, ou *je détruis.* Cette étymologie semble mieux fondée que celle qui tire ce mot de ἀπελαύνω, *je chasse*; ἀπολλὼν, *quasi* ἀπελαύνων, *quod expellat morbos.*

5 On fait venir ce mot de παύειν, *faire cesser*, *appaiser*, parce que Pæon *appaisoit les maladies* ou *les douleurs.* Il paroit venir plus naturellement de παίειν, *frapper.*

Des xxviij. premiers Siecles du Monde.

mais qui se prend plus ordinainement pour *frapper*. 1. Eustathe remarque du moins que le *Paon* qu'Homere introduit comme *le Médecin des Dieux*, étoit Apollon lui-même. C'est d'ailleurs une chose conue, qu'on donnoit à Apollon le surnom de *Pæan*, Apollon *Paan*; & que ceux qui chantoient des hymnes à sa louange, y mettoient ce refrein, *Iö Paan*. Servius, sur le 12 de l'Eneïde, remarque que Pæan étoit un mot Dorique, dans lequel, selon l'usage de cette Dialecte, l'o étoit changé en a, Pæan pour Pæon. Mais le Scholiaste de Nicandre n'est pas de ce sentiment. 2. *Paon*, dit cet Auteur, *est le même qu'Esculape* Il y a aussi un passage dans le *Plutus* d'Aristophane, où l'on donne à Esculape le sornom de *Paon*. Il se peut que cette épithete ait appartenu proprement & premierement à Apollon, mais qu'on l'ait aussi donnée à Esculape, & conséquemment à tous les Médecins que l'on a cru habiles. C'est dans ce sens-là qu'Homere dit, *que les Médecins sont de la race de Paan*. De cet usage, qui a été introduit pour honorer davangage la Médecine, sont venus les mots suivans, παιώνιος, *medicabilis*; παιωνία χεῖρ, *medica manus*; & dans Virgile, *Paonium in morem*, *à la maniere d'un Medecin*.

3 Un Savant Italien, qui a écrit depuis quelques années, refute le Scholiaste de Nicandre, disant *qu'Esculape n'étoit pas encore déifié du temps d'Homere*; mais on verra dans la suite, que son apotheose avoit été faite longtemps auparavant. On peut encore soûtenir le Sholiaste, dont on vient de parler, par la maniere dont Virgile s'énonce en parlant de la résurrection d'Hippolyte, qu'il attribue à la vertu des herbes de *Paon*, désignant clairement par ce nom *Esculape*, qu'il appelle plus bas *le fils de Phœbus*.

4 Artémidore confond de même en un endroit Esculape avec Pæon. *Si vous songez*, dit-il, *qu'Esculape se remue ou qu'il s'approche de quelque lieu, ou qu'il entre dans une maison, c'est un présage de peste ou de maladie; car c'est dans ces occasions qu'on a le plus affaire de ce Dieu. Mais si un malade fait le même songe, c'est signe de guérison*; 5 *car*, ajoute-t-il, *ce Dieu s'appelle Paon*. Voila ce que dit Artémidore; mais on peut répondre qu'en cet endroit *Paon* se prend aussi pour *Médecin*, comme dans un autre passage du même Auteur, où il donne pareillement le nom de Pæon à Apollon.

Lucien, au contraire, distingue formellement Esculape de Pæon; 6 lors qu'il introduit Hercule menaçant Esculape de le traiter d'une maniere que Pæon lui même ne pourroit pas le guérir. Ciceron distingue aussi Esculape de *Paon*, ou de *Paan*, comme il l'appelle, dans sa quatrième Oraison contre Verres; accusant ce dernier d'avoir fait enlever une statue de *Paan*, du temple d'Esculape; & ajoutant que les Siciliens faisoient des sacrifices anniversaires à ce Pæan, en même temps qu'à Esculape. Comme on parloit la langue Dorique dans la Sicile, ils disoient *Paan* pour *Paon*, selon la remarque que nous avons faite ci-dessus.

Ces differentes autoritez font voir que les Anciens ont été fort partagez sur

1 *In Iliad* 1.
2 *Schol. in Nicandri Theriaca.*
3 *Mr. Lionardo di Capoa.*
4 *De Somnior. interpretat.* Lib. 2. Cap. 42.
5 Παιήων γὰρ ὁ θεὸς λέγεται.
6 *Voyez les Dialogues des Dieux.*

sur ce sujet. Au fond si le Pæon d'Homere, qui, selon lui, étoit le *Médecin des Dieux*, a été une personne differente d'Apollon & d'Esculape ; ce Poëte ne nous ayant point dit de quelle famille étoit ce Pæon, je ne vois pas qu'il nous importe beaucoup de démêler sa généalogie.

Je n'ai rien lu touchant Arabus, autre Inventeur de la Médecine, que ce qu'en dit Pline, 1 *que les Egyptiens veulent que la Médecine ait été trouvée chez eux ; mais que d'autres en attribuent l'invention à Arabus, fils de Babylone & d'Apollon.*

CHAPITRE VIII.

Esculape *Egyptien*, & Promethé'e, *autres Inventeurs de la Médecine.* Athotis, & Tosorthros, *anciens Rois d'Egypte, qui ont été Médecins.* Cinningo, & Hoamti, *anciens Rois de la Chine, qui ont aussi exercé la Medecine.*

Les Egyptiens, qui ont, comme on l'a vu ; attribué l'invention de la Médecine à Hermes, ont regardé Esculape comme son éleve. Le livre que l'on a cité ci-devant, intitulé *Asclepius*, qui est le même nom que *Æsculapius*, le suppose, introduisant Hermes & Esculape qui s'entretiennent ensemble comme un maître & un disciple. Et Julius Maternus 2 dit, sur la tradition Egyptienne, *que le Dieu Mercure avoit confié les secrets de l'Astrologie & des Mathématiques à Esculape & à Anubis ;* d'où l'on peut inferer qu'il n'avoit pas non plus caché au premier ce qu'il avoit de conoissances dans la Médecine.

Il est d'autant plus probable que Mercure, ou Hermes, avoit instruit Esculape, que celui-ci se trouve avoir été son cousin germain. 3 *Siduc*, ou *Sadoc*, frere de Misor, pere d'Hermes, eut premierement sept fils, qu'on nomma *Dioscures*, *Cabires*, ou *Corybantes*, & un huitième qui fut *Esculape*, dont la mere étoit une des sept sœurs Titanides, lesquelles *Saturne* avoit eu de sa femme *Astarté.* L'Auteur, dont on a tiré ce qu'on vient de dire, ajoute, *que les Cabires eurent des enfans qui trouverent des herbes salutaires, des remedes contre la morsure des animaux venimeux, & qui se servirent* 4 *d'enchantemens.*

Voila quelle étoit la tradition des Egyptiens & des Phéniciens touchant Esculape, qui, selon eux, auroit été aussi ancien & de la même famille que les autres inventeurs de la Médicine dont on a parlé jusques-ici. Clément Alexandrin est le seul qui, après avoir parlé d'Esculape, qu'il dit avoir été de Memphis, & avoir amplifié la Médecine, qui avoit été inventée par Apis, semble le faire plus nouveau, lors qu'il dit ailleurs, *qu'Esculape avoit été déifié peu de temps*

1 *Lib.* 7. *Cap.* 18.
2 *De Petosiri & Nicepso*, *Lib.* 3. *Cap.* 1.
3 *Sanchoniaton apud Eusebium.* P. E. Lib. I. *Cap.* 10.
4 *Voyez ci après*, *Chap.* 12.

Des xxviij. premiers Sicles du Monde.

temps avant la guerre de Troye, par où il semble qu'il a confondu l'Esculape Egyptien avec l'Esculape Grec dont on parlera ci-après.

En effet les Grecs ne faisoient pas Esculape si vieux. Ciceron, qui en parle après eux, 1 dit, *qu'il y a eu trois Esculapes, dont le premier, qui est*, dit-il, *celui que les Arcadiens servent, étoit fils d'Apollon. C'est lui*, ajoute Ciceron, *qui a inventé* la sonde, *pour sonder les playes, & qui a montré à les* bander. *Le second, qui étoit frere du second Mercure, fut foudroyé par Jupiter, & enseveli à Cynosures. Le troisième étoit fils d'Arsippus & d'Arsinoé. Il inventa* la purgation, *& fut le premier* Arracheur de dents.

Si le premier de ces trois Esculapes, que Ciceron dit être fils d'Apollon, se trouve le même que celui dont parlent Pausanias & Pindare, qui étoit fils d'Apollon & de Coronis, comme on le verra ci-après, il ne sera pas fort ancien; ayant été instruit par le Centaure Chiron, qui vivoit peu avant le siege de Troye, ayant eu des fils qui furent à ce siege. Mais tous ces Esculapes peuvent, à mon avis, se reduire à un seul; en sorte que, s'il y a eu un Esculape au monde, il doit avoir été Phénicien ou Egyptien; &, s'il se trouve multiplié comme les autres dont on a parlé ci devant, c'est par un artifice des Grecs, qui ont habillé à la Grecque, selon leur coutume, une histoire ou une fable Egyptienne, dans la vuë d'honorer leur pays, en le faisant le patrie d'un personnage si extraordinaire; de là vient que leur Esculape est si nouveau. Il n'y auroit eu de cette maniere, que deux Esculapes, un Egyptien, & un Grec; mais le même interêt qui avoit porté le pays en géneral à naturaliser ce Médecin, obligea quelques Provinces ou quelques Villes en particulier à le faire leur citoyen, à l'envi l'une de l'autre, chacune de ces villes prétendant en tirer de l'avantage exclusivement aux autres.

Les Grecs ont si mal réüssi à trouver, dans leur langue, l'étymologie du nom d'Esculape, que cela seul suffiroit presque pour faire voir que ce mot n'est pas originairement Grec. Nous allons rapporter 2 au bas de la page ce qu'ils ont dit là-dessus, & nous y joindrons d'autres étymologies tirées de la langue Phénicienne, afin que le Lecteur puisse juger lesquels ons le mieux rencontré.

Il y a bien de l'apparence, pour le redire encore une fois, 3 qu'il n'y a eu qu'un Esculape inventeur de la Médecine, qui a été Phénicien, ou plûtôt qui a été

1 *De natura Deorum, Lib.* 3.

2 Ἀσκλήπιος, ab α privativo, & σκέλλεσθαι, id est *siccari*; quòd impediret quominus homines *siccarentur* vel *morerentur*. Ou, selon le grand Etymologicum, ὁ μὴ ἐῶν τὰ σκέλη ἰσκληκέναι, καὶ ξηραίνεσθαι: ἀπὸ μέρους δὲ τὸ ὅλον σῶμα δηλοῖ: ἢ παρὰ τὸ ἄσκειν ἠπίως τοὺς νοσοῦντας, πρότερον γὰρ ἤπιος ἐκαλεῖτο. Ou, selon Tzetzes, parce qu'il avoit gueri *Asclé* Tyran d'Epidaure, on joignit ce nom au sien; en sorte qu'au lieu de *Hepius*, ou *Apius*, on l'appella *Asclepius*. Bochart fait venir *Asclepius* (dont les Latins ont fait *Æsculapius*) du Phénicien *Is Calabi*, *Vir Caninus*, fondé sur ce qu'on tenoit des chiens dans les temples d'Esculape par les raisons que l'on verra dans la suite. D'autres font venir ce nom de *Ez* & de *Keleb*, dont le dernier signifie *un Chien*, & le premier, *une Chevre*, parce qu'Esculape avoit été alaité par une chevre, pendant qu'un chien le gardoit, comme on le dira ci-après. Junius, beau pere de Vossius, tiroit Asclepius de *Asfalapho* qui signifie *changer*, (Voss. de Philosophia.) Mais la même langue fournit, dans les mots, *Is Calaphot*, *Homme de couteau*, une étymologie qui paroit la plus juste de toutes, ou du moins qui exprime parfaitement la profession d'Esculape, dont le principal talent étoit *la Chirurgie*.

3 *Voyez ci-après, Chap* 19.

a été un neveu de *Chanaan*, que nous avons dit être le même qu'Hermes. Ou, s'il y a eu un autre homme du même nom & de la même profession, chez les Grecs, ce dernier à emprunté du premier & son nom & tout ce qui y étoit attaché. L'Esculape des *Cyreniens*, dont on dira encore un mot ci-après étoit aussi sans doute le même que celui de Phénicie.

Des xxviij. premiers Siecles du Monde.

Quoi qu'il en soit, l'Antiquité ne nous ayant rien laissé touchant cet Esculape Phénicien que le peu qu'on en a rapporté, nous serions obligez de voir maintenant ce que les Grecs ont dit du leur, n'étoit que l'ordre des temps veut que nous parlions auparavant de quelques autres Médecins contemporains du premier, ou qui ont précedé le dernier.

Prométhée sera de ce nombre, s'il est vrai qu'il soit le même que Magog, fils de *Japheth*, de qui les *Scythes* ont tiré leur origine, comme le prétend Mr. Bochart. On lui a aussi attribué l'invention de la Médecine. Voici comme Eschyle le fait parler: *Vous serez surpris quand je vous aurai raconté les artifices & les subtilitez que j'ai inventées. Ceci est le principal; c'est que si quelcun étoit tombé malade, il n'y avoit aucun soulagement pour lui, rien qu'il pût manger, rien qu'il pût boire, rien dont il pût s'oindre; il falloit qu'il perît, faute de remedes, avant que j'eusse montré aux hommes la préparation des médicamens adoucissans, par le moyen desquels ils pussent guérir toutes les maladies.* Il avoit dit auparavant, *qu'il avoit* 1 *tiré du Ciel* le Feu, *qui est le maître de tous les Arts, pour en faire part aux hommes; qu'il les avoit rendus intelligens & sages; qu'il leur avoit enseigné à bâtir des maisons, afin qu'ils ne demeurassent plus dans des cavernes comme auparavant; à distinguer les saisons, à observer le lever & le coucher des Astres; à joindre les lettres ensemble pour en former des mots; à mettre les bêtes sous le joug, & les attacher à la charrue; à domter les chevaux; à construire les vaisseaux; & à faire des voiles.* Il ajoute, *qu'il a appris aux hommes à deviner; à expliquer les songes, & les Oracles; à prédire l'avenir par le vol des oiseaux, par les entrailles des animaux, & par les signes qui paroissent au Ciel; à tirer de la terre l'airain, le feu, l'argent, & l'or, en un mot, que tous les Arts sont venus de Promethée.*

Mais il est aisé de voir que le Promethée d'Eschyle & des autres Poëtes est un personnage imaginaire, aussi bien que l'Apollon dont on a parlé ci-devant; & que *Promethée* n'est autre qu'un emblême ou une prosopopée de *l'esprit*, & de *l'industrie* de l'homme, ou de sa 2 *prévoyance*, qui lui a fait découvrir tout ce qui étoit utile pour la vie & pour la societé. On ne s'arrêtera pas à rapporter ici ce que les Grecs ont dit d'ailleurs touchant Promethée; qu'ils n'ont pas cru si ancien, qu'on l'a supposé au commencement de cet Article.

Outre

1 La Fable a voulu marquer par là l'invention du *fusil*. La *férule* dont Promethé se servit en cette occasion, & qu'il appliqua contre les rouës du char du Soleil, est une plante approchante du *fenouil*, dont la mouëlle étant seche peut être susceptible des étincelles qui sortent du fer ou de deux cailloux batus l'un contre l'autre. Ce que la Fable ajoûte, *que Promethée enseigna aux hommes le moyen de conserver le feu, au lieu qu'auparavant ils étoient obligez d'en demander aux Dieux. à chaque fois qu'il leur manquoit*, confirme cette explication. D'où vient encore que *la ferule* est appellée, *le lit du feu*, dans une ancienne épigramme, νάρθηξ πυρικοίτης; & c'est ce qu'Hesychius explique en ces termes, νάρθηκι ἐχρῶντο πρὸς τὰς ἐκζωπυρήσεις τοῦ πυρός. *On se servoit*, dit-il, *de la ferule pour allumer le feu.*

2 Προμήθεια.

Des xxviij. premiers Siecles du Monde.

Outre les Rois d'Egypte dont on a fait mention ci-dessus, & auxquels on a dit que ces peuples avoient attribué l'invention de la Médecine, ils en comptoient encore deux autres, qu'ils disoient avoir été fort experts dans cet Art. 1 Le premier est ATHOTIS, Roi de la premiere Dynastie des *Thinites*, qui avoit non seulement entendu la Médecine, mais composé même des livres *d'Anatomie.*

2 Le second est TOSORTHROS, ou SESORTHROS, Roi de la troisième Dynastie des *Memphites*, qui n'étoit pas moins habile Médecin que l'autre; ensorte qu'on le confondoit avec l'Esculape Egyptien. S'il falloit s'en tenir à la supputation de Manethon, Auteur de ce pays-là, & qui a rapporté ce qu'on vient de lire touchant ces deux Rois, quoi qu'ils ne fussent pas si anciens, au compte de cet Auteur, qu'Osiris ou Hermes, ils auroient néanmoins vêcu plusieurs siecles avant *Adam*. L'on a déja vu ci-devant, que Zoroastre passoit pour avoir vêcu six mille ans avant Platon, c'est à dire environ deux mille ans avant le commencement du monde. Cette erreur de Chronologie vient de ce que les Egyptiens faisoient le monde beaucoup plus ancien qu'il n'est, selon la revelation de la Sainte Ecriture. Quelques uns d'entr'eux, à ce que dit Diodore, comptoient vint-trois mille ans depuis le regne du Soleil, jusqu'au temps d'Alexandre le Grand, & ceux qui en comptoient le moins, en comptoient pourtant plus de dix mille, calcul qui excede d'un grand nombre de siecles l'antiquité ou le commencement du monde.

Un autre fait, concernant l'antiquité de la Médecine, qu'il faudroit éclaircir, c'est ce que l'on trouve dans les Archives des *Chinois* touchant leurs premiers Rois, qui vivoient, à ce qu'ils prétendent, quelques siecles avant le Déluge, & qui par-là se trouveroient aussi anciens qu'aucun de ceux dont on a parlé jusques à present. L'un de ces Rois, qui s'appelloit CININGO, ou XIN-NUM, & qui a, disent ils, succedé à *Fohi*, Fondateur de leur Monarchie, avoit fait diverses expériences pour découvrir les bonnes & les mauvaises qualitez des plantes. Mais son successeur, qu'ils nomment HOHAMTI, étoit allé beaucoup plus loin; il avoit écrit plusieurs livres en Médecine qu'ils ont encore aujourd'hui, & où l'on trouve particulierement des observations fort étendues touchant les signes que l'on peut tirer du *pouls*, pour conoître & pour discerner les maladies & l'état des malades.

3 Ceux, de qui nous tenons ce que nous venons de dire, croyent les Annales des Chinois assez sûres; & ils se fondent principalement sur ce qu'elles contiennent des observations fort anciennes, concernant les éclipses, & les conjonctions des Astres, qui sont assez justes; d'où ils tirent cette conséquence, que les Chinois modernes, ou ceux qui ont vêcu il y a quelques centaines d'années, n'ayant pas été assez savans pour faire les supputations nécessaires, pour marquer de si loin le temps auquel ces éclipses avoient dû arriver, cette découverte ne peut avoir été faite à la Chine dans le temps même que ces éclipses ont paru; en sorte que ce doit plûtôt être un effet de l'observation, que du calcul Astronomique des Chinois.

Mais

1 *Euseb. Chronic.*
2 *Ibidem.*
3 *Voyez ce qu'ont écrit, là dessus, les Peres Martini, Kirker, Couplet, le Comte, &c.*

Mais il se peut que ces peuples, qui aiment l'Astronomie, & qui s'y étoient déja beaucoup attachez avant l'arrivée des premiers Mathematiciens de l'Europe, qui sont allez en ce pays-là, ayant tiré des *Caldéens* les premieres connoissances de cette Science, eussent aussi copié leurs livres, qui pouvoient être fort anciens. On peut aussi dire, touchant l'histoire des premiers Rois de la Chine, ce que l'on a dit ci-dessus des derniers Rois d'Egypte, que c'est un déguisement de celle des Patriarches de l'Ecriture, dont les Chinois ont pu avoir quelque conoissance par la tradition des mêmes Caldéens. Ce qui paroit vraisemblable en ce que les uns & les autres, je veux dire les Egyptiens & les Chinois, ont également attribué à leurs anciens Rois l'invention des Arts, qui ne peut être venue, du moins à l'égard de ceux qui sont les plus nécessaires à la vie, que des premiers hommes dont il est parlé dans l'Histoire Sainte, ou de ceux qui ont vêcu depuis Adam jusqu'à Noé.

Des xxviij. premiers Sicles du Monde.

Pour ce qui est de la conoissance de l'état du *pouls*, en particulier, & de son usage dans la Médecine, il est difficile de croire que l'on en sût, du temps du Roi *Hoamti*, tout ce que l'on prétend qu'il ait écrit sur ce sujet. On verra ci-après qu'Hippocrate, qui n'est venu que plus de deux mille ans ans après ce Roi, ne dit pas encore grand' chose du pouls, & que ce ne fut que du temps d'Hérophile, Médecin Grec, qui exerçoit la Médecine en Egypte, cent cinquante ans après Hippocrate, que l'on commença à raffiner sur cette matiere.

On répondra que cela ne prouve rien contre les Chinois; & que si ces peuples ont bien eu, à ce qu'on dit, l'*Imprimerie*, & la *poudre à canon* avant les Européens, ils ont pu avoir depuis fort longtemps d'autres conoissances qui leur ont été particulieres, & que ni les Grecs ni les Egyptiens n'ont pas euës aussi-tôt qu'eux. J'avouë que cela peut être; mais ne se peut-il pas aussi que les Chinois ayent tiré des peuples qu'on vient de nommer, leurs principes concernant le pouls. Ils ont du moins eu assez de temps pour cela, depuis deux mille ans qui se sont écoulez depuis Hérophile jusqu'à aujourd'hui. Il n'en est pas de la Chine, ni des Indes Orientales, comme des Occidentales. Ces derniers pays étoient inconus aux Anciens, parce qu'ils n'avoient pas poussé l'Art de la Navigation assez loin pour entreprendre de semblables voyages par mer; mais il en est autrement des premiers, c'est à dire des Indes Orientales. On peut s'y rendre même par terre, & l'on sait qu'ils ont été conus anciennement; de maniere que les Grecs, les Egyptiens, qui ont été les peuples les plus savans de l'Antiquité, & particulierement les Phéniciens, qui étoient de grands voyageurs, & qui entendoient même la Navigation mieux que les autres, sont allez [1] jusques à la Chine, & par conséquent ont pu communiquer à cette nation leurs conoissances, & celles de leurs voisins.

On repliquera que le Systeme des Chinois, concernant le pouls, & celui des Grecs sont si differens, qu'ils ne paroissent point avoir été pris l'un de l'autres; mais ne peut-on pas dire que les Chinois, ayant une fois su en géneral que le

1 Les anciens Géographes ont conu les *Chinois* sous le nom de *Sinæ*, ou sous celui de *Seres*; comme le prètend le savant Isaac Vossius, qui prend le pays des premiers pour le Royaume de *Siam*.

Des xxviij. premiers Siécles du Monde.

le pouls indiquoit l'état de quelques maladies, ils ont pu bâtir à leur fantaisie sur ce fondement, & donner carriere à leur imagination autant qu'il leur a plu? On peut ajoûter que ce qu'ils débitent là-dessus est si subtil & si étendu, que cela seul est un indice que cette doctrine n'est pas du temps des Patriarches qui vivoient avant de Déluge. Et il est probale que les Chinois modernes, ou si l'on veut, ceux qui ont vêcu depuis deux mille ans, prévenus que leurs premiers Rois avoient inventé la Médecine, leur ont attribué toutes les découvertes qui concernent cet Art, & qu'ils ont mis, par cette raison, les noms de ces Empereurs au devant des livres de Médecine qui avoient été composez par d'autres; comme on a vu ci-devant que les anciens Egyptiens en ont usé à l'égard de leurs premiers Rois, ou Docteurs.

On n'en dira pas davantage sur cette matiere, laissant au Lecteur la liberté d'en faire le jugement qu'il lui plaira, Ceux qui auront envie d'être instruits plus particulierement sur la Médecine des Chinois, peuvent lire le Recueil de *Cleyer*, qui est intitulé *Specimen Medicinæ Sinicæ.* Mais on doit les avertir qu'ils auront bien de la peine à en tirer quelque chose de bon ou d'intelligible. Il est fait mention dans ce Recueil d'une certaine *Circulation* du sang & des humeurs. Je ne sai si le Traducteur est fidele; mais comme que ce soit, il faut bien se garder de confondre cette circulation avec celle qui a été découverte dans le siecle où nous sommes, ou pour le plûtôt, comme quelques uns le croyent, dans le siecle précedent. Au reste, quand nous en serons à la Médecine de notre temps, nous pourrons dire encore un mot de celle des Chinois, en parlant de celle des Indiens modernes, & des autres peuples qui sont hors de l'Europe.

CHAPITRE IX.

MELAMPE, ancien Poëte, Berger, Devin, & Médecin, THYODAMAS son fils. On parle aussi par occasion, des DRUIDES, anciens Docteurs des Gaulois, & des GYMNOSOPHISTES.

L'Esculape Egyptien, & tous les autres inventeurs de la Médecine, dont nous avons parlé jusques à present, ont vêcu environ le temps du Déluge, qui arriva sur le milieu du dix-septième siecle du monde. Entre cet Esculape & celui dont nous parlerons dans la suite; il s'est écoulé à peu près onze siecles, qui est l'espace qu'il y a eu entre le temps du *Déluge*, & celui de l'Expédition des *Argonautes*, qui se fit au commencement du vint-huitième siecle, environ cinquante ans avant le siege de Troye. Le dernier Esculape fut de cette expédition, & ses fils se trouverent à ce siege, comme on le verra ci-après.

Pendant tout le grand intervalle dont on vient de parler, comme on ne trouve rien concernant la Médecine dans les Annales des Egyptiens, & qu'elles fournissent même très-peu, à cet-égard, dans la suite des temps, cela nous oblige à recourir à celles des Grecs, qui ne sont pas si anciennes, & qui ne commencent qu'avec le regne des *Argiens*, l'an du Monde deux mille quarte-vint dix,

dix, environ quatre cents ans après le Déluge. L'on n'y trouve même presque rien jusqu'au temps de l'Expedition des Argonautes, où l'on a dit qu'Esculape se rencontra; mais on en tire beaucoup de matiere, pour les siecles suivans.

Des xxviij. premiers Siecles du Monde.

Le seul Médecin, d'entre ceux qui peuvent avoir vêcu dans la Grece avant cet Esculape, dont on sache quelque chose, c'est *Mélampe*, qui vivoit cent cinquante ans auparavant. On parlera de lui dans ce Chapitre, aussi bien que des *Druides*, qui ont été les Docteurs des anciens Gaulois; & dans le suivant, on fera l'histoire du *Centaure Chiron*, qui étoit contemporain d'Esculape, mais plus âgé que lui; ayant été son précepteur, aussi bien que des principaux *Heros* de ce temps-là, dont on parlera aussi en même temps, après quoi on viendra à Esculape lui même.

Melampe étoit d'Argos. Il étoit fils *d'Amithaon* & *d'Aglaïde*, ou *d'Idomené*, fille *d'Abas*. C'est un des plus anciens *Poëtes* dont on ait conoissance, & dont Homere lui même fait mention. Il avoit écrit plusieurs milliers de vers sur le deuil de *Céres* à l'occasion du rapt de Proserpine fille de cette Déesse, & sur d'autres sujets.

Il entendoit aussi l'Art de *deviner*, & celui de la Médecine, qui étoient deux arts inséparables en ce temps-là. Il nous est resté quelques livres qui portent le nom de Mélampe, & qui enseignent à deviner par *les palpitations* & par *les taches*, ou *marques naturelles du corps*, mais ce sont des pieces qui ont été anciennement supposées. Mélampe étoit aussi *Berger*, selon la coûtume de ces temps-là, que les fils des Rois, & les Dieux eux mêmes gardoient quelquefois leurs troupeaux.

Ce fut sa profession de Berger, qui lui donna occasion de faire le *Médecin*. L'on a parlé, au Chapitre second, de la maniere dont il s'y prit pour guerir les filles de Prœtus, qui étoient devenues folles; & l'on a remarqué en cet endroit, qu'il les purgea avec de 1 l'*Ellebore*, ou avec du lait de ses chevres, qui avoient auparavant mangé de cette herbe. C'est ici le plus ancien exemple, que nous ayons de la *Purgation*; & l'on pourroit croire que c'est ce qui lui fit donner 2 un surnom, qui semble marquer qu'il a été le premier qui ait donné des *purgatifs*.

Mais il y a bien autant d'apparence qu'il eut ce surnom, parce qu'il étoit des premiers qui eussent mis en usage, du moins dans la Grece, les prétendus moyens de *purger*, c'est à dire, de *purifier* ceux qui étoient tombez dans quelque maladie de corps ou d'esprit, ou qui s'étoient *souillez* par des crimes. Ce qui se faisoit non par les purgations des Médecins, mais par des cérémonies superstitieuses, qui consistoient à faire des sacrifices à quelques Divinitez, à reciter de certains *vers* ou de certaines *paroles* sur les personnes, à leur appliquer, ou à leur faire user de quelques *herbes* cueillies en certain temps, & avec des circonstances particulieres, ou enfin à les laver dans des *bains* propres pour cela.

Mélam-

1 Cette plante fut appellée, à cause de cela, *Melampodium*. Voyez Dioscoride, Liv. 4. Chap. 181. Galien parle aussi de cette cure de Mélampe, dans son livre *de Atra Bile*, Chap. 7. & Pline, Liv. 25. Chap. 5.

2 Servius, sur le 3. des Georgiques, dit que Mélampe étoit appelé καθάρτης, c'est à dire, *qui purge*, ou *purifie*.

Des xxviij. premiers Siecles du Monde.

Mélampe mit tous ces moyens en usage, pour guerir les filles de Prœtus. Il ne leur donna pas seulement de l'Ellebore, il employa encore 1 *les Vers*, ou *les Charmes*, & enfin il les fit *baigner* 2 dans une fontaine d'Arcadie, qu'on appelloit la fontaine *Clitorienne*, où elles acheverent de se purifier. La Fable ajoûte, que depuis ce temps-là ceux qui buvoient de l'eau de cette fontaine, perdoient le goût du vin. 3 Si cette cure fut belle, la recompense que Mélampe exigea fut aussi bien considerable; puis qu'il obligea le pere de ces Princesses à lui donner un tiers de son Royaume, & un autre à son frere Bias, ensuite de quoi ils épouserent chacun une de ces Dames.

Mais pour revenir au premier remede, dont nous avons dit que Mélampe s'étoit servi, quelques autres Auteurs prétendent 4 que la plante appellée Ellébore a été trouvée en premier lieu par un homme d'*Anticyre*, qui en fit l'essai sur Hercule, qui étoit devenu furieux, & le guérit par cette voye-là. Il y avoit deux villes du nom d'*Anticyre*, l'une dans la *Phocide*, & l'autre auprès du Golfe *Maliaque*. C'est dans cette derniere que croissoit l'Ellebore, & c'est là où l'on envoyoit les fous, ou ceux qui avoient besoin d'être purgez avec de l'Ellebore. Voyez Strabon, L. 9.)

On trouve un autre exemple des cures de Mélampe, qui ne mérite pas moins d'être rapporté que le précedent. 5 *Iphiclus*, l'un des Argonautes, fils de *Phylacus*, ne pouvant avoir d'enfans, Mélampe fut prié de lui indiquer quelques remedes pour cela, ce qu'il fit de cette maniere. Ayant immolé deux taureaux, & ayant coupé leurs entrailles en plusieurs petites pieces, il attira par cet artifice les oisaaux pour en tirer quelque augure. Il vint donc un vautour, 6 duquel il apprit que Phylacus ayant autrefois sacrifié des beliers, il laissa le couteau, dont il les avoit égorgez, tout sanglant auprés de son fils, qui étant fort jeune en fut épouvanté, & courut planter ce couteau dans un chêne sacré, dont l'écorce l'avoit ensuite couvert. Le vautour ajoûta, que si Iphiclus alloit chercher ce couteau, & qu'il en râclat la rouille qu'il boiroit dans du vin pendant dix jours, il auroit bientôt des enfans. Mélampe ayant donné conseil à Iphiclus, il ne manqua pas de le suivre & d'en voir l'effet. Pline (*Liv.* 10. *Ch.* 49.) dit que des *Dragons* avoient apris à Mélampe à entendre le langage des oiseaux, en lui léchant les oreilles.

Voila aussi le premier exemple qu'on trouve d'un médicament *mineral* pris interieurement. On verra ci-après quelle consequence on en peut tirer pour la *Chimie*. Il se peut que ce remede put servir en cette occasion, quoi que Dioscoride lui attribue une qualité toute opposée; 7 *La rouille de fer*, dit cet Auteur, *empêche que les femmes ne conçoivent;* mais ce qu'il y a ici de particulier c'est qu'Iphiclus la prenoit lui même, & non sa femme. Une autre remarque qu'il faut faire sur cette fable, c'est que Mélampe, qui vivoit, comme nous

1 *Voyez ci-après, Chap.* 11.
2 *Voyez les Métamorphoses d'Ovide.*
3 *Apollodor. Lib.* 2.
4 *Ptolemaus Hephæstionis filius, apud Photium. Stephanus Byzantinus, in voce Anticyra.*
5 *Apollodor. Lib.* 1.
6 Mélampe étant devin, il entendoit le langage des oiseaux.
7 *Lib.* 5.

nous l'avons dit, cent cinquante ans avant le voyage des Argonautes, devoit être mort 1 du temps d'Iphiclus, qui fut de ce voyage, comme on a aussi remarqué; mais la plûpart des Anciens ne se piquoient pas d'être fort axacts dans la Chronologie, & nous verrons bien d'autres exemples d'anachronisme dans la suite.

Dès xxviij. premiers Siecles du Monde.

Au reste Mélampe fut aussi regardé comme un Dieu après sa mort. On lui bâtit des temples, & on lui sacrifia en quelques endroits de la Grece. 2 Thyodamas son fils hérita son savoir.

Les Druides étoient les Sacrificateurs, les Juges, les Docteurs, & les Médecins des anciens Gaulois. Pline remarque, touchant leur Médecine, qu'ils faisoient beaucoup d'estime du *gui de chêne*, & qu'ils le regardoient particulierement comme un remede assuré contre la sterilité, & contre tous les venins. Les céremonies superstitieuses qu'ils pratiquoient en le cueillant, font voir que leur Médecine avoit du rapport avec celle de Mélampe, & des autres dont on a parlé ci devant. Le même Auteur dit que les Druides recommandoient beaucoup une herbe appellée *Selago*, qui ressemble à la Sabine. On ne conoit pas aujourd'hui cette herbe. On recueille d'ailleurs du sixième livre des Commentaires de Jules César, que ceux d'entre les Gaulois qui étoient attaquez de quelques grande maladie, faisoient vœu d'immoler des hommes, dans la vuë de recouvrer leur santé, & que les Druides étoient les ministres de ces abominables sacrifices. On ne sait pas quand ces Druides ont commencé. Aventinus, dans ses Annales, veut qu'il y eût déja un College de Druides du temps de *Herman* ou *Hermion*, Roi des Allemands; que l'on fait contemporain du Patriarche *Jacob*; mais tout cela est fabuleux. Ce qui nous a obligez de parler ici de ces anciens Médecins Gaulois en même temps que de Mélampe, c'est le rapport que l'on a dit qu'il y a entre leur maniere de faire la Médecine & parce que les Druides peuvent être d'ailleurs fort anciens, quoi qu'on n'ait rien de certain touchant leur origine. Ils finirent du temps de 3 Tibere & de Claude, ou du moins ces Empereurs donnerent des arrêts pour les chasser & pour les exterminer, parce qu'ils étoient regardez comme des Magiciens, & des gens qui se servoient d'arts illicites.

Je joindrai aux Druides cette espece de Gymnosophistes, dont parle Strabon (*Liv.* 15.) qui se mêloient de la Médecine, & en particulier, se vantoient de pouvoir faire par leurs remedes, que l'on eût beaucoup d'enfans; & que l'on eût des garçons, ou des filles, selon qu'on le souhaitoit. L'origine des Gymnosophistes est aussi très-ancienne.

1 Une autre fable dit que Mélampe ayant dérobé les bœufs d'Iphiclus, celui-ci le fit mettre en prison; ce qui supposeroit aussi que ces deux hommes ont été contemporains. *Voyez Properce, Liv. 2. Eleg. 2. & les Mythologistes.*

2 *Statius, Lib* 8.

3 *Voyez Pline & Suetone.*

CHAPITRE X.

Le Centaure CHIRON; *les* HEROS *qu'il a enseignez; & les autres grands hommes de ce temps-là, qui se sont mêlez de la Médecine.*

CHIRON *le Centaure* étoit fils de *Saturne* & de *Philyra.* Ce que nous avons dit ci-devant que Saturne, ou Cronos étoit le même que Noé, pourroit faire croire que Chiron étant son fils, seroit du temps *d'Hermes*, *d'Osiris*, & des autres dont on a parlé. Mais il faut savoir que les Grecs, dont les Annales n'étoient pas si anciennes que celles des Egyptiens, comme on l'a remarqué au Chapitre précedent, ne regardoient pas aussi Saturne comme étant si ancien. Saturne, qui, selon eux, avoit été Roi d'une partie de l'Italie, vivoit seulement sur le milieu du vint-septième siecle du monde; en sorte qu'il pouvoit naturellement être le pere de Chiron, qu'ils font vivre du temps du voyage des Argonautes, qui fut entrepris, comme on l'a dit ci-dessus, au commencement du vint-huitième siecle.

1 La raison pour laquelle Chiron étoit moitié homme & moitié cheval, (qui est ce que les Poëtes ont appellé *un Centaure*) c'est, dit la Fable, que Saturne ayant apperçu sa femme *Rhea*, qui venoit pour le surprendre comme il étoit avec Philyra, il prit incontinent la forme d'un cheval, pour n'être pas conu. D'autres veulent qu'on ait attribué à Chiron un corps demi-homme & demi bête, parce qu'il entendoit la Médecine de l'une & de l'autre espece, c'est à dire, la Médecine des bêtes aussi bien que celle des hommes; & Suidas dit que ce Centaure avoit composé un livre intitulé; 2 *la Médecine des Chevaux.* Mais il est plus probable que Chiron n'a été mis au rang des Centaures, que parce qu'il étoit de *Thessalie.* L'on a feint que ce pays étoit la patrie de ces monstres, parce que les Thessaliens, ayant été les premiers qui se sont appliquez à domter des chevaux, ceux qui les virent de loin à cheval, se figurérent que l'homme & le cheval ne faisoient qu'un même corps.

3 Quelques uns ont dit simplement que Chiron avoit inventé la Médecine, sans spécifier quelle sorte de Médecine. D'autres lui ont attribué d'avoir trouvé, le premier, des *Herbes* & des *Médicamens* pour la guérison des maladies, & particulierement des *playes* & des *ulceres.* 4 Les *Magnésiens*, ses compatriotes, lui offroient pour ce sujet, les prémices des herbes, & ils soutenoient qu'il étoit le premier qui eût écrit de la Médecine. L'on prétend qu'il a donné son nom à la Centaurée, plante conue, & à quelques autres. L'on ajoute même que Diane lui avoit enseigné les vertus de quelques autres simples. 5 D'autres enfin ne l'ont fait inventeur que de la Chirurgie seule. Ce dernier sentiment

1 *Pindar. Pythior. Od. 6. Hyginus, Fabular. Cap.* 138. *Apollon. Rhod. Argonauticor. Lib.* 1 &c.
2 Ἱππιάτρικον.
3 *Germanicus Cæsar in Arati Phænomena.*
4 *Plutarch. Sympos. Lib.* 3. *Quæst.* 1.
5 *Hyginus. Cap.* 27.

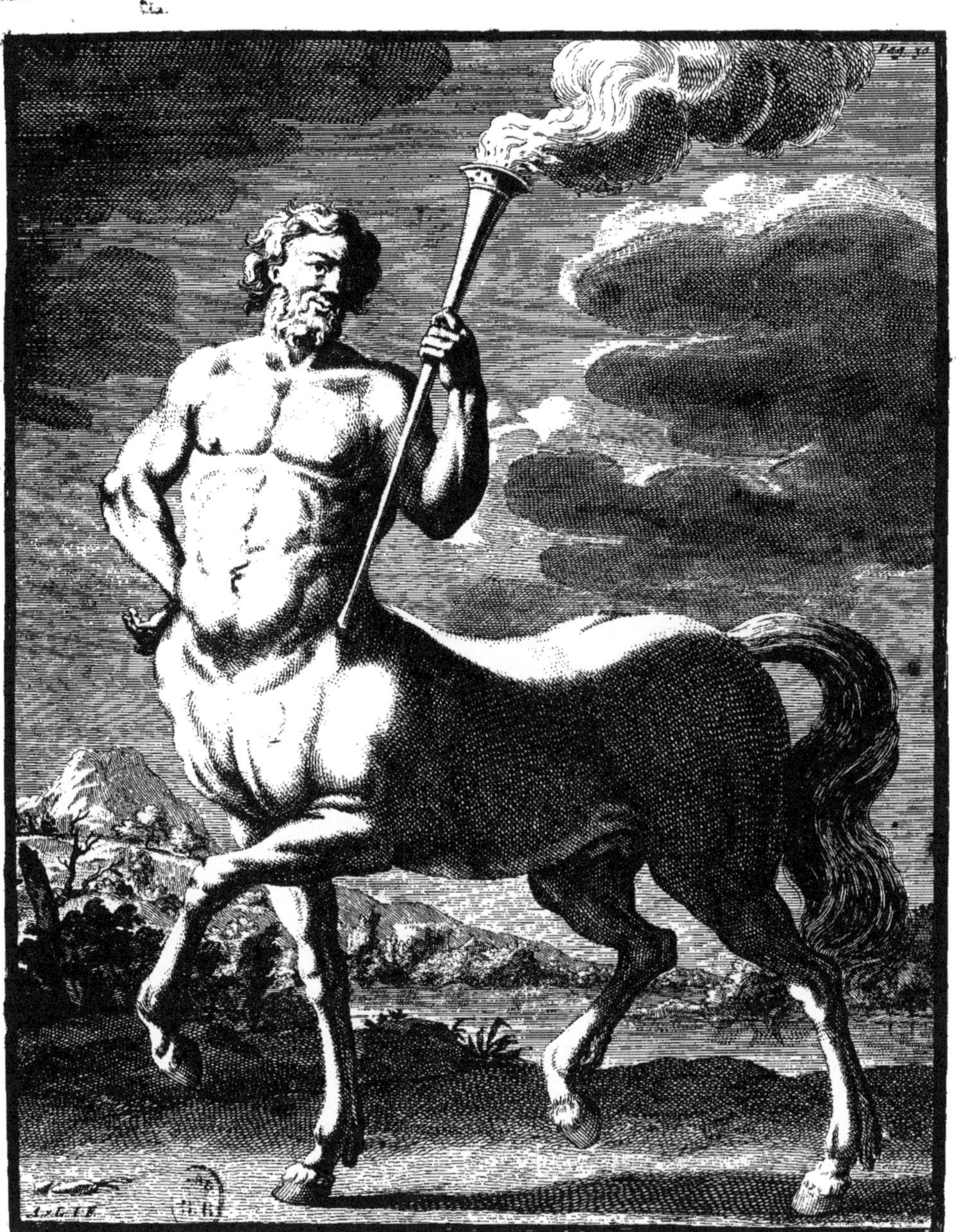

Chiron Centaurus.

HERCULES.

ment est fondé sur l'étymologie du nom de ce Centaure, qui vient manifestement d'un mot Grec, qui signifie 1 *la main*, & duquel celui de *Chirurgie* se trouve tiré.

Des xxviij. premiers Siecles du monde.

La Chirurgie ou la Médecine n'étoient pas les seules sciences de Chiron. Il possédoit de plus *la Philosophie*, *la Musique*, *l'Astronomie*, l'Art de *la Chasse*, celui de la *Guerre*, & divers autres. 2 Sa demeure étoit dans une grotte du Mont Pélion, où tous les grands hommes de son temps venoient le trouver, pour apprendre ces arts & ces sciences. Les Héros qu'il a instruits, sans compter Esculape, dont on parlera au chapitre suivant, sont, *Hercule*, *Aristée*, *Thésée*, *Telamon*, *Teucer*, *Jason*, *Pelée*, & *Achille*.

Entre les sciences & les arts que Chiron enseigna à Hercule, on ne compte pas seulement *l'Art Militaire* & l'*Astronomie*; on met encore au même rang la Médecine, dans laquelle Plutarque prétend que ce Héros ait excellé. Et ce que rapporte Euripide, qu'Hercule ayant appris qu'Alceste avoit voulu mourir pour Admete son époux, il combattit la mort & lui arracha par force cette Princesse, ne signifie autre chose, 3 selon quelques uns, sinon qu'Alceste étant si mal qu'on désesperoit de sa guérison, Hercule vint lui rendre la santé par ses remedes. On prétend de plus, qu'il ait été appellé *Alexicacos*, du même surnom qu'Apollon, par les mêmes raisons qui ont fait donner cette épithete à celui-ci, c'est à dire, parce qu'il *chassoit les maladies*. Mais il est plus probable qu'on appelloit Hercule de ce nom, pour avoir délivré le monde de divers monstres, & de divers voleurs, & autres mêchans hommes ou animaux, comme on le peut voir dans la Fable.

On tire aussi un argument, pour prouver qu'Hercule entendoit la Médecine, de ce que diverses plantes Médicinales se trouvent appellées de son nom. Théophraste, Dioscoride, & les autres anciens Herboristes, parlent d'une espece de *Pavot*, qu'on nommoit *Pavot Héraclien*, c'est à dire, Pavot d'Hercule. Il y avoit encore une autre plante nommée *Héraclion*. La plante nommée *Nymphæa*, s'appelloit aussi *Heraclia*, selon Pline, qui ajoûte *que cette herbe nacquit sur le tombeau d'une Nymphe qu'Hercule aimoit, & qui étoit morte de jalousie, parce qu'il s'étoit attaché à une autre Dame.* On a enfin une espece de *Panax* qui s'appelle *Panax Héraclien*, & quelques autres plantes qui portent le nom d'Hercule. Mais rien n'empêche qu'on ne puisse leur avoir donné ces noms depuis, pour marquer la force ou la vertu de ces herbes, qu'on prétendoit avoir du rapport avec celle d'Hercule; à peu près comme on a appellé le *haut mal*, ou le *mal caduc*, la *maladie d'Hercule*; non qu'Hercule en ait été atteint, comme on l'a cru, ou qu'il sût guérir cette maladie, mais parce qu'on a supposé qu'il falloit les forces d'Hercule pour la surmonter.

Ce Héros eut une fille nommée 4 Hepione, qui entendoit aussi la Médecine. On verra ci-après une autre *Hépione*, femme d'Esculape. On a dit quelque chose d'Hercule dans le chapitre précedent, & on en dira encore un mot dans le reste de celui-ci.

Aris-

1 χεὶρ, de ce mot vient celui de *Chirurgie*, qui signifie mot à mot *Operation de la main.*
2 *Clem. Alexandrin. Stromat. Lib.* I.
3 *Vid. Mureti Var. Lectiones.*
4 *Epistol. Abderitanor. ad Hippocratem.*

Des xxviij. premiers Siecles du Monde.

ARISTÉE, Roi d'Arcadie, & fils 1 *d'Apollon* & de *Cyrene*, 2 fut remis par son pere au Centaure Chiron, qui lui enseigna la *Médecine*, & l'Art de *deviner.* On a dit d'Aristée qu'il avoit montré aux hommes de son temps à *faire l'huile*, à *faire cailler le lait*, à *recueillir le miel*, & plusieurs autres choses utiles à la société. On lui a aussi attribué d'avoir, le premier, découvert les vertus du *Silphium*, ou du *Laser*, plante dont le suc ou la gomme étoit d'un très-grand usage parmi les anciens Médecins, mais qu'on ne conoit pas bien aujourd'hui, 3 comme on le verra dans la suite.

THESÉE fut aussi instruit dans la même Ecole. 4 Theophraste parle d'une plante nommée du nom de ce Héros, d'où l'on infere qu'il en avoit découvert les qualitez, qui consistent principalement à lâcher le ventre.

TELAMON, & son fils TEUCER, autres disciples du Centaure, n'ont pas eu moins de part que les précedens à la conoissance de la Médecine. 5 Philostrate l'assure du premier ; & le *Teucrium*, plante conue, qui porte le nom de celui-ci, est aussi, selon la commune tradition, une marque qu'il l'a découverte.

JASON a de même passé pour un grand Médecin, comme l'étymologie de 6 son nom semble le prouver.

PELÉE a été dans la même reputation, aussi bien que son fils ACHILLE. Celui-ci allant au Siege de Troye, y porta une lance, qui lui avoit été donnée par le Centaure, & qui avoit la vertu de guérir les blessures qu'elle faisoit, ce que *Téléphe* expérimenta heureusement. 7 *Quelques uns*, dit Pline, *prétendent qu'Achille guérit Téléphe avec la plante nommée* Achillea, *qui est une espece de* Mille-feuille. *Les autres veulent qu'il ait inventé le* vert de gris, *qui est d'un grand usage pour les emplâtres ; & ils ajoutent que c'est pour cela qu'on peint Achille râclant le vert de gris (qui est une espece de rouille du cuivre) de la pointe de sa lance, & le faisant tomber sur la playe de Téléphe.*

8 *Homere* nous apprend aussi qu'Euripile ayant été blessé, prioit Patrocle, ami d'Achille, *de lui faire part des excellens remedes qu'il avoit appris de ce Héros, disciple de Chiron, le plus juste des Centaures.* On pourroit joindre au témoignage d'Homere celui de plusieurs autres Poëtes, qui attribuent tous à Achille d'avoir appris la Médecine du Centaure Chiron.

On ne peut pas douter, après ce qu'on vient de dire de PATROCLE, qu'il n'entendît aussi la Médecine, & particulierement la Chirurgie, puisqu'Eurypile ajoute, dans l'endroit qu'on a cité, *qu'il le prie de lui faire une incision à sa cuisse, pour en tirer le dard qui l'a blessé, & après avoir lavé la playe avec de l'eau, d'y appliquer un médicament qui appaise la douleur.*

Voila quels sont les Héros que Chiron avoit enseignez. Les autres grands hommes

1 L'Apollon des Grecs n'étoit pas si ancien que celui dont on a parlé ci-devant. Voyez ce que nous avons dit de *Saturne* au commancement de ce Chapitre.
2 *Apollon. Rhod. Argonauticor. Lib.* 2.
3 *Part.* 3. *Liv.* 2. *Chap.* 3.
4 *Hister. Plantar. Lib.* 7. *Cap.* 11. *& alibi.*
5 *In Hεroicis, dum de Chirone.*
6 *Jason* vient de ἰάομαι, *je guéris.*
7 *Lib.* 25. *Cap.* 5.
8 *Iliados.* Λ.

hommes de ces temps-là entendoient aussi presque tous la Médecine. 1. Palamede n'étoit pas moins expert à cet égard. Ce fut lui qui empêcha, par sa bonne conduite, que la peste, qui ravageoit l'Hellespont & Troye même, n'attaqua personne dans le camp des Grecs, qui étoit devant cette ville, quoique le lieu où étoit ce camp fut fort mal sain. Palamede avoit prévu cette peste sur ce que plusieurs loups descendoient du Mont Ida, & se jettoient sur le bêtail, & même sur les hommes. Le moyen qu'il employa pour la prévenir, ou pour en empêcher les effets, fut d'ordonner que l'on mangeât peu, & particulierement que l'on s'abstint de chair, & que l'on fit beaucoup d'exercice. Avec tout cela, il ne prétendoit pas être Médecin; & l'Auteur qu'on cite au bas de la page, dit que Palamede refusa d'être instruit dans la Médecine par Chiron, parce qu'il regardoit cette profession comme ennemie de Jupiter & des Parques, & que le supplice d'Esculape, qui avoit été foudroyé, lui faisoit peur. Le même Auteur ajoûte, que si Palamede, qui en savoit plus que Chiron, avoit cru la Médecine utile, il l'auroit inventée, aussi bien que tant d'autres belles choses dont on lui a attribué l'invention. Mais cet Auteur ne prend pas garde que la Médecine avoit déja été inventée, ou du moins pratiquée par Chiron & par Esculape, de l'aveu même de Palamede.

Des xxviij. premiers Siecles du Monde.

Ulysse peut aussi être mis entre les Médecins, lui qui se servit si utilement du *Moly*, que Mercure lui avoit indiqué, pour se garantir des charmes de Circé.

2 Autolycus, qui étoit grand-pere d'Ulysse, entendoit pareillement la Médecine, aussi bien que ses fils. Ce furent eux qui arrêterent, par des
3 enchantemens, le sang qu'Ulysse perdoit, ayant été blessé par un sanglier.

L'on étoit anciennement si fort prévenu que les Héros de la guerre de Troye devoient tous être Médecins, qu'on a attribué à quelques uns de guérir des maladies, même après leur mort. Voyez ce que Philostrate dit de Protesilaus.

4 On a parlé ci-devant de Polyide. On ajoutera seulement, qu'il étoit petit-neveu de Mélampe, si c'est du moins de ce Polyide dont parle Pausanias. Ce qui fait croire qu'il ne parle pas d'un autre, c'est qu'il dit qu'on fit venir Polyide de Mégare, pour purifier un homme qui avoit commis un meurtre; ce qui étoit le mêtier des Devins, tel qu'étoit Polyide, & des Médecins de ces temps-là.

5 Phocus, fils *d'Ornytion*, & petit-fils de *Sisyphe*, peut aussi être compté entre les Médecins du même temps, pour avoir guéri *Antiope*, qui étoit devenue furieuse, après quoi il l'épousa.

Orphée n'a pas moins été Médecin. Il fut du voyage des Argonautes, aussi bien qu'Esculape; ce qui prouve qu'ils étoient contemporains. Les Grecs ont cru qu'Orphée étoit de Thrace, & l'ont fait passer pour un homme à peu

près

1 *Philostratus in Heroicis.*
2 *Odyss.* Tau.
3 *Voyez ci-après, Chap.* 12.
4 *Voyez le Chap.* 2.
5. *Pausanias in Bœticis.*

Des xxviij. premiers Sicles du Monde.

près du caractere de Mercure Trismégiste, c'est à dire, pour un homme universel. On sait ce qu'ils ont dit de sa *Musique*, de ses conoissances par rapport aux *Astres*, aux *Cérémonies Religieuses* &c. Mais ce qui sert à notre Histoire, c'est qu'ils le regardoient comme un des 1 Inventeurs de la Médecine, & comme très-expert dans la science d'expier les crimes, & d'appaiser la colere des Dieux, qui est la même chose que l'on a dite de Mélampe.

Il nous reste un Poëme, qui porte le nom d'Orphée, dans lequel il décrit l'expédition des Argonautes, dont on a dit qu'il avoit été. L'on a aussi de lui quelques autres pieces de Poësie, dont on a rapporté ci-dessus 2 des passages qui regardent les vertus de certains simples, & la guerison de certaines maladies. Mais on a reconu, il y a longtemps, que ces ouvrages sont supposez, quoi qu'ils soient assez anciens; puisqu'on les attribuoit déja à Orphée du temps de Ciceron, qui nous apprend qu'ils étoient d'un autre Poëte nommé *Cercops*.

Pline remarque, 3 *qu'Orphée, le premier de tous ceux qu'on conoissoit, avoit écrit touchant les plantes, quelque chose d'un peu trop curieux.* La curiosité, dont cet Auteur veut parler, n'est autre chose que ce qu'on peut appeller, à plus juste titre, vanité & superstition. C'étoit là le génie de ces anciens temps; & l'on apprend 4 d'ailleurs qu'Orphée avoit passé pour un habile *Magicien*.

Galien parle aussi d'un *Orphée*, auquel il donne le surnom de *Théologien*, 5 qui avoit écrit des livres touchant la maniere de composer divers *poisons*. Ce surnom semble marquer le même Orphée dont nous faisons l'histoire; soit que ces livres fussent veritablement de lui, soit qu'on eût emprunté son nom, ce qui est plus probable.

6 D'autres ont écrit qu'Orphée étoit *Egyptien*; & il y a de l'apparence qu'il étoit plus ancien, que les Grecs ne croyoient.

MUSE'E, autre ancien Poëte, fut disciple du précedent. 7 On lui attribue aussi d'avoir enseigné aux hommes des remedes pour les maladies. Pline le joint à Orphée, pour la conoissance des plantes, remarquant que Musée étoit le dernier des deux qui avoit écrit sur cette matiere. Mais ses ouvrages passoient déja anciennement pour supposez, aussi bien que ceux d'Orphée, & Pausanias les donne à *Onomacritus* Athenien.

LINUS étoit aussi Poëte. On a dit qu'il avoit été précepteur d'Orphée & d'Hercule; & on le met au rang des Médecins, pour avoir écrit *de la nature des fruits & des arbres*

ERIBOTES, fils de *Téléonte*, étoit Médecin ou Chirurgien. Il fut du nombre des Argonautes, aussi bien qu'Orphée; & ce fut lui qui pensa *Oilée*, pere d'Ajax, que des oiseaux monstrueux appellez *Stymphalides*, avoient blessé à l'épau-

1 *Pausanias, ibidem.*
2 *Voyez le Chap.* 5.
3 Primus omnium, quos memoria novit, Orpheus de herbis curiosius aliqua prodidit. *Lib.* 25. *Cap.* 2.
4 *Pausanias in Eliacis posterioribus.*
5 *De Antidotis, Lib.* 2. *Cap.* 7.
6 *Pausanias in Eliacis posterioribus.*
7 *Aristophan. in Ranis, Act.* 4. *Scen.* 2.

l'épaule. 1 Apollonius de Rhode, de qui nous tenons cette histoire, remarque qu'Eribotes détacha, en cette occasion, son baudrier, ou sa ceinture, pour en tirer une boëte où il tenoit apparemment ses médicamens, qui est ce que nos Chirurgiens appellent *un boëtier*. Hyginus fait aussi mention d'Eribotes, avec cette particularité, qu'il périt au retour de la fameuse expedition où il étoit allé.

Des xxviij. premiers Siecles du Monde.

Iapis n'est pas tout-à-fait si ancien que les précedens. C'est le Médecin que Virgile introduit pensant *Enée* de ses blessures, & duquel 2 il dit qu'Apollon, qui l'aimoit beaucoup, avoit voulu lui communiquer la science des Augures, & l'art de jouër de la Lyre, & de bien tirer de l'Arc; mais, qu'il aima mieux, pour pouvoir prolonger la vie à son pere, qui étoit mourant, apprendre de ce Dieu les vertus des herbes, & la méthode de guérir les maladies (ce que Virgile appelle *un Art muet*) quoi qu'il y eût moins de gloire pour lui.

Les Commentateurs de ce Poëte sont fort en peine de savoir pourquoi la Médecine est ici appellée *un Art muet*. Elle seroit fort mal nommée, si elle avoit été du temps d'Enée sur le pied où elle est aujourdhui; mais alors les Médecins laissoient parler pour eux leurs mains & leurs médicamens. Au temps de Virgile il n'en étoit pas tout-à-fait de même, & l'on ne raisonnoit déja que trop. Je crois que pour bien expliquer ce passage, il faut supposer que le mot *mutas* a du rapport à celui de *inglorius*, & que Virgile a regardé la Médecine comme un art qui ne fait pas grand bruit, & qui n'apporte pas une grande gloire à ceux qui l'exercent; sur tout étant comparé à la *Musique*, & à *l'art de bien tirer de l'Arc*, ou aux autres arts de cette nature, qui servoient à remporter des couronnes dans les jeux publics, & à se distinguer à la guerre. Il en est de même des *Augures*, dont la conoissance relevoit extraordinairement ceux qui la possedoient.

Un certain Ptolomée, fils d'Hépheștion, Auteur d'un livre dont 3 Photius nous donne l'extrait, qui contient divers éclaircissemens concernant la Mythologie, joint aux disciples de Chiron dont on a parlé, un nommé Cocyte, qui lava les plaies d'Adonis, blessé par un sanglier. C'est ce que cet Auteur recueilloit d'un passage du Poëte Euphorion, qui avoit dit dans une Tragédie intitulée *Hyacinthe*, *que Cocyte fut le seul qui lava les blessures d'Adonis*. Mais il est bien permis de douter que ce fût là le sens de ce vers d'Euphorion, qui peut être expliqué beaucoup plus naturellement. On sait qu'aussitôt que les Héros d'Homere ont été blessez, cet ancien Poëte introduit d'abord quelcun qui commence la cure par laver les plaies avec de l'eau. C'est apparem-

1 *Argonauticor Lib.* 2.

2 Jamque aderat Phœbo ante alios dilectus *Iapis*
Jasides, acri quondam cui captus amore
Ipse suas artes, sua munera, lætus Apollo
Augurium, citharamque dabat, celeresque sagittas.
Ille ut depositi proferret fata parentis,
Scire potestates herbarum, usumque medendi
Maluit, & *mutas* agitare *inglorius* artes.
Æneid. Lib. 12.

3 *Voyez la Bibliotheque de Photius, Sect.* 190.

Des xxviij. premiers Siécles du Monde.

paremment à cela qu'Euphorion faisoit allusion, lors qu'il disoit 1 que les plaies d'Adonis ne furent lavées que *par Cocyte*, ou plûtôt *par le Cocyte*, qui étoit un des fleuves de l'Enfer; ce qui est la même chose que s'il avoit dit, *qu'Adonis*, (qui mourut sur le champ) *n'aiant pu recevoir aucun secours des Médecins l'eau du Cocyte avoit servi de premier appareil à ses playes.* Cette pensée me paroit plus naturelle que celle de l'Auteur que j'ai cité, duquel Photius ne fait pas d'ailleurs grande estime, & qui n'a point de garant de ce qu'il allegue touchant son prétendu disciple de Chiron.

Pour revenir à Chiron lui-même, on lui a attribué d'avoir rendu la vuë à *Phœnix*; à qui son pere *Amyntor* avoit fait crever les yeux par un effet de jalousie. Galien veut que les Grecs ayent appellé les ulceres malins & qui sont comme incurables, *ulceres Chironiens*, parce que Chiron a été le seul qui ait su les guérir. Mais il y a plus d'apparence qu'on leur a donné ce nom pour une raison toute opposée, qui est qu'un ulcere de cette nature avoit réduit au désespoir cet habile Chirurgien. Voici comme la chose se passa. La Fable dit qu'Hercule ayant blessé Chiron, sans y penser, avec une fleche trempée dans le sang de *l'Hydre de Lerne*, cette blessure causa une si grande douleur au Centaure, que tout son chagrin étoit d'être immortel. Sur quoi Hercule, pour remedier de son mieux au mal qu'il avoit fait, s'en alla délier Promethée de dessus le Caucase, & celui-ci ayant consenti d'être fait immortel en la place de Chiron, ce dernier mourut comme il le desiroit, & ensuite alla prendre place au rang des Astres. D'autres ont dit que Chiron se guérit avec l'herbe appellée Centaurée, dont on a parlé ci-dessus.

Ce Centaure eut, entr' autres enfans, deux filles savantes. L'une, qui s'appelloit *Hippo*, se rendit célebre par la science de la Physique qu'elle possédoit. L'autre étoit nommée OCYROE', de qui Ovide dit, qu'elle savoit le mêtier de son pere. La mere de celle-ci s'appelloit *Chariclo*, elle étoit fille d'Apollon.

CADMUS, qui étoit à peu près contemporain de Chiron, passoit aussi chez les Tyriens, pous avoir inventé la Médecine; & ils lui offroient toutes les années les prémices des *plantes*, comme au premier qui en avoit enseigné les usages. *Plutarch. Symposiac. Lib.* 3. *Quæst.* 1.

CHAPITRE XI.

ESCULAPE Grec, le plus fameux, ou le plus generalement connu, de tous les Inventeurs de la Médecine. Sa naissance, & sa methode en general.

ON ne répetera pas ici ce que l'on a dit ci-dessus touchant la maniere dont *Esculape* a été dépaysé par les Grecs. On viendra d'abord à ce qu'ils ont dit de lui.

Galien

1 Il semble que Properce ait eu une pensée approchante, dans les vers suivans, tirez de la derniere Elegie de son second Livre:

Hæc etiam docti confessa est pagina Calvi,
Quum caneret miseræ funera Quintiliæ.
Et modò formosa qui multa Lycoride *Gallus*
Mortuus infernâ vulnera lavit aquâ.

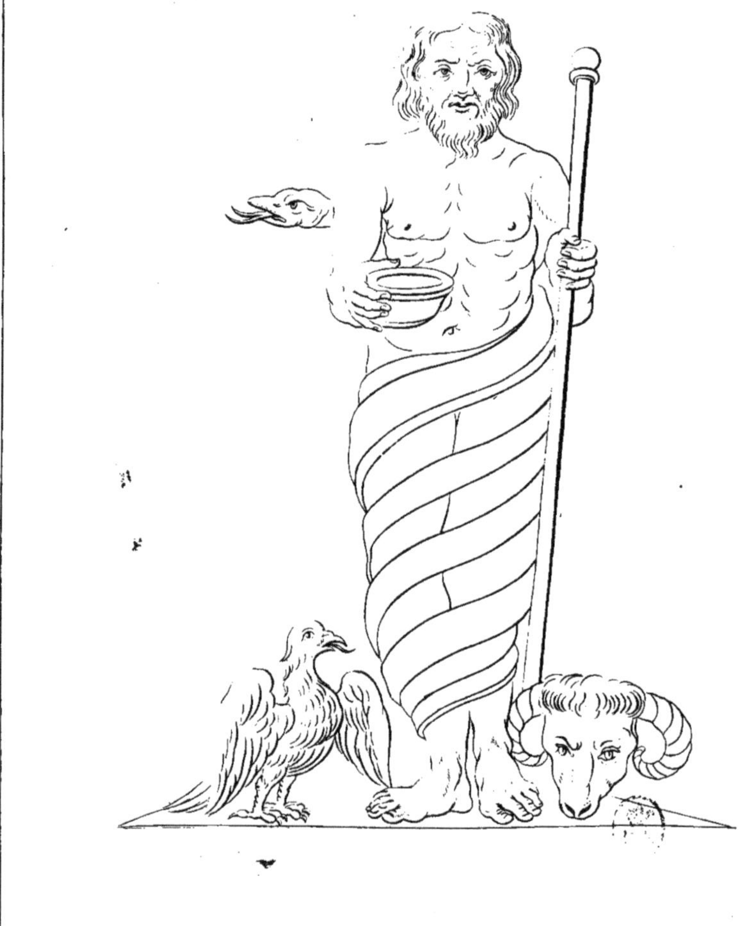
Asculapius ex Casalio.

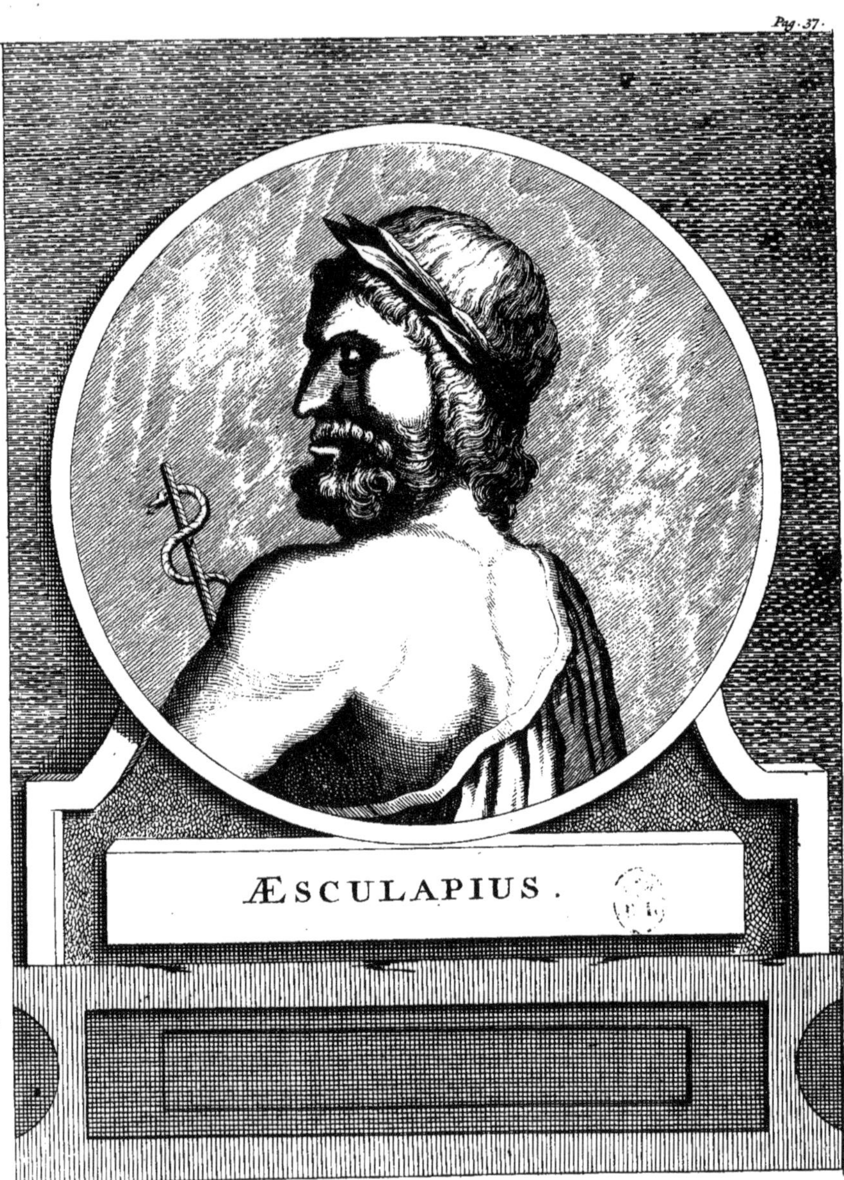
ÆSCULAPIUS.

Des xxviij. premiers Siecles du monde.

1 Galien supposant qu'Esculape, c'est à dire l'Esculape Grec, à été celui qui a, le premier, amené la Médecine à sa perfection, veut que tous ceux qui l'ont précédé, entre lesquels il compte le Centaure Chiron lui-même, & les autres Heros de ce temps là, n'eussent qu'une simple conoissance des vertus de quelque peu de simples. A la verité il est contraint d'avouer, que l'on trouvoit déja auparavant en Egypte d'autres médicamens que des herbes, comme Homere le témoigne; & que la coûtume qu'avoient ces peuples d'ouvrir les corps morts, pour les embaumer, pouvoit leur avoir apris diverses choses, particulierement concernant la Chirurgie; mais il croit que toute leur conoissance ne consistoit qu'en une *expérience* sans *raisonnement*, au lieu que, selon lui, Esculape avoit rendu la Médecine *parfaite*, & il appelle cette Médecine d'Esculape une *Médecine divine*, dans la supposition qu'il la tenoit du Dieu Apollon qui étoit son pere. Voila ce que dit Galien; mais on vera dans la suite qu'Esculape lui même n'en savoit guere plus que ceux dont on vient de parler.

Esculape étoit fils 2 *d'Apollon* & de *Coronis*, ou, selon d'autres, *d'Arsinoé*, fille de Pieries, Roi de Messénie. Voici quelle fut sa naissance, selon 3 Pausanias. Coronis enceinte du fait d'Apollon, allant avec son pere au Peloponnese, accoucha d'un fils sur une montagne du territoire d'Epidaure, où elle le laissa. Un Berger du voisinage s'étant apparçu que son chien & une de ses chevres manquoient au troupeau, fit tant qu'il les trouva auprès de cet enfant; la chevre lui donnant la mammelle, & le chien faisant le guet. Et comme, avec cela il vit cet enfant environné d'un feu celeste, il conçut pour lui un très-grand respect.

4 Pindare compte la chose autrement. Il dit que Coronis étant grosse d'Apollon, & n'ayant pas laissé d'accorder des faveurs à un jeune Arcadien nommé *Ischies*, Apollon en fut si irrité, qu'il envoyât la Déesse Diane sa sœur à *Lacérie*, ville de Thessalie ou demeuroit Coronis, pour y faire venir la peste, dont Coronis elle-même mourut. Mais comme on l'eut étendue sur le bucher, le Dieu se souvenant du pretieux gage qu'elle portoit dans son sein, y accourut, & avant tiré l'enfant du milieu des flammes, le porta au Centaure Chiron, & le pria de l'élever.

L'on a dit aussi qu'Esculape étoit né à *Tricque*, ville de la même Province. 5 Lactance veut que le pere & la mere d'Esculape fussent incertains. On l'exposa, dit cet Auteur, incontinent aprés sa naissance, & des Chasseurs, qui le trouverent auprès d'une chienne qui le nourrissoit, allerent le remettre á Chiron qui lui apprit ensuite la Médecine. Lactance ajoûte qu'Esculape étoit *Messénien*, mais qu'il avoit demeuré à *Epidaure*. D'autres ont dit qu'Apollon luimême l'avoit instruit. On a une médaille frapée par les Abontichites, où l'on voit deux serpens, dont l'un, qui est le plus gros, léche les oreilles de l'autre. Mr. de Spanheim (*De Praestant. & Usu Numism. Lib.* 3.) croit que ces peuples

1 *Galeni Introductio, seu Medicus.*
2 *Voyez ce que l'on a remarqué touchant Apollon dans le Chapitre précedent.*
3 *In Laconicis.*
4 *Pythior. Od.* 3.
5 *De Falsa Religione, Lib.* 1. *Cap.* 10.

Des xxvij. premiers Siecles du Monde.

peuples ont voulu représenter Apollon inspirant à son fils Esculape la Science de prédire l'avenir. Voyez ci-dessus ce qui a été dit de Mélampe.

Quoi qu'il en soit il profita si bien des préceptes qu'on lui donna, qu'il guérissoit de toutes sortes *d'ulceres*, de *blessures*, de *fievres*, & de *douleurs*, tous ceux qui s'adressoient à lui; & cela par de 1 *doux enchantemens*, par des *potions adoucissantes*, par des *incisions*, ou par des remedes *qu'il appliquoit extérieurement*.

Ces *enchantemens* se pourroient entendre de l'effet des instrumens de Musique, dont l'harmonie est d'un grand secours en diverses maladies. Apollon, pere d'Esculape, & le Centaure Chiron, son précepteur, n'ayant pas moins été Musiciens que Médecins, il ne se pouvoit qu'il ne fût grand maître dans l'un & dans l'autre Art. Il y a même 2 un passage dans Galien, qui pourroit servir de Commentaire à celui de Pindare. *Nous avons guéri*, dit cet Auteur, *diverses personnes dont les passions de l'esprit rendoient le corps malade, en calmant ces mouvemens déreglez, & en remettant leur esprit en son assiette naturelle. S'il falloit*, continue-t-il, *appuyer cette méthode de quelque autorité, nous en citerions une bien considerable, qui est celle d'Esculape, le Dieu de notre patrie. Ce Dieu avoit accoûtumé de soulager ceux à qui les mouvemens violens de l'esprit rendoient le temperament du corps plus chaud qu'il ne faut, avec des chansons, & par le moyen de la mélodie & des farces.*

Voila ce que dit Galien; mais la pratique génerale de tous les contemporains d'Esculape, ou de ceux qui l'ont précedé, & dont on a parlé ci-devant, prouve que les enchantemens dont parle Pindare, sont de veritables enchantemens, & le mot dont il se sert, ne sauroit être expliqué d'une autre maniere. C'est le même qu'Homere amploye pour désigner le moyen qu'on tint pour arrêter le sang d'Ulysse, comme on l'a vu au Chapitre précedent. Nous parlerons dans le suivant de cette maniere de traiter les maladies, & nous examinerons dans les autres ce qu'Esculape savoit faire de plus par rapport à la Médecine.

CHAPITRE XII.

Des Charmes, *& de la maniere dont ils se sont introduits dans la Médecine. Esculape s'en est servi, aussi bien que toute l'Antiquité. On parle aussi des* Amuletes.

NOus avons dit ci-devant, en parlant d'Hermes, de Zoroastre & des autres que les Payens ont regardé comme les inventeurs de la Magie & des remedes superstitieux, que ces personnages pouvoient être les mêmes que les fils de Noë, dont on avoit déguisé les noms; & nous avons remarqué en même temps, que l'Ecriture ne leur ayant rien attribué de semblable, il n'y a point de nécessité de croire que ces Patriarches eussent donné dans ces vanitez ou dans ces Arts illicites, que la Tradition Payenne ait publié à cet égard. Ce n'est pas que ces mêmes Arts ne soient fort anciens; & si l'Histoire Sainte ne nous

1 Μαλακαῖς ἐπαοιδαῖς. Voyez le Chapitre suivant.
2 *De Sanitate tuenda, Lib. 1. Cap. 8.*

nous apprend pas qu'ils fussent en usage dans ces premiers siecles du monde, elle nous fait remarquer qu'il y avoit déja des Magiciens du temps de Moïse. Et comme l'idolatrie avoit commencé long-temps auparavant, il est probable que ces vaines Sciences, qui en sont une suite, étoient nées à peu près en même temps que les hommes avoient abandonné le service du vrai Dieu; & par consequent il est aussi difficile de trouver l'origine de la Magie & des Charmes, que celle de l'Idolatrie. On ne s'attachera donc pas à cette recherche qui est de trop longue haleine, renvoyant ceux qui s'en voudront instruire plus particulierement aux Auteurs qui ont traité exprès cette matiere.

Des xxviij. premiers Siécles du Monde.

Pour s'éloigner moins de notre sujet, il suffit de savoir que ces moyens illégitimes que la fausse Religion a fait naître, & que la crédulité des peuples a entretenus, se sont pratiquez, & ont été joints à la Médecine longtemps avant l'Esculape Grec, comme ce qu'on a dit ci-devant & ce que l'on vient encore de dire, le justifie, en sorte qu'il est vraisemblable, que lui même les pratiquoit aussi, selon ce que témoigne l'Auteur que nous avons cité au Chapitre précedent.

Quant à la maniere dont cet abus s'est introduit dans la Médecine, & aux raisons qui ont fait que l'on s'en est laissé prévenir, il y a de l'apparence que les hommes voyant que les autres moyens naturels qu'ils avoient de se tirer de leurs maladies ou de conserver leur santé & leur vie, étoient souvent inutiles, ils s'attacherent à tout ce qui se présenta, & crurent le premier fourbe qui voulut leur imposer. On se laissa d'autant plus facilement persuader à admettre les moyens superstitieux, que l'on s'imagina que s'ils ne faisoient point de bien, du moins ne feroient-ils point de mal; & quoi qu'ils fussent d'eux mêmes sans force & sans vertu, il a suffi, pour en établir l'usage, que quelques personnes crussent en avoir reçu du soulagement. Il a pu même arriver que ce soulagement a été effectif, la force de l'imagination ayant suppléé à celle qui manquoit aux remedes, & l'impression que ces remedes avoient faite sur l'esprit ayant pu se communiquer au corps & changer l'état de ses parties. Si l'on ajoûte à cela deux autres considerations, l'une que ces remedes n'étoient ni rebutans ni douloureux comme les remedes ordinaires; la seconde, que la Religion (qui a un très-grand pouvoir sur tous les hommes) les autorisoit, on conviendra qu'il n'en a pas fallu davantage pour déterminer les peuples à s'en servir, sur quelques exemples qu'ils prétendoient avoir vus de leurs bons effets.

Si outre l'artifice & la fourberie des hommes, il y avoit quelque chose de plus, c'est ce que je laisse à part & que les Théologiens décideront. Quoi qu'il en soit, *les charmes* ou *les enchantemens*, se sont si bien introduits dans la Médecine, que toutes les nations du monde les ont pratiquez de temps immémorial. Les Payens ne sont pas les seuls, qui s'en sont mêlez; les peuples mêmes, qui ont été honorez de la conoissance de Dieu, se sont laissé entrainer par le mauvais exemple des Idolatres; & quelques uns de ceux qui ont passé pour les plus sages, de quelque Religion qu'ils ayent été, n'ont pas moins donné là dedans que la simple populace; quoi qu'il y ait aussi eu de tout temps, même parmi les Payens, des gens qui s'en sont mocquez. Nous allons voir maintenant en général ce que c'étoit que ces charmes & en quoi ils consistoient.

On charmoit quelquefois les maladies par de simples *paroles*, ou par de certains

Des xxviij. premiers Siecles du Monde.

tains *mots* qu'on prononçoit à l'oreille du malade, ou même loin de lui, dans l'intention de le guérir, & qu'on accompagnoit de diverſes cérémonies. On a appellé ces paroles ou ces mots ἐπαοιδαὶ en Grec, & *Incantamenta*, ou *Carmina*, en Latin; à quoi répond & d'où eſt dérivé le François, *Enchantemens*, ou *Charmes*; comme qui diroit des *Vers*, ou une eſpece de *Chanſon*, qu'on prononçoit ſur quelcun, parce que ces paroles étoient ordinairement en vers, ou qu'on les recitoit comme en chantant. Ce n'eſt pas qu'on ne ſe ſervît auſſi de la proſe, & même qu'on n'emploiât des mots barbares; ou qui ne ſignifioient rien, & que, ceux qui les prononçoient n'entendoient pas mieux que ceux pour qui la cérémonie ſe faiſoit. On verra ci-après un exemple de cette derniere ſorte d'enchantement, qui ſe faiſoit par des paroles inintelligibles, quand nous en ſerons à la Médecine de 1 *Caton*. On pourroit en rapporter divres autres, ſi cela ſervoit à quelque choſe.

D'autres fois on écrivoit ces mots ſur de certaines choſes, que l'on attachoit au corps du malade, ou qu'on lui faiſoit porter. C'eſt ce que les Latins ont apellé des *Amuletes*, *Amuleta*, qui vient du verbe *amovere*, *ôter*, *éloigner*. Ils les appelloient encore *Proëbia*, ou *Proëbra*, de *prohibêre*, *garantir*, *defendre*. Les Grecs les ont appellez, dans le même ſens, *Apotropæa*, *Phylacteria*, *Amynteria*, *Alexiteria*, *Alexipharmaca*; parce qu'ils croyoient que ces remedes *defendoient*, ou *garantiſſoient*, non ſeulement contre les maladies provenantes de cauſes naturelles, mais contre les charmes ou les enchantemens qui pouvoient avoir été faits par d'autres 2 en vuë de nuire.

La matiere de ces Amuletes étoit tirée des *pierres*, des *métaux*, des *ſimples*, des *animaux*, & generalement de tout ce qu'il y a au monde. On gravoit ſur les pierres, ou ſur les metaux, & ſur le bois, des *caracteres*, ou des *figures*, ou des *mots*, qui devoient étre diſpoſez en un certain ordre, auſſi bien que ceux que l'on écrivoit ſur du papier. Tel eſt le remede que Serenus Samonicus indique pour guérir une eſpece de fievre que les Médecins appellent *hémitritée*; ce remede conſiſte à écrire le mot *Abracadabra* ſur du papier, & répeter cette écriture en diminuant toûjours la derniere lettre, juſqu'à ce qu'on vienne à la premiere, en ſorte que cela faſſe comme un cone, de cette maniere.

Abracadabra
Abracadabr
Abracadab
Abracada
Abracad
Abraca
Abrac
Abra
Abr
Ab
A

Il falloit porter ce papier pendu au col, avec un fil de lin. 3 Les Juifs ont attribué

1 *Voyez ci-après, Part. 2. Liv. 3. Chap. 1*
2 *Voyez ci-après, Part. 3. Liv. 2. Chap. 1.* où il eſt parlé de *Xénocrate.*
3 *Vide Buxtorf. Synagogam Jud.*

attribué la même vertu au mot *Abracalan*, prononcé de la même maniere. On pourroit mettre ces mots au nombre de ceux dont nous avons dit qu'ils ne signifioient rien; mais le Savant 1 Selden prétend qu'ils expriment à peu près le nom d'une Idole des Syriens. On trouve dans Marcellus Empiricus, dans Trallian, & ailleurs, divers exemples d'amuletes faits par des caracteres rangez en certain ordre, & gravez sur des metaux, sur des pierres &c.

Des xxviij. premiers Siecles du Monde.

Quelquefois on n'écrivoit, ni on ne marquoit rien sur les matieres propres à faire des amuletes; mais on employoit je ne sai combien de cérémonies superstitieuses dans leur preparation & dans leur application; sans compter la peine qu'on se donnoit pour observer que les Astres fussent disposez favorablement. Les Arabes ont donné à cette derniere sorte d'amuletes, dont la vertu dépend principalement de l'influence des Astres, le nom de *Talismans*, c'est à dire Images.

On faisoit des amuletes de toutes sortes de formes, & on les attachoit à toutes les parties du corps, d'où vient qu'on les appelloit encore *Periapta*, & *Periammata*, d'un verbe Grec qui signifie *attacher autour de quelque chose*. Quelques uns ressembloient à *une piece de monnoye*, qu'on perçoit pour les pendre au col avec un filet. D'autres étoient fait en 2 *anneaux*, pour être mis aux doits ou ailleurs; d'autres comme des *brasselets* ou des *coliers*, qu'on portoit aux bras, ou autour du col; ou comme des couronnes, dont on entouroit la tête.

On peut joindre aux amuletes, ou aux charmes tous les autres remedes superstitieux. On sait que l'Antiquité y ajoûtoit beaucoup de foi, & en employoit un grand nombre. Il y avoit, par exemple, certains simples que l'on ne cueilloit, que l'on ne préparoit, & que l'on n'appliquoit point sans pratiquer en même temps de certaines choses qui, d'elles mêmes, ne pouvoient point faciliter l'effet du remede, ni augmenter sa vertu, en un mot qui sembloient tout-à-fait indifferentes; mais sans lesquelles on prétendoit néanmoins que le remede étoit inutile. Les livres des anciens Médecins contiennent plusieurs descriptions de semblables remedes, qui sont encore pratiquez aujourd'hui par des Empiriques & par des femmes, ou d'autres personnes credules. On en trouvera ci-après un exemple dans la troisième Partie, Liv. 3. Chapitre dernier; & un autre approchant dans la premiere Partie, Liv. 2. Chap. 3. où il est parlé de la racine de *Bara*.

Mais pour revenir aux amuletes, il faut remarquer qu'il y en avoit aussi où ni les charmes, ni la superstition n'avoient point de part; quoique personne ne pût rendre raison des effets qu'on leur attribuoit, ni de la maniere dont ils agissoient. Cette derniere sorte d'amuletes est encore aujourd'hui approuvée par divers Médecins, quoi que d'autres n'y veuillent pas ajoûter foi. On aura occasion dans la suite de cette Histoire, de parler plus amplement sur cette derniere matiere.

1 *De Diis Syris.*
2 *Voyez ci après, Part.* 1. *Liv.* 2. *Chap.* 3.

Des xxviij. premiers Siécles du Monde.

CHAPITRE XIII.

Esculape embrassoit aussi le solide de la Médecine. On l'a fait Auteur de la Médecine Clinique. *On lui a attribué de merveilleuses cures, & même d'avoir fait revivre des morts.*

CE n'étoit pas par les charmes seulement qu'Esculape pratiquoit la Médecine. Ce que nous avons dit aprés Pindare, qu'il donnoit *des breuvages adoucissans*, qu'il faisoit *des incisions*, & *qu'il appliquoit des remedes extérieurement*, fait voir qu'il ne négligoit pas d'ailleurs le solide de l'art. On verra dans la suite s'il est vrai qu'il l'ait amené au point de perfection, que quelques-uns ont prétendu. Galien, dans l'endroit que nous avons cité, où il dit qu'Esclape guérissoit les maladies *par la Musique*, &c. ajoûte, *qu'il ordonnoit à plusieurs d'aller à cheval, de prendre de l'exercice étant armez, & qu'il leur marquoit les sortes de mouvemens qu'ils devoient faire, & la maniere dont ils devoient s'armer.* On parlera ci-aprés plus amplement de cette maniere de traiter les malades, lors qu'il s'agira de la Médecine 1 *Gymnastique*, qu'il semble qu'Esculape ait inventée.

Il a aussi été l'inventeur de la 2 Médecine *Clinique*, ou du moins il en a eu la réputation. Ce nom vient d'un mot Grec qui signifie 3 *le lit*, & quand on dit qu'Esculape a le premier pratiqué la Médecine Clinique, c'est à dire, qu'il a été le premier qui ait visité les malades *en leur lit*; ce qui suppose que les Médecins ne le faisoient point avant ce temps-là. Cela est confirmé par ce qui a été dit ci-dessus de la maniere d'agir des Babyloniens, qui faisoient porter leurs malades dans les carrefours, pour recevoir les avis des passans. Le Centaure Chiron se tenoit peut-être aussi dans sa grotte, attendant qu'on l'y vint consulter. Et pour les Médecins de moindre importance, il y a de l'apparence qu'ils couroient les foires & les marchez pour débiter leurs remedes, comme font ceux qu'on appelle aujoud'hui *Empiriques*, sans qu'ils s'avisassent d'aller voir fréquemment les malades, comme on a fait depuis pour observer les changemens qui leur arrivent.

Cette coûtume introduite par Esculape, fit que les Médecins qui l'imiterent furent appellez *Cliniques*, pour les distinguer des *Empiriques*, ou des *Coureurs de marchez*. Quant à lui sa méthode lui réussit si bien, qu'on ne parla plus que de la Médecine d'Esculape. 4 Les jumeaux Castor & Pollux le voulurent avoir avec eux au fameux voyage des Argonautes; & quelques cures surprenantes qu'on publia qu'il avoit faites de certaines maladies, que le peuple regardoit comme desesperées, firent que l'on crut que non seulement il guérissoit les malades, mais qu'il ressuscitoit même les morts.

La

1 *Voyez.* Part. I. *Liv.* 2. *Chap.* 3.

2 *Hygin. Cap.* 274.

3 Κλίνη. De ce mot a été formé celui de κλινικὸς, qui étoit d'ailleurs un nom commun aux malades & aux Médecins; signifiant également *un malade allitté*, & *un Médecin qui visite les malades au lit.* Voyez encore d'autres significations de ce mot, ci-aprés, *Part.* I. *Lib.* 3. *Chap.* I. & *Part.* 3 *Liv.* I. *Chap* 2.

4 *Hyginus, Fab. Cap.* 14.

Des xxviij. premiers Sicles du Monde.

La Fable ajoûte [1] que sur la plainte que fit Pluton, que si on laissoit faire ce Médecin, personne ne mourant, les Enfers seroient bien-tôt vuides, Jupiter tua Esculape d'un coup de foudre, & avec lui Hippolyte, que celui-ci avoit ressuscité. Mais à la priere de son pere Apollon, il fut mis au rang des Astres, sous le nom d'*Ophiucus*, qui est une Constellation qu'on voit au dessous du *Scorpion*. Sur quoi il faut remarquer que s'il est vrai qu'Esculape ait été effectivement frappé du tonnerre ou de la foudre, il ne falloit que cela pour lui procurer l'apothéose: on ne manque pas, dit Artémidore, (*de Insomn. Lib.* 2. *Cap.* 8.) d'honorer ceux qui ont été frappez de la foudre, & de les regarder comme des Dieux. *Voyez le Chapitre suivant.*

Pindare assûre qu'Esculape fut porté à ressusciter Hippolyte, par une grande somme qu'on lui promit; ce qui a fait dire à [2] quelques uns, qu'Esculape aimoit l'argent. Mais ce n'est pas le sentiment d'un Auteur cité par Suidas, qui dit, *que ce Dieu de la Médecine auroit traité Pauson & Irus, & quelqu'autre pauvre que c'eût été.* Si Esculape étoit si charitable, il étoit bien juste que les riches le payassent pour les pauvres. D'ailleurs si aujourd'hui on ne laisse pas de payer les Médecins, lors même qu'on croit qu'ils ont tué leurs malades, je ne vois pas pourquoi celui-ci auroit ressuscité les gens gratis. [3] Un autre Auteur a dit qu'Esculape avoit été foudroyé pour avoir guéri les filles de Prœtus, qui est ce qu'on a attribué ci-devant à Mélampe; & non pour avoir rendu la vie à Hippolyte. Mais celui-ci n'auroit pas été le seul qu'Esculape eût ressuscité, s'il en falloit croire la Fable qui joint à Hippolyte un *Capanée*, un *Lycurgue*, un *Eriphile*, [4] un *Tyndarée*, un *Hymenée*, & même *Glauque*, fils de Minos, dont on a rapporté l'histoire, au Chapitre II.

CHAPITRE XIV.

Si toute la Médecine d'Esculape se reduisoit presque à la Chirurgie, *comme l'ont cru quelques uns? Sentiment de Platon sur cette Médecine.*

ON vient de voir ce que la Fable dit de la Médecine d'Esculape; mais Celse & Suidas en parlent bien plus naturellement. S'il en faut croire le dernier de ces Auteurs, Esculape ne donna pas la peine à Jupiter de le foudroyer; [5] *il mourut d'une inflammation de poumon*, *la Médecine humaine*, dont il étoit l'inventeur, *lui ayant manqué au besoin.* Celse nous apprend aussi que la grande

1 *Pindar. Pythior. Od.* 3. *Virgil. Æneid.* 3. *& alii.*

2 *Clemens Alexandrinus.*

3 *Polyanthus de Cyrene*, dans un livre qu'il avoit fait de l'origine des Asclépiades. *Voss. de Historicis Græcis*, *Lib.* 3.

4 On le fils de Tyndare, comme le dit Pline.

5 Ὁ δὲ ἀθλίως νόσῳ (περιπνευμονίαν καλοῦσιν ἀσκληπιαδῶν παῖδες αὐτὴν) πιεζόμενος, τὰ μὲν πρῶτα ἐδεῖτο τῆς ἀνθρώπων ἰατρικῆς. Certe maladie dont Esculape mourut, donna sans doute occasion de croire qu'il avoit été frappé de la foudre; parce que ceux qui meurent d'une inflammation de poumon ou d'une pleurésie, ont quelquefois les côtez livides & meurtris comme les ont ceux que la foudre a atteint en ces endroits. *Voyez ci-après*, *Part.* 1. *Liv.* 3. *Chap.* 8. *au mot* Pleurésie.

„ grande reputation d'Esculape lui a beaucoup moins coûté qu'on n'a dit. [1] „ Il n'y a point de lieu, *dit-il*, où la Médecine ne se trouve; puisque les peu„ ples les moins éclairez ont eu conoissance des herbes, & de divers autres „ remedes familiers, pour la guérison des playes & des maladies. Mais il est „ constant que les Grecs l'ont cultivée un peu mieux que les autres nations, „ quoi qu'ils n'ayent pas commencé à s'en servir dès leur premiere origine, „ mais seulement peu de siecles avant nous; Esculape étant le plus ancien Au„ teur, que l'on ait sur cette matiere. Cette homme ayant cultivé un peu plus „ subtilement cette Science, qui avoit été jusques-là entre les mains du vul„ gaire, qui la traitoit d'une maniere fort grossiere, fut mis au rang des Dieux. „ Podalire & Machaon, ses deux fils, ayant ensuite accompagné Agamemnon „ à la guerre de Troye, furent d'un grand secours à l'armée. Cependant Ho„ mere ne dit pas qu'ils ayent été employez dans la peste, ou dans aucune au„ tre sorte de maladie qui regnât dans le camp; mais seulement qu'ils guéris„ soient les blessures, en se servant du fer & des médicamens; d'où il paroit „ qu'ils ne se méloient que de cette partie de la Médecine, qui est veritable„ ment la plus ancienne de toutes.

„ *Pline est dans le même sentiment.* [2] La Médecine, *dit-il*, a augmenté son „ credit par un mensonge; ayant feint qu'Esculape avoit été foudroyé pour „ avoir redonné la vie au fils de Tyndare; & n'ayant cessé de raconter que „ d'autres avoient été ressuscitez par son secours, qui fit du bruit au temps „ de la guerre de Troye, depuis lequel on a eu plus de certitude des faits „ historiques; mais il se trouve que la Médecine d'Esculape ne consistoit alors „ qu'à savoir guérir des blessures. Sextus Empiricus remarque aussi que le mot Grec, ἰατρὸς, Médecin, vient de ἰὸς, qui signifie une fléche, ou un dard, parce que les premiers Médecins étoient Chirurgiens.

On pourroit ajoûter, que si Esculape & ses fils avoient été Médecins, ils auroient su mieux regler la nourriture de leurs malades, ce qui est un des principaux soins d'un Médecin, & n'auroient pas souffert qu'Eurypyle, qui avoit été blessé, eût pris un bruvage fait avec du *vin*, où l'on avoi mêlé un peu de *farine* & de *fromage*; & Machaon lui même, étant blessé à l'épaule, n'auroit pas bu du vin, qui, au sentiment des Médecins, est tout-à-fait contraire aux playes.

La reponse que Platon fait à cette objection, donne en même temps une idée si particuliere de la Médecine d'Esculape & de ses fils, que nous ne saurions nous empêcher de rapporter tout au long ce qu'il en dit. [3] „ C'est une cho„ se absurde, dit ce Philosophe, que les hommes ayent besoin de Médecins, „ non seulement pour les playes, & pour les maladies que causent l'intemperie „ de l'air & la bizarrerie des saisons, mais aussi pour celles qui viennent de la „ paresse & de la gourmandise, & qui remplissent les personnes *d'eaux* & de „ *vents*, comme si leur corps étoit un *lac*, ou une *cloaque*, ont obligé les suc„ cesseurs d'Esculape d'inventer les noms nouveaux de *ventositez*, de *fluxions*, „ &

1 *Celsi Præfat. Lib.* 1.
2 *Liv.* 29. *Chap.* 1.
3 *De Republica Lib.* 3. On trouve le même discours abregé dans Maximus Tyrus, *Sermon.* 29.

„ &c de *catarrhes*, dont on ne parloit point auparavant. Du moins ce qui me „ fait conjecturer, qu'on ne conoissoit point ces maladies du temps d'Esculape, c'est qu'au siege de Troye ses fils n'improuverent point un breuvage „ qu'une femme présentoit à Eurypyle blessé, quoi qu'il y eût de la farine „ défaite dans du vin de Pramnos & du fromage broyé, qni sont toutes „ choses propres à augmenter la pituite. Vous direz, sans doute, que la „ composition de cette boisson étoit mal imaginée, & qu'elle ne convenoit nullement à un blessé. Mais il faut savoir que les Médecins Sectateurs d'Esculape n'ont point conu, avant 1 *Herodicus*, la Médecine d'aujourd'hui, „ qui est, pour ainsi dire, commme *le Pédagogue* des maladies. Cet homme „ étant Maître d'une Académie, où la jeunesse venoit s'exercer, & se voyant „ valétudinaire, s'avisa de faire entrer 2 *la Gymnastique* (c'est à dire *l'Art de s'exercer le corps*) dans la Médecine, & se procura par ce moyen un grand „ ennui, comme il le procura aussi à plusieurs autres qui l'ont imité dans la „ suite. Comment cela, direz vous? C'est qu'il se procura une longue mort; „ car en suivant ou en traitant avec trop d'exactitude une maladie qui de soi „ étoit mortelle, & dont il ne pouvoit par conséquent guérir, il s'applica si „ fort à y chercher des remedes, que quittant toutes autres affaires, il employa „ toute sa vie à mignarder son corps; en sorte que se trouvant mal, pour peu „ qu'ils s'écartât de la maniere de vivre qu'il avoit choisie, & ayant cependant „ de la peine à mourir, il atteignit la vieillesse, sans se guérir, par cette conduite que nous avons appellée *Pédagogue*, ou, si vous voulez, *Gouvernante*, „ ou *Mere nourrice* des maladies plutôt que des malades. O le beau prix qu'il „ remporta de son art! Certes il le remporta tel que méritoit un homme qui „ ne savoit pas que ce n'étoit point par ignorance, ou faute d'expérience, „ qu'Esculape n'avoit pas enseigné à ses descendans cette pénible méthode; „ mais parce qu'il étoit persuadé que dans une ville, ou une societé, bien réglée, chacun avoit sa tache assignée qu'il falloit nécessairement faire, & „ qu'il ne devoit rester à personne assez de loisir, pour être valétudinaire toute sa vie, & pour n'avoir soin que de son corps.

„ Si vous voulez être convaincu de la justice du procedé d'Esculape, vous „ n'avez qu'à faire réflexion sur la difference qu'il y a entre la maniere d'agir „ des artisans, & celle des personnes riches. Si un Masson, ou un Charpentier tombe malade, il exige d'abord du Médecin qu'il le guérisse, ou *en le faisant vomir*, ou *en le purgeant*, ou en lui faissant quelque *operation de la main*, „ par le moyen *du fer*, ou *du feu*. Que si on lui ordonne d'observer un long „ régime de vivre, il vous dira d'abord, qu'il n'a pas le loisir d'être malade si „ long-temps, & que ce n'est pas son affaire de trainer une vie languissante, „ ou d'être perpétuellement dans les remedes, sans pouvoir travailler. Sur „ cela il congedie son Médecin, & retournant à sa maniere de vivre ordinaire, „ s'il vient en convalescence il vacque à son ouvrage; ou, si son corps ne „ peut plus soûtenir le mal, il se trouve enfin délivré en même temps de la „ vie & de toutes les affaires du monde. Il semble veritablement que c'est là „ l'usage

1 *Voyez ci après Part.* 1. *Liv.* 2. *Chap.* 8.

2 Cet Art, comme, on le verra ci-après, régloit aussi bien la maniere de vivre & de se nourrir, que celle de s'exercer.

Des xxviij. premiers Siecles du Monde.

Des xxviij. premiers Siecles du Monde.

„ l'usage que doit faire de la Médecine un Artisan, à qui le travail est si nécessaire que quand il ne peut plus s'y appliquer il lui est avantageux de mourir. Mais, dira-t-on, il n'en est pas de même d'un homme riche, ou d'un homme qui vit de ses rentes, puis qu'il n'est jamais si pressé de faire ce qu'il a à faire, que lorsqu'il est empêché d'y travailler il faille nécessairement qu'il meure. Vous ne prenez pas garde que de quelque condition ou profession qu'on soit, il est du bien de la societé qu'on ne soit pas oisif, & que chacun travaille à l'emploi auquel il est appellé; ce qui ne peut être, pendant qu'on est toûjours à s'écouter; &, qu'à force d'être attentif à sa santé, on se croit presque incessamment malade. De sorte que cette nouvelle Médecine est préjudiciable non seulement à tous les particulieres, mais encore à toute la societé en general.

„ Je pense qu'Esculape, convaincu de ces veritez, s'est contenté d'enseigner aux hommes d'un bon temperament, & qui avoient eu une bonne éducation, des moyens de se tirer des maladies qui leur survenoient par des causes étrangeres, en prenant quelques remedes, ou en souffrant quelques incisions; sans qu'il fut besoin de changer leur maniere de vivre acoûtumée, pour ne pas les distraire de leurs occupations. Mais pour les corps qui étoient valétudinaires par une corruption intérieure il ne les a point voulu entreprendre, & il n'a point tâché de prolonger leur vie par artifice; de peur qu'étant affoiblis & épuisez par cette méthode, ils n'engendrassent des enfans valétudinaires comme eux; estimant qu'il n'étoit ni du bien d'un homme, qui ne pouvoit pas vivre comme les autres, ni de celui de la societé, qu'il fût au monde. Les fils d'Esculape essuyerent le sang des blessures de Ménélaus, blessé par Pandare, & lui appliquerent des onguens adoucissans, mais ils ne lui prescrivirent, non plus qu'à Eurypyle, aucune loi touchant le manger, & le boire; dans la pensée que les médicamens devoient suffire pour guérir des hommes qui, avant d'être blessez, étoient d'une bonne constitution, & acoûtumez à vivre sobrement, quoi que dans cette occasion ils bussent même du vin. Et à l'égard des hommes qui étoient sujets à des maladies, ou naturellement, ou par leur intemperance, ils ne croyoient pas, comme on l'a dit, qu'il fût expédient ni à eux, ni aux autres, qu'ils vécussent, ou que la Médecine fût pour eux, ni qu'on dût les guérir, quand même ils auroient été plus riches que Midas.

Voila ce que dit Platon. Cette maniere de traiter les malades a beaucoup de rapport avec la condition des *Lacédémoniens*, qui plongeoient dans du vin leurs enfants, en venant au monde, quoi qu'ils sussent bien que cela faisoit mourir Epileptiques ceux qui se trouvoient d'une constitution délicate. Ils croyoient qu'aussi bien auroient-ils perdu leur peine à les élever, & que leurs soins n'étoient bien employez que lors qu'ils nourrissoient des enfans forts & robustes. On dit que c'est dans la même vuë que cette espece de Voleurs qu'on appelle *Bohemiens*, lavent leurs enfans qui viennent de naître, dans la fontaine la plus proche, pour éprouver s'ils pourront supporter la fatigue que leur métier demande. 1 Virgile disoit la même chose des anciens Latins.

Sur

1 Durum à stirpe genus natos ad flumina primùm Deferimus, sævoque gelu duramus & undis.

Des xxviij. premiers Siecles du Monde.

Sur ce pied-là le bon Esculape n'auroit été guere propre pour être Médecin des Dames, ou de ceux qui sont sujets à la maladie des *hypochondres*. Mais il est bien permis de douter du sentiment que Platon lui attribue. Il y a plus d'apparence qu'Esculape & ses fils n'en savoient pas davantage, & l'on verra dans la suite qu'en ce temps-là cette partie de la Médecine *qui regle la nourriture des malades*, n'étoit pas connue.

Il faut envisager ces Anciens comme nos paysans d'aujourd'hui, qui ne conoissent point d'autre nourriture que le pain, ou celle dont ils usent à l'ordinaire; & qui ne prennent rien du tout dès qu'une fievre continue, ou quelqu'autre maladie, les met hors d'état de manger comme auparavant. Galien, ou le Médecin 1 Herodote, ont beau nous dire que la Médecine d'Esculape étoit *parfaite* & *divine*. Cet Art ne pouvoit pas être fort avancé de ce temps-là, & la Médecine d'Esculape & de ses fils ne pouvoit qu'être assez grossiere, comme l'a remarqué Celse. Il y a même de l'apparence, comme le dit cet Auteur & Pline avec lui, dans les passages que nous avons citez, que leur science ne passoit guere les bornes de la *Chirurgie*. La plus considerable des cures d'Esculape, & qui a fait dire qu'il rendoit la vie aux morts, étoit Chirurgicale; puisqu'elle fut faite sur Hippolyte, à qui des chevaux avoient déchiré ou fracassé tous les membres; & nous ne voyons pas qu'on en attribue aucune autre ni à lui, ni à ses fils, où ils ayent employé des remedes internes.

A la verité l'on peut dire que ces raisons ne sont pas suffisantes pour dégrader ces Médecins, puis qu'ils ont pu exercer plus d'une profession, & que l'argument qui se tire du silence d'Homere sur leurs autres cures, ne prouve pas nécessairement qu'ils n'ayent jamais traité que des blessez. La gravité du Poëme Epique ne permettoit pas de produire sur la scene des Héros malades de la *Colique* ou de la *Diarrhée*. Et à l'égard des *pestiferez* du camp d'Agamemnon, il ne faut pas s'étonner s'il n'est pas remarqué que *Podalire* & *Machaon* les ayent secourus; la cure de cette maladie ayant paru à ces Anciens si fort au dessus des forces de l'art humain, qu'ils n'attendoient, en cette occasion, point d'autre secours que celui qui venoit immediatement du Ciel. Cela étoit du moins conforme à leurs principes, puis que la colere des Dieux leur sembloit être la cause immédiate de la peste, comme Homere s'en explique clairement.

Mais si l'on ne doit pas nier qu'Esculape & ses fils ayent été *Médecins*, parce qu'on n'a pas d'exemples de maladies internes qu'ils ayent traitées, on ne doit pas non plus l'assurer sans des témoignages suffisans. Celui de Galien, qui parle, comme on l'a vu, des cures qu'Esculape faisoit par le moyen de la *musique*, par *l'éxercice à pied & à cheval* &c. peut être suspect, parce que cet Auteur étant d'une ville consacrée à Esculape, il étoit obligé de parler avantageusement du Dieu de sa patrie, comme il l'appelle lui-même. Outre qu'il se peut, & qu'il y a même plus d'apparence, que Galien parle en cet endroit des cures d'Esculape déifié, ou des conseils que ce Dieu donnoit par ses Prêtres, auxquels on devoit plutôt les attribuer, comme nous le verrons ci-aprés. L'autorité de Pindare, que l'on a cité, ni celle de tous les autres Poëtes qui peuvent avoir parlé de cette affaire, n'est pas non plus assez forte, l'exaggreration étant

1 *Auteur du livre intitulé l'Introduction, attribué à Galien.*

Des xxviij. premiers Siecles du monde.

étant inséparable de la Poësie. Le consentement presque universel de l'Antiquité, qui a réconu Esculape pour le premier Auteur de la Médecine en géneral, & qui lui a sacrifié comme au Dieu de la santé, est d'un beaucoup plus grand poids.

CHAPITRE XV.

Conciliation de sentiment commun qui fait Esculape Auteur de la Medecine en géneral, avec celui qui ne lui attribue que la conoissance de la Chirurgie. On fait voir en même temps l'antiquité & la nécessité de cette partie de la Médecine ; & l'on examine jusques où Esculape pouvoit l'avoir poussée.

POur concilier le sentiment géneral avec celui de Celse & de Pline, il faut supposer que du temps de Chiron & d'Esculape, la Chirurgie étoit la partie la plus recherchée de la Médecine, ou qu'on regardoit comme la plus nécessaire; les autres pouvant être exercées par toutes sortes de personnes indifferemment, ou ne paroissant pas d'une égale utilité.

Ce n'est pas que les gens de ce temps-là eussent des corps autrement faits que les nôtres, pour être exemts des maladies qu'on appelle *internes*, quoi qu'on les ait supposez plus robustes ou moins sujets à être malades que nous ne le sommes. Mais lors qu'ils étoient attaquez d'une *fievre*, par exemple, ou d'une *pleurésie*, ou ils prenoient le parti de la patience, attendans ce que feroit la nature ; ou s'ils prenoient quelques remedes, c'étoit quelque chose de familier, & que leur propre experience, ou celle de leurs proches, qui ne faisoient point profession de Médecine, leur fournissoit.

Par là il leur arrivoit assez souvent de se tirer d'affaire ; mais il est visible que si ces remedes aisez & communs étoient utiles contre le dereglement des humeurs, ils ne le pouvoient être lors qu'il s'agissoit ou d'un *bras cassé*, ou d'une *épaule disloquée*. Les maladies de cette nature demandent une experience particuliere & une adresse de la main, qui ne peut s'aquerir que par un long usage ; de sorte qu'il a fallu nécessairement que quelques particuliers s'attachassent à cela seul, pour y pouvoir mieux réussir, & il est arrivé que l'on a donné à ces particuliers le nom de *Médecins*, par excellence, parce qu'ils guérissoient des maladies dont on ne pouvoit se tirer sans leur secours. Ils pouvoient, à la verité, guérir aussi quelques maladies internes, mais ce n'étoit pas là le beau côté de leur art. C'est sans doute par cette raison, que Celse regarde la Chirurgie comme la plus ancienne partie de la Médecine. L'on a pu se passer en quelque façon des autres parties, mais celle-ci a dû être en usage presque aussi-tôt qu'il y a eu des hommes. Car si la bonne constitution, & la maniere de vivre simple & uniforme des premiers hommes les a rendus, comme on l'a remarqué au commencement, moins sujets aux maladies que nous, elle ne les a pas rendus invulnerables, ni exempté de se casser un bras ou une jambe. S'il est donc vrai qu'ils n'ont pu se tirer de semblables accidens, par la seule force de la nature, il s'ensuit nécessairement qu'ils ont eu besoin de recourir à l'assistance d'autrui. Il s'ensuit encore, que ceux qui se sont distinguez

guez par leur adresse en cette rencontre, ont dû être d'abord fort recherchez & fort considerez dans la societé, pour le besoin sensible qu'on en a eu. C'est ce qui fait dire à Homere, *qu'un Médecin vaut autant que plusieurs autres hommes.*

Des xxviij. premiers Siecles du Monde.

Si l'on joint au besoin évident que l'on a eu de la Chirurgie le secours visible que l'on en tire, il n'y a pas à douter que cette partie de la Médecine n'ait dû s'établir beaucoup plûtôt que les autres. 1 *Les effets de la Chirurgie*, dit Celse, *sont ce qu'il y a de plus évident dans toute la Médecine. Comme la fortune, ou le hazard, ont beaucoup de part au succès des maladies, & que les mêmes choses sont tantôt salutaires & tantôt sans effet; on peut douter si la santé doit être plutôt attribuée à la vertu des remedes qu'à la bonne disposition du corps, ou à la force du temperament. Dans les cas même où l'on se sert le plus de remedes, quoi que le secours qu'on en retire soit le plus sensible, néanmoins on peut dire que souvent on cherche en vain la santé par leur moyen, & qu'il est plusieurs occasions où on la recouvre sans cela. On le remarque particulierement dans les maladies des yeux, dans lesquelles ceux qui ont été longtemps tourmentez par les Médecins, guérissent quelquefois quand on n'y fait plus rien Mais pour ce qui concerne cette partie de la Médecine qui se sert de la main pour guérir, il est visible que quelque secours qu'elle retire d'ailleurs, elle a le plus de part aux guérisons qu'elle opere.*

Voila ce que dit Celse. Or il n'a pu se faire que ce secours si évident & si palpable de la Chirurgie n'ait frappé les peuples les moins éclairez; mais il n'en a pas été de même du reste de la Médecine. Quelques uns ont cru que l'on pouvoit absolument s'en passer; & ceux qui n'ont pas été de ce sentiment n'ont pas cru pour cela qu'il falût y apporter tant de façons, supposant que chacun pouvoit être Médecin à soi même, ou pouvoit, en tout cas, prendre conseil du premier qui se rencontroit. Nous voyons encore aujourd'hui la plûpart des paysans, sur tout ceux qui sont éloignez des villes, venir à un âge fort avancé, sans se servir de Médecins; au lieu que dans les accidens, qui demandent la main du Chirurgien, ils l'appellent aussi-tôt.

Les Grecs du temps dont nous parlons, devoient être à peu près sur le même pied; un Chirurgien leur tenoit lieu de tout, par rapport à la Médecine. Il est même fort probable que la Chirurgie d'Esculape & de ses fils n'étoit pas venue où elle est aujourd'hui, ni seulement où elle étoit déja du temps d'Hippocrate. L'usage du *fer* & du *feu* n'étoit apparemment pas si commun alors, qu'il l'a été depuis. Lors qu'Esculape pensoit des *playes*, il se contentoit sans doute des *incisions* qu'il falloit nécessairement faire pour tirer, par exemple, une fleche ou un dard d'une partie blessée, sans en faire dans les occasions où on les croit nécessaires aujourd'hui. Beaucoup moins encore venoit-il à *cautériser* ou à appliquer *le feu*, comme on l'a fait depuis, ne se servant guere dans ces occasions que de l'application de quelques 2 *herbes spécifiques*, ou de quelques 3 *medicamens adoucissans* ou *qui ôtent la douleur.* C'est ce qui a fait dire que Chiron étoit inventeur de cette espece de Chirurgie, qui se sert particulierement des *herbes.*

La

1 *Præfat. in Lib.* 7.

2 Ἐπὶ δὲ ῥίζαν βάλε πικρήν. *Il appliqua d'une racine amere sur la playe.*

3 Ἤπια, ὀδυνήφατα φάρμακα, *dit Hom. Il.*

Des xxviij. premiers Siecles du Monde.

La maniere dont les Romains traiterent le premier Médecin, c'eſt à dire, le premier Chirurgien, qui fut entré dans leur ville, confirme encore ce qu'on vient de dire. 1 Sa méthode qui étoit celle de la Chirurgie ordinaire, telle qu'elle ſe pratiquoit dans la Grece, où cet Art étoit déja fort avancé, leur parut ſi cruelle, qu'ils le regarderent comme un bourreau. Il n'y a pas d'apparence que ces peuples-là ſe fuſſent entierement paſſé de la Chirurgie, avant la venue de cet étranger. Les guerres continuelles, où ils étoient engagez, leur rendoient cet Art abſolument néceſſaire; mais comme ils étoient ſans doute accoûtumez à une Chirurgie plus douce, telle que nous ſuppoſons qu'étoit celle d'Eſculape, ils ne purent que trouver la Chirurgie nouvelle extrémement rude.

Le ſavoir d'Eſculape pouvoit s'étendre d'ailleurs à la réduction des *fractures* & des *luxations*; & ils poſſedoit apparemment la conoiſſance de divers ſimples dont il faiſoit application ſur les *tumeurs*, & ſur les *ulceres*, & avec leſquels il guériſſoit toutes les autres maladies extérieures; tout cela ſans beaucoup employer le fer, & ſe ſervant encore moins du feu. C'eſt à quoi ſe bornoit, à mon avis, toute la Chirurgie de ces anciens Maîtres. Mais, dira-t-on, comment ſe peut il faire que des gens d'un ſavoir ſi limité, ayent paſſé pour les Inventeurs de la Médecine? Je répons premierement, que l'on ceſſera d'en être ſurpris, ſi l'on fait réflection que la Chirurgie étant, comme on l'a dit, une partie des plus néceſſaires de la Médecine, & Eſculape & ſes fils l'ayant exercée dans un temps où l'on ne reconnoiſſoit guere d'autres Médecins que les Chirurgiens, ils ont pu fort naturellement paſſer pour les Auteurs d'un Art en général dont ils ont exercé la partie qui étoit la plus recherchée. Il faut remarquer en ſecond lieu, qu'encore que l'on ait ſuppoſé qu'Eſculape paroiſſoit plus du côté de la Chirurgie, que de celui de la Médecine, il ne s'enſuit pas qu'il ne ſe mêlât point de cete derniere Science. Il eſt probable, comme on l'a dit, qu'il traitoit auſſi bien les maladies internes que les externes, & qu'il exerçoit toutes les parties de la Médecine, comme l'ont fait tous les Médecins qui l'ont ſuivi juſqu'a Hippocrate, & même long-temps après; quoi que ſon principal talent fût la Chirurgie, & que ce ſoit l'endroit par où il s'eſt diſtingué; ce qui a ſuffi pour lui acquerir une grande réputation par rapport à tout le reſte de la Médecine. Voila, ce me ſemble, comme on doit expliquer les paſſages de Celſe & de Pline que l'on a citez, & concilier leur ſentiment avec celui de tous les autres.

1 *Voyez Part. 2. Liv. 3. Chap. 2.*

CHA-

Des xxviij. premiers Siecles du Monde.

CHAPITRE XVI.

Si supposé qu'il y ait eu deux Hommes differens, un Egyptien, & un Grec, qui ayent tous deux porté le nom d'Esculape, on en pourroit inferer ou que le premier a été plus savant que le dernier, ou qu'ils ont tous deux également inventé la Médecine chacun en son pays? On examine aussi par occasion comment cet Art a passé d'un peuple à l'autre.

COmme on a fait mention d'un autre Esculape, qu'on a dit avoir été Egyptien, & avoir inventé la Médecine, quelcun pourroit soupçonner que celui-ci étoit plus habile que le Grec, & qu'il a veritablement possedé cet Art dans toute son étendue. Ces deux Esculapes peuvent bien, comme on l'a vu, être reduits à un. Mais si l'on veut absolument qu'il y en ait eu deux, un Egypien & un Grec, il n'est pas impossible que l'un ait eu un savoir plus étendu que l'autre; mais c'est sur quoi nous n'avons nulle instruction. Il paroit seulement, par ce que nous avons dit du dernier, que la Chirurgie étoit son principal talent.

On peut encore faire cette question: Si, supposé qu'il y ait eu deux Esculapes, l'un en Egypte & l'autre en Grece, ils peuvent tous deux avoir inventé la Médecine chacun en son pays? On répond que rien n'empêche qu'ils ne puissent avoir passé pour les inventeurs de cet Art, chacun chez soi. 1 Les Magnésiens soûtenoient, comme on l'a vu ci-dessus, que *Chiron* étoit le premier des hommes qui eût écrit de la Médecine. Les Tyriens assuroient la même chose de leur Roi Cadmus, à qui ils offroient les prémices des plantes, supposans qu'il en avoit enseigné l'usage dans les maladies. Les Magnésiens & les Tyriens ne pouvoient pas également avoir raison; mais on pouvoit seulement inferer de ce que ces peuples disoient, l'un touchant Chiron, & l'autre touchant *Cadmus*, que ces deux hommes avoient commencé, chacun dans sa patrie, à pratiquer les premiers la Médecine; & la même chose peut être arrivée non seulement aux deux Esculapes, mais à plusieurs autres en differens endroits du monde, soit dans le même temps, soit en des temps differens.

On demandera en troisième lieu, si tous ces Inventeurs de la Médecine, ou qui ont été reputez tels, n'ont rien pris l'un de l'autre? Il se peut que chacun ait commencé de faire parmi les siens ses experiences & ses découvertes particulieres, sans le secours des étrangers, & qu'on s'en soit tenu là, tant que le commerce n'a pas été commun entre les hommes. Mais les peuples s'étant insensiblement unis par cette voye, les conoissances ont en même temps passé d'une nation à l'autre, chacun ayant voulu imiter & introduire chez soi ce que les autres avoient de bon. C'est de cette maniere que la Médecine s'est établie, & qu'elle s'est perfectionnée en chaque pays, c'est à dire, à mesure qu'on y a joint aux lumieres qu'on avoit déja, celles qu'on a tirées de dehors. Or quoi que le savoir de ceux qui ont commencé dans chaque lieu ne fût que fort

1 *Plutarch. Symposiac. Lib.* 3. *Quest.* 1.

Des xxviij. premiers Siecles du Monde.

fort médiocre, en comparaison de celui des Médecins qui sont venus après' néanmoins comme ils ont jetté les premiers fondemens, & qu'on ne conoissoit rien alors de plus parfait, on ne leur a pas moins tenu compte de leurs efforts que s'il n'y avoit rien eu à ajoûter à leurs découvertes.

Voila l'idée qu'on doit avoir de ceux, à qui l'on a attribué *l'invention de la Médecine.* Mais il y aura cette différence entre le premier des Esculapes & les autres dont les Grecs ont fait mention, que s'il est aussi vieux qu'on l'a dit, il aura non seulement tracé les premiers traits de cet Art, dans le pays où il a vêcu, comme ceux dont on a parlé, ont fait dans le leur, mais il pourra encore passer pour le plus ancien de tous.

Ce qu'on vient de dire, en dernier lieu, fait naître une quatrième question, savoir, quels sont ceux des peuples dont on a parlé, qui ont les premiers cultivé la Médecine? Il n'y a pas de doute, que ce sont les Assyriens; ou les Egyptiens, & lés Phéniciens qui sont d'ailleurs les plus anciens des peuples conus. L'Egypte a été appellée *la mere des Arts*, & les Grecs ont eux mêmes reconu qu'ils en avoient tiré la Religion, & presque tout ce qu'il y a de Sciences & de beaux Arts. La Phénicie leur avoit aussi fourni la conoissance des *Lettres;* en sorte que les Grecs tenoient de ces peuples tout ce qu'ils avoient de plus curieux, & qu'ils avoient même reçu assez tard, comme les Romains tarderent longtemps avant que d'introduire dans leur République ce qu'ils tirerent à leur tour des Grecs, concernant les mêmes conoissances. Pour ce qui est des lumieres que les Egyptiens & les Phéniciens eux mêmes avoient pu tirer de l'Assyrie & de la Caldée, & qui pouvoient être émanées des premiers hommes du monde, on n'a rien de certain là-dessus.

CHAPITRE XVII.

1 *MACHAON, & PODALIRE, deux fils d'Esculape, fameux Médecins ou Chirurgiens; leurs femmes, & leur famille.*

2 QUelques Anciens ont cru que le premier de ces fils d'Esculape n'étoit que Chirurgien, mais que le dernier étoit Médecin; ce qu'on a dit ci-dessus sert à decider cette question. MACHAON étoit l'ainé, comme on le recueille de ce que Q. Calaber fait dire à Podalire au sujet de la mort du premier, *que se cher frere l'avoit élevé comme son fils, après que leur pere avoit été reçu dans le Ciel, & qu'il lui avoit enseigné à guerir les maladies.* Quoi qu'Homere mette toûjours Podalire le premier, quand il parle de lui & de son frere, ce n'est pas une conséquence; & il est visible que ce n'est que 3 pour ajuster son vers. Ce que ce Poëte dit d'ailleurs de Machaon, fait voir qu'il étoit le plus estimé, & qu'on l'appelloit préferablement à son frere, pour penser les plus grands de l'armée. Ce fut Machaon qui traita *Menelaus* blessé par Pan-

1 *Voyez encore le Chapitre* XIX.

2 *Voyez Eustathe sur le quatrième de l'Iliade.*

3 Ποδαλείριος, ἠδὲ Μαχάων.

Pandare, en essuyant premierement le sang de sa blessure, (& non pas *en le suçant avec les levres*, comme l'ont cru quelques Savans, trompez par la double signification du mot qu'Homere employe en cette rencontre) & après avoir essuyé la playe, en y appliquant des remedes adoucissans, comme faisoit son pere. Ce fut aussi Machaon qui guérit *Philoctete*, qui avoit été rendu boiteux, pour s'être laissé tomber sur l'un des pieds une flêche trempée dans le fiel de l'Hydre de Lerne présent ou dépôt que lui avoit remis Hercule en mourant. Cette cure marqueroit que Machaon devoit être plus habile en son art, que le Centaure Chiron, qui ne put se guérir, comme on l'a dit, d'une blessure de cette sorte.

Des xxviij. premiers Siecles du Monde.

Au reste les deux freres étoient tous deux soldats, aussi bien que Médecins; & Machaon semble avoir été fort brave. 1 Il fut du nombre de ceux qui entrérent dans le *Cheval de bois*, cette fameuse machine dont les Grecs se servirent pour prendre Troye. Il fut une fois blessé à l'épaule dans une sortie que firent les Troyens; & il fut enfin tué dans un combat singulier, qu'il eut contre Nirée, ou 2 selon d'autres, contre Eurypyle, fils de Telephe. Machaon & Podalire sont aussi mis au nombre des galans d'Hélene.

3 La femme de Machaon s'appelloit *Anticlea*. Elle étoit fille de *Diocles*, Roi de Messénie. Il en eut deux fils, NICOMACHUS & GORGASUS, qui demeurerent à *Phére*, & possederent le Royaume de leur aveul, jusques à ce que les Héraclides, au retour de la guerre de Troye, se fussent emparez de la Messénie & de tout le Peloponnese, d'où ils les chasserent, aussi bien que quelques autres Pausanias parle encore de trois autres fils de Machaon; d'un SPHYRUS; d'un ALEXANOR; & d'un POLEMOCRATES. Il y a de l'apparence qu'une partie d'entr'eux furent Médecins, & peut-être même qu'ils suivirent tous la profession de leur pere, qui fut conservée dans la famille avec un grand soin, comme on le verra ci-après. Au reste je ne sai si Machaon étoit Roi par lui même, ou s'il tenoit seulement cette dignité de sa femme, mais Homere l'appelle en deux ou trois endroits *Pasteur des Peuples*, qui est le titre qu'il donne à Agamemnon & aux autres Rois Pausanias, que nous avons cité ci-dessus, au sujet du combat singulier de Machaon, ajoûte qu'il fut enseveli dans la Messénie, où ses os furent apportez du camp de devant Troye, par les soins de *Nestor*. Sur quoi il faut remarquer que ce combat de Machaon, qui se fit dans le camp dont on vient de parler, & où ce vaillant Médecin fut tué, ne s'accorde pas bien avec ce que l'on a dit, après Hyginus, que Machaon fut du nombre de ceux qui entrerent dans le cheval de bois. On sait que Troye fut prise immédiatement après que ceux qui étoient renfermez dans ce cheval en furent sortis.

Quant à PODALIRE, 4 comme il revenoit de la guerre de Troye, il fut poussé par une tempête sur les côtes de Carie, où un berger qui le reçut, ayant appris qu'il étoit Médecin, le mena au Roi *Damæthus*, dont la fille étoit tombée du haut d'une maison. Il la guérit *en la saignant des deux bras*, ce

1 *Hyginus, Fab, Lib. 1. Cap.* 81. 108. 113.
2 *Pausanias in Laconic. Q. Calaber, Lib.* 6. & 7.
3 *Pausanias in Messeniac. Strabo, Lib.* 8.
4 *Stephan. Byzantin. in voce* Syrna.

ce qui fit tant de plaisir à ce Roi, qu'il la lui donna en mariage, avec la *Cherfonèse*, où Podalire bâtit deux villes, l'une qu'il appella *Syrnum*, du nom de *Syrna*, sa femme ; & l'autre *Bybassus*, qui étoit le nom du berger qui l'avoit reçu après son naufrage.

Podalire eut entr'autres enfans un HIPPOLOCHUS, duquel *Hippocrate* se disoit être descendu, comme on le verra ci-après.

CHAPITRE XVIII.

Premier exemple de la Saignée. *Reflexion sur l'antiquité & sur l'invention de ce remede ; sur celle de* la Purgation ; *& sur ce qu'on a dit que les bêtes ont enseigné aux hommes divers remedes.*

LA Saignée dont se servit Podalire, comme on l'a vu au Chapitre précedent, étant le plus ancien exemple que nous ayions de ce remede, mérite bien que nous y fassions quelques réflexions. Comme on ne sait point où Etienne de Byzance, de qui nous tenons cette Histoire, a pris ce qu'il en dit, & qu'il est le seul qui rapporte ce fait, il peut y avoir lieu d'en douter

1 Un Auteur moderne que l'on a déja cité, croit que le silence d'Homere sur le sujet de la *Saignée* est un fort argument pour prouver qu'elle n'étoit pas conue de son temps ; & que si ce Poëte avoit eu conoissance d'un remede de cette nature, il en auroit plûtôt parlé que de cent autres bagatelles dont il charge ses Poëmes. Mais on peut répondre que les œuvres d'Homere n'étant pas des livres de Médecine, son silence sur la Saignée ne peut faire ni pour, ni contre. Si l'on objecte qu'il a bien parlé du *Moly* & du *Nepenthès*, on répond que les loix du Poëme Epique, aussi bien que celles du Sublime, le permettoient. Le *Moly* étant un remede contre les enchantemens, il entroit aussi naturellement dans cette sorte de Poësie que les enchantemens mêmes. Et pour ce qui est du *Nepenthès*, quand ce n'auroit été, comme on le croit, que de l'*Opium*, comme c'est une drogue dont on ne sauroit assez admirer les effets, Homere pouvoit fort bien en parler. Il n'en a pas été de même des remedes, dont Podalire & Machaon se sont servis dans les blessures ; ce Poëte s'est contenté de les indiquer sous le nom general de *medicamens adoucissans*, ou de *racines ameres*, sans les désigner plus particulierement. Supposé donc que ces Médecins employassent aussi la Saignée, Homere, par la même raison, n'étoit pas d'obligation d'en parler, & peut-être n'en a-t-il rien dit, parce que ce remede étoit déja très-commun de ce temps là.

En un mot, si le raisonnement de ce savant homme avoit lieu, on en pourroit aussi légitimement inferer que l'on ne *purgeoit* point du temps d'Homere, puisque ce Poëte n'en dit rien ; ce qui n'est pas vraisemblable, & qu'on n'oseroit, à mon avis, soûtenir.

On peut fonder une seconde objection contre l'antiquité de la Saignée, sur ce que Ciceron rapportant, comme on l'a vu ci-dessus, ce que le premier & le

1 *Voyez le Parére del S. Lionardo di Capoa.*

le troisième des Esculapes dont il parle, ont inventé, il ne fait point mention de ce remede. Mais il se peut que le second Esculape, dont Ciceron ne dit rien, si ce n'est qu'il étoit frere du second Mercure, & qu'il fut foudroyé, ait été celui qui a inventé la Saignée. Ce que Diodore & Hérodote disent des Egyptiens, sembleroit encore prouver que ces peuples, que l'on a dit avoir eu, des premiers, conoissance de la Médecine, ne mettoient point en usage la Saignée; les principaux remedes dont ils se servoient se trouvans réduits, selon ces Auteurs, à la *Diete*, aux *Lavemens*, & aux *Purgatifs* ou *Vomitifs*. Si la Saignée avoit été conue chez eux, il semble que c'étoit un remede assez considerable pour ne le pas oublier. Mais on peut répondre que ces Auteurs parlent de ces remedes comme des plus ordinaires, & qu'on pratiquoit tout les jours, à peu près comme si l'on disoit aujourd'hui que les Anglois se servent fort de *Vomitifs*, & les Allemands de *Sudorifiques*; ce qui n'empêche point qu'ils ne se fassent quelquefois tirer du sang, quoi qu'à la verité ils le fassent plus rarement, particulierement les derniers. Il est probable d'ailleurs que l'Egypte, étant un pays beaucoup plus chaud que la Grece, on n'y saignoit pas si souvent.

Des xxviij. premiers Sicles du Monde.

Pour revenir à Etienne de Byzance, ou à ce qu'il dit de la Saignée faite par Podalire, quand on supposeroit que c'est une fable, on peut dire que l'incertitude où l'on est touchant le temps auquel on a commencé de saigner, est une preuve très-certaine de l'antiquité de ce remede. Joignez à cela qu'Hippocrate, qui est le plus ancien Auteur que nous ayions sur la Médecine, & le premier qui ait parlé de la Saignée, ne nous permet pas de croire que de son temps ce fût un remede nouveau, ou inventé depuis peu. Et quoi qu'il ne nous fournisse pas des preuves bien formelles du contraire, cependant on peut légitimement inferer que la Saignée se pratiquoit des longtemps auparavant, de ce que ce Médecin faisoit déja ouvrir toutes les veines qu'on ouvre aujourd'hui; celles des *bras*, des *pieds*, du *jarret*, du *front*, de la *langue* &c. On étoit même déja assez hardi pour oser ouvrir, couper, ou brûler *les arteres*, par le moyen du fer & du feu. On appliquoit aussi des *Ventouses scarifiées*. Toutes ces differentes manieres de tirer du sang supposent, à mon avis, nécessairement que la Saignée se pratiquoit déja depuis fort longtemps; n'étant pas probable que l'on ait osé ou pu en venir là, ou faire tant de choses du premier coup.

Quant aux *Purgatifs*, l'on a vu que Ciceron en attribuoit l'invention au troisième Esculape, & Mélampe nous a fourni le premier exemple de ce remede. Mais quand tout cela seroient aussi des fables, on a d'ailleurs des preuves convainquantes de l'antiquité de la Purgation; comme en ce que dit Hérodote, le plus ancien des Historiens Grecs, & Diodore après lui, de la coûtume des Anciens, qui se servoient d'un médicament qui les *purgeoit* & les faisoit *vomir*. 1. On croit que c'étoit une espece de *raifort*, ou une herbe qui ressembloit au *celeri*, ou une composition, qui étoit comme une sorte de *biere*.

On soûtiendra encore l'antiquité de la purgation, par la même raison que l'on

1 Ils appelloient ce remede, ou cette plante, *συρμαῖα*, d'où vient *συρμαΐζειν*, *purger*, & *συρμαισμος*, *purgation*.

Des xxviij. premiers Siecles du Monde.

l'on a apportée en faveur de la Saignée; c'est à dire, par les divers purgatifs que l'on conoissoit déja du temps d'Hippocrate, tels que sont l'*Ellebore*, l'*Elaterium*, le *Peplium*, la *Coloquinte*, la *Scamonée* &c. Il semble que ces médicamens ne peuvent pas avoir été découverts en même temps. On ne peut pas même douter, à l'égard de l'*Elaterium*, en particulier, qu'il ne fût conu dès longtemps auparavant, puis qu'il étoit déja en usage parmi les Médecins *Cnidiens*, qui avoient précedé Hippocrate. Il y auroit encore moins à douter touchant l'*Ellebore*, si l'Histoire de Mélampe, qui a été rapportée, n'étoit point fabuleuse.

Mais quand on n'auroit pas toutes ces preuves, je ne laisserois pas de croire la purgation très-ancienne par une autre raison. C'est qu'elle semble être une conséquence nécessaire d'une expérience qu'on n'a pu manquer de faire presque aussi-tôt qu'il y a eu des hommes. Car enfin il est impossible qu'on ait beaucoup tardé à s'appercevoir que l'on se portoit mal, lors qu'on avoit l'estomac chargé, ou le ventre constipé. Cela étant, il est vraisemblable que l'on a d'abord cherché des moyens pour procurer l'évacuation des excremens, lors qu'elle tardoit trop à se faire, ou lors qu'on se sentoit trop rempli. Ou plûtôt, quelcun ayant mangé, sans y penser, de quelque herbe qui l'avoit purgé, & s'en étant trouvé ensuite plus dispos & plus sain, il y a bien de l'apparence qu'on n'a pas manqué aussi-tôt de profiter de cet effet du hazard; & que la même personne, ou d'autres, ont essayé la même chose lorsqu'ils ont cru en avoir besoin. Ou enfin, quelcun ayant remarqué que les malades se tiroient souvent d'affaire par des *diarrhées*, l'on a tâché d'imiter la nature, & de l'aider par le moyen des choses que le hazard avoit fait conoître propres à émouvoir le ventre.

C'est apparemment une raison semblable à celle qu'on a touchée en dernier lieu, qui a fait penser à la *Saignée*. Les premiers hommes voyant qu'une perte de sang terminoit souvent des maladies, ou que lors qu'on saignoit abondamment du nez, on se trouvoit soulagé du *mal de tête*, & que les femmes se portoient mal lors que leurs ordinaires leur manquoient, ils se sont avisez de vuider par artifice un sang qui ne pouvoient pas sortir de lui même.

Mais on peut dire à cela, qu'encore que certaines évacuations de sang soient souvent nécessaires, & soulagent les malades, il ne s'ensuit pas qu'on ait pu aussi aisément entreprendre d'imiter la nature en cette rencontre, comme lors qu'il s'est agi des purgatifs. Ce dernier remede fait vuider des excrémens par les voyes ordinaires, au lieu que par la Saignée nous répandons une liqueur qui paroît si nécessaire à l'entretien de la vie, qu'on ne sauroit la voir couler sans quelque horreur, & que cette même liqueur sort encore par un chemin extraordinaire; outre que les purgatifs ont été trouvez par hazard & sont entrez dans le corps des premiers hommes, de la même maniere que la nourriture, ce qu'on ne peut pas dire de la Saignée.

Il est donc certain que la purgation a été indiquée beaucoup plus naturellement que la Saignée; & qu'il a fallu beaucoup plus de raisonnement, pour se porter a ouvrir les veines, que pour donner des purgatifs, & par cette raison je croirois la purgation la plus ancienne.

Je

Je sai bien que 1 Pline prétend que nous ayions l'obligation de la découverte de la Saignée à l'*Hippopotame*, ou *Cheval marin*. Cet animal, dit l'Auteur qu'on vient de citer, étant devenu trop gros & trop gras à force de manger, se sert d'un roseau pointu pour s'ouvrir une certaine veine de la jambe; & après en avoir laissé couler une quantité suffisante de sang, bouche la playe avec de la bouë; ce que les hommes n'ont pas manqué d'imiter. Mais il faut mettre ce compte avec celui que le même Auteur nous débite, dans le Chapitre qui suit, touchant l'oiseau appellé *Ibis*, qui a aussi montré aux hommes à se donner des *lavemens*, lors qu'ils ont remarqué que cet oiseau se mettoit avec le bec de l'eau de la mer dans le derriere. On doit dire la même chose de tous les autres médicamens qu'on prétend tenir des bêtes.

Des xxviij. premiers Sicles du Monde.

Ce n'est pas qu'il ne soit possible que les bêtes ayent fait conoître aux hommes divers remédes; mais ce n'est qu'entant que le hazard les a exposées, aussi bien que les hommes, à en faire l'essai. 2 Ainsi les chevres de Mélampe ayant mangé de l'ellebore, autant ou plûtôt par hazard que par ce qu'on appelle l'*instinct*, & leur maître y ayant pris garde, cela lui valut la découverte d'un grand remede. On peut dire la même chose de ce que rapportent 3 quelques Auteurs, que l'on a appris à guérir la maladie, appellée *Hypochyma*, après avoir remarqué que des chevres, qui avoient cette maladie, avoient recouvré la vuë, pour s'être percé les yeux avec un jonc, ou avec une épine, en paissant dans le bois. Si ce n'est pas ici une fable, c'est encore un effet du hazard qui a beaucoup servi.

Il se peut aussi, sans que le hazard s'en soit mêlé, que les premiers hommes, ayant trouvé quelque simple qui leur étoit inconu, ils ayent fait l'experience sur quelque animal, avant que d'en prendre eux mêmes. En ce cas les bêtes leur en auront enseigné l'usage, mais ce ne sera pas au sens des Naturalistes. On ne s'est pas avisé de dire que les bêtes eussent montré aux hommes *les poisons* que l'on a tiré des entrailles de la terre; cependant ils en ont trouvé de plus de sortes, qu'il ne seroit à souhaiter.

CHAPITRE XIX.

HYGIEIA, ou SALUS, & EPIONE, femme d'Esculape; ÆGLE; PANACEIA; IASO; ROME; ACESO, ses filles; ERIOPIS, sa sœur.

L'Etymologie de tous ces noms fait voir que ce n'est ici qu'un 4 jeu d'esprit, & une continuation de la fiction, par laquelle on a introduit *le Soleil* comme l'Auteur de la Médecine sous le nom 5 d'*Apollon*. En suivant la même allusion *Esculape*, que l'on a dit être fils d'Apollon, se prend pour l'*Air*. *Hygieia*

1 *Lib.* 8. *Cap.* 26.
2 *Voyez ci dessus. Chap.* 2.
3 *Galeni Introductio.*
4 *Pausanias in Achaicis.*
5 *Voyez ci dessus, Chap.* 7.

Des xxviij. premiers Siécles du Monde.

Hygieia ou *Hygeia*, c'est à dire la santé, est appellée sa femme, ou, selon d'autres, sa fille, parce que notre santé dépend de l'air que nous respirons, autant ou plus que de toute autre chose. La Déesse *Salus*, que l'on représente dans les médailles comme une femme demi nue qui offre de la viande à un serpent, dans une coupe, est à peu près la même. *Æglé*, c'est à dire *la lumiere* ou son *éclat*, marque que l'air *illuminé* & *purifié* par le soleil, est le meilleur de tous. Par *Iaso*, & *Panacea*, qui sont la même chose que *la guérison*, & *la Médecine universelle*, l'on a voulu insinuer que *le bon air guérissoit toutes les maladies*. *Romé*, qui signifie *la force*, & *Iaso*, qui est la même chose, qu'*Aceso*, indiquent aussi que l'on *se guérit*, & que l'on *reprend des forces* en humant un bon air.

La femme d'Esculape est encore appellée *Epione*, par quelques autres, d'un mot Grec qui signifie *adoucir*. D'autres, comme on l'a dit, l'ont nommée *Hygeia*; d'autres *Lampetié*, qui a presque la même signification qu'*Æglé*; & d'autres enfin, comme Hyginus, lui ont donné le nom de *Coronis*, que nous avons dit être celui de la mere d'Esculape. Le Scholiaste de Pindare parle enfin d'une sœur du même Esculape, qu'il appelle *Eriopis*. On parlera dans la suite de quelques autres Déesses, à qui l'on avoit recours dans les maladies, & de quelques femmes qui entendoient la Médecine.

Ce feint Esculape & sa famille imaginaire semblent confirmer ce qu'on a dit ci-devant qu'il n'y avoit jamais eu d'Esculape Grec. Et quant à Podalire & à Machaon qui peuvent avoir été de veritables hommes, & s'être trouvez au siege de Troye, en qualité de Médecins ou de Chirurgiens, le Poëte les a faits, à mon avis, fils d'Esculape, pour leur faire plus d'honneur; dans le même esprit qu'il a dit des Médecins en géneral, *qu'ils étoient de la race de Paon*, Médecin des Dieux, dont il a été parlé ci-devant.

CHAPITRE XX.

Suite de l'Histoire d'Esculape, où l'on void la part qu'il a eu dans la Médecine, après avoir été mis au rang des Dieux.

NOus avons vu jusques ici tout ce que l'on a dit d'Esculape, consideré comme un homme. L'ordre voudroit que l'on suspendît de rapporter quelle part il a eu dans ce qui concerne la Médecine depuis qu'il a été deifié, & que l'on reservât chaque particularité pour le temps auquel elle seroit arrivée. Mais l'on a cru qu'il valoit mieux, pour éviter les digressions, achever tout d'un temps l'Histoire de cet homme, ou de ce Dieu Médecin.

Entre ceux, dit Clément Alexandrin, *qui ont été autrefois des hommes, quoi que l'opinion du peuple en ait fait des Dieux, on compte un Hermes Thébain, & un Esculape de Memphis.* Le même Auteur, qui fait ici un Esculape Egyptien, & qui le joint à Hermes, semble le confondre avec l'Esculape Grec, lors qu'il dit ailleurs, *qu'Esculape n'a été déifié que cinquante-trois ans avant la guerre de Troye*, comme on l'avoit déja remarqué ci-dessus. Il se peut qu'en ce dernier endroit il parlât après les Grecs, qui ne croyoient pas Esculape plus ancien.

Quoi

Quoi qu'il en soit, 1 Pausanias assûre qu'Esculape fut estimé Dieu dès le commencement, & qu'il n'a pas été de ceux dont la réputation est allée insensiblement en augmentant. Cet Auteur prétend prouver ce qu'il avance, particulierement par un passage de l'Iliade, où Machaon est appellé *homme fils d'Esculape*, ce qui est la même chose, selon Pausanias, que si Homere avoit dit, *homme fils d'un Dieu*.

Des xxviij. premiers Siecles du Monde.

Esculape ayant été mis au rang des Immortels, on lui bâtit des temples en divers endroits; on lui fit des vœux, & on lui sacrifia comme au Dieu de la Santé. 2 On bâtit même des temples à ses fils, & à ses petits-fils.

Entre ceux que la Grece fit construire à l'honneur d'Esculape, celui *d'Epidaure* tenoit le premier rang. Cette ville étoit consacrée à ce Dieu, ou parce qu'il y étoit né, ou simplement parce qu'il y avoit demeuré. On voyoit dans ce temple, qui étoit à cinq milles de la ville, sa statue composée partie d'or, partie d'yvoire, de la main de *Thrasymede*, fameux Sculpteur. Cette statue étoit d'une grandeur extraordinaire; & elle représentoit le Dieu assis sur un thrône, tenant d'une main *un bâton*, & s'appuyant de l'autre sur la tête d'un *dragon*, avec *un chien* à ses pieds. Pausanias dit que ce chien étoit mis aux pieds d'Esculape, parce qu'un chien l'avoit gardé lors qu'il fut exposé, comme on l'a dit ci-dessus; mais ne pourroit-on pas croire que cet animal étant l'emblême de *la sagacité*, si nécessaire à un Médecin, on le placoit aux pieds du Dieu de la Médecine. *Voyez ci-dessus ce qui est dit d'Anubis.*

3 On représentoit autrement Esculape 4 avec une fort longue barbe, habillé en Médecin, & assis; ayant sur ses genoux des boëtes d'onguens, avec les instrumens nécessaires à la profession. De la main droite il tenoit sa barbe, & de la gauche *un bâton entortillé d'un serpent*, 5 pour marquer, que les malades ont besoin, pour se guérir, de faire un corps neuf, ou de quitter leur vieille peau, comme le serpent se dépouille de la sienne. De plus le serpent étant le symbole de *l'attention*, faisoit comprendre que les Médecins doivent se rendre fort attentifs à tout ce qui arrive aux malades. Nous avons vu ci-dessus que les serpens étoient aussi consacrez à Isis. Pour le bâton, il signifioit que ceux qui sortent de maladie ont besoin de beaucoup de ménagement pour ne pas retomber. D'autres ajoûtent que le bâton d'Esculape étoit plein de *nœuds*, pour marquer *les difficultez* qui se rencontre dans l'étude & la pratique de la Médecine. *Festus*, de qui l'on a tiré cette derniere remarque, ajoûte que ce Dieu portoit *une couronne de laurier*, parce que cette plante sert pour divers remedes. On lui faisoit aussi porter une pomme de *Pin*, peut-être pour la même raison. *Voyez Pausanias.*

On void encore aujourd'hui des médailles d'Esculape où il est représenté debout, avec le *pallium*, à la Grecque, qui laisse voir presque la moitié du corps nud, depuis la ceinture en haut, & le bâton dont on a parlé, sur lequel il s'appuye. On void en quelques unes *un cocq* à ses pieds, ce qui insinue que le Médecin

1 *In Corinthiac.*
2 *Idem ibidem, & in Messeniacis.*
3 *Abricus, de Deorum imaginibus.*
4 En quelques endroits on le représentoit aussi sans barbe, comme à Sicyone. *Voyez Pausanias.*
5 *Phornutus, De Natura Deorum.*

Des xxviij. premiers Siécles du Monde.

Médecin doit être *vigilant*. En d'autres on trouve *une chouette*, pour dire qu'un Médecin doit être aussi *clairvoyant* & aussi prêt *de nuit*, comme de jour pour secourir les malades. La statue d'Esculape décrite par Casalius (*De Prophan. Rom. Ritibus*, *Cap.* 7.) a du côté droit un *Aigle*, ou un *Vautour*, à ses pieds, & du gauche une *tête de Belier*. L'Aigle a la vuë fort perçante, & pouvoit signifier qu'un Médecin doit être *clair-voyant*. Cet oiseau est d'ailleurs un emblême de la longue vie, que la Médecine procure, &c. Les Vautours étoient consacrez à *Isis*, par la raison que l'on en a rapportée ci-dessus, & qui peut avoir obligé à en mettre aussi un aux pieds d'Esculape. La tête de Belier marque pareillement les songes, & les divinations. *Voyez Pline, Liv.* 37. On faisoit coucher les malades que l'on avoit portez au temple d'Esculape, dans des peaux de Beliers, afin qu'ils eussent des songes divins.

Dans plusieurs médailles Esculape se trouve aussi accompagné d'une petite figure qui représente un jeune garçon couvert d'une robe à capuchon. Mr. Spon vouloit que ce fût un emblême de *la maladie*, qui est l'objet de la Médecine, parce que chez les Anciens, les malades prenoient la robe & le bonnet pour se couvrir, au lieu que ceux qui se portoient bien, alloient tête nuë. On appelloit ce jeune garçon, ou ce petit homme, TELESPHORE.

Mr. Patin rapporte une médaille battue à l'honneur de l'Empereur *Adrien*, où l'on voit d'un côté Esculape avec *Hygieia*, & de l'autre *Telesphore*, avec cette inscription autour, ΠΕΡΓΑ. ΕΠΙ ΚΕΦΑΛΑΙΩΝΟΣ. Et tout auprés du Telesphore, il y a ces lettres OB. Ce savant Antiquaire & Médecin explique les premiers mots de cette maniere: *Pergamenorum*, *sub Cephalione*, ajoûtant en caractere Italique *Telesphorus*. Il dit ensuite, après Pausanias, que Telesphore étoit une Divinité des Pergaméniens, qui avoit été ainsi nommée par le commandement de l'Oracle, & que quelques uns traduisoient ce mot par celui de *Devin*, ou de *Ventriloque*. Cette explication me faisoit croire que *Telesphorus*, & *Ob*, étoient une même chose; trouvant d'ailleurs ce dernier nom aussi traduit par celui de *devin*, ou *d'esprit ventriloque*.

Voici comme en parle Selden: *On traduit ordinairement le mot* OB, *par celui de* Python, *ou de* Magicien. *Mais* Ob *étoit un Esprit ou un Démon*, *qui donnoit ses réponses comme si ses paroles étoient sorties des parties que l'honêteté ne permet pas de nommer*, *ou quelquefois de la tête*, *& quelquefois des aisselles*, *mais d'une voix si basse*, *qu'il sembloit qu'elle vint de quelque cavité profonde*, *comme si un mort avoit parlé dans le sepulcre*; *en sorte que celui qui le consultoit ne l'entendoit souvent point du tout*, *mais se figuroit ce qu'il vouloit là-dessus.* Selden ajoute peu après ce qui suit: *Voyez l'histoire de Samuel*, *dont la figure fut représentée à Saül par une femme*, *des parties honteuses de laquelle* Ob *parloit*, *ou étoit censé parler. L'Ecriture*, *dans le premier Livre de Samuel*, *Chapitre* 38. *appelle cette femme* Pythonisse, *ou* Ventriloque, *comme traduisent les Septante*, une femme qui avoit Ob, *d'où vient que Saül lui parle ainsi*, Devine moi, je te prie, par Ob; *ce que les* LXX. *ont traduit*, Devine moi par le Ventriloque. *Ob étoit donc un Esprit qui parloit du ventre.*

La conjecture me paroissoit assez bien fondée, mais feu Mr. Patin m'a fait la grace de m'apprendre qu'au lieu de OB, il faut lire TOB, ce dernier étant beaucoup plus frequent dans les médailles. Il croyoit même qu'il falloit sépa-

rer

rer les deux premieres lettres TO, d'avec le B, & lire TO. B. en deux mots, qui signifient, selon lui, *la seconde fois*; cette seconde fois, pouvant recevoir beaucoup d'interpretations, ou de la ville où la médaille a été frappée; ou du Préteur, ou du Pontife sous lequel elle a été faite. Il remarquoit enfin qu'on trouve ce mot dans des médailles, où il ne s'agit nullement du Telesphore. Si M. Patin ne s'est point trompé, particulierement dans cette derniere remarque, elle renverse toute ma conjecture. Il est juste que je l'en croye sur une matiere, dont il pouvoit parler en Maître. Au reste Pausanias dit que le même que les Pergaméniens appelloient Telesphore, étoit appellé *Acesius*, à Epidaure, & *Evamerion*, dans la Messenie. *Acesius*, aussi bien que *Aceso*, dont on a parlé au Chapitre précédent, vient d'un mot Grec qui signifie, *je gueris.* On voit dans le revers des deniers de la Famille *Acilia*, un Esculape, sans doute parce que cette famille tiroit l'étymologie de son nom de ce même mot.

Des xxviij. premiers Siecles du Monde.

Pour revenir à Esculape lui même, de tous les animaux que nous avons dit qu'on représentoit avec lui, il n'y en avoit point qui lui fût plus particulierement consacré que le Serpent. Lors que ce Dieu se faisoit voir, c'étoit toûjours sous la figure de cet animal. Ce fut celle qu'il prit pour venir délivrer la ville de Rome de la peste, l'an CCCL de sa fondation. *Les Romains*, dit Aurelius Victor, *envoyerent à Epidaure, par le conseil de l'Oracle, dix Députez, dont le principal étoit Q. Ogulnius, pour faire venir le Dieu Esculape à Rome. Ces Députez étant arrivez à Epidaure, comme ils admiroient la statue d'Esculape pour sa grandeur extraordinaire, on vit à l'instant sortir de son gîte un Serpent qui imprimoit dans l'esprit de tout le monde plutôt de la veneration que de la terreur, & qui passant par le milieu de la ville au travers de la foule étonnée de ce prodige, se rendit au vaisseau des Romains, & s'alla jetter dans la chambre d'Ogulnius. Les Députez ravis d'emporter avec eux le Dieu, se rendirent heureusement à Antium où ils firent quelque séjour. L'agitation de la mer ne leur permettant pas de naviger pendant ce temps-là, le Serpent se glissa dans un temple voisin dédié à Esculape; mais il revint au vaisseau quelques jours après, & continua sa route en remontant le Tibre, jusqu'à ce qu'étant arrivé dans l'Isle que forme cette riviere, il sauta à terre. On lui bâtit un temple dans ce même lieu, & la peste cessa.*

Festus prétend que ce temple d'Esculape fut bâti au milieu de l'eau, pour marquer la coûtume des Médecins qui guérissent leur malades en leur faisant boire de l'eau. 1 Pline rend une autre raison de ce fait. Les Romains, selon lui, ne logerent Esculape dans l'Isle du Tibre, que parce qu'ils ne vouloient pas le recevoir dans l'enceinte de leurs murailles, si grand étoit l'éloignement qu'ils avoient pour l'art sur lequel il presidoit! Mais il n'y a guere d'apparence qu'ils en eussent usé de cette maniere avec un Dieu qu'ils avoient demandé avec tant d'empressement, & qui prenoit la peine de venir de si loin à leur secours. 2 Plutarque semble avoir penetré dans le veritable motif des Romains en cette occasion, lors qu'il dit, qu'ils bâtirent ce temple hors de leur ville, à l'imitation de celui d'Epidaure, qui étoit, comme on l'a remarqué

1 *Lib. 29. Cap. 1.*
2 *Quæstion. Roman. 94.*

Des xxviij. premiers Siecles du Monde.

qué à cinq milles de cette ville. Le même Auteur ajoûte, *que ces temples avoient sans doute été placez à la campagne, afin que les malades, qui venoient s'y rendre*, comme dans une espece d'hôpital, *jouissent d'un air plus libre & plus sain.*

Si le conte d'Aurelius Victor n'est pas faux dans toutes ses circonstances, on peut dire que les Serpens d'Epidaure, que l'on apprivoisoit facilement, & qui ne faisoient de mal à personne, avoient été dressez à ce badinage. 1 *Tous les dragons, ou les serpens*, dit Pausanias, *sont consacrez à Esculape, mais principalement d'une certaine espece, qui sont de couleur brune, qui se laissent apprivoiser, & qui ne se trouvent que dans le seul territoire d'Epidaure.* Ce fut d'un de ces dragons que se servit *Alexandre*, ce fameux imposteur dont il est parlé dans Lucien, & qu'il disoit être le fils de *Podalire.* On trouve dans le revers d'une médaille de M. Aurele, frapée par les Pergaméniens une statue d'Esculape montée sur une colomne. Il tient en sa main un bâton entouré d'un serpent; & l'on voit à ses pieds les fleuves *Selinus*, & *Cetius*, dont le premier couloit au travers de la ville de Pergame, & le second le long de ses murs. Ces fleuves, ou les divinitez qui les représentent, tiennent châcune un bouquet d'Apium aquatique, & au dessous il y a deux couronnes. Voyez Mr. de Spanheim, *De Usu & Prastantia Numismatam.* Le même Auteur, dans la derniere Edition du même Ouvrage, raporte deux belles médailles, qui ont châcune au revers un Esculape trainé, ou porté, par des *Centaures.*

Le même culte qu'on rendoit à l'Esculape d'Epidaure, fut suivi dans toutes les autres villes de la Grece, qui bâtirent des temples à ce Dieu. Pausanias prétend même que l'Esculape des *Cyréniens*, dont on a dit un mot ci-dessus, avoit aussi été tirée d'Epidaure, quoi qu'il reconoisse que le culte des Cyreniens étoit different de celui des Grecs, en ce que les premiers immoloient des *Chevres* à leur Esculape, ce qui ne se faisoit pas dans la Grece. Mais cet Auteur pouvant être soupçonné de favoriser sa nation, comme il seroit aisé de l'en convaincre à d'autres égard, il y a bien plus d'apparence que *Cyrene*, qui étoit une ville de Libye, voisine de l'Egypte, avoit reçu de ce pas-là tout ce qu'elle savoit sur ce sujet, & qu'elle adoroit l'Esculape dont on a parlé ci-dessus. Quelle apparence que si les Cyréniens eussent tiré d'Epidaure la maniere de servir ce Dieu, ils se fussent avisez de lui sacrifier un animal si different de celui qu'on choisissoit pour cela dans la Grece, où on lui immoloit *des poules*, selon la remarque de Festus, ou *des Cocqs*, comme on l'apprend de Platon, qui rend une raison de ce fait qui mérite d'être rapportée. *Les Anciens*, dit-il, *ont immolé à Esculape Médecin, fils de Phœbus, un Cocq, oiseau qui annonce la venue du jour & du soleil; voulant marquer qu'ils se confessoient redevables du jour, ou de la lumiere de la vie, à la bonté divine, qui est celle qui nous guerit de tous nos maux.*

Mais avant que nous laissions le temple d'Epidaure, il ne faut pas oublier de remarquer que l'on voyoit au dedans de ce temple plusieurs *Colomnes*, sur lesquelles étoient gravez les noms de ceux qui avoient été guéris par le Dieu, avec une description de chaque maladie dont on les avoit traitez, le tout en langue Dorique. Pausanias dit que six de ces colomnes subsistoient encore de

son

1 *In Corinthiac.*

son temps. Il ajoûte qu'il y avoit dans le même lieu une ancienne colomne, séparée de toutes les autres, où on lisoit, 1 qu'Hippolyte avoit offert vint chevaux à Esculape en recompense de ce qu'il lui avoit rendu la vie.

Des xxviij. premiers Siecles du Monde.

Le même Auteur remarque qu'un certains *Archias* ayant été guéri de quelque maladie à Epidaure, transporta cette Religion à *Pergame*. Voila ce qui donna occasion à cette derniere ville de bâtir aussi un temple à ce Dieu. Ainsi ce ne fut pas pour y avoir eu *sa boutique*, comme l'ont cru quelques Savans, sur un passage de Lucien mal entendu. Lors que cet agreable railleur introduit Jupiter se plaignant que ses temples étoient devenus déserts, depuis qu'Apollon avoit établi ses oracles à Delphes, & Esculape *sa boutique de Médecine* à Pergame, il n'a voulu marquer par cette boutique que *le temple de ce Dieu*, où l'on alloit chercher à se guérir comme dans les boutiques des Médecins, desquelles on parlera ci-après. Esculape, ou ses Prêtres avoient leur boutique à Epidaure, & dans tous les autres lieux où ils étoient établis, aussi bien qu'à Pergame. Cette boutique étoit dans le temple, ou dans quelque apartement voisin, & les Prêtres y tenoient & y préparoient les médicamens qu'ils donnoient aux malades.

Ce temple de Pergame s'étoit apparemment rendu autant ou plus fameux que le temple d'Epidaure, puisque Lucien, dans le passage qu'on vient de citer, ne daigne pas faire mention de celui-ci, quoi qu'il fût encore sur pied de son temps. Ce qu'on peut inferer de ce que Pausanias, qui étoit à peu près contemporain de Lucien, ou qui a vécu après lui, parle du temple d'Epidaure comme l'ayant vu, ajoûtant que l'Empereur *Antonin* avoit fait bâtir une maison tout auprès de ce temple, pour y mettre les accouchées & les malades mourans, parce qu'il n'étoit pas permis aux femmes d'accoucher, ni à qui que ce fût de mourir dans l'enclos du temple. Il semble d'ailleurs que l'Esculape de l'Asie mineure avoit su attirer les meilleurs chalans. L'Empereur *Caracalla* fit exprès un voyage à Pergame, pour consulter le Dieu sur une maladie; & l'on trouve quantité de médailles des Antonins, où Esculape est représenté, qui ont toutes été frappées par les Pergaméniens. Il se peut que les Prêtres de Pergame fussent de plus habiles gens que ceux d'Epidaure, dans le temps des Empereurs dont on vient de parler; ce qui étoit fort important, comme on le verra par la suite.

Il y avoit aussi un célebre temple d'Esculape dans l'Isle de *Cos*, qui fut brûlé du temps *d'Hippocrate*. 2 On y voyoit diverses *tables*, ou divers tableaux, où étoient décrits les remedes que le Dieu avoit indiquez à plusieurs malades, qui avoient été guéris par ce moyen, & qui avoient fait pendre ces tableaux dans son temple, comme un témoignage public de leur reconoissance, & afin que les mêmes remedes pussent servir à d'autres persones qui auroient les mêmes maladies. On a dit, comme nous le verrons ci-après, qu'Hippocrate avoit copié ce qui étoit écrit sur ces ces tableaux avant que le temple fut brûlé. Ce même temple fut ensuite rebâti, & il subsistoit encore du temps de Strabon qui en parle ainsi. *Il y a*, dit-il, *dans le fauxbourg de la ville de Cos un temple d'Escu-*

1 *Voyez ci-dessus, Chap.* 12. *&* 13.

2 Pline, & Galien parlent d'une description de Thériaque qui avoit été gravée sur la porte du temple d'Esculape, *Voyez ci-après Part.* 1. *Liv.* 2. *Chap.* 3.

Des xxviij. premiers Siecles du Monde.

d'Esculape qui est fort célebre & rempli d'un grand nombre de presens & d'offrandes; entre lesquelles on compte un Antigonus de la main d'Apelles. Il y avoit aussi, ajoûte cet Auteur, *une Venus sortant de la mer, qui a été consacrée de nos jours à Jules César par Auguste, qui a voulu dédier à son pere celle d'où sa famille étoit issue. On dit*, continue-t-il, *qu'à cause de cette peinture l'on a rabbatu cent talens de la somme que ceux de Cos doivent payer pour le tribut annuel. On dit aussi, qu'Hippocrate avoit exercé la Médecine sur ce qu'il en avoit appris par les tablaux consacrez, que l'on y voyoit. Hippocrate*, dit encore Strabon, *a été l'un des plus illustres personnages de cette ville, aussi bien qu'un autre Médecin nommé Simus.* On peut consulter le même Auteur, aussi bien que Pausanias sur les autres temples d'Esculape, qui étoient en grand nombre par tout le monde, & particulierement dans la Grece.

Il seroit à souhaiter que les Anciens eussent pris la peine de ramasser tout ce qu'on trouvoit écrit soit sur les colomnes, soit sur les tables dont on vient de parler. Peut-être l'ont-ils fait; mais leur travail sur ce sujet n'est pas venu jusqu'à nous. Par bonheur, ou par hazard, on a trouvé encore une de ces tables à Rome, dans l'Isle du Tibre, où l'on a dit qu'étoit un temple d'Esculape. Cette table est de marbre; on la void encore aujourd'hui dans le Palais *Mafée*. & on y lit ce qui suit, qui est en Grec.

Le Dieu a rendu, ces jours ici, l'Oracle suivant à Caius, qui étoit aveugle: Qu'il vint à l'autel sacré, & qu'ayant fléchi les génoux il passât de la droite à la gauche. Qu'après cela il mît les cinq doits sur l'autel; qu'il lavât la main, & qu'il l'applicât sur ses yeux. Ce qu'aiant fait il a fort bien vu, tout le peuple étant present, & témoignant la joye qu'il avoit de ce qu'il se faisoit de si grands miracles sous notre Empereur Antonin.

Lucius ayant mal au côté, & étant desesperé de tout le monde, le Dieu lui a rendu cet Oracle: Qu'il vint prendre de la cendre sur son autel, & que l'ayant mêlée avec du vin, il l'applicât sur son côté. Ce qu'ayant fait il a été guéri, & il a rendu graces au Dieu, & le peuple l'a félicité de sa convalescence.

Julien vomissant ou crachant du sang, & tout le monde desesperant de son rétablissement, le Dieu lui a répondu par son Oracle, qu'il vint & qu'il prît des pignons sur son autel, & qu'il en mangeât pendant trois jours avec du miel. Ce qu'ayant fait il a été guéri, & est venu remercier le Dieu en présence de tout le peuple.

Le Dieu a rendu cet Oracle à un soldat aveugle nommé Valerius Aper: Qu'il prît du sang d'un cocq blanc; qu'il y mêlât du miel, & qu'il en fît un Collyre, dont il mettroit sur ses yeux trois jours consécutifs. Après quoi il a vu, & il est venu rendre graces au Dieu publiquement.

Le premier des remedes que ce Dieu ordonne est purement superstitieux, mais les trois autres sont naturels, & assez semblables à ceux que les Médecins ont accoûtumé d'ordonner en pareils cas; à cela près que ceux d'Esculape sont assaisonnez d'un peu de superstition, ce qui aujourd'hui, aussi bien qu'alors, sert à faire trouver les remedes meilleurs à plusieurs personnes. Il y a apparence que les Prêtres d'Esculape n'avoient guere recours aux remedes de la premiere sorte, si ce n'est lors qu'ils vouloient imposer au peuple en lui produisant des personnes qu'ils avoient gagnées pour feindre des incommoditez qu'elles n'avoient point. Mais quand ils avoient à faire

faire à des gens qui venoient consulter leur Dieu de bonne foi, & qui avoient des maladies guérissables, il étoit de l'interêt de ces bons Prêtres, pour entretenir leur crédit, d'ordonner des remedes qui agissent naturellement, & qu'ils pouvoient apprendre par la lecture des Médecins, & par la pratique; ou qu'ils tenoient d'une ancienne tradition de leurs Prédécesseurs, sans qu'il fût nécessaire que le Démon les leur enseignât, 1 comme le croyoit feu Mr. *Spon.* 2 Ceux qui sont persuadez que les Oracles des Payens étoient un effet de l'artifice & de l'imposture des hommes, ne seront pas en peine sur ce sujet.

Il semble qu'il étoit bien aisé à ces Prêtres de faire accroire à leurs malades tout ce qu'ils vouloient. Comme, d'un côtê, ces pauvres gens avoient accoûtumé de demeurer plusieurs jours couchez dans le temple, & que d'ailleurs leur imagination étoit prévenue de ce qu'ils avoient oüi dire des cures & des conseils d'Esculape, ils ne manquoient pas de 3 songer la nuit à ce dont leur esprit avoit été rempli pendant le jour, & de prendre ensuite leurs songes comme leur ayant été envoyez immédiatement par le Dieu. Il n'étoit pas même impossible qu'ayant suivi ses avis prétendus, la force de leur imagination, ou la foi qu'ils avoient à l'Oracle, ne contribuât beaucoup à leur guerison, lors qu'elle étoit naturellement possible. Ils étoient d'ailleurs si soûmis & si ponctuels à exécuter les ordres qu'ils recevoient, soit en songe, soit autrement, qu'il s'en trouvoit qui s'abstenoient de boire pendant quinze jours entiers, cela leur ayant été ainsi ordonné. Galien, qui fait cette remarque, se plaint que ses malades ne lui étoient pas à beaucoup près si obéissans. Il ne faut pas douter que cette disposition d'esprit de ceux qui recouroient à Esculape, n'avançât beaucoup leur rétablissement, pour peu que les remedes de ce Dieu, ou plûtôt de ses Prêtres, eussent de vertu.

Suidas fait mention d'une ordonnance de l'Esculape d'Athenes, qui est assez particuliere. Ce Dieu étant consulté par un certain Athenien nommé *Plutarque*, & par un Philosophe Syrien appellé *Domninus*, contemporain de *Proclus*, sur deux incommoditez differentes, il leur ordonna à tous deux de manger de la chair de *porc*. Le premier n'en voulut rien faire; & ayant demandé au Dieu, en raillant; quel remede il auroit conseillé à un Juif qui auroit eu sa maladie, il l'obligea de lui ordonner quelqu'autre chose. Mais l'Histoire dit que Domninus, qui étoit effectivement Juif, ne laissa pas, nonobstant les lois de sa nation, de manger du porc, & qu'il s'en trouva si bien qu'il en mangea depuis, tant qu'il vécut. Il arrivoit même que lors qu'il s'en abstenoit un jour entier, il se trouvoit plus mal. Sa maladie étoit un *Crachement de sang*. Ce remede paroît extraordinaire, mais on verra 4 dans la suite quelque exemple d'un semblable conseil donné en pareil cas par des Médecins.

Galien nous apprend aussi certaines particularitez des cures de son Esculape. 5 Un homme

1 *Observations sur les Fievres.*
2 *Voyez ce qu'ont écrit sur ce sujet Mrs. Van Dale, & de Fontenelle,*
3 *Voyez ci-dessus, Chap. 6.*
4 *Voyez Part. 1. Liv. 3. Chap. 26.*
5 *De Subfiguratione Empirica. De Simplic. Medicam. Facultatib. Lib. 11.*

Des xxviij. premiers Siecles du Monde.

homme riche étant venu à 6 Pergame du milieu de la Thrace, poussé à ce voyage par un songe, Esculape lui conseilla de prendre tous les jours d'un remede où il entroit des *viperes*, & de s'en frotter le corps extérieurement. Peu de temps après, cet homme étant devenu *ladre*, ou une maladie qu'il avoit, s'étant changée en *lepre*, il fut parfaitement guéri de cette derniere maladie, par l'usage du remede que le Dieu lui avoit indiqué. Voila ce que dit Galien. L'homme, dont il parle, tenoit peut-être déja de la *ladrerie*, avant qu'il vint à Pergame; mais comme on ne prend pas plaisir à publier ces sortes de maux, il aima mieux qu'on crût qu'il lui étoit venu tout nouvellement, & que le Dieu le lui avoit envoyé pour avoir l'honneur de le guérir. On peut juger par cet échantillon, que les Prêtres de Pergame n'étoient pas ignorans dans la Médecine. On sait que les Médecins ordinaires ont toûjours compté beaucoups sur *les viperes*, dans les maladies de cette nature, & l'on en rapportera quelques exemples dans la suite. Mais il paroitra surprenant qu'Esculape, qui aimoit si fort *les serpens* & qui prenoit quelquefois leur forme, commandât qu'on les tuât pour en faire des remedes. On peut répondre à cela que *les viperes* sont bien differentes des *Couleuvres* d'Epidaure, qui ne faisoient point de mal. *Tous les Dragons*, dit Pausanias, (in Corinthiacis) *sont consacrez à Esculape*, *a la reserve du Dragon Erichtonien*, *que l'on représentoit aux pieds de Minerve*, comme le même Pausanias le remarque ailleurs, (*in Atticis.*)

Ces bons Prêtres n'entreprenoient point ceux qui ne joignoient pas aux médicamens un bon *régime de vivre*; témoin 2 le jeune homme *Assyrien*, qui étant hydropique ne laissoit pas de faire de bons repas & de s'enyver. Il avoit beau consulter & prier le Dieu, il ne lui envoyoit pas même des songes. Enfin, un jour que cet Assyrien, après avoir été extremement irrité contre Esculape, s'étoit endormi, il songea que ce Dieu le renvoyoit à *Apollonius de Tyane*, lui promettant qu'il se trouveroit soulagé, s'il suivoit son conseil. Le jeune homme étant venu trouver ce Divin, ou ce fourbe, & se plaignant fort d'Esculape, qui promettoit, disoit-il, la santé, mais qui ne la donnoit pas, Apollonius lui fit comprendre, *que le Dieu n'accordoit la santé qu'à ceux qui vouloient bien être guéris*, *& non pas à ceux qui*, *vivans comme lui*, *sembloient entretenir leur mal par plaisir.*

Galien dit encore 3 ailleurs, qu'un nommé *Nicomachus*, de Smyrne, étant devenu si gros qu'il ne pouvoit plus se remuer, fut guéri par Esculape; mais il ne nous dit point quand, ni comment. On peut joindre à ces conseils d'Esculape celui qu'il donnoit, selon qu'on l'apprend du même Galien, à ceux que les passions de l'esprit rendoient malades, & que nous avons rapportez 4 ci-dessus.

„ *On y peut aussi joindre ce que dit* 5 *Tacite d'un miracle qui se fit dans le temple* „ *de* Sérapis, *à Alexandrie*, 6 *Sérapis & Esculape n'étant point differens*, *selon* „ *cet Auteur.* Vespasien, *dit-il*, étant à Alexandrie, un certain homme du „ peu-

1 C'étoit la patrie de Galien.
2 *Philostrat. in Vita Apollonii Tyanæi, Lib.* I. *Cap.* 6.
3 *De Different. Morbor. Cap.* 9.
4 *Chap.* 11.
5 *Histor. Lib.* 4.
6 *Voyez ci dessus*, *Chap.* 6.

„ peuple, connu pour avoir les yeux dessechez & perdus, vint se jetter aux „ genoux de l'Empereur, le priant, avec larmes, de vouloir bien apporter du „ remede à sa maladie, de la maniere que le Dieu Sérapis, que cette nation „ superstitieuse adore, le lui avoit indiqué. Ce qu'il demandoit au Prince „ étoit, qu'il daignât lui oindre avec sa salive les jouës & le tour des yeux. „ Un autre vint en même temps, qui ne pouvoit pas se servir d'une de ses mains, „ & qui prioit César, par le conseil du Dieu, qu'il lui mît le pied sur cette „ main. Vespasien s'en rioit au commencement, & traitoit cela de bagatel- „ les; mais comme on le pressoit de tous côtez, tantôt il craignoit de passer „ pour être trop crédule, tantôt, poussé par les prieres des uns, & par la fla- „ terie des autres, il concevoit quelque esperance que la chose pourroit réus- „ sir. Enfin ayant commandé aux Médecins d'examiner si l'aveuglement ou la „ perte de vue dont il s'agissoit, étoit guérissable, ou non, par le secours hu- „ main; les Médecins, après en avoir differemment raisonné, conclurent, „ que la faculté de voir n'étant pas entierement perdue, dans le premier de „ ces hommes, elle pourroit être rétablie, si on ôtoit les obstacles; & que la „ main du dernier, ayant été seulement disloquée, elle pourroit se remettre, „ si l'on employoit en cette occasion une force salutaire. Ils ajoûtoient, que „ les Dieux avoient peut-être cette affaire à cœur, comme ils y avoient le „ Prince lui même, qui avoit été choisi par leur ministere. Ils disoient en- „ fin, que César auroit la gloire de ce remede, s'il réüssissoit, & que la moc- „ querie resteroit à ces miserables, s'il en arrivoit autrement. Sur cela Ves- „ pasien persuadé que rien n'étoit impossible à sa fortune, & qu'il n'y avoit „ rien d'incroyable sur ce Chapitre, commença à donner courage à la multi- „ tude qui étoit présente, en montrant un visage gay; & ayant exécuté les „ ordres de Sérapis, l'impotent eut d'abord l'usage de sa main, & l'aveugle „ revit la clarté. Ceux qui ont assisté à l'un & à l'autre de ces évenemens, „ *ajoûte Tacite*, le racontent encore aujourd'hui, que le mensonge ne pourroit „ plus leur être utile.

Élien parle de plusieurs autres cures miraculeuses faites par Sérapis. *Un nommé Cissus, qui étoit*, dit-il, *fort attaché au culte de Sérapis, ayant avalé des œufs de Serpent, que sa femme lui avoit fait prendre, en fut si fort tourmenté, & s'en trouva si mal, que l'on croyoit qu'il alloit mourir. En cette extremité, le Dieu*, c'est à dire Sérapis, *qu'il avoit prié de le secourir, lui ordonna d'acheter une Muréne en vie, & de mettre la main dans le vivier où il la renfermeroit. Ayant obéi, la Muréne saisit aussi-tôt sa main, & s'y attacha avec les dens. On fit incontinent lâcher prise au poisson, &, au même temps, le mal quitta aussi cet homme; ce même poisson ayant servi d'instrument pour exécuter la volonté du Dieu.*

Un nommé Chrysermus, qui vivoit du temps de Neron, crachant le sang, & étant phthisique, but du sang de Taureau, par l'ordonance du même Dieu, & fut guéri. Bathylis, Crétois, fut aussi guéri de la même maladie, en mangeant de la chair d'âne, par ordre du Dieu. (Voyez le Livre II. de l'Histoire des Animaux, Chap. 34. & 35.) *Sérapis guérit aussi un vigneron, qui, ayant, par mégarde, partagé en deux pieces, avec sa bêche, un Aspic sacré, étoit devenu furieux, & croyoit voir, à tout moment, cet Aspic, qui le poursuivoit, & le mordoit.* (Voyez le Chap. 32.) Ce Dieu guérissoit aussi *les bêtes*, & rendit la vuë à un beau

 cheval,

cheval, à la priere de son maitre, ordonnant qu'on lui fit des fomentations; mais il n'est pas dit de quoi il se servit pour composer ce remede. Voyez le Chap. 31.

Mais ceci n'est rien au prix de ce que notre Auteur raconte d'Esculape lui-même, car on ne voit pas qu'il l'ait confondu avec Sérapis, comme a fait Tacite. Voici l'histoire, ou plutôt la fable, toute entiere (*Ce n'est pas ici le lieu*, dit Elien, Liv. 9. Chap. 33.) *de parler des bons effets de l'auronne, par rapport à la difficulté de respirer, qu'elle guérit, en purgeant le poulmon. Cette même herbe est fort contraire à un méchant animal, qui naît dans les entrailles de l'homme, & qui est une espece de* Ver, *qui croit & s'augmente en longueur d'une maniere surprenante. L'auronne le tue, mais non pas toujours, en sorte que la maladie qu'il cause, est le plus souvent incurable, ou du nombre de celles que les hommes ne peuvent guérir. Hippys, de Rhege, le témoigne, & rapporte ce qui suit. Une femme, dit-il, travaillée d'un Ver de cette sorte, & abandonnée des plus experts Médecins, qui lui avoient fait prendre inutilement les meilleurs médicamens, vint enfin à Epidaure, & pria le Dieu qu'il lui plût de la delivrer de cette maladie. Esculape étant pour lors absent, les ministres de son temple la firent coucher dans le lieu où ce Dieu avoit coutume de faire mettre ceux qui recouroient à lui, & qu'il vouloit guérir; & lui ayant ordonné de se tenir en repos, préparérent aussi-tôt l'appareil nécessaire pour la cure, & l'un deux ayant commencé par couper la tête à cette femme, un autre introduisit sa main dans son ventre, & tira le ver dont il s'agit, qui étoit une terrible bête, & d'une longueur prodigieuse. Cela étant fait ils se mirent en devoir de lui remettre sa tête, & de la placer comme elle étoit auparavant, mais ils ne purent en venir à bout. Sur cela le Dieu revint, & ayant censuré ses ministres de ce qu'ils avoient entrepris une chose dont ils n'étoient pas capables, remit lui-même la tête sur son tronc, par un pouvoir invincible & divin, & rendit entierement la santé à cette étrangere. Que votre Sagesse est grande, ô Roi, ô Esculape, vous qui êtes celui de tous les Dieux qui aimez le plus le genre humain! Il faudroit être insensé pour mettre en parallele la force des hommes avec la vôtre. J'ai voulu rendre ici un témoignage public à votre bénéficence, & faire savoir à tout le monde la merveilleuse cure, que vous avez faite; comme il est hors de doute que l'herbe dont j'ai parlé, est aussi un present que nous tenons de vous.*

Je ne sai si tout ce discours est d'Hippys, ou si la fin est d'Elien lui-même. Esculape, comme on le voit par cet exemple, avoit ses dévots, & ne manquoit pas de gens fort effectionnez à prôner ses miracles. Ce que Tacite pensoit touchant ceux de Sérapis, ne paroit pas si outré, mais on ne laisse pas d'entrevoir par sa conclusion, qu'il y ajoûtoit foi en quelque maniere. Cela ne paroitra pas surprenant si l'on considére que ceux qui ont écrit ceci, étoient des Payens, prévenus, dès l'enfance, en faveur de ces fausses divinitez; & il y a bien de l'apparence que si tout ce qui a été autrefois débité sur le compte des cures miraculeuses d'Esculape, & des autres Dieux Médecins, étoit venu jusques à nous, nous aurions une belle & ample légende. On donnoit communément à Esculape le titre de *Sauveur*, aussi bien qu'à quelques autres Dieux bienfaisans; (*Voyez Spanhem. de Usu & Præst. Numism. Dissert.* 5.) & les Pergaméniens, qui avoient, comme on l'a dit, chez eux un temple consacré à son honneur, & qui étoient fort attachez à son culte, avoient coutume de crier à

haute

haute voix, pour l'honorer, *Esculape est grand*, comme nous lisons dans les Actes des Apôtres que l'on crioit à Ephese, *la Diane des Ephesiens est grande*, (Voyez Aristid. Serm. Sacr. 2.) On venoit de par tout à Pergame, à Epidaure, & aux autres lieux où Esculape avoit des temples fameux, selon que l'on étoit plus à portée de se rendre en un lieu ou en l'autre, ou selon l'opinion que l'on avoit qu'il se faisoit plus de miracles dans un temple que dans un autre, quoi que ce fût toujours le même Esculape que l'on alloit chercher. Les grands & les petits, les riches & les pauvres, les hommes & les femmes, tout y couroit, & les Prêtres de ce Dieu faisoient parfaitement bien leurs affaires.

Des xxviij. premiers Siecles du Monde.

Ce n'est pas qu'il n'y eût d'ailleurs parmi les Payens, des gens de bon sens qui conoissoient l'abus, mais le nombre en étoit petit. On peut compter entre ces derniers, *Polémon*, dont parle 1 Philostrate, qui ayant songé qu'Esculape lui disoit, qu'il s'abstint de boire frais, s'il vouloit être guéri de la *goutte*, s'écria en s'éveillant, comme s'il avoit parlé à ce Dieu, *Vous n'ordonneriez pas un autre remede, si vous vouliez guérir un bœuf?*

Il n'y a qu'à voir aussi de quelle maniere *Aristophane* tourne en ridicule & les Prêtres & le Dieu lui même. Voici comme il fait parler un valet, dans la premiere de ses Comédies. *Comme la Sacrificateur*, du temple d'Esculape, *après avoir éteint les chandelles, nous eut dit de 2 dormir, ajoûtant que si quelcun entendoit 3 le sifflement, qui étoit une marque de l'arrivée du Dieu, qu'il ne bougeât point, nous nous tinmes tous couchez sans faire de bruit. Pour moi*, continue le valet, *je ne pouvois dormir, parce que l'odeur d'un pot plein de potage qu'une vieille le tenoit assez près de moi, me frappoit furieusement les narines. Souhaitant donc passionnément de pouvoir me glisser jusques là, je levai tout doucement la tête; & ayant apperçu le Sacristain qui enlevoit les gâteaux & les figues de dessus la table sacrée, & qui faisant le tour de tous les autels l'un après l'autre, pour voir s'il n'étoit point resté quelque chose, mettoit dans un sac tout ce qu'il trouvoit, je crus qu'il y avoit beaucoup de mérite en ce qu'il faisoit, & je me levai pour aller vers le pot de la vieille.* Celle à qui ce valet faisoit ce conte, lui ayant demandé, *si étant dans le dessein de faire une action de cette nature, il n'avoit point peur du Dieu?* il répond, *qu'il en avoit veritablement eu peur, mais que c'étoit dans la crainte qu'il ne le prévint, & qu'il n'arrivât avant lui prés du pot; car*, dit-il, *le Prêtre m'avoit donné les preuves do ce que le Dieu savoit faire. Peu après il régale Esculape d'un nom 4 fort malhonête.*

Mais on dira peut-être qu'Aristophane étoit un Athée; aussi bien que celui à qui Ciceron fait dire, *que les malades qui guérissent, tiennent plûtôt le rétablissement de leur santé, d'Hippocrate que d'Esculape.* On mettra sans doute dans le même rang 5 ce Prince qui fit couper à l'Esculape d'Epidaure sa barbe d'or disant, *qu'il n'étoit pas seant que le fils eût une si longue barbe, pendant que le pere* (c'est à dire *Apollon*, que l'on représentoit par tout comme une jeune homme) *n'en avoit point.*

CHAPI-

1 *In Vitis Sophistarum.*
2 Les malades couchoient dans le temple d'Esculape, comme on l'a remarqué ci-devant.
3 Ce sifflement étoit celui des serpens, qui représentoient Esculape, & dont on a dit qu'il prenoit ordinairement la figure.
4 Il l'appelle σκατοφάγος, Merdivorus.
5 *Denys, Tyran de Syracuse.*

Des xxviii. premiers Siécles du Monde.

CHAPITRE XXI.

MEDITRINA; JUNON; CYBELE; LATONE; DIANE; PALLAS, ou MINERVE; ANGITIA; MEDE'E; CIRCE; POLYDAMNA; AGAMEDA, ou PERIMEDE; HELENE; & E'NONE, Deesses, ou Héroïnes qui ont eu part à l'invention de la Médecine, ou qui ont eu conoissance de cet Art.

NOus finirons ce premier livre, en parlant de quelques Déesses, que l'on joindra à celles de la famille d'Esculape dont nous avons ci-devant raporté les noms, & de quelques Héroïnes, qui se sont aussi mêlées de la Médecine. A l'egard des Déesses, il semble que nous aurions pu les introduire un peu plutôt; mais la Tradition Egyptienne que nous avons suivie au commencement, & que nous n'avons proprement quittée qu'à l'occasion du dernier Esculape, qui a été confondu avec le premier, a empêché que nous ne soyions entrez dans tout ce que la Fable Grecque débite sur notre sujet, & qui n'a point de rapport, pour le temps, avec ce que les Egyptiens disent de leur côté; les Dieux de ceux-ci étant beaucoup plus anciens que ceux des Grecs, comme on l'a déja remarqué ci-devant.

Festus parle d'une Déesse qu'il appelle *Dea* MEDITRINA, & dont la fête étoit appellée *Sacra Meditrinalia.* Cette fête se celebroit, par les anciens Latins, au temps que l'on commençoit à boire les vins nouveaux; & l'on avoit coutume de dire ces mots, en les goûtant; *Vetus novum vinum bibo, veteri novo morbo medeor*; c'est à dire, *je boi du vin vieux nouveau, pour me guérir des vieilles & des nouvelles maladies:* agréable remede, & pour lequel on laisseroit volontiers tous les autres, s'il faisoit l'effet que ces bonnes gens se proposoient! Je ne sai si d'autres Auteurs que Festus ont fait mention de cette Déesse *Meditrina.*

JUNON étoit aussi invoquée par les malades, sous le nom de *Juno* SISPITA, ou SOSPITA, dans la pensée qu'elle les delivreroit de leurs maux. Ce surnom est derivé du mot Latin *Sospes*, ou *Sispes*, comme parloient les Anciens, qui signifie une personne *saine & sauve*, ou *qui est échapée d'un danger.* Cette Juno Sispita avoit un temple fort célebre à Lavinium, ou Lanuvium, ville du pays Latin; & l'on voit son nom & son effigie dans le revers des deniers de quelques familles Romaines, originaires de la même ville. On la représentoit avec des cornes de *bouc*, ou de *chevre;* comme on représentoit avec des cornes de *belier* une autre Junon, surnommée *Ammonia.* Voyez ce qui a été dit ci-dessus du Dieu *Hammon*, & Spanheim *de Usu & Præst. Numism.* Il y avoit aussi un Jupiter *Sispes*, comme il en conste d'une inscription raportée dans le Livre que je viens de citer.

Les femmes grosses avoient, en leur particulier, une grande dévotion à Junon LUCINA, ainsi nommée du Latin *lux*, c'est à dire, la *lumiere*, parce que l'on s'imaginoit qu'elle aidoit les femmes en travail d'enfant, & faisoit que leur fruit voyoit heureusement la lumiere. C'étoit peut être la même que l'on honoroit

honoroit aussi sous le surnom de Prorsa, tiré du mot *prorsus*, qui signifioit, en vieux Latin, *droit*, parce qu'on croyoit que, par son secours, les enfans sortoient droits du ventre de leurs meres, c'est à dire la tête la premiere, ou par les pieds, qui sont les deux sortes d'achouchemens les plus naturels, ou les plus aisez *Vide Aulum Gell. Lib.* 16. *Cap.* 16.

Des xxviij. premiers Sicles du Monde.

On donnoit encore à Junon le surnom de Fluonia, parce, dit Festus, que dans le temps de la Conception, ou quand les femmes avoient conçu, elle empêchoit que leur sang ne s'écoulât. Je croirois plutôt, que les femmes acouchées l'invoquoient sous ce nom, afin que leurs purgations se fissent heureusement, & que c'étoit la même que Februa; or cette derniere étoit censée aider les femmes dans cette occasion; Martianus Capella les joint toutes deux. On donnoit un office aprochant de celui-là à une Déesse Mena, qui étoit peut-être aussi la même que Junon, & qui présidoit au cours des menstrues. *Augustin. de Civit. Dei Lib.* 7.

Cybele, que l'on regardoit comme la femme de Saturne, & la mere de tous les Dieux, 1 a eu aussi la réputation d'avoir enseigné des remedes aux maladies des petits enfans.

Latone, mere d'*Apollon*, & de *Diane*, devoit pareillement avoir conoissance de la Médecine, dans laquelle ses enfans étoient si savans; aussi Homere l'introduit-il pensant *Enée* de ses blessures, conjointement avec Diane.

On attribue d'ailleurs à cette derniere l'invention de quelques *herbes*, entre lesquelles on compte l'*Artemise*, ou *Armoise*, qui porte 2 le nom de cette Deesse. Quelques uns ajoûtent 3 qu'elle en enseigna l'usage au Centaure Chiron; quoi que d'autres prétendent que c'est à *Artemise*, Reine de Carie, dont on parlera 4 ci-après, que l'on a l'obligation de la découverte de cette plante.

Pallas a aussi trouvé ou découvert les vertus de quelques autres herbes. On met en ce rang celle qui est appellée *Parthenium*, ou *Matricaire*, & qui est d'une grande utilité aux filles, comme étoit Pallas. D'ailleurs 5 Ovide exhorte les Médecins de sacrifier à Pallas, afin qu'elle les favorise de son secours; & l'on voyoit à Athenes une statue de Pallas, avec le surnom de 6 *Higieia*, qui avoit été dressée par l'ordre de 7 *Pericles*, à qui cette Deesse avoit montré en songe l'herbe dont on vient de parler, comme un remede pour un de ses esclaves qui étoit tombé du haut d'un temple. On donnoit aussi à la même Deesse le surnom de *Sotera*, c'est à dire, *qui sauve*. Le Pere Montfaucon, & Mr. Cuper, ont fait mention de quelques anciens monumens, où l'on voit une Minerve appellée *Minerva Medica*, ou *Minerva Hygia*.

Après avoir parlé de ces Deesses, nous voici revenus au temps d'Esculape & de ses fils, dans lequel il se trouve diverses Héroïnes qui ont aussi exercé la Médecine.

1 *Diodore, Liv.* 4.
2 Diane s'appelloit autrement *Artémis*. Vegetius appelle l'Armoise *Dianaria*.
3 *Apuleius, de Virib. Herbar. Cap.* 13.
4 *Part.* 3. *Lib.* 1. *Chap.* 2. On parle en cet endroit de toutes les autres femmes qui ont anciennement exercé la Médecine.
5 *Fastor. Lib.* 3.
6 *Voyez ci-dessus, Chap.* 19.
7 *Plutarque dans la vie des Pericles.*

Des xxviij. premiers Siecles du Monde.

1 ANGITIA, fille d'*Æëta*, Roi de Colchide, est celle de qui *les Marses*, peuples d'Italie, avoient appris la maniere de *charmer les Serpens*. On lui attribue aussi d'être la premiere qui a découvert les *herbes venimeuses*, ou *les poisons tirez des plantes*. On croit qu'elle s'appelloit autrement *Angerona*; il se trouve du moins une 2 ancienne Inscription où ce dernier nom est joint à celui d'*Angitia*, sans qu'il y ait de point entre deux. 3 Quelques uns ont cru qu'elle s'appelloit *Angerona*, parce que les Romains étant affligez de la maladie qu'on appelle *Angina*, c'est à dire, de l'*Esquinancie*, en furent guéris ensuite des vœux qu'ils lui avoient faits. Verrius Flaccus en rend une raison differenre. *Voyez encore l'article de Circé.*

On fait aussi Angitia fille du *Soleil*, & l'on prétend qu'elle est la même que MEDÉE, qui passe chez d'autres pour sa sœur. Les avantures de celle-ci sont conues. 4 Entre les choses surprenantes qu'elle faisoit, & qui lui acquirent la réputation de fameuse *Magicienne*, on disoit d'elle, qu'elle pouvoit rajeunir les vieillards. Le fondement de cette opinion vint de ce qu'elle conoissoit des herbes, *qui teignoient en noir les cheveux blancs*. Elle fut aussi la premiere qui s'avisa de faire des *bains chauds*, pour rendre les corps plus souples & plus agiles, & pour les guérir de diverses maladies; ce qui fit que le peuple, qui voyoit tout cet appareil de chaudieres, d'eau, & de bois, sans en savoir l'usage, publia qu'elle faisoit *bouillir* les personnes qui se mettoient entre ses mains. Le vieillard *Pélias* ayant voulu, nonobstant son âge, essayer ce nouveau remede, & y ayant trouvé la mort, fut cause que l'on ajoûta encore plus de foi à cette fable.

5 Il y a d'autres Auteurs, qui conviennent aussi que Médée n'étoit point *Sorciere*, mais ils tournent la chose un peu autrement. Ils disent, qu'elle rendoit robustes & vigoureux les corps les plus délicats & les plus efféminez, en leur enseignant de pratiquer divers exercices; ce qui fit que ceux qui voyoient ce changement, dirent qu'elle faisoit cuire leurs chairs pour les rendre jeunes. Diodore nous apprend d'ailleurs, que Médée avoit guéri, par le moyen de certaines herbes, les blessures de *Jason*, son mari, de *Laërte*, de la guerriere *Atalante*, & des *Thespiades*.

CIRCÉ, troisiéme sœur de Médée & d'Angitia, n'est pas moins fameuse. La conoissance qu'elle avoit des plantes, la fit passer pour *Enchanteresse*, aussi bien que Médée. Nous apprenons de Diodore, que Circé avoit fait expérience d'un grand nombre de plantes propres contre les venins. Elle donna son nom à celle que les Herboristes ont appellée *Circæa*. 6 Quelques Auteurs ont dit qu'elle avoit un fils nommé *Marsus*, de qui *les Marses*, dont on a parlé dans l'article d'Angitia, étoient sortis. Telle qu'elle étoit, 7 *les Circeïens* la regardoient comme leur Patronne, & lui rendoient un culte Religieux. Ceux qui

1 *Sil. Italic Lib.* 8.
2 *Reines. Inscript.* 136. *Class.* 1.
3 *Macrob. Lib.* 1. *Cap.* 10.
4 *Palæphat. Fabul. Lib.* 1.
5 *Diogenes apud Stobæum.*
6 *Aul. Gell Lib.* 16. *Cap.* 11. *Solin. Cap.* 8.
7 *Cicero, de Natura Deorum, Lib.* 3.

qui voudront savoir plus particulierement pourquoi Circé passa, chez les Grecs, pour une Magicienne, & le pays *Latin*, où elle habitoit, pour le lieu des *malefices*, ou des *empoisonnemens*, peuvent consulter *le Phaleg de Bochart.*

Des xxviij. premiers Siécles du Monde.

Polydamna, femme de *Thon*, Egyptien, est aussi mise entre celles qui ont entendu la Médecine, parce qu'elle avoit conoissance de divers remedes que produisoit son pays, selon la remarque d'Homere. On parlera tout-à-l'heure de quelques uns de ces remedes, dans l'article d'Helene.

Le même Poëte rend témoignage à Agameda, femme de *Mulius*, *qu'elle conoissoit autant de médicamens que la terre en nourrissoit.* 1 On l'appelloit autrement *Perimede.* 2 Quelques uns croyent même que celle qu'Homere appelle ailleurs *Hecameda*, qui lavoit la playe de Machaon avec de l'eau tiede, étoit la même.

Helene, cette belle Grecque, si conue dans la Fable, ne mérite pas moins de trouver ici sa place, comme ayant eu conoissance d'un médicament qu'Homere appelle *Népenthes*, & qu'elle tenoit de *Polydamna*, dont on vient de parler. Ce médicament, comme 3 l'étymologie de son nom le porte, étoit si admirable, *qu'il appaisoit tout deuil, & toute douleur*, & qu'il faisoit oublier tous les maux. *On ne peut pas pleurer*, dit le Poëte, *le jour qu'on en a goûté, quand même on auroit perdu son pere & sa mere, ou la personne la plus chere.* Les qualitez de ce Népenthes ont bien du rapport avec celles de l'*opium*, comme on l'a remarqué ci-dessus. Ce qui peut faire de la peine, c'est qu'Helene en fit mêler dans le vin que l'on servit aux conviez de Ménélaüs, apparemment pour les rendre plus gais, & non pas pour les assoupir. On peut répondre à cela que l'opium fait l'un & l'autre de ces effets en ceux qui y sont fort acoûtumez, & il faut remarquer que cet admirable suc nous vient du pays d'où Helene avoit tiré son Népenthes, c'est à dire, de l'Egypte. D'ailleurs il faut remarquer que tout ce qu'Homere dit des merveilleux effets de cette drogue, ne doit pas être pris à la lettre, & qu'il lui étoit bien permis d'employer ici l'exaggeration, qui est si familiere aux Poëtes.

Enone, rivale de la précédente, n'étoit pas moins savante qu'elle. 4 *Apollon*, dit celle-ci, dans Ovide, *m'a lui même enseigné son Art. Tout ce qu'il y a d'herbes & de racines dans le monde, pour l'usage de la Médecine, sont de ma conoissance. Mais helas, malheureuse que je suis! l'amour ne peut se guérir par aucune herbe, & toute ma science m'est inutile dans cette rencontre.*

5 Au reste, on ne sait point quelles preuves Enone donna de son savoir en Médecine. On sait seulement qu'elle refusa de venir secourir *Paris*, son époux, qui avoit été blessé au siege de Troye; quoi qu'il n'y eût qu'elle seule, à ce que dit la Fable, qui pût le guérir. La même Fable ajoûte que Paris étant mort

1 *Voyez Properce, Liv. 2. Eleg. 2. & le Scholiaste de Théocrite.*

2 *Vide Tiraquell. de Nobilitate.*

3 Ce mot est composé d'une particule negative, & de πένθος qui signifie *deuil.*

4 Ipse ratus dignam medicas mihi tradidit artes,
Admisitque meas ad sua dona manus.
Quæcumque herba potens ad opem, radixque medendi
Utilis in toto nascitur Orbe, mea est.
Me miseram! quòd amor non est medicabilis herbis,
Destituor, prudens artis, ab arte mea.

5 *Vide Photii Bibliothecam.*

Des xxviij. premiers Siecles du monde.

mort de ses blessures, Enone eut un si grand repentir de l'avoir abandonné, qu'elle se tua elle même. La cause du refus qu'elle avoit fait de venir au secours de son époux, c'est que celui-ci, après l'avoir quittée pour Helene, avoit encore, par un mouvement de jalousie & de colere, tué *Corytus*, son propre fils qu'il avoit eu d'Enone, & qu'elle avoit envoyé auprès d'Helene, dans la pensée qu'étant plus beau que son pere, qui étoit pourtant un fort bel homme, Helene prendroit de l'attachement pour lui, ce qui obligeroit Paris à quitter cette seconde femme.

On a parlé ci-dessus de quelques autres femmes savantes en Médecine, comme d'*Isis*, des filles d'Hercule & de Chiron, & de la femme & des filles d'Esculape. On peut les joindre à celles dont on vient de faire l'histoire, aussi bien que celles du même sexe, & qui ont exercé la même profession, dont nous parlerons aussi dans notre seconde Partie, Livre III. Chapitre III.

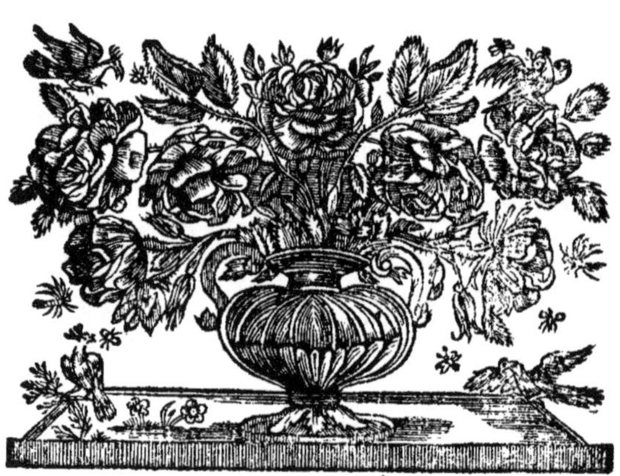

HISTOI-

HISTOIRE DE LA MEDECINE,

PREMIERE PARTIE,

LIVRE SECOND.

Ce qui s'eſt paſſé, par rapport à cet Art, depuis le Siecle XXVIII. juſqu'au XXXVI. ou depuis le temps de la guerre de Troye, juſqu'à celle du Péloponneſe.

CHAPITRE I.

Du vuide qui ſe trouve dans l'Hiſtoire de la Médecine, depuis la guerre de Troye juſqu'à celle du Péloponneſe.

Depuis le Siecle xxviij. juſqu'au xxxvj.

Ous avons rapporté juſques ici à peu près tout ce que nous fournit de conoiſſances l'Antiquité la plus éloignée, touchant la Médecine. Si l'on eſt ſurpris de les voir ſi incertaines & ſi mêlées de fables juſqu'au temps de la guerre de Troye, il y aura bien plus de ſujet de l'être, quand on ſaura que depuis ce temps-là, 1 *la Médecine eſt demeurée couverte de tenebres très-épaiſſes, juſqu'à la guerre du Péloponneſe, qu'Hippocrate l'a remiſe au jour*; ce ſont les paroles de Pline.

Depuis la premiere de ces guerres juſqu'à la ſeconde, qui commença l'an du Monde MMMDXVIII, ſur la fin de la premiere année de l'Olympiade LXXXVII, ils s'eſt écoulé ſept cent ſoixante trois ans. Celſe ne deſcend pas tout à-fait ſi bas que Pline; mais il ne s'en faut qu'environ quatre-vints ans, qui eſt l'intervalle qu'il y a eu entre *Pythagore* & *Hippocrate*; le premier ayant vécu dès la ſoixan-

1 Sequentia ejus (*Medicina*) à Trojanis temporibus, mirum dictu, in nocte denſiſſima latuere, uſque ad Peloponneſiacum bellum. Tunc eam in lucem revocavit Hippocrates. *Lib.* 29. *Cap.* 1.

Depuis le Siecle xxviij. jusqu'au xxxvj.

soixante Olympiade, & le second dès la quatrevint. Voici de quelle maniere Celse parle de cette affaire : 1 *Après ceux de qui j'ai fait mention*, c'est à dire après les fils d'Esculape, *il n'y a personne de réputation qui ait exercé la Médecine, jusqu'à ce que l'on eut commencé à s'appliquer avec plus de soin à l'étude des Lettres. Et comme cette étude est autant nuisible au corps qu'elle est utile à l'esprit, il est arrivé que ceux qui s'y sont attachez,* 2 *ayant ruiné leur santé par des méditations assidues & par des veilles continuelles, ont eu plus de besoin de la Médecine que les autres hommes. C'est par cette raison que la Science de guérir les maladies faisoit au commencement une partie de l'étude de la Philosophie; ensorte qu'on peut dire que la Médecine & la Philosophie sont nées ensemble, & qu'elles ont eu les mêmes Auteurs. De là vient que nous apprenons que plusieurs des anciens Philosophes ont été experts dans la Médecine; entre lesquels on peut compter* Pythagore, Empédocle, & Démocrite *comme les plus considerables.*

Ce que cet Auteur dit ici, *que la Médecine n'a commencé qu'avec la Philosophie*, est une suite de ce qu'il avoit dit auparavant, & que l'on a rapporté ci-dessus, *que toute la Médecine des fils d'Esculape & de leurs contemporains ne consistoit qu'à guérir les playes.* S'il faut rendre quelque raison de ce grand vuide, que ces Auteurs font rencontrer en cet endroit, dans l'Histoire de la Médecine, on peut dire que la science de ceux qui l'ont exercée, pendant tout cet intervalle, ayant été renfermée dans les bornes d'une simple 3 *Empirique*, ils se contentoient de conoître certains remedes, que l'experience leur avoit fait voir être propres à de certaines maladies, sans raisonner ni sur *la cause* de ces maladies, ni sur *l'action des remedes*; de maniere que ces mêmes remedes passant de pere en fils, comme par une tradition manuelle, & ne sortant point de la famille, il n'étoit pas nécessaire de rien écrire sur ce sujet.

Cela supposé, il ne faut pas s'étonner si ces Médecins ne s'étant pas fait conoître par quelques écrits, ce qui est un des principaux moyens de se conserver dans la mémoire des hommes, leurs noms sont demeurez dans l'oubli. Une autre raison de cela, qui n'est pas moins forte, c'est que ceux qui ont succedé à Esculape & à ses fils, quelques habiles gens qu'ils pussent être, n'ayant pas vécu dans le temps des Fables, & n'ayant pas eu occasion de se trouver à un siege aussi fameux que celui de Troye, ils n'ont point eu aussi d'Homere qui ait immortalisé leur nom.

Vixêre fortes ante Agamemnona
Multi &c.

L'on auroit dû attendre des Historiens ce qu'on ne pouvoit pas esperer des Poëtes. Mais l'Histoire de ces temps-là est géneralement confuse & défectueuse, & les Médecins ne sont pas les seuls qui ayent lieu de s'en plaindre. On ne fait,

1 *Celsi Præfat. in Lib.* 1.

2 Il y a plus d'apparence que faisant profession d'étudier la Nature, ils croyoient que la conoissance du corps humain, qui est le plus admirable de ses ouvrages, étoit nécessairement de leur ressort.

3 On expliquera ce terme ci-après; & il se trouve déja expliqué par ce qu'on ajoûte immediatement après.

sait pas même certainement 1 quand *Homere* a vécu, & l'on sait encore moins d'où il étoit. Quand on accorderoit donc à Celse, qu'il n'y a pas eu pendant tout cet espace de temps, de Médecins qui ayent fait du bruit, ou dont la mémoire se soit conservée, il ne faudroit pas le leur imputer, mais au temps auquel ils ont vécu; & il ne s'ensuivroit pas que la Médecine n'ait point été cultivée, avant le periode qu'il marque.

Depuis le Siecle xxviij. jusqu'au xxxvj.

Neanmoins *Isidore d'Hispalis* va encore plus loin que lui. 2 *Apollon*, dit-il, *passe, chez les Grecs, pour l'auteur & l'inventeur de la Médecine. Son fils Esculape a amplifié cet Art, ou du moins il en a eu la réputation. Mais ayant été tué d'un coup de foudre, on dit que dès-lors la Médecine fut interdite, & que l'Art manqua en même temps que son Auteur; cet Art ayant été enseveli, ou caché, pendant près de cinq cents ans, jusques au temps d'Artaxerxes, Roi de Perse, qu'Hippocrate, fils d'Alsclepius, de l'Isle de Cos, le remit en lumiere.* S'il en falloit croire cet Auteur, voila la raison de l'interruption de la Médecine trouvée; Esculape étant mort il ne s'est plus parlé de cet Art jusqu'à Hippocrate. Mais il y a de l'apparence qu'il étoit aussi mal informé de ce qui s'est passé pendant l'espace qu'il marque, comme il l'étoit du nom du pere d'Hippocrate, qu'il nomme *Asclepius*, par une erreur grossiere, ayant cru qu'on l'appelloit *Asclepiadès*, comme Homere appelle Achille *Peleiadès*, parce qu'Hippocrate étoit fils d'Asclepius, comme Achille l'étoit de Pelée; au lieu que le nom d'Asclepiadès étoit commun à tous les descendans d'Esculape, qui en Grec s'appelloit *Asclepius*, Ce qu'Isidore ajoûte immediatement après, touchant les trois Sectes de la Médecine, fait voir encore plus clairement le peu de peine qu'il avoit pris de s'éclaircir sur cette affaire.

L'Histoire des Asclepiades, dont on vient de parler, sera la matiere du Chapitre suivant; & l'on y verra plus particulierement en quel sens on doit entendre ce que les Auteurs que nous avons citez, ont dit touchant le vuide qu'ils prétendent trouver en cet endroit dans l'Histoire de la Médecine.

CHAPITRE II.

Des ASCLEPIADES, & des Ecoles qu'ils ont fondées.

LEs descendans d'Esculape, qu'on a appellé *les Asclepiades*, ont eu la réputation d'avoir conservé la Médecine dans leur famille, sans interruption. Nous en saurions quelque chose de plus particulier, si nous avions les écrits d'*Eratosthenes*, de *Phérécydes*, d'*Apollodore*, d'*Arius* de Tarse, & de *Polyanthus* de Cyrene, qui avoient pris le soin de faire l'Histoire de ces descendans d'Esculape. Mais quoi que les ouvrages de ces Auteurs se soient perdus, les noms

1 *Voyez ci-après, Liv. 2. Chap. 3.*

2 Medicinæ autem artis auctor ac repertor, apud Græcos, perhibetur *Apollo*. Hanc filius ejus *Æsculapius* laude vel opere ampliavit. Sed postquam, fulminis ictu, Æsculapius interiit, interdicta fertur medendi cura, & ars simul cum auctore defecit, latuitque per annos pæne quingentos, usque ad tempus Artaxerxis Persarum Regis. Tunc eam ad lucem revocavit *Hippocrates*, *Asclepio* patre genitus, in Insula Coo. *Origin. Lib. 4. Cap. 3.*

Depuis le Siecle xxviij. jusqu'au xxxvj.

noms d'une partie des Asclepiades se sont au moins conservez, comme le justifie la liste des prédecesseurs d'Hippocrate, qui se disoit le dixhuitième descendant d'Esculape. La généalogie de ce Médecin se trouve encore toute entiere de la maniere suivante.

HIPPOCRATE, de qui nous avons les écrits, étoit fils d'HE'RACLIDE, qui fut fils d'un autre HIPPOCRATE, fils de GNOSIDICUS; fils de 1 NEBRUS; fils de SOSTRATUS troisième; fils de THEODORE second; fils de CLEOMYTIDE'E second; fils de CRISAMIS second; fils de SOSTRATUS second; fils de THEODORE premier; fils de CRISAMIS premier; fils de CLE'OMYTIDE'E premier; fils de DARDANUS, fils de SOSTRATE premier; fils d'HIPPOLOCHUS; fils de PODALIRE; fils d'ESCULAPE. *Etienne de Byzance* donne encore deux autres fils à *Gnosidicus*, outre celui dont on a parlé; le premier de ces deux s'appelloit ÆNIUS, & le second PODALIRE: *Nebrus* pere de *Gnosidicus*, avoit encore un autre fils nommé CHRYSUS, dont on parlera aussi bien que de Nebrus, dans le Chapitre 31. du Livre 3.

2 On dira sans doute que cette généalogie est fabuleuse; mais supposé qu'il y eût quelque erreur ou quelque chose d'inventé en cette succession des Asclépiades, il est du moins certain que l'on conoissoit avant Hippocrate diverses branches de la famille d'Esculape, outre la sienne, & que celle d'où ce Médecin étoit issu, étoit distinguée par le surnom *d'Asclepiades* NE'BRIDES, c'est à dire descendus de *Nébrus*. Celui-ci s'étoit particulierement rendu fameux dans la Médecine, sur quoi la Prêtresse d'Apollon lui avoit rendu un témoignage très-avantageux, selon la remarque de l'Auteur qu'on a cité en dernier lieu. Pour ceux qui sont au dessus, on avouë que l'on n'en sait rien.

Il y avoit encore, comme on l'a dit, d'autres branches des *Asclépiades*, qui étoient répanducs en divers lieux. 3 On comptoit même trois célebres *Ecoles* qu'ils avoient établies. La premiere étoit celle de *Rhodes*, qui manqua aussi la premiere, par le manquement de cette branche des Successeurs d'Esculape; ce qui arriva apparemment long-temps avant Hippocrate, puis qu'il n'en parle point, comme il fait de celle de *Cnide*, qui étoit la troisième, & celle de *Cos* la seconde. Ces deux dernieres fleurissoient en même temps que l'Ecole *d'Italie*, où étoient *Pythagore*, *Empédocle*, & d'autres Philosophes Médecins, quoi que les Ecoles Grecques fussent plus anciennes. Ces trois Ecoles, qui étoient les seules qui fissent du bruit, avoient une émulation réciproque, & disputoient continuellement à qui feroit le plus de progrès dans la Médecine. Cependant Galien donne la premiere place à celle de *Cos*, comme ayant produit le plus grand nombre d'excellens disciples, entre lesquels étoit *Hippocrate*. Celle de *Cnide* tenoit le second rang; & celle d'*Italie* le troisième.

4 Hérodote parle aussi d'une Ecole de Médecins, qui étoit à Cyrene, où nous avons dit qu'il y avoit un temple d'Esculape dont le service étoit different

do

1 *Voyez ci-après, Liv. 3. Chap. 31.*

2 On trouvera dans le premier Chapitre du Livre 4. une Table de la généalogie des Asclépiades, qui va jusqu'aux derniers de leurs descendans conus.

3 *Galen. Method. Med. nd. Lib. 1.*

4 *Lib. 1.*

de celui qui se pratiquoit dans la Grece, ce qui pourroit faire soupçonner qu'il y avoit aussi là des Asclépiades d'une autre sorte.

Depuis le Siecle xxviij. jusqu'au. xxxvj.

Le même Historien fait aussi mention au même endroit, d'une Ecole de Médecine qui étoit à *Crotone*, patrie de DEMOCEDE, fameux Médecin, qui vivoit en même temps que 1 Pythagore. Ce Médecin, à ce que dit Hérodote, ayant été chassé par la séverité de son pere, qui s'appelloit *Calliphon*, vint premierement à *Egine*, & ensuite à *Athenes*, où il fut en grande estime. De là il passa à *Samos*, où il eut occasion de traiter & de guerir *Polycrate*, Roi de cette Isle, d'une grande maladie, ce qui lui valut deux talens d'or. Quelque temps après, ayant été pris prisonnier par les Persans, il cachoit sa profession; mais on le découvrit, & on l'obligea de travailler au soulagement du Roi *Darius*, qui n'avoit aucun repos ensuite d'une *dislocation* de l'un des pieds. Il traita aussi la Reine *Atossa*, femme du même Roi, d'un *Cancer* qu'elle avoit au sein. Cet Historien ajoûte, que Démocede ayant réussi en ces deux cures, reçut de très-riches présens, & s'acquit un si grand crédit auprès du Roi, qu'il le faisoit manger à sa table. Néanmoins cela n'empêcha pas qu'ayant trouvé occasion de retourner en Grece, sous la promesse qu'il avoit faite de servir d'espion, il n'y demeurât tout-à-fait, méprisant tous les honneurs qu'on lui avoit fait en Perse, & se mocquant de ceux qui lui avoient donné cette commission. Il se maria ensuite, & épousa une fille du fameux *Milon*, son compatriote.

On ne sait aucune autre particularité de la Médecine de Démocede, ni de celle des autres Médecins de *Crotone*. On n'a rien à dire non plus de l'Ecole de *Rhodes*. Quant à celle *d'Italie*, il se peut que POLYCLETE, (Médecin dont il est parlé dans 2 les Lettres de *Phalaris*) en fût; puis qu'il étoit Médecin de ce Tyran d'Agrigente, ville de Sicile, où étoit cette Ecole.

On peut juger de la méthode qu'on suivoit dans celle de *Cnide*, par quelques échantillons qu'on en trouve dans Hippocrate. 3 *Ceux*, dit cet Auteur, *qui ont compilé* les Sentences, *ou les Observations* Cnidiennes, *ont fort bien marqué tout ce que les malades souffrent en chaque maladie, & comment une partie de cela leur arrive, & en un mot tout ce qu'une personne, qui ne sauroit rien de la Médecine, pourroit écrire, après s'être informé des malades de ce qu'ils ont souffert. Mais ils ont oublié la plûpart des choses qu'un Médecin doit savoir, sans avoir oui le rapport du malade.*

Le même Auteur remarque de plus, *que les Cnidiens mettoient en usage très-peu de médicamens;* l'Elaterium, (qui est un purgatif tiré du concombre sauvage) le lait, & le petit lait faisant presque toute leur Médecine. On recueille de ce que dit ici Hippocrate, premierement, que ces Médecins se contentoient de faire une énumeration, ou une description exacte des accidens qui accompagnent une maladie, sans raisonner sur les causes, & sans s'attacher au prognostic. On en recueille en second lieu, qu'ils ne se servoient que d'un très-petit nombre de remedes, qu'eux & leurs prédécesseurs avoient sans doute expérimentez.

Ces

1 *Voyez ci-après, Chap. 4.*

2 *Voyez ci-après, Part. 2. Liv. 1. Chap. 6. ce que l'on dit de ces Lettres.*

3 *De Ratione Victûs in Acutis, Lib. 1.*

Depuis le Siecle xxviij. jusqu'au. xxxvj.

Ces deux remarques suffisent pour faire conoître que les Cnidiens n'étoient guere que des Empiriques, ou pour le moins, qu'ils ne se picquoient pas de faire de *grands raisonnements*. Le plus loin qu'ils allassent de ce côté là, c'est lors qu'ils avoient recours à *l'analogisme*, qui est une espece de *comparaison* des maladies & des remedes, comme on le verra par l'exemple que Galien en rapporte. *Les Cnidiens*, dit cet Auteur, *essayoient de guérir ceux qui avoient des abscès dans le poumon, par cette méthode. Comme ils avoient remarqué que la toux fait sortir ce qu'on a dans le poumon, ils faisoient tirer la langue à ceux qui avoient un abscès au poumon, & tâchoient de leur faire entrer quelques gouttes d'eau dans l'âpre artere, à dessein d'exciter par ce moyen une violente toux, qui leur fît rendre tout ce qu'ils avoient de pus dans la poitrine.* On parlera encore de cette méthode, & de quelques autres manieres, que les Cnidiens avoient de traiter certaines maladies, quand on en sera à la pratique d'Hippocrate, entre les livres duquel on en a inséré quelques uns, qui ont passé pour être l'ouvrage de ces anciens Médecins.

Le seul des Médecins Cnidiens, qui ont vêcu dans l'intervalle dont il s'agit, qui nous soit conu, c'est EURYPHON, que l'on a cru l'Auteur des *Sentences Cnidiennes.* Nous parlerons encore de lui 1 ci-après.

A l'égard des Médecins de *Cos*, on peut aussi dire que si les *Prénotions Coaques*, qui se trouvent parmi les œuvres d'Hippocrate, ne sont qu'un recueuil d'Observations faites par les Médecins de Cos, comme plusieurs des Anciens l'on cru, il ne paroît pas non plus que ces Médecins fussent de grands *raisonneurs*; & l'on ne voit pas même qu'ils se soient du tout mis en peine de rendre raison de leurs prognostics. Hippocrate a été, comme on l'a dit, du nombre de ces Médecins. On n'en conoît pas d'autres, que ses prédécesseurs que nous avons nommez ci-devant.

Tout ce qu'on vient de dire prouve qu'il n'est pas si absolument vrai, que Pline & Celse l'ont cru, qu'on n'ait point eu de nouvelles de la Médecine pendant l'intervalle qu'ils marquent, & encore moins que la Médecine n'ait commencé qu'en même temps que la Philosophie, comme l'assure le dernier; si ce n'est qu'il ait entendu parler de la *Médecine Raisonnée*, c'est à dire de celle *qui s'attache particulierement à la recherche des causes cachées des maladies, & à rendre raison de l'operation des remedes.* A la verité celle-ci ne peut guere avoir commencé qu'avec l'étude des Lettres & des Sciences.

On dira sans doute que j'oublie de parler ici d'une chose, qui fait le plus d'honneur aux *Asclépiades*, & qui renverse non seulement tout ce que Celse & Pline ont dit, mais ce que j'ai dit moi-même, lors que j'ai soûtenu que ces Asclépiades n'étoient presque que des Empiriques; c'est qu'ils ont passé pour de grands *Anatomistes.* Il est vrai que Galien est de ce sentiment: *Dans le temps*, dit-il, *que la Médecine étoit toute renfermée dans la famille des Asclépiades, les peres enseignoient l'Anatomie à leurs enfans, & les acoûtumoient, dès l'enfance, à disséquer des animaux, en sorte que cela passant de pere en fils, comme par une tradition manuelle, il étoit inutile d'écrire comment cela se faisoit; puis qu'il étoit autant impossible qu'ils l'oubliassent, que les lettres de l'Alphabet, qu'ils avoient apprises presque en même temps.*

On

1 *Part.* 1. *Liv.* 3. *Chap.* 33.

On trouve encore divers autres passages dans cet Auteur, par lesquels on void qu'il a cru que les Asclepiades possedoient parfaitement l'Anatomie. Mais on peut premierement lui opposer l'autorité d'un ancien Commentateur de Platon, qui attribue au Philosophe *Alcmaon*, dont on parlera ci-après, d'avoir été le premier homme qui ait dissequé quelque animal; ce qui détruit tout ce que Galien dit des Asclépiades, du moins de ceux qui ont précedé Alcmæon, & qui sont ceux dont il s'agit; car pour ceux qui l'ont suivi, ou ils ont été contemporains d'Hippocrate, ou ils sont venus après lui. Mais quand on tiendroit pour suspect le témoignage de ce dernier Auteur, on peut dire secondement, qu'il est plus que probable, par le peu de progrès que l'on avoit fait dans l'Anatomie du temps d'Hippocrate même, que l'on n'avoit examiné avant lui le corps des animaux qu'assez superficiellement; ce qui est bien éloigné de ce qu'assure Galien, *que l'Anatomie étoit en sa perfection du temps des Asclépiades.* Et quant à ce qu'il ajoûte d'un certain intervalle, qu'il prétend qu'il y ait eu entre les plus anciens Asclépiades, & Hippocrate, pendant lequel il veut que l'Anatomie ait été négligée, on verra [1] ci-après ce que l'on en doit juger.

Depuis le Siecle xxviij. jusqu'au xxxvj.

Ce n'est pas qu'on veuille dire que les Asclépiades n'eussent aucune conoissance des parties du corps. Cette pensée seroit absurde; car sans cela ils n'auroient pu exercer ni la Médecine en géneral, ni sa Chirurgie en particulier, qui est ce qu'ils entendoient le mieux. Ils conoissoient sans doute fort bien *les Os*, du moins à l'égard de leur situation, de leur figure, & de leur articulation; autrement ils n'auroient pas pu les reduire, lors qu'ils étoient disloquez ou cassez. Ils n'ignoroient pas non plus la situation des *vaisseaux* considerables. Il faloit qu'ils sûssent où sont *les veines* & *les arteres* qu'ils ouvroient & qu'ils brûloient tous les jours; car l'on a remarqué ci-dessus, en parlant de *Podalire*, que ces operations se devoient déja faire dans ce premier âge de la Médecine. Il faloit d'ailleurs qu'ils fussent bien instruits des lieux où se rencontrent les vaisseaux plus profonds, pour éviter les pertes de sang, lors qu'ils faisoient des incisions, ou lors qu'ils coupoient des membres. Ils devoient enfin être informez des endroits où il y a *des tendons*, & *des ligamens*, & quelques *nerfs* considerables; quoi qu'ils confondissent ces trois differentes parties, & qu'ils conussent peu les dernieres, [2] comme on le verra dans la suite. Ils conoissoient aussi en gros les principaux visceres, comme *l'estomac*, *les boyaux*, *le foye*, *la ratte*, *les reins*, *la vessie*, *la matrice*, *le diaphragme*, *le cœur*, *le poumon*, *le cerveau*, &c. aussi bien que les humeurs les plus sensibles; comme *le sang*, *la bile jaune*, *verte*, *noire* &c. *le phlegme*, *les sérositez*, ou *les eaux*, & toutes les differentes sortes d'excremens qui sortent des diverses parties de notre corps.

Il semble d'abord, que les Asclépiades ne pouvoient pas savoir tout cela sans être *Anatomistes*, ou sans avoir jamais dissequé d'animal. Mais il est aisé de faire voir qu'ils avoient pu sans cela acquerir ces conoissances. La premiere & la plus familiere instruction étoit celle que leur fournissoit ce qu'ils voyoient faire à la *boucherie*, & dans les *sacrifices*. Et pour ce qui regarde le corps humain en particulier, ils profitoient avec empressement de l'occasion qu'ils avoient

1 *Part.* 2. *Liv.* 1. *Chap.* 3.
2 *Liv.* 3. *Chap.* 3.

Depuis le Siecle xxviij. jusqu'au. xxxvj.

avoient de s'instruire lors qu'ils trouvoient sur les champs des os décharnez par les bêtes, ou par la longueur du temps que ces corps avoient été exposez à l'air; ou lors qu'ils rencontroient en quelque lieu écarté le cadavre de quelque pauvre voyageur qui avoit été égorgé par des voleurs, ou ceux des soldats qui étoient morts de quelques grandes blessures dans les combats. Ils consideroient alors, sans être obligez de faire d'autres ouvertures que celles qu'ils trouvoient faites, ni de passer par dessus le scrupule qui les empêchoit de toucher ces corps, ce que le hazard leur découvroit. Le scrupule dont on vient de parler, étoit si grand parmi ces Anciens, qu'il conste par un passage d'Aristote, qu'on rapportera dans la suite, que de son temps on n'avoit point encore dissequé de corps humain: or ce Philosophe a vêcu plus de quatre-vints ans après Hippocrate.

Il est vrai que *les Egyptiens*, comme on l'a déja remarqué ci-devant, ayant une ancienne coûtume d'embaumer les corps morts, étoient obligez pour cela de les ouvrir, ce qui leur fournissoit un moyen d'apprendre quelle étoit la disposition de quelque-unes des principales parties de ces corps; & il se peut que les Asclépiades ayent encore profité des découvertes de ces Egyptiens. Mais comme ceux-ci avoient principalement en vûe la conservation de ces corps qu'ils ouvroient, ils n'alloient pas à peu près aussi avant qu'il auroit été necessaire pour en conoître toutes les parties, & ne se donnoient pas tout le loisir & toute la liberté qu'il auroit falu prendre.

Voilà les principaux moyens, que ces anciens Médecins avoient pour découvrir la structure du corps après la mort des animaux. Mais la meilleure Ecole pour eux, & qui leur servoit plus que tout le reste, c'étoit la pratique de leur mêtier, qui leur fournissoit tous les jours des occasions de voir sur des corps vivans ce qu'ils n'avoient pu découvrir sur les morts; lors qu'ils avoient à traiter des *playes*, des *ulceres*, des *tumeurs:* des *fractures*, des *dislocations*, & autres maladies dépendantes de la Chirurgie. Et comme la Médecine s'étoit conservée dans la famille des Asclépiades pendant plusieurs siecles, & qu'elle y passoit du pere au fils, *la tradition*, & *les observations* des peres & des ancêtres suppleoient au défaut d'expérience de chaque particulier. Ce dernier moyen joint aux premiers, est ce que quelques Médecins, dont on parlera ci-après, ont appellé, *une voye douce & naturelle, quoi que longue, d'apprendre à conoître le corps humain*; soûtenant que cette voye étoie seule suffisante pour la pratique. 1 On verra dans la suite quelles étoient leurs raisons, & ce que les autres Médecins avoient à dire là dessus. On parlera aussi, en son lieu, de quelques Asclépiades qui sont venus long temps après Hippocrate.

1 *Part.* 2. *Liv.* 2.

Depuis le Siecle xxviij. jusqu'au xxxvj.

CHAPITRE III.

SALOMON, ATHAN; HEMAN; CHALCOL; DORDA. On parle aussi des ESSENIENS, & de quelques opinions des Juifs concernant la Médecine. NECHEPSUS, PETOSIRIS; IACHEN; HOMERE; & HESIODE.

PEndant l'espace de sept à huit siecles qui se sont écoulez, comme on l'a remarqué, entre les fils d'Esculape & les derniers de ses descendans dont on a parlé, on ne trouve rien d'ailleurs dans la Grece, par rapport à la Médecine, que ce qu'on tire de quelques Auteurs qui n'ont pas été Médecins de profession, à la reserve de trois ou quatre. Les uns sont Poëtes, & les autres Philosophes. Nous verrons ce qu'ils nous fournissent, aprés avoir examiné ce qui s'est passé en d'autres pays, dans l'intervalle dont il s'agit.

Nous avons ci-devant fait mention de quelques Rois d'Egypte, qui se sont mêlez de la Médecine; il s'en est encore trouvé quelques autres, comme nous le dirons dans ce même Chapitre. Les Rois de Judée leurs voisins s'attachoient aussi quelquefois à cette conoissance, témoin le grand Roi SALOMON, qui commença de regner l'an du Monde deux mille cent vint-neuf, environ cent soixante & dix ans après le siege de Troye. L'Ecriture Sainte dit de ce Prince, 1 *qu'il avoit écrit cinq mille Cantiques*, ou Pieces de Poësie, *& qu'il avoit prononcé ou composé trois mille sentences remarquables; qu'il conoissoit depuis le Cedre du Liban jusqu'à l'Hyssope qui croit sur les murailles; & qu'il avoit écrit touchant les reptiles, les poissons, les oiseaux, & tout les autres animaux.* Entre les autres conoissances que Salomon s'attribue dans le Livre *de la Sapience* (Chap. 5.) il assure *qu'il étoit instruit des differences des plantes & des proprietez des racines.*

» *Joseph étendant ce qu'on vient de dire, remarque* 2 que Dieu remplit Salomon d'un sagesse & d'une intelligence si extraordinaire, que nul autre dans » toute l'Antiquité ne lui avoit été comparable; & qu'il surpassoit même de » beaucoup les plus capables des Egyptiens que l'on tenoit y exceller. Il composa, *ajoûte Joseph*, cinq mille Livres de Cantiques & de vers, trois mille » de paraboles, à commencer depuis l'hyssope jusqu'au cedre; & à continuer » par tous les animaux, tant oiseaux que poissons, & ceux qui marchent sur » la terre; car Dieu lui avoit donné une parfaite conoissance de leur nature » & de leurs proprietez dont il écrivit un Livre. Et il employa cette conoissance à composer pour l'utilité des hommes divers 3 remedes, entre lesquels » il y en avoit qui avoient même la force de chasser les Demons, sans qu'ils » osassent plus revenir. Cette maniere de les chasser est encore en grand usage parmi ceux de notre nation; & j'ai vu un Juif, nommé Eleazar, qui, » en la présence de l'Empereur Vespasien & de ses fils, & de plusieurs de ses » Ca-

1 *Rois, Liv. 1. Chap. 4.*
2 *Liv. 8. Chap. 2.*
3 Ἐπῳδάς τε συνταξάμενος; *ayant composé des enchantemens.*

Depuis le Siecle xxviij. jusqu'au xxxvj.

„ Capitaines & Soldats, délivra divers possedez. Il atachoit au nez du possé-
„ dé *un anneau* dans lequel étoit enchassée une racine, dont Salomon se ser-
„ voit à cet usage; & aussi-tôt que le Démon l'avoit sentie, il jettoit le ma-
„ lade par terre, & l'abandonnoit. Il recitoit ensuite les mêmes 1 *paroles* que
„ Salomon avoit laissées par écrit, &, en faisant mention de ce Prince, dé-
„ fendoit au Démon de revenir. Mais pour voir encore mieux l'effet de ses
„ conjurations, il emplit une cruche d'eau, & commanda au Démon de la
„ jetter par terre, pour faire conoître par ce signe, qu'il avoit abandonné le
„ possedé, & le Démon obéit. J'ai cru, *poursuit Joseph*, devoir rapporter
„ cette Histoire, afin que personne ne puisse douter de la science extraordinaire
„ que Dieu avoit donnée à Salomon, par une grace toute particuliere.

Joseph avoit dit immédiatement avant ceci, qu'il y avoit eu du temps de Salomon d'autres Juifs très-entendus dans les mêmes Sciences, quoi qu'ils n'en sussent pas autant que ce Prince: *Voici*, dit-il, *les noms de ceux qui étoient les plus celebres*, ATHAN; HEMAN; CHALCOL; & DORDA, tous quatre fils de *Machol*. Leurs noms se trouvent aussi dans le premier Livre des Rois.
3 Les Rabbins disent *qu'Ezechias* avoit supprimé les livres de Salomon, qui traitoient de ces Sciences, *parce que plusieurs avoient plus de confiance aux vertus des herbes qu'en Dieu*. S'il est vrai que Salomon eût décrit dans ses Livres, des remedes *superstitieux* ou des *enchantemens*, qui est ce que signifie précisément 3 le terme Grec que Joseph employe, & qui est le même dont Homere & Pindare se servent, comme on l'a vu ci-dessus, ce seroit plutôt par cette raison qu'Ezechias auroit supprimé ces Livres.

On dira peut-être que le mot Grec dont il s'agit, pourroit aussi signifier une espece de *charme innocent*, si l'on peut s'exprimer de cette maniere, ou quelque *oraison* que l'on recite sur le malade, & dont les termes n'ont rien que de bon. Mais on ne voit aucun exemple de semblables cures dans l'Ecriture Sainte, & si les Prophetes & les Apôtres ont prononcé quelques paroles, lors qu'ils ont gueri des maladies, ce n'a été que pour exprimer l'ordre qu'ils avoient reçu de Dieu, ou la puissance qui leur avoit été donnée de guérir les maladies; *Au nom de Dieu*, ou *de Jesus-Christ*, disoient-ils, soyez guéris. Ou s'ils ont fait des prieres en cette occasion, soit en public, soit en particulier, pour obtenir de Dieu le rétablissement des malades, selon ce que Notre Seigneur leur avoit enseigné, que certains possedez ne pouvoient être guéris que *par des jeûnes & par des prieres*, ces prieres n'avoient rien de commun avec les paroles ou les prétendues oraisons des superstitieux, & l'on ne pouvoit pas leur donner le nom que Joseph donne aux paroles qu'il dit que Salomon avoit composées.

Ajoûtez

1 *Voyez ci-dessus, Liv. 1. Chap. 12.*

2 Suidas (*in voce Ezechias*) remarque aussi que l'on voit gravé dans le vestibule du Temple de Jerusalem tout ce que contenoit un Livre de Salomon, intitulé, *Remedes pour toutes les maladies*, βίβλος ἰαμάτων πάθους παντός, lequel Livre Ezechias fit effacer, parce que le peuple qui en tiroit des remedes, négligeoit à cause de cela de s'addresser à Dieu, pour lui demander la santé. Suidas ne parle sans doute de cette affaire que sur la tradition des Rabbins, qui se sont imaginez qu'on avoit pratiqué la même chose dans le Temple du vrai Dieu, que les Payens pratiquoient dans les Temples d'Esculape. *Voyez ci-dessus Part. 1, Liv. 1, Chap. 20.*

3 Ἐπῳδὴ & ἐπαοιδὴ signifient la même chose.

Ajoûtez à cela que si les Prophetes, ou les Disciples de Jesus-Christ ont employé quelques matieres, ou fait quelques applications, ç'a été de choses communes & conues, comme *la masse de figues* qui fut appliquée sur l'abscès du Roi Ezechias, & *la bouë* dont Jesus-Christ lui même se servit pour oindre les yeux de l'aveugle; & ils n'ont accompagné ces applications d'aucune cérémonie qui sentît la superstition, ni qui approchât de l'application de [1] *l'anneau* & de *la racine* dont parle Joseph. Si Salomon avoit veritablement rempli ses Livres de tels remedes, ce n'étoit point par la revelation qu'il les avoit appris, mais par le commerce qu'il auroit pu avoir avec les Egyptiens, & les autres peuples idolatres. *Depuis le Siecle xxviij. jusqu'au xxxvj.*

Mais les Juifs du temps de Joseph, qui étoient fort superstitieux & ignorans, ou ceux qui les avoient précedez de quelques siecles, avoient sans doute attribué à Salomon des Livres dont il n'étoit point l'Auteur; à peu près comme les superstitieux d'aujourd'hui lui attribuent un Livre, qu'on dit être imaginaire, intitulé *la Clavicule de Salomon*, qui doit traiter de la *Magie*. On peut voir sur ce sujet ce qu'ont écrit les Apologistes de ce grand Roi de Judée.

Au reste la racine dont parle Joseph, & qu'il ne nomme pas, devoit être celle de la plante de *Bara* qu'il décrit [2] ailleurs. Voici ce qu'il en dit: *Dans la vallée qui environnne* Macheron, *du côté du Septentrion, se trouve, à l'endroit nommé* Bara, *une plante qui porte le même nom, & qui ressemble à une flamme. Elle jette sur le soir des rayons resplendissans, & se retire lors qu'on la veut prendre. Le seul moyen de l'arrêter est de jetter dessus de l'urine de femme, ou de ce sang superflu dont elles se trouvent de temps en temps incommodées. On ne la sauroit toucher sans mourir, ou si on n'a dans sa main de la racine de la même plante, mais on a trouvé encore un autre moyen de la cueullir sans peril. On creuse tout-à-l'entour, en sorte qu'il ne reste qu'un peu de sa racine; & à cette racine qui reste on attache un chien, qui voulant suivre celui qui l'a attaché, arrache la plante, & meurt aussi-tôt; comme s'il rachettoit de sa vie celle de son maître. Apres cela on peut sans peril manier cette plante; & elle a une vertu qui fait que l'on ne craint point de s'exposer à quelque peril pour la prendre. Car ce que l'on nomme des Démons, & qui ne sont autre que les ames des méchans, qui entrent dans les corps des hommes vivans, & qui les tueroient, si on n'y appartoit point de remede, les quittent aussi-tôt que l'on approche d'eux cette plante.* Voilà ce que dit Joseph, *Crédat Judaus Apella, non ego.* Cela étoit bon pour des Juifs credules & superstitieux.

On tire d'ailleurs une preuve de la conoissance que Salomon avoit de la Médecine, ou du moins de la constitution du corps humain, de ces paroles du douzième Chapitre de *l'Ecclesiastique*, où Salomon parle de cette maniere: *Souvenez-vous de votre Créateur pendant les jours de votre jeunesse, avant qur le temps de l'affliction vienne, & que les années approchent, desquelles vous direz, elles ne me plaisent point; avant que le Soleil, la lumiere, la Lune, & les Etoiles se rendent tenebreuses, & que les nuées reviennent après la pluye. Ce sera alors que les gardes de la maison seront ébranlez, & que les hommes vigoureux chancelleront. Celles qui servent à moudre seront oisives, & en petit nombre, & ceux qui regardent par des trous seront obscurcis. Les portes seront fermées sur la place, avec abaissement du bruit*

1 Cet anneau étoit une espece *d'amulete*. Voyez ci-dessus, *Chap.* 12.

2 *De la Guerre des Juifs contre les Romains, Liv.* 7. *Chap.* 3.

Depuis le Sicle xxviij. jusqu'au. xxxvj.

bruit de la meule. On se levera au chant de l'oiseau, & toutes les Muses, ou Musiciennes, *se tairont. On craindra les lieux hauts, & on tremblera en faisant chemin. L'amandier fleurira; la sauterelle s'engraissera, & la capre*, ou le caprier, *se perdra; car l'homme ira dans sa maison éternelle, & ceux qui le plaindront tournoyeront par les places.* Profitez, dis-je, de la leçon que je vous donne, *avant que la petite chaine d'argent se casse; que le bandeau, ou le vase d'or retourne en arriere; que la conche se brise sur la fontaine; que la rouë qui est sur la cisterne se rompe & que la poudre s'en retourne dans la terre d'où elle est venue, & l'esprit à Dieu, qui l'a donné.*

Il est aisé de voir que c'est ici une description énigmatique de la vieillesse & de ses incommoditez, qui sont enfin suivies de la mort, ou de la dissolution du corps de l'homme. *Le soleil*, *la lumiere*, *la lune*, & *les étoiles*, marquent *l'esprit*, *le jugement*, *la memoire*, & les autres facultez de l'ame, qui s'affoiblissent dans les vieillards. *Les nuées* & *la pluye* sont *les catarrhes* & *les fluxions* familieres à cet âge. *Les gardes de la maison* & *les hommes vigoureux* sont *les sens*, & *les muscles*, & *les tendons*. *Celles qui servent à moudre*, sont *les dents*, *Ceux qui qui regardent par un trou*, sont *les yeux*. *Les portes fermées sur la place*, & *l'abaissement du bruit de la meule*, marquent *la bouche*, *qui ne s'ouvre qu'à peine pour parler*, & *la nécessité de manger lentement & sans bruit*. *Le chant de l'oiseau* marque *le matin*, qui est le temps que les vieillards se levent, parce qu'ils ne peuvent pas dormir. *Les Musiciennes*, ou *les Muses*, *qui se taisent*, signifient *qu'on ne chante plus à cet âge*, & *que les sciences ou les études ne divertissent plus*. *La crainte* & *le tremblement* des personnes âgées, & *la peine qu'elles ont à marcher*, & sur tout *à monter*, est exprimée immédiatement après. *L'amandier fleuri*, ce sont *les cheveux blancs*. *La sauterelle engraissée*, c'est *le corps des vieillards*, qui de mince & décharné qu'il est, devient souvent enflé & pesant. *La capre qui se perd*, marque *la perte de l'appetit*, ou *la cessation des plaisirs*. Enfin *la maison d'éternité*, c'est *le tombeau*; & *ceux qui tournoyent par les places*, sont *les pleureurs* ou *les pleureuses de profession*, que l'on employoit anciennement dans les convois des morts.

Le reste de l'énigme est le plus difficile à expliquer, & il faudroit, pour y réussir, avoir la même idée des parties du corps qu'en avoit Salomon. Ce qu'il y a de certain, c'est que l'Auteur Sacré a voulu marquer sous ces termes couverts la dissolution des principaux organes de notre corps, & c'est tout ce qu'on en peut savoir. Ce que l'on a écrit d'ailleurs sur *la chaine d'argent*, que l'on a prise pour *la mouelle*, ou pour *les arteres*; sur *le bandeau*, ou *le vase d'or*, qui marque *les membranes du cerveau*, ou *le cœur*; sur *la cruche*, qui doit être *le crane*; & *la rouë* qui représente *le poumon*; tout cela, dis-je, ne sont que de simples conjectures.

Il se pourroit qu'il y eût quelque chose dans les Ecrits des Rabbins, qui servît de commentaire à ce passage. C'est ce que je ne sai point, & que je laisse chercher à ceux qui les entendent. Je laisse de même ce qu'on peut trouver dans les livres de ces Docteurs Juifs, concernant la Médecine. Les lumieres qu'on tire de ce côté-là, sont fort peu considerables, si tout ce qu'ils disent ne vaut pas mieux que la fable de l'os nommé *Luz*, qui se trouve, selon eux, dans l'épine du dos, & qui est la racine & la base de tout l'assemblage du corps humain;

main; en sorte que le cœur, le foye, le cerveau, & les parties génitales tirent leur origine de ce merveilleux os; qui a d'ailleurs cette vertu, ou ce privilege, qu'il ne peut être brûlé, ni moulu, ou brisé, mais demeure toûjours le même, étant le germe de la resurrection, duquel tout le corps pullule derechef, comme les plantes sortent de leur semence. Riolan, de qui j'ai pris ce que je viens de dire, ajoûte que les Rabbins comptoient deux cents quarante-huit os, & trois cents soixante-cinq veines, ou ligamens, dans le corps humain. Cela paroît ridicule à ceux qui entendent l'Anatomie; mais quelque peu de connoissance que ces Docteurs eussent à cet égard, il y a de l'apparence que l'on n'étoit pas plus savant sur cette matiere du temps de Salomon, & que ces sortes de comptes pouvoient déja s'être débitez depuis long-temps parmi les Juifs.

Depuis le Siecle xxviij. jusqu'au xxxvj.

Au reste pendant que nous en sommes sur les Docteurs & les Médecins de cette nation, il ne faut pas oublier de remarquer que les Médecins ordinaires n'étoient pas les seuls parmi eux qui se mêlassent de la Médecine. Nous apprenons de *Joseph* que les Esseniens, qui étoient attachez à une ancienne Secte du Judaïsme, de laquelle cet Auteur décrit au long les regles & la maniere de vivre, exerçoient aussi cette profession. 1 *Les Esséniens*, dit-il, *étudient avec soin les écrits des Anciens, principalement en ce qui regarde les choses utiles à l'ame & au corps, & acquierent ainsi une très-grande connoissance des remedes propres à guerir les malades, & de la vertu des plantes, des pierres, & des métaux.* Voilà ce que dit Joseph. Ces mêmes Esséniens étoient autrement appellez *Therapeuta*, c'est à dire, *guérisseurs*, ou *Médecins*, quoi que ce nom puisse aussi avoir du rapport avec le *culte* que ceux de cette Secte, ou cette espece de *Moines*, rendoient à Dieu, d'une maniere plus pure que les autres, à ce qu'ils prétendoient. Quoiqu'il en soit, ce que dit Joseph ne laisse pas lieu de douter que ces Esséniens n'étudiassent la Médecine, par où l'on void que ce n'est pas d'aujourd'hui, ou depuis peu de temps, que les Moines se sont ingerez dans cette profession.

Nous finirons ce qui regarde la Médecine Judaïque, en rapportant les noms de trois Anges qui, selon les Docteurs Juifs, président sur cet Art. Le premier s'appelle *Sénoï*; le second *Sansenoï*, & le troisième *Sanmangelof*, comme on l'apprend du Rabbin *Elias*.

Après avoir parlé de Salomon, qui a donné matiere à la digression que nous venons de faire, nous passerons à Nechepsus, Roi d'Egypte, qui vivoit trois cents quarante-quatre ans après lui.

On a attribué à *Nechepsus* des Livres de Magie, d'Astrologie, & de Médecine; & 2 Ausone le regarde comme le Maître des Magiciens. 3 Pline le cite sur des faits d'Astronomie; & Julius Firmicus dit que Nechepsus, très-juste Empereur des Egyptiens, étoit très-bon Astronome, & qu'il avoit fait des recueils sur toutes les maladies, & trouvé des remedes divins. 4 Galien cite aussi Nechepsus, en parlant des proprietez du *Jaspe verd*. Ce Roi d'Egypte avoit écrit, que le Jaspe verd fortifie l'orifice de l'estomac, lors qu'on fait

1 *De la Guerre des Juifs contre les Romains, Liv. 2. Chap. 12.*
2 *Quique Magos docuit mysteria vana Nechepsus.*
3 *Lib. 2. Cap. 43. Lib. 7. Cap. 49.*
4 *De Simplic. Medicamentor. Facultatib. Lib. 9.*

Depuis le Siecle xxviii. jusqu'au xxxvi.

fait graver sur cette pierre la figure d'un *dragon rayonnant*, & qu'on l'applique sur la partie dont on vient de parler. Mais Galien, qui rapporte cette observation, remarque qu'il a vu le même effet de l'application de ce Jaspe, quoi qu'il n'y eût rien de gravé dessus. On trouve d'ailleurs, dans Aëtius, la description d'un emplâtre, & de quelques autres médicamens attribuez au Roi Nechepsus ou Nechepsos.

PETOSIRIS, autre Egyptien, que Pline & Julius Firmicus joignent au précedent, n'étoit pas moins entendu dans les mêmes sciences. Le dernier de ces Auteurs l'appelle *le grand Pétosiris*. Il devoit être contemporain de Nechepsus, s'il est vrai qu'il eût écrit à celui ci, & que la Lettre qu'on dit avoir de lui, ne soit point supposée. 1 Cette Lettre se trouve dans la Bibliotheque de l'Empereur. Les Livres de Pétosiris étoient recherchez anciennement par ceux qui faisoient dépendre la Médecine de l'Astrologie. 2 Juvenal se mocque des Dames Romaines de son temps, qui étant malades n'osoient point prendre de nourriture sans avoir auparavant consulté Pétosiris sur l'heure la plus propre pour cela; qui est le même entêtement qu'ont aujourd'hui ceux qui ne se conduisent que par l'Almanach.

On parle encore d'un Egyptien nommé IACHEN, qui avoit écrit, à ce que dit Suidas, touchant les remedes tirez des *amuletes*, & des *enchantemens*; qui étoit très-habile Médecin, & qui savoit arrêter le progrès de la *peste*, & temperer l'ardeur de la *Canicule*. C'est pourquoi, dit cet Auteur, on l'ensevelit dans un magnifique tombeau; & lors que quelque maladie Epidémique regnoit, les Prêtres alloient à son temple, où après avoir fait les sacrifices acoûtumez, ils prenoient du feu de dessus l'autel, & en allumoient des buchers disposez en divers endroits de la ville; de sorte que ce feu chassoit la corruption de l'air, & arrêtoit le cours de la maladie. *Iachen* vivoit sous *Senyes*, Roi d'Egypte, dont le temps n'est point marqué. On le joint ici; par occasion, aux autres Egyptiens dont on vient de parler, quoi qu'il puisse être plus ancien.

Le temps auquel HOMERE a vêcu, est incertain, aussi bien que le lieu de sa naissance. Quelques Auteurs disent qu'il nacquit cent soixante-huit ans après la prise de Troye; mais les Marbres d'Arondel marquent sa naissance seulement trois cents ans après le siege de cette même ville, qui est le même temps où vivoit l'Archonte *Diognetus*.

Homere ayant été dans la réputation d'avoir donné des préceptes sur tous les principaux Arts, n'a pas manqué d'être aussi rangé entre les Médecins. Premierement on a cru que ce Poëte entendoit *le Chirurgie*, marquant, comme il fait en divers endroits, les moyens que les Chirurgiens employent pour traiter les playes; comme de tirer les fléches ou les dards qui sont demeurez dans une playe; d'arrêter le sang, de laver la playe avec de l'eau; de l'essuyer; d'y appliquer des médicamens propres; & de la bander. On a dit aussi qu'il entendoit l'*Anatomie*; ayant désigné par leur nom presque toutes les parties du corps. On a dit pareillement qu'il conoissoit les plantes, ayant fait mention du *Moly*, qui

1 *Lambecius, Lib.* 7. *Labbeus in nova Bibliotheca Libr. Ms.*

2 Ægra licèt jaceat, capiendo nulla videtur.
Aptior hora cibo, nisi quam dederit *Pétosiris*.

qui sert contre les enchantemens, comme on l'a remarqué ci-dessus, en parlant d'*Hermès*, & d'*Ulysse*; ayant indiqué les proprietez de quelques plantes, comme celles du *Saule*, dont les feuilles rendent, à ce qu'il dit, les femmes stériles. On joint à cela, qu'il conoissoit le *Népenthes*, dont on a aussi parlé ci-devant, au sujet d'*Helene*. On lui fait d'ailleurs débiter diverses maximes des Médecins; comme lors qu'il remarque que la peste cessa *le neuvième jour*, dans le camp des Grecs; par où l'on veut qu'il ait eu égard à ce que les Médecins ont enseigné, que les maladies se terminoient dans les jours *impairs*. Il donne enfin des conseils pour la santé, ou pour la guérison de certaines maladies; comme quand il introduit *Thetys* conseillant à son fils *Achille*, de *voir les femmes pour se tirer de sa mélancholie*, ce qui est quelquefois un très-bon remede en cette occasion.

Depuis le Siecle xxviij. jusqu'au xxxvj.

Hesiodde, qui a été à peu près contemporain d'Homere, est aussi cité par Théophraste, par Pline, & par d'autres, comme ayant écrit des proprietez des plantes; par où il tient rang entre les Médecins.

CHAPITRE IV.

THALES; PHERECYDE; EPIMENIDE; TOXARIS; PYTHAGORE; & ZAMOLXIS; les plus anciens des MEDECINS PHILOSOPHES.

Jusques ici il ne paroît pas que l'on ait beaucoup raisonné dans la Médecine. Les *Philosophes* sont les premiers, qui s'étant ingerez de cette profession, y ont introduit en même temps *les raisonnemens*. Ce sont eux qui y ont joint cette partie qu'on appelle *Physiologie*, qui traite particulierement du corps humain, (qui est le sujet de la Médecine) tel qu'il est dans son état naturel, & qui cherche à rendre raison des fonctions de ce corps en examinant ses parties, & tout ce qui y a du rapport, par l'*Anatomie*, & par les principes de la *Physique*.

Pythagore & ses disciples ont été proprement les premiers, qui ont entrepris cette affaire, comme on l'a remarqué ci-dessus après Celse. Mais avant que de voir comme ils s'y sont pris, il faut dire un mot de quelques Philosophes qui sont un peu plus anciens, & auxquels on a aussi attribué la conoissance de la Médecine; quoi qu'ils ne l'ayent pas traitée, comme ceux dont on vient de parler.

Thales, *Milésien*, qui vivoit vers la quarantième Olympiade, qui revient à l'An du Monde trois mille trois cent trente, a passé pour le prémier qui ait écrit de la *Physique*; d'où l'on peut inferer qu'il avoit quelque conoissance de la Médecine, aussi bien que de ce que dit Diogene Laërce, que ce Philosophe avoit conversé avec les Sacrificateurs d'Egypte, dont une partie étoient Médecins, comme on l'a remarqué ci-dessus. On peut tirer la même conséquence d'un passage de Pausanias, où il est remarqué que Thalès avoit expié ou purifié les Lacédemoniens; ce qui étoit la profession des Devins & des anciens Médecins, tels qu'étoient Mélampe, Orphée, & les autres dont nous avons parlé.

Depuis le Siecle xxviij. jusqu'au xxxvj.

lé. Mais cette espece de Médecine n'a aucun rapport avec la profession de Philosophe que faisoit Thalès.

Pherecyde, Syrien, (ou plûtot de l'Isle de Scyros) autre Philosophe, contemporain du premier, passoit aussi apparemment pour Médecin, 1 puisqu'on lui a attribué un des Livres *de la Diéte*, qui se trouve entre ceux d'Hippocrate. A cela près je ne vois pas par quel endroit il peut être aggrégé au corps des Médecins, si ce n'est aussi en qualité de Physicien, ou parce qu'il avoit écrit *de l'origine des Asclepiades*, comme on l'a remarqué ci-dessus, supposé que ce soit le même.

Epimenide, Crétain, n'est, à mon avis, mis au rang des Philosophes, que parce qu'on la compté anciennement entre les *Sages* de Grece; je ne vois pas d'ailleurs que Diogene Laërce en parle comme d'un Physicien. Son talent étoit plûtôt, comme on le recueille du même Auteur, *la Politique*, *la Divination*, & la Science *d'expier les crimes*, & *de régler les Cérémonies religieuses*. On lui attribue d'avoir fait cesser la peste dans Athenes, en purifiant cette ville d'un crime qu'avoient commis quelques particuliers, & qui avoit attiré la colere du Ciel sur tous leurs concitoyens. Cela suffisoit, comme on vient de le dire en parlant de Thalès, pour faire mettre Epiménide au rang des Médecins. Mais on peut principalement le regarder comme tel, par la conoissance qu'il avoit des plantes; conoissance qu'il avoit acquise en demeurant longtemps caché dans les montagnes, ce qui donna occasion à la Fable de feindre qu'il avoit dormi dans une grotte plusieurs années sans se réveiller. Epiménide vivoit à peu près en même temps que Thalès & Phérécyde. Le Scyte Toxaris étoit aussi de ces temps-là. Les Atheniens l'appelloient *le Médecin étranger*, & lui faisoient toutes les années des sacrifices, en reconoissance de ce que leur ville avoit aussi été délivrée de la peste par son moyen; ou plûtôt par le moyen d'une femme qui avoit songé que *Toxaris*, qui demeuroit à Athenes, lui disoit que la peste cesseroit si on arrosoit toutes les rues avec du vin; ce qui ayant été exécuté, cette maladie cessa effectivement.

Pythagore, qui vivoit environ la lx. Olympiade, & qui fonda l'Ecole *Italique* dont on à parlé, est, selon Celse, le plus ancien des Philosophes qui ait joint l'étude de la Médecine à celle de la Physique. Ce n'est pas que ni lui ni ses disciples, qui l'imitérent, fussent ce qu'on appelle des Praticiens; ils ne s'appliquerent guere qu'à la Théorie de la Médecine, à la reserve du seul *Empedocle*; ou du moins il n'est pas parlé des cures que les autres ont faites. Pour ce qui regarde Pythagore en son particulier, il n'avoit rien négligé pour se rendre universel. Il avoit, pour ce sujet, voyagé en Egypte, qui étoit le pays des Sciences & des Arts, où il trouva dequoi s'instruire dans tout ce qu'il y a de plus curieux. Il y a apparence que c'est de là qu'il tira ce qu'il avoit de conoissance dans la Médecine; mais il ne nous en reste que quelques petits fragmens, dont il y en a même une partie qui marquent encore l'esprit de *superstition*, que l'on a vu dans les Médecins précedens; le reste qui concerne la Physiologie n'étant pas grand chose.

2 Il croyoit que dans le temps de la conception il y a une certaine substance qui

1 *Galen. in Aphorism. Hippocr. Commentar.* 6.
2 *Voyez Diogene Laerce; l'Histoire Philosophique de Galien*, &c.

qui descend du cerveau, & qui contient une vapeur chaude, dont l'ame & tous les sens prennent origine; pendant que la chair, les nerfs ou les tendons, les os, les poils, & tout le corps en géneral se forment du sang & des autres humeurs qui abordent dans la matrice. Il ajoûtoit, que le corps de l'enfant est formé & solide dans *quarante jours*; mais qu'il faut *sept mois*, ou *neuf mois*, ou le plus ordinairement *dix*, selon les regles de *l'harmonie*, pour le rendre entierement achevé. Et que dès-lors ce qui doit arriver à l'enfant pendant toute sa vie est tout reglé; & qu'il le porte avec soi, dans un ordre ou enchainure proportionée aux lois de la même *harmonie* dont on vient de parler, chaque chose arrivant ensuite nécessairement en son temps. On examinera à la fin de ce Chapitre ce qu'il a voulu dire par là. Il disoit aussi que les veines, les arteres, & les nerfs sont les liens de l'ame. Selon lui l'ame s'étend du cœur au cerveau; & la partie de l'ame qui est dans le cœur, est celle d'où viennent les passions; au lieu que la Raison & l'Intelligence résident dans le cerveau. Cette opinion qui lui est commune avec les Ecrivains Sacrez, venoit peut-être des Chaldéens avec qui il avoit conversé.

Depuis le Siecle xxviij. jusqu'au xxxvj.

Quant aux *causes des maladies*, il avoit sans doute appris ce qu'il en croyoit dans la même Ecole, & dans celle des Magiciens qu'il avoit aussi consultez. L'air, disoit-il, est tout plein *d'Ames*, ou de *Démons*, ou de *Héros*, qui sont ceux qui envoyent les songes, & les signes, & les maladies aux hommes, & même aux bêtes, & ce sont ces Démons ou ces Esprits, que regardent 1 *les lustrations*, *les expiations*, & ce que les Devins & autres experts sur ces matieres font à cet égard.

C'est du même lieu que venoit ce qu'il avoit écrit, touchant les vertus *magiques* des plantes; dont il avoit composé un Livre, que quelques uns donnoient à un Médecin nommé *Cléemporus*. Pour ce qui est de leurs proprietez naturelles, Pline nous apprend seulement que Pythagore faisoit un cas tout particulier du *chou*. On verra dans la suite qu'il n'a pas été le seul parmi les Anciens, qui ait estimé cette sorte d'herbage, ou qui l'ait regardée comme un bon remede à diverses maladies.

On trouve encore quelques uns des préceptes qu'il donnoit, touchant la maniere de se conduire par rapport à la santé. *Il faut*, disoit-il, *pour se bien porter, s'acoûtumer à la nourriture la plus simple, & qu'on peut trouver par tout.* C'est pour cela qu'il ne mangeoit point de *chair*, & qu'il ne vivoit que *d'herbages* & *d'eau*. Il défendoit aussi *les féves*, soit parce qu'elles font un sang grossier, soit pour d'autres raisons mystérieuses que les Anciens ont rapportées. Vivant de cette maniere, il lui étoit aisé de suivre le conseil qu'il donnoit, *de ne s'approcher* des femmes que lors qu'on vouloit devenir plus foible. Il disoit enfin, *qu'il ne faut jamais exceder par rapport au travail, & à la nourriture.*

Il faisoit consister *la Santé* en une espece *d'harmonie*, qu'il ne spécifie pas. Il disoit la même chose de *la vertu*, de tout ce qui est *bon*, ou de tout ce qu'il y a de *bien*, & de *Dieu* lui même; en sorte que, selon lui, *toutes choses subsistent par l'harmonie*. Il semble que par cette *harmonie* il pouvoit entendre *un rapport* ou une *juste proportion* que toutes les parties doivent avoir ensemble, ou l'ordre

1 *Voyez ce qui à été dit au commencement de ce Chapitre.*

Depuis le Siecle xxviij. jusqu'au. xxxvj.

l'ordre naturel de toutes choses. Mais ce qu'on a dit ci-devant de cette même harmonie, que Pythagore trouvoit dans l'ordre des choses qui arrivent à chaque particulier pendant toute sa vie, fait croire qu'il y avoit là dedans un plus grand mystere. Ce mystere pouvoit bien être de la nature de celui que ce Philosophe trouvoit dans les *nombres*, qui, selon lui, ont chacun leur dignité, les uns étant beaucoup plus parfaits que les autres. Les nombres *impairs*, par exemple, sont plus considerables, & ont plus de force que les nombres *pairs*; les premiers représentent *le mâle*, & les derniers *la femelle*. Mais le nombre de *sept* est le plus parfait de tous. On peut voir dans 1 Macrobe & dans 2 Aulu-Gelle, en quoi consiste cette perfection.

C'est de cette opinion qu'est venue premierement la doctrine des 3 années *Climactériques*, dont on attribue la découverte aux Caldéens, de qui Pythagore pouvoit aussi l'avoir apprise. On donne ce nom à chaque septiéme année de la vie d'un homme, & on croit que c'est en ce temps-là qu'il court le plus de risque, par rapport à la vie, ou à la santé, & même aux biens de la fortune, à cause des changemens qui arrivent en ces années.

C'est encore, 4 selon Celse, sur le même sentiment qu'est fondé ce que les Médecins ont cru de la force du nombre *septenaire* dans les maladies, & de la difference qu'ils ont établie entre les jours *pairs*, & les jours *impairs*, comme on le verra 5 dans la suite.

Ceux qui ont dit que Pythagore n'avoit point laissé d'écrits, & que tout ce que l'on sait de ses sentimens n'a été tiré que des écrits de ses disciples, auroient pu nier que ce Philosophe eût pensé à rien de semblable. 6 Galien, qui croit par d'autres raisons, que par celles qui se tirent de la dignité des nombres considerez en eux-mêmes, que l'on doit faire attention aux jours *pairs* & *impairs*, s'étonne que Pythagore ait eu cette opinion. *Il est si facile*, dit-il, *de découvrir l'absurdité & la vanité de ce qu'on débite touchant la vertu des nombres, qu'il y a lieu d'être surpris que Pythagore, cet homme si sage, ait tant donné aux nombres.* Ce Philosophe avoit eu lieu de les examiner, & d'admirer ce qui résulte de leurs combinaisons possedant, comme on dit qu'il faisoit, *l'Arithmétique* & la *Géometrie*; mais ces Sciences devoient plutôt lui donner de l'éloignement pour les bagatelles dont on a parlé.

ZAMOLXIS, que *les Getes* adoroient comme leur Dieu, a passé pour l'esclave & le disciple de Pythagore; quoi que d'autres l'ayent cru beaucoup plus ancien. On lui a aussi attribué la conoissance de la Médecine. Tout ce qu'on sait de particularitez sur ce sujet, c'est qu'il disoit, *qu'on ne pouvoit pas guérir les yeux sans guérir la tête, ni la tête sans tout le reste du corps, ni le corps sans l'ame.* Et il prétendoit que les Médecins Gres, qui ignoroient cette maxime, ne réussissoient point dans la cure de la plûpart des maladies, à cause de cela

1 *Lib.* 1. *Cap.* 6.
2 *Lib.* 3. *Cap.* 10.
3 Pericula quoque vitæ, fortunarumque hominum, quæ Climacteras Chaldæi appellant, gravissima quæque fieri affirmat Aristides Samius, septenariis. *Aul. Gell. ibid.* Le mot Climactérique vient du Grec κλίμαξ, qui signifie *un escalier.*
4 *Lib.* 3. *Cap.* 4.
5 *Part.* 1. *Liv.* 3. *Chap.* 5.
6 *De Diebus Decretoriis*, *Lib.* 3. *Cap.* 8.

cela. Le remede qu'il employoit pour guérir l'ame, c'étoit *des enchantemens*, non pas tels, s'il en faut croire Platon, que ceux d'Esculape. *Les enchantemens*, dit ce Philosophe, *que Zamolxis entendoit, ne sont autre chose que les discours ou les entretiens honêtes. Ces discours produisent la sagesse dans les ames, laquelle étant une fois acquise, il est aisé après cela de procurer la santé & à la tête & à tout le reste du corps.* Depuis le Siecle xxviij. jusqu'au xxxvj.

Mais ce que [1] d'autres ont écrit des moyens, que *Zamolxis* employa pour se faire passer pour un Dieu, fait voir qu'il étoit bien capable de mettre en usage les enchantemens proprement dits.

CHAPITRE V.

EMPEDOCLE; PAUSANIAS; ALCMÆON; EPICHARME; EUDOXE; & TIMÉE, Disciples ou Sectateurs de Pythagore. Premier exemple d'Anatomie.

LE plus celebre des disciples de Pythrgore ç'a été EMPÉDOCLE. L'on a aussi cru qu'il joignoit, comme son maître, *la Magie* à la Médecine, ou que sa Médecine étoit *Magique*. Mais il fit bien voir qu'il s'attachoit, du moins quelquefois, aux agens naturels; lors qu'ayant reconu que *la stérilité & la peste*, qui ravageoient souvent la Sicile, étoient causées par un vent du Sud qui s'insinuoit par les ouvertures de certaines montagnes, il s'avisa de faire boucher ces ouvertures; après quoi le pays fut exemt de ces deux fleaux. Il fit encore paroître son habileté en remédiant à la puanteur d'une riviere, qui infectoit l'air dans une certaine province, par le moyen des canaux qu'il fit creuser pour faire entrer deux autres rivieres dans le lit de la premiere.

Si ce Philosophe acquit une grande réputation par ces endroits, il ne fut pas moins estimé pour quelques cures qu'il eut occasion de faire. Diogene Laërce dit qu'Empédocle fut particulierement admiré, pour avoir guéri une femme que l'on croyoit morte, quoi que ce ne fût, à ce que reconnut le Philosophe, qu'une *suffocation de mere*. Il appelloit cette maladie d'un mot Grec, qui signifie [2] *sans respiration*, & il assuroit qu'on pouvoit vivre en cet état jusqu'à trente jours. Il assuroit aussi qu'il avoit des remedes contre toutes les maladies, & contre la vieillesse, & qu'il pouvoit même faire revivre un homme mort.

Empédocle avoit une opinion assez singuliere, touchant la maniere dont se forment les animaux. [3] Il croyoit que de certaines parties de leur corps étoient contenues dans la semence du mâle, & de certaines autres dans celle de la femelle; & que c'étoit de là que venoit l'appetit vénérien dans l'un & dans l'autre sexe; supposant que les parties qui étoient séparées, cherchoient naturellement à se rejoindre.

A l'égard de la *respiration*, [4] il croyoit qu'elle se faisoit ainsi. *D'abord*, disoit-

1 *Voyez Hérodote, & Strabon.*
2 Ἄπνους.
3 *Galen. de Semine; Lib. 2. Cap. 3.*
3 *Galen. ibid. & de Historia Philosophica.*

Depuis le Siecle xxviij. jusqu'au xxxvj.

disoit-il, *que l'humidité, qui est fort abondante au commencement de la formation du fœtus, commence à se diminuer, l'air succede à cette humidité, en s'insinuant par l'ouverture des pores. Ensuite de cela la chaleur naturelle voulant sortir, elle chasse l'air dehors, & lors que cette chaleur rentre, l'air la suit derechef. Le premier s'appelle* inspiration, *& le second* expiration. 1 Le fœtus, ou l'enfant dans le ventre de sa mere, a, selon ce Philosophe, l'usage de la respiration.

2 *L'ouïe*, se fait par le moyen de l'air, qui frappe le dedans de l'oreille, qui est entortillé en forme de coquille, & attaché au lieu le plus élevé du corps, comme une petite cloche, & qui discerne toutes les impulsions de l'air qui y entre.

La chair est composée d'une égale portion des quatre élemens; *les nerfs*, de feu, de terre, & de deux parties d'eau. *Les ongles* se forment des nerfs, qui se sont réfoidis par l'attouchement de l'air. *Les os* lui paroissoient être composez de parties égales d'eau & de terre, ou du moins ces deux élémens y prédominoient par dessus les deux autres. *Les sueurs* & *les larmes* viennent du sang attenué & fondu.

Les semences des plantes sont comme *leurs œufs*, qui tombent dans le temps de leur maturité.

Empédocle avoit écrit sur la Médecine, en vers; & il en avoit composé jusques à six mille sur ce sujet. Il avoit une si grande estime pour cet Art, qu'il prétendoit *que les Médecins* (auxquels il joignoit *les Devins*, & *les Poëtes*) *laissoient fort loin derriere eux tous les autres hommes, & approchoient beaucoup des Dieux Immortels.* Il eut un disciple, nommé PAUSANIAS, qu'il aimoit beaucoup, & qui fut aussi Médecin. Le pere de ce Pausanias s'appelloit *Anchitus.*

Empédocle étoit *d'Agrigente*, ville de Sicile, & il florissoit, selon Diogene Laërce, environ la LXXXIV. Olympiade, qui commence l'an du Monde trois mille cinq cent six. Suidas veut qu'il ait aussi exercé la profession de Sophiste à Athenes. Sa mort fut extraordinaire. On a dit que voulant examiner trop curieusement les feux du Mont *Etna*, il s'en approcha de si près qu'il en fut consumé. D'autres ont prétendu que ce fut un effet de sa vanité, & qu'il voulut bien mourir ainsi, afin qu'étant disparu tout d'un coup, on le fit passer pour un Dieu.

ALCMÆOM, autre disciple de Pythagore, étoit de *Crotone.* Il étoit particulierement attaché à la Médecine. Son nom a bien dû être conservé à la postérité, s'il est vrai, comme l'a écrit 3 un ancien Commentateur de Platon, qu'il ait été le premier qui ait *anatomisé* des animaux, pour apprendre à conoître les parties qui composent leur corps. On s'étonnera que l'Anatomie ait tant tardé à s'introduire dans la Médecine; & l'on aura peine à concevoir qu'on ait pu donner le nom de Médecins, ou même de Chirurgiens, à des gens qui n'avoient jamais dissequé aucun animal. Pour cesser d'en être surpris, on n'a qu'à voir ce que l'on a dit sur ce sujet 4 ci-dessus, en parlant des *Asclépiades.*

Le

1 *Ibidem.*
2 *Ibidem.*
3 *Chalcidius in Platonis Timæum.*
4 *Liv, 2. Chap. 2.*

Le temps nous ayant ravi les écrits d'Alcmæon, on ne sait touchant son Anatomie que très-peu de chose qu'on en trouve dans quelques Auteurs anciens, & qui regarde même plûtôt la Physiologie. 1 Il croyoit que l'ouïe se fait parce que les oreilles sont vuides au dedans ; & que tous les lieux vuides resonnent quand la voix y pénetre. 2 Les chevres, à ce qu'il croyoit, respirent en partie par les oreilles.

Depuis le Siecle xxviij. jusqu'au xxxvj.

A l'égard de *l'odorat*, il disoit que l'ame, dont la principale partie est, selon lui, dans le cerveau, est celle qui reçoit les odeurs que l'on attire en respirant. Il vouloit que la langue distinguât *les saveurs* par son humidité, par sa chaleur temperée, & par sa mollesse. *La semence* est une partie du cerveau. *Le fœtus* se nourrit dans le ventre de sa mere, en attirant la nourriture par tous les endroits de son corps, qui est exterieurement poreux comme une éponge. *La santé* dépend, à son avis, de *l'égalité* de *la chaleur*, de *la secheresse*, du *froid*, & de *l'humidité*, & même de *la douceur*, de *l'amertume*, & autres qualitez semblables. *Les maladies*, au contraire, naissent lors que l'une de ces choses domine sur les autres, & en rompt par ce moyen l'union & la liaison.

Epicharme, de l'Isle de Cos, fut aussi auditeur de Pythagore. Il avoit écrit sur la Physique & sur la Médecine, & il est souvent cité par Pline, au sujet des proprietez des simples. 3 On dit que ses écrits sont encore dans la Bibliotheque du Vatican.

Eudoxe avoit été instruit par *Archytas*, fameux Pythagoricien. Il vivoit un peu plus tard, que les précedens. On parlera encore de lui 4 ci-après.

Timée, de *Locres*, autre Pythagoricien, a aussi été mis au rang des Médecins. 5 Pline cite un autre *Timée*, qui avoit écrit de la *Médecine Métallique*.

CHAPITRE VI.

HERACLITE; DEMOCRITE; & DIAGORAS, autres Médecins Philosophes.

Les Philosophes Pythagoriciens ne furent pas les seuls, qui se mélerent de la Médecine. Heraclite, *Ephésien*, qui vivoit vers la LXIX. Olympiade, c'est a dire, presque en même temps que Pythagore, & qui avoit une Philosophie toute particuliere, faisoit aussi le Médecin.

L'Histoire dit que ce Philosophe, poussé par son humeur misantrope, qui a fait dire qu'il pleuroit toûjours, s'étant retiré dans un lieu écarté, pour fuir le commerce des hommes, & ne vivant que d'eau & d'herbages, tomba dans une

1 *Galen. Histor. Philosophica.*
2 *Aristotel. Histor. Animal. Lib.* 1. *Cap.* 11.
3 *Tiraquell. de Nobilitate*, *Cap.* 31.
4 *Part.* 1. *Liv.* 4. *Chap.* 3. *& Part.* 2. *Liv.* 1. *Chap.* 1.
5 *Vide indicem Auctorum*, *Lib.* 33.

Depuis le Siecle xxviij. jusqu'au xxxvj.

une *hydropisie*. Cet accident l'obligea de se rapprocher des lieux habitez, pour avoir plus de commodité de se guérir; sans vouloir pourtant consulter les Médecins, auxquels il prétendoit au contraire donner de la confusion, en les rendant les témoins de la cure qu'il croyoit faire.

Il leur demanda donc un jour, en termes obscurs à sa maniere, 1 *s'il pourroient faire la pluye de la secheresse*, ce qui n'ayant pas été entendu par les Médecins il les congédia. Il s'enferma ensuite dans une étable, & se couvrit tout le corps de fumier, dans la pensée qu'il consumeroit par ce moyen l'humidité superflue qui étoit dans ses entrailles. C'est ce qu'il appelloit *changer la pluye en sécheresse*; mais il ne reüssit pas dans son dessein, car il mourut quelque temps après. 2 Aristote dit que le but de la question qu'Héraclite faisoit aux Médecins, étoit de leur faire conoître qu'ils doivent tâcher de guérir les maladies des hommes comme Dieu guérit celles de ces grands corps dont le monde est composé, en rendant égales leurs inégalitez, & en mettant les contraires en opposition les uns aux autres. *Car*, disoit-il, *tout se fait dans nôtre corps de la même maniere que dans le monde. L'urine se forme dans la vessie, comme la pluye dans la seconde région de l'air. Et comme la pluye vient des vapeurs qui montent de la terre, & qui en s'épaississant produisent les nuées: de même l'urine se produit des exhalaisons qui s'élevent des alimens, & qui s'insinuent dans la vessie.*

D'autres ont dit qu'Héraclite avoit demandé aux Médecins; *s'il étoit possible de presser les intestins de quelcun, en sorte qu'on en fît sortir l'eau qui y étoit contenue?* Ce que les Médecins ayant soutenu impossible, il s'exposa tout nud au Soleil, & alla ensuite se jetter dans une étable pour y faire ce que l'on a dit; dont le succès fut que les chiens le mangerent dans son fumier, d'où il n'avoit pu se relever par trop de foiblesse. Il y en a d'autres enfin, qui ont assûré le contraire, & soûtenu qu'Héraclite étant guéri de son enflure, mourut longtemps après d'une autre maladie. Le plus remarquable de ses sentimens, par rapport à la Philosophie, étoit celui-ci; *que le feu est l'élement de toutes choses; que tout vient du feu; & que tout s'est fait par le feu* Ce même sentiment est soutenu dans un des Livres d'Hippocrate, comme on le verra ci-après.

3 On fait Héraclite Auteur de cette sentence; *qu'il n'y auroit rien au monde de plus sot que les Grammairiens, s'il n'y avoit pas des Médecins.* La mauvaise opinion qu'il avoit des Médecins paroît, d'ailleurs, dans quelques Lettres qui nous sont restées de lui, où il parle avec un grand mépris de ceux qui exerçoient de son temps cette profession. Mais il les redresse d'une maniere qui fait voir que sa Médecine étoit aussi obscure que sa Philosophie; comme on en peut juger par ses raisonnemens, dont les plus clairs sont ceux que l'on a rapportez, & qui sont tirez de ses Lettres.

DÉMOCRITE nacquit seulement dans la LXXVII. Olympiade. Il s'attacha à la Médecine, comme à toutes les autres Sciences; & il eut une si grande passion de s'instruire, 4 qu'il consuma tout son patrimoine à voyager, pour voir tout ce qu'il y avoit de gens savans dans le monde. Il avoit été en Egypte, en

1 *Diogen. Laërt.*
2 *Problemat.* 6. 13. *Vide etiam Heracliti Epistolas*
3 *Vid. Athenæum.*
4 *Clem. Alexandr. Pædagog. Lib.* 2.

en Perse, à Babylone, & aux Indes, où il avoit eu des entretiens avec les Philosophes, les Géometres, les Médecins, les Sacrificateurs, les Magiciens, & les Gymnosophistes. *Depuis le Sicle xxviij. jusqu'au xxxvj.*

Diogene Laërce rapporte le titre de plusieurs Livres de Démocrite, qui concernent la Physique, ou la Philosophie en géneral, & la Géometrie. Il y en a aussi quelques-uns sur la Médecine, en particulier. Le premier est intitulé *de la Nature de l'Homme*, ou *de la Chair*, qui est le titre d'un des Livres que l'on attribue à Hippocrate. Il y en a un autre, où ce Philosophe traite *des Pestes*, qui est aussi cité par Aulu-Gelle sous ce titre, *de la Peste, & des Maladies Pestilentielles.* Un troisième traitoit *du Prognostic*; un quatrième, *de la Diete*, ou de la maniere de vivre; un cinquième, *des Causes des maladies*, & *des choses qui sont propres ou contraires au corps, par rapport au temps.* Quelques autres recherchoient *les causes des semences*, *des arbres*, *des fruits*, & *des animaux.* Il y en avoit un enfin, qui étoit intitulé 1 *de la Pierre*, c'est à dire, selon les Chimistes, *de la Pierre Philosophale.* L'on a même encore aujourd'hui quelques manuscrits Grecs de *Chimie*, qui portent le nom de Démocrite, & qui se trouvent dans la Bibliotheque du Louvre; mais il est visible qu'ils sont supposez, comme on le verra plus amplement ci-après.

Pline cite aussi en divers endroits, des Livres de Démocrite touchant *les Plantes*, dont il ne semble avoir particulierement rapporté que les vertus Magiques. *Démocrite*, dit cet Auteur, *le plus attaché aux Magiciens, qu'il y ait eu depuis Pythagore, dit même des choses plus incroyables & plus prodigieuses que lui.* On peut voir là-dessus le Chapitre 17. du vint-quatrième Livre de Pline. On y trouvera entr'autres, un remede ou une composition de médicamens *pour avoir de beaux & de bons enfans.* Cette composition est faite de *pignons*, broyez avec du miel, de *myrrhe*, de *saffran*, & de *vin de palmier*; à quoi l'on joint *du lait*, & un simple appellé *Theombrotion.* Il faut, selon cet Auteur, boire de cela immédiatement avant que de voir sa femme, & qu'elle en boive aussi quand elle aura conçu, & même en allaitant son enfant.

Pline parle au même endroit d'une herbe, que Démocrite appelloit *Æschynomené*, c'est à dire, *honteuse*, qui retire, disoit-il, ses feuilles lors qu'on approche la main. Il semble que c'est la même qu'on appelle aujourd'hui *la Sensitive*, ou *l'herbe chaste*, & *l'herbe vive*, & qui est fort conue. 2 Théophraste attribue la même chose aux feuilles d'un arbre qui croît en Egypte. S'il n'y avoit pas plus de Magie ou de superstition dans ce que Démocrite disoit d'ailleurs, Pline auroit eu tort de l'en accuser; mais on ne peut pas douter que les Livres de Démocrite ne fussent remplis de remedes superstitieux, par tout ce qui est ajoûté dans le Chapitre que nous avons cité, & par ce que le même Pline en rapporte encore en d'autres endroits.

Tatien, Rhéteur Chrétien disciple de Justin Martyr, remarque aussi que Démocrite n'avoit écrit que des bagatelles. 3 Columella cite deux Livres de Démocrite, dont l'un étoit intitulé, de *l'Agriculture*, & l'autre *de l'Antipathie.* On peut juger de ce que contenoit ce dernier par ceci. *Démocrite*, dit Colu-

1 Περὶ τῆς λίθου. *Voyez ci-après Part. 2. Liv. 1. Chap. 8.*
2 *Lib. 4. Cap. 3. Histor. Plantar.*
3 *Lib. 11. Cap. 3.*

Depuis le Siecle xxviij. jusqu'au xxxvj.

Columella, *assure, dans son livre de l'Anthipatie, que les chenilles & les autres insectes, qui gâtent les herbes des jardins, tombent & meurent tous, si une femme qui a ses mois, fait trois fois le tour de chaque carreau, à pieds nuds & échevelée.* Mais il faut remarquer que le même Columella nous apprend 1 ailleurs, que les livres qu'on attribuoit de son temps à Démocrite, étoient d'un nommé *Dolus* ou *Bolus* de Mendès en Egypte, & qui peut être le même que 2 Galien appelle *Horus Mendesius.* 3 Cœlius Aurelianus parle de deux autres Livres qui passoient sous le nom de Démocrite, mais qu'il tient aussi pour suspects; l'un traitoit *des Maladies Convulsives*, & l'autre, de *l'Eléphantiase.* On trouvoit, dans le premier de ces Livres, un remede contre *la rage.* Ce remede consiste en une décoction d'*origan*, qui doit être buë dans une coupe ronde en forme de boule. Dans le second, *la saignée* est proposée pour guerir l'élephantiase, avec une herbe qui n'est pas nommée.

On concevra une plus avantageuse idée de Democrite sur ce qu'on a encore à dire de lui. Il arriva à ce Philosophe à peu près la même chose qu'à Héraclite. Il se retira comme lui dans un lieu à l'écart, pour y être plus en liberté: mais la difference qu'il y avoit entr'eux c'est qu'au lieu que le premier pleuroit de la sottise des hommes, celui-ci en rioit incessamment 4 Cette maniere d'agir fit qu'il passa pour fou dans l'esprit des *Abdéritains* ses compatriotes; ce qui les obligea de faire venir Hippocrate, pour le traiter. Ce Médecin étant arrivé le trouva qui s'occupoit à dissequer divers animaux; & lui ayant demandé pourquoi il le faisoit, il répondit que c'étoit pour découvrir la cause de la *folie*, qu'il regardoit comme un effet de la *bile*; par où Hippocrate conut qu'on se trompoit fort, dans le jugement qu'on faisoit de cet homme. Il eut ensuite une longue conversation avec lui dans laquelle celui-ci lui apprit, entr'autres choses, que la vanité de l'homme étoit le sujet pourquoi il rioit continuellement; de maniere qu'Hippocrate le quitta fort satisfait, & vint assûrer les Abdéritains que bien loin que leur citoyen fût fou, comme ils le croyoient, il étoit au contraire le plus sage de tous les hommes

5 On a dit de plus, qu'en présence du même Hippocrate, Démocrite sut discerner que du lait qu'on lui apportoit, étoit d'une chevre noire, & qui n'avoit encore fait qu'un chevreau; & qu'aiant envisagé une certaine fille, il conut qu'elle avoit été déflorée la nuit précedente.

Ces deux grands hommes conçûrent une grande estime l'un pour l'autre, depuis cette entrevuë. 6 Elien remarque qu'Hippocrate écrivit, à cause de Démocrite, tous ses Livres en langage *Ionique*, quoi que ce Médecin fût de l'Isle

1 *Lib.* 7. *Cap* 5. Divers autres Auteurs ont parlé de *Bolus Mendesius*, qui étoit un des Sectateurs de Démocrite. Aulu Gelle (Liv. 10. Chap. 12.) remarque aussi que l'on a abusé du nom de Démocrite, en le faisant l'Auteur de divers recits fabuleux; & il blâme particulierement Pline d'avoir attribué à ce Philosophe des recits de cette sorte, qui contiennent les choses du monde les plus absurdes & les plus incroyables, telles que sont celle qu'Aulu-Gelle rapporte après le même Pline.

2 *De Antidotis*, *Lib.* 2. *Cap.* 7. *Voyez ci-après Part.* 3. *Liv.* 1. *Chap.* 3.

3 *Acutor. Lib.* 3. *Cap.* 14. & 16. *Tardar. Lib.* 4. *Cap.* 1.

4 *Voyez les Lettres qui sont à la fin des œuvres d'Hippocrate.*

5 *Diogen Laërt. in Democrito.*

6 *Variar. Histor. Lib.* 4. *Cap.* 20.

l'Isle de Cos, où la Dialecte *Dorique* étoit en usage. Si cela étoit vrai, l'on en pourroit inferer que Démocrite étoit de *Milet*, & non pas *d'Abdere*; la premiere de ces villes ayant été dans *l'Ionie*, au lieu que l'autre étoit dans *la Thrace*. Cependant Juvenal a cru qu'il étoit 1 Abdéritain; & c'est ce qui l'a obligé à lui rendre témoignage, que sa naissance dans un pays aussi grossier que celui-là, justifioit que les grands hommes naissent par tout. *Depuis le Siecle xxviij. jusqu'au xxxvj.*

S'il en faut croire Pétrone, Démocrite avoit tiré des sucs de toutes les herbes, & il avoit passé sa vie à faire des expériences sur les pierres, & sur les arbrisseaux. Il se peut que ces expériences regardassent plûtôt, ou du moins autant, diverses curiositez naturelles, que la pratique de la Médecine. Ce que Seneque dit, que Démocrite avoit trouvé un moyen *d'amollir l'yvoire*, & *de faire des émeraudes en faisant cuire des cailloux*, marque que ce n'est pas d'aujourd'hui que l'on a fait des *pâtes* pour contrefaire les pierres fines, & confirme ce qu'on vient de dire de l'usage que Démocrite faisoit de ses découvertes.

Au reste il croyoit que bien loin qu'il y eût des signes, sur lesquels on pût certainement juger de la mort prochaine d'un homme, il n'y avoit pas même des marques assez sûres, ou sur lesquelles les Médecins pussent compter sûrement, qu'un homme ne vivoit plus: ce qui se doit entendre de l'état où est une personne que l'on croit qui vient d'expirer. Celse, qui rapporte ce qu'on vient de dire, appelle Démocrite, 2 un personnage qui étoit avec justice d'une grande réputation On lui attribue aussi d'avoir dit, *que le coït est une petite épilepsie*, c'est à dire, que dans l'acte vénérien l'on est comme dans une espece d'épilepsie, ou de convulsion. 3 Il faut enfin remarquer que ce Philosophe avoit un sentiment bien particulier à l'égard des maladies *pestilentielles*, & de celles qui passent pour *inconnues*, ou *nouvelles*. Il croyoit que quelques-uns des Mondes qui sont hors de celui-ci, venant à perir, ou à se dissoudre, il tomboit dans le nôtre des corps étrangers, qui étoient les causes des maladies dont on vient de parler.

Démocrite mourut âgé de plus de cent ans. 4 On a dit qu'étant ennuyé de vivre, il retranchoit tous les jours quelque partie de sa nourriture; mais qu'une sœur qu'il avoit, l'ayant prié de ne pas se laisser mourir, dans le temps de certaines grandes fêtes qui étoient prochaines, afin qu'elle ne fût pas privée du plaisir de s'y trouver, il se fit apporter du pain chaud, & vécut encore plusieurs jours, en le flairant seulement. D'autres disent que ce fut l'odeur du miel, qui fit cet effet. On a dit aussi, qu'il s'étoit lui même rendu aveugle pour être moins distrait dans ses méditations. Tertullien veut que ce soit parce

1 Tunc quoque materiam risûs invenit ad omnes
Occursus hominum, cujus prudentia monstrat
Summos posse viros, & magna exempla daturos
Vervecum in patria, crassoque sub aëre, nasci.
Ridebat curas hominum, nec non & gaudia vulgi;
Interdum & lacrymas, cum fortunæ ipse minaci
Mandaret laqueum, mediumque ostenderet unguem.

2 Vir jure, magni nominis.

3 *Plutarch. Symposiac, Lib.* 8. *Quæst.* 9.

4 *Athen. Lib.* 2. *Cap.* 7.

Depuis le Siecle xxviij. jusqu'au xxxvj.

parce que Démocrite ne pouvoit regarder le sexe, sans émotion. Il y a plus d'apparence qu'il devint aveugle par accident, ou par vieillesse: mais de quelque maniere que ce soit, 1 Ciceron nous apprend, que ce Philosophe s'en étoit aisément consolé; & que s'il ne pouvoit plus discerner le blanc d'avec le noir, il savoit neanmoins parfaitement bien discerner le bien d'avec le mal, la justice d'avec l'injustice; ne laissant pas de se trouver heureux, quoi que privé du plaisir que donne la varieté des couleurs.

Ce n'est pas ici le lieu de parler des sentimens de Démocrite, par rapport à la Philosophie. Mais on ne peut s'empêcher d'expliquer, par occasion, un passage de Diogene Laërce, & un autre d'Hesychius Milesien sur ce sujet, qui peuvent faire de la peine. Démocrite croyoit, selon le témoignage du dernier de ces Auteurs, *que les atomes & le vuide étoient les principes de toutes choses, & que tout le reste dépendoit de l'opinion, ou du jugement.* Pour entendre ce qu'il a voulu dire, il faut nécessairement rapporter le passage tel qu'il est dans l'original; ἐδόκει δὲ αὐτῷ ἀρχὰς εἶναι τῶν ὅλων ἀτόμους καὶ κενόν, τὰ δὲ ἄλλα πάντα νενομίσθαι: ce que l'Interprete Latin a traduit ainsi: *Rerum primordia atomos & inane esse censuit, cetera omnia ex* opinione *statui posse dixit.* On trouve ces mêmes mots dans Diogene Laërce, mais il ajoûte à la fin le mot δοξάζεσθαι, qui n'est pas dans le premier; τὰ δὲ ἄλλα πάντα νενομίσθαι δοξάζεσθαι. Le Traducteur rend ces paroles de cette maniere: *cetera omnia legitimum esse opinari*, qui ne signifie rien, ou tout au plus, qui pourroit être expliqué comme si l'Auteur avoit voulu dire, *qu'il étoit permis de croire ce qu'on voudroit du reste*; comme si ces paroles avoient du rapport avec ce qu'il ajoûte immédiatement après, *qu'il y a un nombre infini de mondes*, &c.

Ce n'est pas là ce qu'a voulu dire Dêmocrite, comme on peut le justifier par un passage de Galien; & il y a de l'apparence que le mot δοξάζεσθαι, qui est synonyme au premier, & qui a été mis pour l'expliquer, a passé de la marge dans le texte. Le passage dont on vient de parler, servira de commentaire aux deux autres. 2 Démocrite, comme on l'apprend de Galien, disoit que les atomes, qui étoient des corps *indivisibles* & *inalterables*, n'étoient ni *blancs* ni *noirs*, ni d'aucune autre *couleur*; qu'ils n'étoient ni *doux*, ni *amers*, ni *chauds*, ni *froids*, & qu'ils ne participoient d'aucune autre *qualité*, de quelque nature qu'elle fût. Il ajoûtoit, que les qualitez qu'on vient de désigner, existent seulement *par rapport à nous qui les sentons*, & qu'elles varient, *selon les diverses manieres dont les atomes viennent à se rencontrer ou à s'unir*; en sorte qu'à regarder les choses simplement comme elles sont en elles-mêmes, il n'y a rien de *blanc*, rien de *noir*, rien de *doux*, rien d'*amer*, de *chaud*, de *froid* &c. mais toutes ces qualitez dépendent seulement du *sentiment des hommes* & de leur *opinion*, ou de leur *jugement.* Il assûroit, dis-je, que *les atomes*, & *le vuide* sont tout ce qu'il y a de *réel* au monde; mais que le reste ne subsiste que dans l'*opinion*, ou dans *le sentiment.* Il se servoit dans la premiere proposition du mot ἐτεὸς, qui signifie *veritable* ou *réel*; & dans la derniere il employoit le mot νόμος, qui signifie *une loi* ou *une coûtume*, mais qui se prend aussi pour *une opinion*, du moins dans le langage de Démocrite; & en ce sens-là il disoit que *les*

1 *Tusculanar. Lib.* 5.
2 *Galen. de Elementis, Lib.* I. *Cap.* 2.

les atomes sont ἐτεαὶ, *réels*, mais que *le blanc*, par exemple, est blanc νόμῳ, c'est à dire, *selon l'opinion*, & ainsi des autres qualitez. Ce dernier mot se prend au même sens dans le Livre *de la Nature de l'homme*, (qui est parmi les œuvres d'Hippocrate, mais qu'on a dit avoir été attribué à Démocrite.) Dans ce Livre, κατὰ φύσιν, *selon la nature*, est opposé à κατὰ νόμον, *selon l'opinion*, κατὰ τὸ πρὸς τῶν ἀνθρώπων νομιζόμενον τε, καὶ δοξαζόμενον, comme l'explique Galien, c'est à dite, *selon que les hommes jugent ou pensent*. On trouve ici les deux verbes 1 νομίζομαι, & δοξάζομαι joints & expliquez l'un par l'autre, ce qui marque que la conjonction a été oubliée dans Diogene Laërce.

Depuis le Siecle xxviij. jusqu'au xxxvi.

Le savant *Gassendi* avoit bien lu ce passage de Galien, & voici comme il l'explique. 2 *Démocrite*, dit-il, *croyoit que toutes les qualitez qu'on void dans les choses, comme sont* la couleur, la chaleur, &c. *n'existent que* νόμῳ, lege, *dépendemment d'une certaine* loi; *non qu'elles dependent de quelque* institution des hommes, *comme les Interpretes le prennent*; *mais ce Philosophe employe ici un mot de son pays, ou de sa province, & il se sert en même temps d'une métaphore, ayant voulu marquer, que comme l'injustice ou la justice des actions humaines, ce qu'elles ont d'honête, & de deshonête, de louable, ou de blâmable, dépend de ce que* les Loix *ont établi*; *de même la blancheur, ou la noirceur, la douceur, ou l'amertume &c. dépendent de* la disposition, *ou de* la differente situation *des atomes*. Ce savant homme avoit bien rencontré quand il a dit, *que Démocrite employoit un mot particulier à sa province*, mais il s'est trompé en ce qu'il ajoûte dans la suite. Au reste je n'ai pas remarqué que des Philosophes un peu plus modernes que Gassendi, & qui sont entrez dans la pensée de Démocrite, lui en ayent fait honneur.

Diagoras, de l'Isle de *Mélos*, l'une des Cyclades, & non pas de *Milet*, comme quelques Auteurs l'ont écrit, est ce Philosophe conu par son athéisme. 3 Quelcun ayant un jour voulu le convaincre du soin que les Dieux prenoient des hommes, en lui montrant les tableaux que divers particuliers qui étoient échapez du naufrage, avoient pendus dans un Temple, pour s'acquitter de leurs vœux, & pour donner un témoignage public de leur reconnoissance envers la Divinité qui les avoit sauvez, on dit que Diagoras répondit, *que si c'étoit la coûtume de faire des tableaux où fussent représentez tant d'autres malheureux qui ont peri sur mer, nonobstant leurs vœux, ces derniers tableaux seroient en beaucoup plus grand nombre que les premiers*. 4 On rapporte un second trait de ce Philosophe, qui n'étoit pas moins impie par rapport à sa Religion, mais qui est assez gaillard. Etant un jour dans un cabaret où le bois manquoit, il prit une statue d'Hercule, qui se rencontra dans la chambre & qui étoit de bois, & la jettant au feu, *Courage*, dit-il, *Hercule*, *il faut que tu fasses aujourd'hui bouillir notre pot, ce sera le treizième & le dernier de tes travaux*. Diagoras étoit venu à douter de la Providence sur ce que quelcun, chez qui il avoit remis une somme d'argent en dépot, l'avoit retenue. Ce Philosophe croyoit que

1 *Voyez encore l'explication de ce mot dans le premier Livre, Chap. 2. & celle du mot νόμος, ci-après, Liv. 3. Chap. 3.*

2 *Gassend. in Lib. 10. Diogen. Laërt. titulo*, Unde qualitates rerum concretarum.

3 *Diogenes Laërt. in Diogene. Cicero, de Natura Deorum.*

4 *Aristophan. Scholiast. in Nubibus.*

Depuis le Siecle xxviij. jusqu'au xxxvj.

que s'il y à une Divinité, elle doit punir les méchans & particulierement les parjures, & faire prosperer les gens de bien; ce qui apparemment n'étoit pas arrivé à son égard & à l'égard de son débiteur. Plusieurs bons esprits d'entre les Payens sont entrez dans les mêmes sentimens, par le même principe, & faute de meilleures lumieres, comme il seroit aisé de le prouver par divers exemples, s'il en étoit question.

Diagoras étoit d'ailleurs *Médecin* & *Poëte.* Je ne crois pas du moins que le Diagoras dont Pline, Dioscoride, & Aëtius font mention, fût different de celui-ci Ce qui confirme que ce Philosophe pouvoit bien avoir conoissance de la Médecine, c'est qu'il avoit été 1 Esclave de Démocrite, qui l'avoit acheté sur sa bonne Physionomie, & qui avoit aparamment pris soin de l'instruire aussi bien dans la Médecine que dans la Philosophie; Démocrite s'étant appliqué, comme on l'a dit, à l'une & à l'autre de ces Sciences.

On trouve dans Aëtius la composition d'un collyre décrit par Diagoras. Je ne sai rien d'ailleurs de ce qu'il peut avoir écrit concernant la Médecine, que ce que rapporte 2 Dioscoride; *que Diagoras, à ce que disoit Erasistrate, avoit condamné* l'Opium ou le suc de pavot, *dont on se servoit dans les douleurs d'oreille, & dans les inflammations des yeux; & la raison qu'il en rendoit, c'est que cette drogue cause un assoupissement dangereux, & affoiblit la vûe.* 3 Pline dit à peu près la même chose. On recueuille du passage de Dioscoride, que le Diagoras dont il parle vivoit avant Erasistrate, ce qui prouve encore qu'il peut être le même que le Philosophe disciple de Démocrite. On verra 4 ci après en quel temps Erasistrate a vécu.

5 Pline parle encore d'un autre Diagoras de *Botrys*; mais celui-ci n'étoit par apparamment Médecin; il est du moins cité sur des faits qui ne concernent pas la Médecine. Le P. Hardouin remarque qu'il y a une faute dans les éditions ordinaires, & au lieu de *Diagora Botryense*, il lit, Diagora, Botrye, en deux mots, comme si *Diagoras* & *Botrys* étoient deux noms de deux differens personnages. Je ne sai si *Botrys* peut être le nom d'un homme, 6 mais il y avoit dans la Phénicie une ville ainsi nommée. Les habitans de cette ville s'appelloient *Botryeni*, & non pas *Botryenses*, comme le remarque Etienne de Byzance, mais on peut aisément avoir changé cette terminaison.

1 *Suidas.*
2 *Lib.* 4. *Cap.* 65.
3 *Lib.* 20. *Cap.* 18.
4 *Part.* 2. *Liv.* 1. *Chap.* 2.
5 *Vide Indicem Auctorum Plinii, Lib.* 33. 34. & 35.
6 *Vide Stephan. Byzant. in voce* Botrys.

CHA-

Depuis le Siecle xxviij. jusqu'au xxxvj.

CHAPITRE VII.

ACRON estimé le Chef des EMPIRIQVES; APOLLONIDES; ANTIGENES; ÆGIMVS; EVRYPHON.

IL y eut un fameux Médecin contemporain d'Empédocle, nommé Acron, & qui étoit aussi d'*Agrigente*, comme ce Philosophe. 1 *Acron*, dit Pline, *fut Auteur d'une Secte de Médecine qu'on appella* la Secte Empirique, *nom formé d'un mot Grec qui signifie* expérience; *parce que cette Secte rejettant* les raisonnemens, *s'en tenoit uniquement à l'expérience.*

Cet Auteur ajoûte, qu'Acron avoit été recommandé par le Physicien Empédocle, que l'on consideroit beaucoup. Casaubon a cru que lorsque Pline écrivoit ce qu'on vient de lire, il avoit en vuë l'Epitaphe d'Acron composée par Empédocle & rapportée par Diogene Laërce; 2 *Acron Agrigentin, le plus éminent des Médecins, fils d'un pere éminent, git dans ce roc éminent, à l'endroit le plus éminent de sa patrie éminente.* Mais il est sensible, par la cacophonie que fait dans le Grec la Lettre r, qui entre dans tous les mots, que c'est une pure raillerie, comme 3 Suidas l'a remarqué. Empédocle pouvoit avoir composé cette Epitaphe pour se mocquer de la vanité de cet homme, qui par une froide allusion à son nom s'appelloit *le plus excellent des Médecins.* Ce qui confirme cette pensée, c'est que Diogene Laërce nous apprend, immédiatement auparavant, que ce Philosophe empêcha qu'Acron n'obtint la demande qu'il faisoit d'un certain lieu pour y bâtir un tombeau, *parce*, disoit-il, *qu'il tenoit le premier rang entre les Médecins*, & qu'Empédocle ayant fait un discours sur l'*égalité*, peut-être pour prouver que les Médecins sont tous égaux, & que l'un ne vaut pas mieux que l'autre, se tourna vers Acron, & lui dit: *Quelle Epitaphe voulez-vous que l'on grave sur votre tombeau? Celle-ci vous agréroit-elle. Acron Agrigentin* &c.

Cette raillerie pouvoit aussi être un effet de la jalousie du Philosophe, qui avoit de la peine à souffrir qu'Acron tint le premier rang, dans une profession dont il se mêloit lui-même; sur quoi il y a une réflexion à faire, qui est importante à l'Histoire de la Médecine. C'est que l'ambition d'Acron, ou la bonne opinion qu'il avoit de lui-même, renverse entierement le sentiment de Celse que l'on a rapporté ci-devant, touchant la naissance ou le commencement de la Médecine; puis que si cet Art avoit dû le jour à la Philosophie, comme le suppose Celse, & qu'on n'en eût eu nulle conoissance avant les Philosophes, il n'est pas vraisemblable qu'Acron, qui n'étoit venu qu'après eux, ou du moins après Pythagore, eût été assez hardi pour prétendre à la Principauté de la Médecine a leur préjudice. Il est certain qu'il y avoit eu des

1 *Lib.* 29. *Cap.* 1.

2 Ἄκρον ἰητρὸν Ἄκρων' Ἀκραγάντινον, πατρὸς ἄκρου,
Κρύπτει κρημνὸς ἄκρος πατρίδος ἀκροτάτης.

3 Epigramma τωθάστικον, *dit cet Auteur.*

Depuis le Siecle xxviij. jusqu'au. xxxvj.

des Médecins avant les Philosophes, mais leur Médecine, comme on l'a remarqué, n'étoit qu'Empirique, non plus que celle d'Acron.

On pourroit même croire que ce Médecin n'a passé pour le Chef de la Secte qui prit ce nom, que parce qu'il avoit entrepris de soutenir cette ancienne maniere de faire la Médecine, contre celle que vouloient introduire les Philosophes ses contemporains. Le passage de Pline, que l'on a cité, l'insinue; mais il y a apparence que cet Auteur s'est trompé. La Secte Empirique dont Pline veut parler, n'a commencé que fort long-temps après Acron. On accorde que celui-ci étoit aussi *Empirique* à la maniere des *Asclépiades*, & de tous les autres Médecins qui l'avoient précedé; c'est à dire, que sa Médecine rouloit toute sur l'Experience, sans beaucoup de raisonnement ; mais il n'étoit pas pour cela de la *Secte Empirique*; les premiers Médecins ne pouvant pas être regardez comme des *Sectaires*, s'il est permis de se servir de ce terme en cette occasion. On verra 1 ci-après quelle étoit cette Secte & quels ont été ses Fondateurs.

Je ne sai si Suidas ne s'est point aussi trompé, ou s'il n'a point confondu Acron l'*Empirique* aveç un autre. lors qu'il dit, qu'Acron avoit exercé la profession de *Sophiste* à Athenes, aussi bien qu'Empedocle. On ne peut pas douter qu'il n'entende parler du premier, en ce qu'il le joint à Empédocle, & qu'il ajoûte qu'Acron avoit écrit en langue Dorique (qui étoit celle qu'on parloit en Sicile) un Livre intitulé *l'Art de la Médecine*, & un autre qui traitoit *de la maniere de vivre sainement*. Si notre Acron étoit *Sophiste* il ne confondoit pas ce mêtier avec celui de Médecin, autrement il n'auroit pas passé pour Empirique ; à moins que ce mot de Sophiste ne s'explique simplement ici par celui de *Rheteur*.

Plutarque fait aussi trouver Acron à Athenes, lors de la grande peste qui y vint au commencement de la guerre du Péloponnese, & il lui attribue d'avoir conseillé *d'allumer de grands feux par toutes les rues, dans la vûe de purifier l'air*, qui est la même chose que faisoient les Prêtres d'Egypte, dont 2 il a été parlé ci-dessus.

Quelques manuscrits de Pline lisent *Créon*, au lieu de *Acron*, mais la premiere façon de lire est la meilleure.

APOLLONIDES, Médecin de *Cos*, n'est conu que par une avanture qui le fit perir malheureusement, & qui ne fait honneur ni à sa memoire, ni à sa profession. 3 *Mégabise* étant mort, sa veuve qui s'appelloit *Amytis* (fille de *Xerxes*, & sœur d'*Artaxerxes Longinus*) qui avoit eu auparavant diverses galanteries, aussi bien que sa mere *Amystris*, eut une maladie qui parut d'abord de peu de conséquence, pour laquelle elle consulta le Médecin *Apollonides*, qui étoit dans cette Cour. Celui-ci voulant se prévaloir du foible de la Princesse, lui fit acroire que son mal étoit un mal de mere, dont elle ne pouvoit guerir que par le commerce honteux qu'il lui proposa. Amytis ayant accepté le parti, ne laissoit pas de venir tous les jours plus défaite & plus maigre ; ce qui fit que son Médecin cessa de la voir, & qu'elle eut lieu de faire réflexion sur la

1 *Part*. 2. *Liv*. 2.
2 *Part*. 1. *Liv*. 2. *Chap*. 3.
3 *Ctesias de Rebus Persicis.*

la mauvaise conduite qu'elle avoit tenue. Elle ne tarda pas aprés cela à en faire confidence à la Reine sa mere, qui ayant porté ses plaintes au Roi, fut maîtresse du supplice d'Apollonides; en sorte que ce malheureux fut condamné à des tourmens continuels pendant deux mois entiers, & enfin enterré vif le jour qu'Amytis mourut. Apollonides étoit un peu avant Empédocle, Artaxerxes Longimanus, sous lequel le premier vivoit, ayant commencé à regner dans l'Olympiade LXXIX. dont la premiere année est en l'An du Monde trois mille quatre cent quatre-vint six.

Depuis le Siecle xxviij. jusqu'au xxxvj.

ANTIGENE est le nom d'un Médecin dont il est fait mention dans une Lettre d'Euripide à Sophocle; mais on croit cette Lettre supposée. Euripide nacquit dans la LXXV. Olympiade.

ÆGIMUS est un ancien Médecin de *Vélie*, ou *d'Elide*, que 1 Galien dit avoir le premier écrit touchant *le pouls*, quoi que son Livre soit intitulé *des palpitations*; parce qu'en ce temps-là *pouls* & *palpitation* signifioient une même chose. Le temps auquel il a vécu n'est pas marqué, mais je présume par le titre de son Livre, qu'il doit avoir écrit avant Hippocrate, qui parle du pouls en divers endroits, quoi qu'il ne paroisse pas s'être fort attaché aux indices que les Médecins des Siecles suivans en ont tirez, comme on le verra ci-après. 2 Pline fait mention d'un Ægimius, qu'il dit avoir vécu deux cents ans. Je ne sai si c'est le même, ou un autre.

On a parlé 3 ci-devant d'EURYPHON, Médecin Cnidien. Il doit avoir été plus vieux qu'Hippocrate, ayant passé pour être l'Auteur des *Sentences Cnidiennes*, qui sont citées par ce dernier. Néanmoins 4 Soranus les fait rencontrer ensemble chez le Roi Perdiccas, comme on le verra ci-après. C'est apparemment du même *Euryphon* que parloit 5 Platon le Comique, lors qu'il introduisoit Cinésias fils d'Evagoras se produisant au sortir d'une pleurésie, *maigre comme un squelette, la poitrine pleine de pus, les jambes comme un roseau, & tout le corps chargé des escarres qu'Euryphon lui avoit faites en le brulant, en un mot phthisique ou empyique consommé.* Il paroît par ce passage qu'Euryphon employoit les cauteres dans *l'empyeme*, comme on verra ci-après qu'Hippocrate le pratiquoit. On en recueille de plus qu'Euryphon vivoit du temps de Platon le Comique, contemporain d'Aristophane, & par conséquent du temps d'Hippocrate, ce qui n'empêche pas qu'Euryphon ne pût être le plus âgé, comme on l'a supposé.

1 *Galen. de Different. Puls. Lib.* 4.
2 *Lib.* 7. *Cap.* 8.
3 *Liv.* 2. *Chap.* 2.
4 *Voyez la Vie d'Hippocrate par Soranus.*
5 *Galen. in Hippocrat. Aphorism. Comment.* 7.

Depuis le Siecle xxviij. jusqu'au xxxvj.

CHAPITRE VIII.

HERODICUS, Inventeur de la Médecine GYMNASTIQUE, & ICCUS, Médecin & Athlete.

NOus finirons ce Livre en parlant des innovations qui ont été introduites dans la Médecine par *Hérodicus*, Auteur de la *Gymnastique*, & nous lui joindrons *Iccus*, autre Médecin qui a eu à peu près les mêmes vuës.

HÉRODICUS, dont nous avons déja fait mention, en rapportant le sentiment de Platon sur la Médecine d'Esculape, étoit de *Sélymbre*, ou *Sélivrée*, ville de *Thrace*, 1 comme veut Plutarque, ou plûtôt de *Lentini* en *Sicile*, & frere du fameux Rhéteur & Philosophe *Gorgias*. Il vivoit dans le temps des derniers Philosophes, dont on a parlé. Il étoit Médecin, & de plus Maître d'une Académie où la Jeunesse venoit s'exercer; ce qui lui donna occasion de faire entrer dans la Médecine 2 *la Gymnastique*, c'est à dire, *l'Art de s'exercer le corps*; ayant lui-même, par le moyen de l'exercice, trouvé un moyen de vivre long-temps, ou de venir assez âgé, quoi qu'il eût une maladie incurable 3 comme on l'a remarqué ci-dessus.

Il semble que Galien fait aussi bien Esculape Auteur de la Médecine Gymnastique, comme du reste de la Médecine, lors qu'il dit dans le passage 4 qu'on a cité ce-devant; *qu'Esculape ordonnoit à plusieurs d'aller à cheval, & de s'exercer étant armez, & qu'il leur marquoit les sortes de mouvemens qu'ils devoient faire, & la maniere dont ils devoient s'armer.* Médée, comme on l'a vu, faisoit aussi pratiquer quelque chose de semblable. Mais supposé qu'ils eussent déja reconu l'utilité de *l'exercice*, il y a apparence qu'Hérodicus alla beaucoup plus loin, & qu'il fut le premier qui en fit un Art, qu'on appella *l'Art de la Gymnastique Médicinale, ou l'Art de s'exercer pour la santé.*

On pratiquoit long temps avant Hérodicus plusieurs manieres d'exercices dans les *Jeux publics*, qu'on célebroit en divers lieux de la Grece avec beaucoup de solemnité. Ceux qui avoient institué ces Jeux ne s'étoient proposé que de divertir le peuple, & de rendre les corps des hommes plus dispôs, plus forts, & plus propres à la guerre, ou d'obtenir par ce moyen la faveur des Divinitez à l'honneur desquelles ces mêmes Jeux se faisoient. Et ceux qui s'y exerçoient n'avoient principalement en vuë, que de remporter le prix qu'on donnoit aux vainqueurs.

On apprenoit les exercices nécessaires pour cela, dans des Académies qu'on appelloit *Gymnasia*, ou *Palæstra*, c'est à dire, *Lieux propres pour s'exercer.* On ne sait pas précisément quand on avoit commencé de bâtir ou d'établir ces especes

1 *De iis qui serò à numine corripiuntur.*
2 Ce mot vient d'un verbe Grec qui signifie *s'exercer.*
3 *Part.* 1. *Liv.* 1. *Chap.* 14.
4 *Liv.* 1. *Chap.* 13.

peces d'Académies. Ce qu'il y a de sûr c'est qu'on a regardé les Grecs, comme les premiers Auteurs de cet établissement. On peut voir là-dessus *Mercurial.* Mais Hérodicus, qui étoit, comme on l'a dit, Maître d'une de ces Académies, ayant remarqué que les jeunes gens qu'il avoit sous sa conduite, & qui apprenoient ces exercices, étoient pour l'ordinaire d'une très-forte santé, il imputa d'abord cela au continuel exercice qu'ils faisoient. Il poussa ensuite plus loin cette premiere réflexion, qui étoit fort naturelle, & jugea qu'on pouvoit tirer de beaucoup plus grands avantages de l'exercice, si on se proposoit pour but principal l'acquisition ou la conservation de la santé.

Depuis le Siecle xxviij. jusqu'au xxxvj.

Sur ces principes il laissa 1 *la Gymnastique Militaire*, & *celle des Athletes*, pour ne s'attacher qu'à la *Gymnastique Médicinale*, & pour donner là-dessus les regles & les préceptes qu'il jugea convenables Nous ne savons pas quelles étoient ces regles, mais il y a de l'apparence qu'elles regardoient d'un côté les differentes sortes d'exercices que l'on pouvoit pratiquer pour la santé, & de l'autre les précautions qu'il y avoit à prendre selon la difference des personnes, des temperamens, des âges; des climats, des saisons, des maladies, &c. Outre cela Hérodicus regloit sans doute fort exactement la maniere de se nourrir, ou de faire abstinence, par rapport aux differens exercices que l'on faisoit, & aux differentes vuës que l'on avoit, ou à l'état où l'on se rencontroit, en sorte que la Gymnastique renfermoit *la Diététique*, qui est cette partie de la Médecine qui étoit inconue aux plus anciens Médecins, comme on l'a remarqué ci-devant, & qui fut fort cultivée depuis.

L'expérience que l'on a dit qu'Hérodicus avoit faite de son Art, sur lui-même, semble marquer qu'il dût reüssir heureusement à l'égard des autres; neanmoins Hippocrate, qui avoit été son disciple, ne lui rend pas sur ce sujet un témoignage fort avantageux, lors qu'il dit, *qu'Hérodicus tuoit les febricitans par trop de promenades, par la lutte, & par les fomentations, n'y ayant rien de plus contraire à ceux qui ont la fievre que la faim, la lutte, les promenades, les courses, & les frictions. Hérodicus*, ajoûte Hippocrate, *prétendant surmonter la fatigue que cause la maladie par une autre fatigue, attiroit à ses malades tantôt des inflammations, tantôt des maux de côté &c. Et les rendoit d'ailleurs pâles, livides, & défaits.*

Mais cette censure d'Hippocrate ne l'a pas empêché de se prévaloir lui-même de la Gymnastique en diverses occasions, quoi qu'il ne la crût pas utile dans le cas qu'on a touché. Et tous les autres Médecins qui vinrent après Hérodicus, prirent si bien le goût de cette sorte de Médecine qu'il n'y en eut point qui ne la jugeât une partie essentielle de son Art. Nous n'avons plus les

1 La Gymnastique Militaire étoit celle des jeunes gens, qui s'exerçoient pour se former & se durcir le corps, & pour se rendre propres au métier de la guerre. Celle des Athletes étoit regardée comme *vitieuse*, parce que ces gens-là ne se proposoient d'autre but que leur utilité particuliere, & l'avantage qui leur revenoit de remporter les prix que l'on donnoit; de maniere qu'ils ne pensoient qu'à se bien nourrir, sans se soucier de cultiver leur esprit, *quorum corpora*, dit Seneque, *in sagina, animi in macie & veterno erant.*

Depuis le Siecle xxviij. jusqu'au. xxxvj.

les écrits que 1 *Diocles*, *Praxagore*, *Philotime*, *Erasistrate*, *Hérophile*, *Asclepiade*, *Theon*, *Diotime*, & plusieurs autres avoient fait sur cette matiere. Mais ce qui s'en trouve dans Galien & dans les autres Auteurs qui citent ceux qu'on vient de nommer, suffit pour faire voir en quelle estime étoit la Gymnastique parmi les Anciens.

Les Médecins n'étoient pas les seuls qui la recommandoient. Tout le monde étoit si fort convaincu de l'utilité qu'on en retiroit, ou du plaisir que cela faisoit, qu'il y avoit une infinité de gens qui passoient la plus grande partie de leur vie dans les lieux propres pour s'exercer, qu'on bâtit depuis dans toutes les villes de la Grece, d'où cette coûtume se répandit ensuite ailleurs. A la verité ces bâtimens ou ces enclos qu'on appelloit *Gymnasia*, n'étoient pas uniquement destinez à la Gymnastique Médicinale, ils servoient en même temps à plusieurs autres choses. On y voyoit divers appartemens pour differens usages, il y avoit premierement de grandes *Places*, & de grands *Portiques*, ou *Allées couvertes*, fort longues pour se promener, ou pour courir. Il y avoit aussi un lieu particulier pour les *Philosophes*, pour les *Rheteurs*, & pour tous les *Gens de Lettres*, qui venoient y faire leurs assemblées & leurs disputes. Ainsi l'*Académie*, & le *Lycée*, deux lieux d'exercice d'Athenes, devinrent celebres, ayant été choisis le premier par Platon, & l'autre par Aristote, pour y enseigner leur Philosophie. On appelloit cet appartement des Gens de Lettres *Exedra*, d'un mot Grec qui signifie *s'asseoir*, parce qu'il y avoit des sieges pour cet usage. Il y avoit encore d'autres appartemens pour la Jeunesse, qui venoit s'exercer sous des Maîtres appellez *Gymnastæ*, qui avoient sous eux des serviteurs qu'on nommoit *Pædotribæ*. Les *Athletes* s'y rendoient aussi.. Les exercices, qu'on y faisoit consistoient principalement à *jouer au palet*; à *lancer le javelot*, ou de certaines machines pésantes qu'on appelloit *halteres*; *à tirer de l'arc*; à *jouer à la paume*, ou *au ballon*; à *lutter*; à *se battre à coups de poing*; à *sauter* de diverses manieres; à *danser*; à *courir*; à *monter à cheval* &c.

Une partie de ces exercices étoient aussi pratiqués indifferemment par toutes sortes de personnes, pour la santé. Mais les appartemens qui étoient plus particulierement affectez à ce dernier usage, étoient *le lieu du Bain*; celui *ou l'on se deshabilloit*; où l'on se faisoit *frotter*, 2 *oindre*, &c. Chacun usoit de ces exercices comme il lui plaisoit; les uns ne prenoient part qu'à un seul, pendant que d'autres s'occupoient successivement à plusieurs. Les gens de Lettres commençoient par ouïr les Philosophes & les autres Savans; ils jouoient ensuite à la paume, ou ils s'exerçoient de quelqu'autre maniere, & enfin ils entroient dans le Bain.

Au reste on peut, avec quelque raison, trouver étrange que 3 Platon se récrie si fort contre la Gymnastique & contre son Inventeur. Il semble qu'il n'y

1 *On parlera ci après de tous ces Médecins.*

2 On appelloit ceux qui oignoient *Aliptæ*. Ceux qui étoient appellez *Jatraliptæ*, avoient les premiers sous eux, ou étoient peut être les mêmes. On en en parlera encore dans le premier Livre de la Troisième Partie.

3 *Voyez ci dessus, Liv. 1. Chap. 14.*

n'y a rien de plus naturel que cette espece de Médecine, & que tout homme de bon sens la devoit préferer à celle qui consiste en l'usage des médicamens, cette derniere étant beaucoup plus fâcheuse & plus dangereuse. Mais il faut savoir que lors que ce Philosophe parloit contre la Gymnastique, il avoit l'esprit tout plein des idées de sa République, selon lesquelles voulant que chacun contribuât au bien public, il regardoit ceux qui ne pensoient qu'à leur santé, comme des gens inutiles, & qui ne sont bons que pour eux-mêmes. Et quoi qu'il ait récommandé l'exercice en général, il blâmoit néanmoins la Gymnastique considerée comme un Art, & particulierement entant qu'elle renfermoit la Diététique; parce qu'elle avoit de grandes suites, & que ceux qui vouloient en observer exactement les regles, étoient obligez de vivre d'une maniere trop étudiée, & de pratiquer une espece de Médecine continuelle, qui les détournoit presque entierement des occupations auxquelles ils étoient appellez. *Depuis le Siecle xxviij. jusqu'au xxxvj.*

Platon fait une autre remarque, touchant Hérodicus & ses maximes, qui est assez particuliere. 1 C'est que ce Médecin conseilloit *qu'on poussât la promenade d'Athenes jusqu'à Mégare*, qui étoit à plus de vint milles de là, *& que sitôt qu'on auroit touché les murailles de cette derniere ville, on s'en retournât sur ses pas sans s'arrêter un moment.* Cela est visiblement outré, & il y a apparence que c'est un conte qu'on faisoit à Athenes pour tourner en ridicules les Médecins, & les autres personnes qui suivoient les regles de la Gymnastique.

Les Romains ne commencérent à bâtir des lieux d'exercice, que long-temps après les Grecs; mais dès qu'ils en eurent une fois goûté, ils les surpasserent de beaucoup, soit par le nombre, soit par la magnificence des bâtimens, comme on en peut juger par les ruines qui subsistent encore aujourd'hui. On en étoit si fort entêté à Rome, que, selon la remarque de Varron, 2 *quoi que chacun eût le sien, à peine étoit-on content.*

Ceux qui voudront être instruits à fond de tout ce qui regarde la Gymnastique Médicinale, peuvent consulter le savant *Mercurial*, qui a épuisé cette matiere. 3 On trouvera d'ailleurs diverses choses sur ce sujet dans la suite de cette Histoire, & même concernant Hérodicus.

On doit joindre à ce Médecin un de ses Confreres, qui a vécu un peu avant lui, ou qui pouvoit être un peu plus âgé que lui. C'est Iccus, de Tarente, 4 qui florissoit vers la soixante & dix-septième Olympiade. 5 Platon parle de lui comme d'un homme qui n'étoit plus lors qu'il écrit, au lieu qu'il remarque au même endroit, qu'Hérodicus vivoit encore. Ce même Philosophe joint Iccus à Hérodicus en ce qui concerne la Gymnastique, de laquelle il dit qu'ils ont tous deux fait profession, aussi bien que de la Philosophie.

Etienne de Byzance, & 6 Eustathe disent expressément qu'Iccus étoit Méde-

1 *Platon. Phædr. in Principio.*
2 *Vix satis singula erant.* De Re Rustic. in Lib. 2. procemio.
3 *Voyez ci-après, Liv. 3. Chap. 13. Liv. 4. Chap. 2. & Part. 3. Liv. 1. Chap 4. & ailleurs.*
4 *Vide Stephan. Byzant. in voce* Tatas.
5 *In Protagora.*
6 *Commentar. in Dionys. Periegesim.*

Depuis le Sicle xxviij. usqu'au. xxxvj.

Médecin ; & il ne faut pas croire que Platon, lors qu'il dit 1 ailleurs, que le même Icccus de Tarente avoit été assez sage pour vivre toûjours dans le célibat & pour s'abstenir de toute débauche, dans la vuë de paroître avec honneur dans les Jeux Olympiques; il ne faut pas, dis-je, croire que Platon ait voulu mettre Iccus au rang des simples Athletes. Il y a de l'apparence que comme la Médecine dont il se mêloit, rouloit particulierement sur la Gymnastique, il prenoit plaisir à s'exercer pour sa santé, & qu'il se servoit de l'occasion que les Jeux publics de la Grece lui présentoient, sans qu'il dérogeât pour cela à la Médecine. On peut faire le même jugement de ce que dit aussi 2 Elien; *qu'Iccus, Tarentin, qui s'exerçoit à la lutte, vivoit trés-sobrement, & gardoit exactement le celibat.* La sobrieté de cet homme donna lieu à ce proverbe, qui étoit en usage parmi les Grecs, *le repas d'Iccus*, pour dire un repas où il n'y a rien de superflu. Cette maniere de vivre d'Iccus le distinguoit avantageusement des autres Athletes, dont on a parlé au commencement de ce Chapitre. Et quoi que Platon attribue en un endroit l'invention de la Médecine Gymnastique à Hérodicus seul, comme ce Philosophe lui associe ailleurs Iccus, il est probable, que celui-ci ayant vécu le premier, il avoit jetté les fondemens de l'Art que l'autre établit dans le suite.

CHAPITRE IX.

Reflexions sur ce qu'il y a de plus essentiel dans ces deux premiers Livres de l'Histoire de la Médecine.

On a rapporté ci-devant tout ce que l'on a pu recueillir de plus considerable, touchant ce qu'on peut appeller *le premier âge de la Médecine.* Il semble d'abord que tout ce que l'on apprend du progrès de cet Art, pendant le premier & le second période de temps que l'on a parcouru, se reduit à trés-peu de chose. Tout y paroît presque fabuleux ou incertain, ou du moins extremement confus; & les découvertes y sont en assez petit nombre, & fort superficielles, par rapport à celles d'aujourd'hui.

Néanmoins si la Médecine consiste plûtôt dans les effets, que dans les discours; & si *l'invention des remedes* est plus importante que *tous les raisonnemens qu'on peut faire sur les maladies*, 3 comme on le verra ci-après, il se trouvera que ces premiers Médecins ont conu ce qu'il y a presque de plus essentiel dans la Médecine, ou du moins ce qui passe pour tel encore aujourd'hui dans toute l'Europe ; & qu'ils ont pratiqué presque tous les remedes *fondamentaux*, & ceux sur lesquels on compte le plus. Tous les Médecins, à la reserve d'un bien petit nombre, regardent *la Saignée* & *la Purgation* comme les remedes les plus universels. Or il paroît par les preuves que l'on en a rapportées, que ces deux remedes ont été mis en usage dans l'espace de temps dont il s'agit.

Les

1 *Octavo de Legibus.*
2 *Variar, Histor. Lib.* 11. *Cap.* 3.
3 *Voyez ci-après, Part.* 2. *Liv.* 2.

Les autres moyens de satisfaire aux vuës ordinaires & génerales de la Médecine ne manquoient pas non plus à ces anciens Médecins. Ils savoient, comme on l'a remarqué, se servir du *lait*, du *petit lait*, des *bains* & *de l'exercice*, qui sont encore aujourd'hui les principales armes dont les Médecins combattent les maladies les plus opiniâtres, du moins dans les pays où l'on ne donne pas tout à la Chimie. Ces mêmes Anciens conoissoient aussi 1 *le pavot*, & même 2 *l'opium*, ce grand & universel adoucissant. *Depuis le Siecle xxviij. jusqu'au xxxvj.*

Enfin il est vraisemblable qu'ils possedoient plusieurs 3 remedes *spécifiques*, & peut-être plus que nous, leur principale étude ayant été tournée de ce côté là. On appelle remedes spécifiques des remedes que l'experience a fait voir être propres pour une certaine espece de maladie, quoi qu'il soit difficile & souvent impossible de rendre raison de l'effet qu'ils produisent.

C'est sans doute ce qui faisoit dire à Hippocrate, *que toute la Médecine étoit établie depuis long-temps; & qu'on avoit trouvé le principe & la voye de découvrir, comme on l'avoit déja fait, plusieurs excellentes choses, & qui serviroient encore à en découvrir d'autres, pourvu que celui qui les chercheroit, fût propre à cela, & qu'ayant conoissance de ce qu'on avoit déja trouvé, il suivît la même piste. Celui*, ajoûte-t-il, *qui rejettant tout ce qui a été fait, prend une autre route dans sa recherche, & se vante d'avoir trouvé quelque chose de nouveau, se trompe lui-même & trompe les autres avec lui.* Cette ancienne route étoit celle de *l'Observation*, & des *Expériences*, dont on ne s'est que trop dévoyé depuis.

Mais je prévoi que ceux, qui sont pour l'antiquité de la *Chimie*, ne manqueront pas de dire que j'ai oublié le principal, & ce qui fait le plus d'honneur à la Médecine ancienne; c'est à dire, la conoissance de l'Art que je viens de nommer. Si j'avois été dans leur sentiment, j'aurois eu occasion de l'appuyer, lors que j'ai fait l'Histoire *d'Hermes Trismegiste*, qu'ils reconnoissent pour l'Auteur de la Chimie. Mais j'avouë que je n'ai pas d'assez bons yeux, pour découvrir aucunes traces de cet Art dans ces vieux temps. Je tâcherai dans la suite de répondre aux argumens de ceux qui soûtiennent le contraire. Mais en attendant, & afin que les personnes raisonnables, qui peuvent avoir trouvé dans la Fable ou dans l'Histoire ancienne quelque chose qui semble favoriser le sentiment que je combats, ne se préoccupent pas contre moi, je dirai par avance, qu'il faut bien distinguer entre la Chimie qui enseigne *la mélioration* ou la *transmutation des metaux*, ou *les moyens de faire de l'or*, ou *de l'argent avec quelque matiere que ce soit*; *& celle qui n'a pour but que la preparation des medicamens*, & *dont l'objet est la santé*. Celle-là, que l'on appelle autrement *Alchimie*, peut être assez ancienne. L'amour des richesses est aussi vieux que le monde, & il y a apparence que l'on a tenté, dès le commencement, toutes sortes de moyens d'en acquerir. Mais on fera voir que celle-ci, c'est à dire, la Chimie Médicinale n'a été inventée que depuis peu de siecles.

1 Homere fait mention du *pavot*, Iliad. θ. Vers. 306.
2 *Voyez ci dessus*, *Liv.* 1. *Chap.* 21.
3 *Voyez ci-apres*, *Part.* 2. *Liv.* 2. *Chap.* 6.

HISTOIRE
DE LA
MEDECINE,
PREMIERE PARTIE,
LIVRE TROISIEME.

Où l'on void jusques où **HIPPOCRATE** a poussé cet Art, dans le temps de la guerre du Peloponese & pendant la plus grande partie du Siecle XXXVI. On dit aussi un mot de quelques Médecins ses contemporains.

CHAPITRE I.

HIPPOCRATE a séparé la Médecine de la Philosophie, quoi qu'il ait fait servir la derniere de ces Sciences à la premiere. Le temps de sa naissance. Son extraction. Ses Maîtres. Il a passé pour l'Inventeur de la Médecine en général, & de la Médecine Clinique *en particulier. Il a joint* le Raisonnement *à* l'Expérience.

Siecle XXXVI.

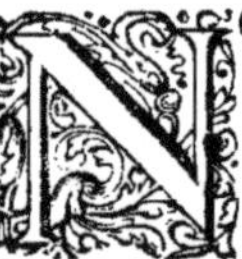

Ous venons de voir que la Médecine, qui avoit été pratiquée au commencement, ou par toutes sortes de personnes indifferemment, ou par quelques particuliers qui ne se méloient d'aucun autre mêtier, étoit enfin tombée entre les mains des Philosophes vers la LX. Olympiade, qui se rencontre avec la dixième année du Siecle XXXV. du Monde. Mais la Philosophie & la Médecine s'étant depuis étendues, par les conoissances que l'on avoit acquises pendant l'espace d'environ cent dix ans, qui s'écoulérent entre le temps de Pythagore & celui auquel commença la guerre du Péloponese, il fallut nécessairement partager ces deux professions, chacune pouvant occuper un homme tout entier.

HIP-

Pag. 112.

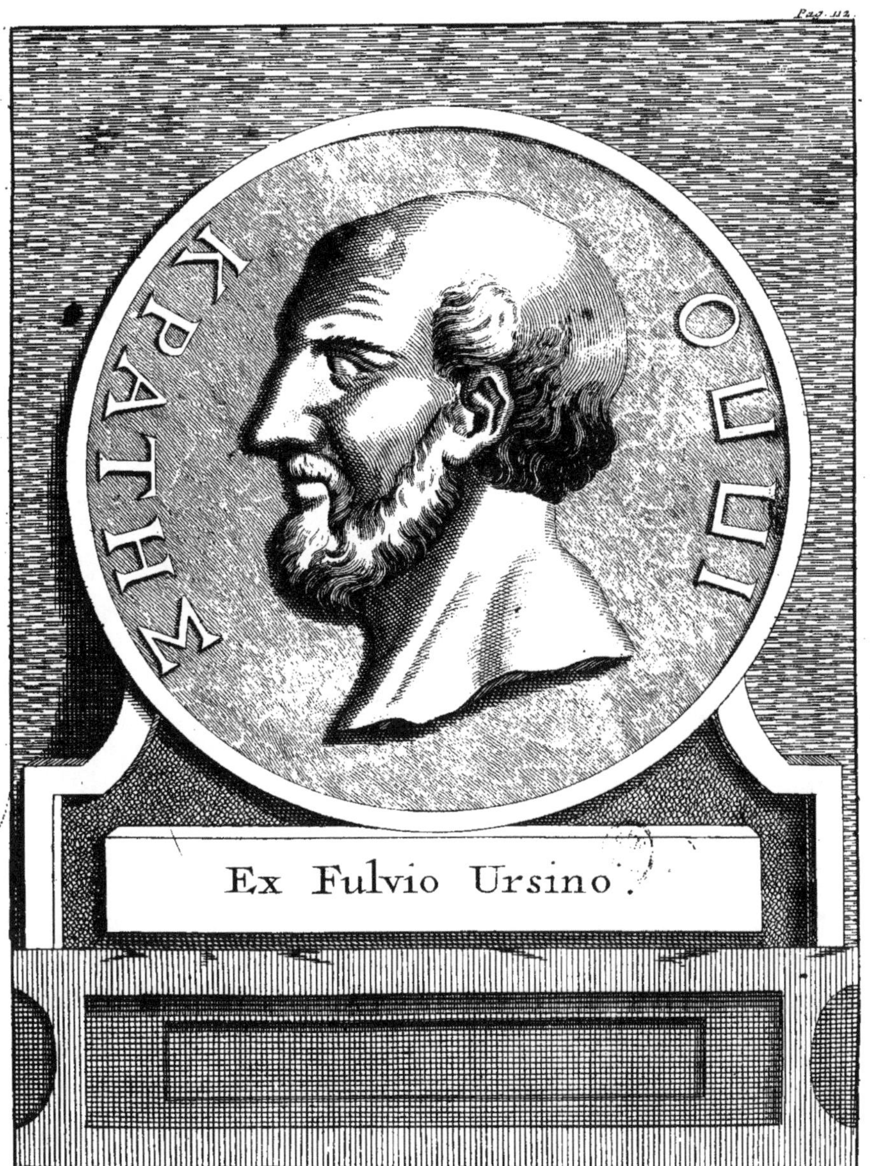

Ex Fulvio Ursino.

1 Hippocrate a été le premier, qui ait entrepris ce partage. Il ne s'en étoit pas tenu simplement à cette sorte de Médecine qui étoit héréditaire dans sa famille. Il avoit encore penetré dans la Philosophie, aussi avant qu'aucun homme de son temps. Mais ne jugeant pas que les spéculations de cette derniere Science fussent aussi utiles à la Societé, que la pratique de la premiere, il ne retint de la Philosophie qu'autant qu'il en falloit pour raisonner juste dans la Médecine, dont il fit sa principale, ou plûtôt son unique étude. *Siecle xxxvj.*

2 Il nacquit dans l'Isle de Cos, la premiere année de l'Olympiade LXXX. sur la fin du Siecle XXXV. environ XXX. ans avant la guerre du Péloponese. Son pere s'appelloit *Héraclide*, & sa mere 3 *Phénarete*, ou *Praxithée*. 4 Nous avons vu, en parlant des *Asclépiades*, qui est le nom de sa famille, que du côté de son pere il se glorifioit d'être le dix-huitième des descendans *d'Esculape*. Il n'étoit pas moins noble du côté de sa mere, puis qu'il étoit aussi le dix-neuvième des descendans *d'Hercule*.

Hippocrate ne se contenta pas d'apprendre la Médecine sous son pere, il eut encore pour son Maître dans cet Art *Herodicus*, dont on a parlé au Livre précedent. Il fut aussi disciple du Sophiste *Gorgias*, frere de ce Médecin; & selon quelques-uns, il le fut encore du Philosophe *Démocrite*, comme on le recueille du passage de Celse qu'on vient de citer. Mais s'il apprit quelque chose de ce dernier, il y a de l'apperence que ce fut plûtôt par les entretiens qu'il eut avec lui, lors qu'il fut demandé par les Abdéritains, 5 comme on l'a dit ci-devant, pour venir traiter ce Philosophe. On pourroit aussi croire qu'il avoit suivi *Héraclite*, comme on le verra dans la suite.

Si Hippocrate n'a pas tout-à-fait passé pour le premier Inventeur de la Médecine, il a, pour le moins, eu, de l'aveu de toute l'Antiquité, la gloire d'être le premier, après Esculape & ses fils, qui l'ait *rétablie;* ce qui est la même chose que si l'on disoit qu'il l'a inventée, comme on le peut inferer de ce qui a été dit ci-devant. On peut encore dire que par la grande réputation qu'il s'est acquise, il a effacé tous ceux qui l'ont précedé, au Dieu de la Médecine près; en sorte qu'on n'a pas vu où s'arrêter commodément entre ce prétendu Dieu & lui, ou qu'on n'a pu marquer aucune Epoque considerable qu'en passant tout d'un coup de l'une à l'autre, quoi qu'il se fût écoulé plus de sept cens ans entr'eux deux.

Pline fait Hippocrate Auteur de la Médecine 6 *Clinique*, dont nous avons fait honneur à Esculape. Il n'y a pas d'apparence que l'on ait tant tardé à visiter les malades dans leur lit; mais ce qui distingua si avantageusement ce Méde-

1 Démocriti autem, ut quidam tradiderunt, discipulus *Hippocrates* Cous, primus quidem ex omnibus memoria dignis, ab studio Sapientiæ disciplinam hanc (*Medicinam*) separavit, vir arte & facundia insignis. *Cels. Præfat. Lib.* 1.

2 *Soranus, dans la Vie d'Hippocrate.* Il y a d'autres Auteurs qui font Hippocrate un peu plus ancien, & d'autres qui le font plus nouveau. *Voyez ci-après, Chap.* 31.

3 D'autres veulent que Phenarete fût sa grand-mere.

4 *Part.* 1. *Liv.* 2. *Chap.* 2.

5 *Liv.* 2. *Chap.* 6.

6 *Voyez l'explication de ce terme au Liv.* 1. *Chap.* 13. *& ci-après, Part.* 3. *Liv.* 1. *Chap.* 4.

Siecle xxxvj.

Médecin, c'eſt, comme le remarque le même Auteur, 1 *qu'il a été le premier qui ait clairement enſeigné la Médecine.* Il ſe prévalut pour cela des lumieres de ſon ſiecle, ayant fait ſervir la Philoſophie à la Médecine, & la Médecine à la Philoſophie. 2 *Il faut faire entrer*, dit-il lui même, *la Philoſophie dans la Médecine, & la Médecine dans la Philoſophie; car un Médecin, qui eſt Philoſophe, eſt égal à un Dieu.*

C'eſt pour cela que les Médecins 3 *Dogmatiques*, ou *Raiſonnans*, ainſi appellez par oppoſition aux *Empiriques*, dont on a parlé, & dont on parlera encore dans la ſuite, l'ont unanimement reconu pour leur Chef; comme celui qui a le premier joint le *Raiſonnement* à l'*Experience*, dans la pratique de la Médecine. Les Philoſophes, qui s'étoient mêlez de cet Art avant lui, étoient forts en raiſonnemens; mais l'expérience, ou la pratique, leur manquoit. Hippocrate eſt le premier, qui ait poſſedé l'un & l'autre.

Ce qu'on vient de dire ſemble contraire à ce que l'on a avancé d'abord ſur la foi de Celſe, *qu'Hippocrate avoit ſéparé la Médecine d'avec la Philoſophie.* Pour ſauver cette contradiction apparente, il ne faut que ſuppoſer qu'Hippocrate, qui étoit d'une famille où l'on ſuçoit, pour ainſi dire, la Médecine avec le lait, ayant trouvé cet Art entre les mains des Philoſophes, qui s'en étoient ſaiſis depuis peu, au préjudice des Aſclépiades, il crut ne pouvoir pas mieux ſoûtenir l'honneur chancellant de ſa maiſon, qu'en tâchant d'acquerir, outre les conoiſſances qu'il avoit par tradition, celles qui faiſoient valoir ces nouveaux Médecins. Mais dès qu'il les eut acquiſes il déclara ouvertement qu'encore que la Philoſophie fût très-utile pour donner une idée juſte des choſes, & pour conduire méthodiquement ceux qui avoient en vuë de perfectionner les Arts, cependant elle n'étoit pas ſuffiſante d'elle-même pour rendre un homme habile dans toutes les profeſſions, ſi l'on ne deſcendoit dans des particularitez qui n'étoient plus de ſon reſſort; que la Philoſophie avoit pour objet *la Nature* en général, mais que la Médecine s'attachoit en particulier à conſiderer la Nature par rapport à *l'homme*, qu'elle enviſageoit ou comme *ſain*, ou comme *malade*. Qu'il ne s'enſuivoit donc pas que pour être Philoſophe l'on fût Médecin, à moins que d'avoir étudié le corps humain en particulier, & de s'être inſtruit des divers changemens qui y arrivent, & des moyens de le conſerver ou de le rétablir. Que cette conoiſſance ne pouvant s'acquerir que par une longue expérience, il falloit pour cela un homme tout entier, qui devoit quitter le titre géneral de *Philoſophe* pour prendre le nom particulier de *Médecin*, ſans qu'il s'abſtint pour cela de philoſopher dans ſa profeſſion. C'eſt ce qu'Hippocrate appelloit, *faire entrer la Philoſophie dans la Médecine, & la Médecine dans la Philoſophie.*

1 Primus Hippocrates medendi præcepta clariſſimè condidit. *Plin. Lib.* 26. *Cap.* 2.

2 *Libro de Decenti Habitu.*

3 Les Grecs les appeloient λογικοὶ & δογματικοὶ, de λόγος, qui ſignifie *la raiſon*, ou *le raiſonnement*, & δόγμα, *une opinion, un dogme.* Les Empiriques ont auſſi voulu avoir Hippocrate de leur côté. *Voyez ci après, Part.* 1. *Liv.* 3. *Chap.* 6.

CHA-

CHAPITRE II.

Philosophie d'Hippocrate.

S'Il en faut croire 1 Galien, Hippocrate n'a pas moins tenu le premier rang entre les Philosophes, qu'entre les Médecins. De plus il assure que *Platon* n'a rejetté aucun des sentimens d'Hippocrate; que les Ecrits d'*Aristote* ne sont que des Commentaires de la Philosophie de ce dernier, & qu'Aristote n'a fait qu'interpreter Hippocrate & Platon. Que c'est d'eux qu'il a tiré la doctrine des *quatre qualitez premieres*, le *chaud*, le *froid*, le *sec*, & l'*humide*. A la verité il semble qu'Hippocrate se déclare en quelques endroits pour ces qualitez, ou qu'il admet les quatre élemens, *l'air*, *l'eau*, *le feu*, & *la terre;* il combat du moins, dans le Livre *de la Nature de l'Homme*, les Philosophes qui n'en reconoissent qu'un seul. Mais il établit un autre systeme dans le premier Livre *de la Diéte*, où il n'est fait mention que de deux principes, *le feu*, & *l'eau*, dont l'un donne le mouvement à toutes choses, & l'autre les nourrit & les fait croître. Ces contradictions, & d'autres qu'on remarquera dans la suite, viennent de ce que l'on a mêlé diverses pieces parmi les œuvres d'Hippocrate, qui ne sont point de lui, comme on le verra plus particulierement ci-après. Celui que l'on a cité en dernier lieu, est du nombre de ceux qui ont passé déja anciennement pour supposez.

Mais ce qu'il y a de plus sûr, & qui est d'autant plus important qu'il regarde de plus près la Médecine, c'est qu'Hippocrate fait paroître presque dans tous ses Ouvrages, qu'il reconnoissoit un *Principe géneral*, qu'il appelloit 2 *la Nature*, auquel il attribuoit un grand pouvoir, & qui étoit par dessus tous les autres. *La nature*, disoit-il, *suffit seule aux animaux pour toutes choses, ou leur tient lieu de tout. Elle fait d'elle-même tout ce qui leur est nécessaire, sans avoir besoin qu'on le lui enseigne, & sans l'avoir appris de personne.* Et sur ce pied-là, comme si la Nature avoit été un principe doué de conoissance, il lui donnoit le titre de *juste*. Il lui attribuoit 3 *une faculté*, ou *des facultez* qui sont comme ses servantes. 4 *Il y a*, dit-il, *une seule faculté, & il y en a plus d'une. C'est*, ajoûte-t-il, *par ces facultez que tout est administré dans le corps des animaux. Ce sont elles qui font passer le sang, les esprits, & la chaleur dans toutes les parties, qui reçoivent par ce moyen la vie & le sentiment.* Il dit aussi d'ailleurs, *que c'est la faculté qui nourrit, & qui fait croître toutes choses.*

La

1 *De Naturalib. Facult. Lib.* 1. *&* 2. *de Decretis Hippocrat. & Platon. Lib.* 5. *Method. med. Lib.* 1. *de Elementis, Lib.* 1.

2 *Lib. de Alimento.* Ce mot se prend en divers sens par cet Auteur. Il entend aussi quelquefois par là la constitution particuliere de chaque être.

3 Δύναμις, *faculté*, *pouvoir*, *force*, *vertu*, *proprieté*. Ce mot s'employe aussi en quelques endroits par notre Auteur, pour marquer le plus haut degré de force ou de pointe que les humeurs puissent acquerir, comme, par exemple, la plus grande *aigreur* que les humeurs *aigres* puissent avoir. On trouvera encore d'autres significations de ce mot dans les écrits des autres Médecins Grecs, qui sont venus après Hippocrate. *Voyez ci-après*, *Part.* 3. *Liv.* 2. *Chap.* 1.

4 *Lib. de Alimento.* Ce Livre est un de ceux que l'on a unanimément attribué à Hippocrate.

Siecle xxxvj.

La maniere d'agir de la Nature, ou son administration la plus sensible par l'entremise des facultez, consiste, selon lui, d'un côté à *attirer* ce qui est bon, ou qui convient, à chaque espece, à le *retenir*, à le *préparer*, ou le *changer*; & de l'autre à *rejetter* ce qui est superflu ou nuisible, après l'avoir *separé* de ce qui est utile. C'est sur quoi roule presque toute la Physiologie d'Hippocrate; aussi bien que sur un certain *penchant* qu'il veut que chaque chose ait de se joindre à ce qui a du rapport avec elle, & de s'éloigner de tout ce qui lui est contraire; supposant d'ailleurs une *afinité* entre les diverses parties du corps, qui fait qu'elles *compatissent* reciproquement aux maux qu'elles souffrent, comme elles partagent le bien qui leur arrive en commun; selon la grande maxime qu'il établit, 1 *que tout concourt*, *tout consent*, *& tout conspire ensemble* dans le corps, & cela par rapport à l'*économie animale*, comme on le verra plus particulierement dans les Chapitres suivans.

Voilà ce qu'Hippocrate appelloit *la Nature*. Il ne décrit pas autrement ce principe de tant de merveilleuses actions, si ce n'est qu'il semble le comparer à une certaine *chaleur* dont il parle de cette maniere: 2 *Ce que nous appellons*, dit-il, la chaleur *ou* le chaud, *me paroît être quelque chose* d'immortel, *qui entend tout*, *qui void & qui conoît autant ce qui est present que ce qui est à venir.* On void du moins un grand rapport entre les effets qu'il attribue à cette *chaleur*, dont on parlera plus particulierement, & ceux qu'il attribue à *la Nature*.

On trouve dans un des Livres d'Hippocrate qu'on vient de citer, & qui est intitulé 3 *des Chairs*, ou selon d'autres, *des Principes*, quelque chose d'assez singulier touchant la formation du Monde universel, & des Animaux en particulier. Il suppose d'abord que *la production de l'homme*, ou *son être*, ce qu'il a *une ame*, ce qu'il est *en santé*, ou ce qu'il est *malade*, ce qu'il a de *biens*, ou de *maux*, ce qu'il *naît*, ou ce qu'il *meurt*, tout cela vient des 4 *choses élevées au dessus de nous*, ou des choses *celestes*. On pourroit entendre par là les *Astres*, dont l'influence peut beaucoup, selon cet Auteur, sur les corps des hommes, comme on le verra ci-après. Mais il s'explique lui-même, lors qu'il attribue tout ce qu'on vient de dire, à cette *chaleur immortelle* dont on a parlé, & que l'on a dit être la même chose que ce qu'il appelle ailleurs *la Nature*.

La plus grande partie, dit-il, de la chaleur que je viens de décrire ayant gagné le haut dans le temps que toutes choses étoient 5 en confusion, elle a formé ce que les Anciens ont appellé *Æther*. Une autre partie de cette chaleur étant demeurée dans le lieu le plus bas que l'on a appellé *Terre*, il s'y est aussi rencontré du froid & du sec, & une grande disposition au mouvement. Une troisième partie de cette chaleur, ayant tenu le milieu entre l'æther & la terre, a fait ce qu'on nomme l'*Air*, qui est aussi un peu chaud. Enfin une quatrième partie, la plus voisine de la terre, la plus épaisse, & la plus humide a formé ce qu'on appelle *Eau*. Toutes ces choses ayant été brouillées par un *mouve-*

1 Πάντα ξύῤῥοα καὶ σύμπνοα.

2 *Lib. de Carnibus.*

3 Περὶ σαρκῶν, ou περὶ ἀρχῶν; le dernier est plus naturel & répond mieux au sujet qui est traité dans ce Livre.

4 Τὰ μετέωρα, les choses *élevées* ou *suspendues*.

5 C'est ce qu'on a appellé *Chaös*.

mouvement circulaire, dans le temps de la confusion dont on a parlé, la portion de chaleur qui étoit demeurée dans la terre, se trouvant repandue en divers endroits & divisée en plusieurs parties, dans un lieu plus & dans un autre moins, la terre fut dessechée par ce moyen; & il s'y forma comme des 1 *membranes* ou des *tuniques*, dans lesquelles les matieres s'étant échauffées, comme par une espece de *pourriture*, ce qui se trouva de plus gras & de moins humide ayant été promtement brûlé, il s'en forma *des Os*. Mais ce qui se trouva plus gluant, & froid en quelque maniere, n'ayant pu se brûler, produisit 2 des *Nerfs*, ou plûtôt des *Tendons*, & des *Ligamens*, qui sont durs & solides. Quant aux *Veines*, elles ont éte faites de ce qu'il y avoit de plus froid & de plus gluant en même temps, la partie gluante ayant été rôtie ou dessechée par la chaleur, ce qui a produit les membranes ou les pellicules dont elles sont composées; pendant que la partie qui n'avoit en elle rien de gras ni de gluant, s'étant dissoute a donné origine à la *liqueur* ou à l'*humide* qu'elles renferment. La *Vessie*, avec ce qu'elle contient, a été formée à peu près de la même maniere, aussi bien que toutes les autres cavitez.

Siecle xxxvj.

Dans les parties, continue Hippocrate, où le gluant surmontoit le gras, il s'est fait des *membranes*; & dans celles où le gras a prédominé sur le gluant, il s'est fait des *os*. Le *cerveau* étant 3 la source ou le propre lieu du froid & du gluant, que la chaleur n'a pu ni dissoudre ni brûler, il s'est premierement formé des membranes en sa superficie, & ensuite des os, par le moyen de quelque petite portion de gras que la chaleur a rôtie. La *Moüelle de l'épine du dos* s'est faite de la même maniere, étant froide & gluante comme le cerveau, & par consequent fort differente de la *Moüelle des os*, qui étant simplement grasse n'est point revêtue de membranes. Le *Cœur*, ayant aussi beaucoup de gluant, est devenu une chair dure & gluante envelopée d'une membrane, & creuse. Le *Poumon*, qui est aupres du Cœur, s'est produit de cette maniere. Le Cœur ayant échauffé par sa chaleur ce qu'il y avoit de plus gluant dans l'humide, l'a promptement desseché, & en a fait comme une espece d'*écume*, pleine de *trous* ou de *tuyaux*, l'ayant aussi rempli de plusieurs *petites veines*. Le *Foye* s'est formé d'une grande portion d'humide & de chaud, qui n'ont rien eu de gras ni de gluant parmi eux; en sorte que le froid ayant surmonté le chaud, l'humide s'est coagulé ou épaissi.

Hippocrate raisonne sur ce même pied, touchant la production de quelques autres parties. Ce qu'on vient de rapporter est suffisant pour donner une idée de sa maniere de philosopher en cette rencontre. Sur quoi je fais cette réflexion; qu'il semble que ce systeme d'Hippocrate n'est pas éloigné de celui d'*Héraclite*. La *chaleur*, par le moyen de laquelle le premier veut que toutes choses ayent été produites ou formées, étant à peu près la même chose que *le feu*, qui étoit, selon le dernier, l'élément ou le principe de tous les corps, comme on l'a remarqué au Livre précedent. On peut tirer divers passages du premier Livre *de la Diéte*, qui confirment ce qu'on vient de dire; celui-ci entr'autres est formel: *En un mot*, dit Hippocrate dans un endroit de ce Livre, le

1 *χιτῶνες*.
2 On verra dans le Chapitre suivant la signification du mot *νεῦρον*, qui est ici employé.
3 *Μητρόπολις*, *la métropole* ou *la ville capitale*.

Siecle xxxvj.

le feu *a disposé toutes choses dans le corps à l'imitation de l'Univers*. Ces paroles servent de conclusion à tout ce qu'il avoit dit auparavant sur ce sujet.

Mais tandis que nous sommes sur la Philosophie d'Hippocrate, il ne faut pas oublier, de peur que les *Alchimistes* ne nous en fissent une affaire, de rapporter ce qu'il dit dans le dernier Livre qu'on a cité; *que ceux qui travaillent* l'or, *ou qui le mettent en œuvre, le battent, le lavent, & le fondent à un* feu doux, *ou* lent, *parce*, ajoûte-t-il, *qu'un feu* violent *n'est pas propre pour le faire prendre*. On prétend que ceci regarde le mystere de la *Pierre Philosophale*. C'est de quoi on aura occasion de parler dans la suite de cette Histoire.

En voilà assez pour la Philosophie. Passons maintenant des principes generaux des corps aux principes particuliers du corps de l'homme, & laissons tout ce que la Philosophie peut considerer sur ce sujet, pour voir ce que l'*Anatomie* nous y montre, qui est ce qui appartient proprement à l'Histoire de la Médecine. Ceux qui voudront savoir plus particulierement jusques où Hippocrate a poussé sa Philosophie, peuvent lire les Livres *de Flatibus*, *de Carnibus*, *de Natura Hominis*, *de Natura Pueri*, & celui *de Diæta*; mais il est bon d'être averti que presque tous ces Livres ont êté soupçonnez de n'être pas de lui. Son sentiment, touchant *le siege de l'ame*, se trouvera dans le Chapitre suivant.

CHAPITRE III.

Anatomie d'Hippocrate.

IL est difficile de donner un extrait bien juste de l'*Anatomie* d'Hippocrate. Trois choses empêchent que l'on ne soit éclairci sur ce sujet, comme il seroit nécessaire. Il se trouve, en premier lieu, diverses contradictions en ce qu'Hippocrate en a écrit, ou plûtôt dans les Livres dont on le fait l'Auteur. Secondement, quand on ramasseroit tout ce qu'il dit de chaque partie, il n'y auroit presque rien de complet ou d'assez suivi. Enfin quand il ne se seroit pas glissé autant de fautes dans le texte qu'il y en a, ou qu'il y auroit moins de varieté dans les manuscrits originaux, son stile est si concis, & il y a quelques endroits si obscurs, & conçus en des termes qui lui sont si particuliers, qu'il n'est pas toûjours aisé de le bien entendre, même à ceux qui possedent le mieux la langue Grecque.

On regretteroît fort, par toutes ces raisons, un Livre de Galien qui étoit intitulé *de l'Anatomie d'Hippocrate*, & qui ne se trouve plus aujourd'hui; n'étoit que cet Auteur est suspect par la passion qu'il témoigne, lorsqu'il s'agit des interêts de cet ancien Médecin, comme on en verra des preuves dans la suite, par rapport à l'Anatomie même.

Le secours qu'on pourroît attendre en cette occasion des Traducteurs, ou des Commentateurs modernes, n'est pas aussi fort considerable. S'il y a quelques lumieres à en tirer, on doit moins se fier à ceux de notre siecle qu'à ceux des précédens; parce qu'il est à craindre que les premiers, tout pleins de leurs nouvelles découvertes, ne croyent les voir par tout; tombant dans l'erreur de ceux

ceux qui trouvent dans *Homere*, tout ce que les Arts & les Sciences ont de plus fin & de plus particulier, ou dans celle de quelques autres, qui rencontrent *la Pierre Philosophale* dans tous les Livres des Anciens, de quelque matiere qu'ils traitent. *Siecle. xxxvj.*

Afin qu'on ne nous accuse pas nous-mêmes de préjugé, nous rapporterons ici fidellement tout ce que nous avons pu recueillir de plus distinct & de plus net des descriptions des parties du corps, qui se trouvent dans les œuvres d'Hippocrate; & nous prendrons particulierement garde de ne rien omettre de ce qui peut avoir quelque rapport avec les matieres sur lesquelles les Anatomistes des siecles suivans ont eu de differens sentimens, ou ont prétendu découvrir quelque chose de nouveau; afin qu'on puisse rendre à chacun ce qui lui appartient, & qu'on ne prive personne de la louange qui lui est duë.

Nous ne nous attacherons point à observer un certain ordre, dans ce que nous avons à dire sur ce sujet; nous rapporterons indifferemment ce que nous trouverons deça delà, dans les œuvres qu'on a attribuées à Hippocrate, selon que les matieres nous viendront en main, parce qu'il n'y a pas dequoi faire un corps complet d'Anatomie. Ceux qui souhaiteront une description suivie, ou un plus grand éclaircissement sur les termes dont on se servira, trouveront tout cela dans un Traité que nous donnerons ci-après sur cette matiere dans la troisième partie de cette Histoire, quand il s'agira de l'Anatomie de Galien.

1 *La nature du corps*, dit Hippocrate, *est le principe, ou le fondement sur lequel doit être appuyé tout raisonnement en fait de Médecine.* Il semble par ce début qu'il veuille recommander l'Anatomie, comme étant un des principaux moyens que l'on ait pour découvrir la nature du corps. Ce qui confirme cette explication c'est qu'immédiatement après il entre en matiere, enseignant quelle est la situation, la composition & les usages de quelques parties, selon qu'il le concevoit. A la verité Hippocrate vouloit bien qu'on étudiât la nature du corps; mais il paroît par quelques autres passages, qu'il jugeoit qu'on n'en pouvoit point avoir de conoissance plus certaine ou plus utile, que celle qui s'apprend en pratiquant la Médecine; & il se mocquoit de ceux qui se croyent grands Médecins parce qu'ils savent quelque chose d'Anatomie. 2 *Quelques Médecins*, dit-il *& quelques Philosophes disent qu'on ne peut pas entendre l'Art de la Médecine si l'on ne conoit ce que c'est que l'homme, quelle est sa premiere formation, & la maniere dont son corps est composé. Tout ce que ces gens-là ont dit ou écrit touchant la nature, me paroit moins appartenir à la Médecine qu'à l'Art de la Peinture; & je suis persuadé qu'on ne peut plus clairement conoître la Nature que par le moyen de la Médecine, comme ceux qui possederont bien tout cet Art s'en appercevront aisement.* Ceci s'addresse apparemment aux Philosophes qui l'avoient précedé & à ceux de son temps, qui, comme on l'a vu, s'étoient ingerez de la Médecine, & avoient cherché les premiers à s'instruire par l'*Anatomie.* L'on a remarqué ci-dessus que les Asclépiades, prédécesseurs d'Hippocrate, avoient eu d'autres moyens d'apprendre à conoître le corps humain que par des *dessections*. A l'égard d'Hippocrate, il est probable qu'il n'avoit pas

1 *Lib. de Locis in Homine.*
2 *De Prisca Medicina.*

Siecle xxxvj.

pas négligé cette derniere voye qui sembloit attachée à la Philosophie dont il s'étoit aussi fait honneur. Il n'y auroit pas lieu d'en douter si le livret, ou le fragment, qu'on lui attribue, & qui à pour titre, *de l'Anatomie*, étoit veritablement de lui; mais cela n'est pas certain, [1] *Erotien*, qui a donné une liste des Livres d'Hippocrate, ne parlant point de celui-ci. Quoi qu'il en soit on verra par ce qui suit, jusques où il étoit allé de ce côté-là, je veux dire jusques où il avoit pénétré dans la conoissance du corps, soit par l'Anatomie, soit par les autres voyes qu'on a touchées en parlant des Asclépiades. A l'égard de ce qu'on pouroit demander, *si Hippocrate a dissequé des corps humains?* On répondra à cette question [2] ci-aprés, & on parlera en même temps d'un *squelette d'airain* qu'il avoit consacré à Apollon, & que l'on montroit dans le Temple de Delphes.

Origine des Veines *&* *des* Arteres.

I. Hippocrate reconoît en un endroit [3], *que les Veines viennent du Foye, qui en est l'origine & la racine, comme le Cœur est celle des Arteres.* Ailleurs il soûtient que les Veines & les Arteres viennent également du Cœur. [4] *Il y a*, dit-il, *deux veines caves, ou creuses qui sortent du cœur, dont l'une s'appelle Artere, & l'autre Veine cave.* En ce temps-là l'on appelloit indifferemment du nom de *Veine* tous les vaisseaux qui contiennent du sang, & le mot *Artere* marquoit proprement [5] *l'âpre artere*, ou *la canne du poumon.* Hippocrate donne encore le nom de Veines aux *Ureteres*; & il semble même le donner aussi aux *Nerfs*, comme on le verra dans la suite. Il y a d'ailleurs peu d'endroits où il distingue formellement les autres des veines, & où il les nomme du nom *d'arteres*; [6] ce qui pourroit rendre suspects les Livres, ou du moins les passages, où cette distinction se trouve. *L'Artere*, ajoûte-t-il immédiatement aprés, *renferme plus de chaleur que la Veine cave, & l'Artere est le reservoir de l'esprit. Il y a encore d'autres veines dans le corps, outre ces deux. Quant à celle qu'on a dit avoir la plus grande cavité, & être attachée au cœur, elle traverse tout le ventre & le diaphragme, & se partage à l'un & l'autre Rein, vers les lombes. De même au dessus du Cœur cette veine se divise à droite & à gauche; & montant à la Tête se distribue à chaque temple. On peut joindre d'autre veines à celle-ci, qui sont aussi fort grandes; mais, pour le dire en un mot, toutes les veines qui sont dispersées par tout le corps, viennent de la Veine cave & de l'Artere.*

Voilà déja deux sentimens sur l'origine des Veines & des Arteres. On en trouve un troisiéme en trois autres endroits des œuvres du même Hippocrate, soit à l'égard de l'origine des Veines, soit à l'égard de leur distribution. [7] „ Les plus grosses Veines, *dit-il*, qui soient dans le corps sont disposées de „ cette maniere. Il y en a quatre paires en tout. La premiere paire sort de „ derriere

1 Cet Auteur vivoit de temps de Néron, comme on le verra ci-après.
2 *Part.* 2. *Liv.* I. *Chap.* 6.
3 *Lib. de Alimento.*
4 *Lib. de Carnibus.*
5 Ἀρτηρίη, ἀπὸ τοῦ τὸν ἀέρα τηρεῖν, *parce qu'elle conserve, ou contient de l'air.*
6 *Voyez ci-aprés, Part.* I. *Liv.* 4. *Chap.* 4.
7 *Lib. de Ossium Natura; Lib. de Natura Humana, & Lib. de Locis in Homine.*

„ derriere la Tête, & descendant par la partie extérieure de la nucque, de *Siecle*
„ chaque côté de l'épine, vient à la hanche & aux cuisses, & de là, passant *xxxvj.*
„ par les jambes, aux chevilles externes & à chaque pied. C'est par cette
„ raison que dans les douleurs du dos & de la hanche la saignée de la veine du
„ jarret & de la cheville externe soulage beaucoup. La seconde paire venant
„ aussi de la Tête, descend d'auprès des oreilles le long du col. On lui don-
„ ne le nom de *Jugulaire*, & elle suit l'épine en sa partie intérieure jusqu'à ce
„ qu'elle arrive aux lombes, où elle se partage de côté & d'autre vers les testi-
„ cules, les cuisses, & le dedans du jarret; allant de là par les chevilles inter-
„ nes au dedans des pieds. C'est pourquoi dans les douleurs des testicules &
„ des lombes la saignée des veines du jarret & des chevilles internes est fort
„ utile. La troisième paire sort des Temples, & passant du col vers les épau-
„ les s'en vient au poumon, & de là, croisant d'un côté de la droite à la
„ gauche, va se rendre sous les mammelles, à la rate, & aux reins, & de
„ l'autre côté, passant de la gauche à la droite, vient aussi par dessus les mam-
„ melles jusqu'au foye & aux reins; & ces deux branches se vont enfin termi-
„ ner au boyau rectum. La quatrième paire, sortant du devant de la Tête &
„ des yeux, passe sous le poumon & les clavicules, & de là, par la partie su-
„ périeure des bras, vient se rendre au pli du coude, aux mains, & aux doits.
„ Et derechef elle revient des doits par la paume de la main, par le coude, &
„ par le dessous des bras, pour aller se rendre aux aisselles; & par la partie su-
„ périeure des côtes, d'un côté à la rate, & de l'autre au foye. Ces deux ra-
„ meaux, passant par dessus le ventre, se terminent enfin aux parties hon-
„ teuses.

On peut dire, pour sauver la contradiction qu'il y a entre ce passage & les précedens, que le Livre *de la Nature des Os*, d'où il est tiré, n'est pas d'Hippocrate, mais de *Polybe* son gendre. Ni Galien, ni Erotien n'ont fait mention de ce Livre parmi ceux d'Hippocrate; ils n'en ont du moins pas reconu le titre, quoi qu'ils paroissent avoir expliqué de certains mots, qui se trouvent dans ce même Livre. Il y a aussi un passage 1 d'Aristote, dans lequel ce Philosophe parlant *de l'origine* & *de la distribution des veines*, & rapportant sur ce sujet le sentiment de divers Médecins, cite les propres paroles qu'on trouve dans le Livre *de la Nature des Os*, que nous avons traduites, & les cite comme étant de Polybe. Cette preuve paroîtroit suffisante, mais cela n'ôte pas toute la difficulté, parce qu'on lit les mêmes paroles dans le Livre *de la Nature Humaine*, que Galien soûtient fortement être d'Hippocrate; prétendant le prouver par l'autorité de 2 Platon, qui, à ce qu'il dit, en a cité quelques passages, comme étant d'Hippocrate, quoi que d'autres ayent attribué ce Livre à Démocrite. Cependant le même Galien 3 nie que ce dernier sentiment, touchant l'origine & la division des veines, soit d'Hippocrate, ou même de Polybe;

1 *De Generat. Animal. Lib.* 3. *Cap.* 3.

2 *Voyez le Phedrus de Platon.*

3 *De Hippocratis & Platonis Decretis, Lib.* 6. *Cap.* 3. Pélops, précepteur de Galien, étoit d'un sentiment opposé, soûtenant, comme on le verra en son lieu, qu'Hippocrate avoit cru que les veines & les arteres viennent du cerveau, aussi bien que les nerfs, ce que Pélops croyoit aussi.

Siecle xxxvj. Polybe; & il assure que cela doit avoir été ajoûté au texte; ce qui n'est pas probable, puis qu'on trouve encore ce sentiment dans le Livre *de Locis in Homine*.

Il y a une autre difficulté à l'égard du Livre des *Chairs*, ou *des Principes*, d'où l'on a tiré ce que l'on a dit en premier lieu, *que les veines & les arteres sortent du cœur*. Aristote, dans le même endroit qu'on vient de citer, après avoir remarqué, *que presque tous les Médecins s'accordoient avec Polybe à faire venir les veines de la tête*, conclut, *qu'ils se trompoient tous, ne sachant pas que c'est du cœur & non de la tête qu'elles viennent*. Si Hippocrate est l'Auteur du Livre *des Chairs*, où ce sentiment d'Aristote est clairement établi, quelle apparence que ce Philosophe ne l'eût pas su? Et pourquoi n'auroit-il pas lu les Ecrits d'Hippocrate, aussi bien que ceux de Polybe? On pourroit inferer de ceci, que ce dernier Livre n'est pas mieux d'Hippocrate que celui *de la Nature des Os*. Mais il peut se faire qu'Aristote a plûtôt cité en cet endroit Polybe, ou même un *Syennesis* de Cypre, & un *Diogene* d'Apollonie, Médecins de peu de réputation au prix d'Hippocrate; qu'il n'a cité Hippocrate lui-même, dont on ne trouve le nom 1 qu'en un seul endroit de ses écrits. Il se peut, dis-je, qu'il ne l'ait point cité, par malignité ou par envie, quoi qu'il semble en parler avantageusement dans le passage qu'on a indiqué. Platon en a usé avec plus d'honêteté envers cet ancien Médecin; l'ayant nommé avec des marques d'estime, en plus d'un endroit. Il se peut aussi que le Livre en question ne soit pas d'Hippocrate. On n'en trouve du moins pas le titre, dans la liste de ses Ouvrages que donne *Erotien*.

Description du Cœur.

II. Entre les Livres Anatomiques que l'on attribue à Hippocrate, il n'y en a point qui soit écrit avec plus d'exactitude que celui qui est intitulé *du Cœur*. Comme il est fort petit on va le traduire tout entier. „ Le Cœur, *dit l'Auteur de ce Livre*, a la figure d'une pyramide; sa couleur est d'un rouge foncé. Il est enveloppé de tous côtez d'une *tunique* unie, dans laquelle il se trouve, en petite quantité, une humeur qui est semblable à l'urine; en sorte que le cœur est comme dans une vessie. Ce qui a été fait de la sorte, afin qu'il se conservât mieux, dans cette espece de chasse. Quant à l'usage de l'humeur dont on vient de parler, il n'y en a qu'autant qu'il en faut pour raffraichir le cœur, ou pour empêcher qu'il ne s'échauffe trop. Cette même humeur distille du cœur, qui attire une partie de la liqueur que le poumon reçoit de la boisson. Car lors que quelcun boit, la plus grande partie de ce qu'il boit tombe dans le ventre, 2 l'Esophage étant comme un entonnoir qui reçoit ce qu'on avalle de liquide & de solide. Mais le 3 Pharynx „ ne

1 On ne doit pas juger, *dit Aristote*, de la grandeur d'une ville, (*ou du rang qu'elle doit tenir par dessus les autres*) par son étendue, ou par le nombre de ses habitans, mais par ses forces, & par sa puissance. Autrement c'est comme qui diroit qu'un homme plus grand, ou plus haut de taille qu'Hippocrate, feroit plus grand Médecin que lui. *Politicor. Lib.* 7. *Cap.* 4.

2 Le canal commun du boire & du manger.

3 La partie supérieure de la canne du poumon.

» ne laisse pas de tirer une petite partie du liquide, qui s'insinue par sa fente Siecle
» l'épiglotte, qui est comme le couvercle du Pharynx, empêchant que la plus xxxvj.
» grande quantité n'y tombe. On a une preuve de cela si l'on fait boire à
» quelque animal que ce soit, & particulierement à un pourceau, de l'eau tein-
» te de bleu ou de rouge, & qu'on lui coupe la gorge en même temps qu'il
» boit; car alors on trouvera cette eau chargée de la même teinture; mais
» tout le monde n'est pas capable de bien faire cette expérience Il ne faut
» donc point faire difficulté de croire ce qu'on vient de dire, que la boisson en-
» tre en partie dans l'âpre artere. Mais, dira-t-on, d'où vient donc que, lors
» qu'en buvant trop vîte, il entre de l'eau dans cette fente du Pharynx, elle
» cause une grande toux? C'est parce que cette eau, qui est en trop grande
» quantité, s'oppose directement au retour de l'air qui revient du poumon
» dans le temps de l'expiration; au lieu que le peu qu'il en entre par la fente,
» coulant doucement le long des parois de l'âpre artere, n'empêche pas l'air
» de monter; au contraire cela lui facilite le passage en humectant l'âpre artere.
» Or le Cœur tire cette humidité du poumon, en même temps qu'il en ti-
» re l'air; & après que l'air a servi à l'usage que le poumon en doit faire, il
» s'en retourne par où il est venu; mais le cœur absorbe une bonne partie de
» l'humidité qui passe dans son enveloppe, laissant échaper le reste qui remon-
» te avec l'air Ce même air étant venu jusqu'au palais, 1 sort par un dou-
» ble chemin; & il faut bien qu'il sorte & l'humidité aussi, ces choses étant
» inutiles à la nourriture du corps. Comment, je vous prie, du vent & de
» l'eau crue pourroient-ils servir de nourriture à l'homme? Ce n'est pas que
» l'un & l'autre n'ayent d'ailleurs leur usage, car ils servent à soulager le cœur
» de sa maladie naturelle, (de sa chaleur excessive.)
» Le Cœur, *poursuit notre Auteur*, est un *muscle* très-fort, non par ses ten-
» dons, mais par sa chair dure & serrée. Il a deux *ventricules* distincts dans
» une seule enceinte, l'un deça, l'autre delà, & qui ne sont point semblables
» l'un à l'autre. L'un est du côté droit, à l'embouchure de la grande veine,
» & l'autre du côté gauche; & ils occupent le cœur presque tout entier. La
» cavité du premier est beaucoup plus grande que celle de l'autre, & il est
» plus mou; mais il ne s'étend pas tout-à-fait jusqu'à la pointe du cœur, ou
» à son extrémité, qui est toute solide. Il semble qu'il ait été comme cousu
» ou attaché au cœur par dehors. Le dernier ventricule, ou le gauche, est
» situé précisément sous la mammelle gauche, à laquelle il répond en droite
» ligne, & où il se fait sentir par sa pulsation, ou par son battement. Ses
» parois sont épaisses, & il a une cavité semblable à celle d'un 2 mortier laquel-
» le va répondre au poumon, qui tempere la chaleur excessive de ce ventri-
» cule par son voisinage. Car le poumon est naturellement froid, & il reçoit
» encore du raffraichissement par l'inspiration de l'air. Tous ces deux ven-
» tricules sont raboteux, & comme rongez, par dedans, particulierement
» le gauche. 3 Le feu naturel, ou la chaleur qui est née avec nous, n'a
» pas

1 Διαίρει τὸν οὐρανόν.
2 Εἴκελον ὅλμῳ.
3 Ἔμφυτον πῦρ.

Siecle xxxvj.

„ pas son siege dans le droit; & c'est quelquelque chose de merveilleux que le
„ gauche, qui reçoit du poumon un air qui n'est pas temperé, soit le plus
„ raboteux. Aussi a t-il il été fait plus épais que l'autre, afin qu'il conservât
„ mieux la chaleur dont on vient de parler.

„ Les orifices de ces ventricules ne se voyent point, qu'on n'ouvre, ou qu'on
„ ne déchire auparavant les oreilles du cœur, & sa tête, ou sa base. Lors
„ qu'on les a déchirées, on découvre deux orifices dans chaque ventricule; mais
„ la veine cave qui sort de l'un de ces ventricules (du ventricule droit) trom-
„ pe la vuë lors qu'on l'a coupée. Ce sont là les *fontaines de la nature humaine*.
„ C'est *de cette source que coulent les fleuves qui arrosent tout le corps*. Ce sont
„ *ces fleuves, qui donnent la vie à l'homme; & lors qu'ils tarissent, il meurt*.
„ Auprès de la sortie de ces veines (de la veine cave de la grande artere) &
„ tout autour de l'entrée des ventricules, il y a de certains corps mous &
„ creux, qu'on appelle *les oreilles du cœur*. Ils n'ont pas neanmoins des trous
„ comme les oreilles; & ils ne servent pas à ouïr les sons, mais ce sont des in-
„ strumens par lesquels la nature attire l'air. Et certes ils me semblent avoir
„ été faits par *un Ouvrier bien ingénieux*; lequel ayant consideré 1 que le cœur
„ seroit fort solide, comme ayant été formé d'un sang coagulé ou épaissi au
„ sortir des veines, & qu'il auroit d'ailleurs la faculté d'attirer, y a attaché
„ *des soufflets* comme les forgerons en attachent à leurs forges, afin qu'il atti-
„ rât l'air par cette voye-là. Une preuve que la chose va de cette maniere,
„ c'est qu'on voit d'un côté le cœur s'agiter continuellement, & les oreilles
„ en particulier s'enfler & se désenfler tour à tour. Je suis encore dans cette
„ opinion, que 2 les petites veines attirent l'air dans le ventricule gauche, &
„ que l'artere l'attire dans le ventricule droit. Je dis d'ailleurs que ce qui est
„ mou est le plus propre à attirer & à s'enfler; & qu'il étoit nécessaire que 3
„ *ce qui est attaché au cœur* fût raffraichi, puis que cela a aussi sa part de la cha-
„ leur; mais l'instrument, qui y apporte l'air, n'a pas dû être si ample, de
„ peur que ce qui entreroit ne surmontât cette chaleur.

„ Je dois encore, continue Hippocrate, décrire *les membranes cachées* du
„ cœur, qui sont d'un ouvrage 4 admirable. Les unes sont tendues dans les
„ ventricules du cœur comme des toiles d'araignée. Elles ceignent les orifi-
„ ces de ces ventricules de tous côtez, & envoyent leurs filamens jusques dans
„ la substance du cœur. Elles me semblent être 5 les nerfs ou les tendons) de
„ ce viscere, & l'origine ou le lieu d'où naissent 6 *les Aortes*. Ces membra-
„ nes sont disposées par paires. Car pour chaque orifice la Nature en a fabri-
„ qué trois, qui sont rondes par dessus en forme de demi-cercle; en sorte
„ que ceux qui conoissent ces membranes, admirent comme elles ferment l'ex-

„ tremité

1 On a traduit ces deux lignes comme on a pu, le passage étant assez obscur, aussi bien que divers autres. Si l'on n'a pas bien reüssi, les Traducteurs ordinaires n'ont pas mieux rèncontré.

2 Φλεβία

3 Τὰ ἐπικείμενα τῆς καρδίης βλήματα. C'est à dire, comme je pense, le ventricule droit.

4 Ἀξιαπηγητότατον, *digne que l'on en parle*, ou *qu'on l'admire*.

5 *Voyez ci après dans ce même Chapitre au nombre V. où l'on parle des nerfs.*

6 *La grande Artere*, qui est la seule que les Anatomistes des Siecles suivans ont appellée *Aorte*, *& la Veine arterieuse*.

„ tremité des Aortes. & si quelcun qui saura quel est [1] l'ancien ordre (ou l'or- *Siecle*
„ dre & la disposition naturelle de ces membranes) en ôte un rang (ou en tient *xxxvj.*
„ un rang tendu) & baisse l'autre, on ne pourra faire entrer ni eau ni vent,
„ dans le cœur.

„ Ces mêmes membranes sont disposées avec un plus grand artifice, ou avec „ plus de justesse, du côté gauche que du côté droit. La raison de cela est „ que *l'ame de l'homme*, ou *l'ame raisonnable*, qui est [2] *au dessus de l'autre ame*, „ a son siege dans le ventricule gauche du cœur. Cette ame ne tire pas son „ entretien, ou ne se nourrit pas des viandes qui viennent du ventre, mais „ d'une matiere pure & lumineuse qui se sépare du sang, en sorte qu'elle ré- „ pand ses rayons de tous côtez; à peu près comme la nourriture naturel- „ le, qui vient des intestins & du ventre, se distribue à toutes les parties. Et „ de peur que ce qui est contenu dans l'artere, n'arrête le cours de la nourri- „ ture envoyée par l'ame, & ne la retienne lors qu'elle est en mouvement, l'o- „ rifice de cette artére a été fermé de la maniere qu'on l'a dit. Car la grande „ arte[illegible]e nourrit, par le moyen du ventre & des intestins, & non pas par „ cette premiere & principale nourriture. Or que la grande artere ne se nour- „ risse pas du sang que nous voyons, c'est ce qui est sensible par l'ouverture „ du ventricule gauche du cœur d'une animal qu'on a égorgé; car on le trou- „ ve entierement vuide, & l'on n'y découvre que quelques sérositez, ou un „ peu de bile, & les membranes dont on a parlé; mais l'artere n'est jamais „ vuide de sang, ni le ventricule droit. Ce vaisseau donc a été l'occasion, „ pour laquelle les membranes ont été faites; car la sortie du ventricule droit „ est aussi garnie de membranes, mais le sang ne pousse de ce côté-là que foi- „ blement. Ce chemin est ouvert du côté du poumon, pour y porter du sang „ pour sa nourriture, mais il est fermé du côté du cœur; toutefois en sorte „ qu'il reste quelque passage pour l'air, qui doit venir insensiblement par là „ du poumon au cœur; non pas en grande quantité, car la chaleur qui est „ foible en cet endroit, seroit surmontée par la force du froid; le sang n'étant „ pas naturellement chaud non plus que l'eau, mais s'échauffant par le moyen „ de la chaleur qu'il reçoit d'ailleurs que de lui-même, quoi que la plûpart du „ monde le croye chaud de sa nature.

Voilà où finit le Livre *du Cœur*, qui seroit la piece la plus propre pour don- ner.

1 *Καὶ τὴν καρδίην ἀποθανόντος ἤν τις ἐξεπιστάμενος τὸν ἀρχαῖον κόσμον ἀφελὼν, τὸν μὲν ἀποστερήσει, ἐὰν δὲ ἐπανακλινεῖ, οὔτε ὕδωρ ἂν διέλθοι εἰς τὴν καρδίην, οὔτε φῦσα ἐμβαλλομένη.* Foësius traduit ainsi ces paroles; *Ac si quis veteris instituti probè gnarus, mortui animalis corde exempto, hanc quidem demat, illam verò reclinet, neque aqua in cor penetrare, neque flatus emitti poterit.* Cornarius n'est pas fort different; *Et si quis veteris, eximendi cor mortui, moris gnarus, aliam auferat, aliam reclinet,* &c. Je ne sai pourquoi ces Traducteurs ont rendu le mot *κόσμος* par celui de *mos*, ou *institutum*, qui n'est point ce qu'il signifie. On doit le traduire par *ordo*, & le rapporter aux membranes. *Κόσμος*, selon Erotien, est un mot Attique qui signifie *ordre*, ou *rang*, *τάξις*. C'est dans le même sens que Philostrate (*in Heroicis, pag.* 642) dit, en parlant des os d'un squelete qui étoient dérangez; *τὰ μὲν ὀστᾶ οὐκέτι ἐν κόσμῳ ἑωράτο.* J'explique aussi *ἀρχαῖος*, *ancien*, comme s'il y avoit *naturel*; *ἀρχαίη φύσις*, dit Erotien, *πρὸ τοῦ νοσεῖν, καὶ κατὰ φύσιν οὖσα.* Hippocrate prend ce mot au même sens en divers endroits. Enfin je soupçonne qu'au lieu de *ἀποστερήσει*, *auferat*; il faut lire *ἀντιστηρίζει*, *firmat*; l'égalité de la prononciation ayant pu faire écrire aux Copistes le premier pour le dernier, qui me paroit le meilleur.

2 *Voyez ci-après les sentimens de Platon touchant l'ame, Part.* 1. *Liv.* 4. *Chap.* 3.

Siecle. xxxvj. ner une grande idée de l'Anatomie d'Hippocrate & de son exactitude. Mais ce Livre est du nombre de ceux, qui ne se trouvent citez ni par Erotien, ni par Galien. Ce que l'Auteur dit au commencement du même Livre *du passage de la boisson dans le poumon*, étant un sentiment fort ancien, puis qu'il est soûtenu par Platon, qui ne pouvoit l'avoir pris que des Médecins qui l'ont précedé, entre lesquels Hippocrate étoit le plus considerable; il semble que l'on en peut inferer que le Livre, où ce sentiment est soûtenu, doit être de cet ancien Médecin. Mais rien n'empêche que ceux qui ont supposé ce Livre, n'ayent affecté d'y inserer ce sentiment, comme pour servir de garant de son antiquité. Il se peut aussi que le veritable Auteur de ce Livre, quoi que-different d'Hippocrate, & plus moderne que lui, fût de son sentiment à l'égard du passage d'une partie de la boisson par la canne du poumon. On verra encore ci-après d'autres preuves de la supposition de ce Livre. Au reste le sentiment dont on vient de parler, & qui est répeté dans le Livre *de la Nature des Os*, se trouve amplement réfuté dans le quatrième Livre *des Maladies*; mais la plûpart des Auteurs ont reconu que ce dernier Livre n'étoit pas d'Hippocrate, non plus que le premier. On trouvera encore quelque chose touchant les usages du cœur, quand on parlera des *Fibres*.

Du Mouvement du Sang *& des* Esprits.

III. On a vu ci-devant qu'on pouvoit tirer des écrits d'Hippocrate trois sentimens differens, touchant l'origine des veines. Il semble qu'on en trouve encore un quatrième; &, ce qui est de plus particulier, ce dernier sentiment se rencontre dans le même Livre où le troisième est soûtenu, je veux dire dans le Livre *de la Nature des Os*, où l'on fait venir les veines *de la tête*. Voici le passage: *Les Veines*, dit cet Auteur, *qui sont répandues par tout le corps, & qui y portent* [2] *l'esprit, le flus, & le mouvement, sont toutes les branches d'une seule veine. J'avouë que je ne sai point d'où elle tire son principe ni où elle finit, mais supposant* un cercle, *on ne sauroit trouver de commencement.*

Ceci revient à peu près à ce qu'on lit [3] en un autre endroit. *Il n'y a point de principe, ou de commencement dans le corps; mais toutes les parties sont également le commencement & la fin, car on ne trouve point de commencement dans un cercle.* Il y a encore d'autres passages paralleles. [4] *La nourriture vient des parties du dedans jusqu'aux poils, aux ongles, & à la superficie extérieure. La même nourriture passe aussi des parties du dehors & de la superficie exterieure, aux parties interieures. Tout concourt, tout consent, & tout conspire ensemble dans le corps.* Et un peu plus bas; *Le grand principe parvient jusqu'aux extremitez, & les extremitez vont jusqu'au grand principe. Le lait & le sang viennent du superflu de la nourriture, ou, sont ce qui reste après que le corps s'est nourri. Les* [5] Circulations s'étendent

1 *Part. 1. Liv. 4. Chap. 4. & Part. 2. Liv. 1. Chap. 3.*

2 *Voyez ci-après dans ce même Chapitre, Article* V.

3 *De Locis in Homine, in principio.*

4 *Ibidem.*

5 Περίοδοι. On trouve aussi le même mot dans le premier Livre *de la Diéte.* On y trouve encore les mots suivans; περιφέρεσθαι, *tournoyer*, περιφορὴ, *tournoyement*; & περιφερὴς, *qui tournoye*, qui sont des termes par lesquels Hippocrate exprime ce qui se passe dans le corps, par rapport aux ouvrages méchaniques.

tendent fort loin par rapport au fœtus & à la nourriture. Après qu'il s'est nourri, ce qu'il y a de reste remonte, & revient en lait, & fait la nourriture de la mére, & derechef celle du fœtus quelque temps après. Et plus bas, *Le même chemin, qui va enhaut, va aussi embas*, ou, *il n'y a qu'un seul chemin, qui va enhaut & embas.* Siecle xxxvj.

„ 1 Toutes les veines communiquent entr'elles, & coulent les unes dans
„ les autres. Car les unes sont jointes immédiatement ensemble; les autres
„ s'entre-communiquent par de petites veines, qui sont tendues d'un tronc,
„ ou d'une grande veine, à l'autre, & qui sont faites pour nourrir les chairs.
„ 2 Il y a un grand nombre de differentes veines qui viennent 3 du ventricu-
„ le, *ou* du ventre, par lesquelles la nourriture est portée dans toutes les par-
„ ties du corps. Cette même nourriture passe aussi des grosses veines, tant
„ internes qu'externes, au ventre & au reste du corps, & ces veines se four-
„ nissent entr'elles de la nourriture; celles du dehors à celles du dedans, &
„ reciproquement celles du dedans à celles du dehors. 4 Les chairs tirent
„ du ventre; & elles tirent aussi du dehors. L'on sent même, ou l'on dé-
„ couvre par le sentiment, 5 que tout le corps est transpirable du dedans au
„ dehors, & du dehors au dedans. *Hippocrate parle encore en quelque lieu du* 6
„ repos du sang *&* des esprits *dans les vaisseaux, ce qui suppose un* mouvement
„ *précedent.*

On a rapporté & traduit le plus exactement qu'il a été possible les passages qu'on vient de lire, qui concernent le mouvement du sang, des esprits, & de la nourriture, dans le corps; parce qu'ils paroissent avoir du rapport avec la plus considerable des découvertes Anatomiques de notre siecle. Il n'y a pas de doute qu'Hippocrate n'ait reconu une espece de *circulation* du sang & des humeurs. Les passages qu'on a citez sont formels. Il se sert encore en un endroit d'un terme, par lequel on exprime en Grec 7 *le reflus de la mer*, pour marquer *le retour* des humeurs de la peau au centre du corps.

Mais il est nécessaire, afin qu'on ne prene pas ici le change, en faisant honneur à Hippocrate d'une découverte qui a été reservée à notre siecle, ou tout au plus au précédent, de faire les remarques suivantes. C'est qu'il paroît clairement que cet ancien Médecin prétendoit que ce *flus* & *reflus*, ou cette *circulation* dont on a parlé, se fissent par les mêmes vaisseaux, qui portoient & rapportoient également du centre à la circonference, & de la circonference au centre. Et quant à ce qui échappoit aux vaisseaux conus, il passoit, selon lui, par des 8 *canaux insensibles*, & par des voyes qu'on ne peut découvrir; mais qui ne laissent pas d'être ouvertes, tant que l'animal vit, selon les principes qu'il

1 *De Locis in Homine.*

2 *De Natura Hominis.*

3 Ἀπὸ τῆς κοιλίης. Foësius dit que tous les manuscrits qu'il a vus, lisent comme cela. Neanmoins Galien lisoit ἀπὸ τῆς κοίλης, *de la veine cave.*

4 *Epidemic. Lib. 6. Sect. 6.*

5 Ἔκπνοον καὶ εἴσπνοον ὅλον τὸ σῶμα.

6 Στάσις. *De Diata Acutor. Lib.* 4. On trouvera ci-après (*Chap.* 19.) ce passage tout entier qui est assez remarquable. Nons le rapportons au sujet de la saignée.

7 Ἀμπῶτις, *Lib. de Humoribus, in principio.*

8 *De Morbis, Lib,* 4.

Siecle xxxvj. qu'il posoit & que l'on a rapportez, que *tout consent*, *tout conspire*, & *tout concourt ensemble dans le corps*; ou que *tout y est ouvert & transpirable du dedans au dehors*, & *du dehors au dedans*.

Si ces principes lui servoient en cette rencontre, *l'attraction*, dont on a parlé ci-dessus, & *les facultez*, *servantes de la Nature*, le tiroient aisément d'affaire pour le reste. C'est à dire, que les mouvemens du sang & des humeurs se régloient, pour l'ordinaire, selon *la nécessité*, & selon que *l'attraction* les déterminoit. 1 *Le sang*, dit-il, *qui dans l'ordre naturel*, *ne descend qu'une fois le mois vers la matrice*, *y va tous les jours*, *lorsque* 2 *la semence*, ou *le fœtus*, *qui y est contenu*, *tire ce qui lui est nécessaire selon ses forces & selon que sa respiration est plus ou moins grande. Dans les commencemens la respiration du fœtus étant petite*, *il vient peu de sang de la mere*; *mais à mesure que cette respiration se fait plus grande*, *le fœtus attire aussi d'avantage de sang*, *& il en descend plus dans la matrice*.

Ce n'est pas le fœtus seul qui tire; toutes les parties le font. 3 *Le ventricule*, dit ailleurs Hippocrate, *est une fontaine qui fournit à tout le corps*, *lorsqu'il est plein*; *mais lorsqu'il est vuide*, *il tire à son tour du corps*, *qui s'épuise. Le cœur*, *la rate*, *le foye*, *& la tête sont quatre fontaines qui fournissent aux autres parties*, *& qui en tirent aussi à leur tour.* On peut trouver dans Hippocrate divers passages paralleles à ceux-ci, & l'on en rapportera quelques uns dans la suite. L'office de *la Nature*, ou des *Facultez*, en cette occasion, c'est, selon lui, de regler *l'attraction*, & de pourvoir à tous les besoins de l'animal. *La Nature*, comme on l'a remarqué, *ou ses Facultez*, *nourrissent*, *font croître*, *& font augmenter toutes choses*.

On ne dira plus qu'un mot, sur le sujet du mouvement du sang dans les veines & dans les arteres, qui fera juger de l'idée qu'Hippocrate en avoit d'ailleurs. *Il y a*, dit-il, dans 4 un des Livres qu'on a citez, *deux autres* 5 *veines entre les temples & les oreilles*, *qui pressent les yeux & qui battent continuellement. Ces veines sont les seules dans tout le corps*, *qui ne contiennent point de sang*, *car le sang se détourne d'elles. Or celui qui se détourne*, *ou qui revient*, *a un mouvement contraire à celui qui va de ce côté-là*, *en sorte que le premier voulant se retirer ou s'éloigner de ces veines*, *& celui qui vient d'enhaut voulant descendre*, *ils ne s'accordent pas*; *mais ils se poussent tour à tour*, *se confondent & circulent l'un avec l'autre*, *ce qui produit la pulsation*, *ou le battement de ces veines*.

On ne parle pas présentement des mouvemens extraordinaires du sang, ni de ceux des humeurs; ce sera pour les Chapitres suivans. Je sai que 6 quelques uns des plus grands Anatomistes de ce siecle, grands Médecins, & savans d'ailleurs dans les langues, & en tout genre de litterature, ont cru & croyent encore que les passages qu'on a citez en premier lieu vont plus loin. Nous

1 *De Natura Pueri.*

2 Γονή.

3 *De Morb. Lib.* 4.

4 *Lib. de Locis in Homine.* Ce Livre est un de ceux dont tous les Anciens ont convenu, comme d'un ouvrage légitime, & non supposé, d'Hippocrate.

5 Il faut se souvenir de ce qu'on a dit au commencement, qu'Hippocrate donne également le nom de *veines*, aux *veines* & aux *arteres*.

6 *Riolan*, *Drelincourt*, & divers autres qui vivent encore.

Nous aurons occasion d'examiner leur sentiment, dans la suite de cette Histoire, si Dieu nous fait la grace de pouvoir la continuer jusqu'à notre siecle. *Siecle xxxvj.*

Du Cerveau.

IV. Le 1 *Cerveau* est mis par Hippocrate au rang des *glandes*, parce qu'il lui paroissoit *de la même nature que les glandes, étant blanc, friable, & spongieux comme elles*; & il croyoit, *que le cerveau se charge des humiditez superflues du corps, comme les autres glandes, qui étant toutes d'une nature spongieuse, s'imbibent aisément de l'humidité.*

Mais il y a ceci de plus, à l'égard du cerveau. C'est *que la tête étant creuse, & d'une figure ronde, elle attire continuellement, comme une espece de ventouse, l'humidité de toutes les parties du corps, qui s'éleve en forme de vapeurs, aprés quoi la tête s'en trouvant trop chargée, elle renvoye aux parties d'embas, & particulierement aux glandes, ce qu'elle en a de trop; d'où viennent les fluxions & les catharres.*

Quant aux autres usages du cerveau, Hippocrate le fait, 2 en quelques endroits, *le siege de l'entendement & de la prudence*; quoi 3 qu'ailleurs il loge 4 l'*ame*, qui est la même chose que l'entendement, dans le ventricule gauche du cœur, comme on l'a vu ci-dessus. Hippocrate reconoissoit d'ailleurs que le cerveau est revêtu de deux 5 membranes, l'une épaisse, & l'autre mince. On aura occasion de dire encore un mot du cerveau & de ses membranes, lors qu'il s'agira des organes des sens,

Des Nerfs.

V. Si l'on ne trouve pas grand' chose dans Hippocrate touchant l'Anatomie du cerveau, on y trouve encore moins pour ce qui concerne *les Nerfs*. Pour entendre ce que l'on a à remarquer sur ce sujet, il faut nécessairement savoir que les Anatomistes Grecs, qui sont venus après Hippocrate, ont distingué trois sortes de parties que l'on confondoit auparavant; *les Nerfs*, appellez νεῦρα, qui sont les canaux des esprits animaux, qui communiquent le sentiment & le mouvement à toutes les parties du corps; *les Tendons*, nommez τένοντες, qui sortent des extrémitez des muscles, & qui servent à fléchir les membres, à les retirer, & à les étendre; & enfin *les Ligamens*, σύνδεσμοι, qui servent particulierement à affermir les articulations des os. Hippocrate a donné le premier de ces noms aux deux dernieres parties indifferemment; en sorte que le mot νεῦρον, *nerf*, marque également & très-souvent dans cet Auteur *un tendon* & *un ligament*. Il semble qu'il marque aussi quelquefois *un nerf*, quoi que, selon la pensée de Galien, Hippocrate se serve plus souvent du mot τόνος, en cette signification.

Il

1 *Lib. de Glandulis.* Galien croyoit ce Livre supposé.
2 *Lib. de Morbo Sacro.*
3 *Lib. de Corde.*
4 Γνῶμη, qui signifie *l'ame*, ou *l'esprit*, & *l'entendement.*
5 *Lib. de Locis in Homine.*

Siecle xxxvj.

Il y a un passage dans les *Prénotions de Cos*, où il est parlé des 1 *nerfs internes*, & des nerfs *déliez*, par lesquels on peut entendre les nerfs *proprement dits*. Voici un autre passage où le premier des noms, dont on a fait mention, paroît aussi être donné aux veritables nerfs. 2 La sortie, *dit Hippocrate*, ou „ l'origine des *nerfs* est du derriere de la tête, continuant le long de l'épine „ du dos, & jusqu'à l'os Ischium. C'est d'où viennent les nerfs qui vont aux „ parties honteuses, aux cuisses, aux pieds, aux jambes, & aux mains, & „ qui se distribuent même aux bras. Une partie va dans les chairs, & l'autre „ le long du 3 péroné, & au gros doit, pendant qu'il en passe d'ailleurs des „ chairs dans les autres doits. Il en va aussi aux omoplates, à la poitrine, au „ ventre, par les os, & par les ligamens. Il en vient d'autres des parties hon„ teuses, lesquels suivans l'anus, tendent vers la cavité de la hanche; & pren„ nent ensuite leur chemin, partie par le dessus de la cuisse, partie par des„ sous les genoux, & du genou se vont rendre jusqu'au tendon, à l'os du „ talon, aux pieds, quelques-uns au péroné, & quelques autres enfin aux „ reins.

Il semble, comme on vient de le dire, qu'Hippocrate parle ici des veritables nerfs. Cependant lorsque dans le même Livre il parle de l'usage des nerfs, qu'il désigne par le même nom, il les confond avec les tendons. Les *nerfs*, dit-il, *servent à fléchir, à retirer*, 4 *& à étendre les membres.* On pourroit dire qu'en ce dernier endroit le mot de *nerf* designe *un tendon*, au lieu qu'au premier il signifie *un vrai nerf.* Mais si Hippocrate conoissoit les nerfs, il semble qu'il n'en savoit pas les usages, puisque dans le même passage il assigne leur propre office aux *veines.* Voici le passage tout entier, par lequel on verra ce qu'il pensoit de l'usage de quelques autres parties. *Les Os*, dit-il, *donnent la force au corps, & le font tenir droit. Les Nerfs servent à flechir, à retirer, & à étendre les membres. Les Chairs, & la Peau lient & unissent toutes les parties ensemble. Les Veines, qui sont répandues par tout le corps, portent* 5 *l'esprit, le flus, ou la faculté de couler, & le mouvement.* Par ces *veines* qui portent l'esprit &c. il faut entendre *les arteres*, suivant ce qui a été remarqué ci-dessus de l'office qu'Hippocrate donnoit aux arteres. Il y a encore un endroit, dans le quatrième Livre *de la Diéte*, où il est parlé *du passage des esprits dans les veines & dans le sang*, & où il est remarqué *que c'est là leur chemin naturel.* Les convulsions, la paralysie, la privation de la voix, les vertiges sont même regardez en cet endroit, comme un effet de *l'interception des esprits dans les veines;* & l'apoplexie y est indiquée, sous le nom 6 *d'interception des veines.*

A l'égard du mot τόνος, que l'on a dit qui marquoit le plus souvent *un nerf*, il faut examiner les principaux endroits où il se trouve, pour en pouvoir mieux juger. Les passages suivans sont les plus considerables. On proposera en premier lieu celui où Hippocrate, après avoir marqué quelques-uns des signes & des

1 Τὰ ἐντὸς νεῦρα, καὶ λεπτά.
2 *Lib de Ossium Natura.*
3 Παρὰ τὴν περόνην.
4 Νεῦρον
5 Πνεῦμα καὶ ῥεῦμα, καὶ κίνησιν.
6 Φλεβῶν ἀπόληψις. *Voyez ci après le passage tout entier, dans le Chap. 19.*

des accidens qui accompagnent, *la dislocation de l'os de la cuisse faite en devant*, Siecle
ajoûte, 1 *que dans cette dislocation l'on souffre d'abord une grande douleur, & que* xxxvj.
l'urine est supprimée, ou retenue; parce que la tête de cet os est couchée sur des nerfs très-considerables; en sorte qu'elle fait une tumeur dans l'aine &c. Galien, expliquant ce passage, dit, 2 *qu'Hippocrate a entendu par ces nerfs considerables les nerfs qui passent par l'aine, conjointement avec la veine & l'artere, lesquels*, ajoûte-t-il, *sont appellez* 3 *considerables, parce qu'ils sont voisins de la mouëlle de l'épine, & qu'ils sortent du même endroit d'où viennent ceux qui vont à la vessie; d'où vient que la tête de l'os de la cuisse étant disloquée de ce côté-là, la vessie elle-même en souffre, & il y survient de l'inflammation, en sorte qu'elle ne peut point laisser sortir d'urine. Il arrive peut-être aussi quelquefois*, continue Galien, *que l'urine s'arrête par la grandeur de l'inflammation, qui s'étend jusqu'au col de la vessie, où est le muscle nommé Spincter, & qui bouche par ce moyen le passage.*

Si la suppression d'urine, dont on vient de parler, venoit de la compression des nerfs désignez par Galien, il faudroit plûtôt attribuer ce premier accident à un *engourdissement*, ou à une *paralysie* de la vessie, qu'à *l'inflammation* de cette partie, l'inflammation n'étant pas une suite si naturelle de la compression des nerfs, que l'engourdissement. Mais Hippocrate lui-même semble reconoître que cette inflammation est une suite de la douleur qui a précedé; & cela me feroit soupçonner que lors qu'il parle ici des nerfs, il n'a pu n'entendre par là que les parties fibreuses & tendineuses de la vessie & de son voisinage.

On trouve dans le même Livre un autre passage, où Hippocrate semble désigner *les nerfs*, par le même nom τόνοι: *Lors qu'on veut*, dit-il, *cautériser ou brûler la peau qui est sous l'aisselle, il faut bien se garder d'aller trop avant, ou d'en prendre trop, de peur de blesser des nerfs considerables qui sont voisins des glandes de cette partie.* Galien veut aussi qu'Hippocrate ait indiqué en cet endroit les nerfs qui vont de la mouëlle de l'épine aux bras, & en effet il ne semble pas qu'Hippocrate ait pu entendre autre chose. Cependant ce qu'il ajoûte un peu plus bas, pourroit faire croire qu'il n'a voulu parler que des tendons des muscles qui tirent le bras embas ou de ceux qui l'élevent. *Il ne faut pas ignorer*, dit-il, *que lors que vous aurez élevé fort haut l'humerus, ou le bras, vous ne pourrez point prendre de peau sous l'aisselle, du moins que vous puissiez tant soit peu étendre. Car le bras étant levé, la peau qui étoit sous l'aisselle disparoit, ou ne peut plus être pensée. Et il faut d'ailleurs prendre garde aux nerfs, qui dans cette posture s'avancent ou s'étendent beaucoup, lesquels il ne faut en aucune maniere offencer.* Il se sert aussi en ce dernier endroit du même nom τόνοι.

Le même Livre fournit un trosiéme passage, où l'on rencontre le mot τόνοι repeté plusieurs fois. C'est en parlant de l'articulation des vertebres. Mais il semble que tout ce qu'il dit là se peut mieux expliquer des *ligamens*, que des nerfs proprement dits.

On trouve enfin, dans 4 un autre Livre d'Hippocrate, le passage qui suit. *Il y a deux nerfs qui viennent du cerveau, & qui, passant au dessous de la grande* ver-

1 *Lib. de Articulis.*
2 *In Lib. de Articul. Commentar.* 3.
3 Ἐπικαιρότατοι.
4 *De Morb. Epidemic. Lib.* 2. *Sect.* 4.

Siecle xxxvj. *vertebre, tirent du côté d'enhaut vers la gorge ou l'ésophage; & touchant de côté & d'autre à l'artere, viennent se joindre comme s'il n'y en avoit qu'un; & se terminent où les vertebres & le diaphragme prennent leur origine, ou sont attachez. Quelques uns*, continue cet Auteur, *ont soupçonné que ces nerfs rompant en cet endroit leur societé, ou se séparant, tirent vers le foye & vers la rate. Il y a*, poursuit-il, *un autre nerf, qui sort de chaque côté des vertebres suivant l'épine, & qui passant obliquement sur les vertebres, vient se distribuer aux côtes. Et ces nerfs, aussi bien que les veines* (dont j'ai parlé auparavant) *me semblent traverser le diaphragme & se porter au mésentere où ils finissent. Ces mêmes nerfs se rejoignant derechef, à l'endroit d'où le diaphragme tire son origine, & passant par le milieu, au dessous de l'artere, se vont rendre aux vertebres, pour venir enfin se consumer dans l'os sacrum.*

Ce passage est du nombre de ceux, qu'il est impossible de bien traduire à cause de leur obscurité. Il est tiré d'un petit fragment d'Anatomie, qui paroit comme hors d'œuvre dans le Livre qu'on a cité; n'ayant aucune liaison avec ce qui précede, ni avec ce qui suit. Galien n'a point laissé de commentaire sur ce Livre d'Hippocrate, quoi qu'il rapporte 1 quelque part les premieres paroles du passage qu'on vient de traduire; ce qui prouve que le fragment d'où il est pris, étoit déja inseré de son temps au lieu où on le trouve aujourd'hui. Le même Galien se contente d'insinuer en deux mots que dans ce passage il s'agit des veritables nerfs, sans se donner la peine de l'expliquer tout entier. Et comme il sentoit que ce n'étoit pas ici un endroit à faire de l'honneur à Hippocrate, il tâche d'ailleurs de l'excuser, disant, *que ce qu'Hippocrate en avoit écrit n'étoit que pour lui servir comme 2 d'un mémoire, & non pas dans le dessein de traiter cette matiere exactement & à fond.* Il ajoûte, pour le mieux persuader, *que le premier & le troisième Livre des Epidémiques sont les seuls qu'Hippocrate ait achevez, où qu'il ait écrit à dessein de les donner au public*; d'où il s'ensuit que le fragment dont il s'agit, étant pris du second de ces mêmes Livres, on ne doit le regarder que comme une espece de brouillon que l'Auteur n'avoit pas encore mis au net. Cela peut être, mais il falloit montrer qu'Hippocrate avoit dit d'ailleurs quelque chose de mieux, ou de plus clair, sur ce sujet.

Il ne sert de rien de se tourmenter & de donner la gêne à son esprit, pour trouver dans un Auteur ce qui n'y est pas. Quand on accorderoit que cet ancien Médecin, & les Asclépiades ses prédécesseurs, ont conu ou vu quelque tronc de nerfs des plus considerables; comme il est difficile que la pratique de la Chirurgie ne leur en ait pas fourni l'occasion, il ne paroît pas qu'ils les ayent bien distinguez des *tendons*, ou des *ligamens*, ni qu'ils en ayent conu le veritable usage. 3 Le passage qu'on a cité, dans lequel Hippocrate assigne aux *veines* ou aux *arteres* les fonctions des nerfs, est une preuve convaincante de l'ignorance où l'on étoit alors sur ce sujet. Mais il n'y a rien qui la prouve mieux, que ce qu'on trouve dans les écrits de cet ancien Médecin touchant la maniere dont il raisonnoit, avec Alcmæon, & les autres Philosophes de ce temps-là sur *l'ouïe*, *l'odorat*, *la vuë*, & les autres sens; on ne voit pas que ni les uns ni les autres eussent seulement pensé à la part, qu'ont les nerfs dans ces sensations.

Des

1 *Commentar. in Lib. de Articulis.*

2 Ὑπομνηματικῶς, οὐ συγγραφικῶς.

3 *Voyez ci-aprés dans le Chap. 19. un passage qui prouve la même chose.*

Des Organes des Sens.

VI. On a vu ci-dessus ce que pensoient sur ce sujet les Philosophes. Voici les descriptions, que l'on trouve dans Hippocrate de quelques organes des sens.
„ Les Oreilles, *dit-il*, ont un trou, qui aboutit à un os dur & sec comme une
„ pierre, auquel est jointe une cavité fistuleuse, ou une espece de canal obli-
„ que & étroit. On trouve à l'entrée de ce canal une pellicule fort mince &
„ seche, dont la secheresse, aussi bien que celle de l'os, produit le son; l'air
„ étant réflechi tant par cet os que par cette pellicule. Après cela, sans faire mention des nerfs, il tâche de prouver que ce qui est sec resonne le mieux. Dans un autre endroit il dit, [1] que les vuides qui sont autour des oreilles,
„ ne sont faits pour autre chose que pour ouïr les bruits & les sons. *Il ajoûte*,
„ que tout ce qui parvient au cerveau par la membrane (*qui l'enveloppe*) est clai-
„ rement entendu; & que c'est pour cela qu'il n'y a qu'un trou qui penetre,
„ en cet endroit, jusqu'à la membrane qui est étendue tout autour du cerveau.

A l'égard de l'Odorat, *voici ce qu'Hippocrate en dit:* Le cerveau étant hu-
„ mide, a la faculté de sentir, ou de flairer, en attirant l'odeur des choses se-
„ ches avec l'air, qui passe au travers de [2] certains corps secs. Le cerveau,
„ *ajoûte-t-il*, s'étend jusques dans la cavité du nez. Il n'y a point d'os en cet
„ endroit qui se presente entre-deux, mais seulement un cartilage mou comme
„ une éponge, qu'on ne peut appeller ni os ni chair.

Il décrit l'Oeuil *de cette maniere.* Il y a, *dit il*, de petites veines fort dé-
„ liées, qui se portent dans [3] l'œuil par la membrane qui enveloppe le cer-
„ veau. Ces veines nourrissent la vuë, *ou l'œuil*, d'une humeur très-pure qui
„ vient du cerveau; dans laquelle les especes des choses apparoissent aux yeux,
„ (*ou qui paroît même dans les yeux*. Ces mêmes veines éteignent la vuë, lors
„ qu'elles se dessechent. Il y a aussi trois membranes, qui environnent les
„ yeux. Celle de dessus est la plus épaisse; celle du milieu est plus mince; &
„ la troisième est fort déliée, qui conserve l'humide, ou l'humeur de l'œuil.
„ La premiere étant offensée l'œil est attaqué de maladie; la seconde étant
„ rompue le met en grand danger, & elle avance au dehors comme une vessie;
„ mais la troisième qui conserve l'humeur, est celle dont la rupture est la plus
„ fâcheuse. *On trouve ce qui suit dans* [4] *un autre Livre.* Nous voyons par
„ cette raison, *ou*, la vision se fait de cette maniere. Il y a une veine qui vient
„ de la membrane du cerveau, & qui, passant au travers de l'os, entre dans
„ chaque œuil. Par cette veine, *ou*, par ces deux veines, le plus subtil de
„ l'humeur gluante du cerveau distille ou coule, comme par une couloire, &
„ forme autour de soi une membrane semblable à ce qu'il y a de transparent
„ dans l'œuil, laquelle est exposée à l'air & aux vents; ce qui se fait à peu
„ près comme l'on a dit que les autres membranes se forment. Or il y a plu-
„ sieurs

1 *De Locis in Homine,*
2 *Διὰ τῶν βρογχίων ξηρῶν ἐόντων; au travers des bronchies qui sont seches.*
3 *Ἐς τὴν ὄψιν; dans la vuë*, ou *dans l'œuil. Lib. de Locis in Homine.*
4 *Lib. de Carnibus.*

Siecle xxxvj.

„ sieurs de ces membranes autour de l'œuil, qui sont semblables à ce qui est „ transparent au dedans. C'est dans ce transparent que la lumiere & les corps lumi- „ nieux 1 se réflechissent, & c'est par cette reflexion que la vision se fait, car „ la vision ne se fait point par ce qui n'est pas diaphane, & 2 qui ne reflechit „ point. Ce qu'il y a d'ailleurs de blanc autour des yeux est une espece de „ chair; & ce qu'on appelle la prunelle paroît noir, parce que cela est pro- „ fond; les tuniques qui sont autour sont noires par la même raison. Nous „ appellons, *poursuit-il*, membrane, ou tunique ce qui est comme une peau, „ laquelle n'est nullement noire en elle même, mais blanche & transparente. „ Quant à l'humide qui est dans les yeux, c'est quelque chose de gluant; 3 car „ nous avons souvent vu après la rupture de l'œuil, qu'il en sortoit une hu- „ meur gluante, qui est liquide tant qu'elle est chaude, mais qui devient solide „ comme de l'encens quand elle est refroidie.

Ceux qui croyent qu'Hippocrate savoit tout ce que les Médecins savent aujourd'hui, pourront dire qu'il donne ici le nom de *veines* aux *nerfs optiques*. Il est vrai que ce nom marque diverses choses dans cet Auteur. Il ne le donnoit pas seulement aux arteres, comme on l'a vu ci-dessus. Il se trouve même qu'en quelques endroits il nomme *veines* des vaisseaux qui ne contiennent point de sang, comme sont *les ureteres*; parce qu'ils sont ronds; longs, creux, & blancs comme les veines. Il est encore veritable qu'il distingue quelquefois de certaines veines, par une épithete particuliere, les appellant 4 *des veines qui contiennent du sang*; quoi que ce ne soit pas par opposition aux *nerfs*, mais à d'autres veines, qu'il appelle des veines 5 *minces* & *qui contiennent peu de sang*. Il a aussi parlé d'un *nerf plein de sang*, qui semble ne devoir être autre chose qu'une veine, selon la pensée d'Erotien, quoi que d'autres ayent entendu par là *le pannicule charneux*. 6 Un savant Commentateur d'Hippocrate prétend que cet ancien Médecin a donné à quelques veines l'épithete de *caves* ou *creuses*, pour les distinguer des veines 7 *solides*; mais je ne trouve point ce dernier mot dans Hippocrate, quoi que les veines *creuses*, dont il est parlé à l'endroit qu'il cite, puissent effectivement marquer les veines & les arteres en géneral, qui sont les unes & les autres des vaisseaux *creux*. Ce que le même Interprete dit 8 ailleurs, qu'Hippocrate comprend en un endroit sous le nom de veines des *nerfs*, des *tendons*, & des *ligamens*, ne me paroît pas bien prouvé. Nous apprenons de Rufus Ephesius *que les plus anciens Grecs donnoient aux arteres le nom de nerfs*. S'il est vrai qu'Hippocrate ait nommé *les nerfs optiques*, des veines, l'Auteur qu'on vient de citer, auroit dû dire aussi, que les mêmes Anciens appelloient réciproquement les nerfs du nom d'arteres & de veines.

Que

1 Ἀνταυγέει Cet endroit est assez obscur.

2 Ce qui est diaphane ne doit pas réfléchir. Je ne sai si Hippocrate ne s'est pas bien expliqué, ou si on ne l'entend pas bien.

3 C'est par la pratique de la Médecine ou de la Chirurgie, qu'Hippocrate & ses prédécesseurs avoient appris la plus grande partie de ce qu'ils savoient d'Anatomie. *Voyez ci-dessus, Part.* 1. *Liv.* 2. *Chap.* 2.

4 Φλέβες ἐναίμονες.

5 Ὀλιγαίμοι, καὶ λεπταὶ, *Lib. de Ossium Natura.*

6 *Foesius, in Oeconomia Hippocratis.*

7 Φλέβες τερέαι, *Foesius ibidem.*

8 In voce φλέβες.

Que peut-on recueillir de tout ceci, si ce n'est que le peu d'exactitude d'Hippocrate, & des Auteurs de ce temps-là à distinguer ces differens vaisseaux, par des noms differens, marque qu'ils ne les conoissoient encore que fort superficiellement? Il y a de l'apparence que le mot de 1 *veine* étoit aussi géneral chez eux que celui de 2 *vaisseau*, qui a marqué parmi tous les Anatomistes des siecles suivans, également *une veine*, *une artere*, & *un nerf*, & qui peut même convenir aux *ureteres*, & à toutes les parties qui servent à conduire des liqueurs, ou des esprits. Cela étant, les Anciens n'ont rien hazardé quand ils ont nommé des veines tous les vaisseaux indifferemment. *Siecle xxxvj.*

Des Fibres.

VII. Avant que de quitter les nerfs, il faut encore examiner le mot Grec ἶς, dont le plurier fait ἶνες, par lequel on prétend qu'Hippocrate ait marqué également *une fibre*, & *un nerf*. *Quelques-uns*, dit Erotien, *veulent que ce mot signifie un nerf; d'autres l'expliquent seulement des fibres dont les nerfs sont composez.* Les Auteurs Grecs, qui ont écrit touchant les plantes, ont appellé de ce nom les nerfs ou les filets qui paroissent au dos des feuilles, & les filamens qui sont à l'extremité des racines. Ceux qui ont traité de la composition du corps des animaux, ont nommé de même *les filets qui sont dans les chairs*, & en d'autres parties, & les Latins ont rendu ce mot par celui de *fibra*. Personne ne nie qu'Hippocrate n'ait aussi employé le même mot en cette signification, comme lors qu'il remarque *que la rate est pleine de fibres;* il a même reconu *les fibres qui sont dans le sang*. Mais on prétend qu'il a aussi par là désigné *les nerfs*. On cite pour le prouver un passage d'Hippocrate, où il est dit, 3 *que le cœur a des nerfs*, ou *des fibres qui viennent de tout le corps* Il se sert en cet endroit du mot ἰνίας, qu'on ne trouve pas ailleurs; mais Foësius veut qu'on lise ἶνας. On peut aussi bien traduire ce dernier mot par celui de *fibres*, comme par celui de *nerfs*. Ce qui pourroit faire pencher du côté de la seconde signification, c'est ce qui est ajoûté, comme une preuve, ou comme pour confirmer ce qu'on vient de dire du cœur, *que le siege du sentiment est autour du thorax, plutôt qu'en aucune autre partie du corps*; parce que ceci a du rapport avec l'opinion de ceux qui font venir les nerfs du cœur, comme on le verra dans la suite. Mais la conséquence n'est pas juste; car 4 ceux qui reconoissent le cœur pour le principe des nerfs, ne regardent pas pour cela les nerfs comme les organes du sentiment. D'ailleurs il se peut que ni la leçon commune, ni celle de Foësius ne sont bonnes, & qu'il faut lire avec Cornarius, ἡνίας, *habenas*, les rênes, en changeant une Lettre qui ne change rien à l'ancienne prononciation. Voici comme ce dernier Auteur traduit cet endroit: *Le cœur est situé comme au détroit d'un passage, afin de tenir* les rênes *pour la conduite de tout le corps. C'est pour cela que le sentiment est autour du thorax, ou de la poitrine, plûtôt qu'en aucune autre partie. Les changemens de la couleur du visage se font aussi selon que le cœur resserre*, ou

1 Φλέψ.
2 Ἀγγεῖον.
3 *Lib. de Ossium Natura.*
4 *Voyez le Chap. 4. du Livre suivant.*

Siecle. xxxvj. *ou relâche les veines. Quand il les relâche, on devient rouge, & l'on prend une bonne & vive couleur; au contraire quand il les resserre, on devient pâle & livide.*

Des Muscles.

VIII. On ne trouve presque rien dans Hippocrate touchant *les Muscles*, que leur nom seul; le passage suivant est le premier où il en est parlé: *Les parties qui ont de la chair tournée en rond*, ou, *tout autour d'elles*, *qui est ce qu'on appelle* 2 un muscle, *ont toutes un ventre, ou une cavité. Car tout ce qui n'est pas* 3 *composé de parties differentes, soit qu'il soit couvert d'une pellicule, soit que la chair le couvre, est creux; & tant qu'il est sain, il est plein d'esprit; mais dès qu'ils devient malade, il se remplit d'une espece d'eau, ou de sang corrompu. Or les bras ont une chair de cette sorte, les cuisses & les jambes en ont de même, aussi bien que les plus maigres & les plus décharnées.*

On trouve en un autre endroit le mot ξυναγωγέες, qui ne peut, ce semble, être que l'adjectif de μύες, qui est sous-entendu; οἱ ξυναγωγέες μύες, *les muscles* qui servent *à relever* ou *à resserrer*. Il s'agit là de *l'anus*. Je ne sai s'il y a quelqu'autre passage, où l'action d'un muscle soit touchée. A l'égard des noms, par lesquels les Anatomistes des siecles suivans ont distingué les muscles, il est parlé 4 en un endroit, du muscle nommé *Psoas*.

De l'Esophage, *du* Ventricule, *& des* Boyaux.

IX. 5 *L'Esophage* est, selon Hippocrate, *un canal qui tient depuis la langue jusqu'au ventricule*, *qui est le lieu où les viandes se* pourrissent, *ou*, se cuisent. On trouve l'une & l'autre de ces deux expressions dans Hippocrate. Dans le passage qu'on vient de citer, il appelle le ventricule, 6 *ventre pourrissant*. 7 Ailleurs il se sert du mot ἀκροσαπὲς, c'est à dire, *qui commence à se pourrir*, en parlant de la nourriture ou des viandes qui sont dans l'estomac, & qui ne sont qu'à demi pouries, ou fermentées. Mais on trouve bien plus souvent les mots πέψις, *coction*; πέσσειν, *cuire*. Cette coction se fait, selon lui, par la chaleur du ventricule, *qui est*, dit-il, *une partie toute nerveuse, & qui joint le foye du côté gauche*, d'où lui vient cette chaleur. 8 Au reste il faut remarquer que les mots οἰσοφάγος, & στόμαχος, signifient la même chose dans notre Auteur. Le dernier de ces mots Grecs, d'où le Latin *stomachus*, & le François *estomac* tirent leur origine, marque aussi bien souvent dans Hippocrate *l'orifice*, ou *l'embouchure* de quelque vaisseau ou de quelque partie que ce soit, comme de la vessie du fiel, de la matrice &c.

Il

1 *Lib. de Arte.*
2 Ο' μῦς.
3 Α'σύμφυτον.
4 *Lib. de Articulis.*
5 *Lib. de Anatome.*
6 Κοιλίη σηπτικὴ.
7 *Lib. de Alimento.*
8 *Voyez l'Oeconomie d'Hippocrate de Foësius, & les diverses leçons de Mercurial, Liv. 1. Chap. 8.*

Il semble qu'Hippocrate ne distingue que 1 *deux boyaux*, *dont le premier*, *qui est attaché à l'estomac*, *& qui est le plus étroit*, *a douze coudées de longueur*, *étant d'ailleurs tout replié*. *Quelques-uns*, ajoûte-t'il, *l'appellent* Colon. Il remarque 2 en un autre endroit, *que l'homme a ce boyau semblable à celui d'un chien*, *si ce n'est qu'il est plus gros dans l'homme*. Ce même boyau est suspendu ou attaché à une partie, qu'il appelle *Mésocolon*, c'est à dire, *le milieu du Colon*; & cette partie *est attachée elle-même aux nerfs qui viennent de l'épine du dos*, *& qui passent sous le ventre*. Le second des boyaux est nommé 3 *Archos*. Il est garni tout autour de beaucoup de chair, & vient se terminer à l'anus. Hippocrate dit ailleurs *que ce dernier boyau est poreux*; & il ajoûte quelques autres particularitez touchant les intestins, que nous rapporterons dans l'Article XII. ou nous parlerons des Reins. Siecle xxxvj.

Du Foye, *& de la* Rate.

X. Hippocrate dit du *Foye*, qu'il est *plus abondant en sang*, *que les autres visceres*, & qu'on y trouve *deux éminences* qu'on appelle *portes*. Il veut que le foye ait *cinq lobes* ou soit divisé en cinq parties. On a vu ci-devant qu'il le faisoit en un endroit *l'origine des veines*. Il marque que plusieurs 4 *bronchies* passent du cœur dans le foye, & avec ces bronchies *la grande veine*, par laquelle tout le corps est nourri. Il appelle ailleurs cette veine 5 *la veine du foye*. Enfin il assigne au foye l'office de *séparer la bile*, ce qui se fait par le moyen des veines de ce viscere, qui attirent ce qu'il y a de bilieux, ou de propre à faire de la bile, dans les alimens. Le foye sert aussi à réchauffer le ventricule, comme on l'a remarqué dans l'Article précedent

La *Rate*, commençant à paroître vers la derniere des fausses côtes, du côté gauche, s'étend en sorte qu'elle fait comme la figure de la plante du pied d'un homme, imprimée sur la terre. Elle reçoit une veine qui se divise en une infinité de *filamens*, comme des toiles d'araignées, qui sont pleins de sang, & répandus dans toute sa substance. Elle est attachée ou suspendue à *l'omentum*, auquel elle fournit du sang par diverses petites veines. Hippocrate remarque que la rate est 6 *fibreuse*. Il dit aussi ailleurs qu'elle est molle & spongieuse, & que c'est pour cela qu'elle attire du ventricule, auprès duquel elle est placée, une partie de l'humide, qui vient de la boisson; le reste étant ensuite attiré par la vessie de l'urine.

Du Poumon, *& de la Membrane appellée* Phrénes.

XI. *Le Poumon* a, selon Hippocrate, cinq lobes comme le foye; il est caverneux, rare, & percé de plusieurs trous comme les éponges. 7 C'est pour cela

1 *Lib. de Anatome.*

2 *De Morb. Epidem. Lib. 2. Sect. 4.*

3 *De* ἀρχὴ, qui signifie *commencement* ou *principe*, parce que ce boyau est le premier ou le principe des autres, à commencer par le bas.

4 Βρογχίας.

5 Ἡπατῖτις.

6 Ἰνῶδες.

De Prisca Medicina.

Siecle xxxvj.

cela qu'il attire aussi des parties voisines l'humidité qu'elles contiennent, ou qu'il les suce.

Le nom qu'Hippocrate donne à la membrane qui sépare le ventre d'avec la poitrine, est le même que celui par lequel les Grecs désignoient 1 *l'esprit* ou *l'entendement*. Les plus anciens Médecins avoient ainsi nommé cette partie, dans la pensée qu'elle étoit *le siege de l'entendement*, ou de la *prudence*, lui faisant partager l'office qu'ils attribuoient, comme on l'a vu ci-dessus, au cœur qui est dans son voisinage.

Ce n'est pas que cette opinion fût generalement reçue de tout le monde. On la croyoit même fausse déja du temps d'Hippocrate, si le Livre *de la Maladie Sacrée* est de lui. Voici de quelle maniere l'Auteur de ce Livre parle de cette affaire. *La partie*, dit-il, *qu'on appelle* Phrénes, *a été ainsi nommée mal à propos & à l'aventure. Ce nom n'est fondé que* 2 *sur une opinion & non pas sur quelque chose de réel; car je ne vois pas en quoi cette partie contribue à la prudence ou à l'intelligence. Tout ce qu'elle fait c'est que si quelcun est surpris tout d'un coup d'une grande joye ou d'une grande tristesse, cette partie tressaillit; & cause par là quelque espece d'inquietude ou de douleur, parce qu'elle est plus mince & plus fortement tendue qu'aucune partie du corps; n'aiant aucun ventre, ou, aucune cavité, pour recevoir ce qui est bon ou ce qui est mauvais, mais étant également troublée de l'un & de l'autre, à cause de sa foiblesse naturelle. Cette partie*, poursuit-il, *sent, ou a du sentiment, mais elle n'est pas le siege de la sagesse, non plus que le cœur. C'est pourquoi le nom qu'on lui a donné, ne lui convient pas mieux, que celui qu'ont* les oreilles du cœur, *lesquelles n'entendent pas pour cela les sons.*

Hippocrate dit ailleurs de cette membrane, *qu'elle a son principe vers l'épine du dos, derriere le foye;* & en un autre endroit, *qu'elle est nerveuse & forte.* Il y a encore un autre passage où il dit, *que cette membrane cause le délire, & la folie, lors que le sang y sejourne ou se meut lentement.*

Des Reins; *des* Ureteres; *& de la* Vessie *de l'urine.*

XII. Notre Auteur parlant des *Reins*, les met au nombre des 3 *glandes*, ou du moins il dit qu'elles en ont, & même de plus grosses que toutes les autres qui sont dans tout le reste du corps. On pourroit croire qu'il a plûtôt voulu parler des glandes de leur voisinage, quelles qu'elles puissent être, que de celles qui sont dans cette partie. Il avoit dit, dans le même sens, un peu auparavant, *que les intestins ont des glandes plus grosses que toutes les autres, & que ces glandes attirent l'humidité superflue des intestins.* Quoi qu'il en soit, il étoit dans la pensée 4 *que les Reins*, par une faculté qui leur est particuliere, ou, par les glandes dont on a parlé, *attirent des veines près desquelles ils sont situez, une partie de l'humidité qui vient de la boisson; & que cette humidité se filtrant, ou se coulant,*

1 Φρένες. Les Anatomistes suivans ont appellé cette membrane *Diaphragme*, c'est à dire *Séparation*.

2 Τῷ νόμῳ, τῷ δὲ ὄντι οὐκ, *Opinione, non reipsa. Voyez ci-devant Liv. 2. Chap. 6.*

3 *De Glandulis.*

4 *De Ossium Natura.*

lant, comme de l'eau, dans la substance des reins, descend dans la vessie par 1 *les* Siecle
veines qui s'y portent; pendant que l'autre partie de la boisson passe immédiatement xxxvj.
des intestins dans la même vessie; les intestins, ou, l'intestin, étant spongieux & poreux à l'endroit où il la touche.

Des Parties qui distinguent les Sexes; *& de la maniere dont se fait* la generation.

XIII. On trouve dans Hippocrate le nom des principales parties qui distinguent les deux sexes, mais il ne parle point de la maniere dont elles sont composées. Il y a seulement ce mot touchant *les vésicules séminales*, par où il semble qu'il ait voulu décrire la vésicule, que de grands Anatomistes modernes n'ont pas su voir. 2 *Il se trouve*, dit-il, *de chaque côté de la vessie, de petites cellules, semblables à celles où les abeilles font leur miel, dans lesquelles la semence est contenue.*

Il croyoit que la semence vient de *toutes les parties du corps*, mais particulierement *de la tête*, descendant par les veines, qui sont auprès des oreilles, jusques dans la mouëlle de l'épine du dos, & de là dans les reins. Quant à la maniere dont *la conception* se fait, & ce qui regarde *la formation de l'enfant* dans le sein de sa mere, il prétendoit, 3 *que les deux semences*, celle de l'homme & „ celle de la femme, s'étant mêlées dans la matrice, elles s'épaississent & s'é„ chauffent ou se spiritualisent; en sorte que dans la suite l'esprit qui est con„ tenu dans leur centre, se pousse au dehors & attire une portion de l'air que „ la mere respire; par le moyen duquel le mêlange de ces deux semences re„ cevant du raffaichissement, se nourrit, ou s'enfle, jusques à ce qu'il se for„ me par dessus une petite pellicule, qui ensuite en contient d'autres sous elle, „ qui sont toutes attachées ensemble.

„ Il ajoûte, qu'en ce temps-là le sang de la mere descendant dans la matri„ ce & s'y figeant, sert à la production d'une espece de chair, du milieu de „ laquelle sort le *nombril*, qui est un canal descendant de ces mêmes pellicu„ les, par lequel le fœtus respire, se nourrit, & reçoit de l'accroissement. *Ce „ qu'on vient de dire* que le fœtus se nourrit par le nombril, *est repeté* 4 *en plus „ d'un endroit. Mais cela n'empêche pas qu'Hippocrate n'assure* 5 *ailleurs*, que le „ fœtus se nourrit par la bouche, & en suçant; qu'autrement il n'auroit pas „ des excrémens dans les boyaux en venant au monde, & ne sauroit pas sucer „ d'abord la mammelle, s'il n'avoit fait auparavant quelque chose de semblable.

„ *Hippocrate continuant à parler de la formation de l'enfant, dit*, que la chair „ dont on a parlé, ayant été formée, le sang de la mere qui est tous les jours „ attiré en plus grande quantité dans la matrice, par cette chair qui respire, „ est cause que les pellicules s'enflent, & qu'il s'y fait comme des replis, par„ ticulierement dans les entérieures; lesquelles se remplissant de ce sang, pro„ duisent ce qu'on appelle *chorion*. Il arrive ensuite, à mésure que la chair croît, que

1 Il donne ce nom aux *ureteres. Voyez ci-dessus Article VI.*
2 *Lib. de Ossium Natura.*
3 *De Natura Pueri.*
4 *Lib. de Alimento. Lib. de Natura Pueri.*
5 *Lib. de Carnibus.*

Siecle. xxxvj.

„ que l'esprit en distingue ou en débrouille les parties, en sorte que chacune „ va vers sa semblable; ce qui est épais, vers l'épais; ce qui est rare, vers le „ rare; ce qui est humide, vers l'humide; chaque chose allant en son propre „ lieu, ou du côté de ce qui est de sa même nature, & d'où elle a tiré son „ origine. En sorte que ce qui est procedé de l'épais demeure épais, ce qui „ vient de l'humide demeure humide, & le reste à proportion; la chaleur „ amenant d'ailleurs les os à la dureté qu'on voit qu'ils ont. Après cela, les „ extrémitez du corps se poussent au dehors comme les branches d'un arbre. „ Les parties tant internes qu'externes se distinguent mieux; la tête s'éleve au „ dessus des épaules & s'en éloigne, comme les bras s'éloignent des côtez, & com- „ me les jambes s'écartent l'une de l'autre. Les nerfs, ou les ligamens vont „ aux jointures; la bouche s'ouvre; le nez, & les oreilles s'élevent au dessus „ des autres parties de la tête, & se percent; les yeux se remplissent d'une hu- „ meur pure; & les marques du sexe paroissent. Les visceres, *poursuit notre* „ *Auteur*, se distinguent ou se rangent aussi. L'enfant commence à respirer „ par la bouche & par les narines; le ventre se remplit d'esprit ou d'air, aussi „ bien que les boyaux, & il y vient aussi de l'air par le nombril. Enfin les boyaux „ & le ventre s'ouvrent, en sorte qu'il se fait un passage qui conduit à l'anus, „ comme il s'en fait un autre qui tend de la vessie au dehors.

Hippocrate, ou l'Auteur du Livre qu'on a cité, ayant raisonné de cette maniere sur la formation du corps de l'enfant, fait voir qu'il se passe à peu près la même chose dans *la production des plantes*; & il explique sur les mêmes principes comment elles naissent de leurs semences. Il tâche même de faire voir que *les oiseaux* ne se forment pas autrement *dans leurs œufs*, mais il ne s'étend pas beaucoup là-dessus. *Le jaune de l'œuf* est, selon lui, la matiere dont les oiseaux se produisent, & *le blanc* est celle de leur nourriture. Il conclut enfin de tout ceci, *que la Nature est la même*, ou *qu'elle agit d'une maniere uniforme, par rapport à la génération des hommes, à celle des plantes, & à tout ce qui sort de la terre*, qui est le même sentiment qu'avoit 1 Empedocle.

Ce qu'Hippocrate dit de la maniere, dont il avoit découvert que le mélange, ou le resultat des semences, dans la matrice, se couvre bien-tôt d'une pellicule, est assez remarquable. *Il eut*, dit-il, *occasion de s'instruire là-dessus, ensuite d'un conseil qu'il avoit donné à une esclave Musicienne, qui étoit grosse depuis six jours Comme cela portoit un grand préjudice à ses maîtres, à cause de sa voix, il lui dit de faire plusieurs sauts, ce que cette femme ayant pratiqué la semence tomba avec bruit. Cela étoit semblable à un œuf crud, dont on auroit ôté toute la coquille, & dans lequel il y auroit une liqueur fort transparente.* Il ajoûte, *qu'on voyoit des fibres blanches fort subtiles sur la membrane qui contenoit cette liqueur, lesquelles étoient mêlées d'une sanie grossiere & rougeâtre; en sorte que toute la membrane paroissoit rouge. Il y avoit dans cette membrane je ne sai quoi de délié qu'il prenoit pour le nombril, & c'étoit où la membrane commençoit & d'où elle tiroit son origine.*

Notre Auteur continuant à examiner ce qui arrive à l'enfant dans la matrice, depuis que son corps est formé jusqu'au temps de l'accouchement, dit, „ que le corps des femelles a toutes ses parties formées & distinctes au bout de „ quarante-deux jours, pour le plus tard; & celui des mâles, au bout de „ trente;

1 *Voyez le Chap. 5. du Livre précedent.*

„ trente; ce qui arrive ainsi, premierement, parce que la semence d'où se „ produit la femelle est plus foible & plus humide que celle d'où s'engendre le „ mâle. Il en rend encore une autre raison tirée du temps des purgations des femmes après l'accouchement, laquelle on ne rapportera pas ici pour éviter la longueur. „ Il ajoûte, à l'égard de la difference des sexes, que les mâles se „ forment lorsque la semence, tant du mâle que de la femelle, se trouve for- „ te; & les femelles, lorsque ces semences sont plus foibles, ou plus humides, „ & moins chaudes. *Il remarque aussi*, que les mâles viennent du côté droit „ de la matrice, qui est le plus fort & le plus chaud; & les femelles du côté „ gauche.

Siecle xxxvij.

„ Le corps de l'enfant ayant été ébauché de cette maniere, s'augmente & „ croît tous les jours, attirant à soi ce qu'il y a de plus gras dans le sang de la „ mere; ce qui fait que ses os deviennent plus durs; ses doits se séparent, & „ il vient des ongles à leurs extrémitez, aussi bien que des cheveux & des „ poils, à la tête & au reste du corps. Alors l'enfant commence à se remuer, „ le mâle au bout de trois mois & la femelle au bout de quatre, pour l'ordi- „ naire, quoique cela puisse quelquefois un peu varier. Enfin l'enfant étant „ venu à sa juste grosseur & grandeur, comme ce qu'il tire de sa mere n'est „ plus suffisant pour le nourrir, il se remue avec force, & rompant les mem- „ branes qui l'enveloppoient, il se procure la sortie, ce qui arrive ordinaire- „ ment le dixième mois. Quand il est né il se nourrit du lait de sa mere, ou „ de sa nourrice. La matiere de ce lait se tire de ce qu'il y a de plus gras & „ de plus huileux dans les alimens, ce qui se fait de cette maniere. La ma- „ trice, à mesure qu'elle grossit, presse les parties voisines, & principalement „ l'omentum & le ventre; & par cette compression les oblige de se décharger „ de leur graisse, qui est aussi-tôt attirée par les mammelles, dont la substan- „ ce est spongieuse, & dont les veines se dilatent ensuite davantage, à mesure „ que l'enfant suce.

Voilà, selon notre Auteur, de quelle maniere les enfans se forment & croissent dans le sein de leur mere, & comment ils viennent au monde; ce qui se doit entendre de ce qui arrive ordinairement, & qui n'exclud pas les cas extraordinaires, dont Hippocrate rend aussi raison, dans quelques Livres qu'il a composez sur cette matiere en particulier.

Des Enfans qui naissent à sept mois; & de ceux qui naissent à huit.

XIV. Il y a un de ses Livres, qui est intitulé, *de l'Enfant qui nait à sept mois*, & un autre qui a pour titre, *de l'Enfant qui nait à huit mois*. Le premier de ces enfans peut vivre & atteindre l'âge le plus avancé, mais non pas le second, qui, selon notre Auteur, doit nécessairement mourir en venant au monde, ou du moins n'y demeurer que très-peu de temps. La raison qu'il rend de cette difference est que sept mois après la conception, l'enfant qui est dans la matrice étant parfaitement formé, & se trouvant déja fort, quoi qu'il ait encore quelques temps à croître, se remue plus vigoureusement, ce qui fait que les membranes qui l'enveloppent, se relâchent un peu; de la même maniere qu'on voit que les épics s'entr'ouvrent, quelque temps avant que le grain soit mûr.

Siecle xxxvj. Il arrive donc que ce relâchement allant quelquefois plus loin que les membranes ne peuvent porter, elles se rompent, en sorte qu'il faut que la femme accouche; & son accouchement étant prématuré, plusieurs de ceux qui naissent à ce terme-là, meurent aussi-tôt après. Mais comme on a remarqué que l'enfant avoit déja en ce temps-là toutes les parties de son corps bien formées, il ne laisse pas d'y en avoir quelques uns qui échappent, lors qu'on les éleve avec soin.

Quant à ceux qui demeurent encore dans le sein de leur mere après ce terme, ou après le relâchement des membranes, Hippocrate suppose que les grands efforts qu'ils ont faits, les rendent languissans & malades pendant *quarante jours*; en sorte que s'ils naissent dans cet intervalle, les nouveaux efforts qu'ils sont obligez de faire, pour sortir de la matrice, achevent de les abbattre, & les tuent nécessairement; au lieu que ceux qui passent ce terme, & particulierement ceux qui ont quarante autres jours pour se reprendre, naissant avec toutes leurs forces, subsistent très-aisément.

Les deux quarantaines de jours, dont on vient de parler, sont les dernieres des *sept*, qu'Hippocrate prétend qui se passent depuis le moment de la conception, jusqu'à celui de la naissance des enfans, qui viennent selon les loix ordinaires de la Nature. Il prétend du moins que si un enfant n'accomplit pas ces sept quarantaines toutes entieres, ce qui pousseroit le terme de la naissance dix jours au delà de neuf mois; à compter, comme il fait, trente jours pour chaque mois, il doit pour le moins être entré dans la derniere quarantaine; comme cela arrive à ceux qui viennent depuis le commencement du neuvième mois jusqu'à la fin. Il croyoit de même, à l'égard des enfans que l'on a dit qui viennent à sept mois, qu'il suffit pour qu'ils ayent vie, qu'ils soient entrez dans le septième; & c'est pour cela qu'il met ceux qui naissent au bout de cent quatre-vint-deux jours, & une petite partie d'un jour, au rang des enfans venus à sept mois accomplis; quoi que ce nombre de jours ne fasse, à son compte, que six mois & deux jours, & qu'il manque dix-huit jours que le cinquième quadragenaire ne soit achevé.

Ce qui avoit engagé Hippocrate dans le sentiment dont il étoit, à l'égard des enfans venus à *sept mois*, qu'il prétendoit devoir plûtôt vivre que ceux qui viennent à *huit*; & à l'égard des *sept quadragenaires* qui s'écoulent, selon lui, depuis la conception jusqu'à l'acchouchement naturel, c'est qu'il supposoit que le nombre de *sept* étoit le plus parfait de tous; & qu'il lui attribuoit un grand pouvoir, non seulement par rapport à la formation du corps des enfans, ou à leur naissance, mais encore par rapport au temps de la vie & de la mort de tous les hommes, & aux maladies auxquelles il sont sujets, selon ce qu'il dit en un endroit, 1 *que l'âge de l'homme, ou sa vie, est de sept jours, ou est reglée par le nombre septenaire, & que tout ce qui lui arrive, ou tout ce qui regarde l'économie de son corps, est administré par rapport au nombre de sept*, ou *à des periodes septenaires*. En quoi il suivoit l'opinion de Pythagore qu'on a rapportée ci-dessus, & reconoissoit, avec ce Philosophe, les loix d'une certaine 2 *harmonie*, selon

1 *Lib. de Carnibus.*

2 *Lib. de Septimestri Partu.* Voyez encore *la sixième Section du second des Epidémiques.*

selon laquelle tout l'Univers est conduit, & qui se rencontre dans la combinaison ou dans la jonction de certains *nombres*, dont *le septenaire* est le plus considerable. Mais quel qu'ait été le fondement sur lequel Hippocrate s'est appuyé, pour décider du sort des enfans qui naissent dans les divers temps qu'on a marquez; c'est une chose remarquable que sa décision ait été suivie, s'il faut ainsi dire, de toute la terre, & que son autorité seule ait été la regle 1 des Jurisconsultes, dans les loix que les Empereurs Romains ont faites sur ce sujet. *Siecle xxxvj.*

Il est temps de finir ce qui regarde son Anatomie, avec cette digression que l'on a faite à l'occasion des parties qui distinguent les sexes, après avoir remarqué qu'on trouve encore dans les Ecrits d'Hippocrate diverses choses concernant *les os*, leur nombre, leur figure, leur assemblage, &c. C'est la partie de l'Anatomie sur laquelle il est le plus exact, comme étant celle dont la conoissance est la plus nécessaire pour l'exercice de la Chirurgie, qu'il entendoit très-bien, comme on le verra en son lieu. Cependant on n'a pas cru devoir rapporter ici ce qu'il a dit sur ce sujet, parce que Riolan en a déja donné un extrait, & que c'est la partie de l'Anatomie sur laquelle l'on a le moins disputé dans la suite. On trouvera un abregé complet d'Anatomie, où l'Osteologie sera jointe, quand on en sera à Galien. Voilà ce que l'on avoit à dire touchant l'Anatomie d'Hippocrate. On verra encore quelque chose qui y a du rapport, dans le Chapitre suivant, & dans la seconde Partie de cette Histoire, Chap 3. & 6.

CHAPITRE IV.

Des Causes de la Santé, *& de* celles des Maladies; *de leur* Sujet, *& de leurs principales* Differences

ON a vu ci-dessus quels sont, selon Hippocrate, les élémens de tous les corps en géneral. Lorsqu'il s'agit du corps humain, en particulier, ou de celui des animaux, il établissoit aussi trois principes particuliers; *le Solide*, *l'Humide*, & *les Esprits*; qu'il explique autrement, par 2 *ce qui contient*, *ce qui est contenu*, & *ce qui donne le mouvement*.

On ne peut entendre par *ce qui contient*, que *les parties solides*; comme les os, les nerfs, ou les tendons, & les ligamens, les cartilages, les membranes, les fibres, & autres parties semblables. Par *ce qui est contenu*, Hippocrate entendoit principalement quatre sortes *d'humeurs*, ou de matieres liquides qui se trouvent dans le corps; 3 *le sang*; *la pituite*, ou *le phlegme*; *la bile jaune*; & *la mélancholie*, ou *bile noire*. Par *ce qui donne le mouvement*, il vouloit marquer ce qu'il appelle autrement *Esprit*, qui est, selon lui, une matiere qui tient de la nature

1 Septimo mense nasci perfectum partum jam receptum est, propter auctoritatem doctissimi viri Hippocratis. *Paulus, in Leg.* 3. *Paragr. de Statu hominum.* Hippocrate est encore cité d'aillours, par les Jurisconsultes anciens, sur la même matiere.

2 *Τὰ ἴσχοντα, τὰ ἐνισχόμενα, καὶ τὰ ἐνορμῶντα. Epid. Lib.* 6. *Sect.* 8.

3 *Lib. de Natura Hominis.*

Siecle xxxvj. nature de l'*air*, d'où elle tire ſon origine, & qui eſt répandue par tout le corps, on dira quelque choſe de plus particulier, ſur tout cela.

Pour commencer par *les humeurs*, Hippocrate veut que *le ſang* ſoit naturellement *chaud* & *humide*, de couleur *rouge*, & *doux* au goût; *la pituite*, *froide* & *humide*, *blanche*, *gluante*, & *un peu ſalée*; *la bile jaune*, *ſeche*, *gluante*, *amere*, & tirée de ce qu'il y a de plus *gras* dans le ſang & dans les alimens, *la mélancholie*, *noire*, *froide*, & *ſeche*, *très-gluante*, *flatueuſe*, & *facile à fermenter*.

Le corps de l'homme eſt, ſelon lui, composé de ces quatre ſubſtances. C'eſt par elles, dit-il, qu'on a *la ſanté*, & qu'on eſt *malade*. On ſe porte bien tant que ces humeurs demeurent en leur état naturel, & qu'elles ſont dans une juſte proportion entr'elles, par rapport à leur quantité, à leurs qualitez & à leur mêlange. Au contraire l'on ſe porte mal, lorſque quelcune de ces choſes eſt en moindre quantité, ou qu'elle eſt plus abondante qu'il ne faut; lorſqu'elle ſe tient ſéparée des autres en quelque partie du corps; & enfin lorſque toutes ces humeurs n'ont pas les qualitez requiſes, & qu'elles ne ſont pas mêlées enſemble, comme elles le doivent être. On peut définir *la ſanté* & *la maladie* ſur ce qu'on vient de dire de l'une & de l'autre; Hippocrate lui-même n'en ayant pas donné de définition expreſſe, ſi ce n'eſt lorſqu'il dit en un endroit, qu'on appelle maladie, 1 *tout ce qui incommode l'homme*; mais cela eſt trop général.

Quant aux uſages de chaque humeur en particulier, il croyoit que *le ſang*, bien conditionné, nourrit les parties, & qu'il eſt la ſource de la chaleur animale; qu'il fait la bonne couleur & la bonne ſanté. Il croyoit auſſi que *la bile jaune* conſerve le corps dans ſon état naturel, empêchant que les petits vaiſſeaux, & les voyes cachées, qui ſont en ſi grand nombre, ne ſe bouchent; & tenant ouverts les conduits par où les excremens s'évacuent. Il lui attribue de plus d'aiguiſer les ſens, & d'aider à la coction des alimens. *La bile noire* eſt, ſelon lui, une eſpece de lie ſervant de ſoûtien & de fondement aux autres humeurs. *La pituite* ſert aux nerfs, aux membranes, aux cartilages, aux articulations, à la langue, & à d'autres parties pour les rendre ſouples, & faciliter leur mouvement.

Outre les quatre premieres qualitez, que l'on a dit qu'Hippocrate attribuoit aux humeurs, qui ſont *l'humidité*, *la ſechereſſe*, *la chaleur*, & *le froid*; outre ces qualitez, dis-je, & quelques autres que l'on a touchées, il paroît par quelques paſſages, qu'il croyoit qu'elles en poſſedoient une infinité d'autres, qui avoient leurs uſages, & qui ne devenoient nuiſibles, qu'entant que l'une venoit à acquerir un plus grand degré de force, à dégenerer, à ſe ſéparer du reſte &c. „ Voici comme il en parle lui-même. 2 Les Anciens, *dit-il*, n'ont „ point cru que le ſec, le froid, le chaud, ou l'humide, ni aucune autre „ qualité ſemblable, causât quelque incommodité à l'homme; mais ils ont cru „ que ce qu'il y avoit de plus fort ou d'exceſſif en chacune des ces qualitez, & „ que la nature humaine ne pouvoit pas ſurmonter, étoit ce qui incommo- „ doit, & c'eſt ce qu'ils ont tâché de corriger ou d'ôter. Or entre les cho- „ ſes douces, ce qui eſt très-doux eſt le plus fort; comme entre les amers, „ &

1 Ὅ τι ἂν λυπέῃ τὸν ἄνθρωπον.
2 *De Priſca Medicina. Voyez au Livre précedent Chap. 5. le ſentiment d'Alcmaon.*

„ & les aigres, ce qui est très-amer & très-aigre; en un mot ce qui tient le plus
„ haut degré en chaque chose. Ce sont, *continue Hippocrate*, ces dernieres cho-
„ ses que les Anciens ont cru qui se trouvent dans le corps de l'homme, qui
„ lui sont nuisibles. Il se rencontre en effet dans notre corps, de *l'amer*, du
„ *salé*, du *doux*, de *l'aigre*, de *l'âpre*, de *l'insipide*, & une infinité d'autres ma-
„ tieres qui ont diverses qualitez, selon qu'elles sont abondantes ou qu'elles sont
„ fortes. Ces differentes qualitez ne s'apperçoivent point, & ne font de mal à
„ qui que ce soit, tant que les humeurs sont mêlées, & que par ce mêlange el-
„ les se temperent l'une l'autre. Mais s'il arrive que les humeurs se séparent,
„ & qu'elles demeurent à part, alors leurs qualitez deviennent sensibles, & in-
„ commodes en même temps.

Siecle xxxvj.

On peut recueillir de ce qu'on vient de dire, qu'Hippocrate n'entendoit pas que les matieres, dont on a parlé, agissent seulement par les qualitez que les Philosophes ont appellé *premieres*, qui sont celles qu'on a touchées d'entrée. Bien loin de là il dit peu après, *que ce n'est pas* le chaud *qui a une grande force, mais* l'aigre, l'insipide, *&c. soit dans l'homme, soit hors de l'homme, soit à l'égard de ce qu'il mange ou de ce qu'il boit, ou de ce qu'on applique au dehors de quelque maniere que ce soit; & il conclut que de toutes* 1 *les facultez il n'y en a point, qui ait moins de pouvoir que* le chaud *&* le froid.

Ce que l'on a dit des humeurs qui se séparent des autres, a du rapport avec ce qu'Hippocrate remarque en divers endroits, *que les humeurs se meuvent.* Il exprime quelquefois ce mouvement qui cause diverses maladies, par un terme qui marque 2 *une impetuosité*, à peu près semblable à celle des animaux, qui entrent en chaleur en certain temps.

Il y a d'autres passages par lesquels il semble qu'Hippocrate n'accuse que 3 deux sortes d'humeurs, *la bile*, & *la pituite*, d'être les causes des maladies. Ce qui arrive lors que ces deux humeurs se mêlent avec le sang, & qu'elles pechent soit par rapport à la qualité ou à la quantité; soit par rapport au lieu où elles doivent se rencontrer, ou ne se rencontrer pas. Mais comme il parle ailleurs de deux sortes de bile, ces deux humeurs se pourront reduire à trois; & en les joignant au sang il s'en trouvera toûjours quatre.

4 En d'autres endroits il en ajoûte une cinquième, qui est *l'eau*; dont il prétend que la rate soit la source, comme le foye & le cerveau sont celles du sang, de la bile, & de la pituite. Quelques Commentateurs veulent que cette *eau* soit la même chose que *la mélancholie*, à laquelle Hippocrate la substitue. On ne void pas dabord comment pouvoir accorder leur sentiment avec l'idée qu'il avoit de cette derniere humeur. Nous avons dit ci-dessus qu'il regardoit la mélancholie comme une espece de *lie* des autres humeurs, en quoi elle n'auroit pas du rapport avec l'eau. Et il semble qu'on ne trouve pas mieux son compte en faisant de deux sortes de *mélancholie*, l'une qui est celle qu'on vient de décrire, & l'autre qui doit plûtôt être appellée *bile noire*, qui n'est autre

1 *Voyez ci dessus, Liv.* 3. *Chap.* 2. *la signification du mot* δύναμις.

2 Ὀργᾶν, *impetu ferri, libidine accendi.* De ce verbe vient le mot ὀργασμὸς, qui désigne cette espece de mouvement.

3 *Lib. de Affectionibus; & Lib.* 1. *de Morbis.*

4 *Lib.* 4. *de Morbis.*

Siecle xxxvj. autre chose que la bile jaune que l'on suppose qui se noircit en s'échauffant & en se brûlant par une chaleur excessive, parce que celle-ci n'a rien non plus de commun avec l'eau. Néanmoins ce qui appuye le sentiment dont il s'agit, c'est qu'il est dit dans le même endroit touchant cette *eau*, qu'elle est *la plus pesante des humeurs*. Rien n'empêche aussi qu'on ne puisse dire que c'est ici un different systeme, comme 1 l'Auteur du Livre, d'où il est tiré, a passé anciennement pour être different d'Hippocrate.

Cette eau pourroit encore avoir du rapport avec ce qu'Hippocrate appelle ailleurs *Ichor;* par où l'on a entendu toute sorte d'humeur *claire* & *aqueuse*, qui se trouve dans le corps d'un homme, soit sain, soit malade. Mais il semble plûtôt donner ce nom à ce qu'il y a de plus clair dans les humeurs lors qu'elles sont mal disposées ou corrompues; car il appelle de ce nom cette espece de *sanie* qui coule d'un *ulcere malin*, & qui est plus claire que ne doit être *le pus;* il parle aussi en quelques endroits des *Icheurs acres & bilieuses*, & des *Icheurs brûlantes*. Mercurial rapporte toutes les significations de ce mot, dans ses diverses Leçons, Liv. 4. Chap. 12.

On trouve encore un troisième systeme sur les causes des maladies dans un autre Livre intitulé, 2 *des Vents*, *ou des Esprits*, qui est parmi les œuvres d'Hippocrate, mais que plusieurs ont cru n'être pas de lui. L'Auteur de ce Livre se sert tantôt du mot de 3 *vents*, & tantôt du mot *d'esprits*, avec cette difference que le dernier marque les esprits ou l'air, & les vents qui sont renfermez dans le corps, au lieu que le premier marque ceux du dehors, d'où il prétend neanmoins que viennent ceux de dedans par le moyen de l'air qu'on respire, & de celui qui est contenu dans les alimens que l'on prend. Il paroît par la lecture de ce Livre, qui est un des mieux raisonnez, ou dont le raisonnement est mieux suivi qu'aucun autre de ceux d'Hippocrate, qu'il regarde *l'air*, ou, *les esprits* comme les veritables *causes des maladies* &. *de la santé*, préferablement même aux *humeurs*, qui ne tiennent lieu en cette rencontre que de causes *aidantes*, entant que les esprits se mêlent avec elles. Mais on peut concilier ce dernier sentiment avec celui que l'on a rapporté, & que l'on a attribué à Hippocrate, touchant les effets des humeurs, en disant que tout ce que l'on a remarqué qu'elles font, par rapport à la santé, ou aux maladies, suppose l'impulsion des *esprits*, comme du *premier mobile*, & que c'est pour cela qu'Hippocrate les a designez, comme l'on a vu ci-dessus, par *ce qui donne le mouvement*.

Il y a, selon Hippocrate, autant de *causes externes* de la santé & des maladies, qu'il y a de choses hors du corps de l'homme qui peuvent agir sur lui, & autant qu'il y a de varieté dans sa conduite, & dans tout ce qui lui arrive pendant tout le cours de sa vie. Cela supposé, il est facile de voir que la santé & les maladies dépendent en géneral des causes suivantes; de *l'air*, qui nous environne; de *ce que nous mangeons* & de *ce que nous buvons*, du *sommeil*, & des *veilles*; de *l'exercice*, & du *repos;* des choses *qui sortent de notre corp*, & de

1 Ce Livre a été attribué à Polybe, gendre d'Hippocrate.
2 Περὶ φυσῶν.
3 Φῦσαι, & πνεύματα.

de celles *qui-y sont retenues* ; & enfin des *passions*. On met aussi au nombre des causes externes de la santé & des maladies, *la rencontre des corps étrangers*, qui nous est quelquefois utile, mais qui peut aussi nous nuire ; *les poisons*, & *les animaux venimeux* sont dans le rang des dernieres de ces causes. On ne s'engagera pas à traiter plus particulierement ce qui regarde les causes des maladies, parce que cela nous meneroit trop loin ; & l'on s'en dispensera avec d'autant plus de raison qu'il faudroit répeter tout cela quand nous en serons à Galien, dont le systeme, à cet égard, est plus clair & plus méthodique que celui d'Hippocrate, de qui il suit neanmoins presque en tout les principes. Siecle xxxvj.

On touchera seulement en peu de mots, premierement le rapport qu'Hippocrate trouvoit entre quelques-unes des causes externes, & les internes. Il faisoit, par exemple, comparaison des *quatre humeurs* dont a parlé, avec les *quatre âges* de l'homme, avec les *quatre saisons* de l'année, & avec les *climats* & les *lieux*, qui sont *chauds*, *froids*, *secs*, ou *humides*. Il croyoit que *l'enfance*, ou *l'adolescence*, le *printemps*, & *les pays temperez* doivent produire *du sang*, & par conséquent plus de maladies *sanguines*, & moins de celles qui dépendent des autres humeurs. *La jeunesse*, *l'été*, & *les pays chauds* & *secs*, son propres, selon lui, pour produire de la *bile*, & toutes les maladies qu'elle cause. *L'âge viril*, *l'automne* & les lieux dont l'air est *grossier* & *inégal*, contribuent à la formation de la *mélancholie*, & des maladies *mélancholiques*. Enfin *la vieillesse*, *l'hyver*, & *les pays froids & humides* engendrent *la pituite*, & les maladies *pituiteuses*. Il examine de même avec soin quels sont *les alimens* qui produisent du sang, de la bile &c. Il traite aussi des effets du *sommeil* & des *veilles*, de *l'exercice* & du *repos*, & des autres causes externes que l'on a touchées, par rapport aux *quatre humeurs*, & à toute l'utilité, ou tout le dommage qu'on en peut géneralement recevoir.

On remarquera en second lieu, qu'entre toutes les causes dont on a fait mention, les deux plus générales sont, selon Hippocrate, *les alimens* & *l'air*, & que ce sont celles qu'il examine avec toute l'attention possible. Premierement pour ce qui regarde *la nourriture*, il a composé divers Livres sur ce sujet seul. Il s'est attaché fort exactement à distinguer celle qui est bonne de celle qui est mauvaise, selon les differens états où l'on se trouve. Il y étoit d'autant plus obligé que sa maniere de traiter les maladies rouloit presque entierement sur cet article, je veux dire sur le choix de la nourriture, soit à l'égard de [1] *la qualité*, soit à l'égard de *la quantité*, ou du *temps* propre pour la donner, comme on le verra dans la suite.

Il faisoit aussi une grande consideration de *l'air*, & de ce qui en dépend. L'on a vu en gros ce qu'il pensoit sur les quatre saisons & sur les divers pays. Il examinoit d'ailleurs *les vents*, qui regnent ordinairement ou extraordinairement ; *les déréglemens des saisons* ; & même *le lever*, ou *le coucher* [2] *des Astres*, ou le temps de certaines *Constellations*, comme de *la Canicule*, de *l'Arcturus*, & des *Pleïades* ; aussi bien que le temps des *Solstices*, & des *Equinoxes* ; parce qu'il

1 Ἰδέαι, καὶ πόσον ; *Lib. de Alimento.*

2 *Lib. 1. de Diæta. Lib. de Aëre, Aquis, & Locis. Lib. de Humoribus. Lib. 4. de Morbis. Aphorism. Lib. 3.*

Siecle xxxvj.

qu'il croyoit que ces jours ou ces temps-là causent de grands chagemens dans les maladies, mais il n'explique pas comment cela se fait.

On peut inferer de ce que nous venons de dire, qu'Hippocrate regardoit la conoissance de *l'Astronomie* comme nécessaire à un Médecin, & qu'il étoit persuadé que les Astres ont quelque influence sur nos corps. Ceci a du rapport avec ce qu'il dit d'ailleurs des 1 *choses du Ciel*, qu'il compte entre les causes des maladies, & avec ce qu'on a remarqué 2 ci-dessus, que, selon Hippocrate, *notre santé, notre vie, notre mort, & tout ce qui regarde notre être, dépend des choses qui sont élevées au dessus de nous, ou des choses d'enhaut.* Et il y a apparence qu'il a encore entendu quelque chose d'approchant, quand il parle ailleurs de 3 je ne sai quoi de *divin*, qu'il reconoissoit dans les causes des maladies. Quelques-uns de ses plus anciens Commentateurs avoient cru que lors qu'il parle de cette maniere, il fait allusion à ce qu'ont dit sur ce sujet 4 les Poëtes, & Homere en particulier, qui attribue à *la colore des Dieux* certaines maladies qui arrivent aux hommes. Mais Galien n'est pas de leur sentiment, & il a raison de leur faire cette leçon, 5 *que ceux qui commentent ou qui interpretent un Auteur, ne doivent pas écrire tout ce qui leur semble être veritable, ou ce que l'Auteur a dû croire, selon eux; mais ce qui est veritablement, selon son sentiment, quand même cela seroit faux.* Or Galien soûtient, qu'il n'y a aucun des Livres d'Hippocrate, dans lequel il ait attribué aux Dieux la cause des maladies. Et il prouve d'ailleurs qu'Hippocrate n'a pas été dans cette opinion, premierement par la raison que ce dernier rend des accidens qui arrivent dans une maladie qu'il décrit, & du nom qu'on donnoit en ce temps-là à cette maladie. On appelloit ceux qui en étoient atteints, d'un nom qui signifie *frappez* dans la prévention où l'on étoit, 6 sans doute parmi le peuple, que ces gens-là avoient été *frappez* de cette maniere *par quelque Divinité*, à peu près comme *par la foudre.* Mais Hippocrate remarque expressément que les Anciens n'avoient ainsi appellé ceux qui étoient attaquez de cette maladie, que parce que ceux qui en mouroient avoient après leur mort les côtez *livides* & *meurtris*, comme ceux qui ont reçu des coups. Il le prouve, en second lieu, par un des Livres d'Hippocrate qui est intitulé, *de la Maladie Sacrée*, c'est à dire, *du Haut Mal*. dans lequel Livre cet ancien Médecin s'efforce d'ôter de l'esprit des peuples l'opinion qu'ils avoient, *que les Dieux envoyoient certaines maladies aux hommes.* On pourroit fortifier les preuves de Galien, par ce qu'Hippocrate dit 7 ailleurs d'une maladie particuliere aux *Scythes*, qui passoit de même pour *divine*, & dont on parlera dans la suite.

Pour revenir à la signification de ce qu'Hippocrate a appellé *divin* dans les mala-

1 Ἢν τὰ ἐκ τοῦ οὐρανοῦ ἀνεπιτήδεια ἔῃ, *si les choses qui dépendent du ciel ne sont pas favorables.*

2 *Liv.* 3. *Chap.* 2.

3 Θεῖόν τι, *Lib. Prognostic. Lib. de Natura Muliebri, & Lib. de Morbo Sacro.*

4 Je ne sai ce que Galien a entendu lors qu'il dit, que ceux qui attribuent les maladies à la colere des Dieux, empruntent, pour le prouver, le témoignage de ceux qui ont écrit *ce qu'on appelle les Histoires*, παρὰ τῶν γραψάντων τὰς καλουμένας ἱστορίας.

5 Βλητοί, *Lib. de Ratione victus in Acutis.*

6 C'est du moins la consequence qu'on doit tirer du raisonnement de Galien, autrement sa preuve ne vaudroit rien. On parlera encore de cette maladie ci-après.

7 *Lib. de Aëre, Aquis, & Locis.*

maladies, le même Galien conclud que ce Médecin n'a entendu autre chose par là que *la constitution de l'air qui nous environne*; ce qui est équivoque; parce que l'air peut être disposé d'une maniere qu'on pourroit y reconnoître quelque chose de tout extraordinaire, & que l'on appelleroit *divin* par cette raison. C'est effectivement là le sentiment de quelques 1 Commentateurs modernes, qui ont cru que *le divin* d'Hippocrate dépendoit veritablement des qualitez de l'air, mais de certaines qualitez qu'ils ont nommées *occultes*, ou *cachées*; parce qu'elles n'ont aucun rapport avec les ordinaires, ni avec aucune autre qualité que l'on conoisse. Ce n'est pas cependant ce que Galien veut dire en cet endroit; ni Hippocrate lui-même qui semble s'expliquer en faveur du premier sentiment, lors qu'il dit, 2 *que la maladie qu'on appelle* sacrée, *tire son origine des mêmes causes que les autres maladies; savoir, des choses qui vont & viennent, ou qui sont sujettes au changement, comme sont* le froid, le soleil, les vents, *qui souffrent des vicissitudes perpetuelles. Or quoi que ces choses*, ajoûte-t-il, *soient* divines, *il ne faut pas s'imaginer que cette maladie soit* plus divine *que les autres; mais toutes les maladies doivent être regardées comme* humaines, *& comme* divines, *tout ensemble.*

Siecle xxxvj.

On dira peut-être que l'on a douté de l'Auteur de ce Livre. Mais si l'on fait reflexion sur la coûtume constante d'Hippocrate, de marquer exactement la constitution des saisons, dans lesquelles ou après lesquelles les maladies qu'il veut décrire ont paru, on verra que de quelque sorte de maladie qu'il veuille parler, même lors qu'il s'agit de maladies *pestilentielles*, il ne fait mention que des changemens ordinaires de l'air, par rapport au chaud, au froid, au sec & à l'humide; il observe, par exemple, qu'un pritemps pluvieux a été precedé d'un hyver humide, ou suivi d'un été brûlant; que tels au tels vents ont soufflé &c. sans dire un seul mot des autres qualitez particulieres & cachées de l'air, lesquelles on suppose causer les maladies extraordinaires.

Il est vrai qu'on trouve dans ses Ecrits quelques autres passages, sur lesquels on prétend fonder *les qualitez cachées*, dont on vient de parler, & que Galien admettoit, aussi bien que les Auteurs modernes qu'on a citez. On y trouve premierement le mot de 3 *cause cachée*. Galien soûtient que quand Hippocrate parle des maladies 4 *Epidémiques*, qu'il dit venir de l'air, ou de ce que nous respirons, qui est chargé d'une 5 exhalaison mal-saine, ou propre à faire des maladies, il prétend que cette exhalaison malfaisante n'agit point par les qualitez ordinaires, mais par une proprieté cachée ou inexplicable de toute sa substance. Cependant je ne vois pas qu'Hippocrate se soit expliqué sur la nature de cette exhalaison, non plus que sur celle de l'influence des Astres, ou sur la maniere dont ils agissent sur les corps inferieurs, quoi qu'il suppose, comme on l'a dit, leur action. Il semble que cette exhalaison est la même chose que ce qu'il appelle 6 *des impuretez*, ou *des infections*. On finira ce qui regarde

1 *Fernel, Gorraus, & d'autres.*
2 *Lib. de Mobo Sacro.*
3 *Αἰτίη ἄδηλος, Lib. de Alimento.*
4 On expliquera ce terme dans ce même Chapitre.
5 Νοσερὴ ἀπόκρισις.
6 Μιάσματα, de μιαίνω, *je souille, je salis. Lib. de Flatibus.*

Siecle xxxvj. de les causes des maladies, en remarquant que dans le même endroit où Hippocrate fait venir de l'*air* les maladies Epidémiques, il tâche de prouver qu'elles ne viennent point des *alimens*, comme les maladies ordinaires ; & c'est par où l'on voit que, selon lui, l'air est la cause la plus génerale des maladies.

Les Humeurs, & les Esprits étant, comme on l'a vu, les causes de la santé & des maladies, *les parties solides* & *contenantes*, qui sont la troisième sorte de substance qui compose le corps des animaux, devront en être *le sujet*, puisqu'elles sont saines ou malades, selon la bonne ou la mauvaise disposition qu'y causent les humeurs & les esprits, & selon les impressions avantageuses ou fâcheuses qu'y font les corps étrangers & tout ce qui vient du dehors. C'est la conséquence qu'on peut tirer de quelques passages d'Hippocrate, tels que sont les deux qui suivent. 1 *Lors*, dit-il, *que quelcune des humeurs se tient à part, ou qu'elle se separe des autres, il faut nécessairement que* le lieu *d'où elle est sortie, soit atteint de maladie* ; *& même que* celui où elle sera coulée *en trop grande abondance souffre du mal & de la douleur.* Le second passage est celui où il dit, 2 *que les maladies qui viennent d'une* partie du corps *qui est considerable, sont les plus dangereuses* ; *car*, ajoûte-t-il, *si la maladie doit* demeurer, *ou* avoir son siege *dans l'endroit où elle a commencé, lors qu'une partie des plus importantes souffre, il faut que tout le corps souffre.*

A l'égard des *differences* des maladies, on ne trouve rien de suivi, ni de fort étendu sur ce sujet dans Hippocrate. Ce qu'on en peut recueillir, c'est premierement que les differentes causes dont on vient de parler, & les differentes parties du corps font autant de differentes sortes de maladies, selon ce qu'il dit „ dans ce passage. 3 Les differences des maladies dépendent des choses suivan„ tes, de la nourriture, de l'esprit, de la chaleur, du sang, de la pituite, „ de la bile, & de toutes les humeurs ; aussi bien que de la chair, de la grais„ se, de la veine, de l'artere, du nerf, du muscle, de la membrane, de l'os „ du cerveau, de la mouëlle de l'épine, de la bouche, de la langue, de la „ gorge, ou de l'ésophage, de l'estomac, des intestins, du diaphragme, du „ ventre, du foye, de la rate, des reins, de la vessie, de la matrice, de la „ peau.

De ces maladies Hippocrate en regardoit quelques-unes comme *mortelles*, d'autres comme simplement *dangereuses*, & d'autres comme *aisées à guerir* ; selon la cause qui les produit, ou selon la partie, ou le sujet malade.

Il fait une autre difference génerale des maladies, par rapport au temps de leur durée ordinaire, lors qu'il les distingue en 4 *aigues* ou *courtes* & *violentes*, & en 5 *chroniques* ou *longues* ; & cela encore par rapport aux diverses causes dont on a parlé ; les maladies aigues étant causées, selon lui, par la bile & par le sang, & cela dans la fleur de l'âge, au printemps, & en été ; & les longues au contraire étant produites par la pituite, & par la bile noire, dans la

1 *Lib. de Natura Hominis.*
2 *Ibidem.*
3 *Lib. de Alimento.*
4 Ὀξέες, ἢ βραχέες, λίαν ὀξέες, κατοξέες, ὀξύτατοι; *aigues*, & *très-aigues.*
5 Χρόνιαι, μακραί.

la vieilleſſe, & pendant l'hyver. De ces maladies les unes ſont *plus aigues*, les autres *moins*, & il en eſt de même des longues. On verra ci-après quelle eſt la durée des unes & des autres.

Siecle. XXXVI.

Hippocrate diſtinguoit auſſi les maladies par rapport aux lieux où elles ont cours, ſoit ordinairement, ſoit extraordinairement. Il appelloit les premieres, c'eſt à dire, celles qui ſont *ordinaires* & *familieres* à de certains lieux, des maladies 1 *Endémiques*; & les dernieres, ou celles qui regnent extraordinairement tantôt en un lieu, tantôt en un autre, & dont pluſieurs perſonnes ſe trouvent également atteintes, pendant un certain intervalle de temps, maladies *Epidémiques*, c'eſt à dire, ſelon la même étymologie, maladies *qui ont cours parmi le peuple*; comme *la peſte*, qui eſt la plus terrible des maladies de cette nature. Il faiſoit un troiſième genre de maladies, oppoſé au précedent, & il le marquoit par le nom de maladies 2 *diſperſées*; indiquant par là toutes les maladies de differens caracteres qui attaquent divers particuliers dans une certaine ſaiſon; en un mot les maladies ordinaires, qui ſont l'une d'une ſorte & l'autre d'une autre.

Il diſtinguoit celles 3 *qui naiſſent avec nous*, ou qui nous ſont *héréditaires*, d'avec *celles qui nous viennent d'ailleurs*.

Il regardoit enfin les maladies comme étant 4 *d'une bonne nature*, ou comme étant *d'une nature maligne*. Les premieres ſont celles qui ſe guériſſent aiſément, ou le plus ſouvent; & les ſecondes celles qui donnent une grande peine aux Médecins, & qui ſouvent ne guériſſent point, quoi qu'on y employe tous ſes ſoins.

CHAPITRE V.

Des Changemens remarquables, *qui arrivent dans les maladies*; *& particulierement des* Criſes, *& des* Jours Critiques.

Hippocrate enviſageoit les changemens qui arrivent aux maladies, par rapport à quatre differents temps; 5 *le commencement* de la maladie; ſon *augmentation*; ſon *plus haut degré*; & ſont *déclin*. Ce qui ſe doit entendre des maladies dont l'iſſue eſt heureuſe; car dans les autres la mort tient lieu de déclin. Le troiſième temps, ou le troiſième période eſt donc ſuivi du changement le plus conſiderable, car il décide de la vie ou de la mort du malade. Ce qui ſe fait ordinairement, ou du moins très-ſouvent par une *Criſe*.

Hippocrate appelloit *Criſe*, c'eſt à dire, *jugement*, tout *changement ſubit qui* arrive

1 Ἔνδημοι, ἢ ἐνδημίαι, de ἐν, *en* & de δῆμος, *peuple*, ou *nation*, comme qui diroit *maladies qui ſont dans la nation* ou propres à la nation, telles que ſont *la Phthiſie* en Angleterre; *les Scrophules* en Eſpagne.

2 Σποράδες.

3 Σύμφυτοι, συγγενέες, καὶ οὐ συγγενέες.

4 Εὐήθεες, ἢ κακοήθεες, de ἦθος ou ἤθεα, qui ſignifie *les mœurs*. *les coûtumes*; par une métaphore tirée des manieres d'agir ou de l'humeur des hommes, dont les uns ſont *d'un bon naturel*. les autres *malins*.

5 Ἀρχή; ἐπίδοσις; ἀκμή; χάλασις.

Siecle xxxvj. *arrive dans les maladies, ſoit en mieux, ſoit en pis, ſoit que la guériſon ſuive immediatement, ou peu de temps après.* Ce changement ſe fait, ſelon lui, par la Nature, qui *juge* de cette maniere le malade, en l'abſolvant, ou en le condamnant. Pour entendre ce qu'il veut dire, il faut ſe ſouvenir de l'idée qu'il a de la Nature, qu'il regarde comme reglant toute l'économie du corps. Si donc les maladies conſiſtent en un déſordre de cette économie, comme on le recueille de ce que l'on a dit ſur leurs cauſes, la Nature & les maladies ſe doivent toûjours trouver oppoſées. Mais comme dans leur combat, ou dans le different qu'elles ont enſemble, la Nature eſt comme *Juge & Partie*, elle doit avoir le plus ſouvent le deſſus; & c'eſt par cette raiſon que le mot de Criſe ſe prend le plus ordinairement pour un jugement favorable, & qui termine heureuſement la maladie.

La maniere dont la Nature agit, en cette rencontre, pour détruire ſon ennemi, c'eſt en ramenant les humeurs, dont le déſordre cauſe celui de tout le corps, à leur état ordinaire, par rapport à leurs qualitez, à leur quantité, à leur mélange, à leur mouvement, ou aux lieux qu'elles occupent, & à toutes les autres manieres dont elles pechent. Entre les moyens, que la Nature employe pour cela, Hippocrate comptoit particulierement ſur ce qu'il appelle 1 *la coction* des humeurs. C'eſt là le premier but qu'elle ſe propoſe. C'eſt par cette coction qu'elle ſe rend la maîtreſſe, & qu'elle achemine les choſes à une bonne criſe. Les humeurs ayant été amenées à ce degré, ce qu'il y a de ſuperflu & de nuiſible ſe vuide promtement de lui-même, ou du moins il eſt aiſé de le faire ſortir par les moyens dont on parlera quand il s'agira de la cure des maladies, ou des ſoins que la Médecine apporte pour aider la Nature en cette rencontre. Le ſuperflu étant évacué, ce qui ſe fait par *une perte de ſang;* par *un flus de ventre*, ou par *un vomiſſement*; par *des ſueurs;* par *une décharge d'urine*; par *des tumeurs*, ou *des abſcès;* par *des galles*; *des boutons*, *des puſtules*; *des taches* &c. la Nature réduit aiſément le reſte en l'état, où il étoit avant la maladie.

Mais il faut bien remarquer que les évacuation, dont nous venons de parler, ne ſont regardées par notre Auteur comme les effets d'une vraye criſe, que lors qu'elles ſont conſiderables par leur quantité; *les petites vuidanges n'étant point ſuffiſantes*, ſelon lui, *pour faire une bonne criſe.* Elles ſont au contraire une marque que la Nature eſt accablée ſous le fardeau des humeurs, qu'elle laiſſe aller faute de pouvoir les retenir, parce qu'elles l'irritent continuellement. En ce cas-là ce qui ſort eſt *crud*, parce que la maladie eſt encore la plus forte; & tant que les choſes demeurent en cet état, on ne peut eſperer qu'une *mauvaiſe criſe*, ou qu'une *criſe imparfaite*, qui marque ou le triomphe de la maladie, ou que ſes forces égalent celles de la Nature; d'où s'enſuit ou la mort, ou une prolongation de la maladie. En ce dernier cas, la Nature a ſouvent aſſez de terme, pour tenter une nouvelle criſe plus heureuſe que la premiere, après avoir fait de nouveaux efforts pour avancer de ſon mieux la coction des humeurs. On parlera dans le Chapitre ſuivant, des *ſignes de coction*, ou de *crudi-*

1 Πέψις, ou πεπασμός. Hippocrate dit auſſi quelquefois; *que la maladie elle-même ſe cuit;* πέσσεται ὁ νόσος; *Lib. de Ratione victus in Acutis.*

crudité proposez par notre Auteur, & de quelques autres signes qui regardent encore les crises. *Siecle xxxvj.*

Ce que nous avons principalement à remarquer ici, c'est que la coction ne se peut faire, selon lui, que dans un certain terme; à peu près comme il faut à chaque fruit un certain temps pour meurir; car il compare l'état des humeurs, que la Nature a cuites, à celui des fruits qui sont venus à leur maturité. Le temps nécessaire pour cela se regle selon les differences des maladies que l'on a désignées dans le Chapitre précedent. Dans celles qu'Hippocrate a appellées *très-aigues*, la coction est parfaite & la crise se fait au *quatrième jour*; dans celles qui sont simplement *aigues*, cela va jusqu'au *septième*, & quelquefois jusqu'à *l'onzième*, & même jusqu'au *quatorzième*, 1 qui est proprement le plus long terme qu'Hippocrate donne aux maladies véritablement aigues; quoi qu'en quelques endroits il semble le pousser jusqu'au 2 *vintième*, ou *vint & unième* jour, & même jusqu'au 3 *quarantième*, & *soixantième*.

Toutes les maladies, qui passent ce dernier terme, sont mises au rang des *chroniques* ou longues; & au lieu que dans celles qui ne passent pas le *quatorze*, ou au plus tard le *vint*, chaque 4 *quatrième* jour fait un jour de crise, ou du moins est un jour remarquable, & par lequel on peut juger s'il y aura crise dans le quaternaire suivant, & si elle sera heureuse ou non; dans celles qui vont de *vint* à *quarante*, Hippocrate ne compte plus que par chaque *septenaire*; & dans celles qui passent *quarante*, il commence à compter par *vintaines*; comme il paroît par la progression suivante, qui contient les jours marquez expressément par Hippocrate; dont le premier est le *quatrième*; duquel il passe au *septième*; puis à *l'onze*; au *quatorze*; au *dix-sept*; au *vint*; & de celui-ci au *vint-sept*; au *trente-quatre*; & enfin de ce dernier aux *soixante*; au *cent*; & au *six-vint*. Après ce dernier terme, les jours de crise ne se comptent plus, & la chose se réduit à ceci, qu'au lieu que les maladies qui vont jusqu'au *cent vintième* jour, ont leur crises reglées par le nombre des jours, celles qui passent ce terme ne sont plus regardées que par rapport aux changemens generaux des saisons; en sorte que les unes se terminent, par exemple, vers les Equinoxes, ou vers les Solstices, les autres dans le temps du lever ou du coucher des Astres ou des Constellations dont on a parlé. Ou si les nombres ont encore lieu, on ne compte plus que par *mois* & par *années* entieres. C'est ainsi qu'Hippocrate veut 5 que certaines maladies des enfans soient jugées dans le *septième mois* de leur naissance; & d'autres seulement dans leur *septième*, ou même dans leur *quatorzième année*.

Il reste une remarque à faire touchant le *vintième* & le *vint & unième* jour. C'est que l'un & l'autre sont également marquez pour des jours de crise 6 en differens endroits des œuvres de notre Auteur. Voici la raison qu'il rend en l'un

1 *Aphorism.* 23. *Sect.* 2.
2 *Lib. de Crisibus.*
3 *Lib. de Diebus Criticis.*
4 Il faut pour trouver le compte juste, compter ce quatrième jour deux fois, au milieu des deux premiers Septenaires, & aussi deux fois au commencement du troisième; comme on le verra ci après par la progression de ces nombres, telle qu'on la trouve dans Hippocrate.
5 *Aphoris.* 28. *Sect.* 3.
6 *Lib. de Crisibus, & Lib. de Diebus Criticis, item Aphorism.* 36. *Sect.* 4. *&c.*

Siecle xxxvj.

l'un de ces endroits, pourquoi il préfere le premier de ces jours au dernier, qui feroit le compte juste des trois septenaires complets; c'est, dit-il, que les jours d'une maladie ne doivent pas être comptez entiers, parce que 1 les années ni les mois ne sont pas non plus composez de jours entiers. Cependant cette raison n'empêche pas qu'il ne mette ailleurs le *vint & unième* jour pour un veritable jour de crise, comme presque tous les autres jours *impairs*, qui paroissent tellement affectez pour les crises, qu'il dit dans un de ses Aphorismes, que les sueurs qui commencent le troisième, le cinquième, le neuvième, l'onzième, le quatorzième, le dixseptième, le vint & unième, le vint-septième, le trente & unième, & le trente-quatrième jour d'une fiévre, sont bonnes; & que celles qui arrivent en d'autres jours, marquent que le malade sera beaucoup travaillé, que son mal sera long & sujet à des rechutes. Il dit encore expressément dans un autre 2 Aphorisme, *que la fiévre qui quitte dans un jour qui n'est pas* impair, *est ordinairement sujette à une rechute*. Galien expliquant ce passage prétend qu'il faut lire, *un jour de crise*, au lieu de *un jour impair*; mais il se donne de la peine en vain; parce que la même chose se trouve en quelques autres endroits, comme dans le second *des Epidémiques*, où il y a un passage parallele à celui qu'on vient de citer, & un autre qui dit, *que ceux qui meurent de maladie meurent nécessairement dans un des jours* impairs, *& même si la maladie est longue, dans un mois ou dans une année qui tombent dans le nombre* impair. On peut encore voir sur ce sujet le quatrième Livre *des Maladies*, où ce qu'on vient de dire des jours *impairs*, est regardé comme un sentiment *reçu de tout le monde*; en sorte que quand on objecteroit que ce Livre n'est pas d'Hippocrate, mais de Polybe son gendre, la preuve n'en seroit pas moins forte; car cet Auteur ne débite pas ce sentiment comme le sien propre, mais comme un sentiment géneralement reçu.

Galien étoit obligé de se déclarer contre les jours *impairs*, par la même raison qu'il rejette tout ce qui concerne la dignité du nombre septenaire, & des autres *nombres*, qui étoient regardez par les Pythagoriciens comme ayant par eux-mêmes un certain pouvoir, ou comme étant plus parfaits les uns que les autres, de la maniere qu'on l'a dit ci-devant. Et quoi qu'il convienne que les crises arrivent dans les *septenaires*, ce n'est pas à la force de ce nombre qu'il attribue cet effet, mais à *la Lune*, qui gouverne *les semaines*, lesquelles sont composées de sept jours. Je ne sai si Hippocrate pensoit à l'influence de la Lune en cette occasion, mais ce qu'il dit dans un de ses Livres, qu'on a cité ci-dessus, 3 *d'une harmonie qui résulte de la jonction de certains nombres plus entiers & plus parfaits que les autres*, fait bien voir qu'il avoit donné dans le sens de Pythagore, & c'est ce que reconoît Celse, lorsqu'il dit 4 *que les nombres des Pythagoriciens étoient autrefois fort celebres, ou faisoient grand bruit, & que c'est ce qui avoit fait tomber les anciens Médecins dans l'erreur.* Il est visible que ceci s'addresse à Hippocrate.

Au

1 *Lib. de Septimestri Partu. Voyez ce qui a été dit ci-dessus touchant les enfans qui viennent à sept mois.*

2 *Aphorism.* 61. *Sect.* 4.

3 *Lib. de Septimestri Partu.*

4 Verùm in his quidem Antiquos, tunc celebres admodum Pythagorici numeri, fefellerunt; *Lib.* 3. *Cap.* 4. *Voyez ci-dessus Liv.* 2. *Chap.* 4.

Au reste quelque opinion qu'eût ce dernier, touchant le pouvoir des jours impairs & des autres jours de crise que l'on a indiquez, il n'a pas laissé de reconoître que la chose varie quelquefois. C'est ce qui paroît par l'exemple qu'il rapporte lui-même d'une crise salutaire, arrivée dans le *sixième* jour d'une maladie, & d'une autre de même nature, qui se fit dans un *quinzième*; mais ce sont des cas rares, qui n'empêchent pas que la regle génerale qu'il pose ne puisse subsister.

Siecle xxxvi.

Il faut encore remarquer, avant que de finir ce Chapitre, premierement, qu'Hippocrate ne prétendoit pas que toutes les maladies se terminassent toûjours pas des crises, mais il croyoit neanmoins qu'elles ne se terminoient jamais bien sûrement sans cela: & que quand on guérissoit sans qu'il y eût eu crise, on étoit sujet à avoir des rechutes. Il faut remarquer en second lieu, qu'outre les changemens que l'on a dit qui arrivent dans les maladies ensuite desquelles le malade meurt ou guérit, Hippocrate parle souvent d'une autre sorte de changement, qui est lors que la maladie, au lieu de se terminer, ne fait que 1 *changer d'espece*, comme quand *une Pleurésie* se change en *Inflammation de poumon*, ou *une Ophthalmie* en *Phthisie*, ou un *Cancer des mammelles* en *Cancer de la matrice*, &c ce qui arrive lorsque la cause materielle de la maladie quitte une partie, pour se jetter sur une autre.

CHAPITRE VI.

Des autres Accidens qui accompagnent, qui précedent, ou qui suivent les maladies, & des Signes *par lesquels Hippocrate les distinguoit les unes des autres, & conoissoit par avance quel en seroit le succès, ou celles qu'on devoit avoir dans la suite.*

La grande réputation qu'Hipocrate s'est acquise, est principalement un effet de son application a observer jusqu'aux moindres *circonstances des maladies*, & du soin qu'il a eu d'écrire avec une grande exactitude tout ce qui les avoit précedées, & tous les accidens dont elles étoient accompagnées, ce qui soulageoit, ou ce qui faisoit du mal, qui est proprement ce qu'on peut appeller faire l'histoire d'une maladie.

Par cette voye il n'apprenoit pas seulement à *distinguer les maladies* les unes des autres, par *les signes* qui sont particuliers à chaque espece, mais il se faisoit encore une habitude, en comparant les mêmes maladies qui attaquoient diverses personnes, & les accidens qui avoient accoûtumé de préceder ou de suivre, il se faisoit, dis-je, par ce moyen-là une habitude de prédire les maladies avant qu'elles vinssent, & d'en déterminer au juste le succès, quand elles étoient venues. Il semble même qu'il veuille insinuer, 2 en quelque endroit, qu'il est le premier de tous les Médecins qui ait mis cela en usage, ou qui ait enseigné

1 Hippocrate appelloit μετάστασις, ou, μετάπτωσις ce changement, ou le mouvement de la matiere par lequel il est causé

2 *Liv. 1. de Diata, sub princip.*

Siecle xxxvj.

enseigné la maniere de pouvoir dire par avance à un malade ce qui lui doit arriver, qui est ce qu'on appelle *faire le prognostique* d'une maladie.

C'est par cet endroit, je veux dire par *le prognostique*, qu'il s'est fait admirer de toute l'Antiquité, qui étoit sans doute persuadée de la maxime qu'il débite lui-même; 1 qu'un Médecin qui, sur quelques signes qui lui paroissent dans une maladie, dit à un malade tout ce qui lui est arrivé, & ce qui lui arrive de jour en jour; & qui aprés avoir été informé de lui, ajoûte ce que le malade a omis, & marque par avance ce qui arrivera dans la suite, passera toûjours pour conoître parfaitement l'état de ce malade, & fera qu'on s'abandonnera entierement à sa conduite. Et comme il n'est pas toûjours au pouvoir du Médecin de sauver ceux qu'il traite, le prognostique servira du moins à le mettre à couvert de tout blâme. Hippocrate possedoit si bien *la doctrine des signes*, qu'on peut dire que ça été son fort. Et Celse remarque, 2 que les Médecins qui étoient venus aprés Hippocrate, quoi qu'ils eussent innové plusieurs choses, touchant la maniere de traiter les maladies, ils s'en étoient tenus, *pour ce qui est des signes*, à ce que celui-ci en avoit écrit.

On trouve un très-grand nombre d'Observations touchant *les signes des maladies* dans tous ses Ecrits, mais ils sont particulierement recueillis dans le Livre *des Aphorismes*, & dans trois autres Livres qui ne traitent que de cette matiere seule; *les Prénotions*, ou *les Prognostiques*; *les Prédictions*; & *les Prénotions de Cos*. Galien ne veut pas que les deux derniers soient d'Hippocrate, parce qu'ils sont pleins de fautes. Il ajoûte que ce qu'il y a de bon a été pris des deux premiers, & des Livres *des Maladies Epidémiques*. Cela n'a pas empêché que plusieurs Savans, tant anciens que modernes, n'ayent commenté ces mêmes Livres, & n'en ayent fait beaucoup d'estime.

Pour pouvoir compter en quelque façon sur un prognostique, c'est à dire, pour pouvoir dire par avance que telle chose paroissant, telle autre suivra nécessairement, il faut l'avoir remarqué très-souvent, sans que cela ait jamais manqué, ou du moins rarement; une seule expérience, ou même deux ou trois n'étant pas suffisantes pour s'en assûrer. C'est ce qu'on ne peut pas dire de tous les prognostiques d'Hippocrate. On jugeroit plûtôt à l'égard de quelques uns, que ce sont des observations faites en des cas singuliers, par des gens qui remarquoient exactement ce qui arrivoit à chaque malade depuis le commencement de sa maladie jusqu'à la fin, & qui comparant ce qu'ils avoient vu les premiers jours avec ce qui suivoit, en tiroient des consequences bonnes ou mauvaises.

C'est ce que Galien tâche d'insinuer, lorsqu'il dit qu'une partie de ces Prognostiques a été tirée des Livres *des Epidémiques*. Il se peut que quelcun ayant voulu se rendre savant dans l'art de prédire le succès des maladies, il a cru que le meilleur moyen de réussir, c'étoit d'examiner les histoires des maladies rapportées par les plus habiles Maîtres, & d'en tirer des conséquences qui fissent à son but. Ce moyen étoit en effet très-bon; mais pour n'être pas en danger de

1 *Lib. Prænotion. in princip.*

2 Recentiores quoque Medici, quamvis in curationibus mutarint, tamen hæc Hippocratem optime præsagisse fatentur. *Lib. 1. Præfat.*

de se tromper, il falloit avoir recueilli un nombre infini d'observations sur chaque maladie, pour pouvoir trouver parmi ce grand nombre suffisamment de cas tout semblables, dans chaque espece de maladie; en sorte qu'on pût dire sûrement; *lorsque dans une telle maladie de tels signes paroissent, le malade meurt; & au contraire lors qu'on en voit tels autres, le malade échappe.* Si de vint malades, par exemple, qui dans des fiévres continues ont rendu quelques gouttes de sang par le nez, ou qui n'ont que legerement sué par la tête, ou par la poitrine, il en est mort quinze ou dix-huit; & si de vint qui ont saigné abondamment, & sué de même par tout le corps, il en est réchappé autant qu'il en est mort des autres, on peut conclurre en géneral que le premier accident est funeste, & le second de bon augure. Mais il n'y a pas apparence que ceux qui ont recueilli ces prognostiques, & particulierement les Prénotions de Cos, ayent toûjours attendu d'avoir autant d'exemples de chaque cas qu'ils proposent, qu'il en auroit fallu. La vie de l'homme n'est pas assez longue pour cela: c'est ce qu'Hippocrate a reconu lui-même, comme on le verra ci-après. L'avantage que cet ancien Médecin avoit à cet égard c'est qu'il pouvoit suppléer au défaut de sa propre expérience, en se prévalant de celle de ses prédecesseurs les Asclépiades, supposé qu'ils eussent été gens capables de faire, comme il faut, des expériences, ce qui est fort difficile, comme Hippocrate le reconoît aussi. Ce grande homme étoit si fort convaincu de cette difficulté, qu'il n'en fait aucune d'avouër qu'on peut aisement se tromper, particulierement en fait de prognostique: *Les prédictions*, dit-il, *qui concernent les maladies aigues sont incertaines; & l'on ne sauroit dire au juste si le malade mourra, ou s'il en échappera.* On verra dans la suite d'autres preuves de la bonne foi & de la modestie de cet Auteur.

Ce n'est pas seulement de tout ce qui compose l'homme, qu'il tiroit des indices pour conoître, & pour prévoir les maladies & leurs suites. Les fonctions naturelles, les actions, & les manieres de chaque particulier, ses gestes, ses coûtumes, en un mot toutes les circonstances qui regardent ce qui arrive soit avant, soit pendant une maladie, par notre faute ou par celle d'autrui, par la disposition intérieure de notre corps, ou par celle où se trouvent à notre égard, les choses qui sont hors de nous; tout cela, dis-je, fournissoit à ce Pere de la Médecine des *signes*, sur lesquels il jugeoit de l'état où on étoit par rapport aux maladies, présentes ou à venir.

La premiere chose qu'Hippocrate consideroit, sur tout lorsqu'il s'agissoit d'une maladie aigue, c'étoit *le visage* du malade. C'est un bon signe, selon lui, pour un malade, d'avoir le visage d'un homme qui se porte bien, & tel que le malade lui-même l'a dans sa santé. Autant que le visage s'éloigne de cette disposition, autant y a-t-il à proportion de danger. Voici la description qu'il donne du visage d'un homme mourant. *Quand un malade*, dit-il, *a le nez aigu, les yeux enfoncez, les temples creuses, les oreilles froides & retirées, la peau du front dure, tendue, & seche, & la couleur du visage tirant sur le plombé, on peut assurer que la mort est à la porte; à moins*, ajoûte-t-il, *que le malade n'eût été épuisé tout d'un coup par de longues veilles, ou par un flus de ventre, ou qu'il n'eût été long-temps sans manger.* Les Médecins ont appellé cela, *la face d'Hippocrate*, pour marquer que l'on tient de lui cette observation. *Les levres pen-*

Siecle xxxvi.

 dantes,

Siecle xxxvj.

dantes, *relâchées*, & *froides* sont regardées ailleurs par cet Auteur, comme une confirmation du pronostique précedent.

Il tiroit aussi des indices de la disposition des *yeux* en particulier. Lors qu'un malade ne peut pas supporter la lumiere; lors qu'il répand des larmes involontairement; lors qu'en dormant on lui voit une partie du blanc des yeux, à moins que ce ne soit sa coûtume de dormir ainsi, ou qu'il n'ait le flus de ventre, ce dernier signe est de mauvais augure, & les précedens marquent aussi la même chose. Les yeux ternis sont pareillement un présage de mort, ou d'une grande foiblesse. Les yeux étincelans, fixes, & hagards marquent le delire, & la phrenésie, présente ou prochaine. Lors que le malade voit quelque chose [1] de *rouge*, ou comme des étincelles, ou des éclairs qui passent devant ses yeux, on doit attendre *une hémorrhagie*, ou une perte de sang, & cela arrive souvent devant les crises, qui doivent se faire par cette voye-là.

La maniere dont un malade *se tient couché* indique aussi quel est son état. Si on le trouve couché sur l'un des côtez, le col, les bras, & les jambes un peu retirées, ce qui est la posture d'un homme en santé, cela est bon; au contraire si un malade se tient sur le dos, les bras étendus, & les jambes pendantes, c'est un signe de grande foiblesse, & particulierement lors que le malade *glisse*, ou *se laisse couler embas du côté des pieds*, ce qui marque la pesanteur de son corps & la mort prochaine. Lors qu'il se couche *sur le ventre*, à moins que ce ne soit sa coûtume, cela indique le délire, ou la douleur de ventre.

Quand un malade de fiévre ardente [2] *tâtonne* continuellement *des mains & des doits*, & les porte devant son visage ou devant ses yeux, comme pour ôter quelque chose qui lui passe par devant; ou les étend sur son lit & ses couvertures, comme pour chercher, ou pour ôter quelque ordure, ou pour en tirer de petits flocons de laine, tout cela est signe de délire & de mort.

Entre les marques du délire présent ou prochain, Hippocrate met encore celle-ci. Lors qu'un malade, naturellement *taciturne*, commence à *parler plus que de coûtume*; ou lors qu'un *grand parleur* demeure dans le *silence*, ce changement tient lieu d'une espece de rêverie; ou il signifie que l'on ne tardera pas à y tomber.

Le *trémoussement*, ou le *tressaillement des tendons qui sont au poignet* présage aussi le délire.

Quant aux differentes sortes de délire, notre Auteur craint beaucoup plus celui qui roule sur des sujets *lugubres*, ou sur des sujets *terribles*, que celui dont la matiere est *gaye*, & qui est accompagné de *plaisanterie*.

La *respiration frequente* ou *pressée* marque la douleur que le malade souffre, ou l'inflammation des parties qui sont au dessus du diaphragme. La respiration *longue*, ou qui prend beaucoup de temps, est une marque de délire; mais la respiration *aisée* & *naturelle* est toûjours d'un très-bon augure dans les maladies aigues. Il paroît que notre Auteur s'attachoit beaucoup à la *respiration*, en matiere de *signes*, par le soin qu'il prend de décrire en divers endroits toutes les diverses manieres de respirer d'un malade; la respiration *pressée*, *rare*, *grande*, *petite*; celle qui est *grande* ou *longue en dehors*, c'est à dire dans le temps de l'expira-

1 Μαρμαρυγαί.
2 Καρφολογεῖ, κροκιδίζει.

l'expiration; celle qui est *petite ou courte en dedans*, c'est à dire lors qu'on tire son haleine; celle qui est *comme doublée* &c. Siecle. xxxvj.

Les *veilles continuelles*, dans les maladies aigues, marquent ou la douleur presente, ou le délire prochain.

Tous *les excrémens*, de quelque nature qu'ils soient, qui sortent du corps de l'homme, fournissent aussi à Hippocrate des signes sur lesquels il comptoit beaucoup. Il ne faisoit point de difficulté d'examiner l'urine, la matiere fécale, les vents, la sueur, les crachats, la salive, la morve, les larmes, les ordures des oreilles, le pus des ulceres &c. comme des choses d'où il tiroit les signes les plus certains de la disposition des humeurs.

Mais il ne faut pas, pour cela, croire ce que dit 1 un Auteur moderne, qu'Hippocrate étoit si ardent à rechercher les occasions de s'instruire dans sa profession, qu'il n'avoit point de honte de goûter même des excrémens. Si quelcun a écrit cela avant cet Auteur, ce ne peut être que quelque plaisant, qui, pour tourner ce grand Médecin en ridicule, lui a appliqué l'épithete qu'Aristophane donne à Esculape, & que nous avons rapportée dans le premier Livre. C'est ce que l'Auteur que nous avons cité semble reconoître, lors qu'il ajoûte, *que d'autres attribuent la même chose à Esculape.*

A la verité Hippocrate examinoit toutes ces choses, par rapport à leurs *qualitez*, c'est à dire, à leur *couleur*, à leur *odeur*, à leur *consistence*, aux matieres *étrangeres* ou *extraordinaires* qui s'y rencontrent, à leur *chaleur*, à leur *froid*; à leur *acreté* &c. aussi bien que par rapport à leur *quantité*, aux *lieux d'où elles sortent*, au *temps de leur sejour*, à *la maniere*, & aux *autres circonstances de leur sortie*. On ne peut pas même nier qu'il n'y eût quelques-unes des matieres dont on a parlé, desquelles il jugeoit par le *goût* qu'elles ont; mais il comptoit, à cet égard, sur le goût du malade & non sur le sien. Il tiroit, par exemple, de certains indices des 2 *crachats salez* ou *doux*; & de *la sueur*, ou des *larmes*, ou des *excremens du nez*, qui ont de la *salure*, ou de *l'aigreur*. Il n'y a que l'essai de 3 *la cire des oreilles*, qui est, selon lui, *douce* dans les mourans, ou dans ceux qui doivent mourir de quelque maladie, & *amere* dans ceux qui en doivent échapper; il n'y a, dis-je, que cet essai qui semble ne pouvoir être fait par le malade dans l'état où il le suppose; mais rien n'empêche que le Médecin, qui jugera cela important, ne puisse le faire faire par ceux que le malade touche de près, ou par ces sortes de personnes, qu'on employe tous les jours aux plus vils offices.

Il y a un autre passage où Hippocrate parlant des *excrémens du ventre*, dit qu'ils sont 4 *comme salez* en de certains cas. Il y a aussi un endroit où il fait mention d'une espece de *fiévre*, qu'il appelle *salée* Sur quoi Galien remarque, qu'encore que *la salure* se découvre ordinairement par le *goût* & non pas au *toucher*, & au sentiment, non du malade, mais du Médecin, qui, en lui tâtant le pouls, sent quelque chose de rude, ou qui le picque, comme s'il touchoit de la chair salée ou qui eût trempé dans de la saumure. Je crois qu'on peut

1 *Cal. Rhodigin. in Antiquis Lectionibus.*
2 *Lib. de Humoribus.*
3 *Epidemie. Lib. 6. Sect. 5.*
4 Κοιλίη ταραχώδης τρόπον ἁλμυρώδεα. *Coac. Prænot. Vers. 641.*

Siecle xxxvj. peut en effet juger de certaine espece de salure par *le toucher*, & que celle des excrémens dont il est parlé au premier passage qu'on a cité, peut se conoître par la maniere dont ils picquent l'anus, à leur sortie; mais en ce cas c'est le malade, & non pas le Médecin, qui en juge.

Entre tous les excrémens, *l'urine* & *la matiere fécale* sont ce qui fournissoit à Hippocrate le plus de signes, par rapport à presque toutes les maladies. Voici ce qu'il dit de plus remarquable touchant l'urine. La meilleure urine d'un malade est, selon lui, celle dont *le sédiment*, c'est à dire, *la crasse* ou *ce qui va au fond*, est *blanc*, *doux* au manier, & *égal*. L'urine continuant d'être telle pendant tout le temps qu'on est malade, jusqu'à ce que la maladie soit jugée, on ne court aucun danger, & l'on est tôt guéri. C'est ce qu'Hippocrate appelloit une urine *cuite*, ou qui marque *la coction* des humeurs. Il remarquoit que cette coction ne paroît souvent bien entiere que dans les jours de crise qui terminent heureusement la maladie. 1 Il faut, disoit-il, comparer l'urine avec *le pus* qui sort des ulceres. Comme le pus qui est blanc & qui a les qualitez du sédiment de l'urine, dont on vient de parler, est une marque que l'ulcere est sur le point de se guérir; au lieu que le pus qui est 2 clair, d'une couleur autre que blanche, & de mauvaise odeur, est un signe que l'ulcere est malin, & par conséquent de difficile guérison; de même les urines, qui sont semblables à celle qu'on a décrite, sont les seules qui soient bonnes; toutes les autres sont mauvaises, & ne different entr'elles, à cet égard, que du plus au moins. Les premieres ne paroissent que lors que la Nature a surmonté la maladie, & elles sont un indice de la coction des humeurs, sans laquelle il n'y a point de guérison sûre à esperer, comme on l'a remarqué ci-devant. Les dernieres, au contraire, se rendent tant que la crudité subsiste, ou que les humeurs ne sont pas encore cuites. Entre les urines de cette derniere sorte les meilleures sont *les rougeâtres*, dont le sédiment est *doux* & *égal*; celles-ci marquent que la maladie sera un peu longue, mais sans peril. Les plus mauvaises sont celles qui ont une couleur *fort rouge*, qui sont en même temps *claires* & *sans sédiment*, ou *confuses* & *troubles* en les rendant.

Les urines ont aussi quelquefois un certain 3 *nuage*, qui est *suspendu* dans le vaisseau où on les a reçues. Plus [illegible] nuage s'éleve ou s'éloigne du fond, ou de la couleur que l'on a marquée en parlant du sédiment, plus il y a de crudité.

Celles qui sont *blanches* & *claires comme de l'eau*, marquent aussi une grande *crudité*, & quelquefois un *transport de la bile au cerveau*. Celles qui sont *jaunes* ou *rousses* marquent *l'abondance de la bile*. Celles qui sont *noires* sont les plus mauvaises, particulierement si elles sont *de mauvaise odeur*, & qu'elles soient ou *tout-à fait épaisses*, ou *tout-à-fait claires*. Celles dont le sédiment est semblable à *de la farine grossiere*, ou à *du son*, ou à de petites *lames*, ou *écailles*, sont aussi de mauvais augure, sur tout les dernieres; & on juge par là de la mauvaise disposition de la vessie ou des reins. *La graisse*, qui surnage quelquefois

1 *Lib. de Crisibus.*
2 Ἐς τὰς ἰχῶρας μεταβάλλῃ. *Voyez* ci-dessus Chap. 4.
3 Ἐναιώρημα.

quefois sur les urines, & qui forme comme *une toile d'araignée*, indique *la consomption* des chairs & des parties solides. L'effusion d'une *grande quantité d'urine* est un signe de *crise*, ou fait une espece de crise. *Siecle XXXVI.*

Il faut enfin remarquer qu'Hippocrate comparoit la disposition de *la langue* à celle des *urines*. C'est à dire que la langue étant *jaune*, par exemple, & *chargée de bile*, l'urine doit être de la même couleur; & au contraire que la langue étant *vermeille* & *humide*, l'urine est pareillement d'une couleur *naturelle*.

La *matière fécale*, qui est molle, rousse, qui a de la consistence, & n'est pas d'une puanteur extraordinaire, qui répond à la quantité de ce qu'on a pris, & que l'on rend aux heures accoûtumées est la meilleure de toutes. Elle doit aussi devenir plus épaisse lors que la maladie est prête à être jugée, & l'on doit prendre à bon augure qu'il sorte en même temps *des vers* ronds & longs. Que si la matiere est liquide, elle peut apporter du soulagement, pourvu qu'elle ne fasse pas beaucoup de bruit en sortant, & qu'on ne la rende pas en petite quantité & trop fréquemment, ou en si grande abondance & si souvent que le malade tombe en défaillance. Toute matiere aqueuse, blanche, d'un verd pâle, rouge, écumeuse, gluante, est mauvaise. La noire, celle qui est comme de la graisse, la livide, celle qui est de couleur de vert de gris, sont les plus funestes. Celle qui est purement noire, & qui n'est autre chose qu'une décharge de la *bile noire*, est toûjours d'un très-mauvais augure; cette humeur, de quelque côté qu'elle sorte, ne paroissant jamais qu'elle ne marque le mauvais état où se trouvent les entrailles. La matiere qui est de diverses couleurs, marque la longueur de la maladie, & qu'il y aura en même temps du danger. Hippocrate met au même rang la matiere, qui est bilieuse ou jaune & mêlée de sang; celle qui est verte & noire; celle qui est comme de la râclure de boyaux. Il regardoit aussi les selles, qui ne contenoient que de la bile pure, ou de la pituite toute seule, comme mauvaises.

Les matieres, que l'on rend *par le vomissement*, doivent être mêlées de bile & de pituite. Celles, où l'on ne découvre que l'une de ces humeurs seule, sont plus mauvaises. Les noires, les livides, les vertes, ou de couleur de porreau, sont funestes. Celles qui sentent fort mauvais, le sont aussi; & lors qu'elles sont en même temps livides, la mort n'est pas loin. Le vomissement de sang est très-souvent mortel.

Les crachats, qui soulagent dans les maladies du poumon & dans les pleurésies, sont ceux qui sortent aisément & promptement; & il est bon qu'ils soient d'abord mêlez de beaucoup de jaune; mais s'ils paroissent de cette même couleur, ou qu'ils soient roux, longtemps après le commencement du mal, ou qu'ils ayent de la salure, & de l'acreté, & qu'ils causent une grande toux, ils ne sont pas bons. Les crachats purement jaunes sont mauvais, & ceux qui sont blancs, gluans, & écumeux, ne soulagent point. La blancheur est bien aussi une marque de coction à l'égard des crachats, mais il ne faut point qu'il y ait de viscosité, ni qu'ils soient ou trop épais, ou trop clairs. On peut faire le même jugement des *excrémens du nez*, par rapport à la coction, & à la crudité. Les crachats noirs, ou verds, ou rouges, sont très fâcheux. Dans les inflammations de poumon, les crachats mêlez de bile & de sang sont de bon augure, s'ils paroissent au commencement; mais ils sont mauvais s'ils

Siecle xxxvj. ne viennent qu'environ le septième jour. Mais le plus mauvais de tous les signes, dans les mêmes maladies, c'est quand les crachats sont retenus, & que la trop grande quantité de matiere qui se présente pour sortir par cette voye, cause *un bouillonnement*, ou *un râlement*, dans le gosier ou dans la poitrine. Le crachement de sang est suivi du crachement de pus, d'où s'ensuit la phthisie, & enfin la mort.

La bonne *sueur* est celle qui vient dans un jour de crise, & qui est abondante & universelle, ou qui vient de toutes les parties du corps en même temps, & qui emporte la fiévre. La sueur froide est mauvaise, sur tout dans les fiévres aigues; car dans les autres elle marque seulement de la longueur. Lors qu'on ne sue que par la tête & par le col, c'est un signe que la maladie sera longue & perilleuse. Une legere sueur, ou moiteur, de quelque partie, comme de la tête, ou de la poitrine, ne soulage point, mais elle marque le siege du mal, ou la foiblesse de la partie. Hippocrate appelle cette espece de sueur *éphidrose*.

Pendant qu'il s'amasse, ou qu'il se fait *du pus* en quelque partie, on sent de la douleur, & la fiévre ne cesse point; mais dès que le pus est formé ou cuit, la douleur & la fiévre cessent. On a vu ci-dessus les qualitez du bon & du mauvais pus, lors qu'on a parlé de celles de l'urine.

1 Les *hypochondres* & *le ventre*, en géneral, doivent toûjours être mous & égaux, tant du côté droit que du côté gauche & par tout ailleurs. Lors qu'il y a de la dureté, ou de l'inégalité, de la chaleur, & de l'élevation, ou qu'on ne peut souffrir qu'on touche ces parties, c'est une marque de la mauvaise disposition des entrailles, à moins qu'il n'y ait de l'inflammation exterieurement.

Hippocrate examinoit aussi l'état du *pouls*, ou du *battement des arteres*. Il est même, selon la remarque de Galien, le premier des Médecins conus qui ait employé le mot de 2 *pouls* dans le sens où on le prend ordinairement, c'est à dire, pour *le battement naturel & ordinaire des arteres*. Car il faut savoir que les anciens Médecins, & Hippocrate lui-même entendoient la plûpart du temps par ce mot *la pulsation extraordinaire*, ou *le battement violent qu'on sent & qu'on apperçoit dans une partie enflammée, sans y porter même les doits.*

Mais le même Galien, qui rend ce témoignage à Hippocrate, ne laisse pas de remarquer en un autre endroit, que la matiere du pouls est la seule de toute la Médecine à quoi cet ancien Médecin n'a presque pas touché. 3 Quelques Auteurs Grecs plus modernes que Galien, ont fait aussi la même remarque. On peut neanmoins recueuillir des Ecrits d'Hippocrate divers préceptes, sur ce sujet; comme lors qu'il dit 4 *que dans les fiévres très-aigues, le pouls est très-fréquent & très-grand*; & lors qu'il fait mention, dans le même endroit, *des pouls tremblans, & qui battent avec lenteur*; & lors qu'il observe, en parlant des pertes blanches des femmes, *que le pouls qui frappe legérement & languissamment les doits, est un signe de mort prochaine.* De même dans *les Prénotions de Cos*, il remar-

1 Τὰ ὑπὸ τῶν χόνδρων. C'est à dire, *les parties qui sont sous les fausses côtes.*
2 Σφυγμός; *Galen de Different. & Generib. Puls.*
3 *Theophilus Protospatharius, Lib. de Urinis & Pulsibus.*
4 *Epidemicor. Lib. 4.*

remarque, *que les léthargiques ont le pouls lent & tardif.* Il dit encore [1] en un autre lieu, *que celui de qui la veine* (c'est à dire, l'artere) *du coude bat, est près d'entrer en fureur, ou bien que c'est une personne extremement colere.* Siecle xxxvj.

Ces citations font voir qu'Hippocrate n'a pas entierement ignoré les signes qu'on tire du pouls; mais il faut avouër que s'il a donné quelques préceptes sur ce sujet, ils sont en petit nombre, au prix de ceux qu'il donne avec tant d'exactitude & souvent plus d'une fois concernant tous les autres signes; & il ne paroît pas d'ailleurs qu'il en ait fait lui-même aucun usage, ou qu'il ait réduit ses préceptes en pratique. On ne trouve du moins presque rien sur ce sujet dans ses Livres *des Maladies Epidémiques*, que les deux passages qu'on a citez, quoi que ces Livres soient une espece de journal, où il rapporte un grand nombre d'histoires de maladies qu'il a traitées. Et il est surprenant qu'étant d'ailleurs si exact à observer, jusqu'aux moindres signes, & jusqu'aux plus legeres circonstances d'une maladie, il ne nous dise rien de l'état du pouls de ses malades. A quoi peut-on juger qu'il conoissoit s'ils avoient de la fiévre, ou non? ou qu'il distinguoit les divers degrez de cette fiévre, ne parlant point du pouls? [2] Il y a de l'apparence qu'il ne s'arrêtoit pas beaucoup à ce signe, je veux dire à celui que fournit le pouls. [3] Peut-être que les divers degrez de la *chaleur* ou du *froid* que souffrent les fébricitans, ou *leur inquietude* plus ou moins grande, & particulierement *leur maniere de respirer*, qu'il observe à l'ordinaire avec soin, étoit ce qu'il croyoit de plus important à examiner, ou même ce qui lui apprenoit s'ils avoient de la fiévre, ou s'ils en étoient exempts, & si cette fiévre étoit considerable, ou de peu d'importance.

On auroit bien des remarques à joindre aux précedentes, si l'on vouloit épuiser la matiere des *signes*. Ceux qu'on a touchez regardent particulierement *le prognostique*. On parlera des autres, qui servent à *distinguer* & à *conoître* les maladies, lors qu'on examinera ces maladies chacune en particulier.

Si Hippocrate rencontroit juste dans ses prognostiques, c'étoit un effet de son jugement, de son exactitude, & de l'attention particuliere qu'il faisoit à chaque cas qui se présentoit; ce qui a fait dire avec justice à Galien, [4] *qu'Hippocrate a été le plus soigneux & le plus exact de tous les Médecins.* L'application à observer tout ce qui arrive à un malade semble tellement avoir été de son caractere, qu'on ne voit pas que, tout Philosophe qu'il étoit, il se soit à peu près autant arrêté à raisonner sur les accidens des maladies, comme à les rapporter, fidelement. Il se contentoit de bien remarquer quels étoient ces accidens, pour distin-

1 *Epidemic. Lib.* 2.

2 *Voyez ci après*, Part. 2. *Liv.* 4. *Sect.* 2. *Chap.* 4. *ce que dit Celse sur le pouls, ou sur les signes que l'on en tire.*

3 Gariopontus remarque qu'Hippocrate, & les autres Médecins de ces temps là, n'avoient point d'autre signe pour conoître la fiévre, que *la chaleur* plus grande qu'elle n'est dans l'état naturel; *Mutatio enim pulsus*, dit cet Auteur, *febriculæ signum confert; sed secundum Veteres non. Hippocrates enim, & Eugenius, & Philostonicus solum fervorem naturalem moderationem excedentem signum febrium posuerunt.* De Febrib. Cap. 7.

4 *Stephanus Athénien* dit que du temps d'Hippocrate on n'entendoit pas encore bien la maniere d'examiner le pouls; & que ce n'étoit pas par le moyen du pouls, que l'on discernoit s'il y avoit de la fiévre ou non; mais en mettant la main sur diverses parties du corps, particulierement sur la poitrine, qui est le domicile du cœur, la fiévre étant une affection du cœur. *Paragraph.* 15.

Siecle xxxvj. distinguer par là les maladies, & pour juger de l'issue de celles qu'il traitoit actuellement, en les comparant avec des semblables qu'il avoit euës auparavant en main, & il ne se mettoit, pour l'ordinaire, nullement en peine de rendre raison pourquoi telle chose arrivant, telle autre ne manquoit pas de suivre. Les *Empiriques*, qui étoient une Secte de Médecins qui s'éleva après lui, & dont on parlera 1 ci-après, disputoient par cette raison aux Médecins *Dogmatiques* ou *Raisonnans*, l'avantage d'avoir ce Pere de la Médecine de leur côté; car les premiers prétendoient que la méthode d'Hippocrate n'avoit point été differente de la leur, & ils le regardoient comme un des Auteurs de leur Secte.

Galien a eu quelque raison de se récrier contr'eux à ce sujet. Il n'y a pas de doute qu'Hippocrate n'ait raisonné, & même quelquefois philosophé dans sa profession, comme on l'a vu ci-devant. Mais les Empiriques n'auroient pas eu tort s'ils avoient dit simplement que la Philosophie d'Hippocrate n'est pas ce qu'il a de meilleur; & qu'ils préferoient les descriptions toutes nues qu'il donne des maladies & de leurs accidens, & ses préceptes ou ses remarques sur la maniere de les traiter, à tous les raisonnemens qu'on trouve d'ailleurs dans ses ouvrages, sur les causes de ces mêmes maladies. Il est sûr, du moins, que c'est principalement par cet endroit, je veux dire par celui que les Empiriques devoient regarder comme le plus avantageux, qu'Hippocrate a rendu sa Médecine recommandable à la posterité. C'est par là qu'il s'est fait admirer même de ceux, qui ne convenoient pas d'ailleurs de ses principes, comme on l'a déja remarqué, & comme on le verra dans la suite. On peut ajoûter que les Livres d'Hippocrate, qui sont les plus raisonnez ou qui contiennent le plus de Philosophie, sont ceux qu'on a attribuez à d'autres Auteurs; comme le Livre, *de la Nature de l'Homme;* celui, *de la Nature de l'Enfant;* celui, *des Vents*; le premier, *de la Diéte*, & quelques autres. L'Auteur du Livre intitulé, *de Subfiguratione Empirica*, qui est parmi les œuvres de Galien, a eu une „ semblable pensée, lors qu'il dit, que si Hippocrate s'est acquis, au jugement „ de toute la postérité, une gloire pareille à celle d'Esculape; ç'a été parce „ qu'il guérissoit des luxations, des fractures, & des ulceres que d'autres ne „ savoient pas guérir; & qu'il disoit par avance ce qui devoit arriver à un ma- „ lade, ou ce qui lui étoit déja arrivé, sans que personne l'en eût instruit; & „ non pas pour avoir composé de grands Livres, ou fait des raisonnemens à „ perte de vuë.

Au reste il faut ici remarquer que l'habileté d'Hippocrate, & des Médecins qui sont venus après lui, & qui l'ont imité par rapport au *prognostique*, a fait que le peuple, qui ne savoit pas jusques où pouvoit s'étendre leur conoissance à cet égard, les a regardez comme des *devins*, & a exigé d'eux des choses qui étoient au dessus de leurs forces. Quelques-uns de ces Médecins ont été bien aises d'entretenir le vulgaire dans cette opinion, pour le profit qu'ils ont esperé d'en tirer; *puis que le peuple*, ont-ils dit, *veut être trompé*, *qu'il le soit*.

Ce qui oblige encore aujourd'hui divers Médecins à suivre cette maxime peu charitable & peu honête, c'est qu'on remarque en effet que le monde veut être trompé; & que l'on voit souvent des Médecins, qui croyans avoir d'ailleurs de quoi satisfaire des malades raisonnables, ne veulent pas faire les devins ni

1 *Part. 2. Liv. 2.*

ni les charlatans, sont ceux qui ont le moins d'emploi, ou que l'on quitte. Et pour qui les quitte-t-on? pour s'adresser à des miserables, qui quelquefois ne savent ni lire ni écrire, & qu'on va chercher bien loin, pour apprendre d'eux, sur la vuë d'un verre d'urine, des nouvelles d'une maladie qu'ils ne conoîtroient point quand même ils verroient le malade. Lors qu'on parle ici du peuple, on ne veut pas marquer simplement ce qu'on appelle *la lie*. Le peuple, ou le vulgaire dont on entend parler, est également répandu dans toutes les conditions, & fait toûjours le plus grand nombre dans toutes les Societez. Il arrive même, je ne sai pourquoi, que des gens qui ont d'ailleurs de la pénétration & du bon sens, & qui sont très-entendus en d'autres matieres, semblent s'être défaits de tout leur savoir & de tout leur jugement quand il s'agit des pretendus devins, pour qui ils ont autant d'empressement, que le moindre du peuple. Siecle xxxvj.

Pour revenir à Hippocrate, c'est une chose remarquable, & qui releve de beaucoup son mérite, qu'ayant vécu dans un temps où la Médecine étoit, comme on l'a vu, toute superstitieuse, il ne se soit point laissé entrainer au torrent. Ni ses raisonnemens, ni ses observations, ni ses remedes ne se sentent nullement de cette foiblesse qui avoit été jusqu'alors si generale, & qui a été encore si commune depuis, même parmi plusieurs Médecins. On ne voit point non plus que les prognostiques d'Hippocrate ayent d'autre fondement, que les choses purement naturelles. Il est vrai que dans son Livre *des Songes*, il parle de quelques ceremonies, ou de quelques sacrifices, qu'on devoit faire à certaines Divinitez, selon la nature des songes qu'on avoit faits; mais c'étoit là des devoirs auxquels sa Religion engageoit necessairement. Son bon sens paroît d'ailleurs en ce que, dans le même Livre, il rend raison des songes, par les choses que l'on a faites, ou que l'on a dites; ou il en tire des conséquences pour juger de l'état auquel se trouve le corps, selon qu'il est chargé de bile, de phlegmes, de sang, &c. ce qu'il infere des sujets sur quoi roulent les differens songes, & des circonstances qui accompagnent ces mêmes songes. On dira encore un mot de l'éloigment qu'il avoit pour la superstition en fait de remedes, lors qu'on en sera à sa pratique.

CHAPITRE VII.

Des especes de Maladies *qu'Hippocrate a conues, nommées, ou décrites.*

LEs maladies dont il est fait mention dans les Ecrits d'Hippocrate, peuvent se réduire sous cinq *classes* differentes. „ La premiere est des Maladies „ dont les noms n'ont point changé, & qui ont toûjours été conues depuis par „ les Médecins Grecs, sous les mêmes noms, & par les mêmes signes par les„ quels cet ancien Médecin les distingue. Cette premiere classe est la plus considerable, & contient elle seule un beaucoup plus grand nombre de maladies, que les quatre suivantes jointes ensemble. La seconde renferme celles „ qui n'ont pas conservé leurs noms, quoi qu'on les ait reconues par les acci„ dens qu'Hippocrate leur a attribuez. *Je mets dans la troisiéme quelques mala-*

 „ *dies*

Siecle xxxvj. „ *ladies* qu'il n'a point nommées, mais qu'il a simplement décrites; *& dans* „ *la quatrième*, *celles* qui bien que nommées & décrites exactement dans les „ ouvrages qu'on lui attribue, n'ont cependant point été reconues depuis ce „ temps-là, ni par leurs noms qui n'ont plus eté en usage, ni par les descrip- „ tions que l'Auteur en donne. *La cinquième enfin est de celles* qui ont des „ noms qu'on ne reconoît plus, & qui en même temps ne sont point décri- „ tes, ce qui fait qu'on n'en peut presque rien dire que par conjecture.

CHAPITRE VIII.

Liste des Maladies de la premiére Classe, *ou de celles dont les noms Grecs se sont conservez, & ont toûjours été à peu près les mêmes.*

ON rangera chacune de ces maladies selon l'ordre de l'Alphabet, par rapport à leurs noms François, qui sont une partie formez du Grec, qu'on ajoûte au bas de la page.

A.

1 ABscès, *ou* Apostume, 2 Accouchement fâcheux. *Voyez Arriere-fais, & Purgations. Aines, Tumeurs des Aines, Voyez Bubons.* 3 Alphus, *maladie de la peau.* 4 Alopécie, *maladie de la tête, où les cheveux tombent ou s'éclaircissent en divers endroits.* 5 Amygdales, *maladies de cette partie, comme Inflammation, Suppuration, Ulceration.* 6 *Anus, Chûte, Relâchement, ou Renversement de l'Anus. Voyez Hémorrhoïdes, Inflammation de l'Anus.* 7 Ancylé, ou Ancylose, *Contraction des jointures.* 8 Aphonie, *Privation de la voix.* 9 Aphthes; *Ulceres de la bouche.* 10 Apoplexie; *Privation subite du mouvement & du sentiment.* Appetit, *Manque d'appetit. Voyez Dégoût, Appetit depravé. Voyez Couleur, & Maladie des femmes grosses.* 11 Arriere-fais retenu. 12 Asthme, *Espece de difficulté de respirer. Voyez Dyspnée.* 13 Avortement.

B.

14 BAillement continuel. 15 Bégayement. *Voyez Langue empêchée.* 16 Boitement; *l'habitude de boiter.* 17 Bosse. 18 *Bouche*; Mauvaise odeur de la

1 *ἀπόστημα, ἀπόστασις, ἐκπύησις, ἐμπύημα.* 2 *δυστοκία.* 3 *ἀλφός.* 4 *ἀλώπηκες.* 5 *παρίσθμια, ἀντιάδες.* Ce sont des noms communs à la partie & à ses maladies. 6 *τῆς ἕδρης ἐκτροπὴ, ἕδρη ἐπιφλεγμαινούση.* 7 *ἀγκύλη.* 8 *ἀφωνίη, ἀναυδίη.* 9 *ἄφθαι.* 10 *ἀποπληξίη.* Ceux qui étoient atteints de cette maladie étoient appellez *βλητοὶ*, c'est à dire *Frappez.* Voyez *Foudre & Pleurésie.* Hippocrate confond aussi quelquefois l'apoplexie avec la paralysie, ou donne le premier de ces noms à ces deux maladies. Il semble aussi qu'il appelle l'apoplexie, *φλεβῶν ἀπόληψις*, *Interception des veines. Voyez ci-dessus Liv.* 3. *Chap.* 3. 11 *τὰ ὕστερα κατεχόμενα.* 12 *ἄσθμα.* 13 *ἀποφθορὴ, ἔκτρωσις, διαφθορὴ, ἐκβολή.* Ce dernier mot marque l'action d'avorter, ou de se blesser. 14 *χάσμη ξυνεχής.* 15 *τραυλισμός.* 16 *χώλωσις*, *Prorrhetic. Lib.* I. 17 *κύφωσις, κύρτωσις ὕβος.* Ce derniet mot signifie aussi *un bossu.* 18 *δυσῶδες στόμα.*

la bouche. 1 Bouche de travers. Ulceres de la bouche. *Voyez Aphthes.* 2 Siecle
Branchus, *Enrouëure.* 3 Bras plus courts & plus minces qu'ils ne doivent être xxxvi.
4 Bubons, *Tumeurs des glandes en géneral, & de celles des aines en particulier.*

C.

5 CAchexie; *Mauvais état des chairs de tout le corps, causé par la corruption, & par l'abondance des humeurs.* 6 Calcul, *ou* Pierre *des Reins, de la Vessie; & même de la Matrice;* (*Epidemic. Lib.* 5.) 7 Cancer, *espece de tumeur.* 8 Cancer extérieur. 9 Cancer caché. 10 Cancer héréditaire, *ou* qui vient de naissance. Cancer de la gorge, de la poitrine, de la matrice, & d'autres parties. Ulcere chancreux. 11 Cardialgie, *Mal de cœur, Douleur d'estomac.* 12 Carie, *Pourriture des Os.* 13 Carus, *Espece d'assoupissement profond, & dont on ne peut revenir.* 14 Cataphora, *Autre espece d'assoupissement extraordinaire.* 15 Catharre, *Fluxion sur quelque parties. Voyez Rheume.* 16 Catarrhe salé, nitreux; acre & chaud. 17 Catharres qui tuent subitement. 18 Catochus, *Maladie où l'on demeure dans la situation où l'on se trouvoit auparavant, avec les yeux ouverts, sans avoir de conoissance, ni de mouvement.* Causus. *V. Fiévre.* Cerveau enflammé. *Voyez Inflammation.* Cerveau sphacelé. *Voyez Sphacele.* Cerveau ému. *Voyez Emotion.* Cerveau Hydropique. *Voyez Hydropisie.* 19 Chairs superflues, *ou Excrescence de Chairs.* Chute des Chairs. *Voyez Erysipele.* 20 Charbon, *Espece de tumeur.* 21 Chassie 22 Chassie seche. 23 Chauveté. 24 Cholera, *Grande & subite décharge d'humeurs par dessus & par dessous.* 25 Cholera humide, & seche. Chardapsus. *Voyez Ileus* 26 Col de travers. 27 Coma, *Espece d'assoupissement profond.* 28 Coma veillant, *Espece d'assoupissement, ou de sommeil, où l'on a les yeux ouverts.* 29 Contusion, *ou Meurtrissure.* 30 Convulsions, *Contractions involontaires des muscles.* 31 Corps engourdi. 32 Corysa, *Espece de Catarrhe, Enrhumeure, Enchifrénement.* 33 Couleur mauvaise, pâle ou verte, des personnes qui par un appetit dépravé mangent de la terre & des pierre. 34 Crachement de sang. Crane dont les os se separent les uns des autres; *Voyez Sphacele.* 35 Crevasses à la langue, & aux levres.

D.

36 DArtres. 37 Défaillance. 38 Dégoût de viandes. 39 Dégoût, *ou* Aversion pour les viandes, qui est ordinaire aux femmes grosses, & accom-

1 Στομα ἀντεσπασμένον. 2 βραγχὸς. 3 γαλιάγκωνες, *Bras de belette.* 4 βυϐῶνες, nom commun aux glandes des aines, & à leurs maladies. 5 καχηξίη 6 λίθος. λιθίασις. 7 καρκίνος, καρκίνωμα. 8 καρκίνος ἀκρόπατος. 9 καρκίνος κρύπτος, ὑποβρύχιος. 10 καρκινος σύμφυτος.

11 Καρδιαλγίη, καρδιογμὸς. 12 τερηδὼν. 13 κάρος 14 καταφορὴ 15 καταῤῥοος, ῥεῦμα.

16 Ῥεῦμα ἅλμηρον, νιτρῶδες, δριμὺ καὶ θερμὸν. 17 καταῤῥοι συντόμως ἀπολλυντες 18 κάθοχος, καθοχὴ 19 ὑπερσάρκωσις. 20 ἄνθραξ. 21 λημαὶ 22 λημαι ξηραὶ. 23 φαλακρώτης. 24 χολέρα. 25 χολέρα ὑγρὴ. χολέρα ξηρὴ. 26 στρεβλοὶ C'est ainsi que sont nommez ceux qui ont le col de travers. 27 κῶμα. 28 κῶμα ἀγρυπνῶδες. 29 ἐκχύμωμα, ἐκχύμωσις 30 σπάσμοι 31 σῶμα ναρθρῶδες. 32 κορύζα. 33 χρῶμα πόνηρον, χλωρὸν. 34 αἵματος πτύσις. 35 ῥήγματα, *Voyez Ruptures.* 36 λειχῆνες. 37 ἀψυχίη, λειποθυμίη. 38 ἀνορεξίη. 39 ἆσαι.

Siecle xxxvj. accompagnée d'envies de vomir. 1 Délire, *ou Réverie.* 2 Démence. *Voyez Folie.* 3 Démangeaison. 4 *Dents*, Douleurs de Dents. 5 Dents agacées 6 Grincement de Dents. 7 Dents serrées les unes contre les autres. Dent Sphacelée. *Voyez Sphacele.* Chute des Dents, des machoires, & du palais. *Voyez Machoires, Palais.* 8 Diarrhée, *Cours de ventre.* 9 Douleurs. 10 Dysenterie, *Grandes douleurs des intestins, accompagnées, pour l'ordinaire, d'un flus de sang*, 11 Dyspnée, *Difficulté de respirer en géneral.* 12 Dysurie, *Difficulté d'uriner, accompagnée de douleurs. Voyez Strangurie, & Urine retenue.*

E.

13 ECrouëlles, *Maladies des glandes.* Efforts. *Voyez Extension.* Elevûres. *Voyez Exanthemes.* 14 Emotion, *ou* Ebranlement du cerveau 15 Emprosthotonos, *Espece de convulsion, où le corps se plie en devant.* 16 Empyeme, *Amas de pus dans la poitrine.* Enflure. *Voyez Oedeme.* 17 Engourdissement. Enrouëure. *Voyez Branchus.* Entorses. *Voyez Luxations.* Ephélides. *Voyez Taches.* 18 Epilepsie, *Haut mal, Mal caduc, Maladie Sacrée, Maladie d'Hercule, Grande maladie, tout cela sont les noms de la même maladie.* 19 Epilepsie des petits enfans. 20 Epine du dos courbée en dedans. 21 Epine du dos, qui va de travers, ou qui se plie à droite ou à gauche. 22 Epinyctides, *Espece de pustules.* 23 Erection empêchée, *ou* Manque d'érection. 24 Erysipele, *Espece de tumeur.* Erysipele de toutes les parties du corps, du visage, du poumon, de la matrice. Erysipele ulcerée & maligne, avec pourriture & chute des chairs. *Voyez ci-après dans les maladies de la troisiéme classe.* 25 Esquinancie, *Maladie de la gorge.* 26 Esquinancie s'étendant, ou se jettant sur le poumon Esquinancie qui suit la luxation des vertebres du col, faite en dedans, & qui est suivie de la paralysie. 27 Etonnement, ou Etourdissement subit. 28 Exanthemes, *ou Elevûres sur la peau*, dont voici *les especes.* Exanth. accompagnez de demangeaison & de chaleur, comme si l'on s'étoit brûlé. Exanth. ou petites marques rondes & rouges. Exanth. semblables aux marques qui restent après la picquure des cousins. Exanth. qui ressemblent aux marques que laissent les coups de fouët. Exanth. où la peau paroît comme déchirée. 29 Exstase, *Ravissement, forte alienation d'esprit.* 30 Exstase mélancholique. 31 Extension violente des fibres, *ou Efforts.*

F. Face

1 Παραφροσύνη, παραφορὴ, παρακοπὴ, παράκρουσις, παράληρος 2 παράνοια. 3 κνησμὸς, κνισότης 4 πρὸς τοὺς ὀδόντας ἀλγήματα. 5 αἱμωδίη. 6 πρίσις τῶν ὀδόντων. 7 συνερισμὸς ὀδόντων.
8 Διαῤῥοίη 9 ἀλγήματα, ὀδύναι 10 δυσεντερίη. 11 δυσπνοίη 12 δυσουρίη. 13 χοιράδες.
14 Ἐγκεφάλου σεισμος. 15 ἐμπροσθότονος. 16 ἐμπύημα, ἐκπύησις Ce nom se donne à toutes sortes d'abcès par Hippocrate, qui designe d'ailleurs l'empyeme, ou une maladie approchante par πλεύμων ἔμπυος, *poumon purulent.* Il nomme ceux qui y sont sujets ἔμπυοι. 17 νάρκωσις
18 Ἐπιληψίη. 19 νηπίων ἐκλάμψιες. 20 λόρδωσις. 21 ῥάχιος διαστροφή. 22 ἐπινυκτίδες.
23 Hippocrate désigne ceux qui sont dans cette impuissance, par ces mots; οἷς τὸ αἰδοῖον ἐπαίρειν ἀδύνατον 24 ἐρυσίπελας. 25 κυνάγχη, & παρακυνάγχη *Ce sont deux especes differentes.*
26 Κυνάγχη ἐς τὴν πλεύμονα. 27 ἔκπληξις. 28 ἐξανθήματα, ἐξανθίσματα. 29 ἔκστασις.
30 Ἔκστασις μελαγχολικὴ. 31 σπάσμα.

Siecle xxxvj.

F.

1 **F**Ace de travers. 2 Faim, *ou* Famine. Feu. *Voyez Fiévre.* 3 Feu sauvage, *Espece de dartre.* 4 Fiévre. 5 Fiévre intermittente. 6 F. continue. 7 quotidienne. 8 F. tierce. 9 F. hémitritée, *ou tierce & demi.* 10 F. quarte. 11 F. de cinq, de sept, de neuf jours l'un. 12 F. de jour. 13 F. de nuit. 14 F. ardente, *autrement appellée* Causus. 15 F. ardente *nommée* Feu. 16 F. benigne. 17 F. maligne. 18 F. qui a des redoublemens. 19 F. brûlante. 20 F. froide. 21 F. lipyrie, *où le dehors est froid pendant que le dedans brûle.* 22 F. humide. 23 F. seche. 24 F. salée. 25 F. venteuse. 26 F. rouge. 27 F. livide. 28 F. pâle. 29 F. inquiete. 30 F. inconstante. 31 F. longue & lente. 32 Petite Fiévre continue. 33 F. errante. 34 F. aigue. 35 F. hideuse à voir. 36 F. dont la chaleur est douce ou mordante à la main. 37. F. tuante. 38 F. molle ou douce. 39 F. accompagnée de hocquet. 40 F. où la vuë est obscurcie. 41 F. laborieuse, ou lassante. 42 F. moderée ou tiede. 43 F. sans ordre. 44 F. vertigineuse. 45 F. qui tient du caractere de la tierce. 46 F. gluante. 47 F. causée par la bile pure. 48 F. d'hyver. 49 Fistules, *sortes d'ulceres.* Fistule de l'anus. *Voyez Tubercule.* 50 Flus ou perte de sang des femmes, qui dure plus long-temps que leurs menstrues, & dont la couleur est tantôt rouge, tantôt blanche, tantôt rousse, &c. *Voyez ci-après dans la cure des maladies des femmes, Chap. 27. Voyez encore Menstrues.* Fluxion. *Voyez Catarrhe, Rhume, Branchus, Corysa; & ci-après, Chap. 10.* 51 Folie *Foudre*, Maladie où l'on est subitement privé de tous les sens, & abbattu comme si on étoit frappé da la foudre. *Voyez Apoplexie.* Autre maladie où l'on a après la mort les côtez livides, comme si on avoit été meurtri, ou frappé de la foudre. *Voyez Pleuresie.* 52 *Foye*, Inflammation & Douleur de Foye. Foye enflé, dur & absfcedé. 53 Fractures des os. 54 Frisson. 55 Froid extrême qu'on ressent en de certaines fiévres, & duquel on a de la peine à revenir. 56 Fureur. 57 Furoncle.

G.

58 **G**Alle. 59 Gangrene. 60 *Gencives*, Démangeaison des Gencives des petits enfans. 61 Gencives chargées de caroncules rondes, ou de tubercules

1 Παρασρέμμα ἐν προσώπῳ. 2 λίμος. 3 πῦρ ἄγριον. 4 πύρετος. *Voyez ci-après Chap. 11. sur la fin.* 5 πύρετος διαλείπων. 6 π. ξυνεχὴς. 7 π. ἀμφημέρινος. 8 π. τριταῖος. 9 ἡμιτριταῖος. 10 π. τεταρταῖος. 11 πεμπταῖος, &c. 12 ἀμφημέρινος, & ἡμέρινος. 13 νυκτέρινος. 14 καῦσος. 15 Πῦρ. 16 εὐήθης. 17 κακοήθης. 18 ἐπαναδιδων. 19 περικαὴς. 20 ἠπίαλος, περιψύχθεις. 21 Τὰ λειπυρικὰ. 22 νοτιώδης. 23 ξηρὸς. 24 ἁλμυρώδης. 25 πεμφιγώδης. 26 ἐξέρυθρος. 27 Πελιὸς. 28 ἔξωχρος. 29 ἀσώδης. 30 ἀκατάστατος. 31 μακρὸς, βληχρὸς. 32 πυρέτιον ξυνεχὲς. 33 πλανήτης. 34 ὄξυς. 35 ἰδεῖν δεῖνος. 36 δακνώδης, ἢ πρήνης τῇ χεῖρι. 37 φονώδης. 38 Μάλθακος. 39 λυγγώδης. 40 ἀχλυώδης. 41 κοπώδης. 42 χλίαρος. 43 ἄτακτος. 44 ἰλιγγώδης. 45 τριταιοφύης. 46 γλίσχρος. 47 ἀνορητίχολος. 48 χειμέρινος. 49 σύριγγες. 50 ῥοῦς γυναικεῖος, ῥόος ἔρυθρος, λευκὸς, πυῤῥὸς. *Le premier se prend aussi quelquefois pour les Menstrues.*
51 Μώρωσις. *On trouve aussi le mot* ἐμβρόντητος, *qui répond au François, étourdi, écervelé, & le mot* ἄφρων, *insensé.* 52 ἡπατῖτις, ἧπαρ φλιγμαίνων. *Ceux qui avoient cette maladie sont appellez* ἡπατικοὶ, *d'un nom qui est commun à tous ceux qui ont le foye mal disposé.* 53 ἀγμοὶ, κατάγματα. 54 φρίκη. 55 ῥίγος. 56 μανίη. 57 δοθιήν. 58 ψώρα. 59 τὸ γαγγραινῶδες, σηπέδονες μέλαιναι καὶ ξηραί. C'est à dire, *pourriture noire & seche* σῆψ; *pourriture*, ὁ σφάκελος, σφακελισμὸς. 60 ὀδαξισμὸς. 61 κόνδυλοι ἄνωθεν τῶν οὔλων.

Siecle xxxvj. bercules livides & noirs. 1 Gencives noires. Abscès des Gencives. Glandes. *Voyez Bubons, Ecrouëlles.* 2 Glaucosis, ou Glaucoma, *Maladie de l'œuil.* 3 Gouëttre, *Maladie du cou.* 4 Goutte. 5 Goutte avec des matieres dures aux jointures. *Voyez Tubercules.* Gravelle. *Voyez Calcul, Reins.*

H.

6 HE'morrhagie, *Perte de sang en general.* Pertes des femmes. *Voyez Flux.* 7 Hémorrhoïdes, *Tumeurs de l'anus.* Hémorrhoïdes avec chute de l'anus. *Voyez Anus.* 8 Herpes, *Tumeur ulcerée qui s'étend.* 9 Hocquet. 10 Hydropisie de plusieurs especes; generale, & particuliere. 11 Hydropisie appellée *Hyposarcidios.* 12 Hydropisie appellée *Leucophlegmatie*, & *Phlegme blanc.* 13 Hydropisie formée par les vents. 14 Hydropisie seche. 15 Hydropisie du poumon. 16 Hydropisie de la poitrine, causée par la rupture des pustules formées sur le poumon. Hydropisie des testicules; de la matrice; de la tête. Hypochondres (*c'est le nom qu'Hippocrate donne aux parties qui sont sous les fausses côtes, ou immédiatement au dessous*) élevez, tendus, murmurans, &c. *Ce sont de differentes dispositions de ces parties, & des accidens ou des signes qui précedent, ou qui suivent certaines maladies.* Maladies des Hypochondres. *Voyez dans les maladies de la seconde classe.* 17 Hypoglosse, *Tumeur sous la langue.*

I.

18 JAunisse. Jaunisse jaune ou pâle, venant du foye. Jaunisse noire, venant de la rate. Autres especes de cette maladie. *Voyez Ileus.* 19 Ileus, *Maladie des boyaux, qui se bouchent, en sorte que les excremens ne peuvent sortir.* 20 Ileus accompagné de Jaunisse. 21 Ileus sanglant. 22 Inflammation. *Disposition des parties où l'on sent une chaleur & une ardeur extraordinaire, soit qu'il y ait en même temps tumeur, soit qu'il n'y en ait point.* Inflammation de poumon. *Voyez Péripneumonie.* 23 Inquiétude des malades. *Impossibilité de demeurer en une place. Intestin*, Gros intestin enflammé. Chute du gros intestin. *Voyez Anus.* Douleurs des intestins. *Voyez Dysenterie, Trenchées.*

L.

24 LAngue empêchée qui fait qu'on hésite en parlant. 25 Volubilité trop grande de la langue, qui fait bredouiller. 26 Lepre, *Maladie de la peau & de toutes les chairs.* 27 Léthargie, *Espece d'assoupissement, avec manquement*

1 Οὖλαι μέλαιναι. 2 γλαύκωσις, γλαύκωμα. 3 γογγῶναι. 4 τὰ πόδαγρα, & ποδαγρικὰ, ἀρθρῖτις. 5 ἀρθρῖτις μετ' ἐπιπωρωμάτων περὶ τοῖσιν ἄρθροισιν. 6 αἱμοῤῥαγίη. 7 αἱμοῤῥοΐδες. 8 ἕρπης. 9 Λύγμος. 10 ὕδρωψ, de ὕδωρ, eau. 11 ὑποσαρκίδιος. *C'est à dire* qui vient sous les chairs. 12 Λευκοφλεγματίη, λεῦκον φλέγμα. 13 ὕδρωψ μετ' ἐμφυσημάτων. 14 ὕδρωψ ξηρὸς. 15 ὕδρωψ πλευμονος. 16 *Vide Lib. 2. de Morbis; & Lib. de Internis Affectionibus.* 17 ὑπογλωσσίς. 18 Ἴκτερος. 19 Εἰλεὸς, χορδαψὸς. *Voyez ci-après, Liv. 4. Chap. 5.* 20 Εἰλεὸς ἰκτερώδης. 21 Εἰλεὸς αἱματώδης. 22 Φλεγμονὴ, *Phlegmon.* Ce mot marque une espece de tumeur, dans les Auteurs Grecs plus nouveaux qu'Hippocrate. 23 Βληστρισμὸς, ῥιπτασμὸς ἀλύκη, ἀλυσμὸς. 24 Ψελλισμὸς, ἰσχνοφωνίη. 25 Ceux qui ont ce défaut sont appellez ταχυγλωσσότεροι. 26 Λέπρη. 27 Λήθαργος.

ment de memoire, fiévre &c. Espece de Léthargie où le poumon est affecté. *Siecle*
1 Leucé, *Maladie de la peau, qui devient blanche, ou qui est remplie de taches* *xxxvi.*
blanches en divers endroits. Leucophlegmatie. *Voyez Hydropisie. Levres,* Ulceres des Levres. *Voyez Aphthes.* Lichen. *Voyez Partie.* 2 Lienterie, *Maladie où l'on rend des viandes par le bas comme on les a prises ; ou sans qu'elles soient beaucoup changées.* 3 *Lombes,* Mal ou douleur des Lombes. 4 Luette relâchée. 5 Luette retirée. 6 Luette comme fondue ou pourrie. 7 Luxations, & Entorses.

M.

8 MAchoire sphacelée, & qui tombe ensuite d'un mal de dents, & après avoir été chargée d'excrescences de chair Maladie Sacrée, Maladie d'Hercule, Grande Maladie, Mal Caduc, Haut Mal *Voyez Epilepsie.* Maladie des Hypochondres, Maladie Corrompante, Maladie Epaisse, Maladie des Scythes, Maladie Livide, Maladie Noire, Maladie appellée Souci, Maladie Phénicienne. *Voyez dans les classes suivantes.* Maladie des Vierges. *Voyez Vierges.* Maladie des femmes grosses, qui ont l'appetit dépravé. *Voyez Appetit.* Manie. *Voyez Fureur.* 9 *Matrice,* Plusieurs maladies de la Matrice. 10 Ses Egarements, ou ses changemens de lieu. 11 Chute de la Matrice. Suffocation de Matrice. 12 Enflure de la Matrice, causée par des eaux ou par des vents. *Voyez Hydropisie.* Excrescence de chair qui vient à l'entrée du col extérieur de la matrice. *Voyez Parties honteuses.* Tumeur & dureté de l'orifice de la Matrice. Clôture du même orifice, causant la stérilité, ou la suppression des menstrues. Repli & Contorsion de cet orifice. Le même orifice trop ouvert. Matrice purulente, enflammée, pleine de pituite, ulcerée, chancreuse, &c. *Voyez ci-après la cure des Maladies des Femmes, dans le Chap.* 27. 13 Mélancholie, ou Maladies Mélancholiques. 14 Menstrues trop abondans. 15 Menstrues en petite quantité. 16 Menstrues sans couleur. 17 Menstrues sans mélange. 18 Menstrues retenus. 19 Menstrues purulents. Menstrues semblables à des membranes, ou à des filets d'araignées, pituiteux, ichoreux, noirs, grumeleux, acres, bilieux, salez, qui remontent vers les mammelles &c. *Voyez Flus, & Purgations.* 20 Mole, *Masse de chair qui se forme dans la matrice.* 21 Mules.

N.

22 NEphrétique, *Maladie des Reins accompagnée de douleurs, suppression d'urine & autres accidents.* (*Voyez Calcul.*) *Nez,* Humidité extraordinaire

1 Λεύκη, λεῦκαι. 2 Λειεντερίη. 3 Ὀσφύος πόνοι. 4 Σταφύλη. 5 Γαργαρέων ἀνεσπασμένος. 6 Κίονες τηκόμενοι. 7 Ἐκπτώσεις, ἐξαρθρήματα. ἐξαρθρώματα, διαστρέμματα. 8 Τῆς γνάθε σφακελισμός. *Vide. Epidemic. Lib.* 5. *Sect.* 7. 9 Τὰ ὑστερικά. C'est un nom commun à toutes les maladies de la matrice; mais il marque aussi en particulier *la Suffocation de matrice.* 10 Πλάναι τῶν ὑστερίων. 11 Ἔκπτωσις τῆς ὑστέρας. 12 Πνὶξ ὑστερική. 13 Μελαγχολίη, τὰ μελαγχολικά. 14 Καταμήνιαι ἢ τὰ γυναικεῖα πλείονα. 15 Καταμήνια ὀλίγα. 16 Καταμήνια ἄχροα. 17 Καταμήνια ἀκρήτως γινόμενα. 18 Καταμήνια ἐκλείποντα. 19 Ἐπιμήνια δίκτυα ὑμενώδεα, &c. 20 Μύλη. 21 Χίμετλα. 22 Νεφρῖτις.

Siecle xxxvj. re du Nez, *Espece de Fluxion. Voyez Coryza.* 1 Nombril enflammé, ulceré & ouvert dès la naissance. 2 Nyctalopie, *Maladie de ceux qui voyent mieux de nuit que de jour.*

O.

3 OEdeme, *Enflure, & Tumeur en géneral.* (*Voyez Tumeur.*) *Omentum*, Chute de l'Omentum dans l'aine. *Voyez Tumeurs.* 4 Ophthalmie, *Inflammation des yeux*, humide, & seche. 5 Opisthotonos, *Espece de convulsion où le corps se plie en arriere. Oreilles*, Tumeurs derriere les Oreilles. *Voyez Parotides.* 6 Oreilles humides des petits enfans. 7 Douleurs d'Oreilles. 8 Bruit & tintement d'oreilles. 9 Orgelet, *Tubercule, ou petite tumeur qui vient au bord des paupieres.* 10 Orthopnée, *Espece de difficulté de respirer, qui empêche de pouvoir se coucher. Voyez Dyspnée, Asthme.* 11 *Ouïe*, Dureté d'ouïe. *Voyez surdité.*

P.

12 PAlais, Abscès & Ulcere rongeant du Palais. Chute & séparation de l'os du palais & des dents; d'où s'ensuit l'enfoncement du nez. 13 Palpitation de cœur. Palpitation des chairs dans toutes les parties du corps. Palpitation entre le nombril & le cartilage qui est vers l'estomac. 14 Paralysie, *Privation du sentiment & du mouvement, universelle, & particuliere.* 15 Paronychie, ou Panaris, *Abscès à la racine des ongles, qui cause beaucoup douleur.* 16 Parotides, *Tumeurs des glandes qui sont derriere les oreilles. Parties honteuses.* 17 Excressence de chairs à l'entrée des parties des femmes. Pourriture & Chute

1 Ὄμφαλος φλεγμαίνων &c. 2 Νυκτάλωπες. C'est ainsi que sont nommez par Hippocrate ceux qui ont cette maladie, qu'il ne nomme pas elle-même. 3 Οἴδημα. 4 Ὀφθαλμίη, ὑγρὴ ξηρή. 5 Ὀπισθότονος. 6 Ὤτων ὑγρότητες. 7 Ὤτων πόνοι. 8 Βόμβοι ἐν ὠσί, ἦχοι. 9 Κριθὴ ἐν βλεφάρῳ. 10 Ὀρθοπνοίη. 11 Βαρηκοίη. 12 On trouve la description de cette maladie, au commencement du quatrième & du sixième Livre des Epidemiques. 13 Παλμὸς. 14 Ἀποπληξίη. Ce nom est commun dans Hippocrate à *l'Apoplexie*, & à *la Paralysie*; *ἀποπληκτόν τι τοῦ σώματος*; *quelque partie du corps qui est devenue paralytique, ou qui a perdu le mouvement & le sentiment.* On y trouve aussi le mot παραλύειν, *relâcher*, en parlant des parties qui sont paralytiques, parce qu'elles se relâchent & se laissent aller, n'ayant plus de maintien. C'est de ce verbe qu'est formé le mot παράλυσις, *paralysie*; mais je ne le vois pas dans Hippocrate. Il désigne d'ailleurs cette même maladie, ou une espece de cette maladie par le mot παραπληγίη, *Paraplegie*; par où il semble qu'il ait principalement entendu cette espece de Paralysie particuliere qui arrive à quelque partie du corps ensuite d'une Apoplexie ou d'une Epilepsie. C'est comme l'explique Galien. Le mot παραπληξίη marque aussi la même chose, quoi qu'Hippocrate semble lui donner en un endroit un sens different. *Voyez l'Oeconomie d'Hippocrate, de Foësius.* 15 Παρωνυχίη. 16 Τὰ παρ' οὖς φύματα. Hippocrate parle aussi d'une maladie des enfans, qu'il appelle σατυριασμὸς, *Satyriasme*, qui semble être la même; & il explique ailleurs ce mot par φύματα παρ' οὖς οἷα τοῖσιν Σατύροισιν. *Tumeurs qui viennent derriere les oreilles comme aux Satyres*; ou plutôt *qui font ressembler aux Satyres*, que l'on peignoit avec les oreilles droites, telles que les ont ceux à qui il vient des tumeurs derriere les oreilles. Il appelle encore ces mêmes tumeurs φῆρεα; parce que les Satyres étoient appellez φῆρες, en langage Ionique. On verra ci-après une autre signification du mot *Satyriasme*, dans la Part, 2. Liv. 4. Sect. 1. Chap. 7. 17 Κίων ἐν αἰδοίοις.

te des chairs des parties honteuſes. *Voyez Eryſipele.* 1 Paupieres galleuſes. 2 Paupieres garnies par dedans & par dehors d'excreſſences de chair, en forme de figues ou de verrues. Tubercule des paupieres. *Voyez Orgelet.* 3 Paupieres renverſées. 4 Paupieres dont le poil eſt tourné en dedans. 5 Paupieres collées & jointes enſemble. 6 Peripneumonie, *Inflammation de poumon.* 7 Périrrhée, *Grande décharge d'humeurs particulierement par les urines.* 8 Peau qui s'enleve par écailles. 9 Peſte, & Maladies peſtilentielles. 10 Peur en dormant, Maladie des petits enfans. Phagédéne. *Voyez Ulcere.* Phlegme blanc. *Voyez Leucophlegmatie.* Phlegmon. *Voyez Inflammation.* 11 Phlyctenes, *ſorte de puſtules ou d'élevûres en la peau, comme celles qui arrivent* quand on s'eſt brûlé. 12 Phreneſie. *Fiévre aigue avec grande réverie & de grands emportemens.* 13 Phthiſie, *Maladie du poumon, avec toux, fiévre lente* &c. 14 Phthiſie Dorſale. 15 Phtiſie Nephrétique, ou *qui vient des reins.* 16 Phthiſie Iſchiadique, ou *qui vient de la hanche.* 17 Phthiſie de toute l'habitude du corps. 18 Picquures par tout le corps, & en particulier au bout de la langue. 19 Pithyriaſe, *Maladie où les cheveux tombent, & où il s'enleve des écailles de la peau de la tête.* 20 Playes. 21 Pleureſie, *Douleur de côté avec fiévre continue, &c.* 22 Pleureſie humide, *où l'on crache.* 23 Pleureſie ſeche, *où l'on ne crache point.* 24 Pleureſie où l'on a après la mort les côtez livides, comme les ont ceux qui ont été frappez de la foudre. 25 *Poils*, Maladie où les poils de tout le corps tombent. *Voyez Alepécie; Chauveté.* 26 Pollutions nocturnes. *Voyez Semence.* 27 Polype, *Excreſſence de chair dans le nez.* Poumon enflammé. *Voyez Péripneumonie.* 28 Lobes du poumon en convulſion. Hydropiſie du poumon. *Voyez Hydropiſie.* Tubercule du poumon. *Voyez Tubercule.* Varice du poumon. *Voyez Varices.* 29 Pourriture des chairs des parties naturelles. Pourriture. *Voyez Gangrene.* 30 Prunelle gâtée. 31 Prunelle blanchatre; de couleur d'argent, de couleur d'eau marine, de couleur bleuë. 32 Prunelle qui a changé de place. 33 Prunelle qui paroît plus petite, ou plus large, & qui a des angles. 34 Prunelle qui avance par l'œuil rompu. 35 Cicatrice ſur la prunelle. 36 Ulcere de la prunelle. *Voyez Vuë, & Yeux.* Pulſation des Hypochondres. *Voyez Palpitation.* 37 Purgations,

Siecle xxxvj.

1 Βλεφάρων ψῶρα. 2 Βλεφάρων ἐπιφύσεις. ἢ σῦκα. 3 Βλεφάρων ἐκτροπὴ 4 Τρίχωσις. 5 Βλεφάρων ξύμφυσις. 6 Περιπνευμονίη. 7 Περιῤῥοίη. 8 Λεποὶ. 9 Λοιμος. 10 Φόβοι ἐν ὕπνοις. 11 Φλυκταῖναι. 12 Φρενῖτις. Ce mot vient de *φρένες*, qui eſt le nom que les anciens Grecs donnoient au *diaphragme*, & qui ſignifie proprement *l'eſprit*, ou *l'ame*. Voyez ci-deſſus Liv. 3. Chap. 3. Article 11. 13 Φθίσις, φθὶη, φθινάδεα νοσήματα, τῆξις, de *φθίνειν*, *conſumer*, & de *τήκειν*, *fondre*, parce que dans ces maladies le corps ſe conſume & ſe fond par maniere de dire. Le poumon eſt ordinairement le ſiege de ces mêmes maladies, quoi qu'elles s'attachent auſſi à d'autres parties, comme on le verra par les exemples ſuivans. 14 Φθίσις νωτίας. 15 Φθίσις νεφριτικὴ. 16 Φθίσις ἰσχιαδικὴ. 17 Φθίσις ἕξιος. 18 Κνιδάσις διὰ τὸ σῶμα, &c. 19 Πιθυρίασις. 20 Τρώματα. 21 Πλευρῖτις. 22 Πλ. ὑγρὴ. 23 Πλ. ξηρὴ. 24 Ceux qui en étoient atteints étoient appellez *βλητοὶ*, auſſi bien que les Apoplectiques. Voyez *Apoplexie.* 25 Μάδισις. 26 Ὀνειρωγμοι. Ce nom ne ſe trouve pas dans Hippocrate; mais on y trouve le verbe *ὀνειρώσσειν*, *avoir des ſonges vénériens.* 27 Πολύπυς. 28 Ἄρθρα τοῦ πλεύμονος σπασθέντα. 29 Αἰδοίων σηπεδόνες. *Voyez les maladies de la troiſième claſſe.* 30 Ὄψιες διεφθαρμέναι. 31 Κόραι γλαυκούμεναι, ἀργυροειδέες, θαλασσοειδέες, κυανέαι, ἢ κυανίδες. *Voyez Glaucoma.* 32 Τῆς ὄψιος μετακίνημα. 33 Κόραι αἳ σμικρότεραι φαίνονται, ἢ γωνίας ἔχουσαι. 34 Ὄψις διὰ τῆς ῥώγμης ὑπερέχουσα. 35 Οὐλὴ ἐν κόρῃ. 36 Κόρης ἕλκωσις. 37 Δοχείων κάθαρσις κατεχομένη.

Siecle xxxvj. gations, qui suivent l'accouchement, arrêtées. 1 Purgations ou matiere des purgations, montant jusques au poumon, à la tête, & sortant par la bouche, ou par les narines &c. Pustules ou Elevûres de diverses sortes. *Voyez Exanthemes, Terminthi, Epinyctides.* 2 Pustules provenantes d'une sueur acre & mordante, qui ulcere la peau.

R.

3 RAlement. 4 Rate enflammée. 5 Rate élevée, ou enflée. 6 Rate grossie. Reins. *Voyez Nephritis, & Calcul.* Respiration empêchée. *Voyez Dyspnée, Orthopnée, Asthme.* Rhume. *Voyez Fluxion.* Ronflement. *Voyez Râlement.* 7 Rupture de la poitrine ou du dos. 8 Rupture de quelque vaisseau, ou de quelque abscès, au dedans du corps.

S.

9 SAlivation frequente. 10 *Sang*, Vomissement de sang. Grande perte de sang par les selles, dans une fiévre ardente. Perte de sang. *Voyez Hémorrhagie.* Satyriasme. *Voyez Parotides.* 11 Sciatique. *Scrotum. Voiez Tumeurs.* 11 *Semence*; Flus de semence, ou de quelque matiere qui ressemble à la semence, & qui sort involontairement. *Voyez Pollutions.* Sommeil profond. *Voyez Carus, Catochus, Coma, Léthargie.* Sphacele, Espece de Gangrene. *Voyez Gangrene.* 13 Stérilité. *Voyez Matrice.* Sterteur. *Voyez Ronflement.* 14 Strangurie. *Urine sortant goutte à goutte avec douleur. Voyez Dysurie.* Suffocation de matrice. *Voyez Matrice.* 15 Superfœtation. 16 Surdité. *Voyez Oreille, Ouïe.*

T.

17 TAches qui viennent aux jambes, pour s'être tenu près du feu. 18 Taches qui viennent au visage, pour avoir été au Soleil. Tayes des yeux. *Voyez Yeux.* 19 Tenesme, ou *Epreintes.* 20 Terminthi, *Especes de pustules.* 21 Testicule grossi ou enflé. Varices, & autres tumeurs des testicules. *Voyez Tumeurs.* 22 Tetanus, *Espece de convulsion où tous les muscles sont tendus, & tiennent le corps droit.* 23 Tête pointue. 24 Mal ou Douleur de Tête. 25 Tête pesante ou chargée. 26 Douleur de Tête, dans laquelle il sort du pus par le nez. Douleur de Tête causée par de l'eau renfermée dans le cerveau, ou au

1 Ce cas est rapporté en quelque endroit par Hippocrate. 2 Ἱδρῶα 3 Ῥέγχος, κέρχνος. Ce dernier mot signifie *ronflement.* 4 Σπληνῖτις. 5 Σπλὴν ἐπηρμένος. 6 Σπλὴν μέγας. 7 Στῆθος, ἢ μετάφρενον ῥαγὲν. On ne sait pas precisément ce qu'Hippocrate a entendu par μετάφρενον. Il semble que c'est la partie du dos qui est vis à vis du Diaphragme. 8 Ῥῆγμα. De là vient le mot ῥηγματίας. C'est ainsi qu'Hippocrate appelle ceux qui ont quelque vaisseau rompu dans le corps, ou quelque abscès qui s'est ouvert interieurement. Voyez *Crevasses.* 9 Πτυαλισμὸς 10 Ἔμετος αἱμάτηρος. 11 Ἰσχίας. 12 Τὸ γονοειδὲς διελθὸν. 13 Ἄτοκοι, καὶ ἄφοροι γυναῖκες; *femmes steriles.* 14 Στραγγουρίη. 15 Ἐπικύημα. 16 Κώφωσις 17 Φωΐδες. 18 Ἐφηλίδες. 16 Τεινεσμὸς. 20 Τερμινθοι 21 Ὄρχις μέγας. 22 Τετανὸς 23 Φοξοι. C'est comme on appelle ceux qui ont la tête de cette maniere. 24 Κεφαλαλγίη. 25 Καρηβαρίη. 26 Πύον διὰ ῥινῶν, &c.

au dedans du crane. *Voyez Hydropisie.* 1 Toux. 2 Tremblement. 3 Tranchées. *Voyez Dysenterie.* 4 Tubercules, ou *petites tumeurs*, de diverses sortes. Tubercule de derriere les oreilles. *Voyez Parotides.* Tubercules sur les gencives. *Voyez Gencives.* 5 Tubercule crud du poumon 6 Tubercule vers la vessie. 7 Tubercule dans le canal de l'urine. 8 Tubercules ou petites tumeurs dures qui viennent au visage. 9 Tubercules durs & pierreux des jointures des goutteux, & qui leur viennent quelquefois à la langue. 10 Tubercules durs vers l'anus, d'où s'ensuit un abscés, & enfin une fistule, qui penetre dans le boyau. 11 Tumeurs & Enflures en géneral. *Voyez Oedeme.* 12 Tumeurs dures. 13 Tumeurs Scrophuleuses. *Voyez Ecrouëlles.* 14 Tumeurs de l'aine, du scrotum, ou des testicules, causées par la chute de l'omentum, ou de l'intestin, ou par des varices du testicule, ou par des eaux ramassées dans le scrotum 15 Typhomanie. *Voyez les maladies de la cinquième classe.* Typhus. *Voyez celles de la quatrième.*

Siecle xxxvj.

V.

16 VArices, *Veines enflées ou dilatées extraordinairement.* 17 Varice du poumon. 18 Veines bouchées, ou resserrées, qui empêchent le mouvement du sang. 19 Veines qui vomissent du sang sur le cerveau. *Voyez dans les classes suivantes.* 20 Verrues. 21 Vers. 22 Vers ronds & longs. 23 Vers larges & plats. 24 Vers nommez *Ascarides*, qui se trouvent vers l'anus; & quelquefois, dit Hippocrate, dans les parties naturelles des femmes. 25 Vertiges. 26 Vertige tenebreux. 27 Vessie fermée ou bouchée. *Voyez Urine.* Tubercule de la Vessie. *Voyez Tubercule.* Calcul de la Vessie. *Voyez Calcul.* 28 *Vierges;* Maladies des vierges. 29 Ulceres. 30 Ulceres de la tête, qui rendent une humeur de la couleur du miel. 31 Ulceres malins & rongeans. 32 Ulceres fistuleux. *Voyez Fistules.* 33 Ulceres Scrophuleux. *Voyez Ecrouëlles & Tumeurs.* 34 Urine retenue; Difficulté d'Urine; Urine sortant goutte à goutte. *Voyez Dysurie, Strangurie.* 35 *Vuë*, Eblouïssement ou affoiblissement de la Vuë. Vuë de ceux qui voyent mieux de nuit que de jour. *Voyez Nyctalopie.* 36 Perte de la vuë, Aveuglement. *Voyez Paupiere, Prunelle, Yeux.*

Y. Yeux

1 Βὴξ. 2 Τρόμος. 3 Στρόφοι, καὶ ἀνειλήσις. 4 Φύματα, κόνδυλοι, συστρέμματα. 5 Ὠμὸν φῦμα ἐν πλεύμονι 6 Φῦμα περὶ τὴν κύστιν. 7 Φῦμα ἐν τῇ οὐρήθρῃ. 8 Ἴονθοι. 9 Πῶροι, ἢ ἐπιπωρώματα, ἢ συστρέμματα, ἢ λιθίδια περὶ τοῖσιν ἄρθροισιν. 10 παρὰ τὴν ἕδρην φῦμα σκληρὸν, &c. οἰδήματα.
12 Σκληρύσματα. 13 Φύματα χοιρώδεα. 14 κῆλαι. C'est le nom géneral qu'Hippocrate donne à ces tumeurs, dont il rapporte les especes qu'on a marquées. 15 τυφομανίη. 16 κίρσοι, ἰξίαι.
17 Κίρσος ἐν πνεύμονι. 18 Φλεβῶν ἀπόληψις. *Voyez Apoplexie.* 19 ὑπερέμετος τῶν φλεβίων περὶ τὸν ἐγκέφαλον. 20 ἀκροχόρδονες. 21 ἕλμινθοι. εὐλαὶ, θηρία. 22 ἕλμινθοι στρογγύλοι. 23 ἕλμινθ πλατεῖαι. 24 ἀσκαρίδες. 25 ἴλιγγοι. 26 σκοτοδίνη, τὰ σκοτώδεα. 27 κύστις ἀποληφθεῖσα. 28 Cette maladie est décrite par Hippocrate, mais il ne lui donne pas de nom particulier. 29 ἕλκεα.
30 Κηρίαι, ἄχωρ. *Erotian.* 31 ἕλκεα κακόηθεα. Ceux qu'Hippocrate nomme νομαὶ, & φαγεδαίναι, *qui rongent, & qui mangent*, en font des especes. 32 ἕλκεα συριγγώδεα. 33 ἕλκεα χοιρώδεα. 34 οὖρον κατεχόμενον, &c. 35 ἀμβλυωγμὸς. 36 τύφλωσις, ὀφθαλμῶν στέρησις.

Siecle xxxvj.

Y.

1 YEux de travers comme sont ceux des louches. 2 Nuages qui paroissent devant les yeux. Tayes & Cicatrices blanches & d'autres couleurs, qui rendent la vuë trouble. *Voyez Prunelle.* 3 Ongle de l'œuil. 4 Ulcere de l'œuil. 5 Oeuil rompu. *Voyez Prunelle.* Yeux enflammez. *Voyez Ophthalmie.* Yeux collez. *Voyez Paupiere.*

Voilà quelles sont les maladies du premier ordre. On renvoye à en donner des *définitions* ou des descriptions plus exactes, & à marquer d'autres circonstances touchant leur nature, leurs causes, & leurs signes, quand on en sera à la quatrième Partie.

CHAPITRE IX.

Maladies de la Seconde Classe, *qui n'ont pas conservé les noms qu'Hippocrate leur donne; quoi qu'on les reconoisse par les accidens qu'il leur attribue.*

VOici la description qu'Hippocrate fait de la 6 *Maladie desséchante.* Ceux, dit-il, qui sont atteints de cette maladie ne peuvent demeurer sans manger, ni supporter la nourriture qu'ils prennent. Lors qu'ils sont sans manger leurs entrailles font du bruit, & l'orifice de l'estomac leur fait de la douleur. Ils vomissent tantôt d'une sorte d'humeur, tantôt d'une autre. Ils rendent de la bile, de la salive, de la pituite, des matieres acres; & après avoir vomi, il leur semble qu'ils sont mieux; mais lors qu'ils ont pris de la nourriture, ils sont travaillez de rapports & de rots; ils ont le visage rouge, & une chaleur brûlante. Il leur semble qu'ils doivent beaucoup aller du ventre, mais le plus souvent ils ne rendent que des vents. Ils ont mal à la tête; ils sentent des picqueures par tout le corps, tantôt en une partie, tantôt en l'autre, comme si on les picquoit avec des aiguilles. Ils ont les jambes pesantes & foibles, & ils se consument enfin & s'affoiblissent peu à peu. Cette maladie, ajoûte-t-il, est longue; elle ne quitte que dans la vieillesse, supposé que l'on n'en meure pas avant ce temps-là.

Cette description convient assez bien à une maladie que l'on a appellée, dans la suite, *Maladie des hypochondres.* Celle qu'Hippocrate appelle *Maladie ructueuse*, c'est à dire, où l'on rotte frequemment, en est une espece, ou une dépendance; aussi bien que la *Maladie noire*, dont il parle un peu après.

Quant à la maladie qu'ils nomme 7 *Souci*, & qu'il dit être très-fâcheuse, on la peut ranger sous les maladies *Melancholiques*, desquelles Hippocrate lui même parle ailleurs, & qu'on a mises entre celles de la Classe précedente. Dans cette maladie, dit-il, on sent comme une épine qui picque les entrailles. Ceux qui en sont atteints sont extremement inquiets; ils fuyent la lumiere & la compagnie;

1 Ἴλλωσις, ὀμμάτων διαστροφή. 2 νεφέλαι, ἀχλύες, αἰγίδες, ἀργέμων. 3 πτερύγιον. 4 ὀφθαλμοῦ ἕλκωσις. 5 ὀφθαλμὸς ἐρρωγώς. 6 αὐαντή. 7 φροντὶς νοῦσος χαλεπή; *Souci, maladie fâcheuse.*

pagnie; ils se plaisent dans l'obscurité & ils ont peur de tout. La membrane qui sépare le bas-ventre d'avec la poitrine est enflée en dehors; ils souffrent & craignent beaucoup quand on les touche; ils ont des songes terribles, & ils croyent voir à tout coup des objets épouvantables, ou des morts. *Siecle. xxxvj.*

CHAPITRE X.

Maladies de la troisième Classe, *qui sont celles qui n'ont point été designées d'Hippocrate par aucun nom; mais que l'on peut, ou que l'on croit reconoître, sur la description qu'il en donne.*

Hippocrate parlant des accidens qui arrivent à ceux qui ont la *rate grosse*, 1 dit, que leurs gencives se corrompent, & que leur bouche sent mauvais. Il ajoûte, que s'il ne leur arrive pas quelque hémorrhagie, & que leur bouche n'ait point mauvaise odeur, ils ont de fâcheux ulceres, & des cicatrices, ou des taches noires aux jambes.

On prétend que c'est ici une maladie qui est aujourd'hui familiere aux peuples du Nord.

Hippocrate faisant 2 ailleurs une description exacte de divers accidens qui accompagnoient une maladie qui étoit devenue Epidémique, & dont il remarque qu'il mouroit plus de personnes qu'ils n'en échappoit, dit que ces accidens „ se réduisoient à ceux-ci, des Erysipeles ou des Dartres malignes, des maux „ de gorge avec enrouëure, une fiévre ardente avec phrenesie, des ulceres „ rongeans à la bouche, des tumeurs aux parties honteuses, des ophthalmies, „ des charbons, des émotions de ventre, un grand dégoût, des urines troubles & en quantité, de l'assoupissement en un temps, des veilles en l'autre, „ point de terminaison entiere & parfaite des maladies, du moins qui fût heureuse, mais un changement qui produisoit des hydropisies & des phthisies.

„ *Après avoir débuté de cette maniere, il ajoûte*, qu'en plusieurs de ces malades de très-petits ulceres dégeneroient en dartres ou en erysipeles, qui gagnoient toutes les parties du corps; qu'il en venoit particulierement autour „ de la tête aux sexagenaires, pour peu qu'ils négligeassent leur mal. Dans le „ temps même qu'on faisoit actuellement des remedes pour ces maladies, il „ survenoit des inflammations & des dartres, qui se rendoient fort communes. „ Ces dartres venant à s'abscéder & à suppurer, on voyoit tomber à plusieurs „ les chairs, les tendons, & les os; & ce qui couloit de ces ulceres n'étoit point „ semblable à du pus; c'étoit une pourriture toute particuliere, de diverses „ couleurs, & fort abondante. Ceux auxquels il arrivoit quelque chose de „ pareil, autour de la tête, avoient cette partie pelée particulierement vers le „ menton, & les os tout-à-fait nuds, qui tomboient même en partie. Ces „ accidens étoient quelquefois avec fiévre, & quelquefois sans fiévre; & il „ faisoient pour l'ordinaire plus de peur que de mal; du moins à ceux en qui „ ces

1 *Prorrhetic. Lib.* 2.
2. *Epidemic. Lib.* 3. *Sect.* 3.

„ ces matieres venoient à ſe cuire ou à produire une bonne ſuppuration ; car „ ils en échappoient la plûpart. Mais ceux dont l'éryſipele ou l'inflammation „ ne ſuppuroit point, mouroient preſque tous. En quelque partie que ces éry- „ ſipeles vinſſent, la même choſe arrivoit. A quelques-uns le bras s'écou- „ loit tout entier, c'eſt à dire, ſe dénuoit ou ſe dépouilloit entierement des „ chairs qui les couvroient. A quelques autres les côtez, ou quelque endroit „ du devant ou du derriere du corps étoit expoſé à un ſemblable mal. Il ar- „ rivoit même quelquefois que la cuiſſe entiere, la jambe, ou tout le pied re- „ ſtoient tout-à-fait dégarnies de chair. Mais ceux, dont le bas-ventre, ou „ les parties honteuſes étoient atteintes de ce mal, ſouffroient plus que tous les „ les autres.

J'ai rapporté tout au long la deſcription de cette maladie, afin qu'on puiſ-ſe la conferer avec quelques autres dont on parlera dans la ſuite, & qui ont été regardées comme nouvelles, & comme n'ayant point été conues du temps d'Hippocrate, ni même fort long-temps après lui ; quoi qu'elles ſe trouvent accompagnées d'accidens, qui ont du rapport avec ceux qu'on a touchez. Il ſe trouvera encore d'autres exemples de maladies, que l'on a cru nouvelles par rapport à celles qui ſont décrites par Hippocrate, ou que l'on prétend avoir ſeulement commencé en un certain temps. C'eſt ce que nous examinerons à meſure que l'occaſion s'en préſentera ; & c'eſt principalement dans cette vuë que nous avons cru devoir rapporter les noms & les deſcriptions des maladies, qui ſe trouvent dans les Ecrits de cet ancien Médecin, afin, comme nous l'a-vons déja dit, qu'on puiſſe conferer ces deſcriptions avec celles qui ſuivront, & voir les changemens qui peuvent être arrivez, à l'égard de quelques-uns de ces noms.

On peut mettre dans cette Claſſe cette maladie particuliere aux Scythes, de laquelle Hérodote fait mention, & qu'il attribue à la colere de Venus Uranie, dont ces peuples avoient pillé le temple. Voici ce qu'Hippocrate en a écrit. 1 Pluſieurs, dit-il, d'entre les Scythes deviennent eunuques, font tout ce que les femmes ont accoûtumé de faire, & parlent ou diſcourent comme s'ils étoient des femmes, d'où vient qu'on les appelle efféminez. Les habitans du pays, qui rapportent 2 à Dieu, ou à la Divinité, la cauſe de cette maladie, ont de la vénération pour ces perſonnes-là, & leur rendent une eſpece de culte, craignant que pareille choſe ne leur arrive. Pour moi, continue Hippocrate, je crois que ces maladies ſont divines, auſſi bien que toutes les autres, & qu'il n'y a point de maladie qui ſoit plus divine ou plus humaine l'une que l'autre, mais qu'elles ſont toutes divines, que chacune a ſa nature particuliere, & qu'il n'y en a point où la Nature n'ait part. Je dirai donc de quelle maniere je penſe que vient cette maladie. Les Scythes ſont ſujets à de certaines 3 fluxions ſur les jointures, qui ſont fort opiniâtres, & qui durent long-temps ; ce qui leur arrive, parce qu'étant inceſſamment à cheval, ils ont toûjours les jambes pendantes. Quand ce mal eſt à ſon période ils deviennent boiteux par la contraction de leurs hanches, & on les traite de cette maniere. Dès le commencement

1 *Lib. de Aere, Aquis, & Locis.*

2 Il y a en cet endroit Θεὸς ſans l'Article.

3 Hippocrate appelle ces ſortes de fluxions, ou l'effet qu'elles produiſent, κέδματα.

ment de ce mal, on leur ouvre les veines de derriere les oreilles; & le sang coulant en grande quantité, ils s'endorment de foiblesse, & quelques-uns se trouvent gueris à leur réveil. Or il me semble qu'ils se perdent par cette maniere de se faire traiter; car les veines de derriere les oreilles sont d'une telle nature, que ceux à qui on les ouvre deviennent inhabiles à engendrer & c'est ce qui arrive aux Scythes. Quand ils s'approchent donc de leurs femmes, & qu'ils voyent qu'ils ne peuvent pas avoir leur compagnie, ils ne s'en mettent pas d'abord fort en peine; mais s'appercevans dans la suite que leur foiblesse continue, alors ils s'imaginent qu'ils ont offencé le Dieu, ou la Divinité, & ils lui attribuent la cause de leur disgrace. Ils prennent l'habit de femme; ils avouënt publiquement qu'ils ne sont plus hommes; ils se tiennent avec les femmes, & remplissent les devoirs de ce sexe, ou s'attachent aux occupations ordinaires à ce même sexe. Il faut remarquer qu'il n'y a que les plus riches des Scythes, ou ceux de la plus haute condition qui soient sujets à ce mal, & que les pauvres n'en sont jamais atteints; sans doute parce que les premiers sont presque toûjours à cheval, au lieu que les derniers n'y vont qu'assez rarement. Or si cette maladie étoit plus divine que les autres, elle n'attaqueroit pas seulement les plus riches, elle seroit également commune à tous. Il arriveroit même que les pauvres y seroient plus exposez que les autres, du moins si les Dieux prennent plaisir que les hommes les honorent, & s'ils leur accordent pour cela des graces. Car les riches sacrifient aux Dieux, leur offrent des victimes, les servent, & leur élevent des statues plus souvent que les pauvres, parce qu'ils ont dequoi le faire; au lieu que ceux-ci n'en ont pas le moyen, & qu'ils maudissent même quelquefois les Dieux de ce qu'ils ne leur ont pas donné des richesses; en sorte qu'il seroit plus convenable que les pauvres fussent châtiez de leurs crimes par cette maladie, plûtôt que les riches. Cette maladie est donc veritablement divine, comme je l'ai dit au commencement, mais toutes les autres le sont aussi, & attaquent naturellement tout le monde.

La pensée d'Hippocrate touchant la distinction que les Dieux devoient faire des riches & des pauvres, au sujet des sacrifices, pourroit faire qu'on l'accusât de libertinage, par rapport à sa Religion; mais on auroit autant de raison de blâmer Homere, lors qu'il introduit, en divers endroits, Jupiter quittant toutes affaires pour aller prendre un repas, ou pour aller humer la fumée d'un sacrifice chez les Ethiopiens, avec tous les Dieux à sa suite. Il paroît d'ailleurs par ce qu'Hippocrate dit touchant cette maladie, qu'il n'étoit point superstitieux, comme on l'a déja remarqué ci-dessus; & ce qu'il pense sur ce sujet est bien digne du siecle de Socrate, qui étoit son contemporain. Il semble au reste qui cette maladie des Scythes s'attachoit plûtôt aux riches qu'aux pauvres, par la même raison qui fait que nous voyons encore aujourd'hui plus de riches *hypochondres*, ou *mélancholiques*, que de pauvres, ce qui n'est pas difficile à trouver.

 CHA-

Siecle xxxvj.

CAPITRE XI.

Maladies de la quatrième Classe; *ou qui n'ont point été reconues des Médecins qui sont venus après Hippocrate, ni par la description qu'il en a faite, ni par les noms qu'il leur donne, qui n'ont plus été en usage.*

ENtre les maladies de cette Classe, qui ne sont pas en grand nombre, non plus que celles des deux précédentes, les plus remarquables sont ces deux; 1 *le Typhus*, & 2 *la Maladie Epaisse;* ce sont les noms par lesquels Hippocrate les désigne. Quelques-uns de ses Commentateurs ont cru que la premiere de ces maladies étoit une espece de *Fiévre ardente*, qui cause une aliénation d'esprit, avec étourdissement. On verra par la description s'ils ont rencontré juste.

Il y a, selon notre Auteur, de cinq especes de *Typhus*. La premiere est veritablement une fiévre continue, qui abat toutes les forces; qui est accompagnée de douleurs de ventre, & d'une chaleur dans les yeux, qui empêche le malade de regarder fixement quelque chose que ce soit, ne pouvant d'ailleurs répondre à ce qu'on lui demande, à cause de la grande douleur qu'il souffre; si ce n'est lors qu'il est prêt de mourir, qu'il parle & regarde hardiment.

La seconde espece commence par une fiévre tierce, ou quarte, suivie de douleur de tête. Le malade rend beaucoup de salive, & de vers par la bouche. Les yeux lui font de la douleur; le visage lui pâlit; il lui vient une tumeur ou enflure molle aux pieds, & quelquefois par tout le corps. La poitrine & le dos lui font par fois mal, son ventre fait du bruit, il a les yeux farouches; il crache beaucup, & sa salive s'attache à la gorge, ce qui lui donne une voix de fausset.

La troisième se distingne par des douleurs très-vives dans les jointures, & quelquefois par tout le corps. Le sang infecté par la bile se caille & s'arrête dans les hanches; & la bile, qui est retenue dans les jointures, se durcissant comme du tuf, on devient boiteux.

On conoît la quatrième à une grande tension, élevation & ardeur du ventre, suivie d'une diarrhée; qui conduit quelquefois à l'hydropisie, & qui est aussi quelquefois accompagnée de fiévre.

Anfin la cinquième a pour signes une pâleur & une transparence de tout le corps, comme si c'étoit une vessie pleine d'eau, sans qu'il y ait pour cela d'enflure. Au contraire le corps est extenué, sec, & foible, sur tout vers les clavicules, & vers le visage. Les yeux sont fort enfoncez, & le corps est même quelquefois noir. Le malade cligne rarement les yeux. Il cherche ou tâtonne avec les mains sur ses couvertures, comme s'il vouloit prendre des poils de laine ou des pailles. Il se trouve plus chargé après avoir mangé, que lorsqu'il se portoit bien. Il aime l'odeur de la lampe éteinte. Il a souvent

1 Τύφος.
2 Παχὺ νόσημα. *Lib. de Intern. Affectionibus.*

vent des pollutions quand il dort, & la même chose lui arrive aussi en veillant. Siecle xxxvj.

Voilà pour le Typhus. La *Maladie Epaisse* n'est pas moins particuliere, & il y en a aussi de plus d'une sorte. La premiere est causée par la pituite & par la bile qui se jettent dans le ventre, le font enfler, & sortent par dessus & par dessous comme un torrent, Le malade est saisi de frissons & de fiévre. La douleur passe du ventre à la tête ; & quand elle descend jusqu'aux entrailles, elle cause une suffocation. Quelquefois le malade vomit de la pituite aigre, & quelquefois de la pituite salée. Après le vomissement il a la bouche amere ; il lui vient des rougeurs aux côtez, accompagnées de chaleurs, & son dos se courbe. Il ne sauroit souffrir qu'on le touche en aucun endroit; & la douleur qu'il sent est si grande que les chairs lui palpitent, ses testicules se retirent, & la chaleur & la douleur passent en même temps jusqu'à l'anus & à la vessie. Il rend des urines épaisses comme sont celles des hydropiques ; les cheveux lui tombent de la tête ; il a toûjours les pieds froids. Enfin la douleur occupe particulierement les côtez, le dos, & la nucque, & il semble au malade que quelque chose lui court ou lui rampe par toute la peau. Cette maladie donne quelquefois du relâche, & d'autres fois elle n'en donne point. La peau de la tête devient rouge & épaisse. Cette meme maladie dure six ans, & quelquefois jusqu'à dix. Sur la fin le malade sue copieusement, & sa sueur est fort puante. En dormant il a très-fréquemment des pollutions, & la semence qu'il rend est sanglante & livide.

Il semble d'abord qu'Hippocrate décrit ici le *Cholera*, ou quelque espece de *Colique*, mais la suite, comme on voit, n'y a pas grand rapport.

La seconde espece de *maladies épaisses* est produite par la bile seule, qui se jette sur le foye & dans la tête. Le foye s'enfle & presse le diaphragme. La tête & particulierement les temples sont d'abord saisies de douleurs. Le malade n'entend pas bien, & souvent il ne void que fort peu. La fiévre & le frisson surviennent alors ; c'est à dire, au commencement du mal, & en ce temps-là on a par fois de grands relâches, d'autres fois on en a de moindres. Plus le mal dure & plus la douleur devient forte ; les prunelles se dilatent, & le malade ne void goutte ; en sorte que si vous mettez le doit devant ses yeux, il ne l'apperçoit point, & ne les cligne point Que s'il lui reste quelque peu de vuë, il tire incessamment avec les doits les petits flocons de laine qui sont sur ses couvertures, croyant que ce sont des ordures, ou des poux. Mais lorsque le foye s'étend davantage du côté du diaphragme, le malade réve, & s'imagine d'avoir devant les yeux des reptiles, ou des bêtes farouches de toutes les sortes, ou des hommes armez ; il veut se battre contre tout cela ; il s'agite, comme s'il étoit à un combat. Si on ne le laisse pas en liberté, il menace ; & si on le laisse aller, il tombe ; il a les pieds toûjours froids. S'il dort c'est avec des tressaillemens continuels ; il est épouventé par des songes affreux, & à son réveil il raconte tout ce qu'il a fait & vu. D'autres fois il demeure couché tout le jour & toute la nuit, sans dire un mot, ayant la respiration fort pressée. Son délire passe aussi par intervalles ; il revient à lui ; il répond à toutes les questions qu'on lui fait ; il entend tout ce qu'on dit ; mais peu de temps après il retombe derechef dans le premier état. Cette maladie attaque principalement

Siecle xxxvj.

ment les voyageurs, ou ceux qui ayant passé par des lieux inhabitez, ont été effrayez par la vuë de quelque spectre.

La troisiéme espece est causée par la pituite; ce qui se découvre par les rapports qu'a le malade, qui sent comme s'il avoit mangé des raiforts. Cette maladie, ou la douleur qui l'accompagne, commence par les jambes, d'où elle monte jusqu'au ventre; & se répandant vers les entrailles y cause un grand bruit, qui est suivi d'un vomissement de pituite aigre & pourrie. Mais cette évacuation ne soulage point le malade; il tombe au contraire en réverie, & sent une douleur si inquiétante dans les entrailles, & par fois une douleur de tête si grande & si fixe, qu'il n'entend, ni ne void que fort confusément. Il sue beaucoup, & sa sueur est fort puante, mais il en est soulagé. Il a la même couleur que ceux qui ont la jaunisse. Cette maladie est moins souvent mortelle, que la précedente.

La quatriéme espece tire son origine du 1 *plegme blanc*, & suit les fiévres qui ont duré long-temps. Cette maladie commence par la face, qui s'enfle; elle passe ensuite au ventre, qui s'éleve. On sent une douleur comme si on avoit fait beaucoup d'exercice, & le ventre souffre comme s'il étoit chargé d'un grand fardeau. Les pieds s'enflent aussi. S'il tombe de la pluye sur la terre, le malade ne peut souffrir cette odeur; & s'il se trouve par hazard exposé à cette pluye, & qu'il sente l'odeur de la terre, il tombe d'abord. Cette maladie a des intervalles libres; mais elle est plus longue que la précedente, sa durée est de six ans.

Voilà quelles sont les especes des maladies qu'Hippocrate décrit ici. On ne trouve point que nos Praticiens modernes, ni même ceux d'entre les anciens qui sont venus après lui, ayent décrit aucune maladie particuliere qui fût accompagnée de tant d'accidens tout à la fois, qui ayent si peu de rapport les uns aux autres. Et ce qu'il y a encore de plus singulier, c'est qu'Hippocrate, ou l'Auteur du Livre qu'on a cité, fait quatre ou cinq especes de chacune de ces deux maladies, qui se trouvent si differentes les unes des autres, qu'on ne peut comprendre pourquoi elles se trouvent rangées sous un même genre, C'est ce qui a fait que les Médecins des siecles suivans, qui ont aisément reconu *l'Hydropisie*, par exemple, *la Phthisie*, *la Pleuresie*, aux caracteres qu'Hippocrate leur donne à chacune, ont méconu les deux maladies en question.

On pourroit donc inferer de là, ou que *le Typhus*, & *la Maladie Epaisse* ont cessé, & n'attaquent plus personne aujourd'hui; ou qu'elles n'ont jamais été, & que ce sont des maladies feintes, dont la description est faite à plaisir. On ne croit pas devoir s'arrêter à la premiere de ces conjectures, quoi qu'il ne soit peut-être pas impossible que quelques maladies cessent, comme on prétend qu'il en naît en de certains temps de nouvelles; cette question sera traitée ci-après. Il n'y a pas non plus de l'apparence que ceux qui ont décrit ces maladies l'ayent fait pour nous tromper; mais voici de quelle maniere on peut présumer que la chose est allée.

Premierement il faut savoir que 2 la plus grande partie des Auteurs, tant anciens

1 *Voyez ci dessus, Chap. 8.*

2 Prosper Martianus, Médecin Romain, qui a commenté Hippocrate, sur la fin du siecle passé, est presque le seul qui soit d'un avis contraire.

anciens que modernes, conviennent que le Livre où ces maladies sont décrites, n'est point d'Hippocrate; mais que c'est l'ouvrage des Médecins *Cnidiens*, desquels on a parlé dans le Livre précedent. Ce qui confirme ce sentiment c'est que Galien remarque expressément que ces Médecins comptoient quatre sortes de *Jaunisses*, trois sortes de *Phthisies*, differentes de celles qui sont spécifiées dans la liste des maladies de la première Classe, & qu'ils multiplioient de même, sans nécessité, les especes de diverses autres maladies. Or est-il qu'on trouve toutes ces distinctions dans ce même Livre, ce qui est une preuve qu'il doit être de la façon de ces mêmes Médecins. Et bien loin qu'Hippocrate en use comme eux, 1 que lui-même a blâmé les Cnidiens de ce qu'ils avoient distingué trop curieusement les maladies; comme si une maladie devoit toûjours avoir un nom different, parce qu'elle differe en quelque petite chose d'une autre, qui se trouve la même quant à l'essentiel, ou aux caracteres qui distinguent réellement les genres ou les especes des maladies. C'est la même erreur dont Galien reprenoit aussi *les Empiriques*, qui, faute de méthode, s'attachoient plûtôt aux symptomes ou aux accidens, dont la varieté peut être infinie, qu'à la maladie elle même, d'où vient qu'ils multiplioient les maladies à l'infini. Le grand nombre d'espece de *Fievres*, que l'on trouve dans Hippocrate, & dont nous avons donné la liste dans le Chapitre VIII. de ce même Livre, doit aussi être attribué aux mêmes Cnidiens. L'inutilité de la plûpart de ces distinctions ayant été reconue par les Médecins des siecles suivans, ils ont réduit les especes de fiévres à un beaucoup plus petit nombre, comme on le verra ci-aprés. Siecle xxxvj.

Le même défaut de méthode qui faisoit faire aux Cnidiens des distinctions sans nécessité, avoit produit l'embarras & la confusion qu'on trouve dans les descriptions du Typhus & de la Maladie Epaisse. En un mot la faute de ces Médecins consiste en ce qu'ils n'ont pas distingué les accidens qui sont propres à de certaines maladies en particulier, & qui en sont inséparables, d'avec ceux qui sont communs à plusieurs. Ce qui peut être venu de ce que ces mêmes Médecins ayant observé tous les accidens qui étoient arrivez à un particulier, pendant plusieurs années qu'il avoit été malade, ils ont rapporté tous ces symptomes à une seule maladie, quoi que ce particulier en eût eu plusieurs successivement, qui étoient toutes differentes. Une preuve de cela est qu'ils remarquent eux-mêmes que quelques-unes des maladies qu'ils décrivent, avoient duré jusqu'à dix années Mais quand ces maladies n'auroient pas été si longues, nous voyons tous les jours des personnes, qui ont des maladies qu'on appelle *compliquées*, c'est à dire, qui ont tout à la fois trois ou quatre maladies differentes. Enfin il se peut que la faute vienne des Copistes, & que ces pieces anciennes ayant passé par les mains d'une infinité de gens, l'ont ait confondu & mêlé des observations differentes, sans que les Auteurs ayent eu de part à ce désordre.

On peut joindre à ces maladies, celle qui est appellée, *grande maladie des veines caves*, & celle qui est nommée, *Vomissement des veines sur le cerveau*. Ces noms qui avoient été mal imposez, ou qui dépendoient de l'idée particuliere que ces anciens Médecins avoient du corps, n'ayant pas mieux été retenus ni reconus que les precedens.

CHA-

1 *De Diata in Acutis, Lib. ultimo.*

Siecle xxxvj.

CHAPITRE XII.

Maladies de la cinquième Classe, *ou qui ont des noms que l'on ne reconoît plus, & qui en même temps ne sont point décrites ; ce qui fait qu'on n'en peut rien dire que par conjecture.*

Hippocrate fait mention d'une maladie qu'il appelle 1 *Maladie Phthinique.* Le rapport qu'il y a entre Phthinique, & Phthisique, a fait croire à quelques Interpretes, qu'il s'agissoit de *la Phthisie* ; mais les plus savans conviennent qu'il y a une faute, & qu'au lieu de φθινικὴ, il faut lire φοινικίη, *maladie de Phénicie.* Ils appuyent leur sentiment sur ce qu'on trouve ce dernier mot dans les anciens Glossateurs d'Hippocrate, qui ajoûtent, *qu'il a entendu par là une maladie commune dans la Phénicie, & dans les autres pays Orientaux, qui semble n'être autre chose que l'Eléphantiase.* Ce qui confirme cette explication c'est qu'Hippocrate traite dans le même endroit de maladies approchantes, comme sont *la Lepre*, *les Dartres*, & la maladie appellée *Leucé.* Je remarquerai seulement que Galien, qui est l'Auteur du Glossaire qu'on a cité, pourroit s'être trompé à cet égard, en cela seulement qu'il croit que *la maladie de Phénicie* est la même que celle qu'on a appellé *Eléphantiase* ; au lieu qu'il se peut qu'elle y eût simplement quelque rapport, & que par cette maladie de Phénicie Hippocrate eût entendu 2 *la Lepre des Juifs*, qui étoit une espece de *Leucé*, & qui pourroit avoir quelque chose de commun avec *l'Eléphantiase*, sans que ce fût précisément la même chose.

Les Glosses qu'Hippocrate, desquelles on parlera ci-après, fournissent d'autres exemples de maladies, qu'on ne peut non plus conoître que par conjecture ; parce que leurs noms ne sont plus en usage, & que d'ailleurs elles ne sont point décrites. Telle est cette maladie qu'Hippocrate appelle 3 *Tanga*, que l'on croît être une espece de tumeur. Telle est encore celle qu'il nomme 4 *Hippouris*, par où l'on soupçonne qu'il marque une certaine sorte de fluxion longue & opiniâtre, qui se jette sur les parties génitales de ceux qui vont trop long-temps & trop souvent à cheval, ou une foiblesse, ou quelqu'autre incommodité de ces mêmes parties, provenante de la même cause. Celle qu'il nomme 5 *Anémie*, que l'on croit être un gonflement de veines causé par un sang flatueux, ce qui les met en danger de se crever, est aussi du même rang ; aussi bien que 6 *la Typhomanie*, que l'on prend pour une maladie qui tient de la Léthargie & de la Phrénésie ; & celle qui est appellé 7 *Phéréa.*

1 *Prorrhetic. Lib. 2. sub finem.*

2 M. Le Clerc doit donner une Dissertation sur la Lepre des Juifs, où l'on pourra s'éclaircir sur cet Article.

3 Ταγγαι, *Epidemic. Lib. 2.*

4 Ἱππουρις, *Epidemic. Lib. 7.*

5 Ἀναιμίη, *Ibidem.*

6 Τυφομανίη. *Epidemic. Lib. 4.*

7 Φηρια, *Epidemic. Lib. 6. Sect. 3.* *Voyez ci-dessus, Chap.* 8. au mot *Parotides.*

CHAPITRE XIII.

Des moyens de conserver la santé.

APrès avoir vu en quoi consistent la santé & les maladies, quel en est le sujet, & quelles en sont les causes & les differences, il faut premierement dire un mot des conseils qu'Hippocrate donnoit à ceux qui se portent bien; après quoi l'on examinera les moyens, qu'il employoit pour guerir les malades.

L'une de ses principales maximes étoit celle-ci; 1 *que pour entretenir sa santé, il ne faut ni trop se charger de nourriture, ni être paresseux à prendre de l'exercice, ou à travailler.*

Il disoit en second lieu, *qu'il ne falloit point s'accoûtumer à un régime de vivre trop exact, ni trop étudié, ni à manger trop peu; parce*, ajoûtoit-il, *que ceux qui se sont fait une fois cette regle, se trouvent très-mal pour peu qu'ils s'en écartent; ce qui n'arrive pas à ceux qui vivent un peu plus irrégulierement, ou avec plus de liberté.*

Il ne laisse pas néanmoins d'examiner avec soin tout ce dont les personnes saines se nourrissoient en ce temps-là. Sur quoi on ne sauroit s'empêcher de remarquer qu'ils étoient bien moins délicats que nous; ce qui paroît par le soin qu'Hippocrate prend de dire, quelle est la qualité de la chair de *Chien*, de *Renard*, de *Cheval*, *d'Asne*, ce qu'il n'auroit pas fait si ces viandes n'avoient été alors en usage, du moins parmi le peuple. On ne rapportera pas ici ce qu'Hippocrate a écrit touchant les autres sortes de viandes. Il suffit de savoir qu'il examine presque toutes celles dont on se sert aujourd'hui; comme sont les herbages, le lait, le petit lait, le fromage, les chairs tant de la volaille que des bêtes à quatre pieds, le poisson, frais & salé, le bled, les legumes, & toutes les sortes de grains dont on se nourrit, aussi bien que les differentes sortes de pain que l'on en fait. Il parle aussi très-souvent d'une espece de nourriture liquide, ou de bouillon, qui se faisoit avec de la *farine d'orge*, ou d'autre grain, que l'on délayoit & que l'on faisoit cuire avec de l'eau. Mais comme cet article regarde aussi la maniere, dont il nourrissoit les malades, on en parlera plus particulierement dans le Chapitre qui suit.

Hippocrate n'est pas moins exact sur la matiere de la *boisson*. Il s'attache premierement à distinguer les bonnes *eaux* d'avec les mauvaises. *Les meilleures*, selon lui, *doivent être fort claires, legeres, sans odeur, ni goût, & puisées de sources qui soient tournées au Levant.* Les eaux *salées*, & celles qu'il appelle *dures*, c'est à dire, à mon avis, pesantes, & celles qui sont *marecageuses* sont les plus mauvaises, aussi bien que celles qui viennent des *neiges fondues*. Mais quoi qu'Hippocrate fasse toutes ces distinctions, il conseille neanmoins à ceux qui se portent bien, de boire de la premiere eau qu'ils rencontrent, ce qui a du rapport avec le conseil qu'il a donné auparavant, de n'être point si exact dans le régime

1 ἄσκησις ὑγιης, ἀκορίη τροφῆς, ἀοκνίη πόνων. *Epidemic. Lib. 6. Sect. 4. Aphorism. 20.*

Siecle xxxvj.

régime de vie. Il parle aussi, mais en deux mots, des eaux *alumineuses*, ou qui tiennent de *l'alun*, & de celles qui sont *chaudes*, sans s'étendre d'avantage sur leurs qualitez ou sur leur usage. On void seulement par là qu'il a eu conoissance des *eaux minerales*, quoi qu'il n'en fasse point mention dans sa pratique, & qu'il ne les ordonne dans aucune maladie.

A l'égard du *vin*, il conseille, en quelques endroits, de le mêler avec une égale partie d'eau; & Galien remarque qu'Hippocrate regle par là la juste proportion qu'on doit garder dans ce mélange, en sorte, dit-il, que le vin puisse chasser par sa force ce qui nuit au corps, & l'eau contribuer à temperer l'acreté des humeurs. Mais je pense qu'il ne s'agit en ces passages que des cas particuliers qui y sont exposez, & peut-être que c'étoit la plus grande quantité de vin qu'on bût en ces temps-là, où l'on n'en buvoit presque jamais de pur. Aussi voit-on qu'Hippocrate reglant la quantité de vin que l'on doit prendre, par rapport aux differentes saisons de l'année, dit qu'en été on le doit beaucoup tremper, au printemps & en automne un peu moins, & qu'en hyver on doit 1 moins y mettre d'eau qu'en tout autre temps, ce qui présuppose qu'il en faut toûjours mettre. Il n'y a qu'un seul endroit, à la fin du troisième Livre de la Diéte, où Hippocrate conseille de *boire du vin pur*, *une fois ou deux*, ou de boire jusqu'à la gayeté, pour se remettre de la fatigue qui suit un travail pénible. Il semble même qu'il conseille de *s'enyvrer*. C'est comme l'ont pris les Traducteurs, & c'est ce qui a donné occasion aux débauchez de dire qu'Hippocrate veut que l'on s'enyvre une ou deux fois par mois. Mais il faut traduire le mot μεθυσθῆναι par, *boire du vin pur*, comme le Tranduit M. Dacier, ou par *boire beaucoup*, ou *boire jusques à la gayeté*, sans toutefois s'enyvrer, comme on l'explique dans le passage du deuxième Chapitre de l'Evangile de S. Jean, où le même mot se rencontre. Hippocrate distingue d'ailleurs les diverses sortes de vins qui étoient alors en usage, & marque exactement leurs qualitez.

L'exercice qu'il conseille, tant à ceux qui se portent bien, qu'aux valétudinaires, devoit être pris selon les regles & avec les précautions qu'il marque, & qui sont les mêmes qu'on a touchées, en passant; lors qu'on a parlé d'Herodicus, que l'on a dit avoir été l'Auteur de la *Médecine Gymnastique*, ou de *l'Art de s'exercer pour la santé*. Sur quoi il faut remarquer qu'Hippocrate lui même, dans ses trois Livres intitulez, *de la Diéte*, & dans le Livre *des Songes*, qui est une suite des précédens, prétend que c'est à lui que l'on a l'obligation de la même chose, je veux dire d'avoir inventé la Gymnastique, qui renferme la Diéte. Mais ces Livres ont été regardez, déja du temps de Galien, comme étant d'un autre Auteur, & on les attribuoit alors, selon la remarque du même Galien, à *Euryphon*, à *Phaon*, à *Philistion*, à *Ariston*, ou à quelqu'autre des Médecins qui ont vecu à peu près du temps d'Hippocrate. Si j'osois joindre mes conjectures à celles-là, je dirois que les Livres en question pouvoient être *d'Hérodicus*, qui a passé, du consentement de toute l'Antiquité, pour l'Inventeur de la Gymnastique Médicinale, comme on l'a vu ci-dessus.

Quoi

1 Οἶνος ὡς ἀκρητέστατος: c'est à dire, *le vin le moins trempé qu'il se puisse*; ce qui est opposé à ce qu'il appelle οἶνος ὑδαρέστατος, *du vin extrememens trempé*.

Quoi qu'il en soit, les conseils de l'Auteur de ces Livres, par rapport à l'art dont on vient de parler, roulent sur les differens temps qu'on doit prendre pour se promener, ou pour s'exercer de quelqu'autre maniere, & sur l'état où l'on doit être avant que de l'entreprendre, si ce doit être à jeun, ou après avoir pris de la nourriture, le matin, ou le soir, à l'air, au soleil, ou à l'ombre, s'il faut être nud, c'est à dire, sans manteau, ou s'il faut être habillé, quand il faut aller lentement, & quand il est nécessaire d'aller plus vîte, ou de courir; le tout par rapport aux differens âges, & aux differens temperamens, & dans la vuë de diminuer le trop d'embonpoint, de dissiper les humeurs, ou d'en tirer quelqu'autre avantage. Siecle xxvj.

La *lutte* même, quoi que ce soit un exercice violent, entroit en compte avec les autres. Il est encore parlé au même endroit d'un jeu de mains & de doits, que l'on jugeoit utile pour la santé, & qui étoit appellé *Chironomie.* Il y est aussi fait mention d'un exercice qui se faisoit autour d'une espece de Ballon suspendu qu'on nommoit *Corycus*, & qu'on poussoit de toute sa force avec les mains. On peut consulter sur tout cela Mercurial qui traite à fond de ces matieres. Et comme l'on a vu ci-devant que *les Bains* étoient compris dans la Gymnastique, aussi bien que la coûtume de se faire froter, & de se faire oindre, on trouve dans cet Auteur tout ce qui regarde ces anciennes pratiques. Mais Galien remarque, à l'égard des Bains, qu'ils n'étoint pas encore bien communs du temps d'Hippocrate, ce qu'il recueille d'un passage de cet Auteur, où il dit, 1 *qu'il y a peu de maisons où l'on trouve les choses nécessaires pour la commodité du Bain.* On verra dans le Chapitre suivant ce qu'Hippocrate pensoit du Bain & de ses utilitez.

Au reste, comme la santé ne dépend pas seulement du bon usage de *la nourriture*, & de *l'exercice*, ou du *repos*, & qu'il est d'ailleurs important d'avoir des regles pour les autres choses dont on a parlé ci-devant, en traitant des causes de la santé, comme sont *le sommeil*, ou *les veilles*; *l'air*, & *les autres corps qui nous environnent*; ce qui doit *sortir de notre corps*, ou y *être retenu*, & enfin *les passions*; la conservation, dis-je, de la santé dépendant de toutes ces causes, Hippocrate n'a pas manqué de donner des préceptes sur tout cela.

Pour commencer par les choses qui doivent sortir de notre corps, ou y être retenues, il vouloit qu'on eût un grand soin de ne pas amasser ou garder trop long-temps les excremens. Outre l'exercice dont on vient de parler, & qui en consume une partie, il vouloit que l'on excitât ou que l'on réveillât la Nature, lors qu'elle ne travailloit pas à l'expulsion du reste, ou que l'on ôtât les obstacles qui l'empechoient d'agir. Il employoit premierement pour cela des viandes propres à relâcher; & quand ce moyen ne suffisoit pas, il vouloit qu'on se servit de *lavemens*, & de *suppositoires*. La matiere dont il composoit des lavemens, pour les personnes extenuées & maigres, c'étoit du lait & des choses onctueuses qu'on mêloit avec de la décoction de pois chiches; au lieu que pour ceux qui étoient replets, il se servoit seulement d'eau marine, on d'eau salée. On verra dans le Chapitre XVI. d'autres compositions de lavemens, & d'autres particularitez touchant ce remede. L'on y parlera aussi des suppositoires & de la maniere de les préparer.

1 *De Diæta in Acutis.*

Siecle xxxvj.

Hippocrate conseilloit encore, comme un grand preservatif contre les maladies, *les vomitifs*, qu'il faisoit prendre une ou deux fois le mois, pendant l'hyver & le printemps. Les plus simples de ces vomitifs se faisoient avec de la décoction d'hyssope, y ajoûtant un peu de vinaigre & de sel. Il faisoit prendre cette boisson à jeun à ceux qui avoient beaucoup d'embonpoint; au lieu que ceux qui étoient maigres la prenoient après avoir soupé, ou diné. Mais comme les vomitifs sont des remedes, qui servent aussi dans les maladies, on en parlera encore ci-après en même temps que des purgatifs.

Le coït est utile, selon Hippocrate, pourvu que l'on consulte ses forces, & que l'on n'aille pas à l'excès, qu'il blâmoit toûjours en toutes sortes de rencontres; & qu'il vouloit aussi qu'on évitât, par rapport au sommeil & aux veilles.

On trouve aussi dans ses Ecrits diverses remarques, touchant le bon & le mauvais *air*. Il fait voir que la bonne ou la mauvaise disposition de l'air dépend non seulement des divers climats, mais de la situation de chaque lieu en particulier, qu'il examine à cet égard avec soin. Ce n'est pas qu'il prétende insinuer que l'on doive être trop scrupuleux sur cet article, ou qu'il veuille obliger chacun à quitter son lieu natal, ou celui où l'on est établi, pour en chercher un meilleur, ce qui troubleroit toute la societé; mais c'est pour faire conoître aux Médecins quelles sont les maladies qui doivent regner en un endroit plutôt qu'en un autre, afin qu'ils tâchent de les prévenir, ou qu'ils s'étudient à y apporter du remede, & qu'ils apprennent à compter sur la diverse situation des lieux par rapport à la santé & aux maladies.

Hippocrate reconoissoit enfin le bon & le mauvais effet des *passions*, & il vouloit qu'on se moderât beaucoup à cet égard.

CHAPITRE XIV.

Pratique d'Hippocrate, ou sa maniere de traiter les maladies. Maximes generales sur lesquelles cette Pratique est fondée.

Si l'on fait réflexion sur ce que nous avons dit, ci-devant, du pouvoir qu'Hippocrate attribuoit à la *Nature*, par rapport à l'économie animale, & aux maladies en particulier, dont la Nature est, selon lui, l'arbitre & le juge; les terminant dans un certain temps limité & par des mouvemens reglez, comme nous l'avons remarqué en parlant des *Crises*, on en inferera d'abord qu'il devoit se contenter d'être spectateur des efforts de la Nature, sans en faire beaucoup de son côté, pour l'aider en cette rencontre.

On sera même confirmé dans cette pensée, si l'on consulte les Livres intitulez *des Maladies Epidémiques*, qui sont comme les journaux de la pratique d'Hippocrate; car il en résultera que cet ancien Médecin ne fait le plus souvent autre chose que décrire les accidens d'une maladie, & ce qui est arrivé à chaque malade jour par jour, jusqu'à sa mort ou à son rétablissement, sans parler d'aucun remede. Il n'est pas neanmoins absolument vrai qu'il n'en fit jamais point, comme on le reconoîtra par la suite; mais il faut convenir qu'il en faisoit très-peu, par rapport à ce qui s'est pratiqué dans les siecles suivans. On verra quels

quels sont ces remedes, après que l'on aura rapporté en abregé les principales maximes, sur lesquelles ils sont fondez. Siecle xxxvj.

Hippocrate disoit en premier lieu, *que les contraires, ou les opposez, sont les remedes de leurs opposez.* C'est à dire que supposé que de certaines choses soient opposées les unes aux autres, il faut les employer les unes contre les autres. Il explique cette maxime dans l'Aphorisme où il dit, *que l'évacuation guérit les maladies qui viennent de replétion, & la replétion celles qui sont causées par l'évacuation.* Ainsi le chaud détruit le froid, & le froid le chaud &c.

Il disoit secondement, que la Médecine est *une addition de ce qui manque, & une soustraction, ou un retranchement de ce qui est superflu*; axiome qui se trouve aussi expliqué par celui-ci. *Il y a*, dit notre Auteur, *des sucs, ou des humeurs, qu'il faut en de certaines rencontres vuider, ou faire sortir du corps, ou les dessecher, & d'autres qu'il faut remettre dans le corps, ou faire qu'elles s'y produisent derechef.*

Quant à la maniere de s'y prendre, pour *ajoûter* ou *retrancher*, il avertit en géneral, *que l'on doit se garder de vuider, ou de remplir, tout d'un coup, ou trop vîte, ou trop abondemment, & qu'il est même dangereux de réchauffer, ou de réfroidir subitement, ou plus qu'il ne faut, tout ce qui va à l'excès étant ennemi de la Nature.*

Hippocrate reconoissoit en quatrième lieu, *qu'il faut tantôt* dilater, *& tantôt* resserrer, *dilater ou ouvrir* 1 *les passages par lesquels les humeurs se vuident naturellement, lors qu'ils ne sont pas suffisamment ouverts, ou lors qu'ils se ferment; & au contraire resserrer ou étressir les passages relâchez, lors que les sucs qui y passent n'y doivent point passer, ou qu'il en passe trop.* Il ajoûte, *qu'il est des occasions où l'on doit* adoucir, *qu'il en est d'autres où il faut* endurcir, *& d'autres où il faut* ramollir; *d'autres où il faut* rendre plus mince *ou* plus subtil, *& d'autres où il faut* épaissir; *d'autres où l'on doit* exciter *ou* reveiller; *& d'autres enfin où l'on est obligé de* rendre engourdi *ou* d'ôter le sentiment; *le tout par rapport aux humeurs, ou aux parties solides du corps.*

Il donne cette cinquième leçon, *qu'il faut prendre garde au cours que les humeurs prennent, d'où elles viennent, où elles vont; & en conséquence de cela, lors qu'elles vont où elles ne doivent pas aller, qu'on leur fasse* 2 prendre un détour, *ou qu'on les conduise d'un autre côté, à peu près comme on détourne les eaux d'un ruisseau. Ou, en d'autres occasions, qu'on tâche de* 3 rappeller *ou* faire retourner en arriere *ces mêmes humeurs, attirant en haut celles qui se portent embas, & embas, celles qui se portent enhaut.*

Il remarque en sixième lieu, *que l'on doit faire sortir par des voyes convenables ce qu'il faut necessairement qui sorte, & qu'on doit prendre garde que les humeurs, qui sont une fois sorties des vaisseaux, n'y entrent pas derechef.*

Voici un septième précepte: *Quand on fait*, dit notre Auteur, *quelque chose selon la raison, quoi que le succès ne réponde pas toûjours, on ne doit point aisément ou trop vîte changer de maniere d'agir, tant que les raisons que l'on a euës au commence-*

1 Αἱ ἔφοδοι.
2 παροχετεύειν, *Derivare.*
3 ἀντισπᾶν, *Revellere.*

Siecle xxxvj.

mencement subsistent. Mais comme cette maxime peut quelquefois tromper, en voici une huitiéme, qui lui sert de correctif, ou de limitation. *Il faut*, dit Hippocrate, *faire une grande attention* 1 *à ce qui soulage, & à ce qui fait du mal; à ce qu'on supporte aisement, & à ce qu'on ne sçauroit souffrir.*

Le neuvième conseil est un des plus importans : 2 *Il ne faut rien faire temerairement. Il faut quelquefois se reposer, ou demeurer sans rien faire. De cette maniere, si vous ne faites point de bien au malade, vous ne lui faites du moins point de mal.*

Aux extremes maladies il faut, selon Hippocrate, *des remedes extremes. Ce que les medicamens ne guerissent pas, le fer le guerit; ce que le fer ne guerit point, le feu le guérit; mais ce que le feu ne peut guérir, doit être regardé comme incurable.* Enfin notre Auteur avertit, *qu'on ne doit pas entreprendre les maladies désesperées, cela étant au dessus des forces de la Médecine.*

Voilà dix ou onze maximes, des plus génerales de la Pratique d'Hippocrate, qui supposent toutes ce grand principe qu'il a posé au commencement, *que la Nature guérit elle même les maladies.*

CHAPITRE XV.

Des Remedes qu'Hippocrate mettoit en usage, & premierement de la Diéte, *ou du* Régime de vivre.

LA Diéte étoit le premier, le principal, & souvent le seul rémede qu'Hippocrate employoit, pour remplir la plûpart des vuës qu'on a touchées. Par ce moyen il opposoit l'humide au sec, le chaud au froid; il ajoûtoit ou suppléoit à ce qui manque; il diminuoit du superflu &c. Et, ce qui est, selon lui, le point le plus considerable, il soûtenoit la Nature, il l'aidoit à surmonter la cause du mal, en un mot il la mettoit en état de faire d'elle-même tout ce qu'il faut pour la guérison des maladies.

La *Diéte des malades* est un remede qui est tellement propre à Hippocrate, qu'il n'a pas moins voulu passer pour en être l'Inventeur, que de celle des personnes qui sont en santé, dont on a traité ci-devant. Et pour mieux faire voir que c'est un remede nouveau, il dit expressément, 3 *que les Anciens*, c'est à dire tous les Médecins qui l'avoient précedé, *n'avoient presque rien écrit touchant la Diéte des malades, ayant omis cet article, qui étoit neanmoins l'un des plus essentiels de l'Art.* La maniere dont on a vu qu'Esculape & ses fils traitoient leur malade, par rapport à cela, est une preuve qu'Hippocrate disoit la verité; & l'on peut joindre à son témoignage celui de Platon, qui tâchoit même de justifier à cet égard la conduite de ces premiers Médecins, comme on l'a remarqué dans le même endroit. En sorte que ce que Pline a dit 4 qu'Hippocrate étoit l'Inventeur de la Médecine *Clinique*, se peut dire à plus juste titre, ou peut

1 ἃ ὠφελέει, ἃ βλάπτει, τὸ εὔφορον, τὸ δύσφορον.
2 Epidemic. Lib. 6.
3 *De Diæta in Acutis.*
4 *Voyez ci-dessus, Chap. 1. & Part. 1. Liv. 1. Chap. 12.*

peut être expliqué de la Médecine *Diétetique*; nom qui fut donné à la plus noble partie de tout l'Art, ensuite du partage qui se fit de ce même Art quelques siecles après, comme on le verra en son lieu; ce qui marque combien l'on comptoit en ces anciens temps sur le secours que les malades tirent d'une bonne conduite par rapport au boire & au manger. Le seul des anciens Médecins, ou de ceux qui sont venus avant Hippocrate, qui lui pût disputer, autant qu'il nous paroît, l'invention de la Diétetique, c'est [1] *Herodicus*, à qui Platon semble l'attribuer dans le passage qu'on a cité ci-devant; mais il y a de l'apparence qu'Hérodicus n'avoit fait qu'ébaucher ce qui regarde cet Art, qu'Hippocrate amena ensuite à sa perfection, du moins selon qu'on en a jugé.

Siecle xxxj.

Dans les maladies *Chroniques*, Hippocrate nourrissoit ses malades d'une maniere, & dans les *aigues* d'une autre. Dans ces dernieres, qui sont celles qui demandent particulierement de l'exactitude par rapport à la nourriture, il préferoit la *liquide* à la *solide*, sur tout quand il y avoit de la fiévre. Il employoit pour cela une espece de *bouillons d'orge mondé*, auxquels on donnoit alors le nom de [2] *ptisane*, qui étoit commun tant à ces bouillons, qu'à la farine du grain dont on les composoit. Voici de quelle maniere les Anciens apprêtoient la ptisane; ils faisoient premierement tremper l'orge dans de l'eau, jusqu'à ce qu'il s'enflât; & ils le faisoient ensuite secher au soleil, & le battoient pour en ôter l'écorce. Après cela ils le faisoient moudre; & ayant fait long-temps bouillir la farine dans de l'eau, ils l'exposoient au soleil, & quand elle étoit seche ils la serroient. C'est proprement cette farine ainsi préparée qu'ils appelloient *ptisane*. On faisoit bien à peu près la même chose avec du *froment*, du *ris*, des *lentilles* & d'autres grains, mais on nommoit ces ptisanes du nom de ces mêmes grains, *ptisane de lentilles*, de *bled* &c. au lieu que la ptisane d'orge s'appelloit simplement *ptisane*, par excellence. Lors qu'on vouloit s'en servir, on en faisoit bouillir une partie dans douze ou quinze parties d'eau, & quand elle commençoit à s'enfler en cuisant, on y ajoûtoit un filet de vinaigre, avec un peu d'huile & de sel, & par fois un peu d'aneth, ou de porreau, pour corriger ce que la ptisane avoit de gluant, & empêcher qu'elle ne remplît de vents. Hippocrate propose ce bouillon pour les femmes, qui ont des douleurs de ventre après l'accouchement. [3] *Faites cuire*, dit-il, *de la ptisane, avec du porreau & de la graisse de chevre, & en donnez à l'accouchée.* On ne trouvera pas ce ragoût fort étrange, si l'on fait réflexion sur ce que nous avons dit ci-devant de la maniere de vivre de ces temps-là.

Il préferoit la ptisane à toute autre sorte de nourriture, dans les fiévres; parce, disoit-il, qu'elle adoucit & qu'elle humecte beaucoup, outre qu'elle est de facile digestion. S'il s'agissoit d'une fievre continue, il vouloit, qu'au commencement on donnât au malade de la ptisane qui fût mediocrement épaisse; & qu'on diminuât ensuite peu à peu la quantité de la farine d'orge, à mesure qu'on approchoit des jours où le mal doit être à son plus haut période. Alors

1 *Voyez Liv. 3. Chap. 13. & Liv. 2. Chap. 8.*

2 Πτισάνη, de πτίσσειν, qui signifie *broyer*, ou *ôter l'écorce.*

3 *Lib. de Dentitione.*

Siecle xxxvj.

Alors il ne nourrissoit le malade, qu'avec ce qu'il appelloit 1 *le suc de la ptisane*, c'est à dire, *de la ptisane coulée;* afin que la Nature étant en partie déchargée du soin de cuire les alimens, elle pût plus aisément surmonter la maladie.

Pour ce qui est de la quantité de la nourriture & du temps de la donner, il faisoit prendre deux fois le jour de la ptisane aux malades, qui faisoient deux repas par jour dans leur santé; ne jugeant pas qu'ils en dûssent prendre plus souvent étant malades, que lors qu'ils se portoient bien. Il n'osoit pas même d'abord accorder de la nourriture deux fois le jour à ceux qui ne mangeoient qu'une fois le jour en santé; mais il vouloit qu'on y vint peu à peu. Dans les accès de fiévre, il n'en donnoit point du tout; & dans les maladies où il y a des redoublemens, il ôtoit la nourriture pendant ce temps-là. Il nourrissoit plus les enfans, & moins les hommes faits, ou les vieillards; donnant neanmoins beaucoup à cet égard à la coûtume de chaque particulier, ou à celle du pays.

Mais quoi qu'il ne fût pas d'avis de nourrir trop les malades, de peur d'entretenir leur maladie, neanmoins il faut remarquer qu'il n'étoit point du sentiment de quelques Médecins de son temps, qui leur ordonnoient une longue abstinence, sur tout au commencement des fiévres. La raison qu'il en apportoit, c'est que par cette méthode on les affoiblissoit extrémement pendant les premiers jours de la maladie, ce qui obligeoit ensuite de leur donner plus de nourriture qu'il n'en falloit dans le gros du mal; qui, selon lui, est le temps qu'il en faut le moins donner. Il reprochoit aux Médecins qui en usoient de cette maniere, 2 *qu'ils desséchoient leurs malades comme des harangs, avant qu'il en fût temps, & qu'ils les faisoient mourir.*

Hippocrate choisissoit d'ailleurs dans les maladies aigues, & particulierement dans les fiévres, des nourritures qui raffraichissent & humectassent, & il propose entr'autres la *blete*, la *citrouille*, le *melon*, les *arroches*, & la *patience.* Il nourrissoit de cette maniere ceux qui étoient en état de manger, ou de prendre quelque chose de plus que de la ptisane.

3 La boisson la plus ordinaire qu'Hippocrate donnoit aux malades étoit faite de huit parties *d'eau* sur une de *miel*; dans de certaines maladies, on y ajoûtoit un peu de 4 *vinaigre.* On avoit aussi alors une autre espece de bruvage approchant de celui, dont on a dit ci-devant que l'un des fils d'Esculape beuvoit étant blessé. 5 Ce bruvage étoit plus ou moins composé & se faisoit differemment selon les maladies. On en trouve 6 une description proposée pour un Phthisique, dans laquelle il entre de la *rue*, de *l'aneth*, du *séleri*, de la *coriandre*, du *vin rouge âpre*, de *l'eau*, de la *farine de froment*, & de celle *d'orge*, avec du *vieux fromage de chevre.*

Hip-

1 *Πτισσάνης χυλὸς.* On se nourrissoit aussi anciennement de bouillons faits avec une espece de *grains*, ou de farine formée en *petits grains*, qu'on appelloit en Grec *χόνδρος* c'est à dire, *Grains*, & en Latin *Alica*. Voyez ci-après Part. 2. Liv. 4. Sect. 1. Chap. 7.

2 Il appelloit cela *προταριχεύειν τοὺς ἀνθρώπους*. Il designoit aussi la trop grande abstinence par les mots de *λιμακτονίη*, & *λιμαγχίη* de *λιμὸς*, *la faim*, & *κτείνειν*, *ἄγχειν*, *tuer*, *étrangler*.

3 On appelloit ce breuvage en Grec *μελίκρατον*, ou Hydromel, & en Latin *Mulsa*.

4 Quand on y ajoûtoit du vinaigre on l'appelloit *Oxymel*.

5 On appelloit cette boisson *Cyceon*, qui signifie *mélange*.

6 *Hippocr. Lib. de Internis Affect.*

Hippocrate n'approuvoit pas qu'on ne donnât que de l'eau aux malades; & quoi qu'il leur ordonnât souvent les boissons, dont on vient de parler, il ne leur defendoit pas toûjours 1 le vin. Il en accordoit même quelquefois l'usage dans les maladies aigues & dans les fiévres, pourvu qu'il n'y eût ni réverie, ni douleurs de tête. La quantité d'eau qu'il vouloit qu'on y mît dans la santé, faisoit qu'il ne le croyoit pas nuisible aux malades, étant pris de cette maniere. Il distingue d'ailleurs avec soin les vins propres en cette rencontre, préferant à tous les autres le vin blanc qui est clair, qui porte l'eau, & qui n'a ni douceur, ni odeur. Siecle xxxvj.

Voilà quelle étoit la Diéte des maladies aigues. Quant à celle des maladies chroniques, on verra en quoi elle differoit de la premiere dans les exemples qu'on rapportera ci-après des cures des maladies. On remarquera seulement par avance, que *le lait* & *le petit lait* étoient fort employez en cette occasion; soit qu'ils tinssent lieu de nourriture, soit qu'Hippocrate les regardât comme un médicament.

On a vu ci-devant que *les Bains* & *l'Exercice* entroient dans la Diéte des personnes en santé; il en étoit de même des malades. Il y avoit plusieurs maladies, où Hippocrate jugeoit le bain nécessaire; & il marque toutes les conditions requises pour rendre le bain utile, entre lesquelles celles-ci sont les principales. Que le malade qui se baigne se tienne en repos dans sa place, & qu'il ne parle point, mais qu'il laisse faire ceux qui le baignent, ou qui lui versent de l'eau sur la tête, ou qui l'essuyent. Qu'on se serve d'éponges pour l'essuyer, & qu'on n'employe point l'instrument appellé *Strigil*, qui servoit à racler de dessus la peau les ordures que les huiles ou les onguens dont on s'oignoit, y avoient laissées. Que l'on se précautionne contre le froid. Que l'on ne se baigne pas incontinent après avoir mangé ou bu; & que l'on s'abstienne de même de manger & de boire, d'abord au sortir du bain. Que l'on prenne garde si le malade avoit acoûtumé de se baigner dans sa santé, & si le bain lui faisoit du bien ou du mal. Enfin que l'on s'abstienne du bain lors que le ventre est ou trop libre, ou trop resserré; & si on ne l'a pas déchargé auparavant, ou si l'on est trop foible; si l'on a des envies de vomir, ou un grand dégoût, ou que l'on saigne du nez.

L'utilité que le bain apporte est, selon Hippocrate, qu'il raffraichit & humecte, qu'il ôte la lassitude, qu'il ramollit la peau & les jointures, qu'il fait uriner, qu'il dissipe la pesanteur de tête, qu'il rend les narines humides, & les autres conduits ouverts. Hippocrate accorde jusqu'à deux bains par jour à ceux qui y sont accoûtumez dans leur santé. On parlera ci-après d'une espece de bain particulier, ou du *demi-bain*, 2 quand il s'agira des autres remedes extérieurs.

A l'égard de l'*Exercice des malades*, Hippocrate l'approuvoit dans les maladies chroniques, comme on le verra par quelques exemples de ses cures que nous rapporterons dans la suite; mais il ne jugeoit pas qu'il fût bon dans les maladies aigues, & il blâmoit ouvertement 3 son maître Hérodicus, qui fatiguoit

1 *Voyez ci-après, Liv.* 3. *Chap.* 26.
2 *Voyez le Chap.* 24.
3 *Liv.* 2. *Chap.* 8.

Siecle xxxvj.

tiguoit même les fébricitans par de violens exercices, comme on l'a remarqué dans le Livre précédent. Ce n'est pas qu'il crût qu'un malade dût toûjours demeurer au lit; il n'approuvoit point la paresse ou le peu de courage de ceux qui ne peuvent quitter le lit, ou plûtôt qui ne veulent pas, quoi qu'ils le puissent. 1 *Il faut quelquefois*, dit-il, *pousser hors du lit les timides, & exciter les paresseux.*

CHAPITRE XVI.

De la Purgation, *sous laquelle on comprend tous les moyens de décharger les intestins & l'estomac.*

Lorsque la Diéte ne paroissoit pas suffisante à Hippocrate, pour délivrer la Nature du fardeau des humeurs ou trop abondantes, ou corrompues, il employoit d'autres moyens pour les évacuer, & pour satisfaire à l'une des vuës que l'on a touchées ci-dessus, qui est de diminuer ou d'ôter ce qui est superflu. Le premier de ces moyens étoit 2 *la Purgation*, qui comprend tous les artifices dont on se sert pour décharger l'estomac & les boyaux; quoi que ce mot marque aussi en particulier l'évacuation des excremens du bas ventre & des humeurs qui viennent de tout le corps, & qui se vuident avec les excremens par les selles, en suite de quelque médicament pris par la bouche. Sur quoi, il ne faut pas oublier de remarquer de quelle maniere notre Auteur concevoit que ce médicament agit. Il croyoit que le médicament purgatif étant entré dans le corps fait premierement vuider l'humeur qui a le plus de rapport à sa nature, après quoi il attire & purge aussi les autres. 3 *Tout de même*, disoit-il, *que chaque plante attire de la terre premierement le suc qui a du rapport à sa nature, & ensuite des sucs étrangers; ainsi un médicament qui doit purger la bile, tire premierement la bile; mais s'il est trop fort, ou si son action continue trop long-temps, ne trouvant plus de bile à purger, il purge encore la pituite, & après la pituite, la bile noire, & enfin le sang.* Ce sentiment est conforme à ce qui a été dit 4 de *l'attraction* par le moyen de laquelle notre Auteur veut que se fassent la plûpart des choses, qui concernent l'économie animale.

Les purgatifs que l'on employoit du temps d'Hippocrate, ont la plûpart la proprieté de purger par les selles, & de faire vomir en même temps; ou s'ils ne font pas toûjours ce dernier effet, du moins ils purgent presque tous violemment. Ces médicamens sont *l'Ellebore blanc*, & *l'Ellebore noir*, dont le premier est un des plus violens médicamens qu'on puisse donner pour faire vomir; les *Bayes Cnidiennes*, qui ne sont autre chose que la semence du *Tymelaa*; le *Cneorum*, qui est aussi un remede tiré du *Tymelaa* ou du *Chamelaa*; le *Peplium*, qui

1 *Epidemic. Lib* 6.

2 Κάθαρσις, de καθαίρειν, *purger, nettoyer*, ἐκθυμὸς, ἔκκρισις, de ἐκκρίνω, *je purge, j'évacue.* Hippocrate se sert aussi du mot φαρμακεύειν, qui vient de φάρμακον, *médicament. Voyez ci après, Part.* 2. *Liv.* 3. *Chap.* 7.

3 *Lib. de Natura Hominis.*

4 *Voyez ci dessus, Liv.* 3. *Chap.* 2.

qui eſt une eſpece de *Tithymale*, auſſi bien que le *Peplus*; le *Thapſia*; le ſuc Siecle
de *l'Hippophaë*, eſpece de *Rhamnus*; *l'Elaterium*, qui eſt le ſuc du *Concombre* xxxvj.
ſauvage, la *Coloquinte*, la *Scammonée*, & la *Pierre Magnéſienne*, qui eſt une eſpece d'*Aimant*. Hippocrate parle encore du *Cnicus*, qu'on prend pour le *Carthame*, & d'une eſpece de *Pavot*, qu'il appelle 1 *Pavot blanc*. & qu'il met au rang des purgatifs, mais il faut bien ſe garder de le confondre avec le pavot blanc d'aujourd'hui.

Comme ces purgatifs étoient la plûpart fort vigoureux, notre Auteur prenoit de grandes précautions lorſqu'il vouloit s'en ſervir. Il n'en donnoit point dans le temps de la *Canicule*. Il ne purgeoit jamais *les femmes groſſes*, ſi ce n'eſt dans le cas du gonflement des humeurs, dont on parlera dans ce même Chapitre; & il donne cet avis, qu'en cette occaſion il eſt même dangereux de purger avant le quatrième, & après le ſeptième mois de la groſſeſſe. Hippocrate devoit auſſi par la même raiſon s'abſtenir de purger les enfans & les vieillards; ou du moins y venir fort rarement.

Le principal ou le plus fréquent uſage, qu'il fit d'ailleurs des purgatifs, c'étoit dans les maladies *chroniques*. Dans les *aiguës* il étoit beaucoup plus circonſpect à cet égard. De tous les fébricitans, ou autres malades de maladies aigues, dont il fait l'hiſtoire dans ſes Livres intitulez *des Maladies Epidémiques*, il y en a très-peu à qui il diſe avoir donné des médicamens purgatifs. Il remarque même expreſſément 2 que ces remedes ayant été donnez en certains cas, dans les maladies dont il s'agit, avoient produit de très-mauvais effets.

Il ſemble qu'on pourroit conclurre de là qu'Hippocrate rejettoit abſolument l'uſage des purgatifs, dans ces maladies; mais il conſte d'ailleurs qu'il n'étoit pas de ce ſentiment. Il donnoit effectivement des purgatifs dans les maladies aigues, auſſi bien que dans les chroniques, mais non pas ſi ſouvent, comme on l'a déja remarqué. Il croyoit, par exemple, 3 que la purgation étoit utile dans la *pleureſie*, lorſque la douleur eſt au deſſous du diaphragme; & il donnoit, en cette occaſion, de l'Ellebore noir, ou du Peplium, mêlé avec du Laſerpitium. Il déclare d'ailleurs en divers endroits qu'on peut donner des purgatifs dans les maladies aigues, en y apportant les précautions requiſes, qui ſont tirées des regles ſuivantes.

La principale regle qu'Hippocrate donne touchant la purgation, eſt celle-ci; *que l'on doit ſeulement purger les humeurs qui ſont cuites, & non pas celles qui ſont encore crues; & qu'il faut bien ſe garder de purger au commencement d'une maladie;* 4 *ſi ce n'eſt que les humeurs s'enflent ou ſe remuent extraordinairement, ce qui arrive peu ſouvent.* L'intelligence de cette maxime dépend de ce qui a été dit cidevant, de la *coction* des humeurs. Par *le commencement de la maladie*, Hippocrate

1 *Lib.* 3. *de Morbis.* Voyez ci-après, *Chap.* 22.

2 Vide hiſtoriam *Scomphi* pleuritici, *Epidemicor. Lib.* 5. *in princip.* hiſtoriam *Scamandri*, & alias ſequentes.

3 *De Ratione Victûs in Acutis.*

4 *εἰ μὴ ὀργᾷ, niſi turgeant.* On ne ſait pas bien ce qu'il a entendu par ὀργᾷν, qui eſt un terme qui exprime proprement les mouvemens des animaux, comme on l'a dit ci-deſſus, *Chap.* 4. La plûpart des Commentateurs croyent qu'il a voulu marquer un mouvement ſubit des humeurs, qui ſe gonflent, & cherchent à ſortir de quelque côté, ou à ſe jetter ſur quelque partie. *Aphoriſm.* 22. *Sect.* 1.

Siecle xxxvj.

crate entendoit tout le temps qui se passe depuis le premier jour jusqu'au quatrième accompli. Il n'avoit pas été le premier qui eût remarqué qu'on se trouvoit mal de remuer les humeurs, ou de purger, avant ce temps-là. L'on a vu dans le premier Livre, que les Médecins Egyptiens avoient déja fait la même observation. Hippocrate pouvoit l'avoir apprise de Démocrite, qui avoit long-temps voyagé en ce pays-là, ou de quelque Egyptien, supposé que les Asclépiades ses prédecesseurs n'eussent pas aussi fait eux-mêmes cette observation.

Il y a un autre Aphorisme, qui paroît diamétralement opposé au précedent. C'est celui où il est dit, 2 *que dans les commencemens des maladies il faut remuer*, c'est à dire, purger, *ce que l'on croit devoir remuer*. Cet Aphorisme a fait de la peine aux Médecins des siecles suivants, qui ont tâché de le concilier avec le premier. Galien tire Hippocrate d'affaire, en expliquant le mot *remuer*, par *faire tous les remedes* qu'il faut pour le soulagement d'un malade, entre lesquels il compte particulierement *la saignée*, & *la purgation*, en sorte que *le remuement* qu'Hippocrate conseille dans cet Aphorisme, se fait plûtôt, selon la pensée de Galien, par le premier de ces remedes que par le dernier; quoi que cet Auteur convienne que le dernier, c'est à dire, la purgation, peut aussi quelquefois avoir lieu au commencement de ces maladies, mais plus rarement. Cette explication de Galien pourroit être admise s'il n'y avoit pas un trosième Aphorisme qui explique celui qu'on vient de citer, & qui paroît contraire au sens de Galien. C'est le vint-quatrième de la premiere Section, qui dit, *qu'il faut rarement purger dans les maladies aigues, & le faire dans le commencement, après avoir soigneusement examiné si c'est bien le cas.* Galien sauve la contradiction apparente qui se trouve entre cet Aphorisme & le premier, en disant, que c'est dans les maladies longues qu'il faut toûjours attendre la coction avant que de purger; mais que dans les aigues, on peut le faire dès le commencement, lorsque les humeurs se gonflent; & il ajoûte, que le cas étant rare c'est ce qui oblige Hippocrate à avertir que l'on examine bien toutes choses, en cette occasion, avant que de faire ce remede.

Il paroît effectivement qu'Hippocrate purgeoit quelquefois, au commencement des maladies aigues; & outre ce qu'on trouve dans l'Aphorisme qu'on vient de lire, il dit ailleurs en termes exprés, *que l'on doit purger au commencement des fiévres, lorsque les urines des malades sont troubles, mais qu'il faut s'en abstenir si elles sont claires.* Néanmoins il faut convenir qu'il le faisoit rarement, comment que les choses allassent. Ce que l'on a dit d'entrée, que sur un grand nombre de malades de maladies aigues, dont il parle dans les Livres que l'on a citez, il ne s'en trouve que très-peu à qui il ait donné des purgatifs, en est une preuve.

Il donne d'ailleurs cet important avertissement, qui a du rapport avec le premier des Aphorismes que nous avons rapportez. 3 *Ceux*, dit-il, *qui essayent de résoudre, ou de dissiper, par un remede purgatif, les inflammations qui se forment dans*

1 *Lib. de Ratione Victus in Acutis.*
2 *Aphorism 29. Sect. 2.*
3 *Lib. de Rat. Vict. in Acut.*

dans quelque partie, ne tirent rien de cette partie, où est l'inflammation, à cause de Siecle *la grande tension qu'il y a, & parce que la maladie est encore crue; au contraire ils* XXXVI. *fondent ou corrompent ce qui restoit de sain dans la partie, & qui tenoit encore bon contre le mal.* Mais pour revenir aux contradictions veritables ou apparentes des Aphorismes que l'on vient de lire, ce ne seroit pas une chose fort surprenante que ces Aphorismes ne s'accordassent pas, s'il est vrai, comme Galien lui-même en convient, que dans le recueil qui porte le nom d'Aphorismes, il y en ait de supposez. On pourroit inferer de-là que cette supposition a eu lieu à l'égard de quelcun de ceux dont il s'agit ici, quoi que Galien ne la reconoisse pas.

Au reste Hippocrate vouloit 1 qu'avant que de purger un malade, on rendit son corps fluide, ou ses humeurs disposées à s'évacuer, en les détrempant suffisamment, afin qu'elles pussent sortir avec plus de facilité.

Il disoit enfin, à l'égard du choix des purgatifs, qu'il falloit donner aux bilieux, ou dans les maladies bilieuses, les médicamens qui purgent la bile; dans les pituiteuses, ceux qui purgent la pituite; dans les mélancholiques, ceux qui purgent la mélancholie ou la bile noire, & dans l'hydropisie en particulier ceux qui purgent les eaux. Il ajoûtoit que l'on conoit si un purgatif a tiré du corps ce qu'il est nécessaire qui en sorte, selon que l'on s'en trouve, ou bien ou mal. Si l'on s'en trouve bien, c'est une marque que le médicament a effectivement vuidé l'humeur qui péchoit. Au contraire, si l'on est plus mal, Hippocrate prétendoit, que l'on n'a point rendu l'humeur qui fait le désordre, quelque quantité d'humeurs que l'on rende; car il ne jugeoit pas qu'une purgation pût être avantageuse, par la quantité des matieres qu'elle faisoit sortir du corps, mais par leur qualité, & par l'effet qui s'ensuivoit.

2 Le *Vomissement* est encore une maniere de purgation, qui se fait par le haut, & qui tire de plus loin que de l'estomac, pour peu que le vomitif soit fort. On a vu ci-devant quels étoient les vomitifs, qu'Hippocrate ordonnoit par précaution aux personnes qui se portent bien. A l'égard des malades il leur en conseilloit quelquefois de semblables, lorsqu'il n'avoit dessein que de nettoyer leur estomac. Mais quand il vouloit rappeller les humeurs des réduits les plus cachez du corps, il employoit des médicamens plus vigoureux; & l'*Ellebore blanc*, que nous avons mis au rang des purgatifs, étoit un de ceux dont il se servoit le plus souvent en cette occasion. Il en faisoit particulierement prendre 3 aux *mélancholiques* & aux *fous*; & c'est du grand usage que tous les anciens Médecins ont fait de ce médicament en semblable cas, qu'est venu le proverbe, *avoir besoin d'Ellebore*, pour dire, *avoir perdu le sens*. Il en donnoit aussi dans les fluxions, qui viennent, selon lui, du cerveau, & qui se jettent sur les narines, ou dans les oreilles, ou qui remplissent la bouche de salive, ou qui causent des douleurs de tête opiniâtres, ou une lassitude & une pesanteur extraordinaire, ou une foiblesse de genoux, ou quelque enflure de tout le corps. Il en donnoit encore aux 4 *Phthisiques* avec du bouillon de lentilles;

1 *Aphorism.* 9. *Sect.* 2.
2 *Ἔμετος*, de *ἐμέειν*, *vomir*, d'où vient le mot *émétique*, qui signie vomitif.
3 *De Dieta*, *Lib.* 1. *Voyez ci dessus*, *Liv.* 1. *Chap.* 2, & 9.
4 *De Morbis*, *Lib.* 2. & *de Intern. Affectionibus.*

Siecle xxxvj.

tilles; à ceux qui étoient malades de l'hydropisie, appellée *Leucophlegmatie*, & en d'autres maladies chroniques; mais on ne void pas qu'il s'en soit servi dans les maladies aigues, si ce n'est dans le 1 *Cholera morbus*, où il dit avoir donné de l'Ellebore avec succès. On ne vomit déja que trop dans cette maladie; mais en ce cas le vomissement fut guéri par le vomissement, ou par un vomitif, comme cela arrive quelquefois.

Quelques uns prenoient ce médicament à jeun, mais la plûpart le prenoient après avoir soupé, de la même maniere qu'on a dit que cela se pratiquoit à l'égard des vomitifs qu'Hippocrate faisoit prendre par précaution. La raison pourquoi il les donnoit le plus souvent après le repas, c'étoit apparemment afin qu'ils se mêlassent avec les viandes, & que perdant par ce moyen un peu de leur acrimonie, ils agissent avec moins de violence sur l'estomac. Il donnoit aussi quelquefois d'une plante nommée *Sesamoides*, dans la même vuë de faire vomir, & quelquefois il la joignoit à l'Ellebore. Il faut enfin remarquer qu'il donnoit en de certains cas de l'Ellebore, qu'il appelle 2 *mol*, ou *doux*. Il se peut que ce fût une préparation particuliere, par laquelle ce medicament avoit été adouci, afin que son action fût moins forte.

Lors qu'Hippocrate vouloit simplement tenir le ventre libre, ou procurer l'évacuation des excrémens contenus dans les boyaux, sans tirer de plus loin, il se servoit premierement de quelques simples propres pour cela, comme de la *mercuriale*, ou du *chou*, dont il faisoit boire le suc & la décoction. Il employoit pour le même effet le *petit lait*, & même le *lait de vache* ou *d'ânesse*, y ajoûtant un peu de *sel*, & le faisant quelquefois bouillir. Il donnoit aussi en quelques occasions le lait d'ânesse seul, en bonne quantité, afin qu'il lâchât le ventre. Il en ordonne, 3 dans un endoit, jusqu'à *seize Cotyles* ou *hémines*; or chaque hémine contenoit *neuf onces Italiques* de liqueur. Je ne sai s'il n'y a point de faute en ce passage. On trouve dans le VII. Livre des Maladies Epidemiques l'exemple d'un jeune homme à qui notre Auteur en fait prendre *neuf hémines* en deux jours, ce qui est beaucoup moins. On pourroit aussi dire que le temps nécessaire pour prendre les seize cotyles, dont il est parlé dans le premier passage, n'étant pas marqué, rien n'empêche qu'on n'entende que cette quantité de lait étoit pour plus d'un jour.

Il semble qu'Hippocrate fait aussi quelquefois mention de certains 4 *demi-purgatifs*, ou d'une maniere de purgation, qui peut tenir le milieu entre les lavemens & les purgatifs proprement dits; mais le terme qu'il employe est équivoque, & il peut également signifier une purgation *incomplete*, comme quelques Commentateurs l'expliquent, & une purgation qui se fait *par le bas*, ou *par dessous*, c'est à dire une purgation ordinaire, ainsi appellée par opposition au vomissement, qui est une purgation *par le haut*.

On a déja remarqué ci-dessus qu'Hippocrate mettoit en usage les 5 *Suppositoires*

1 *Epidemic. Lib.* 5.

2 μαλθακὸς ἐλλέβορος.

3 *De Ratione Victus in Acutis.*

4 ὑποκάθαρσις, & ὑποκαθαίρειν. *Lib. de Ulceribus*, & *de Victus Rat. in Acutis, dum de pleuritide.*

5 Προσθετὰ, βάλανοι.

toires & les 1 *Lavemens* dans le même dessein de lâcher le ventre. Les suppositoires étoient composez de *miel*, de suc de *mercuriale*, de *sel*, de *nitre*, de poudre de *coloquinte*, & d'autres ingrédiens acres pour irriter l'anus, dans lequel on les introduisoit en 2 forme *ronde* comme *une balle*, ou *ronde & longue*, à peu près comme le petit doit, ou plus ou moins longue selon la nécessité. On a déja vu ci-devant quels étoient les *lavemens*, qu'Hippocrate ordonnoit aux personnes qui se portent bien. Ceux qu'il faisoit pour les malades étoient quelquefois composez de la même maniere. D'autres fois il prenoit de la décoction de *bletes*, ou d'autres herbes semblables, dans laquelle il délayoit du *miel*, de *l'huile*, & du nitre, ou d'autres ingrédiens, selon qu'il vouloit attirer, laver, irriter, adoucir, ou selon les maladies dont il s'agissoit. La quantité de la liqueur alloit jusqu'à *quatre hémines*, c'est à dire, *trente-six onces Italiques*; ce qui semble marquer qu'il faisoit donner ces lavemens à diverses reprises.

Siecle xxxvj.

CHAPITRE XVII.

De la Purgation de la Tête *& de celle du* Poumon.

Hippocrate se proposoit aussi quelquefois de 3 *purger la tête seule*. Il pratiquoit ce remede, après avoir purgé le reste du corps, dans l'apoplexie, dans les douleurs de tête invéterées, dans certaine espece de jaunisse, dans la phthisie, & dans la plûpart des maladies chroniques. Il employoit pour cela les sucs de quelques plantes, comme, par exemple, le suc de *seleri*, auquel il ajoûtoit quelquefois des drogues aromatiques, faisant tirer ce mêlange par les narines. Il se servoit aussi de poudres composées avec la *myrrhe*, la *fleur d'airain*, & *l'ellebore blanc*, lesquelles il faisoit mettre dans le nez pour faire éternuer, & pour attirer de la pituite du cerveau, par cette partie.

Il mettoit encore en usage pour cet effet un instrument, ou une drogue, ou une composition qu'il appelle *Tetragonon*, c'est à dire, *qui a quatre angles*; mais on ne sait pas ce qu'il a entendu par là. On ne le savoit pas même du temps de Galien, 4 qui conjecture que ce pouvoit être *de l'antimoine*, ou de certaines *tables* ou *lames* qu'on trouve dans l'antimoine. Ne pourroit-on point dire, que c'étoit le nom d'une composition ainsi appellée par rapport à la forme extérieure qu'on lui donnoit, à peu près semblable à celle des Trochisques, dont on parlera ci-après? Ce qui me fait croire que cela pourroit être, c'est que 5 Galien lui-même, & les autres Médecins de ces temps-là & des suivans, se sont

1 Κλύσμοὶ, κλύσματα, κλυσμάτια, κατακλύσματα, de κλύζω, *je lave*, *je nettoye*. Le mot κλυστὴρ, d'où est tiré celui de *clystere*, marque dans Hippocrate l'instrument avec lequel on donne *le clystere* ou *le lavement*.

2 Les suppositoires ronds étoient ceux qu'on appelloit βάλανοι en Grec, & *Glandes*, en Latin. Ceux qui étoient ronds & longs s'appelloient κολλύρια. Voyez ci-après Part. 3. Liv. 2. Chap. 1.

3 Τὴν κεφαλὴν καθαίρειν. *Voyez ci-apres Part. 3. Liv. 2. Chap. 1.*

4 *Voyez les Glosses d'Hippocrate, dans Galien.*

5 *Galen. Method. Med. Lib. 12. Cap. 1. Cel. Aurelian. Tardar. Lib. 2. Cap. 14. Aëtius, & alii.*

Siecle xxxvj.

ſont ſervis d'une eſpece de Trochiſque, qu'ils appellent auſſi *Trigonus.* Il eſt vrai que *le trochiſque trigone* de ces derniers étoit plûtôt aſtringent ou adouciſſant que picquant; mais cela n'empêche pas qu'on n'eût pu donner auparavant le même nom à une autre ſorte de Trochiſques, qui euſſent cette derniere qualité, c'eſt à dire, celle de picquer ou d'irriter.

Hippocrate entreprenoit auſſi de purger ou de nettoyer *le Poumon*, ou *la Poitrine* en particulier, dans la maladie appellée Empyeme. Il ordonnoit pour ce ſujet au malade, qu'il tirât la langue autant qu'il le pouvoit. Cela étant fait, il tâchoit de faire entrer dans la canne du poumon une liqueur qui irritoit cette partie, & qui excitant une violente toux, obligeoit le poumon à ſe décharger des matieres purulentes qui y étoient contenues. Les médicamens, dont il ſe ſervoit pour cela, étoient de diverſes ſortes; quelquefois il prenoit *la racine d'arum*, qu'il faiſoit cuire dans une ſuffiſante quantité d'eau & d'huile, avec un grain de *ſel*, y délayant un peu de *miel.* D'autres fois, lors qu'il vouloit purger plus fortement, il prenoit *la fleur de cuivre*, & *l'ellébore.* Après cela il ſecouoit fortement le malade par les épaules, afin que le pus ſe détachât mieux. Ce remede, qui ſe trouve 1 en deux endrotis des œuvres d'Hippocrate, eſt attribué par Galien aux Médecins *Cnidiens*, dont on a parlé ci-devant. Les Médecins des ſiecles ſuivans ne l'ont plus pratiqué, ſoit qu'il n'y ait pas eu des malades qui l'ayent voulu ſouffrir, ſoit qu'on l'ait jugé inutile ou impraticable. Ces anciens Médecins avoient inventé ce remede pour exciter la toux, ſur ce qu'ils avoient vu que la toux étoit le ſeul moyen, par lequel le pus ſe vuide naturellement de la poitrine, & ſe tire du poumon comme par une pompe. C'eſt ce qu'on a déja remarqué dans le Livre précedent.

CHAPITRE XVIII.

Si Hippocrate a mis en uſage les purgations, *ou les* purifications ſuperſtitieuſes *dont il a été parlé ci-deſſus?*

ON a vu ci-devant que Mélampe, Polyide, & quelques autres, ſe ſervoient de certaines *purgations* ou *expiations* qui regardoient autant les crimes que les maladies. Il ſemble qu'Hippocrate ait auſſi approuvé cette pratique, lors qu'il dit, 2 *qu'un Médecin doit avoir conoiſſance des purgations ou des purifications utiles à la vie.* 3 Cornarius l'a entendu de cette maniere; & en effet on ne ſauroit autrement expliquer ce paſſage ou ce mot; car il ne s'agit point ici des purgations dont on a parlé dans les Chapitres précedens; & les autres Commentateurs, qui l'ont pris en ce dernier ſens, ſe ſont trompez.

Mais on peut dire que comme il ſe rencontre de la variation dans les 4 manuſcrits

1 *De Morb. Lib. 2. & de Intern. Affectionibus.*

2 Εἴδησις τῶν πρὸς βίον χρηστῶν καὶ ἀναγκαίων καθαρσίων, *Lib. de Decenti Habitu.*

3 Traducteur moderne d'Hippocrate.

4 Quelques manuſcrits liſent καταρσίης, au ſingulier, ce qui fait entierement varier le ſens, & qui ne ſignifie rien, ſi on le rapporte au mot ſuivant, qui eſt auſſi fort obſcur.

nuscrits originaux, à l'égard du mot en question, & que tout ce passage, y *Siecle*
compris ce qui suit immediatement, est fort obscur, il se peut qu'Hippocra- *xxxvj.*
te ait voulu dire tout autre chose. 1 *L'éloignement pour la superstition*, qui est une des qualitez qu'il requiert en un Médecin, dans ce même endroit, où il fait un parallele d'un Philosophe avec un homme de cette profession, paroît contraire à cela; car enfin comment accorder la nécessité qu'il imposeroit au Médecin d'entendre *les purifications*, qui consistoient en des cérémonies superstitieuses, avec *l'éloignement pour tout ce qui est superstitieux*. Il est vrai 2 qu'un autre Traducteur d'Hippocrate lit autrement ce dernier mot, & l'entend en un sens opposé. Mais *le penchant à la superstition*, ou *la crainte superstitieuse des Dieux* n'est pas ce dont on a accusé les Philosophes, non plus que les Médecins, qu'Hippocrate compare ici les uns avec les autres, comme on l'a déja dit.

On n'a d'ailleurs qu'à lire le Livre intitulé, *de la Maladie Sacrée*, pour voir comme Hippocrate se mocque ouvertement de toutes les cérémonies ridicules qu'on pratiquoit de son temps pour guérir cette maladie, & en particulier des expiations ou des purifications qui se faisoient pour ce sujet. On ne rapportera pas tout ce qu'il dit là dessus. On remarquera seulement qu'il met ceux qui se mêloient de ces expiations, les Magiciens, & les Bâteleurs dans le même rang, finissant un long discours qu'il fait sur cette matiere, par ces paroles, plus dignes d'un Chrêtien que d'un Payen comme il étoit: *C'est*, dit-il, *la Divinité qui nous purifie, & qui nous lave de nos plus grands pechez, & de nos crimes les plus énormes. C'est la Divinite qui nous protege, & c'est en entrant dans les Temples, qui sont la demeure des Dieux, que nous devons aller chercher à nous purifier de ce que nous avons d'impur.*

Je sai bien que le Livre qu'on vient de citer a passé pour être d'un autre Auteur. Mais on a d'ailleurs une preuve convainquante qu'Hippocrate n'étoit point pour les remedes superstitieux, en ce qu'il n'en propose aucun de cette sorte dans la pratique, & que ceux dont il se sert sont purement naturels. On peut encore voir comme il se mocque, 3 en un autre endroit, de la coûtume qu'avoient les filles de son temps, qui étoient travaillées de la mere, d'offrir à Diane des habits d'un très-grand prix. Il ne fait point difficulté de dire que les Devins ou les Prêtres, qui donnoient ce conseil à ces pauvres filles, les trompoient miserablement. Si l'on joint enfin à toutes ces raisons le jugement que fait Hippocrate, touchant la maladie des Scythes dont il a été parlé ci-devant, il paroîtra clairement qu'il n'étoit rien moins qu'adonné à la superstition.

Un Savant qui a commencé, depuis peu, de traduire Hippocrate en François, veut que cet ancien Médecin ait entendu par les purgations dont on a parlé, *les purgations de l'esprit*, qui sont un effet de la Philosophie; mais je ne sai si cela n'est point trop recherché.

1 Ἀδεισιδαιμονίη.
2 Fabius Calvus traduit comme s'il avoit lu δεισιδαιμονίη.
3 *Lib. de his quæ ad Virginem spectant.*

Siecle xxxvj.

CHAPITRE XIX.

De la Saignée, *& de l'application des* Ventouses.

LA *Saignée* est encore un autre moyen qu'Hippocrate avoit *d'évacuer* ou *d'ôter le superflu* de ce qui est dans les vaisseaux & dans les parties. Il se proposoit, en second lieu, par là de *détourner*, ou de *rappeller* le sang qui se porte en des lieux où il ne doit pas aller. Un troisiéme bût de la saignée c'étoit de *procurer un mouvement libre au sang & aux esprits*, comme on le recueille du passage suivant: *Lors*, dit Hippocrate, *que quelcun perd tout d'un coup la parole, ce sont* [1] *les veines qui se bouchent ou se ferment, qui causent cet accident, sur tout quand il arrive à une personne qui se porte bien d'ailleurs, sans qu'il y ait eu de violence étrangere, ou de cause sensible. En ce cas-là, il faut ouvrir la veine interne du bras droit, & tirer plus ou moins de sang, selon la constitution ou l'âge du malade. Il arrive en même temps à ceux qui perdent ainsi la parole, des rougeurs de visage; des immobilitez des yeux; des tensions extraordinaires des bras; des grincemens de dents; des battemens d'arteres, ou des palpitations. Ils ne peuvent desserrer les machoires; ils ont les extremitez froides, & les esprits* [2] *sont interceptez, ou les passages que ces esprits ont dans les veines sont bouchez. Que s'il survient des douleurs, c'est par l'abord de la bile noire & des humeurs acres. Or les parties internes étant mordues, ou irritées, par ces humeurs, elles souffrent beaucoup, & les veines étant pareillement irritées & dessechées se tendent extraordinairement, s'enflamment, & attirent tout ce qui y peut couler; en sorte que le sang se corrompant, & les esprits ne pouvant plus passer au travers de ce sang* [3] *par leurs chemins ou par leurs passages ordinaires, il arrive que les parties se réfroidissent à cause du sejour ou du repos des esprits. De là viennent les vertiges, les manquemens de la voix, la pesanteur de tête & les convulsions, si ce désordre s'est fait sentir jusqu'au* [4] *cœur, au foye, ou à la* [5] *grande veine. De là viennent encore les épilepsies & les paralysies, si la fluxion tombe sur le voisinage des parties qu'on vient de nommer, & qu'elles se dessechent par l'impossibilité où sont les esprits d'y pouvoir passer. En ce cas là, après avoir fait des fomentations, il faut d'abord ouvrir la veine, pendant que les esprits & les sucs sont encore* [6] *suspendus ou s'élevent encore.*

Hippocrate avoit une quatriéme intention, lors qu'il saignoit; c'est qu'il prétendoit par ce moyen de *raffraichir*. Ainsi, [7] dans *l'Ileus*, il ordonne la saignée au bras & à la tête, *afin*, dit-il, *que le ventre supérieur cesse d'être échauffé*. Les autres vuës particulieres qu'Hippocrate pouvoit avoir, dans l'administration de ce remede, paroîtront dans l'examen qu'on va faire des principaux cas

1 Φλεβῶν ἀπολήψιες. Il dit ailleurs dans le même sens, *κύστις ἀπολαφθεῖσα, la vessie bouchée.*
2 Πνευμάτων ἀπολήψιες ἀνὰ τὰς φλέβας, *Interceptiones Spirituum in venis.*
3 Τὰς κατὰ φύσιν ὁδοὺς, *leurs chemins naturels.*
4 *Voyez* ci-dessus Liv. 3. Chap. 3. Article 2. 5. 6. & 7.
5 Ἐπὶ τὴν φλέβα. Il faut remarquer qu'il n'est point fait ici mention du *cerveau* ni des *nerfs.*
6 Μετεώρων ἐόντων.
7 *De Morb. Lib. 3. Vide Cal. Aurelian. Acutar. Pass. Lib. 3. Cap. 17.*

cas où il le jugeoit néceſſaire. On verra en même temps quelles précautions il prenoit en cette rencontre, quelles ſont les veines qu'il ouvroit, la quantité de ſang qu'il tiroit, & d'autres circonſtances concernant la ſaignée. *Siecle xxxvj.*

Il faut premierement remarquer qu'il ſe regloit à peu près de même pour la ſaignée, que pour les purgatifs, par rapport au temps & aux perſonnes. *On doit*, dit-il, *tirer du ſang dans les maladies aigues, lors qu'elles ſont véhémentes ou fortes, & ſuppoſé que le malade ſoit robuſte & à la fleur de ſon âge.* Il s'enſuit de là, en premier lieu, qu'il ne ſaignoit ni *les enfans*, ni *les vieillards*; & j'ai été ſurpris de la conſéquence que 1 Riolan tire d'un paſſage de notre Auteur, par lequel il prétend prouver que cet ancien Médecin ſaignoit quelquefois des enfans. On peut voir là-deſſus la note qui eſt au bas de la page.

Hippocrate ne ſaignoit point non plus les femmes groſſes, & il remarque expreſſément que la ſaignée leur cauſe l'avortement; mais il ſaignoit quelquefois au pied celles qui demeuroient trop long-temps au travail d'enfant, ſuppoſé qu'elles fuſſent jeunes, robuſtes, & ſanguines.

Il inſinue auſſi ailleurs, qu'il faut avoir égard au temps, ſoit par rapport à la maladie, ſoit par rapport à la ſaiſon, lors qu'on veut faire une ſaignée.

Il ajoûte, dans le premier paſſage qu'on a cité, comme pour expliquer ce qu'il entend par les maladies, qui ſont *aigues & vehémentes* en même temps. Il ajoûte, dis-je, 2 *que l'on doit tirer du ſang dans les grandes douleurs*, & particulierement dans *les inflammations*; entre leſquelles il compte celles qui attaquent les principaux viſceres, comme le foye, le poumon, la rate; celle qui cauſe que la douleur ſoit plus haut que le diaphragme. En ce cas il veut *qu'on laiſſe couler le ſang juſques à ce que le malade tombe en défaillance*; ſur tout ſi la douleur eſt très-aigue; ou bien il conſeille qu'on ne ferme point la veine *que la couleur du ſang ne change, en ſorte que de rouge il devienne livide, ou de livide rouge.* &c. Dans l'Eſquinancie, il ſaignoit aux deux bras tout à la fois. La difficulté de reſpirer eſt auſſi comptée entre les principales maladies, qui demandent la ſaignée. Hippocrate fait encore mention d'une eſpece *d'inflammation de poumon*, qu'il appelle *enflure* ou *tumeur du poumon cauſée par la chaleur*, dans laquelle il veut que l'on tire du ſang de toutes les parties du corps, & il indique particulierement *les bras, la langue, & les narines.*

Dans les *douleurs*, il vouloit 3 *qu'on ouvrit la veine la plus proche de l'endroit douloureux*; & il remarque expreſſément, touchant *la pleuréſie* en particulier, 4 *qu'il faut ouvrir la veine interne du bras, du côté de la douleur.* Par la même raiſon il faiſoit ouvrir les veines des *narines*, & celles du *front*, dans les *douleurs de tête.* C'eſt auſſi ce qui l'obligea à ſaigner au pied une eſclave Iduméenne, qui après avoir accouché ſouffroit de grandes couleurs à une hanche & à une

1 Gallimedontis puero, propter tuberculum ad collum, ſecti vena. Epidemic. Lib 5. & 7 Nota, *dit Riolan*, puero detractum ſanguinem Il y dans le Grec τῷ Καλλιμέδοντος, *filio Callimedontis*, & non pas *puero*, comme a traduit Cornarius, ce qui a trompé Riolan, pour n'avoir pas daigné conſulter le texte Grec, qu'il entendoit fort bien. Il n'eſt point dit quel âge avoit ce fils de Callimedon *Riolan. de Circulat. Sanguin. Cap.* 3.

2 *De Ratione Victus in Acutis.*

3 *Epidemic, Lib.* 6. *Sect.* 6.

5 *De Ration. Victus in Acut.*

Siecle xxxvj.

une jambe, ce qui lui causoit des convulsions. Lors que la douleur ne pressoit pas, & qu'il s'agissoit de faire des saignées pour la prévenir, il vouloit alors [1] *qu'on ouvrît les veines des parties les plus éloignées, afin de rappeller insensiblement le sang qui se porte vers le siege ordinaire de la douleur.*

Les *fiévres continues* les plus ardentes, où il n'y a pas de la *douleur*, ni des marques *d'inflammation*, ne sont pas mises par Hippocrate au rang des maladies aigues qui demandent la saignée. Il prétend au contraire que la fiévre elle-même doit empêcher, en certains cas, qu'on ne tire du sang. [2] *Si quelcun*, dit il, *a un ulcere à la tête il faut le saigner, pourvu qu'il n'ait pas de la fiévre.* [3] *Il faut*, dit il encore, *saigner ceux qui perdent tout d'un coup la parole, supposé qu'ils soient sans fiévre.*

Peut être craignoit il la saignée dans les fiévres, parce qu'il supposoit, comme il paroît par quelques passages, que la fiévre est causée par la bile & la pituite qui s'échauffent, & échauffent ensuite tout le corps, ce qui produit la fiévre, & qu'il jugeoit que ces humeurs ne peuvent pas être vuidées par la saignée. On voit d'ailleurs qu'il regarde la presence ou l'abondance de la bile, comme un empêchement à ce remede; & qu'il veut [4] *que l'on s'abstienne de saigner, même dans le crachement de sang, lors qu'il y a pleurésie, & qu'il y a de la bile*, c'est-à-dire, à mon avis, *dans une pleurésie bilieuse*, & qui n'est pas accompagnée d'une grande douleur.

Il faut ajoûter à cela qu'Hippocrate faisoit une grande difference entre la fiévre *qui ne succede à aucune autre maladie*, mais qui est elle-même *la maladie principale*, ou *l'accident principal*, & entre la fievre *qui suit* ou *accompagne les inflammations*. En ce temps là, selon la remarque de Galien, on n'appelloit proprement fiévre que celle de la premiere sorte; la derniere n'étant point nommée de ce nom, mais de celui de la partie où est l'inflammation; comme *pleurésie*, *peripneumonie*, *hépatitis*, *nephritis* &c. qui sont des noms qui marquent que *la pleure*, *le poumon*, *le foye*, *les reins* sont atteints de maladie, mais qui ne désignent nullement la fiévre qui accompagne cette maladie. Dans ce dernier genre de fiévre Hippocrate saignoit toûjours, mais il n'en étoit pas de même du premier.

Cela supposé, il ne faut pas être surpris si dans tous les Livres des Maladies Epidémiques, que l'on a dit être des journaux de la pratique de notre Auteur, il est si rarement fait mention de la saignée dans les maladies aigues & particulierement dans les fiévres, quoi que continues & très ardentes, qui y sont décrites en grand nombre. Dans tout le I & le III. Livre, qui sont les plus achevez, on ne trouve qu'un seul exemple de ce remede qui fut pratiqué dans une *pleurésie;* encore Hippocrate avoit-il renvoyé de le faire, jusqu'au huitième jour de cette maladie.

Galien rend une autre raison de la conduite de cet ancien Médecin, en cette rencontre: „ [5] Hippocrate, *dit-il*, n'ayant point parlé de la saignée, non „ seu-

1 *Lib. de Natura Hominis.*
2 *Epidemic. Lib. 2. Sect. 6.*
3 *Ibidem.*
4 *Epidemic. Lib. 6. Sect. 3.*
5 *In Lib. 3. Epidemic. Comment. 1.*

„ seulement à l'égard de Pythion, mais encore de divers autres malades, qui *Siecle*
„ sembloient avoir besoin d'être saignez, selon ses propres principes, autant *xxxvj.*
„ que nous en pouvons juger par ses Ecrits, il faut nécessairement conclurre
„ de deux choses l'une, ou qu'on ne leur a point tiré de sang, ou qu'Hippo-
„ crate a oublié d'en parler dans l'histoire qu'il fait de leur maladie Or il n'est
„ pas vraisemblable qu'il ait manqué de saigner ceux dont la maladie le reque-
„ roit, car ce grand homme aimoit la saignée, comme il paroît par ses Ecrits
„ les plus légitimes & qui sont reconus de tout le monde pour être veritable-
„ ment de lui; tels que sont *les Aphorismes*, le Livre *du Régime de vivre dans*
„ *les maladies aigues*, celui *des Articulations*, & enfin celui que nous avons en
„ main, où il parle de cette maniere. *J'ai ouvert la veine du bras, le huitiè-*
„ *me jour, & il en est sorti beaucoup de sang comme cela étoit nécessaire* S'il a
„ fait une saignée le huitième jour de la maladie dont il parle, il est à croire à
„ plus forte raison, qu'il a mis en usage ce remede les jours précedens D'au-
„ tre côté, il n'y a pas d'apparence qu'il ait oublié d'en faire mention dans les
„ cas où il l'a pratiqué, d'autant plus qu'il rapporte des remedes beaucoup
„ moins importans, n'ayant pas même omis les suppositoires. S'il y a donc,
„ *poursuit Galien*, de la difficulté de part & d'autre à l'égard de ces deux senti-
„ mens, il faut se déterminer pour celui où il y en a le moins. Cela supposé
„ ma pensée est que le remede en question a été employé en plusieurs de ces
„ malades qu'Hippocrate a traitez; mais qu'il a été omis, dans la narration
„ de la maladie, comme si cela s'entendoit de soi-même. Je tombe d'autant
„ mieux dans ce sentiment, qu'Hippocrate a marqué expressément qu'il a sai-
„ gné au huitième jour; & je crois qu'il n'a fait cette observation que parce
„ que c'est une chose, qui ne se pratiquoit pas ordinairement, n'ayant point
„ parlé des saignées faites les jours précedens, parce que cela étoit de l'usage
„ commun.

Plusieurs d'entre les Commentateurs modernes d'Hippocrate sont du sentiment de Galien. Mais on pourroit leur répondre qu'Hippocrate ayant été fort exact, comme Galien le reconoit lui-même, à rapporter jusqu'aux plus petits remedes dont il s'étoit servi, tels que sont les suppositoires, il est difficile de croire qu'il eût omis ici l'un des plus considerables. On peut ajoûter que Galien a soûtenu dans un autre endroit, qu'Erasistrate, Médecin dont on parlera ci-après, n'avoit jamais saigné personne; par cette seule raison que ce Médecin n'avoit jamais parlé de la saignée, en faisant mention des remedes qu'il avoit employez en diverses occasions. Si l'argument est bon contre Erasistrate, il le sera aussi contre Hippocrate. Il étoit d'ailleurs aussi important que l'on fût informé des remedes qui avoient été faits aux malades de ce dernier, que du progrés de leur mal; car enfin les accidens qui surviennent dans une maladie dépendent quelquefois autant des remedes que l'on pratique, ou que l'on omet, que de la nature de la maladie elle-même. Il y a bien plus d'apparence que si Hippocrate ne parle point de la saignée, dans la plûpart des cas qu'il a décrits, c'est qu'il ne s'en est point servi; & cela n'est point tant contre ses principes, que Galien le veut insinuer; il paroît, au contraire, qu'il les suit en cela précisément, comme ce qui a été dit ci-dessus le justifie.

Si Hippocrate avoit fait de bonnes saignées à ses fébricitans, dans les pre-

Siecle xxxvj.

miers jours de leur maladie, comme le prétend Galien, il n'auroit peut-être pas eu occasion de voir tant de fiévres se terminer par des *Crises*, c'est à dire, comme il a été remarqué, par des évacuations naturelles, & qui viennent d'elles-mêmes en de certains jours. Cet ancien Médecin comptoit d'une telle façon sur le secours de la *Nature*, & sur *le Regime*, qui étoit son remede favori, qu'il croyoit qu'en ayant soin de nourrir les malades selon les regles qu'il donne, on devoit pour le reste les laisser le plus souvent en repos. Ce sont-là ses veritables principes, & qu'il n'abandonne point; en sorte que ses Livres des Maladies Epidémiques semblent n'avoir été faits, que dans la vuë de laisser à la postérité un modelle de la maniere dont il croyoit que l'on doit se conduire, par rapport à ces mêmes principes.

Pour revenir aux regles qu'Hippocrate se prescrivoit concernant la saignée, 1 on remarque que dans toutes les maladies qui ont leur siege *au dessus du foye*, il saigne *aux bras*, ou aux autres veines *supérieures*; mais que dans les maladies qui attaquent *les parties plus basses*, il ouvre les veines *d'embas*; comme sont celles *des pieds*, ou *de la cheville*, ou *du jarret*. 2 Si le ventre étoit trop libre, & qu'on jugeât la saignée nécessaire, Hippocrate vouloit qu'on le raffermit avant que de saigner.

Les exemples qu'on a rapportez jusques ici des saignées, ordonnées par Hippocrate, ne regardent presque que des maladies *aigues*. On en trouve aussi plusieurs concernans les maladies *chroniques*. 3 Un jeune homme se plaignoit d'une douleur de ventre, accompagnée d'un grand bruit, lors qu'il demeuroit quelque temps sans manger, & qui cessoit après avoir pris de la nourriure. Cette douleur & ce bruit continuant, les alimens ne profitoient point à ce malade; au contraire il s'amaigrissoit & devenoit tous les jours plus extenué. On lui avoit inutilement donné divers médicamens, tant purgatifs que vomitifs Enfin on s'avisa de lui tirer, par intervalles, du sang de l'une & de l'autre main, 4 jusqu'à ce qu'il ne lui en restât presque plus, ce qui le guérit parfaitement.

Hippocrate saignoit aussi dans l'*Hydropysie*, & même dans l'*Hydropysie venteuse*. Il propose dans l'une & l'autre de ces maladies la saignée du bras. 5 Dans une maladie où *la rate grossit*, & où il y a divers autres accidens, il veut que l'on réitere plusieurs fois la saignée du bras, de la veine qu'il appelle *veine de la rate*. On parlera encore de cette maladie dans la suite.

A l'égard de la saignée *de la langue*, qu'il pratiquoit 6 dans une espece de *Jaunisse*, il se peut que ce fût un remede Empirique, ou qui étoit uniquement fondé sur l'expérience, sans qu'on pût rendre raison pourquoi il étoit utile en cette occasion. Ce qui confirme cette pensée, c'est que le Livre, où il est fait mention de ce remede, a passé pour être un ouvrage des Médecins *Cnidiens*, qui étoient, comme on l'a vu, des Empiriques. Il se peut aussi que ce remede

1 *Galen. Comment. in Aphorism. 6. Lib. 6.*
2 *De Ratione Victus in Acutis, sub finem.*
3 *Epidemic. Lib. 5. sub princip.*
4 ἕως ἔξαιμος ἐγένετο; *jusqu'à ce qu'il fut sans sang.*
5 *Lib. de Affectionibus.*
6 *De Morb. Lib. 2.*

de fût fondé sur quelque raison, que nous ne savons point; parce que nous n'avons pas la même idée de la disposition des veines, ou du rapport qu'elles ont avec les diverses parties du corps, qu'en avoient ces Anciens. Ce qu'Hippocrate dit ailleurs, *que si l'on ouvre, ou si l'on brûle à quelcun les veines ou les arteres des temples, il ne peut plus engendrer*, ne paroît pas mieux appuyé sur aucune raison; & il y a autant lieu de demander quelle communication particuliere il y a entre les veines des temples & les parties qui servent à la generation, comme de rechercher celle qu'il peut y avoir entre le foye ou la rate, qui sont les parties malades dans la jaunisse, & les veines de la langue. On ne se tireroit pas mieux de l'une de ces difficultez que de l'autre, si Hippocrate ne nous avoit appris lui-même 1 que la semence, qui vient, selon lui, de toutes les parties du corps & particulierement de la tête, descend par les veines des temples ou de derriere les oreilles; en sorte que quand on brûle ces veines, on coupe le chemin de la semence. L'on a vu 2 ci-dessus, que cette ouverture des veines de derriere les oreilles étoit familiere aux Sythes, qui se tiroient par là d'une certaine espece de *Sciatique*. Au reste il n'y a pas de doute que la saignée, aussi-bien que la purgation, qui sont les deux remedes des effets desquels on peut le plus aisément rendre raison, ne doivent être regardez en diverses rencontres que comme des remedes Empiriques. Il suffisoit à Hippocrate & aux autres anciens Médecins, de savoir que ces remedes avoient été utiles en certains cas, pour les obliger à s'en servir le même cas se présentant; quoi qu'ils ne vissent point pourquoi ces mêmes remedes operoient de telle, ou de telle maniere. *Siecle xxxvj.*

On voit par ce qui a été dit touchant la saignée, qu'il étoit des occasions où Hippocrate ne faisoit qu'une saignée dans une maladie, mais il la faisoit grande; il la poussoit quelquefois jusqu'à ce que le malade tombât en défaillance. D'autres fois il saignoit aux deux bras tout à la fois. En d'autres rencontres il faisoit plusieurs saignées les unes après les autres, en diverses parties du corps, mais il ne marque pas la quantité de sang qu'il tiroit à chaque fois.

Les veines qu'il ouvroit étoient celles *des bras*, 3 ou *des mains*, *des chevilles*, en dedans & en dehors; celles *du jarret*, *du front*, *du derriere de la tête*, de *dessous les mammelles*, *des temples*, *de la langue*, *du nez*, & enfin celles de *l'anus*; sans compter qu'il en brûloit quelques-unes, & qu'il ouvroit aussi *les arteres*, comme on le dira en parlant des remedes de la Chirurgie.

Hippocrate appliquoit aussi *des Ventouses*, pour rappeller & pour attirer le sang, ou les autres humeurs qui se portoient sur quelque partie. Quelquefois il se contentoit de la simple attraction, qu'avoit fait la ventouse. D'autres fois il *scarifioit*, encore, c'est à dire, il *découpoit* ou *faisoit diverses piqueures*, à l'endroit sur lequel elle avoit été appliquée. 4 On parlera ci-après plus particuliere-

1 *Voyez ci-dessus, Liv. 3. Chap. 3.*

2 *Liv 3. Chap. 10.*

3 Par le mot *χεὶρ*, *main*, les Grecs entendoient souvent *tout le bras*; en sorte que quand ils vouloient désigner la main seule, ils disoient quelquefois *ἄκρα χεὶρ*, *l'extrémité du bras*, ou *la main extrème*. Hippocrate fait particulierement mention de deux veines du bras, l'une qu'il appelle *hepatitis*, & l'autre *splenitis*, supposant que la premiere vient du *foye*, & la derniere de la *rate*.

4 *Voyez Part. 2. Liv. 4. Sect. 2. Chap. 4. & 5.*

Siecle xxxvj. licrement des diverses sortes de ventouses dont usoient les Anciens, & de la maniere dont ils les appliquoient. On parlera aussi des *Cauteres*, quand on en sera à la Chirurgie d'Hippocrate.

CHAPITRE XX.

Des Remedes Diurétiques, *&* *des* Sudorifiques.

QUand la saignée & la purgation, qui étoient les deux principaux & plus universels moyens dont Hippocrate se servoit pour diminuer le superflu du sang ou des humeurs, ne suffisoient pas, il avoit recours aux *Diurétiques*, & aux *Sudorifiques*. C'est ce qu'il insinue dans le passage suivant, où il n'est pas néanmoins fait mention de la saignée. 1 *Toutes les maladies*, dit-il, *se terminent ou se guérissent par les évacuations qui se font par la bouche, ou par le ventre, ou par la vessie, ou par quelqu'autre semblable ouverture*; *mais la sueur est commune à toutes les maladies, ou les termine toutes également.*

Les remedes 2 *Diurétiques*, c'est à dire, *qui font uriner*, se faisoient diversement, selon la nécessité, ou la disposition des personnes. Quelquefois on employoit *le bain* pour cela, d'autres fois on donnoit du *vin doux*. La nourriture que l'on prenoit y contribuoit aussi. Entre les herbages dont on se sert ordinairement, Hippocrate recommande en cette occasion l'*ail*, l'*oignon*, le *porreau*, le *concombre*, le *melon*, la *citrouille*, le *séleri*, le *cithysus*, le *fenouil*, l'*adiantum*, le *solanum*, aussi bien que toutes les choses acres, & qui ont de l'odeur. Il met au même rang le miel mêlé avec de l'eau & du vinaigre, & toutes les viandes salées. Mais quand il vouloit pousser plus fortement de ce côté-là, il prenoit quatre *cantharides*, auxquelles il ôtoit les ailes & les pieds, & en faisoit boire la poudre avec du vin & du miel. Il ordonnoit ces divers remedes en diverses maladies Chroniques, après avoir purgé, lorsqu'il croyoit que 3 le sang étoit encore chargé de cette espece d'humeur qu'il appelle *Ichor*; ou lorsque les urines étoient retenues.

Hippocrate se servoit aussi de remedes *Sudorifiques*, ou qui font *suer*. Il y a même de certains cas où il veut 4 que l'on provoque les sueurs, aussi-bien que les urines, mais il ne dit pas comme il faut s'y prendre pour cela. Il avertit dans un autre endroit, 5 *qu'il faut bien examiner s'il est à propos de faire suer, & quand, & comment*; mais il n'en indique point non plus les moyens. 6 Il n'y a qu'un seul passage, que je sâche, où il parle de provoquer la sueur, *en versant sur la tête du malade une grande quantité d'eau chaude, jusqu'à ce*, dit-il, *que les pieds suent*, c'est à dire, jusqu'à ce que la sueur s'étende par tout le corps, ou qu'elle passe de la tête aux pieds. Ensuite de cela, il veut *que l'on mange beau-*

1 *De Ratione Victus in Acutis. P. m.* 403.
2 *διουρητικά*, de *διουρεῖν*. *uriner.*
3 *αἷμα ἰχωροειδές*, Voyez *ci-dessus*, *Liv.* 3. *Chap.* 4.
4 *κρεῖσσον δὲ διουρέειν καὶ ἱδίειν*, *Satiùs urinam & sudorem provocare. de Morb. Mulier. Lib.* 1.
5 *Epidemic. Lib.* 6. *Sect.* 2.
6 *Epidemic. Lib.* 2. *Sect.* 6. *Vide & Aphorism.* 42. *Lib.* 7.

beaucoup de farine cuite ; que l'on boive du vin pur par dessus, que l'on se couvre ou Siecle
que l'on s'envelope avec des couvertures, & que l'on se tienne en repos. Ce qu'il xxxvj.
ajoûte immediatement après, *ou que l'on mange deux ou trois bulbes de narcisses à son souper*, ne me paroît pas avoir du rapport avec le but d'exciter la sueur, les narcisses étant mis au rang des vomitifs par Dioscoride. Il se peut qu'Hippocrate donne le choix au malade de suer, ou de vomir. Il se pourroit aussi que le narcisse dont parle Hippocrate, n'ait plus été conu sous le même nom, dans la suite: comme cela est arrivé à l'égard de quelques autres simples, dont les noms ont changé. Je ne vois pas dans Hippocrate d'autres médicamens sudorifiques pris par la bouche. La maladie pour laquelle il propose les remedes, dont on vient de parler, c'est *une fiévre, qui n'est*, dit-il, *point causée par la bile ni par la pituite, mais qui vient ou de lassitude, ou de quelqu'autre cause.* On voit par là qu'Hippocrate n'approuvoit pas que l'on fît suer ceux qui avoient d'autres fiévres, que celle qu'il désigne.

CHAPITRE XXI.

Des Médicamens simples qui changent la disposition du corps, & des humeurs, par rapport à leurs qualitez sensibles, sans faire aucune évacuation.

1 L*Es médicamens*, dit Hippocrate, *qui ne purgent ni la bile, ni le phlegme*, c'est à dire, qui ne sont pas purgatifs, *agissent ou en raffraichissant, ou en échauffant, ou en sechant, ou en humectant, ou en* 2 *resserrant & épaississant, ou en resolvant, ou dissipant.* Il joint à ces remedes *ceux qui procurent le sommeil*, desquels on parlera dans le Chapitre suivant. Il ne spécifie point quels sont ces médicamens qui raffraichissent, qui humectent &c. & il y a de l'apparence que ce qu'il appelle ici un médicament, tenoit aussi lieu de nourriture. C'est ce qu'il semble insinuer, lorsqu'il dit un peu plus bas, *que les viandes & les boissons dont les hommes se servent dans leur santé, doivent aussi leur servir quand ils sont malades, en les choisissant, ou en les préparant selon la necessité qu'il y a de raffraichir, d'humecter, de dessecher, ou d'échauffer.*

Comme ceci a du rapport avec la Diéte des malades, on peut voir ce qui a été dit ci-dessus à cet égard. Pour ce qui est des médicamens qui *épaississent, résolvent, attenuent, ramassent, fondent, dissipent*, Hippocrate les employoit extérieurement & intérieurement, soit pour faire ramasser la matiere d'un abscès; soit pour résoudre ou dissiper une tumeur; soit pour épaissir une humeur acre & subtile; ou pour atténuer & subtiliser un suc épais & gluant. On parlera de tous ces remedes, dans le Chapitre vint-quatrième, où l'on traitera de la Pharmacie d'Hippocrate.

1 *De Affectionibus*, p. m. 525. Ce Livre a été attribué à *Polybe*. Voyez ci-après Chap. 26. ce qui est remarqué touchant les remedes raffraichissans.

2 Ἢ ξυνάγοντα, ἢ διαχέοντα. Le premier signifie *ramasser, resserrer, épaissir*; & le second, *résoudre, dissiper, fondre, répandre*, ou *étendre*.

Siecle. xxxvj.

CHAPITRE XXII.

Des Médicamens Somnifères, *ou qui procurent le sommeil.*

Hippocrate parlant, dans le passage qu'on vient de citer, des remedes qui procurent le sommeil, dit, 1 *qu'ils produisent cet effet en donnant* 2 *du repos, ou du calme, au sang*; mais il n'indique point non plus quels sont ces remedes. Il parle en divers autres endroits d'une plante qu'il appelle 3 *Mécon*, qui est le nom que les Grecs donnent au *Pavot*; mais il faut remarquer qu'il attribue souvent à cette plante une qualité *purgative*, ce qui fait voir que ce n'est pas du pavot qu'il entend parler en ces endroits-là. 4 Galien nous apprend que quelques-uns prenoient le *Peplus*, qu'on a mis au rang des purgatifs, & le *Papaver spumeum* pour une même plante; & dans les Glosses d'Hippocrate, il dit que *Méconium* & *Peplus* signifient quelquefois la même chose, dans notre Auteur. Je pense qu'il faudroit lire *Mécon*, & non pas *Meconium*; Pline remarquant que le *Tithymale*, qui est la même chose que le Peplus, s'appelloit autrement *Mécon*; ou du moins Galien auroit dû dire, que le Meconium étoit le suc du Peplus, & non pas le Peplus même.

On trouve aussi dans Hippocrate d'autres passages, dans lesquels ces deux mots *Mécon* & *Méconium* se prennent dans la même signification, que leur ont toûjours donnée les Grecs des siecles suivans, c'est à dire, que le premier marque le *pavot somnifére*, & le dernier *le suc* qu'on en tire; ce qui fait voir qu'on a appellé d'un même nom, du temps d'Hippocrate, deux choses fort differentes, le *Peplus*, qui est, comme on l'a dit, une espece de Tithymale, qui purge, & le *Pavot* qui est astringent & qui fait dormir. Cet Auteur fait même encore mention d'une troisième espece de *Méconium*, qui n'est autre chose que les premiers excremens, que rend un enfant nouvellement né.

Dans le second Livre *des Maladies de Femmes*, le même Auteur 5 propose *le suc de Pavot*, pour une maladie de matrice; & une preuve qu'il a bien entendu par là le Pavot qui fait dormir, c'est qu'il ordonne quelques lignes plus bas le *Méconium*, qu'il appelle 6 *somnifere*, pour le distinguer des autres. Il conste par ces passages qu'Hippocrate conoissoit la proprieté qu'a le Pavot de faire dormir. Mais il faut remarquer qu'il en use très-rarement; & l'on ne void point qu'il propose ce remede dans les cas où on l'a donné depuis; comme dans les *veilles* qui accompagnent diverses maladies, & particulierement dans les *douleurs*.

Il

1 On a remarqué, dans le Chapitre précedent, que le Livre d'où ce passage est tiré, été attribué à *Polybe*, qui étoit, comme on le verra, plus grand raisonneur qu'Hippocrate.

2 Ἀτρεμίη.

3 Μήκων.

4 *De Simpl. Medicam. Facult. Lib.* 8.

5 Ὀπὸς μήκωνος. Du mot ὀπός, *suc*, a été formé celui de ὄπιον, en Latin *Opium*. On peut voir dans Dioscoride la difference que l'on a faite entre *Opium* & *Méconium*.

6 Ὑπνωτικὸν μηκώνιον.

Il propose 1 en un endroit, où il s'agit de *Convulsion*, la racine de *Mandragore*, qui a une qualité approchante de celle du Pavot, ou de l'Opium ; mais il avertit qu'on n'en doit donner qu'une petite quantité, de peur de troubler le cerveau. Il ordonne encore ailleurs, pour une fiévre quarte, la Mandragore, & la semence de *Jusquiame*, qui est d'un effet à peu près semblable. On parlera encore 2 ci-après des remedes somniferes, & de l'usage qu'on en a fait, ou de ce qu'on en a craint, dans ces anciens temps. Siecle xxxvi.

Hippocrate parle encore ailleurs du *pavot blanc*, & du *pavot noir*, en ces termes : *le pavot*, dit-il *resserre le ventre*, *le noir plus que le blanc*, *quoi que le blanc le fasse*, *mais il nourrit & il a beaucoup de force*. A la verité nous apprenons de Dioscoride & de Galien que les Anciens mettoient de la semence de pavot dans des gâteaux qu'ils faisoient avec de la farine & du miel, & quelquefois même dans du pain ; mais il ne semble pas que ce fût à dessein de se nourrir de cette semence. 3 Il y a neanmoins des gens qui en font encore aujourd'hui du pain, ou qui en mêlent avec de la farine dont ils font leur pain. Peut-être qu'en le faisant cuire, ou la semence dont il est composé, çela lui ôte sa qualité somnifere & malfaisante.

CHAPITRE XXIII.

Des Médicamens ou Remedes appropriez à chaque espece de maladie, de l'effet desquels on ne rend point de raison.

LEs remedes dont on a parlé jusques à présent agissent d'une maniere sensible, & c'est par leur moyen qu'Hippocrate remplissoit les vuës génerales, que l'on a dit qu'il se proposoit dans la cure des maladies. Outre ces remedes il en employoit encore d'une autre sorte, sans autre raison, que l'on sache, si ce n'est parce qu'ils avoient accoûtumé d'être utiles, dans les cas particuliers où on les appliquoit. Son expérience, jointe à celle de ceux qui l'avoient précedé, lui pouvoit suffire en cette occasion pour le porter à l'usage de ces remedes, quoi qu'il ne vid pas comment pouvoir rendre raison des effets qu'ils produisoient.

On verra quels étoient ces remedes, dans les exemples que nous donnerons de la maniere dont Hippocrate traitoit quelques maladies particulieres. Mais il ne faut pas oublier de remarquer ici, que ces derniers remedes sont apparemment ceux qu'il avoit tirez de ses prédécesseurs les *Asclépiades*, qui en qualité d'*Empiriques*, qu'ils étoient, se mettoient peu en peine de la maniere dont leurs remedes operoient, pourvu qu'ils guérissent les maladies pour lesquelles ils s'en servoient. Quoi qu'Hippocrate comptât beaucoup sur les premiers remedes, dont on a parlé ci-devant, il ne négligeoit pas néanmoins ceux-ci ; & presque tous les Médecins qui sont venus après lui ont continué de joindre ces deux sortes de remedes, pour la guérison des maladies.

1 *Voyez ci après*, *Chap.* 26.
2 *Part.* 2. *Liv.* 2. *Chap.* 7.
3 *Vide Mundium de Esculentis*, &c.

Siecle xxxvj.

CHAPITRE XXIV.

Des remedes qui se font par l'application extérieure de certaines matieres sur diverses parties du corps. Des Médicamens composez en géneral, & de la Pharmacie *d'Hippocrate.*

ENntre les remedes qui s'appliquent extérieurement, 1 les *Fomentations* tiennent le premier lieu. Hippocrate les employoit très-souvent, & en faisoit de diverses manieres. La premiere étoit celle où il faisoit 2 asseoir le malade pendant quelque temps, dans un vaisseau où l'on avoit mis de la décoction d'herbes ou de simples appropriez à son mal; en sorte que la partie où étoit le mal trempât dans cette décoction. Cela se pratiquoit principalement dans les maladies de la matrice, de l'anus, de la vessie, des reins, & géneralement de toutes les parties qui sont au dessous du diaphragme. On pouvoit aussi parler de ce remede en même temps que des Bains, dont il est une espece.

Pour la seconde maniere de fomenter, on prenoit de l'eau chaude qu'on mettoit dans un *outre*, ou dans une *vessie*, ou même dans un *vaisseau de cuivre ou de terre*; & on appliquoit cela sur la partie malade, comme, par exemple, sur le côté, dans la pleurésie. On se servoit aussi d'une grosse *éponge*, qu'on trempoit dans de l'eau, ou dans quelqu'autre liqueur chaude, & qu'on exprimoit ensuite pour en faire sortir une partie de l'eau avant que de l'appliquer. On employoit au même usage de *l'orge*, ou de la semence *d'orobe*, ou du *son*, que l'on avoit fait cuire avec quelque liqueur propre & que l'on avoit mis dans un *sac de toile*. On appelloit ces fomentations des *fomentations humides*.

Il s'en faisoit aussi de *seches*, avec du *sel* ou du *millet* rôti, que l'on mettoit de même dans des sachets que l'on appliquoit sur la partie.

La derniere sorte de fomentations étoit celle qui se faisoit par le moyen de la *vapeur* qui s'élevoit d'une liqueur chaude. On trouve dans le premier Livre *des Maladies des Femmes*, un exemple de cette espece de fomentation. On jettoit à diverses reprises dans de l'urine de petites piece de fer qu'on avoit fait rougir au feu, & on faisoit en sorte que la personne malade recevoit la vapeur qui s'élevoit. Hippocrate se proposoit par les fomentations de réchauffer les parties sur lesquelles il les appliquoit, de résoudre, ou dissiper, ou attirer dehors l'humeur malfaisante qui y étoit contenue; de ramollir; d'appaiser les douleurs, & d'ouvrir les conduits, ou même de les fermer, selon que les matieres étoient émollientes ou astringentes.

3 Les *Parfums* étoient aussi fort pratiquez par Hippocrate, pour des vuës appro-

1 Πυρίη, πυρίαμα, θέρμασμα de πῦρ, qui signifie *du feu*, & de θερμαίνειν, *échauffer*. On disoit aussi χλίασμα, de χλιαίνειν, *échauffer*, *rendre tiede*. Le dernier de ces noms est commun aux *fomentations*, aux *cataplâmes*, & à toutes les applications extérieures *d'huiles*, *d'onguens*, &c. Le Latin *Fomentum* vient de *fovère*, échauffer, tenir chaud.

2 On appelloit cette maniere de fomentation ἐγκάθισμα, de ἐγκαθίζειν, *s'asseoir dedans. Lib. de Superfœtat, de Rat Vict. in Acut. de Morbis.* 3.

3 Θυμιάματα, ὑποθυμιάσεις.

Siecle xxxvj.

approchantes. Ainsi 1 dans *l'Esquinancie*, il faisoit brûler de *l'hyssope*, avec du *soufre* & du *bitume*, & l'on en attiroit la fumée dans le gosier avec un tuyau, ce qui faisoit sortir beaucoup de pituite par la bouche & par le nez. Ou bien il prenoit pour le même effet 2 du *nitre*, de *l'origan*, & de la semence de *cresson*, qu'il faisoit cuire avec de l'eau, du vinaigre & de l'huile; & pendant que cela étoit sur le feu il vouloit qu'on en attirât la vapeur dans la bouche avec une canne.

On trouve particulierement dans Hippocrate la description d'un grand nombre de parfums pour les maladies des femmes, pour leur provoquer leurs mois, & pour arrêter leurs pertes de sang, pour aider à la conception, pour appaiser les douleurs & la suffocation de matrice &c. Il employoit dans ces occasions les aromates que l'on conoissoit alors; comme *le Cinnamome*, la *Casia*, la *myrrhe*, & diverses plantes odorantes, aussi bien que quelques mineraux, comme le *nitre*, le *soufre*, le *bitume*; & il en faisoit recevoir la vapeur dans l'orifice de la matrice, par le moyen d'un entonnoir.

Les *Gargarismes*, qui sont des especes de fomentations de la bouche & de la gorge, étoient pareillement conus d'Hippocrate. Il se servoit dans l'Esquinancie d'un gargarisme fait avec de *l'origan*, de la *sarriette*, du *séleri*, de la *mente*, & du *nitre*, le tout cuit avec de l'eau & un peu de vinaigre. Cela étant coulé on y ajoûtoit du miel, & on s'en gargarizoit, c'est à dire, on s'en lavoit la bouche & le gozier de temps en temps.

Il faisoit aussi un grand usage des 4 *huiles* & des *onguens*, dans le dessein de ramollir, d'adoucir, d'appaiser les douleurs, de meurir les abscès, de résoudre les tumeurs, d'ôter la lassitude, de rendre le corps souple, & pour diverses autres vuës particulieres. On aura encore occasion de parler de l'usage & de la préparation des *onguens*, des *parfums liquides*, & des *huiles*, quand on en sera à 5 *Prodicus* disciple d'Hippocrate, & à 6 Andromachus Médecin de Neron; c'est pourquoi on ne s'étendra pas beaucoup ici sur cette matiere. On remarquera seulement qu'Hippocrate employoit de l'huile simple, c'est à dire de l'huile *d'olive*, toute pure, & des huiles plus ou moins composées. Celles qui l'étoient le moins se faisoient par le moyen de quelque herbe, ou de quelque fleur; comme, par exemple, *des roses*, ou des feuilles de *myrte*, que l'on faisoit infuser dans la premiere huile dont on a parlé. Celles qui l'étoient le plus se faisoient avec plusieurs sortes d'ingrédiens. Il n'y entroit pas seulement des feuilles & des fleurs de plus d'une sorte, on y ajoûtoit encore des aromates & d'autres matieres. Hippocrate parle entr'autres d'une huile ou d'un 7 onguent appellé 8 *Susinum*, dans lequel il entroit des fleurs de *lis*, avec quelques aromates; d'un Onguent *Narcissinum*, qui se faisoit aussi avec des fleurs de *narcisses*

1 *De Morb. Lib.* 3.
2 *De Morb. Lib.* 1.
3 Ἀναγαργάλικτα, & ἀναγαργάριστα.
4 Ἔλαιον, ἄλειφα, μύρον. Ces trois noms marquent, dans Hippocrate, tout ce qui est propre à joindre.
5 *Voyes ci-après Liv. 4. Chap. 2.*
6 *Part. 3. Liv. 2. Chap. 2.*
7 *Voyez au même endroit la difference qu'il y avoit entre les huiles & les onguens.*
8 *Voyez Dioscoride.*

Siecle xxxvj.

ses & des aromates infusez dans de l'huile d'olive. Mais le plus considerable ou le plus composé de tous les onguens, dont il est fait mention dans notre Auteur, c'est celui qu'il appelle *Netopum*, dont il se servoit particulierement dans les maladies des femmes. Nous apprenons d'Hesychius que c'étoit un onguent fort composé. Hippocrate parle aussi d'une huile ou d'un onguent *d'Egypte*, qui se composoit, comme on le sait d'ailleurs, avec pleusieurs sortes d'aromates, & qui semble être le même que le *Netopum*, ou comme Dioscoride l'appelle *Metopium*. A l'égard d'une autre huile, qui est appellée par Hippocrate *huile blanche d'Egypte*, Galien prétend 1 en un endroit, que ce n'étoit que de l'huile d'olive très-pure & très-bonne que l'on tiroit d'Egypte; mais il remarque 2 ailleurs, que c'est la même huile, ou le même onguent qu'on appelloit autrement *Mendesium*.

Hippocrate se servoit aussi d'une autre sorte d'onguent, qu'il appelle 3 un *Cérat*, qui étoit composé principalement *d'huile* & de *cire*, le dernier de ces ingrédiens ayant donné son nom à ce médicament. Voici la composition d'un cérat que notre Auteur recommande pour ramollir une tumeur, & pour nettoyer une playe : *Prenez*, dit-il, *de la mouelle, ou de la graisse d'oye, gros comme une noix ; de la resine de lentisque ou de la térébenthine, gros comme une féve, & autant de cire. Faites fondre cela à feu lent avec de l'huile de roses, pour en faire un cérat.*

Il joignoit aussi quelquefois de la *poix* à la cire & à l'huile, & il en faisoit une composition qui avoit plus de consistence, ou qui étoit plus dure que la précédente; & il l'appeloit 4 *Céropissus.*

5 Les *Cataplâmes* étoient une sorte de médicament, qui avoient moins de consistence que les deux précedens. Ils étoient composez de poudres ou d'herbes, que l'on délayoit, ou que l'on faisoit cuire dans de l'eau ou dans quelqu'autre liqueur; & on y ajoûtoit quelquefois de l'huile. Dans l'Esquinancie, Hippocrate propose un cataplâme fait avec de la farine d'orge, cuite dans du vin & de l'huile. Les Cataplâmes s'appliquoient dans le dessein de ramollir, d'adoucir, de résoudre une tumeur, de faire meurir un abscès, à peu près comme les cérats. Il y avoit aussi des cataplâmes raffraichissans, composez avec des feuilles de *poirée* cuite dans de l'eau, ou des feuilles *d'olivier*, de *figuier* ou de *chêne.*

Hippocrate préparoit encore une sorte de médicament qu'il appelloit 6 un *Collyre*. Il étoit composé avec des poudres auxquelles on joignoit une très petite quantité d'onguent, ou de quelque suc de plante, pour en former une masse solide & seche, dont la figure étoit ronde & longue. On parlera plus amplement de ce remede, dans le premier Chapitre du Livre second de la troisième Partie. On y parlera aussi d'une autre sorte de composition, qui ne differoit de la précédente qu'à l'égard de la forme; les ingrediens étant à peu près de

1 *De Simpl. Medicam. Facultat. Lib. 2.*
2 *In Glossis Hippocr.*
3 Κήρωμα, κηρωτὴ.
4 Κηρώπισσος
5 Καταπλάσματα.
6 Κολλύριον, de Morb. Lib. 2.

de la même nature. C'étoit de certaines 1 *Tablettes*, de la grandeur d'une pe- *Siecle*
tite piece de monoye, qui servoient à parfumer, en les jettant sur de charbons *xxxvj.*
allumez, & à d'autres usages. On y parlera enfin des *poudres*, qui sont la base de divers médicamens.

Voilà presque toutes les compositions, qui servoient aux applications extérieures, aux *Pessaires* près, dont on parlera dans le Chapitre *de Maladies des Femmes*. A l'égard des médicamens composez qui se prennent intérieurement, on les peut envisager ou comme *liquides* ou comme *solides*. 2 Ceux qui étoient en forme liquide se préparoient, en faisant cuire ou infuser quelques simples dans des liqueurs appropriées, & en gardant la colature pour s'en servir au besoin; ou en délayant dans ces mêmes liqueurs quelques poudres qui se prenoient en même temps; ou en joignant diverses matieres liquides ensemble. On peut voir 3 ci-dessus la préparation d'un breuvage appellé *Cyceon*, & de quelques autres.

Les médicamens, qui étoient en forme *solide*, étoient composez de sucs épaissis, de gommes, de resines, ou de poudres qui étoient liées avec ces matieres, ou avec du miel, ou quelqu'autre chose propre à donner à cette sorte de médicament la consistence nécessaire. On le formoit ensuite d'une maniere & d'une grosseur commode, pour pouvoir être 4 avallé aisément.

On peut mettre au rang des médicamens solides celui qui est indiquê dans le premier Livre *des Maladies des Femmes*, sous le titre de 5 *Médicament composé de sels*.

Il y avoit une troisième sorte de médicament, qui tenoit le milieu entre le solide & le liquide, lequel on devoit prendre comme 6 *en léchant*, c'est à dire, en mettre un peu sur la langue, & l'avaller doucement. Ce remede servoit à adoucir l'acreté des humeurs qui irritent la gorge, & la canne du poumon, & qui causent la toux, & d'autres incommoditez; à inciser, à atténuer, ou à épaissir les matieres qui se jettent sur ces mêmes parties &c. Le *miel* en étoit la base, comme on le verra dans quelques descriptions qu'on en donnera ci-après, en rapportant quelques exemples de la cure de certaines maladies de la poitrine, selon la méthode d'Hippocrare.

C'est ce que l'on avoit à observer, touchant les médicamens qu'Hippocrate composoit. On aura occasion de traiter plus amplement cette même matiere, je veux dire celle de la composition des médicamens, à mesure que l'on avancera dans l'Histoire de la Médecine. Si l'on joint à ceci ce qu'il y a sur le même sujet dans la troisième Partie, à l'endroit que nous avons cité, l'on aura un détail assez exact de toute la Pharmacie ancienne.

On voit par tout ce que nous venons de dire, de quelle sorte étoient les médi-

1 Φθοΐδες, φθοΐσκοι, de φθοΐς, qui signifie *un gâteau*, parce que ces tablettes étoient plates & rondes comme un petit gâteau, φθοΐσκοι ὅσον δραχμιαῖοι, *Des tablettes de la grandeur ou du poids d'une dragme. De Morb. Mulier. Lib. 1.*

2 Φάρμακα ποτά.

3 *Liv. 3. Chap. 15.*

4 On appelloit ces médicamens καταπότα, de καταπίνειν; *avaller quelque chose de solide.*

5 Τὸ ἀπὸ ἁλῶν ξυντιθέμενον. Les manuscrits du Vatican lisent ἀπὸ πολλῶν, *de plusieurs ingrédiens.*

6 On appelloit à cause de cela ce remede ἔκλειγμα, ἐκλεικτὸν, de λείχειν, *lécher.* On dit en François un *Eclegme*, en termes de Médecine.

Siecle xxxvj.

médicamens composez dont il est fait mention dans les Ecrits d'Hippocrate. Si le Livre *de Affectionibus* étoit de lui, on en pourroit inferer qu'il avoit écrit sur cette matiere en particulier; car l'Auteur de ce Livre en cite d'autres, qui ne traitoient que des médicamens seuls. Ces derniers Livres portoient le titre de *Pharmaca*, & de *Pharmacitis*, *ut scriptum est in Pharmacis*, dit cet Auteur, c'est à dire, *in Libris de Pharmacis agentibus.* Quant au mot *Pharmacitis*, c'est un adjectif avec lequel on doit joindre le substantif *Liber*, qui est sous-entendu; *Pharmacitis Liber*, *Livre concernant les médicamens.* Mais le Livre d'où ceci est tiré, est attribué à Polybe, gendre d'Hippocrate; & il faut remarquer que *ces Livres* ou *ce Livre de Médicamens* n'est point cité ailleurs par Hippocrate lui-même. Au reste Galien remarque que cette sorte de Livres étoient fort rares en ces anciens temps; parce que les Médecins de ces temps-là avoient accoûtumé de donner la description des médicamens qu'ils employoient, en même temps & dans les mêmes endroits où ils décrivoient les maladies auxquelles ces médicamens étoient propres.

Mais il ne faut pas oublier de faire ici une réflexion très-importante sur la Pharmacie d'Hippocrate, c'est que les médicamens composez dont il se servoit, étoient en très-petit nombre, & qu'il y entroit aussi très-peu de simples, deux ou trois pour l'ordinaire, quatre ou cinq pour le plus, & rarement davantage. A la verité, on trouve dans *Actuarius* la description d'un Antidote fort composé, qu'il appelle *l'Antidote d'Hippocrate*, *pour lequel*, ajoûte cet Auteur, *il reçut une couronne* des Athéniens; mais il est aisé de voir que c'est un conte fait à plaisir, & qu'Actuarius donne à l'Antidote dont il s'agit, un de ces titres spécieux, que les Grecs savoient si bien donner à leurs médicamens, pour les pouvoir mieux débiter, comme on en verra divers exemples dans la suite.

Il faut encore remarquer qu'Hippocrate possedoit la *Pharmacie*, ou *l'Art de préparer & de composer les médicamens.* C'est ce que 1 Galien prétend prouver par un passage du second Livre *des Epidémiques*, où il fait parler Hippocrate de cette maniere: 2 *Nous conoissons la nature des médicamens ou des simples*, *avec lesquels se font tant de choses differentes; car les médicamens ne se composent pas tous également*, *mais les uns d'une maniere*, *les autres d'une autre. Quelques simples doivent être cueillis tôt*, *& quelques autres tard. On les prépare aussi differemment. On seche les uns*; *on broye*, *ou on pile les autres; on les fait cuire* &c.

Enfin la derniere observation, que l'on doit faire sur la Pharmacie d'Hippocrate, c'est qu'il savoit non seulement comment les médicamens se préparent, mais qu'il les préparoit encore lui-même, ou les faisoit préparer dans sa maison par des serviteurs qu'il instruisoit à cela. C'est ainsi qu'en usoient tous les Medecins de son temps, & la Pharmacie ne faisoit pas encore alors une profession particuliere, non plus que la Chirurgie dont on parlera bien-tôt.

1 *Lib. de Theriaca ad Pisonem.*

2 Ce passage est assez obscur dans Hippocrate. Galien, ou l'Auteur du Livre qu'on cite, rapporte ce même passage fort different de ce qu'il est dans nos Editions d'Hippocrate.

CHAPI-

Siecle xxxvj.

CHAPITRE XXV.

Liste des Médicamens simples *dont il est fait mention dans les Ecrits d'Hippocrate.*

ABrotanum, Absinthe, Adiantum, Agnus castus, Ail, Airain, Fleurs d'airain, Limaille d'airain, Ecaille d'airain, Airain brûlé, 1 Alica, Althæa, Alun, Alun d'Egypte, Alun scissile, Alun brûlé, Amandes, Ammoniac, Amomum, Anagallis, Anagyris, Anchusa, Anémone, Aneth, Anis, Anthemus, ou Anthemis, Apariné, Argent, Fleurs d'argent, Aristoloche, Armoise, Aromates en géneral, Arriere-fais d'une femme, Arroches, Asne, Fiente d'asne, Aspalatum, Asperges, Asphodeles, Atriplex, Avoine, Auronne. Voyez *Abrotanum*. Aymant.

Baccharis, Beurre, Bitume, Blettes, Bombylium, 2 *espece de Mélisse*, Bryonia, Bulbe blanc, petit Bulbe qui croît parmi les bleds, Buprestis, *nom d'animal, & nom d'herbe.*

Cachris, Calamintha, Calamus aromaticus, Cantharides, Cappres, Carabé, Cardamomum, Castoreum, Cedre, Cedria, Centaurée, Cerf, ses cornes, sa mouëlle &c. Chalcitis, Chamæleon, Champignons, Chaux vive, Chêne, Chevre, son lait, sa graisse, sa fiente, l'ordure de sa peau, & ses cornes, Chien, 3 Chondrus, Chou, Chrethmus, Chrysocolla, Chrysitis, Ciguë, Cinnamome, Cire, Cire blanche, Cneorum, Cnestrum, Cnicus, Cnidia grana, Coins, Coloquinte, Concombre, Concombre sauvage, Corysa, Coriandre, Cormes, Cornes de bœuf, de cerf, de chevre, *râpée* & *brûlée*, Courges, ou Citrouilles, Cratæogonon, Cresson, Crinanthemum, Cumin, Cumin d'Ethiopie, Cyclamen, Cyperus Cyprès, Cytisus.

Daphnoïdes, Daucus, Dictam, Dictam de Crête, Dracontium, Dracunculus.

Eau marine, Ebene, Ecrevices, Elaterium, Ellebore blanc, Ellebore noir, Encens, Manne d'Encens, Epervier, Epine blanche, Epine d'Egypte, Epipetron, Ericé, Erviolum, Ervum, Erysimum, Escarbots, Euanthemum.

Farine de divers grains, grossiere, fine &c. Fenugrec, Fenouil, Férula, Féves, Fiel de bœuf, de pourceau, de scorpion marin, &c. Figuier domestique, & sauvage, leurs bois, leurs feuilles, & leur fruit, Fleurs d'airain, d'argent. *Voyez Airain, Argent.* Frêne, Fromage, Froment.

Galbanum, Galle, Genevre, Glans Ægyptia, Glastum, 4 Grains formez avec de la farine. *Voyez Chrondrus & Alica.* Graisse de divers animaux, Grenades, Grenouilles.

Herbe appellée *Charien*, Hérisson, Hérisson marin, Hippomarathrum, Hip-

1 Voyez *Chondrus*, & *Grains*.
2 *Voyez Erotien.*
3 Voyez *Alica*, & *Grains*.
4 *Voyez ci-dessus, Liv. 3. Chap. 15.*

Siecle xxxvi. Hippophaë, Holoconitis, Horminum, Huiles, Hypocystis, Hyssope, Hyssope de Cilicie.

Indicum ou *Poivre*, Jonc odorant, Irio. Voyez *Erysimum*. Iris, Isatis. Voyez *Ilastum*, Jusquiame.

Lait de Chevre, d'Anesse, de Vache, de Brebis, de Jument, de Chienne, petit Latit, Laitue, Lagopyrus, Laserpitium, Laurier, Lentilles, Lentisque, Résine de Lentisque, Lie de vin, Lie de vin brûlée, Lierre, Lievre, son poil, Lin, Lotus, Lupins.

Malicorium, Mandragores, Mauve, Méconitis, 1 Méconium purgatif, Méconium somnifere, Méconium des excremens, Mélanthium, Mélilot, Mente, Mercuriale, Meures, Miel, Miel de Cedre, Millet, Minium, Misy, Modus, *racine*, Molybdæna, Mousse, Moûtarde, Mulet, sa fiente, Myrica, Myrrhe, Myrrha Stacte, Myrthe, Myrtidanum.

Narcisse, Nardus, Nitre, Nitre rouge, Noix, Noix Thasiennes.

Ocymum, Oenanthé, Oesype, Oeufs, Oignons, Olivier, son bois, ses feuilles, sa galle, son fruit, ses noyaux, son huile, Orge, Orge d'Achille, Origan, Orobe, Orpiment, Ortie, Oye, sa graisse, sa mouëlle, sa fiente.

Panax, Parthenium, Pastenade, Passules, 2 Pavot, Pentaphyllum, 3 Peplium, Peplus, Pepons, Persea, Persil, Persil frisé, Peucedanum, Peuplier, Phaseolus, Philistium, Pierre Cyanéenne, 4 Pierre Magnésienne, Pignons, Pin, Pivoine, Poirée, Poires, Pois, Pois chiches, Poivre. Voyez *Indicum*. Poix, Polium, Polygonum, Pommes, Porreaux, Pourpier, Prassium, Pseudodictamnus, Pulegium.

Racine blanche, Raifort, Raisins, marc de Raisins, Ranoncule, Rave, Reglisse, Renard, sa fiente, Résine, Résine du Lentisque, & du Térébinthe, Rhamnus, Rhus, Ricinus, Ronce, Roquette, Rose, Rômarin, Rubia, Rue.

Saffran, Sagapenum, Sandaracha, Sarriette, Sauge, Saule, Scammonée, Scille, Scolopendre, Seche, os de Seche, & ses œufs, Sel, Sel de Thebes, Séleri, Serpent, Sasame, Sesamoïdes, Seseli, Sisymbrium, Solanum, Sorbes, soufre, Spodium, Staphisagre, Stœbé, Struthium, Stybis, Styrax, Succinum, Sureau, Suye.

Tæda, Taureau, son foye, son fiel, son urine, Telephium, Terebinthe. Voyez *Résine*. Terre blanche, Terre d'Egypte, Terre noire de Samos, Tapsia, Thlaspi, Thym, Tithymale, Tithymalis, Torpedo, *poisson*, Tortue, Tragus, *herbe*, Tribulus, 5 Trigonum, Triolet, Tymbra.

Veau marin, son poumon, Verbascum, Verbena, Vert de gris, Verjus, Vers, Vigne, sarmens, pampre, tendons, Vins de diverses sortes, Vinaigre, Violette blanche, Violette noire, Umbilicus Veneris, Urine.

Xanthium. Yeuse. Zea.

Voila les noms des simples dont il est parlé dans Hippocrate, à quelques-uns près

1 *Voyez ci-dessus, Liv.* 3. *Chap.* 22. & 16.
2 *Voyez le Chap.* 22.
3 *Voyez le Chap.* 16.
4 *Ibidem.*
5 *Voyez ci-dessus Liv.* 3. *Chap.* 17.

prés que l'on peut avoir omis, mais qui sont en petit nombre. La langue Grecque ayant eu ses changemens, aussi bien que la plûpart des autres Langues, & les noms des plantes n'ayant pas moins changé que les autres; il est arrivé que quelques-uns de ceux dont Hippocrate se sert, n'ont plus été en usage dans les siecles suivans, de sorte qu'on étoit déja en peine deux ou trois siecles après lui, pour deviner quelles plantes il avoit voulu marquer par tel ou tel nom; mais comme cela n'en regarde qu'un très petit nombre, la chose n'est pas de si grande importance. De plus il faut remarquer qu'Hippocrate pouvoit conoître plusieurs autres simples, outre ceux dont nous avons rapporté les noms; mais il n'en parle pas dans ses Ecrits. Ce qui fait croire qu'il en conoissoit davantage, c'est que Théophraste, qui vivoit environ cent cinquante ans après lui, en a décrit un beaucoup plus grand nombre, comme on le verra ci-après

Siecle. xxxvj.

CHAPITRE XXVI.

Exemples de la cure particuliere de quelques maladies, tant aigues que chroniques.

ON trouvera ici, outre une application des regles génerales, que l'on a données ci-devant, divers remedes particuliers dont il n'a point été parlé. Pour commencer par la cure des *fiévres*, l'on a vu la différence qu'Hippocrate faisoit entre celles *qui ne succedent à aucune autre maladie, mais qui sont elles-mêmes la maladie principale, ou l'accident principal de la maladie, &* entre celles *qui accompagnent les inflammations.* On a remarqué en même temps que, dans la premiere sorte de Fievre, *la Diéte* étoit presque le seul remede qu'il employât; ne jugeant point qu'il fût nécessaire ni de saigner, ni de purger, ni de faire aucune autre chose si ce n'est de nourrir le malade de la maniere qu'on l'a marqué. On ne répetera pas ce qui a été dit là dessus.

On a vu de même à l'égard des *Inflammations*, ou des maladies accompagnées d'inflammation, comme sont *la pleurésie*, & *la Péripneumonie*, l'usage qu'il faisoit de la saignée & de la purgation, & les précautions qu'il prenoit par rapport à ces deux remedes qui sont les plus considerables. Il faut encore remarquer, à l'égard de la premiere de ces maladies, qu'il essayoit premierement d'appaiser la douleur de côté, ou de dissiper la matiere qui la cause, en appliquant des *fomentations* sur cette partie, comme on l'a vu dans l'exemple que l'on a rapporté ci-devant d'un homme atteint de pleurésie, qu'il ne saigna que le huitième jour de la maladie. Il est expressément remarqué à l'endroit que l'on a cité, *que les fomentations n'avoient point diminué la douleur*, ce qui suppose qu'il avoit commencé par ce remede. Les fomentations étoient alors, & ont été pendant long-temps un remede presque universel; & l'usage des huiles, des onguens, des cataplâmes, & des autres applications extérieures n'étoit guére moins fréquent, comme on le verra dans la suite. Hippocrate n'appliquoit pas seulement ces remedes sur la partie malade, dans la pleurésie; 1 il faisoit quelquefois oindre presque tout le corps, & particulierement les lombes & les

1 *De Diæta in Acut's.*

Siecle XXXVI. & les jambes, quoi qu'il n'y ait proprement que la poitrine qui souffre dans cette maladie.

A l'égard des remedes, qu'il donne intérieurement pour le même mal, il paroît qu'il comptoit beaucoup sur ceux 1 qui font *cracher*. Il propose de plus le remede qui suit. 2 *Prenez*, dit-il, *de l'auronne*, *du poivre*, *& de l'ellebore noir. Faites cuire le tout dans du vinaigre*, *où l'on aura délayé du miel*, *& donnez cela au commencement de la maladie*, *si la douleur est pressante.* Il propose enfin pour le même mal, aussi bien que pour les inflammations de foye, & les douleurs qui sont vers le diaphragme, du *panax* cuit dans la même liqueur; & il insinue que ces remedes servent à lâcher doucement le ventre, & à provoquer les urines; de maniere que l'*ellebore noir*, qu'il ordonne en premier lieu, ne doit pas être regardé comme un veritable purgatif, ce qui auroit été contre ses principes, mais simplement comme un remede qui tenoit le ventre libre.

En quelqu'autre endroit il accorde 3 du *vin* aux pleurétiques, pourvu que ce ne soit pas d'un vin violent, & qu'il soit fort trempé. Il en accorde même dans une espece d'*inflammation de poumon*, & dans la *léthargie*, ce qui fait que l'on doit moins s'étonner qu'il ordonne du *poivre*, dans la pleurésie, & qui est une preuve que l'intention de *raffraichir*, ou la crainte d'*échauffer*, n'étoient pas les plus puissans motifs par lesquels Hippocrate se déterminoit dans la cure des maladies aigues. Il recommande néanmoins d'un autre côté, à l'égard des pleurétiques, qu'on leur donne souvent & beaucoup à boire d'une boisson composée avec de l'eau & du vinaigre, où on mêloit quelquefois un peu de miel; le tout pour faire cracher, & pour humecter. Il se peut aussi que le remede, où entre le poivre, fût 4 un de ces remedes dont on a parlé ci-devant, que l'on donne parce que l'on en a vu de bons effets en de semblables occasions, sans raisonner d'ailleurs sur la maniere, dont ces effets se produisent.

Dans l'*inflammation du poumon*, il se conduisoit à peu près comme dans la pleurésie. L'on a vu ci-devant qu'il faisoit diverses saignées; il faut encore remarquer qu'il cherchoit à dégager le poumon, par le moyen des remedes qui atténuent & incisent les matieres épaisses, & qui facilitent le crachement. Il indique particulierement pour cela 5 un éclegme qui est composé avec des *pignons*, du *galbanum*, & du *miel d'Attique*.

L'on a vu de même qu'il ordonne la saignée à ceux qui perdent tout d'un coup la parole, & qui ont des accidens semblables à ceux de l'*apoplexie*, de la *paralysie*, des *convulsions*, & autres maladies de cette nature. Après ce remede, il veut que l'on fasse *vomir*, & qu'ensuite on *purge*, en donnant 6 une grande quantité de *lait d'ânesse* Mais ce dernier remede semble plûtôt convenir à ceux qui sont réchapez de ces maladies, ou du moins qui se sont tirez d'une premiere attaque. Les *fomentations* doivent aussi avoir été mises en usage dès le commencement.

Pour

1 *De Locis in Homine.*
2 *De Diæta in Acutis.*
4 *Voyez ci-dessus*, *Liv.* 3. *Chap.* 15.
4 *Voyez ci-dessus*, *Liv.* 3. *Chap.* 23.
5 *Voyez le Chap.* 24.
6 Jusqu'à douze hémines, & même jusqu'à seize. *Voyez ci dessus*, *Chap.* 16. *Liv.* 3.

Pour les *Convulsions* en particulier, après avoir saigné il donnoit du *poivre*, Siecle
& de l'*ellebore noir*, dans du bouillon de poule. Il faisoit *éternuer*. Il *fomentoit*. xxxvj.
Il *baignoit*, & il *oignoit* continuellement. 1 En un autre endroit, il veut *que l'on fasse du feu des deux côtez du lit du malade;* qu'on lui donne de la racine de 2 *mandragore*, en petit quantité, de peur que cela ne trouble le cerveau; & qu'on lui applique *des Sachets* fort chauds sur les tendons de derriere, c'est à dire, aux tendons de la nucque.

Dans l'*Esquinancie*, il ouvroit les veines *des bras*, & celles qui sont *sous la langue*, & *sous les mammelles*. Il donnoit des *éclegmes*, & il vouloit que l'on se *gargarizât* chaudement. On a vu ci-dessus comment il composoit les éclegmes, & les gargarismes, & les *parfums*, dont il se servoit aussi en cette occasion. Il conseilloit de plus que l'on se fît raser la tête; que l'on y appliquât un cérat, aussi bien que sur le col, que l'on fomentât, & que l'on oignît cette derniere partie, & qu'on la couvrit de laine. 3 Lorsqu'il y avoit grand danger de suffocation il introduisoit une cannule ou un tuyau, jusques dans le gosier, afin que l'on pût respirer par là. Enfin quand le mal relâchoit, il purgeoit avec de l'*élaterium* recent, pour prévenir par ce moyen une rechute.

Il commençoit la cure de l'*Ileus*, par un *vomitif*, quoi que dans cette maladie l'on ne vomisse déja que trop, à peu près 4 comme l'on a remarqué qu'il en usoit dans le *Cholera*, qui est aussi une maladie dont le principal accident est le vomissement. Il tiroit ensuite du sang des veines *des bras*, & de celles *de la tête*. Il raffraichissoit les parties du corps qui sont au dessus du diaphragme, à la reserve du cœur; & il échauffoit celles qui sont au dessous Dans cette vuë 5 il faisoit asseoir le malade dans un vaisseau où il y avoit de l'eau chaude, & l'oignoit ensuite continuellement d'huiles, ou lui appliquoit des cataplâmes le plus chaudement qu'il se pouvoit. Il se servoit aussi en cette occasion de 6 *suppositoires*, de la longueur de dix doigts, faits avec du miel seul; & il les enduisoit de fiel de Taureau, à l'une des extrémitez. Ces suppositoires ayant tiré les plus prochains excrémens, il donnoit un lavement. Mais si les suppositoires ne produisoient pas cet effet, il introduisoit dans l'anus *un soufflet de forgeron*, & ayant fait enfler le ventre, & les boyaux en les remplissant de vent, il tiroit le soufflet, & donnoit le lavement. Il avertit que ce lavement doit être composé de choses qui n'échauffent pas beaucoup, mais qui dissolvent les excrémens, & il veut qu'après l'avoir pris, on bouche l'anus avec une éponge, & que le malade 7 s'asseye dans le demi-bain d'eau chaude, retenant le plus longtemps qu'il se pourra son lavement.

En voilà assez pour les maladies *aigues*. A l'égard de celles qu'on appelle *chroniques* ou *longues*, on commencera par la cure de la *maladie desséchante*, qui a été décrite ci-devant, & que l'on a dit être une espece de *maladie des hypochondres*. Pour la guérir Hippocrate proposoit premierement *la promenade, à pied*,

1 *De Locis in Homine.*
2 *Voyez ci-dessus, Liv. 3. Chap. 22.*
3 *De Morb. Lib. 3.*
4 *Liv. 3. Chap. 16.*
5 *Voyez ci-dessus; Liv. 3. Chap. 24.*
6 *Voyez ci-dessus, Chap. 16.*
7 *Voyez ci dessus, Liv. 3. Chap. 24.*

Siecle xxxvj.

pied, & *l'exercice*; & si l'on étoit trop foible, il conseilloit que l'on se servît de quelque voiture, & que l'on fît souvent de petits voyages. Il ajoûtoit que l'on devoit se *purger*, & même se faire *vomir*, de temps en temps; prendre *le bain d'eau froide* en été; & *s'oindre* en automne, & en hyver avec des huiles; boire du *lait d'ânesse*, ou du *petit lait*; s'abstenir des viandes *douces*, & *huileuses*; user de choses *raffraichissantes*, & *qui tiennent le ventre libre*, & enfin prendre des *lavemens*.

Hippocrate fait 1 ailleurs mention d'un jeune homme, qui avoit une maladie approchante de celle dont on vient de parler, & qui fut guéri par des saignées réïterées.

Il traitoit les *Phthisiques*, premierement en les purgeant avec d'assez violens purgatifs, tels que sont les bayes de *Thymelæa*, ou de *Tithymale*. Après cela il leur faisoit boire du lait d'ânesse, ou du lait de vache, y ajoûtant le tiers d'eau mêlée de miel. Il leur donnoit aussi du petit lait, & ensuite du lait de toutes les sortes, du lait de vache, de chevre, d'ânesse, de jument, soit pur, soit mêlé de la maniere qu'on vient de le dire; ou bien il y joignoit un peu de sel lorsqu'il vouloit le rendre purgatif. Il leur 2 brûloit aussi le dos, & la poitrine en plusieurs endroits, & il entretenoit ouverts pendant quelque temps, les ulceres qu'avoit fait la brûlure. Enfin il avoit recours à la *purgation de la tête*, qui se faisoit de la maniere qui a été indiquée 3 ci-dessus. Et pour ce qui regarde le régime de vivre convenable à cette maladie, il ordonnoit aux Phthisiques de se nourrir de chair de *chevre*, & quelquefois de celle de *pourceaux*, qui est, comme on l'a vu, le conseil que donnoit Esculape dans le même mal. Hippocrate ordonnoit même à ceux qui ne crachoient pas aisément le pus dont leur poumon étoit plein, de se nourrir de viandes *fort grasses*, & *fort salées*, pour aider à rendre ce pus & pour leur nettoyer la poitrine. Il leur permettoit encore l'usage du *vin*, pourvu qu'il fût en petite quantité, & noir & âpre, tel qu'étoit celui qui entroit dans le 4 *Cyceon*, dont on a parlé, qui étoit aussi une espece de breuvage qu'il ordonnoit pour cette maladie. Il conseiloit enfin un exercice moderé, & particulierement la promenade.

Dans l'*Empyéme*, qui est une maladie causée par du pus ramassé entre le poumon & les côtes, Hippocrate propose *la purgation de la poitrine*, dont il a aussi été parlé 5 ci-devant. On trouve encore une autre cure de l'Empyéme par le moyen de la Chirurgie, comme on le verra ci-après.

Notre Auteur guerissoit la *douleur de tête*, premierement en *lavant* ou *fomentant* long-temps cette partie avec de l'eau chaude, & ensuite en faisant *éternuer*, & en tirant de la pituite, qui est ce qu'il appelloit *purger la tête*. Il défendoit le vin, & recommandoit que l'on s'humectât. Si cela ne suffisoit pas il ouvroit *les veines des narines*, & *celles du front*; & si nonobstant ces remedes le mal s'opiniâtroit, il *brûloit les veines* de la tête en divers endroits, & faisoit diver-

1 *Epidemic. Lib.* 5. *sub princip.* *Voyez ci-dessus*, *Liv.* 3. *Chap.* 16.
2 *Voyez ci après*, *Chap.* 28.
3 *Voyez Liv.* 3. *Chap.* 17.
4 *Ibid. Chap.* 15.
5 *Liv.* 3. *Chap.* 17.

diverses incisions sur cette partie, comme on le verra [1] ci-après, dans sa Chirurgie. *Siecle XXXVI.*

[2] Il remédioit à l'*enflure* ou à la *grosseur de la Rate*, qui est une maladie qui suit quelquefois les fiévres, en donnant des purgatifs qui vuident *les eaux*, & [3] de la nourriture qui soit propre à diminuer *la pituite* ou à la purger. Si ce n'étoit pas assez, il vouloit que l'on brûlât legerement tout autour du nombril en divers endroits, pour tirer par ce moyen des eaux.

Pour une autre maladie de la Rate, Hippocrate conseille au malade de *fendre du bois*, pendant plusieurs jours, de *lutter* fortement, & de prendre beaucoup d'exercice. Entre les viandes qu'il ordonne en cette rencontre, il y a de la chair de *chien*

Il traitoit l'*Hydropisie*, premierement en prescrivant un régime de vivre qui tendoit à dessécher le corps, & à le décharger des humiditez superflues. [4] Il vouloit que l'on se promenât, que l'on prît autant d'exercice qu'il est possible, ou que l'on entreprît quelque travail pénible, que l'on se fit suer, & que l'on dormît ensuite. A l'égard du manger & du boire, il étoit d'avis que l'on mangeât des choses séches & acres, ce qui est, disoit-il, le moyen de rendre beaucoup d'urine, & de se fortifier; & que l'on se nourrît de pain chaud trempé dans du vin noir, & de l'huile, & de chair de pourceau cuite dans du vinaigre. Il falloit d'ailleurs boire très-peu, & choisir du petit vin blanc dans les commencemens, & du gros vin noir quand le mal avoit déja fait de grands progrès. Que s'il arrive, ajoûte notre Auteur, que le malade ait de la difficulté du respirer, il faut lui tirer du sang du bras, supposé que ce soit en été, qu'il soit à la fleur de son âge, & qu'il ait beaucoup de forces.

Dans l'endroit où Hippocrate donne ces conseils, il semble qu'il confonde la cure de l'hydropisie [5] *hyposarcidios*, avec celle de l'hydropisie *venteuse*, qui sont les deux especes de cette maladie dont il fait mention dans ce passage. *Il y a*, dit-il, *de deux sortes d'hydropisie, l'une appellée* hyposarcidios *que l'on ne peut pas éviter lorsqu'elle commence une fois de venir*; *& l'autre qui est* venteuse, *dont on ne peut guérir que par un grand bonheur*; *& qui demande que le malade se travaille beaucoup ou qu'il prenne un exercice pénible*, *qu'on lui fasse des fomentations*, *& qu'il vive avec beaucoup de retenue*, *qu'il mange*, poursuit Hippocrate, *des choses seches & acres*, &c. qui est ce que l'on a dit auparavant Je crois qu'il commence la cure de la premiere espece d'hydropisie, par ces dernieres paroles, & que ce qu'il a dit avant cela en deux mots de l'*exercice*, des *formentations*, & de la *retenue*, ou de la *temperance*, regarde la derniere espece, à moins que la même cure ne serve pour toutes les deux especes.

Outre ces remedes, Hippocrate propose en d'autres endroits des *purgatifs*, qui fassent vuider par le bas *l'eau*, & *la pituite*, & non pas *la bile*. Et derechef [6] en un autre endroit, où il distingue l'hydropisie qui vient du *foye*, d'avec

1 *Chap.* 28.
2 *De Locis in Homine.*
3 *Σιτία τὰ φλεγματωδέστατα. Voyez l'Oeconomie de Foësius sur le mot φλεγματώδης.* Ce que cet Auteur dit en cet endroit vaut mieux que sa traduction de ce passage.
4 *Lib. de Victus Rat. in Acutis.*
5 *Voyez ci-dessus, Liv.* 3. *Chap.* 8.
6 *De Intern. Affectionib.*

Siecle xxxvj.

vec celle qui vient de la *rate*, il veut que l'on prenne, dans le commencement de la premiere de ces maladies, un remede composé avec de *l'origan*, cuit dans du vin, & du *laserpitium*, gros comme un grain d'orobe. Ce bruvage devoit être suivi du *lait de chevre*, dont on prenoit *quatre hémines*, avec le tiers d'hydromel. Il vouloit de plus que l'on s'abstint de nourriture solide les dix premiers jours de la maladie, pendant lesquels il découvroit si le mal étoit mortel ou non; que l'on prît de la ptisane coulée, cuite avec du miel, & que l'on bût d'une sorte de vin blanc qu'il spécifie, & qui n'étoit pas violent. Les dix jours étant passez, il accordoit de la chair de *cocq* rôti, qu'il vouloit que l'on mangeât chaude, de celle de 1 *petits chiens*, & quelque sorte de *poisson* qu'il nomme, avec le même vin dont on a parlé. Mais lorsque les eaux commençoient à tomber dans le ventre, ou que l'hydropisie étoit formée, il venoit aux mêmes remedes qui ont été indiquez auparavant, au vin noir, & âpre, à l'exercice &c. Pour l'hydropisie qui vient de la rate, il donnoit au commencement de l'*ellébore*, dans le dessein de faire vomir, & il purgeoit ensuite avec du 2 *cneorum*, du suc d'*hippophaë*, ou des *grains Cnidiens*; ce qui étoit suivi du *lait d'ânesse*, à la quantité de 3 *huit hémines*, y délayant un peu de miel. Si ces remedes n'étoient pas suffisans, il avoit recours à ceux que la Chirurgie fournit, comme on le verra ci-après.

Hippocrate guérissoit la *fiévre quarte*, premierement en purgeant par le bas. Cette purgation étoit suivie de celle de la tête; & après avoir purgé encore une fois comme la premiere, si la fiévre continuoit, il laissoit passer le temps de deux accès, & après cela il venoit au bain d'eau chaude. Au sortir du bain il donnoit gros comme un grain de millet du fruit de 4 *jusquiame*, autant de *mandragore*, du suc de *laserpitium*, 5 gros comme trois feves, & pareille quantité de *triolet*, le tout délayé dans du vin pur. Que si le malade étoit robuste & paroissoit se porter bien d'ailleurs, ou qu'une fiévre, venue de lassitude ou de fatigue, se fût changée en quarte, il commençoit par les fomentations, & donnoit ensuite de l'ail, & du meil, & du bouillon de lentilles dans lequel on avoit mis du miel, & du vinaigre. Le malade ayant pris cette nourriture, notre Auteur le faisoit vomir, & après l'avoir baigné dans un bain chaud, quand il étoit réfroidi, il lui faisoit boire du 6 *Cyceon*, avec de l'eau; & le soir il le nourrissoit de viandes legeres, lui permettant d'en prendre autant qu'il vouloit. Dans l'accès suivant, il le baignoit encore chaudement, & après l'avoir couvert de plusieurs couvertures pour le faire suer, il lui faisoit boire un bruvage composé avec des racines *d'ellebore blanc*, ou plûtôt avec une seule fibre longue de troit doigts, une dragme de *triolet*, du *laserpitium*, le poids de deux féves, & du vin pur. Si le malade vomissoit c'est ce que notre Auteur demandoit; sinon, il le faisoit vomir avec un médicament fait exprès, après lui avoir purgé la tête. Il lui ordonnoit enfin une nourriture legere, & acre en même

1 *Voyez ci-dessus, Liv.* 3. *Chap.* 15

2 *Voyez ci-dessus, Liv.* 3. *Chap.* 16.

3 *Ibidem.*

4 *Voyez ci-dessus, Liv.* 3. *Chap.* 22.

5 Je ne sai s'il n'y a point de faute dans la dose de ces médicamens.

5 *Epidemic. Lib.* 7.

même temps, & si l'accès prenoit à jeun, il falloit alors s'abstenir de médicament vomitif. Siecle xxxvj.

1 Dans une *diarrhée*, & *dysenterie*, avec douleur de ventre, & avec enflure des pieds, Hippocrate remarque que *de la farine délayée dans du lait*, c'est à dire, *de la bouillie*, fut plus utile que n'avoit été *le petit lait de chevre*, qu'on avoit employé auparavant; & il ajoûte, qu'un autre malade de la même maladie s'étoit fort bien trouvé du *lait d'ânesse*, que l'on avoit fait cuire. Il avoit remarqué auparavant que *du petit lait*, & *du lait*, *où l'on avoit éteint des caillous ardens*, avoit soulagé une personne qui se trouvoit dans le même cas. On voit par là qu'Hippocrate ne se servoit presque que du *lait*, dans cette maladie. Il propose en un autre endroit, pour le même mal, *des féves* cuites avec du *rubia tinctorum*, dans un bouillon gras. On trouvera encore une remede bien singulier pour la dysenterie 2 quand on parlera des Ecrits d'Hippocrate.

Au reste il faut remarquer que les exemples des cures, que nous avons rapportées dans ce Chapitre, sont tirez indifferemment des ouvrages qu'on a attribuez à Hippocrate, sans distinction de ceux qui ont passé pour n'être pas de lui, & de ceux que l'on a cru légitimes.

CHAPITRE XXVII.

Des Maladies des Femmes.

Le corps des femmes étant autrement disposé que celui des hommes, elles ont aussi des maladies qui leur sont particulieres. Ces maladies dépendent principalement de la *matrice*, & elles sont en assez grand nombre, comme on a pu voir par la liste que nous en avons donnée ci-dessus. Hippocrate attribuoit une bonne partie de ces maladies aux divers *changemens de lieu* de la partie qu'on a nommée; laquelle il supposoit pouvoir non seulement se relâcher, & tomber en telle sorte qu'elle pende en dehors, mais encore s'élever jusqu'au foye, jusqu'au cœur, & même jusqu'à la tête; ou tourner son orifice à droite, à gauche, en avant & en arriere. De tous ces mouvemens ceux qui produisent de plus terribles accidens, ce sont, selon Hippocrate, ceux par lesques la matrice remonte, & presse le foye, le cœur, & les parties les plus hautes. Les accidens dont il s'agit sont un promt changement de couleur, un grincement de dents, des mouvemens convulsifs, une difficulté de respirer qui va jusqu'à la suffocation entiere, une privation de tous les sens; enfin un froid universel, comme si la personne étoit morte.

Pour tirer d'affaire les femmes qui sont en cet état, Hippocrate veut qu'on leur bande le dessus du ventre avec une bande, & que l'on pousse doucement la matrice embas; qu'on leur ouvre la bouche; qu'on leur fasse avaller de bon vin; & qu'après qu'elles sont revenues à elles on leur donne un médicament purgatif, & enfin du lait d'ânesse.

Si

1 γάλα πεπυρωμένον. On trouve dans ce passage, qui est au commencement du Livre qu'on vient de citer, plusieurs autres manieres de se servir du lait.

2 *Voyez ci après Chap.* 30.

Siecle xxxvj. Si le mal eſt plus opiniâtre, après avoir remis la matrice en ſon premier lieu, il faut que la malade boive d'une décoction où il entre du *caſtoreum*, de l'herbe appellée *coryſa*, de la *rue*, du *cumin d'Ethiopie*, de la ſemence de *raifort*, du *ſoufre*, & de la *myrrhe*. Il faut d'ailleurs, pour la reveiller, pour la faire éternuer, & pour faire deſcendre la matrice, lui tenir ſous le nez des choſes puantes, ou lui en faire recevoir la fumée en les brûlant. Notre Auteur choiſiſſoit pour cela de la *laine*, du *bitume*, du *caſtoreum*, du *ſoufre*, de la *poix*, des *cornes*, des *plumes d'oiſeaux*, ou *la méche d'une lampe nouvellement éteinte*. Pendant ce temps-là il faiſoit oindre d'un autre côté les parties d'embas avec des huiles ou des parfums liquides de la meilleure odeur, tel qu'étoit celui qu'il appelloit 1 *Netopum*.

Il employoit encore divers autres remedes ſoit intérieurement, ſoit extérieurement, entre leſquels il ne faut pas oublier de mettre 2 *les Peſſaires*. On appelloit ainſi une eſpece de ſuppoſitoires, que l'on introduiſoit dans le col extérieur de la matrice. Ils ſe faiſoient avec de la laine ou du charpi, ou du linge, avec quoi l'on mêloit diverſes choſes, comme des poudres, des huiles, de la cire &c. On donnoit enſuite à cela une forme ronde & longue comme celle d'un doigt. L'uſage des Peſſaires étoit anciennement fort fréquent; on en faiſoit un remede preſque univerſel pour les maladies des femmes. On s'en ſervoit dans l'intention de ramollir, d'adoucir, d'ouvrir, d'attirer, d'irriter, de reſſerrer, de purger & nettoyer la matrice, de la deſſecher, de la retenir &c. On employoit pour cela tantôt des huiles & des graiſſes, ou des ſucs d'herbes; tantôt des matieres acres & irritantes, comme le *nitre*, la *ſcammonée*, le *tithymale*, les *cantharides*, *l'ail*, le *cumin*; tantôt des aſtringentes, comme l'écorce & la fleur de *grenades*, le *rhus*, ou le *ſumach*, *l'alun* &c. tantôt des *aromates*, de la *myrrhe*, du *caſtoreum*, & des plantes odorantes. Il n'eſt point, comme on l'a dit, de maladies de matrice où l'on n'employât les peſſaires. On remedioit par ce moyen à la ſuffocation que l'on prétendoit que cette partie causât; on provoquoit les menſtrues, ou on les arrêtoit; on apportoit du remede au relâchement, à la chute, à l'humidité ſuperflue, aux ulcerations, & aux inflammations de la matrice, à l'hydropiſie de cette partie, aux fleurs blanches, à la ſtérilité; on facilitoit l'accouchement des enfans morts; on faiſoit ſortir l'arriere-faix, on procuroit les purgations des femmes accouchées &c. ſans compter que l'on ſe ſervoit auſſi de ce moyen pour faire avorter.

Ce n'eſt pas qu'Hippocrate n'employât d'ailleurs divers autres remedes, dans les maladies qu'on vient de nommer. On ne les parcourra pas tous, pour éviter la longueur. On ſe contentera de donner ici un abregé de la maniere dont il traitoit deux maladies des plus conſiderables, quoi que fort communes, & qui ſont oppoſées l'une à l'autre, la *ſuppreſſion des mois*, & leur *trop grand & trop frequent écoulement*. Il commençoit la cure de la premiere de ces maladies,

1 *Voyez ci deſſus, Liv. 3. Chap. 24.*

2 Πεσσοὶ, προσθετὰ, κολλύρια. On les appelloit encore μετὰ πριαπισκωτὰ, à cauſe de leur figure, mais ce mot ne ſe trouve pas dans Hippocrate. *Voyez ci-après, Part. 2. Liv. 4. Sect. 2. Chap. 5. & Part. 3. Liv. 2. Chap. 1.*

dies, en donnant 1 des purgatifs & des vomitifs. Et après avoir mis en usage les pessaires les plus acres, les parfums, les fomentations, & les bains chauds, pratiquez deux fois chaque jour, il faisoit prendre intérieurement divers médicamens que l'expérience avoit fait conoître propres à attirer, ou à faire sortir le sang par les voyes ordinaires. Il se servoit quelquefois pour cela du *crethmus*. ou créte marine, cuite dans du vin fait avec l'arbre appellé *Tada*; il y ajoûtoit de la *mercuriale*, & des *pois chiches*. Si ces remedes étoient trop doux, il préparoit une boisson avec cinq *cantharides* dont il ôtoit la tête, les ailes, & les pieds, avec du *tribulus marin*, de l'*anthemus*, de la semence de *séleri* ou de *persil*, & quinze *œufs de seche*, le tout infusé dans du vin doux. Il prenoit encore des feuilles & des fleurs de *ranoncules*, qu'il faisoit aussi tremper dans du même vin, y joignant du *dictam de Crête*, du *peucedanum*, du *panax*, de la racine de *pivoine*, de la semence de *violettes blanches*, du *suc de chou*, du *laserpitium*, gros comme un grain d'orobe, & de la semence de *cresson*. Ces deux derniers médicamens devoient être délayez dans du vin ou dans du *lait de chienne*. Hippocrate employoit encore divers autres simples pour guérir cette maladie, lesquels on ne rapporte pas. Siecle xxxvj.

A l'égard du *flus immoderé*, il recommandoit que l'on s'abstînt 2 du bain, & de tout ce qui peut échauffer, aussi bien que des viandes & des médicamens qui font uriner, ou qui lâchent le ventre. Il vouloit aussi que l'on fît le lit plus haut du côté des pieds, & que l'on introduisit des pessaires astringens. 3 Il vouloit de plus, que l'on fomentât le ventre & les parties d'embas avec une éponge & des linges trempez dans de l'eau froide; que l'on fît boire à la malade d'une boisson composée avec la semence de *persil* rôtie, pilée & passée par le tamis, celle *d'erysimum* préparée de même, celle de *peplium*, ou de *pavot* passée avec de la *farine* grossiere, celle *d'ortie*, la *galle* ou *mousse d'olivier sauvage*, la *galle*, la *rue*, *l'origan*, le *pulegium*, la farine *d'orge*, la farine de *froment*, & le *fromage de chevre*; le tout accommodé en maniere 4 de *Cyceon*. Voilà les remedes qu'Hippocrate faisoit au commencement de cette maladie, auxquels il faut joindre 5 *l'application d'une grande ventouse* sur les mammelles. Mais dès que la perte de sang commençoit à diminuer, il pratiquoit les remedes qui suivent, pour l'arrêter entierement. Il donnoit des purgatifs & des vomitifs, & il faisoit des fomentations adoucissantes & adstringentes aux parties basses; & il y appliquoit ensuite un cataplâme fait avec de la farine *d'épautre* d'où l'on n'avoit pas ôté le son, du fruit de *figuier sauvage*, & des *feuilles d'olivier*. Enfin il venoit au *lait de vache*, cuit ou crud, selon l'état de la malade. De plus il recommande *la semence d'érysimum* rôtie, & délayée dans du vin; & il y joint des *parfums* où il entre du *vinaigre*, du *soufre*, de *l'épautre*, 6 de la *myrrhe*, & *du fruit de serpent*. Ces derniers remedes regardent proprement une espece particuliere de perte de sang, laquelle il dit venir des lieux qui sont 7 *sous les articulations*

1 *De Morb. Mulier. Lib.* 1. & *de Natur. Muliebr.*
2 *Lib. de Locis in Homine.*
3 *De Morb. Mulier Lib.* 2.
4 *Voyez ci dessus Liv.* 3. *Chap.* 15.
5 *Aphorism.* 50. *Sect.* 5.
6 Καρπὸς τοῦ ὄφις. Cet *Ophis*, ou ce *serpent*, pouvoit être une espece de plante.
7 ὑπὸ τῶν ἄρθρων. Cet mot signifie diverses choses dans Hippocrate; & il n'est pas toûjours aisé de savoir ce qu'il entend par là. Voyez ci-dessus dans la liste des maladies, Chap. 8. au mot *poumon*.

Siecle xxxvj. *ticulations de la matrice.* Dans un autre endroit il met *la ciguë*, prise intérieurement, entre les remedes qui arrêtent les pertes de sang. *Prenez*, dit-il, *autant de ciguë que l'on en peut tenir avec trois doigts, & beuvez en la décoction faite dans de l'eau.* On fera 1 ci-après quelques réflexions sur ce remede.

La cure des pertes de sang qui sont accompagnées de douleurs, d'acreté, de mauvaise odeur, & autres accidens, se faisoit à peu près de même. Hippocrate donnoit *l'ellebore blanc*, & ensuite quelqu'autre purgatif, & enfin les astringens & des adoucissans dont on a parlé. Mais il ne faut pas oublier de remarquer qu'outre les fomentations, il recommande encore *les clysteres* ou *les lavemens pour la matrice*, qui étoient employez dans les ulceres & dans quelques autres maladies de cette partie, & qui étoient composez des mêmes matieres dont on faisoit les fomentations, les cataplâmes, & les pessaires. Notre Auteur employoit aussi dans cette cure le *lait d'ânesse*. Et à l'égard du régime de vivre, il conseilloit que l'on usât d'herbages cuits, qui n'eussent rien d'acre, de poissons gluants, cuits avec de l'oignon & de la coriandre, dans de la saumure douce & grasse; que l'on mangeât des chairs de porc, d'agneau, de mouton, plûtôt rôties que bouillies; que l'on bût de petit vin blanc avec un peu de miel; que l'on ne se baignât pas trop souvent, & que le bain ne fût pas trop chaud. Enfin la matrice ayant été assez humectée, & l'acreté des humeurs adoucie, il défendoit entierement le bain, & finissoit par un régime & des remedes propres à resserrer, tels que sont ceux que l'on a indiquez ci-devant.

CHAPITRE XXVIII.

Chirurgie d'Hippocrate.

2 *CE que les medicamens ne guerissent pas, le fer le guérit; & si le fer ne sert de rien, il faut avoir recours au feu.* C'est de la *Chirurgie* qu'Hippocrate tiroit les deux derniers remedes dont on vient de parler, ou la maniere de les administrer, & plusieurs autres moyens de guérir les maladies. On a vu ci-dessus qu'il exerçoit lui-même la Pharmacie, il en étoit de même de la Chirurgie. En ce temps-là une seule & même personne étoit chargée de tout ce qui concerne la Médecine en général; en sorte que celui qu'on appelloit alors Médecin, ordonnoit les médicamens, les préparoit, & faisoit tous les remedes & toutes les operations nécessaires pour la guérison des maladies, ou du moins faisoit faire tout cela à des serviteurs, qui travailloient sous sa main & sous ses yeux. C'est ce que Galien remarque, & qui paroît d'ailleurs par la seule lecture des Ecrits d'Hippocrate, & particulierement par le serment qu'il exige de ses disciples; auxquels il fait promettre, *qu'ils ne tailleront point ceux qui ont la pierre, mais qu'ils laisseront faire cette operation à ceux qui en font une profession*

1 Part. 2. Liv. 2. Chap. 7.
2 *Voyez ci-dessus, Liv. 3. Chap. 14.*

Siecle xxxvj.

profession particuliere; ce qui suppose qu'il leur permettoit l'exercice de tout le reste de la Chirurgie. D'ailleurs un de ses Livres, dans lequel il ne traite que de choses appartenantes à la Chirurgie, est intitulé 1 *la Boutique du Médecin*, & non pas *du Chirurgien*, qui est pourtant le titre qu'Hippocrate auroit dû donner à son Livre, si la Chirurgie avoit été alors un Art détaché du reste de la Médecine. Mais bien loin que cela fût, 2 *la Chirurgie* n'avoit pas même de nom particulier, & l'on ne conoissoit pas encore cette partie de la Médecine sous ce nom, qui ne se trouve en nul endroit des Ecrits de notre Auteur, & qui n'a apparemment commencé à être en usage, que dans le temps du partage de la Médecine dont on parlera 3 ci après.

Mais comme les noms ne changent point les choses, de quelque maniere que l'on nomme *l'Art qui enseigne à guérir les maladies par l'operation de la main*, il n'y a pas de doute qu'Hippocrate ne le possedât, & même que cet Art n'eût une grande part dans toute sa pratique de la Médecine prise en géneral.

On a vu ci-devant qu'Hippocrate brûloit ou cautérisoit la poitrine & le dos des Phthisiques, & le ventre de ceux qui avoient la rate grosse. Les instrumens dont il se servoit pour cet effet, êtoient tantôt 4 *des fers chauds*, tantôt *des fuseaux de bouis*, qu'il trempoit dans de l'huile bouillante, tantôt une espece de *champignon*, qu'il faisoit brûler sur la partie, tantôt ce qu'il appelle *du lin crud*. Il faisoit un grand usage de ces manieres de brûler, dans toutes les douleurs qui sont fixes & attachées à une partie. Dans *la Goutte*, par exemple, & dans *la Sciatique*, il brûloit ou cautérisoit les doigts des pieds & des mains, & la hanche, avec *le lin crud*. 5 Un fameux Médecin Anglois, mort depuis peu d'années, comparoit cette maniere de cauteriser avec celle que l'on pratique aujourd'hui aux Indes, où l'on se sert pour cela d'une mousse nommée *Moxa*; mais la comparaison qu'il fait n'est pas tout à-fait juste. Elle le seroit, si par le mot ὠμόλινον, *lin crud*, il falloit entendre *du fil* ou *de la filasse de lin*, comme le prennent les Commentateurs d'Hippocrate; au lieu que ce mot Grec signifie *de la toile faite avec du fil de lin qui n'a pas été blanchi a la lessive*. 6 Le savant *Mercurial*, qui n'a pas ignoré cette derniere signification, n'a pas laissé de croire, que dans l'endroit où Hippocrate parle de *brûler avec du lin crud*, il entendoit par ce lin crud *des étoupes* ou *de la filasse de lin*. Il y a bien plus d'apparence que l'ancienne maniere de cautériser avec le lin crud, ou plûtôt avec *la toile de lin neuve*, étoit la même que l'on pratique encore aujourd'hui en Egypte, comme nous l'apprenons de Prosper Alpinus qui en parle ainsi: *Les*

1 Ἰητρεῖον.

2 On trouve dans Hipocrate les mots suivans, χειρισμὸς, χείριξις, χείρισμα, qui approchent de χειρουργία, mais qui ne marquent pas précisément la même chose; les premeiers de ces termes n'étant employez que pour designer *l'action de manier* ou *de penser une partie du corps*, ou *d'operer dessus*, ou pour marquer *la cure d'une maladie par le moyen de la main*; au lieu que le dernier, quoi qu'il signifie aussi *operation de la main*, comme on l'a remarqué dans le premier Livre, au sujet de *Chiron*, a été donné à l'Art même *qui enseigne à operer*, & non à *l'action d'operer*, ou à *l'operation*.

3 *Part. 2. Liv. 1. Chap. 9.*

4 καυτήριον, *Cautere*, c'est à dire, *instrument dont on se sert pour brûler quelque chose.*

5 *Mr. Sydenham.*

6 *Voyez le sixiéme Livre des diverses Leçons de Mercurial*, 2. *Athenée*, Liv. 9. *Eustache sur l'Odyssée*, Liv. 5. *Hesychius*, *Phavorin*, & *les autres Lexicographes.*

Siecle xxxvj.

1 *Les Egyptiens*, dit cet Auteur, *prennent un peu de cotton qu'ils enveloppent dans une petite piece de toile de lin, roulée en forme de pyramide, & ayant mis le feu du côté pointu de cette pyramide, ils appliquent le côté large sur la partie qu'ils veulent cautériser, appuyant toûjours dessus jusques à ce que toute la pyramide ou la toile soit brûlée.* Voilà ce que dit Alpinus; surquoi il faut remarquer que dans cette operation ce n'est pas seulement le feu qui brûle, l'huile caustique qui distille le long du linge y contribue beaucoup, & le cotton qui est au milieu ne sert que pour mieux faire brûler le linge.

Le Cautere est si familier à Hippocrate, qu'il n'y a presque point de maladie chronique où il ne le propose. Dans l'hydropisie naissante, il cautérisoit le ventre en huit endroits, vers la région du foye. Dans les douleurs de tête, il appliquoit aussi huit cauteres sur cette partie, deux vers les oreilles, deux sur le derriere de la tête, deux à la nucque, & deux auprès des angles des yeux. Lors que les cauteres ne servoient de rien, il faisoit une incision tout autour du front en forme de couronne, & il entretenoit pendant quelque temps les bords de la playe ouverts & relevez, par le moyen du charpi qu'il mettoit entre deux pour donner issue aux humeurs, & au sang.

Il pratiquoit aussi les mêmes incisions, dans *les fluxions qui se jettent sur les yeux*; & il n'y épargnoit pas non plus les cauteres, qu'il faisoit non seulement à la tête, mais encore au dos. Ceux qui feront réflexion sur la violence & l'opiniâtreté de ces maux, & particulierement ceux qui y sont sujets, ne devront pas trouver étrange qu'on ait tâché de les guérir par des moiens aussi vigoureux, ou aussi cruels; & il n'y aura pas dequoi s'étonner si ces maladies sont presque aujourd'hui au rang des incurables, l'aversion ou l'horreur que l'on a pour des remedes de cette nature étant beaucoup plus grande qu'elle ne l'étoit autrefois.

On faisoit alors si peu de difficulté de se laisser cautériser ou brûler quelque partie, qu'on le pratiquoit même sans être malade. 2 Les *Scythes Nomades* se faisoient brûler les épaules, les bras, la poitrine, les cuisses, & les lombes, pour avoir le corps & les jointures plus fortes & plus fermes, & pour consumer l'humidité superflue des chairs, qui empêchoit, à ce qu'ils croyoient, qu'ils ne bandassent leurs arcs, & qu'ils ne lançassent leurs javelots avec assez de force. Ces mêmes peuples se cauterisoient encore frequemment les arteres des temples, pour prévenir 3 une fluxion qui leur tomboit ordinairement sur la hanche, pour aller trop à cheval. On peut joindre à ces Scythes les Sauromates leurs voisins, dont les femmes, 4 à ce que dit Hipocrate, vont à cheval, se servent de l'arc & du javelot, & font la guerre tant qu'elles sont filles; sans pouvoit se marier qu'elles n'ayent tué auparavant chacune trois de leurs ennemis, & offert un sacrifice à la Divinité selon la coutume de leur pays. Dès qu'elles sont mariées, ajoûte notre Auteur, elles sont exemtes d'aller à la guerre, si ce n'est dans un besoin pressant. Elles n'ont point de mammelle droite, parce qu'on la leur a *brûlée* pendant leur enfance avec *un fer chaud* propre pour cela; afin d'empêcher que cette partie ne croisse, & de faire passer toute la force

1 *Medicina Ægyptiorum, Lib.* 3. *Cap.* 12.
2 *Hippocr. Lib. de Aëre, Aquis & Locis.*
3 *Voyez ci dessus Liv.* 3. *Chap.* 10.
4 *Lib. de Aëre, Aquis & Locis.*

force au bras à & l'épaule du même côté. Voilà ce que dit Hippocrate de ces femmes, que l'on a appellé à cause de cela *Amazones*, c'est à dire, *sans mamelles*, & dont on trouve l'histoire, vraye ou fausse, dans Justin, dans Strabon, & ailleurs. *Siecle xxxvj.*

Hippocrate employoit encore un remede plus considerable que les précedens, pour une espece de douleur de tête, qu'il croyoit venir d'une eau renfermée dans le cerveau, ou entre le crane & le cerveau. Il faisoit en cette occasion une ouverture au crane avec un instrument qui emportoit une piece de l'os. C'est ce qu'on appelle *trépaner*, qui est un mot dérivé du [1] nom Grec de l'instrument dont on vient de parler. Cette opération avoit été principalement inventée pour les *fractures du crane*, dans l'intention de faire sortir par l'ouverture qu'on faisoit, de petites pieces d'os pointues & raboteuses, qui picquent en ce cas la premiere des membranes du cerveau; ou pour vuider du sang, ou du pus, qui par leur sejour sur cette partie causent divers accidens; ou enfin pour pouvoir relever le crane lors qu'il se trouve enfoncé.

Si Hippocrate mettoit en usage des remedes de la nature de ceux dont on vient de parler, pour des douleurs de tête & pour des fluxions sur les yeux, il n'est pas surprenant qu'il ait beaucoup fait valoir la Chirurgie en d'autres maladies plus dangereuses. Il ouvroit fort hardiment la poitrine de ceux qui avoient [2] *un Empyeme*, lors que les remedes plus doux n'étoient pas suffisans; & il s'y prenoit de cette maniere. Quinze jours après le temps qu'il jugeoit que le pus étoit formé ou extravasé dans la poitrine du malade, il le faisoit mettre dans un bain chaud; & l'ayant ensuite placé sur un siege, il lui secouoit les épaules, & approchant l'oreille de sa poitrine, il écoutoit s'il s'y feroit du bruit, & de quel côté cela arrivoit. Il étoit plus avantageux, selon notre Auteur, que le bruit se fit du côté gauche, & il croyoit qu'on pouvoit faire une incision de ce côté-là avec moins de danger. Que si l'épaisseur des chairs, & la quantité du pus empêchoient qu'on ne pût ouïr du bruit, il choisissoit le côté où il y avoit le plus d'enflure & de douleur, & il faisoit son incision de ce côté-là, plûtôt sur le derriere que sur le devant, & le plus bas qu'il pouvoit. Il ouvroit donc premierement la peau seule, entre deux côtes, avec un rasoir large; & en ayant pris ensuite un plus étroit & plus pointu, il l'envelopoit avec de la toile, ou quelque autre étoffe; en sorte qu'il n'y eût que la pointe qui parût, de la longueur de l'ongle du gros doigt, & le poussoit dans la partie jusqu'à cette profondeur. Cela étant fait, & le pus étant sorti en une quantité suffisante, il bouchoit la playe avec une tente de linge attachée à un fil, & pendant dix jours il vuidoit du pus, une fois chaque jour. Le pus étant à peu près tout écoulé, il seringuoit dans la playe du vin & de l'huile, & le faisoit ensuite sortir après qu'il y avoit demeuré douze heures. Enfin dès que le pus commençoit à devenir clair comme de l'eau, ou un peu gluant, il mettoit dans la playe une tente d'étain creuse; & à mesure que l'humeur se tarissoit, il diminuoit la tente, & laissoit peu à peu consolider la playe.

[3] Il faisoit la même operation dans *l'hydropisie du ventre*, ouvrant *auprès du nombril*,

1 Τρυπάνη, ou τρύπανον. *Une tariere, ou autre instrement propre à percer.*
2 *Voyez ci-dessus, Liv. 3. Chap. 26.*
3 *Lib. de Affectionibus.*

Siecle xxxvj.

nombril, ou sur le derriere, *vers la hanche*, pour vuider les eaux que s'y rencontroient Mais il remarque expressément, *que ceux qui se tirent d'affaire par ce moyen sont en petit nombre*. En un autre endroit il avertit, *qu'il faut promtement venir à cette operation*, avant que le mal ait beaucoup avancé, & qu'il faut bien se garder de tirer trop d'eau à la fois, parce que ceux en qui le pus ou les eaux se vuident tout d'un coup, meurent infailliblement.

1 Dans *l'hydropisie de la poitrine*, après avoir préparé le malade comme dans l'empyeme, il découvroit la troisiéme côte, en commençant à compter par la plus basse; & l'aiant percée avec une espece de *trépan*, il tiroit une petite quantité d'eau, & bouchoit la playe avec une tente de 2 *lin crud*. Il mettoit ensuite une éponge molle par dessus, & bandoit la playe, de peur que la tente ne tombât. Il continuoit après cela de tirer de l'eau pendant douze jours, une fois le jour, & au bout de ce temps-là il tiroit toute celle qui venoit; travaillant d'ailleurs à dessécher la poitrine par des médicamens, & par un régime de vivre particulier.

A l'égard de *l'enflure* qui survient aux jambes, aux cuisses, & au scrotum, Hippocrate dit qu'il faut hardiment 3 scarifier ces parties, c'est à dire, les picquer en plusieurs endroits 4 avec une lancette pointue. Il faisoit d'ailleurs les opérations les plus hardies & les plus difficiles de la Chirurgie. Il *ouvroit le dos* pour vuider *les abscès des Reins*. Il *tiroit les enfans morts* du ventre de leur mere, avec des crochets, ou avec un crochet, auquel il donne le nom *d'ongle*, parce qu'il étoit comme l'ongle d'un oiseau de proye. Il les tiroit même piece à piece lors qu'il ne pouvoit mieux faire.

Mais il donnoit particulierement des preuves de son adresse & de sa dextérité dans la cure de la maladie qu'il appelle 5 *Trichosis*, qui est lors que les poils des paupieres se tournent en dedans, ce qui cause une douleur & des picqueures insupportables. Il prenoit une aiguille infilée, qu'il passoit par la partie supérieure & la plus tendue de la paupiere jusques embas; & il en passoit une autre plus bas, au-dessous de l'endroit où la premiere avoit été passée; cousant ensuite, & liant les deux filets ensemble jusques à ce que les poils tombassent.

On tailloit aussi de son temps ceux qui avoient *la pierre dans la vessie*; mais il y a de l'apparence qu'Hippocrate ne se mêloit point de faire lui-même cette opération, dont la pratique faisoit déja de ce temps-là un mêtier particulier & séparé du reste de la Chirurgie, comme on l'a remarqué au commencement de ce Chapitre. A cela près il exerçoit tout le reste de la Chirurgie. Il réduisoit fort bien *les os cassez* & *disloquez*, & ses Livres qui traitent de cette matiere contiennent des leçons qui sont encore presque toutes suivies aujourd'hui. On ne fera pas un détail des préceptes qu'il donne sur ce sujet, soit touchant *l'extension*, qui se doit faire de la partie avant que l'on puisse *réduire* les os en leur place, soit touchant les instrumens ou les machines nécessaires pour cela, soit

1 *Lib. de Intern. Affectionibus.*
2 *Voyez au commencement de ce Chapitre.*
3 κατασχάν.
4 ὀξυτάτῳ μαχαιρίῳ.
5 *De Vict. Ration. in Acutis.*

soit enfin touchant la maniere de *bander*, ou de *situer* cette même partie, après la réduction faite. *Siecle XXXVII.*

On ne rapportera pas non plus tout ce qu'il enseigne concernant la maniere de *trépaner*, & les précautions que l'on doit prendre avant que d'en venir là; les distinctions des diverses sortes de fractures & de contusions du crane &c. les moiens que l'on a pour *arrêter le sang*, ou pour *rejoindre les bords d'une playe*, & pour la *consolider*, pour *déterger* ou *nettoyer le pus d'un ulcere*; pour le *dessecher*, pour *faire croître la chair*, & enfin *le réduire à cicatrice*. On ne s'attachera pas, dis-je, à tout cela, parce qu'il le faudroit repeter quand nous en serons à [1] *Celse* qui a fait un Traité complet de Chirurgie, tiré une bonne partie d'Hippocrate, duquel Traité on donnera un extrait. On remarquera seulement que la matiere des médicamens Chirurgicaux, dont Hippocrate se servoit, n'étoit pas tirée des *herbes* seules, comme du temps de *Chiron* & *d'Esculape*. On trouve déja dans Hippocrate l'usage de plusieurs sortes de mineraux, comme du *nitre*, de *l'alun*, du *vert-de-gris*, de la *fleur d'airain*, du *cuivre brûlé*, du *plomb*, du *spodium*, du *chalcitis*, & autres de cette nature.

On remarquera enfin qu'outre divers préceptes très-utiles qu'Hippocrate donne sur la Chirurgie, on trouve dans ses Ecrits quelques observations sur ce sujet faites en des cas particuliers, qui servent beaucoup pour l'instruction du Chirurgien, & pour le porter à ne point négliger même les plus petites blessures. C'est dans cette vuë que notre Auteur rapporte quelques exemples de personnes qui sont mortes d'une très-petite playe au front, dont l'os étoit un peu découvert; de quelques autres à qui une simple playe d'un doigt du pied a causé des convulsions, & la mort; d'autres qui ont eu un pareil sort pour s'être froissé un doigt de la main; d'autres qu'un coup donné avec la main sur le devant de la tête, a fait mourir, quoi que ce coup eût été donné en jouant; & d'autres enfin qui, ensuite d'une grande douleur au pouce du pied, & de quelques pustules noires survenues tout d'un coup à une tumeur du talon, ont été emportées en deux jours.

CHAPITRE XXIX.

Sentimens & Maximes d'Hippocrate concernant la Médecine & les Médecins en general.

[2] TOute la Médecine est établie depuis long-temps, & l'on a trouvé le principe & la voye pour découvrir, comme on l'a déja fait, plusieurs excellentes choses, qui serviront encore à en découvrir beaucoup d'autres; pourvu que celui qui les cherchera soit propre à cela, & qu'ayant conoissance de ce qu'on a déja trouvé, il suive la même piste. Celui qui rejette tout ce qui a été fait avant lui, & prenant une autre route dans sa recherche, se vante d'avoir trouvé quelque chose de nouveau, se trompe lui-même, & trompe les autres avec lui.

La

1 *Voyez ci-après, Part. 2. Liv. 4. Sect. 2. Chap. 5.*
2 *De Prisca Medicina.*

Siecle xxxvj.

1 La Médecine est le plus noble de tous les arts. Mais l'ignorance de ceux qui l'exercent, & de ceux qui en jugent témerairement, fait qu'elle est regardée comme le moindre D'ailleurs ce qui nuit à la Médecine, c'est qu'elle est la seule entre les arts où il n'y ait point d'autre peine établie contre ceux qui l'exercent mal, que le deshonneur & la honte; mais c'est à quoi ces sortes de gens ne sont pas sensibles. Ce sont des especes de Comédiens, qui répresentent des personnages bien differens de ce qu'ils sont eux-mêmes. Car il y a beaucoup de Médecins de nom, mais peu qui le soient effectivement, ou dont les œuvres répondent à la profession qu'ils font.

2 Il en est de la Médecine comme des autres arts, il y a de bons & de mauvais ouvriers. 3 L'art est long, & la vie est courte, l'occasion échappe, l'expérience est trompeuse, & le jugement difficile. Il ne suffit pas que le Médecin fasse son devoir; le malade & ceux qui sont auprès de lui doivent faire le leur; & il faut que les choses de dehors soient disposées comme il est convenable.

4 Pour pouvoir acquerir la science de la Médecine dans un haut degré, les conditions suivantes sont nécessairement requises, la disposition naturelle, les moyens de s'instruire, l'étude & l'application dès l'enfance, un esprit docile & bien tourné, de la diligence, & beaucoup de temps.

5 Un Médecin ne doit pas avoir honte de s'informer des moindres personnes du peuple, touchant des remedes que ces personnes ont donnez avec succès. C'est à mon avis par ce moyen-là que l'art de la Médecine s'est établi peu à peu, c'est à dire, en ramassant, & recueillant une à une les observations faites en divers cas particuliers, lesquelles étant ensuite toutes jointes ensemble, ont fait un corps complet.

6 Quelques-uns se font un métier de décrier celui d'autrui, sans obtenir ce qu'ils se proposent, & sans qu'il leur en revienne d'autre avantage que celui de faire une vaine parade de leur savoir. Il y a, à mon avis, bien plus d'esprit à trouver, ou à inventer des choses utiles (*comme est la Médecine*) & à perfectionner ce qui ne l'est pas encore, qu'à s'efforcer par des discours peu honnêtes de détruire auprès des ignorans, & des gens sans expérience, des choses de cette nature, qui ont été établies par d'habiles gens, & que l'expérience a confirmées.

7 Ceux qui tâchent de détruire la Médecine, sous le prétexte que l'on meurt souvent entre les mains des Médecins, n'ont pas plus de raison de blâmer la con-

1 *Lex.*
2 *De Prisca Medicina.*
3 *Aphorism.* 1. *Lib.* 1.
3 *Lex.*
5 *Præceptiones.*
6 *Lib. de Arte.* On void par ce que dit ici Hippocrate, qu'il y avoit déja de son temps, aussi bien qu'il y en a aujourd'hui, des gens qui se mocquoient de la Médecine, & des Médecins. Le Philosophe Héraclite, dont on a parlé ci dessus, étoit de ce nombre. Peut-être qu'Hippocrate a aussi en vuë les Poëtes Comiques de son temps, qui n'épargnoient pas sa profession. La maniere dont on a vu qu'Aristophane traitoit le Dieu de la Medecine, fait juger qu'il ne devoit guére mieux parler des Médecins.
7 *Ibidem.*

conduite des Médecins, que celles des malades, comme si les premiers ne *Siecle*
pouvoient qu'ordonner mal à propos des remedes, & que les derniers ne fissent *xxxvj.*
point de fautes de leur côté, ce qui leur arrive neanmoins très-souvent! Ou comme si l'on ne pouvoit pas imputer la mort du malade à la violence insurmontable de la maladie, aussi bien, ou plûtôt qu'à la faute du Médecin qui l'a traité!

1 Ce n'est pas que les Médecins fassent jamais de fautes. Ceux qui en font le moins, ou qui en font peu souvent, doivent être fort estimez; car il est impossible que l'on rencontre toûjours aussi juste, qu'il seroit nécessaire.

2 Les plus habiles Médecins sont quelquefois trompez dans les cas qui se ressemblent.

3 C'est plûtôt l'opinion ou la conjecture qui juge des maladies obscures & difficiles à conoître, que l'art; quoi qu'en cette rencontre ceux qui ont de l'expérience, soient préferables à ceux qui n'en ont point.

4 Un Médecin approuve souvent ce qu'un autre Médecin désaprouve. C'est ce qui expose leur art à la colomnie du peuple, qui s'imagine à cause de cela qu'il n'y a rien de plus vain que cet art. Il en est, dit-on, de même du métier des Médecins que de celui des Augures, dont l'un dit, à l'égard du même oiseau, que s'il a paru du côté gauche c'est un bon signe, mais que si on l'a vu du côté droit le présage est mauvais, & l'autre dit tout le contraire.

5 Il ne faut jamais assurer positivement qu'un tel remede guérira, parce que les moindres circonstances font varier les maladies, & qu'elles se rendent quelquefois plus longues & plus mauvaises que l'on ne pense.

6 Le but de la Médecine est de délivrer entirement les malades de leurs maladies, ou du moins d'en appaiser la violence; mais on ne doit pas entreprendre ceux dont la maladie est incurable par elle-même, ou par la destructrion totale des organes; car la Médecine ne peut pas s'étendre jusques-là.

7 Un Médecin doit souvent visiter ses malades, & prendre garde à tout avec une grande attention.

8 Il importe beaucoup à un Médecin pour établir son crédit, d'avoir un air de santé, & une bonne couleur. On s'imagine quelquefois qu'un homme, qui n'a pas le corps bien disposé, ne sauroit donner d'utiles avis aux autres qui sont dans le même état

9 Un Médecin doit avoir de la propreté dans ses habits; de la gravité dans ses manieres. Il doit être moderé dans toutes ses actions; chaste & retenu dans le commerce, qu'il est obligé d'avoir avec le sexe. Il ne doit point être envieux, ni injuste, ni aimer le gain deshonête. Il ne doit pas être grand parleur mais il faut neanmoins qu'il soit prêt à répondre à tout le monde, avec douceur.

1 *De Prisca Médecina.*
2 *Epidemic. Lib.* 6.
3 *Lib. de Flatibus.*
4 *De Victus Ratione in Acutis.*
5 *Lib. Praceptionum.*
6 *Lib. de Arte.*
7 *Lib. de Decenti Habitu.*
8 *Lib. de Medico.*
9 *Ibidem*, *& de Decenti Habitu*, item *Lib. Precept. & Jusjurand.*

Siecle xxxij. douceur. Il doit encore être modeste, sobre, patient, promt à faire tout ce qui est de son devoir, sans se troubler ; pieux, sans aller jusqu'à la superstition, se conduisant avec honêteté dans sa profession, & dans toutes les actions de sa vie. 1 En un mot il doit être homme de bien, & avoir en même temps la prudence, & l'industrie requise pour bien exercer son art.

2 Il n'y a point de deshonneur pour un Médecin, lorsqu'il est en peine touchant la maniere dont il doit se conduire en de certains cas auprès d'un malade, de faire appeller d'autres Médecins, afin d'aviser, conjointement avec eux, sur ce qu'il y a à faire pour le bien du malade.

3 Pour ce qui est du salaire que l'on doit au Médecin, il en usera en cette rencontre avec honêteté, & avec humanité; ayant égard au pouvoir, ou à l'impuissance où se trouve le malade de le recompenser plus ou moins liberalement. Il est même des occasions où le Médecin ne doit point demander ni point attendre de recompense; comme lorsqu'il a traité un étranger, ou un pauvre, qui sont des personnes que tout le monde est obligé de secourir. Il y a d'autres occasions où il peut convenir par avance de son salaire avec le malade, afin que ce malade se remette avec plus d'assurance entre ses mains, & soit persuadé qu'il ne l'abandonnera point.

4 Ceux qui ont les premiers jugé que la Médecine étoit digne que l'on reconût Dieu pour son Auteur, ont, à mon avis, raisonné juste. 5 La Médecine a une grande veneration pour les Dieux; & les Médecins ont cela de commun avec les Philosophes, ou avec ceux qui font profession de la sagesse, qu'ils ont la conoissance de la Divinité fortement imprimée dans leur esprit.

Voilà quelles sont les principales maximes d'Hippocrate, & ce qu'il pensoit touchant la Médecine en general, & le devoir des Médecins. Il ne se peut rien de mieux. On laisse au Lecteur à faire là-dessus les réflexions convenables, & aux Médecins à en faire leur profit. Ceux-ci y apprendront d'ailleurs qu'il y avoit déja du temps d'Hippocrate un grand nombre de Médecins, mais peu de bons. Ils y apprendront encore, que l'usage des *consultations* étoit déja établi en ce temps-là, ce qui est une remarque importante à notre Histoire. On parlera 6 ci-après du *serment*, qu'Hippocrate exigeoit de ses disciples, & qui renferme quelques-unes des maximes qui l'on a touchées.

1 *Lib. de Glandulis.*
2 *Lib. Præceptionum.*
3 *Ibidem.*
4 *De Prisca Medicina.*
5 *Lib. de Decenti Habitu.* On peut voir de quelle maniere M. Dacier a traduit ou paraphrasé tout ce passage. Ce que j'en rapporte est ce qu'il y a de plus clair. La crainte que j'ai euë de faire dire à Hippocrate des choses, à quoi il ne pensoit peut-être pas, a fait que je m'en suis tenu à ces premieres lignes.
6 *Voyez le Chap.* 32.

CHA-

Siecle xxxvj.

CHAPITRE XXX.

Des Ecrits d'Hippocrate.

Il y a trois remarques principales à faire touchant les Ecrits de notre Auteur, la premiere, qui concerne l'estime que l'on en a toûjours faite; la seconde, la distinction que l'on doit faire de ses Ecrits légitimes d'avec ceux qui sont supposez; & la troisième, son langage, & son style. On remarquera donc, en premier lieu, que l'on a eu de tout temps une estime & un respect tout particulier pour les Ecrits d'Hippocrate. Galien veut *que l'on regarde ce qu'Hippocrate a dit comme la parole d'un Dieu*, & il ajoûte, *que si cet ancien Médecin a écrit avec quelque obscurité, pour être plus court, ou s'il semble avoir omis en certains endroits quelque petite chose, il n'a du moins rien écrit qui ne soit très-à-propos. Les Livres d'Hippocrate*, dit Suidas, *sont très-conus de ceux qui étudient la Médecine, qui en font un si grand cas, qu'ils croyent que ce que cet Auteur a dit est sorti d'une bouche divine, & non pas d'une bouche humaine.*

Mais outre ces témoignages, une marque évidente de la consideration que l'on a toûjours faite des Ecrits d'Hippocrate, c'est qu'il y a peu d'Auteurs sur qui l'on ait fait tant de commentaires. Entre les Anciens qui y ont travaillé, Galien parle d'un *Marinus*, d'un *Asclepiade*, d'un *Héraclide Tarentin*, d'un *Héraclide Erythréen*, d'un *Zeuxis*, d'un *Métrodore*, d'un *Satyrus*, d'un *Sabinus*, d'un *Rufus Ephesien*, d'un *Pelops*, d'un *Numesianus*, d'un *Quintus*, auxquels il faut joindre *Galien* lui-même; *Celse*, qui a souvent traduit Hipocrate mot à mot; *Palladius*, Auteur Grec plus nouveau que les précedens, & de qui nous avons un Commentaire sur le Livre des Fractures, & sur le sixième des Epidémiques, & enfin *Mnémon*, dont on parlera 1 ci-après, aussi bien que de la plûpart de ceux que l'on vient de nommer. J'oubliois l'Auteur du Commentaire sur les Aphorismes, attribué à Oribase. Cét Auteur joint à quelques-uns des Commentateurs d'Hippocrate dont on vient de parler, un *Soranus*, un *Domnus*, & un *Attalio*. Il y en a eu sans doute plusieurs autres parmi les Anciens, sans compter ceux qui ont expliqué ses mots obscurs, comme on le verra dans ce même Chapitre. Le nombre des Modernes n'est pas moins grand, comme on le remarquera aussi en son lieu.

Pour venir à la distinction que l'on doit faire des véritables Ecrits d'Hippocrate d'avec les faux, on commencera par la liste que donne *Erotien*. Cet Auteur, qui vivoit sous Neron, distinguant les Livres d'Hippocrate, ou qui passoient pour tels de son temps, selon les matieres dont ils traitent, compte ceux qui suivent. Les Livres, dit-il, qui concernent la doctrine des signes sont le Livre intitulé *le Pronostique*; deux Livres *des Prédictions*, lesquels deux derniers, ajoûte-t-il, ne sont pas d'Hippocrate, comme nous le ferons voir ailleurs;

1 *Part.* 2. *Liv.* 1. *Chap.* 8. Ce Mnémon passoit pour être l'Auteur des caracteres qui se trouvent à la fin de quelques Histoires des maladies qu'Hippocrate décrit dans son troisiéme Livre des Maladies Epidémiques. On expliquera ceci à l'endroit que l'on cite.

Siecle xxxvj. leurs; & le Livre *des Humeurs*. Les Livres qui appartiennent à la Physique, & qui sont les plus raisonnez, sont le Livre *des Vents*, celui *de la Nature de l'Homme*, celui *de la Maladie Sacrée*, celui *de la Nature de l'Enfant*, celui *des Lieux & des Saisons* Les Livres concernant la maniere de traiter les maladies, sont le Livre *des Fractures*, celui *des Articulations*, celui *des Ulceres*, celui *des Playes*, *& des Dards*, celui *des Playes de la tête*, celui *de la Boutique du Médecin*, celui qui est intitulé *Mochlicus*, celui *des Homorrhoïdes & des Fistules*, celui *de la Diete*; deux qui sont intitulez *des Maladies*, celui *de la Ptisane*, celui *des Lieux*, *ou des Parties*, *qui sont dans l'homme*, deux Livres *des Maladies des Femmes*, un autre *des Femmes Stériles*, un autre *de la Nourriture*, & un autre enfin *des Eaux*. A l'égard des *Aphorismes*, & des six Livres *des Maladies Epidémiques*, ils traitent de matieres mêlées. Ceux qui restent, concernent l'Art en géneral, le Livre intitulé *le Serment*, celui *de la Loi*, & celui *de l'ancienne Médecine*. Quant à *la Harangue de l'Ambassade*, & au *Discours prononcé à l'autel*, ces deux pieces servent plûtôt pour prouver les bienfaits d'Hippocrate envers sa patrie, qu'ils ne regardent la Médecine.

Voila ce que dit Erotien. Galien parle d'un *Artémidorus Capito*, & d'un 1 *Dioscoride*, qui étoient tous deux d'Alexandrie, & qui avoient ramassé & donné au public tous les Ecrits d'Hippocrate joints ensemble. Il ajoûte que cete Edition avoit eu l'approbation de l'Empereur Adrien, sous lequel ils vivoient, & qui avoit beaucoup de passion pour la Médecine. Mais Galien ne laisse pas de les censurer pour s'être donné trop de liberté, & avoir changé divers mots du texte qu'ils n'avoient pas entendus. On ne peut pas dire si le catalogue des Livres d'Hippocrate que ces Auteurs avoient recueillis étoit plus grand que celui que donne Erotien, mais il y a bien de l'apparence qu'il l'étoit, puisque Galien qui les a suivis de près, fait mention de quelques livres comme étant d'Hippocrate, ou comme passant pour être de lui, desquels le nom ne se trouve point dans la liste d'Erotien. Ces Livres sont celui qui est intitulé *des Affections*, celui qui a pour titre *des Affections Internes*, & deux autres Livres *des Maladies*, outre ceux dont Erotien parle. Galien reconoit aussi une addition au Livre intitulé *Mochlicus*, qui n'est autre que le Livre que nous avons aujourd'hui, intitulé *de la Nature des Os*. Il avoit pareillement vû le titre du Livre *des Glandes*, qui passoit pour être d'Hippocrate, quoi que Galien le crût supposé. Il reconoit encore que le Livre intitulé, de *l'Enfant qui naît à sept mois*, le suivant qui est *de l'Enfant qui naît à huit mois*, pouvoit ne faire alors qu'un même Livre avec le précedent. Il semble aussi que Galien parle de plusieurs Livres touchant *la Diète*, au lieu qu'Erotien n'en cite qu'un. Et quoi qu'il ne crût pas que les *Prénotions de Cos* fussent d'Hippocrate, il paroît qu'elles passoient communément pour telles du temps du même Galien; & que l'on avoit reçu *le septiéme Livre des Maladies Epidémiques*, quoi qu'il le regardât comme manifestement supposé.

Suidas, qui est des derniers Auteurs Grecs, parle de cette maniere des Livres d'Hippocrate, à la fin du passage que l'on a cité ci-devant. Le premier, dit-il, des Livres d'Hippocrate est celui qui contient *le Serment*. Le second renferme *les Prédictions*. Dans le troisième, sont *les Aphorismes*, ouvrage qui sur-

1 *Voyez ci après*, *Part*. 3. *Liv*. 2. *Chap*. 3.

surpasse l'esprit humain. Le quatrième fait cet admirable recueil qu'on a appellé *Exécontabiblos*, c'est à dire, *composé de soixante Livres*, qui contient tout le reste de ce qui regarde la Médecine & la Philosophie. *Siecle xxxvj.*

Nous en avons aujourd'hui pour le moins autant que Suidas en compte. Ceux dont le titre ne se trouve ni dans Erotien, ni, à ce que je crois, dans Galien, sont les suivans; le Livre intitulé *de la Nature de la Femme*; celui *de ce qui concerne les Vierges*; celui *de la Semence*; celui *des Chairs*; celui *de la Superfetation*; celui *de la Dentition*, ou *de la Naissance des Dents*; celui *du Cœur*; celui *de la Vuë* ou *de la Prunelle*; celui *de l'Anatomie*; celui *de la maniere de tirer les enfans morts du ventre de leur mere*; celui *du Médecin*; celui *de la Bienséance*; & celui *des Préceptes*. Cassiodore (*Divinar. Lect. Cap.* 31.) cite un Livre d'Hippocrate, qui avoit été traduit en Latin, sous ce titre, *De Herbis & Curis*. Ce Livre étoit sans doute supposé.

On trouve de plus à la fin du recueil que nous avons des œuvres d'Hippocrate, de certaines pieces qui paroissent sous le nom de 1 *Pieces étrangeres*, soit parce qu'elles ne sont pas toutes d'Hippocrate, soit parce qu'elles ne traitent pas toutes de la Médecine. Ces pieces consistent en quelques *lettres* que l'on suppose avoir été envoyées ou reçûes par Hippocrate, ou avoir été écrites à son sujet; en un *Arrest* ou *Senatus-Consulte des Athéniens*, en sa faveur; aux deux discours qu'Erotien désigne, comme on l'a vu, sous le nom de *Harangue de l'Ambassade* ou *de la Députation*, & de *Discours prononcé à l'autel*; en *la vie & la généalogie d'Hippocrate* écrite par Soranus. On y a joint deux petits livrets, dont l'un traite *des Purgatifs*, & l'autre est intitulé *de la composition du corps humain*, qui est adressé au Roi *Perdiccas*.

On ne rapportera pas ici tout ce que les Critiques ont dit touchant la distinction des veritables Ecrits d'Hippocrate d'avec les faux, ou les supposez. On remarquera seulement qu'il y en avoit déja plusieurs de suspects du temps de Galien & d'Erotien, entre ceux dont ils rapportent les titres. Quelques-uns de ces Livres étoient déja attribuez en ces temps-là aux *fils d'Hippocrate*, les autres *à son gendre*, ou à *ses petits fils*, ou à *ses disciples*, ou à *ses prédecesseurs*; comme celui *des Articulations* & celui *des Fractures*, que quelques-uns ont cru être de son grand-pere, qui portoit le même nom que lui; quoi que d'autres ayent soûtenu que ce *premier Hippocrate*, n'a rien écrit. L'on en a même attribué à d'autres Médecins, qui ont été avant lui, ou à peu près en même temps que lui, & à des Philosophes, comme à *Démocrite*, que l'on a cru l'Auteur du Livre *de la Nature de l'Homme*.

2 Galien impute, avec beaucoup de vraisemblance, cette *supposition de livres & de titres*, qui est si ordinaire a l'égard des Ecrits les plus anciens, à l'avidité que les Copistes & les gens de lettres ont euë pour le gain; & il assûre que les sommes considerables que les Rois 3 *Attalus* & *Ptolomée*, qui travailloient

1 Τὰ ἐξωτικά. C'est *Foësius* qui leur a donné ce nom.

2 *In Lib. Hippocr. de Nat. Hum. Comment.* 2.

3 Galien ne dit point de quel Roi Attalus ni de quel Roi Ptolomée il entend parler; mais comme il remarque ailleurs (*in Lib.* 3. *Epidemic. Comm.* 2) que Ptolomée *Evergetes* avoit eu beaucoup d'empressement pour avoir des livres, il semble qu'Attalus *Galatonices* ayant vécu en même temps, ce furent ces deux Rois qui disputerent à qui auroit les meilleurs. Tous les autres Auteurs ont attribué à Philadelphe ce que Galien dit ici d'Evergetes; & ce qu'il dit d'Attalus, Strabon le dit *d'Eumenes*. Voyez ci-après, Part. 2. Liv. 3. Chap. 3.

Siecle xxxvj.

loient à l'envi, à faire chacun une grande Bibliotheque, donnoient à ceux qui leur apportoient des Ecrits d'Auteurs fameux, ont causé cette supposition de noms, & cette confusion qui se trouve dans la disposition des ouvrages anciens.

On vient de dire que l'on ne s'arrêteroit pas à rapporter ici le jugement des Critiques touchant les veritables Ecrits d'Hippocrate. Ceux qui voudront s'éclaircir à fond là-dessus, peuvent consulter *Mercurial* & les autres Auteurs qui ont écrit sur ce sujet. On avertira seulement qu'il est important de remarquer que c'est à cette supposition, dont on vient de parler, que l'on doit attribuer les contradictions qui se rencontrent dans quelques sentimens d'Hippocrate, dont les uns paroissent directement opposez aux autres, comme on a pu le voir par ce qui a été dit ci-devant.

On remarquera en second lieu, que les Livres d'Hippocrate, qui se trouvent les mieux raisonnez, sont ceux dont on a le plus douté, ou que l'on a tenus pour les plus suspects, comme on l'a déja insinué précédemment.

On doit enfin observer que les pieces qu'on a appellées *étrangeres*, & que l'on a dit être jointes à la fin des œuvres d'Hippocrate, sont la plûpart, & peut-être toutes, supposées, comme on le fera voir plus particulierement dans le Chapitre suivant.

Quant au style & au langage d'Hippocrate, qui est la derniere chose que nous avons à examiner, par rapport à ses Ecrits, il ne faut pas trouver étrange que *Capito* & *Dioscoride*, dont on a parlé dans ce même Chapitre, n'entendissent pas toûjours Hippocrate, quoi qu'ils fussent Grecs naturels, ou du moins d'une ville où l'on parloit Grec. Erotien dont on a aussi fait mention, & qui vivoit environ cinquante à soixante ans avant eux, avoit déja fait *un Glossaire*, c'est à dire, *un Dictionaire des mots obscurs & surannez* dont cet ancien Médecin s'étoit servi, ou du moins de ceux qui n'étoient plus en usage dès long temps dans la langue Grecque.

Nous apprenons même de cet Auteur, dont l'ouvrage est venu jusqu'à nous, que plusieurs autres Médecins ou Grammairiens avoient travaillé à la même chose long-temps avant lui, entre lesquels il nomme les suivans; *Xénocrite*, Grammairien, qu'il dit avoir été le premier qui ait écrit sur ce sujet; *Callimachus*, disciple d'Hérophile; *Bacchius*, *Philinus* l'Empirique, *Apollonius* Cittien; *Apollonius* Ophis; *Dioscoride* Phocas, ou plûtôt *Phacas*; *Glaucias*, autre Empirique; *Lysimachus*, de Cos, *Euphorion*; 1 *Aristarque*; *Aristocles*; *Aristopeas*; *Antigonus* & *Didyme*, tous deux d'Alexandrie; & le dernier aussi Grammairien; *Epiclès*; *Lycus* Néapolitain; *Straton* & *Mnesthaus*. Voilà quels sont ceux qu'Erotien nomme dans ses Glosses, auxquels il faut joindre *Galien*, & *Herodote*, dont les Glossaires nous sont aussi restez. On parlera d'Hérodote ci-après, *Part. 2. Liv. 4. Sect. 2. Chap. 2.*

On a déja remarqué à l'égard du style d'Hippocrate, qu'il est fort concis, ce qui fait que l'on a peine d'entendre ce qu'il veut dire en divers endroits. On

1 Il y a un Aristarque Médecin, qui étoit de Tarse, & qui est cité par Galien. Je ne sai si c'est le même qui fut Médecin de Bérénice veuve d'Antiochus, & fille de Ptolomée Philadelphe. Voyez *Polyanus*, Liv. 8. Il se pourroit aussi que le fameux Grammairien Aristarque eût travaillé à expliquer les mots difficiles d'Hippocrate.

On peut ajoûter qu'il a d'ailleurs de la gravité; Erotien obſerve que la phraſe d'Hippocrate eſt la même que celle d'Homere. *Siecle xxxvi.*

Son langage ſemble être proprement Ionique; & l'on a vu 1 ci-deſſus que quelques Auteurs ont prétendu qu'Hippocrate avoit écrit en cette Dialecte, ou en ce langage, en faveur de Démocrite, au lieu qu'étant de l'Iſle de Cos il auroit dû écrire en Dorique; mais 2 Galien veut que le langage de cet ancien Médecin tienne quelque choſe de l'Attique; & il ajoûte, que quelque-uns diſoient qu'Hippocrate avoit écrit en *vieux Attique.*

Quoi qu'il en ſoit, il paroît qu'il étoit arrivé un changement aſſez conſiderable dans la langue Grecque, pendant l'eſpace qui s'étoit écoulé entre Hippocrate & quelques-uns de ſes Gloſſateurs, par la peine où étoient ces Auteurs-là d'entendre ce qu'il avoit voulu dire par tel mot, quoi qu'ils fuſſent Grecs auſſi bien que lui. On peut conſulter, touchant les mots de cette nature, Erotien & Galien.

Mais il faut encore remarquer qu'outre l'obſcurité, qui réſulte des mots difficiles à entendre, qui ſe trouvent dans Hippocrate, il y en a une autre qui vient des fautes qui ſe ſont gliſſées, & des diverſes leçons qui ſe trouvent dans les manuſcrits de cet Auteur, dont les ouvrages ont paſſé par tant de mains differentes, qu'il ne ſe peut qu'il n'y ait de grandes variations. On en rapportera un ſeul paſſage dans lequel on verra un exemple de la variation dont on vient de parler, & où l'on trouvera même un mot qui a fait de la peine aux Interpretes, & qui a donné lieu à une équivoque aſſez plaiſante. On lit dans le ſeptième Livre *des Maladies Epidémiques*, ſur la fin, les paroles qui ſuivent: πορνεὶη ἄχρωμος δυσεντερὶης ἄκος. *Fabius Calvus*, Médecin de Ravenne, qui a le premier traduit Hippocrate en Latin ſur un Manuſcrit du Vatican, par ordre de Clement Septième, explique le premier mot de ce paſſage comme s'il avoit lu πόρνη, *meretrix*, au lieu de πορνεὶη, *fornicatio;* & prenant le nom qui ſuit pour un nom de femme, il traduit ainſi tout le paſſage: *Meretrix Achromos dyſenteriæ medela;* comme s'il y avoit eu, du temps d'Hippocrate, une femme débauchée nommée *Achromos* qui eût un remede pour la dyſenterie.

Cornarius & Foëſius, autres Interpretes modernes d'Hippocrate, traduiſent le même paſſage de cette maniere: *Scortatio impudens, vel turpis, dyſenteriæ medetur.* En effet 3 Aëtius & 4 Paul Eginete remarquent *que le coït a quelquefois été utile pour guérir de veilles diarrhées,* & peut-être font-ils alluſion à ce paſſage. Suppoſé donc qu'il faille lire, avec Cornarius & Foëſius, πορνεὶη, & non pas πόρνη, le premier de ces mots ſe trouvant dans tous les manuſcrits, il n'y aura plus de difficulté que ſur le mot ἄχρωμος. Voici quel eſt là-deſſus le ſentiment de 5 Mr. Dacier. Il prétend qu'Hippocrate a dit tout autre choſe que ce qu'on lui fait dire, & il traduit ainſi ce paſſage: *La fornication eſt un méchant & déteſtable remede à la dyſenterie.* Il faut, ſelon cet Auteur, lire ἄχρωμον au lieu d'ἄχρωμος, & le rapporter à ἄκος. Ce mot ἄχρωμος eſt, dit-il,

1 *Liv. 2. Chap. 6.*
2 *In Lib Hippocr. de Fracturis, Commentar.* 3.
3 *Tetrabibl. 1. Serm.* 3. *Cap.* 8.
4 *Lib.* 1. *Cap.* 35.
5 *Remarques ſur le troiſième Livre de la Diéte.*

Siecle xxxvj. il, un vieux mot, qui ne se trouve que dans Hippocrate & dans Artémidore; & l'on ne sait pas bien sûrement ce qu'il signifie. Suidas l'explique ***impudique***, ***impudent***, c'est à dire, *qui est sans couleur*, qui ne rougit point. C'est la premiere idée du mot, mais il signifie en même temps ***méchant***, ***détestable;*** comme ἄχρεωον, qui est le même qu'ἄχρωμον, est expliqué par Hesychius πονηρὸν, ***méchant***. Par ce seul mot donc Hippocrate fait entendre que ce remede, dont quelques autres Médecins avoient sans doute fait mention, est très-mechant & pour la santé & pour les mœurs, en ce qu'il blesse l'honêteté & la bienséance. Hippocrate n'avertit pas avec plus de soin de ce qu'il faut suivre, que de ce qu'il faut éviter. Cette sentence est du dernier genre. Voilà ce que dit Mr. Dacier, qui, à mon avis, a ouvert le veritable sens de ce passage, sur lequel je m'étois trompé avec tous les autres, quoi que d'une autre maniere. Je ne doute point que la correction que ce savant Critique a faite, en changeant le ρ du mot ἄχρεωμος en un ν, & en rapportant ce mot à ἄκος, ne soit très-juste. Je remarquerai seulement qu'il me semble qu'on peut laisser au premier de ces mots la signification que lui donnent Suidas & Phavorin, ou du moins une qui en approche. Ces deux Lexicographes expliquent ἄχρεωμον par ἀναιδὲς, ***impudent***, ***qui n'a point de honte***. Je crois, avec Henri Etienne, que le mot αἰσχρὸν, ***vilain infame***, seroit plus propre & exprimeroit beaucoup mieux le sens du passage que ces Auteurs rapportent sur le mot ἄχρωμος, & qui est le même que le passage d'Artémidore dont parle Mr. Dacier, sans marquer le Livre, ni le Chapitre où il se trouve. Ce passage est dans le quarante-quatrième Chapitre du Livre quatrième d'Artémidore. Il s'agit là d'un homme qui avoit songé qu'il voyoit sa femme dans un lieu public, ἐν πορνείῳ. ***Il arriva ensuite***, dit le même Auteur, ***que cet homme fut fait peager; & c'est ce que son songe lui avoit marqué, car ce nouveau mêtier qu'il exerçoit est un mêtier infame, ou deshonête;*** ἦν γὰρ αὐτῷ ἡ ἐργασία ἄχρωμος. La signification du dernier mot est, comme on void, fort claire, par ce qui precede, & sert beaucoup à éclaircir ce qu'a voulu dire Hippocrate quand il s'est servi du même terme. Je traduirois donc simplement le passage dont il s'agit, de cette maniere, en retenant d'ailleurs la correction de Mr. Dacier: ***La fornication est un vilain remede à la dysenterie;*** & je ne prendrois pas ceci pour un conseil qu'Hippocrate donne, mais pour une observation d'un fait ou d'un cas arrivé à quelque personne. Il se peut même que cette observation ne soit point d'Hippocrate, étant tirée d'un livre qui n'a point été reconu par les plus anciens Critiques, pour un ouvrage légitime de cet Auteur. Et c'est sans doute par cette raison que le mot ἄχρωμος ne se trouve point dans les Glossaires d'Hippocrate, ou peut-être parce que ce n'est pas un mot qui fût hors d'usage du temps des Glossateurs, puisqu'Artémidore, qui vivoit sous Antonin le Débonnaire, l'a employé. Pour revenir au passage d'Hippocrate, je ne sai pas même s'il n'y a point quelque plus grande ordure cachée sous le mot πορνείη; car autrement cet ancien Médecin auroit pu se servir du terme de συνουσίη. En voilà assez, & peut être trop, sur cette matiere.

Siecle xxxvj.

CHAPITRE XXXI.

Des Lettres d'Hippocrate, & autres pieces qui sont ajoûtées à la fin de ses Oeuvres; où l'on trouve diverses circonstances touchant sa vie, sa mort, & les principales occasions qu'il a euës de paroître dans l'exercice de sa profession.

APrès avoir parlé des Ecrits de notre Auteur, ou du moins de ceux qui lui ont été le plus géneralement attribuez, il faut nécessairement examiner les pieces que nous avons appellées 1 *étrangeres*. On a déja vu en quoi elles consistoient, & on commencera par les deux discours, dont parle Erotien, comme par les plus anciennes de ces pieces. Celui que l'on prétend qu'Hippocrate prononça devant l'autel de Minerve, s'adresse aux Villes ou aux Communautez de Thessalie, auxquelles il se plaint de ce que les Athéniens avoient fait dessein de réduire sous leur domination l'Isle de Cos sa patrie, les priant de la secourir dans ce danger pressant; ce discours est fort court. Celui que l'on attribue à Thessalus, qui est intitulé *Harangue de la Députation*, est au contraire fort étendu. Il est addressé aux Athéniens, & on les y fait ressouvenir des bienfaits qu'ils ont reçus des prédecesseurs d'Hippocrate, depuis un temps fort éloigné, & d'Hippocrate lui-même, aussi bien que de sa famille. Les obligations que l'on suppose que les Athéniens & les autres Grecs avoient aux Ancêtres d'Hippocrate, consistoient au secours que *Nebrus*, son trisayeul, dont il a été parlé dans la seconde Partie, avoit donné aux Amphictyons. Voici en abregé comme la chose se passa. Les Amphictyons ayant assiegé la ville de *Crisa*, la peste se mit dans leur camp; ce qui les obligea de consulter l'Oracle d'Apollon sur ce qu'ils avoient à faire. L'Oracle leur répondit, *qu'ils continuassent le siege, qu'ils prendroient la ville, pourvu qu'ils allassent incessamment à Cos, & qu'ils amenassent le fân d'une biche, avec de l'or.* Il envoyerent donc à Cos, où Nebrus, qui étoit de cette ville-là, & grand Médecin, leur expliqua l'Oracle, disant qu'il étoit lui-même *le fân de biche*, & *Chrysus*, l'un de ses fils, *l'Or*, 2 selon la signification de leurs noms. Il ajoûta qu'il équiperoit à ses dépens, une galere de cinquante rames, fournie de tout l'appareil de guerre & de médecine, qui seroit nécessaire. Il vint effectivement au camp avec son fils, & contribua à la prise de la place, mais par un moyen qui est indigne de la profession qu'il exerçoit. Il empoisonna une fontaine qui alloit dans la ville, ce qui obligea les Criséens de se rendre.

Ce qu'Hippocrate & ses enfans avoient fait pour les Athéniens & pour les Grecs en général, c'est premierement que le pere avoit refusé d'aller chez les *Illyriens* & les *Pæons*, qui l'avoient demandé, & lui avoient offert de grandes sommes, pour qu'il vint les délivrer de la peste qui ravageoit leur pays. La raison de ce refus, c'est qu'ayant conu par certains vents qui regnoient alors, que cette maladie viendroit ensuite dans la Grece, il crut que sa présence & ses avis

1 *Voyez le Chapitre précedent.*

2 Νεβρὸς signifie *un fân de biche*, & χρυσὸς signifie *de l'or*.

Siecle. xxxvj.

avis ne ſeroient pas inutiles à ſon pays. En effet il envoya ſes fils, ſon gendre & ſes diſciples par toutes les Provinces, pour donner les conſeils néceſſaires pour ſe garantir de ce mal, & vint lui-même en Theſſalie & peu de temps après à Athénes, où il leur fut d'un grand ſecours; dequoi les Athéniens eurent alors tant de reconoiſſance, qu'ils donnerent à Hippocrate une couronne d'or, & l'initierent, auſſi bien que ſon fils qui parle, dans les myſteres de Cerés & de Proſerpine. On montre, en ſecond lieu, que les Athéniens étoient encore obligez par un autre endroit à Hippocrate, & à Theſſalus lui-même; en ce que celui-ci, par le commandement de ſon pere, ſuivit, en qualité de Médecin, la flote qu'Alcibiade mena en Sicile, ayant fait de plus tous les préparatifs pour ce voyage à ſes depens, & ayant refuſé le ſalaire qu'on lui avoit offert.

Voilà les principaux articles, auxquels Theſſalus s'attache, pour faire ſentir aux Athéniens combien ils étoient redevables à ſa maiſon. De ces articles je n'examinerai que celui qui concerne *la peſte* qu'Hippocrate prévit devoir venir dans la Grece, ſur quoi je trouve quelques difficultez. Premierement le temps n'en eſt point marqué, & on ne trouve rien d'ailleurs dans les Auteurs touchant cette peſte venue de *l'Illyrie*. A la verité Aëtius remarque qu'Hippocrate ſe rencontrant à Athénes dans un temps de peſte, conſeilla, *que l'on allumât de grands feux par les rues, afin de purifier l'air, ou de le rendre plus ſec.* Galien attribue auſſi le même conſeil à Hippocrate en pareille occaſion, diſant, *qu'il ordonna que l'on fît de grands feux en divers quartiers de chaque ville de la Grece, & que l'on jettât dans ces feux, des fleurs, des herbes, & des drogues de bonne odeur*; mais il y a cette difference eſſentielle qu'il fait venir cette peſte dont il parle, de *l'Ethiopie*; indiquant par là cette grande peſte qui a été ſi bien décrite par *Thucydide*, & que cet Hiſtorien dit être venue préciſément du même endroit. Or l'Ethiopie eſt directement opposée à l'Illyrie, la premiere étant au Midi de la Grece, & l'autre au Septentrion.

On dira à cela qu'il pourroit n'y avoir de l'erreur ou de l'incertitude qu'à l'égard du lieu de l'origine de ce mal, le fait ne laiſſant pas d'être le même. Mais ſi l'on veut qu'il s'agiſſe dans la harangue de Theſſalus, de la grande peſte d'Athenes, il ſe trouvera deux difficultez trés-conſiderables; la premiere c'eſt que l'Auteur qu'on a cité en dernier lieu, & qui eſt des plus dignes de foi, remarque que cette peſte fut ſi terrible, particulierement dans Athénes, qu'on ne peut pas dire que le ſecours de la Médecine y eût fait grand' choſe. Au contraire, le même Hiſtorien aſſûre, *que les Médecins n'y conoiſſoient rien; que l'on mouroit également avec Médecin & ſans Médecin; & que les Médecins mouroient eux-mêmes plûtôt que les autres, parce qu'ils avoient plus de commerce avec le malades.* Cela étant, je ne ſai quel honneur Hippocrate pourroit y avoir acquis; outre qu'il n'eſt pas probable que Thucydide eût ômis de parler de ce Médecin, ſi celui-ci avoit été à Athenes & s'y étoit diſtingué.

La ſeconde difficulté conſiſte en ce que ſi l'on veut qu'Hippocrate ait pu ſe rencontrer alors à Athénes, il faudra le faire naître long-temps 1 avant la LXXX. Olym-

1 On ne s'arrête pas à ce que dit Suidas, ſur le mot πύῤῥων, *que Démocrite fut le maître de ce Metrodore, duquel Hippocrate le Médecin & Anaxarque Sectateur de Démocrite furent les diſciples.* Si cela étoit veritable, Hippocrate ſeroit encore moins ancien que ne le fait Soranus; car il auroit été contemporain d'Ariſtote & d'Alexandre le Grand, ce qui ne peut pas être. Ou pourroit corriger Suidas en mettant *Chryſippe* au lieu de Démocrite, & *Eraſiſtrate*, au lieu d'Hippocrate. Voyez ci-après, part. 2. Liv. 1. Chap. 1,

Olympiade, qui est le temps auquel on dit, après Soranus, qu'il vint au monde; car, à ce compte, il n'auroit eu que trente ans la seconde année de la guerre du Péloponnese & de l'Olympiade LXXXVII. que cette peste s'éleva. Mais quand on supposeroit qu'à cet âge-là il pouvoit déja s'être rendu fameux dans sa profession, ce qui ne seroit pas impossible, il s'ensuivroit toûjours qu'il n'auroit pu avoir alors des fils en état de pratiquer la Médecine, & une fille mariée à un Médecin son disciple. *Siecle xxxvj.*

Pour trouver à peu près son compte il faudroit suivre *Eusebe*, qui veut qu'Hippocrate ait fleuri dans la LXXXVI. Olympiade; ou *Aulu-Gelle*, qui le range avec *Sophocle*, *Euripide*, & Démocrite, qu'il dit avoir été tous un peu plus âgez que *Socrate*. Or tous les Auteurs conviennent que ce dernier nâquit sur la fin de l'Olympiade LXXVII. Quant à Démocrite, il n'avoit qu'un an plus que Socrate; mais Euripide étoit né la LXXV. Olympiade, & Sophocle la LXXIII. Il faudroit donc faire Hippocrate du moins aussi vieux que ce Poëte Tragique, afin que les faits qu'on a posez touchant la peste d'Athénes, pussent être veritables: en ce cas il auroit eu cinquante-huit ans, & par conséquent il auroit déja pu avoir des fils Médecins. Mais il y a bien plus d'apparence que ce que disent Aëtius & Galien, ou l'Auteurs du Livre *de la Theriaque*, est supposé, & qu'ils imputent à Hippocrate ce que Plutarque a dit, avec plus de vraisemblance, [1] *d'Acron*, qui étoit quelque temps avant Hippocrate. S'il y a eu d'ailleurs une peste qui soit venue d'Illyrie en Grece, c'est ce que nous ne savons pas.

Le *Senatus-Consulte* des Athéniens, autre piece de la nature des précedentes, mais plus nouvelle, parle aussi d'une peste venue des pays Barbares dans la Grece, où Hippocrate & ses disciples furent d'un grand secours. Il est ajoûté que le Roi de Perse ayant fait appeller Hippocrate, pour venir dans ses Etats où le même mal faisoit beaucoup de ravage, & lui ayant promis de le combler d'honneurs & de richesses, celui-ci méprisa ses offres & refusa d'y aller, regardant ce Roi comme un Barbare & un ennemi de la Grece. Sur quoi les Athéniens, en recompense des utiles avis qu'il leur avoit donnez, & de son attachement pour tous les Grecs en géneral, lui avoient fait l'honneur de l'initier dans les grands mysteres, comme autrefois Hercule, lui avoient donné une couronne d'or du poids de mille piece, la bourgeoisie d'Athenes, & le droit d'être nourri toute sa vie aux dépens du public dans le Prytanée; accordant d'ailleurs, à sa consideration, à tous les jeunes gens de l'Isle de Cos la liberté de venir à Athénes, pour y être élevez & instruits avec la jeunesse de la ville.

Voilà ce que porte le *Senatus-Consulte* d'Athénes L'endroit qui regarde les démarches faites pour attirer Hippocrate dans la Perse, & le refus qu'il fit d'y aller, est encore appuyé par diverses lettres que l'on a conservées, & que l'on prétend avoir été écrites à ce sujet. Les unes sont des Ministres *d'Artaxerxes*, Roi de Perse, pour donner avis à ce Prince de la grande réputation d'Hippocrate, & pour lui conseiller de l'appeller; les autres sont d'Artaxerxes lui-même, qui profite de ce conseil, & les autres enfin d'Hippocrate, qui répond en ces termes à toutes les offres avantageuses qu'on lui fait: *J'ai*, dit-il, *dans mon pays le vivre, le vêtement, & le couvert Il ne m'est permis de posseder les richesses, ni les grandeur des Persans, non plus que de guérir les Barbares, qui sont ennemis*

[1] *Voyez ci-dessus, Liv. 2. Chap. 7.*

Siecle xxxvj. *nemis des Grecs*. On a même encore les lettres qui marquent l'indignation qu'eut Artaxerxes du procedé d'Hippocrate, & la terrible menace qu'il fait aux habitans de Cos, au cas qu'ils refusent de le lui remettre pour le châtier; & la réponse de ces génereux Insulaires, qui ne s'épouvantent point pour cela, mais témoignent qu'ils ne livreront jamais leur citoyen, quoi qu'il en puisse arriver.

Ce qui peut faire supçonner la supposition de ces letters, quand il n'y auroit point d'autre raison pour cela, c'est que Thessalus, qui est en si belle humeur d'en conter dans sa harangue dont nous avons parlé, & de faire valoir aux Athéniens les obligations que les Grecs avoient à son pere, n'auroit apparemment pas oublié de lui faire honneur de ce qui regarde le sujet de ces lettres, s'il y avoit eu quelque chose de véritable.

Mais quand on accorderoit que les pieces que nous avons examinées ne sont pas toutes supposées, ce qui est pourtant le plus probable, on ne devra pas faire le même jugement des autres lettres qu'on prétend aussi avoir été écrites ou reçuës par Hippocrate, ou par d'autres à son sujet, & qui n'ont été reconues ni par Erotien, ni par Galien. Elles sont certainement l'ouvrage de quelque Grec demi-savant & fort peu judicieux, qui les a composées long-temps après, par un jeu d'esprit assez grossier, ou pour gagner quelque argent par ce moyen. Ceux à qui Hippocrate écrit, sont entr'autres un *Philopœmen*, un *Denys d'Halicarnasse*, un *Cratevas*, un *Damagetus*, un Roi *Demetrius*, & un Roi *Perdiccas*; sans compter *Démocrite* & *Thessalus* fils d'Hippocrate. Quant à *Philopœmen* on aura de la peine à croire que l'Auteur de ces lettres ait entendu le fameux Géneral de l'Achaïe, qui n'a vecu que plus de deux cents ans après Hippocrate. On ne croira pas non plus que le *Dénys*, dont il s'agit ici, soit le celebre Historien d'Halicarnasse, qui vivoit sous Auguste. Mais à quel Roi *Demetrius* peut avoir écrit Hippocrate; puis qu'il n'y en avoit point de son temps dans le monde, & que le premier qui a porté ce nom, a été *Demetrius Poliorcetes* fils *d'Antigonus*, l'un des Successeurs *d'Alexandre?* On peut dire la même chose de *Cratevas*, qui a vécu dans le siecle de *Mithridate* & de *Pompée*, comme on le verra 1 ci-après. L'Auteur de ces lettres ayant ouï parler d'un fameux Herboriste de ce nom, ou ayant vu ses ouvrages, crut sans doute qu'il pouvoit bien lui faire écrire par Hippocrate, sans s'informer, à l'égard de cet Herboriste, non plus qu'à l'égard de Demetrius & des autres précedens, s'ils avoient vécu en même temps que cet ancien Médecin. On trouve un exemple aussi ridicule d'anachronisme, dans la lettre qui est à la tête du livre de Marcellus Empiricus, & que l'on suppose aussi addressée à *Mécénas* par le même Hippocrate.

Quand on n'auroit pas des preuves aussi convaincantes de la supposition de ces lettres, il ne faut que les lire, pour voir qu'elles ne sont point d'Hippocrate; & je ne crois pas qu'il faille se contenter de dire avec un savant Médecin moderne, 2 *qu'à peine sont-elles dignes de passer pour des productions du* 3 *divin Vieillard*. 4 On peut assurer sans crainte qu'elles en sont très-indignes. Qu'y a-t-il

1 *Voyez Part. 2. Liv. 3. Chap. 12.*
2 *Vix divino Sene dignas epistolas.* Rhodius in Scribon. Larg.
3 C'est le titre que l'on a donné à Hippocrate, comme on le verra ci-après.
4 *Vide Scaligeri Epistol.* 406.

a t'il de plus impertinent, par exemple, que l'ordre qu'Hippocrate donne à Cratevas, *de lui crueillir toutes les herbes qu'ils pourra trouver*, sans en spécifier aucune, & *de les lui envoyer, parce*, dit-il, *qu'il est appellé pour aller traiter Démocrite?* Joignez à cela la sentence qu'on lui fait ajoûter, *qu'il seroit à souhaiter que Cratevas pût arracher, aussi aisément qu'il arrachera les racines des herbes qu'on lui demande, la racine amere de l'avarice, ou de la cupidité de l'argent, ensorte-qu'elle ne repoussât plus.* Si Hippocrate étoit aussi grand babillard dans ses Ecrits de Médecine qu'il l'est dans ses lettres, on n'auroit garde de se plaindre de sa brieveté. La lettre qu'il adresse à *Denys*, est la plus plaisante de toutes. Il prie cet ami de venir dans sa maison, pendant qu'il sera chez Démocrite, (car toutes ces lettres roulent sur ce voyage, dont il semble vouloir informer par avance toute la terre) & d'avoir l'œuil sur la conduite de sa chere moitié, qu'elle ne fasse quelque fredaine en son absence. *Elle a été*, ajoûte-t-il, *fort bien élevée chez son pere, mais le sexe est fragile, & a besoin qu'on le tienne en son devoir, en quoi un ami réussit mieux que des perens*, &c. On se contentera de ces deux échantillons, par où le Lecteur verra si cela sent bien la gravité d'Hippocrate. Siecle XXXVI.

A l'égard des lettres, que Démocrite & Hippocrate se sont écrites l'un à l'autre, il y en a deux du premier qui sont assez courtes; dans l'une il parle du voyage qu'Hippocrate avoit fait pour le venir voir, à dessein de lui donner de l'ellebore, ayant été appellé pour cela par les concitoyens de Démocrite, qui le prenoient pour un fou, comme on l'a vu ci-dessus: *vous me trouvâtes*, dit Démocrite, *comme j'écrivois de l'arrangement du Monde, de la disposition des Poles, & du cours des Astres; & vous jugeâtes par là que ceux qui vous avoient envoyé vers moi, étoient eux-mêmes des fous, & que je n'étois nullement dans l'état qu'ils pensoient.* Démocrite débite là-dessus en deux mots ses sentimens philosophiques touchant les *simulacres*, ou les *especes*, répandues dans l'air, dont ses Livres, dit-il, font mention. Il avertit ensuite Hippocrate, qu'il ne faut pas qu'un Médecin juge d'un malade seulement par la vuë, qu'en ce cas lui Démocrite auroit couru risque de passer pour un fou dans son esprit; & il finit en disant qu'il renvoye à Hippocrate un livre que celui-ci avoit composé touchant *la Folie*, lequel livre est ajoûté immédiatement après cette lettre. Il ne contient qu'une page, & ce n'est qu'une répetition de quelques lignes du livre d'Hippocrate, *de la Maladie Sacrée*, qui est même cité dans ce dernier.

La seconde lettre, ou le second livre de Démocrite adressé à Hippocrate, est intitulé *de la Nature de l'Homme*, qui est le titre d'un livre d'Hippocrate, qui a été attribué à Démocrite, comme on l'a vu ci-dessus. Ce livre ou cette lettre est à peu près le double plus longue que la précedente. L'on y trouve une énumeration des principales parties du corps, & les offices qu'elles ont, sur quoi il n'y a rien qui vaille la peine d'être remarqué que ce qui est dit de la rate, *qu'elle dort*, & *qu'elle ne sert à rien*, ce qui est un sentiment qu'on verra soûtenu 1 dans la suite.

Il n'y a qu'une lettre d'Hippocrate à Démocrite, plus courte que les deux dont on vient de parler. Il commence par lui dire, que si les Médecins réussissent quelquefois dans leur art, le peuple en attribue la cause aux Dieux; & que s'ils n'ont pas un heureux succès, alors on ne pense plus à la Divinité, & on

1 *Voyez ci-après, Part. 2. Liv. 4. Chap. 5.*

Siecle xxxvj.

on n'accuse plus que les Médecins. *J'ai acquis*, poursuit Hippocrate, *plus de blâme que d'honneur, dans l'exercice de ma profession; car encore que je sois avancé en âge, je n'ai pas atteint à la perfection par rapport à cet art, & Esculape lui-même, qui l'a inventé, n'en est pas venu jusques-là.* Hippocrate parle ensuite en deux mots de son voyage vers Démocrite, lui rend témoignage qu'il n'est rien moins qu'insensé, & le prie de lui écrire souvent, & de lui envoyer les livres qu'il a composez.

Les lettres d'Hippocrate à Damagetus, sont celles qui instruisent plus particulierement de la conversation qu'eut Hippocrate avec Démocrite, lors qu'il étoit allé pour le traiter. Il y en a une qui est fort longue. Ce Médecin y rend compte à Damagetus de son voyage, & de tout ce qui lui est arrivé jusques à son retour. On a vu dans le Livre précedent le sujet de ce voyage, & le succès qu'il eut; on n'en dira pas d'avantage, pour éviter la longueur. On remarquera seulement que ces lettres n'ont rien du style d'Hippocrate. Il est d'ailleurs aisé à concevoir qu'on a pu aisément faire une histoire suivie sur ce que la Tradition débitoit en gros de la folie pretendue du Philosophe Démocrite, & du voyage d'Hippocrate dans le dessein de le guérir.

La Lettre écrite au Roi Perdiccas, est apparemment aussi de la nature des autres, c'est à dire, également supposée. On y void, aussi bien que dans celle qui est adressée au Roi Démetrius, quelques remarques d'Anatomie, & quelques maximes concernant la Médecine, qui ne valent pas la peine qu'on s'y arrête, à la reserve de quelques-unes qui sont tirées des Ecrits d'Hippocrate.

Le petit livret *des Purgatifs*, contient les précautions requises pour se servir utilement de ce remede. Il y a plus d'apparence que c'est un recueil des préceptes donnez par Hippocrate sur ce sujet, que le propre ouvrage de cet ancien Médecin.

La *vie d'Hippocrate*, écrite par *Soranus*, contient, outre ce qui a été dit au commencement de ce Livre, de la patrie de ce Médecin, de son extraction, du temps de sa naissance, de ses études, & de ses maîtres, un abregé de ce qui lui est arrivé de plus remarquable, par rapport à sa profession, jusques à sa mort. *Hippocrate*, dit Soranus, *ayant perdu son pere & sa mere, quitta sont pays, & vint s'établir dans la Thessalie.* 1 *Andreas dit malicieusement dans son livre intitulé de l'Origine de la Médecine, que ce fut pour avoir mis le feu à la Bibliotheque de Cnide. D'autres ont écrit qu'Hippocrate n'entreprit ce voyage que pour apprendre ce qui se faisoit en divers lieux, & pour avoir occasion de s'instruire toûjours mieux dans son métier; mais* 2 *Soranus de Cos prétend qu'Hippocrate fut porté à s'en aller demeurer en Thessalie, par un songe. Il se fit admirer*, poursuit notre Auteur, *dans toute la Grece, qu'il parcourut en pratiquant la Médecine. Un jour, entr'autres, qu'il fut appellé, conjointement avec* 3 *Euryphon, autre Médecin qui étoit plus âgé que lui, auprès de Perdiccas, fils d'Alexandre Roi de Macédoine, que l'on croyoit atteint d'une fiévre lente, il conut que l'esprit de ce jeune Prince étoit plus malade que son corps; & comme il observoit attentivement toutes les actions de son malade, ayant pris garde qu'il avoit changé de couleur en regardant Phila, qui avoit été*

1 On parlera de ce Médecin dans *la* 2. *Part. Liv.* 1. *Chap.* 7.

2 Il y a eu plusieurs Soranus, comme on le verra ci-après, *Part.* 2. *Liv.* 4. *Sect.* 1. *Chap.* 4.

3 On a parlé d'Euryphon ci dessus, *Liv.* 2. *Chap.* 7.

été maîtresse du Roi son pere, il jugea que le Prince en étoit amoureux, & trouva moyen de le guérir en faisant savoir à cette belle le mal qu'elle causoit. Il fut aussi demandé par les Abdéritains, pour venir traiter Démocrite d'un espece de folie, & pour délivrer leur ville de la peste, &c. Soranus parle ensuite du refus que fit Hippocrate d'aller en Illyrie, & même à la Cour d'Artaxerxes; de la maniere dont il détourna la guerre, que les Athéniens étoient sur le point de faire à ceux de l'Isle de Cos; & enfin des honneurs qu'il avoit reçus des Athéniens eux mêmes. On omet tout cela, parce qu'on en a déja suffisamment parlé dans ce Chapitre, pour venir au reste du discours de cet Auteur. *Hippocrate*, continue-t-il, *mourut à Larissa, ville de Thessalie, en même temps que Démocrite, âgé de quatre-vient-dix ans, ou de quatre vint-cinq, ou de cent quatre, ou enfin, selon d'autres, de cent neuf. On l'ensevelit entre Gyrtone & Larissa, & l'on montre encore aujourd'hui son sépulchre; où il y a eu pendant fort long-temps un essain d'abeilles, dont on alloit chercher le miel pour guérir les enfans, des aphthes* (qui sont de petits ulceres qui viennent à la bouche) *en leur en frotant les parties malades. On represente Hippocrate dans plusieurs tableaux, avec la tête couverte d'un bonnet comme celui d'Ulysse, ce qui est une marque de noblesse; ou couverte de son* 1 *manteau. Quelques-uns disent que c'est afin qu'on ne s'appercoive pas qu'il étoit chauve; d'autres veulent que ce soit parce qu'il avoit la tête foible; d'autres croyent que c'est pour marquer que cette partie, qui est le siege de l'ame, doit être bien conservée; ou pour faire conoître qu'Hippocrate aimoit* 2 *le voyage, ou pour désigner l'obscurité de ses Ecrits, ou pour apprendre qu'il faut éviter, même dans la santé, ce qui peut nuire. D'autres enfin croyent qu'Hippocrate relevoit ainsi le bord de son pallium sur sa tête, afin qu'il ne l'empêchât pas d'operer. Il y a de grandes disputes touchant ses Ecrits légitimes; les uns sont à cet égard d'un sentiment, les autres d'un autre. Plusieurs raisons font qu'il est difficile d'en rien dire de bien certain. Premierement, il y a beaucoup de difficulté touchant les mots dont il se sert; secondement, touchant sa phrase ou son style; car c'est une chose qui change, & l'on écrit quelquefois d'une maniere étant jeune, & d'une autre étant avancé en âge.* Soranus finit en disant, *qu'Hippocrate n'aimoit point l'argent; qu'il avoit les manieres graves & honêtes, qu'il aimoit très-particulierement les Grecs, & qu'il en avoit donné des preuves en délivrant*, comme il a été dit, *des villes entieres de la peste, ce qui lui avoit procuré de grands honneurs.* Il ajoûte, *qu'Hippocrate laissa deux fils*, Thessalus & Draco, *qui furent aussi très-fameux dans la profession de leur pere, & un grand nombre de disciples.*

Siecle XXXVI.

1 C'étoit un *pallium*, ou un manteau long, à la Grecque, comme le portoient les Philosophes.

2 Ce n'étoit qu'en voyage, ou en guerre, ou étant malades que les Anciens avoient la tête couverte.

Siecle xxxvj.

CHAPITRE XXXII.

Quelques autres particularitez concernant les voyages d'Hippocrate, les éloges qu'on lui a donnez, ses qualitez personnelles; le serment qu'il exigeoit de ses disciples, & ce qu'on a dit contre lui.

On a vu ci-devant qu'Hippocrate avoit quitté son pays natal, pour aller demeurer en *Thessalie*. L'Auteur de sa vie nous apprend d'ailleurs, comme nous venons de le voir, que cet ancien Médecin avoit parcouru la Gréce en exerçant sa profession. Il paroît par ses Ecrits qu'il avoit principalement pratiqué dans la *Thessalie*, & même dans la *Thrace*; & l'on void que les observations qu'il nous a laissées dans les livres *des Maladies Epidémiques*, ont presque toutes été faites dans ces deux Provinces, dont il nomme les principales villes, comme *Larissa*, *Cranon*, *Ænus*, *Oeniades*, *Phera*, *Elis*, *Perinthus*, *Thasus*, *Abdera*, *Olynthus*. 1 Galien remarque aussi qu'Hippocrate avoit souvent été à *Smyrne*, mais il prétend que ce fut une autre ville que celle de l'Asie mineure, qui porte le même nom. 2 Mercurial a cru que cet ancien Médecin avoit voyagé dans la *Scythie*, dans la *Libye*, & à *Délos* (par où Hippocrate marque, selon Erotien, les trois parties du monde conues de son temps, la premiere étant mise pour l'*Europe*, la seconde pour l'*Afrique*, & la troisième pour l'*Asie*,) parce qu'il parle de ces pays en deux endroits de ses ouvrages, mais la conséquence n'est pas juste.

Hippocrate avoit sans doute eu occasion de voir les diverses villes dont on a parlé, y ayant été appellé par des malades; comme on a supposé ci-devant que les Abdéritains l'avoient demandé, pour venir traiter Démocrite leur citoyen. Presque toutes ces villes étoient fort petites, ou n'étoient que de bons bourgs, en sorte qu'une seule n'étoit pas suffisante pour entretenir un Médecin. C'est ce que 3 Galien insinue, lorsque parlant d'un certain cas de Chirurgie qu'Hippocrate n'avoit point décrit, ou n'avoit jamais vu; & que lui Galien dit avoir vu cinq ou six fois, une fois en Asie, & quatre à Rome, il avoue qu'il n'auroit peut-être jamais eu de semblable occasion s'il n'avoit demeuré en de grandes villes, telles que Rome, *dont un seul quartier*, ajoûte-t-il, *contient plus d'habitans que la plus grande des villes où Hippocrate ait jamais été.*

C'est apparemment à cette nécessité où étoient les Médecins du temps d'Hippocrate de courir le pays, pour pouvoir subsister, ou pour trouver des occasions d'exercer leur art, qu'il fait lui-même allusion, lorsqu'il dit dans le petit livre intitulé la Loi, que nous avons cité ci-devant, qu'un Médecin, qui aura toutes les qualitez qu'il désigne, ou qui sera dans l'état qu'il marque, pourra 4 *aller de ville en ville*, & soûtenir la réputation de Médecin par ses œuvres aussi bien que par ses paroles.

Pour

1 *In Lib de Articul. Comment.* I.
2 *Variar. Lection. Lib.* 2. *Cap.* 18.
3 *In Lib. de Articul. Comment.* I.
4 ἀνὰ τὰς πόλιας φοιτῶν.

Pour venir aux éloges que l'on a donnez à Hippocrate, l'Antiquité est allée fort loin de ce côté-là. Il a non seulement passé, d'un consentement presque universel, pour *le Prince de la Médecine*, ses sentimens ont encore été regardez comme des *Oracles*, & l'on a vu ci-devant l'estime particuliere que l'on a faite de ses Ecrits. Il a partagé avec Platon le titre de *Divin*; il a même eu cet avantage par dessus ce Philosophe, qu'on l'a appellé *le divin Vieillard*, par excellence, & sans le nommer par son nom, au lieu qu'on a dit *le divin Platon*.

Mais afin qu'on ne croye pas que les Médecins soient les seuls, qui en font tant de consideration, Seneque l'appelle *le plus grand des Médecins*, & *l'Auteur de la Médecine*. Il est, selon Pline, *le Pere de toute la Médecine*; & ce qui est de plus glorieux pour cet ancien Médecin, son autorité seule suffit 1 dans le *Droit*, pour décider plusieurs questions très-difficiles concernant la Médecine.

Macrobe va plus avant que tous les autres, lors qu'il dit, *qu'Hippocrate ne sauroit ni tromper autrui, ni se tromper soi-même.* Mais il faut remarquer ici que cet illustre Médecin étoit bien éloigné d'avoir si bonne opinion de lui-même. Il ne faisoit point de difficulté d'avouer ses fautes. Il disoit même ouvertement, 2 comme on l'a vu, *qu'il falloit si bien apprendre la Médecine qu'on manquât le moins qu'il est possible*, & il ajoûtoit, *que dans cette profession celui-là est fort à loüer qui fait le moins de fautes*, ce qui suppose qu'il n'est personne qui n'en fasse. Celse & Plutarque remarquent qu'Hippocrate a reconu en quelque lieu, *qu'il avoit été une fois trompé en sondant une playe de la tête, par les sutures du crane, qui lui avoient fait croire que l'os étoit cassé*; & 3 Quintilien le loüe même de cette ingénuité. On ne void pas non plus que ce grand homme craigne de rapporter des exemples de malades, qui sont morts entre ses mains. De quarante-deux malades dont il décrit les maladies, dans le premier & le troisième livre *des Maladies Epidemiques*, il ne s'en trouve que dix-sept qui se soient tirez d'affaire, tout les autres sont morts. C'est pourquoi on l'en doit croire lors qu'il dit, dans le second des livres qu'on vient de citer, en parlant de certaine sorte *d'esquinancie*, qui étoit accompagnée de grands accidens, *que tous en échappe-rent*; *s'ils étoient morts*, ajoûte-t-il, *je le dirois de même.*

On void dans ce procedé le caractere d'un honête homme; & il paroît qu'il étoit tel par toutes ses maximes que nous avons rapportées 4 ci-devant, & par celles que renferme 5 le *serment* qu'il exigeoit de ses disciples, dont voici les principales: *Qu'un Médecin sera obligé de regarder, comme son propre pere, celui qui lui aura enseigné le Médecine; qu'il lui fera part de tout ce qui sera en son pouvoir, par rapport aux choses nécessaires à la vie; qu'il regardera aussi les enfans de cet homme-là comme ses freres, & qu'il leur enseignera à son tour la même profession, s'ils sont en dessein de l'apprendre, sans en exiger de salaire; qu'il leur communiquera tout ce qu'il saura, comme à ses propres enfans; & qu'il en usera de même à l'égard de tous ceux qui voudront s'engager par le présent serment, mais non pas à l'égard des autres*

1 *Voyez ci-dessus*, *Liv.* 3. *Chap.* 3. *sur la fin.*
2 *Liv.* 3. *Chap.* 14.
3 Nam & Hippocrates, clarus arte Medicinæ, videtur honestissimè fecisse, qui quosdam errores suos, ne posteri errarent, confessus est.
4 *Voyez le Chap.* 29.
5 *Voyez ci-après*, *Part.* 1. *Liv.* 4. *Chap.* 2.

Siecle xxxvj.

autres. Qu'il ordonnera à ses malades 1 *le régime de vivre qu'il jugera leur être le plus convenable, & qu'il empêchera de tout son pouvoir qu'on leur nuise. Qu'il ne se laissera jamais persuader de donner à personne un drogue mortelle, ou du poison, ni ne conseillera à un autre de le faire; & que pareillement il ne donnera à aucune femme des remedes pour la faire avorter; mais qu'il exercera son art en homme de bien. Qu'il ne taillera point ceux qui ont la pierre dans la vessie; mais laissera faire cela aux personnes qui se destinent en particulier à cette operation. Que dans les maisons, où il entrera, ce sera uniquement à dessein de travailler au bien du malade; & qu'il se conduira ensorte que l'on n'ait jamais aucune matiere de soupçon contre lui, ou qu'on le puisse accuser d'avoir fait le moindre tort ou la moindre injure à qui que ce soit; particulierement d'avoir abusé de quelque femme, ou fille, ou jeune homme, soit libre, soit esclave; enfin qu'il observera de tenir secret ce qu'il aura vu ou entendu, soit en faisant la Médecine, soit autrement, lors qu'il jugera que c'est une chose qui ne doit pas être publiée.* La conclusion est *qu'il souhaite que toute sorte de bonheur lui arrive dans l'exercice de sa profession, s'il tient religieusement son serment, & le contraire, s'il se parjure.* Celui qui fait ce serment jure par *Apollon le Médecin*, par *Esculape*, par 2 *Hygiaa*, par *Panacaa*, & par tous les autres *Dieux & Déesses.*

On a reproché à Hippocrate qu'il avoit lui même violé ce serment, en ce qui concerne *les remedes pour faire avorter.* 3 On a parlé ci-devant de ce cas. Tout ce que l'on peut dire c'est que le livre, d'où il est tiré, a passé pour être de *Polybe*, ce qui seroit accuser le gendre pour excuser le beau pere. Je ne sai point de quelle autre maniere on peut tourner cette affaire, pour justifier Hippocrate.

Ce n'est pas la seule accusation, que l'on a faite contre lui. On lui a voulu imputer, comme on l'a vu dans sa vie, d'avoir mis le feu à la Bibliotheque de *Cnide.* 4 On a encore dit, pour le rabbaisser, qu'il ne s'étoit servi que des remedes, qu'il avoit copiez dans le Temple d'Esculape, qui étoit à *Cos*, les ayant fait passer pour siens, & s'en étant fait honneur avec d'autant plus de facilité que ce Temple brûla, peu de temps après que ce larcin avoit été fait. Il est vrai qu'Hippocrate ordonne 5 *des pignons* & *du miel*, à ceux qui ont *la Péripneumonie*, & que c'est la même ordonnance qu'Esculape faisoit en ce cas-là, comme on l'a vu ci-devant. Il est encore vrai qu'Hippocrate faisoit prendre aux *Phthisiques* des viandes *grasses* & *salées*, comme Esculape leur conseilloit de manger du *lard.* Mais si Hippocrate étoit des descendans de ce Dieu, il pouvoit fort naturellement avoir ces remedes de sa maison propre, par la tradition de ses Ancêtres les Asclépiades, qui étoient tous Médecins, sans qu'il fût obligé de copier ces mêmes remedes dans les Temples d'Esculape. Je croirois même, à l'égard des deux ordonnances dont il s'agit, 6 que le Dieu les avoit plutôt prises d'Hippocrate, que celui-ci ne les avoit prises de lui; car les personnes, pour qui Esculape ou ses Prêtres les avoient faites, vivoient plusieurs siecles après Hippocrate.

On

1 Ceci comprend la principale partie du devoir d'un Médecin qui traite un malade selon les maximes de notre Auteur. *Voyez ci dessus Liv. 3. Chap. 15.*

2 *Voyez ci-dessus Liv. 1. Chap. 19.*

3 *Liv. 3. Chap. 3. Article 13.*

4 *Plin. Lib. 29. Cap. 1.*

5 *Voyez ci dessus Liv. 1. Chap. 20. & Liv. 3. Chap. 19.*

6 *Voyez ci-dessus Liv. 1. Chap. 20. Ce que l'on a remarqué touchant l'adresse des Prêtres d'Esculape.*

On ne met pas au rang des choses, qui ont été dites contre Hippocrate, ce que les Médecins des siecles suivans peuvent avoir écrit pour réfuter ses sentimens, ou pour décrier sa méthode. C'est ce que l'on examinera à mesure que l'occasion s'en présentera. *Siecle xxxvj.*

CHAPITRE XXXIII.

PHÆON; PHILISTION; ARISTON; PHERECYDES; PYTHOCLES; PHILETAS; ACUMENUS; PITTALUS; ARCHIDAMUS; METON; ERYXIMACHUS, Médecins contemporains d'Hippocrate.

IL n'y a pas de doute qu'il n'y eût plusieurs Médecins, du temps d'Hippocrate; le nombre des Médecins, ou de ceux qui portent ce nom, a toûjours été fort grand. C'est ce qu'Hippocrate a remarqué lui-même lors qu'il a dit, *qu'il y avoit plusieurs Médecins de nom, mais peu qui le fussent en effet.*

Galien parle de quatre Médecins, qu'il dit avoir vêcu partie avant Hippocrate, partie en même temps. Ces Médecins sont *Phæon* ou *Phaon*, *Euryphon*, *Philiston*, & *Ariston*. Je ne sai quel étoit PHAON. Quant à *Euryphon* Cnidien, il en a été parlé 1 ci-dessus. Pour PHILISTION, il a pu fort bien être contemporain d'Hippocrate, ayant été le maître *d'Eudoxe* Cnidien, qui florissoit dans l'Olympiade CIII, & duquel on parlera dans la suite. Ce Médecin, je veux dire Philistion, étoit de Locres ou de Sicile. On ne sait rien de considerable touchant ses sentimens, si ce n'est qu'il étoit de celui d'Hippocrate, 2 en ce qui concerne le passage d'une partie de la boisson dans le poumon, & qu'il a passé d'ailleurs pour *Empirique*, comme le remarque l'Auteur du livre intitulé *Subfiguratio Empirica*, qui est attribué à Galien. Philistion croyoit que la respiration sert pour ventiler la chaleur naturelle; & que des quatre qualitez premieres, le chaud, le froid, l'humide, & le sec, les unes tenoient lieu d'agent, & les autres de patient. Je ne sai point non plus quel étoit le frere de Philistion, que 3 Cælius Aurelianus cite, sans le nommer autrement. Philistion avoit écrit d'ailleurs 4 touchant *la maniere d'aprêter les viandes*, comme le remarque Athénée.

ARISTON a passé pour être Auteur du Livre *de la Diéte* qui est parmi les œuvres d'Hippocrate. Diogene Laërce parle de six hommes qui ont porté ce nom, sans compter le pere de Platon, mais il ne dit pas qu'aucun d'eux ait été Médecin. PHERECYDES a aussi été regardé comme l'Auteur du livre dont il s'agit. Je ne sai si c'est le Philosophe, ou un autre. Le Philosophe est avant Hippocrate; on a parlé de lui dans le livre précedent.

Il n'y a que deux ou trois mots, dans le septième livre *des Maladies Epidemiques*, touchant un certain PYTHOCLES; duquel il est dit, *qu'il donnoit à ses*

1 *Liv. 2. Chap. 7. & Liv. 3. Chap.* 31.
2 *Aulu Gelle, Liv.* 17. *Chap.* 11.
3 *Tardar. Lib.* 5. *Chap.* 1.
4 *Voyez ci-après, Part.* 1. *Liv.* 4. *Chap.* 5.

Siecle xxxvj.

ses malades de l'eau, ou du lait mêlé avec beaucoup d'eau. Galien parle encore d'un ancien Médecin nommé PHILETAS, auquel on avoit attribué le même livre d'Hippocrate que l'on a cité en parlant d'Ariston.

On peut joindre aux précedens le Médecin 1 ACUMENUS, ami de Socrate, & de qui Platon & Xenophon parlent avantageusement. Mais on ne sait rien touchant ses sentimens, si ce n'est, *qu'il trouvoit meilleures pour la santé les promenades faites en plein air, que celles qui se faisoient* 2 *dans les portiques, & autres lieux couverts.*

PITTALUS, ou *Spittalus*, comme l'appelle Suidas, est aussi à peu près du même temps qu'Hippocrate; 3 Aristophane ayant parlé de lui, comme d'un Médecin qui étoit son contemporain. Le Scholiaste de ce Poëte dit que ce Pittalus étoit un Médecin d'Athenes, qui avoit eu divers disciples, c'est tout ce qu'on en apprend; car Aristophane lui même ne l'introduit qu'à l'occasion d'un malade, auquel il conseille de s'adresser à Pittalus; ce qui marque néanmoins que ce devoit être un Médecin fameux; ou peut être qui se mêloit particulierement de guérir la maladie dont il parle, qui est une maladie des yeux.

ACESIAS a été aussi cité par Aristophane, au rapport de *Diogenien* (Auteur Grec qui a écrit un recueil de proverbes). Cet Acésias étoit si malheureux dans sa pratique, que plus il prenoit de soin d'un malade & plus le mal empiroit; ce qui donna lieu à ce proverbe, 4 *Acésias l'a traité*, dont les Grecs se servoient lors qu'une affaire devenoit toûjours plus mauvaise, plus on prenoit de soin de la rendre bonne.

ARCHIDAMUS peut être aussi de ce temps-là, ayant été cité par 5 *Diocles*, qui vivoit peu de temps après Hippocrate. *Archidamus*, disoit Diocles, *croyoit que l'huile dont on se fait oindre & frotter après le bain, durcit & brûle la peau, parce qu'en frottant, l'huile s'échauffe. Il préferoit, par cette raison, les frictions seches.* Pline nomme dans son indice un *Archidemus*, qui pourroit bien être le même; ces noms n'étant differens qu'en ce que le premier est Dorique, & le dernier de la Dialecte commune.

METON, ce fameux Astronome Athénien, qui vivoit environ la LXXXVI. Olympiade, & qui a parlé le premier de la *grande année*, a aussi passé pour Médecin, à ce que dit Tiraqueau.

ERYXIMACHUS, cité par Platon dans son *Festin*, étoit encore un fameux Médecin de ce temps-là. Ce Philosophe lui fait dire qu'il y a trois moyens pour se délivrer du hocquet; le premier est de retenir quelque temps son haleine; le second c'est de se laver la gorge avec de l'eau; le troisiême de se faire éternuer. C'est tout ce qu'Erynimachus dit, concernant la pratique de la Médecine. Mais il fait d'ailleurs un discours pour prouver que les Médecins doivent avoir conoissance de cet *amour Philosophique*, par lequel toute la Nature subsiste, & sur lequel ce Dialogue de Platon roule tout entier.

La

1 *Voyez le Phædrus de Platon*, & *Xenophon, des Faits & Dits de Socrate.*

2 Ἐν τοῖς δρόμοις. C'est comme l'explique Mercurial.

3 *In Acharnensibus.*

4 *Vide Erasm. Adag.*

5 *Galen. de Simpl. Medicam. Facult. Lib. 1. Cap. 5. & sequent. On parlera de Diocles au Livre suivant.*

La Médecine, dit Eryximachus, *est une science des choses qui concernent l'amour ou la disposition amoureuse du corps, par rapport à la replétion ou à l'inanition.* Il ajoûte que les Médecins doivent s'attacher à reconcilier les choses qui se contrarient, comme le froid & le chaud, l'amer & le doux, l'humide & le sec; & que, comme la Musique sait produire une harmonie en accordant des tons fort differens, de même la Médecine doit s'étudier à entretenir une bonne union entre les humeurs du corps, qui sont de differente nature. Voilà en abregé ce que dit Eryximachus, par où l'on voit qu'il étoit entierement dans les principes d'Hippocrate, aussi bien que Platon qui le fait parler. Ce que ce Philosophe a dit d'ailleurs, touchant la Médecine, se trouvera dans le Livre suivant.

Siecle xxxvj.

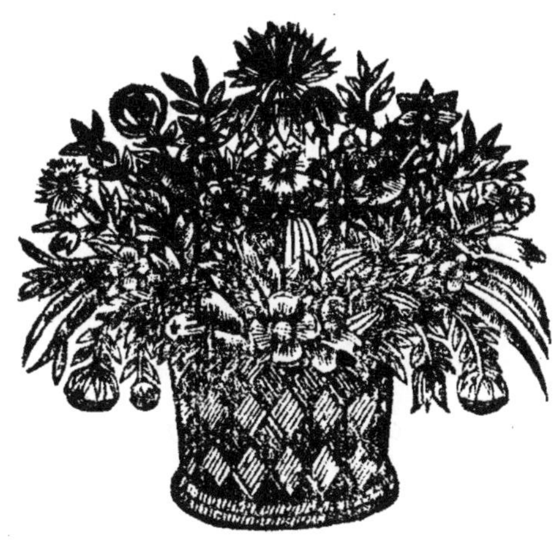

HISTOI-

HISTOIRE
DE LA
MEDECINE,
PREMIERE PARTIE,
LIVRE QUATRIEME.

Ce qui s'est passé depuis la mort d'Hippocrate, jusqu'à Chrysippe exclusivement, ou depuis la fin du Siecle XXXVI, jusqu'au commencement du Siecle XXXVII. inclus.

CHAPITRE I.

THESSALUS, & DRACO, deux fils d'Hippocrate, POLYBE son gendre; le reste de ses descendans, avec toute sa généalogie, à commencer depuis Apollon & Esculape.

Suite du Siecle xxxvj. & commencement du xxxvij.

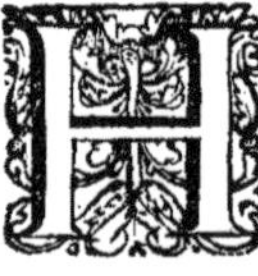

HIPPOCRATE laissa deux fils, *Thessalus*, & *Draco*, qui suivirent la profession de leur pere; & une fille dont on ne sait pas le nom, qu'il maria à un de ses disciples nommé *Polybe*. Ses deux fils en eurent entr'autres chacun un, à qui ils donnerent le nom de leur pere, & ce nom fut si estimé dans cette famille; qu'il y eut jusqu'à sept des descendans d'Hippocrate, qui le porterent les uns après les autres, & qui furent tous Médecins, du moins s'il en faut croire 1 Suidas.

THESSALUS, l'ainé des fils d'Hippocrate, a été celui qui a fait le plus de bruit. 2 Il passa la plus grande partie de sa vie dans la Cour d'Archelaüs Roi de Macédoine. On lui a attribué, aussi bien qu'à son frere, & même à leurs enfans, quelques-uns des livres qui se trouvent dans le recueil des œuvres d'Hippocrate,

1 Voyez ci-après. *Chap.* 6.
2 *Galen. in* Lib. *Hippocr. de Natur. Hum. Comment.* 1.

te, déja dès avant le temps de Galien, comme on l'a remarqué ci-dessus. Le même Galien appelle Thessalus *un homme admirable.* Il eut deux fils, outre celui dont on a parlé, un *Gorgias*, & un *Draco.* *Suite du Siecle xxxvj. & commencement du xxxxij.*

Quant à Draco, frere de Thessalus, on ne sait aucune particularité de sa vie, si ce n'est qu'il eut, comme on l'a dit, un fils nommé *Hippocrate* qui fut Médecin de *Roxane*, femme d'Alexandre le Grand.

1 Polybe acquit aussi beaucoup de réputation, & continua d'enseigner les disciples de son beau-pere. On a encore aujourd'hui quelques livres, qui portent son nom; dont les uns traitent *des moyens de conserver la santé;* les autres, *des maladies*; & un autre enfin, *de la nature de la semence*; où l'on trouve à peu près les mêmes choses, qui sont dans Hippocrate. Il est fort probable que ce sont des livres supposez. Ceux qui se trouvent parmi les ouvrages d'Hippocrate, & qui ont déja passé anciennement pour être de Polybe, sont beaucoup d'honneur à ce dernier; étant, comme on l'a remarqué ci-devant, de tous les livres attribuez à Hippocrate, ceux qui sont le mieux raisonnez, ou dont le raisonnement est le mieux suivi. C'est de l'un de ces livres qui est intitulé, *de la Nature de l'Enfant*, qu'est tirée la plus grande partie de ce que nous avons rapporté touchant *la maniere de la conception*, & *de la formation de l'enfant dans le ventre de sa mere.* On trouve aussi dans le *quatrième Livre des Maladies*, que l'on a attribué d'un consentement presque universel au même Polybe, 2 un systeme assez ingénieux sur les causes des maladies, tirées des quatre humeurs établies par cet Auteur, qui sont *la pituite*, *le sang*, *la bile*, *& l'eau.*

Galien rend témoignage à Polybe, qu'il n'a jamais abandonné les sentimens d'Hippocrate, ou qu'il n'y a apporté aucun changement, non plus que Thessalus; mais cela n'est pas vraisemblable, du moins à l'égard du premier. Et si le livre que l'on vient de citer est veritablement de Polybe, on y voit déja quelque difference, par rapport au systeme dont on a fait mention; mais il se trouve de plus que le sentiment concernant *le passage d'une partie de la boisson dans la trachée artere*, qui est, comme on l'a vu, soûtenu en plus d'un endroit des œuvres d'Hippocrate, est fortement combattu dans ce livre.

On ne sait rien de particulier, touchant les autres descendans d'Hippocrate, que le peu qu'on en a dit, encore est ce quelque chose d'assez incertain; de maniere que la race de cet illustre Médecin finit proprement, du moins à l'égard de l'Histoire de la Médecine, par ses fils & par son gendre. On peut voir ce qui a été dit 3 ci-devant, de ses prédecesseurs les Asclépiades. 4 Meibomius a dressé une Table de leur généalogie, que nous insererons ici. Cette Table commence par *Apollon*, & par *Esculape*, les chefs de cette noble famille, & finit par les derniers de leurs descendans conus. Mais il est nécessaire d'avertir que ce savant homme s'est trompé sur la fin, particulierement en deux endroits. Premierement il place mal *Achitus* & 5 *Pausanias*; car, supposé qu'ils fussent de

1 *Ibidem.*
2 *Voyez ci-dessus, Liv.* 3. *Chap.* 4.
3 *Liv.* 2. *Chap.* 2.
4 *Vid. Meibomii Comment. in Jusjurand. Hippocr.*
5 Il y a eu un autre *Pausanias* Médecin dont on parlera dans le Chapitre quatrième; mais il n'est pas dit qu'il fut fils d'*Anchitus*, ni de la race des Asclépiades.

Suite du Siecle xxxvj. & commencement du xxxvij.

de la race ces Asclépiades, ce que je ne sai pas, ils doivent être mis plus haut; le dernier ayant été disciple d'Empédocle, qui vivoit un peu avant Hippocrate II. ou Hippocrate le Grand, comme nous l'avons vu dans le Livre précedent. La seconde erreur de Meibomius, qui est pour le moins aussi considerable que l'autre, c'est qu'il met *Julius Bassus*, *Niceratus*, *Petronius*, *Niger*, *Diodotus*, au rang des Asclépiades, sur la foi d'un passage de Dioscoride où il y a une faute. Tous ces Médecins avoient été disciples d'un autre Médecin nommé *Asclepiadès*, & on les appelloit à cause de cela *les Asclépiadéens*, ce qui a donné occasion à la méprise, comme on le verra clairement 1 ci-après. On devoit aussi faire entrer dans cette Table généalogique un *septième Hippocrate* dont parle Suidas, & enfin y donner rang à un fameux Historien & Médecin de la même famille, qui est *Ctésias*, dont nous parlerons au Chapitre suivant. On verra ce qu'il y a à dire touchant *Erasistrate*, dans le Chap. 2. du Livre 1. de la Seconde Partie.

Au reste il ne faut pas confondre les fils de notre Hippocrate avec ceux dont parlent 2 Aristophane, 3 Galien, & 4 Athénée. Ces derniers étoient fils d'un certain *Hippocrate* Athénien, qui avoit passé pour un homme de néant; & ils étoient eux-mêmes si brutaux & si malhonêtes, qu'ils furent cause qu'on n'appelloit point autrement à Athenes les gens de ce caractere que *les enfans d'Hippocrate.*

Il y a encore un autre Hippocrate, parmi les Auteurs Grecs qui ont écrit de la *Vétérinaire*, ou de la *Médecine des Bêtes*, & que l'on a recueillis en un volume; ou plûtôt ceux qui ont fait ce recueil ont emprunté le nom du grand Hippocrate, & lui ont attribué des écrits auxquels il n'a eu aucune part.

CHAPITRE II.

PRODICUS; DEXIPPUS; & APOLLONIUS, Disciples d'Hippocrate. CTESIAS son parent. THEOMEDON, autre Médecin.

Hippocrate ne se contenta pas d'enseigner son art à ceux de sa maison; 5 comme il faisoit la Médecine par un principe d'humanité, & non pas simplement pour en tirer du profit & de la gloire, il voulut bien faire part de ses conoissances à des étrangers. Il fut le premier des Asclépiades qui en usa de cette maniere; ce qui fit que la Médecine, qui avoit été comme on l'a dit, renfermée dans une seule famille, fut dès lors communiquée à tout le monde, & put être apprise, du moins dans la Grece, par tous ceux qui voulurent s'y appliquer. On a vu ci-devant quel étoit le serment qu'Hippocrate exigeoit de ses disciples.

L'un

1 *Part.* 2. *Liv.* 3. *Chap.* 11.
2 *In Nubibus.*
3 *Lib. quod animi mores sequ. temperam. corpor.*
4 *Lib.* 3.
5 C'est ce que Galien assure, & c'est ce qu'on recueille aussi des maximes d'Hippocrate que l'on a rapportées, & qui sont tirées de ses Ecrits.

Suite du Siecle xxxvj. & commencement du xxxvij.

L'un des plus considerables, après ceux de sa maison, fut un nommé Prodicus, de *Sélymbre* ou *Sélivrée*, 1 qui a eu la réputation d'avoir inventé *la Médecine Onguentaire* qui consistoit à oindre le corps avec divers onguens ou diverses huiles simples ou composées, dans la vuë de conserver la santé & de guérir plusieurs maladies. Mais il est visible que l'on a confondu le disciple d'Hippocrate, avec le maître de ce dernier; la Médecine Onguentaire étant de la dépendance de la *Gymnastique*, c'est sans doute à 2 *Hérodicus*, & non pas à *Prodicus*, à qui l'on a du plûtôt en attribuer l'invention. Ce n'est pas à dire que personne ne se fût avisé de s'oindre avant le temps d'Hérodicus, mais c'est qu'il avoit apparemment donné le premier des regles fort étendues là-dessus; comme il en avoit donné 3 l'égard de *l'exercice*, qui étoit encore plus ancien que l'usage des onguens ou des huiles.

Le peu de difference qu'il y a entre *Hérodicus* & *Prodicus*, & particulierement entre le Η & le Π, qui sont les premieres lettres de ces deux noms Grecs, a fait qu'on a souvent mis l'un pour l'autre, & que dans les manuscrits d'Hippocrate le premier est tantôt appellé Prodicus, tantôt Hérodicus. 4 Galien ayant suivi la premiere leçon, fait mention de deux Médecins du nom de *Prodicus*, dont l'un étoit de *Lentini*, & l'autre de *Sélivrée*, mais il ne dit point duquel il s'agit dans le passage qu'il commente, renvoyant à un autre endroit où il dit l'avoir expliqué. Il y a beaucoup d'apparence que le premier avoit été le maître d'Hippocrate, & le second son disciple. A l'égard de leurs noms, comme Platon & Plutarque appellent toujours celui-là *Hérodicus*, on peut, pour les mieux distinguer, lui conserver ce nom, & appeller le dernier *Prodicus*. On aura 5 ci-après occasion de dire quelque chose touchant les huiles & les onguens, que celui-ci pouvoit employer, s'il est vrai qu'il eût inventé la Médecine Onguentaire, outre ce qui a été dit sur ce sujet, quand il s'est agi de la Pharmacie d'Hippocrate.

Prodicus avoit composé divers ouvrages qu'on trouve citez dans Galien, qui ne paroît pas néanmoins en faire beaucoup de cas. Il l'accuse de n'avoir pas suivi la méthode de son maître, ni celle des autres anciens Médecins; mais de s'être arrêté à pointiller sur des noms ou des mots, ce qui n'est jamais le caractere d'un habile homme dans quelque profession que ce soit. Galien rapporte un exemple de cette fausse exactitude de Prodicus sur le mot *Phlegme*, qui est Grec, & que les Latins ont rendu par celui de *Pituite*. Tous les autres Médecins anciens avoient entendu par là une humeur *froide* & *épaisse*, Prodicus lui seul vouloit que ce qu'on appelloit *phlegme* fût une humeur *chaude*, fondé sur l'étymologie de ce mot, tirée d'un autre mot Grec qui signifie 6 *brûler*, donnant le nom de 7 *morve* à la premiere sorte d'humeur que l'on a dit qui s'appelloit autrement *pituite*.

1 *Plin. Lib.29. Cap.1.*
2 *Voyez ci-dessus Liv.2. Chap.8.*
3 *Voyez le Chapitre que l'on vient de citer.*
4 *Comment. in Lib. 6. Epidemicorum.*
5 *Part.3. Liv.2. Chap.1.*
6 φλέγειν, d'où le mot φλέγμα doit être tiré. Galen. de Hippocr. & Platon. Decret. Lib.8. Cap. 6. & de Natural. Facult. Lib.2. Cap.
7 βλέννα.

Suite du Siecle xxxvj. & commencement du xxxvij.

Dexippus, ou *Dioxippus*, autre disciple d'Hippocrate, étoit de l'Isle de Cos comme lui. Suidas remarque qu'il avoit écrit un livre *de la Médecine en géneral*, & deux autres *des Pronostiques*. Le même Auteur ajoûte que Dexippus ayant été appellé par *Hecatomnus*, Roi de Carie, pour traiter ses fils *Mausolus*, & *Pixodarus*, qui avoient chacun une maladie desesperée, ce Médecin ne voulut y aller qu'à condition qu'Hecatomnus cesseroit de faire la guerre aux *Cariens*. Sur quoi Vossius remarque 1 qu'il faut lire *à ceux de Cos*, au lieu de *aux Cariens*, étant plus vraisemblable que Dexippus voulut détourner la guerre, qui se faisoit contre sa patrie; à quoi on peut ajoûter qu'il n'y a pas de l'apparence que ce Roi attaquât ses propres sujets.

Aulu-Gelle veut que Dexippus, ou Dioxippus, comme il l'appelle, fût aussi pour 2 le passage immédiat de la boisson dans le poumon. Je ne sai rien de sa maniere de pratiquer la Médecine, si ce n'est qu'on les a blâmez, lui & 3 Apollonius, troisième disciple d'Hippocrate, de ce qu'ils donnoient beaucoup à manger à leurs malades, & les faisoient d'ailleurs mourir de soif. Erasistrate disoit d'eux, pour les tourner en ridicules, *qu'ils faisoient douze portions de la sixieme partie d'une cotyle d'eau, qu'ils mettoient chacune dans autant de petites coupes de cire, pour donner une ou deux, tout au plus, à leurs malades dans l'ardeur de la fiévre*; or la Cotyle étoit une mesure qui ne tenoit que neuf onces de liqueur. Mais Galien, de qui nous apprenons cette particularité, prétend que ce soit là un effet de la malignité d'Erasistrate, qui avoit en vuë de faire tomber sur le maître ce qu'il disoit des disciples. On parlera 4 ci-après de divers Médecins, qui ont porté le nom d'*Apollonius*.

Ctesias, Médecin *Cnidien*, vivoit un peu plus tard, ayant été contemporain de *Xénophon*, qui fleurissoit sur le milieu du trente-sixième siecle, en même temps que Platon. Nous apprenons de Galien 5 que *Ctésias* étoit de la famille des Asclépiades, & parent d'Hippocrate. Le même Galien observe que Ctésias reprenoit Hippocrate, de ce qu'il s'attache à enseigner le moyen de reduire *la dislocation de la cuisse*. C'est en vain, disoit le premier, qu'on entreprend cette réduction, parce que la tête de l'os étant une fois sortie du lieu de son emboîtement, ne peut plus y être contenue, quelque soin que l'on prenne pour cela. Tout ce que l'on sait d'ailleurs touchant Ctésias, c'est qu'ayant été fait prisonnier dans le bataille où *Cyrus le Jeune* fut vaincu par son frere *Artaxerxes Mnémon*, il traita ce dernier d'une blessure qu'il avoit reçue au combat; après quoi il pratiqua la Médecine en Perse, pendant dix-sept-ans, & trouva d'ailleurs le moyen de se rendre aussi célebre Historien que Médecin, en écrivant l'histoire d'Assyrie & de Perse, tirée des Archives de ces Pays-là, & dont il nous est resté quelques fragmens.

Theomedon, maître d'*Eudoxe*, dont on parlera au Chapitre suivant, devoit être plus âgé que Ctésias, & précisément du temps des disciples d'Hippocrate. On en pourra juger, par celui auquel Eudoxe a vécu.

CHA-

1 πρὸς Κώους, au lieu de πρὸς Κᾶρας. *Vossius de Philosophia.*
2 *Voyez ci-dessus, Liv.* 3. *Chap* 3. *Art.* 2. & *Chap.* 33.
3 Il y a eu divers autres Médecin du même nom. *Voyez ci-après, Part.* 2. *Liv.* 2. *Chap.* 7.
4 *Part.* 2. *Lib.* 2. *Chap.* 7.
5 *In Lib. de Articul. Comm.* 3.

Suite du Siecle xxxvj. & commencement du xxxvij.

CHAPITRE III.

PLATON, DENYS, Tyran de Syracuse, NICHOMACHUS, PERIANDER, CRITOBULE, MENECRATE, & EUDDOXE.

C'Est encore dans ce même siecle que vivoit Platon, qui étoit né dans l'Olympiade lxxxviii. environ trente-deux-ans après Hippocrate. Ce Philosophe suivant les traces de *Pythagore*, de *Démocrite*, & des autres Philosophes Médecins, dont on a parlé ci-devant, entreprit, aussi bien qu'eux, de traiter de diverses choses concernant la théorie de la Médecine, & particulierement l'économie du corps humain, & les principes dont il est composé. *Les Pythagoriciens*, dit 1 Elien, *se sont fort appliquez à la Médecine, Platon s'y est aussi beaucoup attaché, aussi bien qu'Aristote, & divers autres Philosophes.* On rapportera ici ce qu'il y a de plus considerable sur ce sujet, dans les Ecrits de Platon, autant qu'on le pourra entendre, ce qui n'est pas toûjours fort aisé. On a cru même en devoir faire un extrait un peu long, parce qu'il s'y trouve diverses choses qui ont du rapport avec quelques sentimens des modernes, & d'autres qui servent à illustrer les sentimens d'Hippocrate.

Platon ayant supposé deux principes generaux, 2 *Dieu*, & *la Matiere*, il concevoit que la premiere forme que prend la matiere est *triangulaire*; & que de ces *triangles* se produisent ensuite les quatre *élemens* sensibles, *le feu*, *l'eau*, *l'air*, & *la terre*, dont tous les corps lui paroissent être composez.

A l'égard du *corps humain*, il croyoit que *la mouëlle de l'épine du dos* est l'endroit par où il commence à se former; que cette mouëlle se couvre ensuite *d'os*, & que ces os se couvrent de *chairs*. Il prétendoit, en conséquence de ceci, que *les liens qui joignent*, ou *qui attachent l'ame au corps*, sont dans cette mouëlle qu'il appelloit *le siege de l'ame*; car pour *l'ame raisonnable*, il la logeoit dans *le cerveau*, qu'il dit être *une continuation de cette mouëlle*, & qu'il regarde comme un champ préparé pour recevoir cette *divine semence*.

Quant à la partie de l'ame d'où dépendent *la generosité*, *la valeur*, & *la colere*, il la plaçoit auprès de la tête, entre *le diaphragme* & *le col*, c'est à dire, dans *la poitrine*, ou dans *le cœur*, en quoi il suivoit Pythagore; & il vouloit que *le poumon* environnât le cœur pour le raffraichir, & pour calmer les mouvemens violens de cette ame qui y est logée, par la fraîcheur qu'il reçoit tant de l'air qu'il respire, que de la liqueur que l'on boit, laquelle il supposoit tomber en partie dans le poumon. 3 Ce dernier sentiment de Platon, concernant le passage de la boisson, a fait dire à un Ancien, que ce Philosophe avoit aprété à rire à le postérité pour s'être voulu mêler du métier d'autrui; mais celui qui a dit cela n'avoit pas fait reflexion 4 qu'Hippocrate, & d'autres Médecins, dont on a parlé

1 *Var. Histor. Lib.* 9. *Chap.* 22.
2 *Θεὸς καὶ ὕλη.*
3 *Aulu Gelle, Lib.* 17. *Chap.* 11. *Macrob. Liv.* 17. *Chap.* 15. *Plutarch. Symposiac. Lib.* 7. *Quæst.* 1.
4 *Voyez cy-dessus, Liv.* 3. *Chap.* 3. & 33.

Suite du Siecle xxxvj. & commencement du xxxvij.

parlé ci-devant, avoient eux-mêmes soûtenu cette opinion, & que Platon ne parloit apparemment qu'après eux.

Notre Philosophe imaginoit encore une autre *partie*, ou *espece d'ame*, qui *recherche*, ou *appete* non seulement *le boire*, & *le manger*, & tout ce qui est nécessaire au corps; mais qui est encore le principe des *desirs*, & de la *cupidité*, en géneral. Cette ame est placée entre *le diaphragme* & *le nombril*. Elle est logée dans la partie la plus basse, & la plus éloignée de la téte, afin qu'elle n'interrompe point par ses agitations & par ses troubles l'*ame raisonnable*, qui est la meilleure partie de nous mêmes, dans ses méditations, & dans les pensées qu'elle a pour le bien commun. Ces agitations ou ces troubles de l'ame inférieure lui sont suscitez per des *spectres*, ou par des *phantômes*, que *le foye*, lui présente. Le *foye*, ajoûte notre Auteur, n'a été fait poli, & reluisant comme un miroir, qu'afin qu'il puisse refléchir les images qu'il reçoit, & qui lui sont communiquées par *l'esprit*, pour produire *du trouble*, ou *de la tranquillité*, & du plaisir dans l'ame inferieure; selon que le foye est lui-même, ou troublé par l'amertume de la *bile*, ou tranquille & calme par la prédomination des sucs *doux*, & opposez à la bile.

Outre ce que l'on vient de dire du *cœur*, & de l'ame qui y est logée, voici ce que Platon pensoit encore touchant ce viscere. *Le cœur*, dit-il, *qui est en même temps*, 1 la source des veines, *& de ce sang qui* 2 tournoye rapidement *dans toutes les parties, a été établi comme* 3 *un Satellite, ou comme un Commandant, afin que quand la colere s'allume par le commandement de la raison, au sujet de quelque injustice qui se commet, ou de la part du dehors, ou au dedans par les desirs, & les passions, d'abord tout ce qu'il y a de sensible dans le corps se dispose, par l'ouverture de tous les pores, à écouter ses menaces, & à obéir à ses commandemens.*

L'opinion de ce Philosophe, touchant la maniere dont se fait la respiration, n'est pas moins particuliere. Il croyoit que n'y ayant point de *vuide* dans le monde, l'air qui sort du poumon, & de la bouche, par l'*expiration*, rencontrant celui qui environne le corps par dehors, le pousse, ensorte qu'il le fait rentrer par les pores de la peau & des chairs. Il arrive après cela que ce dernier air s'insinuant jusques dans le plus profond du corps il vient remplir la place que le premier à quittée; ensuite de quoi se portant du dedans au dehors par la même voye des pores, il pousse aussi à son tour celui du dehors, & le fait rentrer dans la bouche, & dans le poumon par l'*inspiration*. On voit par-là que Platon confondoit la *transpiration* avec la *respiration*, prétendant que l'une & l'autre se fait tout ensemble comme par deux especes de *demi-cercles*.

Il croyoit, à l'égard des *chairs*, qu'il entre dans leur composition *de l'eau*, *du feu*, & *de la terre*, & de plus un certain *levain aigre*, ou *piquant* & *salé*.

Voilà quelques-unes des pensées de Platon, touchant le corps humain tel qu'il est dans son état naturel. Quant aux causes de sa destruction qui sont *les maladies*, *la vieillesse*, & *la mort*, il supposoit premierement, que les corps qui environnent le nôtre, le dissolvent & le fondent continuellement; ensuite de quoi

1 *Voyez ci dessus. Liv. 3. Chap. 3. Articl. 1.*

2 περιφέρεται. *Voyez ci-dessus au même Chap. Articl. 3.*

3 *Ibidem, Articl. 7.*

quoi chaque substance qui en sort, ou qui s'en exhale, retourne au principe d'où elle a été tirée. Il supposoit, en second lieu, que *le sang*, qui est, selon lui, *une matiere fluide, formée des alimens par un artifice particulier de la nature, qui les incise, & les réduit en petites parties, par le moyen d'un* 1 feu, *qui s'éleve au dedans de notre estomac; & qui suit l'esprit ou l'air.* Il supposoit, dis-je, que le sang, dont la couleur rouge marque évidemment l'impression du *feu*, dont on vient de parler, sert à nourrir les chairs, & géneralement tout le corps, & à remplir tous les vuides qui s'y trouvent, comme par une espece d'arrosement ou d'inondation génerale.

Suite du Siecle xxxvj. & commencement du xxxvij.

Cela supposé, il disoit que pendant que nous sommes jeunes, ce sang étant plus abondant dans les parties, ne supplée pas seulement aux dissipations, ou à la diminution des chairs, que l'on a dit qui se fait tous les jours, mais après avoir remplacé ce qui manque, il fournit encore dequoi augmenter la masse du corps; d'où vient que dans la jeunesse nous croissons, & nous devenons plus grands & plus gros. Il n'en est pas de même, dès que nous sommes plus avancez en âge; il s'en va plus alors de la substance de notre corps que le sang n'en peut remettre, & cela fait que nous diminuons peu à peu.

Il arrive même que les principes de nos corps, ou les *triangles*, dont on a parlé, qui dans notre jeunesse se trouvoient plus forts que ceux dont les alimens sont composez, & les réduisoient aisément en leur substance, les rendant semblables à eux; il arrive, dis-je, que ces triangles viennent à se désunir, & à se relâcher, à force d'avoir soûtenu si long-temps le choc des *triangles étrangers*; & c'est ce qui ameine *la vieillesse*, qui est suivie de la mort, lorsque les triangles dont *la mouëlle de l'épine* est faite, se dissolvent & se désunissent; en sorte que les liens, avec lesquels l'ame y étoit attachée, se rompent entierement, & la laissent en liberté.

Pour ce qui est des maladies qui nous attaquent en tous les âges, & qui avancent le temps ordinaire de la mort, Platon croyoit que nos corps étant d'ailleurs composez des *quatre élémens* que l'on a nommez, les désordres qui surviennent à ces élémens, en sont les principales causes. Ces désordres consistent dans l'excès ou dans le défaut de chacun des élémens, lorsqu'ils ne conservent pas la juste proportion de leur premier mêlange, ou lorsque changeant de place ils passent de la leur propre dans une place étrangere.

Il ajoûtoit, pour s'expliquer plus particulierement, que *le feu* venant à exceder, on voit naître des fiévres *continues & ardentes*. Que si *l'air* excede, il produit des fiévres *quotidiennes intermittentes*. Si c'est *l'eau*, la fiévre *tierce* ne manque point de venir, & si c'est *la terre*, la fiévre *quarte* suit. Comme la terre est la plus pesante de tous les élémens, c'est ce qui fait qu'il lui faut quatre fois autant de temps qu'au feu, pour se remuer, & aux autres élémens à proportion.

Platon ne s'en est pas tenu seulement à ces géneralitez, il entreprend encore d'expliquer en particulier les changemens qui arrivent dans notre corps, par rapport au *sang*, & aux *humeurs*, qui sont les causes les plus prochaines des maladies. Pendant que *le sang* se conserve dans son état naturel, ce Philosophe concevoit, comme on l'a déja remarqué, qu'il sert à nourrir le corps, &

1 πῦρ αἰωρούμενον ἔντος, καὶ πνεύματι ξυνεπόμενον.

Suite du Siecle xxxvj. & commencement du xxxvij.

à le conserver en santé. Mais lorsque les chairs viennent à se fondre, & à se résoudre, l'humeur qui en sort rentrant dans les veines y porte cette corruption, & changeant le sang en diverses manieres, le rend *jaune* de *rouge* qu'il étoit, & *amer*, ou aigre, ou salé; en sorte que ce qui étoit *pur sang*, devient en partie *bile*, *phlegme*, ou *sérositez*. Ce qu'on appelle *bile*, continue Platon, se produit en particulier de ce qui s'est fondu des plus vieilles chairs. C'est une humeur qui reçoit diverses formes, & varie beaucoup, soit par rapport à la couleur, soit par rapport au *goût*; mais on en distingue principalement deux especes, la bile *jaune*, qui est *amere*, & la bile *noire*, qui est *aigre*, & *picquante*. Quant au *phlegme*, & aux *sérositez*, ou aux *eaux*, il semble que Platon les confond, ou qu'il n'en fait qu'une sorte d'humeur. Le *phlegme*, selon lui, se produit des nouvelles chairs; & les *sérositez*, ou les *eaux*, qui paroissent quelquefois sous le nom particulier de *sueurs*, ou de *larmes*, ne sont que du phlegme *fondu*, ou *résout*. Il semble même qu'il confond en un autre endroit le phlegme & les sérositez avec la bile, lorsqu'il dit que ce qu'on appelle *phlegme aigre*, est la même chose que *la sérosité de la bile noire*. Mais dans l'explication des effets de ces humeurs, il se retranche aux deux principales, qui sont 1 *la bile* & *le phlegme*; & il reconoît que ces deux sucs sont les causes de toutes les maladies, entant qu'ils se mêlent avec le sang.

Lorsque la bile s'évapore au dehors, ou qu'elle se jette du côté de la peau, elle cause les diverses especes de *tumeurs accompagnées d'inflammation*, que les Grecs appelloient 2 *des phlegmons*; mais lorsqu'elle est retenue au dedans elle produit toutes sortes de 3 *maladies brûlantes*. La bile devient particulierement nuisible, lors qu'étant mêlée avec le sang elle corrompt l'ordre de ses *fibres*, qui sont, selon notre Auteur, de certains filamens répandus dans le sang; pour faire qu'il ne soit ni trop clair, ni trop épais, afin que d'un côté il ne s'évapore pas, & que de l'autre il puisse toûjours se mouvoir aisément dans les veines. Cette même bile continuant ses ravages, après avoir brisé les fibres du sang, pénétre jusques à la mouëlle de l'épine, & s'en va rompre les liens de l'ame dont on a parlé, à moins que le corps (*c'est à dire*, *les chairs*, venant à se fondre, ou à se résoudre, n'ôtent à la bile la force qu'elle avoit. Lorsque cela arrive, la bile vaincue, & contrainte de sortir du corps, se jette par les veines dans le bas ventre, & dans l'estomac, d'où elle sort par les selles, & par le vomissement, à peu près comme ceux qui s'enfuyent d'une ville émue par une sédition, & cause en passant le *flux de ventre*, les *dysenteries*, ou *diarrhées*, & autres décharges qui sont le plus souvent salutaires.

Le *phlegme doux* & *insipide* produit *les enflures*, & quelques *impuretez de la peau*; & lorsqu'il s'y mêle quelques vesicules d'air, on appelle alors cette maladie 4 *phlegme blanc*. Que si ce phlegme se mêle avec la *bile noire*, & qu'il pénétre jusques dans les reservoirs du cerveau, il cause l'*Epilepsie*.

Quant au phlegme *aigre*, ou *salé*, il est la cause de toutes les maladies comprises sous le nom de *catarrhes*, ou de *fluxions*, & il apporte du désordre, & de la douleur dans tous les lieux où il se jette.

On

1 *Voyez ci dessus*, *Liv.* 3. *Chap.* 4.
2 *Voyez ci-dessus*, *Liv.* 3. *Chap.* 8.
3 Πυρίκαυτα νοσήματα.
4 C'est le nom d'une espece d'hydropisie dans Hippocrate. *Voyez ci dessus*, *Liv.* 3. Chap. 8.

On finira ces reflexions de notre Auteur sur les causes des maladies, par l'idée qu'il avoit de la *matrice*, ou de ses proprietez, & de quelques-unes de ses maladies. 1 *La matrice*, disoit-il, *est un animal qui souhaite de concevoir, ensorte que si on le laisse trop long-temps sans porter du fruit, il s'irrite & court deça delà par tous le corps; il bouche les passages de l'air, il ôte la respiration, il cause de grandes inquiétudes, & une infinité de maladies.* *Suite du Siecle xxxvj. & commencement du xxxvij.*

Nous ne nous arrêterons pas à raisonner sur tout ce que nous venons de dire. Nous ferons seulement quelques observations sur le sentiment de Platon touchant l'*aigreur* & *la salure* des humeurs, ceci étant important à l'Histoire de la Médecine, à cause des divers systemes que l'on a bâtis dans la suite sur la même matiere. Hippocrate avoit déja parlé, avant notre Philosophe, de l'*aigre* & du *salé*; mais comme il a plûtôt traité de cette disposition des humeurs, pour montrer quels effets elle produit, que pour en indiquer l'origine, il faut voir ce que Platon aura découvert de plus à cet égard.

On doit premierement remarquer qu'il parle d'une *aigreur* & d'une *salure* qui se trouvent *naturellement* dans le corps, & pendant qu'on est en santé. Telle est l'aigreur & la salure des chairs, qu'il dit être composées d'eau, de feu, & de terre, & outre cela d'un *levain aigre* & *salé*, comme on l'a vu ci-dessus. Il ne dit point d'où vient ce *levain*; mais il semble, de la maniere qu'il en parle, qu'il soit tiré de quelqu'autre matiere que des élémens ordinaires, ou que ce soit quelque chose de different de l'eau, du feu, & de la terre, qui concourent d'ailleurs pour leur part à la formation des chairs.

Notre Auteur reconoît en second lieu, *une salure* & *une aigreur* qui *ne sont pas naturelles*, & qui se trouvent dans les humeurs qui causent les maladies. Il semble d'abord que cette aigreur & cette salure viennent aussi de la source de l'aigre & du salé naturel, c'est à dire, des chairs, qui en se corrompant & se dissolvant infectent, comme il le croyoit, le sang, & le changent en bile & en phlegme. Mais on peut dire que ce dernier aigre ou salé est quelque chose de fort different du premier, quoi qu'ils viennent tous deux des chairs, puisque celui-là est un effet de leur corruption, au lieu que celui ci est le principe de leur conservation; mais Platon ne s'expliquant pas d'ailleurs là-dessus, on n'en dira pas d'avantage.

Il ajoûte une troisième sorte d'aigreur, qui est celle de la *bile noire*, qui devient, dit-il, aigre, d'amere qu'elle étoit, lors que l'amertume qui lui est naturelle, s'atténue & se subtilise jusqu'à un certain degré On pourroit dire que le mot Grec, que l'on a traduit par 2 *aigre*, pourroit aussi bien signifier, & dans ce dernier passage & dans les autres qu'on a citez, *picquant*, ou *aigu*, qu'*aigre*, les Grecs n'ayant qu'un seul mot pour exprimer l'une & l'autre de ces qualitez. Mais il est clair, par l'opposition que Platon fait de ce mot à celui par lequel il désigne 3 *l'amer*, qu'il faut traduire le premier par *aigre*, & non pas par *picquant*, ce dernier n'étant pas si naturellement opposé à l'amer comme l'aigre.

Platon parle encore ailleurs de *l'aigre*, & de la maniere dont il agit sur la langue.

1 *Ibidem*, *& Chap.* 7.
2 Ὀξύ.
3 Πικρὸν.

Suite du Siecle xxxvj. & commencement du xxxvij.

langue. Il prétend qu'il tire son origine des choses *acres* & *picquantes*, qui ont été subtilisées ou attenuées en se pourrissant, & il lui attribue d'être l'auteur des *fermentations* & des *ébullitions*, qui se font lors que des humeurs grossieres & & terrestres viennent à se mouvoir, & à s'enfler ou à s'élever.

Il faut enfin remarquer, à l'égard de ces mots ὀξὺς, ὀξεῖα, & ἁλμυρὸς, ἁλμυρὰ, *aigre* & *salé* ou *salée*, qui sont des adjectifs, que Platon leur joint le même *substantif* 1 qu'Hippocrate leur avoit joint, qui est celui de δύναμις, qu'on peut traduire par les mots de *force*, *puissance*, *faculté*, *proprieté*, ou *vertu*, selon le sens d'Hippocrate, aussi bien que par le mot de *goût* ou *saveur*, δύναμις ὀξεῖα, *sapor acidus*, comme a traduit Serranus.

Au reste notre Philosophe croyoit, à peu près comme Hippocrate, que les maladies ont un certain temps fixé pour leur durée. Comme le temps de la vie de chaque animal est reglé par le sort, dès que l'animal vient au monde, & que ce temps ne peut être ni avancé ni differé que par les passions, qui viennent aussi elles même par une espece de nécessité: de même, disoit-il, les maladies doivent nécessairement faire leur cours. Cela étant, on doit plutôt les adoucir ou entreprendre d'arrêter leur progrès, par le moyen d'une bonne conduite, par rapport 2 au *boire*, au *manger*, & à *l'exercice*, que par le moyen des *médicamens*; sur tout de ceux qui sont 3 *purgatifs*, qui ne doivent être employez qu'en des cas extrémement pressans; autrement d'un petit mal vous en faites un bien grand, & au lieu d'un seul vous en attirez plusieurs.

On void par ce que nous venons de dire, que Platon ne s'éloigne guere des principes d'Hippocrate; & comme ils ont été contemporains, il y a de l'apparence que celui-là qui a vêcu le dernier, a tiré diverses choses des Ecrits de celui-ci; sur tout témoignant, comme il fait, d'avoir beaucoup d'estime pour ce grand Médecin. On peut voir ce qui a été dit 4 ci-dessus des sentimens de Platon touchant la Médecine Gymnastique. On trouve dans Galien la description de quelques médicamens qui portent le nom de Platon, comme s'il en avoit été l'inventeur; mais ils étoient apparemment de quelqu'autre Platon, ou plûtôt on avoit pris le nom de ce Philosophe pour les faire valoir d'avantage.

Nous finirons ce Chapitre, par ce que ce même Philosophe pensoit touchant quelques unes des qualitez nécessaires à un Médecin. *On doit avoir*, dit-il, *dans une ville, de bons Médecins qui, outre l'étude requise pour apprendre leur profession, ayent vêcu dès leur jeunesse avec un grand nombre de malades, & ayent eux-mêmes passé par plusieurs sortes de maladies, étant naturellement infirmes & valétudinaires.* Cette maxime est entierement opposée à celle d'Hippocrate, 5 qui veut un Médecin qui se porte bien. Quelques uns ont encore remarqué que Platon avoit choisi expres *l'Academie*, lieu le plus mal sain qu'il y eût à Athenes, pour y demeurer avec ses disciples, par cette même raison que ce lieu étoit mal sain; dans la pensée que la mauvaise disposition du corps rend l'esprit meilleur; mais il est bien permis de douter que ce Philosophe eût cette vuë.

C'est

1 *Voyez ci-dessus, Liv.* 3. *Chap.* 2.
2 *Voyez ci-dessus, Chap.* 15. & 19.
3 *Ibid. Chap.* 16.
4 *Liv.* 1. *Chap.* 14. & *Liv.* 2. *Chap.* 8.
5 *Voyez ci-dessus, Liv.* 3. *Chap.* 29.

Suite du Siecle xxxvj. & commencement du xxxvij.

C'est en ce même temps que vivoit Denys le pere, *Tyran de Syracuse*, qui pratiquoit la Médecine, & qui faisoit lui-même diverses operations, brûlant, taillant, coupant, & faisant tout ce que cet Art, & celui de la Chirurgie, demandent, comme on l'apprend 1 d'Elien. Denys a été, comme on sait, contemporain de Platon, & ce Philosophe a eu de grandes habitudes avec lui.

Le pere d'Aristote, qui s'appelloit Nicomachus, vivoit aussi à peu près du temps de Platon. Il étoit de *Stagire*, dans la Macédoine, & Médecin du Roi *Amyntas*, pere de *Philippe*. 2 Il étoit de la race des Asclépiades, aussi bien qu'Hippocrate, & se disoit descendu d'un fils de Machaon qui s'appelloit aussi *Nicomachus*, comme on l'a vu ci-dessus. Il avoit écrit, à ce que dit Suidas, six livres concernant la Médecine, & un livre de Phisique, mais il ne nous est rien resté de tout cela.

Periander étoit aussi du même temps. Il avoit acquis une grande réputation dans la Médecine, mais s'étant mis à faire des vers, apparemment il y réüssit mal. 3 C'est ce qu'on peut inferer de la raillerie que lui fit *Archidamus*, fils *d'Agesilaus* Roi de Lacédemone, qui lui demanda lequel étoit le plus avantageux de passer pour un mauvais Poëte, ou d'être regardé comme un bon Médecin.

Philippe, Roi de Macédoine, qui vivoit dans le même temps, avoit un Médecin nommé 4 Critobule, qui tira fort heureusement de l'œuil de ce Prince une fleche dont il avoit été blessé, & conduisit la cure de telle maniere que Philippe n'eut point le visage défiguré.

Ménecrate, de Syracuse, étoit aussi contemporain du même Roi. Il avoit si bonne opinion de lui même, ou de son métier, qu'il crût qu'il falloit faire revenir le temps auquel les Médecins passoient pour des Dieux. Apparemment 5 l'épithete dont Homere régale Machaon, étoit fort de son goût. Ménécrate se faisoit appeller *Jupiter*, mais Philippe le mortifioit extrémement. Ce Prince ayant reçu une lettre de Ménécrate qui commençoit ainsi : *Ménécrate Jupiter* 6 *souhaite toute sorte de prosperité au Roi Philippe*, il lui fit cette réponse: *Philippe* 7 *souhaite la santé à Ménécrate*, voulant lui marquer qu'il étoit malade de l'esprit; & afin que celui-ci n'en doutât pas, Philippe ajoûta, *qu'il lui conseilloit d'aller à Anticyre*, ville fameuse pour l'abondance de l'ellébore qui y croissoit, & dont on purgeoit les fous, comme on l'a remarqué ci-dessus. Plutarque attribue la même chose au Roi *Agesilaus*.

Philippe fit un autre affront à Ménécrate. Il l'invita un jour à un grand repas; & ayant fait mettre pour ce Médecin une table à part en lieu fort élevé, avec un encensoir dessus, il donna ordre qu'on le repût de fumée pendant que les autres conviez feroient bonne chere à une autre table auprès de lui. Elien

1 *Variar. Histor. Lib.* 11. *Cap.* 11.

2 *Voyez ci-dessus, Lib.* 4. *Chap.* 1.

3 *Voyez Plutarque dans les bons mots d'Archidamus*

4 *Plin. Liv.* 7. *Chap.* 37.

5 Ἰσόθεος φῶς. *Homme égal à un Dieu.* C'est une épithete qu'Homere donne aussi à quelques autres de ses héros.

6 Χαίρειν, ou εὐπράττειν, *se réjouir*, ou, *être joyeux*, ou, *être en prosperité.*

7 Ὑγιαίνειν, *se porter bien.* Tous ces termes se mettoient également au dessus des lettres, mais le dernier étoit équivoque, comme en cette occasion.

Suite du Siecle xxxvj. & commencement du xxxvij.

1 Elien dit que Ménécrate se réjouïssoit au commencement de l'honneur qu'on lui faisoit, jusqu'à ce que la faim le pressa.

2 Athénée nous apprend d'autres particularitez de la conduite de ce Médecin qui ne sont pas moins plaisantes. *Ménécrate*, dit cet Auteur, *avoit acoûtumé de faire faire des promesses par écrit à ceux qu'il avoit guéris de la* 3 *maladie sacrée, qu'ils lui obéiroient & qu'ils le suivroient à l'avenir, comme les valets suivent leurs maitres.* Athénée ajoûte, qu'un nommé *Nicostrate*, qui étoit d'Argos, ayant été délivré de cette maladie par les remedes de Ménécrate, alloit après lui, habillé comme un *Hercule*, & prenoit le nom de ce Héros. Un autre nommé *Nicagoras* le suivoit avec l'habit de *Mercure*, assorti des ailes & du caducée de ce Dieu. *Astycreon* faisoit le troisième, sous le nom & l'équipage d'*Apollon*. Un quatrième étoit ajusté comme *Esculape*. Pour Ménécrate, il avoit une robe de pourpre, une couronne d'or à la tête, & un sceptre à la main, avec une chaussure comme celle des Dieux. Il courut toute la Grece en cet état, avec sa troupe divine.

Il écrivit un jour au Roi Philippe en ces termes: *Vous regnez dans la Macédoine. Vous pouvez, lors qu'il vous en prend la fantaisie, faire perir ceux qui se portent bien; mais moi je puis rendre la santé à ceux qui ne l'ont pas, la conserver à ceux qui l'ont, & même les faire venir jusqu'à l'âge le plus avancé, pourvu qu'ils ayent de la soûmission pour moi. Les Macédoniens sont vos gardes, & se tiennent auprès de votre personne. Je tire le même service de ceux qui ont été guéris par mes soins, & à qui moi, qui suis Jupiter, ai donné la vie.*

L'Histoire de ce Médecin servira à divertir le Lecteur, si elle n'est utile à autre chose. Nous parlerons dans la troisième Partie d'un autre *Ménécrate*, qu'il ne faut pas confondre avec le précédent, comme a fait 4 Vossius.

5 Eudoxe vivoit dans le même temps. On aura encore occasion de parler de lui ci-après, aussi bien que de son Maitre *Theomedon*.

CHAPITRE IV.

ARISTOTE, PHILIPPE, GLAUCIAS, ALEXIPPUS, PAUSANIAS, ANDROCYDAS, CRITODEME, THESSALUS, & CALLISTHENES.

Arristote avoit écrit deux livres intitulez 6 *de la Médecine*, mais nous ne les avons plus aujourd'hui, non plus que ceux dont le titre étoit, 7 *Livres concernant l'Anatomie*. Diogene Laërce lui attribue un autre livre intitulé 8 *de la Pierre.* On trouve ce livre traduit en Latin dans le *Théatre Chimique*, avec un autre qui traite *du parfait Magistere*, c'est à dire, *de la Pierre Philosophale*, mais

1 *Variar. Hist. Liv.* 12. *Chap.* 5.
2 *Liv.* 7. *Chap* 10.
3 *C'est à dire* du haut mal. *Voyez ci-dessus, Liv.* 3. *Chap.* 8.
4 *De Philosophiâ, Chap.* 11.
5 *Voyez Part.* 2. *Liv.* 1. *Chap.* 1.
6 Ἰατρικά. *Diogen. Laërt. in vitâ Aristotelis.*
7 Ἀνατομῶν, & ἐκλογὴ ἀνατομῶν.
8 Περὶ τῆς λίθου.

mais ils sont l'un & l'autre visiblement supposez. Si Aristote avoit écrit un livre, du titre de celui que Diogene Laërce cite, supposé qu'il fallût entendre par *la Pierre*, la Pierre *Philosophale*, il n'y a pas de doute que ce livre auroit fait plus de bruit parmi les Anciens, au lieu qu'on n'en trouve ni traces ni vestiges dans tous les Auteurs que nous avons, & qui ont écrit pendant l'espace de plus de cinq cents ans qui se sont écoulez entre le prétendu Auteur de ce livre, & celui qui le cite. A l'égard de ce dernier, je veux dire de Diogene Laërce, il n'est pas impossible que l'on attribuât déja de son temps à Aristote le livre en question; mais il est probable qu'il y a une faute dans le texte. On aura occasion de dire encore un mot là-dessus, quand on en sera à 1 Theophraste.

Suite du siecle xxxvj. & commencement du xxxvij.

Ce n'est pas de ce côté-là qu'Aristote a travaillé pour la Médecine, c'est en écrivant les autres livres que l'on a citez les premiers. Mais comme ces livres se sont perdus, nous serions obligez de finir ici ce qui concerne la Médecine de ce Philosophe, s'il ne nous étoit heureusement resté son *Histoire des Animaux*, & celle *de leur generation*, & *de leurs parties*, où l'on trouve plusieurs choses curieuses par rapport à l'histoire des animaux en géneral, & à *l'Anatomie* en particulier. 2 *Alexandre le Grand*, de qui il avoit été précepteur, ayant envie de conoître la nature & les differentes proprietez des animaux, lui ordonna de travailler à cette recherche, & lui fournit pour cela la somme de huit cens *talens*, qui font un million neuf cens vint mille livres de France. Ce Prince lui fournit encore plusieurs milliers d'hommes de divers quartiers de la Grece & de l'Asie, qui avoient ordre de lui obéir, & de lui communiquer tout ce que le mêtier de la chasse & de la pêche leur pouvoit avoir appris, & même de nourrir exprès toutes sortes d'animaux, pour découvrir ce que chaque espece avoit de particulier, & le lui rapporter.

Il semble qu'avec de si grandes aides Aristote devoit mettre au jour quelque chose de fort exact sur cette matiere. Cependant les Anciens ont déja remarqué qu'il avoit avancé plusieurs choses contraires à la verité. On pourroit l'excuser à cet égard, en disant qu'il l'a fait sur la foi d'autrui, n'ayant pu tout voir ou tout faire lui-même. Mais supposé qu'il eût été obligé en quelques occasions de s'en tenir au rapport des gens dont on a parlé, comme, par exemple, en ce qui concerne certaines proprietez des animaux, que le hazard seul fait découvrir, il y en a d'autres où il devoit travailler lui-même, ou du moins être present & diriger le travail d'autrui. Telles sont les choses qui regardent *l'Anatomie*. Quelle opinion peut-on avoir de l'exactitude de ce Philosophe, à cet égard, lors, qu'on lui void soûtenir, *que tous les animaux ont le col flexible & composé de vertebres, à la reserve des Loups & des Lions, qui ont cette partie composée d'un seul os*; & lors qu'il assure, *que les os des Lions n'ont point de moüelle*, contre toutes les expériences qu'on en a faites? On peut consulter le savant 3 *Borrichius* sur les autres erreurs où Aristote est tombé, par rapport à l'Anatomie du *Lion*, & à celle de *l'Aigle*, & du *Crocodile*.

Ceux qui ont donné au public la dissection d'un Lion faite à Paris, dans l'Académie des Sciences, ont aussi pris soin de faire voir les bévuës de ce Philosophe

1 *Voyez ci-après*, *Part.* 2. *Liv.* 1. *Chap.* 8.
2 *Plin. Lib.* 8. *Cap.* 16. *Athenaus*, *Lib.* 9. *Cap.* 13.
3 *Hermet. Ægyptior. & Chimic. Sapientia.*

Suite du Siecle xxxvj. & commencement du xxxvij.

phe touchant l'Anatomie de l'animal dont on vient de parler; tout ce qu'ils mettent en fait peut être véritable. Il n'y a qu'un seul endroit où ils semblent faire dire à Aristote une chose, à quoi il n'a jamais pensé. On trouve ces paroles 1 dans un de ses livres: φαίνεται λέων τῶν ζώων ἁπάντων τελεώτατα μεταλαμβάνεται τῆς τοῦ ἄρρενος ἰδέας, que l'Interprete Latin traduit ainsi: *Videtur Leo animalium omnium perfectissimum animal in assumendo maris formam.* Ces Mrs. expliquent ces mots comme si Aristote avoit voulu dire par là, *que le Lion a par excellence & plus que tous les autres animaux, les marques visibles & apparentes de son sexe.* Ce sont leurs propres termes, & ils ajoutent, pour prouver que ce Philosophe s'est trompé, que l'uretere du Lion, c'est à dire, *le canal de la verge*, jointe à ses ligamens, ne sort dehors que de la longueur de trois pouces & demi. Leur conclusion seroit juste si Aristote avoit voulu dire, comme ils le croyent, & Mr. Borrichius avec eux, que le Lion est celui de tous les animaux mâles, qui a la partie qui distingue le sexe, la plus grande & la plus apparente; mais c'étoit, à mon avis, le plus loin de sa pensée, & je crois qu'il n'a entendu autre chose si ce n'est, *que le Lion est celui de tous les animaux mâles, qui se distingue le plus aisément d'avec les femelles de son espece par son air mâle*; ou si vous voulez, *qui se distingue des autres animaux mâles, par un air fier & veritablement mâle, qui lui est particulier.* Je traduis le mot Grec ἰδέα par le François *air*, que l'on peut rendre par le Latin *species*, qui répond précisément au Grec.

Les diverses dissections qu'Aristote avoit faites d'animaux d'especes differentes, de *bêtes à quatre pieds*, *d'oiseaux*, de *poissons*, *d'insectes*, lui avoient appris plusieurs choses touchant les usages des parties de chacune de ces especes. On ne s'attachera pas ici à examiner tout ce qu'il dit sur cette matiere, ou sur les differences qui se rencontrent entre ces parties & leurs usages, parce que cela nous meneroit trop loin. On touchera seulement en peu de mots ce qui regarde la construction & les usages des parties qui sont communes aux animaux qu'on appelle parfaits, tels qu'est l'homme, & tels que sont les animaux à quatre pieds.

Aristote regardoit *le Cœur*, comme *le principe & la source des veines & du sang. Le sang*, ajoutoit-il, *passe du cœur dans les veines*, 2 *mais il n'en vient d'aucun endroit dans le cœur.* Il disoit de plus, qu'il sort deux veines du cœur, l'une du côté droit, qui est la plus grosse, & l'autre du côté gauche, qui est la plus petite, & qu'il appelloit *Aorte.* Sur quoi il faut remarquer que ce Philosophe est le premier, 3 à ce que dit Galien, qui ait ainsi nommé *la grande artere*; ce qui prouve que le livre 4 *du Cœur*, où ce nom se trouve, n'est pas d'Hippocrate. Aristote croioit que ces deux veines distribuent le sang à toutes les parties du corps. Il prétendoit, d'ailleurs, qu'il y eût *trois cavitez* dans le cœur, qu'il appelle des *ventricules.* De ces trois ventricules celui du milieu, dont il ne marque pas plus précisément la situation, est, selon lui, le principe commun des autres, quoi qu'il soit le plus petit; le sang qu'il contient est aussi le plus temperé & le plus pur. Le sang du ventricule droit est le plus chaud,

1 *De Physiognomiâ*, *Cap.* 5.

2 *De Partib. Animal. Lib.* 3. *Cap.* 4. Je ne sai comment ceux qui trouvent *la circulation du sang* dans Aristote, s'accommodent de ce passage. Ce sera une affaire à voir dans la suite.

3 *De Venar. & Arteriar. Dissect.*

4 *Voyez ci dessus*, *Liv.* 3, *Chap.* 3. *Article* 2.

chaud, & celui du gauche est le plus froid, ce dernier ventricule étant le plus grand des trois. Tous ces ventricules ont communication avec le *poumon*, par des vaisseaux qui sont differens des deux grandes veines dont on a parlé, & qui se distribuent dans toute la substance du poumon.

Suite du Siecle xxxvj. & commencement du xxxvij.

Aristote ne faisoit pas seulement sortir du cœur *les veines*, ou les vaisseaux qui contiennent le sang, il vouloit aussi que *les Nerfs* en tirassent leur origine: voici sur quoi il fondoit son sentiment. 1 Le plus grand des ventricules du cœur contient, à ce qu'il disoit, *de petits nerfs*, la veine appellée Aorte est *nerveuse*, & elle est comme un *veritable nerf* dans ses extremitez, n'ayant point de cavité, & étant tendue à la maniere des nerfs dans les endroits où elle se termine vers les articulations des os. Il dit encore, 2 en un autre lieu, *qu'il y a quantité de* nerfs *dans le cœur, & cela fort à propos, parce que les mouvemens viennent de là, lesquels se font en tirant & en relâchant*. Il semble qu'il veuille désigner en ce dernier passage, *les tendons* ou *les fibres* qui servent à dilater & à resserrer le cœur, & si l'on a remarqué ci-dessus qu'Hippocrate confondoit *les nerfs* avec *les tendons* & *les ligamens*, il ne paroît pas qu'Aristote ait mieux didistingué ces parties, ni qu'il ait conu l'usage des veritables nerfs. Il assûre en quelque endroit, 3 *que les nerfs ne sont point continus comme les veines, mais qu'il sont épars çà & là vers les lieux où sont les articulations*, par où il est visible qu'il entend encore parler des tendons. S'il avoit su quel est l'usage des nerfs, il n'auroit pas non plus dit 4 ailleurs, *qu'il n'y a que les parties qui ont du sang qui puissent sentir, ou avoir du sentiment*, & il n'auroit pas soûtenu, 5 *que la chair est le propre organe du sentiment*. Quant au *mouvement*, s'il l'attribue aux *nerfs*, il est aisé de voir que les nerfs dont il veut parler, sont aussi *des tendons*, ou *des ligamens*.

Le *principe commun* du *mouvement* & du *sentiment* est, selon Aristote, dans le *Cœur*. Ce viscere est encore le principe de la *nourriture* de toutes les parties, par le sang qu'il y envoye, il est *le foyer* qui contient *le feu naturel*, d'où dépend *la vie*; il est le lieu d'où naissent *les passions*, & où toutes les *sensations* se terminent, & enfin le veritable *siege de l'ame*; tout cela non pas par la raison que les nerfs en tirent leur origine, comme quelcun pourroit se l'imaginer sur ce qui a été dit ci-devant, mais parce que le cœur est le *reservoir du sang* & *des esprits*. Aristote soûtient même formellement, 6 *que les esprits ne peuvent être contenus dans les nerfs*.

Mais s'il attribuoit de si nobles usages au cœur, *le Cerveau* n'étoit, à son avis, *qu'une masse composée d'eau & de terre, qui ne contient aucun sang, & qui est privée de tout sentiment*. L'office de cette *masse froide* est, disoit-il, *de rafraîchir*, ou *de temperer la chaleur du cœur*. Mais, outre que ce Philosophe donne ailleurs cet emploi au *poumon*, il ne dit pas de quelle maniere il concevoit que le cerveau pût s'en acquitter. Quoi que le cerveau soit immédiatement placé sur

1 *Hist. Animal. Lib.* 3. *Cap.* 5.
2 *De Partib. Animal. Lib.* 3. *Cap.* 4.
3 *Histor. Animal. Lib.* 3. *Cap.* 5.
4 *De Partib. Animal. Lib.* 2. *Cap.* 10.
5 *Ibidem. Cap.* 1.
6 *Lib. de Spiritu.*

Suite du Siecle xxxvj. & commencement du xxxij.

sur la *mouëlle de l'épine*, & qu'il soit attaché avec elle, Aristote prétendoit que la substance de la mouëlle est quelque chose de tout different de celle du cerveau; celle-là étant une espece de sang préparé pour la nourriture des os, & par conséquent étant *chaude*, au lieu que celle-ci est, comme on l'a déja dit, *très froide.* Il faisoit d'ailleurs si peu de cas du cerveau, que s'il ne le mettoit pas tout à fait au rang des *excrémens*, il croyoit qu'on ne devoit pas le compter entre les parties du corps qui sont jointes & liées les unes avec les autres, mais qu'il falloit le regarder comme une substance qui est d'une nature particuliere, & differente de toutes les autres parties.

A l'égard des autres visceres, tels que sont *le Foye*, *la Rate*, & *les Reins*, il croyoit que leur premier & leur principal usage est de *soûtenir les veines*, qui seroient pendantes sans eux, & de les affermir en leur place. Outre ce premier usage, il leur en assignoit quelques autres. *Le Foye* aide à la coction des viandes, qui se fait dans l'estomac & dans les boyaux, par la chaleur qu'il communique à ces parties dont on parlera plus particulierement dans la suite. *La Rate* n'est pas d'un si grand usage; elle n'est, au compte de notre Philosophe, nécessaire que par accident, pour détourner & pour ramasser & cuire les vapeurs humides qui s'élevent du ventre; d'où vient que les animaux, en qui ces vapeurs prennent un autre cours, n'ont qu'une très-petite rate. Tels sont *les oiseaux*, & *les poissons*, dont les plumes & les écailles sont formées & nourries de cette humidité; & ces sortes d'animaux n'ont, disoit-il, ni *reins*, ni *vessie*, par la même raison. 1 *Les reins* ne sont aussi, selon lui, que pour le mieux être seulement. Leur office est d'imbiber une partie de l'excrément qui se porte dans la vessie des animaux, en qui cet excrément est trop abondant, afin de décharger d'autant la vessie. Il ajoûte 2 un peu plus bas, *que les humeurs se filtrent, ou se coulent par la substance des reins*, en quoi il toucheroit de plus près à l'usage que l'on a attribué dans la suite à ces parties, mais il parle de cette affaire assez obscurément.

„ 3 Les Testicules *sont encore des parties faites par la Nature* pour le mieux, „ *& non* pour une absolue nécessité. *Aristote disoit*, qu'il y a deux canaux vei- „ neux qui viennent de l'Aorte dans les testicules; & deux autres qui y vien- „ nent des Reins; que ces derniers contiennent du sang, mais que les premiers „ n'en contiennent point. Qu'il sort de la tête de chaque testicule, ou de l'u- „ ne de leurs extrémitez, un autre canal plus gros & plus nerveux, qui se re- „ courbant & s'appetissant remonte vers les deux autres, étant contenu dans u- „ ne membrane, & va se rendre à la racine de la verge. *Il ajoûtoit*, que ce „ dernier canal ne contient plus du sang, mais une liqueur blanche, & que ve- „ nant, comme on l'a dit, se terminer à la verge, ou vers le col de la vessie, „ il rencontre là une ouverture qui va dans la verge, autour de laquelle ou- „ verture il y a comme une espece de 4 gousse, ou d'écorce.

„ Cela supposé, il disoit, que lors que l'on coupe les testicules à quelque „ animal, tous les canaux dont on a parlé, se retirent; & que c'est à cause de „ cette

1 *De Partib. Animal. Lib.* 3. *Cap.* 7.
2 *Ibidem*, *Cap.* 9.
3 *Histor. Animal. Lib.* 3. *Cap.* 1.
4 Οἷον κέλυφος.

„ cette retraction que les châtrez ne peuvent plus engendrer. *Pour preuve de* „ *cela*, il citoit l'exemple d'une vache qui avoit conçu, s'étant accouplée avec „ un taureau d'abord après qu'il eut été châtré, & avant que les canaux de la „ semence se fussent retirez. *Il s'explique encore plus particulierement* 1 *en un au-* „ *tre endroit touchant l'usage des testicules, disant*, qu'ils ne font point partie des „ canaux, ou des reservoirs de la semence, & qu'ils n'ont rien de commun „ avec eux; mais qu'ils leur servent seulement de *contrepoids* pour les attirer em- „ bas, & pour retarder le mouvement de la semence; à peu près comme les „ pierres que les Tisserans attachent à leurs toiles. Il apportoit enfin comme une preuve de l'inutilité des testicules pour le reste, ou pour le fait principal, l'exemple des *poissons* & des *serpens*, qui étant, à ce qu'il croyoit, privez de ces parties, ne laissent pas d'engendrer.

Suite du Siecle xxxvj. & commencement du xxxvij.

Il vouloit au reste que 2 la conception se fit par le mélange de la *semence de l'homme* avec *le sang menstruel de la femme* dans la matrice; & il ne donnoit aucune part en cette affaire à la *semence de la femme*, qui n'est, selon lui, qu'un excrément de la matrice, que quelques femmes répandent & d'autres non; sans que ces dernieres soient pour cela moins propres à concevoir, ou privées du plaisir qui accompagne le coït; ce plaisir venant du chatouillement qui est causé par l'écoulement des esprits dans les parties, qui servent à la génération.

Pour ce qui est du lieu où se fait *la coction des alimens*, & de la maniere dont elle se fait, voici ce que notre Philosophe pensoit là-dessus. Les alimens, disoit-il, se préparent premierement *dans la bouche* des animaux qui usent d'une nourriture qui a besoin d'être coupée, ou hachée. Mais il ne faut pas croire qu'il se fasse là quelque espece de coction; la viande y est simplement réduite en petites parties, afin qu'elle puisse plus aisément se cuire, & être pénétrée, après qu'elle est descendue dans *le ventre supérieur*, & dans *l'inférieur*, qui sont tous deux destinez à ce dernier office, c'est à dire, à cuire les alimens. Et comme la bouche est l'ouverture par laquelle entre la nourriture qui est sans préparation, & *l'ésophage* le canal qui porte cette nourriture jusques dans le ventre supérieur, *ou le ventricule*, il faut pareillement qu'il y ait d'autres ouvertures, par le moyen desquelles toutes les parties du corps tirent la nourriture dont elles ont besoin; ces dernieres ouvertures sont *les veines du mésentere*, qui tirent ce qui leur est nécessaire du ventre & des intestins, comme les bêtes tirent le foin de la crêche.

Comme *les plantes*, poursuit notre Auteur, tirent leur nourriture par leurs racines qui sont répandues dans la terre, de même les animaux tirent la leur par les veines dont on vient de parler, qui sont autant de racines pour attirer du ventre & des intestins le suc qui y est contenu; ces dernieres parties étant à l'égard des animaux ce qu'est la terre à l'égard des plantes. Il dit encore ailleurs, que les mêmes veines, c'est a dire, les veines du mésentere, sont des rameaux de la grande veine & de l'Aorte, & qu'elles vont toutes se rendre aux intestins. A l'égard de l'*omentum*, Aristote croyoit qu'il aide, conjointement avec le foye, à la coction des viandes, échauffant de sa part, par le moyen de sa

1 *Histor. Animal. Lib.* 1. *Cap.* 4.
2 *De Generat. Animal. Lib.* 1. *Cap.* 20.

Suite du Siecle xxxvj. & commencement du xxxvij.

sa graisse, qui est chaude, les parties où cette coction se fait, auxquelles il est contigu.

Il ajoûtoit touchant la coction des alimens, & en explication de ce qui a été dit ci-devant, *qu'elle se fait partie dans le ventre supérieur & partie dans l'inferieur*; il ajoûtoit, dis-je, que la masse des alimens, ou la nourriture, étant encore trop récente, ou n'étant pas encore assez cuite, tant qu'elle est dans le ventre supérieur, & étant d'ailleurs privée de tout son suc, & de tout ce qu'elle a d'utile, après qu'elle est descendue au fond du ventre inferieur, ensorte qu'il n'y reste plus que la crasse & l'excrément; il faut nécessairement qu'il y ait un espace entre-deux, dans lequel la nourriture *se change*, & où elle ne soit ni *crue*, ni *réduite en excrement*. Cet espace est le menu boyau appellé *jejunum*, qui est immédiatement après le superieur, & qui tient par consequent le milieu entre ce ventre, dans lequel on a dit que les alimens sont encore en partie cruds, & le fond du ventre inférieur qui ne contient que des excrémens.

Voilà quels sont les lieux où se fait, selon Aristote, la coction des alimens. A l'égard de la maniere dont elle se fait, ce Philosophe appelle cette coction une espece d'*élixation*; c'est à dire, qu'il prétend, que les alimens se cuisent dans notre corps comme les viandes que l'on fait bouillir dans un pot, & cela par la chaleur des parties voisines, qui sont principalement *le foye* & *l'omentum*, comme il a déja été remarqué.

Au reste on void par ce qui a été dit du boyau *jejunum*, & par la distinction que notre Auteur fait ailleurs du *colon*, du *cæcum*, & du *rectum*, que l'on conoissoit déja alors les boyaux un peu plus distinctement que l'on ne faisoit du temps d'Hippocrate, qui semble n'en avoir reconnu que deux, *le colon*, & *le rectum*, comme on l'a observé ci-dessus.

Quant à l'usage du *Poumon*, ou à la maniere dont la *respiration* se fait, Aristote prétendoit que le Cœur s'enflant par trop de chaleur, il oblige le poumon & la poitrine de s'enfler, & de se mouvoir aussi, & de recevoir par consequent l'air qui de là s'insinue dans le Cœur, pour le raffraîchir en y entrant, & pour emporter, lorsqu'il en sort, les vapeurs épaisses & chaudes qui exhalent de ce viscere, & servir en même temps à former la voix. Ce qui oblige d'ailleurs l'air à entrer dans le poumon à mesure que le poumon s'enfle, c'est pour éviter qu'il n'y ait du *vuide*, qui est une chose que la Nature abhorre.

1 Notre Auteur ne s'étend pas beaucoup sur la fabrique de *l'oreille*. Il remarque seulement que le dedans est tourné en forme de *coquille*, qui va aboutir à un os, qui est, dit-il, semblable à l'oreille, & où le son parvient comme dans le dernier vaisseau qui le reçoit. Il n'y a point de passage de-là au cerveau, mais il y en a un *qui va au palais*, & une veine descend du cerveau jusques au même endroit, c'est à dire, jusqu'à l'os de l'oreille. Aristote dit 2 ailleurs, *que l'ouïe se fait par le moyen de l'air extérieur, qui meut l'air intérieur, ou l'air qui est renfermé dans l'oreille*. Il ajoûte, *que si la membrane de l'oreille est mal disposée, on n'entend pas, par la même raison que l'on ne void pas, quand la tunique de l'œil est dans un semblable état.*

3 Le *Nez*, a un canal qui est séparé en deux par un cartilage. Quelques veines

1 *Histor. Animal. Lib.* 1. *Cap.* 21.
2 *De Anima, Lib.* 2. *Cap.* 8.
3 *De Generat. Animal. Lib.* 2. *Cap.* 6.

veines qui sont jointes au cerveau, mais qui viennent du cœur, se vont rendre dans ce même canal, qui est *l'organe de l'odorat*, entant qu'il reçoit l'air extérieur, & ce qui y est répandu.

Suite du Siecle xxxvj. & commencement du xxxvij.

La *chair* est, comme on l'a déja remarqué, *l'organe du toucher*. La *langue* est celui du *goût*, parce qu'elle est molle, spongieuse, & d'une nature approchante à celle de la chair.

1 *L'œuil*, s'étend jusqu'au cerveau; il est situé de côté & d'autre sous une *petite veine*. 2 L'humeur qui est dans l'œuil, & qui fait qu'il *voit*, c'est ce qu'on appelle *la prunelle*. 3 L'œuil a cela de particulier, entre tous les organes des sens, qu'il est humide & froid, ou qu'il contient une humeur froide & humide, qui n'y est pas dès le commencement, ou qui n'est pas d'abord dans sa perfection, mais qui se sépare, ou distille de la partie la plus pure de l'humeur du cerveau, par les canaux que l'on void qui vont de l'œuil à la membrane du cerveau.

Il est aisé de voir, par ce que l'on vient de dire, qu'Aristote ne donnoit aux *nerfs* aucune part dans ce qui regarde *les sens*, ou *les sensations*; & comment auroit-il reconu en cette rencontre les nerfs, & leur ministere, ayant l'idée qu'il avoit du cerveau.

Le *Diaphragme*, qu'il appelle *Diazoma*, n'a point d'autre office, selon notre Auteur, que celui de separer le ventre d'avec la poitrine, afin que celle-ci, qui est *le siege de l'ame*, ne soit point infectée des vapeurs qui s'élévent de l'autre.

Voilà ce que nous avons recueilli des Ecrits d'Aristote concernant l'Anatomie. Il faut remarquer que tant lui que Platon, ont appellé également du nom de *veines*, les veines *proprement dites*, & *les arteres*, & qu'ils n'ont donné le nom d'artere qu'à la *canne du poumon*, qu'on a appellée 4 l'*âpre artere*; d'où l'on peut inferer que si l'on trouve 5 dans Hippocrate le mot *artere*, au sens des Modernes, ou en celui des Anatomistes, dont on parlera ci-après, ce mot y a été ajoûté, ou que les livres dans lesquels il se rencontre ne sont pas de cet Auteur. Le seul endroit, que je sâche, où il semble qu'Aristote donne le nom d'*arteres*, aux arteres proprement dites, c'est dans son livre *de l'Esprit*, où il dit en termes exprès, *que la peau est composée d'une veine*, *d'une artere*, *& d'un nerf*, *d'une veine*, ajoûte-t-il, *car la peau rend du sang quand on la picque*, *d'un nerf*, *car elle se peut étendre*, *d'un artere*, *car elle est transpirable*. On pourroit dire qu'Aristote a entendu parler en cet endroit des arteres proprement dites, & qu'il ne leur fait contenir que de l'esprit, selon l'opinion de Praxagore & d'Erasistrate, de laquelle on parlera dans la suite. Il se pourroit aussi que ce livre ne fût pas d'Aristote.

Il faut encore faire une autre remarque importante, touchant l'Anatomie de cet Auteur, c'est qu'il n'avoit jamais dissequé que des bêtes, & que de son temps on n'avoit pas encore osé anatomiser des cadavres humains. C'est ce qu'il

1 *Histor. Animal. Lib.* 1. *Cap.* 11.

2 *Ibid. Cap.* 9.

3 *De Generatione Animal. Lib.* 2. *Cap.* 6.

4 Τραχεῖα, *âpre*, *inégale*, par opposition aux arteres proprement dites, que les Anatomistes suivans appelloient λεῖαι ἀρτηρίαι, *arteres unies*.

5 *Voyez ci-dessus*, *Lib.* 3. *Chap.* 3. *Article* 1. *& dans la seconde Partie*, *Liv.* 1. *Chap.* 3.

Suite du Siecle xxxvj. & commencement du xxxvij.

qu'il insinue lui-même lorsqu'il dit, 1 *que les parties internes du corps de l'homme sont inconnues, ou que l'on n'a rien de bien certain là-dessus ; mais qu'il en faut juger par la ressemblance qu'elles doivent avoir avec les parties des autres animaux, qui ont du rapport avec chacune d'elles.* Je suis surpris que 2 Riolan ait soûtenu le contraire, & encore plus qu'il l'ait voulu prouver par des passages d'Aristote qui ne font rien au fait : mais il n'est pas le seul, à qui la prévention & l'entêtement pour les Anciens ont fait faire de semblables bévuës. On dira encore un mot sur cette matiere, dans le premier Livre de la Partie suivante, lorsqu'il s'agira d'Hérophile.

On remarquera enfin 3 qu'Aristote avoit écrit touchant les noms des parties du corps, ce qui suppose que les Médecins précedens avoient négligé cette matiere. Il avoit aussi écrit quelques livres touchant *les Plantes*, dont il nous en reste quelques-uns, mais où il traite cette matiere plûtôt en Philosophe qu'en Médecin

Il étoit né la premiere année de l'*Olympiade* xcix. & il mourut l'an troisiéme de la cxiv. *Olympiade*, qui revient à l'An du Monde trois mille six cens vint-huit, âgé à ce compte-là d'environ soixante-trois ans. Il étoit, comme on l'a vu, fils de Médecin, & de l'ancienne famille des *Asclépiades*. Il appartenoit encore à la Médecine par un autre endroit, mais qui ne lui a pas fait beaucoup d'honneur. 4 *Epicure* lui reprochoit qu'étant jeune il avoit consumé tout son patrimoine en débauches, & qu'après avoir été à la guerre pendant quelque temps, il s'étoit mis à 5 *vendre des antidotes dans les marchez*, jusques à ce que l'Ecole de Platon ayant été ouverte, il entreprit d'étudier sous ce Philosophe.

Les Médecins d'Alexandre le Grand devoient être contemporains d'Aristote son Précepteur. Le plus considerable étoit Philippe, *Acarnanien*, à qui ce Prince témoignoit tant de confiance, qu'il prit en sa présence une Médecine qu'il lui apportoit ; avant que ce Médecin eût pu lire une lettre qu'Alexandre lui remit en même temps, par laquelle on donnoit avis au dernier que Philippe devoit l'empoisonner. Je pense que ce pourroit bien être le même Philippe qui est appellé *Epirote* 6 par Celse, l'Acarnanie faisant partie de l'Epire. Ce dernier Philippe, dit l'Auteur que l'on vient de citer, se trouvant à la Cour du Roi *Antigonus*, & ayant promis de guérir un Courtisan, qui étoit atteint d'une espece d'hydropisie, des moins mauvaises, n'eut pas le succès qu'il attendoit. Ce n'est pas que le Médecin ne fit tout ce qu'il devoit, mais la mauvaise conduite du malade empêcha sa guérison. On lui avoit dit qu'il s'abstînt de boire, & qu'il prît très peu de nourriture, mais au lieu d'observer ce régime, comme on lui refusoit ce qu'il demandoit, il mangeoit jusqu'aux cataplâmes qu'on lui appliquoit, & buvoit de son urine. Il n'est pas impossible que le même Philippe, qui avoit été Médecin d'Alexandre, le fût aussi d'Antigonus, son successeur en Asie. L'on void, au reste, que ce Médecin suivoit en quelque maniere

1 *Histor. Animal. Lib. 1. Cap. 16.*
2 *Anthropograph. Lib. 1. Cap. 4.*
3 *Galen. Introduct. Cap. 10. Voyez ci-après, Part. 2. Liv. 1. Chap. 6.*
4 *Diogen. Laërt. & Hesych. Miles. in vita Epicuri.*
5 Φαρμακοπωλεῖν. *On verra plus particulierement dans la seconde Partie, Liv. 1. Chap. 9. ce que signifie ce mot.*
6 *Lib. 3. Cap. 21.*

maniere la pratique d'Hippocrate, qui vouloit que l'on bût & que l'on mangeât très-peu dans l'Hydropisie, comme on l'a remarqué ci-devant. L'Auteur de cette histoire ajoûte qu'un autre Médecin fameux, qui avoit été disciple de *Chrysippe*, avoit assûré par avance que le malade dont on vient de parler, ne guériroit point, & que sur ce qu'on lui dit que Philippe avoit promis de le guérir, il répondit, *que Philippe n'avoit égard qu'à la maladie, mais que lui regardoit au naturel, ou à l'humeur du malade, qui n'observeroit point le régime qu'on lui prescriroit*. On a cru que ce dernier Médecin ne pouvoit être qu'Erasistrate, dont on parlera dans le Livre suivant.

Suite du Siecle xxxvj. & commencement du xxxvij.

Glaucias, autre Médecin d'Alexandre, ne fut pas si heureux que le précedent. Ce Prince lui ayant imputé la mort d'*Hephestion*, son favori, que Glaucias avoit traité dans sa derniere maladie, le fit crucifier.

Plutarque fait mention de deux autres Médecins d'Alexandre, ou des grands de sa Cour; l'un de ces Médecins s'appelloit Alexippus, & l'autre Pausanias. Le premier ayant guéri *Peucestas* d'une maladie, Alexandre lui écrivit pour l'en remercier; & le dernier étant dans le dessein de donner de l'Ellébore à *Craterus*, ce même Prince lui écrivit aussi pour lui témoigner la peine que lui faisoit la maladie de Craterus, & pour exhorter ce Médecin à prendre toutes les précautions nécessaires pour donner ce remede à propos.

Pline parle aussi d'un Médecin, nommé Androcydas, qui écrivoit à Alexandre en ces termes: *Lorsque vous buvez du vin, souvenez vous que vous buvez du sang de la terre*. Il ajoûtoit, *que comme la ciguë est poison à l'homme, le vin est poison à la ciguë*.

1 Critodeme étoit Médecin des armées d'Alexandre. Ce fut lui qui pensa ce Prince des blessures qu'il reçut au siege d'une petite ville dans le pays des *Maliens*, ou des *Malles*. Il étoit de la race des Asclépiades, comme on l'a vu 2 ci-dessus.

3 Justin joint à tous ces Médecins d'Alexandre un nommé Thessalus, qui eut, dit-il, part à l'empoisonnement de ce Prince. Quelques Savans ont cru qu'il y avoit une faute dans le texte de cet Auteur, & qu'au lieu de *Medicus Thessalus*, il falloit lire *Medius Thessalus*, c'est à dire, *Medius Thessalien*. En effet Plutarque, Arrien, & Diodore, parlent d'un *Medius*, chez qui Alexandre avoit passé la nuit à jouër & à boire, lorsqu'il fut empoisonné, ou qu'il tomba malade. On parlera 4 ci-après d'un Médecin nommé *Medius*, qui pouvoit être à peu près de ce temps-là, mais il n'est pas remarqué que celui chez qui Alexandre étoit, fût Médecin. C'étoit un Courtisan, & l'un de flateurs de ce Prince.

5 Saint Epiphane, parlant des Auteurs qui ont écrit touchant *les plantes*, met Callisthene de ce nombre. 6 Il semble que ce ne peut être que le parent d'Aristote. 7 Le malheureux sort de ce Callisthene est assez connu.

Mm 3 L'on

1 *Voyez Arrian, Liv.* 6. Strabon, *Liv.* 15. &c.
2 *Lib.* 4. *Chap.* 1.
3 *Lib.* 12. *Cap.* 13.
4 *Part.* 2. *Liv.* 1.
5 *De Heresib. Lib.* 1. *in princip.*
6 *Vide Tiraquell. de Nobilit. Cap.* 31.
7 *Voyez Q. Curce, Plutarque, Justin, Arrian, D. Laërce, Ciceron & d'autres.*

Suite du Siecle xxxvj. & commencement du xxxvij.

L'on a dit qu'Alexandre l'avoit fait enfermer dans une cage de fer, & ensuite déchirer par des Lions, pour lui avoir parlé trop librement, ou pour avoir eu part à une conspiration contre la vie de ce Roi. Pline cite aussi dans son Indice un *Callisthene*, qui peut être le même.

CHAPITRE V.

DIOCLES.

LE premier Médecin, qui ait fait bruit, après Hippocrate & ses fils, c'est DIOCLES de *Caryste*, que les Athéniens appelloient par cette raison 1 *le second Hippocrate*. 2 Tous les anciens Auteurs conviennent qu'il a suivi de près ce pere de la Médecine, lui ayant succedé à l'égard du temps, & à l'égard de la réputation. On le fait Auteur d'une lettre que nous avons encore aujourd'hui, & qui est adressée à *Antigonus*, Roi d'Asie; ce qui marqueroit que Dioclès vivoit du temps de ce Successeur d'Alexandre, & non pas du temps de *Darius fils d'Hystaspe*, 3 comme l'ont écrit deux Auteurs modernes. Mais les erreurs de Chronologie; que l'on a fait voir ci-dessus au sujet des prétendues lettres d'Hippocrate, font que l'on ne peut guére compter sur cette sorte de preuves, la lettre de Dioclés pouvant être aussi suspecte que celles dont on vient de parler. Ceux qui ont fait vivre Dioclés du temps de Darius fils d'Hystaspe ont grossierement erré, parce qu'en ce cas-là ce Médecin auroit été plus ancien qu'Hippocrate, ce qui ne peut pas être. Les autres qui supposent qu'il vivoit du temps d'Antigonus, ne se sont pas, quoi qu'il en soit, trompez de beaucoup. Dioclès, qui est certainement venu après Hippocrate & qui se trouve d'ailleurs avoir vécu avant 4 Pranagore, qui a été précepteur de quelques Médecins comtemporains de *Ptolomée Soter*, peut avoir été à peu près de l'âge d'Aristote. Cela supposé il n'est pas impossible que Dioclès ait survêcu à ce Philosophe qui mourut à soixante-trois ans, & par consequent qu'il ait pu voir le commencement du regne d'Antigonus, & des autres successeurs d'Alexandre, qui mourut environ deux ans avant Aristote. C'est ce que l'on peut dire pour établir la possibilité du fait que l'on pose, que Dioclès a écrit à Antigonus. A cela près, je croirois le premier plus ancien qu'Aristote de quelques années.

La lettre de Dioclès contient des préceptes touchant *la conservation de la santé*, qui consistent à prévoir les maladies par de certains signes, & à les prévenir en faisant de certains remedes. Le corps y est divisé en quatre parties, la tête, la poitrine, le ventre, & la vessie; & l'on y trouve les remedes qui servent à garantir ces parties de leurs maladies ordinaires. Pour la tête on propose *des gargarismes*, dans la vuë de la purger, & des *frictions*. Pour la poitrine on conseille *les vomitifs*, soit à jeun, soit après le repas. A l'égard du ventre on insinue qu'il faut *le tenir libre*, non par des médicamens, mais par un bon régime,

1 *Theodorus Priscianus, Liv. 4.*
2 *Plin. Lib. 26. Cap. 2. Celsi Præfatio.*
3 *Tiraquel de Nobilit. Cap. 31. & Wolgang. Just. in Chronolog. Medicor.*
4 On parlera de ce Médecin au Chapitre suivant.

régime, par l'usage des *bletes*, de la *mercuriale*, de *l'ail bouilli*, de l'herbe appellée *patience*, du bouillon de *chou*, des *confitures au miel*. Enfin pour les maladies de la vessie on indique quelques remedes qui provoquent les urines, comme sont les racines de *séleri*, & de *fenouil*, cuites dans du vin, avec de l'eau où l'on aura fait cuire du *daucus*, du *smyrnium*, de *l'aunée*, & des *pois chiches*.

Suite du Siecle xxxvj. & commencement du xxxvij.

Voilà ce que contient cette lettre, qui pourroit être un extrait de quelques livres de Dioclès, 1 dans lesquels il traitoit à fond *de la conservation de la santé*, ou *des choses qui sont saines*. Un de ces livres étoit dedié à un nommé *Plistarchus*. Dioclès en avoit composé divers autres qui se sont perdus, aussi bien que ceux dont nous venons de parler. Athenée fait mention d'un livre où ce Médecin traitoit *des poissons*, & d'un autre qui enseignoit 2 *la maniere d'aprêter les viandes*. Nous apprenons du même Athenée que plusieurs autres anciens Médecins avoient écrit sur ce dernier sujet. Il nomme entre les autres *Philistion*, dont on a parlé ci-dessus, *Erasistrate*, *Philotime*, *Euthydeme*, *Glauque*, & *Dionysius*. Il y a de l'apparence que leur but n'étoit pas de chercher ce qui plaît au goût, mais de rendre les viandes plus propres pour la santé. Néanmoins Platon se plaint de ce que *l'art des Cuisiniers* s'étant introduit dans la Médecine, sous le prétexte de rendre les viandes plus saines, il produisoit un effet tout contraire; & ce Philosophe prétend que cet art est la même chose à l'égard de la Médecine que 4 *l'art de farder* ou *de parfumer* est à l'égard de la Gymnastique, dont on a parlé ci-devant. Il appelle tous ces arts *les flateurs de la Médecine & de la Gymnastique* On void par ce passage de Platon, que l'on avoit déja commencé de son temps à écrire sur le sujet dont il s'agit, & peut-être que ce qu'il dit regarde les livres de Dioclès, qui pouvoit déja avoir écrit pendant la vie de ce Philosophe.

Dioclès avoit composé un autre livre intitulé *des maladies, de leurs causes, & de leur cure*. 5 Galien en cite un fragment concernant une maladie que Dioclès appelloit 6 *maladie mélancholique* ou 7 *flatueuse*, & qu'il décrivoit de cette maniere. Il y a, disoit cet ancien Médecin, „ une maladie que quelques uns „ appellent maladie mélancholique, d'autres maladie flatueuse ou venteuse, dans „ laquelle on rend de la salive claire & en quantité, lors que l'on a pris de la „ nourriture difficile à se cuire. On a encore des rapports aigres, des vents, „ & de la chaleur dans les 8 hypochondres, avec un murmure ou grand bruit, „ non pas d'abord, mais quelque temps après avoir mangé. L'on a aussi quelquefois de grandes douleurs d'estomac, qui à quelques uns s'étendent jusqu'au „ dos. Ensuite les viandes étant digerées, tout cela s'arrête, pour revenir derechef après que l'on a repris de la nourriture; & les mêmes accidens attaquent quelquefois à jeun, & quelquefois après le repas; ensorte que l'on vomit les viandes crues, & souvent des phlegmes amers & chauds, ou des phleg-

„ mes

1 *Galen. de Aliment. Facult. Lib. 1. Cap.* 13.
2 Ce Livre étoit intitulé ὀψαρτυτικά.
3 Ὀψοποιητική.
4 Κομμωτική.
5 *De Locis Affect. Lib.* 3. *Cap.* 7.
6 *Voyez ci-dessus, Liv.* 3. *Chap.* 8.
7 Πάθος φυσῶδες. On ne trouve pas ce dernier nom dans Hippocrate.
8 Ce mot est expliqué ci-dessus, *Liv.* 3. *Chap.* 8. *à la lettre H.*

Suite du Siecle xxxvj. & commencement du xxxvij.

„ mes aigres dont les dents sont agacées. La plûpart de ces maladies commen-
„ cent dès la jeunesse; mais comme que ce soit, ou en quelque temps qu'elles
„ commencent, elles durent long-temps. On peut soupçonner, *continue Dioclès*, que ceux qui en sont atteints ont plus de chaleur qu'il ne faut dans les
„ veines qui reçoivent l'aliment de l'estomac, & que le sang qu'elles contien-
„ nent s'est épaissi; car on a une preuve sensible que ces veines sont obstruées
„ ou bouchées, en ce que la nourriture ne se distribue pas dans le corps, mais
„ demeure dans le ventricule sans se cuire, & au lieu de passer dans les canaux
„ qui doivent la recevoir, & d'aller, pour la plus grande partie, dans le bas
„ ventre, on la rend le jour suivant par le vomissement. Une autre preuve
„ qu'il y a plus de chaleur qu'il n'y en doit avoir naturellement, c'est que les
„ malades sont effectivement fort échauffez, & qu'ils se trouvent d'ailleurs sou-
„ lagez quand ils prennent des choses raffraichissantes. *Dioclès ajoûte*, que quel-
„ ques uns disent que dans ces maladies l'orifice du ventricule, qui est joint
„ aux boyaux, s'enflamme; que cette inflammation fait l'obstruction, & em-
„ pêche que les alimens ne descendent dans les boyaux au temps acoutumé, en
„ sorte que leur séjour dans le ventricule cause le gonflement, la chaleur, &
„ les autres accidens dont on a parlé.

Dioclès avoit aussi traité en particulier *des Maladies des femmes.* 1 Il avoit traité *des Plantes.* Il avoit composé un livre intitulé *la Boutique du Médecin*, qui est le même titre qu'Hippocrate a donné à l'un de ses livres. Il avoit enfin écrit un autre livre intitulé *des Semaines*. On a vu dans 2 l'Anatomie d'Hippocrate une observation touchant une vésicule pleine d'eau qu'une femme avoit rendu sept jours après avoir conçu, Dioclès ayant fait d'autres observations sur la même matiere (peut-être dans le livre qu'on vient de citer) remarquoit les progrès de cette vésicule, & les changemens qui s'y font de semaine en semaine de cette maniere. 3 „ La seconde semaine, *disoit-il*, la superficie de
„ cette vésicule est chargée comme de gouttes de sang. La troisième, ce sang
„ paroît dans le centre de l'humeur contenue dans la vésicule. La quatrième
„ cette humeur se coagule, en sorte que cela ressemble à une masse de sang & de
„ chair qui n'est pas encore solide. La cinquième il arrive quelquefois qu'il
„ se forme dans la masse dont on vient de parler, une figure humaine de la gros-
„ seur d'une abeille, qui renferme dans sa petitesse tous les membres, & où
„ tous les traits du corps sont déja formez. J'ai dit, *poursuit Dioclès*, que ce-
„ la arrive quelquefois ainsi dans la cinquième semaine, parce qu'il n'arrive pas
„ toûjours, & que dans ce premier cas, c'est à dire lors que le corps est for-
„ mé à cinq semaines, les femmes accouchent au septième mois. Mais lors
„ qu'elles ne doivent accoucher qu'à la fin du neuvième, si c'est une fille qui
„ doit naître, les membres sont distincts la sixième semaine, & si c'est un ma-
„ le, la septième. De même après l'accouchement la septième heure fait co-
„ noître si l'enfant qui est venu au monde doit vivre, ou s'il étoit déja en
„ quelque façon mort dans le ventre de sa mere, en sorte qu'il ne lui reste
„ qu'un peu de souffle; car en ce dernier cas l'enfant ne peut supporter l'air
„ plus

1 *Nicandri Schol. in Theriac. Oribas. Lib.* 4. *Cap.* 3.
2 *Lib.* 3. *Chap.* 3. *Article* 13.
3 *Macrob. in Somn. Scipion.*

„ plus de ſept heures. Que s'il paſſe ce terme, c'eſt une marque qu'il vivra, à moins que quelque accident ne l'emporte, comme cela peut arriver à ceux qui viennent le mieux. Pareillement au bout de ſept jours après la naiſſance on void tomber le ſuperflu du nombril; au bout de deux fois ſept jours l'enfant apperçoit la lumiere; & enfin après ſept fois ſept jours, il remue la prunelle & tourne le viſage pour ſuivre les objects qui ſe préſentent à ſa vuë. Sept mois étant accomplis, il commence à avoir des dents; après deux fois ſept mois, il ſe tient aſſis ſans crainte de tomber; après trois fois ſept mois, il parle; & après quatre fois ſept mois il eſt aſſez fort pour marcher ſurement; après cinq fois ſept mois il a en averſion le lait de ſa nourrice, ſinon qu'on ne le force en quelque maniere à tetter plus long-temps. Quand il a atteint les ſept ans, les premieres dents qui lui ſont venues, ſont place à d'autres, qui pouſſent en ce temps-là, & qui ſont plus propres pour mâcher de la viande ſolide; la même année l'enfant parle parfaitement ou diſtinctement, d'où vient que l'on dit que les ſons des [1] ſept voyelles ſont une invention de la Nature (quoique [2] les Latins les ayent réduites à cinq, en faiſant deux de leurs voyelles tantôt longues & tantôt bréves, mais on en trouvera toûjours ſept ſi l'on s'attache aux divers ſons de ces mêmes voyelles plutôt qu'aux caracteres qui les déſignent.) „ Après deux fois ſept ans, on vient à l'âge de puberté &c. Après trois fois ſept ans, la barbe vient aux jeunes gens, & dès lors on ne croît plus en longueur, comme on ne croît plus en largeur quand les quatre ſeptenaires ſont achevez; le cinquième ſeptenaire donne toutes les forces que l'on peut jamais avoir. Pendant le ſixième, on conſerve toutes entieres les forces que l'on avoit auparavant. Pendant le ſeptième, les forces commencent à diminuer en quelque maniere, mais cela n'eſt preſque pas ſenſible; & il faut remarquer que quand on a atteint ſept ſepténaires d'années, alors on eſt dans l'âge que l'on appelle parfait. Enfin quand la dixaine, qui eſt auſſi un nombre des plus parfaits, ſe multiplie par le nombre de ſept, ou que l'on a atteint dix fois ſept ans, les Phyſiciens croyent que ce ſont la les limites de la vie, & les hommes qui paſſent ce terme ſont exemts de tous emplois &c.

Suite du Siecle xxxvj. & commencement du xxxvij.

Il paroît par cet extrait, que Dioclès n'étoit pas moins attaché qu'Hippocrate & que Pythagore au nombre de *ſept*. Macrobe attribue encore la même obſervation au Philoſophe *Straton*, dont on parlera ci-après.

[3] Galien remarque que Dioclès a été le premier qui ait écrit *de l'Adminiſtration Anatomique*, c'eſt à dire de la maniere dont il faut s'y prendre & de l'ordre qu'il faut tenir pour diſſequer & pour démontrer les parties du corps. Il rend en même temps raiſon du ſilence de ceux qui avoient précedé Dioclès, & de ce qui obligea ce dernier à écrire ſur cette matiere. Avant Dioclès, *dit Galien*, „ la Médecine étant preſque toute renfermée dans la famille des Aſclépiades, les peres enſeignoient l'Anatomie à leurs enfans, & les accoutumoient dès l'enfance à diſſequer des animaux. En ſorte que cela paſſant de pere en fils, comme par une tradition manuelle, il étoit inutile d'écrire de quelle „ maniere

1 Les Grecs avoient de plus que nous le η & le ω, c'eſt à dire le ε & le ο long.
2 *C'eſt Macrobe qui parle.*
3 *De Adminiſtrat. Anatomic. Lib. 1.*

Suite du Siecle xxxvj. & commencement du xxxvij.

„ maniere cela se faisoit; car il étoit autant impossible qu'ils l'oubliassent, que „ les lettres de l'Alphabet qu'ils avoient apprises presque en même temps. „ Mais l'art de la Médecine étant sorti de cette famille, par le moyen des „ disciples qu'Hippocrate avoit commencé de faire, Dioclès voulut écrire sur „ ce sujet en faveur de ceux qui n'étoient pas issus de peres Médecins.

Voilà ce que dit Galien de Dioclès. Celui-ci néanmoins, au rapport du même Galien, n'avoit pas pénetré fort avant dans l'Anatomie; quoi qu'apparemment il ne s'en fût pas tout-à-fait tenu à ce qu'en avoient fait ses predecesseurs, qui n'étoient pas Anatomistes; comme on l'a remarqué 1 ci-devant, en même temps que l'on a examiné le passage de Galien que l'on vient de lire.

Quant à la pratique de Dioclès, elle étoit à peu près la même que celle d'Hippocrate. Il *saignoit*, il *purgeoit* comme lui, & dans les mêmes occasions. On peut voir plus particulierement, dans Cælius Aurelianus, comment il traitoit diverses maladies. 2 Le même Auteur rapporte que Dioclès faisoit boire de la *colle de taureau*, ou de la *colle forte*, cuite dans de l'eau avec de la farine & des ronces, à ceux qui crachoient du sang. 3 Il faisoit aussi avaler une *pilule* ou une *balle de plomb* à ceux qui avoient la maladie nommée *Ileus*, qui est un remede dont Hippocrate ne fait pas mention. Il distinguoit entre *Ileus* & *Chordapsus*, qui sont deux noms qu'Hippocrate semble donner à la même maladie. Dioclès vouloit que le dernier de ces noms marquât une maladie du gros boyau.

Il exerçoit aussi la Chirurgie, & il avoit entr'autres choses inventé un instrument pour tirer le fer d'un dard ou d'une fléche, lors qu'il étoit resté dans une playe. On appelloit encore cet instrument du nom de Dioclès du temps de Celse. 4 Il avoit pareillement inventé des manieres de bandages pour la tête, qui portoient aussi son nom.

Au reste Galien rend témoignage à Dioclès, qu'il faisoit aussi la Médecine par un principe d'humanité, comme avoit fait Hippocrate, & non pour le profit ou pour la gloire, qui sont les motifs par lesquels plusieurs Médecins agissent. Il en parle d'ailleurs comme d'un grand homme dans son art, & qui possedoit toute la Médecine. Le même Dioclès disoit qu'il ne faut pas écouter ceux qui croyent que l'on peut rendre raison de tout. Il ajoûtoit qu'il suffit, pour compter sur un remede, qu'on l'ait souvent experimenté, quoique nous ne conoissions pas la cause de l'effet qu'il produit; qu'il étoit neanmoins bon de rechercher cette cause, afin de persuader mieux les personnes auxquelles nous parlons de cet effet. (de Aliment Facult. Lib. 1. Cap 1.) Galien parle encore d'un autre 5 *Dioclès* Chalcédonien, mais je ne sai quand il a vécu.

1 *Liv.* 2. *Chap.* 2.
2 *Tardar. Lib.* 2. *Cap.* 13.
3 *Acutar. Lib.* 2. *Cap.* 17.
4 *Galen. de Fasciis.*
5 *Médicam. Local. Lib.* 7. *Cap.* 4.

Suite du Siecle xxxvj. & commencement du xxxvij.

CHAPITRE VI.

PRAXAGORE, & PETRON.

1 *Praxagore* est le troisième Médecin, après Hippocrate & Dioclès, qui ait acquis une grande réputation. Nous avons supposé que ce dernier étoit du moins de l'âge d'Aristote. Praxagore a dû être le plus jeune des trois; mais non pas de beaucoup, puis qu'il a été le 2 précepteur d'Hérophile, qui vivoit sous Ptolomée Soter, & de quelques autres du même temps, comme on le verra au Livre suivant.

Praxagore étoit fils de 3 *Nicarchus.* 4 Il étoit de l'Isle de Cos, aussi bien qu'Hippocrate, & de la même famille, c'est à dire, de la famille des Asclépiades, avec cette particularité qu'il fut le dernier de cette race. C'est ce que dit Suidas, qui veut qu'Hippocrate ait eu sept de ses descendans, qui ont porté son nom les uns après les autres, & qui ont tous été Médecins, comme on l'a vu ci-dessus, Mais je pense que Galien veut seulement dire ici que Praxagore est le dernier des Asclépiades qui ait fait du bruit; ce qui paroît veritable, les Anciens n'ayant point parlé de ces prétendus descendans d'Hippocrate, qui avoient le même nom que lui. Au reste Galien ne marque pas si Praxagore étoit de la même branche qu'Hippocrate. Il se trouvera dans la suite un Médecin de l'Empereur Claude qui se disoit aussi être descendu des Asclépiades; mais il se peut que ce fût un titre qu'il affectât, pour se rendre plus considerable. C'est *Xénophon* dont le nom se trouve dans la genéalogie que nous avons apportée 5
ci-dessus, & dont nous parlerons en son lieu.

Pour revenir à Praxagore, il est mis au rang de ceux qui ont dignement soutenu l'honneur de la Médecine *raisonnée.* Galien en parle fort avantageusement, & comme d'un homme qui entendoit très-bien son métier. Il avoit composé plusieurs livres, que nous n'avons plus aujourd'hui. Le même Galien en cite quelques-uns; comme celui qui étoit intitulé *de l'Usage de l'abstinence*, ceux où Praxagore traitoit *des accidens ordinaires & extraordinaires des maladies*; un autre *des choses naturelles, ou qui arrivent naturellemene*, & un autre enfin concernant *les médicamens.*

Ce Médecin passoit de son temps pour un grand *Anatomiste*; mais tout ce qu'il avoit écrit ayant été perdu, nous ne savons que très-peu de chose de ses sentimens à cet égard. Il croyoit avec Aristote *que les Nerfs viennent du cœur.* Il ajoûtoit 6 *que les Arteres se changent en nerfs, à mesure que leur cavité s'étrécit en approchant des extremitez.* Il soûtenoit aussi, avec le même Philosophe, *que le cerveau ne sert presque de rien*, & il ne le regardoit que comme *un appendice* de

1 *Post Hippocratem Diocles Carystius, deinde Praxagoras. Cels. Præfat. Lib. 1.*
2 *Galen. de Different Puls. Lib. 4. Cap. 3.*
3 *Idem, de Dissect. Vulvæ, Cap. ultimo.*
4 *Idem, Method. Med. Lib. 1.*
5 *Voyez ci-dessus, Lib. 4. Chap. 1.*
6 *Galen. de Hippocrat. & Platonis Decretis, Lib. 1. Cap. 6.*

Suite du Siecle xxxvj. & commencement du xxxvij.

de la mouëlle de l'épine. Il vouloit enfin 1 *que les arteres ne continssent aucune humeur*, sentiment que nous verrons poussé plus loin par Erasistrate. Sur quoi l'on doit remarquer qu'il paroit d'ici que Praxagore est le premier Auteur qui ait distingué des veines les *arteres proprement dites*; les Médecins précedens ayant également appellé du nom de veines les arteres & les veines, comme on l'a observé ci-devant en rapportant des passages d'Hippocrate & d'Aristote sur ce sujet.

Praxagore est encore le premier, à ce que dit Rufus Ephésien, qui ait distingué, avec plus d'exactitude qu'on ne l'avoit fait auparavant, les differentes *humeurs* ou les differens *sucs* qui se trouvent dans le corps, & qui leur ait donné à chacun des noms particuliers. Il les appelloit l'un *doux*; l'autre 2 *également mêlé*, ou *temperé*; l'autre 3 *ressemblant à du verre*, (qui étoit une espece de phlegme fort acre) l'autre *aigre*; l'autre *nitreux*; l'autre *salé*; l'autre *amer*; l'autre *de couleur de porreau*; & l'autre *de couleur de jaune d'œuf*. Il ajoûtoit encore deux autres especes de suc, l'un qu'il appelloit 4 *râclant*, c'est à dire, qui produit un sentiment comme si on râcloit la partie avec quelque chose de trenchant; l'autre qu'il nommoit 5 *fixe*. 6 Il faisoit dépendre la plûpart des maladies de la differente disposition des humeurs, dont on vient de parler; & il ne croyoit pas que l'on dût chercher les causes des maladies ailleurs que dans les humeurs en general, ni par consequent celles de la santé. 7 Galien dit que Praxagore comptoit jusqu'à dix sortes de sucs ou d'humeurs, sans parler du sang qui fait l'onzième, ce qui revient à peu près au compte de Rufus.

On trouve aussi divers échantillons de la pratique de Praxagore dans Cælius Aurelianus. L'on y remarque, entr'autres choses, qu'il étoit fort 8 pour les *vomitifs*. Il en donnoit dans *l'Esquinancie* & dans *les Convulsions*. Il en donnoit pareillement dans *l'Ileus*, aussi bien qu'Hippocrate, mais il alloit plus loin; il continuoit de provoquer le vomissement jusques à ce que les excrémens sortissent par la bouche; ce qui est un accident qui arrive sur la fin de cette maladie, sans qu'on ait donné de vomitif. Ce Médecin paroît d'ailleurs avoir été fort hardi praticien; en ce que, dans cette même maladie, lors que les premiers remedes n'operoient pas, il vouloit que l'on fît une incision au ventre, & même au boyau pour en faire sortir l'excrement, & qu'on le recousît ensuite. Cet exemple & ceux que l'on a apportez ci-devant, particulierement concernant la Chirurgie, font voir que l'on a essayé dès le commencement de la Médecine, presque tous les moyens de se guérir qui peuvent naturellement venir dans l'esprit, pour dangereux qu'ils ayent été. Pour le reste Praxagore pratiquoit à peu près comme Hippocrate. Il avoit une opinion particuliere tou-

chant

1 *Galen. de Dignosc. Puls. Lib.* 4. *Cap.* 2.

2 Ἰσόκρατος.

3 Ὑαλοειδὴς.

4 Ξυστικὸς.

5 Στασιμος. Ces noms étoient veritablement nouveaux, aussi bien que ceux qui sont tirez des couleurs du porreau & du jaune d'œuf; mais pour ce qui concerne les sucs, que Praxagore appelloit *doux*, *aigres*, *salez*, *amers*, *nitreux*, Hippocrate en avoit déja parlé. *Voyez ci-dessus*, *Liv.* 3. *Chap* 4. & 8.

6 *Galeni Introduct. Cap.* 9.

7 *De Natural. Facult. Lib.* 2. *Cap.* 9.

1 *Abutor. Lib.* 3. *Cap*, 17.

chant *la fiévre*. Il croyoit 1 *que le siege de la fiévre est dans le tronc de la veine cave, entre le foye & les reins, & que c'est par cet endroit que la fiévre commence.* Il eut plusieurs disciples, entre lesquels les plus considerables ont été *Hérophile*, *Philotemus* & *Plistonicus*, dont on parlera dans le Livre suivant. Ce que Tzetzes dit que Praxagore avoit été instruit par Hippocrate lui-même, pourroit être véritable, en supposant qu'ils ont l'un & l'autre vêcu fort long-temps.

Suite du Siecle xxxvj. & commencement du xxxvij.

On peut mettre ici un certain PETRON, ou *Petronas*, que 2 Celse dit avoir vêcu avant Erasistrate & Hérophile; bien-tôt après Hippocrate. 3 Galien, après avoir parlé de ceux qui macererent leurs malades par de trop longues abstinences, blâme ce Petron pour être allé à l'autre extrémité, c'est à dire, pour leur avoir donné trop de nourriture. Mais le premier Auteur, que nous avons cité, rapporte quelque chose de plus particulier concernant la méthode de ce » Médecin: *Petron*, dit-il, faisoit bien couvrir les febricitans, afin de les » mettre dans une grande chaleur & dans une grande soif. Après cela, lors que » la fiévre commençoit à se relâcher il leur donnoit à boire de l'eau froide. Et » s'il pouvoit par ce moyen leur procurer de la sueur, il croyoit les avoir soulagez. » Lors qu'ils ne suoient point, il leur donnoit davantage d'eau, & les faisoit » vomir. Que s'il arrivoit qu'ils fussent délivrez de la fiévre, par l'une ou par » l'autre des voyes que l'on a indiquées, il leur faisoit d'abord manger de la » chair de pourceau rôtie, & boire du vin; mais s'ils n'en étoient pas encore » quittes, il les faisoit derechef vomir, à force de boire de l'eau salée.

CHAPITRE VII.

De quelques Médecins, dont Aristote & Théophraste ont parlé.

ON peut joindre aux Médecins du trente-sixième Siecle, un SYENNESIS, de Cyre, & un DIOGENE Apolloniate, citez par Aristote, qui rapporte quelques petits fragmens de leurs Ecrits, par lesquels il paroit qu'ils croyoient, avec Polybe, 4 *que les veines tirent leur origine de la tête.*

Je leur joins encore les Médecins qui sont citez par Théophraste, un CLIDEMUS, de Platée, & un THRASIAS, de Mantinée. Ce dernier se vantoit d'avoir trouvé une drogue, qui avoit une telle proprieté qu'elle faisoit mourir sans causer aucune douleur. Il disoit aussi qu'une chose purgeoit l'un, & ne purgeoit pas l'autre; ce qu'il prouvoit par l'exemple d'un certain berger, qui mangeoit une poignée *d'ellébore*, sans que cela lui fit rien. Il ajoutoit à ce berger un de ses propres disciples, nommé ALEXIAS, qui fut aussi un fameux Médecin, un nommé EUDEME, vendeur de médicamens, & un autre *Eudeme*, de Chio, qui tous trois n'étoient point purgez par l'ellébore, quoi que ce soit un des plus violens purgatifs que l'on ait. Le premier Eudeme pourroit bien être le même 5 qu'Aristophane appelle *Eudamus*, qui vendoit des anneaux pro

 pres

1 *Rufus Ephesius.*
2 *Lib.* 3. *Cap.* 2.
3 *Commentar. in Lib.* 1. *Hippocrat. de Rat. Vict. in Acut.*
4 *Voyez ci-dessus, Lib.* 3. *Chap.* 3.
5 *In Pluto.*

Suite du Siecle xxxvj. & commencement du xxxvij.

pres contre la morsure des bêtes venimeuses; Eudemus, & Eudamus, étant précisément le même nom, qui ne varie que selon la variation des Dialectes.

Théophraste cite aussi un 1 ARISTOPHILUS, de Platée; un MENESTOR, qui avoit écrit touchant les plantes, & enfin un 2 DIOTIME, qu'il appelle *Gymnastes*; c'est à dire, qui étoit le maître d'un 3 *Gymnasium*, ou qui avoit traité de la Gymnastique.

Le temps de tous les Médecins, que nous venons de nommer dans ce Chapitre, est incertain, c'est pourquoi nous les avons mis comme hors de rang; quoi qu'il soit probable qu'ils ont vécu entre Hippocrate & Aristote, ou Théophraste, n'y ayant pas de l'apparence qu'ils soient plus anciens que le premier.

1 *Lib.* 1. *Cap.* 3. *& alibi.*
2 *Lib. de Suderibus.*
3 *Voyez ci-devant*, *Lib.* 2. *Chap.* 8.

Fin de la Premiere Partie.

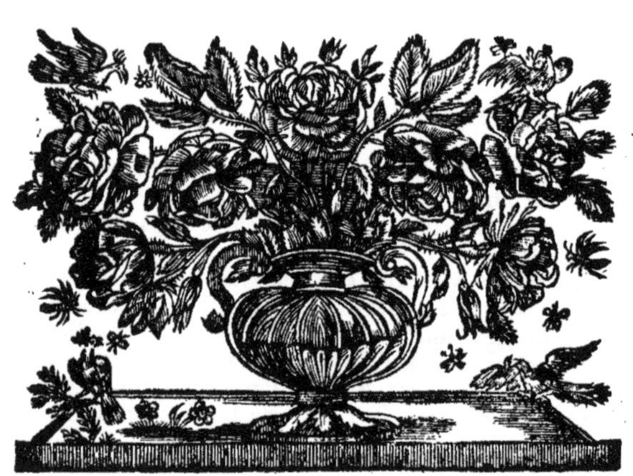

Généa

lymp. 99.

Un Inco- — Pythias
nu, ou Ni-

Nicomachus III.

Crisa-
mis II.

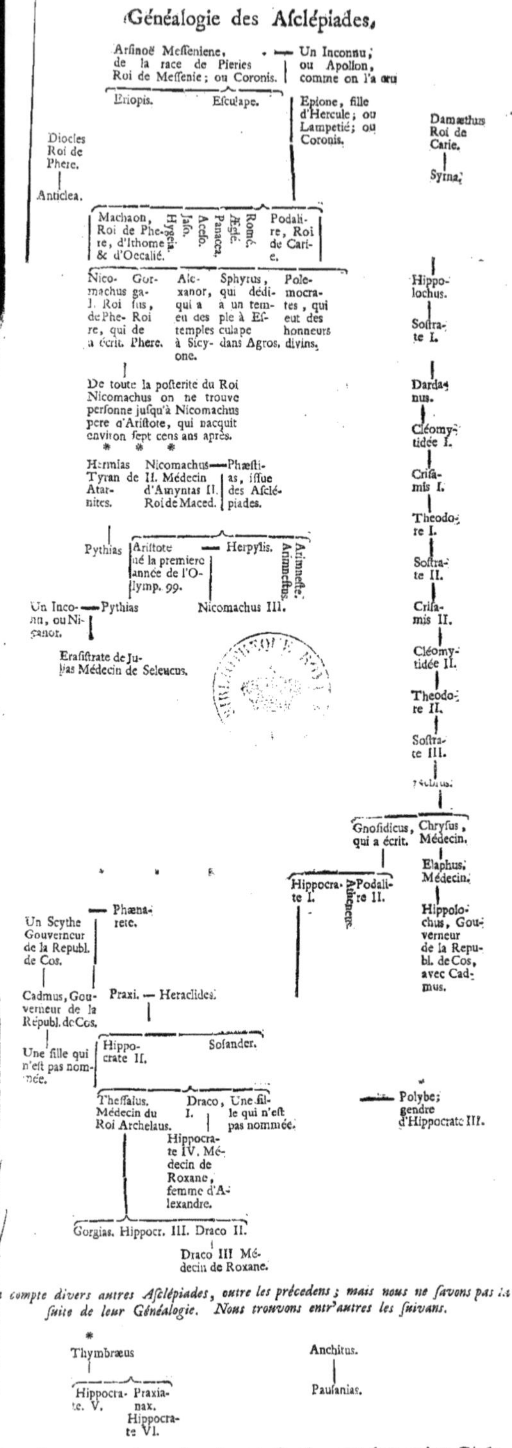

Il ne faut pas non plus exclure de cette famille, ceux dont parlent Dioscoride & S. Epiphane ; savoir *Julius Bassus*, *Niceratus*, *Petronius*, *Niger*, & *Diodotus*. On doit pareillement leur joindre *Praxagoras*, *Critodemus*, Médecin d'Alexandre le Grand, & *Xenophon*, Médecin de l'Empereur Claude, qui étoient tous de la race des *Asclépiades*.

HISTOIRE DE LA MEDECINE,

SECONDE PARTIE,

LIVRE PREMIER.

Où l'on void ce qui s'est passé dans toute la suite du Siecle XXXVII. jusqu'au commencement du Siecle XXXVIII. & où l'on trouve particulierement les innovations de CHRYSIPPE, & de ses Sectateurs; les progrès de l'Anatomie, sous ERASISTRATE & HEROPHILE, & enfin le partage de la Médecine en trois professions.

AVANT-PROPOS.

NOus avons vu, dans les Livres précedens, que les Philosophes s'étoient ingerez dans la Médecine; mais comme leur application, à cet égard, s'étoit presque bornée à la seule *Théorie*, & qu'ils avoient laissé *la Pratique* aux Médecins; ceux-ci (entre lesquels Hippocrate, ses fils & son gendre, Praxagore, & Dioclés avoient tenu le haut bout) quoi qu'ils eussent tiré quelques lumieres de la Philosophie, ne s'étoient pas si fort appuyez sur le *raisonnement*, qu'ils n'eussent beaucoup plus donné à l'*expérience*. *Continuation du Siécle XXXVII. & commencement du XXXVIII.*

C'est ce que n'imiterent pas les principaux Médecins, qui vinrent immédiatement après eux; car au lieu de chercher à soûtenir par de solides raisons les remedes, que l'expérience de leurs prédecesseurs avoit autorisez, ils ne raisonnerent au contraire que pour décrier ces mêmes remedes, faisant tous leurs efforts, pour renverser en un moment ce que l'expérience d'un grand nombre de fiecles

Continuation du Siecle xxxvj. & commencement du xxxvij.

cles avoit établi. Ils firent neanmoins une chose, qui fut très-utile; c'est que s'étant fort appliquez à l'*Anatomie*, ils pousserent cette partie de la Médecine beaucoup plus loin qu'on n'avoit fait auparavant. Quelques-uns s'appliquerent aussi à chercher de nouveaux remedes, sans rejetter ceux qui étoient déja trouvez. C'est ce que l'on traitera dans tout ce premier Livre, qui finira par le partage de la Médecine en trois professions differentes, & qui contiendra tout ce qui s'est fait, par rapport à cet Art, jusques à la fin du Siecle XXXVII, & au commencement du XXXVIII.

Mais il y a une remarque à faire, touchant l'intervalle dont nous venons de parler, c'est que dans la liste que nous donnerons des Disciples & des Sectateurs d'Erasistrate & d'Hérophile, il s'en trouvera quelques uns qui ont vécu fort long-temps après ces deux Médecins, & beaucoup plus bas que le Siecle XXXVIII. On ne les met ici que pour rendre complete l'histoire de leurs maîtres. Nous en userons de même ci-après, à l'égard de tous les principaux Chefs de Secte d'entre les Anciens, les faisant suivre immediatement par ceux qui ont embrassé chacune de ces Sectes, quoi que les uns ayent vécu loin des autres. Cet ordre ne paroîtra pas exact par rapport à l'histoire particuliere d'un petit nombre de Médecins, la plûpart peu conus, qui ne se trouveront pas placez avec leurs contemporains; mais il sera très-commode, pour éviter les repetitions, & pour n'interrompre point l'histoire de la Médecine, qui est celle que nous avons principalement dessein de donner. Au fond s'il y a quelque désordre il sera aisé de le réparer en donnant à la fin de l'ouvrage, un catalogue alphabetique des noms de tous les Médecins dont on aura parlé, & en marquant le temps auquel ils auront vécu.

CHAPITRE I.

CHRYSIPPE, *Médecin Cnidien.*

IL y a eu divers hommes savans du nom de 1 *Chrysippe*. Le plus fameux a été un Philosophe Stoicien, qui étoit de Cilicie, qui a vécu sous le regne des quatre premiers Ptolomées, & qui est mort sous le dernier. Celui dont nous voulons parler, étoit un Médecin Cnidien, qui a vécu peu de temps auparavant, ayant eu un fils de son même nom, & de sa profession, qui vivoit déja sous Ptolomée Soter, & que ce Prince fit mourir cruellement sur une calomnie. Il se trouve un quatrième Chrysippe disciple d'Erasistrate, Médecin dont on parlera au Chapitre suivant. Il s'en trouve encore un cinquième, qui a écrit de l'Agriculture; un sixième dont parle Cælius Aurelianus, & peut-être un septième, si celui que cite 2 le Scholiaste de Théocrite, qu'il dit avoir été de l'Isle de Rhodes, n'est pas different de l'un des derniers dont on vient de parler.

Galien a disputé contre les deux premiers; 3 contre le Stoicien, touchant *le*

1 *Diogen. Laërt. in Chrysippo.*
2 *Idyll.* 16.
3 *De Hippocrat. & Platon. Decretis. Lib.* 1. & 2.

Continuation du Siecle xxxvij. & commencement du xxxviij.

le siege de l'ame, & *des passions*; & 1 contre le Médecin Cnidien sur le sujet de *la saignée*, & de *la purgation*; celui-ci s'étant déclaré contre ces deux remedes, quoi qu'ils eussent été pratiquez de temps immemorial, comme on l'a remarqué ci-devant.

2 *Chrysippe*, dit Pline, parlant de ce dernier, *renversa, par un babil extraordinaire, les maximes des Médecins qui l'avoient précedé.* Ce babil que l'Auteur que l'on vient de citer, reproche au Médecin Chrysippe, est un defaut dont le Philosophe du même nom ne devoit pas être exempt, ayant écrit jusqu'à trois cens onze volumes de *Logique* seulement. Il seroit difficile que le Médecin de Cnide eût été un plus grand diseur de rien que le Dialecticien de Cilicie; mais il y a quelque apparence que Pline a confondu ces Chrysippes, comme a fait 3 un Auteur moderne, & ce ne seroit pas la seule équivoque que le premier auroit faite, comme on le verra en son lieu.

Quoi qu'il en soit, sa remarque touchant les innovations de notre Chrysippe est confirmée par Galien, qui nous apprend en quoi elles consistoient. Chrysippe, comme le remarque cet Auteur, ne vouloit point de saignée. Il n'admettoit même aucun *purgatif* proprement dit, quoi qu'il employât quelquefois *les vomitifs* & *les lavemens*. On ne sait rien de bien considerable touchant les raisons dont Chrysippe se servoit pour appuyer son sentiment; parce que ses écrits, qui étoient déja rares du temps de Galien, ne sont pas venus jusqu'à nous, & que le même Galien ne s'est pas tant attaché à Chrysippe qu'à Erasistrate disciple de ce dernier, & qui étoit dans les mêmes sentimens. On verra dans le Chapitre suivant comment il les appuyoit, & l'on pourra juger de la validité des raisonnemens du maître par ceux du disciple,

Voici ce que dit 5 Diogene Laërce touchant Chrysippe. Son pere s'appelloit *Erinée*, & il avoit eu pour précepteur cet *Eudoxe*, que nous avons mis ci-devant au rang des Sectateurs de Pythagore, & qui étoit tout ensemble *Astronome*, *Géometre*, *Médecin*, & *Législateur*, ou, comme je pense qu'il faut l'entendre, *savant dans la Politique*. On ne sait rien de particulier de la Médecine d'Eudoxe. On apprend seulement que cet homme, quoi que fort pauvre, avoit une si grand envie d'étudier, qu'un Médecin, nomme 6 THEOMEDON, le prit chez lui, & lui fournit toutes les commoditez pour cela. Que dans la suite Eudoxe forma le dessein de faire un voyage en Egypte, ayant obtenu des lettres d'*Agesilaus*, pour *Nectanabis*; que celui ci recommanda Eudoxe aux Sacrificateurs de ce pays-là, qui étoient, comme on l'a remarqué ci-devant, Philosophes & Médecins, & enfin que Chrysippe le suivit dans ce voyage. Tout ce qui est ajouté touchant le sejour d'Eudoxe en Egypte, & ce qu'il fit étant de retour en Grece, ne fait rien à l'histoire de la Médecine, ni à celle de Chrysippe en particulier.

Eudoxe florissoit dans la CIII. Olympiade, c'est pourquoi nous l'avons mis

1 *De Vena Sect. adv. Erasistratum.*
2 *Lib. 29. Cap. 1.*
3 *Petrus Castellanus, in Vitis Medicorum.*
4 *De Vena Sect. adversf. Erasistratum.*
5 *In Eudoxo & Chrysippo.*
6 *Voyez ci-dessus, Part. 1. Liv. 4. Chap. 2.*

Continuation du Siecle xxxvij. & commencement du xxxviij.

mis 1 ci-dessus entre les contemporains de Platon, & cela est encore une preuve que Chrysippe son disciple a dû vivre environ le temps d'Aristote, ou de Philippe, pere d'Alexandre le Grand, ayant eu, comme on l'a remarqué au commencement de ce Chapitre, un fils qui vivoit sous Ptolomée Soter, Successeur de ce dernier.

Je ne sai pas autre chose touchant Chrysippe, si ce n'est qu'il avoit écrit 2 *des herbages*, & en particulier *des choux*. Au reste quoi qu'il fût Cnidien, & que l'on ait parlé d'une Ecole 3 d'Asclépiades qui étoit à Cnide, il n'est pas remarqué qu'il fût de cette famille, ni de cette Ecole, qui avoit peut-être déja manqué en ce temps-là.

CHAPITRE II.

MEDIUS, ARISTOGENES, METRODORE, & ERASISTRATE, Disciples de Chrysippe.

4 GAlien parle de deux disciples de Chrysippe, dont l'un s'appelloit *Medius*, & l'autre *Aristogenes*. 5 Suidas fait aussi mention du premier, ajoûtant qu'il étoit frére de *Crétoxene*, mere d'Erasistrate. C'est apparemment le même que 6 Diogene Laërce appelle *Medias*, & qu'il dit avoir été mari de *Pythias*, fille d'Aristote, de laquelle il eut un fils, qui porta aussi le nom d'*Aristote*; sur quoi l'on peut voir ce que nous remarquons un peu plus bas, en parlant d'Erasistrate.

Quant à *Aristogenes*, nous apprenons du même Suidas qu'il étoit Cnidien, & qu'il avoit été esclave du Philosophe Chrysippe, & ensuite Médecin du Roi Antigonus *Gonatas*. 7 Mais il y a apparence que si Aristogenes avoit servi un Chrysippe, c'étoit plûtôt le Médecin, dont Galien le fait disciple, que le Philosophe du même nom, & que Suidas est aussi tombé dans l'erreur de ceux qui ont confondu les deux Chrysippes. Il y a eu, selon la remarque du même Auteur, un autre *Aristogenes Thrasien*, qui avoit beaucoup écrit en Médecine. 8 Sextus Empirique donne à Chrysippe un troisième disciple nommé *Métrodore*, duquel on parlera encore au sujet d'Erasistrate. Mais il faut remarquer qu'il y a eu un autre Métrodore, disciple de Sabinus, qui a été mis, aussi bien que son maitre, au rang des anciens Commentateurs d'Hippocrate. 9 Cælius Aurelianus en compte un troisième qui fut disciple d'Asclépiade. 10 On trouve enfin un quatrième Métrodore Philosophe, de l'Isle de Chio, qui fut,

1 *Part.* 1. *Liv.* 4. *Chap.* 3.
2 *Vide Plin. Laërt. & Schol. Nicandr. in Theriac.*
3 *Part.* 1. *Liv.* 2. *Chap.* 2.
4 *De Venæ Sect. adversf. Erasistrateos*, *Cap.* 2.
5 *In Voce Erasistratus.*
6 *In Vitis Theophrasti & Lyconis.*
7 *Voyez le Chapitre précedent*, *& Ménage sur Diogen. Laërce*, *Liv.* 7. *Sect.* 185.
8 *Adversf. Mathemat. Cap.* 12.
9 *Voyez ci après*, *Part* 2. *Liv.* 3. *Chap.* 11.
10 *Voyez ce qui a été dit ci devant*, *Part.* 1. *Liv.* 3. *Chap.* 31. *touchant cette remarque de Suidas.*

fut, à ce que dit Suidas, disciple de Démocrite, & précepteur d'Hippocrate. *Continuation du Siecle xxxvij. & commencement du xxxviij.*

Les trois disciples de Chrysippe dont on vient de parler, n'ont pas fait à peu près autant de bruit que le quatrième, qui est Erasistrate. Je dis que ce dernier a été disciple de Chrysippe, sur le témoignage de Pline, sur celui de Galien, & en quelque maniere sur celui d'Erasistrate lui-même, qui reconoit, dans Diogene Laërce, *qu'il a beaucoup appris de Chrysippe*. Neanmoins si l'on en croit Sextus Empiricus, Erasistrate n'aura été que le disciple d'un autre disciple de Chrysippe. Voici ce que cet Auteur dit sur ce sujet, à l'endroit que l'on a cité, & où l'on trouve d'ailleurs quelques autres particularitez qui servent à démêler l'extraction d'Erasistrate, & le temps auquel il a vécu. *Pythias, fille d'Aristote, eut trois maris. Le premier fut Nicanor, Stagirite, qui avoit été élevé dans la maison d'Aristote. Le second s'appelloit Procles, qui étoit descendu de Démaratus, Roi de Lacédémone, & qui eut deux fils de ce mariage, Procles & Démaratus, qui étudiérent sous Theophraste. Le troisième fut le Médecin* 1 *Métrodore, disciple de Chrysippe Cnidien. Ce Métrodore*, ajoûte notre Auteur, *avoit soin de l'éducation d'Erasistrate, & eut un fils nommé Aristote.*

Ce passage de Sextus ne peut point s'accorder avec ce que dit Pline, 2 *qu'Erasistrate étoit fils de la fille d'Aristote.* L'on peut d'ailleurs opposer à ce dernier Auteur le témoignoge de Suidas, de qui nous apprenons que la mere d'Erasistrate s'appelloit *Crétoxene*, & qu'elle étoit sœur de *Médius*, dont nous avons parlé au commencement de ce Chapitre, & de 3 *Cléombrotus.* Le P. Hardouïn, dans ses remarques sur Pline, tâche de concilier ces Auteurs, en disant *qu'Erasistrate pouvoit être fils de Pythias par adoption*, mais il ne marque point sur quoi il établit sa conjecture. Si elle a quelque fondement ce ne peut être que sur ce que dit Sextus, dans le passage que l'on vient de citer, *qu'Erasistrate avoit été instruit ou élevé par les soins de Métrodore mari de Pythias.*

Erasistrate étoit de *Julis*, dans l'Isle de *Cea*, ou *Cos.* Suidas, de qui nous l'apprenons, ajoûte *que ce Médecin fut enseveli vis à vis de Samos, sur la montagne appellée Mycalé*, circonstance qui a peut-être obligé 4 l'Empereur Julien à dire, qu'Erasistrate étoit de Samos. Quant à ce que dit Etienne de Byzance, que le même Erasistrate étoit de *Cos*, patrie d'Hippocrate, il est visible qu'il s'est trompé, en prenant *Cos* pour *Ceos*, une Isle pour une autre. *Chio* est une troisième Isle que quelques Auteurs ont aussi prise pour le lieu de la naissance d'Erasistrate, à cause que le nom approche de celui de *Ceos.*

Il se trouve pareillement quelque difficulté tonchant le temps auquel Erasiste a vécu. Eusebe prétend qu'il florissoit sous le regne de *Ptolomée Philadelphe*, environ la cxxxi. Olympiade, qui commença l'An du Monde 3714 ce qui a du rapport, pour le temps, avec ce que dit Sextus, dans le passage qu'on a cité. Mais il semble que si ce Médecin n'a pas été un peu plus ancien, à peine pourra-t-il avoir exercé sa profession, & avoir déja acquis une grande réputation du temps

1 Diogene Laërce, comme on l'a vu au commencement de ce Chapitre, appelle *Midias* ce dernier mari de la fille d'Aristote; mais on croit qu'il y a une faute dans le texte, & qu'il faut lire *Métrodore*, au lieu de *Midias.* Voyez Menage sur Diog. Laërce, *Liv.* 7. *Sect.* 185.

2 *Lib.* 29. *Cap.* I.

3 On parlera de ce Cleombrotus dans la suite de ce Chapitre.

4 *Julian. in Misopogone.*

Continuation du Siecle xxxvij. & commencement du xxxviij.

temps de *Seleucus Nicator*, qui mourut dans l'Olympiade CXXIV. vint-huit ans avant le temps marqué par Eusebe. C'est pourtant ce que l'on recueille de l'histoire suivante, je veux dire, qu'Erasistrate étoit déja fameux avant la mort du Prince que l'on vient de nommer.

1 Antiochus étant devenu éperdument amoureux de Stratonice, seconde femme de Seleucus son pere, qu'il avoit épousée du vivant de la premiere, qui étoit mere d'Antiochus, cachoit de tout son pouvoir cette passion criminelle. Cependant l'effort qu'il se faisoit en cette rencontre produisit un si fâcheux effet, que ce Prince tomba dans une langueur qui le consumoit de jour en jour. Sur quoi Seleucus ayant mandé les Médecins les plus experts, entre lesquels étoit Erasistrate, ce dernier fut le seul qui conut la veritable cause de cette maladie, de maniere qu'on va le dire. Comme il étoit fort assidu auprès de ce jeune Prince, & qu'il observoit avec un grand soin son visage, les manieres, & toute la disposition extérieure de son corps, il remarqua que toutes les fois que Stratonice entroit dans la chambre d'Antiochus, cela le mettoit dans un grand trouble, que sa voix s'abaissoit, qu'il lui venoit une rougeur extraordinaire au visage, qu'il avoit les yeux étincelans, une legere sueur, & le pouls plus ému; & que Stratonice s'étant retirée tous ces accidens disparoissoient peu à peu. Sur ces indices Erasistrate ne doutant point qu'Antiochus ne fût effectivement amoureux de cette Princesse, il chercha à le tirer d'affaire du mieux qu'il put. Il fit savoir à Seleucus que la maladie du Prince n'étoit causée que par l'amour, mais que malheureusement il aimoit une personne dont il ne pouvoit rien esperer. Seleucus ayant paru fort surpris de cette nouvelle, & particulierement de ce que l'on supposoit qu'il n'étoit pas au pouvoir de son fils de se satisfaire, demanda avec empressement qu'elle étoit donc cette personne qu'Antiochus aimoit. C'est ma femme, répondit tout d'un coup Erasistrate. Et quoi, dit Seleucus, voudriez-vous bien être cause de la mort d'un fils qui m'est si cher en refusant de lui ceder votre femme? Voudriez-vous bien, Seigneur, repartit ce Médecin, vous resoudre à ceder Stratonice au Prince, s'il en étoit amoureux? Seleucus lui ayant fait de grands sermens qu'il n'hésiteroit pas un moment, Erasistrate lui déclara ouvertement comme la chose se passoit; ce qui obligea ce Roi à tenir sa parole, quoi qu'il eût déja un enfant de Stratonice.

2 Ce fait est rapporté par tant de bons Auteurs, qu'il semble qu'on n'en sauroit douter. Neanmoins, s'il est vrai, comme Sextus le pose, qu'Erasistrate ait été élevé par les soins d'un troisième mari de Pythias, fille d'Aristote, quelle apparence que le même Erasistrate pût être fameux dans sa profession avant la mort de Seleucus, qui ne survécut que quarante ans à Aristote? On sait que Pythias n'étoit pas en âge de se marier quand son pere mourut; il fallut donc qu'il se passât quelques années avant que Nicanor son premier mari l'épousât.

1 *Plutarch. in Demetr. Valer. Maxim. Lib. 5. Cap. 7. Appian. in Syriac. Galenus de Præcognitione ad Posthumum, Cap. 6. Suidas in voce* Erasistratus. *Julianus in Misopogone.* Ce dernier prétend qu'Antiochus n'épousa Stratonice qu'après la mort de Seleucus, qui ne survécut pas longtemps à la maladie de son fils.

2 Lucien (*dans la Déesse de Syrie*) rapporte la même histoire, mais il tait le nom du Médecin qui guérit Antiochus.

sât. Et supposé que Nicanor fût mort peu de temps après son mariage, Procles, à qui cette fille d'Aristote se maria en secondes noces, en ayant eu deux enfans, dût demeurer avec elle long-temps; en sorte que plusieurs années se durent écouler entre la mort d'Aristote, & le temps du troisiéme mariage de sa fille avec Métrodore. Or celui-ci ayant pris soin de l'éducation d'Erasistrate, cela ne suppose-t-il pas qu'Erasistrate devoit être fort jeune en ce temps-là, & par conséquent qu'il n'étoit pas en âge d'exercer sa profession, du moins avec éclat, du temps de Seleucus *Nicator*. Et s'il est remarqué dans le recit de Sextus, que Procles & Démaratus, les deux fils de Pythias, étudierent sous Théophraste, Diogene Laërce dit aussi qu'Erasistrate a été disciple de ce Philosophe; de sorte qu'il est assez vraisemblable que ce dernier, je veux dire Erasistrate, étoit à peu près de l'âge des enfans de Pythias, ou qu'il n'étoit guére plus avancé. Cela étant, il n'auroit pas pu mieux se trouver chez *Antigonus* Roi d'Asie, comme on l'a aussi prétendu, que chez Seleucus. On a rapporté cette histoire 1 ci-devant. Je ne vois point comment on peut concilier ces differens Auteurs, qu'en supposant qu'Erasistrate a commencé fort jeune à exercer sa profession, & qu'il a été d'abord estimé, à moins qu'on ne voulût dire, que le même Erasistrate pouvoit avoir été élevé par Métrodore, long-temps avant que celui-ci se mariât avec Pythias, qu'il pouvoit avoir épousée étant déja vieux, ce sentiment n'étant pas contraire au texte de Sextus; 2 mais j'ai plus de penchant à suivre Eusebe, qui fait, comme on l'a vu, Erasistrate un peu moins ancien.

Continuation du Siecle xxxvij. & commencement du xxxviij.

On attribue enfin à Erasistrate d'avoir guéri un Roi *Antiochus*, & d'avoir reçu pour cela *cent talens*, c'est à dire, *deux cens quarante mille livres*, monoye de France, de *Ptolomée*, fils de ce Roi. C'est Pline, qui en parle de cette maniere. Mais je ne sai quel Roi Antiochus a eu un fils de ce nom. Dans un autre endroit Pline dit la même chose d'un autre Médecin, qu'il appelle Cleombrotus, ou *Theombrotus*, & qu'il dit avoir été de l'Isle de *Ceos*, qui étoit la patrie d'Erasistrate; ce qui donne lieu de croire, ou 3 que ce dernier avoit deux noms, ou que le nom de l'un de ces deux Médecins a été mis dans l'un de ces deux endroits par équivoque, l'histoire étant la même au nom du Médecin près. On a vu dans le commencement de ce Chapitre que *Cleombrotus*, étoit le nom d'un oncle d'Erasistrate; ce qui pourroit faire soupçonner que quelques-uns avoient attribué cette avanture à l'oncle, & d'autres au neveu 4 Le P. Harduïn dit que le Roi Antiochus, dont il s'agit en cet endroit, étoit Antiochus *Soter*, fils de Seleucus Nicator, dont on a parlé ci-devant; mais aucun Historien n'a remarqué que cet Antiochus eût un fils nommé Ptolomée. S'il s'agit ici d'Erasistrate, ne pourroit-on point dire que ce fût Ptolomée Philadelphe qui lui fit ce present, pour avoir guéri Antiochus surnommé *le Dieu*, qui avoit épousé Bérénice fille de Ptolomée? En ce cas, il ne faudroit que changer le mot de *fils*, qui peut avoir été mis par équivoque, en celui de *beau-pere*.

Au

1 *Part.* 1. *Liv.* 4. *Chap.* 4.
2 *Voyez ci-après, Chap.* 4. *&* 6.
3 *Vid. Tiraquell. de Nobilitate, Cap.* 31. *& Harduinum in Lib.* 7. *Plin. Cap.* 37.
4 *Vide eundem in Plin. Lib.* 29. *Cap.* 1.

Continuation du Siecle xxxvij. & commencement du xxxviij.

Au reste en quelque temps qu'ait vécu Erasistrate, ce que l'on a dit de lui qu'il avoit été appellé par divers Rois, soit vrai ou non, fait voir en quelle estime il a été anciennement. L'on à prétendu qu'il alloit de pair avec Hippocrate; & il est appellé par 1 Macrobe *le plus noble*, ou *le plus fameux de tous les anciens Médecins.* Nous allons voir sur quoi pouvoit être fondée cette grande réputation.

CHAPITRE. III.

Anatomie d'Erasistrate.

CE fut prémierement par l'*Anatomie*, que ce Médecin put se faire considerer. Galien, qui parle contre lui en diverses occasions, ne laisse pas de rendre témoignage, 2 *qu'Erasistrate avoit beaucoup contribué au rétablissement de l'Anatomie*, *laquelle*, à ce que dit cet Auteur, *avoit été auparavant comme perdue pendant un certain temps*: mais il est difficile de savoir de quel temps il veut parler. Pour mieux entendre ce qu'il veut dire, il est nécessaire de rapporter le passage tout entier. *Ceux*, dit-il, *qui n'ont point de honte de parler contre ce qui est évident*, *sont cause de la longueur de cette dispute*, (que nous avons euë contre Chrysippe le Stoicien, qui établit le siege de l'âme, & l'origine des nerfs dans le cœur. *On ne doit s'en prendre ni à Hippocrate*, *ni à Eudeme*, *ni à Hérophile*, *ni à Marinus*, *lesquels*, *après les Anciens*, *ont rétabli la science de l'Anatomie*, *qui avoit été negligée* 3 *dans le tems d'entre-deux*, *&c.*

Il semble d'abord que Galien veuille marquer le temps qui s'est écoulé entre Esculape, ou ses premiers descendans, & Hippocrate; qui est ce temps inconu, pendant lequel on n'a presque su ce qu'étoit devenue la Médecine, comme on l'a remarqué ci-devant; mais on verra par ce qu'il dit ailleurs, que ce n'a pas été là sa pensée. Pour sauver la contradiction, qui se rencontreroit entre le passage que l'on vient de lire, & quelques autres de ce même Auteur, il faut nécessairement mettre un point après Hippocrate, & recommencer une autre periode, de cette maniere. *On ne doit point s'en prendre à Hippocrate. On ne doit point non plus en accuser Erasistrate*, *ni Eudeme*, *ni Hérophile*, *ni Marinus*, *qui ont*, *après les Anciens*, *rétabli la science de l'Anatomie*, *qui avoit été negligée dans le temps d'entre-deux*: ou bien on peut tourner la phrase de Galien, d'une autre façon, & traduire ainsi. *On ne doit s'en prendre*, *ni à Hippocrate*, *ni à ceux qui ont rétabli l'Anatomie qui avoit été negligée dans l'intervalle qu'il y a eu entr'eux & lui*, *tels que sont Erasistrate*, *Eudeme*, *Hérophile*, &c. Selon cette explication, qui renferme le veritable sens de Galien, Hippocrate ne se trouvera pas au rang des restaurateurs de l'Anatomie; ce qui ne s'accorderoit pas „ avec ce que le même Auteur dit en un autre endroit, 4 que les anciens Mé- „ decins, & même les Philosophes, s'étoient beaucoup attachez à l'Anatomie; „ &

1 *Saturnal. Lib. ultim. Cap.* 15.
2 *De Hippocrat. & Platon. Decretis, Lib.* 8. *Cap.* 1.
3 Ἐν τῷ μεταξὺ χρόνῳ.
4 *De Administr. Anatom. Lib.* 2. *Cap.* 1.

„ & qu'en ce temps-là les peres exerçoient leurs enfans, non seulement par
„ la lecture & par l'écriture, mais encore par les dissections qu'ils leur fai-
„ soient faire; en sorte qu'ayant appris cela de jeunesse, il étoit impossible
„ qu'ils l'oubliassent. Mais, *ajoûte-t-il*, il n'en fut pas de même dans la sui-
„ te, dès que la Médecine fut sortie de la famille des Asclépiades, & dès que
„ les Médecins eurent commencé à enseigner leur art à des étrangers, particu-
„ lierement à des hommes avancez en âge, pour qui ils avoient de l'estime,
„ & qu'ils consideroient à cause de leur vertu. Ces personnages-là n'étant pas
„ assez jeunes pour travailler eux mêmes à l'Anatomie avec succès, ou pour
„ s'instruire des parties du corps par la vuë, en mettant la main à l'œuvre,
„ ils ne purent l'apprendre que fort imparfaitement. De là vint que par suc-
„ cession de temps, les instructions nécessaires sur cette partie de la Medecine
„ 1 ayant souvent passé d'une main à l'autre, l'Anatomie alla toûjours en em-
„ pirant.

Continuation du Siecle xxxvij. & commencement du xxxviij.

Galien, comme on voit, suppose que l'Anatomie a été dans sa fleur tant que la Médecine a été renfermée dans la famille des Asclépiades; & il fixe, en termes exprès, le commencement du déclin de cette Science, je veux dire de l'Anatomie, au temps que la Médecine a commencé de sortir de cette famille. Or on n'apprend pas que la Médecine en soit sortie, si ce n'est lors que les Philosophes ont commencé à s'introduire dans cet art, ou seulement lors qu'Hippocrate a commencé à faire des disciples, comme Galien lui-même le remarque ailleurs. Cela étant, on croira difficilement à l'égard des premiers, c'est à dire des Philosophes, qu'ils ayent été la cause du déchet de l'Anatomie, eux qui avoient interêt de l'amener à son plus haut période, quand même ils n'auroient pas eu en vuë la Médecine. Galien lui-même n'étoit pas dans cette pensée, puis qu'il joint les Philosophes aux Médecins, lors qu'il parle du temps auquel l'Anatomie étoit, selon lui, à sa perfection; entendant sans doute par ces Philosophes, Démocrite & les autres qui ont précedé Hippocrate. Il ne reste donc que le temps, qui a suivi la mort de ce dernier.

Mais c'est ici où est la plus grande difficulté; car si Hippocrate a été aussi grand Anatomiste, que Galien le suppose, qui est-ce, je vous prie, qui pourroit croire que ce qu'il savoit à cet égard, se soit sitôt perdu, ou ait échappé à la mémoire des hommes, en sorte que *Dioclès*, Praxagore, & tous les autres Médecins de leur temps, eussent si peu profité de ses lumieres ou de sa tradition, que Galien ait pu avec justice les appeller, comme il fait, 2 *des Anatomistes grossiers?* Il faudroit pour cela qu'il se fût écoulé beaucoup de temps entre Hippocrate & les Médecins que l'on vient de nommer. C'est ce que Galien voudroit insinuer quand il dit *que les connoissances Anatomiques avoient passé plusieurs fois d'une main à l'autre*, pendant cet intervalle. Mais où trouver toutes ces successions, ou ce grand nombre de génerations, puis que tous les Auteurs conviennent, que Dioclès a suivi Hippocrate de fort près, en sorte qu'il a dû être contemporain de Platon, comme on l'a remarqué ci-dessus? Cela étant, s'il n'a pas vu Hippocrate, il a du moins pu voir ses fils, ou son gendre,

1 Πολλαῖς διαδοχαῖς.
2 *De Dissect. Vulva, Cap. 9.*

Continuation du Siecle xxxvij. & commencement du xxxviij.

dre, lesquels on doit présumer avoir aussi bien hérité du savoir de leur pere, par rapport à l'Anatomie, qu'ils ont passé pour ses dignes successeurs, à l'égard du reste de la Médecine. Et pour ce qui concerne Praxagore, qui est venu presque en même temps que Dioclès, quand il n'auroit pas pu s'instruire par le même canal, c'est à dire, par la tradition d'Hippocrate & de ses disciples, n'étoit-il pas lui-même, de l'aveu propre de Galien, des descendans d'Esculape, & de cette famille où l'on naissoit Anatomiste; de sorte qu'à cet égard Hippocrate ne devoit point avoir d'avantage par dessus lui? Galien ne se seroit pas embarassé là dedans, s'il n'avoit été prévenu mal à propos en faveur des Asclépiades, comme il est aisé de le voir, & comme on l'a déja remarqué 1 ci-devant, en parlant de ces anciens Médecins.

Il est certain qu'Erasistrate a été le premier, conjointement avec *Hérophile*, duquel on parlera bientôt, qui ait poussé l'Anatomie un peu loin; mais Galien qui regardoit le premier comme le rival d'Hippocrate, n'avoit garde d'en convenir, se déclarant, comme il fait par tout, pour ce dernier.

C'est encore une chose sûre qu'avant Erasistrate & Hérophile, on n'avoit pas osé anatomiser des *corps humains*; & que du temps d'Aristote, qui a précedé de fort peu ces deux Médecins, on n'avoit encore dissequé que des bêtes, comme on l'a observé 2 ci-dessus. Il est vrai qu'en Egypte l'on avoit acoûtumé dès long-temps auparavant d'embaumer les corps morts, ce qui ne pouvoit se faire sans les ouvrir; aussi Galien avouë-t-il que cette coûtume pouvoit avoir fourni aux Médecins de ce pays-là une occasion favorable de s'instruire. Mais comme il n'y a pas d'apparence que ceux qui travailloient à ces embaumemens osassent satisfaire entierement leur curiosité, ni fouiller aussi avant qu'il auroit été nécessaire dans les corps humains, que l'on regardoit comme quelque chose de sacré; l'Anatomie ne put pas s'être beaucoup avancée, pendant que l'on n'avoit pas d'autres moyens que celui-là. Il falloit nécessairement avoir des cadavres, sur lesquels on pût tout entreprendre.

C'est apparemment ce qu'on obtint de l'inclination qu'eurent les Princes de ce temps-là pour l'avancement des sciences & des beaux arts. *Alexandre le Grand* avoit commencé le premier à favoriser ceux qui s'attachoient à l'Histoire Naturelle, en obligeant Aristote à travailler à celle des Animaux & de leurs parties. Et sans doute *Ptolomée Soter*, ou Ptolomée fils de Lagus, succeda aussi bien à Alexandre à l'égard de cette même inclination qu'à l'égard de la portion de son Empire qui lui échut en partage. Cela est d'autant plus probable qu'il paroît que Ptolomée étoit savant, ayant écrit lui-même l'histoire d'Alexandre, comme on l'apprend d'Arrien. *Ptolomée Philadelphe* fils du precedent n'eut pas moins d'empressement à favoriser les lettres & les arts, ayant attiré dans sa Capitale les plus grands hommes de son temps, & ayant ramassé, avec une dépense extraordinaire, des livres de tous les endroits du monde, pour en composer une grande Bibliotheque, 3 qui fut encore augmentée par ses Successeurs.

Il

1 *Part.* 1. *Liv.* 2. *Chap.*

2 *Part.* 1. *Liv.* 4. *Chap.* 4.

3 *Voyez ci-dessus*, *Part.* 1. *Liv.* 3. *Chap.* 30. & *ci-après*, *Part.* 2. *Liv.* 1. *Chap.* 8.

Continuation du Siecle xxxvij. & commencement du xxxviij.

Il est vraisemblable que ce furent ces deux Rois, qui passant par dessus le scrupule que l'on s'étoit fait jusqu'alors de toucher à des cadavres humains pour les anatomiser, n'accordérent pas seulement aux Médecins les corps des criminels qu'on avoit suppliciez; mais, s'il en faut croire le témoignage de quelques Auteurs, leur remirent encore entre les mains plusieurs de ces malheureux pour les dissequer tout vifs, dans la pensée que l'on découvriroit par ce moyen des choses que l'on ne pouvoit voir autrement. *Hérophile* & *Erasistrate*, dit Celse, *ont dissequé vifs des criminels condamnez à la mort, que les Rois tiroient des prisons pour les leur remettre.* On aura encore occasion de toucher cette derniere circonstance, quand il s'agira d'Hérophile.

Sous lequel de ces deux Princes qu'ait vécu Erasistrate, il y a de l'apprence que profitant d'une conjoncture si favorable, il fit dans l'Anatomie ces découvertes qui lui acquirent tant de réputation. Mais comme ses Ecrits ne sont pas venus jusqu'à nous, on ne sait presque sur ce sujet que ce qu'on en apprend de Galien, qui ne cite ordinairement Erasistrate que pour le réfuter.

La principale des découvertes de ce dernier, qui n'a cependant pas été faite sur des corps humains, mais qui ne lui a pas fait pour cela moins d'honneur, c'est celle de 1 *certains vaisseaux blancs qu'il trouvoit dans le mésentere des chevreaux qui tettent, & qu'il croyoit être des arteres.* Il ajoûtoit, *que ces vaisseaux paroissoient premierement pleins d'air, & ensuite de chyle.*

D'ailleurs Erasistrate & Herophile ont été les premiers qui ont conu les véritables ou les principaux usages du *Cerveau* & des *Nerfs*, ou du moins ceux que tous les Anatomistes ont assigné depuis à ces parties. Rufus Ephésien dit qu'Erasistrate reconoissoit de deux sortes de *nerfs*; les uns qui servent au *sentiment*, & les autres au *mouvement*. Il ajoûtoit, dit cet Auteur, que les premiers sont *creux*, & qu'ils tirent leur origine *des membranes du cerveau*, au lieu que les autres sortent *du cerveau même* & *du cervelet*. Mais 2 Galien nous apprend qu'Erasistrate, ayant mieux examiné la chose, avoit enfin reconu dans sa vieillesse, *que tous les nerfs viennent égalemeut du cerveau.* C'est ce qu'on recueille d'un passage de cet ancien Anatomiste que Galien rapporte, & que nous traduirons tout entier, pour faire voir l'idée que le premier avoit du *Cerveau*, du *Cervelet*, des *Nerfs*, & de tout ce qui dépend de ces parties. Nous examinions, „ dit Erasistrate, quelle étoit la nature du *cerveau d'un homme*, & nous le trou„ vions partagé en deux parties, comme dans tous les autres animaux. Il avoit „ un ventricule, ou une cavité, d'une forme longue. 3 Ces ventricules a„ voient communication l'un avec l'autre, ou se rendoient tous en un, par „ une ouverture commune, selon la contiguité de leurs parties, tendans en„ suite vers le cervelet, où il y avoit aussi une petite cavité. Mais chaque par„ tie étoit séparée & renfermée par des membranes; & le cervelet en particu„ lier se renfermoit par lui-même, aussi bien que le cerveau, qui ressem„ bloit par ses contours & par ses divers replis au boyau jejunum. Le cer„ velet étoit pareilement replié & contourné de diverses manieres; en sorte „ qu'il

1 *Galen. An Sanguis sit naturâ in arteriis. Cap.* 5. *& Administrat. Anatom. Lib.* 7. *Cap. ultim.*
2 *De Hippocr & Plat on Decret. Lib.* 7. *Cap* 3.
3 Il manque apparemment ici quelque chose dans le texte, ou il y a une faute.

Continuation du Siecle xxxvij. & commencement du xxxviij.

„ qu'il étoit aisé de conoître en voyant cela, que si, dans les jambes des bêtes „ qui courent le plus vîte, comme sont le cerf, le lievre, & quelques autres, „ l'on remarque des tendons & des muscles bien disposez pour cet effet, dans „ l'homme, qui a l'entendement de plus que les autres animaux, cette grande „ varieté & multiplicité des replis du cerveau a aussi été faite pour une fin par- „ ticuliere, (*qui a sans doute du rapport à cet avantage de l'homme.*) De plus „ nous observions, *continue Erasistrate*, toutes les apophyses ou productions des „ nerfs qui sortoient du cerveau; de maniere, pour le dire en un mot, que le „ cerveau est visiblement le principe de tout ce qui se fait dans le corps. Car „ le sentiment de l'Odorat vient de ce que les narines sont percées, pour avoir „ communication avec les nerfs; l'Ouïe se fait aussi par une semblable commu- „ nication des nerfs avec les oreilles; la langue & les yeux reçoivent de même „ des productions des nerfs du cerveau.

On void ici, par la propre déclaration d'Erasistrate, qu'il avoit dissequé des hommes, ce qui confirme ce que l'on a dit ci-devant sur le témoignage de divers Auteurs. 1 Erasistrate avoit aussi décrit fort exactement, au jugement de Galien, les *membranes* qui se trouvent vers les orifices du cœur, & il soûtenoit avec Aristote, que les *veines* & les *arteres* tirent leur origine de ce viscere. *Il y a*, disoit-il, *de certaines membranes inserées aux orifices des vaisseaux du cœur, du ministere desquelles le cœur se sert, soit pour la reception, soit pour l'expulsion des matieres qui y entrent ou qui en sortent.* Quelques-uns, *interrompt ici Galien*, ont osé nier qu'il y eût de semblables membranes, & les ont regardées comme une fiction d'Erasistrate, ou comme une chose inventée pour appuyer son systeme, mais elles sont si bien conues des Anatomistes, qu'il faut être bien novice pour ignorer ce que c'est. Il y a, *poursuit Galien*, trois de ces membranes à l'orifice de la *veine cave*, qui ressemblent aux pointes des fers de fléches ou de dards, d'où vient que quelques-uns des disciples d'Erasistrate les ont appellées *Triglochines*, c'est à dire, *membranes à trois pointes.* Il y en a aussi à l'orifice de *l'artere veineuse*, (j'appelle ainsi celle qui du ventricule gauche se disperse dans le poumon) de semblables pour la forme, mais le nom n'en est pas le même; car cet orifice n'a que deux de ces membranes. Les autres deux orifices (celui de la *veine artérieuse* & celui de *la grande artere*) en ont aussi chacun trois qui ont la figure de la lettre *Sigma* (qui avoit la figure de notre C.) Galien cessant ici de „ parler, introduit derechef Erasistrate disant, que ces deux derniers orifices „ sont chacun également disposez pour porter hors du cœur; que par le pre- „ mier il sort du sang pour aller au poumon, & par le second 2 l'esprit „ pour être répandu dans tout le corps. (*Il manque ici quelque chose au texte* „ *Grec.*) Il arrive de cette maniere, *continue Erasistrate*, que ces membranes „ rendent alternativement au Cœur des offices opposez. Celles qui sont atta- „ chées aux vaisseaux qui introduisent les matieres, regardent du dehors au de- „ dans, afin qu'elles se puissent baisser, étant poussées par l'impétuosité des ma- „ tieres qui abordent, & que se couchant jusques dans les cavités du cœur, el- „ les en ouvrent l'entrée, pour l'introduction des matieres qui y sont attirées; „ car

1 *De Hippocr. & Platon. Decret. Lib. 1. Cap. 10. & Lib. 6. Cap. 6.*
2 On trouvera un peu plus bas l'explication de ce que dit ici Erasistrate.

„ car il ne faut pas croire que ces matieres y entrent d'elles mêmes comme dans un receptacle inanimé, mais le cœur, par sa diastole (*ou lors qu'il se dilate*) les attire, comme les soufflets des forgerons attirent l'air, & c'est de la maniere que le cœur se remplit. Les membranes des vaisseaux qui servent à mettre dehors les matieres, sont tournées tout au rebours, c'est à dire, qu'elles regardent du dedans au dehors, en sorte qu'étant aisément couchées ou renversées par les matieres qui sortent, elles ouvrent les orifices dans le temps que le cœur fournit ou pousse ces matieres; au lieu qu'autrement elles ferment exactement les mêmes orifices, & ne laissent rien retourner en arriere de ce qui est une fois sorti; de même que les membranes des vaisseaux qui servent à introduire les matieres, ferment les orifices de ces vaisseaux, lors de la systole du cœur (*ou lors qu'il se resserre*) ne laissant rien sortir derechef de ce qui y a été une fois attiré.

Continuation du Siecle xxxvij. & commencement du xxxviij.

Il seroit à souhaiter que Galien nous eût laissé plusieurs fragmens de la nature de ces deux. Au reste ce qu'il dit que quelques-uns croyoient *que les membranes du cœur étoient une fiction d'Erasistrate*, est encore une preuve convaincante que le livre [1] du cœur, attribué à Hippocrate, n'est nullement de lui, puis qu'il y est fait mention de ces mêmes membranes. Si ce livre eût été de celui dont il porte le nom, Galien n'auroit pas manqué de le remarquer pour faire honneur à l'Auteur, & pour fermer la bouche à ceux qui vouloient que les membranes dont il s'agit, fussent une invention d'Erasistrate; il n'y avoit quà faire voir à ces gens-là ce qu'Hippocrate avoit écrit auparavant là-dessus.

Mais il est surprenant que le même Erasistrate, qui avoit si bien examiné le cœur, & dissequé tant d'animaux vifs, embrassât, à l'égard des *arteres*, un sentiment que tous les autres Anatomistes ont regardé comme absurde. Il assûroit, après Praxagore, duquel on a parlé dans le Livre précedent, [2] *que dans l'état naturel les arteres ne contiennent point de sang, & qu'elles ne sont remplies que d'esprit ou d'air, non plus que le ventricule gauche du cœur.* Il étoit aisé de le convaincre par la vuë; mais il avoit recours à ce subterfuge: [3] *D'abord*, disoit-il, *que l'on ouvre le ventricule gauche du cœur, l'esprit s'évapore sans qu'on le voye, & ce ventricule se remplit à l'instant de sang*; il disoit la même chose des arteres.

Ce qui l'avoit engagé dans ce sentiment, touchant l'usage des arteres, c'est, dit Galien, *parce qu'il ne comprenoit pas pourquoi il y auroit eu de deux sortes de vaisseaux destinez à porter la même liqueur*, c'est à dire, pourquoi *les veines & les arteres* auroient également contenu & charrié du sang. S'il avoit eu conoissance du mystere de la *Circulation*, que [4] quelques Savans voyent clairement dans Hippocrate, il n'auroit pas été si embarrassé sur cet article. Il auroit veritablement pu y venir, par la conoissance qu'il avoit des *membranes* ou des *valvules* du cœur, s'il ne s'étoit pas trompé à l'égard d'une de ces valvules, comme on l'a vu ci-dessus. Ce que l'on va dire, éclaircira plus particuliement le

1 *Voyez Part.* 1. *Liv.* 3. *Article* 2.
2 *Galen. An Sanguis sit naturâ in arteriis?*
3 *Ibidem. & de Hippocrat. & Platon. Decret. Lib.* 1. *Cap.* 6. *& de Venæ Sect. adv. Erasistratum, Cap.* 3.
3 *Voyez Part.* 1. *Liv.* 3. *Article* 3.

Continuation du Siecle xxxvij. & commencement du xxxviij.

le sentiment de cet ancien Anatomiste, & instruira en même temps de ce qu'il pensoit sur les *causes des maladies*.

[1] Erasistrate assuroit, *que* la grande veine *est le reservoir du sang*, *&* la grande artere *celui de l'esprit*. Il ajoûtoit, *que ces reservoirs se divisant en divers rameaux deviennent plus petits, mais que le nombre en devient plus grand; & que comme il n'y a point d'endroit, dans tout le corps, où l'un de ces rameaux se termine, qu'il ne trouve encore un plus petit rameau, qui reçoit ce que le plus gros apporte; il arrive qu'avant que tous ces rameaux soient parvenus à la superficie du corps, ils se divisent en des extrémitez* [2] *si menues & si déliées, que le sang qu'ils contiennent ne peut plus en sortir, à cause de leur petitesse. De cette maniere*, poursuit notre Anatomiste, *encore que les bouches des arteres & des veines soient fort voisines, le sang ne laisse pas de se tenir dans ses bornes particulieres, sans entrer dans les vaisseaux de l'esprit, & jusques là le corps de l'animal demeure dans son état naturel. Mais lors que quelque cause violente vient troubler cette économie, le sang* [2] *se jette dans les arteres, & c'est là la source des maladies. Entre les causes dont nous venons de parler, la trop grande abondance du sang est la principale; car par là les tuniques des veines se dilatent plus qu'à l'ordinaire; & leurs extrémitez qui étoient auparavant fermées, s'ouvrent, d'où s'ensuit la transfusion du sang des veines dans les arteres. Et ce sang par son irruption s'opposant au cours & au mouvement de l'esprit qui vient du cœur, si l'opposition de ces deux matieres est directe, ou si le sang s'arrête auprès d'une partie principale, c'est ce qui cause la fievre; mais s'il arrive que l'esprit le repousse en arriere, en sorte qu'il ne passe pas l'extremité de l'artere, il se fait seulement inflammation dans la partie. Quant à l'inflammation & à la fievre qui arrivent dans les playes, elles sont aussi causées par la subite évacuation des esprits, qui suit l'incision de l'artere, & qui oblige de même le sang à venir incessamment tenir la place de ces esprits,* [3] *de peur qu'il n'y ait du vuide.*

Erasistrate se servoit de cette comparaison, pour appuyer son systeme. [4] *Comme la mer*, disoit-il, *qui se tient calme tant qu'elle n'est pas agitée par les vents, s'enfle d'une maniere extraordinaire, & s'éleve par dessus ses bords, lors que les vents soufflent; de même le sang s'émouvant dans le corps, sort de ses canaux ordinaires, pour entrer dans les reservoirs de l'esprit, où il s'échauffe, & met ensuite tout le corps en feu.*

Voilà l'idée qu'avoit Erasistrate des causes des maladies en géneral, qui semble bien differente de celle que lui fait avoir [5] un autre Auteur, qui assure que ce Médecin ne recherchoit pas les causes des maladies dans *les humeurs* ou dans *les esprits*, mais seulement dans *les parties solides*; au lieu qu'Hippocrate regardoit ces trois substances, comme les causes & le sujet de la santé & des maladies. Je pense que cet Auteur veut dire seulement qu'Erasistrate n'admettoit pas les differentes humeurs dont parle Hippocrate, ou du moins qu'il n'en faisoit pas grand cas, & n'en tiroit pas les causes dont il s'agit. C'est ce que Galien

1 *Galen. de Vena Sect. advers. Erasistratum.*

2 *Erasistrate se servoit du mot* παρέμπτωσις, *chute d'un lieu à un autre*, pour exprimer ce *passage* où cette *transfusion* du sang des veines dans les arteres.

3 *Voyez le Chapitre suivant.*

4 *Galen. Histor. Philosoph. Plutarch. Cels.*

5 *Galen. Attribut. Liber, cui titulus Introductio, Cap. 9.*

Continuation du Siecle xxxvij. & commencement du xxxviij.

lien confirme; mais il prétend qu'encore qu'Eraſiſtrate négligeât les humeurs, il avoit neanmoins été contraint d'en parler en diverſes occaſions; comme lors qu'il diſoit, [1] *que la paralyſie vient de ce que l'humeur, qui ſert à nourrir les nerfs, y eſt arrêtée pour être trop gluante;* & lors qu'il avoit parlé de la *bile* & des *urines noires.*

Il ſoutenoit, à l'égard de la [2] *Reſpiration*, qu'elle ne ſert aux animaux que *pour remplir d'air les arteres*; ce qui eſt une ſuite de ſa premiere hypotheſe, & il croyoit que la choſe ſe fait de cette maniere: [3] *Le thorax, ou la poitrine, ſe dilatant, le poumon ſe dilate auſſi, & ſe remplit en même temps d'air. Cet air paſſe juſqu'aux extrémitez de l'âpre artere, & de ces extremitez dans celles des* [4] *arteres unies du poumon; d'où le cœur l'attire en ſe dilatant, pour le porter enſuite dans toutes les parties du corps, par la grande artere.* Lors qu'on lui objectoit que le cœur ne laiſſe pas de ſe mouvoir comme à l'ordinaire, pendant le temps qu'on retient ſon haleine, il répondoit que le cœur tire, en cette rencontre, de l'air de la grande artere. On repliquoit à cela, que les membranes, qui ſont attachées à l'orifice de cette artere, ne permettent pas qu'il en revienne quoi que ce ſoit dans le cœur: mais il ſe tiroit d'affaire, en diſant qu'encore que la choſe aille de cette maniere dans l'état naturel, il ne s'enſuit pas que cela doive continuer pendant les momens que l'on retient ſon haleine, qui eſt un état violent, & qui par cette raiſon ne peut durer que très-peu de tems.

Eraſiſtrate avoit encore un ſentiment aſſez particulier ſur la maniere dont les alimens ſe préparent dans l'eſtomac. [5] Il croyoit que l'eſtomac, ou le ventricule, ſe retire & ſe reſſerre pour embraſſer de plus près les viandes, & pour les *broyer*; ce broyement tenant lieu, ſelon lui, de la *coction* dont parle Hippocrate Et à l'égard du *chyle*, c'eſt à dire, *de ſuc des alimens* qui ſe tire dans l'eſtomac, il diſoit [6] que ce ſuc ayant paſſé de l'eſtomac dans le foye, il vient ſe rendre en un certain lieu, où les rameaux de la veine cave, & les extremitez des vaiſſeaux qui dependent du reſervoir de la bile, aboutiſſent également; en ſorte que les parties du chyle s'inſinuent dans les orifices de ces deux ſortes de vaiſſeaux, ſelon que ces orifices ſont diſpoſez pour les recevoir; c'eſt à dire, que ce qu'il y a de bilieux dans le chyle paſſe dans les canaux dépendant du reſervoir de la bile; & ce qu'il y a de ſang pur paſſe dans les orifices des rameaux de la veine cave, & ſe ſépare d'avec la bile, en prenant un autre chemin. Galien fait encore dire [7] ailleurs à Eraſiſtrate, *que les veines ſe diviſent dans le foye, pour la ſéparation de la bile.*

Au reſte il faut remarquer [8] qu'Eraſiſtrate, ni ſes Succeſſeurs ne ſe picquoient point de rendre raiſon des cauſes de certains effets dont ils croyoient que la recherche appartient plûtôt aux Philoſophes qu'aux Médecins. Quoi qu'ils cruſſent, par exemple, que l'eſtomac ſe reſſerre, comme on l'a dit, pour embraſſer

1 *Galen. de atrâ Bile.*
2 *de Uſu Reſpirat. Cap.* 1.
3 *Ibidem, & de Locis affect.*
4 *Voyez ci-deſſus, Part.* 1. *Liv.* 4. *Chap.* 4.
5 *Cels, Præfat.*
6 *Galen. de Facultat. Natur. Lib.* 2. *Cap.* 9.
7 *De Uſu Part. Lib.* 4. *Cap.* 13.
8 *Galen. de Facult. Natur. Lib.* 2. *Cap.* 9. & *de atrâ Bile, Cap.* 5.

Continuation du Siecle xxxvij. & commencement du xxxviij.

brasser la nourriture, ils se mettoient fort peu en peine d'expliquer par le menu les causes particulieres & la maniere de ce resserrement. Ils ne faisoient point non plus difficulté de dire qu'ils étoient incertains si la bile se produit dans le corps, ou si elle est déja contenue dans les viandes que l'on prend.

Une autre preuve de l'ingénuité d'Erasistrate, c'est ce que l'on rapporte d'ailleurs, [1] qu'il avouoit franchement, au sujet de cette espece de *faim* qu'on ne peut rassasier, & qu'il appelle *Boulimie*, (mot qui ne se trouve pas dans Hippocrate, mais dont tous les Médecins Grecs se sont servis depuis) *qu'il ne savoit point pourquoi cette maladie arrive plûtôt pendant le grand froid, que pendant les chaleurs*; quoi qu'il jugeât que *la faim* en géneral vient, lors qu'il reste du vuide dans l'estomac & dans les intestins; & que la longue ou facile abstinence vient au contraire de ce que l'estomac s'est fortement resserré ou rétreci. C'est par cette raison, ajoûtoit-il, que ceux qui jeûnent volontairement, ont faim au commencement, mais non pas après avoir jeûné quelque temps. Il apportoit, pour appuyer son opinion, [2] l'exemple des Scythes, qui, lors qu'ils étoient obligez de jeûner, se serroient le ventre avec de larges bandes, comme pour l'étrécir.

Erasistrate reconoissoit que l'urine se sépare dans les reins; mais il ne convenoit pas avec Hippocrate, que cela se fit *par attraction*, rejettant entierement cette sorte d'attraction, quoi qu'il ne s'explicât pas d'ailleurs sur la maniere dont cette séparation se fait. Quelques-uns de ses premiers Sectateurs croyoient, comme le témoigne Galien, que les parties qui sont au dessus des reins ne reçoivent que du sang pur; que celui qui est aqueux, ou chargé de sérositez, étant le plus pesant, tend vers le bas par son propre poids; & qu'après que ce sang a été déchargé de ce qu'il a d'aqueux & d'inutile, il est envoyé aux parties qui sont au dessus des reins, pour nourrir ces parties.

Il faut enfin rémarquer qu'Erasistrate avoit redressé Platon, touchant l'usage de la *trachée artere*, par laquelle celui-ci croyoit que se porte la boisson, pour arroser le poumon; [3] sentiment qui étoit commun à ce Philosophe avec Philistion, Hippocrate & la plûpart des Médecins de ces temps-là.

CHAPITRE IV.

Pratique d'Erasistrate.

POur commencer par la *Saignée*, Galien prétend qu'Erasistrate l'avoit entierement bannie de la Médecine, comme avoit fait Chrysippe précepteur de ce dernier. Il se sert pour le prouver, du temoignage de l'un des principaux disciples d'Erasistrate, nommé [4] *Straton*, qui le louoit *d'avoir traité, sans saigner, toutes les maladies dans lesquelles les Anciens saignoient*. Galien prouve encore

1 *Aul. Gell. Lib.* 16. *Cap.* 3.
2 *Gal de Natural. Facult. Lib.* 1. *Cap. ultimo.*
3 *Voyez Aulu-Gelle, Plutarque, & Macrobe,* & *ci-dessus, Part.* 1. *Liv.* 3. *Chap.* 3. & *Liv.* 4. *Chap.* 3.
4 *De Vena Sect. adv. Erasistr. Cap.* 2.

encore qu'Erasistrate n'avoit point saigné, parce que dans tous ses ouvrages il n'avoit fait mention de la saignée, qu'en un seul endroit, à propos du *vomissement de sang*, & qu'il n'en avoit même parlé que pour montrer qu'elle étoit inutile dans cette maladie. A la verité Erasistrate n'avoit pas fait de livre exprès contre ce remede, selon la remarque de Galien, & l'on ne trouvoit rien de positif là-dessus dans ses Ecrits; mais il semble que l'on pouvoit certainement conclurre qu'il ne saignoit jamais, de ce qu'il n'avoit pas saigné dans des occasions où la saignée paroît à presque tous les autres Médecins d'une nécessité indispensable. On vient de voir qu'il désaprouvoit la saignée dans le *vomissement de sang*. Il constoit encore par d'autres observations, tirées des propres Ecrits d'Erasistrate, qu'il n'avoit point saigné un nommé Criton, qui étoit mort d'une *esquinancie*, & une jeune fille de Chio, *à qui le sang regorgeoit sur le poumon, pour n'avoir pas ses mois*, & qui en étoit aussi morte. L'un des remedes par lesquels Erasistrate suppléoit aux saignées, dans *les pertes de sang*, c'étoit les ligatures des extremitez, comme des bras & des jambes. Le reste se tiroit principalement de la diéte.

Continuation du Siecle xxxvij. & commencement du xxxviij.

Quoi qu'il n'y eût pas, ce semble, lieu de douter, après ce que l'on vient de dire, qu'Erasistrate ne fût contre la saignée en géneral, 1 ses Sectateurs, qui vivoient du temps de Galien, soûtenoient néanmoins que leur Maitre n'avoit pas absolument condamné ce remede, & qu'il s'en servoit quelquefois, quoi que plus rarement que les autres Médecins. Il y a de l'apparence que ces *Erasistratéens*, c'est ainsi qu'on appelloit les Sectateurs d'Erasistrate, convaincus de la nécessité de la saignée, du moins en quelques occasions, faisoient leurs efforts pour prouver qu'Erasistrate ne l'avoit pas entierement rejettée; plûtôt afin de maintenir son crédit, que pour en être véritablement persuadez eux-mêmes. Cependant Cælius Aurelianus ne laisse pas d'être de leur côté, assûrant *qu'Erasistrate a saigné dans les pertes de sang*, & ajoûtant *que ce ne sont que quelques uns de ses Sectateurs, qui n'ont pas approuvé ce remede*, ce qui est positivement contraire à ce qu'a dit Galien.

On ne peut pas savoir toutes les raisons, que Chrysippe ou Erasistrate avoient pour ne point saigner. Galien remarque seulement en deux mots, à l'égard du premier, qu'il croyoit, *que l'obligation où sont les malades, particulierement dans les cas d'inflammation & de fievre, de faire abstinence, ne permet pas qu'on leur tire du sang, de peur de les affoiblir trop.* Le même Auteur ajoûte, que les disciples d'Erasistrate ne convenoient pas même entr'eux des raisons, pour lesquelles la saignée est condamnable. *Apœmantes*, continue cet Auteur, *& Straton en alleguent de très-foibles. Ce qu'ils disent se réduit à ceci, qu'il est fort difficile de réüssir dans la saignée, soit parce qu'on ne peut pas toûjours bien discerner la veine qu'on veut ouvrir, soit parce qu'on n'est pas sûr si l'on ne picquera point une artere pour une veine. Que quelques-uns sont morts de peur, ou ensuite d'une défaillance, avant ou après la saignée. D'autres ajoûtent que l'on ne peut pas savoir au juste la quantité de sang qu'il est nécessaire de tirer; & que si l'on en tire moins qu'il ne faut, cela ne sert de rien; si l'on en tire plus, on court risque de tuer le malade. D'autres disent* 2 *que l'évacuation du sang, qui est dans les veines, est suivie de cel-*

1 *De Vena Sect. advers Erasistrateos.*
2 *Voyez le Chap. précedent.*

Continuation du Siecle xxxiij. & commencement du xxxviij.

le des esprits, qui passent en cette rencontre des arteres dans les veines. D'autres disent enfin que l'inflammation étant formée dans les arteres, par le sang qui s'est coagulé à leur entrée, il est inutile de saigner.

1 Si Erasistrate n'approuvoit pas la saignée, il ne *purgeoit* pas non plus, si ce n'est très-rarement, quoi qu'il donnât des *lavemens* & même des *vomitifs*, comme faisoit Chrysippe. Mais il vouloit que les lavemens fussent doux; & 2 il blâmoit la quantité & l'acreté de ceux dont les Anciens s'étoient servis. On verra un peu plus bas, comme il usoit des vomitifs. Quant aux *purgatifs*, voici les raisons pour lesquelles il ne s'en servoit pas beaucoup, & ce qu'il pensoit touchant les effets qu'il produisent. La *purgation*, selon lui, ne fait pas un different effet de la saignée, l'une & l'autre ne servent qu'à diminuer également la *plenitude*. Or il prétendoit, avec Chrysippe, que l'on a pour cela d'autres moyens plus sûrs, que l'on indiquera dans la suite de ce Chapitre. Il ajoûtoit, *que les humeurs que les purgatifs font vuider, n'ont pas été telles dans le corps qu'elles paroissent après qu'on les a rendues; mais que le médicament les a fait changer de nature, comme par une espece de corruption:* sentiment qui a été soutenu depuis par un grand nombre de Médecins, comme on le verra en son lieu.

3 Il faut de plus remarquer qu'Erasistrate ne croyoit point que les purgatifs agissent *par attraction*, comme le suppose Hippocrate. Il substituoit à cette prétendue attraction ce qu'il appelloit 4 *la suite naturelle de l'évacuation.* Voici ce que quelques-uns de ses disciples pensoient sur la question, *pourquoi certaines humeurs en particulier sont purgées par certains médicamens?* Ils disoient *que les humeurs les plus subtiles & les plus déliées sortent les premieres; que les plus grossieres sortent les dernieres. De cette maniere les médicamens les plus foibles font vuider seulement quelques eaux; ceux qui sont un peu plus forts font rendre de la bile; & ceux qui sont les plus vigoureux purgent la bile noire.* Mais Galien leur objectoit que cette explication n'étoit pas conforme au sentiment de leur Maître, que l'on a rapporté ci-devant.

Le même Galien parle d'un médicament en forme solide, dans lequel il entroit du *Castoreum*, & dont Erasistrate se servoit pour purger, ou pour tenir le ventre libre, mais on ne sait pas quel purgatif il y mêloit; cette composition ne se trouvant point décrite dans l'Auteur que l'on vient de citer. Si elle étoit purgative, comme le dit le même Auteur, il y a de l'apparence qu'Erasistrate l'employoit rarement.

Le principal remede qu'il substituoit aux saignées & aux purgations, c'étoit *le jeûne*, ou *l'abstinence.* Lorsque ce remede, joint aux *lavemens* & aux *vomitifs*, ne suffisoit pas pour ôter *la plénitude*, qui est, selon lui, la cause la plus génerale de toutes les maladies, il avoit recours à l'*exercice.* On verra par ce qui suit, comme il vouloit que l'on en usât à tous ces égards, mais il faut auparavant dire un mot sur cette cause des maladies, de laquelle on vient de parler.

On

1 *Galen. de Medicam. Purgant. Facultat. Lib.* 2. & 3.

2 *Cælius Aurelian. Acutorum Lib.* 3. *Cap.* 17.

3 *Galen. de Purgant. Medicam Facult. Cap.* 1. 2. 3.

4 Τὴν πρὸς τὸ κενούμενον ἀκολουθίαν. Il semble qu'Erasistrate entendoit par là quelque chose d'approchant de *la crainte du vuide*, dont parle Aristote.

On a vu dans le Chapitre précedent qu'Erasistrate regardoit *la plénitude des veines*, comme la premiere cause des maladies, & qu'il prétendoit que cette plénitude est ordinairement suivie de la *transfusion du sang des veines dans les arteres*, & consequemment de *la fiévre*, & de *l'inflammation*. Il reconoissoit d'ailleurs une autre espece de *plénitude particuliere*, qui est celle de la *partie malade*. 1 L'on en trouve un exemple dans l'histoire qu'il fait de la maladie de *Criton*, dont nous avons parlé au commencement de ce Chapitre. Erasistrate donne à cette maladie, qui étoit une *Esquinancie*, le nom de *plénitude Synachique*, c'est à dire, ajoûte-t-il, *inflammation des amygdales & de la luette*. Il pouvoit de même appeller l'*Apoplexie*, *plénitude Apoplectique*, la *Pleurésie*, *plénitude Pleuritique*, ou *de la pleure*, &c. De cette maniere la *plénitude* étoit toûjours la cause, & le genre de la maladie. On verra encore, dans la suite, de quelle maniere Erasistrate s'expliquoit lui-même sur ce sujet.

Continuation du Siecle xxxxvij. & commencement du xxxxviij.

Pour revenir à sa méthode de prévenir, & de traiter les maladies, par *l'abstinence*, *l'exercice*, &c. voici comme il se conduisoit à cet égard. 2 Ceux, „ *dit-il*, qui ont accoûtumé de prendre un grand exercice, en doivent un peu „ plus prendre qu'à l'ordinaire, lorsqu'ils se sentent de la plénitude, afin de „ prévenir par ce moyen une maladie. Après s'être exercez suffisamment, „ qu'ils se mettent dans un bain chaud, & qu'ils se fassent suer. Ensuite, s'ils „ se trouvent échauffez, qu'ils prennent pendant quelques jours le bain d'eau „ froide. Cela étant fait, qu'ils se tiennent en repos pendant un autre espace „ de temps, qu'ils ne prennent que très-peu de nourriture, c'est à dire, qu'ils „ retranchent le dîner, & qu'ils soupent legerement. Ils doivent même ob„ server que les alimens qu'ils prendront, nourrissent peu, comme sont la plû„ part des herbages, tant cuits que cruds, les citrouilles, les concombres, les „ melons, les figues, & les légumes, que l'on fera cuire avec des herbes; & „ que le pain n'ait aucun défaut. En se nourrissant de cette maniere ils se tien„ dront le ventre libre, & n'useront pas d'une nourriture trop forte; le con„ traire arriveroit s'ils se nourrissoient de chair, ou de poisson, ou de mets où „ il entrât de la farine, ou qui fussent faits avec de la farine; qui sont toutes „ nourritures, dont on doit s'abstenir en cette occasion, ou du moins en pren„ dre très-peu. Il faut observer avec soin ce régime de vie, pour ôter sûre„ ment la plénitude, qui cause les maladies. Quant à ceux qui ne sont pas „ accoûtumez à un grand exercice, ou à un travail penible, il ne leur tourne „ pas à compte de s'exercer beaucoup, quoi que l'exercice soit en lui-même „ un moyen très-propre pour évacuer sans danger ce qu'il y a de superflu dans „ notre corps. Pour ceux qui vomissent aisément, il leur est toûjours utile de „ vomir après avoir soupé, prenant garde qu'il ne s'écoule pas trop de temps „ entre le souper & le vomitif qu'ils ont à prendre; en sorte qu'ils puissent vo„ mir à peu près dans le temps que le chyle acheve de se distribuer, & que ce „ qui reste de la masse des alimens est encore dans l'estomac. Que le jour sui„ vant ils se baignent, & qu'ils suent, & qu'après cela ils se remettent peu à „ peu à leur genre de vie ordinaire.

„ Comme

1 *Galen. de Vene Sect. adversf. Erasistrateos*, Cap. 3.
2 *Ibidem. Cap.* 8.

Continuation du Siecle xxxvij. & commencement du xxxviij.

„ Comme la plénitude, *dit Erasistrate un peu plus bas*, se rencontre en diverses parties, au foye, au ventre, &c & qu'elle cause à quelques personnes des mouvemens épileptiques, à quelques autres des douleurs de jointures, &c. il faut regler differemment la cure de ces maladies. Il ne faut pas, par exemple, traiter de même ceux qui ont du penchant à l'Epilepsie, & ceux qui crachent du sang. Les premiers doivent être dans un continuel exercice, les derniers au contraire doivent éviter la fatigue & le travail, de peur d'ouvrir d'avantage les vaisseaux qui sont déja ouverts. Les personnes sujettes à l'Epilepsie doivent, comme on l'a dit, travailler & fatiguer continuellement, manger & boire très peu, se baigner rarement, & éviter toutes les choses de cette nature qui causent un changement trop grand, ou trop subit dans le corps. Au contraire ceux qui sont sujets à la Gravelle doivent prendre des alimens aisez à digerer, se baigner fréquemment, & boire souvent; de peur que leur urine devenant trop acre, ne ronge les parties par où elle passe. Il est d'ailleurs nuisible à ces gens-là de prendre beaucoup d'exercice. Ceux en qui il se fait ordinairement fluxion sur le foye, ou sur la rate, doivent aussi s'abstenir du trop grand exercice, & des bains froids, ils doivent plûtôt chercher à se guérir par l'abstinence du manger & du boire, & par les bains chauds.

Ce sont les propres termes d'Erasistrate rapportez par Galien, qui font voir qu'il n'est pas absolument vrai qu'il blamât l'*Exercice* en géneral, comme il semble qu'on pourroit l'inferer de ce que dit ailleurs le même Auteur, 1 *qu'Asclepiade*, de qui l'on parlera dans la suite, *condamnoit ouvertement l'exercice; & qu'Erasistrate, quoi qu'il parût un peu plus retenu sur ce sujet, étoit au fond de son même sentiment*. Mais on pourroit dire, qu'Erasistrate n'approuvoit l'exercice que dans les cas de plénitudine, où comme un remede qui ne doit être pratiqué que par ceux qui se sentent trop pleins, & qu'il croyoit que ceux qui se portent bien, peuvent s'en passer; en quoi il auroit été opposé à Hippocrate, comme en ce qui regarde la *saignée*, la *purgation*, & même l'*abstinence*, sur tous lesquels articles il ne convenoit point avec lui.

L'on a vu qu'Erasistrate ordonnoit à ses malades, ou à ceux qui avoient de la plénitude, de se nourrir de *citrouilles*, de *melons*, de *concombres*, & d'*herbages*. Il ne spécifie point, à l'égard de ce dernier article, quels herbages il entendoit. Il est remarqué 2 ailleurs que ce Médecin faisoit un grand cas de la *Chicorée*, dans les maladies des visceres du bas-ventre, & particulierement dans celles du foye. Une preuve de l'estime qu'Erasistrate faisoit de cette plante, c'est qu'il décrit avec un grand soin la maniere de l'aprêter, qui consiste *à la faire bouillir dans de l'eau jusqu'à ce qu'elle soit cuite, à la jetter ensuite une seconde fois dans de l'eau bouillante* (pour lui ôter mieux son amertume), *& après l'avoir retirée, la conserver dans un pot avec de l'huile, & enfin y ajoûter, quand on la veut servir, un filet de vinaigre qui ne soit pas trop fort.* Galien, qui rapporte ceci, remarque de plus qu'Erasistrate avoit si grand' peur que l'on ne manquât à bien aprêter la chicorée, qu'il avertit même, *qu'il faut en lier plusieurs plantes*

1 *De Sanitat. tuend. Lib.* 1. *Cap.* 8.

2 *Galen. de Composit. Pharmac. Local. Lib.* 8. *Cap.* 8. & *de Vena Sect. advers. Erasistrateos, Cap.* 4.

Continuation du Siecle xxxvij. & commencement du xxxviij.

tes ensemble, & les faire cuire de cette maniere qui est plus commode, comme si les Cuisiniers, ajoûte Galien, ne savoient pas ce que c'est que de faire bouillir une botte de chicorée. Il semble qu'Erasistrate pouvoit se passer de marquer ces minuties; mais ceci a du rapport avec ce qu'on a dit dans le Livre précedent, [1] que plusieurs Médecins de ces temps-là, entre lesquels on a compté celui-ci, s'étoient attachez à composer des livres sur la *maniere d'aprêter les viandes*, ce qui ne surprendra pas beaucoup, si l'on considere que leur Médecine rouloit presque toute sur le *régime de vivre.*

Celle d'Erasistrate consistoit d'ailleurs en quelques remedes [2] extérieurs, comme sont *les fomentations*, les *cataplâmes*, les *onctions*, & autres de cette sorte. Du reste il se déclaroit particulierement pour les remedes, & pour les médicamens les plus simples. [3] Il se récrioit fort contre les *compositions Royales*, & contre les Antidotes que les Médecins de son temps appelloient [4] *les mains des Dieux*, & il ne pouvoit supporter que l'on mêlât ensemble *les mineraux*, *les plantes*, & *les animaux*, les choses *tirées de la mer*, & *celles que la terre produit.* Il vaudroit beaucoup mieux, disoit-il, s'en être tenu à la *ptisane*, à la *citrouille*, & à l'*hydrelæum.* Par la ptisane, ou par les bouillons d'orge, & par la citrouille, il vouloit marquer *la diéte*, & par l'hydrelæum, c'est à dire, *de l'eau & de l'huile*, mêlées ensemble, il désignoit *les lavemens* dont on a parlé dans la pratique d'Hippocrate, ou les matieres dont on s'*oignoit*, & dont on *se fomentoit*, reduisant ainsi la Médecine à quelque chose de très-simple, comme on vient de le dire.

Erasistrate n'étoit pas moins ennemi des *raisonnemens superflus*, que des médicamens trop composez. On en a déja touché quelque chose ci-devant; mais il faut encore remarquer que la crainte qu'il avoit euë que les erreurs, dans lesquelles il pourroit tomber en raisonnant sur les causes des maladies, influassent sur la pratique, & ne le trompassent également dans les cures qu'il entreprendroit, l'avoit obligé de prendre à cet égard de grandes précautions [5] *Erasistrate & Hérophile*, dit Galien, *n'ont été qu'à demi Médecins Dogmatiques*, ou Raisonnans, *ils ne vouloient traiter par le raisonnement*, ou par les remedes que le raisonnement suggere, *que les seules maladies des parties organiques*, *ou instrumentelles.*

De la maniere que Galien parle de cette affaire, cela ne paroît pas avantageux pour ces Médecins; aussi ne se proposoit-il rien moins que de les louer par cet endroit. Il seroit à souhaiter que nous eussions encore un livre qu'Erasistrate avoit composé, & qui étoit intitulé *des Causes*, on y verroit, sans doute, quelque chose d'assez curieux sur le sujet dont il s'agit, Ce livre est cité par [6] Dioscoride, de qui nous apprenons que cet ancien Médecin ne donnoit pas

1 *Liv.* 4. *Chap.* 5.
2 *Voyez Cælius Aurelianus.*
3 *Plutarch. Symposiac. Decad.* 4. *Quæst.* 1.
4 Il y a apparence que ceci regarde Hérophile, celui-ci ayant donné ce nom aux médicamens, comme on le verra au Chap. 6. & ceci serviroit encore à prouver, qu'Erasistrate a vécu un peu après Hérophile, ou s'ils ont été contemporains, que le premier a voulu censurer celui-ci. *Voyez ci-devant, Chap.* 2. *Part.* 3. *Liv.* 1. *Chap.* 1.
5 *Method. Med. Lib.* 3. *Cap.* 3. *Voyez ci-après, Liv.* 2. *Chap.* 6
6 *In Theriacor. Præfat.*

Continuation du Siecle xxxvij. & commencement du xxxviij.

pas tellement dans le sens des Empiriques, comme Galien le voudroit insinuer, qu'il ne jugeât très-nécessaire la recherche des causes, non seulement des maladies des parties organiques, mais de celles de toutes les maladies. Il est vrai qu'il semble accorder aux Médecins de la Secte Empirique, (qui commença à peu près de son temps, & dont on parlera au livre suivant) que l'on ne pouvoit pas toûjours découvrir les causes *spécifiques*, ou *particulieres*, de diverses maladies; mais il ne s'ensuit pas, disoit-il, qu'il en soit de même des causes 1 *générales*, qui sont *apparentes* & *sensibles*, qui fournissent des 2 *indications* sûres. Il citoit là-dessus l'exemple de ceux qui ont pris du *poison*, ou qui ont été mordus par quelque *bête venimeuse*. Ce venin, continue-t-il, ne nous fournit pas une indication curative tirée de sa nature *spécifique*, qui nous est inconue, mais cela n'empêche pas que nous ne tirions une indication génerale des effets que ce venin produit, sur laquelle nous nous conduisons dans la cure de cette maladie en raisonnant ainsi: la cause des effets que nous voyons dépend d'une matiere venimeuse qui détruit en peu de temps les parties qu'elle touche, & qui cause la mort, en s'insinuant promptement par tout le corps, il faut donc tâcher de l'attirer au dehors le plus vite qu'il se peut, & empêcher qu'elle ne pénétre plus avant. Dans cette vuë, si quelcun a pris du poison, il faut incessamment lui faire boire une grande quantité d'eau, & le faire ensuite vomir, afin que le poison sorte de son estomac. Si un autre a été blessé par un animal venimeux, il faut dilater la playe, 3 la sucer, y appliquer des ventouses, scarifier la partie, la cauterizer, mettre dessus des médicamens propres à attirer, & enfin, si l'on ne peut mieux faire, il faut retrancher cette partie, le tout pour rappeller au dehors la matiere de ce venin, & pour empêcher son progrès.

De tout ceci Erasistrate conclud qu'il a fallu nécessairement raisonner, & tirer des indications de la *cause apparente*, pour trouver ces remedes; en sorte que *l'observateon*, ou *l'expérience*, qui étoit la seule regle que les Empiriques vouloient reconoître, n'étoit venue en cette occasion qu'après *le raisonnement*, ou la *recherche de la cause*; ce qui prouve que les mêmes Empiriques avoient tort de négliger l'indication que cette recherche fournit, & de s'obstiner à ne vouloir point qu'on raisonnât dans la Médecine.

On demandera peut-être si Erasistrate ne joignoit point aux remedes dont on a parlé, les médicamens qu'on appelle des *Antidotes*? Il est probable qu'il s'en servoit aussi, quoi qu'il n'approuvât pas ceux qui étoient fort composez, comme on l'a remarqué ci-devant, mais il ne s'en servoit que comme de médicamens que l'*expérience* seule avoit montrez & autorisez, sans avoir égard en cette rencontre à la *cause* du mal, ni à la maniere dont les Antidotes agissent; autrement il auroit fallu beaucoup raisonner, & s'attacher aux causes *spécifiques* & *particulieres*, ce qui étoit autant contre ses principes que contre ceux des Empiri-

1 *Αἰτία ἐπαναβρέχουσα καὶ καθολική.* Le premier de ces mots signifie une chose qui se fait voir, ou qui paroît, comme un corps qui revient au dessus de l'eau après y avoir été plongé, ou qui se tient sur l'eau.

2 Les Empiriques n'admettoient point *l'indication*, comme on le verra ci-après, Liv. 2. Chap. 2.

3 C'est ce que faisoient les Psylles. *Voyez ci après. Part. 2. Liv. 3. Chap. 2. où il est parlé de Synalus.*

Empiriques. Ce n'est pas qu'il négligeât entierement ces dernieres causes, puisqu'il avoit même recherché, comme on l'a vu ci-dessus, celle de la *fiévre*, qui est une des plus difficiles à découvrir; mais il y a de l'apparence qu'encore que ce Médecin crût pouvoir donner carriere à son esprit, pour ces sortes de recherches, il ne les regardoit pas comme essentielles à la pratique de la Médecine, & ne faisoit pas difficulté de dire, qu'on ne peut raisonner solidement que sur les causes sensibles, & que ces dernieres causes sont les seules qui fournissent des indications curatives bien sûres. Nous aurons occasion de parler plus amplement sur cette matiere, dans le Livre suivant.

Continuation du Siecle xxxvij. & commencement du xxxviij.

1 Il y a diverses maladies, sur lesquelles Erasistrate n'avoit rien écrit, peut-être faute d'avoir eu occasion de faire lui-même des expériences suffisantes sur ces maladies; ce qui paroît d'autant plus vraisemblable que 2 Galien fait remarquer qu'on avoit dit de ce Médecin, qu'il négligeoit assez la pratique, se tenant à la maison, & voyant rarement des malades.

Il s'étoit neanmoins attaché à toutes les parties de la Médecine, & il n'avoit pas moins cultivé la Chirurgie que les Médecins qui étoient avant lui. Il paroît même avoir été autant hardi Chirurgien, qu'il étoit cruel Anatomiste, s'il est vrai, comme on l'a dit, qu'il disséquât des hommes tout vifs. Dans le *Schirre du foye*, ou dans les tumeurs qui surviennent à ce viscere, Cælius Aurelianus remarque *qu'Erasistrate incisoit la peau, & tous les tégumens qui couvrent le foye; & qu'ayant ouvert le ventre, il appliquoit ensuite des médicamens sur la partie toute nue.* On rapporte le passage tout entier, 3 au bas de la page, afin que le Lecteur voye lui-même si l'on ne s'est point trompé dans l'explication des termes dont cet Auteur se sert, qui sont quelquefois assez particuliers.

Cependant Erasistrate qui operoit si hardiment sur le foye, 4 n'approuvoit pas la *paracentese*, ou *la ponction du ventre*, dans l'hydropisie; parce, disoit-il, que les eaux étant vuidées, le foye, qui est enflé, & qui est devenu dur comme une pierre, se trouve plus pressé qu'à l'ordinaire par les parties du voisinage, que les eaux tenoient éloignées, ce qui fait mourir le malade.

Ce Médecin ne vouloit pas non plus que l'on arrachât les dents qui ne branloient point. 5 Il avoit acoutumé de dire à ceux qui lui parloient de cette opération, *qu'on montroit dans le Temple d'Apollon un instrument de plomb fait exprès pour arracher les dents; pour marquer qu'il ne faut entreprendre d'ôter que celles qui branlent, & qui ne demandent pas un plus grand effort pour les arracher, qu'on n'en peut attendre d'un instrument de plomb.*

Erasistrate

1 *Cæl. Aurelianus.*

2 *De Vena Sect. advers. Erasistr. Cap. 4.*

3 *Erasistratus in Jecorosis pracidens superpositas jecori cutes atque membranam, utitur medicaminibus, quæ ipsum jecur latè amplectantur; tum ventrem* deducit, *audaciter partem patientem nudans.* Je ne sai si au lieu de *deducit*, il ne faudroit point lire *diducit*, *il sépare*, ou *il ouvre.* Car *ventrem deducere*, se prend ailleurs dans cet Auteur, pour *lâcher*, ou *décharger le ventre*, par des lavemens, ou par des purgations. Il dit encore en d'autres endroits, à peu près dans le même sens, *deducere corpus sudoribus provocatis*, c'est à dire, comme il l'explique lui-même, rendre le corps attenué, ou diminuer l'embonpoint, *tenuare corporis habitudinem. Cæl. Aurel. Tardar. Lib. 3. Cap.* 4

4 *Idem Tardar. Lib. 3. Cap. 8. Galen. in Aphorism. Comment. 6.*

5 *Cæl. Aurel. Tardar. Lib. 3. Cap. 4.*

Continuation du Siecle xxxvij. & commencement du xxxviij.

Erasistrate avoit écrit plusieurs livres, dont on trouve les titres & quelques fragmens dans Galien, & dans Cælius Aurelianus. Le premier de ces Auteurs lui rend témoignage qu'il avoit écrit fort exactement sur *l'hydropisie*. Il cite de plus les livres suivans, celui où Erasistrate traitoit *des maladies du ventre*; celui *de la conservation de la santé*; celui *des choses salutaires*; celui *de la coutume*; celui *des fiévres & des playes*; celui *des divisions*, où il rapportoit diverses observations qu'il avoit faites sur les maladies; celui *de la rejection*, ou *du vomissement, & crachement de sang*. Galien cite encore un livre d'Erasistrate 1 intitulé, *de l'évacuation du sang*, ou *de la saignée*; mais je ne sai comment ceci s'accorderoit avec ce que le même Galien dit ailleurs, comme on l'a rapporté ci-dessus, *qu'Erasistrate n'avoit point écrit sur la saignée*. Il se peut qu'il y ait une faute à l'endroit où ce livre est cité.

Erasistrate avoit encore traité *de la paralysie*, & *de la goutte*. Dans le premier de ces livres il faisoit mention de la 2 *paralysie du péritoine*, qui est suivie de la retention d'urine, parce que le péritoine, disoit-il, ne presse pas la vessie pour lui faire rendre ce qu'elle contient. Il parloit aussi d'une autre espece de paralysie qu'il appelloit *paradoxe*, c'est à dire, *étrange*, ou *extraordinaire*; dans laquelle on est subitement contraint de s'arrêter sans pouvoir marcher, & un moment après on marche librement. On ne sait point ce que contenoit le livre *de la goutte*, si ce n'est seulement 3 qu'Erasistrate y condamnoit l'usage des *purgatifs*, & qu'il promettoit dans ce livre à un Roi 4 Ptolomée un cataplâme pour la goutte, dont il ne donnoit pas la description. De plus Erasistrate avoit écrit *contre les Médecins de Cos*, entre lesquels étoit Hippocrate, qu'il contrarioit à l'ordinaire, étant dans des sentimens fort opposez aux siens, comme on l'a vu par ce qui a été dit ci-devant. Il avoit enfin écrit plusieurs livres *d'Anatomie*, étant déja fort âgé, comme Galien le marque. On doit joindre à tous ces livres celui *des Causes*, dont on a aussi fait mention ci-dessus.

Au reste 5 on a dit d'Erasistrate, qu'étant devenu fort vieux, & souffrant dès long-temps de grandes douleurs causées par un ulcere qu'il avoit à un pied, & qu'il n'avoit pu guérir, il se fit mourir en avalant du suc de cigue; l'on ajoûte qu'il dit un peu auparavant, que c'étoit un avantage pour lui que son mal lui remît en mémoire sa patrie.

Galien parle 6 en quelque endroit d'un autre Erasistrate qui étoit de *Sicyone*.

1 *Galen. de Libris propriis.*
2 *Cæl. Aurel. Tardar. Pass. Lib. 2. Cap. 1.*
3 *Ibid. Lib. 5. Cap. 2.*
4 Si le surnom de ce Roi étoit ajoûté, cela serviroit à démêler le temps auquel Erasistrate a vécu.
5 C'est *Petrus Castellanus* qui dit ceci, dans son Livre intitulé *des Vies des Médecins*. J'avouë que je ne sai où il l'a pris.
6 *Medicament. Local. Lib. 2. Cap. 10.*

CHAPI-

Continuation du Siecle xxxvij. & commencement du xxxviij.

CHAPITRE V.

Disciples ou Sectateurs d'Erasistrate.

CE Médecin a eu plusieurs disciples, & plusieurs Sectateurs. 1 Strabon, qui vivoit sous les Empereurs Jules, Auguste, & Tibere, remarque qu'il y avoit eu peu avant lui une Ecole d'Erasistratéens à *Smyrne*, dans laquelle Hicesius présidoit. 2 Cet Hicesius a passé pour un des plus grands Médecins de son temps. Il eut un disciple nommé Heraclide, comme on l'apprend de Diogene Laërce dans la vie d'Héraclide de Pont. Erasistrate avoit même encore des Sectateurs du temps de Galien, qui a vécu plus de quatre cens ans après lui, & qui nomme entr'autres 3 un Martial, qu'il avoit conu à Rome. Il y avoit eu auparavant 4 un Xenophon, qui étoit des premiers disciples d'Erasistrate, ou de ses propres disciples. Celui-ci avoit écrit touchant *les noms des Parties du corps*, aussi bien qu'un autre Sectateur d'Erasistrate nommé Apollonius, qui étoit de *Memphis*, & qui n'est peut-être pas different d'Apollonius *fils de Straton*, cité par Galien. On compte entre les mêmes Sectateurs un 5 Artemidore, de *Sidé;* un Caridemus; un Apollophanes, qui peut être le même que celui dont parle l'Historien Polybe, & qu'il dit avoir été Médecin d'Antiochus *Soter;* un Ptolomée; un 6 Hermogenes, duquel Galien dit qu'il étoit un des plus zelez Sectateurs d'Erasistrate. Je ne sai s'il étoit fils de Carideme, dont on vient de parler. En ce cas ce pourroit être le même que celui pour qui a été faite l'Inscription suivante.

INSCRIPTION GREQUE

Envoyée de Smyrne à Mr. Cuper.

Ερμογενης Χαριδημου Ιητρειην αναγραψας
Επτα επι εβδομηκοντ ετεσιν και ισαισ βυβλοις.

Συνεγραψε δε βυβλια--ιατρικα μεν--οβ,
Ιϛορικα δε--περι Ζμυρνης--αβ
Περι της Ομηρου σοφιας-α-περι πατριδος-α
Ασιας κτισεων--αβ-Ευρωπης κλισεων αβγδ-Νησων ω

Ασιας

1 Lib. 12.
2 Voyez *Pline*.
3 *De Lib. propriis, Cap.* 1.
4 *Galen. Introduct. Cap.* 10. Aristote, comme on l'a remarqué, avoit commencé d'écrire sur le même sujet. *Voyez ci-dessus, Part.* 1. *Liv.* 4. *Chap.* 4.
5 *Voyez Calius Aurelianus.*
6 *Galen. de Simpl. Medicam. Facultat. Lib.* 1. *Cap.* 27. Je ne sai si c'est le même qui vivoit sous Hadrien, & duquel nous parlerons ci-après.

Continuation du Siecle xxxvij. & commencement du xxxviij.

Ασιας ϛαδιασμων - α - και Ευρωπης - α
Στρατηγηματων - - αβ
Πιναξ Ιωνιαιων καὶ Ζμυρναιων διαδοχη κα̂τα χρονους.

Hermogene fils de Charideme, qui a écrit sur la Médecine,
Dans l'espace de 77. ans un pareil nombre de livres.

Il a composé des Traitez, premierement sur la Médecine 72.
Et des Livres Historiques, savoir de la ville de Smyrne 2.
De la Sagesse d'Homere - un - de sa Patrie - un,
De l'origine des villes d'Asie - 2 - de celles d'Europe - 4 - de celles des Iles - un.
Des distances des lieux d'Asie par Stades - un - De celles des lieux d'Europe - un.
Un Sommaire concernant les Ioniens, & une Histoire suivie & Chronologique des Smyrnéens.

Le nombre de la 2. ligne ne s'acorde pas avec celui de la 3. à moins que le Copiste n'ait lu dans la 3. OB pour OZ - 77. Mr. Cuper, pour trouver son compte, fait un plus grand changement, il lit dans la 2. ligne επτα επι ογδωκοντ ετεσιν en y comprenant les Livres Historique (Journal de Trevoux 7bre. 1715): mais il ne paroit pas qu'ils y soient compris; car il faudroit qu'il y eût, *qui a écrit tant sur la Médecine que sur d'autres matieres en 87 ans tout autant de Traitez.* Les Livres Historiques ne paroissent que comme surnumeraires. *La traduction de cette Inscription, avec la note qui la suit, m'ont été données par Mr. Abauzit, d'Uzez, refugié à Geneve pour la Religion, & qui joint à beaucoup d'érudition une grande modestie.*

On a encore compté entre les Sectateurs d'Erasistrate un 1 APOEMANTES; un 2 CHRYSIPPE; un 3 STRATON, (qui étoit peut-être le pere d'Apollonius de Memphis) dont les noms se trouvent dans Galien & dans Cælius Aurelianus, & enfin un MÉNODORE, indiqué par Athénée,

4 Galien assure que tous les Sectateurs d'Erasistrate avoient une si grande véneration pour leur Maitre, & pour ses sentimens, qu'ils les regardoient comme ceux d'un Dieu.

1 On a parlé de ce Médecin au Chapitre précedent, en même temps que de Straton. Ce dernier eut des disciples, & des Sectateurs, appellez *Stratoniciens.*
2 *Voyez Cælius Aurelianus.*
3 On parlera ci-après d'un autre Médecin du même nom, en même temps que du Philosophe *Straton.*
4 *De Natural. Facult. Lib. 2. Cap. 4. Voyez le Chap. suivant.*

CHAPI-

Continuation du Siecle xxxvij. & commencement du xxxviij.

CHAPITRE VI.

HEROPHILE.

VOici un autre Médecin, qui n'a pas fait moins de bruit qu'Erasistrate. L'Auteur du livre intitulé *l'Introduction*, qui a été attribué à Galien, nous apprend *qu'Hérophile* étoit de *Chalcédoine*; mais Galien lui-même le fait 1 *Carthaginois*. Je ne doute point qu'il n'y ait une faute dans le texte du dernier, qui est venue de la prononciation presque égale de deux lettres, qui font toute la difference qu'il y a entre ces deux noms Grecs.

Herophile vivoit sous *Ptolomée Soter*, ayant été contemporain du Philosophe *Diodore*, que 2 Diogene Laërce fait vivre sous ce Prince, & duquel Sextus Empiricus fait un assez joli conte, où Hérophile a beaucoup de part. 3 *Le Médecin Hérophile*, dit cet Auteur, *fit une réponse fort plaisante au Philosophe Diodore, qui soûtenoit, entr'autres opinions, qu'il n'y a point de mouvement, & prétendoit le prouver par ce sophisme:* Si quelque corps se meut, ou il se meut dans le lieu où il est; ou dans le lieu où il n'est pas. Or il ne se meut point dans le lieu où il est; car ce qui est dans un lieu y demeure, & par conséquent on ne peut pas dire qu'il se meut. Il ne se meut point aussi dans le lieu où il n'est pas; car un corps ne peut ni agir, ni pâtir là où il n'est pas. Donc rien ne se meut. *Ce Philosophe s'étant un jour disloqué un bras, & étant venu prier Hérophile qu'il le lui remît, celui-ci lui fit cet argument:* Ou l'os de votre bras s'est remué dans le lieu où il étoit, ou dans le lieu où il n'étoit pas. Or il ne peut s'être remué, selon vos principes, ni dans l'un, ni dans l'autre lieu. Donc il ne s'est point remué. *Le pauvre Philosophe voyant qu'Hérophile se mocquoit de lui, le supplia de laisser la Dialectique & les Sophismes, & de le traiter selon l'art de la Médecine.* On voit par cette histoire qu'Hérophile exerçoit aussi la Chirurgie. On pourroit encore inferer de l'argument qu'il retorqua à Diodore, qu'il entendoit la Logique ou la Dialectique, & cela avec d'autant plus de fondement que Galien l'appelle 4 en un endroit *Dialecticien*.

Mais pour revenir à ce que l'on a dit du temps auquel Hérophile a vécu, on a encore sur ce sujet le témoignage de Galien, qui le fait 5 en deux endroits disciple de *Praxagore*, & 6 en un autre, contemporain *d'Erasistrate*. L'on a vu ci-devant qu'il y avoit deux sentimens differens sur le temps de ce dernier, & que selon l'un Erasistrate se trouve plus ancien, & selon l'autre plus nouveau. Galien faisant ici vivre ce Médecin avec Hérophile, semble suivre le premier de ces sentimens. Il se peut veritablement qu'Erasistrate ait vu Hérophile,

1 *De Usu Part. Lib.* 1. *Cap.* 8. Il y a de l'apparence que les Copistes ont écrit Καρχηδόνιος, *Carthaginois*, au lieu de χαλκηδόνιος, *Chalcédonien*, ayant mis un ρ pour un λ, & ayant transposé le χ, ou le K.
2 *In Diodoro.*
3 *Pyrrhon. Hypothes. Lib.* 2. *Cap.* 22. & *Lib.* 3. *Cap.* 8.
4 *Method. Med. Lib.* 1. *Cap.* 3.
5 *Ibidem*, & *de Differ. Puls. Lib.* 4. *Cap.* 3.
6 *In Aphorism. Comment.* 6. *in princip.*

Continuation du Siecle xxxvij. & commencement du xxxviij.

le, mais cela n'empêche pas que celui-ci ne pût être plus âgé que lui. Et si nous avons parlé premierement d'Erasistrate, ou si nous l'avons mis le premier en rang, ce n'est pas que nous le crussions le plus ancien, ce n'a été que parce qu'on l'a fait disciple de Chrysippe, que nous avions placé immédiatement auparavant, & duquel il a suivi les sentimens.

Hérophile se trouveroit beaucoup plus ancien non seulement qu'Erasistrate, mais il auroit même précedé de beaucoup Hippocrate, s'il avoit vécu vers la LIII. Olympiade, comme 1 Neander l'infere d'une prétendue lettre de *Phalaris* à Hérophile. Je ne trouve point cette lettre parmi celles de ce Tyran, que l'on a imprimées depuis peu à Oxford; mais quand elle se trouveroit ou là ou ailleurs, ce seroit une lettre supposée, 2 comme le sont toutes les autres; ou il s'agiroit en cet endroit d'un autre Hérophile. La chose est trop claire pour s'y arrêter d'avantage; & il y a lieu d'être surpris que 3 Vossius, qui parle après Neander, n'ait pas fait remarquer cette faute de Chronologie, ou du moins qu'il ait laissé la question en suspens. Ce qu'on peut dire pour excuser ce savant homme, c'est que son ouvrage d'où cette remarque est tirée, est un ouvrage posthume & imparfait, qu'il auroit revu s'il l'avoit fait imprimer lui-même. On ne peut pas excuser ainsi 4 d'autres Auteurs plus modernes, qui sont dans la même erreur.

Nous commencerons par la définition qu'Hérophile donnoit de la Médecine. *La Médecine*, disoit-il, *est une science ou une conoissance de ce qui fait la santé; de ce qui fait les maladies; & d'une troisième sorte de choses qui sont neutres*, ou *qui n'ont aucun rapport ni avec la santé, ni avec les maladies.* Celui de qui nous tenons cette définition d'Hérophile l'explique ainsi. Par, *ce qui fait la santé*, il faut, dit-il, entendre la disposition des parties du corps, telles qu'elles sont lors qu'on se porte bien. *Ce qui fait les maladies*, n'est au contraire que ce qui change, ou fait changer cette disposition. Enfin, *les choses neutres* sont toutes les précautions que l'on prend, & tous les remedes, que l'on pratique pour conserver la santé, & pour guérir les maladies; la matiere d'où ces secours se tirent n'ayant d'elle même aucun rapport avec la bonne ou la mauvaise disposition du corps humain.

Hérophile & Erasistrate ont eu cela de commun, comme on l'a remarqué ci-dessus, que l'on a dit de tous deux qu'ils avoient disséqué des hommes tout vifs. Voici de quelle maniere 6 *Tertullien* parle du premier: *Hérophile*, dit-il, *ce Médecin, ou ce Boucher, qui a disséqué un nombre infini d'hommes, pour sonder la nature, qui a haï l'homme pour le conoître, n'en a peut-être pas mieux pénétré*

1 *In Syntagmate de Medecina Origine* &c.

2 *Mr. Bentley* prouve inconrestablement la supposition de ces lettres dans une Dissertation Angloise; & plusieurs autres Savans les avoient déja regardées comme fort suspectes.

3 *De Philosophia, Cap.* 11. *Paragraph.* 11.

4 Voyez l'Indice des Auteurs de Pline du P. Hardouïn; & Mr. Dacier dans sa Préface sur les œuvres d'Hippocrate.

5 *Galeni Introduct. Cap* 6.

6 Herophilus ille, Medicus aut Lanius, qui sexcentos homines exsecuit ut naturam scrutaretur, qui hominem odit ut nosset, nescio an omnia interna ejus liquidò explorarit; ipsa morte mutante quæ vixerant, & morte non simplici, sed ipsa inter artificia exsectionis. *Tertull. Unum esse spiritum & animam.*

tré pour cela l'interieur; la mort apportant un grand changement à toutes les parties qui ne doivent plus être les mêmes lorsqu'elles n'ont plus de vie; particuliement ne s'agissant pas ici d'une mort simple, mais d'une mort procurée par les divers tourmens auxquels la recherche exacte de l'Anatomiste a exposé des malheureux.

Continuation du Siecle xxxvij. & commencement du xxxviij.

Le fait pourroit être veritable, je n'en disputerai point la possibilité, d'autant plus qu'il se trouve dans ces derniers siécles des exemples d'une semblable inhumanité, dont on parlera en son lieu. Mais ne pourroit-on point soupçonner qu'Hérophile & Erasistrate étant les premiers qui ont dissequé des corps humains, la nouveauté de leur entreprise ayant frappé les esprits, fit qu'on exaggera la chose, & qu'on en publia beaucoup plus qu'il n'y en avoit, comme c'est la coutume en pareille occasion; à peu près de la même maniere que nous avons remarqué ci-dessus que *Médée* n'avoit eu la reputation de faire bouillir des hommes vifs, que parce qu'elle étoit la premiere qui eût mis en usage les bains chauds? Qui peut encore aujourd'hui ôter au peuple la créance où il est, dans les villes où il y a des Ecoles de Médecine, qu'on y enleve secrettement des hommes pour les anatomiser?

Ce qu'il y a de certain, c'est qu'Hérophile & Erasistrate avoient effectivement dissequé plusieurs corps humains. On a vu ci-dessus par un fragment des ouvrages Anatomiques de ce dernier, qu'il parle lui-même du cerveau d'un homme qu'il avoit dissequé. Et voici de quelle maniere Galien parle d'Hérophile. 1 *C'étoit*, dit-il, *un homme consommé dans tout ce qui regarde la Médecine, & qui avoit particulierement une très-grande conoissance de l'Anatomie; qu'il avoit apprise, non pas en dissequant simplement des bêtes, comme font ordinairement les Médecins, mais principalement en dissequant des hommes.*

Le même Galien remarque 2 ailleurs que c'étoit à *Alexandrie*, capitale de l'Egypte, qu'Hérophile faisoit ses dissections. Ce qui rend plus vraisemblable ce qu'on a avancé en parlant d'Erasistrate, que c'étoit à la curiosité des Rois de ce pays-là, que l'on a nommez, & à leur inclination à favoriser les arts, que ces deux Médecins furent redevables de la liberté qu'ils eurent de s'instruire en anatomisant des corps humains; liberté qu'eurent très-rarement ceux qui vinrent après eux, durant plusieurs siécles; soit qu'il n'y eût plus de Rois aussi savans & aussi curieux, que les premiers Ptolomées; soit que le scrupule des peuples eût passé jusqu'aux Souverains, ou l'eût emporté sur leur autorité. Je sai bien que *Riolan* a soûtenu, contre ce que l'on vient de dire, que non seulement on avoit anatomisé des hommes avant le temps dont il s'agit, mais que l'on avoit même toujours continué jusqu'au temps de Galien; & l'on a vu ci-dessus qu'il assuroit qu'Aristote avoit pratiqué cette sorte de dissection. Mais tout ce que ce savant Anatomiste prouve, c'est qu'Aristote a effectivement dissequé des animaux, & qu'il a fait des livres d'Anatomie, auxquels il renvoye souvent son Lecteur. C'est aussi ce qu'on ne nie pas; on nie simplement qu'il ait dissequé des hommes; & c'est ce que Riolan ne prouve point, & ne sauroit prouver, Aristote avouant lui-même, comme on l'a vu, qu'il n'avoit jamais anatomisé que des bêtes.

Il

1 *De Dissect. Vulvæ, Cap. 5.*
2 *Administrat. Anatomic. Lib. 7. Cap. 5.*

Continuation du Siecle xxxvij. & commencement du xxxviij.

1 Il ne réussit pas mieux lors qu'il entreprend de faire voir *qu'Hippocrate avoit même déja dissequé des corps humains*. Il cite sur ce sujet, en premier lieu, l'Auteur du livre *de la nature & de l'ordre de chaque partie du corps*, qui est du nombre de ceux que l'on a faussement attribuez à Galien, & que Riolan lui même croit être l'ouvrage d'un Juif, ou d'un Arabe. Voici les paroles de cet Auteur: 2 *Apollon*, dit il, *Hippocrate*, *Apollonius*, *& les autres grands personnages qui ont été avant nous*, *avoient trouvé à propos de fouiller dans les entrailles des hommes morts*, *pour savoir pourquoi & comment ils étoient morts; mais quant à nous l'humanité nous empêche de pouvoir les imiter en cela.* Le témoignage d'un Auteur de cette nature n'est, comme on voit, d'aucun poids, & ne vaut pas la peine de s'y arrêter d'avantage.

La seconde raison, dont Riolan se sert pour prouver qu'Hippocrate a dissequé des cadavres humains, est tirée d'un 3 passage de cet ancien Médecin, où il dit, au sujet de la dislocation des vertebres faite en dedans, *qu'il est impossible de reduire cette espece de dislocation*, *si ce n'est qu'on dissequât ou qu'on ouvrît la personne*, *& qu'on poussât ensuite les vertebres en dehors*; *ce qui*, ajoûte-t-il, *ne se peut faire que sur un mort*, *& nullement sur un vivant.* Voilà ce que dit Hippocrate, sur quoi Riolan fait cette reflexion: *A quoi bon*, s'écrie-t-il, *Hippocrate nous renverroit-il à la dissection du corps humain*, *si elle n'avoit pas été en usage de son temps?* Je laisse à juger au Lecteur si cette consequence est juste. Hippocrate lui même fait voir par ce qu'il ajoûte immédiatement après, qu'il n'a point proposé d'ouvrir le corps de ceux qui ont les vertebres disloquées, dans la pensée que ce fût une chose à entreprendre; mais seulement pour montrer l'absurdité du sentiment de quelques Médecins de son temps, qui prétendoient qu'on peut réduire cette espece de dislocation. *Pourquoi*, dit-il, *écris-je ceci? parce qu'il y a des gens qui se vantent d'avoir réduit la luxation des vertebres faite en dedans.* C'étoit donc pour se mocquer de ces gens-là qu'Hippocrate avoit écrit ce que l'on a lu auparavant, & c'est la même chose que s'il leur avoit dit: Vous qui osez soûtenir que vous avez réduit la luxation des vertebres faite en dedans, apparemment vous avez travaillé sur des corps morts; car la chose est impossible sur un homme vivant. Je laisse à penser encore un coup quelle consequence on peut tirer de là, pour prouver que l'on dissequoit alors des cadavres humains.

A la verité on pourroit inferer qu'Hippocrate en avoit dissequé, ou du moins qu'il en avoit fait des *squelettes*, de ce que dit Pausanias, *que l'on montroit à Delphes une statue d'airain qui représentoit un homme dont la chair avoit été toute consumée*, *en sorte qu'il ne restoit que les os*; *& que l'on disoit que cette statue avoit été consacrée au Dieu Apollon par le Médecin Hippocrate.* Mais je répons premierement à cela, que la tradition pouvoit être fausse. En second lieu, si l'on fait reflexion sur ce qui a été remarqué 4 ci-dessus touchant la maniere dont

1 *Anthropograph. Lib. 1. Cap. 12.*

2 Majoribus nostris Apolloni, Hippocrati, Apollonio, & cæteris Santonicis, placuit mortuorum viscera scrutari, ut scirent unde & quomodo interirent; hoc autem nobis facere ipsa humanitas prohibet. *Ibid.*

3 *Lib. de Articulis.*

4 *Voyez Part. 1. Lib. 2. Chap. 2.*

dont on a dit que les Asclépiades prédecesseurs d'Hippocrate pouvoient avoir appris à conoitre le corps humain, on verra qu'il n'est pas impossible qu'Hippocrate se fût aussi instruit de la même maniere. Je veux dire, pour appliquer ce que l'on a dit en cet endroit au *squelette* dont il s'agit, qu'il avoit été aisé à cet ancien Médecin de faire dessiner un squelette que le temps & la pourriture avoient fait, & que le hazard avoit pu découvrir, sans qu'aucun homme eût décharné & assemblé ces os. C'est ce qui paroitra encore plus clairement par ce qu'on dira sur cette matiere, quand on en sera à Galien, qui avouë que c'est ainsi, c'est à dire, par des cas que le hazard lui avoit présentez, qu'il a appris lui-même à conoitre la nature & l'arrangement des os du corps humain.

Continuation du Siecle xxxvij. & commencement du xxxviij.

Toutes ces preuves n'étant pas plus fortes, n'empêcheront donc point que nous ne puissions conclurre, comme nous avons fait d'abord, *qu'Hérophile & Erasistrate sont les premiers que l'on conoisse, qui ont disséqué des hommes.* On a vu ci-devant le témoignage que Galien rend au premier, par rapport à l'Anatomie. L'une des principales preuves de l'exactitude d'Hérophile, c'est qu'il s'attacha à des parties de l'Anatomie auxquelles on n'avoit comme point touché avant lui. La *Neurologie*, ou la dissection des *Nerfs*, étoit, comme on l'a remarqué, un pays inconu. Galien nous apprend qu'Hérophile a été le premier, après Hippocrate, qui ait traité exactement cette matiere; lui joignant un autre Médecin nommé *Eudeme*, dont on parlera, avec lequel cet Auteur partage la louange qu'il donne à cet égard à Hérophile. Pour ce qui est d'Hippocrate qui entre aussi en part de la même chose, Galien étant en possession de l'élever par dessus tous les Médecins de l'Antiquité, lui fait honneur en cette rencontre d'une conoissance qu'il n'avoit point, autant que l'on en peut juger par ses Ecrits. On peut voir ce qui a été di ci devant sur ce sujet. Il est fort probable qu'Hérophile a été le premier de tous ceux que l'on conoit, qui ait découvert *les nerfs* proprement dits, & qui ait su les démontrer. Il faisoit, à ce que dit Rufus Ephésien, trois sortes de Nerfs. *Les premiers*, 1 *qui servent au sentiment, & qui sont aussi les ministres de la volonté, par rapport au mouvement*, *tirent*, disoit-il, *leur origine partie du cerveau, dont ils sont comme des germes, & partie de la mouelle de l'épine du dos. Les seconds viennent des Os, & vont se terminer à d'autres Os. Les troisièmes sortent des Muscles, & vont se rendre à d'autres Muscles.* On void par là qu'Herophile donnoit encore le nom de *nerfs* à ce qu'on a appellé dans la suite, des *ligamens*, & des *tendons*; mais il importe peu quel nom on donne aux choses, pourvu qu'on les distingue d'ailleurs. Au fond cette distinction de trois sortes de nerfs qu'on a attribuée à cet ancien Anatomiste, est une preuve que d'autres ne l'avoient pas faite avant lui, & que l'on confondoit auparavant ces parties, comme nous l'avons remarqué ci-dessus. Les Ecrits d'Hérophile s'étant perdus, on ne sait rien d'ailleurs de ses découvertes à l'égard des véritables nerfs, si ce n'est qu'il donnoit le nom particulier de *pores optiques*, aux nerfs qui se portent au fond de l'œil, & que l'on appelle *nerfs optiques*, soûtenant que ces nerfs ont une cavité sensible, qui ne se trouve pas dans les autres.

On

1 Αἰσθητικὰ καὶ προαιρετικὰ νεῦρα.

Continuation du Siecle xxxvij. & commencement du xxxviij.

On n'a rien à remarquer touchant l'idée qu'il avoit des usages du **cerveau** en particulier, si ce n'est qu'il logeoit *l'ame raisonnable* dans les *ventricules*.

Mais l'une de ses principales découvertes, par rapport à celles qui se sont faites seulement dans ce siecle, ou que l'on a cru nouvelles, quoi quelles pussent être fort anciennes, c'est celle *de* [1] *certaines veines qu'il trouvoit dans le Mésentére, qui sont*, disoit-il, *destinées à nourrir les intestins, & qui ne vont point vers la veine porte, comme toutes les autres, mais se rendent à de certains corps glanduleux.* L'on a vu ci-dessus qu'Erasistrate avoit aussi découvert quelque chose d'approchant.

Au reste comme Hérophile avoit appris l'Anatomie autrement que par la lecture des livres de ceux qui l'avoient précedé, & qu'il s'étoit fait des idées particulieres des parties sur ce qu'il en avoit vu dans les corps qu'il avoit dissequez, & particulierement dans les corps humains, il attacha à ces idées les termes qui lui parurent les plus propres pour les bien exprimer; c'est à dire, qu'il inventa de nouveaux noms, & qu'il en donna à quelques parties qui n'en avoient point.

Il nomma, par exemple, le premier des boyaux, ou celui qui est le plus près du ventricule, d'un nom qui marque que ce boyau est long de [2] *douze pouces*.

Ayant aussi remarqué que le vaisseau, qui passe du ventricule droit du cœur dans le poumon, & qu'il prenoit pour une veine, avoit la tunique épaisse comme celle d'une artere, il le nomma [3] *veine arterieuse*; & il appelle par la raison contraire *artere veineuse* le vaisseau qui va du poumon dans le ventricule ganche. Mais quoi que les noms qu'il imposa à ces vaisseaux marquent la conoissance qu'il avoit du cœur & de ses dépendances, néanmoins Galien remarque [4] qu'il avoit décrit négligemment *les membranes du cœur*, auxquelles il avoit pourtant donné aussi un nom, les appellant *des séparations* ou *des cloisons nerveuses*.

[5] C'est encore Hérophile qui a donné à deux tuniques de l'œil les noms de *tunique Retine*, & de *tunique Arachnoïde*: & qui a nommé la membrane qui tapisse les ventricules du cerveau du nom de *membrane Choroïde*, parce qu'il trouvoit qu'elle ressemble au *Chorion*, qui enveloppe le fétus dans la matrice.

Il comparoit aussi la cavité, qui forme le quatrième ventricule du cerveau, à l'extremité *d'une plume* [6] *qui est taillée pour écrire*, ou d'un *roseau* qui servoit à cet usage en Egypte. Il a pareillement donné le nom de [7] *pressoir* à l'endroit, où tous les sinus de la dure mere viennent s'unir; & il a appellé, comme on l'a dit, *pores optiques*, les nerfs optiques.

C'est encore lui méme qui a donné le nom de *parastates glanduleux* à ces glandes

1 *Galen. de Usu Part. Lib.4. Cap.19.*
2 *Δωδεκαδάκτυλον. Galen. de Loc. Affect. Lib.6.*
3 *Rufus Ephesius.*
4 *De Hippocrat. & Platon. Decretis, Lib.1. Cap.10.*
5 *Rufus Ephesius; & Cels. Lib.7. Cap.13.* parce que la premiere de ces tuniques lui paroissoit avoir du rapport avec un *rets* ou un *filet*; & l'antre avec *une toile d'aragnée.*
6 *Ἀναγλυφὴ τοῦ καλάμου, Galen. Administr. Anatomic. Lib.9. Cap.5.*
7 *Ληνὸς. Galen. de Usu Part.*

des qui font vers la racine de la verge. Il nommoit ces paraftates *glanduleux* pour les diftinguer des autres paraftates qu'il appelloit *variqueux*, & qu'il plaçoit à l'extremité des vaiffeaux qui apportent la femence des tefticules, ou plûtôt, comme il le croyoit, qui fervent eux mêmes à la produire; car quoi qu'il ne niât pas que les tefticules ferviffent en quelque chofe à la géneration de la femence, il prétendoit que les vaiffeaux dont on vient de parler, y ont beaucoup plus de part. Ce mot de paraftate fignifie *refiftant*, ou *qui fe tient auprès.* Quelques anciens Médecins ont donné le même nom à *l'Epididyme.* C'eft ce qu'on verra plus diftinctement dans l'Anatomie de Galien. Il paroît qu'Hippocrate & Ariftote avoient eu conoiffance des *paraftates variqueux* d'Hérophile, quoi qu'ils ne leur donnent pas le même nom. On peut voir ci-deffus ce que ces Auteurs ont dit fur ce fujet.

Continuation du Siecle xxxvij. & commencement du xxxviij.

L'autorité d'Herophile, pour ce qui regarde l'Anatomie, a été fi grande, que les noms qu'il avoit donnez à toutes ces parties, fe font prefque tous confervez. 1 Erafiftrate & fes Sectateurs s'appliquerent auffi à nommer les parties du corps, qui n'avoient point eu encore de nom; afin, dit l'Auteur de cette obfervation, que les Medécins puffent s'entendre lors qu'il s'agiffoit de quelque partie du corps, fans qu'il fût néceffaire de porter la main deffus pour montrer quelle partie c'étoit, mais il s'agit là des parties exterieures. Ariftote, comme on l'a vu ci-deffus, avoit auffi travaillé à la même chofe.

On n'a pas d'autres particularités à rapporter touchant l'Anatomie d'Hérophile; on remarquera feulement, en quittant cette matiere, qu'il ne s'étoit point déterminé fur le lieu d'où *les veines* tirent leur origine. Au refte, le témoignage de toute l'Antiquité eft fi avantageux pour lui, qu'on ne peut pas lui difputer le premier rang entre les Anatomiftes de fon temps. Si fes Ecrits étoients venus jufques à nous, nous pourrions en juger par nous-mêmes, mais comme ils fe font perdus, nous ne pouvons dire autre chofe, fi ce n'eft que ce que les Auteurs en ont cité, fuffit pour donner une grande idée de fon exactitude, & de fon habileté; particulierement fi l'on confidere qu'il vivoit dans un temps, où l'Anatomie étoit encore très-peu avancée, & qu'il avoit prefque tout tiré de fon propre fonds. 2 Un favant Anatomifte du fiecle paffé admiroit fi fort Hérophile qu'il difoit *que le contredire en fait d'Anatomie, c'étoit contredire l'Evangile:* l'éloge eft des plus outrez.

Hérophile poffedoit d'ailleurs toutes les autres parties de la Médecine. L'on a vu ci-devant qu'il entendoit la Chirurgie. Il s'étoit auffi beaucoup attaché à la *Botanique*, ou à la *fcience des Plantes*, & il faifoit tant d'eftime des herbes, qu'il difoit ordinairement, 3 *qu'il n'y a pas jufqu'à celles, qu'on foule tous les jours aux pieds, qui n'ayent de très-grandes proprietez.*

On a dit de plus d'Hérophile qu'il a été le premier de tous les anciens Médecins Dogmatiques, qui a fait un grand ufage des *médicamens*, tant *fimples* que *compofez*; en forte que ni lui ni fes difciples n'entreprenoient de traiter aucune maladie fans médicamens. C'eft 4 Celfe qui fait cette remarque, qui fuppofe que

1 *Galen. Introduct. Cap.* 10. *Voyez ci-deffus, Chap.* 5.
2 *Fallope.*
3 *Plin. Lib.* 25. *Cap.* 2.
4 *Lib.* 5. *Præfat.*

Continuation du Siecle xxxvij. & commencement du xxxviij.

que les Médecins précedens s'en passoient pour l'ordinaire. On peut voir ce qui a été dit là-dessus, dans la pratique d'Hippocrate. Le même Hérophile avoit acoutumé de dire, 1 *que les médicamens n'étoient rien, ou qu'ils étoient les mains des Dieux, selon qu'on savoit les employer.*

Une autre découverte de ce Médecin c'est qu'il a été le premier qui a traité avec exactitude la doctrine du *pouls*, 2 qui avoit été négligée jusques à lui. Je sai bien que Pline prétend qu'il porta les choses trop loin sur ce sujet. 3 *Il falloit, selon Hérophile*, dit cet Auteur, *être Musicien, & même Geometre pour se conoître parfaitement en ce qui regarde le pouls, c'est à dire, pour en entendre la cadence, & pour en savoir la mesure selon les âges, & selon les maladies.* Mais cette remarque de Pline est fondée sur une erreur du peuple, qui avoit ainsi parlé d'Hérophile, parce que cet habile Anatomiste & Médecin avoit sans doute, été le premier, qui se fût servi en cette occasion du mot ῥυθμὸς, *rhythmus, cadence*, qui est un terme de Musicien, qu'il appliquoit au sujet des pouls, & qui a été retenu par tous les Médecins des siecles suivans. Il est vrai que Galien, de qui nous apprenons qu'Hérophile avoit écrit fort au long *de la cadence du pouls*, prétend qu'il s'étoit embarassé, & qu'il avoit même débité à cet égard des absurditez; mais cela seroit pardonnable à un homme, qui écrivoit le premier sur cette matiere.

Ce que Pline ajoûte, 4 *que cette grande subtilité n'étant pas du goût de tout le Monde, on quitta la Secte d'Hérophile*, n'est pas vrai-semblable; Hérophile ayant eu un grand nombre de disciples, ou de Sectateurs fort long-temps après sa mort, comme on le verra au Chapitre suivant. Je ne sai d'ailleurs comment accorder cette grande subtilité, que Pline attribue à Hérophile, avec ce que Galien dit de lui, qu'il étoit *à demi Empirique*, comme on l'a remarqué ci-dessus en parlant d'Erasistrate, que Galien met au même rang; il va même plus avant, il compte en un autre endroit Hérophile & ses Sectateurs entre les Empiriques.

Nous apprenons du même Galien, 5 qu'Hérophile avoit écrit contre les *Prognostiques* d'Hippocrate, qui est l'endroit par où on l'a le moins attaqué. Ce que l'on a remarqué ci-devant que ce dernier ne s'étoit presque point attaché au *pouls*, ou aux signes qu'il fournit, pouvoit avoir donné occasion au premier de l'attaquer là-dessus.

Cælius Aurelianus, qui rapporte quelques particularitez de la pratique d'Hérophile, nous apprend que ce Médecin n'avoit rien écrit touchant la cure de diverses maladies, même de quelques unes des plus communes, comme sont *la pleurésie*, & *l'esquinancie*; quoi qu'il eût traité de la nature de ces maladies, ayant

1 *Galen. de Compos. Medicament. Local. Lib. 6. Cap. 3. Scribon. Larg. Epistol. ad Callistum. Voyez ci-après, Part. 3. Liv. 1. Chap. 1.*

2 *Voyez ce qu'a été dit sur ce sujet ci devant, Part. 1. Liv. 3. Chap. 6.*

3 Omnes eas (Scholas) damnavit Herophilus, in musicos pedes venarum pulsu descripto per ætatum gradus. [*Lib. 29. Cap. 1.*] Arteriarum pulsus in cacumina membrorum maximè evidens index ferè morborum, in modulos certos, legesque metricas per ætates stabilis, aut citatus, aut tardus, descriptus ab Herophilo, Medicinæ vate, mira arte.

4 Deserta deinde & hæc Secta est, quoniam necesse erat in ea literas scire *Lib. 29. Cap. 1.*

5 *In Lib. Prognostic. Comment. 1.*

ayant entre autres choses soûtenu, *que c'est le poumon qui est la partie malade dans la pleurésie, & que la péripneumonie ne differre de la pleurésie, qu'en ce que dans celle-là tout le poumon souffre, au lieu que dans celle-ci il n'y en a qu'une partie qui soit atteinte.* Il parloit néanmoins d'une maladie assez rare, qui est *la paralysie du cœur;* mais il n'en disoit pas autre chose, si ce n'est que l'on doit imputer à cette maladie certaines morts subites que l'on voit quelquefois arriver. 1 Hérophile suivoit d'ailleurs les sentimens de Praxagore son maître, & ceux d'Hippocrate, en ce qui concerne les effets des humeurs, par rapport à la santé & aux maladies, & il pratiquoit à peu près comme eux. Il estimoit particulierement l'*Ellebore blanc.* Il comparoit ce remede à un vaillant Capitaine qui sort des premiers d'une ville, après avoir animé & mis en mouvement tous ceux qui doivent le suivre dans une sortie. (*Plin. Lib. 25. Cap. 5.*)

Continuation du Siecle xxxvij. & commencement du xxxviij.

Il y eut du temps de Jules César 2 un autre *Hérophile* Médecin de chevaux, qui se disoit descendu de C. Marius; mais qui étant reconu fut banni d'Italie, & enfin executé à mort, pour avoir formé le dessein de tuer tous les principaux du Sénat.

On trouve aussi dans Hyginus (*Chap.* 274) un Hierophile, qui enseigna la Médecine à la Sage-Femme *Agnodicé*, de laquelle on parlera ci-après (*Part. 2. Liv. 3. Chap. 13.*) Je ne sai quand ce Hiérophile peut avoir vécu. Je le mets ici à cause du rapport qu'il y a entre son nom & celui d'Hérophile.

CAPITRE VII.

Disciples & Sectaeurs d'Hérophile.

Ceux d'entre les Sectateurs d'Hérophile dont les noms se sont conservez, sont les suivans; Zeuxis, *de Tarente*, Alexandre, *Philalethe*; Demosthene, *Philalethe*; Zenon, Andreas, Callianax, Bacchius, Chrysermus, Heraclide, *Erythréen*; Aristoxene, Gaius, Demetrius, Speusippus, Mantias, Apollonius *Mus*; Callimachus, Dioscoride *Phacas*; & Philinus,

Nous apprenons de Galien que les Ecoles d'Erasistrate & d'Hérophile avoient été toutes deux florissantes long-temps après la mort de ces Médecins. Strabon assure aussi que la doctrine d'Hérophile étoit en réputatation jusques dans la Phrygie, où il y avoit, du temps de Strabon même, une Ecole d'Hérophiliens dans laquelle *Zeuxis* avoit présidé, & après lui *Alexandre*, surnommé *Philalethe*, c'est à dire, *ami de la verité.* 3 *Démosthene*, disciple d'Alexandre, eut aussi le même surnom. Il avoit écrit, sur *les maladies des yeux*, des livres qui sont citez par Galien, par Oribase, & par d'autres, & qui étoient fort estimez.. Le même Galien cite aussi un 4 *Démosthene de Marseille*, 5 mais on ne

1 *Galen. Introduct. Cap.* 9.
2 *Valer. Maximus, Lib. & Cap. ultim.*
3 *Galen. de Differ. Puls. Lib* 4. *Cap* 4. *&* 5.
4 *De Compositione Medicament. per genera, Lib.* 5. *sub finem.*
5 *Vide Reines. Variar. Lect. Lib.* 5. *Cap.* 2. Mr. Ménage, dans son Anti-Baillet, dit que Démosthene de Marseille vivoit sous Neron.

Continuation du Siecle xxxvij. & commencement du xxxviij.

ne sait pas si c'est le même. 1 *Zénon* acquit aussi beaucoup de réputation dans la Secte d'Hérophile. Il avoit écrit concernant *les médicamens*, aussi bien que la plûpart des Hérophiliens, qui les mettoient beaucoup en usage, comme on l'a remarqué au Chapitre précedent. Galien cite en quelques endroits un *Zénon de Laodicée;* on ne sait pas si c'est le même, ou un autre; non plus que le Zénon Athénien, cité par l'Auteur du livre intitulé *de Medicinis expertis*, attribué au même Galien.

Andréas s'étoit aussi particulierement attaché aux *médicamens*. Mais Galien dit que cet Andréas avoit rempli ses livres de faussetez, & de choses vaines & superstitieuses, & il fait une comparaison de ce Médecin, avec Hippocrate, qui n'est guére avantageuse au premier. On pourroit croire, avec Tiraqueau, que Galien en a usé de cette maniere à l'égard d'Andreas; parce que celui-ci avoit écrit contre Hippocrate, *qu'il disoit avoir quitté sa patrie, & s'être enfui en Thessalie, après avoir mis le feu à la Bibliotheque de Cnide:* c'étoit dans un livre intitulé *de l'Origine de la Medecine*, qu'Andréas avoit dit ce que l'on vient de lire. Mais Galien n'est pas le seul, qui a blâmé ce Sectateur d'Hérophile. L'Auteur du grand *Etymologicon*, nous apprend qu'Eratosthenes, dont on a fait mention ci-devant, & de qui l'on a dit qu'il avoit écrit *de l'origine des Asclépiades*, traitoit de plagiaire le même Andréas, & l'accusoit de s'être fait honneur des écrits d'autrui. Au reste, il ne faut pas être surpris si ce Médecin avoit écrit contre Hippocrate. L'on a vu qu'Erasistrate & Hérophile en avoient fait autant; ce qui étoit fort naturel à des gens qui avoient des principes differens de ceux de cet ancien Médecin, & qui avoient innové diverses choses dans la Médecine; mais il ne s'ensuit pas de là qu'il fût permis à Andréas de debiter des calomnies, supposé que ce qu'il disoit d'Hippocrate ne fût pas veritable, comme il y a de l'apparence qu'il ne l'étoit pas.

Entre les livres qu'Andréas avoit composez, il y en avoit un intitulé 2 *Narthex.* Ce mot Grec désignoit particulierement, une plante que les Latins ont nommée *Ferula.* Il signifioit aussi *un bâton*, ou *une verge*, ou *un thyrse*, comme celui que portoit Bacchus; mais il marquoit encore *une boette*, ou *un boettier*, où les Chirurgiens tiennent leurs onguens. C'est ce dernier sens qu'Andréas avoit en vuë, lorsqu'il donna à son livre le titre de *Narthex.* Il vouloit, sans doute, dire que les Médecins, ou les Chirurgiens devoient porter ce livre avec eux comme une espece de boettier, où ils trouveroient des médicamens pour toutes les maladies 3 Divers Médecins, qui vinrent après lui, donnerent le même titre à des livres, où ils décrivoient des médicamens. On apprend d'ailleurs qu'Andréas avoit beaucoup écrit sur la Chirurgie, & il est même cité par Celse, entre les principaux Auteurs de cet art.

Je pense que c'est du même Andréas que parle l'Historien Polybe, & duquel il dit qu'il vivoit sous Ptolomée *Philopator*, & que Théodore Vice-Roi l'avoit fait mourir. Il n'y a du moins rien, qui repugne à l'égard du temps. Tiraqueau croit que notre Andréas est le même qui est appellé *Andron* par d'autres Auteurs; & il cite là dessus Pline, qui appelle, dit-il, Andron, dans le Chapitre

1 *Galen de Simpl. Medicam. Facult. in principio.*

2 *Schol. in Nicandri Theriac.* Voyez dans Martial, *Liv.* 14. *Epigram.* 78. l'explication du mot *Narthecium*, qui est le diminutif de *Narthex.*

3 *Vide Galen. de Compos. Medicam. per genera, Lib.* 5.

pitre XVIII. de son XX. Livre, le même que Dioscoride nomme *Andréas*, en parlant de la même chose. Mais s'il y a quelque édition de Pline où on lise en cet endroit *Andron*, 1 c'est apparemment une faute. Ce que Celse cite Andron, dans le même livre, où il a nommé au commencement Andréas, ne prouve pas mieux que ce ne fût qu'une même personne. Au reste Andron avoit aussi écrit touchant les médicamens. Cassius fait mention d'un Andréas de *Caryste*; & Galien, dans les Glosses d'Hippocrate, cite un Médecin du même nom, qu'il dit avoir été fils de *Chrysaris*. Je ne sai si ces Auteurs parlent du même, ou d'un autre.

Continuation du Siecle xxxvij. & commencement du xxxviij.

2 *Callianax*, n'est conu que par ce qu'en rapportent Galien & Palladius, qui disent que ce Sectateur d'Hérophile n'avoit point de douceur pour ses malades; & qu'un certain personnage qu'il traitoit d'une maladie dangereuse, lui ayant un jour demandé s'il mourroit de cette maladie, il lui répondit fort cruëment par ce vers d'Homere, *Patroclus mourut bien qui valoit plus que vous.*

Bacchius avoit ecrit un livre intitulé, *des choses les plus remarquables concérnant Hérophile, & ceux de sa Secte.* Il avoit écrit dans ce même livre, ce qu'on vient de lire touchant Callianax, & c'est de Bacchius que les Auteurs que l'on a citez l'ont tiré.

3 *Chrysermus* est cité par Sextus Empiricus au sujet d'une proprieté du temperament, ou d'une disposition particuliere qui faisoit que toutes les fois que ce Chrysermus mangeoit du poivre, ou quelque chose de poivré, il devenoit 4 *Cardiaque*, c'est à dire, il tomboit dans des défaillances accompagnées de sueurs, & autres accidens. C'est le même qui est cité par 5 Pline, & par 6 Galien, au sujet du pouls.

7 Héraclide Erythréen fut disciple du précedent. On n'a rien de bien particulier à remarquer à son égard, non plus qu'a l'égard d'*Aristoxene*, cité par 8 Galien; si ce n'est qu'ils avoient aussi écrit l'un & l'autre sur le *pouls*, & qu'ils en avoient donné chacun des définitions, aussi bien que Chrysermus. *Gaius* & *Démetrius* sont pareillement citez par Cælius Aurelianus sur des choses de peu d'importance. Le nom de *Speusippus* se trouve dans 9 Diogene Laërce.

Galien dit de *Mantias* qu'il a été le premier, non seulement des Hérophiliens, mais de tous ceux dont lui Galien avoit conoissance, qui ait décrit plusieurs bons medicamens. Il étoit des propres disciples d'Hérophile, & n'abandonna point ses sentimens, au lieu que plusieurs des autres devinrent *Empiriques*.

Apollonius, surnommè *Mus*, ou *le Rat*, étoit 10 concitoyen & condisciple d'Hè-

1 *Voyez l'Edition du P. Hardouïn, qui est la mailleure. Les autres que j'ai vuës lisent aussi de même.*
2 *Galen. Comment.* 4. *in* 6. *Epidemic. Palladii Comment. in eundem Librum.*
3 *Pyrrhon. Hypothes. Lib.* 1. *Cap.* 14.
4 *Voyez ci-apres, Lib.* 4. *Sect.* 1. *Chap.* 6.
5 *Lib.* 22. *Sect.* 32.
6 *De Different. Puls. Lib.* 4.
7 *Ibidem.*
8 *Ibidem.*
9 *In Vita Speusippi Philosophi.*
10 *Strabon, Liv.* 14.

Continuation du Siecle xxxvij. & commencement du xxxviij.

d'Héraclide dont on vient de parler. Il avoit écrit, aussi bien que Bacchius, & quelques autres Hérophiliens, divers livres touchant *la Secte d'Hérophile*, & divers autres touchant *la composition des médicamens*. Strabon ajoûte, dans l'endroit qu'on a cité, qu'Apollonius & Héraclide Erythréen avoient vécu de son temps, c'est à dire, qu'il pouvoit les avoir vûs, quoi qu'ils fussent beaucoup plus vieux que lui. Or Strabon a vécu depuis le temps de Jules César jusqu'à celui de Tibere. On ne peut pas savoir de quel temps sont les autres Sectateurs d'Hérophile, & on ne les a mis ici que pour ne pas les détacher de leur maître, comme on en a usé à l'égard des 1 Sectateurs d'Erasistrate. On parlera dans le Livre suivant de divers autres Médecins, qui ont porté le nom d'*Apollonius*, & on dira encore quelque chose touchant Apollonius *Mus*, qui semble avoir été confondu avec les Empiriques, aussi bien que plusieurs des Sectateurs d'Hérophile.

Nous avons compté ci-devant *Callimachus* entre les Glossateurs d'Hippocrate. 2 *Dioscoride Phacas* avoit travaillé à la même chose, aussi bien qu'une partie des Hérophiliens que nous avons nommez, comme Zeuxis, Héraclide Erythréen, & Bacchius. Nous parlerons dans le Livre suivant de *Philinus*, autre disciple d'Herophile, qui avoit pareillement écrit sur Hippocrate, & qui s'érigea en Chef de Secte.

CHAPITRE VIII.

Divers Médecins & Philosophes, qui ont été contemporains d'Erasistrate & d'Hérophile, ou de leurs Disciples.

Quoi qu'Erasistrate & Hérophile ayent été ceux qui ont fait le plus de bruit de leur temps, quelques-uns de leurs contemporains ne laissérent pas de se distinguer.

Philotime, fut de ce nombre. 3 Il avoit été disciple de Praxagore, aussi bien qu'Hérophile. On ne sait rien de ses sentimens, si ce n'est qu'il avoit poussé celui de son maître, & celui d'Aristote, touchant le *cerveau*, un peu plus loin qu'eux, soûtenant 4 *que cette partie étoit inutile*. Cependant Galien en parle comme d'un homme, qui étoit d'ailleurs bon Anatomiste, & bon Médecin & Chirurgien.

Plistonicus, 5 autre disciple de Praxagore, avoit écrit touchant les *humeurs*. 6 Il avoit de plus composé un livre intitulé *de l'usage de l'eau pour la santé*. Tout ce qu'on apprend d'ailleurs de ses sentimens, c'est qu'il disoit 7 que ce n'est point par une *coction*, comme l'avoit cru Hippocrate, que les alimens se

1 *Voyez l'avant propos qui est au devant de ce Livre.*
2 *Voyez ci-après, Part.* 3. *Liv.* 2. *Chap.* 3. *où l'on parle encore de ce Dioscoride, à l'occasion de Pedacius Dioscoride.*
3 *Galen. Method Med.* Lib. 1. *Cap.* 3.
4 *Galen. de Usu Part.* Lib. 8. *Cap.* 3.
5 *Cels. Præfat.* Lib. 1. *Galen. de atra Bile.*
6 *Athenæus*, Lib. 2.
7 *Celsus ibidem.*

se préparent dans l'estomac, mais par une espece de *putréfaction*, ou de *pourriture*. Sur quoi l'on doit remarquer qu'Hippocrate s'est bien servi du mot de *coction*, pour exprimer ce qui arrive aux alimens dans l'estomac, mais cela n'empêche pas qu'il n'admît aussi la *putrefaction*, de Plistonicus, & qu'il n'ait employé 1 en quelques endroits les mêmes termes dont ce dernier se sert pour la désigner.

Continuation du Siecle xxxvij. & commencement du xxxviij.

Eudeme, que Galien joint ordinairement avec Hérophile, & qu'il lui compare pour l'exactitude dans l'Anatomie, particulierement en ce qui concerne les *Nerfs*, a vécu à peu près dans le même temps, autant que l'on en peut juger par la maniere dont Galien en parle. Cet Auteur (*de Antidot. Lib.* 2. *Cap.* 14.) rapporte la composition d'une Theriaque dont usoit Antiochus Philometor, qui avoit été décrite en vers par un *Eudeme*, & se trouvoit gravée sur la porte du Temple d'Esculape. Si cet Eudeme étoit contemporain du Roi, dont on vient de parler, qui est Antiochus le Grand, comme on l'apprend de Pline, (*Lib.* 20. *Cap.* 24.) il auroit vécu du temps des disciples d'Hérophile, & pourroit être le même que celui dont nous avons parlé, mais cela n'est pas certain. Il y a eu divers Médecins de ce nom, comme on le verra ci-après. *Part.* 2. *Liv.* 4. *Sect.* 1. *Chap.* 1.

Pasithemis est joint par Diogene Laërce à *Midias*, (dont il a été parlé au Chap. 2. de ce même Livre) comme ayant vécu dans le même temps.

Strabon fait mention d'un Apollodore, Médecin, qui avoit dédié quelques livres à Ptolomée *Soter*, & qui ne peut pas être différent de celui que Pline dit avoir écrit au Roi Ptolomée touchant les vins dont ce Prince devoit boire. On parlera de quelques autres *Apollodores*, dans le Livre suivant.

1 Aristarque, Médecin de *Bérénice* fille de Ptolomée Philadelphe, est du temps des disciples d'Erasistrate & d'Hérophile.

Je ne sai pas précisément en quel temps vivoient Mne'sithe'e & Dieuches, qui sont citez par Galien comme de grands hommes, & qu'il compte entre les principaux des plus anciens Médecins ; mais je pense qu'ils ont pu vivre dans le trente-septième siecle. Il y a eu deux *Mnésithées*, Médecins, l'un qui étoit *Athenien*, qui est celui dont Galien parle, & qui a été le plus célebre, l'autre, qui étoit *Cyzicénien*, dont Oribase fait mention. 3 *Dieuchès* avoit écrit un livre tout entier des vertus du *Chou* ; & il en avoit composé d'autres sur *la maniere d'aprêter les viandes*, desquels on trouve quelques citations dans Oribase. La même matiere a aussi été traitée par Diocles & par Erasistrate, comme on l'a vu ci-dessus. Dieuchès eut des disciples, entre lesquels Athénée compte un Numenius, qui est cité par Celse, & par le Scoliaste de Nicander.

Diogene Laërce fait aussi mention d'un Simon, Medecin, qui vivoit du temps de Seleucus Nicanor. Quant à *Simon*, l'Athénien, dont parle le même Auteur, il étoit Philosophe plûtôt que Médecin, quoi qu'il eût écrit un livre intitulé *de la Santé*. Ce dernier Simon étoit ouvrier en cuir. Ce qu'il savoit de Philosophie, il l'avoit appris en écoutant les discours de Socrate, qui s'arrêtoit

1 *Voyez ci-dessus*, *Part.* 1. *Liv.* 3. *Chap.* 3. *Artic.* 9.
2 *Voyez ci dessus*. *Part.* 1. *Liv.* 3. *Chap.* 30.
3 *Plin. Lib.* 20. *Cap.* 9. *Voyez la premiere Partie*, *Liv.* 2. *Chap.* 4, *à l'Article de Pythagore.*

Continuation du Siecle xxxvij. & commencement du xxxviij.

toit quelquefois dans la boutique de ce Simon. 1 Suidas cite un autre *Simon*, aussi Athenien, qui avoit écrit *de la Médecine des Chevaux*. Nous avons parlé 2 ci-devant d'un *Simos*, ou *Simus*, Médecin, de l'Isle de Cos. On trouve ce dernier nom 3 dans Pline.

CLE'OPHANTUS, qui est cité par Celse & par Pline, doit encore être joint, par rapport au temps, aux Médecins dont il s'agit en ce Chapitre. Ce qui le prouve c'est que l'un de ses disciples a vécu sous Ptolomée *Evergetes*, comme nous allons le voir. Cléophantus avoit écrit en particulier *de l'usage du vin dans les maladies*, contre le sentiment des autres Médecins. Je ne sai si c'est par cet endroit qu'il se rendit fameux; mais *Asclépiade*, qui fut lui-même fort célebre, comme nous le verrons ci-après, faisoit du cas de Cléophantus. Il y a eu un autre *Cléophantus* contemporain de Ciceron, qui viendra en son rang.

Une autre preuve de la grande réputation du premier, c'est qu'il eut divers disciples & Sectateurs, qu'on appelloit *Cléophantius*. ANTIGENES, cité par 4 Cælius Aurelianus, étoit de ce nombre; aussi bien que MNE'MON, de *Sidé* en Pamphilie. 5 L'on a anciennement attribué à celui-ci d'être l'Auteur des caracteres, qui se trouvent à la fin des histoires de quelques-unes des maladies, dont Hippocrate fait mention dans son troisième livre *des Maladies Epidémiques*. On ne rapportera pas tout ce que Galien dit à ce sujet de Mnémon. On remarquera seulement qu'il insinue que celui-ci, à ce que disoient quelques-uns, ayant pris un exemplaire des œuvres d'Hippocrate dans la Bibliotheque de Ptolomée *Evergetes*, sons le prétexte de vouloir expliquer le troisième livre des Maladies Epidémiques, y avoit ajoûté les caracteres dont on vient de parler; contrefaisant l'écriture de l'original, & se servant d'encre propre à cela. D'autres assuroient que cet exemplaire d'Hippocrate qui étoit dans la Bibliotheque d'Alexandrie, & où ces mêmes caracteres se trouvoient, avoit été apporté de Pamphilie en Egypte par Mnémon, qui le vendit à Ptolomée, 6 que Galien dit avoir eu un grand empressement pour remplir sa Bibliotheque de bons livres, & avoir fait des dépenses extrordinaires pour cela. Ils ajoûtoient que le titre de cet exemplaire portoit, que ce même livre étoit venu par les vaisseaux, ou par mer, & que Mnémon Sidite l'avoit corrigé.

Ceux qui ont lu Hippocrate savent ce que c'est que les caracteres, que l'on vient de dire que Mnémon avoit ajoûtez au texte de cet Auteur; il faut néanmoins en dire ici un mot, parce que cela sert à faire voir d'un côté la grande estime que l'on faisoit des Observations d'Hippocrate, & de l'autre la maniere dont les Médecins qui sont venus peu de temps après lui, prétendoient s'instruire en tirant ce qu'il y a d'essentiel dans ces observations, & en le mettant en „ notes abregées. 7 Pythion, *dit Hippocrate*, qui demeuroit auprès du tem-

„ Ple

1 *In Voce* τριλλη.
2 *Part.* 1. *Liv.* 1. *Chap.* 20. *à l'endroit, où il est parlé d'Esculape de Cos.*
3 *Liv. & Cap.* 22.
4 *Acutor. Lib.* 2. *Cap.* 10.
5 *Galen. in Lib.* 3. *Hippocratis, de Morb. Vulgar. Comment.* 2.
6 Il paroît par ce passage, que Ptolomée Evergetes suivoit les traces de Philadelphe son pere, qui est celui qui avoit établi le premier la fameuse Bibliotheque d'Alexandrie. *Voyez ci-dessus, Part.* 1. *Liv.* 3. *Chap.* 30. & *Part.* 2. *Liv.* 1. *Chap.* 3.
7 *Epidemic. Lib.* 3. *Sect.* 1. *Ægr.* 1.

Continuation du Siecle xxxvij. & commencement du xxxviij.

ple de la Terre, eut dès le premier jour les mains tremblantes, une fiévre aigue & de la rêverie. Ces accidens augmenterent le second jour. Le troisiéme, c'étoit la même chose. Le quatrième il rendit de la bile pure en petite quantité. Le cinquième, il y eut encore de l'augmentation, à l'égard des premiers accidens, le malade dormit peu, & son ventre se resserra. Le sixième, les crachats furent de diverses couleur, & en partie tirans sur le rouge. Le septième, le malade eut la bouche de travers. Le huitième, tous les accidens augmenterent encore, & le tremblement en particulier continuoit toujours. Depuis le commencement jusqu'au huitième jour les urines furent claires & sans couleur, avec un nuage suspendu au milieu. Le dixième il sua; les crachats furent un peu plus mûrs, & la maladie fut jugée, c'est à dire terminée par une espece de crise. Environ le temps de cette crise, les urines se tinrent un peu claires. Enfin au bout de quarante jours un abscès qui s'étoit formé vers l'anus, se dissipa par une évacuation d'urine, qui obligeoit le malade à uriner à tout moment avec quelque acreté, ou quelque douleur.

Au dessous de cette description on trouve les caractcres dont il s'agit, dont le premier ressemble à un Π, qui a un I, au milieu; le second est un simple Π. le troisième est un ΟΥ. le quatrième un Μ; & le cinquième enfin un Υ. On explique ces caracteres de cette maniere, πιθανὸν πλῆθος οὔρων τεσσαρακοστῇ ὑγείαν, c'est dire, *il est probable que la quantité d'urine, qui fut rendue le quarantième jour, guérit le malade*; par où l'on a voulu marquer que cette derniere crise, qui étoit arrivée par une grande évacuation d'urine, avoit été plus parfaite que la précedente où il y avoit eu des sueurs; & insinuer en même temps que cette difference venoit de ce que la premiere crise ne s'étoit pas faite dans 1 un jour critique, comme la derniere. Peut-être aussi que ces Médecins vouloient dire quelque autre chose que l'on ne sait pas.

Il y eut encore, dans l'intervalle que nous marquons, un 2 Archelaus, Egyptien, qui dédia au Roi Ptolomée un livre en vers où il traitoit de *l'histoire naturelle*, comme un l'apprend *d'Antigonus Carystius*, qui vivoit sous Ptolomée Philadelphe; d'où l'on peut inferer que c'étoit au même Ptolomée qu'Archélaus avoit dédié son livre. Athénée parle d'un autre *Archelaus*, qui étoit de la Chersonese, & qui avoit écrit sur un sujet approchant de celui que l'autre avoit traité. Vossius croit que c'est le même que le précedent.

Archibius, que pline dit aussi avoir dédié quelque livre de Médecine au Roi *Antiochus*, doit être du même rang que les autres dont on a parlé. 3 Galien cite aussi un Médecin de ce nom.

Jollas, ou *Iolaüs*, Bithynien, cité par Pline, par Dioscoride, & par d'autres, comme ayant écrit *des médicamens*, est d'un temps plus incertain, quoi qu'il n'ait pas dû être éloigné de celui dont il s'agit.

Nous avons compté ci-devant un Apollophanes, entre les disciples d'Erasistrate. L'Historien Polybe donne un Medecin de ce nom à Antiochus *Soter*.

Nicias,

1 *Voyez Part. 1. Liv. 3. Chap. 5.*

2 *Voyez Diogene Laërce; Pline, dans l'Indice du Liv. 28. & le Schol. des Theriaq. de Nicander.*

3 *De Compos. Medicam. per genera, Lib. 5. Cap. 14.*

Continuation du Siecle xxxvij. & commencement du xxxviij.

Nicias, de Soli, Médecin de *Pyrrhus*, est du rang des précedens par rapport au temps. Théocrite parle de lui avantageusement; mais cela n'empêcheroit pas qu'il ne fût indigne d'être joint avec les autres, s'il étoit vrai qu'il eût offert aux Romains d'empoisonner le Roi son Maître, avec qui ils étoient en guerre. Elien attribue le même fait à un autre Médecin nommé *Cineas*, qui pourroit être le nom du précedent renversé; *Cineas* pour *Nicias*. On a aussi dit la même chose d'un *Timochares*, qui n'étoit pas Médecin.

Il se trouve un autre *Nicias*, de Nicopolis, Médecin contemporain de Plutarque. Le même Auteur cite d'ailleurs un *Nicias Mallotes*, qui avoit écrit *des pierreries*, & qui peut être le même qui est aussi cité par Stobée.

On pourroit encore placer entre les Médecins précedens *l'Auteur du Commentaire sur les Aphorismes d'Hippocrate*, qui est attribué à Oribase; ce premier Auteur ayant dû être contemporain de Ptolomée Evergetes, par l'ordre duquel il dit avoir écrit. Mais il est visible que c'est une piece supposée, & même fort grossierement, l'Auteur citant Pelops, Rufus, Soranus, & Galien qui ont tous vécu plus de trois cens ans après le Roi d'Egypte que l'on a nommé.

Nicander, de 1 *Colophon*, Poëte & Médecin célebre, a vêcû, selon quelques-uns, sous Ptolomée Philadelphe, ou selon d'autres, sous Attalus *Galatonices*. Il nous est resté deux des ouvrages de Nicander; l'un, qui est intitulé *Theriaca*, où il décrit en vers les accidens qui suivent les blessures faites par des *bêtes venimeuses*, y joignant les remedes propres; & l'autre dont le titre est *Alexipharmaca*, où il traite des *poisons*, & des *contrepoisons*. 2 Demetrius Phalereus, Theon, Plutarque, & 3 Diphilus de Laödicée, avoient écrit des commentaires sur le premier de ces livres. Nous avons encore aujourd'hui des scholies Grecques très-savantes sur l'un & sur l'autre de ces mêmes livres, mais on ne sait pas le nom de l'Auteur; Vossius soupçonne qu'elles sont de Diphilus, dont on vient de parler.

Nicander avoit encore écrit un *recueil de remédes;* & il avoit mis en vers *les Prognostiques d'Hippocrate*. Il avoit d'ailleurs composé des *Métamorphoses*, comme fit depuis Ovide, & d'où il y a apparence que celles *d'Anatonius Liberalis* ont été tirées. Ciceron & d'autres Auteurs citent aussi les *ouvrages sur l'Agriciture*, ou *les Géorgiques* de Nicander.

Entre les *poisons* dont ce Poëte Médecin fait mention, il ne s'en trouve que deux qui soient tirez des *mineraux*, la *litharge* & la *ceruse*, ce qui marque qu'on n'en conoissoit point d'autres en ce temps-là. Tout le reste est tiré des *plantes* & des *animaux*. L'un des plus pernicieux de ces poisons étoit celui qu'on appel-

1 *Cicero, de Oratore; Suidas*. Nicander dit lui-même, au commencement de l'un de ses Poëmes, qu'il étoit voisin de l'Apollon de *Claros*. Or le temple de Claros, où ce Dieu rendoit ses oracles, étoit tout auprès de Colophon, comme le remarque Strabon, (*Liv*. 13.) On a confondu ce Nicander avec un Grammairien qui étoit de Thyatire (*Steph. Byzant. in voce Thyatira*.) On trouve dans Vossius de Historic. Græc.) les titres des livres de ces deux Nicandres, que cet Auteur ne distingue pas d'abord; quoi qu'il convienne à la fin que ces livres ne sont peut-être pas tous d'un même Nicander.

2 Steph. Byzan. in voce *Carope*. Ce Demetrius est different du fameux Philosophe Péripatéticien, qui a vécu auparavant; ou Stephanus s'est trompé.

3 *Athenæus*.

loit *Toxicum*. Les Botanistes ne l'ont point décrit, parce qu'ils ne savoient sans doute, pas de quelle plante il se tiroit, ou ce que c'étoit, quoi qu'ils en connussent les mauvais effets; comme la même chose nous arrive encore aujourd'hui à l'égard de quelques drogues, qui sont dans l'usage de la Médecine, sans que l'on sache quelquefois si elles sont tirées d'une plante ou d'un animal, & quelle est la maniere dont elles se préparent, parce qu'elles viennent de pays éloignez. Nicander met aussi *l'Opium* au rang des poisons. On aura 1 ci-après occasion de parler plus particulierement de cette drogue, & de son usage dans la Médecine ancienne.

Continuation du Siecle xxxvij. & commencement du xxxviij.

Il se trouve un *Mutius Fonteius Nicander*, Médecin, dans une ancienne Inscription, mais on ne sait pas quand il a vécu.

Philippe, dernier Roi de Macédoine, de ce nom, avoit un Médecin nommé 2 Calligenes, qui tint cachée la mort de ce Roi jusqu'à ce que *Persée* son Successeur en eût reçu la nouvelle. Ce Philippe étoit contemporain de Ptolomée *Philopater*, qui commença à regner l'An du Monde M. M. M. DCCCXXX.

Les Médecins contemporains d'Hérophile & d'Erasistrate, ou de leurs disciples ne furent pas les seuls qui travaillerent à l'avancement de la Médecine; il y eut aussi de fameux *Philosophes*, qui les seconderent. Le premier & le plus considerable est Theophraste, qui succeda à Aristote dans l'Olympiade CXIV, au commencement du regne de Ptolomée *fils de Lagus*, sous lequel on a dit qu'Hérophile fleurissoit. La plus grande partie des Ecrits de Théophraste, qui sont venus jusqu'à nous, concernent *les Plantes*. Mais comme les Plantes peuvent être considerées par rapport à *l'Agriculture*, à la *Physique*, ou à la *Médecine*, on peut dire que ce Philosophe, non plus qu'Aristote, n'a eu principalement en vuë d'en parler que comme Physicien. C'est ce qui l'a obligé à examiner plûtôt la maniere dont elles croissent, & les parties qui les composent, que leurs proprietez Médicinales. Neanmoins il touche quelquefois ce dernier sujet en passant; & comme il en a décrit plusieurs, son travail à cet égard n'est pas inutile aux Médecins. On aura occasion d'en parler plus particulierement quand on en sera à 3 *Dioscoride*.

Il nous reste d'ailleurs quelques petits livres de Théophraste, touchant *les Vertiges*, les *Défaillances*, les *Sueurs*, & la *Paralysie*, dans lesquels il recherche simplement les causes de ces maladies, sans parler des remedes qu'il y faut apporter. Il dit, à l'égard des *Vertiges*, qu'ils viennent *lors qu'un esprit étranger, ou une humidité superflue se porte à la tête, ou* 4 *autour de la tête, soit que cela vienne de quelque chose que l'on ait pris intérieurement, comme du vin ou quelqu'autre liqueur, soit que l'on ait tourné en rond; car*, ajoûte-t-il, *le cerveau est naturellement humide; & quand quelque esprit étranger y entre, il fait de la violence après qu'il s'y est insinué, & pousse l'humidité naturelle jusques dans les veines, en la faisant mouvoir en rond; en sorte que cet esprit fait le même effet que si quelqu'un prenoit cette tête & la faisoit tourner en rond; étant indifferent que la même chose se fasse par une cause externe, ou par une cause interne.*

La

1 *Part.* 2. *Liv.* 2. *Chap.* 7.
2 *Voyez Tite Live.*
4 *Voyez ci-après, Part.* 3. *Liv.* 2. *Chap.* 3.
4 Τὰ περὶ τὴν κεφαλὴν, façon de parler Grecque.

Continuation du Siecle xxxvij. & commencement du xxxviij.

La Paralysie arrive *par un refroidissement, ou par une privation & un défaut d'esprit. Car c'est l'esprit qui est l'auteur de la chaleur & du mouvement; ensorte qui s'il devient immobile, le sang & l'humide se réfroidissent nécessairement. C'est par cette raison que l'on se sent les pieds engourdis, aussi bien que les membres supérieurs, lors qu'ils sont pressez par une chaise ou de quelqu'autre maniere; car cette compression arrête ou intercepte l'esprit, qui ne pouvant plus se mouvoir comme à l'ordinaire, cause le refroidissement du sang.* On void par ce que l'on vient de lire, que ce Philosophe ne pensoit pas mieux aux *nerfs*, dans cette occasion, qu'Hippocrate, & qu'il ne conoissoit pas mieux leurs usages que son Maître Aristote. Quelqu'un pourroit trouver étrange que Théophraste ayant vêcu du temps d'Hérophile, comme nous le supposons, n'eût point profité des lumieres de celui-ci, par rapport à l'Anatomie; mais il se peut que ce Philosophe eût composé le petit livre, d'où le passage que nous avons traduit est tiré, avant qu'Hérophile eût fait toutes ses découvertes, ou que Théophraste qui demeuroit à Athenes, ne fût pas encore informé alors de ce qui se faisoit à Alexandrie où Hérophile travailloit; ou enfin il n'est pas impossible que le premier, qui pouvoit être le plus âgé, ait méprisé les découvertes du dernier, supposé qu'il en ait eu conoissance; à peu près comme divers Anatomistes du siecle passé, même des plus fameux, qui vivoient dans le temps que l'on découvrit la circulation du sang, ne la voulurent point admettre, quelques évidentes qu'en fussent les preuves.

Nous avons aussi un livre de Théophraste, qui est intitulé *Des Pierres*, où il traite de toutes les sortes de pierres, des fines & des autres, de leur nature, de la maniere dont elles se forment, des lieux où on les trouve &c. Comme on void par le catalogue de ses Ecrits, qu'il a donné à quelques-uns de ses livres les mêmes titres qu'Aristote avoit donnez aux siens, il y a de l'apparence que l'on a changé le plurier en singulier dans le titre du livre d'Aristote, *de la Pierre*, duquel on a parlé ci devant.

Apulée, dans sa premiere Apologie, cite un livre de Théophraste concernant *le Mal Caduc*, & un autre intitulé *des Animaux qui ne voyent point*. Cet Auteur ajoûte que Théophraste disoit dans ce dernier livre, que la depouille d'une espece de *Lézard*, nommé *Stellio*, est un remede pour le mal dont on vient de parler; mais qu'on a de la peine à trouver de cette dépouille, parce que ces animaux la mangent incontinent qu'ils l'ont posée

1 Aristote eût un autre disciple nommé ME'NON, qui avoit composé un livre intitulé 2 *l'Assemblée des Médecins*, ou *Recueil Médicinal*. Galien dit que quelques uns attribuoient ce livre à Aristote lui même, mais qu'il étoit reconu de la plûpart pour être de *Ménon*. Ce même livre, qui se trouvoit encore du temps de Galien, s'est perdu depuis, ce qui a été une grande perte par rapport au sujet que je traite, je veux dire, à l'histoire de la Médecine. Ménon avoit recueilli dans ce livre, ou dans ces livres, car il y en avoit plusieurs, les divers sentimens de tous les Médecins qui avoient été avant lui. La seule particularité, qui nous est restée de tout ce que cet Auteur avoit ramassé, c'est ce

1 *Galen. Comment. 1. ad Lib. Hippocr. de Nat. Hum.*

2 Συναγωγὴ ἰατρική.

ce que rapporte 1 Plutarque touchant une certaine *maladie du foye*, qui portoit ceux qui en étoient atteints, à *chaſſer aux rats*, & à les épier comme font les chats. Plutarque ajoûte que cette maladie étoit décrite 2 *dans les livres de Ménon*, & il la met au nombre de quelques autres, qu'il dit avoir paru en certains temps & diſparu dans la ſuite. Ce qui l'obligeoit à croire que cette maladie ne ſe voyoit plus, c'eſt que de tous ceux que les Médecins, poſterieurs à Ménon, avoient dit être 3 *malades du foye*, il n'y en avoit pas un de qui ces Médecins euſſent obſervé qu'il faiſoit la guerre aux ſouris. Mais la conſéquence n'étoit pas juſte; parce que les premiers qui avoient vu que certains malades épioient les ſouris, pouvoient s'être trompez lors qu'ils avoient jugé que cette fantaiſie venoit d'une mauvaiſe diſpoſition du foye; ſans que cela empêchât que leur obſervation ne fût vraye quant au fond, c'eſt à dire, en ce qui concernoit la deſcription des accidens de la maladie, qui eſt une choſe qui tomboit ſous les ſens, quoi que la cauſe en fût cachée. Les livres des Médecins tant anciens que modernes ſont remplis d'hiſtoires de malades qui ſont tombez dans toutes ſortes d'égaremens d'eſprit ou d'imagination, les uns ayant contrefait *les loups*, les autres *les chiens*, & même 4 *les chats*, qui eſt le cas dont il s'agit ici. Il ſe pourroit auſſi que les preneurs de rats, dont parloit Ménon, cherchaſſent ces animaux pour les manger, par une *dépravation d'appetit*, comme il arrive aux perſonnes qui mangent de la *craye*, du *charbon*, des *cendres*, du *plâtre*, & autres choſes abſurdes.

Continuation du Siecle xxxvij. & commencement du xxxviij.

Heraclide, de Pont, autre Philoſophe, avoit étudié partie ſous Ariſtote, partie ſous *Speuſippus*, diſciple de Platon. Il avoit écrit un livre des *Cauſes des maladies*, & un autre intitulé, *de la Maladie ou l'on eſt ſans reſpiration*. Héraclide diſoit que dans cette maladie on demeuroit quelquefois juſqu'à trente jours ſans reſpirer, en ſorte que l'on paroiſſoit mort, ſans néanmoins que le corps ſe corrompît. L'on a vu ci-deſſus qu'Empédocle avoit guéri une femme de cette maladie, qui eſt une eſpece de *ſuffocation de mere*. On parlera dans le Livre ſuivant d'un autre Héraclide, fameux Empirique.

6 **Straton**, qui étoit auſſi du nombre des Péripatéticiens, ſucceda à Théophraſte, & fut précepteur du Roi Ptolomée Philadelphe. Il avoit écrit quelques livres concernant *la Médecine* & *l'Hiſtoire naturelle*, comme on l'apprend de Diogene Laërce, qui ajoûte que ce Philoſophe étoit diſtingué par le titre de *Phyſicien* qu'on lui donnoit ordinairement; & qui étoit fondé ſur ce que Straton s'étant preſque entirement attaché à la Phyſique, ou à la recherche des choſes naturelles, avoit négligé la *Morale*, & les autres parties de la Phi-

1 *Sympoſiac. Lib.* 8. *Quaſt.* 9.

2 Ἐν τοῖς Μιλωνείοις. Le ſavant Reineſius a le premier remarqué qu'il falloit lire Μηνωνείοις, & qu'il s'agiſſoit ici des livres de *Ménon* citez par Galien. *Reineſ. Var. Lect. Lib.* 1. *Cap.* 10.

3 Ἡπατικοί. *Voyez ci-deſſus*, *Part.* 1. *Liv.* 3. *Chap.* 8.

4 *Martin Weinrich*, Médecin du ſiecle paſſé, rapporte un exemple de cette ſorte de fantaiſie. *Voyez les diverſes Leçons de Reineſius, à l'endroit que l'on a cité.*

5 Περὶ τῆς ἄπνου.

6 Nam Strato, Theophraſti auditor, quanquam fuit acri ingenio, tamen ab ea diſciplina omnino ſe movendus eſt: qui cùm maximè neceſſariam partem Philoſophiæ, quæ poſita eſt in virtute & in moribus, reliquiſſet, totumque ſe ad inveſtigationem Naturæ contuliſſet, in ea ipſa plurimum diſcedit à ſuis. *Cicero, Academic. Quaſt. Lib.* 1.

Continuation du Siecle xxxvij. & commencement du xxxviij

Philosophie. Diogene Laërce remarque au même endroit, qu'Aristote avoit cité un ancien Médecin, nommé *Straton;* mais cette citation ne se trouve pas dans ce que nous avons des Ecrits de ce Philosophe. L'on a parlé ci-devant d'un troisième Straton, que l'on a compté entre les disciples d'Erasistrate.

1 TIMON Phliasien, Philosophe de la Secte de *Pyrrhon*, vivoit aussi sous Ptolomée Philadelphe. Il étoit encore Médecin & Poëte; & il eut un fils nommé XANTHUS, auquel il enseigna la Médecine. Pline (in Indic. Lib. 25.) cite un *Xanthus* Médecin.

CHAPITRE IX.

Partage de la Médecine en trois Professions.

CE fut à peu près du temps d'Hérophile & d'Erasistrate, selon la remarque de 2 Celse, que la Médecine, qui jusqu'alors avoit été exercée avec toutes ses dépendances par une personne seule, fut partagée en trois parties, dont chacune fit dans la suite l'occupation de trois personnes differentes.

Ces trois parties furent la Médecine 3 *Diététique*, la 4 *Pharmaceutique* & la *Chirurgique*. La premiere employoit *le régime de vivre*, pour guérir les maladies; la seconde, *les médicamens;* & la troisième, *l'opération de la main*. Si l'on suivoit cette division à la lettre, l'on en pourroit tirer cette conséquence, que ceux qui mettoient en usage la Diéte ne devoient point se servir de médicamens, ni ceux qui administroient les médicamens, ou qui operoient de la main, employer la Diéte. Mais Celse s'explique 5 ailleurs, lors qu'il dit, *que toutes les parties de la Médecine ont une si grande liaison l'une avec l'autre, qu'elles ne peuvent point être séparées; que celle qui traite par la diéte y joint quelquefois les médicamens; & que celle qui se sert des médicamens a aussi besoin de la diéte; ensorte que chaque partie tire son nom de ce d'où elle prend le plus, ou de ce qui est le principal de son emploi.*

Cette même division pourroit aussi faire croire que Celse a voulu marquer les trois professions, par lesquelles la Médecine s'exerce aujourd'hui, c'est à dire, celle des *Médecins*, celle des *Apothicaires*, & celle des *Chirurgiens*. Mais la chose n'alloit pas précisément de cette maniere. Ceux qui exerçoient la premiere des parties de la Médecine que l'on a désignées, qui est la *Diététique*, étoient, à la verité, les mêmes que nos Médecins; mais il n'en étoit pas ainsi des autres, comme on le verra par la suite. Les premiers ayant eu pour leur département les maladies du dedans, dont la cause est pour l'ordinaire difficile à trouver, avoient été de tout temps les plus estimez. 6 Ce qui avoit d'autant plus

1 *Diogen. Laërt. in Timone.*
2 *Vid. Præfat. Lib.* 1.
3 *Voyez ci-dessus, Part.* 1. *Liv.* 3. *Chap.* 15.
4 En Latin *Medicamentaria.*
5 *Præfat. in Lib.* 5.
6 Ejus autem quæ victu morbos curat longe clarissimi Auctores, altius quædam agitare conati, rerum quoque Naturæ cognitionem sibi vindicaverunt, tanquam sine ea trunca & debilis Medicina esset. *Cels. Præfat. in Lib.* 1.

plus porté les peuples à leur donner la préference, c'est que les Médecins Diététiques assuroient, comme on l'a remarqué ci-dessus, que pour exercer leur profession en habiles gens, ils étoient engagez à conoitre toute la Nature, c'est à dire être Philosophes, sans quoi la Médecine étoit défectueuse.

Continuation du Siecle xxxvij. & commencement du xxxviij.

Ceux qui exerçoient la troisième partie differoient de nos Chirurgiens en ce qu'ils n'embrassoient pas tant de choses qu'eux. Ils ne se méloient que de la *Chirurgie* proprement dite, c'est à dire, de la seule Opération de la main, & ils n'entreprenoient point les maladies qui se peuvent guérir par un autre moyen. Ils ne devoient pas même, selon Celse, traiter *les playes*, & encore moins *les ulceres* & *les tumeurs*, si ce n'est dans les cas où il falloit nécessairement faire quelque *ouverture*, ou quelque *incision*

Les maladies que l'on vient de nommer, étoient le partage de ceux qui exerçoient la *Pharmaceutique*, qui les traitoient par *l'application des médicamens*, qui arrêtent le sang, qui consolident, qui mondifient, qui font croître les chairs, qui font suppurer, qui font percer ou vuider un abscès. Ceux ci, en un mot, entreprenoient toutes les maladies qui se peuvent guérir par l'application extérieure des médicamens. Que s'ils n'en pouvoient venir à bout, & qu'il falût employer le fer & le feu, ils remettoient alors leurs malades aux Chirurgiens. On void par là qu'ils étoient bien differens de nos Apoticaires.

Avant ce partage, ceux qu'on appelloit *Médecins* remplissoient seuls tous les devoirs de ces trois professions, comme on l'a remarqué ci-devant, & l'on ne reconoissoit tout au plus que deux ordres dans la Médecine, ou il n'y avoit que de deux sortes de Médecins. Les premiers, que l'on appelloit Médecins 1 *Architectes*, servoient seulement les malades de leur conseil, & donnoient les ordres aux seconds, qui étoient appellez Médecins 2 *Manœuvres*, & qui travailloient de leurs mains sous les yeux des autres, soit pour les operations, soit pour la composition ou pour l'application des remedes. La même subordination se rencontre, selon Aristote, dans tous les arts. Mais il arriva dans la Médecine que les derniers dont on a parlé, qui étoient les serviteurs des premiers, & quelquefois leurs enfans, ou leurs disciples, s'ingererent de faire seuls ce qu'ils n'avoient fait auparavant que sous la conduite d'autrui, & de se faire un métier particulier chacun de ce qu'il entendoit le mieux, par rapport à la Chirurgie ou à la Pharmaceutique, en sorte que la Médecine se trouva partagée comme on l'a dit.

Ceux qui pratiquoient la Chirurgie avoient le même nom qu'ils ont aujourd'hui. On les appelloit *Chirurgiens*, ou *Médecins Chirurgiens*, c'est à dire *Médecins operans de la main*. On trouve aussi dans Pline le nom de 3 *Vulnerarius*, ou *Vulnerum Medicus*, *Médecin des playes*, qui conviendroit plutôt à ceux qui exerçoient la Pharmaceutique, parce que les playes étoient de leur département; selon la division de Celse, qu'aux Chirurgiens; mais je pense que Pline a entendu par là un Chirurgien, ces professions n'ayant pas toûjours été si bien distinguées, qu'on ne les ait souveut confondues.

Ceux qui s'attachoient à la *Pharmaceutique*, ou à la Médecine *Médicamentaire*, étoient appellez 4 *Pharmacentæ*. Le nom de *Pharmacopœus* se prenoit en mauvaise part, & signifioit dans l'usage ordinaire *un Empoisonneur*, qu'on appelloit encore

 φαρ-

1 Ἀρχιτεκτονικοί. 2 Δημιουργοί, *Aristotel. Politicor. Lib.* 3. *Cap.* 11. 3 *Lib.* 29. *Cap.* 1.
4 *Galen. ad Thrasybulum, Cap.* 24.

Continuation du Siecle xxxvij. & commencement du xxxviij.

Φαρμακὸς, & φαρμακεὺς, du mot *Pharmacum*, qui signifie indifferemment toute sorte de drogue ou de composition *bonne* ou *mauvaise*, & tout *médicament* ou tout *poison*, tant simple que composé. Les Latins ont dit de même *médicamentum* pour *poison*, & 1 *Médicamentarius* pour *Empoisonneur*, quoi que le dernier de ces noms désignât aussi un *Apothicaire*, comme le premier signifioit d'ailleurs un médicament.

Le mot *Pharmacopola* marquoit chez les Anciens une autre espece de profession. On appelloit ainsi en general tous ceux qui vendoient des médicamens, quoi qu'ils ne les préparassent pas. Mais on donnoit particulierement ce nom à ceux que nous appellons aujourd'hut *Charlatans*, ou *Bâteleurs*, qui montent sur le théatre, & qui vont courant le monde pour vendre des médicamens. On les appelloit à cause de cela 2 *Circulatores*, *Circuitores*, & *Circumforanei*. On les appelloit encore ἀγύρται, *Agyrtæ*, d'un mot qui signifie *assembler*, parce qu'ils assembloient le peuple autour d'eux, & qu'il ne manquoit pas alors de sots, comme il y en a encore beaucoup aujourd'hui, pour les écouter & pour ajoûter foi à ce qu'ils disoient, ni même quelquefois de 3 gens de bon sens qui se divertissoient à les entendre causer, sans vouloir leurs remedes. Ils étoient aussi nommez ὀχλαγωγοὶ, par la même raison. On leur donnoit enfin le nom de 4 *Sellularii Medici*, ἐπιδίφριοι ἰατροὶ, *Médecins Sédentaires*, parce qu'ils se tenoient assis dans leurs boutiques, en attendant les châlans. C'est là le mêtier qu'Epicure reprochoit à *Aristote*, comme on l'a remarqué ci-dessus. C'étoit aussi celui d'*Eudamus*, dont on a parlé au dernier Chapitre de la premiere Partie; celui d'un *Chariton*, de qui Galien a tiré quelques descriptions de médicamens, & qu'il appelle ὀχλαγωγὸς, celui d'un *L. Clodius*, d'Ancone, que 5 Ciceron appelle *Pharmacopola Circomforaneus*, qui étoit d'ailleurs un empoisonneur. Il est enfin parlé d'un de ces *Coureurs de marchez*, dans l'Inscription suivante,

L. SABINUS. L.
PRIMIGENIUS.

Ortus ab Iguvio Medicus fora multa sequutus
Arte feror nota nobiliore fide.
Me consurgentem valida fortuna juventa
Constituit, rapidis imposuitque rogis.
Clusino cineres flamma cessere sepulcro,
Patronus patrio condidit ossa solo.

Celui

1 Medicamentaria mulier, id est, Venefica. Cod. Theodos. de Repud. Titul. 16. Leg. 3. 2 Ces noms Latins semblent être exprimez par le Grec περιοδευταί. Saumaise (*Plinian. Exercit. in Solin.*) & divers autres Savans sont de ce sentiment. Galien parle d'un *Magnus*, qu'il appelle περιοδευτὴς, & de qui il rapporte la composition d'un médicament. Ce pouvoit être un de ces *Bateleurs*, qui ont quelquefois de bons remedes, mais qu'ils appliquent mal en diverses occasions. (*De Compos. Medicam. Local. Lib. 5. Cap. 7.*) Le mot περιοδευτὴς marque d'ailleurs, chez les Jurisconsultes, *un Médecin* proprement dit; parce, disent les Commentateurs, qu'il faut nécessairement que les Médecins fassent souvent le tour de la ville où ils pratiquent, ou qu'ils aillent & viennent pour voir leurs malades. Le mot περίοδος ou περίοδοι exprime ces allées & ces venues. De περίοδος on a fait περιοδευτὴς (*Pandect. 1. de Excusat. Lib. 6. Paragraph. Grammatici.*) On appelloit aussi du même nom des Ecclésiastiques qui avoient charge de visiter les malades dans les diverses Paroisses, ou dans les Dioceses. *Vid. Menag. Amœnit. Juris, & ci-après, Part. 2. Liv. 4. Sect. 1. Chap. 11.* 3 Itaque auditis, non auscultatis, tamquam Pharmacopolam: nam verba ejus audiuntur, verùm ei se nemo committit si æger est, *dit Caton dans A. Gelle.* 4 *Salmas. in Solinum.* 5 *Orat. pro Cluentio.*

Celui-ci devoit être plus homme de bien que le précedent. La lettre L. qui est après son nom, marque qu'il étoit Affranchi, outre qu'il est parlé de son Patron dans l'épitaphe. *Magnus*, dont il est parlé dans la note qui est au bas de cette page, étoit peut-être aussi de la même profession.

Continuation du Siecle xxxvij. & commencement du xxxviij.

Je ne sai si ceux qu'on appelloit *Pharmacotribæ*, c'est à dire, *Mêleurs*, ou *Broyeurs de drogues*, étoient les mêmes que les *Pharmaceutæ*, ou si l'on appelloit seulement ainsi ceux qui composoient les médicamens, quoi qu'ils ne les applicassent pas. Ces derniers pouvoient être les valets des *Droguistes*, qu'on appelloit en Latin *Seplasiarii*, & 1 *Pigmentarii*, & en Grec παντοπῶλαι, & 2 καθολικοὶ, parce qu'ils vendoient de toutes sortes de drogues. On les appelloit encore 3 ῥωποπῶλαι, μιγματοπῶλαι, & dans les derniers temps de la Grece, πημενταριοὶ, qui étoit un nom formé du Latin.

Les boutiques, ou les magasins de ces Marchands s'appelloient 4 *Seplasia*, au neutre plurier, & leur mêtier 5 *Seplasia*, au feminin singulier. Ils vendoient aux Médecins, aux Peintres, aux Teinturiers, & aux Parfumeurs toutes les drogues tant simples que composées, dont ils avoient besoin. Ces mêmes Marchands, aussi bien que les faiseurs de médicamens, étoient sujets à vendre des drogues, & des compositions mal conditionnées, & mal faites, & il y avoit autrefois, aussi bien qu'aujourd'hui, une grande infidelité dans ces mêtiers. C'est ce qui obligeoit Pline à censurer les Médecins de son temps, de ce qu'ils ne s'attachoient pas à bien conoître les drogues, & de ce qu'ils les prenoient telles qu'on les leur donnoit, aussi bien que les médicamens composez, qu'ils employoient sur la bonne foi de ceux qui les leur vendoient; au lieu de les composer eux mêmes, comme avoient fait les anciens Médecins.

Mais ce n'étoit pas seulement des Droguistes, que les Médecins achetoient. Ils tiroient les Simples les plus communs, des *Herboristes*, qu'on appelloit en Latin *Herbarii*, en Grec ῥιζοτόμοι, *coupeurs de racines*, & βοτανολόγοι, ou βοτανικοὶ, *cueilleurs d'herbes*, & non pas 6 βοτανισταὶ, ce dernier nom étant propre à ceux qui mondoient les bleds, ou qui en arrachoient les mauvaises herbes. Les Herboristes, pour mieux faire valoir leur mêtier, affectoient superstitieusement de cueillir les Simples en de certains temps particuliers, & avec diverses précautions, & cérémonies ridicules; & ils ne manquoient pas aussi d'imposer d'ailleurs aux Médecins, en leur donnant une herbe, ou une racine pour une autre, lorsque ceux-ci ne les conoissoient pas bien.

Les

1 *De pigmentum*, qui signifie proprement les drogues dont les Peintres, ou les Teinturiers se servent; mais qu'on a appliqué à toutes sortes de drogues en general, d'où vient que Cælius Aurelianus appelle de ce nom l'aloë: *Credibile est ad ejus pigmenti*, (id est, aloës) *in Stomacho effectum sensum, accurrere materiam*, &c. *Acutor. Lib. 2. Cap. 9.*

2 Ce dernier mot se trouve dans Galien, (*de Antidot.*) qui appelle ainsi un Marchand qui vendoit les drogues pour la Thériaque, qui se préparoit chez l'Empereur Antonin.

3 De ῥῶπον, qui signifie toute sorte de menues marchandises, & de μίγμα, *mélange.*

4 Quodque ab Idumæis vectum Seplasia vendunt.
Et quidquid confert Medicis Lagæa Cataplo. (*Marcellus.*)

5 Credunt Seplasiæ, *dit Pline en parlant des Médecins*, ea omnibus quidem fraudibus corrumpenti, factaque jampridem emplastra & collyria mercantur, tabesque mercium: fraus Seplasiæ sic exteritur. *Lib. 34. Cap. 11.*

6 *Vide Salmas. Exercitat. Plinian.* C'est néanmoins de ce mot que celui de *Botanista*, qui se prend ordinairement pour *Herboriste*, est tiré.

Continuation du Siecle xxxvij. & commencement du xxxviij.

Les Herboristes, & ceux qui exerçoient la Pharmaceutique, avoient aussi des lieux propres pour tenir leurs simples, leurs drogues, & leurs compositions. On appelloit ces lieux en Grec *ἀποθῆκαι*, *Apotheca*, d'un nom géneral qui signifioit toutes sortes de lieux, où l'on resserroit quelque chose, & d'où l'Italien *Botega*, & le François *Boutique*, ont été formez, aussi bien que le nom d'*Apothicaire*, en a été tiré.

Les Boutiques des *Chirurgiens* s'appelloient ἰατρεῖα, chez les Grecs, du mot ἰατρὸς, Médecin; parce que tous ceux qui se mêloient de quelque partie de la Médecine que ce fût, s'appelloient anciennement Médecins, & que les Médecins proprement dits étoient aussi Chirurgiens, comme on l'a remarqué cidevant, en plus d'un endroit. Plaute a traduit ce mot par celui de 1 *Medicina*. Et comme de son temps la Médecine n'avoit pas encore été partagée à Rome, & que le Médecin, le Chirurgien, l'Apothicaire, & le Droguiste, étoient une seule personne, ce nom convient dans ce Poëte Comique à toutes les Boutiques en géneral, où l'on exerçoit quelque profession dépendante de la Médecine; soit qu'on y vendît des médicamens, ou des drogues, soit qu'on y pensât des blessez &c. tout de même que le mot 2 *Medicus*, marque chez lui *un vendeur de drogues*.

Pollux appelle la Boutique d'un Teinturier du nom de φαρμακών. Celles de ceux que nous avons appellez *Pharmacopolæ*, s'appelloient *Pharmacopolia;* comme celles des Parfumeurs, & Onguentaires, qu'on nommoit *Myrepsi*, dont on a parlé ailleurs, s'appelloient *Myropolia*, & *Myrothecia*. Pour celles des Barbiers, on leur donnoit le nom de κυρεῖα, en Latin *Tonstrinæ*.

Pour revenir au partage de la Médecine, nous l'avons expliqué précisément au sens de Celse, qui l'a reglé de cette maniere; soit que la chose se pratiquât effectivement ainsi de son temps, soit qu'il ait voulu simplement marquer comme elle devoit aller. Quoiqu'il en soit, cet usage changea dans la suite, les uns ayant empieté sur le mêtier des autres, ou en ayant exercé plus d'un, ou les mêmes noms étant restez, quoi que les emplois n'ayent plus été les mêmes. Quelques siecles après Celse, ceux que l'on nommoit en Grec πημενταριοὶ, & en Latin *Pimentarii*, ou *Pigmentarii*, qui devoient être proprement des *Droguistes*, comme on l'a remarqué, faisoient aussi la fonction d'*Apothicaire*, témoin ce passage d'un ancien Commentateur de Platon, 3 *le Médecin ordonne, & le* Pimentarius *sert, & prépare ce dont on a besoin* On ne peut pas savoir quand ce changement s'est fait, l'Auteur que l'on vient de citer, vivoit environ quatre cens ans après Celse.

Le partage dont on a parlé n'empêcha pas aussi que dans la suite, & dans le temps même de Celse, plusieurs Médecins ne retinssent l'ancien usage; & quoi que leur profession tirât son nom de la *Diéte*, ils ne s'étoient pas si uniquement attachez à ce moyen de secourir les malades, qu'ils n'employassent non seulement les autres remedes, comme il a été dit, mais qu'ils n'eussent encore sous eux les *manœuvres*, dont on a parlé, c'est à dire, des gens qui *saignoient*, qui *scari-*

1 *Amphitruo, Act. 4. Scen. 1. Epidic. Act. 2. Scen. 2.*

2 Ibo ad Medicum, atque me ibi toxico morti dabo *Mercator. Act. 2. Scen. 4.*

3 Ὁ μὲν ἰατρὸς ἐπιτάττει, ὁ δὲ πημενταριὸς διακονεῖ, τὰ πρὸς τὴν χρείαν εὐτρεπίζων. *Olympiodorus, in Gorgiam Platonis.*

scarifioient, qui *ventousoient*, qui *donnoient des lavemens*, qui *appliquoient des cataplâmes*, & *des emplâtres*, qui *oignoient*, qui *fomentoient*, qui *baignoient*, qui *préparoient des médicamens*, &c. On parlera ci-après du Médecin *Cassius*, qui avoit un esclave qui lui faisoit ses compositions. Ce Médecin vivoit en même temps que Celse, ou un peu avant lui. La même chose se pratiquoit aussi du temps de 1 Galien. Il n'est pas impossible d'ailleurs qu'on n'en usât, à cet egard, d'une maniere en un lieu, & d'une maniere en l'autre, dans le même temps.

Continuation du Siecle xxxvij. & comment du xxxviij.

Il arriva même après Hérophile, sous lequel on a dit que le partage dont il s'agit, s'étoit fait, que divers Médecins fameux écrivirent sur la *Chirurgie*, & sur la *Pharmaceutique*, en particulier; ce qui marque qu'ils se retenoient la conoissance de tout ce qui dépend de la Médecine, comme on avoit fait auparavant. Et premierement pour ce qui regarde *les médicamens*, quoi qu'on en trouvât diverses descriptions dans les Ecrits des Médecins, qui avoient précedé, comme dans ceux d'Hippocrate, de Dioclès, &c. 2 ces descriptions étoient mêlées, & répandues deça delà, dans leurs ouvrages de pratique, & les livres de médicamens étoient fort rares en ce temps-là, comme le remarque Galien; en sorte que ce fut proprement au temps du partage de la Médecine que l'on commença d'écrire sur cette matiere en particulier, ou à composer des *Recueils de médicamens*; & ce furent les Médecins qui y travaillerent. L'on a vu ci-dessus qu'Hérophile avoit commencé à mettre les médicamens dans un plus grand usage qu'ils n'avoient été auparavant. Il fut suivi en cela par ses disciples, qui par cette raison, c'est à dire, pour le cas qu'ils en faisoient, ne manquérent pas d'en écrire à part. Les Médecins Empiriques, qui vinrent en même temps, écrivirent aussi beaucoup de leur côté sur le même sujet. Entre les Hérophiliens qui se distinguérent par cet endroit, Celse fait particulierement mention de *Zénon*, *d'Andréas*, & *d'Apollonius Mus*, & Galien leur joint *Mantias*. On a parlé ci-devant de tous ces Médecins.

CHAPITRE X.

Chirurgiens fameux.

LA Chirurgie en particulier semble avoir été plus réellement séparée du tronc de la Médecine, que la Pharmacie. 3 La Chirurgie, à ce que dit Celse, commença particulierement en Egypte, d'avoir ses Professeurs à part, environ dans le même temps. PHILOXENE fut un des premiers qui composa plusieurs volumes sur cette matiere. Il y eut encore en ce pays-là un AMMONIUS, d'Alexandrie, qui fut surnommé 4 *Lithotome*, c'est à dire, *Coupeur de pierres*, parce qu'il s'avisa le premier de couper, ou de rompre dans la vessie les pierres qui étoient trop grosses, pour pouvoir sortir par l'ouverture qui

1 *In Lib. Hippocr. de Morb. Epidem. 6. Commentar. 5.*
2 *Voyez ci dessus, Part. 1. Liv. 3. Chap. 24.*
3 *Cels. in Præfat. Lib. 7.*
4 *Ibidem, Cap. 26.*

Continuation du Siecle xxxvij. & commencement du xxxviij.

qui se fait pour cela. D'où l'on peut recueillir que le mot de *Lithotomie*, dont quelques uns se servent pour marquer l'operation par laquelle on tire la pierre de la vessie, n'est pas propre, & que l'on parleroit plus juste en appellant cette operation *Cystotomie*, puisque c'est la vessie, & non pas la pierre que l'on coupe.

Divers autres Médecins, ou Chirurgiens écrivirent de la 1 Chirurgie à peu près au même temps; entre lesquels on compte un GORGIAS, deux HERONS, & deux APOLLONIUS, dont l'un étoit le pere, & l'autre le fils. Il y eut encore un EUENOR, un NILEUS, un MOLPIS, un NYMPHODORE, un PROTARCHUS, un SOSTRATE, & un HERACLIDE Tarentin, fameux Médecin Empirique, dont on parlera plus amplement. Mais comme les livres de ces Auteurs ne sont pas venus jusqu'à nous, on n'a rien de considerable à en dire. Celse & Galien rapportent de la plûpart de ces Chirurgiens quelques traits de pratique, comme on le peut voir en consultant ces deux derniers Auteurs. Tout ce que nous avons à dire touchant la Chirurgie ancienne, outre ce qui a été remarqué quand il s'est agi d'Hippocrate, se trouvera lorsque nous en ferons à Celse, sur la fin de cette seconde Partie.

1 *Galen. Introduct. Idem in* Lib. *Hippocrat. de Articul. Comment.* 3. *Cels. in Præfat.* Lib. 7. & Lib. 8. *Cap.* 21.

HISTOI-

HISTOIRE
DE LA
MEDECINE,
SECONDE PARTIE,
LIVRE SECOND.

Où l'on trouve l'Histoire de la Secte EMPIRIQUE, qui commença avec le Siecle XXXVIII.

AVANT-PROPOS.

Secte Empirique dans le Siecle xxxviij. & suivans.

ON a vu dans le Livre précedent les efforts de quelques Médecins, pour combattre la méthode de ceux qui les avoient précedez, & pour détruire par la force de leurs raisonnemens, une pratique très-ancienne. L'on y a vu aussi un progrès trés-considerable dans l'Anatomie. Dans celui-ci au contraire l'on verra des gens qui lassez, ou peu satisfaits du raisonnement, & des découvertes des Philosophes, & des Anatomistes, ont prétendu que l'on pouvoit se passer de l'un & de l'autre, & que les seules lumieres que l'on doit suivre dans l'exercice de la Médecine, sont celles que fournit l'*Expérience*. On les appella par cette raison *Empiriques*, d'un mot Grec qui signifie *Expérience*, comme on le verra ci-après, & leur Secte fut appellée, *la Secte Empirique*. Elle commença avec le Siecle XXXVIII. & dura fort long-temps après. Nous verrons dans ce Livre quelle étoit cette Secte, quels en ont été les Auteurs, & quels Disciples, ou Sectateurs ils ont eu, quoi qu'une partie de ces derniers ayent vécu fort longs-temps après les autres. Nous avons suivi la même méthode à l'égard des Sectateurs d'Erasistrate, & de ceux d'Hérophile, & nous en avons rendu raison.

Secte Empirique dans le Siecle xxxviij. & suivant

CHAPITRE I.

SERAPION, & *PHILINUS*, *Chefs des* EMPIRIQUES.

1 SERAPION, Alexandrin, fut le premier qui s'avisa de soutenir *qu'il ne sert de rien de raisonner dans la Médecine, & qu'il faut s'attacher uniquement à l'Expérience*; ou du moins comme il fut le premier qui soutint ce sentiment avec chaleur, & qu'il fut d'abord suivi par plusieurs autres, il se trouva par là érigé en Chef de la Secte dont nous parlerons. C'est ce que nous apprenons de Celse.

2 D'autres ont attribué la même chose à PHILINUS, de l'Isle de Cos, qui avoit été disciple d'Hérophile, & ont ajoûté que ce fut Hérophile qui fournit occasion à Philinus d'établir cette Secte. Ils n'ont pas dit comment cela se fit, mais il n'est pas malaisé de le deviner par ce que nous avons rapporté touchant Hérophile, qui est qu'il passoit pour être *à demi Empirique*, parce qu'il étoit dans la pensée qu'on ne devoit raisonner dans la Médecine, que lors qu'il s'agissoit de maladies qui dépendoient d'un désordre arrivé à quelque partie organique ou instrumentelle. Ce que l'on a remarqué d'ailleurs qu'Hérophile avoit fortement recommandé les *médicamens*, & que ses disciples s'étoient beaucoup jettez de ce côté-là, sert encore d'une seconde preuve; car on sait que la recherche des médicamens a été l'unique but des Empiriques. C'est sans doute par cette raison *qu'Hérophile* & quelques-uns des Hérophiliens; comme 3 *Zeuxis*, *Héraclide Erythréen*, & *Bacchius*, sont mis au rang des Empiriques par Galien; quoi que cet Auteur sût très-bien la différence qu'il y avoit entre la Secte d'Hérophile, & celle de Philinus ou de Sérapion.

4 D'autres enfin ont voulu *qu'Acron* d'Agrigente, de qui nous avons parlé dans la premiere Partie, fût le Fondateur de cette Secte. Les Empiriques le soûtenoient eux mêmes, afin d'avoir l'avantage de l'antiquité par dessus les Médecins Dogmatiques, qui n'avoient commencé qu'avec Hippocrate. Pour éclaircir cette difficulté, il faut remarquer qu'il y a eu de deux sortes d'Empiriques parmi les anciens Médecins. Ceux qui ont vécu depuis Esculape, ou depuis le premier qui a réduit la Médecine en art, jusqu'au temps qu'on y a joint les *raisonnemens*, ou la *Philosophie*, ceux-là ont été les premiers *Empiriques*; mais il y a cette différence entr'eux & ceux du parti de Sérapion ou de Philinus, que les premiers étoient Empiriques sans en porter le nom, en sorte qu'on ne peut pas les regarder comme des Sectaires, ainsi que nous l'avons déja remarqué dans la Préface, d'autant plus qu'ils ont été les premiers de tous les Médecins, & qu'ils n'y en avoit point d'autres de leur tems; au lieu que les derniers Empiriques choisirent eux mêmes ce titre, & affectérent de faire

1 Serapion primus omnium nihil hanc rationalem disciplinam pertinere ad Medicinam professus, in usu & experimentis eam posuit. *Cels. Præfat. Lib.* I.

2 *Galen. Introductio.*

3 *Galen. in Aphor. Hipp. Comment.* 7.

4 *Plin. Lib.* 29. *Cap* 1.

faire secte à part ou de se séparer des Dogmatiques. En un mot l'Empirique de ceux-là étoit purement naturelle, au lieu que celle de ceux-ci étoit un effet de leur méditation & de leur raisonnement, duquel ils savoient parfaitement bien se servir pour établir leur parti, & pour le soutenir, quoi qu'ils se déclarassent ouvertement contre les *raisonneurs*.

Secte Empirique dans le Siecle xxxviij. & suivant.

Philinus & Sérapion ne doivent pas avoir vécu fort loin l'un de l'autre. Le premier vivoit en même temps qu'Hérophile, ayant été son disciple, comme nous l'avons remarqué ci-dessus. On apprend d'Athenée qu'il avoit écrit touchant *les plantes*; il avoit aussi commenté Hippocrate, mais on ne sait point d'ailleurs comme il s'y prit pour établir sa secte.

Quant à Sérapion, il pratiquoit apparemment la Médecine à Alexandrie, qui étoit sa patrie. On ne sait pas précisément quand il a vécu, mais je le mets avec Philinus, ou avec les disciples d'Hérophile, d'un côté parce qu'il est venu après Hippocrate contre lequel il a disputé, & de l'autre parce qu'il a précédé Héraclide de Tarente fameux Empirique, dont il sera parlé dans la suite, & qui a suivi d'assez près les contemporains de Philinus. [1] Nous apprenons de Galien que Sérapion avoit fort mal traité Hippocrate dans ses écrits, où il faisoit d'ailleurs paroître beaucoup d'orgueil, se louant à tout coup lui-même, & ne faisant aucune estime de tout ce qu'il y avoit eu de grands hommes dans la Médecine avant lui. Il avoit écrit un livre intitulé [2] *des Médicamens qu'on peut faire aisément*, & l'on trouve quelques échantillons de sa pratique dans Cælius Aurelianus, qui font voir qu'il avoit retenu les remedes d'Hippocrate, & des autres Médecins de ce temps là, quoi qu'il rejettât leurs raisonnemens. On ne sait point de quelles raisons il se servoit pour soutenir son sentiment, ses écrits ayant été perdus, aussi bien que [3] ceux de tous les autres Empiriques; & l'on n'auroit pas même de nouvelles des uns ni des autres à l'heure qu'il est, si leurs adversaires ne les avoient citez en les réfutant. Nous rapporterons en abregé, dans le Chapitre suivant, ce que l'on recueille touchant le systeme des Empiriques en général de quelques écrits que Galien a fait contr'eux.

CHAPITRE II.

Systéme des Empiriques.

[4] LA Médecine *Empirique*, [5] comme porte l'étymologie de ce nom, dépendoit toute de *l'Expérience*. Ceux de cette Secte disoient qu'on pouvoit

[1] *De Subfigurat. Empirica, Cap. ultimo.*

[2] Ces medicamens s'appelloient en Grec *εὐπόριστα*.

[3] C'est à dire les livres dans lesquels ils déclamoient contre les Médecins Dogmatiques pour soutenir la Secte Empirique; car l'on a d'ailleurs des écrits de *Marcellus l'Empirique*, concernant les médicamens, & peut être quelques autres.

[4] Voyez les Livres de Galien, *de Sectis*; *de optima Secta*; & *de Subfigurat. Empirica.*

[5] Ἐμπειρικὴ, de *ἐμπειρία*, *expérience*. On l'appelloit autrement *τηρητικὴ*, & *μνημονευτικὴ*, qui sont deux noms tirez de deux verbes, dont l'un signifie *observer*, & l'autre *se souvenir*.

Secte Empirique dans le Siecle xxxviii. & suivant.

voit faire de trois sortes d'experiences pour discerner, par rapport à la santé, ce qui est utile d'avec ce qui est nuisible. La premiere & la plus simple est celle que produit *le hazard.* Quelcun, par exemple, qui avoit une grande douleur de tête, étant tombé, s'est ouvert la veine du front, & ayant perdu beaucoup de sang, on a vu qu'il a été soulagé. Ils mettoient au même rang les expériences que l'on fait en observant ce qu'opere quelquefois *la Nature seule*, sans l'aide d'aucun remede, comme dans le cas suivant. Quelcun qui avoit la fièvre s'est trouvé mieux ensuite d'une perte de sang par le nez, d'une sueur, ou d'une diarrhée La seconde maniere de faire des expériences est celle où l'on fait quelque chose *par essai, à dessein de voir quel en sera le succès*; comme lors que quelcun ayant été mordu par un serpent ou par quelqu'autre animal venimeux, applique d'abord sur la blessure la premiere herbe qu'il trouve; ou lors qu'un homme qui a la fiévre, essaye de se guérir, en beuvant autant d'eau qu'il en peut supporter; ou enfin quand une personne fait un remede, portée à cele par un songe, [1] comme cela arrivoit souvent parmi les Payens. La troisième maniere est celle que les Empiriques appelloient *imitatoire*, qui a lieu lors qu'après avoir vu ce qu'ont produit *le hazard*, ou *la Nature*, ou *le Dessein*, on essaye une autre fois si l'on réussira de même, en imitant ce qui a été fait en ces occasions.

Les Empiriques disoient que cette derniere sorte d'expérience est proprement celle qui fait l'Art, quand elle a été réiterée plusieurs fois. Ils appelloient [2] *Observation*, ou [3] *Autopsie* ce que chacun avoit experimenté soi même de cette maniere, & qu'il avoit vu de ses propres yeux; & ils donnoient le nom [4] *d'Histoire* à ce qui s'en rédigeoit par écrit; c'est à dire, que l'Autopsie ou l'Observation n'étoit autre chose que ce qu'avoit vu chaque particulier, qui avoit pris garde à tout ce qui s'étoit passé dans le cours d'une maladie, soit par rapport aux signes ou aux accidens de la maladie, soit par rapport aux remedes, au lieu que l'Histoire étoit une narration, ou une espece de regitre de tout ce qui avoit été observé par ces particuliers, lequel régitre étant complet, ou comprenant toutes les maladies qui arrivent aux hommes & les remedes que l'on y a rapportez, la Médecine se trouvoit toute établie à un seul point près. C'est que comme il arrive quelquefois de nouvelles maladies, sur lesquelles notre propre expérience ni celle d'autrui ne nous fournissent rien; ou que nous pouvons nous rencontrer en des lieux, où les moyens de secours qui ont été expérimentez ailleurs, nous manquent, il faut nécessairement se tourner de quelqu'autre côté pour soulager le malade. Les Empiriques avoient pourvu à ces cas particuliers par ce qu'ils appelloient [5] *la Substitution d'une chose semblable.* C'étoit un nouvel

1 *Voyez ci-dessus, Part. 1. Liv. 1. Chap. 6.*

2 *Τήρησις.*

3 *Αὐτοψία*, c'est à dire, *ce que l'on a vu soi même.*

4 *Ἱστορία.*

5 *Τοῦ ὁμοίου μετάβασις.* Le mot *μετάβασις* signifie proprement *passage*, ou *changement*, & *ὅμοιον* signifie *semblable.* Les Interpretes Latins de Galien ont traduit, *Transitus ad simile*, mais il semble qu'ils n'ont pas suivi le Grec mot à mot, ou du moins qu'ils ont tourné la phrase autrement qu'elle n'est dans le texte, quoi qu'ils ne se soient pas éloignez du sens de l'Auteur; le mot de *substitution*, dont nous nous servons, revient aussi à la même chose, quoi que l'expression soit differente.

Secte Empirique dans le Siecle xxxviij. & suivans.

nouvel essai, qu'ils faisoient après avoir comparé une maladie avec une autre maladie, ou une partie du corps avec une autre partie de même nature, ou enfin un Simple ou un remede quel qu'il fût, dont la nature eût été connue & expérimentée, avec un autre qui eût du rapport avec le premier. Ils essayoient, par exemple, dans les *dartres* les remedes de *l'érysipele;* dans les maladies des *bras* ce qui s'étoit pratiqué dans celles des *jambes;* & s'il leur manquoit des *coins*, qui sont un fruit âpre, ils prenoient des *néfles*, qui ne le sont pas moins.

L'Observation, *l'Histoire*, & *la Substitution d'une chose semblable* étoient donc les trois fondemens de leur art, & c'étoit là, sans doute, ce que quelques-uns d'entr'eux appelloient 1 *le Trepied de la Médecine.* *L'observation*, disoient les Empiriques, étant celle par où l'on a commencé, elle a examiné autant ce qui étoit nuisible, que ce qui étoit utile; & même, pour n'oublier rien, elle s'est étendue, dans les commencemens, sur plusieurs choses qui ont été trouvées 2 indifferentes ou superflues dans la suite; mais on a remedié à ce défaut par le moyen de *l'Histoire*, qui a appris à distinguer ce qu'on avoit observé utilement d'avec ce à quoi il ne falloit pas s'arrêter.

Si *l'Histoire*, qui étoit la regle fondamentale de toute la pratique des Empiriques, & leur repertoire universel, leur servoit en cette occasion, ils ne s'en prévaloient pas moins, pour distinguer les *simples incommoditez*, telles que sont *la chaleur*, *l'enflure*, la *douleur*, la *toux*, la *difficulté de respirer*, *l'inflammation*, &c. qu'ils appelloient des *symptomes* ou des *accidens*, lors que chacune de ces incommoditez venoit seule, d'avec 3 *le concours*, que l'on voit quelquefois de tous ces accidens ensemble. C'est à ce *concours* qu'ils étoient principalement attentifs. Sur quoi il faut encore remarquer qu'ils ne donnoient pas ce nom à la rencontre ou à l'assemblage de toutes sortes d'accidens indifferemment, mais seulement à l'assemblage de ceux que l'on avoit vu, par une longue observation, convenir de telle maniere ensemble, qu'ils commençassent, s'augmentassent, & diminuassent presqu'aussi-tôt les uns que les autres, ou du moins que l'un ne vînt pas sans l'autre. C'est là proprement ce qu'ils appelloient *concours*, en un seul mot; & pour distinguer les divers concours ils appelloient les uns tantôt du nom de la partie qui étoit particulierement malade, comme *Pleurésie*, *Péripneumonie*, lors que *la Pleure*, ou *le Poumon* souffroient. Quelquefois ils leur donnoient des noms tirez de quelcun des principaux accidens, comme *Inflammation*; *Fureur* &c. D'autrefois ils les nommoient par rapport aux choses auxquelles le mal ressembloit, comme 4 *Chancre*, *Elephantiase* &c. Pour être sûrs, par exemple, si un homme avoit une *Pleuresie*, ils examinoient s'il avoit une fiévre continue, de la douleur au côté, de la difficulté de respirer, de la toux, & des crachats sanglans; lors que tous ces accidens, concouroient ou se rencontroient ensemble, il n'y avoit pas de doute que ce ne fût la maladie

1 Τρίπους τῆς ἰατρικῆς. C'étoit un nommé *Glaucias*, dont on parlera ci-après, qui avoit inventé ce nom.

2 Voyez dans la premiere Part. Liv. 3. Chap. 11.

3 Συνδρομή.

4 On appelle *Chancre* une tumeur dure, noirâtre & entourée de veines noires, qui représentent les pieds d'une *écrevisse de mer*, ou d'un *cancre*. L'Elephantiase est une maladie qui rend la peau semblable à celle des *Elephans*, c'est à dire dure, livide, ridée, & rude au toucher.

Secte Empirique dans le Siecle xxxviij. & suivant.

die dont il s'agit. Il falloit que tous ces accidens se rencontrassent, ou du moins les plus essentiels, comme la fiévre continue, la douleur de côté, la difficulté de respirer, & la toux, pour former *le concours pleurétique*, ou *la pleurésie*. Un de ces accidens seul, ni même deux, ne suffisoient pas pour tirer la même conclusion. Si cet homme n'avoit eu que de la toux, & des crachats sanglants, cela ne marquoit pas une pleurésie; c'étoit un indice de la *phthisie*, particulierement si ces deux accidens étoient accompagnez d'un troisième & d'un quatrième, qui sont la fiévre lente & la maigreur. Enfin si ce même homme ou un autre avoit de la douleur au côté, & même de la fiévre, sans toux, ni crachats sanglants, ni grande difficulté de respirer, & qu'il eût d'ailleurs des vomissemens, & de la difficulté d'uriner, alors c'étoit *la gravelle*, ou *une colique nephrétique*.

On void par là que les Empiriques n'avoient pas changé les noms des maladies conues, mais qu'ils avoient retenu ceux qui étoient en usage avant l'établissement de leur Secte, soit parmi les Médecins Dogmatiques, soit parmi les premiers Empiriques; de la même maniere que les Médecins Dogmatiques avoient reçu, sans y rien changer, les noms que les premiers Empiriqus avoient trouvé à propos de donner aux maladies. Tous ces trois ordres de Médecins convenoient aussi ensemble touchant les *concours* dont nous avons parlé, c'est à dire, que les mêmes signes qui servoient aux uns pour conoître & pour distinguer les maladies, servoient aussi aux autres. Mais voici la difference essentielle qu'il y avoit d'ailleurs entre les Empiriques, tant du premier que du second rang, & les Dogmatiques, c'est que ceux-ci ne se contentoient pas de conoitre les maladies par le concours des accidens qui en désignoient l'espece, ils vouloient de plus pénetrer dans les causes de ces accidens, au lieu que les autres ne s'embarrassoient point l'esprit de cette recherche, & s'occupoient uniquement à celle des remedes, comme on le verra plus particulierement dans la suite.

Les Empiriques avoient aussi pour cela recours à *l'Histoire*, qui contenoit, comme on l'a dit, & la description des maladies avec toutes leurs circonstances, & une relation exacte de tous les remedes que l'on avoit trouvé d'un bon effet. Cela étant ils avoient grand interêt de prendre garde que les Observations, dont leur Histoire étoit composée, eussent été faites & recueillies par des gens *de bonne foi*, & *capables de bien observer* Ils se précautionnoient pour ce sujet de deux manieres. Ils donnoient premierement beaucoup à la réputation des Auteurs, qui leur servoit de garant en cette rencontre. *Hippocrate*, par exemple, en étoit mieux cru *qu'Andreas*, parce que le premier passoit généralement pour un homme du caractere qu'ils demandoient, au lieu que le dernier étoit regardé 1 comme un menteur. La seconde précaution que les Empiriques prenoient, c'est qu'ils s'attachoient, autant qu'il leur étoit possible, à ce qui avoit été remarqué par plusieurs, qui assurassent tous avoir vu la même chose en diverses occasions; en sorte que c'étoit là une espece de confrontation de témoins; & de quelque Secte que fussent ces témoins cela n'importoit point aux Empiriques, qui ne prenoient que les faits, & laissoient les raisonnemens.

Voilà

1 *Voyez ci-dessus, Part. 2. Liv. 1. Chap. 7.*

Voilà quelle étoit la méthode des Empiriques. Comme elle n'étoit fondée que sur des choses évidentes, & qui paroissent de même à tout le monde, il ne falloit, selon eux, faire usage que des *sens* & de la *mémoire* dans l'exercice de leur art. Ou s'il s'agissoit de raisonner, c'étoit d'une maniere si simple qu'on n'étoit pas sujet à se tromper. Il ne falloit tirer que certaines conséquences tout-à-fait naturelles, & qui se présentent d'elles mêmes. Un de leurs Auteurs appelloit cette espece de raisonnement *Epilogisme*, comme qui diroit *Conclusion*.

Secte Empiriques dans le Siecle xxxviij. & suivant.

Les Médecins Dogmatiques convenoient bien avec les Empiriques de tous les moyens de conoître, ou de guérir les maladies, desquels on a parlé, mais ils en ajoûtoient un quatrième qui étoit *l'Indication*, par lequel, selon eux, on devoit commencer, comme par le fondement de toute la méthode de traiter les maladies. Ce qu'ils appelloient Indication n'est autre chose 1 *qu'une Insinuation de ce qui doit être fait pour guérir un malade, tirée de la nature de sa maladie, des causes de cette maladie, & des diverses circonstances qui l'accompagnent, sans avoir aucun égard à l'experience.* 2 Les Empiriques n'avoient garde d'avoir recours à ce moyen, qui supposoit la conoissance des *causes* des maladies, qu'ils jugeoient inutile, & même capable de jetter dans des erreurs qui influent sur la pratique, sur tout quand on recherchoit les causes *cachées*. On verra de quelle maniere les Médecins, de ces deux partis, s'attaquoient & se défendoient, à cet égard, dans les deux discours suivans, où Celse rapporte les principales raisons qu'ils disoient de part & d'autre.

CHAPITRE III.

Raisonnement des Médecins Dogmatiques, pour défendre leur méthode contre celles des Empiriques.

„ 3 Les Médecins Dogmatiques soûtenoient, qu'il est nécessaire d'avoir conoissance des *causes cachées* des maladies, aussi bien que des *évidentes*; „ qu'il faut savoir comment se font *les actions naturelles* & *les diverses fonctions du corps humain*, ce qui suppose nécessairement la conoissance des *parties intérieures*. Ils appelloient *causes cachées* celles qui concernent les élémens ou „ les principes dont nos corps sont composez, & ce qui fait la bonne ou la „ mauvaise santé. Il est impossible, disoient-ils, qu'on puisse savoir comment „ il faut s'y prendre pour guérir une maladie, si l'on ignore d'où elle vient, „ puis qu'il est sans doute qu'il faut autrement se conduire, si les maladies en „ général viennent de l'excès ou du défaut de l'un des quatre élémens, com„ me quelques Philosophes l'ont cru; autrement, si tout le mal vient des hu„ meurs, comme l'a cru Hérophile; autrement, si c'est aux esprits qu'il fail„ le

1 On verra plus particulierement ce que c'est que *l'Indication* & de quel usage elle est, quand on en fera à Galien.

2 *Voyez dans ce même Livre, Chap.* 5.

3 *Cels. Præfat. Lib.* 1.

Secte Empirique dans le Siecle xxxviij. & suivant.

» le s'attacher, 1 selon la pensée d'Hippocrate; autrement, si le sang 2 se » transvasant des veines qui sont distinées à le contenir, dans celles qui ne doivent contenir que des esprits, il excite de l'inflammation, & si cette inflammation produit le mouvement extraordinaire du sang qu'on remarque dans la fievre, selon l'opinion d'Erasistrate; autrement enfin, si c'est par le moyen des 3 *petits corps* qui s'arrêtent dans des passages invisibles & qui bouchent le chemin, comme l'assure Asclépiade. Cela supposé, il faut nécessairement convenir que celui de tous ces Médecins qui ne se trompera point dans la premiere origine de la cause des maladies, réussira le mieux dans leur cure.

„ Les Dogmatiques ne nioient pas que *les Experiences* ne fussent aussi nécessaires, mais ils assuroient que ces experiences ne pouvoient se faire & n'avoient jamais été faites que par *le raisonnement.* Ils ajoûtoient, qu'il est vraisemblable que les premiers hommes, ou ceux qui se sont les premiers mêlez de la Médecine, n'avoient pas d'abord conseillé aux malades la premiere chose qui leur étoit venue dans l'imagination; mais qu'ils y avoient pensé plus d'une fois, & que l'expérience & l'usage leur avoient ensuite fait conoitre s'ils avoient raisonné juste, ou s'ils avoient bien conjecturé. Qu'il importoit peu que l'on dît que la plûpart des remedes avoient été expérimentez dès le commencement, pourvu que l'on convînt que les essais qu'on en avoit faits étoient une suite *du raisonnement de ceux qui avoient essayé ces remedes.*

„ Ils disoient de plus, que l'on voyoit souvent arriver de *nouvelles sortes de maladies*, pour lesquelles l'usage ou l'expérience n'avoient encore rien enseigné; & qu'ainsi il étoit nécessaire de prendre garde d'où elles étoient venues, & comment elles avoient commencé, sans quoi il n'y avoit personne qui pût savoir pourquoi il se serviroit en cette rencontre d'une chose plutôt que d'une autre. Voilà, selon les Dogmatiques, quelles sont les raisons pour lesquelles il faut s'attacher à la recherche des *causes cachées.* Quant aux *causes évidentes*, qui sont d'une nature à pouvoir être découvertes & conues de tout le monde, & où toute la science consiste, par exemple, à savoir si le mal est venu de chaud ou de froid, pour avoir eu faim, ou pour avoir trop mangé, & choses semblables, ils avouoient qu'il falloit nécessairement être informé de tout cela, & y faire les réflexions convenables, mais ils ne croyoient pas qu'il fallût simplement s'en tenir là.

„ Ils disoient encore, à l'égard des *actions naturelles*, qu'il falloit que l'on sût, pourquoi & comment nous recevons l'air dans nos poumons, & pourquoi il en sort après y être entré; pourquoi nous prenons des alimens, & comment ils se préparent, & se distribuent ensuite par tout le corps; pourquoi les arteres s'élevent & s'abbaissent; quelles sont les causes des veilles, » &

1 On peut inferer de ce passage, que Celse a cru que le Livre *de Flatibus* étoit veritablement d'Hippocrate.

2 *Voyez ci dessus, Part.* 2. *Liv.* 1. *Chap.* 3.

3 On verra ce sentiment plus au long dans le Livre suivant. Asclépiade n'étoit pas encore du temps de Sérapion & de Philinus, mais Celse fait parler ici les Empiriques en géneral, les raisons des derniers étant les mêmes que celles des premiers.

„ & du sommeil &c. & ils soûtenoient qu'on ne pouvoit point remedier aux „ incommoditez qui regardent ces fonctions, si l'on ne savoit rendre raison „ de toutes ces choses. Pour donner un exemple de cela tiré de la *préparation* „ *des alimens*; ou ils se *broyent*, disoient ces Médecins, dans l'estomac, com- „ me l'a cru Erasistrate; ou ils s'y *pourrissent*, selon le sentiment de Plistoni- „ cus, disciple de Praxagore; ou ils s'y *cuisent*, par l'effet d'une chaleur par- „ ticuliere, si Hippocrate a bien rencontré; ou toutes ces opinions sont éga- „ lement fausses, s'il en faut croire Asclépiade, & *rien ne se cuit*, mais les „ matieres se portent & se distribuent par tout le corps *crues* & comme on les „ a prises. Sur ces divers sentimens, il faut convenir que l'on doit donner d'au- „ tre nourriture aux malades, si celui d'Hippocrate est veritable, & d'autre si „ celui d'Erasistrate ou des autres est mieux fondé. S'il faut que les viandes „ soient broyées, on doit choisir celles qui se broyent plus aisément; si elles „ se pourrissent, il faut prendre celles qui sont plus faciles à pourrir; si c'est „ la chaleur qui les cuit, il faut s'attacher à celles qui sont les plus propres à „ exciter cette chaleur; mais si rien ne se cuit ni ne se change, il ne faut pas „ se donner tant de peine, ou il faut plutôt s'attacher aux viandes qui chan- „ gent le moins de nature.

Secte Empirique dans le Siecle xxxviij. & suivans.

„ Ils soûtenoient enfin, que comme les douleurs & les maladies les plus con- „ siderables viennent des *parties internes*, il est impossible qu'on y rapporte du „ remede sans conoitre ces parties. Qu'il étoit par conséquent nécessaire *d'ou-* „ *vrir les corps des morts* & d'examiner leurs entrailes; qu'il seroit même en- „ core plus à propos d'imiter 1 Hérophile & Erasistrate, qui avoient dissequé „ tout vifs des criminels condamnez à la mort, & que les Rois leur avoient fait „ remettre; ce qui avoit procuré à ces Médecins la satisfaction de voir à dé- „ couvert, même avant que ces malheureux expirassent, ce que la Nature te- „ noit auparavant caché, & de considerer la situation, la couleur, la figure, „ la grandeur, l'ordre, la dureté, la mollesse, l'âpreté, ou le poliment, les „ éminences & les cavitez de chaque partie, pour savoir ce qui reçoit, & ce „ qui est reçu &c. Ils ajoûtoient, qu'il n'est pas possible, lors que quelcun „ souffre de la douleur au dedans du corps, de savoir ce qui lui fait mal, si „ l'on ne sait précisément la situation de chaque viscere & de chacune des par- „ ties internes, & qu'il ne se pouvoit pas faire qu'on guérit une partie malade „ sans la conoître. Que lors que les entrailles d'un blessé sortent ou paroissent „ par la playe, celui qui ignore la couleur que doit avoir la partie saine, ne sau- „ roit discerner ce qui est en bon état d'avec ce qui est corrompu ou alteré, & „ par conséquent n'y peut point remédier; qu'au contraire, on y appliquera „ surement des remedes, si l'on a conoissance de l'état naturel des parties of- „ fensées; & qu'en un mot ce n'est pas une cruauté, comme quelques uns le „ croyent, de chercher des remedes pour une infinité d'innocens, en faisant „ souffrir un petit nombre de scélerats.

1 *Voyez le Livre précedent.*

Secte Empirique dans le Siecle xxxviij. & suivant.

CHAPITRE IV.

Réponse des Médecins Empiriques.

» LEs *Empiriques disoient au contraire*, qu'ils ne faisoient profession de co-
» noitre que *les causes évidentes*, estimans que toutes les questions qui re-
» gardent 1 *les causes obscures*, ou *les actions naturelles*, sont superflues, parce
» que la Nature est d'elle même incompréhensible. On ne pouvoit, disoient
» ils, leur nier cette verité, si l'on faisoit réflexion sur la diversité des senti-
» mens de ceux qui avoient disputé de ces matieres; puis que ni les Philoso-
» phes ni les Médecins eux-mêmes n'étoient pas d'accord. Pourquoi, ajoû-
» toient-ils, en croiroit-on plûtôt Hippocrate qu'Hérophile, ou Hérophile
» qu'Asclépiade? Si l'on se veut payer de *raisonnemens*, il se peut faire que ce
» que les uns & les autres diront paroîtra vraisemblable. Si l'on demande *des*
» *cures*, il se trouvera que tous en ont fait, & ainsi on ne pourra point savoir
» de quel côté se ranger. Que s'il suffisoit de *raisonner*, pour être Médecin,
» il n'y auroit point de plus habiles Médecins que les Philosophes; mais que,
» par malheur, *la science de guérir* leur manquoit, quoi qu'ils eussent *des rai-*
» *sonnemens* de reste. Que les moyens que la Médecine employoit, étoient dif-
» ferens selon la nature des lieux, qu'il falloit d'autres remedes à Rome, d'au-
» tres en Egypte, & d'autres dans les Gaules; ce qui ne devroit pas être, si
» les causes des maladies étoient par tout les mêmes. Que les causes étoient
» souvent manifestes, comme cela se void dans les playes; mais qu'il ne s'ensuit
» pas de là que les remedes, qu'on y doit apporter, soient également apparens,
» ou faciles à trouver. Si donc la conoissance des causes qui sont évidentes ne
» peut pas suggerer les remedes dont il faut se servir, quelle apparence que
» les causes qui sont cachées, obscures & douteuses, nous puissent donner d'a-
» vantage de lumiere? & si ces dernieres causes sont incertaines & presque in-
» comprehensibles, n'est-on pas mieux fondé d'attendre du secours des choses
» assurées, & qui ont été expérimentées en diverses occasions, comme cela se
» pratique dans tous les autres Arts? Qu'un Laboureur ou un Philosophe ne
» devenoient pas plus habiles gens dans leur mêtier par des *disputes*, mais par
» *l'usage* & *l'expérience*. Que l'on pouvoit certainement conclurre que toutes
» ces *questions difficiles* n'appartenoient point à la Médecine, par cela même que
» ceux qui avoient des opinions fort differentes sur ce sujet, ne laissoient pas
» de tirer également d'affaires leurs malades; ce qui n'arrivoit ainsi que parce
» qu'ils ne s'attachoient pas dans la pratique aux *causes cachées*, mais qu'ils s'en
» tenoient aux expériences qui leur avoient autrefois réussi. Que la Médecine
» ne devoit pas son origine à des questions de cette nature, mais à des expé-
» riences semblables à celles dont on vient de parler.

» Quelques uns des malades, continuoient-ils, qui étoient au commence-
» ment

1 Galien (*de Sectis*, *Cap.* 5.) dit que les Empiriques soûtenoient qu'on ne peut donner aucune demonstration des choses qui sont d'elles mêmes incertaines.

Secte Empirique dans le Siecle xxxviii. & suivans.

„ ment sans Médecins, prenoient beaucoup de nourriture les premiers jours
„ de leur maladie, parce qu'ils ne manquoient pas d'appetit ; d'autres ne man-
„ geoient rien du tout, parce qu'ils étoient dégoutez ; sur cela on remarqua
„ que ceux qui n'avoient rien pris s'étoient mieux trouvez. Quelques-uns
„ avoient mangé étant dans un accès de fiévre ; d'autres avoient mangé un peu
„ auparavant ; & d'autres après que la fiévre les avoit quittez ; on prit garde
„ que ceux qui avoient attendu la fin de l'accès avoient été les premiers guéris.
„ De semblables choses étant arrivées fort souvent, il s'étoit rencontré des
„ personnes soigneuses qui avoient fait des *observations* de ce qui avoit le mieux
„ réussi, & qui dans la suite avoient conseillé à d'autres malades de pratiquer
„ la même chose. Qu'ainsi la Médecine étoit née des *essais* qui s'étoient faits,
„ tantôt *au bien des malades*, tantôt *à leur préjudice*, & qu'elle avoit premiere-
„ ment appris à leurs dépens à discerner ce qui étoit *pernicieux* d'avec ce qui
„ étoit *salutaire* ; & que les remedes propres à chaque maladie ayant été trou-
„ vez peu à peu par cette méthode, les hommes avoient commencé à *raison-*
„ *ner*, & à chercher pourquoi ces remedes operoient de telle ou de telle ma-
„ niere ; que la Médecine n'avoit pas été inventée après les raisonnemens, mais
„ les raisonnemens après la Médecine. Les Médecins Empiriques demandoient
„ encore aux Dogmatiques, si les raisonnemens leur enseignoient la même cho-
„ se que les expériences, ou s'ils enseignoient le contraire ? & là-dessus ils di-
„ soient, que si les raisonnemens suggeroient la même chose, ils étoient su-
„ perflus, & que si l'on en inferoit quelque chose qui fût contraire à l'expé-
„ rience, ils étoient préjudiciables. Qu'à la verité il avoit été nécessaire au
„ commencement de faire des essais avec beaucoup de soin & de peine, mais
„ que de leur temps il y en avoit assez de faits, sans qu'il en fallût faire de nou-
„ veaux aux dépens, comme il a déja été dit, des pauvres malades, & qu'on
„ n'avoit qu'à jouïr du travail des Anciens.

„ Qu'il ne falloit pas croire qu'il arrivât *de nouveaux genres de maladies*, ou
„ qui demandassent une *nouvelle Médecine* ; mais que s'ils survenoit quelque es-
„ pece de mal que l'on ne conût pas, il n'étoit pas besoin de recourir d'abord
„ à quelque cause obscure, mais qu'en ce cas un habile Médecin devoit re-
„ garder à quelle maladie de celles qu'on void ordinairement, ce nouveau mal
„ avoit du rapport, & essayer les remedes qui ont réussi en semblable ren-
„ contre.

„ Ils disoient de plus, qu'ils étoient bien éloignez de croire qu'un Médecin
„ pouvoit se passer de raisonner, ou qu'un animal sans raison pût pratiquer la
„ Médecine, quoi qu'ils fussent persuadez que les conjectures qu'on tiroit des
„ causes cachées & obscures ne faisoient rien au fait, puis qu'il importoit de dé-
„ couvrir non pas ce qui fait la maladie, mais ce qui la guérit ; & qu'on n'a
„ que faire de savoir comment se fait la coction ou la digestion des alimens,
„ pourvu qu'on sache quels sont ceux qui se cuisent ou se digerent le mieux.
„ Qu'il étoit de même inutile de rechercher comment & pourquoi nous respi-
„ rons, mais qu'il falloit plûtôt travailler à avoir des remedes pour la toux,
„ la courte haleine, & les autres incommoditez qui regardent la respiration.
„ Qu'il ne falloit pas se peiner à découvrir pourquoi les arteres battent, mais
„ plutôt à conoître ce que marquent les divers changemens qui arrivent à leur

Secte Empirique dans le Siecle xxxviij. & suivant.

„ battement, ce qui s'apprend par l'expérience. Qu'à l'égard de toutes les
„ autres questions que les Dogmatiques proposoient, on pouvoit disputer de
„ part & d'autres, avec une égale probabilité, & que pour l'ordinaire ceux
„ qui avoient le plus d'esprit, ou qui parloient le mieux, l'emportoient. Or
„ ce ne sont pas les beaux discours qui guérissent les maladies, ce sont les re-
„ medes; & s'il arrivoit qu'un muet en eût de bons, & que l'expérience lui
„ en eût appris le véritable usage, ce muet-là ne seroit-il pas un plus grand
„ Médecin qu'un homme qui auroit l'usage de la langue, & qui ignoreroit
„ celui des remedes?

„ Les Empiriques soûtenoient enfin que les Médecins Dogmatiques ne s'at-
„ tachoient pas seulement à des choses inutiles ou superflues, mais qu'ils che-
„ quoient même visiblement les principes de l'humanité. A quoi bon, di-
„ soient les premiers, dissequer des hommes tout vifs, & faire de la Médeci-
„ ne, qui doit servir au salut du genre humain, un cruel instrument de sa de-
„ struction, si par des voyes si horribles on ne peut pas même découvrir tout
„ ce qu'on souhaiteroit; & si l'on peut au contraire en apprendre autant qu'il
„ faut qu'on en sache, sans commettre aucun crime? 1 Ni la couleur, ni la
„ mollesse, ou la dureté, ni la plûpart des choses de cette nature ne se ren-
„ contrent point semblables, dans un corps qu'on a ouvert, à ce qu'elles sont
„ dans un corps entier. Car si la crainte, la douleur, l'abstinence du man-
„ ger, ou le trop de nourriture, la lassitude, & mille autres legeres incom-
„ moditez, sont bien capables de faire du changement à cet égard dans les
„ corps des personnes qu'on ne disseque pas; comment voulez-vous que les
„ parties du dedans, qui sont extrémement tendres & qui peuvent être alterées
„ par l'air ou par la lumiere seule à laquelle elles n'ont jamais été exposées, ne
„ changent point au même égard sous le couteau, & sous des playes doulou-
„ reuses & cruelles, & qu'il n'arrive pas encore un plus grand changement par
„ la mort? Qu'y a-t-il de plus ridicule que de s'imaginer que les choses doi-
„ vent être les mêmes dans un homme mourant, ou même déja mort, qu'el-
„ les étoient lors qu'il vivoit? On peut veritablement ouvrir le bas ventre, &
„ parcourir tous les visceres qu'il contient, pendant que l'homme respire; mais
„ dabord qu'on a déchiré le diaphragme, cet homme n'expire-t-il pas à l'in-
„ stant? Voila pourtant le seul moyen, par lequel le cœur & les parties qui
„ l'environnent se présentent enfin aux yeux du Médecin homicide, non point
„ dans l'état où elles étoient pendant la vie, mais telles qu'elles doivent être
„ après la mort; & ainsi tout ce que ce Médecin, ou plûtôt ce bourreau, a
„ avancé, c'est d'avoir égorgé un homme de la maniere du monde la plus
„ cruelle, sans qu'il sache pour cela comment les parties qu'il voit étoient fai-
„ tes, avant que l'homme expirât Les Empiriques ajoûtoient que s'il y avoit
„ quelque partie du dedans qui se pût voir, l'homme étant encore en vie, le
„ hazard fournissoit aux Médecins assez d'occasions pour cela; lors, par exem-
„ ple,

1 On trouve cette même pensée dans le passage de Tertullien qu'on a cité au sujet d'Hérophile, & elle se trouve encore dans Ciceron: *Corpora nostra non novimus, qui sint situs partium, quam vim quæque pars habeat ignoramus; itaque Medici ipsi, quorum intererat ea nosse, aperuerunt ut viderentur, nec eò tamen, aiunt Empirici, notiora esse illa; quia fieri possit ut patefacta & detecta mutentur.* Academic. Quæst. Lib. 4.

„ ple, qu'un Gladiateur, dans un Cirque, ou un Soldat, dans une bataille, ou „ un voyageur attaqué par des voleurs, avoient reçu de grandes blessures. Que „ c'étoit là un légitime moyen de s'instruire de la situation, de la figure des „ parties, & des autres choses qu'on peut savoir sur ce sujet, par des actes de „ pitié & d'humanité, & non par une détestable cruauté; & en recherchant „ non de donner la mort, mais de conserver la vie. Ils prétendoient même „ qu'il n'étoit pas nécessaire de mettre en pieces les cadavres, & ils disoient que „ si cela n'avoit rien de cruel c'étoit du moins une saleté; en un mot que les „ choses étant, comme on l'a déja remarqué, fort changées dans un corps „ mort, il valoit mieux s'abstenir d'y toucher, & se contenter de ce qu'on „ pouvoit apprendre, en tâchant de guérir ceux qui étoient vivans.

Secte Empirique dans le Siecle xxxviij. & suivant.

CAPITRE V.

Jugement de Celse sur la Dispute des Empiriques & des Dogmatiques, & quelque additions au systême des premiers.

Voilà de quelle maniere Celse fait parler les Dogmatiques & les Empiriques. Il semble qu'il plaide beaucoup mieux la cause de ceux-ci, que celle des autres dont il ne rapporte pas les meilleures raisons; neanmoins dans le jugement qu'il en fait, il tient un milieu entre ces deux partis: voici quel est son sentiment là-dessus. A la verité il croit qu'il n'y a rien qui contribue plus à la guerison des maladies, qui est le principal but de la Médecine, que *l'expérience*, & que les raisonnemens tirez des choses obscures n'appartiennent pas proprement à l'art de guérir les maladies, mais qu'il ne faut pourtant pas nier que l'étude ou la méditation des choses naturelles ne serve beaucoup à ouvrir l'esprit d'un Médecin. Qu'il est vraisemblable que si l'application qu'Hippocrate & Erasistrate, qui ne se sont pas contentez de traiter des fébricitans ou de penser des playes, ont euë pour la Physique & pour tout ce qui en dépend, ne les a pas fait Médecins, à proprement parler, ils se sont du moins rendus plus grands Médecins par ce moyen, qu'ils n'auroient été sans cela. Que si l'on objecte que les *raisonnemens* trompent, on peut répondre qu'il est des occasions où les *experiences* ne trompent pas moins. Qu'il n'y a donc point de doute que l'on ne doive raisonner dans la Médecine, mais que cela n'empêche pas que l'on ne doive tirer ses principales instructions de ce qui est évident, *rejettant tout ce qui est obscur hors de l'art, mais non pas hors de la pensée de l'ouvrier ou du Médecin.* Celse conclut enfin que c'est une chose cruelle & même superflue d'ouvrir des hommes vivans, mais qu'il est nécessaire de s'instruire sur des corps morts; & qu'à l'égard de ce qu'on ne peut apprendre que sur des personnes vivantes, la longue expérience avoit montré par une voye plus douce, quoi que plus lente, ce qu'il faut que l'on en sache.

On peut inferer de ce que dit cet Auteur, qui vivoit sous Tibere, comme on le verra ci-après, que de son temps on faisoit des dissections de cadavres humains; mais il y a de l'apparence que cela se pratiquoit assez rarement, comme on le prouvera quand on en sera à Galien, qui est venu environ cent ans

après

Secte Empirique dans le Siecle xxviij. & suivant.

après Celse. Il y a une autre remarque à faire, sur ce que celui-ci veut que les Empiriques admissent *les causes évidentes* des maladies. Il faut savoir que ces Médecins faisoient bien profession de rechercher ces sortes de causes, mais ce n'étoit pas pour en tirer des inductions qui marquassent les remedes qu'il y avoit à faire. Les Empiriques ne s'informoient des causes évidentes & des causes externes, que comme des autres circonstances des maladies; elles leur tenoient simplement lieu de signes, & elles faisoient partie de ce qu'ils appelloient 1 *le concours* des accidens, qui étoit ce qui leur désignoit l'espece de la maladie: l'exemple suivant fera mieux concevoir leur pensée. Si un homme qui avoit été mordu d'un *chien enragé*, se présentoit à un Empirique, ce Médecin ne se contentoit pas d'examiner la playe, qui dans le commencement n'étoit pas differente de celle qu'auroit causée la morsure d'un autre chien; il s'informoit de plus si celui qui avoit mordu cet homme n'étoit point enragé, & ayant su qu'il l'étoit, il en inferoit qu'il ne falloit pas traiter cette playe comme une playe simple, mais qu'il falloit y appliquer les médicamens, que l'expérience avoit fait conoître propres pour guérir celles qui sont faites par des chiens enragez, & qu'il étoit d'ailleurs nécessaire que le malade prît intérieurement les remedes que la même expérience avoit découvert aux Médecins qui avoient auparavant traité de semblables maladies.

Les Médecins Dogmatiques se conduisoient de la même maniere, pour ce qui regarde la pratique, c'est à dire, que les remedes qu'ils employoient étoient les mêmes que ceux des Empiriques, mais les premiers raisonnoient differemment. Comme ils supposoient que le venin des chiens enragez, de quelque nature qu'il soit, agit en passant de la superficie au centre du corps, ou en s'insinuant du dehors au dedans, 2 ils tâchoient d'arrêter son cours, & de le rappeller ou de l'attirer incessamment par l'endroit qui lui avoit donné entrée. Dans cette vuë il faisoient des ligatures, ils scarifioient le tour de la playe, ou ils la dilatoient, ils y appliquoient des ventouses & des attractifs, ils la tenoient long-temps ouverte, ils donnoient intérieurement des expulsifs, le tout pour suivre l'indication tirée de la cause du mal, qui se portant, comme il a été dit, vers le centre du corps, demande ou indique qu'on fasse une révulsion la plus promte qu'il se peut, & qu'on l'attire au dehors sans perte de temps. Les Dogmatiques alloient plus avant; ils faisoient tous leurs efforts pour découvrir la nature du venin, ou de la cause des accidens qui surviennent en cette occasion. Ces accidens, disoient-ils, n'ont aucun rapport avec ceux qui dépendent d'un excès ou d'un défaut de chaleur, de froid, d'humidité, ou de secheresse, ni avec ceux que causent les autres qualitez sensibles, il faut donc que ces accidens soient causez par un venin qui agit *par toute sa substance*, & qui demande par consequent des remedes qui operent par toute leur substance, tels que sont les *Antidotes*. Enfin le dernier retranchement de ces Médecins, lors qu'ils n'étoient pas satisfaits de la maniere d'expliquer les effets & la nature du venin dont il s'agit, c'étoit de dire qu'il suffisoit que l'expérience eût montré les remedes qu'il falloit lui opposer. Les Empiriques, qui faisoient les mêmes

1 *Voyez ci dessus, Chap.* 2 & *Galen. Method. Medend. Lib.* 4. *Cap.* 3.
2 *Voyez ci-dessus, Liv.* 1. *Chap.* 4.

mêmes remedes, laissoient aux Dogmatiques toutes leurs autres raisons & n'employoient que la derniere. Ils se servoient, disoient-ils, de tels ou de tels remedes, parce qu'on les avoit souvent donnez avec succès, pour prévenir, ou pour guérir la rage. Ils disoient la même chose à l'égard de toutes les autres maladies. Quand on leur demandoit pourquoi ils n'entreprenoient pas de réduire d'abord une jambe disloquée, lors qu'il y avoit un ulcere, ou une playe à l'endroit de la dislocation? C'est, répondoient-ils, parce qu'on a observé qu'il survient des convulsions quand on fait la réduction en ce cas-là; & si on demandoit une seconde fois pourquoi cela arrivoit ainsi? ils répondoient nettement qu'ils n'en savoient rien, & qu'ils ne s'en mettoient pas en peine, parce que cela ne fait rien à la cure. En un mot ils ne recherchoient jamais les *causes cachées*, ils n'en tiroient jamais *d'indication*, & ils ne s'attachoient même aux *causes évidentes* que comme à des moyens de discerner les especes des maladies, sans raisonner aucunement sur la maniere dont ces causes agissent. On trouvera dans le Chapitre septième une objection que les Médecins Dogmatiques faisoient aux Empiriques touchant l'invention des remedes.

Secte Empirique dans le Siecle xxxviij. & suivant.

CHAPITRE VI.

Réflexions d'un Médecin moderne sur le jugement de Celse, & sur la dispute dont on vient de parler.

JE ne puis m'empêcher d'inserer ici les réflexions d'un Médecin de mes amis, qui trouve celles de Celse fort judicieuses, mais qui croit que la dispute dont il s'agit, est assez importante pour demander que l'on étende un peu d'avantage ce que cet Auteur a dit en deux mots.

Il faut avouer, dit notre Ami, qu'il n'y a rien de plus absurde que le projet des Empiriques anciens de vouloir bannir le raisonnement de la Médecine, si l'on prend cette proposition dans un sens absolu. L'on convient que l'expérience est le veritable fondement de cet art, mais bien loin qu'elle exclue le raisonnement, elle ne sauroit être juste sans lui; le raisonnement établit la validité de l'expérience, aussi bien que l'expérience confirme le raisonnement. Le hazard a veritablement pu fournir occasion de faire diverses expériences, mais cela n'empêche pas qu'on n'en doive du moins un aussi grand nombre au raisonnement; il semble même que celles qui sont un fruit du raisonnement doivent passer de beaucoup les autres. La Chirurgie en particulier se trouvera presque toute fondée sur cette derniere sorte d'experience. Le hazard n'a pas fait que l'on se soit avisé de coudre les bords d'une playe pour les rapprocher & pour les faire rejoindre; & encore moins que l'on ait entrepris de tirer une pierre de la vessie en y faisant une incision. Outre la nécessité du raisonnement qui paroît tout-à-fait évidente dans l'un & dans l'autre des cas proposez, on void que le dernier suppose même la conoissance Anatomique de la partie; puis qu'on n'a pu choisir le col de la vessie, préferablement au fond, pour y faire une ouverture, que parce que l'on a su que le premier endroit étant charnu,

pour-

Secte Empirique dans le Siecle xxxviij. & suivant.

pourroit plus aisément se consolider, ce qu'on n'avoit pas lieu d'attendre de l'autre qui n'est que membraneux.

Cette derniere réflexion detruit une seconde erreur des Empiriques qui regardoient l'Anatomie comme une chose inutile. On a pu veritablement apprendre diverses choses touchant la situation & la disposition des parties internes du corps en pensant des blessures; & il est probable que les plus anciens Médecins n'ont guere avancé dans la conoissance de ces parties que par cette voye; mais comme on ne doit pas s'en tenir à ce qu'ils ont dit là-dessus, sans l'avoir vu, & que chaque particulier qui se vouë à la Médecine a interêt de s'instruire par lui-même le plûtôt qu'il peut, c'est une chose ridicule de lui proposer de le faire par une voye lente & incertaine, pendant que l'Anatomie en fournit une plus promte & plus sûre. On ne s'arrêtera pas plus long-temps à refuter les Empiriques sur ces deux chefs, ni sur ce qu'ils soûtenoient que la conoissance de la cause d'une maladie n'indique jamais le remede, qui est ce qui les obligeoit à croire que l'on pouvoit se passer, & du raisonnement, & de l'Anatomie; ils avoient assurément tort si l'on prend au pied de la lettre ce qu'ils ont dit, ou ce qu'on leur fait dire là-dessus. Mais ne pourroit-on point donner à leur opinion un certain sens qui la feroit paroître plus raisonnable qu'elle ne le semble d'abord? C'est ce que je vais essayer de faire, ou du moins de marquer le milieu qu'ils auroient dû tenir.

1 Galien dit qu'Hérophile fournit occasion a Philinus d'établir la Secte Empirique. Il y a apparence que ce fut parce que le premier donnoit plus aux médicamens que les Médecins précedens n'avoient fait, & parce qu'il avouoit que l'on ne conoit guere distinctement que les causes des maladies des parties organiques. Cette derniere raison put porter Philinus à envisager tout ce que les Médecins avoient dit sur les causes des maladies en géneral, comme quelque chose de fort incertain. Il pouvoit encore se confirmer dans cette opinion voyant qu'Hippocrate n'avoit pas toujours été suivi à cet égard par ceux qui étoient venus après lui; que Polybe même, gendre de ce grand Médecin, avoit eu son systeme particulier, & que Diocles & Praxagore avoient aussi eu leurs opinions à part, quoi que les remedes de tous ces Médecins fussent à peu près les mêmes. Mais ce qui dut particulierement déterminer cet Empirique à prendre le parti qu'il prit, c'est que les Médecins de son temps, à force de vouloir raisonner sur les causes des maladies, étoient venus jusques à condamner de grands remedes qui avoient été pratiquez avec succès de temps immémorial: Et pourquoi les condamnoient-ils? parce que ces remedes ne s'accordoient pas avec leurs systemes sur les causes des maladies. Les suites de ce désordre étoient d'autant plus à craindre, que plus on croyoit acquerir de lumiere, & plus il sembloit qu'on s'éloignât de l'expérience. Nous ne savons pas si Chrysippe, 2 qui fut celui qui se déclara le premier contre *la saignée* & contre *la purgation*, entendoit l'Anatomie, mais 3 son disciple Erasistrate, qui y avoit fait de grands progrès, ne laissa pas d'embrasser le même sentiment, quoi qu'il semblât

1 *Voyez ci-dessus, Liv. 2. Chap. 1.*
2 *Voyez Liv. 1. Chap. 1.*
3 *Ibidem. Chap. 4.*

semblât d'ailleurs ennemi des grands raisonnemens. Philinus reflêchissant sur tout cela, & voyant de plus que tout ce qu'il avoit appris lui-même d'Hérophile, qui étoit encore plus habile Anatomiste qu'Erasistrate, ne le rendoit pas plus savant dans l'art de guérir les maladies, il se crut bien fondé à conclurre qu'il étoit inutile de rechercher leurs causes, & même que l'Anatomie n'étoit pas pour cela d'un grand secours, en un mot, qu'il ne falloit pas tant raisonner, & qu'il n'y avoit pour tout que l'expérience qui fît le Médecin.

Secte Empirique dans le Siecle xxxviij. & suivant.

La pensée de cet Empirique paroitra d'abord absurde, mais si on l'examine d'un certain côté on ne laissera pas d'y trouver quelque chose d'assez bien suivi, pourvu que l'on se défasse des préjugez que l'on pourroit avoir. On croit ordinairement qu'il faut conoître une maladie pour la pouvoir guérir, selon la maxime commune, qui dit *qu'une maladie conue est à demi guérie*. On s'imagine même qu'un Médecin doit conoître jusqu'aux causes les plus prochaines & les plus immédiates des maladies; & qu'il ne suffit pas, par exemple, de savoir que la fiévre vient d'une agitation extraordinaire des parties du sang, mais qu'il faut encore ne pas ignorer quel est le principe, ou quelle est la premiere cause de ce mouvement. Que ce n'est pas assez de savoir que dans l'Apoplexie un homme se trouve tout d'un coup perclus de tous ses sens, parce que les esprits animaux n'influent pas dans les organes du mouvement & du sentiment, mais qu'il faut être instruit au juste de la nature des matieres qui arrêtent le cours de ces esprits. Que ce n'est rien de conoître que la pierre qui se trouve dans les reins, ou dans la vessie, est formée de certaines humeurs qui se durcissent, si l'on ne détermine précisément quelles elles sont, & pourquoi elles se durcissent & se pétrifient de la sorte. L'on croit enfin, en conséquence de ce que nous venons de dire, & que la conoissance des causes des déreglemens qui arrivent dans notre coprs, dépendant nécessairement de celle de son état naturel, l'Anatomie qui nous fournit les principaux moyens pour acquerir cette conoissauce, doit être la clef de toute la Médecine.

Il n'y a rien de plus plausible que tout cela, & il seroit effectivement à souhaiter que l'on eût une conoissance exacte & particuliere des causes des maladies, soit par le moyen de l'Anatomie, soit par tous les autres qu'on peut imaginer; il y a de l'apparence qu'on en pourroit guérir plus aisément une partie; mais on ne prend pas garde d'un côté, que cela se peut plûtôt souhaiter qu'esperer, & de l'autre, que les remedes sont plûtôt trouvez en de certaines rencontres que les causes des maladies ne sont découvertes. Je n'en veux point d'autre preuve que celle que nous fournit *la fiévre*. On s'est donné beaucoup de peine depuis le commencement du Monde pour en chercher la cause, sans l'avoir peut-être encore pu trouver; & il est à croire que si l'on avoit autant pris de soin pour découvrir un remede qui la guérit, & qu'on se fût autant, ou plus attaché à expérimenter qu'à raisonner, notre siecle n'auroit pas eu l'honneur d'en avoir trouvé un qui prouve clairement, qu'on a plus d'obligation à celui qui l'a le premier essayé, qu'à tous les Médecins qui se sont distillez le cerveau depuis deux mille ans pour trouver la cause de la maladie que ce remede guérit. C'est ici, à mon avis, où les Empiriques triomphent; puis qu'il n'y a rien de si sûr que cette merveilleuse écorce qu'on nous a apportée du Perou, il y a environ cinquante ans, guérit aussi infailliblement les fiévres intermit-

Secte Empirique dans le Siecle xxxviij. & suivant.

tentes, sans qu'il soit besoin de raisonner, qu'on les manquoit avant qu'elle fût conue, quelque beaux raisonnemens que l'on sût faire sur leurs causes. Si l'on a donc trouvé un remede de cette nature pour cette espece de mal, on ne doit pas désesperer d'en trouver pour les autres. Celui-ci est du moins garant de la possibilité de la chose; & il y a bien de l'apparence que si l'on conoissoit les proprietez de toutes les plantes, sans parler des animaux & des minéraux, on guériroit la plus grande partie des maladies qui se peuvent guérir, quoi qu'on ne sût point au vrai la cause qui les produit.

Si la guérison des maladies est le seul & l'unique but de la Médecine, on peut dire qu'en ce cas-là on l'auroit atteint, ce qui doit suffire. Et s'il y avoit quelque chose de plus à souhaiter sur ce sujet, il faudroit en abandonner la recherche aux Philosophes, & que les Médecins les laissassent joüir tranquillement de ce qu'ils croiroient avoir trouvé, & se faire fête de leurs découvertes prétendues ou veritables. On pourroit alors dire avec justice que 1 *là où le Médecin finit le Philosophe commence.* On n'auroit plus de sujet de s'étonner, avec 2 Quintus, frere de Ciceron, *de ce que les Médecins ayant trouvé un grand nombre d'herbes & de racines qui servent contre les venins, pour les maladies des yeux, pour les playes &c. ne savent pas encore quelle est la nature de ces plantes, & ne peuvent point rendre raison de la maniere dont elles agissent.* On leur feroit plûtôt dire ce qu'ajoûte 3 un peu plus bas le même Auteur: *Que la Scammonée purge, & que l'Aristoloche, qui a tiré son nom de l'effet qu'on a vu qu'elle produisoit, serve contre la morsure des serpens, c'est ce que je vois, moi qui l'ai experimenté, 4 ensuite d'un songe qui m'a porté à faire cet essai, & il me suffit d'être assuré de la chose. Si l'on demande comment cela se fait, ou pourquoi cette plante a cette proprieté? c'est ce que je ne sai pas, & que je me mets fort peu en peine de savoir.*

Les plus judicieux des Empiriques vouloient bien qu'on raisonnât, mais ils ne vouloient pas qu'on allât trop loin. 5 Neoptolemus disoit, *qu'il falloit nécessairement qu'il philosophât, mais qu'il couperoit court, n'étant pas d'humeur de philosopher à fond.* Les Empiriques auroient été de son goût. Il faut convenir qu'on peut raisonner assez juste sur certaines géneralitez des causes de quelques effets dont nous nous appercevons; mais lors que nous voulons pénetrer jusques aux causes de ces causes, c'est là où nous nous embarrassons ordinairement, & c'est pourtant là où nous nous picquons de parvenir. Cependant il est certain que la Médecine n'a pas été fondée sur des *raisonnemens abstraits*, ou poussez fort loin, mais sur des raisonnemens simples & naturels, dont les principaux ont été tirez 6 *des choses qui font du bien & de celles qui font du mal*; cela a été

1 Ubi definit Medicus, ibi incipit Physicus.

2 Mirari licet quæ sint animadversa à Medicis herbarum genera, quæ radicum ad morsus bestiarum, ad oculorum morbos, ad vulnera, quarum vim atque naturam ratio nunquam explicavit, utilitate & ars est & inventor probatus. *Cicero, de Divinat. Lib* 1. *Cap.* 7.

3 Quid scammonea radix ad purgandum, quid aristolochia ad morsus serpentum possit, quæ nomen ex inventore reperit, rem ipsam, inventor ex somnio, video, quod satis est: cur possit nescio. *Ibidem Cap.* 10.

4 *Voyez ci-dessus, Chap.* 2.

5 Philosophari sibi aiebat necesse esse, sed paucis, nam omnino haud placere. *Tusculnar. Quæst. Lib.* 2. *Apuleii Apolog.* 1.

6 *Voyez ci dessus, Part.* 1. *Liv.* 3. *Chap.* 14.

a été nuisible au malade, il le faut donc éviter une autre fois; cela au contraire lui a servi, il faut donc le réiterer en semblable cas. Il ne faut qu'avoir le sens commun pour raisonner de cette maniere. L'indication que fournissent les causes évidentes se présente de même fort naturellement. Cet homme se meurt d'une perte de sang; il faut donc pour le secourir tâcher d'arrêter cette perte. Un autre a un flux de ventre qui le consume; il faut des remedes qui le resserrent. Et comme on ne se contente par d'opposer des digues aux torrens, mais qu'on tâche de détourner leur cours; de même, dans l'une & dans l'autre de ces maladies, il faut tâcher de divertir d'un autre côté, & de rappeller le sang ou les humeurs qui sortent en trop grande abondance, en même temps qu'on leur ferme le passage par des astringens. Et si la matiere qui sort, marque, par la douleur qu'elle cause, qu'elle est acre & rongeante, il faut joindre à ces remedes les adoucissans, afin que cette matiere n'irritant plus les parties qui la contiennent, elles la puissent plus aisément retenir. Enfin s'il se joint à cela d'autres accidens, il faut y pourvoir selon le même raisonnement.

Secte Empirique dans le Siecle xxxviij. & suivans

Il ne faut pas non plus une grande Philosophie pour discerner en plusieurs occasions *la partie malade*, aussi bien que les diverses *causes* d'un même accident. Un tel ne pouvant pas uriner souffre de grandes douleurs vers le côtez; comme les *reins* sont situez en cet endroit & qu'ils servent à la séparation de l'urine, on peut dire assurément, que ce qui retient l'urine est dans les reins. Et si, outre les douleurs qu'il sent, il rend quelques gouttes de sang, on juge que le passage est bouché par quelque matiere acre, ou pour l'ordinaire par quelque gravier, dont l'asperité a ouvert quelque petit vaisseau dans le rein, en sorte qu'il en sort du sang. Si dans la même suppression d'urine les douleurs sont au bas ventre, avec dureté & tension de cette partie, ou vers les parties naturelles, ce sera vers *le col de la vessie* où sera arrêté ce qui bouche le passage. La differente situation des *reins* & de *la vessie* indiquera encore des remedes differens. Les reins étant dans un lieu où les médicamens ne peuvent pas être portez immédiatement, il faut se contenter d'évacuer premierement la plénitude des vaisseaux par la saignée, d'où s'ensuit le relâchement des chairs. Il faut ensuite dégager & ramollir les boyaux & les parties les plus voisines, par les lavemens, les purgatifs, & les bains, aussi bien que par les huiles ou les matieres huileuses qui servent d'ailleurs à diminuer la douleur, conjointement avec les autres remedes, que l'experience a fait conoitre propres pour produire ce dernier effet, afin que par tous ces moyens on facilite la sortie du corps étranger qui est contenu dans cette partie.

Il n'en est pas de même de la vessie; comme elle se décharge de l'urine qu'elle contient par un canal assez court, & dans lequel on peut pénétrer du dehors, après avoir fait les dégagemens generaux & pourvu à l'inflammation, cela fait penser à introduire une sonde dans ce canal, qui en repoussant la pierre, ou la matiere qui se présentoit au passage, procure la sortie de l'urine. Que si cette pierre est d'une grosseur considerable, on ne peut avoir en ce cas que deux moyens de la tirer dehors, qui sont, ou de faire une incision dans la partie la plus commode, ou de seringuer quelque liqueur dans la vessie, qui ait la faculté de dissoudre ou de rompre la pierre, si tant est qu'on ait un tel remede.

Secte Empirique dans le Siecle xxxviij. & suivant.

Voilà précisément jusques où 1 Erasistrate & Hérophile vouloient qu'on allât à l'égard du raisonnement. Ils concevoient que tant que les désordres qui arrivent à notre corps ne dépendent que du dérangement des parties qu'on appelle Organiques, telles que sont celles dont on vient de parler, on peut esperer d'y remédier en raisonnant sur la nature, ou sur la figure & l'usage de ces parties, & sur le changement qui y arrive, conformément aux lumieres que l'Anatomie fournit, desquelles on peut se prévaloir pour trouver les remedes convenables; mais lors que ces désordres s'étendent jusqu'aux autres parties dont on ne conoit pas la fabrique, ces Médecins ne croyoient pas que le raisonnement fût d'un aussi grand secours que l'expérience, quoi qu'Erasistrate en son particulier eût peché contre cette regle, en recherchant les causes de la fievre, ce qui l'impliqua en diverses erreurs.

Mais, pour revenir aux usages qu'on peut tirer du raisonnement, on dira, sans doute, que quand on accorderoit que les maladies que nous avons touchées ne demandent pas un raisonnement plus fin, & qu'on les peut guérir sans philosopher davantage, on ne doit pas tirer la même conséquence pour une infinité d'autres, dont les causes ne sont pas si aisées à découvrir, mais qu'on découvre pourtant à la fin en poussant le raisonnement. On void, par exemple, que l'indication qui se tire du mouvement extraordinaire & intestin du sang dans la *fiévre*, & de la chaleur qui l'accompagne, ne sert pas de beaucoup pour y apporter du remede; puis que ni *les saignées*, ni *les purgations*, ni *les raffraichissans*, qui sont les secours qu'insinue d'abord cette premiere idée qu'on se fait de cette maladie, ne la guérissent pas toûjours, & souvent ne sont d'aucun effet.

Je conviens de cette verité, & si à force de raisonner on pouvoit trouver des remedes plus surs que ceux-là, les Empiriques n'auroient pas le mot à dire; mais par malheur on ne void pas qu'on avance beaucoup plus de cette maniere que de l'autre. Si l'on descend plus dans le particulier, & que l'on dise, que puis que l'évacuation du sang, ou celle de quelques humeurs qu'on a cru qui le tenoient en mouvement, n'ont pas été capables d'arrêter la fiévre, non plus que les remedes qui raffraichissent, il faut en trouver quelqu'autre, cela va le mieux du monde. Si l'on ajoûte que ce qui excite ce mouvement intestin des parties du sang, est un *levain* particulier auquel il faut s'attacher, & travailler à l'adoucir, ou à l'éteindre, à faute de quoi la fiévre continuera quand vous ne laisseriez qu'une goute de sang dans le corps, cela peut encore être veritable, mais voyons ce que ce raisonnement opérera. Il obligera à chercher avec soin quelle est la nature de ce levain, mais il ne contribuera en rien à le découvrir. On saura bien en géneral, ou du moins on croira le savoir, que ce levain doit être un *acide*, ou un *aigre*. On supposera même qu'il faut nécessairement lui opposer un *alkali*, parce qu'on a remarqué que les alkalis détruisent les acides, en rompant leurs pointes; mais il se trouve tant de differentes especes d'acides & d'alkalis, que vous essayerez peut-être de cent sortes de ces derniers, avant que vous ayiez trouvé celui qui peut mortifier l'acide dont il s'agit, chaque alkali n'étant pas propre pour détruire chaque acide; & si le hazard ne nous avoit pas découvert le *Kinkina*, nous serions peut-être à chercher jusqu'à la fin du monde.

On

1 *Voyez le commencement du Livre précedent.*

Secte Empirique dans le Siecle xxxviij. & suivans.

On repliquera que c'eſt une aſſez grande découverte que d'avoir trouvé que c'eſt un acide qui cauſe la fiévre, & que cette découverte paroît d'autant mieux établie que le Kinkina qui la guérit eſt un alkali, ou du moins que l'alkali y eſt le plus ſenſible. Cette découverte ſeroit conſiderable, s'il s'enſuivoit qu'on n'eût qu'à chercher parmi les alkalis pour trouver un remede ſemblable au Kinkina, ce qui épargneroit beaucoup de peine & abrégeroit le chemin des eſſais; mais on ſait que ce ne ſont pas les alkalis ſeuls qui domtent les acides, qu'un acide plus puiſſant en domte un moindre, & l'on voit effectivement des gens ſe guérir de la fiévre tierce par l'uſage du 1 *verjus*. Il ſemble de plus que l'acide & l'alkali n'agiſſant réciproquement l'un ſur l'autre, du moins d'une maniere bien ſenſible, que lors qu'ils ſont purs, on ne devroit être ſoulagé que par des médicamens artificiels, la nature ne produiſant aucun ſimple où ces principes ne ſoient mêlez, & c'eſt pourtant ce qui eſt contraire à l'expérience.

On peut dire, d'ailleurs, à l'égard de l'acide & de l'alkali, (qui ſemblent être le *non plus ultra* de nos découvertes, par rapport aux principes des corps dont on peut juger *à poſteriori*, ou par les effets) que l'hypotheſe commune qui établit le premier comme la cauſe, non ſeulement de la *fiévre*, mais preſque de toutes les maladies, eſt trop génerale pour être de quelque utilité dans la pratique. *L'Epilepſie*, la *Phthiſie*, la *Goutte* ſont également les productions d'un acide, c'eſt du moins ce qui réſulte de notre raiſonnement & de notre recherche; mais de quoi nous ſert cela, ſi nous ne trouvons pas plus aiſément l'alkali oppoſé, que les Anciens ont trouvé un remede à ces maladies en conſéquence de quelqu'autre raiſonnement, & ſi nous ne guériſſons pas mieux ces mêmes maladies qu'on ne les guériſſoit autrefois? Parlons franchement, l'indication de vuider, & de dégager les paſſages du ſang & des humeurs, toute génerale qu'elle eſt, ne l'eſt guére plus que l'hypotheſe de l'acide & de l'alkali; & ſoit que les maladies ſe guériſſent par les évacuations, ſoit que les évacuations diſpoſent ſeulement la machine de notre corps à ſe défaire plus aiſément de ce qui lui nuit, on voit autant, pour ne pas dire plus, de maladies guéries par ce moyen que le plus ſimple raiſonnement avoit trouvé, que par ceux que les recherches les plus curieuſes ont produits.

Après avoir vu ce qu'on peut attendre du raiſonnement en géneral, & même de quelques principes établis ſur des expériences de *Chimie*, il faut maintenant dire un mot de *l'Anatomie*, qui eſt celle qui fournit aux Médecins la plus grande matiere de raiſonner, en leur découvrant l'intérieur du ſujet ſur lequel ils doivent travailler. Il eſt vrai que par ce moyen nous acquerons une conoiſſance génerale des parties de notre corps. L'Anatomie nous apprend, par exemple, quelle eſt la ſituation, la figure, la grandeur, la connexion de celles qui ſont les plus groſſieres; elle nous aide même par là à découvrir quelques uns de leurs uſages les plus ſenſibles, ce qui eſt d'une grande utilité, particulierement pour la Chirurgie. Mais ſi notre corps eſt compoſé, ſelon la diviſion d'Hippocrate, de parties *ſolides*, *d'humeurs*, & *d'eſprits*; quand on accorderoit que les premieres ſont conues, cela ne ſervira pas beaucoup pour la

1 Celſe prétend guérir la fiévre quarte en faiſant boire au malade deux verres de vinaigre un peu avant l'accès.

Secte Empirique dans le Siecle xxxviij. & suivant.

la Médecine, si l'on ne conoit aussi les dernieres, qui sont celles qui donnent le mouvement à toute la machine animée, & qui étant d'une nature à souffrir les plus grands & les plus prompts changemens, sont par cette raison le siege ordinaire des maladies. Or il n'y a rien de moins conu qu'elles le sont; ou la conoissance qu'on en a, est du moins si superficielle, & il y a encore tant de sujets de douter, & tant d'éclaircissemens à souhaiter, qu'on ne peut compter là-dessus sans s'exposer à un danger évident de se tromper.

Si nous conoissons donc si mal les parties qui composent notre machine, nous n'avons aucun lieu de nous flater de pouvoir découvrir au vrai les causes de ce qui s'y passe, tant qu'elle est dans son état naturel, ni par conséquent d'esperer de pouvoir raisonner juste sur les désordres qui y surviennent. Mais quand on conoîtroit beaucoup mieux le corps de l'homme, on n'en tireroit peut être pas tout l'usage que l'on pense, à moins que l'on ne vînt à un degré de conoissance, où les hommes ne peuvent presque esperer de pouvoir atteindre. On a reproché anciennement aux Médecins, 1 *qu'ayant interêt de conoître les corps des hommes, ils s'étoient avisez de les ouvrir, ou d'en faire l'anatomie, seulement afin qu'on crût qu'ils les conoissoient*; mais il semble que ce reproche n'est plus de saison, aujourd'hui qu'on a fait un si grand nombre de découvertes sur cette matiere, au delà de celles qu'avoient faites les Anciens, & qu'on a pénetré si avant dans le secret de l'économie animale. Je voudrois cependant que l'on me dît ce que toutes ces découvertes ont produit de nouveau dans la pratique, ou de combien de remedes elles ont enrichi la Médecine. Il faut dire la verité, on ne void pas que la Médecine en ait profité de grand' chose; & ce n'est pas sans quelque raison que l'on a raillé les Médecins sur ce 2 qu'il ne meurt pas moins de gens depuis qu'on a trouvé *la circulation du sang*, qu'il en mouroit auparavant. Cette découverte est de la derniere importance pour la conoissance du mouvement du sang, cependant, à la reserve de quelques usages que la Chirurgie en peut tirer, aussi bien que de celle des *vaisseaux lymphatiques*, & des *canaux excrétoires des glandes*, tout le reste n'est pas fort considerable.

Il en est de même des autres découvertes. L'adresse qu'ont euë 3 quelques Modernes de tirer le *suc du Pancreas* leur a beaucoup servi à bâtir un Systeme assez ingénieux sur les causes des *fievres intermittentes*; mais avec tout cela, si le Kinkina ne fût venu à notre secours, la fiévre quarte ne seroit-elle pas toûjours l'opprobre de la Médecine? N'est-il pas encore très-veritable qu'on n'a pas su mieux guérir *l'Apoplexie* & la *Phthisie*, depuis que le fameux Malpighi a démontré *les glandes de la substance corticale du cerveau*, qui sont le lieu où se séparent les esprits animaux, & après qu'il a fait conoître *les vésicules*, les *glandes* & les autres vaisseaux qui composent le poumon? N'est-il pas vrai, dis-je, qu'on n'a pas mieux guéri ces maladies, qu'on les guérissoit pendant qu'on ne conoissoit ni de près ni de loin ces parties?

Il me semble que toutes ces raisons établissent si solidement le droit des Empiriques

1 Itaque Medici, quorum intererat ea nosse, corpora aperuerunt ut viderentur. *Cicero, Academ. Quæst. Lib. 4.*

2 *Voyez les Dialogues des Morts de M. de Fontenelles.*

3 *Sylvius de le Boë, & de Graaf son disciple.*

piriques, qu'il n'y a rien à repliquer, & qu'on ne doit pas hésiter à conclurre que l'invention d'un seul remede est d'un plus grand fruit à la societé que tous les raisonnemens sur les causes cachées des maladies, & que toutes les découvertes les plus curieuses de l'Anatomie. Ces raisonnemens & ces découvertes sont tout au plus des moyens de trouver des remedes, mais les remedes eux-mêmes sont précisément ce qu'on cherche.

Secte Empiriques dans le Siecle xxxviii. & suivant.

Ce n'est pas qu'il faille croire que l'Anatomie soit inutile d'ailleurs, même à l'égard de ce qu'elle a, qui peut le moins servir à la pratique de la Médecine, & que l'on n'ait bien de l'obligation aux Anatomistes de la peine qu'ils ont prise, & qu'ils prennent encore tous les jours. Si la découverte de quelque nouvelle étoile nous fait du plaisir, quoi que cette étoile soit fort eloignée de nous, & qu'elle n'ait peut-être aucun rapport avec nous, ne doit-on pas avoir infiniment plus de satisfaction d'avancer dans la connoissance d'une chose qui nous touche de si près comme fait notre corps? Et bien que nous ne voyions pas encore aujourd'hui de quel fruit sont diverses belles découvertes Anatomiques, le temps nous apprendra, peut-être, à en tirer plus d'usage à l'avenir que nous n'en tirons à l'heure qu'il est. Au pis aller, si les Médecins ne s'en prévalent pas en qualité de Médecins, ils s'en prévaudront comme Physiciens; car il ne leur est pas défendu d'étudier la Physique. On reconoit au contraire, avec Celse, que cette étude leur est nécessaire par diverses raisons, & qu'elle ne sauroit leur nuire, pourvu que dans la pratique ils se souviennent toûjours qu'ils sont Médecins, c'est à dire, qu'ils exercent un métier, où il est plus important de faire des expériences que de disputer; que certaines causes sont aisées à découvrir, & que ces causes indiquent même les remedes, mais qu'il en est d'autres plus cachées sur lesquelles on ne débite presque que des conjectures; qu'en ce dernier cas il faut, en attendant mieux, se contenter de conoître la maladie par ses *signes*, & l'ayant bien conue de cette maniere, y faire les remedes que l'expérience a montrez, & peut montrer à l'avenir. C'est précisément la conduite qu'a tenu Hippocrate, qui par cette voye s'est attiré la reputation d'un tres-grand Médecin, quoi qu'il fût d'ailleurs un Anatomiste, & peut être un Physicien assez grossier.

Voilà pour ce qui regarde ce qu'on doit attendre du *raisonnement* dans l'exercice de la Médecine. Il est juste d'examiner maintenant ce qu'on peut dire contre *l'experience*, & de voir dans quelles erreurs on peut tomber en suivant cette derniere route, & comment on peut s'en garantir. On dira premierement à l'égard des remedes qui ont été trouvez sans l'aide du raisonnement, comme le Kinkina, que l'on a cité pour exemple, & qui apparemment n'a été découvert que par un pur effet du hazard, que si l'on attendoit que le même hazard nous mît en main un remede de cette nature pour toutes les autres especes de maladies, on courroit risque d'attendre jusqu'à la fin du Monde, sans être même certain de trouver rien de semblable. Est-ce donc, ajoûtera-t-on, que jusques à ce que l'on ait été assez heureux pour rencontrer de tels remedes, il faudra demeurer les bras croisez, & laisser mourir les malades sans essayer de les secourir par les moyens que le raisonnement nous indique? L'expérience, sur laquelle on veut que l'on s'appuye, ne nous rend-elle pas con-

Secte Empirique dans le Siecle xxxviij. & suivant.

vaincus qu'il y a d'autres voyes de tirer d'affaires les malades, que celle des 1 *spécifiques?*

Je répons qu'il ne s'agit pas ici d'obliger les Médecins à quitter la méthode ordinaire, qui consiste dans l'usage des remedes *évacuans*, *aperitifs*, *astringens*, *adoucissans*, &c. On est convenu, avec eux, que le secours qui s'en tire est sensible en diverses occasions, & on leur accorde que ce secours est même assez géneral, & s'étend quelquefois jusqu'aux maladies dont les causes ne sont pas bien conues. Mais ce que l'on demande, c'est qu'en faisant de cette méthode tout l'usage qu'il leur plaira, ils ne négligent pas de chercher à soulager leurs malades, par les remedes que l'expérience leur pourra d'ailleurs mettre en main, & qu'ils ne s'en tiennent pas uniquement à cette premiere voye de guérir les maladies. La maniere dont on employe le Kinkina ne prouve-t-elle pas clairement que les remedes spécifiques ne sont point incompatibles avec les remedes qu'on appelle géneraux, & que le raisonnement suggere? Le Kinkina n'empêche point que l'on ne purge, & que l'on ne saigne avant que le donner, & ces remedes faits auparavant rendent même son action plus sûre. En joignant donc ces deux manieres de traiter les maladies, on peut dire que l'on aura tout ce qu'on peut souhaiter, & l'objection qui a été faite demeurera sans force; car premierement on ne laissera pas de travailler au soulagement des malades par tous les moyens que le raisonnement fournit, & l'on pourra même les employer seuls lors qu'on n'en aura point d'autres; & en second lieu les soins, & l'empressement que l'on apportera de tous côtez dans la recherche des spécifiques, feront que ces derniers remedes ne seront plus une production du hazard seul, comme ils l'ont été jusques ici par la négligence des Médecins des siecles précedens & du nôtre.

Pour trouver il faut chercher, mais c'est de quoi il ne paroît pas que l'on se soit mis beaucoûp en peine. N'est-ce pas une chose honteuse que de plus de dix mille plantes que nos Herbiers nous décrivent, il n'y en ait pas la dixième partie qui soient en usage dans la Médecine, c'est à dire, dans un usage 2 ordinaire? On ne se sert presque que de celles qui sont conues dés long-temps; & encore les proprietez qu'on leur attribue sont elles précisément les mêmes qu'on leur a attribuées depuis le temps de Dioscoride, & des premiers qui ont écrit de la vertu des simples; comme si nous n'avions pas dû pousser plus loin & faire de nouveaux essais, tant sur les maladies dont ils ont parlé, que sur d'autres, & avec les mêmes plantes, aussi bien qu'avec les autres que nous conoissons de plus qu'eux. D'où vient que nous ne l'avons pas fait, si ce n'est parce qu'il n'y a pas, à peu près, autant de peine de raisonner sur un principe qu'on a une fois posé, que de faire des expériences? 3 *Il y a bien plus de plaisir*, disoit

1 On appelle ainsi les médicamens qui guérissent une certaine espece de maladie, par une qualité que l'on ne conoit pas, & qui n'a point de rapport avec les qualitez que les Philosophes ont appellées premieres, ou secondes, comme sont le chaud, le froid, le dur, le mol, &c.

2 *Voyez un peu plus bas ce qu'on remarque touchant les remedes secrets dans le même chapitre.*

3 Sedere namque in Scholis auditioni operatos, gratius erat quam ire per solitudines, & quaerere herbas *Lib.* 29. *cap.* 2.

disoit Pline, *d'être assés à son aise dans les Ecoles, & d'écouter le discours d'un Professeur, que d'aller courant les montagnes, & les lieux deserts pour chercher des herbes.*

Secte Empirique dans le Siecle xxxviij. & suivant.

On repliquera qu'il n'en est pas de la Médecine comme des autres Arts, dans lesquels si l'on fait des essais il n'en coûte que de l'argent, au lieu qu'ici on ne peut essayer qu'aux dépens de la personne du prochain, & l'on conclurra qu'il vaut mieux s'en tenir à la pratique ordinaire, & suivre une route batue, quoi que plus longue, que de chercher à abreger aux perils & risques de qui que ce soit. Mais on ne considere pas que si les expériences ne réussissent pas toûjours, elles ne sont pas pour cela necessairement préjudiciables à ceux sur qui elles se font. Le petit nombre de *poisons*, qui se trouvent parmi la multitude des simples conus, fait bien voir qu'on peut faire divers essais innocens. Et si l'on tire du sang, ou si l'on purge, souvent assez mal à propos, sans qu'il en arrive de grands accidens, notre machine étant disposée d'une maniere si admirable qu'elle repare souvent d'elle même les désordres qui y arrivent du côté du déhors; si l'on abuse, dis-je, impunément des remedes de cette conséquence, à plus forte raison pourra-t-on essayer quelques simples, supposé que ce ne soit pas des poisons, sans en craindre de facheuses suites.

Pour ce qui est des fautes que l'on peut faire d'ailleurs, ou des diverses manieres dont on peut se tromper, en matiere d'expériences, ou d'essais, voici, à mons sens, ce qui peut être dit en géneral là-dessus.

Il n'y a qui que ce soit qui ne convienne que les expériences pour être justes, demandent une personne judicieuse, intelligente, & attentive. Il faut pour cela un homme qui n'ait uniquement en vûe que de trouver la verité, qui se soit défait de tous ses préjugez, qui ne croye que ce qu'il voit clairement, & sur tout qui ne se lasse point d'essayer diverses fois la même chose avant que de se déterminer de quelque côté; mais comme il se trouve peu de gens qui ayent toutes ces qualitez, Celse a bien raison de dire, *que si les raisonnemens trompent, il est des occasions où les expériences ne trompent pas moins.*

Les essais que nous faisons sont de deux sortes: ou nous sommes les premiers à les faire, ou nous essayons si nous réussirons en imitant ce que d'autres ont fait avant nous. Or il est évident, à l'égard des premiers, que nous pouvons aisément y être trompez. Un Médecin raisonnant sur la cause d'une maladie se détermine à un remede tout nouveau, ou qui est de son invention, & qui peut, à son avis, remplir toutes les indications qu'il s'est proposées. Il le donne à son malade, & revient le voir quelque temps après, tout plein de la pensée que son remede doit avoir produit un bon effet, ou pour le moins dans une grande impatience d'en apprendre des nouvelles. Si le malade se trouve mieux là-dessus, le Médecin ne manque point de s'applaudir à soi même sur cet heureux succès; & concevant une grande estime pour le remede dont il s'est servi, il met d'abord cela en note, ou du moins il en conserve le souvenir. Cependant il n'y a rien de si aisé que de se tromper à cet égard, & même de plus d'une maniere. Il se peut que votre raisonnement, tout clair qu'il vous a paru, fût mal fondé, & par conséquent que le remede que vous avez donné n'ait pas causé du soulagement, par la raison que vous aviez imaginée, supposé même que ce que vous voyez de changement soit un effet du remede, & ne parte pas

 d'une

Secte Empirique dans le Siecle xxxviij. & suivant.

d'une autre cause qui vous est inconue, ce qui arrive très-souvent. Que savez-vous si ce n'est point un coup de la Nature toute seule, ou un effet de la disposition où étoient les humeurs avant que le malade prît le remede, plûtôt que du remede même? Ne peut-il pas y avoir diverses circonstances de ce mal dont vous n'êtes pas informé, soit qu'on vous les ait cachées à dessein, soit que vous n'ayez pas questionné votre malade là-dessus ? & n'est-il pas vrai que ces circonstances peuvent être d'une telle nature, que n'en ayant pas conoissance on ne sauroit pénétrer, ni dans la cause du mal, ni dans celle des effets que les remedes produisent ?

Il semble que les expériences *imitatoires*, ou celles qu'on fait aprés d'autres personnes, sont plus sûres que les premieres, ou moins dangereuses, soit à l'égard des Médecins pour ne pas se tromper, soit à l'égard des malades pour n'en souffrir pas ; mais on peut tout de même y être déçu. Il se peut ou que ceux que nous imitons n'ayent pas eu la bonne foi nécessaire, ou qu'ils se soient trompez eux-mêmes ; de quelque maniere que la chose aille, nous nous trouvons engagez dans l'erreur en les voulant suivre. Mais quand on supposeroit que les expériences qu'on se propose d'imiter fussent très fidelles, & très-bien faites, n'est-il pas vrai que vous qui les réiterez, faites un nouvel essai à votre égard, & que par conséquent il ne faut qu'une legere circonstance, qui fasse varier le cas, pour que l'expérience ne réussisse point ?

Il paroît effectivement que la chose va de cette maniere, mais il seroit à souhaiter que toute la difficulté consistât en la peine qu'il y a de discerner si les cas qui se présentent sont parfaitement semblables à ceux qui ont été décrits auparavant, & que les expériences de ceux qui nous ont précedez fussent assez justes & en assez grand nombre ; si l'on ne réussissoit pas toûjours en les réiterant, on réussiroit du moins le plus souvent. On peut dire qu'on a une histoire assez exacte de la plûpart des maladies, & qu'on a observé avec assez de soin le *concours* des principaux accidens en chaque espece de maladie, pour me servir du terme des Empiriques. Les mêmes signes qui ont servi il y a deux mille ans à discerner l'*Epilepsie*, la *Pleurésie*, la *Phthisie*, & les autres maladies les unes d'avec les autres, nous servent encore aujourd'hui, & la Séméiotique, ou la doctrine des signes, est la partie de l'art qui a le moins varié. On pourroit s'imaginer qu'encore que la Phthisie, ou la Pleurésie que les Anciens ont décrites soient les mêmes, à parler en géneral, que celles que nous voyons aujourd'hui, la difference des temperamens, des âges, des pays, peut faire que ce soit des maladies differentes dans chaque individu, ou dans chaque particulier. Je conviens qu'il y a de certaines circonstances, ou de certains accidens qui font qu'une maladie n'est pas en tout semblable à une autre de la même espece ; mais cette variation ne fait point changer l'essentiel de la cure, & ne regarde pour l'ordinaire que la dose des remedes, ou le temps de les donner, & quelques autres circonstances qu'on peut appeller étrangeres ; en sorte qu'il est vrai de dire, que la maladie étant la même quant au principal, les remedes sont aussi les mêmes quant à l'essentiel. Le Kinkina, que nous avons déja souvent pris pour exemple, en fournit une preuve convaincante, guérissant, comme il fait, également toutes les sortes de fiévres intermittentes, autant dans un pays que dans un autre, & autant les enfans que les vieillards, les temperamens bilieux que les temperamens phlegmatiques.

Il est donc certain qu'il y peu de danger de se tromper à l'égard du discernement des maladies, supposé qu'on y apporte l'attention nécessaire; mais il n'en est pas de même des remedes qu'on propose pour les guérir, & sur tout des remedes qui sont indiquez par la cause de la maladie, ou qui sont une suite du raisonnement. Pour discerner les maladies, les premiers Médecins n'ont eu besoin que de *faire usage de leurs sens*; mais pour trouver des remedes de la nature de ceux dont on vient de parler, il a fallu *raisonner*, & *faire des expériences*; il a fallu, dis-je, faire l'un & l'autre, & c'est ce qu'on n'a pas toûjours fait. Si l'on avoit toûjours joint l'expérience au raisonnement, ou que l'on eût attendu que l'expérience l'eût vérifié, comme les sens en auroient été derechef les juges, on n'auroit pas non plus été sujet à se tromper. Mais on n'a pas toûjours eu la patience nécessaire pour cela; & le penchant qu'on s'est trouvé avoir pour croire qu'on raisonnoit juste, a fait qu'on s'est le plus souvent hâté de se déterminer sur des choses qui n'étoient pas suffisamment éclaircies, ou qu'on n'avoit pas réiterées assez souvent, & qu'on a ramassé un grand nombre d'observations, qui ne sont fondées que sur le raisonnement précedent de ceux qui les ont faites. C'est là une des principales causes qui fait que nous ne pouvons pas toûjours compter surement sur l'effet de divers remedes, que nous pratiquons sur ce que nous en avons lu dans les livres de Médecine; quoi qu'il faille convenir que le travail de ceux qui nous ont précedé n'a pas été tout inutile. On auroit grand tort d'avoir cette opinion; & si l'on sait bien choisir, il se trouvera que sur les observations, ou les expériences dont on parle, il y en a plusieurs qui ont été très-bien faites; mais il faut, pour le redire encore une fois, savoir bien choisir.

Secte Empirique dans le Siecle xxxviij. & suivant.

Il y a deux ou trois autres causes de la rareté des bons remedes, tant spécifiques qu'autres. La premiere, c'est *la mauvaise foi* de quelques Médecins qui ont assuré, contre la verité, qu'ils avoient vu de bons effets de certains remedes en certains cas qu'ils marquent. La seconde, qui est la plus ordinaire, c'est l'*intérêt particulier*, ou l'*envie*, qui regne entre les gens de meme profession, & [1] qui a empêché de tout temps les Médecins, de se communiquer les uns aux autres les remedes qu'ils ont cru les plus excellens. Il n'en a pas été de même des raisonnemens, pour subtils qu'ils ayant été; comme c'est ce qui coûte le moins, & qui frappe quelquefois le plus, on n'en a jamais guére été chiche, & l'on a pris plaisir de s'en faire honneur en les publiant, ou de bouche, ou par écrit devant tout le monde; ce qui est encore une preuve convainquante, pour le dire en passant, que les Médecins eux mêmes ont toûjours regardé les remedes comme ce qu'il y a d'essentiel dans la Médecine, & comme le principal de leur art.

Une troisième cause de la disette où l'on est de bons remedes, c'est *la paresse des*

1. Nihil intentatum inexpertumque Priscis fuit, nihil deinde occultatum quod non prodesse posteris vellent. At nos elaborata iis abscondere atque supprimere cupimus, & fraudare vitam etiam alienis bonis. Ita certè recondunt qui pauca aliqua novêre invidentes aliis, & neminem docere in authoritatem scientiæ est. Tantum ab excogitandis novis ac juvandâ vitâ mores absunt! summumque opus ingeniorum diu jam hoc fuit, ut intra unumquemque rectè facta veterum perirent! At hercule, singula quodam inventa Deorum numero addidere; omnium utique vitam clariorem fecere, cognominibus herbarum tam benignè gratiam memoriâ referente. *Plin. Lib. 25. Cap. 1.*

Secte Empirique dans le Siecle xxxviij. & suivant.

des Médecins, qui ne daignent pas en chercher eux mêmes, comme on l'a déja remarqué ci-devant. Cette paresse est venue particulierement de la pensée où l'on a été, que la Médecine étoit un art consommé, ensorte qu'il n'y avoit qu'à se prévaloir des lumieres de ceux qui nous ont précedé; & cette même prévention fait encore que l'on prend ordinairement pour *expérience*, ce qui n'est qu'une méchante *routine*. Il ne faut pas toûjours croire qu'un Praticien, pour avoir vieilli dans l'exercice de sa profession, soit beaucoup plus habile pour cela. Plusieurs Médecins, à force de pratiquer, se sont fait une telle habitude de voir des malades, & de leur ordonner des remedes, que cela ne leur donne plus de peine. Cependant la facilité avec laquelle ces gens-là exercent leur métier ne vient pas, comme on se l'imagine, d'une parfaite conoissance qu'ils en ayent, mais de ce qu'ils se sont fait de bonne heure un certain *lieu commun*, pour toutes les maladies, duquel ils ne se sont jamais départis, & auquel ils sont tellement accoûtumez qu'ils l'ont toûjours devant les yeux, en sorte qu'ils sont incapables de faire attention à aucune autre chose. On pourroit appeller cela pratiquer la Médecine *machinalement*.

Voilà quelques unes des principales manieres dont on peut être trompé en fait d'*expériences*. Il semble qu'on ait commencé depuis quelque temps à prendre plus de précautions, pour s'empêcher de tomber dans l'erreur de ce côté-là, & que dans le siecle où nous sommes on ne manque pas de Médecins qui donnent des marques d'une grande diligence, & d'une grande application à faire des expériences de la maniere qu'on le demande. Nous avons les Ecrits d'un fameux 1 Praticien Anglois, mort depuis peu, qui ne s'éloigne guére des regles qu'on a données, & qui a renouvellé avec succès l'*Empirique raisonnable*. Il seroit à souhaiter que tous les Médecins suivissent son exemple.

On void encore en divers pays de l'Europe des Societez établies par de grands Princes pour travailler à l'avancement de la Médecine. C'est dans ces Societez que se forme le projet de tant de nouveaux livres qui sortent tous les jours, & dans lesquels on prend à tache de traiter de quelque *plante*, en particulier, ou de quelque *animal*, ou *mineral*, par rapport aux usages qu'ils peuvent avoir dans la Médecine. Ce dessein est assurément beau, & digne de l'occupation des plus habiles gens; mais je ne sai par quel malheur il n'est quelquefois pas trop bien exécuté, ni pourquoi une partie de ces livres contiennent plûtôt un recueil de tout ce qui a été dit sur un sujet, que de ce qu'on en a dû dire? On remarque même qu'il y en a quelques uns, où pour ne rien oublier, l'on rapporte jusqu'à des *fables de vieilles*, comme s'il n'y avoit pas d'ailleurs assez de mensonges dans l'Histoire Naturelle; & l'on croit après cela s'être bien acquité de sa tâche? Il semble que pour réussir dans un dessein de cette nature, ou pour ne tomber pas dans les fautes que l'on vient de toucher, il vaudroit mieux laisser en arriere tout ce que l'Antiquité a su, sur chaque matiere qu'il s'agit d'examiner, dans la supposition que c'est une chose conue, & ne produire que des expériences de son cru; ou si l'on veut faire mention des expériences anciennes, ce ne devroit être que pour les confirmer par quelque nouvel exemple, ou pour en faire une judicieuse critique, le tout en peu de mots. Les réflexion que les Auteurs de ce projet ont faites sur la grande étendue de la

1 *Sydenham.*

la Médecine, & ſur l'impoſſibilité qu'il y a qu'un ſeul homme puiſſe ſuffire pour toutes les expériences néceſſaires en cette rencontre, les ont portez avec beaucoup de raiſon à partager ce travail entre pluſieurs perſonnes, mais la difficulté eſt d'en trouver un aſſez grand nombre qui ayent les qualitez requiſes pour cela.

Secte Empirique dans le Siecle xxxviij. & ſuivans.

Quelcun ne manquera pas de conclure de tout ce que l'on vient de dire, que ſi le *raiſonnement* eſt ſi peu ſûr, & *l'expérience* accompagnée de tant de difficultez, la Médecine ne doit être qu'une chimere, ou un mêtier dont on ne peut ſe mêler ſans témérité, & ſans hazarder la vie du prochain. Voilà, dira-t-on, qui juſtifie le reproche que l'on a fait de tout temps aux Médecins, 1 *qu'ils apprennent aux périls & riſques du public, & qu'ils font des experiences en tuant le tiers & le quart.*

Je répons à cela en peu de mots, premierement à l'égard du *raiſonnement*, que quoi que les raiſonnemens outrez ſoient le plus ſouvent ſujets à l'erreur, les raiſonnemens ſimples trompent rarement; & pour ce qui eſt des *experiences*, encore qu'elles ne réuſſiſſent pas toûjours, on a fait voir qu'elles ne ſont pas pour cela néceſſairement préjudiciables à ceux ſur qui elles ſe font, & que l'on peut faire divers eſſais innocens; outre qu'il ne s'agit pas toûjours de nouvelles expériences, & que ſi l'on ſait bien profiter de celles qu'ont faites ceux qui ont été avant nous, il s'en trouvera de fort judicieuſes, & qui conduiſent, comme par la main, les Médecins qui rencontrent de pareils cas. A la verité la réiteration, ou l'imitation de l'expérience eſt une nouvelle experience pour celui qui la fait en dernier lieu, comme on l'a remarqué ci-devant, mais elle eſt, avec tout cela, plus ſûre que la premiere. Quant à l'art en lui-même il eſt fondé ſur la conoiſſance des maladies, par leurs *ſignes* & par leurs *cauſes ſenſibles*, plûtôt que par celles qui ſont *cachées*; ſur la *méthode* de guérir ces maladies en éloignant les premieres de ces cauſes, qui indiquent une partie des remedes qu'il faut pratiquer; & enfin ſur le ſecours que *l'experience*, tant du préſent que du paſſé, fait voir que l'on tire de certains remedes.

J'avouë qu'il n'eſt pas impoſſible que l'on ſe trompe quelquefois en ſuivant cette route; & il ne faut pas croire que les indications que ſuggere la méthode ſoient toujours appuyées ſur des démonſtrations auſſi claires que celles des Mathématiques. Il reſte, quoi qu'il en ſoit, quelque lieu à la *conjecture*. L'art de la Médecine a cela de particulier, que la vie de l'homme ſemble trop courte pour le pouvoir bien apprendre. C'eſt encore, ſi vous voulez, le plus imparfait des arts, à cauſe de ſa vaſte étenduë, mais cela n'empêche point que, tout imparfait qu'il eſt, on n'en tire divers avantages; & il faut eſperer que l'on en pourra encore plus tirer à l'avenir, ſi l'on s'y prend comme il faut. Il peut arriver que l'on coure en certaines occaſions quelque riſque en s'abbandonnant à la conduite de ceux qui l'exercent, quoi qu'ils ſoient très-habiles gens; mais on en court bien davantage en ſe traitant ſoi-même, ou en ne faiſant point de remedes, ſur tout ſi la maladie eſt d'une nature à en demander. On convient qu'il y en a quelques-unes qui ſe guériſſent d'elles mêmes; mais il y en a d'autres où il faut néceſſairement des remedes, & où les remedes ſont d'un effet

1 Diſcunt periculis noſtris, & experimenta per mortes agunt. *Plin. Lib. 29. Cap. 1.*

Secte Empirique dans le Siecle xxxviij. & suivant.

fet sensible; comme il seroit aisé d'en donner des exemples, si la chose n'étoit assez évidente, & si cette dispute n'étoit pas déja trop longue. Le parti qu'un homme de bon sens doit prendre par rapport à la Médecine, c'est de ne se fier pas au premier venu; au lieu 1 *qu'il arrive, à l'égard de cet art seul, qu'on en croit d'abord sur sa parole qui que ce soit qui se dise Médecin; quoi qu'il n'y ait point d'occasion où l'imposture soit d'une plus fâcheuse conséquence;* c'est de choisir, autant qu'il se peut, un Médecin conu, & conu particuliérement pour être homme de bien, prudent, judicieux, & pour avoir pratiqué long-temps. S'il a toutes ces qualitez il faut croire qu'il entend sa professin. S'il est homme de bien il se fera une affaire de conscience de servir comme il faut son prochain, & il ne négligera rien pour cela. S'il est prudent il ne fera rien legérement. Enfin s'il est judicieux, & qu'il ait long-temps pratiqué, il aura profité des occasions qu'il aura eu de s'instruire. Je laisse à part l'étude & le savoir, parce qu'un particulier, qui n'est pas du mêtier, ne peut pas bien juger de ce qu'un Médecin qu'il veut choisir, tient à cet égard, & que ce n'est pas de ce côté-là qu'il le doit regarder, de peur de se tromper, & de prendre pour du savoir, ce qui n'est quelquefois que du babil. Le savoir se trouve d'ailleurs compris dans ce que j'ai dit, qu'un Médecin qui aura les qualitez désignées, ne manquera point d'entendre sa profession.

Voilà ce que pensoit notre Ami sur sa dispute des Médecins Dogmatiques & des Empiriques. Quelques-uns diront peut-être qu'il décrie la Médecine en faisant sentir trop vivement les difficultez qui se trouvent dans l'exercice de cet art. Mais Hippocrate avoit dit avant lui, 2 *que l'Art est long, que la vie est courte, que l'occasion échappe; que l'expérience est trompeuse; que le jugement est difficile, & que le succès de ce qu'un Médecin entreprend, dépend outre cela de la conduite du malade, de celle des gens qui le servent, & de diverses circonstances étrangéres.* C'est le premier avertissement & la premiere leçon que cet illustre Médecin nous donne, & dont les réflexions que l'on vient de lire, ne sont que le commentaire. Comme on ne s'est point avisé de blâmer Hippocrate pour avoir parlé de cette maniere, notre Ami a lieu d'esperer qu'on lui fera la même grace. Si l'on trouve d'ailleurs qu'il est un peu trop partisan des Empiriques, il ne force personne d'entrer dans ses sentimens.

CHAPITRE VII.

APOLLONIUS; GLAUCUS; & HERACLIDE Tarentin, *les premiers des Empiriques après Sérapion & Philinus. On parle aussi par occasion de divers Médecins du nom d'Apollonius, d'Apollodore, & d'Héraclide.*

LES premiers des Empiriques qui suivirent Sérapion, furent *Apollonius* & *Glaucias*, après lesquels vint *Héraclide* de Tarente. C'est ce que l'on apprend de 3 Celse. Mais au lieu qu'il ne parle que d'un Apollonius, l'Auteur du

1 In hac artium sola evenit, ut cuicunque Medicum se professo statim credatur, cùm sit periculum in nullo mendacio majus *Plinius, Lib. 29. Cap. 1.*

2 *Aphorism. 1. Voyez ci-dessus, Part. 1. Liv. 3. dans les maximes d'Hippocrate.*

3 *Lib. 1. Præfat.*

du livre intitulé *l'Introduction*, qui est parmi les œuvres de Galien, en nomme deux, Apollonius le pere, & Apollonius le fils, qui étoient, dit-il, *d'Antioche*, & qui succederent à Philinus & à Sérapion.

Secte Empirique dans le Siecle xxxviij. & suivant.

Quelques uns ont cru que ce sont les mêmes que 1 Pline appelle *les deux Apollodores*. Mais cela ne peut pas être; car Pline lui-même nous apprend dans ce passage, que l'un de ces Apollodores étoit de *Tarente*, & l'autre de *Citium*; au lieu que les deux Apollonius étoient *d'Antioche*, comme on vient de le remarquer.

Au reste le nom *d'Apollodore* se rencontre si souvent dans les écrits des Anciens, que cela a obligé *Scipion Tetti*, savant Napolitain, à faire un Traité exprès *des Apollodores*; mais il y en a peu d'entr'eux qui ayent été Médecins, du moins dont j'aye conoissance; car je n'ai pas vu le livre de Tetti. Les deux que Pline cite, l'étoient, & ils avoient écrit touchant les contrepoisons. C'est apparemment de l'un des deux que Galien a tiré la description d'un Antidote contre la vipere; & sans doute c'est aussi un des mêmes qui est cité par le Scholiaste de Nicandre, comme ayant écrit touchant les bêtes venimeuses. Nous avons parlé ci-dessus d'un Apollodore qui vivoit sous Ptolomée Soter. Ce dernier étoit de Lemnos, comme le marque Pline dans l'indice des Auteurs qu'il cite dans son quatorzième Livre. Il cite encore dans le quinzième un Apollodore de Pergame, en sorte que voilà en tout quatre Apollodores Médecins.

Il y en a bien eu d'avantage qui ont porté le nom d'*Apollonius*. Le plus ancien de tous est *le disciple d'Hippocrate*, dont on a parlé ci-dessus; *Apollonius de Memphis*, que l'on a compté entre les disciples d'Erasistrate, a été, apparemment, le second. Après lui viennent *les deux Empiriques Antiochiens*, & ensuite *Apollonius Mus*, Sectateur d'Hérophile, dont on a aussi parlé. Mais outre ceux-là il s'en trouve encore plusieurs autres qui sont distinguez par le nom de leur patrie, ou par des surnoms, quoi que l'on ne sache pas en quel temps ils ont vécu pour la plûpart. 2 Galien parle d'un Apollonius *Archristator*; d'un Apollonius *Cyclas*; d'un Apollonius *Claudius*; d'un Apollonius *Organicus*; d'un Apollonius *de Tarse*; d'un Apollonius *Thirius*; d'un Apollonius *fils de Straton*, qui pourroit être le même qu'Apollonius de Memphis, comme nous l'avons remarqué ci-devant, & d'un Apollonius *Thespianus*. 3 Cælius Aurelianus leur joint un Apollonius *Titiensis*, ou plûtôt *Citiensis*; & un Apollonius *Glaucus*. On trouve encore, dans Strabon & dans Erotien, un Apollonius *Citticæus*, qui n'est peut-être pas different de celui que Cælius appelle *Citiensis*. Erotien en particulier parle d'un Apollonius *Ophis*, ou *Ther*, c'est à dire *serpent*, que je prens aussi pour le même que l'Apollonius Thirius de Galien.

On peut ajoûter aux précedens l'Apollonius *Pergamenien*, qui est cité par Varron, Columella, & Oribase, comme ayant écrit des Plantes; & celui dont parle 4 *Apulée*: de sorte qu'en voilà du moins seize, sans compter Apollonius *de Tyane*, ce fameux Magicien, qui a aussi passé pour Médecin, & quelques autres dont on trouve les noms dans des Inscriptions anciennes.

Pour

1 *Lib. 20. Cap. 4.*
2 *De Composit. Medicament. per genera, & secundùm locos.*
3 *Capite de Apoplexia.*
4 *Metamorphos. Lib. 9.*

Secte Empirique dans le Siecle xxxviij. & suivant.

Pour revenir aux deux Apollonius *Empiriques*, il faut que l'un ait été plus fameux que l'autre, puis que Celse n'en reconoit qu'un seul, comme on l'a remarqué au commencement de ce Chapitre. Galien ne parle aussi que d'un Empirique Apollonius, 1 qu'il dit avoir demeuré long-temps à Alexandrie, & avoir composé des livres intitulez, *des Médicamens aisez à préparer*, ou *trouver*. Il rapporte même la description de plusieurs de ces médicamens, & marque avoir de l'estime pour leur Auteur, quoi qu'il le censure en quelques endroits pour avoir traité cette matiere sans distinguer assez exactement les cas où les remedes dont il s'agit peuvent être propres.

On pourroit même croire que cet Apollonius n'est pas different d'Apollonius *Mus*, c'est à dire, *le Rat*, Sectateur d'Hérophile. 2 L'Auteur que l'on vient de citer attribue à ce dernier aussi bien qu'à l'autre des livres intitulez *des Médicamens aisez à préparer*, & il ne semble pas qu'il distingue ces deux Médecins. 3 Celse nous apprend aussi qu'Apollonius Hérophilien, surnommé *le Rat*, avoit beaucoup écrit concernant les médicamens, ce qui pourroit persuader que c'est le même que l'Apollonius Empirique, dont il a parlé dans la préface de son premier livre. Cela paroît d'autant plus probable, que Galien ne met pas grande difference entre les Hérophiliens & les Empiriques, & qu'il dit d'Hérophile lui-même, qu'il étoit Empirique, comme on l'a remarqué 4 ci-dessus. Mais il reste une difficulté, en ce que Strabon dit qu'Apollonius Mus étoit *Erythréen*, au lieu que l'Auteur de *l'Introduction*, que nous avons cité au commencement de ce Chapitre, veut que les deux Apollonius Empiriques fussent d'*Antioche*; outre que l'Empirique Apollonius dont parle Celse, a vécu avant Héraclide Tarentin, comme cet Auteur le remarque lui-même. Or cet Héraclide a dû vivre pour le plus tard dans le temps que 5 Strabon assigne à Apollonius Mus, comme nous le verrons ci-après en parlant d'Héraclide.

A l'égard de *Glaucias* nous n'avons pas grand' chose à dire sur son sujet. Galien rapporte 6 que cet Empirique avoit commenté le sixiéme Livre des Epidémiques d'Hippocrate, & qu'il avoit écrit divers livres pour défendre sa Secte. C'étoit lui qui appelloit *l'Observation*, *l'Histoire*, & le *Transitus ad simile*, dont on a parlé ci-devant comme du fondement de la Médecine Empirique, *le Trepied de la Médecine*.

HE'RACLIDE Tarentin fut le plus considerable de tous les Médecins de cette Secte. 7 Il avoit été disciple de *Mantias*, Hérophilien. Mais il quitta les principes de son Maître pour se donner tout entier à l'Empirique Dans cette vuë il s'attâcha à examiner avec soin ce qu'on appelle *la Matiere de la Médecine*, c'est à dire, *les plantes*, *les animaux*, & *les mineraux*, & à préparer divers médicamens dont il donna les descriptions, marquant ensuite les proprietez que chacun de ces médicamens possedoit, selon que l'expérience qu'il en avoit fait, les

1 *De Composit Medicam. secundùm locos*, *Lib* 2. *Cap.* 1.
2 *De Compos. Medicam. secundùm locos*, *Lib.* 6. *Cap.* 4.
3 *Lib.* 5. *Præfat.*
4 *Part.* 2. *Liv.* 2. *Chap.* 1.
5 *Ci dessus*, *Part.* 2. *Liv.* 1. *Chap.* 7.
6 *In sext. de Morb. Vulgar. Comment.* 1.
7 *De Simplic. Medicam. Facult. Lib.* 6. *de Compos. Medicam. per genera*; *Lib.* 2. *Cap.* 4. &c.

Secte Empirique dans le Siecle xxxviij. & suivant.

les lui avoit découvertes. Une partie des livres qu'il composa sur ce sujet, étoient dédiez à un nommé *Astydamas*, & une autre partie à une Dame nommée *Antiochis*, comme on l'apprend de Galien. Cælius Aurelianus parle d'un autre livre d'Héraclide qui étoit intitulé *Nicolas*, cet Auteur ayant donné à son livre le nom de celui à qui il le dédioit. On verra ci après quelques autres exemples de semblables dédicaces. Ce livre traitoit *des Maladies internes*.

Héraclide avoit encore écrit touchant la *Diéte*, ou le Régime de vivre, qu'il faut observer en chaque maladie. On ne sait pas tout ce qu'il disoit sur ce sujet; mais s'il faut juger du reste par l'abstinence qu'il ordonnoit à ceux qui avoient la fiévre quarte, on verra qu'il alloit fort loin à cet égard. Nous apprenons de Celse que cet Empirique vouloit, que dans les commencemens de cette maladie on jeunât jusqu'au septième jour. *Peu de gens*, ajoûte Celse, *sont capables de soûtenir cette abstinence*; *mais supposé qu'il s'en trouvât quelques uns, ils seroient si foibles après cela, qu'ils ne pourroient se remettre, quand même ils seroient quittes de la fiévre; & si la fiévre ne laissoit pas de continuer ils succomberoient sous les premiers accès qui viendroient.* (*Voyez ci-après, Liv. 3. Chap. 7.*)

Heraclide avoit aussi écrit contre Hérophile au sujet du *Pouls*. Au reste Cælius Aurelianus, qui est en possession de maltraiter la plûpart des Médecins qui ne sont pas de sa Secte, parle assez honêtement de celui ci. Il lui donne 1 en un endroit le titre de *noble*, ou de *fameux* Empirique; & il dit 2 ailleurs, *qu'Héraclide est celui de tous les Empiriques dont ceux de cette même Secte font le plus de cas*; ajoûtant *qu'il est le dernier de tous*, c'est à dire, le dernier de ceux qui ont été celébres, ou de ceux dont on a parlé; car il y en a eu d'autres après Héraclide, & qui ont même vécu avant Galien, Aurelianus, ou avant Soranus, qu'il copie; mais il paroît qu'il les a méprisez, & n'a pas daigné les mettre au rang des autres qui les avoient précedez; quoi que Celse, qui vivoit aussi avant Soranus, dise, en parlant des Empiriques qui ont suivi Héraclide, qu'il y a eu *de grands hommes* parmi eux, *non mediocres viri*, mais il ne les nomme pas.

Ce qui acheve l'éloge d'Heraclide, c'est que l'on a dit de lui, 3 *qu'il ne parloit jamais contre la verité pour défendre les interêts de sa Secte, comme faisoient plusieurs Médecins, tant de cette Secte que des autres; qu'il étoit de bonne foi, & qu'il ne rapportoit que ce qu'il avoit expérimenté lui-même.*

Galien qui lui rend ce témoignage, ajoûte, *qu'Héraclide possédoit aussi bien la pratique de la Médecine qu'aucun autre de ses contemporains.* On peut voir dans Cælius Aurelianus comment cet habile Empirique s'y prenoit à cet égard en diverses maladies. On y trouvera en géneral une pratique assez conforme à celle d'Hippocrate, de Diocles, & de Praxagore, à quelques articles près, entre lesquels on peut mettre la longue abstinence, dont on a parlé, qu'Hippocrate, ni les autres n'auroient pas approuvée.

Héraclide employoit d'ailleurs en divers cas le *pavot*, & *l'opium*, soit intérieurement, soit extérieurement, ce que n'avoit pas fait Hippocrate, du moins autant

1 *Acutorum, Lib. 2. Cap. 9.*

Empiricorum sufficit soli Heraclidi Tarentino respondere. Etenim eorum posterior atque omnium probabilior apud suos invenitur. *Ibid. Lib. 1. Cap 17.*

3 *Galen. in Lib. Hippocr. de Articul. Comment.* 3. & *de Composit. Medicam. per genera. Lib. 4. Cap.* 7.

Secte Empirique dans le Siecle xxxviij. & suivant.

autant qu'il nous en paroit par ses écrits, dans lesquels il est assez rarement parlé de ces remedes, quoi qu'ils fussent conus des long-temps, comme on l'a remarqué ci-dessus. On ne void pas non plus que Praxagore ni Diocles s'en soient servis. Il se trouve même que quelques Médecins de ces anciens temps ont parlé de l'Opium comme d'une drogue dangereuse, & dont on ne devoit point se servir dans la Médecine. Erasistrate témoigne, dans 1 Dioscoride, *que* 2 *Diagoras avoit blâmé l'usage de l'Opium dans les douleurs des oreilles & dans les inflammations des yeux; parce qu'il affoiblit la vuë, & qu'il plonge dans un assoupissement fâcheux. Andreas*, continue Dioscoride, *ajoûtoit que ceux qui s'oignent les yeux avec de l'Opium, seroient d'abord aveuglez si on ne le falsifioit pas, & si on le vendoit tout pur. Mnésidemus approuvoit seulemnt qu'on le fît sentir pour procurer le sommeil, mais il en blâmoit tout autre usage.* On a parlé ci-dessus de Diagoras & d'Andréas. Quant à Mnésidemus, je ne le trouve point cité ailleurs, & je ne sai s'il ne faudroit point lire *Mnésitheus*, qui est le nom d'un fameux Médecin dont on a aussi parlé ci-devant.

Il est vraisemblable que ce sont les Empiriques qui ont les premiers fait beaucoup d'usage de l'opium. En effet, ils ne pouvoient rien trouver dans toute la matiere de la Médecine qui leur fit plus d'honneur. Comme ils faisoient profession de s'appuyer uniquement sur l'expérience, & qu'ils se mocquoient des raisonnemens, on leur demandoit sans doute des *effets*, puis qu'ils ne vouloient pas donner des *paroles*. Or il n'y avoit rien de plus commode que l'opium pour pouvoir tenir les promesses qu'ils faisoient aux malades, accablez de douleurs ou de veilles, de charmer leurs maux par un doux sommeil. Et comme de toutes les maladies celles qui sont accompagnées de douleurs mettent les malades dans une plus grande impatience de guérir, il n'y a pas de doute que les Médecins qui leur promettent de les soulager, & qui tiennent leur parole, ne passent dans leur esprit pour de très-habiles gens. L'opium, en ce temps-ci, aussi bien qu'en celui-là, a souvent fait la fortune à des Médecins, qui n'avoient de mérite que celui d'avoir donné ce remede dans une conjoncture favorable, mais il en a aussi perdu de très-habiles, pour s'en être servis malheureusement.

3 Galien rapporte la description d'un médicament d'Héraclide, qui est assez singulier. Il entroit dans ce médicament quatre dragmes de suc de *Ciguë*; autant de suc de *Jusquiame*; du *Castoreum*; du *Poivre blanc*; du *Costus*; de la *Myrrhe* & de *l'Opium* de chacun une dragme. On mêloit tout cela avec du vin cuit; & l'ayant exposé au soleil jusqu'à ce qu'il fût bien épais, on en faisoit des pilules, qui servoient non seulement pour faire dormir, mais qui étoient encore utiles pour appaiser les douleurs, pour ceux qui avoient été blessez par quelque bête venimeuse, & pour les femmes sujettes à la suffocation de mere.

Il faut considerer dans ce médicament, ou cet Antidote, outre l'opium, les sucs de *ciguë* & de *jusquiame*. On peut dire à l'égard de la derniere de ces plantes, qu'Héraclide entendoit la Jusquiame *blanche*, qui n'est pas malfaisante comme

1 *Lib.* 4. *Cap* 65.
2 *Voyez ci dessus, Part.* 1. *Liv* 2. *Chap.* 6.
3 *De Antidot. Lib.* 2. *Chap.* 13.

comme l'autre ; mais la Ciguë des Anciens ayant été la même que la notre commune, & cette plante ayant passé chez eux pour un poison, on sera surpris qu'Héraclide osât en mêler dans un médicament qu'il falloit prendre par la bouche. Il n'a cependant pas été le seul qui s'est servi de cette plante de la même maniere. On en a déja vu un exemple dans Hippocrate ; & on trouve 1 dans Galien diverses compositions pour le dedans, où il entre le suc, la décoction, ou la semence de ciguë. L'Auteur, que l'on vient de citer, croyoit avec toute l'Antiquité, que la ciguë est extremement froide, & que c'est par son froid qu'elle cause la mort ; mais 2 il prétendoit qu'elle ne produit ce mauvais effet que lors qu'on en prend une certaine quantité, la comparant en cela à *l'Opium* & à la *Mandragore*. On la joignoit donc à l'opium comme un médicament de la même nature, & on la regardoit tout de même comme un adoucissant, d'où vient qu'on s'en servoit pour la toux & pour le crachement de sang. Le *poivre* & les autres aromates, qui sont ajoûtez dans la composition d'Héraclide, étoient mis d'ailleurs comme des correctifs, ou comme des drogues, qui par leur chaleur temperoient le froid de celles dont on a parlé.

Secte Empirique dans le Siecle xxxviij. & suivant.

Héraclide employoit encore un autre médicament somnifere plus simple que le précedent. Il n'entroit dans ce dernier que deux dragmes de semence de *jusquiame*, une dragme *d'anis*, & demi dragme *d'opium*. On piloit le tout, & l'ayant détrempé avec quelques gouttes d'eau, on en formoit trente pilules, qui étoient pour autant de prises. Héraclide se servoit de ce remede dans la maladie appellée *Cholera*, faisant boire deux verres d'eau par dessus. Un troisième remede de la même nature, qu'il donnoit aussi dans le même cas, c'étoit celui qu'il composoit avec de la *myrrhe*, du *pavot*, & du *saffran*.

Voici quelques autres particularitez de la pratique de cet Empirique. Il faisoit vomir dans *l'Esquinancie*, aussi bien que Praxagore, après avoir tiré du sang. 3 Il se servoit pour cela d'un vomitif particulier, qu'il préparoit de cette maniere. Il faisoit long-temps infuser dans un vaisseau de cuivre du *panax Heracléotique*, de *l'origan*, du *sumach*, & d'une sorte *d'oignons* que Cælius Aurelianus appelle *Capulæ Germanæ*, le tout bien broyé & arrosé d'une suffisante quantité de vin. Après cela il formoit de petites boules avec cette pulpe, & les détrempoit avec du vin mêlé de miel, lors qu'il vouloit s'en servir. Un Commentateur de Cælius a cru que les oignons, dont il est parlé ici, étoient de ceux que l'on appelle ajourd'hui *bulbes vomitoires* ; mais il n'étoit pas nécessaire que ces oignons fussent propres d'eux-mêmes à faire vomir ; la teinture vitriolique qu'ils tiroient du cuivre dans cette préparation étoit suffisante pour leur communiquer cette qualité, qu'Héraclide augmentoit encore en y ajoûtant quelquefois d'un mineral appellé *Mélanteria*, qui tient aussi du vitriol, & du suc de *thapsia*, qui est fort acre.

Cælius remarque aussi que dans la même maladie Héraclide donnoit à quelques-uns de *l'Elaterium*, le poids de *sept deniers*, & à d'autres le poids d'une *demi obole*. Mais il y a, sans doute, une faute dans ce passage, & les *deniers* doivent

1 *De Compos. Medicam. secundum locos, Lib.* 7.
2 *In Aphorism. Hippocrat.*
3 *Cælius Aurel. Acutor. Lib.* 3. *Cap.* 4.

Secte Empirique dans le Siecle xxxviij. & suivant.

vent être changez en *grains* ; n'y ayant aucune proportion entre sept deniers Romains, qui font sept dragmes, & une demi obole, qui ne fait que cinq grains & qui peut être une dose médiocre de l'élaterium, qui est un violent purgatif.

Voici de quelle maniere ce Médecin traitoit les *Phrénétiques*. Il recommandoit premierement qu'on les tint dans un lieu obscur. Il leur faisoit ensuite prendre un lavement, & quelques heures après il leur tiroit du sang. Il donnoit encore un autre lavement après la saignée, & continuoit d'en donner tous les jours, tant que duroit la maladie. Il rasoit après cela la tête, & la fomentoit avec de la décoction de feuilles de *laurier*. Après quoi il faisoit oindre cette partie avec de *l'huile rosat*, & y appliquoit un cataplâme fait avec de la *farine*; de *l'hydromel*, de la poudre *d'iris*, de *l'huile de lentisque*, & du *calamus aromaticus*. Il leur oignoit encore la tête & les narines avec une composition où il entroit du *peucedanum*, de *l'opium*, du *castoreum*, de *l'huile d'amandes ameres*, du *vinaigre*, & de *l'huile d'iris*.

Cælius Aurelianus qui rapporte cette composition d'Héraclide, prend de la occasion de demander, comment les Empiriques avoient pu soupçonner ou deviner que tous ces ingrédiens, qui sont fort differens les uns des autres, pussent concourir ensemble à un même but, & produire un certain effet dans un cas particulier? Est-il possible, ajoûte-t-il, que *la Nature*, ou *le Hazard*, qui, selon les Empiriques, ont fait trouver tous les autres remedes, ayent pu enseigner aux hommes à joindre des drogues qui ont si peu de rapport les unes avec les autres? Galien fait en quelque endroit la même objection à ceux de cette Secte, sur l'usage qu'ils faisoient de divers médicamens composez, qui supposent nécessairement qu'il a fallu raisonner pour trouver cette composition, ou pour faire cet assemblage; & en effet il semble que ce que les Empiriques disoient de l'invention des remedes, qu'ils attribuoient une grande partie au hazard, ne se pouvoit guére appliquer qu'aux médicamens simples.

Pour revenir à la cure de la Phrénésie, lors qu'il paroissoit à Héraclide que cette maladie venoit de crudité, il commençoit aussi par un lavement, mais il se passoit de la saignée, & purgeoit alors avec un médicament où il entroit de la *Scammonée*. Dans les personnes dont tout le corps en géneral ne lui sembloit pas être trop chargé de sang, il ouvroit d'abord la veine du front, sans avoir fait auparavant d'autre saignée. Enfin lors que la phrénésie pouvoit être attribuée à la corruption des humeurs, ce Médecin, commençant à son ordinaire par un lavement, faisoit ensuite boire beaucoup d'eau, & du vin mêlé avec du miel, & même du vin de Chio, ou de Rhodes, bien trempé dans le commencement, & ensuite pur.

Cette distinction, qu'Héraclide apporte des diverses causes de la Phrénésie, donne encore occasion à Cælius de dire, que cet Empirique abandonne en cela les principes de sa Secte, qui ne permettoit pas cette recherche des causes. Mais Héraclide pouvoit être un Empirique distingué, qui vouloit bien qu'on raisonnât, pourvu qu'on ne poussât pas le raisonnement trop loin.

Au reste, ce célebre Empirique n'étoit pas moins entendu dans la Chirurgie que dans toutes les autres parties de la Médecine. Le temps auquel il a vécu est incertain. Celse le met un peu après Apollonius l'Empirique, mais on ne sait pas non plus quand celui-ci vivoit, du moins s'il est different d'Apollonius

Mus.

Mus. Strabon, comme on l'a remarqué ci devant, parle de ce dernier comme d'un homme qu'il pouvoit avoir vu, c'est à dire, qui étoit beaucoup plus vieux que lui. Or Strabon a vêcu depuis le regne de Jules César jusqu'à celui de Tibere. Supposé donc qu'Apollonius Mus ait vêcu sous le premier de ces Empereurs, ou même un peu auparavant, Héraclide qui étoit disciple d'un disciple d'Hérophile, doit l'avoir precedé de beaucoup, & avoir vêcu à peu prés sur la fin du siecle trente-huitième.

Secte Empirique dans le Siecle xxxviij. & suivant.

Nous avons parlé ci-dessus de quatre autres Héraclides Médecins. Le premier a été le pere d'Hippocrate; le second le Philosophe Médecin de Pont; le troisième le Médecin Erythréen, Sectateur d'Hérophile, le quatrième le disciple d'Hicesius Erasistratéen. Notre Empirique fait le cinquième. Diogene Laërce compte jusqu'à quatorze hommes savans du nom d'Héraclide, sans y comprendre le pere d'Hippocrate.

CHAPITRE VIII.

DIONYSIUS; CRITO; MENODOTUS; THEODAS; HERODOTE; SEXTUS; SATURNINUS; CALLICLES; DIODORUS; LYCUS; ÆSCHRION; PHILIPPE; PLINIUS; VIALERIANUS; & MARCELLUS; autres Empiriques.

IL y eut divers autres Médecins Empiriques, avant & après Héraclide. Il semble que 1 Galien lui donne un condisciple nommé *Dionysius.* Je dis qu'il semble, parce que l'on n'est pas sûr si Galien appelle ce Médecin condisciple d'Héraclide, ou de Criton dont il est parlé au même endroit. Mais comme on trouve aussi un Criton, ou deux Critons, Empiriques, si Dionysius a étudié avec l'un d'eux, il sera toûjours de la même Secte. Je ne sai pas autre chose touchant ce Dionysius.

Je ne sai rien non plus touchant *Crito*, si ce n'est que 2 Galien range un Médecin de ce nom entre les plus anciens Empiriques. Il y a eu pareillement sous l'Empire de Trajan un Criton Médecin Empirique, comme on le verra ci-après, mais qui doit être different de celui dont on vient de parler, qui a dû preceder Héraclide. C'est du dernier de ces Critons que Dionysius a été condisciple.

3 Diogene Laërce fait mention de cinq autres Médecins de la Secte Empirique. Le premier est *Ménodotus*, qu'il dit avoir été disciple d'un Antiochus de Laödicée, Philosophe Pyrrhonien. Ce Ménodote étoit de Nicomédie. 4 Galien en parle comme d'un méchant Auteur, qui avoit composé de fort gros livres & en grand nombre, dans lesquels il chargeoit d'injures les Médecins des autres Sectes. Il vivoit après Héraclide, comme on en peut juger par le temps auquel ses disciples ont vêcu.

Le second des Empiriques dont parle Diogene Laërce, c'est *Theodas*, ou *Theudas*,

1 *Pharmacor. Local. Lib.* 5. *Cap.* 7.
2 *De Subfigurat. Empiririca.*
3. *In Vita Timonis.*
4 *De Subfigurat. Empirica;* & *de Optima Secta.*

Secte Empirique dans le Siecle xxxviij. & suivant.

Theudas, condiſciple de Ménodote. Galien le cite comme un de ceux qui avoient le mieux écrit pour la Secte Empirique.

Le troiſième s'appelloit *Hérodote*. Il étoit de Tarſe, fils d'un nommé Aricus, & il avoit étudié ſous Ménodote. Il y a eu un autre Hérodote de la Secte *Pneumatique*. 1 On parlera ci-après de ce Médecin, & de cette Secte Athenée cite un troiſième Hérodote Lycien qui avoit fait un Traité des *Figues*. On dira encore un mot du premier Hérodote dans l'article qui ſuit.

Le quatrième s'appelloit *Sextus*. Il fut diſciple du précedent, & Maitre de *Saturninus*, ſurnommé *Cythenas*, qui fait le cinquième des Empiriques dont parle Laërce. Il ne nous eſt reſté aucun écrit de tous ces Médecins, ſi ce n'eſt de Sextus ſeul. C'eſt le même qui eſt conu ſous le ſurnom *d'Empirique*. Nous avons trois de ſes livres, qui contiennent *les Sentimens des Pyrrhoniens*, & 2 dix autres où il diſpute contre toutes les Sciences. On a un autre ouvrage intitulé 3 *Sexti Placiti*, ou comme d'autres veulent, *Platonici*, *de Medicina & Animalibus*. S'il en falloit croire ce tire, ce livre ſeroit de *Sextus de Chéronée*, Philoſophe Platonicien, neveu de Plutarque, & Précepteur de l'Empereur Marc Aurele. Mais ſi ce livre eſt de l'un des deux Sextus, il ſera plûtôt du premier, ou de celui qui a été Empirique. Ce qui fait que quelques uns ont confondu ces deux Auteurs, c'eſt qu'ils vivoient preſque en même temps. Suidas qui a fait cette équivoque, donne auſſi à Sextus de Chéronée un Hérodote pour Précepteur, mais il ajoûte, que cet Hérodote étoit de Philadelphie.

Je trouve une autre difficulté touchant le premier Sextus, qu'on appelle ordinairement l'Empirique. Ce titre eſt tiré de celui qui lui eſt donné dans ſes livres; à quoi l'on peut joindre le témoignage de Diogene Laërce, qui dit que l'Auteur de ces mêmes livres étoit Médecin, de la Secte Empirique. Ce témoignage ſemble être encore confirmé par 4 Galien, qui met un Sextus Empirique entre les Auteurs qui ont le mieux défendu cette Secte; & en quelque maniere par 5 Sextus lui-même, qui dit qu'il eſt Médecin.

Je conviens qu'il étoit Médecin, mais nonobſtant les autoritez que j'ai apportées il y a lieu de douter qu'il ſe fût attaché à la Secte Empirique, qui eſt ce que l'on veut ſavoir. Ce doute eſt fondé ſur un paſſage de cet Auteur, où il dit en termes exprès, 6 *que ceux qui croyent que la Médecine Emperique eſt fondée ſur la Philoſophie Sceptique, ſe trompent*; & où il fait voir, *que ſi cette Philoſophie a du rapport avec quelque Secte de la Médecine, c'eſt avec la 7 Secte Méthodique*. Quelle apparence donc que Sextus, qui étoit certainement Scepticien, ou Pyrrhonien, eût embraſſé, par rapport à la Médecine, une Secte qu'il reconoit contraire aux principes de ſa Philoſophie? Il ſe peut que Diogene Laërce

1 *Voyez ci après, Part.* 2. *Liv.* 4. *Sect.* 2. *Chap.* 2.

2 Ces dix livres, qui ſont intitulez, *contra Mathematicos*, ſont citez par Diogene Laërce comme étant de Sextus l'Empirique.

3 Barthius, (*Adv. Lib.* 28, *Cap.* 1.) croit que ce livre eſt d'Apulée, dont on parlera ci-après.

4 *Introduct. Cap.* 4.

5 *Adv. Mathemat. Lib.* 7. *pag. m.* 175.

6 *Pyrrhon. Hypotheſ. Lib.* 1. *Cap.* 34.

7 On traitera de cette Secte dans le Livre 4. & l'on y rapportera plus au long le paſſage de Sextus.

ce ait confondu ces deux Sectes de la Médecine, qui ont quelque chose de commun dans leurs principes. Il se peut aussi qu'il y ait eu un Sextus Empirique, comme Galien & Diogene Laërce le disent, mais il semble qu'il doit être different du Pyrrhonien, par la raison que l'on employe. Il se peut, dis-je, qu'il y ait eu un Sextus Empirique, & un Pneumatique; à moins qu'on ne voulût dire que Diogene Laërce s'est aussi bien trompé à l'égard d'Hérodote, qu'à l'égard de Sextus.

Secte Empirique dans le Siecle xxxviij. & suivant.

Galien joint aux Empiriques 1 un *Callicles*, un *Diodore*, & un *Lycus*. Je ne sai rien touchant les deux premiers que leur nom. Quant à Lycus, je crois que ce doit être un autre que celui dont le même Auteur parle 2 ailleurs, qui étoit de Macedoine, & Anatomiste; auquel il rend témoignage qu'il passoit pour celui qui avoit le mieux écrit *des Muscles*, quoi que son livre sur cette matiere fût trop gros, parce qu'il y avoit inseré diverses questions de Logique. Or on sait que les Empiriques ne se mêloient guére, ni de l'Anatomie, ni de la Logique. Quoi qu'il en soit, celui de ces deux *Lycus*, ou *Lupus*, c'est à dire, *Loup*, qui étoit Anatomiste, 3 a vécu peu de temps avant Galien. Ce dernier le censure entr'autres choses d'avoir cru 4 *que l'urine est produite de ce qu'il y a de superflu dans le sang destiné à la nourriture des reins.* 5 Galien blâme encore Lupus d'avoir repris Hippocrate en divers endroits, faute de l'avoir entendu.

6 Galien fait encore mention d'un autre Empirique nommé *Æschrion*, qu'il appelle son concitoyen, & son maitre, & qu'il dit avoir été très-entendu dans la *matiere des médicamens*. Cet Auteur rapporte dans le même endroit un remede qu'il avoit appris d'Æschrion contre *la morsure des chiens enragez.* Ce remede étoit de la cendre d'*écrevisses de riviere*, que l'on faisoit brûler toutes vives dans une poîle d'airain jusqu'à ce qu'elles se pussent aisément mettre en poudre. Il falloit pêcher ces écrevisses quand le Soleil étoit au signe du Lion, & le dixhuitième jour de la Lune. Cet Empirique donnoit pendant quarante jours une grande cueillerée de cette cendre, délayée dans de l'eau, lorsqu'il commençoit la cure incontinent après la morsure; mais lors qu'on l'appelloit plus tard il doubloit la dose. Il ajoûtoit aussi quelquefois sur dix parties de cette cendre une partie d'*encens*, & cinq de racine de *gentiane*, en poudre. Il appliquoit d'ailleurs sur l'endroit qui avoit été mordu, une emplâtre composée d'une espece de poix appellée *Pix Brutia*, & d'*Opopanax*. Il prenoit une livre de la premiere de ces drogues, & trois onces de la derniere, & les faisoit fondre ensemble dans une suffisante quantité de vinaigre. Galien fait une estime particuliere de ce remede.

Le même Galien nous apprend aussi, que son maitre Pelops avoit disputé contre un Empirique nommé *Philippe*, mais on ne sait rien de particulier concernant cette dispute. (*de propr. Cap.* 2.)

On ne sait pas s'il y eut dans la Secte Empirique des Médecins distinguez long-

1 *Method. Med. Lib.* 2. *Cap.* 7.
2 *De Musculor. Dissect.*
3 *De Anatomic. Administrat. Lib.* 4. *Cap.* 10.
4 *De Facult. Natur. Lib.* 1. *Cap.* 17.
5 *De Ordine Librorum suorum.*
6 *De Simplic. Medicam. Facultat. Lib.* 11.

Secte Empirique dans le Siecle xxxviij. & suivant.

long-temps après Galien, ou après Æschrion son contemporain qui vivoit dans le Siecle XLII. du Monde, dans le second Siecle de N. S. J. C. Le seul d'entre ceux qui l'ont suivi, dont les écrits nous soient restez, c'est *Marcellus*, surnommé l'*Empirique*. Cet homme vivoit sous Théodose, & il semble qu'il ait eu 1 quelque Office dans la Cour de cet Empereur, d'où l'on pourroit inférer qu'il étoit Chrêtien, quand on n'en auroit pas les preuves que l'on en a d'ailleurs, & qui sont tirées de la préface, & de quelques autres endroits de son livre. Néanmoins tout Chrêtien qu'il étoit, il a rapporté dans ce même livre divers moyens superstitieux de guérir des maladies; comme sont 2 certaines *paroles*, prononcées par le malade, ou par d'autres, ou certains *billets*, dans lesquels on écrit quelques vers Grecs, ou Latins, ou quelques mots barbares.

Au reste l'ouvrage de Marcellus est un recueil de médicamens pour toutes les maladies, tiré de divers Auteurs, entre lesquels il nomme *l'un & l'autre Pline*, *Apulée*, *Celse*, *Apollinaire*, *Designatianus*, *Siburius*, *Eutropius*, & *Ausonius*. On parlera ci-après des quatre premiers, & des deux derniers; quant aux deux qui restent je ne sai ce qu'ils étoient. Marcellus étoit de Bourdeaux. On le range entre les Médecins, parce qu'il a écrit de la Médecine, quoi que sa préface puisse faire douter qu'il ait été effectivement Médecin.

On parlera de *Plinius Valerianus*, que l'on met aussi au rang des Empiriques, quand on en sera à l'autre *Pline*, c'est à dire, dans la troisiéme Partie de cette Histoire.

Il n'y a pas d'autres Empiriques anciens, dont les noms nous soient restez. Cette Secte s'est soûtenue fort long-temps, & il y a de l'apparence qu'elle subsisteroit encore avec honneur, si tous ceux qui en ont fait profession depuis Marcellus, s'étoient autant attachez à la conoissance des *maladies*, qu'à celle des *médicamens*, comme avoient fait les premiers. Mais ces nouveaux, entre lesquels on peut mettre Marcellus lui-même, ayant négligé cette premiere partie de la Médecine, sont insensiblement tombez dans le mépris, & ont dégeneré en cette espece de Médecins, que l'on appelle encore aujourd'hui *Empiriques*, qui sont précisément les mêmes que ceux qu'on appelloit *Pharmacopolæ*, *Agyrtæ*, *Circulatores*, c'est à dire, *Vendeurs de médicamens*, *Charlatans*, &c. desquels 3 on a parlé ci-devant, au lieu que les Empiriques anciens étoient de veritables Médecins.

1 *Marcellus vir Inluster, ex magno officio Theodosii senioris.* C'est le titre que Marcellus se donne dans sa préface.

2 *Voyez ci dessus, Part.* 1. *Liv* 1. *Chap.* 12.

3 *Voyez ci-dessus, Part.* 2. *Liv.* 1. *Chap.* 9.

HISTOIRE
DE LA
MEDECINE,
SECONDE PARTIE,
LIVRE TROISIEME.

Où l'on trouve principalement l'Introduction de la Médecine à Rome, par ARCHAGATUS, dans le Siecle XXXVIII. du Monde; & les changemens qu'ASCLEPIADE apporta à cet Art, dans le Siecle XXXIX. On parle aussi, à l'occasion de CLEOPATRE, des FEMMES, qui ont exercé la Médecine.

AVANT-PROPOS.

LA suite des Médecins Empiriques; nous a insensiblement entrainez fort bas. Nous avions commencé par *Plinius*, & par *Sérapion*, qui exerçoient la Médecine à Alexandrie, sous le second, ou le troisiéme des Ptolomées, & nous avons fini par *Marcellus*, qui vivoit à Rome sous Théodose. *Suite du Siecle XXXVIII. & tout le siecle XXXIX.*

Pour reprendre le fil de notre Histoire, il faut maintenant remonter jusqu'au temps auquel les deux premiers de ces Empiriques fleurissoient, ou au temps des autres disciples d'Hérophile, & des Médecins leurs contemporains, dont les derniers vivoient, comme on l'a remarqué, sous Ptolomée *Philopator*, qui commença à regner l'An du Monde MMM. DCC. XXX.

Ce fut environ ce temp-là que les Romains profitant de la foiblesse de tous les autres Etats, commencerent à marcher à grands pas vers la Monarchie Universelle.

Suite du Siecle xxxviij. & tout le Siecle xxxix.

niverselle. Ce fut aussi dans le même temps que les Arts & les Sciences commencerent à passer de l'Egypte & de la Grece dans l'Italie.

L'an DXXXV. de la fondation de Rome, qui répond à la troisième année du regne de Ptolomée Philopator, *Archagathus* fut le premier des Médecins Grecs qui vint s'établir à Rome, & qui porta la Médecine de son pays dans cette grande ville. On verra dans le Chapitre suivant comment il s'y prit en cette rencontre, & le succès qu'il eut.

Des-lors jusqu'au temps d'*Asclépiade*, autre Médecin Grec, qui étoit contemporain de Mithridate & de Pompée, & qui vint aussi pratiquer la Médecine à Rome, il s'écoula environ un Siecle, pendant lequel il semble que les Romains furent sans Médecins, ou du moins sans Médecins étrangers, comme on le verra ci-après. C'est dans cet intervalle que vivoient une bonne partie des Sectateurs d'Erasistrate & d'Hérophile, & de ceux de Philinus, & de Sérapion; ensorte que les Médecins que nous trouvons dans ce même intervalle, outre ceux dont nous venons de parler, & que nous avons nommez ci-devant, sont en petit nombre.

Mais si le siècle dont il s'agit fournit peu de nouvelle matiere à notre Histoire, le suivant nous en fournira beaucoup. L'on y verra même la Médecine beaucoup changée par les nouveautez qu'Asclépiade commença d'introduire, & qui donnerent occasion à d'autres Médecins, qui le suivirent, de bâtir encore d'autres Systemes sur le sien; de sorte que les principes d'Hippocrate, & des autres anciens Médecins, aux quels on s'étoit attaché jusqu'alors, furent presque entierement abandonnez. C'est de quoi l'on traitera dans ce troisième Livre, & dans le quatrième. Il faut encore avertir ici que l'on parlera des Disciples & des Sectateurs d'Asclépiade, immédiatement après avoir parlé de lui, de la même maniere que l'on en a usé ci-dessus à l'égard des Disciples d'Erasistrate, d'Hérophile, & de Sérapion, ou de Philinus. On viendra ensuite à ses contemporains, & on finira par l'Histoire des femmes, qui ont exercé la Médecine.

CHAPITRE I.

En quel temps la Médecine s'est introduite à Rome. Si les Romains ont été sans Médecins, avant l'arrivée d'ARCHAGATHUS; & quelle a été la Médecine de CATON.

ON a prétendu qu'avant la venue d'*Archagathus* à Rome, la Médecine n'y étoit point conue; & s'il en faut croire Pline, elle n'y a même été reçue qu'après tous les autres Arts Liberaux, & toutes les Sciences. 1 ***Le Peuple Romain***, dit cet Auteur, ***a été plus de six cens ans sans Médecins, quoi que d'ailleurs il n'ait pas été paresseux à recevoir les Arts, & qu'il ait même été fort avide de la Médecine, jusqu'à ce que l'ayant conue par expérience, il l'a condamnée. Cassius Hemina***, continue Pline, ***nous apprend qu'Archagathus, fils de Lysanias, du Péloponnese, fut le premier Médecin qui vint à Rome sous le Consulat de*** Lucius Æmilius,

1 *Lib. 29. Cap. 1.*

lius, *& de* Marcus Livius, l'An DXXXV. de la fondation de la Ville; *ajoûtant, qu'on lui avoit donné la Bourgeoisie, & que le public lui avoit acheté une boutique à ses dépens dans le carrefour d'Acilius, pour y exercer sa profession; qu'au commencement on lui avoit donné le surnom de* 1 guérisseur de playes, *& que son arrivée fut très-agreable à tout le monde; mais que peu de temps après, la pratique de couper, & de brûler, dont il se servoit, ayant paru cruelle, on changea son premier surnom en celui de* bourreau, *& l'on prit dès-lors une grande aversion pour la Médecine, & pour tous les Médecins.*

Suitte du Siecle xxxviij. & tout le Siecle xxxix.

Il paroîtra surprenant que les Romains se soient passez si long-temps de Médecins; & l'on opposera à l'autorité de Pline celle de 2 Denys d'Halicarnasse. *La peste*, dit ce dernier, *étant venue à Rome, l'An* CCCI. *de la fondation de la Ville, & s'étant rendue plus furieuse qu'aucune autre peste, qui eût été de memoire d'homme, elle emporta presque tous les esclaves,* & *la moitié des citoyens; les Médecins ne suffisent pas pour le nombre des malades.* Il y avoit donc alors des Médecins à Rome, c'est à dire, plus de deux cens ans avant le temps marqué par Pline, comme il y en a eu de tout temps chez tous les peuples. Mais pour concilier ces deux Auteurs il faut entendre des Médecins étrangers, & particulieremens des Grecs, ce que dit le premier. Il s'explique lui-même un peu plus bas en ces termes: *Pour être convaincu*, ajoûte-t-il, *de la verité de ce que j'ai avancé*, c'est à dire, pour être convaincu de l'éloignement que les Romains de ce temps là avoient pour la Médecine, *il ne faut qu'entendre là-dessus le sentiment de Marc Caton, qui a vécu soixante & dix ans après Archagathus, & qui étoit un homme duquel on peut dire, que l'honneur du triomphe, qui lui a été decerné, & la charge de Censeur qu'il a exercée sont ce qui le réleve le moins, tant il y a eu d'autres choses considerables en sa personne. Voici ses propres termes, tirez d'une lettre qu'il écrivoit à son fils: Je vous dirai quand il en sera temps, mon fils Marc, ce que je pense de ces Grecs, & ce que j'estime le plus de tout ce qui est à Athénes. Il est bon d'étudier, comme en passant, leurs lettres, & leurs sciences, mais il ne faut pas les apprendre à fond. Je viendrai à bout de cette race méchante, & fiere; mais soyez assuré,* 3 *comme si un devin vous l'avoit dit, qu'aussi-tôt que cette nation nous aura communiqué ses lettres, elle gâtera, ou corrompra tout; & cela se fera d'autant plus aisément si elle nous envoye encore ses Médecins.* 4 *Ils ont juré entr'eux de tuer tous les Barbares, par le moyen de la Médecine; & encore exigent ils un salaire pour cela de ceux qu'ils traitent, afin qu'ils se fient mieux à eux, & qu'ils les puissent perdre plus facilement. Ils sont assez insolens pour nous appeller Barbares, aussi bien que les autres; ils nous traitent même plus insolemment, en nous appellant* 5 Opiques. *En un mot souvenez vous que je vous ai défendu les Médecins.*

Il

1 Vulnerarius. *Voyez ci-dessus. Part.* 2. *Liv.* 1. *Chap.* 9. Anciennement la Médecine & la Chirurgie s'exerçoient par une même personne.

2 *Lib.* 10.

3 Plutarque a remarqué que Caton s'étoit fort trompé dans la conjecture.

4 L'Auteur que l'on vient de citer, qui rapporte à peu près la même chose que Pline, ajoûte que Caton étoit entré dans ce soupçon contre les Médecins Grecs, sur ce qu'il avoit lu qu'Hippocrate avoit refusé son sécours à Artaxerxes, disant qu'il ne guérissoit pas les Barbares, qui étoient les ennemis des Grecs. *Voyez ci-dessus, Part.* 1. *Liv.* 3. *sur la fin.*

5 C'est à dire, *grossiers, sans politesse, ignorans. Opici* étoient certains peuples qui étoient venus de divers endroits s'établir dans la Campanie, & dont le langage étoit un mélange de celui de diverses nations, ensorte qu'ils ne parloient, ni bien Latin, ni bien Grec, qui étoient les deux langues de leur voisinage, & les plus polies.

Suite du Siecle xxxviij. & tout le Siecle xxxix.

Il est visible par la maniere dont Caton parle, qu'il n'avoit en vuë que la Médecine étrangere, & c'est ce que Pline reconoît lorsqu'il se fait cette objection ; *Croirons-nous donc*, dit-il pour conclusion, *que Caton ait condamné une chose si utile*, c'est à dire, la Médecine ? *Non assurement* ; *puis que lui même à bien daigné nous apprendre par quelle Médecine lui & sa femme étoient venus à un âge fort avancé* ; *& qu'il avoit fait un livre où il marquoit de quelle maniere il traitoit son fils & ses esclaves*, *& même ses bœufs*, *quand ils étoient malades.*

Les Romains n'ont donc pas été absolument sans Médecins au commencement de leur République ; mais il y a de l'apparence qu'ils ne s'étoient servis, jusqu'à la venue d'Archagathus, que de la Médecine naturelle, ou de la simple Empirique, telle que l'on a supposé que les prèmiers hommes la pratiquoient & c'est cette Médecine, qui étoit du goût de Caton, & de laquelle il avoit écrit le premier de tous les Romains. Voici quelques particularitez touchant la maniere dont il s'y prenoit On sait premierement que Caton approuvoit les remedes superstitieux, & l'on trouve dans ce qui nous est resté de ses Ecrits, des 1 *paroles*, qu'il prononçoit pour guérir une dislocation, ou une fracture. 2 Pline nous apprend d'ailleurs que Caton employoit beaucoup les *Choux*, qui, selon la remarque du même Auteur, ont fait toute la Médecine des Romains, pendant six cens ans. Cette *panacée* paroîtra, sans doute, ridicule aujourd'hui, mais on s'étonnera moins que ces bonnes gens ayent fait tant de cas d'une plante si commune, si l'on se souvient de l'estime où elle étoit 3 parmi les plus habiles d'entre les premiers Médecins Grecs.

Plutarque observe touchant la Médecine de Caton, qu'il n'approuvoit pas, que l'on s'abstint de manger dans les maladies ; qu'il recommandoit les *herbages*, & les chairs de *canards*, de *pigeons*, & de *lievres.* Mais cet Auteur ne fait pas un si grand cas de cette Médecine de Caton, qu'en a fait Pline. Il remarque au contraire que la femme de ce Romain, & son fils moururent avant lui ; ajoûtant que si Caton lui-même vint à un âge fort avancé, il en avoit eu plus d'obligation à son bon temperament qu'à sa Médecine. Plutarque étant Grec pourroit être soupçonné d'avoir voulu vanger les Médecins de sa nation, quoi que ce qu'il dit soit fort vraisemblable.

A l'égard de la Médecine Grecque, il n'est pas surprenant que les Romains n'en eussent point eu de conoissance jusqu'à la venue d'Archagathus, puis qu'ils ont d'ailleurs beaucoup tardé à recevoir les sciences, & les autres beaux arts ; & si Pline a dit dans le passage que l'on a cité, *que le Peuple Romain n'avoit pas été paresseux à recevoir les Arts*, cela se doit seulement entendre des méchaniques,

1 Luxum si quod est, hac cautione sanum fiet. Harundinem prende tibi viridem P. IV. aut V. longam. Mediam diffinde, & duo homines teneant ad coxendices. Incipe cantare in alio. S. F. motas væta daries dardaries astataries dissunapiter, usque dum coëant. Ferrum insuper jactato. Ubi coierint, & altera alteram tetigerit, id manu prende, & dextra sinistra præcide. Ad luxum aut fracturam alliga, sanum fiet, & tamen quotidie cantato in alio, S. F. vel luxato Vel hoc modo, huat, hanat, huat, ista pista sista, domiabo, damnaustra, & luxato. Vel hoc modo, huat, huat haut ista sis tar sis ardannabon dunnaustra. *Cato, de Re Rustic.* Cap. 160.

2 *Lib.* 25. *Cap* 2.

3 *Voyez ci-dessus*, *Part.* 1. *Liv.* 2. *Chap.* 1. & *Part.* 2. *Liv.* 1. *Chap.* 8.

ques, qui sont entierement nécessaires à la vie. 1 Ciceron nous apprend, *que la Poësie ne s'étoit introduite chez les Romains que fort tard, & qu'ils avoient fort méprisé la Philosophie jusqu'à son temps.* 2 Suetone ajoûte, *que la Grammaire n'étoit point du tout en usage chez les premiers Romains, bien loin d'y être estimée; parce que ce peuple étoit encore fort grossier en ces temps-là, & si uniquement attaché aux affaires de la guerre, que personne n'y vaquoit guere aux Arts Liberaux.* Mais il ne faut point d'autre preuve que les belles lettres sont venues fort tard à Rome, que la crainte qu'avoit Caton qu'elles ne s'y introduisissent de son temps, quoi qu'il ait vécu, comme on l'a dit, soixante & dix ans après Archagathus.

Suite du Siecle xxxviij. & tout le Siecle xxxix.

CHAPITRE II.

Si les Médecins ont été bannis de Rome du temps de Caton? On parle aussi de SYNALUS, de MARUS, d'AGATHARCHIDES, & de quelques autres Médecins contemporains de Caton.

IL y a une autre question qui regarde la disposition d'esprit où étoient les premiers Romains à l'égard de la Médecine, qu'il faut encore éclaircir; c'est de savoir s'il est vrai, comme 3 quelques Auteurs modernes l'ont assuré, *que les Médecins ayent été bannis de Rome du temps de Caton le Censeur?*

Il y a de l'apparence que cette histoire a été forgée sur l'avanture d'Archagathus, qu'on a rapportée au Chapitre précedent; quoi qu'il ne soit pas dit que ce Médecin fut chassé de Rome, mais simplement que sa profession y fut décriée. D'ailleurs Caton n'a pu avoir aucune part à cette affaire, puis qu'il n'avoit que quinze ans, lors de la venue d'Archagathus à Rome, où celui-ci ne fit pas apparemment un long séjour; mais ceux qui ont inventé ce fait ne se piquoient pas, sans doute, d'une grande exactitude dans la Chronologie.

Ce n'est pas qu'il ne soit tout visible par ce qui a été dit, que Caton avoit une grande aversion pour les Médecins, & particulierement pour les Médecins Grecs; soit que ce fût par un principe de défiance contre cette nation, soit qu'il trouvât leur maniere de faire la Médecine trop affectée; & qu'étant accoûtumé à la vieille Empirique il traitât cette nouvelle Médecine de Charlatanerie. C'est ce que Pline a voulu insinuer, lors qu'il dit, 4 *que Caton condamnoit, non la Médecine en elle-même, mais la maniere dont on l'exerçoit.*

Il n'avoit pas été le premier des Romains à se mettre de mauvaise humeur contre les Médecins de cette nation; le mauvais traitement fait à Archagathus ayant précedé le temps auquel Caton commença à avoir quelque autorité. Pline a même voulu insinuer 5 que le mépris que les Romains avoient pour la Médecine, avoit influé dès long-temps auparavant, c'est à dire depuis l'An CCCCLXI.

1 *Tusculanar. Quæst. Lib.* I.
2 *De Illustrib. Grammaticis.*
3 *Agrippa, de Vanitate Scientiarum. Essais de Montagne* &c.
4 *Non rem damnant sed artem. Lib.* 23. *Cap.* I.
5 *Ibidem.*

Suite du Siecle xxxviij. & tout le Siecle xxxix.

CCCCLXI. de la fondation de la ville, jusques sur le Dieu qui préside à cet art, puis qu'alors on ne daigna pas recevoir Esculape dans l'enceinte de Rome, nonobstant la peine qu'il avoit prise de venir délivrer cette ville de la peste. Il est vrai que Plutarque a justifié le procedé du Peuple Romain dans cette occasion, comme on l'a remarqué 1 ci-devant en rapportant cette histoire.

Mais quoi qu'il en soit, il ne s'ensuit pas de l'éloignement que Caton & les Romains de ces temps-là pouvoient avoir pour les Médecins, qu'ils ayent jamais donné un Arrêt de bannissement contr'eux; je ne sache pas du moins qu'aucun Auteur ancien l'ait remarqué. Mais quand cela seroit, que pourroit-on inferer de là au désavantage de la Médecine? Est-ce que le goût des Romains du temps de Caton, ou celui de Caton lui-même, qui condamnoit ce qu'il ne conoissoit pas, doit décider du prix de cet art? Certes cela ne vaut pas la peine de se récrier si fort contre la calomnie, comme ont fait 2 quelques Médecins modernes qui ont entrepris de la refuter avant moi.

Chaque peuple a envisagé la chose selon sa portée, & comme il lui a plu; d'où vient que les uns sont allez à un excès, les autres à un autre. Les Grecs étoient dans une prévention bien differente de celle des premiers Romains, par rapport au même art. 3 Il étoit défendu par une ancienne Loi des *Athéniens* aux femmes & aux esclaves de se mêler de la Médecine, jusques-là qu'ils ne souffoient point de sages-femmes. 4 Ceux de *Locres* allerent encore plus loin, l'estime & le respect qu'ils avoient pour la Médecine ayant porté leur Roi Zeleucus à faire une Loi qui ordonnoit, *que si quelcun étant malade avoit bu du vin contre les ordres du Médecin, quoi qu'il guérit nonobstant cela, on le punît de mort pour avoir désobéi.* On voit par ces differens exemples, qu'il ne faut pas juger du prix des choses par l'opinion qu'en a un peuple, ou un autre, mais par ce que dicte la droite raison.

SYNALUS, Médecin d'Annibal, vivoit en même temps que Caton, quoi que celui-ci fût beaucoup plus jeune, n'ayant eu que quatorze, ou quinze ans lors que la seconde guerre Punique commença. On ne sait rien de ce Médecin que ce qu'en dit *Silius Italicus*, dans l'endroit où il introduit *Synalus* pensant les blessez de l'armée d'Annibal; & où il lui rend témoignage, 5 *qu'il entendoit fort bien à faire sortir le fer d'une playe, par des enchantemens, ou par des paroles, & qu'il savoit assoupir les serpens.* Cela a du rapport avec ce que l'on vient de dire de la Médecine de Caton, & avec la pratique d'Esculape & des autres anciens Médecins, dont on a parlé dans la premiere Partie de cette Histoire.

Pour ce qui regarde en particulier *les charmes qui endorment les serpens*, Synalus étoit à peu près du même pays que les *Psylles*, peuples de Lybie, fameux par la même science, & par la disposition particuliere de leur corps ou de leur tempé-

1 *Part.* 1. *Liv.* 1.

2 *Voyez ce qu'ont écrit là dessus Mrs. Drelincourt & Spon.*

3 *Hygin. Fab. Cap.* 274. On rapportera cette histoire plus au long ci-après, *Part.* 2. *Liv.* 3. *Chap.* 13. *Voyez ci-dessus, Part.* 2. *Liv.* 1. *Chap.* 6.

4 *Ælian. Var. Histor. Cap.* 37.

5 ——— ——— ferrumque è corpore cantu
Exigere, & somnum torto misisse Chelydro,
Anteibat cunctos. *Sil. Italic. Lib.* 5.

temperament, qui faisoit qu'aucune sorte de serpens ne pouvoit leur nuire, sans qu'il fut même nécessaire qu'ils recourussent à des charmes. D'où vient que l'on disoit, que ceux de cette nation exposoient à ces animaux venimeux leurs enfans nouvellement nez, pour savoir si leurs femmes n'avoient point eu de commerce avec des étrangers, étant persuadez qu'il n'arriveroit point de mal à ces enfans si leurs meres s'étoient bien conduites.

Suite du Siecle xxxviij. & tout le Siecle xxxix.

Le même Silius Italicus parle 1 ailleurs d'un Atyr, Africain, qui savoit faire l'expérience dont on vient de parler, & qui de plus otoit aux serpens leur venin. La réputation où étoient les Psylles, à cet égard, faisoit que quand d'autres personnes, qui n'étoient pas de ce pays-là, avoient été mordues par un serpent, on employoit un Psylle lors qu'il s'en trouvoit quelqu'un sur le lieu, pour sucer la playe & pour attirer le venin. C'est ce que l'on pratiqua à l'égard de Cléopatre qui s'étoit fait piquer par des aspics, & à laquelle on vouloit sauver la vie pour la faire paroître dans le triomphe d'Auguste; mais le remede fut inutile. On peut voir dans 2 Celse ce qu'il pense à l'égard des Psylles, ou de leur prétendue propriété de temperament, qu'il regarde plûtôt comme un effet de leur seule hardiesse, ajoûtant que toute autre personne peut sans danger sucer une playe faite par un serpent, pourvu que cette personne-là n'ait point d'ulcere, ou d'excoriation dans la bouche. Cette remarque de Celse est confirmée par un grand nombre d'expériences que l'on a faite dans ce siecle sur le venin des viperes, qui n'est nuisible, qu'entant qu'il se mêle immediatement avec le sang. 3 Les *Marses*, peuples d'Italie, savoient aussi charmer toutes sortes de serpens.

Pour revenir à Synalus, le Poëte, que l'on a cité, ajoûte, que ce Médecin étoit descendu d'un ancien Synalus, qui avoit les mêmes talens, qu'il avoit reçus de 4 *Hammon* son pere, & qui passérent ensuite à sa posterité.

Il y avoit aussi en ce temps-là, 5 au rapport du même Silius Italicus, un Marus *Pérusin*, qui étoit soldat & Médecin. La longue expérience qu'il avoit du mêtier de la guerre lui ayant donné occasion de voir souvent penser des blessez, fit qu'il apprit à les penser lui-même; d'où vient qu'il rendit cet office à *Serranus*, fils de *Regulus*, après une bataille, où le premier avoit reçu quelque blessures.

6 Sous Ptolomée Philometor, qui commença à regner l'An du Monde MMMDCCLXX, on trouve un Agatharchides, Historien & Philosophe. Ce qui nous oblige de le mettre au rang des Médecins de ce temps-là, quoi qu'il ne fût pas de cette profession, c'est qu'il avoit écrit une histoire où il parloit d'une maladie dont Hippocrate, ni les autres Médecins, qui ont précédé cet Agatharchides, n'ont rien dit. *Les peuples qui habitent autour de la Mer Rouge*, disoit cet Auteur, *sont sujets à une maladie particuliere. Certains petits dragons, ou petits serpens, qui se trouvent dans leurs jambes ou dans leurs bras, leur mangent ces parties.*

1 *Lib.* 1.
2 *Lib.* 5. *Cap.* 27.
3 *Voyez ci-dessus, Part.* 1. *Liv.* 1. *Chap.* 21.
4 *Ibidem, Chap.* 5.
5 *Lib.* 6.
6 *Vossius de Histor. Græc. Lib.* 1. *Strabo, Lib.* 14. *Plutarch. Symposiac. Lib.* 8. *Quæst.* 9.

Suite du Siecle xxxviij. & tout le Siecle xxxix.

parties. Ces animaux sortans de ces mêmes lieux montrent quelquefois un peu la tête; mais sitôt qu'on les touche ils rentrent; & s'enfonçant dans les chairs, ou s'y tournant de tous côtez, ils y causent des inflammations insupportables. Voilà ce que dit Agatharchides, sur quoi Plutarque, de qui nous tenons cette observation ajoûte, qu'avant le temps de cet Historien, & même depuis, personne n'avoit rien vu de semblable, en d'autres lieux. Il se trouvera neanmoins des Médecins, qui sont venus après Plutarque, qui ont vu & traitté la même maladie, qui n'est pas tellement éteinte, comme le croyoit cet Auteur, qu'elle n'ait cours encore aujourd'hui dans les lieux que marquoit Agatharchides, & en beaucoup d'autres.

C'étoit précisément dans ce même temps que fleurissoient les Ecoles d'Herophile & d'Erasistrate; en sorte que l'on peut rapporter ici une bonne partie de ceux que nous avons comptez entre les Sectateurs de ces deux fameux Médecins. On a là-dessus le témoignage de 1 Strabon, que nous avons cité 2 cidevant sur ce sujet.

CHAPITRE III.

ATTALUS; MITHRIDATE; POMPEIUS LENÆUS; TIMOTHE'E; TRYPHON; ZACHALIAS; ZOPYRUS; NICOMEDE; & PARTHENIUS.

ATTALUS, *Philométor*, dernier Roi de Pergame, qui fit héritier le Peuple Romain, fut contemporain de Caton, quoi que celui-ci fût beaucoup plus âgé, étant mort vint ans avant Attalus, qui mourut la même année que *Numance* fut détruite, l'An du Monde MMMDCCCXVIII. Ce Prince aimoit beaucoup la Médecine, & vouloit savoir les choses par lui-même. *Il cultivoit*, dit Plutarque, *des plantes venimeuses, comme de la jusquiame, de l'ellebore, de la ciguë, de l'aconit, du dorycnium, qu'il semoit & qu'il plantoit lui-même dans ses jardins, & qu'il cueilloit chacune dans le temps le plus propre; afin de pouvoir faire des expériences sur les sucs, les semences, & les fruits de ces plantes, pour conoître leurs proprietez.* L'Auteur de cette remarque regarde cette occupation d'Attalus comme un amusement indigne d'un Roi, & il lui préfere par cette raison *Démétrius*, surnommé *Poliocertes*, c'est à dire *Preneur de Villes*, qui ne se divertissoit qu'à faire construire des vaisseaux, ou des galeres, & de machines de guerre, d'une grandeur prodigieuse. Mais il seroit à souhaiter que les Rois se fissent un plaisir de s'occuper plûtôt à des choses utiles à la societé, comme faisoit Attalus, que de faire consister toute leur gloire à imiter Démétrius, qui ne cultivant que les arts de la guerre ne pensoit point aux arts de la paix, & a rendre ses peuples heureux. Attalus ne s'attachoit pas seulement à examiner *les poisons*, il essayoit aussi *les contrepoisons*, donnant des uns & des autres à des Criminels condamnez à la mort, comme on l'apprend de 3 Galien. 4 Il préparoit de plus divers

1 *Strabon, Lib.* 12. *Voyez ci-devant, Part.* 2. *Liv.* 1. *Chap.* 5. & 6.
2 *Plutarchus in Demetrio.*
3 *Galen. de Simpl. Medicamentor. Lib.* 10.
4 *Idem, de Compos. Medicam. per genera, Lib.* 1. *Cap.* 13.

divers bons médicamens, dont une partie portoient encore son nom du temps de Galien, qui en rapporte la composition, & qui assûre qu'Attalus, qu'il appelle son Roi; parce que lui Galien étoit de Pergame, avoit eu une grande application pour cela.

Secte Empirique dans le Siecle xxxviij. & suivant.

1 Le même Auteur remarque aussi, que ce Prince s'étoit attaché à découvrir la verité de ce que l'on disoit communément des proprietez de certains animaux rares, comme sont *les Chevaux du Nil*, *les Basilics*, &c. Il ajoûte qu'encore qu'Attalus eût fait une exacte recherche sur ce sujet, ce qu'il en avoit écrit se réduisoit à peu de chose; preuve, dit Galien, qu'il n'avoit pas trouvé veritable tout ce qu'on en disoit. Cet Auteur attribue, comme on l'a vu 2 ci-dessus, à un Attalus & à un Ptolomée d'avoir travaillé à l'envi à qui feroit la plus belle Bibliotheque. L'on a remarqué au même endroit, que Ptolomée Philadelphe étant celui qui avoit établi la fameuse Bibliotheque d'Alexandrie, il n'y avoit point encore d'Attalus en ce temps-là; mais que comme *Evergetes*, fils de ce Ptolomée, l'avoit continuée, il se pouvoit qu'Attalus *Galatonices*, son contemporain, lui eût fait concurrence à cet égard. On a ajoûté que Strabon attribue le même dessein à *Eumenes*, fils du précedent, & pere de notre Attalus Philométor. Il y a de l'apparence que ce dernier, curieux comme il l'étoit, ne manqua pas aussi d'aggrandir la Bibliotheque de ses Peres, & que tous ces Rois de Pergame avoient travaillé les uns après les autres à ramasser des livres. C'est ce que le même Strabon avoit insinué auparavant, disant que les Rois *Attaliques*, comme il les appelle, cherchoient par tout des livres pour faire une Bibliotheque. Le passage de cet Auteur vaut la peine d'être rapporté tout entier. 3 Aristote, dit Strabon, est le premier de tous ceux que nous conoissons, qui a fait une Bibliotheque, & ce fut lui qui porta les Rois d'Egypte à en faire autant. Il laissa la sienne à Théophraste, qui la laissa à son tour à Neleus. Celui-ci la fit transporter à Scepsis, dans la Troade, & elle passa entre les mains de ses héritiers, gens sans lettres, qui se contenterent de tenir ces livres en lieu sûr, sans en avoir autrement de soin. Et comme ils eurent appris que les Rois Attaliques, ou de la race d'Attalus, desquels la ville de Scepsis dépendoit, recherchoient des livres pour faire une Bibliotheque à Pergame, ils cacherent les leurs dans une fosse. Enfin ces livres ayant demeuré long-temps en ce lieu, & ayant été en partie gâtez par l'humidité & par les vers, ceux qui contenoient les œuvres d'Aristote & de Theophraste furent vendus pour une grande somme à un nommé Apellico. Cet homme qui aimoit beaucoup les livres, mais qui n'étoit pas Philosophe, cherchant à reparer le dommage qui étoit arrivé à ceux qu'il avoit achetez, les fit copier, remplit, comme il put, les vuides qui s'y trouvoient, & en fit de cette maniere une édition pleine de fautes. Les anciens Peripatéticiens, poursuit Strabon, tels qu'étoient ceux qui suivirent immédiatement Théophraste, n'ayant que peu de livres, & même qui avoient été composez par des étrangers, ou par des Auteurs qui n'étoient pas de leur Secte, 4 ne pouvoient point phi-

1 *De Simplic. Medicam. Facult. Lib.* 10.
2 *Part.* 1. *Liv.* 3. *Chap.* 30.
3 *Lib.* 13. Voye[illegible]tarque dans la Vie de *Syll.*
4 Μηδὲν ἔχειν φιλοσοφεῖν πραγματικῶς, ἀλλὰ θέσεις ληκυθίζειν.

Suite du Siecle xxxviij. & tout le Siecle xxxix.

philofopher fur ce qu'ils trouvoient d'écrit, en forte qu'ils étoient contraints de fe faire eux-mêmes des fyftemes avec beaucoup de peine. Mais ceux qui vinrent après que les livres dont on a parlé, eurent vu le jour, eurent bien plus de facilité, en fuivant Ariftote, quoi qu'ils fuffent pourtant obligez de deviner en divers endroits, à caufe des fautes qui fe trouvoient dans ces livres. Rome a auffi beaucoup contribué à la multiplication de ces fautes; car Sylla ayant pris Athenes incontinent aprés la mort d'Apellico, & y ayant trouvé la Bibliotheque de ce dernier, qu'il fit apporter en Italie, Tyrannion Grammairien, qui avoit beaucoup d'inclination pour Ariftote, eut fes écrits à fa difpofition, par la faveur de celui qui en avoit le foin; & en laiffa prendre diverfes copies, mais où il fe gliffa encore de nouvelles fautes par l'avarice des Libraires qui employerent de mauvais Copiftes, &c. Voilà ce que dit Strabon, par où l'on voit quel a été le fort des livres anciens, & de ceux d'Ariftote en particulier.

MITHRIDATE, Roi de Pont, qui commença d'être en guerre avec les Romains vers le milieu du Siecle XXXIX, ne fut pas moins curieux de la Médecine qu'Attalus. On dit que pour empêcher qu'aucun poifon ne pût lui nuire, il s'étoit accoutumé à en prendre tous les jours, s'étant auparavant muni d'un contrepoifon. Nos Apothicaires préparent encore aujourd'hui une compofition qui porte le nom de *Mithridate*, & qui a été regardée anciennement comme l'Antidote, ou le contrepoifon dont on vient de parler; quoi qu'il fe trouve des Auteurs qui ont foutenu que ce remede étoit quelque chofe de beaucoup plus fimple 1. Pompée, difent ces derniers, ne fe fut pas plûtôt rendu maître du Palais de Mithridate, qu'il fit chercher fort exactement la recepte du fameux Antidote dont il avoit appris que ce Roi fe fervoit, mais il fut bien furpris lors qu'on l'eut trouvée, & qu'il vit qu'il ne s'agiffoit que de *vint feuilles de ruë, d'un grain de fel, de deux nois, & de deux figues feches.* C'étoit là tout le remede. Il falloit le prendre tous les matins à jeun, & boire un doigt de vin par deffus. On aura occafion 2 dans la fuite de dire encore un mot du premier Antidote de Mithridate.

Cependant comme toutes les conoiffances de ce Prince ne confiftoient pas au médicament dont on vient de parler, Pompée ne perdit pas fa peine en fouillant dans les cabinets & dans les caffettes de Mithridate; il y trouva plufieurs livres écrits en diverfes langues, qui contenoient les plus rares fecrets de la Médecine, qui avoient été tirez de divers endroits. Ce qui obligea ce Géneral Romain de donner ordre à POMPEIUS LENÆUS fon Affranchi, qui étoit habile Grammairien, & que Pline compte auffi entre les Médecins, de traduire ces livres en Latin; 3 *de maniere*, dit Pline, *que la victoire que les Ro-*

1 Antidotus verò multis Mithridatica fertur
Confociata modis; fed Magnus fcrinia Regis
Quum raperet victor, vilem deprendit in illis
Synthefin, & vulgata fatis medicamina rifit;
Bis denum rutæ folium, falis & breve granum,
Juglandefque duas, totidem cum corpore ficus.
Hæc oriente die pauco confperfa Lyæo
Sumebat; metuens dederat quæ pocula mater. *Q. Serenus Samonicus.*

2 *Voyez ci aprés, Part. 3. Liv. 2. Chap. 2.*

3 *Lib. 25. Cap. 2.*

Romains remporterent sur Mithridate, fut non seulement avantageuse à la République par l'agrandissement de ses Etats, mais encore par l'usage que ses Citoyens en tirerent dans la suite, par rapport à la santé. Le même Auteur avoit dit un peu auparavant, que ce fut après la victoire remportée sur Mithridate que la Médecine s'étoit premierement introduite à Rome, mais cela ne peut pas être, comme on le verra au commencement du Chapitre suivant. Appian fait mention d'un Médecin de Mithridate nommé TIMOTHÉE. Le même Auteur parle encore de quelques Eunuques de ce Roi, qui exerçoient la Médecine, entre lesquels il nomme un TRYPHON. Il y a eu aussi un fameux Chirurgien de ce nom, dont on parlera 1 ci après.

Suite de Siecle xxxviij. & tout le Siecle xxxix.

Il est fait mention dans 2 Pline d'un ZACHALIAS, Babylonien, qui avoit dédié à Mithridate un livre, où il traitoit, *des pierres pretieuses*, & de quelques autres, comme de la pierre *hématite*, à laquelle il attribuoit de grandes vertus, & entr'autres d'être utile pour les maladies des yeux. Ce qu'il en disoit d'ailleurs est purement superstitieux. Il y a de l'apparence que ce Zachalias, ou plûtôt *Zacharias*, comme je crois qu'il faudroit lire, étoit Juif; le nom & même le pays le marquent.

3 Galien rapporte la description d'un Antidote d'un Médecin nommé ZOPYRUS, que celui-ci avoit communiqué à Mithridate, comme un remede assuré contre toutes sortes de poisons & de venins. Cet Auteur ajoûte que Mithridate en fit faire diverses expériences sur des criminels condamnez à mort, qui réussirent toutes. 4 Celse parle aussi d'un Antidote appellé *Ambrosia*, composé par un Médecin du même nom pour un Roi Ptolomée. Quoi que cet Antidote soit un peu différent du premier, il pourroit être du même Médecin, qui l'auroit présenté à l'un des derniers Ptolomées, contemporain de Mithridate. Il se trouve un autre *Zopyrus*, Médecin, 5 qui vivoit du temps de Plutarque.

Ces Médecins ne furent pas les seuls qui travaillerent pour Mithridate. 6 Asclépiade, dont on parlera au Chapitre suivant, ayant été fortement sollicité par ce Roi de quitter Rome pour venir dans ses Etats, s'en excusa, mais il écrivit quelques livres en Médecine qu'il lui dédia.

NICOMEDE, Roi de Bythynie, contemporain de Mithridate, est aussi mis au nombre des Médecins. On trouve dans Galien quelques médicamens qui portent le nom de ce Roi. Il y a d'ailleurs quelqu'autre Nicomede, Médecin, dans les Inscriptions anciennes.

PARTHENIUS, de Nicée, Poëte Grec, est pareillement regardé comme Médecin, parce qu'il avoit écrit un livre *des Maladies d'amour*. Il fut pris par Cinna, dans la guére contre Mithridate, & remis en suite en liberté à cause de son savoir. Il instruisit Virgile dans la langue Grecque, comme le remarque Macrobe. Suidas le fait vivre jusqu'au temps de Tibere, ce qui ne sem-

1 *Part.* 3. *Liv.* 1. *Chap.* 3.
2 *Lib.* 37. *Cap.* 10.
3 *De Antidot. Lib.* 2. *Cap.* 8.
4 *Lib.* 5 *Cap.* 23.
5 *Symposiac. lib.* 3. *quæst.* 6.
6 *Plin. Lib.* 25. *Cap.* 2.

Secte Empirique dans le Siecle xxxviij. & tout le Siecle xxxix.

semble pas être possible. Quant à ce *Parthenius* qui est Auteur d'un livre intitulé, *de la Dissection du corps humain*, ce n'est pas le même. Celui-ci est des derniers Grecs. On parlera de divers autres Médecins contemporains de Mithridate, en parlant de ceux qui ont vêcu du temps d'Asclépiade.

CHAPITRE IV.

ASCLEPIADE, fameux Novateur entre les Médecins Dogmatiques, qui rétablit la Médecine à Rome, environ cent ans après l'arrivée d'Archagathus.

ON a vu dans la premiere Partie, que les descendans d'Esculape s'appelloient *les Asclépiades*, c'est à dire les enfans *d'Asclépius*, qui est le nom Grec d'Esculape. Voici maintenant un Médecin qui n'étoit pas de cette famille, & qui s'appelloit néanmoins Asclepiade, ou *Asclépiades*, de son nom propre, comme divers autres dont on parlera ci-après.

Ce Médecin étoit déja en grande reputation à Rome pendant la vie de Mithridate, c'est à dire vers le milieu du siecle XXXIX, comme je l'ai remarqué dans le Chapitre précedent, sur le témoignage de Pline; d'où je conclus que cet Auteur s'est contredit lors qu'il a écrit, dans le même Chapitre, que la Médecine s'étoit seulement introduite à Rome après la victoire de Pompée sur Mithridate. On a vu ci-dessus qu'Archagathus, Médecin Grec, étoit venu dans cette même ville environ cent ans auparavant, qu'il y fut d'abord bien reçu, mais que sa profession y fut ensuite décriée. Il y a de l'apparence qu'Asclépiade fut un des premiers qui la remit en crédit. 1 Il étoit de *Prusa*, dans la Bithynie, mais il vint s'établir à Rome à l'imitation d'une infinité d'autres Grecs qui avoient commencé à se jetter dans cette Capitale du Monde, dans l'esperance d'y faire une plus grande fortune que chez eux. Il enseignoit au commencement la *Rhetorique;* mais ne trouvant pas son compte à ce métier, il voulut essayer si celui de la Médecine seroit moins ingrat. Et quoi qu'il n'en eût, à ce que dit Pline, aucune conoissance, il crut que l'ayant étudiée quelque temps, il payeroit assez d'esprit, monoye que l'on prend encore aujourd'hui pour bonne en cette rencontre, aussi bien qu'on la prenoit alors.

La voye la plus sûre que ce Médecin trouva pour se mettre en crédit, ce fut de prendre tout le contrepied d'Archagathus, qu'il savoit avoir été blâmé à cause de la méthode cruelle qu'il avoit suivie, & de condamner, non seulement cette méthode, mais encore une grande partie des remedes que les autres Médecins pratiquoient tous les jours. Les remedes qu'Asclépiade improuvoit, consistoient, 2 selon la remarque de Pline, à étouffer les malades à force de les charger de couvertures pour tirer de la sueur de leurs corps à quelque prix que ce fût, ou les 3 *rôtir* auprès du feu, ou aux rayons du Soleil. Asclépiade condam-

1 *Plin. Lib.* 26. *Cap.* 3.
2 *Lib.* 26. *Cap.* 3.
3 On parlera plus amplement de ce remede dans le Livre suivant, & on verra pourquoi on l'ordonnoit.

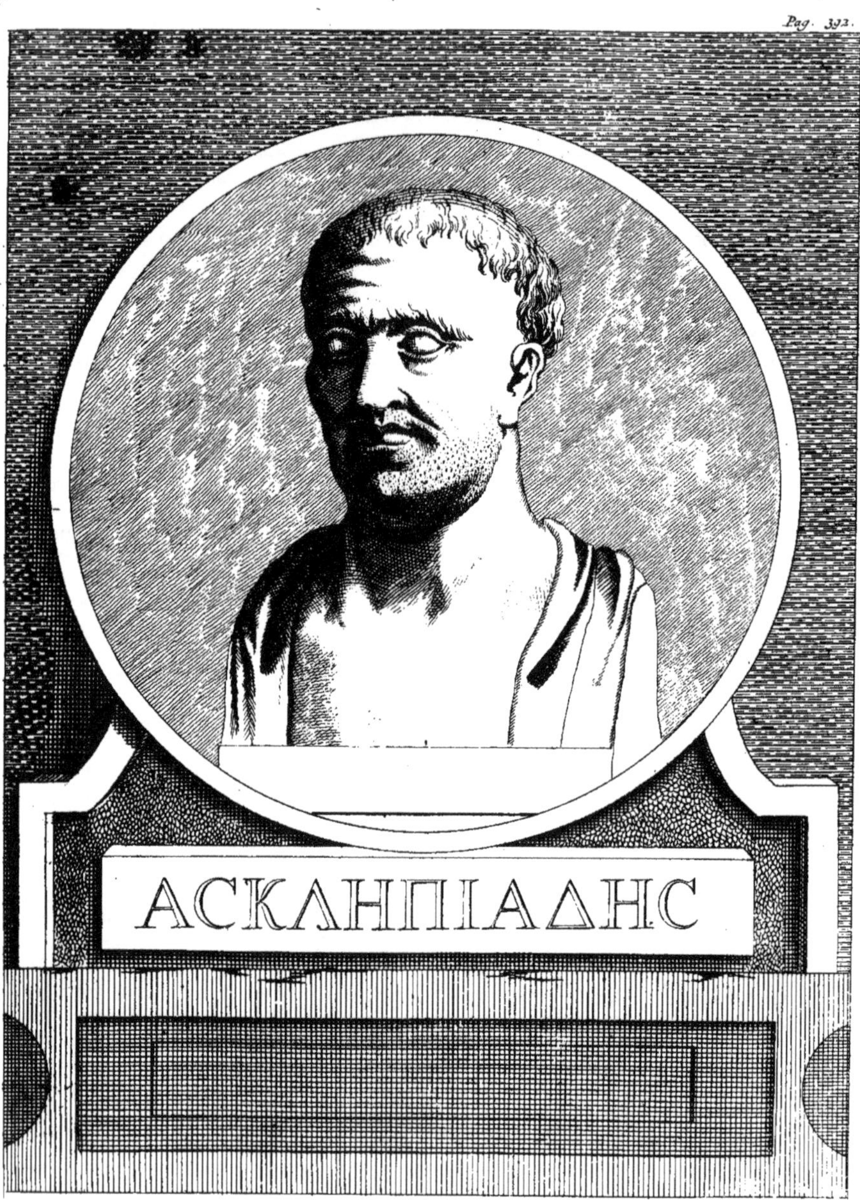
ΑϹΚΛΗΠΙΑΔΗϹ

condamnoit encore une ancienne maniere de guérir les *eſquinancies*, en introduiſant dans la gorge avec beaucoup de peine & d'effort un certain inſtrument qui ſervoit à ouvrir le paſſage. Mais ce contre quoi il ſe récrioit le plus, c'étoit contre *les Vomitifs*, que l'on prenoit alors très frequemment, & même contre *les Purgatifs*, qu'il regardoit comme nuiſibles à l'eſtomac.

Secte Empirique dans le Siecle xxxviij. & tout le Siecle xxxix.

En même temps qu'Aſclépiade condamnoit les remedes dont on vient de parler, il n'en propoſoit que de fort doux; & il diſoit ordinairement, qu'un Médecin doit guérir ſes malades 1 *ſûrement*, *tôt*, & *agréablement*. Ces trois mots renferment les plus belles promeſſes que l'on puiſſe attendre de la Médecine, mais le malheur eſt qu'on a bien de la peine à les effectuer.

La maniere ſuperſtitieuſe de guérir les maladies à laquelle on s'étoit attaché juſqu'alors, ou les remedes *Magiques*, qui étoient en grand uſage avant la venue d'Aſclépiade, & deſquels Caton lui-même s'étoit ſervi, mais dont on commençoit à ſe laſſer, parce qu'on n'en voyoit aucun effet, contribuerent encore beaucoup à faire recevoir cette nouvelle Médecine. C'eſt ce qu'a remarqué Pline dans le commencement du quatriéme Chapitre de ſon vint-ſixiéme livre, où on lit ces paroles: 2 *les vanitez de la Magie lui ſervirent plus que tout le reſte.* 3 Un Auteur Allemand les ayant lûes, & n'ayant pas pris garde qu'elles ſe rapportoient avec ce que Pline avoit dit à la fin du Chapitre précedent, a expliqué ce paſſage comme ſi Pline avoit voulu dire, *qu'Aſclépiade s'étoit particulierement ſervi de la Magie dans l'exercice de la Médecine*, ce qui eſt abſolument contraire à la penſée de Pline, & au ſentiment d'Aſclepiade, qui étoit *Epicurien*, comme on le verra bien tôt.

4 *Juſqu'à Aſclépiade*, dit Pline, *l'Antiquité avoit tenu bon.* 5 Hérophile avoit eu beau raffiner; ni lui, ni ſes ſemblables n'avoient pas été ſuivis de tout le monde, & l'on voyoit encore des reſtes conſiderables d'ancienne Médecine ſoutenir le crédit qu'elle avoit eu dès le commencement. Mais ce nouvel Eſculape ayant reduit toute la ſcience d'un Médecin à la conoiſſance, ou à la recherche des *cauſes des maladies*, la Médecine, qui étoit au commencement *un art fondé ſur l'expérience*, ne fut plus qu'une ſimple *conjecture*, & changea entierement de face.

Ce qui fit que l'on ſe rangea plus aiſément du parti d'Aſclépiade, au préjudice de l'ancienne Médecine & que l'on goûta ſon raiſonnement, c'eſt qu'il affecta, comme on l'a déja remarqué, de ne propoſer que des remedes fort doux & fort faciles. L'Auteur que l'on vient de citer, les réduit à ces cinq; *l'abſtinence des viandes; l'abſtinence du vin* en certaines occaſion; 6 *les frictions; la*

1 *Tutò, celeriter, & jucundè. Id votum eſt*, ajoûte Celſe, (*Lib.* 3. *Cap.* 4.) *ſed ferè periculoſa eſſe nimia & feſtinatio & voluptas ſolet.* Il ſeroit à ſouhaiter que cela ſe pût faire; mais il y a ordinairement du danger de vouloir guérir trop vite, & de ne donner rien que d'agreable.

2 *Super omnia eum adjuvère Magicæ vanitates.*

3 *Doringius de Medicina & Medicis.*

4 Durabat tamen Antiquitas firma, magnaſque confeſſæ rei vindicabat reliquias, donec Aſclepiades Medicinam ad cauſam revocando conjecturam fecit, *Lib.* 26. *Cap.* 3.

5 Ceci ſe rapporte à ce qu'Hérophile avoit écrit touchant *le pouls*, comme on l'a vu ci-devant.

6 Les differentes manieres de ſe faire frotter.

Secte Empirique dans le Siecle xxxviij. & tout le Siecle xxxix.

la promenade, & 1 *la gestation.* Chacun voyant qu'il pouvoit faire cela avec grande facilité, crut que cette Médecine étoit d'autant meilleure qu'elle étoit aisée à pratiquer; en sorte qu'Asclépiade, qui étoit d'ailleurs fort éloquent, & en même temps grand Philosophe, attira, pour ainsi dire, tout le genre humain, & fut regardé comme s'il étoit tombé du Ciel.

Pline ajoûte que ce Médecin savoit encore gagner les esprits par des manieres toutes particulieres, tantôt en promettant du vin aux malades, & en leur en donnant à propos, quoi qu'il le défendit ordinairement, tantôt en leur faisant boire de l'*eau raffraichie.* Et comme il avoit été un des premiers qui eût mis en usage ce dernier remede, il prenoit plaisir qu'on l'appellât 2 *le Donneur d'eau fraiche*, & qu'on le considerât par cet endroit. Cependant *le vin* ne contribua pas moins à établir sa réputation. 3 Apulée témoigne qu'Asclépiade a été le premier des Médecins qui s'est avisé de secourir les malades, en leur donnant du vin. Le même Auteur fait ensuite un fort joli conte d'un homme que l'on croyoit mort, & que l'on alloit enterrer, auquel Asclépiade rendit la vie. Il ne dit pas si ce Médecin se servit du vin en cette occasion, mais il semble qu'on pourroit inferer de ce qu'il a dit auparavant de l'usage qu'Asclépiade en faisoit, que ce fut cette liqueur qui fit le miracle, quoi que cet Auteur n'en parle pas, & qu'il attribue le rétablissement de cet homme à de certains médicamens qu'Asclépiade lui donna.

Asclépiade s'avisoit encore tous les jours de quelque nouvelle invention pour faire du plaisir à ses malades Il les faisoit mettre dans des *lits suspendus*, qui étoient comme des especes de berceaux qu'on branloit, pour les endormir, ou pour adoucir leurs douleurs. Il avoit même inventé cent nouvelles sortes de *bains*, & entr'autres des bains *suspendus.*

Voila quel étoit Asclépiade, selon Pline; mais comme cet Auteur ne parle presque jamais de sang froid, quand il s'agit de louer, ou de blâmer, il faut que nous cherchions ailleurs de quoi exprimer plus naturellement le caractere de ce Médecin, & faire conoître en même temps plus particulierement, les changemens qu'il fit dans la Médecine. Comme tout son raisonnement sur ce sujet rouloit sur sa Philosophie, il faut nécessairement voir en premier lieu quels étoient ses principes par rapport à cette derniere science, après quoi nous verrons comment il les appliquoit à la premiere.

1 Les differentes manieres de se faire porter ou voiturer.
2 Ψυχρολούτης.
3 *Florider. Lib.* 4. *Cels. Lib.* 2. *Cap.* 6. *Plin. Lib.* 7. *Cap.* 37.

CHA-

Suite du Siecle xxxviij. & tout le Siecle xxxix.

CHAPITRE V.

Système Philosophique d'Asclépiade.

GAlien dit que ceux qui veulent expliquer les écrits d'Asclépiade doivent entendre ce qu'il a voulu dire par 1 les *élemens détachez*, ou *qui ne s'accordent pas*; par les *molécules*, ou *petites masses*, par les *pores*, & par le *mouvement tendant à subtiliser les parties;* ce qui suppose que ces termes étoient familiers à Asclépiade, & que c'est sur quoi étoit fondé son Systême Philosophique. Le même Galien remarque 2 ailleurs que selon Asclépiade, *la matiere est inalterable*, & que tout ce que nous voyons est composé de divers *petits corps*, entre lesquels il y a plusieurs *vuides.* Il ajoûte que ce Médecin Philosophe croyoit que l'*ame* elle-même est composée de ces petits corps; & faisant un parallele des sentimens d'Asclépiade avec ceux d'Hippocrate, pour en rendre la différence d'autant plus sensible, il dit que ce dernier avoit cru que *la substance*, ou *la matiere*, est une, en elle-même, mais qu'elle peut recevoir de l'*alteration.* 3 Que la Nature, qui fait toutes choses avec toute la justesse, & tout l'artifice possible, a formé, entre ses autres productions, *les plantes*, & *les corps des animaux*, leur ayant donné des *facultez*, par lesquelles chaque plante, & chaque animal *recherche* & *attire* ce qui lui est propre, & *repousse*, ou *rejette* ce qui lui est contraire &c Que cette même Nature, continuant de pourvoir au besoin de chaque espece, & en particulier à ceux du corps humain, elle travaille puissamment à le délivrer des maladies qui l'attaquent; ce que l'on remarque principalement en de 4 certains jours qu'il appelloit *Critiques*, comme qui diroit *jours du jugement.* Asclépiade nioit tout cela, & il se mocquoit particulierement de la Nature, & des facultez prétendues d'Hippocrate, & encore plus de ce que celui-ci disoit de l'*attraction*, qu'Asclépiade n'admettoit en aucune rencontre, non pas même à l'égard de l'*aimant*, & du *fer;* supposant que tout ce qui arrive dans les cas proposez se fait par le concours des *petits corps*, & par la diverse disposition des *pores.*

Asclépiade, poursuit Galien, ne vouloit pas non plus que l'*ame* eût reçu dès le commencement aucune conoissance; ni qu'il y eût en elle aucun *penchant*, ni aucune *aversion*, pour quoi que ce fût, ni aucun discernement de ce qui est *juste*, ou *injuste*, de ce qui est *honête*, & de ce qui est *malhonête;* mais que tout ce qu'il nous semble qui se fait au dedans de nous, se fait par le *sentiment*, ou par les *sens*, & dépend des *sens;* que d'ailleurs l'animal est conduit par de certains

1 Ἄναρμα στοιχεῖα, ὄγκοι καὶ πρὸς τὸ λεπτομερὲς φορά. *In* 3. *Epidemic. Comment.* 1. ἄναρμα est sans doute mis pour ἀνάρμοστα On ne trouve pas le premier de ces mots dans les Dictionaires. Je crois que cette *disconvenance* des élemens d'Asclépiade, est fondée sur le *choc des atomes*, dont on parlera ci-après, & que c'est ce qu'Horace, & d'autres Auteurs appellent *rerum concordia discors.* un accord discordant.

2 *De Facult. Natur. Lib.* 1. *Cap.* 12.

3 *Voyez ci-dessus, Part.* 1. *Liv.* 3. *Chap.* 2.

4 *Ibidem*, *Chap.* 5.

Suite du Siecle xxxviij. & tout le Siecle xxxix.

tains 1 *simulacres*, ou par de certaines choses qui lui apparoissent, & par une certaine *memoire*, ou *reminiscence*. Galien ajoute que quelques uns de ceux qui suivoient cette Philosophie, prétendoient qu'il n'y a dans l'*ame* aucune faculté qui *raisonne*; mais que nous sommes entrainez par nos passions, comme les bêtes, sans qu'il soit en notre pouvoir de resister, ou de ne vouloir pas quelque chose de ce que les passions nous inspirent; en sorte que, selon eux, la *generosité*, la *prudence*, la *moderation*, la *continence*, sont de pures bagatelles; que nous ne nous *aimons* point les uns les autres, ou nos enfans; & *que les Dieux n'ont aucun soin de nous*; enfin que les *songes*, les *prodiges*, les *augures*, l'*Astrologie*, ne sont que vanitez.

Voilà ce que Galien, qui étoit dans des sentimens fort opposez, a remarqué de plus considerable touchant la Philosophie d'Asclépiade, qui est, comme on void, à peu près la même que celle de Démocrite & d'Epicure, dans les écrits desquels, ou dans ceux de leurs Commentateurs, on trouvera une explication plus particuliere de la plûpart des choses qu'on a rapportées.

Mais le seul des Auteurs anciens qui nous restent, où l'on puisse voir avec plus de clarté quels étoient proprement les sentimens d'Asclépiade par rapport à la Philosophie, & même l'application qu'il en faisoit à la Médecine, c'est Cælius Aurelianus. 2 Asclepiade, dit cet Auteur, établissoit pour principes de tous les corps les *atomes*, qui sont, selon lui, de petits corps perceptibles à l'entendement seul; qui n'ont aucune qualité; mais qui dès le commencement étant dans un mouvement éternel, ou continuel, & venant à se rencontrer, ou à se heurter les uns contre les autres, se rendent par ce moyen encore plus petits, & se divisent en un nombre innombrable de particules, ou de fragmens, d'une grandeur, & d'une figure differente. Il ajoûtoit que ces particules se réünissant dans la suite, & s'approchant réciproquement par leurs mouvemens divers, forment tout ce qu'il y a au monde, ou toutes les choses sensibles, lesquelles conservent en elles mêmes la même disposition au changement qu'avoient eu les particules dont elles étoient composées, par rapport à la grandeur, à la figure, au nombre, & à l'ordre. Et quand on lui demandoit d'où venoit donc que les atomes, ou les particules dont on vient de parler, n'ont aucune qualité, & que les corps qu'elles composent en possedent plusieurs, il répondoit que ces qualitez dépendoient de l'*ordre*, de la *figure*, du *nombre*, ou de la *grandeur*, qu'ont plusieurs de ces particules jointes ensemble; & il se servoit de la comparaison de l'*argent*, qui étant *blanc*, pendant qu'il est en masse, ne laisse pas de paroître *noir*, lorsqu'il est en limaille, & de la *corne*, qui est *noire*, étant entiere, & *blanche*, étant râpée.

On

1 Φαντασίαις *Voyez là dessus la Philosophie d'Epicure dans Laërce, & dans Gassendi.*

2 Primordia corporis primò constituerat *atomos*, corpuscula intellectu sensa, sine ulla qualitate solita, atque ex initio *comitata je n'entens pas ce dernier mot, si ce n'est qu'il ait voulu dire, que les atomes étoient joints les uns aux autres*) æternum moventia, quæ suo occursu offensa mutuis ictibus in infinita partium fragmenta solvantur, magnitudine atque schemate differentia. Quæ rursum eundo sibi adjecta, vel conjuncta, omnia faciant sensibilia, vim in semet mutationis habentia, aut per magnitudinem sui, aut per multitudinem, aut per schema, aut per ordinem. Nec, inquit, ratione videtur carere quòd nullius faciam qualitatis corpora; aliud enim partes, aliud universitatem sequitur; argentum denique album est, sed ejus affricatio nigra, caprinum cornu nigrum, sed ejus alba sarrago. *Cal. Aurel. Acutor. Lib.* 1. *Cap.* 14.

Suite du siecle xxviij. & tout le Siecle xxxix.

On voit par ce que nous venons de dire, qu'il y avoit quelque difference du sentiment d'Asclépiade à celui d'Epicure, ou de Démocrite, quoi que les uns & les autres reconnussent les *atomes*; car ceux de ces derniers étoient differens des atomes du premier, ceux de celui-ci étant divisibles en plusieurs parties, au lieu que ceux des autres ne pouvoient être divisez. Je pense que ce que Cælius appelle ici des *atomes*, est la même chose que Galien a appellé des 1 *molécules*. Epicure reconoissoit bien les molécules avec Asclépiade; Lucrece, qui a été précisément contemporain de ce Médecin, parle aussi de quelque chose de semblable; mais il y a cette difference que les molécules d'Epicure & de Lucrece ne sont pas régardées par ces Philosophes comme les premiers principes des corps, mais seulement comme la premiere chose qui resulte de l'assemblage des atomes, lesquels sont, selon eux, les premiers, & les veritables principes des corps; au lieu qu'Asclépiade semble tirer les atomes des molécules, quoi qu'il donne le nom d'atomes aux molécules elles-mêmes, du moins dans l'Auteur d'où nous avons tiré ceci. On pourroit croire que cet Auteur n'a pas bien traduit, ou n'a pas bien entendu Asclépiade, si l'on fait réflexion sur ce que dit Galien, 2 *qu'Asclépiade retenant les sentimens de Démocrite & d'Epicure, touchant les principes des corps, n'a fait que changer les noms, appellant les atomes des molécules, & donnant au vuide le nom de pores.* Mais Galien lui-même établit ailleurs une difference formelle entre le sentiment d'Asclépiade & celui de Démocrite, ou d'Epicure, opposant les principes de l'un à ceux des autres; 3 *soit*, dit-il, *que les corps des animaux se trouvent composez de molécules & de pores, comme le croyoit Asclépiade, ou de petits corps indissolubles, comme l'a cru Epicure.* Le premier des livres que l'on a cité est soupçonné n'être pas de Galien, mais le dernier est certainement de lui. L'Auteur du livre intitulé *l'Introduction*, que l'on a aussi attribué à Galien, quoi qu'il soit d'un autre Auteur, nous apprend aussi, 4 que les élémens d'Asclépiade étoient des *molécules*, ou de petites masses 5 *fragiles*; & c'est proprement cette *fragilité* qui distinguoit les principes d'Asclépiade de ceux d'Epicure, qui étoient *indissolubles*, ou qui ne pouvoient être partagez. Il semble que les principes de *Descartes* ont quelque rapport avec ceux du premier, comme ceux de *Gassendi* sont les mêmes que ceux du dernier.

Cælius Aurelianus ajoûte qu'Asclépiade soûtenoit d'ailleurs, 6 *que rien n'arrive sans quelque cause*, mais que tout se fait *par une certaine nécessité*; & qu'il disoit que ce qu'on appelle *la Nature* n'est autre chose que *le corps*, ou *la matiere*, & *son mouvement*. On rapportera encore quelques-uns des principes Philosophiques de ce Médecin dans le Chapitre qui suit.

CHA-

1 Ὄγκοι.
2 *De Theriac. ad Pison. Cap.* 11.
3 *De Hippoc. & Platon. Decret. Lib.* 5. *Cap.* 3.
4 *Cap.* 9
5 Ὄγκοι θραυστοί.
6 Je ne sai si Cælius Aurelianus ne s'est point trompé, en attribuant ici à Asclépiade un dogme qui paroît opposé à la Philosophie de ce dernier, & qui étoit particulier aux Stoïciens *Omnia fieri necessitate & nihil sine causa, & neque Naturam aliud esse quam Corpus, vel ejus motum.* Cæl. Aurel. ibidem. A l'egard de *l'ame*, Cælius Aurelianus soutient à peu près à ce qu'a dit Galien sur ce qu'Asclépiade en pensoit. On peut voir ce qu'il dit à l'endroit que l'on a cité.

Suite du Siecle xxxviij. & tout le Siecle xxxix.

CHAPITRE VI.

Application du Systême Philosophique d'Asclépiade à sa Médecine.

ASclépiade inferoit de la derniere proposition, que l'on a luë à la fin du Chapitre précedent, qu'Hippocrate n'avoit su ce qu'il disoit, lors qu'il parloit de la *Nature* comme d'un Principe *intelligent*, & lors qu'il lui attribuoit des *Facultez* dont l'une *attire*, l'autre *retient*, l'autre *repousse* &c. Il faisoit aussi le même jugement de ce que cet ancien Médecin avoit cru touchant la maniere dont la Nature termine les maladies, c'est à dire, touchant les *Crises*, que celui-ci fixoit à de certains jours, comme au septième, au quatorzième &c. ajoûtant que ces crises sont toûjours favorables lors que la Nature est la plus forte, & toûjours fâcheuses lors que la maladie a le dessus, comme si la Nature & la maladie étoient deux personnes, ou deux êtres, qui agissent avec connoissance, en se combattant l'un l'autre. Tout ce qu'Hippocrate a remarqué à cet égard se peut fort bien expliquer, selon Asclépiade, sans supposer autre chose que *la matiere* & *le mouvement*, deux principes qu'il croyoit suffisans pour produire tout ce qu'on attribue ordinairement à la Nature. 1 *On se trompe*, disoit-il encore, *de croire que ce qu'on appelle la Nature fait toûjours du bien, elle fait souvent du mal.* Et quant aux jours marquez particulierement pour les Crises, ou aux jours dans lesquels Hippocrate pretendoit que l'on void ordinairement arriver du changement en mieux, ou en pis dans les maladies, 2 Asclépiade nioit que cela arrivât plûtôt ces jours-là que les autres. Il alloit encore plus avant. 3 Le temps, ajoutoit-il, ne se rend pas propre de lui-même, ni par une volonté particuliere des Dieux, pour la guérison des maladies, c'est à faire au Médecin à le rendre tel par son adresse, ou par son habileté, c'est à dire qu'il ne faut jamais attendre, sans rien faire, qu'une maladie se termine d'elle-même dans un certain temps, comme faisoit Hippocrate, mais que le Médecin doit, par ses soins & par ses remedes, accelerer, ou avancer le temps de la guérison, se rendant, pour ainsi dire, maître du temps. C'est apparemment cette inaction d'Hippocrate qu'Asclépiade avoit en vuë, lors qu'il disoit en raillant, que la Médecine des Anciens n'étoit autre chose 4 *qu'une méditation*, ou *une étude de la mort*, par où il vouloit sans doute marquer qu'il sembloit que les anciens Médecins ne se tenoient auprès des Malades que pour observer de quelle maniere & par quels accidens ils mouroient, plûtôt que pour les empêcher de mourir, sous prétexte que la Nature doit tout faire en ces occasions.

Voilà de quelle maniere Asclépiade disputoit contre Hippocrate, & voici quel

1 Non solùm prodest natura, sed etiam nocet. *Cal. Aurel. ibidem.*

2 Et neque esse, inquit, in passionibus statos dies quos crisimos appellant; etiam non certò aut legitimo tempore ægritudines solvuntur. *Ibidem.*

3 Oportunitatem temporis fieri magis ab Artifice posse, quàm sua sponte, aut Deorum nutu, venire, *Ibidem.*

4 Θανάτου μελέτην. *Galen. de Ven. Sect. adv. Erasistratum, Cap. 5.*

quel étoit son systeme touchant les causes de la santé & des maladies, autant du moins que l'on peut le recueillir de Cælius Aurelianus, qui n'est pas toûjours fort clair, & qui n'en traite qu'en peu de mots. *Suite du Siecle xxxviij. & tout le Siecle xxxix.*

L'assemblage, disoit Asclépiade, des divers petits corps dont on a parlé, & qu'on a dit être d'une figure differente, fait qu'il se trouve divers *pores* ou divers *espaces* au dedans de la masse que forment ces petits corps, & que chacun de ces pores est aussi d'une differente figure & d'une differente grandeur. Cela supposé, ces pores se trouvant dans tous les corps que nous voyons, il s'ensuit que le corps humain a aussi les siens, qui contiennent, aussi bien que ceux de tous les autres corps, d'autres petits corps, ou d'autres matieres qui passent & repassent par ces mêmes pores qui ont communication ensemble. Et comme ces pores, ou ces espaces sont plus ou moins grands, les petits corps & les matieres qui y passent different aussi en grandeur & en petitesse. Le *sang* fait la matiere des plus grands d'entre les petits corps, & *l'esprit*, ou la *chaleur* fait celle des plus petits

De ces principes Asclépiade inferoit que le corps humain subsiste dans son état naturel tant que les matieres dont on a parlé, sont reçues librement par les pores; & au contraire qu'il commence à déchoir de cet état, d'abord que ces matieres trouvent quelque obstacle à leur passage; en sorte que *la santé* dépend, selon lui, de la 1 *juste proportion* des pores avec les matieres qu'ils doivent recevoir & auxquelles ils doivent donner passage; comme *les maladies* viennent de la *disproportion* qui se rencontre entre ces mêmes pores & les mêmes matieres. L'obstacle le plus ordinaire, en cette occasion vient de la part des petits corps, qui s'embarassent, & qui sont 2 retenus dans quelques-uns de leurs passages ordinaires, soit que ces petits corps abordent en trop grand nombre, soit que leur figure soit irréguliere, soit par rapport à la vitesse, ou à la lenteur de leur mouvemens; mais il arrive aussi quelquefois que les passages, ou les pores eux-mêmes, se trouvent mal disposez pour recevoir les matieres, comme lors qu'ils deviennent trop petits, ou obliques, ou lors qu'ils se ferment ou s'ouvrent plus ou moins qu'il ne faut.

Entre les maladies qui sont causées par le défaut des petits corps qui s'arrêtent d'eux-mêmes dans les passages, Asclépiade comptoit la *Phrénesie*, la *Léthargie*, la *Pleurésie*, & les *Fiévres ardentes*. Les *Douleurs*, en particulier, sont rangées entre les accidens qui doivent leur origine au séjour des plus grands de tous les petits corps, c'est à dire du sang, comme on l'a expliqué ci-devant. D'un autre côté il mettoit au nombre des maladies causées par la mauvaise disposition des pores, les *Défaillances*, ou les *Langueurs*, *l'Extenuation*, ou la *Maigreur*, & *l'Hydropisie*. Ces dernieres maladies viennent de la trop grande ouverture des pores; & l'Hydropisie en particulier vient de ce que les chairs

1 *Συμμετρία καὶ ἀμετρία* *Vid. Galen. Method. Med.*

2 Cælius Aurelianus appelle cette retention des petits corps, *Statio corpusculorum*. Il s'ensuivoit de là un accident quæ Cassius, Sectateur d'Asclépiade, appelle, ἔνστασις. Ἔνστασις, dit cet Auteur, *ἐστὶν ὄγκος ἐν λόγῳ θεωρητοῖς ἀραιώμασι, διὰ σφήνωσιν*. *On appelle* ἔνστασις *un amas qui se fait dans les pores perceptibles à l'esprit. & qui les bouche comme si on y mettoit un coin*. Problem. 76. Cela revient à ce que les autres Médecins nommoient ἔμφραξις, *Obstruction*, & qui regarde autant les grands comme les petits pores.

Suite du Siecle xxxviij. & tout le Siecle xxxix.

chairs sont percées de divers petits trous, ce qui reduit en eau la nourriture qui se jette dans ces trous. La *faim*, principalement celle qu'on appelle *Canine*, est causée par l'ouverture des grands pores de l'estomac & du ventre, & la *soif* par l'ouverture des petits.

Il semble qu'Asclépiade reconoit encore une troisième cause des maladies, qui consiste 1 *au trouble* & *à la confusion des sucs, ou des matieres liquides* & *des esprits*; mais il prétendoit que ces sucs ou ces esprits sont seulement les causes *antécedentes*, & non pas les causes *conjointes*, ou les causes les plus prochaines, des maladies. Il disoit la même chose de la *Plénitude*, laquelle selon lui, augmente souvent le mal, quoi qu'elle n'en soit jamais la cause principale.

Asclépiade s'expliquoit encore, selon les mêmes principes, sur les causes des *Fiévres intermittentes*. 2 Les Fiévres, disoit-il, dont les accès reviennent tous les jours, ou les *quotidiennes*, sont causées par la retention des plus grands de tous les petits corps. Celles qui reviennent de deux jours l'un, ou les *tierces*, dépendent du séjour de certains corps un peu plus petits que les premiers; & enfin les *quartes* sont produites par l'arrêt des plus petits de tous ces corps; ce qui arrive ainsi, à ce qu'il croyoit, parce que les pores peuvent être plus vîte pleins & plus vîte vuides des grands corps que des petits; c'est du moins ce que je pense qu'a voulu dire Cælius, quoi qu'il parle d'une maniere à faire juger que ce sont les petits corps, & non pas les pores, qui se vuident

Voilà de quelle maniere Asclépiade appliquoit ses principes Philosophiques à la Théorie de la Médecine. On verra dans le Chapitre suivant le rapport que ses remedes avoient avec son raisonnement.

CHAPITRE VII.

Pratique d'Asclépiade.

LA pratique d'Asclépiade étoit une grande partie fondée sur le systéme que l'on vient de lire. 3 Ce Médecin avoit composé un livre intitulé *des Secours*; ou *des Remedes communs*, qu'il réduisoit particulierement à ces trois, dont on a déja parlé ci-dessus; à la *Gestation*, ou aux differentes manieres de se faire porter ou voiturer; à la *Friction*, ou à la pratique de se faire frotter; & au *Vin*, ou à l'usage de cette liqueur dans chaque maladie.

Asclépiade prétendoit être le premier qui eût traité des deux premiers de ces articles, mais Celse remarque qu'Hippocrate l'avoit déja fait auparavant. Toute la difference qu'il y avoit entre ce que ces deux Médecins avoient dit sur ce sujet, consistoit, selon Celse, en ce que le premier n'en avoit parlé qu'en peu de mots, suivant sa coûtume, au lieu que le dernier en avoit écrit fort amplement.

1 Liquidorum atque spiritûs turbatio. *Cel. Aurelian. ibidem.*

2 Typum quotidianum majorum corpusculorum statione fieri asseverat; citò etenim, inquit, ea exantlari atque impleri. Tertianum verò statione minorum corpusculorum. Item quartanum minutissimorum, difficilè enim impleri atque exantlari possunt. *Ibidem.*

3 *Cels. Lib.* I. *Cap.* 14.

plement. Tous ceux qui avoient traité de la *Gymnastique* devoient aussi avoir fait mention de ces deux remedes, & *Hérodicus* inventeur de cet art ne les avoit pas oubliez, 1 comme on l'a vu ci-dessus. A l'égard du soulagement que les malades peuvent recevoir par l'usage du vin, Asclépiade tenoit aussi de *Cléophantus*, 2 dont il a été parlé, ce qu'il savoit sur ce sujet.

Suite du Siecle xxxviij. & tout le Siecle xxxix.

Ceux qui voudront s'instruire à fond touchant la Gestation & la Friction peuvent consulter 3 Mercurial. On remarquera seulement en géneral, avec 4 Celse, qu'une des plus douces manieres de se faire voiturer étoit lors que l'on prenoit un bateau, & que l'on se promenoit sur quelque riviere, ou dans un port; la plus violente voiture étoit lors qu'on voguoit exprès en pleine mer. Mais les plus commodes étoient la litiere, le carrosse, la chaise, & les lits suspendus dont on a parlé.

Asclépiade se proposoit par ces divers exercices de rendre les pores plus ouverts, & de faire passer plus librement les sucs & les petits corps qui causent les maladies par leur séjour; 5 & au lieu que les Médecins précedens n'avoient eu recours à la Gestation que sur la fin des maladies longues, & lors que les convalescens, étant sans fiévre, se trouvoient neanmoins trop foibles pour pouvoir encore prendre de l'exercice en marchant, Asclépiade alloit beaucoup plus avant, il employoit la Gestation dans les fiévres les plus ardentes, & dès le commencement. Il avoit pour maxime qu'il falloit guérir la fiévre par la fiévre, qu'il falloit épuiser les forces du malade, en le faisant veiller, & en le laissant avoir soif, jusques là que les deux premiers jours il ne lui permettoit pas seulement de se raffraichir la bouche avec une goutte d'eau. On dira sans doute que cette pratique d'Asclépiade, qui a quelque rapport avec celle d'Hérodicus, répondoit mal aux douceurs qu'il promettoit à ses malades. 6 C'est aussi ce que Celse remarque; mais il ajoûte, que si ce Médecin les traitoit en bourreau pendant les premier jours de la maladie, il leur accordoit dans la suite toutes les douceurs possibles, jusqu'à regler la maniere dont ils devoient faire dresser leurs lits pour être couchez le plus mollement, & le plus délicatement qu'il se pouvoit.

Asclépiade employoit aussi la Friction en diverses rencontres dans la même vuë d'ouvrir les pores. 7 L'Hydropisie est l'une des maladies où il pratiquoit ce remede; 8 mais l'usage le plus singulier qu'il en faisoit c'est lors qu'il tâchoit de faire dormir les Phrénétiques à force de les frotter. 9 Il estimoit d'ailleurs si fort la friction, qu'il avoit écrit sur cette matiere beaucoup plus au long que sur les deux autres remedes dont on a parlé.

Il est assez surprenant qu'Asclépiade exerçant si fort les malades condamnât l'exer-

1 *Part.* 1. *Liv.* 2. *Chap.* 8.
2 *Part.* 2. *Liv.* 1. *Chap.* 8.
3 *De Arte Gymnasticâ.*
4 *Lib.* 2. *Cap.* 15.
5 *Ibidem.*
6 *Lib.* 3. *Cap.* 4.
7 *Ibidem*, *Cap.* 21.
8 *Ibid. Cap.* 18.
9 *Cels. Lib.* 2. *Cap.* 14.

Suite du Siecle xxxviij. & tout le Siecle xxxix.

l'exercice à l'égard des personnes, qui se portent bien, disant ouvertement [1] qu'il ne leur est point nécessaire, dogme qu'il avoit tiré d'Erasistrate.

Pour ce qui est du vin, qui étoit la troisième panacée d'Asclépiade, ce Médecin ne suivoit guere les regles que les autres observoient en le donnant aux malades. Il l'accordoit aisément à ceux qui avoient la *fiévre*, pourvu qu'elle eût un peu diminué de sa premiere violence. [2] Il ne défendoit pas même le vin aux *Phrénétiques*, & ce qu'il y a de plus suprenant, c'est qu'il leur en faisoit boire jusqu'à les enyvrer, prétendant par là de les faire dormir, parce, disoit-il, que le vin a la faculté d'assoupir & de procurer le sommeil, qui est du tout nécessaire à ceux qui ont cette maladie. Il semble que par cette raison il n'en devoit point donner aux [3] *Léthargiques*, qui ne dorment que trop, néanmoins il leur en accordoit aussi, pour les exciter & pour réveiller leurs sens; pendant que d'un autre côté il leur faisoit sentir des odeurs fortes, comme sont le *vinaigre*, le *castoreum*, la *rue*, &c. pour les faire éternuer, & qu'il leur faisoit appliquer sur la tête des cataplâmes de moutarde délayée dans du vinaigre. Asclépiade ne donnoit pas toujours à ses malades du vin naturel, il leur faisoit prendre quelquefois du [4] *vin mariné*, c'est à dire, mêlé avec de l'eau marine, dans la pensée que le vin, aidé de la pointe du sel dont cette eau est chargée, penetroit beaucoup plus avant & ouvroit plus puissamment les pores. La quantité qu'il donnoit de ce vin alloit jusqu'à une chopine. [5] Il faisoit aussi quelquefois boire de *l'eau salée* à ceux qui avoient *la jaunisse*, pour leur lâcher le ventre; & il n'étoit pas tellement pour le vin, qu'il n'employât très-souvent de l'eau, & qu'il ne fît même beaucoup tremper le vin à ceux à qui il en permettoit l'usage, à la reserve de quelque cas particulier, comme celui de la phrénésie, où il prétendoit, comme on l'a vu, guérir les malades en les enyvrant. Il ordonnoit, dit Cælius Aurelianus, à ceux qui avoient un *catherre* d'augmenter du double, ou du triple la quantité du vin qu'ils beuvoient ordinairement, *en sorte*, ajoûte Cælius, *qu'il leur faisoit boire moitié eau & moitié vin.* On void par-là, pour le dire en passant, que les Anciens étoient [6] fort sobres à l'égard du vin dans leur parfaite santé, & qu'ils ne beuvoient que la sixième, ou la quatrième partie de vin pour le plus. De cette maniere il n'est pas surprenant qu'en usant avec tant de retenue il se trouvât des Médecins qui ne le leur défendoient pas même dans les fiévres.

Il ordonnoit à ceux qui avoient [7] *le flux de ventre*, de boire de l'eau plus froide qu'il se pourroit, & il louoit fort en diverses occasions *l'eau froide*, & même les *bains froids*.

Asclépiade

1 *Galen. de tuendâ sani A'e, Lib.* 1.
2 *Cal. Aurelian. Lib.* 1. *Cap.* 14. & 15.
3 *Idem, Acutor. Lib.* 2. *Cap.* 1.
4 Vinum tethalassomenon. *Idem, Acutor. Lib.* 1. *Cap.* 14 & 15. On méloit particulierement de l'eau marine dans le vin de Cos, & cela se faisoit dans cette Isle, afin que le vin fût plus petillant, & qu'il se pût garder plus long-temps. On mettoit aussi en d'autres endroits de la Grece des tonneaux pleins de vin nouveau dans la mer, & on les y tenoit quelque temps, ce qui rendoit ce vin plus vîte prêt à boire. Cette derniere sorte de vin s'appelloit *Thalassites.* Voyez Pline. *Liv.* 14. *Chap.* 8.
5 *Cels. Lib.* 3. *Cap.* 24.
6 *Vid. Mercurial. Var. Lect. Lib.* 1. *Cap.* 18.
7 *Cels. Lib.* 4. *Cap.* 19.

Suite du Siecle xxxviij. & tout le Siecle xxxix.

Asclépiade joignoit aux remedes, dont on a parlé, un régime particulier par rapport au manger. 1 Celse dit qu'après que ce Médecin avoit bien fatigué ses malades, pendant les trois premiers jours de leur maladie, il leur donnoit à manger le quatrième; mais 2 Cælius Aurelianus ne parle d'aucun terme précis. Asclépiade, dit-il, commençoit à nourrir ses malades dès que l'accès ou la fiévre diminuoit, donnant de la nourriture aux uns le premier jour, aux autres le second, aux autres le troisième, & ainsi de suite jusqu'au septième. On aura de la peine à croire que le jeûne puisse être poussé jusqu'à ce dernier terme; néanmoins Celse lui-même parlant de la maniere dont les prédecesseurs d'Asclépiade conduisoient leurs malades à cet égard, convient que ces Médecins leur ordonnoient une abstinence de six jours, ajoûtant que le climat de l'Asie ou celui d'Egypte peuvent permettre cette longue abstinence, par où il semble que cet Auteur croyoit qu'on ne pouvoit pas pratiquer la même chose en Grece, ou en Italie; quoi qu'il remarque 3 ailleurs qu'Héraclide de Tarente faisoit jeûner jusqu'au septième jour ceux qui avoient la fiévre quarte, 4 comme nous l'avons vu ci-dessus. Or Tarente étoit en Italie, ou dans ce qu'on appelloit la grande Grece, mais on ne sait pas si Héraclide pratiquoit en son pays. On pourroit croire qu'il ne s'agit pas ici d'une abstinence entiere, & que ces malades jeûnoient seulement à l'égard de la viande solide, prenans d'ailleurs quelques bouillons d'orge fort clairs, à la maniere de ceux que donnoit Hippocrate dans le plus gros de la fiévre; mais si cela étoit, ces Auteurs l'auroient infailliblement remarqué, au lieu qu'ils n'en disent rien. Nous ne devons pas juger de ce que l'on pouvoit supporter en ces temps-là par ce que nous supporterions aujourd'hui, la maniere de vivre des Anciens ayant été fort differente de la nôtre.

Presque toute la pratique d'Asclépiade rouloit sur les remedes dont on vient de parler, ou du moins ils en faisoient le principal. Et comme il avoit banni de la Médecine 5 la plus grande partie des médicamens, dont les autres Médecins se servoient ordinairement, cela fit que quelques-uns publierent qu'il n'en vouloit du tout point. 6 *Stribonius Largus*, qui vivoit environ cent ou six-vints ans après lui, traite de menteurs ceux qui avoient dit cela, & après s'être fort emporté contr'eux, il conclut qu'il est vrai qu'Asclépiade s'abstenoit pour l'ordinaire de donner des médicamens dans les maladies aigues; croyant que la nourriture, & quelquefois le vin, donnez à propos, étoient suffisans, mais cet Auteur ajoûte que cela n'empêche pas qu'Asclépiade ne se servît de médicamens, aussi bien que les autres Médecins, dans les maladies chroniques ou longues; ce qu'il prouve par un passage d'un livre du même Asclépiade, intitulé, 7 *des Préparations*, où celui-ci disoit expressément, *qu'un Méde-*

1 *Lib.* 3. *Cap.* 4

2 *Acutor. Lib.* 1. *Cap.* 14.

3 *Lib* 3 *Cap* 15.

4 *Part.* 2 *Liv.* 2. *Chap.* 7.

5 Medicamentorum usum ex magna parte Asclepiadés, non sine causa sustulit; & cùm omnia ferè medicamenta stomachum lædant maliquc succi sint, ad ipsius victûs rationem potiùs omnem curam suam transtulit *Cels. Lib.* 5. *Præfat.*

6 *Epistolá ad allistum.*

7 Παρασκευαστικῶν.

Suite du Siecle xxxviij. & tout le Siecle xxxix.

Médecin est bien chétif qui n'a pas deux ou trois compositions toutes prêtes, & dont il ait fait l'expérience, pour toutes sortes de maladies. Il y a de l'apparence que les compositions dont Asclépiade vouloit parler, étoient plûtôt des compositions de médicamens qui s'appliquent extérieurement que de ceux que l'on prend par la bouche. Il se servoit de cette premiere sorte de remedes pour le moins aussi souvent qu'aucun autre Médecin. Il oignoit les malades avec des *huiles*; il les couvroit *d'onguens*, & de *cataplâmes;* il employoit des *parfums*, des *sternutatoires*, des *gargarismes*; sans compter les *lavemens*, qui lui étoient fort familiers.

Mais ce qui a pu faire dire à quelques-uns qu'il improuvoit tous les médicamens, c'est qu'il n'en donnoit presque jamais de *purgatifs*, le mot Latin *medicamentum*, ou le Grec φάρμακον, qui signifient un médicament en géneral, de quelque nature qu'il soit, ayant aussi été pris, dans un sens plus restreint, pour 1 un *médicament purgatif* en particulier. Il est évident que lors que Pline dit; 2 *qu'Asclépiade s'étoit declaré contre les médicamens que l'on fait boire aux malades, comme contre les ennemis de l'estomac*, il est, dis-je, évident qu'il n'a pu parler en cet endroit que des *medicamens purgatifs*, & c'est dans le même sens que Celse a dit, dans le passage qu'on a cité en dernier lieu, *que les medicamens offencent pour l'ordinaire l'estomac.* Le mot de *medicamentum*, ou *medicamen*, est encore mis seul, dans Cælius Aurelianus, pour marquer un médicament purgatif; 3 *Hippocrate*, dit cet Auteur, *attendoit le quatrième jour pour donner un medicament*, c'est à dire un médicament purgatif, comme il paroit par ce qui précede. On peut enfin joindre à ces autoritez celle d'Hippocrate, qui employe le mot *pharmacia* pour signifier *la purgation* en particulier, opposant ce mot à celui de *phlebotomia*, qui signifie *la saignée.* 4 Ceux, dit-il, à qui la saignée ou la purgation sont nécessaires, doivent être saignez, ou purgez au printemps. On pourroit apporter divers autres exemples s'il étoit nécessaire.

On a déja remarqué qu'Asclépiade avoit suivi l'opinion d'Erasistrate à quelque égard; Il avoit aussi donné dans les sentimens de ce Médecin en ce qui concerne les remedes *purgatifs.* Erasistrate avoit cru, comme on l'a vu, que ce qui se vuide par le moyen de ces remedes vient du sang & des parties solides du corps, qui ont été comme fondues, en sorte que, selon lui, les purgatifs produisent les humeurs au lieu de les purger; *la scammonée*, par exemple, change le sang en *bile*, les *fleurs d'airain* le changent en *eau*, le *carthame* & les *bayes Cnidiennes* le convertissent en *pituite.* 5 Asclépiade croyoit aussi la même chose; & lors qu'on lui objectoit que divers malades se trouvoient bien après avoir rendu ces humeurs, par le moyen des purgatifs appropriez, il répondoit que cela ne leur arrivoit pas pour avoir été déchargez de quelques mau-

1 Nous disons de même en François *une Médecine* pour *un médicament purgatif;* & *prendre Médecine*, pour dire *se purger.*

2 Arguit & medicamentorum potus stomacho inimicos. *Lib.* 26. *Cap.* 3.

3 *Acutor. Lib.* 2. *Cap.* 13.

4 *Aphorism. Lib.* 6. 47.

5 *Galen. de Natural. Facult. Lib.* 1. *Cap.* 13. *Idem de Medicam. Purgant. Facult. Cap.* 1. 2. & *de Elementis, Lib.* 2. *Cap.* 3.

mauvaises humeurs, comme on le croyoit communement, mais pour avoir diminué de la plénitude, ou de ce qu'il y avoit de superflu dans tout le corps, quoi que ce superflu ne fût pas plus gâté que le reste. Il disoit même 1 que les excrémens du ventre ne sont pas naturellement quelque chose d'étranger, ou qui soit aussi inutile & aussi nuisible qu'on se l'imagine, puis que quelques animaux s'en nourrissent, & que leur corps s'augmente par ce moyen. Mais quoi qu'il crût qu'on pouvoit recevoir quelque soulagement par cette sorte d'évacuation, il ne croyoit pas néanmoins que l'on dût s'en servir, si ce n'est fort rarement, parce que le bien qui en pouvoit suivre, étoit balancé par le mal que les purgatifs faisoient d'ailleurs au corps.

Suite du Siecle xxxviij. & tout le Siecle xxxix.

Une autre raison qui faisoit qu'Asclépiade purgeoit rarement, c'est qu'il n'étoit pas dans l'opinion que la *plenitude* ou la trop grande abondance des humeurs pût être la cause *conjointe*, ou la cause la plus prochaine des maladies, c'est à dire celle qui les fait ou qui les entretient, en sorte que cette cause étant ôtée les maladies doivent nécessairement cesser. 2 *Si cela étoit*, disoit Asclépiade, *il s'ensuivroit qu'après de bonnes & amplés évacuations, faites dans les commencemens de la maladie, le malade devroit être incontinent hors d'affaire, au lieu que la maladie, bien loin de cesser après les évacuations, va le plus souvent en augmentant.* La plénitude n'étoit donc tout au plus, selon lui, qu'une cause *antécedente* des maladies, ou une cause par accident.

Lors que le ventre étoit resserré, Asclépiade jugeoit les *lavemens* suffisans pour le relâcher, 3 & il en donnoit presque dans toutes les maladies, quoique plus rarement que ne faisoient les autres Médecins & avec plus de précautions qu'ils n'en prenoient. Il craignoit particulierement que l'usage trop frequent de ce remede ne causât de trop grandes evacuations & n'affoiblit par consequent les malades. Il ordonnoit aussi quelquefois des *vomitifs* qu'il faisoit particulierement prendre 4 après le souper, mais pour ce qui est des purgatifs il s'en abstenoit presque entierement. Ce qu'il pensoit touchant la maniere dont ils agissent, devoit le détourner de s'en servir, & les autoritez de Celse & de Pline, que nous avons citez sur ce sujet, ne sont pas le seul fondement sur lequel on s'appuye pour prouver que ce Médecin ne pratiquoit guére ce remede. Cælius Aureliadus, dans lequel on trouve un abregé de la pratique d'Asclépiade en diverses maladies, ne le fait jamais ordonner aucun purgatif, si ce n'est dans le Chapitre de la *Paralysie*, & dans celui de la maladie appellée *Catalepsis*.

Mais si Asclépiade avoit suivi Erasistrate, à l'égard de la *Purgation*, il l'avoit en partie abandonné à l'égard de la *Saignée*, soit que l'évidence du secours que l'on tire de ce remede l'eût rendu convaincu de la nécessité qu'il y a de s'en servir, soit que ce remede s'accommodât mieux à ses principes que le précedent. 5 *Quoi qu'Asclépiade*, dit Galien, *n'ait laissé passer presque un seul dogme des*

1 Excrementa ventris negat aliena esse naturâ, siquidem ex ipsis etiam corpora augentur, quædam denique ex his animalia solummodò nutriuntur. *Cæl. Aurel. Acutor. Lib.* 1. *Cap.* 14.
2 *Galen. contra ea quæ à Juliano in Hippocr. Aphor. dicta sunt, Cap.* 6.
3 *Cels. Lib.* 2. *Cap.* 12.
4 *Voyez ci-dessus. Part.* 1. *Liv.* 3. *Chap.* 16.
5 *De Ven. Sect. adverf. Erasistrat.*

Suite du Siecle xxxviij. & tout le Siecle xxxix.

des Anciens sans y trouver quelque chose à dire, n'ayant épargné aucun des Médecins qui l'avoient précedé, pas même 1 *Hippocrate, & qu'il ait été assez hardi pour appeller en raillant la Médecine des Anciens, une* 2 Méditation de la mort, *il n'en est pas venu jusqu'à oser bannir la saignée de la Médecine.*

Asclépiade comptoit particulierement sur ce remede dans les *douleurs*, parce, disoit-il, que les douleurs étant causées par la retention des plus grands d'entre les petits corps dans les passages, & ces corps étant composez de sang, comme on l'a vu ci-dessus, il n'y a que la saignée qui puisse les tirer de là. Il saignoit par cette raison dans la *Pleurésie*, c'est à dire, parce que cette maladie est accompagnée de douleur; & il ne saignoit point dans la *Péripneumonie*, ou *Inflammation du poumon*, parce qu'elle est ordinairement sans douleur. Il ne saignoit point non plus dans aucune espece de *Fiévre*, pas même dans la *Phrénesie*. Mais ne saignant pas dans ces dernieres maladies il paroît surprenant qu'il saignât dans celle que Cælius appelle 3 *Cardiaca Passio*, Passion du cœur, dont les signes sont un pouls fort petit & fréquent, un abbattement géneral des forces, des défaillances à tout coup, une sueur froide, avec froid des extrémitez &c. La raison qui obligeoit Asclépiade à saigner en cette occasion, c'est qu'il concevoit que cette maladie est causée par une tumeur qui se forme auprès du cœur, par le trop grand amas, ou par la trop grande compression des petits corps dans les pores de ce viscere, lesquels ne peuvent être dégagez que par la saignée. Il saignoit aussi dans *l'Epilepsie*, & en géneral dans les maladies *Convulsives*, aussi bien que dans les *Pertes de sang*, de quelque nature qu'elles fussent.

Il pratiquoit la même chose dans 4 l'*Esquinancie*, ouvrant tantôt *les veines des bras*, tantôt celles de la *Langue*, tantôt celle du *front*, & même celles des *angles des yeux*, appliquant de plus des *ventouses scarifiées*, le tout pour ouvrir les pores. Si ces remedes ne suffisoient pas il faisoit une incision aux *amygdales*, & il venoit même à la *Laryngotomie*, c'est à dire, à l'ouverture du *Larynx*, ou de la *trachée artere*. Mais Cælius 5 traite cette derniere operation de fabuleuse, ou d'imaginaire, disant qu'aucun des prédécesseurs d'Asclépiade n'en avoit parlé, & que c'étoit une invention téméraire de ce Médecin, qui n'avoit été pratiquée de personne.

Asclépiade étoit aussi pour la *Paracenthese*, c'est à dire, pour la *picqueure* du ventre, dans l'Hydropisie, mais il vouloit qu'on ne fit qu'un fort petit trou. Ces deux opérations qu'il proposoit, marquent qu'il ne tenoit pas toûjours les promesses qu'il avoit faites de n'employer que des remedes fort doux. Voilà quelques échantillons de sa pratique, qui suffisent pour faire voir en géneral quelle étoit sa méthode. On peut s'en instruire plus particulierement dans Cælius

1 Asclépiade avoit néanmoins commenté Hippocrate, ou il en avoit expliqué les endroits les plus obscurs. *Galen. in Officin. Hippocr. Comment.* 1.

2 *Voyez le Chapitre précedent.*

3 *Acutor. Lib.* 2. *Cap.* 38.

4 *Tardar. Lib.* 1. *Cap.* 4.

5 Est etiam fabulosa arteriæ ob respirationem divisura, quam laryngotomiam vocant, & quæ à nullo sit Antiquorum tradita, sed caduca æque temeraria Asclepiadis inventione affirmata. *Acutor. Lib.* 3. *Cap.* 4.

Cælius Aurelianus, & dans Celſe. On trouvera ci-après, (*Chap.* 11.) un raiſonnement d'Aſclépiade, touchant les ulceres ronds.

Suite du Siecle xxxviij. & tout le Siecle xxxix.

Quant à ce que Plutarque dit de l'*Hydrophobie*, & de l'*Eléphantiaſe*, 1 que ces deux maladies étoient nouvelles du temps d'Aſclépiade, ou qu'on ne les avoit pas vûes auparavant, la choſe a été conteſtée parmi les Anciens. L'on aura occaſion de dire encore un mot ſur cette queſtion, particulierement touchant l'Hydrophobie dans le Livre ſuivant. Et pour ce qui eſt de l'Eléphantiaſe, il eſt vrai que ce nom ne ſe trouve pas non plus que l'autre, dans Hippocrate; 2 mais il y a quelque choſe d'équivalent, concernant cette derniere maladie.

CHAPITRE VIII.

Anatomie d'Aſclépiade.

IL ne paroît pas qu'Aſclépiade ait été fort verſé dans l'Anatomie, ou du moins nous n'avons pas grand' choſe de lui ſur ce ſujet. Il croyoit, 3 dit Galien, que l'urine paſſe immédiatement, & en forme de vapeur, des boyaux dans la veſſie, par les pores de ces parties; ſur quoi cet Auteur le redreſſe vigoureuſement, le renvoyant aux cuiſiniers, & aux bouchers, qui pouvoient lui montrer que la veſſie eſt comme attachée aux reins par le moyen des ureteres. Il le renvoye auſſi à ceux qui ayant eu la pierre, ou quelque corps étrange dans les reins, avoient ſenti par leur propre expérience que la cavité de ces parties étant bouchée l'urine eſt retenue. Il ſe peut qu'Aſclépiade ne crût pas qu'il ne vint point du tout d'urine dans la veſſie par les reins, & par les ureteres; mais que la promptitude avec laquelle on rend quelquefois par les urines ce que l'on vient de boire, lui eût fait naître la penſée qu'il pouvoit y avoir quelqu'autre voye pour l'urine plus courte que celle des reins. En ce cas Galien auroit eu autant de raiſon de cenſurer Hippocrate, 4 qui avoit été dans le même ſentiment.

A l'égard de la *Reſpiration*, voici ce qu'Aſclépiade penſoit ſur ce ſujet. 5 Il com-

1 *Sympoſiac. Lib.* 8. *Problem.* 9.

2 *Voyez ci-deſſus, Part.* 1. *Liv.* 3. *Chap.* 12.

3 *De Naturalib. Facult. Lib.* 1. *Cap.* 13.

4 *Voyez ci-deſſus, Part.* 1. *Liv.* 3. *Chap.* 3. *Articl.* 12.

5 Ceci eſt tiré d'un paſſage de Plutarque qui eſt aſſez obſcur, & où je ne doute pas qu'il n'y ait quelque faute. Voici le paſſage tout entier: Ἀσκληπιάδης τὸν μὲν πνεύμονα χώνης δίκην συνίστησιν, αἰτίαν δὲ τῆς ἀναπνοῆς τὴν ἐν τῷ θώρακι λεπτομέρειαν ὑποτίθεται. πρὸς ἣν τὸν ἔξωθεν ἀέρα ῥεῖν τε καὶ φέρεσθαι παχυμερῆ ὄντα, πάλιν δὲ ἀπωθεῖσθαι, μηκέτι τοῦ θώρακος οἵου τε ὄντος μήτ' ἐπεισδέχεσθαι, μήτ' ὑστερεῖν, ὑπολειπομένου δὲ τινος ἐν τῷ θώρακι λεπτομεροῦς ἀεὶ βραχέος, (οὐ γὰρ ἅπαν ἐκκρίνεται) πρὸς τοῦτο πάλιν τὸ ἴσω (vel εἴσω) ὑπομένον βαρύνητα τοῦ ἐκτὸς ἀντιπεισφέρεσθαι. Ταῦτα δὲ πάλιν ταῖς σικύαις ἀπεικάζει, &c. *De Placitis Philoſophorum, Lib.* 4. *Cap.* 22. Je crois qu'au lieu de βαρύνητα, il faut lire ἡ βαρύτης, & à l'égard du mot ὑστερεῖν que les Traducteurs rendent par *carere*, je le traduis par *ceſſare*. Galien rapporte auſſi le ſentiment d'Aſclépiade en ces termes: Ἀσκληπιάδης αἰτίαν τῆς ἀναπνοῆς εἶναι φησι τὴν ἐν τῷ θώρακι λεπτομέρειαν, πρὸς ἣ τὸν ἔξωθεν ἀέρα ῥεῖν τε καὶ καθαίρεσθαι παχυμερῆ ὄντα, πάλιν δὲ ἀπωθεῖσθαι, μηκέτι τοῦ θώρακος τοιοῦτον τι ὑποστέγοντος, ὑπολειπομένου δὲ τινὸς ἐν τῷ σώματι ὑπὸ λεπτομεροῦς ἀεὶ βραχέος, οὐ γὰρ ἅπαν ἐκκρίνεσθαι, καὶ πρὸς τοῦ ο πάλιν

Suite du Siecle xxxviij. & tout le Siecle xxxix.

comparoit le poumon à un entonnoir, & ſuppoſoit que la ſubtilité de la matiere qui eſt dans la poitrine, eſt la cauſe de la reſpiration, cette matiere étant contrainte de ceder à l'air qui vient du dehors, & qui ſe trouvant plus groſſier entre, ou coule avec impétuoſité dans le poumon. Il ajoûtoit, que la poitrine étant remplie de cet air, & ne pouvant, ni en recevoir davantage, ni demeurer en cet état, elle repouſſe l'air à ſon tour, juſques à ce que la penſanteur du même air faſſe un nouvel effort pour rentrer dans la poitrine, où il reſte toûjours une petite portion de matiere ſubtile. Il arrive, diſoit encore Aſclépiade, quelque choſe de ſemblable lors qu'on applique des ventouſes. Et quant à la reſpiration volontaire elle ſe fait par la contraction des petits pores du poumon, & par le rétréciſſement des bronchies, ſelon notre volonté.

Aſclépiade nioit que les viandes ſe puiſſent *cuire* dans l'eſtomac, & il ſoûtenoit qu'elles ne font que s'y diſſoudre, ou ſe diviſer en pluſieurs petites parties, qui ne ſont en elles-mêmes ni froides ni chaudes, & qui ne ſont douées d'aucune qualité ſenſible, mais qui ſe changent, à meſure qu'elles ſe diſtribuent dans le corps, tantôt en *artere*, tantôt en *nerf*, tantôt en *veine*, tantôt en *chair*, ſelon que les pores qui les reçoivent ſont diſpoſez. On a vu ci-deſſus qu'Eraſiſtrate avoit eu une penſée à peu près ſemblable touchant les pores des vaiſſeaux qui contiennent la bile, c'eſt à dire, qu'il croyoit que les pores de ces vaiſſeaux font eux-mêmes la bile.

CHAPITRE IX.

Quelques particularitez de la vie, & de la conduite d'Aſclépiade. Les éloges qu'on lui a donnez; ce qu'on a dit contre lui, & ſa mort. Buſte du même Aſclépiade, découvert depuis peu à Rome avec des Remarques de Mr. l'Abbé Garofalo.

LE témoignage de l'Antiquité eſt preſque tout à l'avantage d'Aſclépiade. 1 Apulée l'appelle *le Prince*, ou *le premier des Médecins*, *ſi l'on en excepte Hippocrate ſeul.* Il eſt auſſi appellé *un très-grand auteur de la Médecine*, par 2 Scribonius Largus; & *un Médecin qui ne le cede à aucun autre*, par 3 Sextus Empiricus. Celſe en faiſoit pareillement beaucoup d'état, comme on le verra ci-après. Une autre preuve de la grande réputation qu'Aſclépiade avoit acquiſe, c'eſt qu'il fut demandé par Mithridate, comme on l'a vu ci-deſſus; mais ce que je trouve de plus avantageux pour lui c'eſt qu'il à été le Médecin, & l'ami de

πάλιν τὸ ὑποκείμενον ἢ βυρώπης τοῦ ἐντὸς ἀντεπιφέρεται. *Hiſtor. Philoſoph. Edit. Baſil.* 1538. Dans ce dernier paſſage, au penultième mot, je crois qu'il faut lire ἐκτὸς, au lieu de ἐντὸς. Mr. Di Capoa (*Ragionamento quinto, pag.* 369.) infere du paſſage de Plutarque, qu'Aſclépiade avoit quelque conoiſſance de la *vertu de reſſort*, que les Modernes attribuent à l'air. On pourroit auſſi croire que cet ancien Médecin attribuoit cette force à la poitrine en general, ou aux muſcles de cette partie, ou au poumon en particulier. Au reſte *Jonſius* croit avec raiſon que l'*Hiſtoire Philoſophique*, attribuée à Galien, eſt le même ouvrage que celui de Plutarque, *de Placitis Philoſophorum*, qui à été quelque peu déguiſé.

1 *Floridor. Lib.* 4.

2 *Epiſtol. ad Calliſtum.*

3 *Adverſ. Mathematices, Lib.* 7. *pag.* 175.

de 1 Ciceron, comme celui ci le témoigne lui-même, faisant d'ailleurs beaucoup de cas de l'éloquence d'Asclépiade; ce qui prouve que ce Médecin n'avoit pas quitté son métier de Rhéteur faute de capacité.

Suite du Siecle xxxviij. & tout le Siecle xxxix.

Galien qui n'étoit pas pour la Médecine d'Asclépiade, ne laisse pas d'avouer aussi qu'il étoit fort éloquent, mais il lui reproche d'ailleurs qu'il étoit un Sophiste, & qu'il étoit en possession de contredire tout le monde. 2 Cælius Aurelianus lui impute aussi le même défaut. Lors, dit-il, qu'on appelloit Asclépiade, pour voir un malade qui avoit eu un autre Médecin, il affectoit de rejetter tous les remedes que ce Médecin avoit proposez, & d'approuver tous ceux dont il n'avoit point parlé, comme si les mêmes remedes qui auroient été nuisibles, étant administrez par un autre, devenoient utiles lors que lui-même les avoit ordonnez. L'Auteur que l'on vient de citer tire cette consequence d'un passage de l'un des livres d'Asclépiade, où celui-ci avoit dit en parlant de la cure de la Phrénésie; que si un homme atteint de cette maladie tomboit entre ses mains sans avoir passé par celles d'un autre Médecin, & sans avoir fait auparavant aucun remede, alors lui Asclépiade appliqueroit extérieurement des matieres odorantes, comme du castoreum, du peucedanum, de la rue, & du vinaigre, ou de la liqueur où ces mêmes matieres auroient infusé, & qu'il feroit ensuite donner un lavement pour dégager la partie obstruée. Mais, ajoûtoit-il, si un autre Médecin a traité auparavant ce malade, il faudra d'abord en entrant défendre toute sorte d'application de cataplâmes, ou d'huiles, & tout usage de drogues qui ayent de l'odeur, tirer le malade de l'obscurité, & le faire mettre dans un lieu clair, &c. Il se peut qu'Asclépiade n'en usât pas de cette maniere, par un esprit d'envie, ou de contradiction, comme Cælius le veut insinuer, mais par un tout autre motif. Comme on peut quelquefois guérir une même maladie en suivant de differentes routes, il pouvoit croire que l'on réussissoit en de certaines rencontres, en changeant la maniere de la cure, qui avoit été pratiquée dès le commencement, & en passant du froid au chaud, & du chaud au froid. Une preuve qu'il pouvoit être dans cette pensée c'est qu'il appelloit la cure qu'il propose en cet endroit une cure 3 *hardie*, c'est à dire, une cure extraordinaire, & que l'on ne doit presque entreprendre qu'en des cas désesperez.

Des traits de pratique comme celui-ci, faisoient sans doute croire à plusieurs personnes, qui ne savoient pas par quel principe Asclépiade agissoit, qu'il étoit un insigne Charlatan: c'est-là l'idée qu'il semble que Pline ait voulu donner de ce fameux Médecin, dans ce que nous avons rapporté au commencement; & l'on n'en doutera pas un moment, quand on verra ce que le même Auteur ajoûte pour couronner les éloges dont il feint de l'accabler. 4 *Asclépiade*, dit-il, ayant

1 Neque verò Asclepiades is, quo nos Medico amicoque usi sumus, tum cùm eloquentiâ vincebat cæteros Medicos, in eo ipso quòd ornatè dicebat, Medicinæ facultate utebatur, non Eloquentiæ. *De Oratore*, *Lib.* 1.

2 *Acutor. Lib.* 1. *Cap.* 15.

3 Vehemens, & periculosa curatio, quam *philoparabolon* appellavit. On expliquera ce mot *philoparabolos*, dans la troisième Partie, *Liv.* 1. *Chap.* 2. en parlant des esclaves qui ont été Médecins.

4 Sponsione cum fortunâ facta, ne Medicus crederetur si unquam invalidus fuisset ipse; & victor, supremâ in senecta, lapsu scalarum examinatus est. *Lib.* 7. *Cap.* 37.

Suite du Siecle xxxviij. & tout le Siecle xxxix.

ayant défié la Fortune, en disant qu'il consentoit qu'on ne le crût point Médecin s'il étoit jamais attaqué de quelque maladie que ce fût, demeura victorieux, ou gagna cette espece de gageure; car il ne mourut que dans une extrème vieillesse, & encore par un accident, pour être tombé d'un escalier. Il n'y a pas de l'apparence qu'un Philosophe comme Asclépiade eût été assez fou pour parler de cette maniere.

Nous pourrions mieux juger de ce qu'il tenoit, si ses Ecrits étoient venus jusqu'à nous, mais ils se sont tous perdus, aussi bien qu'un grand nombre d'autres pieces curieuses des plus habiles gens de l'Antiquité, lesquelles nous serviroient beaucoup aujourd'hui. Quoi qu'Asclépiade ne fût peut-être pas un modele à suivre pour la pratique, il y auroit sans doute bien du plaisir à lire ses livres, qui devoient être fort bien écrits, & s'ils n'étoient pas utiles aux Médecins, ils serviroient du moins aux Philosophes, & donneroient du jour à ce que nous avons d'Epicure, de Lucrece, & de Démocrite. Au reste la réputation d'Asclépiade ayant été fort grande, & pendant sa vie, & après sa mort, il ne manqua pas d'avoir un grand nombre de disciples, & de Sectateurs. Nous allons bien-tôt voir les noms de quelques uns d'entr'eux, & quelques particularitez de leurs écrits; mais il faut auparavant dire un mot, à l'occasion de ce Médecin, de divers autres qui ont aussi porté le nom d'Asclépiade, & qui sont tous venus après lui, afin qu'on ne les confonde pas les uns avec les autres.

Voilà ce que j'avois écrit touchant Asclépiade, dans la premiere édition de cette Histoire de la Médecine; à quoi j'ajoûterai l'extrait d'une Lettre de Mr. l'Abbé Garofalo, écrite au sujet d'un buste du même Asclépiade (c'est à dire, comme le croit l'Auteur, d'Asclépiade Orateur, Philosophe & Médecin) découvert depuis quelques années à Rome. Cette Lettre, que je traduis ici en partie, est écrite en Italien, & tirée du Tome II. Article 10. du Journal des Savans d'Italie.

„ Le buste d'Asclépiade, dont la figure est-ci jointe, *dit Mr. l'Abbé Garofalo*, est plus grand que le naturel. Il est de marbre Grec, en forme d'Hermès, ou de statue de Mercure, & de la mesure d'environ deux pieds. Il a été trouvé dans les murailles de Rome, à peu de distance de la porte Capéna; & présentement il est en la possession de Monsieur M. Ant. Sabbatini, si connu & si estimé par tout ce qu'il y a de Savans qui aiment l'étude de l'Antiquité. Ce buste est de marbre blanc, dont les Anciens faisoient tant de cas que les habitans de Lépante, à ce que dit Pausanias, firent faire de *pierre blanche* (λευκȣ̃ λίθȣ) la statue de Diane. Il est sans barbe, d'où il s'ensuit indubitablement qu'il a été fait avant le temps de l'Empereur Hadrien, lequel, selon la remarque de Xiphilin, a été le premier qui a porté la barbe. On doit encore conclure de là qu'il a été fait à Rome, par quelcun de ces Sculpteurs Grecs, dont les ouvrages étoient si fort estimez, & non pas en Gréce, où les Médecins portoient la barbe, comme on le remarque dans le portrait d'Hippocrate gravé dans une médaille du cabinet du Roi très-Chrétien; & dans ceux de quelques autres Médecins Grecs, peints dans un ancien manuscrit de Dioscoride, apporté de Constantinople, & qui est dans la Bibliotheque de l'Empereur, dans lequel on voit Chiron, Macaon, Galien, Cratevas, Nicander, Rufus, & d'autres Médecins de réputation, tous représentez avec la barbe.

„ Ce

„ Ce buste paroit, comme je l'ai déja dit, en la forme des statues de Mercu-
„ re, sans épaules, & en *forme quarrée*, qui est celle qu'on donnoit à ces sta-
„ tues, du temps de Thucydide, *statu quadrato*, dit Macrobe, εἰκόνας τετρα-
„ γώνας, dit Suidas. Ce n'étoit pas même les seules statues de Mercure qui
„ étoient faites de cette maniere; on représentoit encore ainsi Apollon, Her-
„ cule, Priape, &c. Ce qui avoit été fait pour honorer les Dieux des Payens,
„ fut dans la suite mis en usage pour faire honneur aux Héros. Miltiade en
„ fournit un exemple parmi les Grecs, & M. Porcius Caton, & P. Val. Po-
„ plicola, chez les Romains. On voit aussi les Poëtes, les Philosophes, &
„ les Historiens Grecs, représentez en forme d'Hermes, comme Homere, Mé-
„ nandre, Aristophane, Platon, Xénocrate, Théophraste, Hérodote, Thu-
„ cydide; & entre les Romains on trouve une statue de Lucius Junius Rusti-
„ cus, Philosophe Stoïcien, dans Boissard.

Suite du Siecle xxxviij. & tout le Siecle xxxix.

„ C'étoit la coutume des Anciens de mettre, pour ornement dans leurs bi-
„ bliotheques, les statues des Philosophes; d'où vient que Juvenal a dit, dans
„ sa seconde Satire,

Et jubet archetypos pluteum servare Cleanthas.

„ C'étoit pour en faire le même usage que Ciceron prioit son ami Atticus de
„ lui envoyer *un Hermathene*, c'est à dire, une statue de Mercure & de Minerve,
„ posée sur une même base, telle qu'on en voit une représentée dans une mé-
„ daille raportée par Alde Manuce. J'infere de là que c'étoit, pour servir de
„ la même maniere, qu'on avoit travaillé le buste d'Asclépiade posé sur un Her-
„ me; à moins que ce ne fût pour mettre dans *l'Ecole des Médecins*, dans les
„ ruines de laquelle, qui sont sur la Colline Esquiline, Pyrrhus Ligorius a
„ découvert plusieurs statues & plusieurs marbres. Voici un Inscription, ra-
„ portée par Mercurial, (*de Arte Gymnast. Lib. 1. Cap. 7.*) où il est fait mention
„ de cette Ecole; LIVIO CELSO TABULARIO SCHOLÆ MEDICORUM. . .

„ Mais voyons maintenant auquel de tous les Asclépiades, (car il y en a eu
„ plusieurs) ce buste peut convenir. Le nôtre vivoit du temps de Mithridate;
„ Pline l'apelle Prusien, *Prusiensis;* mais comme les Anciens font mention de
„ trois *Pruses*, la question est de savoir de laquelle des trois il étoit. L'une,
„ selon Strabon, est située ἐπὶ τῷ Ὀλύμπῳ ὄρει, *sub Olympo*, comme l'explique
„ Pline, ou, comme il y a dans la Table de Peutinger, *Prusi ad Olympum.*
„ La seconde est πρὸς ὑπίῳ ποταμῷ, & comme dit Pline, *sub Hypio flumine;*
„ ce qui est confirmé par des médailles des Empereurs Lucius Verus, & Ma-
„ crin, où on lit ΠΡΟΥΣΙΕΩΝ ΠΡΟΣ ΥΠΙΩ; & puis simplement ΠΡΟΥΣΑΕΩΝ,
„ *pour designer* ceux qui étoient situez *sous le Mont Olympe*, bien que dans les
„ Inscriptions, cette ville soit apellée *Prusa ad Olympum.* Il y en a une troi-
„ sième nommée Προυσιάς, *Prusias*, par Ptolomée & par Strabon; & quoi que
„ dans les exemplaires modernes, on lise Προῦσα, dans les anciens il y a Προυσιάς.
„ Etienne de Byzance, qui le plus souvent copie Strabon, l'écrit aussi de la
„ même maniere. Cette ville s'apelloit en premier lieu *Cios*, Κίος πρότερον ὀνο-
„ μασθεῖσα, à cause qu'elle étoit bâtie sur un fleuve de ce nom, comme *on le*
„ *recueille de ces vers d'Apollonius*,

Suite du Siecle xxxviij. & tout le Siecle xxxix.

Τῆμ© ἀρ οἵγε ἀφίκοντα Κιανίδ© ἤθεα γαίης
Αμφ' Αργανθώνειον ὄρ© προχοάς τε Κίοιο.

„ Memnon auſſi, dans Photius, l'apelle Πρȣσιάδα ἐπιθαλάσσιον; & il ſemble „ que c'eſt à cette ville qu'on doit raporter la médaille qui ſe trouve dans Goltzius, ΠΡΟΥCΙΕΩΝ ΤΩΝ ΠΡΟC ΘΑΛΑCCΑΝ, differente de celle qui étoit vers „ le fleuve *Hypius*, quoi qu'on voye Hercule dans toutes les deux; ce qui a „ été cauſe que le P. Hardouïn les a confondues, & des deux n'en a fait qu'u- „ ne, s'oppoſant fortement à M. Spanheim. Il devoit cependant ſavoir qu'Her- „ cule avoit habité cette contrée, où il perdit *Hylas*; à cauſe de quoi, com- „ me on l'aprend de Strabon, les Pruſiens faiſoient toutes les années des fê- „ tes, pendant leſquelles ils alloient courant & danſant par les montagnes, „ apellant Hylas, comme s'il avoit été caché dans les bois; & c'eſt, par la „ même raiſon, qu'ils avoient mis dans leurs médailles l'effigie d'Hercule. Ils „ purent encore y être portez par cette conſideration, que la ville de *Pruſias*, „ ſelon le même Strabon, avoit au commencement été nommée *Cios*, du nom „ d'un compagnon d'Hercule, qui y demeura, après le retour de la Colchi- „ de. On recueille de ce qu'on vient de dire combien Joſeph Scaliger s'eſt „ trompé, ne faiſant aucune mention de cette troiſième ville; auſſi bien que „ Strabon, & Etienne de Byzance, leſquels ne parlent point non plus de *Pru- „ ſa, ſituée ſur le fleuve Hypius*, comme l'a doctement obſervé Saumaiſe (*ſur „ Solin*)

„ La patrie de notre Aſclépiade étoit Πρȣσιάς, comme on le recueille du li- „ vre de Galien intitulé εἰσαγωγὴ, ἢ ἰατρὸς, où on lit ces paroles, Ασκληπιάδης „ Βιθυνὸς Κιηνὸς, ὃς καὶ Πρȣσιεὺς ἐκαλεῖτο; *Aſclépiade de Bithynie*, *Cienois*, c'eſt à „ dire, de la ville de Cios, *qu'on appelloit le Pruſien.* Quelques uns veulent que „ le livre intitulé *l'Introduction, ou le Médecin*, attribué à Galien, que nous „ venons de citer, ſoit plûtôt d'un nommé *Hérodote*, de Lydie, l'un de ceux „ qui ont expliqué les mots obſcurs d'Hippocrate; & ils fondent leur conje- „ cture ſur les Commentaires de Galien lui-même, où on trouve cité un livre „ d'Hérodote intitulé ἰατρὸς. Il paroit par l'explication que l'on vient de don- „ ner de ce paſſage de Galien, ou d'Hérodote, que Daniel Le Clerc (*dans la „ ſeconde Partie de ſon Hiſtoire de la Médecine*) n'a point entendu ce que veut „ dire ce mot Κιανὸς, ou Κιηνὸς, puis qu'il prétend corriger le texte de Galien, „ en changeant ce même mot en celui de ξένος; au lieu qu'il eſt viſible que „ *Cianus* vient de *Cius*, ἀπὸ τῆς Κίȣ Κιανὸς, comme on l'apprend d'Etienne de „ Byzance, ſur le mot Τίος.

„ Galien diſtingue ailleurs notre Aſclépiade par le nom ſeul de ſa Province, „ Ασκληπιάδη, τῷ ἀπὸ τῆς Βιθυνίας ἰατρῷ; *à Aſclépiade Médecin de la Province de „ Bithynie*, dit-il dans ſon livre à Piſon; & il n'y a point de doute qu'il ne „ faiſe entendre le fameux Aſclépiade, Médecin & Philoſophe, Galien expli- „ quant, comme il fait, les ſentimens de celui-ci ſur les principes des choſes, „ & en particulier du corps humain, quoi qu'enſuite il l'appelle ſimplement „ Aſclépiade, y joignant le titre honorable de Médecin.

„ Il eſt fait mention dans Galien d'un autre Médecin du nom d'Aſclépiade,

„ ſurnom-

„ surnommé *Pharmacion*, parce qu'il s'étoit beaucoup attaché à la *composition*
„ *des médicamens.* Il a pu vivre du temps de Neron, ou de Domitien, puis
„ que Galien le place après Charidès, qui, selon le rapport de Tacite, vivoit
„ sous Tibere. Il composa dix livres sur le sujet des médicamens, dont cinq
„ traitoient de ceux qui s'appliquent au dehors, & les cinq autres de ceux que
„ l'on prend par la bouche. Il intitula les deux premiers Μαρκέλλας, du
„ nom d'une Dame nommée *Marcella*, appellant le premier de ces livres *Mar-*
„ *cella prima*, & le second *Marcella secunda.* Les autres étoient dédiez à un
„ nommé *Mnason*, qui étoit peut être de la famille *Papiria*, à laquelle ce sur-
„ nom étoit propre, comme l'a cru Daniel Le Clerc Je suis dans la pensée
„ que cet Asclépiade surnommé *Pharmacion*, s'appelloit encore *Métrodore*; &
„ que c'est le même duquel Galien parle (*de Medicam. Facult. Lib. 6.*) ὁ Ἀσκλη-
„ πιάδης Μητρόδωρος; quoi que Meursius (*in Notis ad Chal.*) le distingue du pre-
„ mier, & d'un en fait deux, doutant auquel de ces deux on doit attribuer
„ les livres des *médicamens pour le dehors*, & ceux *dédiez à Mnasson* Lionardo
„ di Capoa (*Raggion. 5.*) ne s'est pas moins trompé, en confondant notre As-
„ clépiade avec celui que Galien appelle *Pharmacion.* Il y eut aussi, au temps
„ de Domitien, un *Lucius Arruntius Sempronianus Asclépiades*, *Médecin de*
„ *cet Empereur*, comme on le recueille d'une Inscription trouvée sur une pier-
„ re, dans la *Via Nomentana.* Il s'en trouve encore un autre sous Trajan,
„ appellé *Caius Calpurnius Asclepiades*, qui étoit de *Prusa vers le Mont Olympe*;
„ comme il paroit par une Inscription raportée par Reinesius. Notre buste
„ ne se peut attribuer à aucun autre qu'à Asclépiade Philosophe & Médecin,
„ qui florissoit à Rome, au temps de Pompée; c'est pourquoi il est simple-
„ ment désigné, dans ce buste, par le nom de ΑϹΚΛΗΠΙΑΔΗϹ, *Asclépiade tout*
„ *court*, comme il est aussi nommé dans Galien, dans Sextus l'Empirique,
„ dans Pline, dans Aëtius, dans Tertullien; au lieu que Galien distingue
„ l'autre Asclépiade dont il parle, par le surnom de *Metrodorus*, ou de *Pharma-*
„ *cion.* De la même maniere, celui qui fut Médecin de Domitien, & l'autre
„ qui vivoit sous Trajan, sont appellez dans les Inscriptions, le premier, *L.*
„ *Arruntius Sempronianus Asclepiades*; le second, *Caius Calpurnius Asclepiades*
„ *Medicus.* On ne sauroit non plus attribuer le même buste à cet ancien *As-*
„ *clepiade Philosophe*, disciple de Stilpon, qui fut du nombre de ceux qu'on
„ appelloit *Heliaques*, comme on l'apprend de Diogene Laërce, dans la vie
„ de Phædon, parce que ce premier Asclépiade étoit *Phliasien*, c'est à dire
„ natif de Φλιοῦς, ville de la Morée, dont Etienne de Byzance fait mention.
„ On peut encore moins croire qu'il fût *d'Asclépiade le Grammairien*, disciple
„ d'Appollonius, qui vivoit au temps d'Attalus, & d'Eumene, & qui, selon
„ Suidas, enseignoit à Rome du temps de Pompée, parce que celui-ci est ap-
„ pellé Ἀσκληπιάδης ὁ Μυρλεανὸς, de Myrlée, sa patrie, selon Etienne de By-
„ zance, Suidas, Parthenius, le Scholiaste d'Apollonius, & l'Anonyme dans
„ la vie d'Aratus. Ce buste n'étoit pas non plus de cet Asclépiade dont il
„ est fait mention dans une médaille des Ephésiens, frappée en l'honneur d'Au-
„ guste; celui-ci ayant le titre de *Souverain Prêtre*, ΑΡΧΙΕΡΕΥϹ ΑϹΚΛΗ
„ ΤΡΥΦΩΝ. Il y a eu encore deux autres Asclépiades, dont parle Etienne de
„ Byzance, & qui étoient l'un d'Anazarbe, Ville de Cilicie, qui avoit écrit

Suite du Siecle xxxviij. & tout le Siecle xxxix.

„ *sur*

Suite du Siecle xxxviij. & tout le Siecle xxxix.

„ *ſur les Plantes*, & l'autre de Tragile, ville de Thrace, qui avoit écrit des „ Tragédies, comme Athénée & le Scholiaſte de Pindare le rapportent. Je „ laiſſe enfin l'Aſclépiade Alexandrin, & le Cyprien, dont parlent le Scho- „ liaſte d'Ariſtophane, & Porphyrius, parce qu'ils ſont déſignez dans les Au- „ teurs par le nom de leur patrie, auſſi bien que l'Egyptien, qui fut un grand „ Philoſophe, à ce que dit Suidas, (*in voce* ἡραΐσκος) & qui entendoit d'ailleurs „ la Théologie, & l'Hiſtoire des Egyptiens.

„ Mais j'ai une autre raiſon qui m'oblige à aſſigner ce buſte à notre Aſclé- „ piade, Médecin & Philoſophe, c'eſt l'eſtime & la réputation qu'il s'acquit „ pendant ſa vie, & la grande renommée qu'il conſerva après ſa mort, principale- „ ment entre ceux de ſa ſorte. Ciceron n'a pas fait difficulté de dire, en „ parlant de ce même Aſclépiade, que celui-ci a été ſon Médecin, & ſon ami, „ *quo nos medico, amicoque uſi ſumus*; & de le louer de ce qu'il étoit le plus „ éloquent de tous les Médecins, *eloquentia vincebat cæteros Medicos.* Celſe, „ qui floriſſoit au temps d'Auguſte, ou, comme d'autres veulent, au temps de „ Tibere, l'a ſuivi en pluſieurs choſes: *Aſclepiades*, dit-il, *multarum rerum „ quas ipſi quoque ſequuti ſumus, auctor bonus.* Je laiſſe à part Pline, qui exal- „ te la gloire qu'Aſclépiade a euë d'avoir réformé la pratique de la Médecine, „ & d'avoir reduit cet Art à *la conoiſſance des cauſes.* C'eſt apparemment pour „ la même raiſon que Antiochus, Académicien, diſoit de notre Aſclépiade, „ comme le raporte Sextus l'Empirique (*adverſus Mathemat.*) que dans la „ Médecine perſonne ne pouvoit lui être préferé; ἐν τῇ ἰατρικῇ μὲν οὐδένος δεύ- „ τερος; ce qui revient à peu près à l'éloge que lui donne Apulée (*Florid. Lib.* „ 4.) en diſant *qu'Aſclépiade étoit le premier entre les Médecins, à la reſerve „ d'Hippocrate, &c.*

Il eſt fort probable que le buſte d'Aſclépiade, trouvé à Rome, & qui fait le ſujet de la Lettre de Mr. l'Abbé Garofalo, eſt veritablement celui du fameux Aſclépiade, Orateur, Philoſophe, & Médecin. J'ai cru que je devois inſerer ici ce que ce ſavant Abbé en dit dans ſa lettre, dans la penſée que cela ſervira à illuſtrer l'Hiſtoire de la Médecine, & parce qu'il y a quelque choſe, qui me regarde en mon particulier, ſur quoi je dois dire un mot; voici ce que c'eſt. Mr. l'Abbé Garofalo dit que je n'ai nullement entendu le mot Κιανὸς, ou Κηνὸς, qui eſt dans le paſſage de Galien, rapporté ci-deſſus, puiſque j'ai prétendu corriger le texte de cet Auteur, & que je veux qu'on liſe κεῖνος au lieu de Κιανὸς, &c. *Unde chiaro ſi ſcorge*, (ce ſont les propres paroles de cet Abbé) *quanto Daniello Clerico, nella ſeconda Parte della Storia della Medicina, ſi noſtri poco ò nulla intendente della parola*, Κιανὸς, *overo* Κηνὸς, *ſino à farne, nel teſto di Galeno, l'ammenda in* κεῖνος, *quando che* ἀπὸ τοῦ Κίου Κιανὸς, *da Cia Ciano ſi forma, ſi come ſcrive il Compilator di Steſano*, (*in voce* Τίος). Voici ce que j'avois dit ſur ce ſujet, dans la premiere édition de l'Hiſtoire de la Médecine (*ſeconde Part. Liv. 3. Chap. 12.*) „ L'Auteur du Livre intitulé „ *l'Introduction, ou le Médecin*, joint à Aſclépiade, ſinon par rapport au temps, „ du moins par rapport à la réputation, un Médecin dont le nom eſt diffe- „ remment écrit dans les diverſes éditions des Oeuvres de Galien, parmi leſ- „ quelles ce livre a été inſeré. Celle de Chartier appelle le Médecin dont il „ s'agit *Cianus*, Κιανὸς; la verſion Latine de l'Edition des Jontes le nomme

„ *Cienus*;

Suite du Siecle xxxviij. & tout le Siecle xxxix.

„ *Cienus*; mais le Galien Grec, de Bâle, imprimé en 1538. ne s'accorde ni avec l'une ni avec l'autre; car outre que ce nom n'eſt pas écrit de même, il commence par une petite lettre, κινὸς, *cinus*. Comme on ne trouve point dans Galien, ni ailleurs, que je ſache, de nom ſemblable, cela me fait ſoupçonner qu'il y a une faute dans le texte Grec, & que les Copiſtes, ou les Interpretes, ont fait deux hommes d'un ſeul. Pour entendre ce que je veux dire, il faut ſavoir premierement, qu'à l'endroit où ce nom eſt rapporté, on rapporte auſſi ceux des Médecins qui ont fait le plus de bruit dans chaque Secte, & que *Hippocrate*, *Dioclès*, *Praxagore*, *Herophile*, *Eraſiſtrate*, & *Mnéſithée*, y ſont nommez les premiers, comme Chefs de la Secte Dogmatique. Aſclépiade vient enſuite, comme étant dans le même rang, & après lui le prétendu *Cienus*. Voici les propres termes de la derniere édition que j'ai citée: Ασκληπιάδης βιθυνὸς, κινὸς ὁ καὶ προυσιαὸς ἐκαλεῖτο. Si au lieu de κινὸς, on liſoit ἐκεῖνος, ou κεῖνος, on attribueroit à Aſclépiade ſeul tout ce qui eſt dit ici, & on traduiroit de cette maniere, *Aſclépiade Bithynien*, *celui qu'on appelloit autrement le Pruſien*. Ou ſi l'on trouve que κινὸς ſoit ſuperflu, & que le pronom κεῖνος ne ſoit pas en uſage en ce ſens, on pourroit dire que θυνος eſt une répetition des deux dernieres ſyllabes du mot précedent, βιθυνὸς, dans leſquelles le θ a été changé en un κ, & la lettre υ en ι, par une faute de Copiſte Cette conjecture eſt fondée ſur ce qu'Aſclépiade étoit effectivement de Pruſa, dans la Bithynie, comme on l'a remarqué ci-devant. Sur ce pied-là *Cienus*, ou *Cianus*, ſeroit un perſonnage imaginaire.

„ Il paroit par la derniere de ces conjectures, que Mr. l'Abbé Garofalo n'a pas rapportée, que j'ai cru que le mot κινὸς, ou Κιανὸς, étoit de trop. Ce qui me fit venir cette penſée, c'eſt qu'en le retranchant je trouvois, dans le paſſage en queſtion, un ſens en quelque maniere complet; Ασκληπιάδης Βιθυνὸς, ὁ καὶ Προυσιεὺς, ἐκαλεῖτο, *Aſclepiade Bithynien qu'on appelloit auſſi le Pruſien*. Nous avons vu ci-deſſus que Galien, parlant ailleurs d'Aſclépiade, l'appelle ſimplement *Aſclepiade Bithynien*, & que Pline dit ſeulement qu'il étoit Pruſien, *Aſclepiades Pruſienſis*. Cela ſuppoſé je me confirmois dans l'opinion qu'il falloit ôter le mot *Cienus*, comme ſuperflu. J'étois ſur tout bien convaincu de l'erreur de ceux, qui avoient cru que c'étoit le nom d'un homme, du nombre deſquels a été un Savant de la même nation que Mr. l'Abbé Garofalo, je veux dire *M. Lionardo di Capoa*. Il compte le prétendu *Cienus* entre les differens Chefs de Sectes qu'il y avoit eu autrefois dans la Médecine Après avoir parlé (*Parere &c. Ragionamento* 1.) de la grande eſtime, où avoit été la Secte d'Eraſiſtrate, voici comme il continue: Ne perciò fu baſtevole à ceſſar l'impeto d'altre fazioni, che contro di eſſa non ſi levaſſer' talora, ſotto gli ſtendali di Neſiteo Ateniese, di *Cieno*, *detto anche Pruſia*, e d'altri e d'altri, tutti quanti de grido & di fama, eccellenti Capi e Fondatori di varie e varie altre Sette antiche di Médicina Razionale.

Perſuadé que j'étois que j'avois rencontré juſte, dans la découverte que j'avois faite que *Cienus* n'étoit point ici un nom d'homme, & ne croyant pas avoir d'autre recherche à faire, j'avouë que je ne m'aviſai pas de conſulter Etienne de Byzance ſur la ſignification de ce mot, ni Saumaiſe, dans ſes Exercitations ſur Solin, pour y chercher une autre explication du paſſage de Galien,

Suite du Siecle xxviij. & tout le Siecle xxxix.

lien, sans rien changer au texte Grec, ni en rien retrancher. Je conviens aujourd'hui que si ce mot Cienus n'est pas le nom propre d'un homme, il ne s'ensuit pas qu'il ne signifie rien; puis que par ce même mot on désignoit un habitant ou un citoyen de *Cios*, comme le dit Etienne de Byzance, & comme M. l'Abbé Garofalo l'a remarqué après Saumaise. Mais qu'il me soit permis de dire que la difficulté n'est pas toute levée par là, & qu'en retenant ce mot dans le texte, au sens indiqué, le passage en question n'en devient pas plus clair. Ecoutons Saumaise lui-même: *Plinius*, dit-il, *Prusiadis nullam facit mentionem*, *sed Ciani oppidi*, *cujus nomen mutatum est in Prusiadem*. Amnes Hylas & Cyos, cum oppido ejusdem nominis. *Hæc Cios*, *quæ postea Prusias appellata est*. *Solinus*, *hoc loco;* Prusiadem urbem alluit Hylas flumen. *Videtur igitur in hac urbe pristinum nomen prævaluisse*; *vel utrumque sane in usu fuisse. Quod & Galenus ostendit in Isagoge;* Ἀσκληπιάδης, *inquit*, Βιθυνὸς Κιηνὸς, ὃς καὶ Πρυσιεὺς ἐκαλεῖτο. *Quoniam Cienus vocabatur etiam Prusias*, *ideo cives ejus ab aliis* Κιανοὺς, *ab aliis* Πρυσιεῖς *appellabant*. Je défere beaucoup aux sentimens de ce grand Critique mais on ne trouvera pas mauvais que je propose mes doutes. Que le livre d'où ce passage est tiré, soit de Galien, ou qu'il soit de cet Hérodote, dont a parlé; il y avoit plus de trois cens ans que *Cios* avoit changé de nom, lors qu'ils écrivoient l'un & l'autre, & que cette ville avoit été appellée *Prusias*, du nom de ce Roi chez qui Hannibal se réfugia. Le dernier de ces Auteurs cite *Soranus*, qui *vivoit* sous les Empereurs Trajan & Hadrien, & par conséquent a écrit après lui. Galien est venu encore plus tard. Cela supposé, j'ai peine à croire que de leur temps la ville en question fût nommée indifferemment tantôt Cios, tantôt Prusias, & encore moins que le premier nom prévalût, comme Saumaise le soupçonne. Memnon, dans Photius, donne à cette ville le nom de Πρυσιὰς ἐπιθαλάσσιος, comme l'a remarqué M. l'Abbé Garofalo, qui ajoûte qu'il lui semble qu'on doit rapporter à cette même ville la médaille que l'on trouve dans Goltzius ΠΡΟΥΣΙΕΩΝ ΤΩΝ ΠΡΟΣ ΘΑΛΑΣΣΑΝ. Je ne sai s'il s'en trouveroit quelqu'autre ailleurs, où on lût Κιηνῶν, au lieu de Πρυσιεῶν; ce qui devroit être ainsi, si l'on mettoit indifferemment l'un de ces deux noms pour l'autre, & encore mieux si le premier étoit le plus usité. Il est vrai que Pline, dans le passage cité ci-dessus des fleuves *Hylas*, & *Cios*, joint à ce dernier une ville du même nom; *Amnes Hylas*, *& Cios*, *cum oppido ejusdem nominis*; mais il pouvoit fort bien appeller, en cet endroit, cette ville de son ancien nom, à l'occasion du fleuve dont il parle, qui avoit toujours retenu le sien, quoi que celui de la ville eût changé. Je ne croi pas que Saumaise ait fondé le sentiment qu'il soutient, sur ce passage seul, c'est apparemment celui de Galien, qu'il cite immédiatement après, qui l'a déterminé. Mais ce dernier passage est si embrouillé, qu'il semble qu'on ne peut guere y faire de fond; *Asclépiade Bithynien*, *Ciénien*, *qui étoit aussi appellé Prusien.* Que signifie cela, quel renversement d'ordre, ou quelle obscurité? Il auroit fallu dire; *Asclépiade Bithynien*, *de la ville de Cios*, *qu'on appelloit aussi Prusias*, ou plûtôt, *Asclépiade Bithynien*, *de la ville de Prusias*, *qu'on nommoit auparavant Cios*; Πρυσιὰς, *dit Strabon*, πρότερον Κίος ὀνομασθεῖσα. On dira peut-être qu'il faudroit traduire ainsi ce passage, *Asclépiade Bithynien*, *Ciénien*, *qu'on appelloit communement le Prusien*; mais il faudroit que l'article eût été ajoûté à ce dernier

nier mot, & au lieu qu'il y a ſimplement Πρυσιεύς, qu'il y eût ὁ Πρυσιεύς. On pourroit enfin ſoupçonner que le mot Κιηνὸς a paſſé de la marge dans le texte, & que c'eſt une note que quelcun avoit faite pour expliquer laquelle des trois Pruſes étoit la patrie d'Aſclépiade, mais il faudroit toujours également ajoûter l'article. Cette conjecture me paroit un peu mieux fondée, que celles que j'avois faites ci-devant; je ſuis néanmoins prêt à l'abandonner ſi on me fait voir que je me trompe, ou que l'on mette le paſſage en queſtion dans un meilleur jour. En voilà aſſez, & peut être trop, ſur ce ſujet.

Suite du Siecle xxxviij. & tout le siecle xxxix.

CHAPITRE X.

Divers autres Médecins du nom d'ASCLEPIADE.

ENtre les Auteurs anciens qui ont écrit de la compoſition des médicamens, il ſe trouve deux *Aſclépiades*, qui ſont citez par Galien, & qui ſont tous deux differens du premier; ce qui eſt évident par la remarque que fait le même Auteur, 1 que ces deux Aſclépiades ont vécu après Andromachus, qui a été Médecin de Neron.

Celui que Galien cite le plus ſouvent ſur cette matiere, & qu'il nomme pour l'ordinaire ſimplement Aſclépiade, étoit plus particulierement diſtingué par le ſurnom de 2 PHARMACION, comme on l'apprend du même Galien. Ce ſurnom marquoit l'application principale de ce Médecin, qui étoit, comme on vient de le dire, la compoſition des *médicamens*, appellez en Grec *pharmaca*.

3 Cet Aſclépiade, qu'un 4 Savant confond avec le premier dont on a parlé, avoit compoſé dix livres ſur cette matiere, dont il y en avoit cinq qui traitoient des médicamens que l'on applique extérieurement; & cinq autres concernant les médicamens qui ſe prennent par la bouche. Les deux premiers de ces livres portoient le nom d'une Dame nommée *Marcella*; à qui ils étoient dédiez; en ſorte que le premier de ces cinq livres étoit intitulé 5 *Marcelle premiere*; le ſecond, *Marcelle ſeconde*, &c. Les derniers portoient le nom d'un nommé *Maſon*, ou *Mnaſon*, à qui ils étoient auſſi dédiez, & qui pouvoit être de la famille *Papiria*, à laquelle ce ſurnom étoit propre.

Galien rend témoignage à ce même Aſclépiade qu'il avoit fort bien écrit, & le met au rang des meilleurs Auteurs qui avoient travaillé ſur la matiere dont on a parlé. Il le louë même en particulier de ce qu'il avoit eu ſoin de marquer exactement le *modus faciendi*, ou la maniere dont on devoit s'y prendre pour bien faire les compoſitions qu'il décrivoit. Il le louë encore d'avoir marqué avec la même exactitude les qualitez de chacun de ces médicamens, & la maniere de s'en ſervir. Voici un exemple qui fera conoître en quoi conſiſtoit cette

1 *De Compoſit. Medicam. ſecundùm locos*, *Lib.* 6. *Cap.* 4.
2 *De Simplic. Medicam. Facult. Lib.* 10.
3 *De Compoſ. Medicam per genera*, *Lib.* 1. *Cap.* 16. & 17. *Ibid. Lib.* 2. *Cap.* 5. *Lib.* 3. *Cap.* 9. *Lib.* 4. *Cap.* 4.
4 *Mr. Di Capoa*, *pag.* 369.
5 *Voyez ci-deſſus un exemple d'une pareille maniere de dédicace*, *Part.* 2. *Liv.* 2. *Chap.* 7.

Suite du Siecle xxxviij. & tout le Siecle xxxix.

cette exactitude, & de quelle utilité elle étoit: *Emplâtre d'Asclépiade pour les ulceres* [1] *Chironiens, & autres qui se ferment difficilement. Prenez du squama æris, une once; de la cire, demi livre; de la résine de larix, demi once. Il faut faire fondre la cire, & la résine; & après y avoir mêlé le reste pulverisé subtilement, on remuera bien le tout.* Voici la maniere de s'en servir: *étendez une petite quantité de cette emplâtre sur une piece de peau, qui ne contienne que la partie ulcerée. Mettez tout autour quelque médicament qui empêche l'inflammation, & ne levez votre emplâtre qu'au bout de trois jours. Alors vous laverez doucement la partie, & après avoir pareillement lavé, & ramolli l'emplâtre, qui a déja servi, vous la remettrez sur l'ulcere; & pratiquerez la même chose de trois en trois jours, jusqu'à ce que la cicatrice soit formée.* Galien qui rapporte cette méthode, après avoir témoigné qu'il l'approuve, tâche d'en rendre raison, par un certain rapport que l'emplâtre acquiert avec le corps du malade, par le long séjour que cette emplâtre fait sur la partie. Mais il semble qu'on peut rendre une raison plus sensible de l'effet du séjour de la même emplâtre sur la partie pendant plusieurs jours; qui est, qu'en levant rarement l'emplâtre, ou en la laissant trois jours sans la lever, la cicatrice a mieux le temps de se faire, ou les chairs se nourrissent plus commodément, parce que l'ulcere est moins souvent exposé à l'air qui peut, en y introduisant des matieres étrangeres, rompre les fibres qui commençoient à se lier ensemble pour former les chairs, & la peau. Outre que le mouvement qui se fait dans la partie, en levant & en appliquant plus souvent l'emplâtre, interrompt de même la formation de la cicatrice, en brisant, ou en dérangeant les fibres qui sont fort tendres. Enfin le renouvellement de l'emplâtre retarde aussi la cicatrice par la même raison, c'est à dire, par le mouvement qu'une nouvelle emplâtre produit dans la partie; une emplâtre qui n'a point servi ayant beaucoup plus de force, & de pénétration qu'une autre qui a déja servi.

Pour revenir à notre Asclépiade *Pharmacien*, quoi que Galien l'ait loué en quelques endroits, cela n'empêche pas qu'il n'observe ailleurs que ce Médecin avoit affecté, pour grossir ses livres, de ramasser des compositions de toutes sortes de médicamens, de quelque nature qu'ils fussent, tant bons que mauvais; & qu'il en avoit rapporté plusieurs où il entroit [2] de la fiente de divers animaux, & même de la fiente humaine, lesquels il recommandoit non seulement pour le dehors, mais même pour le dedans, ce qui est une ordure insupportable. [3] Cet Asclépiade se distinguoit encore par le prénom de *Marcus Terentius*, qu'il avoit emprunté de la famille *Terentia*, à l'exemple du Poëte *Terence*, & de plusieurs autres Médecins Grecs, qui avoient pratiqué la même chose dès qu'ils s'étoient établis à Rome. L'avantage qu'ils en tiroient, c'est qu'en même temps qu'on les adoptoit dans les familles Romaines, ou qu'on leur permettoit d'en prendre le nom, on leur donnoit le droit de la Bourgeoisie, & ils étoient inserez dans les Tribus. On verra divers autres exemples de cet emprunt de noms, dans ce même Chapitre, & ailleurs dans la suite de cette Histoire.

Le

1 *Voyez Part.* 1. *Liv.* 1. *Chap.* 10.

2 *De Simplic. Medicam. Facultat. Lib.* 10.

3 *Galen. de Composit. Medicam. per genera, Lib.* 7. *Cap.* 6.

Le troisième Asclépiade, ou le dernier des deux que Galien dit avoir écrit de la composition des médicamens, c'est, à mon avis, celui qu'il appelle ailleurs 1 Arius Asclepiades. Celui-ci n'avoit pas fait comme l'autre qui avoit rempli ses livres de toutes sortes de médicamens sans aucun choix. Tout ce que ce dernier avoit écrit sur la même matiere étoit de son propre fonds, & les receptes qu'il donnoit étoient toutes de son invention, c'est pourquoi il n'avoit composé qu'un seul livre, au lieu que le Pharmacien en avoit composé dix.

Suite du Siecle xxxviij. & tout le Siecle xxxix.

Galien parle encore d'un quatrième Asclépiade qu'il appelle Asclepiades Philosophicus, ou Philophysicus, duquel il tire aussi quelques descriptions de médicamens. Rhodius a cru que cet Asclépiade Philosophysicien étoit le même que le grand Asclépiade, ou le Rhéteur, & Philosophe Médecin, mais céla est fort incertain. Lors que Galien parle de ce dernier il le distingue par le nom de sa patrie, ou par le temps auquel il a vécu, *Asclépiade Bithynien*, ou *Asclépiade le vieux*; ou il l'appelle Asclépiade tout court

Galien cite enfin un autre Asclépiade, avec le prénom de Gallus Marcus, de maniere qu'on trouve, à mon avis, dans Galien quatre Asclépiades, sans compter le Bithynien, qui ont tous quatre fourni des compositions de médicamens.

Ce ne sont pas là tous les Médecins qui ont porté le nom d'Asclépiade. 2 On trouve cette Inscription à Rome, L. Arruntio Semproniano Asclepiadi Imp. Domitiani Medico T. F. I. Cet Asclépiade, que Reinesius a eu raison de croire different du *Pharmacien*, quoi que Mr. Spon les confonde, fait le sixième.

Le septième se trouve dans un autre monument qui est à Arignan; 3 C. Calpurnius Asclepiades Prusa ad Olympum Medicus Parentibus Et Sibi Et Fratribus Civitates Vii A Divo Trajano Impetravit Natus iii Nonas Martias Domitiano xiii Cos. &c. Mr. Spon traduit ainsi mot à mot toute cette Inscription: *Caius Calpurnius Asclépiades, Médecin, de la ville de Pruse au pied du Mont Olympe, a obtenu du divin Empereur Trajan sept villes pour ses pere & mere, pour lui, & pour ses freres; & est né le quatrième Mars sous le treizième Consulat de Domitien; le même jour que sa femme Veronica Chélidon, avec laquelle il a vécu cinquante & un ans; ayant été approuvé par les personnes de la premiere qualité à cause de sa science & de ses bonnes mœurs; ayant été Assesseur dans les Magistratures du Peuple Romain, non seulement dans l'Italie, mais aussi dans les autres Provinces* &c. Mr. Spon ajoûte, *qu'à supputer le temps qu'il y a eu entre le vieux Asclépiade & celui de qui est cette Inscription, le dernier étant de la même ville, le premier peut avoir été son petit-fils, & l'héritier de sa science & de sa réputation; puis qu'il obtint de la liberalité de l'Empereur Trajan, apparemment pour l'avoir délivré de quelque maladie dangereuse, la possession de sept villes, ce qui est une particularité qu'aucun Auteur n'a remarquée; comme en effet il y a mille points historiques dans les Inscriptions anciennes,* qui

1 *Voyez ci-après, Part. 3. Liv. 2. Chap. 3.*
2 *Recherches Curieuses d'Antiquité de Spon.*
3 *Ibidem.*

Suite du Siecle xxxviij. & tout le Siecle xxxix.

qui nous seroient d'ailleurs inconus. Il étoit né, continue Mr. Spon, *sous le treizième Consulat de Domitien, qui répond à l'année de la Fondation de Rome*, 840. *& à celle de Notre Seigneur*. 88. *Et il mourut âgé de* 70. *ans, sous l'Empire d'Antonin Pie, l'année de Rome* 910. *Par conséquent il exerça la Médecine sous Trajan, Adrien, & Antonin, & même plusieurs Magistratures, ce qui fait voir qu'il étoit de condition libre, & dans une haute estime.*

Il n'est pas impossible que cet Asclépiade fût des descendans du Bythynien, comme l'a cru Mr. Spon; mais il s'est trompé dans son calcul, quand il ajoûte, qu'à supputer le temps qu'il y a eu entre le vieux Asclépiade & celui de qui est cette Inscription, le dernier peut avoir été petit-fils de l'autre. Ciceron, qui étoit plus jeune qu'Asclépiade, ou qui en parle du moins dans l'endroit qu'on a cité ci-dessus, comme d'un homme qui n'étoit plus lors qu'il écrit, Ciceron, dis-je, étoit né l'An 647. de la Fondation de Rome, sous le Consulat de Q. Cæpio & de Q. Serranus, comme le témoigne Aulu-Gelle. Or depuis l'An 647 jusqu'à l'An 840, qui est le temps de la naissance de ce dernier Asclépiade il s'est écoulé 193 ans; ce qui est le double de l'intervalle qu'il peut y avoir entre la naissance d'un grand-pere, & celle d'un petit-fils.

Outre ces sept Asclépiades Gruter en marque encore deux; un TITUS ÆLIUS ASCLEPIADES, *Affranchi de l'Empereur*; & un 1 PUBLIUS NUMITORIUS ASCLEPIADES, *Affranchi*, & *Sextumvir de Vérone, Médecin Oculiste*. Le même Auteur parle aussi d'un *Lucius Fontejus Fortis*, de la race des Asclépiades; mais ce dernier ne portoit pas le nom d'Asclépiade; il se disoit descendu de l'ancienne famille des *Asclépiades*, c'est à dire, de la posterité d'Esculape, dont on a parlé dans la premiere Partie de cette Histoire.

Une autre Inscription fournit un dixième Asclépiade: SCRIBONIÆ JUCUNDÆ L. SCRIBONIUS ASCLEPIADES UXORI STATUIT. 2 Rhodius croit que celui-ci étoit le même que *Scribonius Largus*, duquel on parlera ci-après.

3 Cælius Aurelianus parle enfin d'un Médecin du même nom, qu'il appelle ASCLEPIADES TITIENSIS, qui feroit l'onzième, s'il est different de tous ceux que nous avons nommez. Je crois qu'il faudroit lire *Citiensis*, pour *Citiaus*, qui est de *Citium*. On a parlé ci-dessus d'un Apollonius que le même Auteur appelle aussi *Titiensis*, & que l'on a jugé n'être pas different de celui que d'autres ont appellé *Citiaus*. Il se trouveroit peut-être encore d'autre Asclépiades Médecins, si l'on en faisoit une recherche fort exacte; de sorte qu'il y a lieu d'etre surpris que 4 *Reinesius*, savant Antiquaire, qui avoit promis une Histoire de la Médecine, & qui étoit d'ailleurs fort versé dans la lecture des Anciens, se fasse en quelque maniere de fête d'avoir découvert en tout six Médecins de ce nom.

Il y a eu divers autres Asclépiades, mais qui n'ont pas été Médecins. Suidas a confondu l'Asclépiade de Bithynie, avec un Asclépiade *Myrléen*, qui étoit Grammarien, & qui a vécu sous Ptolomée Philopator. Vossius, dans son

1 *Voyez encore Rhodius sur Stribonius Largus.*
2 *In Scribonium Largum.*
3 *Acutor Lib.* 2. *Cap.* 5.
4 *Inscript. Class.* 1.

son livre des Historiens Grecs parle de divers autres Asclépiades qui avoient écrit sur diverses matieres.

Suite du Siecle xxxviij. & tout le Siecle xxxix.

CHAPITRE XI.

Disciples & Sectateurs du premier Asclépiade.

IL est temps de quitter ces derniers Asclépiades pour venir aux Disciples & aux Sectateurs du premier. 1 Dioscoride met en ce rang les suivans; *Julius Bassus*; *Niceratus*; *Petronius*; *Diodotus*; *Sextius Niger*; & il remarque que tous ces Médecins s'attacherent particulierement à la *Matiere Médicinale*, c'est à dire, à décrire les *plantes*, les *animaux* & les *mineraux*, qui servent à la Médecine. Comme leurs écrits ne sont pas venus jusques à nous, on n'en a aucune particularité, si ce n'est ce que Pline en rapporte en quelques endroits, & ce que Dioscoride en dit; qui est, qu'ils avoient, à la verité, décrit avec exactitude les simples, ou les drogues les plus connues, mais qu'ils avoient touché fort legerement leurs vertus & les moyens de discerner celles qui sont légitimes & bien conditionnées, d'avec celles qui sont falsifiées ou gâtées; n'ayant d'ailleurs point examiné les effets des drogues par rapport à l'expérience, qui est la veritable regle qu'on doit suivre en cette occasion, mais s'étant amusez à faire des discours inutiles sur les causes de ces effets, & à entasser disputes sur disputes; outre que ces Auteurs avoient souvent pris une drogue pour une autre. Dioscoride ajoûte que Niger, quoi que le plus habile de tous, étoit quelquefois tombé dans cette derniere erreur, & que tous géneralement n'avoient pas suivi un bon ordre. 2 Galien cite aussi une partie de ces Auteurs comme ayant bien écrit sur le sujet dont on a parlé.

A l'égard de Julius Bassus, en particulier, quelques manuscrits de Dioscoride l'appellent *Tullius Bassus*; & Cælius Aurelianus lui donne le même nom. D'autres exemplaires de Dioscoride disent *Tylæus*, & 3 S. Epiphane le nomme *Bassus Tylius*, mais il y a de l'apperence que la premiere leçon est la meilleure. Galien cite quelquefois ce Médecin à l'occasion de quelques compositions de médicamens; & Cælius Aurelianus, parlant de l'Hydrophobie, dit que Tullius Bassus ordonnoit dans cette maladie des sternutatoires & des lavemens, ajoûtant que Niger étoit ami de ce Médecin. Nous apprenons de Pline 4 que Bassus avoit écrit en Grec, quoi qu'il fût Romain.

Niceratus est de même cité par Galien comme Auteur de quelques médicamens; & Cælius Auræliansus parle de lui au sujet d'un livre, ou Niceratus traitoit de la maladie appellée *Catalepsis*.

Pour ce qui est de Petronius & de Diodotus, que Dioscoride distingue, Pline de ces deux n'en fait qu'un; *Petronius Diodotus*, dit cet Auteur, *celui qui a écrit un livre intitulé* Antilegomena, *les Contradictions*, *ou* Anthologoumena

1 *Lib.* 1. *Præfat.*
2 *De Simplic. Medicam. Facult. Lib.* 1. *Cap.* 7.
3 *Contra Hæreses, Lib.* 1. *in principio.*
4 *In Indice Auctorum.*

Suite du Siecle xxxviij. & tout le Siecle xxxix.

na, *Recueils.* Ce livre pourroit être celui où Petronius Diodotus avoit traité des Plantes, Pline remarquant que ce Médecin y condamnoit l'usage du *Seris*, qui est une espece de *chicorée*, contre l'avis de tous les autres Médecins. St. Epiphane, à l'endroit qu'on a cité, distingue bien Petronius d'avec Diodotus, mais il confond le premier avec Niger; *Petronius Niger*, dit-il, *& Diodotus.* Il y a de l'apparence que c'est une faute de Copiste, & qu'il doit y avoir une virgule entre les deux premiers noms. 1 *Celse (Liv.6.) cite un Theodotus.*

SEXTUS NIGER, selon la remarque de 2 Pline, avoit aussi écrit en Grec, comme Julius Bassus son ami. Dioscoride, comme on l'a vu, lui donne le premier rang entre ceux dont il parle, & Galien en fait de l'estime On trouve un Q. CLODIUS. Q. L. NIGER, *Médecin Oculiste*, dans un ancien monument.

Au reste il faut remarquer, touchant ce que nous avons suposé au commencement, *que tous les Médecins dont on vient de parler, sont Disciples ou Sectateurs d'Asclépiade*, & dont nous avons donné Dioscoride pour Auteur, qu'il s'exprime de cette maniere dans les Editions ordinaires: *Julius Bassus*, dit-il, *Niceratus*, *Petronius*, *Niger*, *& Diodotus*, *qui sont tous des Asclépiades*, ou *des descendans d'Esculape.* 3 Meibomius a suivi cette maniere de lire, mais il est clair qu'il y a une faute, & qu'au lieu d'*Asclépiadæ*, les descendans d'Esculape, il faut lire *Asclépiadæi*, les Sectateurs d'Asclépiade; comme il y a dans d'autres manuscrits de Dioscoride. Quelle apparence que ces Médecins, qui étoient presque tous Romains, fussent tous descendus d'Esculape? On verra ci-après un *Xénophon*, Médecin de l'Empereur Claude, qui se disoit de cette race, mais il étoit Grec & de la même ville qu'Hippocrate Il est bien plus probable que ces Médecins, qui ont tous vécu après Asclépiade, dont la réputation a été fort grande, ont suivi ses opinions & ont été ses Sectateurs. Ce que Dioscoride ajoûte qu'ils s'étoient fort attachez à rendre raison des proprietez des Simples, marque le penchant qu'ils avoient pour la Physique, en quoi ils suivoient apparemment leur Maitre, dont la Médecine étoit toute fondée sur la Philosophie, comme on l'a vu ci-dessus. Mais on a encore sur ce sujet le témoignage de Galien, 4 qui range aussi Niger entre les Sectateurs d'Asclépiade. Il est vrai que le passage où il en parle, n'est pas mieux exempt de fautes que celui de Dioscoride, mais les plus anciens manuscrits sont clairs là-dessus.

5 MÉTRODORE est mis par Galien entre les plus zélez Sectateurs d'Asclépiade. Je pense que c'est le même de qui 6 Pline dit, qu'à l'imitation de *Cracevas*, dont on parlera ci-après, il s'étoit contenté de faire peindre, ou de peindre lui même diverses plantes, & d'ajoûter les proprietez qu'on leur attribuoit, sans en donner aucune description. 7 *Dionysius*, Médecin dont on parlera aussi à son tour, pratiqua la même chose. On a fait ci-dessus mention d'un autre Métro-

1 *Lib.20. Cap.8.*
2 *In Indice Auctorum.*
3 *In Jurisjurand. Hippocratis, Cap.1.*
4 *De Simplic. Medicam. Facult. Lib.6.*
5 *Ibidem, Lib.1. Cap 27.*
6 *Lib.25. Cap.2.*
7 *Voyez Part.2. Liv.4. Sect.1. Chap.13.*

Suite du Siecle xxxviij. & tout le Siecle xxxix.

Métrodore, disciple de Chrysippe ; & d'un troisième qui avoit commenté Hippocrate.

1 Asclépiade eut un autre disciple nommé Moschion, qu'on appelloit autrement *le Correcteur*, parce qu'il croyoit avoir corrigé quelques-unes des opinions de son Maitre. On parle d'un autre *Moschion* 2 dans la suite.

Artorius est mis au même rang que les précedens, par Cælius Aurelianus. Je crois que c'est le même Médecin qui est appellé *l'ami d'Auguste* par Suetone & par Plutarque, 3 & qui sauva la vie à cet Empereur le jour de la bataille de Philippes, en lui conseillant de se faire porter ce jour-là au champ de bataille, tout malade qu'il étoit. Ce fut un songe que ce Médecin avoit fait, qui l'obligea à donner cet avis à Auguste, lequel, sans cela, seroit tombé entre les mains de Brutus, qui força, pendant le combat, le camp que cet Empereur avoit quitté. 4 Cælius Aurelianus de qui nous apprenons qu'Artorius étoit Sectateur d'Asclépiade, & qui rapporte quelques traits de sa pratique, lui joint à cet égard un Clodius, un Alexandre de Laodicée, un 5 Chrysippe, qui avoit traité de la maladie appellée *Catalepsis*, & un Titus.

Ce dernier est sans doute, le même 6 qu'Etienne de Byzance appelle Titus Aufidius, qu'il dit avoir été Sicilien ; & auditeur d'Asclépiade. Le même Auteur nous indique encore deux autres disciples d'Asclépiade, un Nicon, Agrigentin, & un Philomides, de Dyrrachium ; ajoûtant que ce dernier avoit exercé la Médecine dans sa patrie avec beaucoup de réputation, & composé quarante-cinq livres concernant sa profession. Il y a eu un autre *Philonides*, Médecin, de Catania en Sicile, qui est cité par Galien & par Scribonius Largus.

7 Galien parle d'un Eunomus, qu'il appelle *Eunomus Asclépiades.* Je crois qu'il faut lire *Bunomus Asclépiadæus*, c'est à dire Eunomus disciple d'Asclépiade.

On doit ajoûter à tous ces Sectateurs d'Asclépiade, un Médecin qui vivoit du temps de Celse, ou un peu avant lui, & à qui il rend témoignage, 8 *qu'il étoit le plus ingénieux des Médecins de son siecle* ; Or Celse a vécu sous Auguste & sous Tibere, comme on le verra ci-après. C'est de Cassius de qui il parloit, & c'est le même que 9 Galien & 10 Scribonius Largus appellent *Cassius le Médecin.* On trouve dans la Bibliotheque de Gesner un *Cassius Felix* que cet Auteur cite sur la foi de Matthieu Sylvaticus, & dont il soupçonne que les ouvrages manuscrits sont cachez dans quelque Bibliotheque. Le même Gesner fait ce Cassius different du premier, & d'un troisième qui est appellé *Cassius Jatrosophista*, duquel nous avons quatre-vingts-quatre Problemes de Médecine,

1 *Galen. de Different. Puls. Lib* 4. *Cap* 16.
2 *Part.* 2. *Liv.* 4. *Sect.* 1 *Chap.* 13.
3 *Voyez encore Dion, Velleius Paterculus, & Valere Maxime.*
4 *Acutor. Lib.* 3. *Cap.* 11. & *Lib.* 2. *Cap* 29. *Item*, *Tardar. Lib.* 4. *Cap.* 28.
5 *On a parlé ci devant, Part.* 2. *Liv.* 1. *Chap.* 1. *de quelques autres Médecins de ce nom.*
6 In voce *Dyrrhachium.*
7 *De Composit. Medicament. per genera, Lib.* 5. *Cap.* 14.
8 Ingeniosissimus seculi nostri Medicus, *Lib.* 1. *Præfat.*
9 *De Composit. Medicament. Local. Lib.* 9.
10 *Composit.* 120.

Suite du Siecle xxxviij. & tout le Siecle xxxix.

decine, écrit en Grec. Je n'ai rien à dire de Caſſius Felix ; mais pour ce qui regarde ce dernier, le ſurnom de *Jatroſophiſta* (c'eſt à dire *Médecin Philoſophe*) qu'on lui donne, répond ſi bien au titre *d'ingenieux* que Celſe donne à celui dont on a parlé au commencement, que cela ſeul ſemble ſuffire pour perſuader que le Caſſius de Celſe & celui-ci ne ſont qu'une même perſonne. On peut d'ailleurs faire voir que le Caſſius Jatroſophiſte, ou l'Auteur des Problemes, 1 étoit dans les ſentimens d'Aſclépiade, ou ſe ſervoit de ſes mêmes principes, d'où l'on peut en quelque maniere inferer qu'il n'eſt pas different du Caſſius de Celſe ; ce Caſſius ayant vécu préciſément dans le temps des premiers diſciples d'Aſclépiade.

Ce qu'on vient de dire, du parti qu'avoit embraſſé ce Médecin, ſe recueille de divers endroits de ſes écrits. On tire premierement cette conſéquence du Probleme XV., où cette queſtion eſt propoſée : *pourquoi ceux qui ont les yeux chaſſieux guériſſent quelquefois de cette maladie après avoir eu la fiévre, & quelquefois auſſi perdent entierement la vuë ?* Caſſius attribue cela au *changement de pores* cauſé par la fiévre, qui ſurvient en cette occaſion par une eſpece de 2 *métaſyncriſe.* Il ajoûte, pour s'expliquer, que ſi la fiévre n'eſt pas trop violente, & que la métaſyncriſe ſoit médiocre, les chaſſieux s'en trouvent bien ; mais ſi la fiévre cauſe un trop grand mouvement, elle eſt, au contraire, extrémement nuiſible. On tire la même conſéquence du Probleme LXXXI, où Caſſius établit la cauſe de la Paralyſie & des mouvemens Convulſifs dans 3 *l'obſtruction des pores*, ou des *trous imperceptibles* d'Aſclépiade. Je ne crois pas après cela qu'il y ait lieu de douter que l'Auteur de ces Problemes ne fût Aſclépiadéen.

La plûpart de queſtions qui ſont agitées dans le petit ouvrage que nous avons de lui, ſont d'ailleurs aſſez curieuſes, & l'on y répond d'une maniere fort ingenieuſe. „ *On demande* pourquoi les ulceres ronds ſont plus difficiles à cicatriſer que les autres ? Quelques Sectateurs d'Hérophile, *dit Caſſius*, ſe fondant ſur un raiſonnement tiré de la Géometrie, ont cru que cela vient de ce que la figure circulaire, quoi que ſon enceinte ſemble petite, n'eſt pas veritablement telle, mais occupe un eſpace beaucoup plus grand qu'il ne paroit ; or plus les ulceres ſont grands, plus il faut de temps pour les fermer. Aſclépiade, *répond Caſſius*, renverſe ce raiſonnement, lors qu'il fait voir, que pour venir plûtôt à bout de ces ſortes d'ulceres, il faut emporter leurs bords, ce qui les aggrandit encore plus. Voici, *continue notre Auteur*, comment Aſclépiade lui-même concevoit que la choſe ſe fait. Il faut, diſoit-il, ſuppoſer premierement, que chaque choſe a ſon mouvement qui lui eſt propre & naturel. Il faut ſuppoſer, en ſecond lieu, que le mouvement le plus violent eſt celui qui tire ſon origine immédiatement des principes, c'eſt à dire, du milieu, ou du centre des choſes qui ſe meuvent. Il expliquoit ſa penſée par l'exemple des fleuves & du feu, dont le milieu, ou le centre eſt toûjours ce qui eſt principalement agité, & ce qui ſe meut le plus rapidement. „ Pour

1 *Vide Mercurial. Var. Lect. Lib. 4. Cap. 13.*
2 On verra ci après l'explication de ce terme, *Part. 2. Liv. 4. Sect. 1. Chap. 3.*
3 *Voyez encore ci-deſſus, Part. 2. Liv. 3. Chap. 6.*

Suite du Siecle xxxviij. & tout le Siecle xxxix.

„ Pour appliquer ce raisonnement aux ulceres, il prétendoit que ceux qui sont
„ ronds, ayant toutes les parties de leur circonference également proches du
„ milieu, elles sont agitées d'un mouvement plus violent que les parties des
„ ulceres d'une autre figure. Asclépiade ajoûtoit, que ce mouvement se fait
„ lors que les petits corps, étant poussez dans le détroit des pores, ils forcent
„ le passage, & sortent derechef avec violence, ce qui empêche que la cica-
„ trice ne puisse se faire. *Cassius répond a cela*, que si le raisonnement d'Asclé-
„ piade étoit juste, il s'ensuivroit que les ulceres des jeunes gens, ou des per-
„ sonnes les plus vigoureuses, seroient les plus difficiles à guerir, les petits
„ corps étant chez eux dans un plus grand mouvement, & que le contraire de-
„ vroit arriver aux personnes les plus foibles & les plus avancées en âge, ce
„ qui est contre l'expérience. *La véritable cause du fait dont il s'agit est donc*,
„ *selon Cassius*, que dans les ulceres ronds les parties saines sont également éloi-
„ gnées les unes des autres; ce qui fait qu'elles ont plus de peine a se joindre;
„ au lieu que dans les ulceres qui ont des angles, les parties saines, & la peau,
„ par où la cicatrice doit nécessairement commencer, se trouvant plus voisines,
„ particulierement vers l'extrémité des angles, la cicatrice s'y forme plus aisé-
„ ment, & les bords de l'ulcere qui sont les plus proches l'un de l'autre se
„ joignent avec plus de facilité, ce qui continue jusques à ce que toute la
„ partie soit couverte.

„ *Voici une autre question. On veut savoir* d'où vient que dans les playes de
„ la tête, lors que les membranes du cerveau sont offencées du côté droit, le
„ gauche tombe en paralysie; & lors que le côté gauche est blessé, le droit
„ devient aussi paralytique? *Cassius répond*, que cela vient de ce que les nerfs,
„ qui tirent leur origine de la base du cerveau, se croisent, en sorte que ceux
„ qui viennent de la partie droite de cette base, se portent vers le coté gau-
„ che, & ceux qui partent de la gauche, se vont rendre au côté opposé. Are-
tée, dont on parlera ci-après, croyoit aussi que les mêmes nerfs se croisent. On peut consulter Cassius touchant les autres questions qu'ils propose. Ce qu'il dit sur cette derniere fait voir que s'il étoit grand Philosophe, il n'en étoit pas meilleur Anatomiste non plus que son Maitre. Il se trouve encore un *L. Annius Cassius Mithradorus*, Médecin. *Voyez les Miscellanées d'Antiquitez Curieuses de Spon*

Celse, Scribonius Largus, & Galien rapportent la description d'un médicament que Cassius donnoit contre la *Colique*; & qu'il faisoit préparer par un de ses esclaves nommé 1 *Atimetus*, dont on parlera encore ci-après

Asclépiade eut aussi un disciple nommé Themison, dont on parlera dans le Livre suivant. On parlera aussi dans le commencement de la troisiéme Partie d'*Antonius Musa*, qui peut passer pour avoir été des Sectateurs d'Asclépiade.

1 *Voyez Part.* 3. *Liv.* 1. *Chap.* 4.

Suite du Siecle xxxviij. & tout le Siecle xxxix.

CHAPITRE XII.

Divers Médecins contemporains d'Asclépiade.

ON a remarqué ci-dessus qu'Asclépiade étoit déja en réputation vers le milieu du Siecle XXXIX. Il y a de l'apparence qu'étant mort fort âgé, comme on l'a aussi remarqué, il s'en fallut peu qu'il ne vît la fin de ce même Siecle; de maniere que les Médecins qui ont vécu pendant cet intervalle, c'est à dire depuis le milieu du Siecle dont on vient de parler, jusqu'au commencement du quarantième, peuvent être regardez comme ses contemporains.

Ciceron, qui vivoit dans ce même temps, nous a conservé les noms de plusieurs de ces Médecins, dont il parle comme de personnes qu'il a vûes, & avec qui il a même eu quelque commerce. CRATERUS étoit l'un des plus considerables. Il étoit Médecin de *Pomponius Atticus;* & il paroit que Ciceron avoit beaucoup de confiance en lui par 1 deux endroits des lettres qu'il écrit au premier.

Mais le témoignage *d'Horace* & celui de *Perse* sont particulierement avantageux à ce Médecin. Il faut que la réputation que Craterus s'étoit acquise, fût bien grande, & qu'on le regardât comme un homme, qui possèdoit parfaitement bien son art, & dont les decisions étoient infaillibles, puis que ces deux Poëtes, qui ont vécu après lui (particulierement le dernier, qui est venu cent ans après) mettent son nom pour désigner un Médecin du caractere que l'on vient de toucher:

> *Non est Cardiacus, Craterum dixisse putato,*
> *Hic æger*, &c. Sermon. Lib. 2. Sat. 3.
> *Et quid opus Cratero magnos promittere montes.* Sat. 3.

C'est la même chose que si quelcun disoit aujourd'hui; *Cet homme n'a point la maladie que vous pensez; comptez là-dessus comme si Fernel vous l'avoit dit;* quoi que ce Médecin soit mort il y a près de cent cinquante ans. On verra ci-après d'autres exemples d'une semblable maniere de parler.

Néanmoins quelque grand Praticien que fût Craterus, on ne voit pas qu'il soit fort cité, & les Anciens ne nous parlent point de ses livres. Cet exemple fait voir que ce n'est pas d'aujourd'hui que ceux qui ont le plus d'emploi, & qui par conséquent pourroient écrire le plus utilement, ayant plus d'expérience que les autres, écrivent cependant plus rarement. C'est peut-être là une des principales causes du peu de progrés que la Médecine a fait jusques à present. Galien ne parle de Craterus que pour rapporter la description de deux ou trois médicamens, dont ce dernier avoit acoutumé de se servir; mais il ne dit rien d'ailleurs de sa pratique ni de ses opinions. L'un des médicamens dont

1 Commovet me Attica; etsi assentior Cratero; *& ailleurs*, De Attica doleo, credo tamen Cratero. *Ad Atticum, Epist.* 13. *&* 14. *Lib.* 12.

dont il s'agit est un Antidote contre les poisons & contre la morsure des bêtes venimeuses. Il n'y entroit que cinq sortes de Simples, du *Marrube*, de la *Vervéne*, de la semence de *Rue sauvage*, du *Scordium*, & de l'écorce de *Rhamnus*, de chacun également. On mettoit tout cela en poudre & on l'incorporoit avec du miel. La dose de cette composition étoit de deux dragmes que l'on délayoit dans un peu de vin, ou que l'on mêloit avec de l'hydromel & de l'huile. Ce médicament étoit, comme on voit, assez simple, & n'approchoit pas de celui de Mithridate, dont on a parlé ci-dessus, & que l'on examinera encore dans la suite

Suite du Siecle xxxviij. & tout le Siecle xxxix.

1 La seule de cures de Craterus, dont on ait conoissance, c'est celle qu'il fit sur un de ses domestiques, à qui la chair se séparoit des os, par une maladie toute nouvelle, & dont on n'avoit point ouï parler jusqu'à ce temps-là, à ce que dit l'Auteur de qui nous tenons ceci. Le moyen dont Craterus se servit pour tirer d'affaire son valet fut de lui faire manger des viperes en guise de poisson. Mais il faut remarquer que la maladie en question n'étoit pas si nouvelle que cet Auteur l'a cru. 2 Celle qu'Hippocrate décrit au troisième des Epidémiques semble être précisément la même. Au reste il paroit par ce qu'on a dit, que Craterus pratiquoit à Athenes, d'où étoit Atticus.

Il y eut aussi, dans le même temps, un autre Médecin, qui ne fut pas moins dans l'estime de Ciceron & d'Atticus, & qui eut même beaucoup de part en leur amitié. Ce Médecin s'appelloit Alexion, il mourut avant Ciceron, & il en fut extremement regretté, comme il paroît par ce que Ciceron lui même en écrit à Atticus: 3 *Quel malheur, qu'Alexion soit mort! On ne sauroit croire combien j'en ai été touché; & ce n'a pas été par la raison principale que les autres ont eue de s'en affliger avec moi. Je n'ai pas été en peine, comme eux, à quel Médecin je m'addresserois à l'avenir. Qu'ai-je affaire maintenant de Médecin? Ou si j'en ai affaire, est-ce que les Médecins sont si rares? Je regrette particulierement l'amitié qu'Alexion avoit pour moi, la douceur de sa conversation, & son honêteté. Je suis encore sensible a cet accident par un autre endroit, lors que je considere combien il y a à craindre pour nous, si un homme qui se conduisoit si bien, & qui étoit si habile Médecin, s'est trouvé tout d'un coup accablé par une aussi grande maladie.* 4 *Nous n'avons sur tout cela qu'un seule consolation, c'est que nous devons faire notre compte que nous ne naissons qu'à cette condition, que nous ne devons pas trouver étrange si ce qui peut arriver à tout autre homme nous arrive aussi à nous mêmes.* Ce que Ciceron dit ici de ce Médecin nous en donne une grande idée. C'est dommage que nous n'ayons pas autre chose de lui.

Ascla-

1 *Porphyrius, de Abstinentia Animatorum.*

2 *Voyez ci-dessus, Part. I. Liv. 3. Chap. 10.*

3 O factum malé de Alexione! incredibile est quantâ me molestiâ affecerit; nec, me hercule, ex ea parte maximè quod plerique mecum; ad quem igitur te Medicum conferes? Quid mihi jam Medico? aut si opus est, tanta inopia est? amorem erga me, humanitatem, suavitatemque desidero; etiam illud; quid est quod non pertimescendum sit, cùm hominem temperantem, summum Medicum, tantus improvisò morbus oppresserit? Sed ad hæc omnia una consolatio est, quòd ea conditione nati sumus; ut nihil quod homini accidere possit recusare debeamus. *Epistol. ad Attic. Lib. 15. Cap. 1.*

4 Cette même pensée est tournée un peu autrement dans l'Epître 16, du cinquième Livre *ad Familiares. Est autem consolatio illa pervulgata maximè*, &c.

Suite du Siecle xxxviij. & tout le Siecle xxxix.

ASCLAPO est encore un Médecin conu, & estimé de Ciceron. Il parle de lui en deux endroits, [1] premièrement au sujet d'une maladie de *Tiro* son Affranchi, & il témoigne d'ajoûter beaucoup de foi à ce que disoit ce Médecin. Mais ce qu'il en dit, dans une lettre qu'il écrit à *Servius*, est le plus remarquable. *Je suis*, dit-il, *ami fort particulier d'Asclapo, Médecin de Patras. Sa conversation m'a été fort agréable, & son art aussi, dont ma famille a fait quelques experiences. Il m'a satisfait en cette rencontre par son savoir, par sa sincérité, & par son attachement. C'est ce qui m'oblige de vous le recommander, & de vous prier que vous fassiez en sorte qu'il conoisse que je vous ai écrit sur son sujet avec empressement, & que ma recommandation lui a été d'un grand usage.*

Ciceron [3] fait aussi mention d'un autre Médecin nommé LYSO, au sujet de la même maladie de Tiro. Il ne dit rien de son savoir; mais il témoigne seulement avoir peur *que ce Médecin ne soit un peu négligent, comme sont la plûpart des Grecs.*

On trouve de plus dans Ciceron, les noms des quatre Médecins suivans; NICON, CLEOPHANTUS, PHIDIPPUS, & GLYCON. Le même Auteur nous apprend que [4] le premier de ces Médecins avoit composé un livre intitulé *de la* [5] *Pylophagie*, c'est à dire, de la disposition à manger beaucoup, & il appelle ce Nicon [6] un agréable Médecin. Le second est nommé dans l'Oraison, *pour Cluentius*. Ciceron dit de lui, *qu'il étoit Médecin* [6] *peu fameux, mais d'ailleurs homme de consideration*. On a parlé ci-dessus d'un autre Cleophantus, & Galien cite un Médecin du même nom au sujet d'une description du Mithridate; je ne sai si c'est l'un de ces deux, ou un autre. Le troisième des Médecins qu'on a nommez est cité dans l'Oraison, *pour le Roi Dejotarus*. On en dira encore un mot ci-après. Le quatrième enfin se trouve dans les lettres de Brutus à Ciceron. On l'avoit soupçonné d'avoir empoisonné les playes du Consul *Pansa*; mais il est pleinement justifié de cette accusation.

On doit joindre aux Médecins précedens, par rapport au temps, celui qui fut pris avec *Jules César* par des Corsaires, près de l'Isle Pharmacula. On dira encore un mot touchant ce Médecin, dont le nom n'est pas rapporté, quand il s'agira des Médecins, qui ont vécu sous *Jules César*, & sous *Auguste*, aussi bien que de celui de qui [8] Suetone dit qu'il visita les playes du même Jules César, après que cet Empereur eut été assassiné.

ÆLIUS PROMOTUS, Médecin d'Alexandrie, qui avoit écrit en Grec, est cité par Possevin comme ayant vécu sous Pompée. Gesner & Tiraqueau disent que ses écrits sont dans quelques Bibliotheques d'Italie. [9] Mercurial cite un

1 *Epistol. 9. ad Tironem.*
2 *Epistol. ad Memmium*, 20.
3 *Epistol. 4. ad Tironem.*
4 *Epistol. 20. ad M. Marium.*
5 On n'a pas de mot François qui exprime parfaitement le Grec, qui signifie également ce qu'on appelle *gourmandise*, qui est un vice. & *la disposition à manger beaucoup*, qui vient du temperament.
6 Suavem Medicum.
7 Medico ignobili, sed spectato homine.
8 *Suetonius*, *in J. Cæsare*
9 *Variar. Lect. Lib. 3. Cap. 4.*

un passage de cet Auteur, au sujet de l'*acconit*, & il ajoûte, que le livre d'Ælius Promotus, qui traite *des venins, & des poisons*, est dans la Bibliotheque du Vatican.

Suite du Siecle xxxviij. & tout le Siecle xxxix.

1 Olympus étoit un Médecin de la Reine Cléopatre, de laquelle on parlera au Chapitre suivant. Cette Reine lui fit confidence du dessein qu'elle avoit de se faire mourir; & il écrivit l'histoire de sa mort.

Dioscoride d'Alexandrie, surnommé 2 *Phacas*, à cause qu'il avoit des rousseurs, vivoit aussi du temps du précedent. On l'a compté ci-dessus entre les Sectateurs d'Hérophile: *Dioscoride Phacas*, dit Suidas, *a vécu chez la Reine Cléoparre du temps d'Antoine*. Ce que cet Auteur ajoûte fait voir qu'il s'est trompé, en confondant ce Dioscoride avec celui qui étoit d'*Anazarbe*, duquel on parlera ci-après. Ces deux Dioscorides avoient écrit à peu près sur la même matiere, ce qui peut avoir donné occasion à l'erreur de Suidas. C'est ce qu'on examinera dans la suite.

L'Auteur des lettres qu'on attribue à Hippocrate, suppose que Cratevas vivoit en même temps que cet ancien Médecin, puis qu'il produit, comme on l'a vu, une lettre d'Hippocrate à Cratevas. On a rapporté diverses preuves contre ces prétendues lettres d'Hippocrate. Ce que l'on va dire rendra celle qui concerne Cratevas aussi suspecte que toutes les autres. Pline parle en divers endroits de Cratevas, & entr'autres au sixième Chapitre du livre vint-cinquième; où il dit, 3 *que Cratevas a nommé une plante* Mithridatia, *du nom de Mithridate*. On voit par là que Cratevas ne peut pas avoir vécu avant Mithridate. Or celui-ci n'est venu au monde que plus de trois cens ans après Hippocrate. Quand j'ai fait cette remarque je ne savois pas que 4 Mr. de Saumaise l'eût déja faite, ou du moins qu'il eût inferé du passage de Pline que je viens de citer, que Cratevas vivoit du temps de Mithridate, & de Pompée. On dira peut être qu'il y a eu plus d'un Médecin du nom dont il s'agit, & 5 le P. Hardouin est de ce sentiment, mais on n'a point de preuve qu'il y ait eu un Cratevas plus ancien, si ce n'est celle qu'on tire des lettres d'Hippocrate, qui sont, comme on l'a prouvé, des pieces manifestement supposées. S'il y avoit eu un fameux Herboriste de ce nom du temps d'Hippocrate, il semble que Théophraste, qui est venu peu de temps après, & qui a traité la matiere des plantes, l'auroit cité, comme il en cite quelques autres. Ou s'il y avoit eu deux Cratevas, tous deux de la même profession, quelle apparence que Pline, Dioscoride, Galien, & les autres Auteurs qui parlent de Cratevas, n'eussent point fait remarquer qu'il se trouvoit deux Herboristes de ce nom? Les autres anachronismes qui se trouvent dans les lettres prétendues d'Hippocrate, font voir qu'on ne peut guére compter sur ce qu'elles contiennent; en sorte que si l'on n'a point d'autre moyen pour prouver qu'il y a deux Cratevas, la preuve paroîtra fort foible On pourroit peut-être s'appuyer sur 6 un passage de Dioscori-

1 *Plutarch. in Antonio.*
2 Φακὸς, signifie *une lentille.*
3 Ipsi Mithridati adscripsit unam *Mithridatiam* vocem.
3 *In Prolegomen. Homonymorum Hyles iatricæ.*
5 *In Indice Auctorum Plinii.*
6 *In Præfat. Lib.* I.

Suite du Siecle xxxviij. & tout le Siecle xxxix.

Dioscoride qui parle de Cratevas, comme d'un *ancien Auteur*; mais si Cratevas a vécu du temps de Mithridate, rien n'empêche que Dioscoride n'ait pu l'appeller ancien; celui-ci n'ayant écrit, pour le plûtôt, que sous l'Empire de Neron, c'est à dire, environ cent cinquante ans après l'autre. On sait que nous nous servons également du mot ancien, pour désigner un homme qui a vécu il n'y a que cent ans, & un autre qui nous a devancez de plusieurs siecles.

Au reste Cratevas est simplement appellé 1 *Herboriste* par Dioscoride, qui semble même par là le distinguer exprès d'Andréas, qu'il appelle Médecin: *Cratevas l'Herboriste*, dit cet Auteur, *& Andréas le Médecin.* Il ne paroît pas néanmoins que cet homme se fût uniquement appliqué à la conoissance des *plantes*; il avoit aussi écrit sur les *mineraux*, comme on l'apprend de 2 Galien, qui regarde Cratevas, & Dioscoride, comme les meilleurs Auteurs qui eussent écrit sur ces matieres. Dioscoride lui-même louë aussi Cratevas, & il lui rend témoignage que ce qu'il avoit écrit étoit exact, quoi qu'il n'eût pas une conoissance fort étendue des simples.

Mais nous apprenons de 3 Pline que Cratevas s'étoit contenté de dessiner, ou de peindre les herbes qu'il conoissoit, & de marquer leurs propietez au bas de la peinture, sans les décrire autrement; ce qui faisoit, ajoûte cet Auteur, qu'on avoit de la peine à trouver de bons exemplaires de ses livres; parce qu'à force d'en faire diverses copies les unes sur les autres, les dernieres ne pouvoient qu'être fort differentes de l'original. Quelques autres Médecins, comme *Metrodore*, & *Dionysius*, avoient imité Cratevas à cet égard, ainsi que le remarque le même Auteur. On peut voir par cet exemple de quelle utilité nous est l'art de l'Imprimerie, ou simplement celui de tirer des estampes; & quelle peine il falloit que se donnassent les Anciens, qui savoient, à la verité, graver, mais qui n'avoient pas conoissance de l'art dont on vient de parler. On pouvoit facilement copier des écritures, mais chacun n'étoit pas Peintre pour copier les desseins de Cratevas; & les copies des bons Peintres étoient d'ailleurs d'un prix qui ne permettoit pas à tout le monde d'acheter ces sortes de livres. Il est vrai que les estampes qu'on tire d'un plante ne représentent pas les couleurs, qui se trouvoient, à ce que dit Pline, dans la peinture de Cratevas; mais les couleurs peuvent être décrites plus aisément que la figure de la plante ne peut être tirée.

4 Aloysius Anguillara a rapporté quelquelques fragmens Grecs de l'ouvrage de Cratevas, concernant les plantes, dans son livre des simples, écrit en Italien. On dit aussi que le même ouvrage étoit à Constantinople, dans la Bibliotheque de Cantacuzene.

On peut encore mettre au rang des Médecins de ce temps-là Nigidius Figulus, Senateur Romain, qui avoit secondé Ciceron dans les efforts que ce dernier fit contre Catilina. Ce Nigidius avoit écrit *des Animaux.* Serenus Sammo-

1 Ῥιζοτόμος, c'est à dire, proprement *Coupeur de racines.* C'étoit le nom que l'on donnoit aux *Herboristes*; & les livres qu'ils écrivoient sur ce sujet, étoient appellez ῥιζοτομικά. Le Scholiaste de Nicander *in Theriac* cite un livre de Cratevas sous ce titre.

2 *In Lib. Hippocr. de Nat. Hum.*

3 *Lib 25. Cap 2.*

4 *Vide Harduinum, in Indice Auctorum Plin,* & *Schenkii Biblia Iatrica*

Sammonicus (*dans Macrobe*, *Lib.* 3. *Chap.* 16.) l'appelle *le plus grand Auteur de tous ceux qui ont recherché les choses naturelles.* Nigidius étoit aussi très-expert dans l'Astrologie.

Suite du Siecle xxxviij. & tout le Siecle xxxix.

Les Médecins dont nous avons parlé 1 dans le Chapitre, où nous avons fait mention de *Mithridate*, doivent être joints aux précedens, les contemporains de ce Prince, & ceux d'Asclépiade étant dans le même rang.

CHAPITRE XIII.

De CLEOPATRE, *&, à son occasion, des Femmes qui ont anciennement exercé la Médecine.*

LA Médecine a été exercée autrefois par des femmes aussi bien que par des hommes. Cleopatre, Reine d'Egypte, qui vivoit du temps de quelques-uns des Médecins, dont on vient de parler, c'est à dire, dans la fin du Siecle xxxix, & jusques au commencement du Siecle xl. nous en fournit un exemple. Nous avons encore aujourd'hui quelques livres qui portent son nom, & qui traitent *des Maladies des femmes.* Si ces livres n'étoient point supposez, la préface ne permettroit pas de douter qu'ils ne fussent de la fameuse Cléopatre Reine d'Egypte, puis qu'elle dit elle-même dans cette préface, qu'elle est sœur d'*Arsinoë*. On sait que Cléopatre eut une sœur de ce nom, qu'Antoine fit mourir, pour plaire à cette Reine ambitieuse. On dira que le livre & la préface dont on parle, sont des pieces également supposées, & il y a bien de l'apparence que cela est ainsi; mais on ne peut pas nier qu'il n'y ait eu d'autres écrits de Médecine fort anciens qui ont été publiez sous le nom de Cléopatre peu de temps après sa mort. 2 Galien rapporte diverses compositions concernant *l'ornement*, ou *l'embelissement du corps*, qui sont tirées des livres d'une Cléopatre, & il ne cite pas ces livres comme nouveaux Or Galien vivoit environ deux cens ans après la Reine d'Egypte dont il s'agit. Si ces livres n'étoient point aussi supposez, il ne resteroit qu'à savoir à laquelle des Cléopatres on doit les attribuer, si c'est à la mere ou à la fille. Quoi que cette derniere ait été mariée à un Prince qui entendoit quelque chose dans la Médecine, comme on le verra ci-après, je ne crois pas que ce soit une raison suffisante pour en inferer que les livres en question étoient de sa façon. Ce qui fait qu'on ne peut les donner qu'à la premiere, c'est que les Historiens nous en parlent comme d'une Princesse extremement curieuse & savante. Plutarque nous apprend, dans la vie *d'Antoine*, qu'elle parloit plusieurs langues. Il remarque, de plus, qu'elle avoit fait faire des essais de tous les poisons, pour savoir ceux qui agissent le plus promptement & avec moins de douleur. On a encore une autre preuve plus convaincante de la curiosité de Cléopatre, par rapport à la Physique, ou à la Médecine, c'est l'expérience qu'elle fit devant Antoine, 3 lors qu'elle

1 *Part.* 2. *Liv.* 3. *Chap.* 3.

2 *De Compos. Medicam. Local. Lib.* 1. *Cap.* 1. *&* 8. *Lib.* 4. *Cap.* 7. Paul Eginete, Aëtius, & d'autes Auteurs, citent aussi ces mêmes livres.

3 *Plin. Lib.* 9. *Cap.* 35.

Suite du Siecle xxxviij. & tout le Siecle xxxix.

qu'elle fit dissoudre dans du vinaigre une perle d'un très-grand prix. Quant aux livres de Cléopatre que nous avons aujourd'hui, ils ne contiennent rien de particulier, & l'on n'y trouve que les mêmes remedes dont les Médecins se servent dans les maladies des femmes. Parmi ces livres je ne comprens pas ceux qu'on lui attribue concernant la Chimie, qui sont visiblement supposez. On trouve aussi, à la fin des Priapées de Scioppius, des lettres de Cléopatre, qui sont des pieces faites à plaisir.

Clépatre n'a pas été la seule de son sexe, & de sa qualité, qui s'est mêlée de la Médecine. La fameuse ARTEMISE, Reine de Carie, a aussi eu la réputation d'entendre le même art. On a dit qu'elle avoit donné son nom a *l'Armoise*, qu'on appelle en Latin *Artemisia*, quoi que d'autres prétendent que cette herbe ait plûtôt tiré son nom de la Déesse *Diane*, qu'on appelloit en Grec *Artémis*, comme on l'a remarqué dans la premiere Partie de cette histoire. Artémise vivoit vers la Centième Olympiade plus de quatre cens ans avant Cléopatre. Il y a encore eu une autre Artémise plus ancienne

On a vu ci devant ce que les Anciens ont attribué à ISIS, à CYBELE, à LATONE, à DIANE, à PALLAS, à ANGITIA, à MEDE'E, à CIRCE', à POLYDAMNA, à AGAMEDA, ou PERIMEDE, à HELENE, à OENONE, à HIPPO, à OCYROE, à EPIONE, à ERIOFIS, à HYGIEA, à ÆGLE, à PANACEA, à JASO, à ROME, & à ACESO, qui ont toutes passé pour entendre la Médecine. On dira, sans doute, qu'il y a peu de fondement à faire sur ces fables; mais quoi qu'il y ait souvent des veritez mêlées dans les contes les plus fabuleux, ce n'est pas sur cela seul, ni sur les histoires de *Cléopatre* & *d'Artémise*, que l'on s'appuye pour faire voir qu'il y a eu autrefois plusieurs femmes qui ont étudié ou exercé la Médecine.

La peine que la plûpart des femmes se font de découvrir aux Médecins certaines maladies secrettes, les a obligées dès long-temps à chercher d'autres femmes à qui elles pussent en faire confidence, & qui pussent les soulager. On a voulu anciennement leur disputer ce droit; & on s'est opposé en quelques lieux à cet établissement. 1 Une ancienne Loi des Athéniens défendoit aux esclaves, & aux femmes de se mêler de la Médecine, jusques-là que le mêtier *d'accoucher*, qu'ils jugeoient dépendant de cet art, ne pouvoit être exercé que par des hommes. Mais quelques-unes des Dames Atheniennes ayant mieux aimé mourir que de souffrir que des hommes les accouchassent, on dit qu'une d'entr'elles nommée AGNODICE, qui avoit appris la Médecine, ou l'art d'accoucher d'un nommé 2 *Hérophile*, s'avisa de se travestir pour secourir les autres; ce qui ayant été découvert obligea les Athéniens à faire une autre Loi qui permettoit aux femmes de condition libre d'apprendre la Médecine.

Les Egyptiens avoient eu long-temps auparavant des *Sages-femmes*; 3 l'Histoire Sainte nous a même conservé les noms de deux femmes Egyptiennes qui exerçoient cette profession, & qui sauverent un grand nombre d'enfans Juifs que la cruauté de Pharaon vouloit faire perir. L'une de ces femmes s'appelloit SCIPHRA, & l'autre PUHA.

Les

8 *Hygin. Fabular. Cap* 274.
2 *Voyez ci dessus, Part.* 2. *Liv.* 1. *Chap.* 6.
3 *Exod. Cap.* 1.

Les Sages-femmes de Grece & d'Italie ne se mêloient pas seulement d'accoucher, elles pratiquoient d'ailleurs la Médecine; d'où vient que 1 le mot Latin *Obstétrix*, & le mot *Medica* se trouvent synonymes dans les livres des Jurisconsultes anciens. Les Grecs avoient aussi leurs ἰατρῖναι, terme qui répond au Latin *Medica*, comme qui diroit en François *Médecines*. Ces femmes traitoient toutes les maladies qui sont particulieres au Sexe; & l'*Affection hystérique*, ou le *mal de mere* étoit principalement de leur ressort; comme on le recueille d'un passage de 2 Galien; où il est même remarqué que ce sont ces sortes de femmes qui ont donné elles mêmes le nom à la maladie qu'on appelle *hystérique*, c'est à dire, *de matrice*. Il est encore fait mention de ces mêmes femmes, & de la maladie que l'on vient de nommer, dans 3 une Epigramme de Martial qui commence ainsi, *Suite du Siecle xxxviij. & tout le Siecle xxxix.*

Hystericam vetulo se dixerat esse marito.

Elles s'attachoient aussi à tout ce qui regarde 4 *l'ornement*, ou *l'embellissement du corps*, comme sont non seulement toutes les especes de *fards*, mais de plus tous les médicamens qui servent à ôter, ou à cacher les imperfections, ou les difformitez qui arrivent par des maladies, ou par quelqu'autre cause que ce soit.

Plusieurs de ces femmes avoient même écrit des livres de Médecine qui sont citez par les anciens Médecins. On trouve dans Ætius divers fragmens des livres d'une Aspasie. Je ne sai si c'est la même que cette belle Phocéenne qui fut maîtresse des Rois de Perse *Cyrus le Jeune*, & *Artaxerxes*. Elien, qui fait assez au long l'histoire de cette Dame, ne nous dit rien sur ce Chapitre. Mais comme il la fait passer pour avoir été fort universelle, jusques-là que les Princes qu'on a nommez la consultoient sur les affaires de Politique les plus importantes, il se peut qu'elle eût aussi conoissance de la Médecine, & qu'elle en eût écrit, ou du moins que cela eût donné occasion de publier sous son nom les écrits dont nous avons parlé.

Il y a d'assez bons remedes parmi ceux qu'Aspasie propose en diverses maladies des femmes. Ætius l'a du moins cru ainsi, puis qu'il les a rapportez dans ses recueils, où il n'a apparemment mis que ce qu'il a trouvé de meilleur dans les Auteurs. Il y en a d'autres qui sont dangereux, comme ceux qu'elle ordonne pour *faire avorter*, & pour rendre les femmes *steriles*; ce qui étoit aussi bien un crime parmi les Payens que parmi nous, comme on le recueille du serment d'Hippocrate, & des Lois que les anciens Jurisconsultes ont faites sur ce sujet. Aspasie prétendoit neanmoins qu'il n'y avoit rien de criminel dans ses vûes à cet égard; en ce qu'elle ne se proposoit, comme elle le dit elle-même, que de conser-

1 Quoties de prægnatione dubitatur, quinque Obstetrices, id est Medicæ, ventrem jubentur inspicere. *Ulpian Lib.* 1.

2 *De Locis Affect Lib.* 6. *Cap.* 5.

3 *Lib.* 11. *Epigram.* 72

4 L'art d'embellir ou de farder s'appelloit en Grec κομμωτικὴ, on l'a consideré de tout temps comme dependant de la Médecine. Nous parlerons dans la troisième Partie de quelques Medecins qui ont travaillé sur cette matiere, & nous dirons encore un mot de l'office des femmes à cet égard.

Suite du Siecle xxxviij. & tout le Siecle xxxix.

conſerver les femmes qui ne peuvent accoucher ſans un peril manifeſte de leur vie.

Quoi que l'homicide ſoit défendu, l'on met encore aujourd'hui en probleme, 1 *S'il eſt permis de tuer ou l'enfant ou la mere, pour ſauver l'un ou l'autre, lors que l'on void qu'il faut néceſſairement ſans cela que tous deux meurent?* c'eſt à dire, *Si un enfant étant vivant dans le ventre de ſa mere, on peut le tuer pour pouvoir le tirer de là, ne pouvant autrement ſauver la mere?* ou, *ſi la mere étant encore vivante, quoi que malade d'une maladie déſeſperée, on peut eſſayer de lui tirer ſon enfant vivant, en faiſant l'inciſion de la matrice, au hazard de tuer la mere, ou de la faire mourir plus vîte?* Les avis des Docteurs, & des Caſuiſtes ſont de même partagez ſur la queſtion qui regarde les médicamens *abortifs*, & ceux *qui cauſent la ſtérilité.* Pluſieurs croyent que l'on peut s'en ſervir dans le cas marqué par Aſpaſie; mais il me ſemble qu'il faut plûtôt eſſayer tout autre choſe, & au pis aller qu'il vaut mieux qu'un mari s'abſtienne de ſa femme. Je laiſſe à part la queſtion, ſi l'on peut donner des abortifs, ou cauſer la ſtérilité, ſans nuire d'ailleurs à une femme; & même, s'il y a de veritables abortifs, & ſi l'on peut aiſément rendre les femmes ſtériles par quelque médicament?

2 Galien & 3 Pline font mention d'une ELEPHANTIS, qui avoit auſſi écrit touchant les remedes *abortifs*, & touchant le *fards.* Je crois qu'elle eſt differente de celle qui s'étoit rendue fameuſe par ſes vers laſcifs, dont 4 Suetone, les Auteurs des Priapées, & Martial ont parlé.

Galien rapporte auſſi quelques compoſitions de médicamens d'une ANTIOCHIS, qui eſt apparemment la même à qui Héraclide Tarentin avoit dédié quelques-uns de ſes livres, comme on l'a vu ci-deſſus.

On trouve encore une OLYMPIAS, de Thebes; une SOTIRA; une SALPE; une LAÏS, toutes citées par Pline, qui ajoûte que la ſeconde étoit ſage-femme. Leurs remedes étoient pour la plus grande partie ſuperſtitieux, ce qui n'eſt pas fort ſurprenant, les remedes de cette nature ayant été de tout temps du goût du peuple & principalement de celui des femmes.

Il eſt parlé dans Galien d'une FABULLA LIBYCA, que l'on a miſe au rang des précedentes. Cornarius croit qu'il faut lire *Livia*, & non pas *Libyca*; & il ſoûtient que cette femme n'étoit point de la profeſſion dont il s'agit, mais que Galien a ſeulement fait mention d'elle comme d'une perſonne pour qui l'on avoit préparé le médicament qui eſt décrit à l'endroit que l'on cite, où on lit ces mots, *Fabula Libycæ compoſitum medicamentum*, qui peuvent être expliquez differemment, ſelon la differente ſignification du datif, qui ſe trouve auſſi bien dans le Grec que dans le Latin. Je crois que Cornarius a raiſon.

VICTO-

1 At quin & in ipſo adhuc utero infans trucidatur, neceſſaria crudilitate, quum in exitu obliquatus denegat partum, matricida ni moriturus. Itaque & inter arma Medicorum organon eſt, quò prius patefacere ſecreta coguntur, tortili temperamento cum anulo cultrato, quo intus membra cæduntur, anxio arbitrio, cum hebete unco, quo totum pecus extrahitur, violento puerperio. Eſt etiam æneum ſpiculum quo jugulatio ipſa dirigitur, cæco latrocinio, ἐμβρυοσφάκτην appellant. *Tertull. Lib. de Anima, Cap. 25. Vide Zacchiæ Queſtion. Medico Legales.*

2 *Pharmacor. Local. Lib. 1. Cap. 1.*

3 *Lib. 28. Cap. 7.*

4 *In Tiberio.*

Victoria, Salviana, ou Salvina, & Leoparda sont citées par 1 *Theodorus Priscianus.* Africana est aussi nommée par Marcellus l'Empirique, soit que ce fût le nom propre d'une femme qui se méloit de la Médecine, soit que ce fût le nom de sa patrie. 2 Scribonius Largus parle d'une femme *Africaine* de laquelle il avoit acheté le secret d'une composition pour la Colique. *Suite du Siecle xxxviij. & tout le Siecle xxxix.*

On joint à toutes ces femmes une Trota, ou Trotula, dont on parlera quand on en sera à *Eros*, Affranchi de Julie, qui vivoit sous Auguste. Tiraqueau met aussi avec elles une Achromos, de laquelle il veut qu'Hippocrate ait parlé au sujet d'un remede que cette femme prétendue avoit pour la dysenterie. On peut voir là-dessus ce qui a été dit ci-devant (*Part. 1. Liv. 3. Chap.* 30.)

Nous finirons ce Chapitre par les Inscriptions qui suivent, où l'on void les noms de Sentia Elis, de Julia Sabina, de Secunda, & le titre que ces femmes se donnoient. La premiere de ces Inscriptions se trouve à Verone:

3 C. CORNELIUS
MELIBOEUS SIBI
ET SENTIÆ ELIDI
MEDICÆ
CONTUBERNALI

La seconde est dans le Duché d'Urbin:

4 DEIS MANIB.
JULIÆ Q. L.
SABINÆ
MEDICÆ
Q. JULIUS ATIMEIUS
CONJUGI
BENE MERENTI.

Rhodius croit qu'il faut lire *Atimetus*, & non pas *Atimeius.* On a parlé ci-devant d'un Esclave de Cassius qui portoit le premier de ces noms, & on en dira encore un mot dans la troisième Partie, en parlant des Médecins qui ont vécu sous Auguste. Quant à *Julia Sabina*, la lettre L qui suit son nom, & qui est seule avec un point, marque qu'elle étoit une Affranchie, *Liberta.*

Pignorius rapporte la troisième:

SECUNDA
LIVILLÆ S.
MEDICA

La lettre S. fait *Serva*, Esclave. 5 On parlera des Esclaves Médicins dans l'en-

1 *Voyez ci-après, Part.* 2. *Liv.* 4. *Sect.* 1. *Chap.* 13.
2 *Compos. CXXII.*
3 *Rhod. in Scribon. Larg. Comp.* 122.
4 *Ibidem.*
5 *Voyez Part.* 3. *Liv.* 1. *Chap.* 2.

Suite du Siecle xxxviij. & tout le Siecle xxxix.

l'endroit, où l'on vient de dire que l'on parleroit d'Atimetus; & l'on y traitera de quelques autres emplois des femmes par rapport à la Médecine.

Les Grecs avoient aussi leurs Ἀκεσθρίδες, & leurs Ἰατρῖναι, termes qui répondent au Latin *Medicæ*, comme qui diroit en François, *Médecines*. On trouve le premier de ces mots Grecs dans Hippocrate, au livre *des Chairs*, sur la fin; il paroit par la suite du discours qu'il donne ce nom aux *sages femmes*, que l'on appelloit communément μαῖαι. Le second se trouve dans Galien (*de Locis Affect. Lib. 6. Cap. 5.*) On recueille de ce passage que les *Iatrinæ* traitoient les maladies qui sont particulieres au sexe, sur tout *l'affection hysterique*, ou le *mal de mere*. Galien remarque même que ce sont les femmes qui ont les premieres appellé cette maladie *affection hysterique*, & que les Médecins ne l'ont ainsi nommée qu'après elles. Il est encore fait mention de ces mêmes femmes & de la même maladie dans l'Epigramme 72 du livre 11 de Martial,

Protinus accedunt Medici, Medicæque *recedunt*

Cette Epigramme commence ainsi,

Hystericam *vetulo se dixerat esse marito.*

On demandera, peut-être, si ces *Iatrinæ*, ou ces *Medicæ*, étoient toutes sages-femmes, & s'il n'y en avoit point qui, sans se mêler des accouchemens, traitassent d'ailleurs les femmes dans leurs maladies? Il se peut qu'il y en eût quelques-unes qui n'exerçoient que le dernier de ces métiers, & que toutes les sages-femmes fussent *Médecines*, sans que ces dernieres fussent toutes sages-femmes.

Quoi qu'il en soit, les femmes dont il s'agit, s'attachoient aussi à tout ce qui regarde *l'ornement* &c.

HISTOI-

HISTOIRE
DE LA
MEDECINE,
SECONDE PARTIE,
LIVRE QUATRIEME,
SECTIÒN PREMIERE.

Où l'on trouve l'établissement & le progrès de la Secte METHODIQUE fondée par THEMISON, au commencement du Siecle XL.

AVANT-PROPOS.

Secte Méthodique dans le Siecle xl. & suivans.

ON a insinué ci-dessus que les Chefs de la Secte Empirique, peu satisfaits des raisonnemens Philosophiques des principaux Médecins de leur temps, & désespérans de pouvoir découvrir quelque chose de plus utile par l'Anatomie, qui neanmoins commençoit alors à se mettre fort en crédit, renoncerent à la Philosophie & à l'Anatomie, & résolurent de se passer de l'une & de l'autre, pour suivre uniquement les lumieres que la seule Experience pouvoit leur fournir. Des raisons approchantes de celles qui avoient porté les Empiriques à se séparer des autres Médecins, obligerent aussi ceux dont nous allons parler, à former un troisième parti, ou une troisième Secte, dans la Médecine, qu'ils nommerent *la Secte Méthodique.* Les principes d'Asclépiade, ayant paru trop difficiles à entendre & trop vastes à l'un de ses disciples nommé Thémison, celui-ci crut qu'il falloit trouver un chemin plus aisé & plus court, ou une *méthode* abrégée, qui fût de la portée de tout le monde. C'est de là que cette nouvelle Médecine prit le nom de *Médecine Méthodique*; comme on le verra plus particulierement ci-après.

Secte Méthodique dans le Siecle xl. & suivans.

Les Empiriques avoient déja entrepris d'abréger & de faciliter l'étude de la Médecine, en retranchant celle des *causes cachées* des maladies. Les Méthodiques allerent beaucoup plus loin; ils ne se contenterent pas de suivre en cela les Empiriques; ils entreprirent de plus de réduire à deux genres principaux tout ce grand nombre de maladies que les Dogmatiques & les Empiriques eux-mêmes avoient distinguées avec beaucoup de soin, & s'imaginerent qu'en observant ce que les maladies ont de *commun* entr'elles, à certain égard, il ne servoit de rien de descendre davantage dans le particulier. Ce fondement posé, ils se mirent ensuite dans l'esprit, que comme il n'y avoit proprement, selon eux, que de deux sortes de maladies, il ne falloit aussi que de deux sortes de remedes, qui étoient naturellement indiquez par les deux genres dont on vient de parler; de maniere qu'il suffisoit de conoitre sous lequel de ces deux genres une maladie devoit être rapportée pour trouver en peu de temps le remede. Par la même raison il n'étoit point nécessaire d'entendre ni de Philosophie ni d'Anatomie, ni même d'avoir une grande experience pour posseder la Médecine. Ce Systeme parut si commode qu'un grand nombre de Médecins l'embrasserent, & que cette Secte, qui commença presque avec le Siecle XL. environ deux cens ans après l'établissement de celle des Empiriques, se soûtint, même avec quelque éclat, pendant trois ou quatre Siecles.

Il n'y avoit eu auparavant que deux autres Sectes generales dans la Médecine, la Secte Dogmatique & la Secte Empirique; car encore que les Médecins Dogmatiques, ou Raisonnans, ayent été fort partagez entr'eux, & que chacun ait pu avoir son sentiment particulier; neanmoins comme ils sont tous convenus que *le raisonnement* & *l'expérience* sont les deux bases de la Médecine, & qu'ils ont également fait profession de rechercher les *causes* des maladies par le moyen de l'Anatomie, & même de la Philosophie, tous ensemble n'ont proprement formé qu'un seul parti. Cette remarque est importante, pour éviter la confusion qui pourroit naître de ce que l'on a parlé ci-devant de la *Secte d'Hérophile*, de celle *d'Erasistrate* & de quelques autres. Ce mot de *Secte* ne doit pas être pris à la rigueur en ces endroits. On ne s'en est servi, après les Anciens, que pour désigner le gros de ceux qui ont suivi les sentimens particuliers de ces fameux Médecins, & qui ont été à cause de cela appellez leurs *Sectateurs*. Asclèpiade lui même qui avoit fait de grands changemens dans la Médecine, & qui avoit pareillement eu ses Sectateurs, ne doit pas non plus être distingué des Dogmatiques, ni regardé comme le Chef d'une Secte particuliere. Autrement il faudroit faire presqu'autant de Sectes qu'il y a eu de Médecins de réputation, dont les sentimens ont été un peu differens de ceux des autres, ce qui seroit embarassant. Au reste, j'ai divisé ce quatriéme Livre en deux Sections, dont la premiere comprendra tout ce qui regarde la Secte Méthodique en particulier; dans la seconde je traiterai de quelques autres Sectes nées de la Méthodique, ou qui se sont formées peu de temps après. Je garderai d'ailleurs le même ordre que j'ai suivi à l'égard d'Erasistrate, d'Herophile, de Philinus, & d'Asclépiade, c'est à dire, qu'après avoir fait l'histoire particuliere de Thémison, je ferai, sans interruption, celle de tous ses Successeurs les Médecins Méthodiques, quoi que les derniers d'entr'eux ayent vécu fort long-temps après lui. Je reprendrai ensuite le fil de l'Histoire generale

rale de la Médecine, dans le commencement de la troisième Partie, en revenant au temps de Thémison.

Secte Méthodique dans le Siecle xl. & suivans.

— —

CHAPITRE I.

THEMISON Chef de la Secte METHODIQUE, ou celui qui en a le premier dressé le plan. PROCULUS & EUDEME, ses Disciples, & VECTIUS VALENS.

THémison de Laödicée, l'un des disciples d'Asclépiade, vivoit sur la fin du Siecle XXXIX, & jusques vers le milieu du XL, comme on le recueille de ce que Celse en parle comme d'un homme qu'il a pu voir, mais qui n'étoit plus lors qu'il écrit: 1 *Thémison*, dit cet Auteur, *a changé dernierement, & dans sa vieillesse, quelque chose au systeme de son Maitre.* Ce mot *nuper*, *dernierement*, marque que cela étoit arrivé peu de temps avant que Celse écrivit. Or Celse a écrit, comme on le verra dans la suite, peu de temps après le milieu de ce même Siecle, sur la fin du regne d'Auguste, ou au commencement de celui de Tibere.

Le changement que fit Thémison aux opinions d'Asclépiade paroîtra par ce que l'on va dire, mais on ne laissera pas de faire dans la suite quelques reflexions sur ce sujet, pour faire mieux comprendre en quoi ces deux Médecins étoient differens. La Secte dont Thémison fut Auteur, fut appellée la Secte *Méthodique*, parce qu'il se mit en tête de trouver une *méthode* pour rendre la Médecine plus aisée à apprendre & à pratiquer. Voici quels étoient ses principes.

2 Il disoit premierement, que la conoissance des causes des maladies n'étoit point nécessaire, pourvu qu'on prit garde à ce que les maladies ont de *commun*, ou de *rapportant*, entr'elles. Ce fondement posé, il réduisoit toutes les maladies sous deux, ou tout au plus sous trois genres principaux. Le premier étoit le genre *resserré*; le second, le genre 3 *relâché*, ou *coulant*; & le troisième le genre *mêlé*, qui tenoit partie de l'un, partie de l'autre des deux premiers; c'est à dire que dans les maladies comprises sous ce troisième genre il y avoit d'un côté du *relâchement*, & de l'autre du resserrement.

Thémison observoit en second lieu, que les maladies sont quelquefois *aigues*, & quelquefois *chroniques*, ou *longues*; qu'elles *croissent* & *vont en augmentant*, en certain

1 Ex Asclepiadis successoribus Themison nuper ipse quoque quædam in senectute deflexit. *Cels. Præfat. Lib.* 1. Pline (*Liv.* 29. *Chap.* 1.) marque expressement que Themison avoit été *auditeur* d'Asclépiade, mais ce qu'il dit d'ailleurs la-dessus n'est pas clair. On rapporte ce passage ci-après, *Part* 3. *Liv.* 1. *Chap.* 1.

2 *Cels. Præfat. Lib.* 1.

3 Themison se servoit de ces termes Grecs, στεγνὸν, ἢ ῥοῶδες, στέγνωσις, ἢ ῥύσις, qui répondent à ceux de *resserré*, & *coulant*; *resserrement*, & *flus*; termes qui étoient équivoques ou synonymes à ceux-ci; τάσις, ἢ χάλασις, *tension*, ou *relâchement*; ἀτονία, ἢ ῥῶσις, *flaccidité*, ou *fermeté*, συναγωγὴ ἢ χύσις, *contraction*, ou *effusion*; ἀραίωσις, ἢ πύκνωσις, *rareté*, ou *épaisseur*. Tous ces mots, qui reviennent à peu près à la même chose, expriment ce que vouloient dire les Méthodiques; & ils se servoient tantôt des uns tantôt des autres selon les occasions. Les termes de ἀνεωγμένον, *ouvert* & κεκλεισμένον, *fermé* ou *bouché*, leur etoient également familiers.

Secte Méthodique dans le Siecle xl. & suivans.

certain temps; qu'en un autre elles sont à leur *plus haut période;* & qu'enfin on les void *diminuer*, qui est la même distinction qu'avoit fait Hippocrate En conséquence de cela Thémison disoit qu'il falloit autrement traiter les maladies *aigues*, autrement les maladies *chroniques*, autrement celles qui sont dans le temps de leur *augmentation*, autrement celles qni sont à leur *plus haut période*, autrement celles qui *diminuent*. Il prétendoit que la Médecine consistoit uniquement en l'observation de ce petit nombre de regles fondées sur des choses tout-à-fait *évidentes*; & il supposoit que toutes les maladies, de quelque nature qu'elles soient, qui se trouvent comprises sous quelcun des genres que l'on vient de désigner, doivent être traitées de la même maniere, de quelque cause qu'elles viennent, quelque partie qu'elles attaquent, & en quelques pays, ou en quelque saison que l'on se rencontre. Sur ces principes il définissoit la Médecine, par, *une Méthode qui conduit à conoitre ce que les maladies ont de commun entr'elles, & qui est évidente en même temps.*

De cette maniere Thémison convenoit avec les Médecins Empiriques, en ce qu'il ne comptoit point, non plus qu'eux. sur ce qui est *obscur*: on dira encore un mot sur ce sujet un peu plus bas. Il convenoit d'ailleurs avec les Médecins Dogmatiques, en ce qu'il admettoit comme eux le *raisonnement*. Il s'accordoit encore avec les mêmes en ce qu'il établissoit, aussi bien qu'eux, pour fondement de sa méthode, *l'Indication*, laquelle étant une suite du raisonnement étoit rejettée par les Empiriques, comme on l'a vu ci-dessus. Mais s'il étoit du sentiment des Médecins Dogmatiques, à l'égard de l'Indication en géneral, il ne laissoit pas d'être fort éloigné d'eux, en ce qu'il ne reconoissoit point d'autre indication que celle que lui fournissoit *le genre de la maladie*; au lieu que les Médecins Dogmatiques prétendoient, que le genre, ou l'espece du mal, n'étoit point ce qui indiquoit le remede qu'il y faut rapporter, & la maniere dont on doit se conduire dans la cure, mais qu'on devoit plûtôt regarder en cette rencontre à la *cause* qui a produit ce mal & qui l'entretient, laquelle, selon eux, indique d'autant plus naturellement le remede, que dans toutes les maladies le remede consiste à ôter ou à éloigner la cause qui les a produites Thémison rejettoit de même les autres indications que les Médecins Dogmatiques tiroient de *l'âge* du malade, de ses *forces*, de son *pays*, de sa *coutume*, de la *saison de l'année*, de la nature de la *partie malade* &c. en quoi il étoit aussi opposé aux Médecins Empiriques, lesquels, quoi qu'ils ne voulussent pas ouïr parler *d'indication*, ne laissoient pas d'avoir de grands égards à toutes les circonstances que l'on vient de rapporter, & qui remplissoient les observations qui leur servoient de regle dans la pratique.

Il n'est pas plus difficile de voir la difference qu'il y avoit entre le Systeme de Thémison & celui d'Asclépiade son Maitre. L'on a vu que celui-ci croyoit que *la Santé* consiste en une *juste proportion des pores du corps*, & *les maladies* en une *disproportion de ces mêmes pores*. A la verité, c'est cette opinion d'Asclépiade qui avoit donné lieu à celle de Thémison; mais au lieu que le premier envisageoit une partie de ces pores comme des cavitez, ou des espaces insensibles, qui s'étoient faits par le concours des atomes, dans le temps de la formation de chaque corps, & qu'il raisonnoit là-dessus en Philosophe, celui-ci n'alloit pas si avant; il se contentoit apparemment de croire qu'il doit y avoir des

pores

Secte Méthodique dans le Siecle xi. & suivans.

pores en divers endroits du corps humain, de quelque nature qu'ils fussent, quoi qu'on ne les vôye pas. C'étoit du moins la pensée de quelques-uns des Méthodiques qui vinrent après lui, qui apportoient là-dessus l'exemple de la *peau*, de laquelle on n'apperçoit pas les *trous*, quoi qu'il soit très-certain, par les sueurs qui en sortent, qu'il y en a plusieurs. Thémison ne pouvoit pas admettre les pores d'Asclépiade, parce que cela étoit contre ses principes, qui ne devoient être tirez, comme on l'a dit, que de choses évidentes; il reconoissoit bien des pores, mais il ne vouloit pas déterminer de quelle nature ils étoient. Les pores, disoit-il, ne sont pas évidens, mais je les découvre, ou je les suppose, par une consequence évidente tirée de la sueur. C'est dans cet esprit que les Méthodiques disoient que la Médecine est *un moyen*, ou *une méthode qui conduit d'une chose évidente, ou apparente, à une autre chose qui n'étoit pas conue.*

Mais la principale difference qu'il y avoit, par rapport aux moyens de trouver des remedes, entre les sentimens d'Asclépiade & ceux de Thémison; c'est qu'encore que le premier cherchât les causes de la santé & des maladies dans la proportion, ou disproportion des pores, néanmoins il ne croyoit pas que cette idée génerale suffit à un Médecin, en sorte qu'il ne dût s'informer de rien de plus particulier. Asclépiade croyoit avec Hippocrate & tous les autres Médecins, hors les Méthodiques, qu'il falloit regarder à ce que les maladies ont de *commun* & à ce qu'elles ont de *propre*; au lieu que Thémison se contentoit de voir le rapport géneral qu'il y a entr'elles, sans s'embarrasser l'esprit des differences particulieres qui s'y rencontrent. Ce qu'on dira touchant *Thessalus*, autre Médecin Méthodique, confirmera ce que l'on vient d'avancer. Enfin Thémison ne s'attachoit point à la recherche des *causes* des maladies comme avoit fait Asclépiade; il n'en vouloit conoitre que *le genre*, qu'il découvroit, disoit-il, par des signes évidens, de la même maniere que les Empiriques faisoient profession de conoitre & de discerner les maladies par leurs signes, & non pas par leurs causes, qu'ils regardoient comme impénétrables. C'est en quoi les Empiriques & les Méthodiques s'accordoient particulierement; je veux dire à chercher à s'instruire de la nature des maladies par leurs signes, ce qui faisoit que les uns & les autres étoient fort exacts à rapporter tous les signes d'une maladie. On verra par la suite comme ces derniers s'y prenoient à cet égard.

Ceci est tiré pour la plus grande partie de Celse; & c'est tout ce que l'on peut découvrir du systeme de Thémison, qui paroit assez different de celui d'Asclépiade, quoi que le même Celse insinue, comme on l'a vu, que la difference n'étoit pas grande. Il est vrai qu'à l'égard de sa pratique on voit par les extraits qu'en donne Cælius Aurelianus, que ce Médecin imitoit à peu prés Asclépiade; mais comme il n'avoit inventé la Méthode que dans sa vieillesse, il y a de l'apparence qu'il n'avoit pas eu le temps de proportionner parfaitement ses remedes à son raisonnement sur la nature des maladies. 1 *Themison*, dit Cælius, *étoit encore engagé dans les erreurs d'Asclepiade, & la Secte Methodique n'étoit alors que dans ses premiers rudimens, ou n'étoit pas encore bien formee*

Entre les fautes que Thémison avoit commises contre les loix de la Métho-

de,

1 *Tardar. Lib. 1. Cap. 1.*

Secte Méthodique dans le Siecle xl. & suivans.

de, on lui reprochoit qu'il donnoit à boire de l'eau froide aux malades qu'il avoit fait saigner, ce qui étoit, selon les autres Méthodiques, ordonner deux remedes contraires l'un à l'autre, la saignée qui sert à *relâcher*, & l'eau froide qui *resserre*. Cælius Aurelianus remarque aussi que Thémison donnoit en diverses maladies des *purgatifs*. Il purgeoit, par exemple, dans *l'Asthme*, avec du *diagrede*, & dans la *Lethargie* avec de *l'aloës* dissout dans de l'eau. Dans la maladie appellée *Catalepsis* il purgeoit aussi avec du *diagrede*, auquel il joignoit du *castoreum ;* il employoit encore divers autres purgatifs, ce que les Méthodiques n'approuverent pas dans la suite. Thémison ne se conduisoit point non plus comme ces derniers par rapport aux divers temps propres, pour *prendre de la nourriture*, pour *s'exercer*, pour *se baigner*, pour *tirer du sang*, pour *appliquer des ventouses*, & mêmes *des Sansues.*

Mais il y a une remarque historique à faire à l'égard de ce dernier remede, je veux dire à l'égard de l'*application des Sansues.* Je ne crois pas que Thémison fut le premier qui se fût avisé de le pratiquer, & Aurelianus ne le remarque pas. Cependant je ne vois point qu'Hippocrate, qui a fait mention de toutes les autres manieres de tirer du sang, & presque de toutes les sortes de secours qu'on donne ordinairement aux malades, ait parlé de celui-ci Je ne vois pas mêmes dans les extraits que Cælius donne de la pratique de *Diocles*, de *Praxagore*, d'*Hérophile*, d'*Héraclide Tarentin*, d'*Asclépiade*, & des autres Médecins qui ont été entre Hippocrate & Thémison ; je ne vois pas, dis-je, que l'application des Sansues se trouve entre les remedes dont ces Médecins se servoient. On pourroit dire qu'encore qu'ils auroient conu ce remede, il ne s'ensuit pas qu'il doive être rapporté dans les extraits que nous avons concernant leur pratique, ces extraits étant aussi courts qu'ils le sont : mais cette réponse ne satisfait pas tout-à-fait, parce qu'on n'oublie pas dans ces mêmes endroits de parler de remedes qui sont de moindre importance que celui dont il s'agit. Et pour ce qui est d'Hippocrate, dont nous avons les œuvres toutes entieres, ou peut s'en faut, il est visible que son silence sur ce même remede est une preuve qu'il ne l'employoit pas.

Qui sera-ce donc qui aura inventé l'application des Sansues ? Je pense qu'il en est à peu près de ce remede comme de la [1] *saignée*, de laquelle on n'a pu marquer les premiers qui l'ont pratiquée. On ne sait point non plus qui est l'inventeur de l'application des Sansues ; mais comme Thémison est, si je ne me trompe, le plus ancien, & le premier des Auteurs que nous avons, qui en ait parlé, cela me semble être une preuve que ce remede étoit nouveau de son temps, du moins parmi les Médecins, qui que ce soit qui l'ait inventé. Ce même remede fut continué par ceux de la Secte de Thémison en diverses occasions ; dans la pensée que comme la saignée, ou l'ouverture des grandes veines, causoit un *relâchement général*, dans tout le corps, les Sansues relâchoient *en particulier*, la partie sur laquelle elles étoient appliquées ; à peu près comme les ventouses, [2] qu'ils appliquoient quelquefois après que les Sansues étoient tombées, pour tirer d'avantage de sang, ou, comme ils parloient, pour relâcher d'avantage.

Il

1 *Voyez ci dessus, Part. I. Liv I.*

2 *Cel. Aurel. Acutor. Lib. 3. Cap. 3.*

Il semble même que l'application des Sansues étoit tellement propre, ou particuliere aux Méthodiques, que Galien, dont la pratique étoit fort differente de la leur, & qui est venu fort long-temps après Thémison, n'en a pas daigné parler. L'on trouve, à la verité, quelque petite chose sur ce sujet dans ce fragment, ou dans ce livre imparfait, qui est intitulé, *des Ventouses*, *de la Scarification*, *des Sansues*, &c. qui est parmi les œuvres de cet Auteur; mais qui apparemment n'est pas de lui, puis qu'on trouve à peu près la même chose, pour ce qui regarde les Sansues, dans 1 *Oribase*, qui déclare avoir tiré ce qu'il en dit, d'*Antyllus* & de *Ménémachus*, qui étoient Méthodiques, du moins le dernier, & non pas de Galien. On ne peut pas dire, que Galien ne conût pas ce remede. Les Méthodiques le pratiquoient tous les jours à ses yeux, mais il faut qu'il le méprisât; à cela près il semble qu'il en auroit dû parler, aussi bien qu'il a parlé de l'application des ventouses, dans sa *Méthode de traiter les maladies*, & dans les livres qu'il a faits exprès *sur la Saignée*.

Secte Méthodique dans le Siecle xl. & suivans.

Au reste, quoi que dans les extraits que nous avons d'Héraclide, & de quelques autres Empiriques on ne trouve, comme nous l'avons remarqué, pas un mot touchant les Sansues, ce remede a neanmoins tout l'air d'un remede Empirique, ou d'un remede qui peut même être venu des paysans. Il est du moins vraisemblable que les paysans se sont les premiers apperçus de l'effet de la picqueure des Sansues, après avoir vu plusieurs de ces insectes attachez à leurs pieds & à leurs jambes, lorsqu'ils étoient allez nuds pieds dans des marais, & après avoir remarqué que l'évacuation du sang que les Sansues leur avoient tiré, & de celui qui coule encore par la blessure, après qu'elles ont lâché prise, leur avoit tenu lieu d'une saignée. Mais on n'en sait pas mieux, pour cela, en quel temps les Médecins ont commencé à se servir de ce remede.

On n'a plus que deux ou trois petites remarques, à faire touchant Thémison. La premiere c'est que 2 Dioscoride nous apprend que ce Médecin ayant été un jour mordu par un chien enragé, ou ce qui seroit bien plus particulier, ayant simplement servi avec beaucoup d'assiduité un de ses amis qui étoit tombé dans la rage, il y tomba lui-même, mais qu'après avoir beaucoup souffert il fut enfin guéri. 3 Cælius Aurelianus ajoûte que Thémison étant atteint de cette fâcheuse maladie avoit souvent entrepris d'écrire sur ce sujet; mais qu'autant de fois il retomboit dans la même maladie. La seconde, c'est qu'encore que Juvenal ait reproché à ce Médecin le grand nombre de malades qu'il avoit tuez,

Quot Themison ægros autumno occiderit uno,

Cela n'est pas si desavantageux qu'on pourroit penser; c'est du moins une preuve que bien des gens se mettoient entre ses mains. Quoi que Juvenal ait vécu après notre Thémison, & qu'il n'ait pu le voir, je ne doute point que ce ne soit du même dont il a voulu parler; il n'y a du moins pas eu d'autre

1 *Lib.* 7.
2 *Lib.* 6. *Cap. de Rabie.*
3 *Lib.* 14. *Cap.* 17.

Secte Méthodique dans le Siecle xl. & suivans.

d'autre Médecin célebre, de ce nom, après celui-ci. Il se pourroit aussi que ce Poëte Satyrique ait eu en vuë quelque Médecin de son temps, qu'il appelle Thémison pour cacher son veritable nom; ou enfin, que sous le nom de Thémison il ait compris tous les Médecins de la Secte Méthodique; mais comme que ce soit, cela est dit par rapport au même Thémison dont nous venons de parler, & dont Pline fait bien plus d'état que Juvenal. Il l'appelle en un endroit *summus Auctor*, un grand Auteur, & il remarque ailleurs que Thémison avoit fait un livre, où il traitoit du *plantain*, & où il disoit qu'il avoit le premier trouvé cette plante. Il en parle encore en quelques autres lieux. L'on apprend aussi de 1 Galien que Thémison étoit le premier qui eût donné la description du *Diacodium*, qui est un remede composé du suc & de la décoction des têtes de *pavot*, & de miel. Il avoit parcillement inventé une composition purgative appellée *Hiera*, dont on parlera dans la III. Partie, à propos des médicamens des Anciens. On trouvera encore 2 quelque chose concernant ce Médecin, dans les Chapitres suivans.

Thémison eut apparemment plusieurs disciples, mais il n'y en a eu que deux dont les noms nous soient restez, un PROCULUS, & un EUDEME, qui sont mis en ce rang par Cælius Aurelianus. A l'égard de ses Sectateurs tous les Méthodiques doivent être regardez comme étant de ce nombre, quoi qu'ils ayent fait de grands changemens à ses principes, & qu'il se soient presque tous voulu ériger en Chefs de Secte, comme on le verra ci-après. Je ne sai rien touchant *Proculus*, que ce qu'en rapporte l'Auteur que je viens de citer, qui est quelque chose de peu considerable concernant la pratique.

Pour ce qui est d'*Eudeme*, dont Cælius rapporte aussi quelques petits traits de pratique, remarquant entr'autres choses qu'il donnoit des *lavemens d'eau froide*, à ceux que l'on appelloit *Cardiaci*, (*Voyez ci-après, Part. 2. Liv. 4. Sect. 1. Chap. 6.*) je crois que c'est le même que l'adultere de Livie, qui est appellé par Tacite *l'ami, & le Médecin de cette Dame*, & qui empoisonna Drusus son époux. Tacite ajoûte, *que cet Eudeme faisoit parade de beaucoup de remedes secrets, afin de paroître plus habile dans son art;* maxime qui a réussi à plusieurs Médecins qui n'avoient pas d'ailleurs des talens pour se faire distinguer en agissant plus naturellement. Je dis que ce Médecin de Livie, & le disciple de Thémison peuvent être une même personne, parce que le temps n'y repugne pas, & que les disciples de Thémison vivoient sous Tibere, aussi bien que l'Eudeme de Tacite. Toute la difficulté qu'il pourroit y avoir, c'est que les Méthodiques n'étoient guére pour les secrets, comme on le verra dans la suite; mais on peut répondre que la *Methode* n'étoit pas encore dans sa perfection du temps de Thémison, comme on l'a remarqué.

L'on a parlé ci-devant de trois, ou de quatre *Eudemes*, dont le premier étoit Vendeur d'Antidotes, *Pharmacopola;* le second, étoit un Médecin de Chio; (*Part. 1. Liv. 4 Chap. 7.*) Le troisiéme c'est l'Anatomiste contemporain d'Hérophile, ou de ses disciples, (*Part. 2. Liv. 1. Chap. 8.*) Le quatriéme, est celui

1 *Medicam. Local. Lib. 7. Cap 2.*

2 *Voyez encore ci-après, Part 3 Liv. 2. Chap. 1. où il est parlé des Archiatres,* & *Part. 3. Liv. 1. Chap. 2.* où il est parlé d'un *Thémison* Médecin, qui étoit esclave d'Apulée. *Ibidem, Lib. 2. Chap. 3.*

celui dont on a parlé au même endroit, & de qui l'on dit, qu'il avoit décrit en vers la composition d'une espece de Thériaque, supposé qu'il soit different de l'Anatomiste, ce qui pourroit bien être. Le galant de Livie fait le cinquième. On trouve encore dans Galien un Eudeme qu'il appelle l'*ancien*, & dont il rapporte quelque composition de médicament, (*Pharmacor. Local. Lib.* 9. *Cap.* 5.) Athénée (*Lib.* 9.) cite un Eudeme *Athenien*, qui avoit écrit touchant *les herbages*. Enfin Apulée, (*Apolog.* 1.) parle d'un Eudeme qui avoit traité *des animaux*. On ne sauroit dire, si ces derniers sont differens des quatre ou cinq premiers.

Secte Méthodique dans le Siecle xI. & suivans.

Vectius Valens, qui eut le même commerce avec Messaline femme de Claude, qu'Eudeme avoit eu avec Livie, est introduit par Pline, comme Auteur d'un nouvelle Secte. Il y a de l'apparence qu'il avoit aussi donné dans celle de Thémison, mais qu'il commença à y faire quelques changemens, comme firent presque tous les Méthodiques qui vinrent après lui, & dont chacun prétendit par cette raison, je veux dire pour avoir un peu changé les principes de Thémison, être l'Auteur d'une nouvelle sorte de Médecine. Pline ajoûte que Valens étoit fort éloquent, & qu'il s'acquit une grande réputation dans son art. Je pense que c'est le même que Cælius Aurelianus appelle *Valens le Physicien.*

CHAPITRE. II.

THESSALUS, autre Medecin Méthodique, qui poussa la Méthode plus loin que n'avoit fait Thémison Quelques particularitez touchant sa conduite, & une partie de son Systeme.

Thémison, comme on l'a remarqué, étant déja vieux lors qu'il jetta les fondement de sa Secte, & n'ayant pas eu le temps de méditer assez sur ce sujet, il en laissa le soin à ceux qui vinrent après lui. Ses disciples, dont on a parlé, dûrent travailler à cette affaire, mais on n'apprend aucune particularité de ce qu'ils firent, non plus que des progrès de Vectius Valens, que l'on a dit avoir été occupé à la même chose. Il y a de l'apparence que tous ces gens-là n'avancerent pas autant que Thessalus, qui vivoit sous Neron, environ cinquante ans après Thémison, & qu'il fut le premier qui amplifia, ou qui corrigea si bien les principes de ce Médecin, qu'il eut la réputation 1 d'avoir perfectionné *la Methode*. Cet homme étoit de *Trallé*, en Lydie, & fils, 2 s'il en faut croire Galien, d'un Cardeur de laine, chez lequel il avoit été élevé parmi des femmes. Cependant la bassesse de son extraction, & le peu de soin que l'on avoit eu de son éducation n'empêcherent point qu'il ne s'avançât, & qu'il ne fit une grande fortune. Le moyen qu'il trouva pour cela fut de tâcher de s'introduire chez les Grands; & comme il savoit qu'ils aiment à être flattez, il n'oublia rien de ce coté-là, affectant d'ailleurs une com-

1 *Galen. Introduct.*
2 *De Crisib. Lib.* 2. *Cap.* 4. *Method. Medend. Lib.* 1. *Cap.* 3.

Secte Méthodique dans le Siecle xl. & suivans.

complaisance toute particuliere, & des manieres tout-à-fait soumises; ce qui est une conduite que Galien jugeoit bien differente de celle des plus anciens Médecins, tels qu'étoient les descendans d'Esculape, qui commandoient, dit cet Auteur, à leurs malades, comme un Géneral à ses Soldats, ou un Prince à ses sujets. Au contraire Thessalus obéissoit aux siens comme les esclaves obéissent à leurs maîtres. Si ses malades vouloient *se baigner*, il les baignoit; s'ils vouloient *de la glace*, ou *de la neige*, pour boire frais, il leur en donnoit; s'ils souhaitoient *du vin*, il leur en accordoit. Ces réflexions de Galien, qui ajoûte que Thessalus avoit bien des compagnons, font voir que ce n'est pas d'aujourd'hui que l'on a su distinguer entre *la fin de l'Art*, & *la fin de l'Ouvrier*.

Pour revenir à Thessalus, 1 il ajoûtoit aux qualitez dont on a parlé, une extrême impudence; & autant qu'il étoit humble, & soumis à l'égard de ceux dont il vouloit acquerir, ou conserver la pratique, autant étoit-il orgueilleux & insolent par rapport à ceux de sa profession. On pourroit croire que Galien, qui en parle de la sorte, le faisoit par passion, d'autant plus qu'il maltraite extraordinairement, tant ce Médecin Méthodique, que ses disciples, qu'il appelle *les ânes de Thessalus*. Mais une preuve que Galien avoit quelque raison de traiter Thessalus d'impudent, c'est qu'encore qu'il fût tout visible que ce dernier avoit bâti sur les fondemens jettez par Thémison, & en partie par Asclépiade, il ne laissoit pas de se vanter que tout étoit de son cru, débutant par ces termes dans une Epître qu'il adressoit à Neron: *J'ai fondé une nouvelle Secte, qui est la seule veritable, y ayant été obligé, parce qu'aucun des Médecins qui m'ont précedé, n'a rien trouvé d'utile ni pour la conservation de la santé, ni pour chasser les maladies; & qu'Hippocrate lui-même a débité sur ce sujet plusieurs maximes nuisibles.* Thessalus assuroit de plus que personne avant lui n'avoit découvert les 2 *rapports*, ou les *convenances* qu'ont les maladies entr'elles, non pas même Thémison, qui passoit pour avoir le premier parlé de ces rapports, ce qu'il avoit écrit sur ce sujet étant, selon Thessalus, quelque chose de monstrueux.

Ce ne fut pas là tout. La bonne opinion que Thessalus avoit de lui-même, ou l'avantage qu'il croyoit avoir sur tous ceux qui exerçoient le même mêtier que lui, le porta à cet excès de vanité de se donner le titre de 3 *Vainqueur des Médecins.* Voici de quelle maniere Pline parle de cette affaire. Après avoir dit que le Médecin *Vettius Valens*, duquel on a parlé, s'étoit acquis un grand credit dans la Cour de l'Empereur Claude, il continue ainsi: 4 *Peu de temps apres parut Thessalus, sous le regne de Neron. Ce Médecin improuvoit toutes les maximes de ceux qui l'avoient precedé, & déclamoit avec une espece de rage contre tout ce qu'il y avoit eu de Médecin au monde; mais on peut juger de son esprit & de sa*

1 *Galen Method. Med. Lib. 1. Cap. 1. 2. 3. 4.*

2 On les appelloit en Grec κοινότητες, en Latin *Communitates.* termes qui repondent au François *Communautez*; mais ce mot a un usage fort different dans notre langue.

3 Ἰατρονίκης.

4 Eadem ætas, Neronis principatu, ad Thessalum transilivit, delentem cuncta Majorum placita, & rabie quadam in omnis ævi Medicos perorantem: quali prudentiâ ingenioque, æstimari vel uno argumento abundè potest. cùm monumento suo (quod est Appia via) latronicen se inscripserit. Nullius histrionum equorumque trigarii comitatior egressus in publico erat. *Plin. Lib. 29. Cap. 1.*

sa conduite en cette occasion, par la preuve qu'il en donna d'ailleurs, lors qu'il prit le titre de Vainqueur des Médecins, *titre qu'il fit graver sur son tombeau, qui est au chemin d'Appius. Jamais Bâteleur,* continue Pline, *n'a paru en public avec une plus nombreuse compagnie que celle que Thessalus avoit ordinairement*, &c.

Secte Méthodique dans le Siecle xl. & suivans.

Il n'y a pas de quoi s'étonner que Thessalus attirât une si grande foule de monde, & particulierement de disciples, 1 promettant, comme il faisoit, d'enseigner toute la Médecine dans six mois. Et en effet, si cet art n'eût consisté qu'en ce que les Méthodiques vouloient que l'on en sût, il est sûr qu'il ne falloit pas un long terme pour l'apprendre; puisque d'un côté ils retranchoient, comme on l'a dit, aux Médecins Raisonnans, ou Dogmatiques, l'examen des *causes des maladies*, & que de l'autre ils substituoient aux pénibles *Observations*, sur lesquelles les Empiriques se fondoient uniquement, les Indications tirées des *Rapports* dont ont a parlé, qui étoit la chose du monde la plus aisée; de maniere que le seul travail qui restoit aux Méthodiques ne consistoit presque qu'en la conoissance & au choix des remedes, ce qui n'étoit pas non plus fort difficile, n'en cherchant principalement que de deux sortes.

Voici ce que Galien dit de la difference qu'il y avoit des sentimens de Thessalus à ceux d'Asclépiade, par où nous commencerons à découvrir le systeme du premier. *Thessalus*, 2 dit cet Auteur, *a réduit toutes les maladies qui se peuvent guerir par le régime, à deux sortes, comme avoit fait Asclépiade, mais il a ôté, ou cru inutiles plusieurs vûes particulieres selon lesquelles Asclépiade se conduisoit dans la pratique de la Médecine.* C'est à dire qu'encore qu'Asclépiade regardât l'ouverture ou le resserrement des pores, comme ce qui établit les deux genres principaux des maladies, il croyoit néanmoins qu'il falloit chercher des differences un peu plus particulieres, & distinguer ce que chaque maladie a de propre. Galien oppose 3 en un autre endroit Thessalus à Asclépiade & à Thémison joints ensemble. *Thessalus*, dit il, *a changé quelque chose dans le systeme de Thémison & d'Asclépiade; car au lieu que ceux-ci croyoint que comme la santé consiste en la symmetrie ou proportion des pores du corps, & la maladie en la disproportion des mêmes pores, le retour à la symmetrie est ce qui fait le rétablissement de la santé; Thessalus a cru qu'il falloit, pour guérir une maladie, changer entierement tout l'état des pores de la partie malade; & c'est*, ajoûte Galien, *de cette opinion qu'est venu le mot de* 4 métasyncrise, *qui ne signifie autre chose qu'un changement qui arrive dans les pores.*

Pour ce qui regarde la difference qu'il y avoit d'ailleurs entre le systeme de Témison en particulier & celui de Thessalus, c'est ce que l'on ne sait pas bien au juste. On sait seulement en géneral, comme on l'a dit ci dessus, que Thessalus avoit apporté du changement aux dogmes de Thémison, & qu'il passoit pour avoir perfectionné la Médecine Méthodique. Sur ce pied-là il semble qu'on pourroit attribuer à Thessalus tous les principes des Méthodiques qui sont venus après lui; mais nous apprenons de Galien que les Médecins de cette Secte n'étoient guere d'accord entr'eux. Les uns; par exemple, prétendoient

1 *Galen. Method. Medend. Lib. 1. Cap. 1.*
2 *Method. Med nd Lib. 1. Cap 6.*
3 *Methol. Medend. Lib 4 Cap 4.*
4 On expliquera plus particulierement ce terme dans le Chapitre suivant.

Secte Méthodique dans le Siecle xI. & suivans.

tendoient que le *flux* & le *resserrement* fussent communs à toutes les maladies en géneral; les autres soûtenoient que ce flux & ce resserrement n'avoient lieu, ou ne servoient d'indication, que dans les maladies qui se guérissent par le régime de vivre, & par là ils excluoient particulierement celles qui demandent le secours de la Chirurgie. C'est, sans doute, ce dernier sentiment qui a obligé l'Auteur du livre intitulé *l'Introduction*, d'ajoûter de nouveaux *rapports* à ceux de Thémison, & il se peut que ces nouveaux rapports soient ceux que Thessalus avoit inventez; mais on n'en est pas entierement sûr, quoi qu'il paroisse qu'il étoit du sentiment qu'on a touché en dernier lieu, comme le premier passage de Galien que nous avons cité, le prouve.

L'Auteur de *l'Introduction*, après avoir remarqué, qu'il y a non seulement des *rapports*, ou des *convenances* qui regardent les *maladies*, mais qu'il y en a encore qui regardent leur *cure*; & que les premiers sont appellez *passifs*, qui consistent au *resserrement* & au *flux*; & les derniers *curatifs*, qui consistent à *relâcher* & à *resserrer*; sans compter une autre espece de rapport qu'il appelle *temporaire*, qui regarde la differente maniere de se conduire dans les differens temps d'une maladie; après avoir, dis-je, fait ces remarques, qui expliquent ce que Thémison avoit dit en gros, il ajoûte qu'il y a des rapports qui concernent la *Chirurgie* en particulier, & qui sont differens des autres; ces derniers rapports consistent à *ôter ce qui est étranger, ou étrange à l'ègard du corps*, ou *à l'égard de son état naturel.*

Il y de deux sortes de choses, poursuit cet Auteur, que l'on peut appeller *étranges* ou *étrangeres* par rapport au corps; les unes sont *extérieures*, les autres *intérieures*. Les extérieures sont, par exemple, *une épine* ou *une fléche*, ou quelqu'autre chose du dehors, qui blesse, & qui demeurant dans la partie blessée y cause une grande incommodité, & empêche qu'on ne puisse guérir; il est visible que les choses étrangeres de cette nature demandent qu'on les ôte & qu'on les retire de la partie. Voilà pour les choses extérieures. Quant à celles qui sont intérieures le même Auteur en fait trois especes differentes. Il y a premierement de certaines choses qui sont dans notre corps, ou qui en font partie, & qui ne laissent pas d'être à charge, comme si elles étoient étrangeres, parce qu'elles ne sont pas en leur lieu; comme, par exemple, *un os disloqué* ou *cassé*, qui demandent par conséquent en partie qu'on les ôte du lieu où ils sont, & en partie qu'on les remette dans leur place naturelle.

Il y a en second lieu, des choses qui deviennent étranges par leurs *excès*, comme par leur *grosseur*, ou par leur *grandeur*, ou par leur *superfluité*; telles sont toutes les especes de *tumeurs*, tous les *abscès*, toutes les differentes sortes *d'excrescences*, de *verrues*, un *sixième doigt* &c. Dont les unes demandent seulement qu'on les ouvre, ou qu'on les dissipe, les autres veulent être coupées ou emportées. Il y a au contraire des choses étranges par *défaut*, comme sont les *ulceres profonds*, le *bec de lievre*, (qui est un manquement de chair, ou une fente dans la levre supérieure) lesquelles insinuent qu'on doit ôter, ou plûtôt remplir le vuide, & suppléer à ce qui manque.

Voilà quelles sont les convenances des maladies Chirurgicales & de leurs remedes. Cet Auteur ajoûte enfin une autre espece de convenance, qu'il appelle *Prophylactique*; qui regarde les maladies causées par les *poisons*, par les *bêtes veni-*

venimeuses, & en général par *tout ce qui peut causer des maladies, sans que l'on sache ce que c'est.*

Secte Méthodique dans le Siecle xI. & suivans.

Quoi qu'on ne soit pas entierement certain que Thessalus fût l'Auteur de tous ces rapports, ou de toutes ces convenances, comme on l'a dit ci-dessus, il y a beaucoup d'apparence qu'il l'étoit du moins de celles qui regardent la Chirurgie; puis que l'on sait d'ailleurs qu'il avoit même établi plusieurs especes differentes, de quelques-uns des genres que l'on vient de toucher. 1 *Ceux qui suivent Thessalus*, dit Galien, *croyent que tout* ulcere, *en quelque partie du corps qu'il soit, demande la même cure. S'il est* creux *qu'il faut toujours* le remplir. *S'il est* égal, *qu'il faut toujours* le cicatriser. *Si la chair* y croît trop, *qu'il faut* la consumer. *S'il est* récent *&* sanglant, *qu'il faut en* rejoindre les bords, *&* le fermer *incessamment.*

Thessalus établissoit même une convenance pour les *vieux ulceres* en particulier. Voici ses propres termes tirez de Galien. 2 Les convenances des „ vieux ulceres qui ne peuvent se fermer, ou qui étant cicatrisez s'ouvrent de- „ rechef, sont très-importantes; puis qu'il faut nécessairement savoir, à l'égard „ des premiers, ce que c'est qui empêche qu'ils ne se ferment, afin de l'ôter; „ & à l'égard de ceux qui se renouvellent après avoir été cicatrisez, ce qui fait „ qu'ils se renouvellent, afin qu'on fasse en sorte que la cicatrice puisse tenir; „ en changeant l'habitude, ou la disposition, de la partie malade, ou même „ de tout le corps, & en le disposant d'une maniere qu'il ne souffre plus cette „ incommodité; ce qu'on peut obtenir par les remedes qu'on appelle 3 *Méta-* „ *syncritiques.*

„ *Thessalus continue de cette maniere un peu plus bas:* Les vieux ulceres qui ne „ se ferment point, ou qui étant amenez à cicatrice s'ouvrent derechef, four- „ nissent les indications suivantes. Premierement ceux qui ne peuvent être ci- „ catrisez indiquent qu'on ôte, ou qu'on enleve ce qui empêche qu'ils ne se „ ferment, & qu'on renouvelle la partie malade, & qu'après les avoir rendu „ semblables à des playes recentes, on les traite comme s'ils étoient tout nou- „ veaux. Si cela ne réussit pas, vous devez employer les remedes adoucissans, & „ ceux dont on se sert dans les tumeurs accompagnées d'inflammation. Quant „ aux ulceres qui étant cicatrisez s'ouvrent derechef, pendant le temps qu'ils „ commençent à s'ouvrir, ou à s'exulcerer pour la seconde fois, ils indiquent „ qu'on les traite comme on feroit un phlegmon, c'est à dire, une tumeur „ enflammée, qui seroit toute nouvelle, & qu'on y applique un cataplâme „ adoucissant, jusqu'à ce que 4 l'irritation soit passée; après quoi vous travail- „ lerez à cicatriser; & ensuite vous appliquerez tout autour du lieu, où étoit „ l'ulcere, une emplâtre, où il entre de la moutarde, & qui fasse venir de la „ rougeur en la partie, ou quelqu'autre médicament qui en change la disposi- „ tion, & fasse que cette partie ne soit plus susceptible du mal comme elle l'é- „ toit auparavant. Que si vous ne pouvez pas même par cette voye venir à „ bout

1 *Method. Medend. Lib.* 5. *Cap.* 1.
2 *Ibidem. Lib.* 4. *Cap.* 4.
3 On verra dans le Chapitre suivant ce que signifie ce mot.
4 Ἀγανάκτησις. Ce terme Grec répond précisément au François; l'un & l'autre est métaphorique.

Secte Méthodique dans le Siecle xI. & suivans.

„ bout de corriger la disposition de la partie, attachez vous à tout le corps en „ géneral, & tâchez d'y causer du changement par la métasyncrise; ce que vous „ obtiendrez, ou en faisant faire divers exercices, sur lesquels on prendra avis „ des experts dans la 1 Gymnastique, ou en augmentant, & diminuant tour à „ tour la nourriture, ou en débutant par des vomitifs.

Il paroît par ce que l'on vient de dire, que Thessalus ne s'en étoit pas tenu aux convenances de Thémison. On parlera dans le Chapitre suivant de quelques autres nouveautez qu'il avoit introduites, après avoir vu ce qu'il entendoit par le mot de *métasyncrise* dont il se servoit.

CHAPITRE III.

De la Métasyncrise, *& des remedes* métasyncritiques. *De* l'Abstinence de trois jours; *& de l'effet des* Purgatifs *selon Thessalus.*

On a pu comprendre par ce qui a été dit, que ce que Thessalus appelloit *métasyncrise* étoit *un changement qu'il prétendoit faire dans tout le corps, ou dans quelque partie seulement.* Galien rend le mot *métasyncrisis* par celui de *metaporopoiesis*, qui marque que le changement dont on a parlé arrive par rapport à l'état des *pores*. Pour entendre mieux quelle est la force, & la vraye signification de ces mots, il faut se souvenir du sentiment d'Asclépiade touchant les corps des animaux, qu'il prétendoit avoir été formez, aussi bien que tout ce qu'il y a dans le monde, par *la rencontre des atomes*, ce qui l'obligeoit d'appeller tous les corps συγκρίματα, ou συγκρίσεις, *confusions*, ou plûtôt *assemblages*, parce qu'ils étoient, selon lui, un effet de l'assemblage & du mêlange des atomes. Asclépiade se servoit encore, pour expliquer ce qui arrivoit aux corps, des termes de συγκρίνεσθαι, & διακρίνεσθαι, *se mêler*, & *se séparer;* de maniere que si le premier de ces mots marquoit ce qui arrive aux atomes, lors qu'ils s'unissent pour former les corps, & si le second marquoit leur dissolution, il fallut inventer un troisième mot qui exprimât le changement qui se fait lors que ces mêmes corps, après s'être désunis, retournent en leur premier état, & ce mot fut celui de μετασυγκρίνεσθαι. Cælius Aurelianus, qui étoit lui même Méthodique, traduit ce terme par *recorporare*, & μετασύγκρισις, qui en a été formé, par *recorporatio*. Je ne ne sai, au reste, si Asclépiade, qui avoit employé les termes de συγκρίνεσθαι, & διακρίνεσθαι, s'étoit aussi servi de μετασυγκρίνεσθαι; mais Cassius, que nous avons compté entre ses disciples, s'en est servi; en sorte qu'il paroît du moins, que Thessalus, qui est venu long-temps après Cassius, ne l'avoit pas inventé. Quoi qu'il en soit, 2 Galien remarque avec raison que Thessalus ne se tenoit pas dans les bornes de la *Méthode*, lors qu'il mettoit en usage ce dernier mot; puis que ce mot ne pouvoit être entendu qu'on ne supposât auparavant, comme une chose conue, les *petits corps* & leur *assemblage*. Or cela étoit au delà de ce que les Méthodiques faisoient profession

1 On a vu dans la *Part.* 1. *Liv.* 2. *Chap.* 8. ce que signifie ce terme.

2 *De Simplic. Medicam. Facultat. Lib.* 5. *Cap.* 25.

fession de savoir; car ils ne vouloient point qu'on pénetrât dans des causes qui étoient encore moins cachées que n'étoient ces principes d'Asclépiade.

Secte Méthodique dans le Siecle xl. & suivans.

L'on a vu par le dernier passage de Thessalus, que la *moutarde* est mise au rang des *médicamens métasyncritiques.* On regardoit de la même maniere tous les simples acres & brûlans, qui font rougir la peau, ou qui excitent des vessies, ou causent de la demangeaison à la partie sur laquelle on les a appliquez, telles que sont la *moutarde*, la *grenouillette*, le *thapsia* &c. 1 *Le suc & la racine de thapsia*, dit Dioscoride, *sont les plus forts de tous les médicamens qui ont une proprieté* métasyncritique, *soit pour attirer du profond du corps*, *soit pour* 2 *changer l'état des pores* Quoi que cet Auteur, qui vivoit en même temps que Thessalus, comme on le verra dans la suite, se soit servi du terme de *métasyncritique*, on n'en peut pas inferer certainement qu'il fût de sa Secte. On trouve ce même terme, par rapport aux médicamens, dans Galien, dans Oribase, dans Aëtius, dans Paul Eginete. Ces Médecins ne faisoient pas difficulté de l'employer pour marquer cette sorte de médicamens qui tirent de loin, quoi qu'ils n'en fissent pas l'usage qu'en faisoient les Méthodiques, ou qu'ils ne raisonnassent pas comme eux. On verra plus particulierement quels étoient ces médicamens & la maniere dont les Méthodiques s'en servoient, dans les Chapitres suivans.

Au reste si Thessalus n'étoit pas l'Auteur de la métasyncrise, il fût le premier qui introduisit *l'Abstinences de trois jours*, par laquelle les Méthodiques commençoient la cure de toutes les maladies, & qui fit que ceux de cette Secte furent appellez dans la suite *Diatritarii*, de διατριτὸς, qui est le nom que Thessalus avoit donné à cette abstinence, & qui marque le terme de *trois jours* auquel ce Médecin l'avoit limitée. Asclépiade & plusieurs autres anciens Médecins avoient, à la verité, fait jeûner leurs malades pendant un certain terme, mais ce terme n'avoit pas eu de regle certaine, comme on a pu le remarquer ci-dessus. On verra plus particulierement ce que c'étoit que cette abstinence quand on parlera de la pratique des Méthodiques.

Ce seroit ici le lieu de traiter de celle de Thessalus en particulier. Il s'en trouve divers petits échantillons dans Cælius Aurelianus, qui compte ce Médecin entre les principaux Auteurs de la Secte. Mais comme le même Cælius ne rapporte rien de bien suivi sur ce sujet, & qu'il nous a donné d'ailleurs un corps complet de pratique selon les regles de la plus exquise *Méthode*, nous laisserons Thessalus, qui dans le fond n'étoit pas fort different de Cælius, ou de Soranus, que celui-ci a traduit, pour parler de ces deux derniers, qui nous fourniront abondamment de matiere par rapport au Systeme & à la Pratique de la Secte de Thessalus, qui étoit aussi la leur.

Nous remarquerons seulement en finissant ce Chapitre, que Thessalus ayant suivi Asclépiade, & ayant même encheri sur lui, en ce qu'il condamnoit les *purgatifs*, il fut suivi lui même à cet égard par tous les autres Méthodiques, qui regarderent ce sentiment comme un des dogmes fondamentaux de leur Secte. Les raisons que Thessalus avoit de ne vouloir point de purgatifs sont à peu près les

1 *Lib.* 4. *Cap* 157.
2 Μεταποροποιῆσαι

Secte Méthodique dans le Siecle xl. & suivans.

les mêmes que celles d'Erasistrate ou de Chrysippe, qui sont les premiers qui se soient déclarez contre cette sorte de médicament, & qui avoient été ensuite soutenus par Asclépiade. Voici de quelle maniere Thessalus s'exprimoit pour combattre le sentiment opposé & pour appuyer le sien. 1 *Prenons*, disoit-il, *un Athlete tel que l'on voudra, c'est à dire l'homme le plus robuste & le plus sain que l'on puisse trouver, & donnons lui un médicament purgatif; nous verrons qu'encore qu'il n'eût rien avant cela que de bon & d'entier en tout son corps, ce que le médicament en fera sortir sera corrompu. Nous inferons de là, sans qu'on puisse y contredere, que ce qui sort n'étoit pas auparavant dans le corps de cet homme, puis qu'il se portoit bien. Nous en inferons en second lieu, que le médicament a fait deux choses en cette rencontre, la premiere de changer en pourriture, ou de corrompre ce qui n'étoit pas corrompu auparavant, & la seconde de le faire sortir.* Thessalus ajoûte un peu plus bas, *que les Médecins de la Secte d'Hippocrate étoient des insensez, de ne s'appercevoir pas, que quand ils vouloient purger la bile, ils purgeoient la pituite; & au contraire quand ils cherchoient à vuider la pituite, qu'ils vuidoient la bile*, d'où il tire encore cette conséquence, *que les purgatifs ne peuvent que nuire en faisant un tout autre effet que celui qu'on en attend*

On n'a plus rien à remarquer touchant Thessalus, si ce n'est qu'il avoit composé 2 plusieurs gros volumes, ce qui ne s'accordoit pas avec la profession qu'il faisoit d'enseigner la Médecine en six mois; car il falloit apparemment plus de temps pour lire tous ces livres.

CHAPITRE IV.

SORANUS, le plus estimé de tous les Méthodiques. Quatre ou cinq Médecins de ce nom.

LE plus habile de tous les Médecins Méthodiques & celui qui mit la derniere main à la *Méthode*, ce fut SORANUS, c'est du moins là le jugement qu'en fait Cælius Aurelianus, qui étoit de la même Secte, & qui fait remarquer diverses fautes que Thessalus avoit commises par rapport aux principes de la Secte dont il s'agit, quoi que d'autres l'ayent regardé comme celui qui avoit perfectionné cette espece de Médecine. On pourroit croire que les Méthodiques ayant été partagez entr'eux, l'un donnoit la préference à un Médecin & l'autre à un autre, & que Cælius ne préfere Soranus à Thessalus, que parce qu'il étoit prévenu en faveur des sentimens du premier. En effet, je ne doute point que cet Auteur ne se fût déterminé en partie par cette consideration; mais il est certain d'ailleurs que Soranus a été estimé même par des Médecins qui n'étoient pas de sa Secte. Galien qui ne ménage pas fort les Méthodiques, & qui maltraite particulierement Thessalus, ne dit rien contre Soranus. Au contraire, il témoigne en rapportant la description que ce dernier avoit donnée de quelques médicamens; il temoigne, dis-je, qu'il avoit vu par experience que

1 *Galen. Contra ea quæ à Juliano in Aphorism. Hippocr. dicta sunt, Cap.* 8.
2 *Method. Medend. Lib.* 2. *Cap.* 3.

que ces médicamens étoient bons, Suidas dit aussi que Soranus avoit écrit plusieurs livres qui étoient fort estimez. L'Auteur du livre iutitulé *l'Introduction*, qui attribue, comme on l'a vu ci-dessus, à Thessalus d'avoir perfectionné la *Méthode*, met simplement Soranus au rang de quelques autres Méthodiques, dont on parlera ci-après, qui avoient eu des sentimens particuliers.

Secte Méthodique dans le siecle xl. & suivans.

1 Soranus vivoit sous les Empereurs Trajan & Adrien. Il étoit d'Ephese; son pere s'appelloit *Ménandre*, & sa mere *Phebé.* Il avoit demeuré ensuite à Alexandrie, mais il étoit enfin venu s'établir à Rome, où il pratiqua la Médecine sous les Empereurs qu'on a nommez. Ses écrits se sont perdus, mais on peut en quelque maniere se dédommager de cette perte en lisant Cælius Aurelianus, qui avouë lui-même, comme on le verra au Chapitre suivant, que tout ce qu'il a écrit n'est qu'une traduction des ouvrages de Soranus.

Il y a eu trois ou quatre autres Médecins du même nom. Le premier étoit Ephesien aussi bien que le précedent, mais il a vécu long-temps après lui. Suidas remarque que ce second Soranus avoit aussi écrit divers livres de Médecine, entre lesquels il y en avoit un qui étoit intitulé, *Des maladies des femmes*, ou *Des choses qui regardent les femmes.* C'est apparemment de ce livre qu'a été tiré le fragment Grec qui a pour titre, *De la matrice & des parties des femmes*, qui a été mis au jour par Turnebe, dans le Siecle passé, & qui est aussi à la fin du vint-quatrième livre d'Oribase. On trouve pareilement dans 2 Ætius divers extraits des livres d'un Soranus concernant *les maladies des femmes.* Ce Soranus étoit, sans doute, celui dont on vient de parler. Il paroît du moins par quelques-uns des remedes que contenoient ces livres, que le premier Soranus n'en étoit pas l'Auteur. On trouve, par exemple, dans le Chapitre du scirrhe de la matrice, la proposition d'un *purgatif*, ce qui étoit contre la pratique des Méthodiques, & particulierement contre celle du premier Soranus, comme on le verra ci-aprés. C'est ce second Soranus qui a écrit *la vie d'Hippocrate* que nous avons. Cette piece a été tirée d'un livre du même Auteur qui contenoit les vies de tous les Médecins qui l'avoient précedé, & l'histoire des Sectes qu'ils avoient suivies; ce qui étoit un dessein approchant du mien.

Le troisième Soranus étoit de Molles en Cilicie; on le distingue des autres par le surnom de *Mallotes.* Suidas nous apprend qu'un Philosophe & Médecin nommé *Asclepiodotus*, dont il fait un grand cas, donnoit à ce troisième Soranus le premier rang entre tous les Médecins, qui sont venus après Hippocrate. 3 Quelques-uns ont cru que le petit livre Latin, intitulé *Introduction à la Médecine*, qui a été imprimé à Basle & à Venise, sous le nom de Soranus d'Ephese, étoit de Soranus *Mallotes.* 4 Vossius prétend que cet ouvrage n'est d'aucun des trois qu'on a nommez, mais d'un Ecrivain Latin; & il y a toute sorte de raison de croire qu'il ne se trompe pas, non plus qu'en ce qu'il ajoûte, que cette Introduction à la Médecine est d'une très-petite conséquence. C'est en effet très-peu de chose, & sans doute l'ouvrage d'un chetif Médecin,

1 *Voss. de Histor. Græc. Lib.* 3. *Suidas.*
2 *Tetr. bibl.* 4. *Serm.* 4.
3 *Joannes Jonsius Bosrius Oration. de Medicinæ Auctoribus.*
4 *De Philosophia.* Marsilius Cognatus est du même sentiment. *Voyez la Centurie des Plagiaires de Mr. Fabricius.*

Secte Méthodique dans le Siecle xl. & suivans.

cin, quel qu'il puisse avoir été. Cet Auteur s'addresse à Mecenas, dans le Chapitre cinquième, comme pour faire croire qu'il a vécu dans le temps de ce Favori d'Auguste, mais la supposition est trop grossiere, comme d'autres l'ont remarqué avant moi.

Il n'y a rien de plus absurde que les signes des maladies mortelles rapportez par ce prétendu Soranus: *Si quelcun*, dit-il, *a mal à la tête, si sa face est enflée sans douleur; si la même enflure, ou tumeur survient à la poitrine, & à la main gauche, & que le malade se gratte continuellement les narines, il mourra le vint-troisième jour. Si les genoux d'un phrenétique deviennent de couleur de rose avec une veritable inflammation, il mourra ce même jour. Si un homme*, dit un peu plus bas notre Auteur, *a la luette enflammée, ou relâchée, & qu'il lui vienne sous la langue une pastule* 1 *comme un pou de pourceau, & que le malade souhaite de se baigner ou d'être fomenté, il mourra de cette maladie. S'il vient à quelcun dans une fiévre aigue* 2 *une tumeur noire entre deux doigts de la main, que cela soit accompagné de douleur dès le commencement de la maladie, & que le malade souhaitte le bain, il mourra le troisième jour. Si quelcun a une douleur d'estomac & une fiévre aiguë, s'il lui survient une pustule douloureuse au pied droit, & qu'il ne souhaite rien, il mourra le vint-deuxième jour. S'il vient à quelcun, dans* 3 *un cholera, trois pustules, en forme de poix chiche, auprès du nombril, l'une blanche, l'autre rouge, & la troisième livide, il mourra le même jour. Si quelcun a des douleurs de ventre, & qu'il lui vienne au sourcil, ou au bas de la paupiere une tumeur noire, en maniere de noisette, il mourra dans quatre jours.* Voilà qui passe toute la pénetration des prognostics ordinaires des Médecins; & quoi qu'il s'en trouve d'assez singuliers dans les Coaques d'Hippocrate, comme on l'a remarqué ci-devant, il y en a peu qui approchent de ceux que l'on vient de lire, & de cinq ou six autres que Soranus propose encore, qui est tout ce qu'il dit sur la matiere des signes.

Il semble que des progestics de cette sorte ont été tirez des écrits de quelque Empirique peu judicieux, & l'on en pourroit inferer que notre Auteur étoit de la Secte des Empiriques. Mais il paroît d'ailleurs qu'il n'en étoit point, en ce qu'il veut qu'un Médecin entende la Grammaire, la Rhetorique, l'Arithmétique, & l'Astronomie, &c, ce qui est de plus particulier, qu'il s'engage même par serment d'apprendre ces arts, ou ces sciences. Il y joint encore 4 ailleurs la Philosophie, & il veut qu'un Médecin ait conoissance des élemens du corps, des facultez &c. Il paroît enfin que notre Auteur n'étoit pas de la Secte Empirique par un passage tiré de la fin du Chapitre quatriéme, où il dit expressément qu'un Médecin doit joindre le raisonnement à l'experience, s'il ne veut pas exposer la profession qu'il exerce, à la raillerie de tout le monde, que l'experience est aveugle sans la raison &c.

Un

1 *Instar pediculi porcini.*

2 *Tumor niger in modum horbiliæ.* Je ne sai ce que cet Auteur entend par le mot *horbilia*, à moins qu'il n'ait voulu désigner cette pustule qui vient au bord des paupieres, & qu'on appelle *hordeolum.*

3 *Choleribus laborans.*

4 *Cap.* 1. & 3.

1 Un Savant, qui a fait cette derniere remarque avant moi, ajoûte qu'il est aisé devoir que Soranus étoit de la Secte Méthodique, mais il me pardonnera si je ne suis pas de son sentiment à cet égard, non plus qu'en ce qu'il soupçonne que le petit livre dont il s'agit peut être de Cælius Aurelianus. Je n'y trouve ni traces, ni vestiges des opinions des Méthodiques en géneral, ni de celles de Cælius en particulier. Au contraire tout y est diamétralemnet opposé au systeme de l'Auteur que l'on vient de nommer, & à celui des autres Médecins de sa Secte. Le style, qui a quelque rapport à celui de Cælius, n'est pas une preuve suffisante pour conclurre que cet Auteur & celui de l'Introduction à la Médecine soient une même personne. *Secte Méthodique dans le Siecle xl. & suivans.*

Au reste, il n'y a pas grand fondement à faire sur le titre qui est au devant du livre de notre prétendu Soranus, où il est traité *d'Archiater vetustissimus & Peripateticus*. Je ne sai si cet Auteur étoit Peripatéticien, cela pourroit être, mais il est visible par son langage, qu'il n'est pas fort ancien, & il paroît d'ailleurs qu'il ne mérite pas d'être appellé *Archiater*. On pourroit dire que celui qui a attribué ce livre à Soranus d'Ephese, ou qui a emprunté le nom de cet ancien Médecin, a ajouté la qualité *d'Archiater*, que le veritable, ou le premier Soranus pouvoit posséder; mais ce Soranus lui même n'a jamais eu ce titre, comme on le verra 2 ci-après.

On trouve dans les Priapées de Scoppius des Lettres de Marc Antoine à un Q. Soranus, & de celui-ci à M. Antoine, de Cléopatre au même Soranus, & de Soranus à Cléopatre. Dans ces lettres l'on demande & l'on donne des remedes contre l'incontinence. Ce sont des pieces visiblement supposées.

L'Auteur de la vie d'Hippocrate cite un quatrième, ou un cinquième Soranus qui étoit, dit-il, de l'Isle de Cos.

CHAPITRE V.

CÆLIUS AURELIANUS, Copiste de Soranus. Quelques remarques générales touchant sa personne, & ses Ecrits.

CEt Auteur a écrit en Latin. Il paroît par son stile, qui est d'ailleurs assez particulier, comme on le verra ci-après, qu'il étoit African; & c'est ce que confirme le titre de son livre, où il est appellé *Cælius Aurelianus Siccensis*. Sicca étoit le nom d'une ville de Numidie. 3 D'autres l'ont appellé *Lucius Cælius Arianus*, au lieu d'*Aurelianus*; comme s'il avoit été d'*Aria*, ou d'*Ariana*, qui sont des Provinces de l'Asie, mais le plus grand nombre des Savans est pour le premier de ces deux noms. On trouve aussi dans Cassiodore un *Cælius Aurelius*, qui doit être le même, comme on le verra ci-après.

On ne sait rien de certain touchant le temps auquel il a vécu. Quelques uns l'ont cru plus ancien que Galien, parce que ce dernier ne se trouve point cité parmi les Auteurs dont Cælius a rapporté les sentimens, & qui sont en assez grand

1 *Johannes Albert. Fabricius, in Centuriâ Plagiariorum.*
2 *Voyez Part. 3. Liv. 2. Chap. 1. où l'on traite amplement des Archiatres.*
3 *Vide Reinesii Var. Lect. Lib. 3. Cap. 18.*

Secte Méthodique dans le Siecle xI. & suivans.

grand nombre : mais comme Galien ne l'a point cité non plus, & que Cælius a nécessairement écrit après Soranus, qui vivoit sous Adrien, & qui n'a par conséquent précedé Galien, que d'environ trente, ou quarante ans, si cette sorte de preuve étoit valable, il s'ensuivroit tout au plus, de ce que l'on vient de dire, que Galien & Cælius pourroient avoir écrit en même temps, & ne s'être pas conus, Mais quoi que l'on puisse certainement inferer de ce qu'un Auteur en cite un autre, que celui qui est cité a vécu, ou a écrit le premier, il ne s'ensuit pas qu'un Auteur qui n'est point cité, ait dû vivre après celui qui ne le cite point, ou en même temps que lui, parce que les Auteurs, supposé qu'ils ayent conu ceux dont ils n'ont point parlé, ce que nous ne savons pas, peuvent avoir eu leurs raisons pour n'en dire rien. Galien, par exemple, pourroit n'avoir pas cité Cælius (supposé que celui-ci eût vécu le premier, ce que je ne crois pas) parce qu'il avoit assez d'autres Grecs auxquels il pouvoit s'attacher, sans perdre son temps à refuter un Auteur Latin, comme étoit Cælius, demi Barbare d'ailleurs, & Copiste des Grecs. Cælius de même, quoi qu'il ait apparemment vécu après Galien, peut n'avoir point fait mention de lui, parce que celui-ci étoit ennemi juré des Méthodiques. C'est comme en a jugé Reinesius, qui fondé sur la maniere d'écrire de notre Auteur, ne le met que dans le cinquième siecle de N. S. J. C. On peut voir dans 1 la note que est au bas de la page ce que dit à cet égard ce savant Critique, par où il exprime d'ailleurs parfaitement le caractere de notre Auteur.

Cælius Aurelianus avouë lui-même qu'il a traduit Soranus. Cependant il paroît qu'il n'a pas simplement rendu mot à mot en Latin, ce que ce Médecin avoit écrit en Grec, puisqu'il parle souvent de Soranus, comme d'un tiers. *Un tel*, dit-il, par exemple, *est d'un tel avis*, *mais Soranus*, *pour lequel je suis*, *est d'un avis contraire.* Il dit encore à la fin de sa préface sur ses livres, des maladies longues, qu'il va commencer par la *douleur de tête*, à l'imitation de Soranus, qui avoit commencé par là à traiter de ces mêmes maladies Or il est visible qu'il n'auroit pas parlé de la sorte, s'il n'avoit été qu'un simple traducteur ; mais comme Soranus étoit son Héros, & comme il l'appelle, *le Prince de sa Secte*, il ne fait point de difficulté d'avouer qu'il ne parle qu'après Soranus, qu'il pouvoit d'ailleurs avoir en partie copié.

De plus ce qui semble prouver que Cælius ne doit pas être regardé comme un simple Copiste des ouvrages d'autrui, c'est qu'il cite lui-même plusieurs livres de sa façon, & entr'autres un livre de *lettres Grecques*, adressées à un nommé

1 Stilo, ut ferebat seculum, (quinto enim vixisse arbitramur, cùm Linguæ Latinæ puritas Europæarum gentium idiotismis, & Hunnorum Gothorumque barbarie penè decoxisset) & genius patriæ, quæ Sicca Veneria Africæ non ignobile oppidum fuit, usus est grandi, implexo, difficili, ad tautologias usque luxuriante, irregulari, semisolæco nonnunquam, modò archaismis, modò peregrinis & novis à vulgò acceptis suspendente Lectorem, omnino mirifico, quasi Ennodii aut Fulgentii alicujus, qui Latini Græcum videri voluisse, Græci locutum Latinè existimare possint: Græcorum ubique adfectator est & interpres, interdum infelicitate etiam sua festivus. Quamvis enim ubique ferè crepet Græcos, in horum tamen literis non nimis profundè doctum fuisse, & minutiis præsertim Grammaticis non nosse attendere adparet: nonnunquam etiam scientem volentem, usitatâ significatione neglectâ, novam utcumque quadrantem vocabulis imposuisse, &c. *ibidem Cap.* 17. Je doute que Cælius ait vécu aussi tard que Reinesius le dit. Voyez ce que l'on ajoûte un peu plus bas.

mé Prætextatus, dans lesquelles il combattoit fortement l'usage de la *Hiere*, qui étoit un médicament purgatif dont Thémison s'étoit servi, & dont on parlera encore ci-après. Cælius cite encore un livre qu'il avoit dédié à un certain *Lucrece*, & qui contenoit *un abregé de la Médecine par demandes, & réponses*; des livres de *Chirurgie*; d'autres touchant les *fiévres*, les *causes des maladies*, les *remedes ordinaires*, la *composition des médicamens*, les *maladies des femmes*, & enfin *la conservation de la santé*.

Secte Méthodique dans le Siecle xl. & suivans.

Il n'y a pas de l'apparence que tous ces livres fussent copiez de Soranus, mais il se peut que ceux dont on a parlé auparavant, le fussent, pour la plus grande partie. A cela près on ne comprend pas comment Cælius n'auroit parlé dans ces premiers livres que des Médecins qui ont précedé Soranus, & comment il n'en auroit point cité plusieurs autres qui ont vécu pendant l'espace de deux ou trois siecles, qui se sont écoulez entre Soranus, & lui, selon la supposition de Reinesius, ce qu'il n'a point fait, quoi que ceux qu'il cite d'ailleurs soient en grand nombre. Il faut nécessairement admettre cette conséquence, ou convenir que Cælius est plus ancien que Reinesius ne l'a cru, ce qui pourroit être; car enfin le stile, par où l'on en juge, peut tromper, outre qu'il est aisé de voir que ces livres ont été fort alterez, comme tout le monde en convient. Si le *Cælius Aurelianus*, de Cassiodore (*Divinar. Lection Cap.* 31.) est le même que notre Cæl. Aurelianus, comme il semble que cela doit être, puisque Cassiodore met expressément l'Auteur qu'il cite, au rang des Médecins qui ont écrit en Latin. Si c'est, dis-je, le même, il aura vécu, pour le plus tard, dans le siecle cinquième; car Cassiodore est lui-même de ce siecle-là. Mais il n'est pas impossible que notre Auteur ait précedé celui qui le cite de deux ou trois siecles, & qu'il n'ait pu écrire peu de temps après Soranus, qui étoit du second. Son stile, comme je l'ai dit, n'est pas une assez forte preuve du contraire. Tertullien, qui étoit aussi Africain, & qui a suivi de près Soranus, a un stile assez dur, quoi qu'un peu meilleur que celui de Cælius Aurelianus. Au fond ce dernier étoit un étranger, qui pouvoit ne parler pas si bien Latin, que l'on parloit encore de son temps, même dans les Provinces.

Quoi qu'il en soit, il ne nous est resté des Ouvrages de Cælius que ces mêmes livres, dont il fait honneur à Soranus, dans lesquels il traite *des maladies aigues*, & *des maladies longues*, mais par bonheur ce sont les principaux, puisqu'ils renferment la maniere de traiter, selon les regles des Méthodiques, presque toutes les maladies, à la reserve de celles qui demandent le secours de la Chirurgie. Un autre avantage que l'on en tire, c'est que notre Auteur, en voulant refuter les sentimens de plusieurs fameux Médecins de l'Antiquité, nous a conservé divers petits extraits de leur pratique, de laquelle nous ne saurions rien sans lui, à la reserve de ce qui concerne Hippocrate, qui est le premier de ceux dont il est parlé, & de qui il rapporte néanmoins quelques passages qui ne se trouvent pas dans les œuvres que nous en avons. Les autres qu'il cite le plus souvent sont, *Diocles*, *Praxagore*, *Heraclide Tarentin*, *Asclépiade*, & *Thémison*. Ce sont, dis-je, ces Médecins auxquels il s'attache plus particulierement, & dont il examine la pratique avec plus d'exactitude. Il leur joint encore *Erasistrate* & *Hérophile*, mais ces deux derniers, comme il remarque, n'ayant pas écrit sur toutes les maladies, c'est par cette raison qu'il

n'en

Secte Méthodique dans le Siecle xl. & suivans.

n'en parle pas si souvent que des autres. Il cite aussi en divers endroits *Sérapion*, & il y a de l'apparence qu'il l'auroit cité plus fréquemment, s'il n'avoit regardé Héraclide 1 comme renfermant lui seul tout ce que les Empiriques avoient de meilleur. Les autres dont Cælius fait plus rarement mention, sont en assez grand nombre. L'on y trouve non seulement *Thessalus*, & quelques autres Médecins Méthodiques dont on parlera dans la suite, mais encore divers autres de toutes les Sectes indifféremment, tant de ceux dont on a déja parlé, que de ceux dont on n'a rien dit.

Pour revenir aux livres de cet Auteur, que nous avons dit qui traitoient des maladies considerées, ou comme *aigues*, ou comme *longues*, il faut remarquer que cette distinction des maladies faisant un des *rapports* des Méthodiques, ces Médecins affectoient de suivre cette même distinction, ou division, dans les titres qu'ils donnoient à leurs livres de pratique. Asclépiade avoit bien écrit des livres intitulez *des maladies aiguës;* mais Thémison, 2 selon la remarque de notre Autreur, avoit été le premier qui eût écrit en particulier *des maladies longues*, & qui eût donné ce dernier titre à ses livres. Cælius assure même, que de tous les Médecins qui avoient précedé Thémison, les uns n'avoient rien dit de ces maladies, ou parce qu'ils les jugeoient incurables, ou parce qu'ils les croyoient plûtôt de la dependance des *Baigneux*, ou de ceux qu'on appelloit 3 *Aliptæ*, & *Iatraliptæ*, que de celle des Médecins; les autres en avoient écrit deça delà dans leurs livres de pratique, & en même temps qu'ils avoient traité des maladies aiguës. Notre Auteur ajoûte que *Thessalus*, & *Soranus*, ayant imité Thémison, furent aussi suivis par divers autres. Les deux premieres Editions que nous avons des livres de Cælius Aurelianus, sont celle de Paris de l'année 1529. in folio, qui ne contient que les trois livres *des maladies aiguës*; & celle de Basle de la même forme, où l'on ne trouve que les cinq livres *des maladies chroniques*. Jean Sichard qui a donné cette Edition, croyoit que les livres des maladies aiguës avoient été perdus avec les autres ouvrages de Cælius. La troisième, qui est aussi in folio, est celle d'Aldus de 1547. ou Cælius est joint à d'autres Auteurs, & où il n'y a non plus que les cinq livres dont on vient de parler. Dalechamp a enfin fait imprimer ce même Auteur complet, à Lyon en 1567. chez Rouillé in octavo, avec des notes marginales; mais il ne s'est pas nommé. Van der Linden parle encore d'une Edition de Londres, qu'il attribue au même Dalechamp; mais j'apprens de bon lieu que l'on doute qu'il s'y en soit jamais fait aucune.

1 *Acutor. Lib.* 1. *Cap.* 7.
2 *Tardar. Præfat.*
3 On parlera de ces gens-là dans le premier Livre de la troisiéme Partie, & on en a déja dit un mot ci-dessus, *Part.* 1. *Liv.* 2. *Chap.* 8.

Secte Méthodique dans le Siecle xl. & suivans.

CHAPITRE VI.

Réduction de chaque maladie sous le genre qui lui convient, selon Cælius. On parle aussi de l'Hydrophobie en particulier, & de quelques autres maladies rares décrites par le même Auteur.

APrès avoir parlé du titre des livres de Cælius, il faut voir un peu plus particulierement ce qu'ils contiennent. Nous y sommes d'autant plus obligez que c'est le seul ouvrage bien complet qui nous soit resté concernant la pratique des Méthodiques ; ce que nous avons dit jusques à present n'ayant guére regardé que les élemens de la *Méthode*, ou les premiers principes sur lesques les Méthodiques croyoient que la Médecine en general est fondée. L'on a vu que les Médecins de cette Secte regardoient toutes les maladies, tant les *aiguës*, que les *longues*, comme étant comprises sous deux genres principaux, le genre *resserré*, & le genre *relâché*, desquels il en naît un troisiéme, qu'ils appelloient *mêlé*, lorsque la maladie tenoit en partie du premier de ces genres, & en partie du second. L'on verra maintenant en particulier quelles sont les maladies que Cælius rangeoit sous chacun de ces genres.

Pour commencer par les maladies dépendantes du 1 *resserrement*, & qui sont en même temps *aiguës*, notre Auteur met en ce rang premierement la *Phrénesie ;* quoi qu'il reconoisse qu'il y en a une espece qui appartient au *relâchement*, laquelle se distingue de la premiere par des décharges fréquentes du ventre, ou par des sueurs continuelles. Il vient ensuite à la *Léthargie*, qui dépend, selon lui, d'un resserrement encore plus fort que celui qui fait la phrénésie, & qu'il définit, après Soranus, par 2 *un assoupissement profond, accompagné d'une fiévre aiguë, quoi que le pouls soit en même temps grand, tardif, & vuide.* La *Catalepsis* vient après, qui a du rapport avec la Léthargie, & dont on parlera encore à la fin de ce Chapitre. Cælius passe de ces maladies à la *Pleuresie*, & à la *Péripneumonie ;* il reconoit qu'elles sont sous le genre *mêlé*, c'est à dire, qu'elles tiennent partie du *resserrement*, & partie du *flux ;* du dernier entant que les malades crachent, & rendent des phlegmes, ou quelquefois du sang ; du premier entant qu'il y a tumeur dans la partie malade, toute *tumeur* marquant nécessairement le resserrement ; & comme cette tumeur est ce qu'il y a de plus considerable en cette rencontre, cela fait que le resserrement l'emporte par dessus le flux. Toutes ces maladies sont accompagnées de fiévre. En voici d'autres qui toutes aiguës qu'elles sont s'en trouvent exemptes ; *l'Esquinancie*, de laquelle il y a diverses especes, qui dépendent toutes de quelque *tumeur*, ou *enflure* interne, ou externe, *l'Apoplexie*, les *Convulsions*, l'*Ileus*, l'*Hydrophobie*, ou la *Rage*, dont on parlera encore ci-après, &c.

Les maladies *longues* dépendantes du genre *resserré* sont, la *Douleur de tête* qui

1 *Morbi stricturæ*, comme les appelle Cælius.

2 Pressura, id est, sopor profundus, celer vel acuta, cum acutis febribus, & pulsu magno, tardo, & inani. *Acuter. Lib.* 2. *Cap.* 1.

Secte Méthodique dans le Siecle xl. & suivans.

qui revient de temps en temps, les *Vertiges*, l'*Asthme*, qui tient aussi en partie du *flux*, par la raison qu'on a touchée en parlant de la pleurésie, l'*Epilepsie*, la *Manie*, la *Jaunisse*, la *Suppression des Hémorrhoïdes*, & *celle des Mois*, la *Polysarcie*, ou le trop de chair, la *Mélancholie* qui dépend aussi en partie du *flux*, à cause des vomissemens & des diarrhées qu'ont de temps en temps ceux qui en sont atteints. La Paralysie, les Caterrhes, la Phthisie, la Colique, la Dysenterie tiennent aussi de l'un & de l'autre genre; l'*Hydropisie*, est de la même classe. On la met ordinairement, dit Cælius, sous le genre resserré, mais les symptomes font qu'elle tient du relâché.

Les maladies *aiguës* comprises sous le 1 *flux* sont, la *Passion Cardiaque*, qui est souvent un symptome des fiévres ardentes, ou une maladie accompagnée de défaillances, & de sueurs froides, avec un très-petit pouls; le *Cholera*, que Cælius définit, 2 *un relâchement, ou un écoulement de l'estomac, du ventre, & des intestins, qui cause un promt peril, le vomissement de sang*, &c.

Les maladies rangées sous le *flux*, sont, le *Crachement de sang*, la *Diarrhée*, le *Flux excessif des mois*, l'*Amaigrissement*, le *Flux Hémorrhoïdal.* Le reste des maladies de cette nature se trouve parmi celles qui ont été réduites sous le genre *mêlé*.

3 Quand on demandoit aux Méthodiques, par quels signes ils distinguoient les maladies qui dépendent de ces divers genres, ils répondoient, premierement à l'égard de celles qui sont sous le genre *resserré*, qu'ils les conoissoient à ce que les évacuations ordinaires étoient retenues, & à ce que les parties s'enfloient, ou devenoient plus grosses, ou plus dures, qu'elles ne sont ordinairement; le contraire arrivant à l'égard des maladies qui sont sous le *flux*, dans lesquelles les évacuations accoûtumées deviennent plus grandes; certaines matieres qui doivent être retenues dans le corps, en sortent; les corps se rendent plus mous, plus lâches, ou plus maigres &c. Les Méthodiques pouvoient en effet se tirer d'affaire de cette maniere, par rapport à la plus grande partie des maladies; mais comme il y en a quelques-unes dont les principaux symptomes ne semblent rien avoir de commun avec le *flux*, ou le *resserrement*, cela devoit leur faire plus de peine, d'autant plus que les rapports qu'ils établissoient entre les maladies devoient être évidens. Cela les embarassoit effectivement, mais quand ils ne pouvoient pas rendre raison des principaux symptomes ils s'attachoient à ceux qui sont de moindre conséquence, & se sauvoient encore par là. Quelque maladie que l'on leur proposât il étoit difficile que parmi les symptomes, qui accompagnoient cette maladie, il ne s'en trouvât quelques-uns qui marquâssent, ou directement, ou indirectement le flux, ou le resserrement, & cela leur suffisoit. *L'Hydrophobie*, ou *l'Aversion pour l'eau*, qui est un des principaux accidens, où tombent ceux qui ont été mordus par des chiens enragez, n'étoit pas un accident que les Méthodiques entreprissent d'expliquer selon leurs principes. Cælius, qui fait l'histoire de cette maladie avec beaucoup d'exactitude, ne s'attache pas en particulier à cet accident qui n'a aucun rapport

1 *Morbi Solutionis*, dit Cælius.
2 Solutio stomachi, ventris, & intestinorum, cum celerrimo periculo.
3 *Galen. de Optimâ Sectâ, ad Thrasybul. Cap.* 39.

rapport avec le flux, ou le resserrement, non plus que *l'envie de mordre* qu'ont ces malades; mais *le hocquet*, & *la soif*, aussi bien que la *retention des excremens*, & la *pesanteur de tout le corps*, ces accidens, dis-je, qu'il remarque dans cette même maladie, quoi que moins remarquables, & moins essentiels que les deux premiers, le déterminent à la mettre sous le genre *resserré*. *Secte Méthodique dans le siecle xl. & suivans.*

Ce que cet Auteur a d'ailleurs écrit sur la maladie dont on vient de parler, merite qu'on s'y arrête quelque peu. Il nous apprend en premier lieu que de son temps on doutoit *si l'Hydrophobie étoit une maladie du corps, ou une maladie de l'esprit*; & il se déclare pour ceux qui vouloient que dans cette occasion l'un & l'autre fussent malades. L'esprit, disoit-il, est malade, en ce que les Hydrophobes craignent l'eau sans raison, & n'osent pas boire, quoi qu'ils ayent soif; le corps ne se porte pas bien non plus, puis que ces malades sont alterez, qu'ils ont le hocquet, & les autres accidens dont on a parlé; & en un mot puis que la morsure du chien a premierement agi sur le corps. Après cela il vient à la question, *quelle est la partie qui souffre principalement dans cette maladie?* & il répond que c'est *l'estomac* & *le ventre*, ce qu'il prouve par les mêmes accidens, quoi qu'il reconoisse d'ailleurs que tout le corps souffre. Cette question étant ainsi décidée, Cælius en propose encore une troisiéme, savoir, *si l'Hydrophobie étoit une maladie nouvelle, ou non, par rapport au siecle, où il vivoit?* Il s'étend beaucoup plus sur cette derniere question que sur les deux autres, & il remarque premierement, que supposé que la maladie dont il s'agit fût une maladie nouvelle, il ne s'ensuivroit pas qu'on dût la mettre sous un genre nouveau, ou qu'on dût proposer une nouvelle maniere de la guérir. Il se peut, dit-il, que des maladies particulieres soient nouvelles, ou arrivent de nouveau, mais il n'en est pas de même des maladies génerales, ou principales, sous lesquelles toutes les autres particulieres sont comprises. Ces maladies génerales, qui sont le *flux*, & le *resserrement*, ne peuvent pas être nouvelles, & comme elles ne changent jamais, leur cure est aussi toûjours la même à parler en géneral, & celle des maladies particulieres ne doit, par consequent, pas être differente.

Notre Auteur rapporte en second lieu les raisons de ceux qui vouloient que l'Hydrophobie fût une maladie nouvelle; & il nous apprend *qu'Artémidore & Carideme*, qu'on a comptez entre les Sectateurs d'Erasistrate, étoient de ce sentiment. „ Si cette maladie n'étoit pas nouvelle, *disoient ces Médecins*, les „ Anciens, qui en ont décrit un si grand nombre, & qui n'en ont oublié au- „ cune de celles que nous voyons aujourd'hui, à celle-là près, n'auroient pas „ manqué d'en faire mention, s'ils l'avoient conue. D'ailleurs, cette maladie „ ne paroit pas seulement étrange aux ignorans, ou à ceux qui ne sont pas du „ métier, elle déconcerte même les plus habiles Médecins; & là où les causes „ des autres maladies se peuvent trouver à force de raisonner, la cause de cel- „ le-ci paroit du tout incompréhensible. A quoi l'on peut ajoûter qu'elle est „ incurable; ce qui marque vraisemblablement qu'elle est nouvelle; autrement „ il n'est pas croiable qu'on eût été jusqu'à aujourd'hui sans y trouver de re- „ mede, ou sans en découvrir la cause.

„ Ceux qui sont d'un sentiment contraire, *poursuit Cælius*, disent premiere- „ ment qu'il est faux que les Anciens n'ayent point fait mention de cette mala- „ die. Démocrite, ajoûtoit-il, qui a été contemporain d'Hippocrate, en a

 „ non

Secte Méthodique dans le Siecle xl. & suivans.

„ non seulement parlé, mais il en a même indiqué la cause, en même temps „ qu'il a décrit cette espece de convulsion qui fait courber le corps en arriere. „ Et Hippocrate lui-même, quoi qu'il n'ait pas traité exprès de cette maladie, „ ne laisse pas d'en avoir dit quelque chose, comme on le peut inferer de ce „ qu'il remarque 1 que les phrenetiques boivent peu, & que le moindre bruit „ leur fait peur. Or on sait que le principal symptome de la Rage est l'aver„ sion pour l'eau, ce qui fait que ceux qui sont atteints de cette maladie boi„ vent peu, ou ne boivent du tout point. Polybe, gendre d'Hippocrate, a „ aussi touché cette maladie en passant, lors qu'il a dit, que 2 ceux qui fuyoient „ l'eau mouroient promptement Homere semble encore faire allusion à l'Hy„ drophobie dans la fable de Tantale, qui ne pouvoit boire, quoi que l'eau „ d'un fleuve vint fort près de sa bouche. D'ailleurs ce Poëte, introduisant „ Teucer qui après avoir tué huit Troyens se plaint de n'avoir pu tuer Hec„ tor, qu'il appelle chien enragé, on en peut inferer qu'ayant conu l'animal „ qui cause l'Hydrophobie, il doit aussi avoir eu conoissance de cette maladie. „ Le Poëte Ménandre fait aussi une *description de l'état de ceux qui ayant trop* „ *pris de vin n'en* peuvent plus boire, qui semble avoir quelque rapport avec „ la disposition, où sont les Hydrophobes.

„ Ce n'est pas seulement par des autoritez, *poursuit Cælius*, *ou les Auteurs* „ *qu'il fait parler*, que ceux qui soutiennent ce sentiment prétendent prouver „ l'antiquité de l'Hydrophobie. La raison, disoit-il, veut encore que cette „ maladie soit aussi ancienne que les autres; puis qu'il y avoit autrefois des „ chiens aussi bien qu'il y en a aujourd'hui, & qu'Homere nous apprend que „ de son temps ces animaux étoient déja sujets à la rage. Quant à ce qu'on „ ajoûte que cette maladie étonne égalemant les Médecins, & ceux qui ne „ sont pas Médecins, ce n'est pas une raison qui prouve qu'elle soit incurable. „ Il y a bien d'autres maladies qui ne sont pas moins surprenantes, comme „ l'Apoplexie, & la 3 Satyriase. La cause de l'Hydrophobie n'est pas même „ si fort incompréhensible qu'on se l'imagine; puis que plusieurs Médecins, „ & plusieurs Philosophes ont cru l'avoir découverte. Mais supposé que cet„ te cause fût incompréhensible, personne ne doute que la maladie qu'elle pro„ duit ne soit quelque chose qui se peut comprendre, ou qui est sensible, & „ par conséquent il n'est pas impossible qu'on en guérisse, quoi qu'on n'en sa„ che pas la cause. Supposé même que ce mal soit effectivement incurable, „ on ne voit pas qu'on en puisse conclurre, comme font Artemidore & Ca„ rideme, que ce soit un mal nouveau; le Cancer est conu depuis fort long„ temps, 4 mais on ne le guérit pas mieux pour cela.

„ Enfin, comme les accidens qui accompagnent l'Hydrophobie, tels que „ sont le hocquet, la soif, l'imagination blessée, la crainte, accompagnent „ séparément, ou tous ensemble, diverses autres maladies, par exemple, la „ phrénesie, on ne peut pas dire que ce soit des accidens nouveaux, & par „ conse-

1 Hippocrate appelle ces Phrénétiques βραχυπόται, *Parvi bibuli*.
2 Polybe appelloit ceux qui étoient atteints du mal dont il parle, φύγυδροι, *Aquifuga*.
3 On dira un mot de cette maladie à la fin de ce Chapitre.
4 Les maladies qui étoient incurables il y a deux mille ans, le sont encore toutes aujourd'hui, & il est bien à craindre qu'elles ne le soient toujours.

„ consequent l'Hydrophobie, dans laquelle ils se trouvent aussi, ne peut pas „ être appellée une maladie nouvelle.

Secte Méthodique dans le Siecle xl. & suivans.

Voilà quelles étoient les raisons de ceux qui soûtenoient l'antiquité de l'Hydrophobie. Cælius se range de leur parti, quoi qu'il ne trouve pas toutes leurs preuves également fortes. 1 Il semble qu'il prétend qu'on ne doit pas beaucoup compter sur le témoignage des Poëtes. Il reconoit aussi que l'autorité d'Hippocrate, sur laquelle on s'est appuyé, regarde proprement une certaine sorte de Phrénetiques, & non pas les Hydrophobes.

On void par cette dispute que les Anciens ont été fort partagez sur cette question. 2 Plutarque n'étoit pas de l'avis de Cælius. L'on a vu ci-dessus qu'il croyoit que l'Hydrophobie & l'Elephantiase étoient des maladies qui n'avoient commencé à paroître que du temps d'Asclépiade. Il y a un passage formel dans Aristote, qui sert à confirmer ce que dit Plutarque: *Les chiens*, dit ce Philosophe, *sont sujets à la rage, à la goutte. La premiere de ces maladies les rend furieux, & tous les animaux qu'ils mordent deviennent enragez, à la reserve de l'homme. Ce mal fait mourir les chiens eux-mêmes, & tout animal qui est mordu par un autre animal enragé, excepté l'homme.* Plusieurs Savans ont cru qu'il y avoit quelque faute dans ce passage d'Aristote; mais 3 Mercurial soutient qu'il n'y en a point, & qu'effectivement on n'avoit pas encore vu des hommes enragez du temps d'Aristote. Ce Philosophe vivoit plus de deux cens ans avant Asclépiade. On examinera plus à fond la question qui regarde toutes les maladies nouvelles en géneral, quand on en sera aux siecles qui approchent un peu plus du nôtre, & dans lesquels on prétend communément qu'il s'est élevé de nouvelles maladies. Au reste, Cælius remarque encore touchant l'Hydrophobie, qu'elle est plus frequente en de certains lieux qu'en d'autres. La Carie & l'Isle de Crête y sont, dit-il, fort sujettes; & il ajoûte que ce dernier lieu, en particulier, se trouvant exempt de tous autres animaux venimeux, est d'ailleurs très-souvent rempli de chiens enragez.

Pour revenir au genre sous lequel notre Auteur rangeoit l'Hydrophobie, il semble qu'il se seroit plus aisément débarrassé, s'il avoit eu égard à la *Convenance Prophylactique*, de laquelle on a dit, que quelques Méthodiques faisoient dépendre les maladies causées par *les poisons*, & par *le venin des animaux*; mais il y a de l'apparence qu'il n'etoit pas du sentiment de ces Médecins. La maniere dont il s'y prend pour traiter l'Hydrophobie, le fait voir; & il paroît que l'idée du *resserrement*, qui étoit le genre sous lequel il mettoit cette maladie, est la seule à quoi il s'attache pour trouver les remedes nécessaires dans cette occasion. D'ailleurs on verra ci-après, qu'il n'étoit point pour les remedes qu'on appelle *spécifiques*.

On ne sait pas s'il réussissoit par sa méthode, mais il seroit à souhaiter qu'il nous eût appris comment il s'y prenoit, lors qu'il s'agissoit de prévenir la rage en ceux qui avoient été mordus par des chiens enragez; & comment il pensoit les playes faites par la morsure de ces animaux. On verroit ce qu'il auroit eu à „ dire

1 Pœtarum quoque testimonium longè vetustissimum, atque non rectis necessariò verbis destinatum, accipiendum ducimus. *Le Lecteur jugera de ce que cela signifie.*

2 *Symposiac.* 8. *Probl.*

3 *Vide Mercurial. Var. Lectiones.*

Secte Méthodique dans le Siecle XI. & suivans.

„ dire sur l'histoire suivante qui est proposé, par Galien : 1 Deux hommes „ ayant été mordus par un chien enragé, allerent chercher du secours chacun „ chez le Médecin qui avoit accoûtumé de le traiter. On suppose que la playe „ de l'un & de l'autre étoit si petite qu'à peine la peau avoit-elle été effleurée; „ & l'on ajoûte que l'un des Médecins pansa la playe de l'un des malades com„ me l'on pense les playes, & les ulceres ordinaires, & que sans se mettre en „ peine d'autre chose il la guerit, ou la cicatrisa dans peu de jours. L'autre „ Médecin, dès qu'il sut que la playe en question avoit été faite par un chien „ enragé, bien loin de la cicatriser, la rendit plus grande qu'elle n'étoit, & „ appliqua dessus des médicamens pénétrans, & acres qui la tinrent long„ temps ouverte, donnant d'ailleurs au malade des remedes internes spécifi„ ques contre la rage. Qu'arriva-t-il de là? Ce dernier malade fut parfaite„ ment guéri, & hors de danger de tomber dans l'Hydrophobie; au lieu que „ l'autre qui avoit été traité par le premier Médecin, & qui ne croyoit point „ avoir de mal il y avoit long-temps, vint tout d'un coup enragé, & mourut „ avec des convulsions. Vous semble-t-il, *dit aux Médecins Méthodiques celui* „ *qui fait cette histoire*, qu'il eût été inutile en cette occasion de rechercher la „ cause évidente du mal, de laquelle vous témoignez à l'ordinaire vous mettre „ si peu en peine? N'est-il pas visible, au contraire, que l'un des malades „ dont on vient de parler, est mort par la negligence du Médecin entre les „ mains de qui il est tombé, & qui a fait deux fautes considerables; l'une de ne „ s'être pas informé de la playe, c'est à dire, de quel animal son malade avoit „ été mordu, & l'autre, de ne s'être pas servi des remedes que l'experience a „ fait voir être propres en cette occasion. Ceux qui admettoient la convenance *Prophylactique* ne se trouvoient pas dans l'embarras de répondre à cette objection, mais Cælius, comme on l'a dit, ne semble pas recevoir cette convenance.

Ce qu'on vient de dire de l'Hydrophobie, qui est une maladie fort rare, nous oblige à remarquer que Cælius traite de quelques autres qui ne le sont guere moins, & qu'on ne trouve pas dans la plûpart des livres de pratique. Il employe aussi, soit pour désigner ces maladies, soit pour en désigner d'autres plus communes, des noms qui ne se trouvent pas dans Hippocrate. Il parle premierement de la *Satyriase*, & du *Priapisme*. 2 Dans l'une & dans l'autre on a une tension extraordinaire, involontaire, & continuelle de la verge; la difference que notre Auteur met entre ces deux maladies, c'est que la premiere est dans le rang des longues, au lieu que la derniere est au nombre des courtes, ou des aiguës. On peut voir ce qu'il dit d'ailleurs sur ce sujet. Il traite aussi de la 3 *Phthiriase*, qui est une maladie dans laquelle on a le corps couvert d'une infinité de poux, ou du moins les parties qui ont le plus de poils en sont toutes remplies. Ces poux, ajoûte Cælius, ne sont pas toûjours des poux ordinaires; ils sont quelquefois d'une forme particuliere, plus larges, & plus durs que les autres; la morsure en est même plus sensible. Quelques-uns, dit-il,

1 *Galen. de Sectis*, *Cap.* 8.
2 *Acutor. Lib* 3. *Cap.* 18. *Tardar. Lib.* 5. *Cap.* 7.
3 *Tardar. Lib.* 3. *Cap.* 2.

il, les appellent *Pediculi ferales*, comme qui diroit des poux *qui menacent de la mort;* & ils penetrent souvent jusques dans la chair par dessous les poils ou les cheveux. Les autres accidens de ce mal sont, outre la demangeaison, des veilles continuelles, une pâleur excessive, un fort grand dégoût, une débilité d'estomac, & enfin la chute de tous les poils, & de tous les cheveux. C'est, poursuit-il, une maladie du genre *relâché*, 1 causée par une bile rougeâtre, qui passant au travers des pores engendre ces animaux. Pour la cure il propose les mêmes remedes qui servent contre *l'Eléphantiase*, ou la *Ladrerie*, de laquelle il a traité dans le Chapitre précedent, & qui consistent une grande partie en applications extérieures.

Secte Méthodique dans le Siecle xl. & suivans.

Cælius Aurelianus parle aussi fort amplement de la maladie appellée 2 *Catalepsis* ou *Apprehensio;* dont les principaux signes sont, à ce qu'il dit, une fiévre aiguë, avec privation de la voix, un engourdissement de tous les sens, une immobilité de tout le corps, & enfin des yeux fixes & toûjours ouverts. Hippocrate, dit-il, & Diocles, ont nommé cette maladie du nom *d'Aphonie*, qui signifie simplement *privation de la voix*. Praxagore l'a appellée *Affection Comateuse;* & Philippe l'a nommée *Catoché*. Voila ce que dit notre Auteur, sur quoi il faut remarquer que le nom de Catoché, ou *Catocha* n'étoit pas de l'invention du Médecin qu'il cite; car Hippocrate s'étoit déja servi de ce terme, comme on l'a vu ci-dessus: mais Hippocrate ne s'étant pas clairement expliqué sur ce qu'il entendoit par là, il y a de l'apparence que Philippe avoit emprunté ce même terme de lui, ou qu'il avoit cru qu'Hippocrate avoit voulu désigner par ce nom la maladie dont il s'agit. Cælius ajoûte que la Catalepse avoit été confondue, par la plûpart des anciens Médecins, avec la *Léthargie*, & il nous apprend qu'Asclépiade & ses Sectateurs sont les premiers qui ont distingué ces deux maladies, & qui ont donné à la premiere le nom de Catalepse. Entre les Sectateurs d'Asclépiade, qui avoient écrit sur ce sujet il nomme *Chrysippe*. Il parle aussi de *Niceratus* comme d'un Auteur qui avoit traité la même matiere. Après ces deux Médecins vinrent *Magnus*, *Agathinus*, & *Archigene*, tous trois de la Secte Méthodique, ou de la Secte Pneumatique, desquels on parlera ci-après, qui écrivirent encore mieux touchant la Catalepse que n'avoient fait les précedens; en sorte que ces derniers acheverent, à ce que dit Cælius, ce que les premiers n'avoient qu'ébauché.

La maladie que notre Auteur appelle *Cardiaca Passio*, & dont ceux qui en étoient atteints sont appellez en Grec καρδιακοί, & en Latin 3 *Cardiaci*, est encore du nombre de celles qui n'ont pas été nommées du même nom par Hippocrate. Les principaux accidens de cette maladie sont, selon Cælius, un abbatement total des forces, avec froideur des extrémitez, comme des bras, & des jambes, & quelquefois même de tout le corps; un pouls frequent, petit, foible, inégal, & que l'on a peine d'appercevoir; & enfin des sueurs tantôt de la tête seule, tantôt de tout le corps. Cette maladie a du rapport avec la Car-

1 Cælius semble abandonner ici son systeme, qui ne permet pas que l'on s'informe de la cause des maladies.

2 *Acutor. Lib.* 2. *Cap.* 10. *& Tardar. Lib.* 2. *Cap.* 5. Cælius fait de deux sortes de Catalepse; l'une qui étoit du rang des maladies aiguës, & l'autre des maladies longues.

3 *Vide Horat. Sermon. Lib.* 2. *Satyr.* 3. *& Juvenal. Satyr.* 5.

Secte Méthodique dans le Siecle xi. & suivans.

Cardialgie, & la *Lipothymie*, ou la *Syncope*. Dalechamp, dans ses notes sur Cælius, croit que les plus anciens Médecins avoient confondu l'Affection Cardiaque dont il s'agit, avec *l'Apoplexie*.

On trouve aussi dans Cælius la description d'une maladie qu'il nomme *Onirogonos*, ou *Songe Vénerien*. Ce mot ne se trouve pas dans Hippocrate, mais on y trouve le verbe ὀνειρώσσειν, *avoir des songes vénériens*, d'où a été formé le nom ὀνειρωγμὸς, qui est employé par d'autres Auteurs, & qui fait croire qu'il pourroit y avoir une faute dans le texte de Cælius, & qu'au lieu *d'onirogonos* il faudroit lire *onirogmos*. C'est la conjecture de 1 Foësius, mais 2 Reinesius prétend que ce sont deux maladies fort differentes, sans en dire autre chose.

Il y a dans Hippocrate le mot *Phagedæna*; mais il se prend dans un sens bien different de celui que Cælius lui donne. Hippocrate désigne par là une espece *d'ulcere rongeant* & *malin*; au lieu que Cælius donne le nom de *Phagedæna* à cette sorte de *faim* qu'on a appellée autrement *Faim Canine*, & qu'Erasistrate, comme on l'a vu ci-devant, nommoit *Boulimia*.

Le mot *Polysarcia*, qui signifie *trop de chair*, ou *d'embonpoint*, ne se trouve pas non plus dans Hippocrate. Cælius fait un Chapitre entier sur cette maladie.

Le nom de *Passion Cœliaque*, qui se trouve dans notre Auteur, est pareillement de ceux qu'Hippocrate n'a pas employé. C'est une espece de *flux de ventre*, dont ceux qui en étoient atteints, étoient appellez par les Grecs *Cœliaci*, & par les Latins *Ventriculosi*, à ce que dit Cælius.

Il en est de même du mot *Stomachici*, dont notre Auteur se sert pour désigner ceux qui ont des douleurs d'estomac; & du mot *Incubo*, ou *Incubus*, qui est le nom d'une maladie où nous sentons en dormant quelque chose qui nous presse la poitrine, ce qui nous fait songer que c'est une personne qui se couche sur nous, & qui nous veut étouffer. Cælius dit que Themison appelloit cette maladie *Pnigalion*, d'un mot Grec qui signifier *étouffer*; & que quelques Anciens l'avoient appellée *Ephialtes*, d'un verbe qui signifie *sauter dessus*, comme quand on monte à cheval; & *Epibole*, d'un autre verbe qui signifie *jetter dessus*, ou *mettre l'un sur l'autre*.

On parlera de la maladie appellée *Colique*, sur la fin de cette Seconde Partie, quand on en sera à la Médecine de Celse.

Les divers noms dont Cælius se sert pour distinguer les diverses especes d'Hydropisie, comme *Ascites*, Hydropisie *Ascite*; *Tympanites*, Hydropisie *Tympanite*, ne se trouvent pas non plus dans Hippocrate, quoi que cet ancien Médecin ait conu & décrit ces maladies.

On ne trouve pas mieux dans Hippocrate le mot *Eléphantiase*, qui est dans Cælius Aurelianus; quoi qu'il y ait quelque chose d'approchant, ou d'équivalent dans le premier de ces Auteurs. Nous avons vu ci-dessus que l'on prétendoit que cette maladie n'avoit pas été conue, non plus que l'Hydrophobie, avant le temps d'Asclépiade. Cælius n'avoit pas inventé les noms des maladies dont on a parlé; il ne les rapporte qu'après d'autres Médecins qui leur

1 *Vide Oeconomiam Hippocr.*
2 *Vide Reines. Var. Lect. Lib. 3. Cap. 17.*

leur avoient donné pendant le temps qui s'étoit écoulé entre Hippocrate & lui.

Secte Méthodique dans le Siecle xl. & suivans.

Au reste, il ne faut pas oublier de remarquer que notre Auteur est toujours d'une grande exactitude, lors qu'il s'agit de rapporter les *Signes* d'une maladie, en sorte que les Médecins qui ne s'accommoderont pas de ses raisonnemens, ni de ses remedes, ne laisseront pas d'être satisfaits de la maniere dont il décrit chaque maladie. Les Méthodiques avoient cela de commun avec les Empiriques, qu'ils s'attachoient beaucoup, aussi bien que ces derniers, à distinguer les maladies par leurs signes. Ils y étoient d'autant plus obligez les uns & les autres, qu'ils n'avoient que ce moyen de conoître les maladies, évitant, comme ils faisoient, d'en rechercher *les causes*.

On oublioit de dire que Cælius met au rang des maladies, l'infame penchant de ceux que les Grecs appelloient *μαλθακοὶ*, & les Latins *molles* & *subacti*, lesquels notre Auteur oppose à ces femmes que l'on nommoit *Tribades*. Et quoi qu'il reconoisse que ces abominables dispositions étoient plûtôt des vices, ou des maladies de l'esprit que des maladies du corps, & un fruit de la corruption des mœurs, il croit néanmoins que la naissance de ces personnes ou la maniere dont elles avoient été conçues, y contribuoit quelque chose, & il débite là-dessus les conjectures du Philosophe Parménide. 1 Les Poëtes ont aussi parlé de ces vices enormes, comme si ç'avoient été des maladies, mais il est visible qu'ils n'ont employé ce dernier terme qu'en un sens figuré, de la même maniere que nous disons encore aujourd'hui, en parlant d'un homme qui a de l'inclination au *larcin*, qu'il a *cette maladie*, ou qu'il a la maladie de dérober.

CHAPITRE VII.

Des Maximes sur lesquelles la Pratique de Cælius étoit fondées. Des remedes generaux dont il se servoit. Et de ceux qu'il condamnoit.

Les exemples qu'on a rapporté des maladies que les Méthodiques rangeoient sous le genre *relâché*, ou sous le genre *resserré*, suffisent pour donner une idée de ce que ces Médecins pensoient là-dessus. Il faut maintenant commencer à voir quelle étoit leur pratique, sur quelles maximes particulieres elle étoit appuyée, & quels étoient en géneral les remedes qu'ils employoient, & ceux qu'ils improuvoient. L'on a vu qu'ils prétendoient que les convenances qu'ils établissoient entre les maladies, devoient être *évidentes*, & qu'ils s'attachoient autant à ce que les maladies ont *d'évident*, qu'à ce qu'elles ont de *commun* entr'elles. Cælius étoit si fort pour cette évidence, qu'il fuyoit, autant qu'il le pouvoit, 2 les *définitions*; de peur de s'embarasser dans quelque question obscure, en voulant pénetrer dans l'essence des choses, ce qui semble nécessaire pour

1 Hispo subit juvenes, & *morbo* pallet *utroque*. *Juvenal Satyr. 2. Campanum* in *morbum*, in faciem permulta jocatus. *Horat. Sermon. Lib. 1. Satyr. 5. Vide Clariss. Dacerii notas.*

2 Definire Methodici, juxta Sorani judicium, declinant. *Acutor. Lib. 2. Cap. 26.* Definitiones Soranus dicere declinavit. *Ibid. Cap. 31.*

Secte Méthodique dans le Siecle xl. & suivans.

pour les définir exactement selon les regles de la Logique. Au lieu donc de définitions, il se contentoit de simples *descriptions*.

Il alloit plus avant, retenu par la même crainte de s'impliquer. Il croyoit qu'il ne falloit pas se mettre fort en peine de distinguer 1 la partie qui est particulierement affectée dans chaque maladie, c'est à dire, celle qui souffre le plus. 2 *Les Médecins des autres Sectes*, dit cet Auteur, *ont cherché quelle est la partie malade dans la Phrénesie. Les uns ont dit que c'est le cerveau; les autres le cœur, ou le diaphragme; quant à nous, nous ne nous fatiguons pas beaucoup l'esprit sur ce sujet.* La même raison qui obligeoit les Méthodiques à être fort retenus lors qu'il s'agissoit des *définitions*, les engageoit à se conduire de même, par rapport au discernement de la partie malade, qui est souvent fort difficile à découvrir; mais ils avoient une autre raison d'en user ainsi; c'est qu'ils ne croyoient pas que l'on dût jamais changer la cure génerale par aucun égard particulier pour la nature de certaines parties, ou pour le voisinage de quelques autres. La consideration, disoient-ils, des parties qui souffrent, n'est d'aucun usage pour indiquer les remedes dont on doit se servir; car 3 on ne peut pas dire, par exemple, que *l'inflammation*, qui est une maladie *resserrée*, attaquant une partie nerveuse, il faille plutôt *relâcher*, si cette maladie tenoit une partie où il y eût des veines, des arteres, ou de la chair &c. l'indication du *relâchement* ayant également lieu dans toutes les inflammations.

Il étoit néanmoins de certains cas où les Méthodiques se croyoient obligez de conoître précisément la partie malade, mais ce n'étoit pas pour varier la cure. 4 *Quelles sont les parties*, dit Cælius, *d'où coule le sang que l'on rend par la bouche? Il y en a plusieurs; l'entrée ou le dessus de la gorge; l'âpre artere; le poumon; la poitrine; la pleure; le diaphragme, l'estomac; le ventre; &, selon quelques-uns, le foye, la rate, & la grande veine qui est attachée à l'épine du dos.* Après avoir ainsi répondu à la question proposée, il en fait une seconde. *Pourquoi*, dit-il, *tâchons nous de découvrir de quelles parties le sang coule dans certaines maladies?* & il répond ainsi: *Nous tâchons de découvrir quelles sont ces parties, pour pouvoir appliquer nos remedes sur ces parties même, ou sur celles qui leur sont les plus voisines; & non, comme quelques-uns le pourroient croire, pour changer de cure selon la diversité des parties; puis que la même cure leur convient à toutes.*

Une autre maxime des Méthodiques, c'est qu'ils croyoient 5 *qu'on doit s'attacher à guérir les maladies par les choses les plus simples, & par celles dont nous faisons usage dans la santé; comme sont l'air que nous respirons, la nourriture que nous prenons* &c. Il n'y a personne qui ne convienne aisément que ce seroit le mieux si cela se pouvoit, & les plus anciens Médecins avoient déja cherché à tirer tout l'avantage qu'ils avoient pu de ces sortes de choses, mais les Méthodi-

1 De præpatienti loco valde certandum non existimat Soranus, ne in occulta quæstione versetur.

2 Quæsitum ab aliarum Sectarum Principibus quis locus in phrenitide laboret? Alii cor, aut phrenas dixerunt. Nos, sive locorum, sive vicinitatis causâ, generalem non mutamus curationem. *Acutor. Lib.* 1. *Cap.* 8.

3 *Galen. de Sectis, Cap.* 7.

4 *Tardar. Lib.* 2. *Cap.* 11.

5 Est melius simplicibus atque consuetis mederi rebus. *Ibid. Cap.* 13.

thodiques alloient plus loin. Ils prenoient premierement un soin tout particulier de rendre l'air que le malade respiroit, tel qu'ils supposoient qu'il devoit être, pour contribuer à la guérison de ce malade; & comme ils ne reconnoissoient que de deux sortes de maladies, des maladies de *relâchement* & des maladies de *resserrement*, toute leur application dans cette rencontre rouloit sur la maniere de procurer aux malades un 1 *air relâchant* ou *resserrant*, selon qu'ils avoient besoin de l'un ou de l'autre. Pour leur procurer le premier ils les logoient dans des chambres bien claires & médiocrement chaudes & grandes. Au contraire pour avoir un air resserrant ils les mettoient dans des chambres peu éclairées & fort frasches. Dans cette vuë les Méthodiques ne se contentoient pas de choisir des apartemens tournez au Septentrion & où le Soleil donnoit rarement; ils choisissoient même quelquefois des grottes & des lieux 2 souterrains. Ils couvroient aussi pour le même sujet le plancher de feuilles & de branches de *lentisque*, de *vigne*, de *grenadiers*, de *myrtes*, de *saules*, de *pins*; ils l'arrosoient *d'eau fraiche;* ils se servoient de *soufflets* ou *d'évantails;* en un mot, ils n'oblioient rien de ce qui peut donner plus de fraîcheur à l'air. *Il faut*, disoient-ils, *avoir plus de soin de l'air qu'on respire, que des viandes qu'on mange*; *parce qu'on ne mange que par intervalles*, *au lieu qu'on respire continuellement*, *& que l'air entrant sans cesse dans le corps*, *& pénetrant jusques dans les plus petits espaces*, *resserre ou relâche plus puissamment*, *que ne fait la nourriture.* Secte Méthodique dans le Siecle xl. & suivans.

Les Méthodiques prenoient encore garde de fort près à la maniere, dont les malades étoient *couchez*; & ils leur faisoient préparer des *lits* differens, selon les maladies. Ils marquoient avec soin quelles sortes de *convertures* ces malades devoient avoir; s'ils devoient coucher sur un *matelas*, ou sur un *lit de plumes*; quelle *posture* ils devoient tenir dans le lit; si le lit devoit être *grand*, ou *petit*; comment il devoit être *tourné* par rapport aux fenêtres, &c. En un mot, ils étoient extremement scrupuleux sur toutes les choses de cette nature, sur lesquelles les autres Médecins passoient legérement.

Quant à la nourriture, les Méthodiques la regloient aussi par rapport à leurs vûes particulieres; & ils s'appliquoient entierement à distinguer les viandes, ou les boissons qui *resserroient*, ou qui *relâchoient*. On verra plus particulierement dans la suite de quelle maniere ils nourrissoient leurs malades, & on dira un mot de quelques autres usages qu'ils tiroient de certaines sortes de viandes.

Mais il faut auparavant remarquer que les Méthodiques, ou du moins Cælius & Soranus, n'étoient point pour les remedes *spécifiques*. On l'avoit déja dit en parlant de l'hydrophobie, & il est visible que c'est là une conséquence de la derniere maxime qu'on a rapportée; les spécifiques étant, pour l'ordinaire, tirez „ de choses dont on n'a point accoûtumé de se servir. 3 D'où vient, *dit Cælius*, qu'on donne à ceux qui ont le haut mal de la chair de belettes seche, „ ou de la chair humaine, ou une certaine excrescence qui vient aux jambes „ des chevaux? Ou pourquoi fait-on prendre à ces malades du membre, & „ des testicules du chien d'eau, des cloportes, de l'eau où les forgerons ont „ éteint

1 Aër laxativus; aër stringens.
2 *Hypogæa.*
3 *Tardar. Lib. 1. Cap. 4.*

Secte Méthodique dans le Siecle xI. & ſuivans.

„ éteint leur fer, du cœur de lievre, & de chameau, du cerveau d'un oiſeau „ aquatique que les Latins appellent Gavia ou Larus, &c. On ne peut pas „ dire que l'on ait trouvé ces remedes en raiſonnant, ou en tâchant de pénetrer dans ce qu'on appelle les cauſes cachées. On ne peut pas dire auſſi qu'on „ ait découvert les effets de ces diverſes matieres dans la maladie, dont il s'agit, par des eſſais que le hazard ait procurez, comme les Empiriques prétendent que la plûpart des remedes ont été trouvez. On ne voit point, dis-je, comment le hazard peut avoir introduit ces matieres dans l'uſage de la „ Médecine, puiſqu'elles ſont preſque toutes ſi abominables, & ſi fort éloignées de celles dont on ſe ſert ordinairement, qu'on ne peut concevoir comment on a pu en prendre ſans y penſer. Si l'on dit que c'eſt un fruit des eſſais que les premiers Médecins ont faits exprès, & par fantaiſie, il y a lieu „ de s'étonner que ces Médecins ayent choiſi ces ordures, pour faire des expériences, & qu'ils ne ſe ſoient pas plûtôt attachez à découvrir les grands „ uſages que l'on peut tirer de l'air, des veilles, du ſommeil, de la nourriture, & des autres choſes dont perſonne ne peut ſe paſſer, en reglant chacune „ de ces choſes, ſelon que chaque maladie le demande. Cælius ajoûte que les remedes de la nature des premiers dont on a parlé, ſont dangereux; & il cite l'exemple de *Thémiſtocle*, qui mourut pour avoir bu *du ſang de taureau*, qui eſt auſſi fort recommandé pour le mal caduc. Cet Auteur fait le même jugement de tous les autres ſpécifiques qu'on propoſe dans les autres maladies, & il conclut dans le Chapitre de l'hydrophobie, *que ces remedes, leſquels le peuple croit avoir été bien éprouvez, & trouvez bons enſuite de pluſieurs expèriences, ne valent pourtant rien, parce qu'ils ſont fort ſouvent contraires à ceux que l'art preſcrit*; c'eſt à dire, que quelques uns de ces remedes reſſerrent quand il faut relâcher, & relâchent lors qu'il eſt néceſſaire de reſſerrer.

Cette derniere conſideration ſuffiſoit aux Méthodiques, pour leur faire rejetter les remedes ſpécifiques, puiſqu'ils n'en admettoient point d'autres que ceux qui avoient du rapport au relâchement, ou au reſſerrement. Cependant il étoit des occaſions, où ces Médecins ne pouvoient guére ſe paſſer de ſpécifiques; & Cælius eſt contraint de reconoître l'effet de ces remedes, lorſqu'il s'agit de *tuer les vers*. Mais comme on a remarqué que quelques uns des Méthodiques avoient inventé des convenances particulieres, pour les maladies qui concernent la Chirurgie, & que la principale de ces convenances conſiſtoit à *ôter ce qui eſt étranger*, ou *étrange, par rapport au corps*; [8] Cælius ſe ſauvoit en rangeant *les vers*, & leur cure ſous cette convenance, c'eſt à dire, qu'il prétendoit que les vers étant des choſes *étrangeres*, il falloit ſe ſervir des remedes qui les tuent, & qui les font ſortir du corps. Il croyoit d'ailleurs qu'on pouvoit faire mourir, & faire ſortir les vers en traitant diverſes maladies, deſquelles les vers dépendant comme de leur cauſe, en les traitant, dis-je, ſelon la regle génerale du flux, & du reſſerrement. Cependant il faut remarquer qu'en ce cas même Cælius eſt obligé d'employer les ſpécifiques, dont on ſe ſert ordinai-

8 Si ipſa animalia corrumpenda viderimus, erunt medicamina adhibenda, ut tamquam *aliena* atque *indigentia detractione* auferantur. At ſi paſſionibus fuerint appenditia, quæ ſæpe generandorum animalium fuerunt cauſæ, erunt congrua iiſdem paſſionibus adhibenda. *Tardar. Lib. I, Cap.* 8.

dinairement, comme sont la *farine de lupins*, le *fiel*, l'*huile*, le *vinaigre*, la *râpure de corne de cerf*, &c. Il ne sert de rien à cet Auteur de dire, qu'il a recours à ces remedes comme à des *resserrans*. Pour se tirer d'affaire par là, il faudroit qu'il employât également ces mêmes matieres en d'autres occasions dans la seule vuë de resserrer, & c'est ce qu'on ne voit pas qu'il fasse.

Secte Méthodique dans le Siecle xl. & suivans.

Les Méthodiques ne se contentoient pas de bannir de la Médecine les médicamens spécifiques, ils se déclaroient encore contre les *Purgatifs*, dont l'usage est plus grand & plus géneral que ne l'est celui des spécifiques. L'on a vu les raisons que *Chrysippe*, *Erasistrate*, *Asclépiade & Thessalus* employoient contre ce remede. Cælius souscrit à leur sentiment, & après avoir blâmé Héraclide l'Empirique, qui purgeoit les Phrénétiques avec de la *scammonée*, il lui „ fait cette question. Où croyez-vous, *dit-il*, que puisse être la crudité que „ vous prétendez vuider par vos purgatifs? Si vous dites qu'elle est dans les „ intestins; un lavement pouvoit suffire pour l'en tirer. Est-elle dans la tête, „ ou dans tout le corps? 1 Vous ne répondez pas, & vous laissez cela comme „ une chose incertaine. C'est une preuve que vous vous en remettez à la „ bonne conduite de votre médicament, & que vous croyez qu'il agit comme „ un animal qui a de la conoissance, & qui sait discerner ce qui est corrompu „ d'avec ce qui ne l'est pas, & vuider le premier plûtôt que le dernier. *Cælius* „ *parle encore* 2 *ailleurs contre les purgatifs*, *disant* qu'ils sont du tout nuisibles à „ l'estomac, & qu'ils offensent les nerfs.

Outre ces raisons que les Méthodiques avoient pour condamner les *purgatifs*, il y en a encore une autre qui étoit la principale. C'est qu'ils croyoient que ces remedes, en lâchant beaucoup le ventre, 3 jettoient les malades dans un nouveau mal; tout relachement du ventre, ou toute évacuation qui passoit l'ordinaire, étant, selon eux, une maladie du genre relâché. On voit par là que les Méthodiques auroient rejetté les purgatifs par la seule raison que ce remede ne s'accordoit pas avec leur systeme, quand même ils ne seroient pas entrez dans celles dont Erasistrate & les autres Médecins qu'on a nommez se servoient, pour décrier ce même remede.

Il n'y a que le seul cas de l'*Hydropisie*, dans lequel Cælius tolere les purgatifs; mais on voit qu'il n'y vient qu'avec contrainte, & après avoir proposé la cure de cette maladie, selon ses veritables principes. Voici comme il en parle „ lui-même. La veritable, & la 4 belle maniere, *dit-il*, de traiter l'hydropi- „ sie est celle que je viens d'enseigner; & c'est avec raison que nous évitons „ en cette occasion les médicamens qui se donnent par la bouche; car les uns „ émeuvent la vessie, les autres, en ulcerant & déchirant les entrailles, causent „ la dysenterie, ou gatent l'estomac, & ne servent qu'à donner du dégoût, „ & là augmenter la soif. C'est pourquoi, si l'on est contraint de venir à l'u- „ sage des médicamens que les Grecs appellent hydragogues, c'est à dire, qui „ vuident

1 Les Empiriques n'avoient garde de répondre à cette question, parce qu'ils ne s'informoient point des causes cachées des maladies.

2 *Tardar. Lib.* 1. *Cap.* 1.

3 Purgativa verò medicamina, quæ Cathartica appellant, prærumpunt corpus, atque sollicitam eidem passioni solutionem provocant. *Acutor. Lib.* 2. *Cap.* 21.

4 Mundior curatio.

Secte Méthodique dans le Siecle xl. & suivans.

„ vuident les eaux, on en donnera à ceux qui ont le corps tout rempli d'eau, „ ayant ensuite le soin d'empêcher que le corps ne se remplisse derechef. Entre ces remedes, *continue Cælius*, il y a 1 l'Euphorbe, que l'on mêle avec „ du vin cuit, ou que l'on délaye avec un jaune d'œuf, à la quantité de deux „ ou trois 2 cueillerées. On peut aussi donner la décoction de squille, &c. La dose de l'Euphorbe, que donne ici Cælius, est si grande par rapport à celle que l'on donne aujourd'hui, qui ne va qu'à cinq ou six grains, ou à un scrupule tout au plus, pour les plus robustes: Cette dose, dis-je, est si grande, qu'il semble qu'il y ait une faute dans le texte. Cela est d'autant plus vraisemblable que Theodorus Priscianus proposant l'Euphorbe dans le même cas, n'en ordonne qu'un grain, c'est à dire, comme je crois, non pas le poids d'un grain, mais une de ces petites masses de la grosseur d'un pois, qui sont formées du suc épaissi de l'arbre que l'on appelle Euphorbe, & qui peuvent peser quatre ou cinq grains Je lirois donc, dans Cælius, ou lieu de deux ou trois cueillerées, deux ou trois grains.

Cælius n'admettoit guére plus aisément les *Diurétiques*, ou les médicamens qui font uriner. Il s'en servoit neanmoins dans l'hydropisie, mais en évitant ceux qui étoient trop pénétrans, & trop odorans.

Il ne vouloit point non plus de *lavemens* composez avec des matieres *acres*, & *picquantes*, parce que les lavemens faisoient l'effet des purgatifs. *Si le ventre*, dit-il, *n'est pas libre, on se servira d'un simple lavement laxatif. On le composera avec de l'eau, & de l'huile, ou de la décoction de lin, & fénugrec, à laquelle on ajoûtera par fois un peu de miel.* Notre Auteur donnoit aussi quelquefois des *lavemens* 3 *pour nourrir;* il appliquoit même dans cette vûe *des cataplâmes.*

Mais quoi qu'il ne voulût aucun purgatif, il ne laissoit pas de donner souvent des *Vomitifs;* comme on le verra ci-après.

Les médicamens *Narcotiques*, ou *Somniferes*, étoient aussi condamnez par les Méthodiques. 4 *Si l'on donne un médicament somnifere en petite dose*, dit Cælius, *il causera une pesanteur de tête, ou un assoupissement fâcheux; & si on en donne davantage, il causera la mort.* Il étoit néanmoins des cas, où cet Auteur approuvoit le *Diacodium*, qui est un médicament fait avec la décoction des têtes de *pavot*, & le miel. Il s'en servoit dans le crachement de sang, mais il ne regardoit pas alors ce remede comme un somnifere; il le donnoit comme un astringent, pour resserrer, ou fermer le vaisseau d'où sortoit le sang.

Les Cauteres, & tous les médicamens qui font escarre, & qui ulcerent, étoient aussi rejettez par Cælius, qui regardoit ces remedes comme cruels, & comme inutiles. *Les Cauteres*, disoit-il, *émeuvent trop dans le temps du plus grand mal, & ils sont inutiles dans le temps du relâche.*

Toutes les maximes des Méthodiques, que l'on a rapportées jusques à present,

1 Ex quibus est Euphorbium mulso commixtum poto datum, vel ovis sorbilibus aspersum, duorum vel trium cochleariorum quantitate &c.

2 Ce que les anciens Medecins appelloient une cueillerée, *cochlear*, étoit une mesure juste, qui tenoit, ou *une dragme*, ou *un scrupule*. La premiere étoit appellée *la grande cueillerée*, & la seconde *la petite*. Voyez Rhodius sur Scribonius Largus.

3 Nutribiles clysteres, & nutribilia cataplasmata. *Acutor. Lib.* 2. *Cap.* 37.

4 *Acutor. Lib.* 1. *Cap.* 17.

5 *Tardar. Lib.* 1. *Cap.* 1.

sent, font une difference essentielle de leur pratique avec celle des autres Médecins; mais l'*abstinence de trois jours*, par laquelle les premiers commençoient la cure de toutes les maladies, n'est pas moins considerable. C'étoit ce terme de trois jours qu'ils appelloient *Diatritos*, & non pas l'abstinence elle-même, comme l'a cru Gorræus. Cet espace de trois jours, ou ce troisième jour auquel les Méthodiques s'attachoient scrupuleusement, fit qu'on les appella *Diatritarii*, comme on l'a déja remarqué ci-devant en parlant de Thessalus. L'Auteur qu'on vient de citer, remarque, après 1 Galien, que ces Médecins laissoient écouler trois jours entiers avant que de donner aucune nourriture à leurs malades, ajoûtant, qu'ils commençoient seulement à leur donner quelque chose le quatrième jour, & après cela le sixième, puis le huitième, & ainsi de suite, en sorte que la premiere nourriture ne se donnoit qu'après le premier *diatritos*, ou après les trois premiers jours passez; au lieu que dans la suite on en donnoit de deux jours l'un. Il semble que Galien devoit parfaitement savoir comment les Méthodiques se conduisoient à cet égard. Cependant il conste, par une infinité de passages de Cælius Aurelianus, qu'ils ne faisoient jeûner leurs malades que les deux premiers jours, & qu'ils les nourrissoient le troisième. On pourroit resoudre cette difficulté en disant que les Copistes de Galien ont erré dans le chifre, ou que Soranus, lequel Cælius suit, & qu'on a remarqué qui n'étoit pas d'accord avec les autres Médecins de sa Secte, pouvoit avoir retranché un jour du *diatritos* de *Thessalus*, & des autres Méthodiques. Au reste il faut remarquer que Cælius donne le nom de *diatritos*, non seulement à l'espace de trois jours, mais encore au troisième jour en particulier, & qu'il se sert ordinairement de cette distinction, *intra diatriton*, & *in ipsa diatrito*, c'est à dire, comme il l'explique, *pendant l'espace de trois jours*, & *dans le troisième jour même*. C'est ce qui fait qu'en parlant du terme de sept jours il dit que ce terme comprend trois *diatritos*, le cinquième jour étant le troisième à commencer à compter dès le troisième inclus; & le septième se rencontrant aussi, selon ce compte, le troisième à l'égard du cinq.

Secte Méthodique dans le Siecle xl. & suivans.

Antipater, Auteur Méthodique cité par Cælius, dit qu'il y en a une raison naturelle qui fait qu'on doit attendre le troisième jour, pour donner de la nourriture, mais il ne nous apprend pas quelle est cette raison. 2 Hippocrate, ou Polybe semblent avoir cru qu'il faut deux jours entiers, pour achever entierement tant la coction de la viande, que la distribution des sucs dans le corps, & la séparation, ou l'évacuation des excremens; en sorte que, selon ces Auteurs, le corps se trouve seulement dégagé le troisième jour de tout ce que la nourriture y avoit apporté le premier. Peut-être que c'est ce qui obligeoit les Méthodiques à attendre ce troisième jour, & que c'étoit-là ce qu'Antipater vouloit dire. Après cette premiere abstinence, qui alloit, comme on vient de le remarquer, jusqu'au troisième jour, & non pas jusqu'au quatrième, Cælius ne nourrissoit ses malades que de deux jours l'un, si ce n'est qu'il leur survînt quelque foiblesse, ou quelque défaillance; auquel cas il passoit par dessus la regle ordinaire, & donnoit de la nourriture tous les jours indifferemment.

Il

1 *Méthod. Med. Lib.* 10. *Cap.* 6.
2 *De Morbis, Lib.* 4.

Secte Méthodique dans le Siecle XI. & suivans.

Il faut encore remarquer que le troisième jour étoit destiné par Cælius, non seulement pour commencer à nourrir les malades, mais particulierement, pour commencer à leur faire les plus grands remedes. Ce jour-là il leur 1 tiroit, pour la premiere fois, du sang, à moins que la violence de la maladie ne l'eût obligé à le faire plûtôt, c'est à dire, comme il parle, *intra diatriton*, dans l'espace des deux premiers jours, ce qui arrivoit rarement. Cette saignée, qui se faisoit le même jour qu'on destinoit à nourrir le malade, précedoit la nourriture; ce qui doit donner à penser aux Médecins d'aujourd'hui, qui n'osent pas quelquefois saigner certains malades à jeûn, de peur que cela ne les affoiblisse trop. Les Méthodiques étoient si peu susceptibles de cette peur, qu'ils ne donnoient même à leurs malades après cette saignée, & après l'abstinence qui l'avoit précedée, qu'une nourriture assez legere. Cette nourriture consistoit, pour l'ordinaire, en un bouillon composé avec de l'eau, & de la farine de froment préparée d'une maniere particuliere, & formée en petits grains, qui est ce qu'on appelloit *Alica*; ce nom étant commun, tant à cette sorte de farine, qu'au bouillon qu'on en composoit. 2 Cælius préfere cette nourriture à la *ptisane* d'Hippocrate, ou aux *bouillons d'orge*, qu'il dit être venteux & astringens.

On a dit que les Méthodiques reservoient les plus grands remedes pour le troisième jour, ce qui suppose que ceux qu'ils employoient avant ce temps-là n'étoient pas fort considerables. En effet pendant les deux premiers jours, ou pendant le temps de l'abstinence, ces Médecins permettoient seulement à leurs malades, de se laver la bouche avec de l'eau, ou d'en boire quelque peu, & pour le surplus ils ne leur faisoient autre chose si ce n'est qu'il les *oignoient*, ou qu'ils les couvroient de *cataplâmes*, & de *laines trempées dans des huiles chaudes*, si la maladie étoit du genre resserré; & dans des huiles *froides*, si la maladie étoit du genre relâché. Ils joignoient à ce remede, en ce dernier cas, les *fomentations* raffraichissantes, & l'application de toutes les matieres qui resserrent. Mais quoi que ces remedes nous paroissent peu considerables, les Méthodiques n'en avoient pas cette idée. Ils croyoient qu'en relâchant, ou en resserrant extérieurement, le dedans se resserroit, & se relâchoit aussi, & ils se mocquoient des autres Médecins, qui étant dans une pensée toute contraire, 3 prétendoient, en certaines occasions, remedier au flux, ou au relâchement des parties extérieures, en ouvrant les pores des intérieures. Ils ne se mettoient pas même en peine, comme il a déja été dit, de discerner fort scrupuleusement le propre siege du mal; mais ils relâchoient, & resserroient tout le corps en géneral, en quelque endroit que fût le flux, ou l'astriction. Les Méthodiques continuoient de faire les remedes dont on vient de parler, de deux jours l'un, c'est à dire, pendant le jour destiné à l'abstinence. On parlera dans le Chapitre onzième, de l'usage qu'ils faisoient de la *Métasyncrise*, & de la regle qu'ils appelloient *circulaire*; mais il faut auparavant voir un peu plus particulierement

1 On parlera plus particulierement dans le Chapitre suivant, de l'usage que les Méthodiques faisoient de la saignée.

2 Pline est aussi dans le même sentiment. On peut le consulter sur la signification du mot *Alica*.

3 Superficie fluentia augentur potiùs quàm minuuntur interiorum fluxu. *Acutor. Lib. 2. Cap.* 38.

lierement quels étoient leurs moyens generaux de relâcher, & de resserrer. C'est à quoi seront employez les deux Chapitres qui suivent.

Secte Methodique dans le Siecle xl. & suivans.

CHAPITRE VIII.

Les Remedes relâchans en particulier.

ON a déja remarqué que comme les Méthodiques ne reconoissoient que deux genres de maladies, le genre *resserré*, & le genre *relâché*, ils n'employoient aussi que de deux sortes de remedes, les uns qui *relâchoient*, les autres qui *resserroient*. C'est au choix & à l'application de ces remedes qu'ils étoient principalement attentifs.

Entre les remedes *relâchans*, la *saignée* tenoit, selon eux, un rang très-considerable; & ils se mocquoient des Médecins qui saignoient dans la vuë de [1] *raffraichir*, entre lesquels ils comptoient Hippocrate. Sur ce principe les Méthodiques saignoient dans toutes les maladies qui dependent du genre resserré, & même dans celles qu'ils comprenoient sous le genre *mêlé*, lorsque le resserrement prévaloit. Ils saignoient, par exemple, dans la pleurésie, quoi qu'accompagnée de flux de ventre, parce qu'ils jugeoient que le resserrement causé par la tumeur du côté, étoit plus pressant que le relâchement du ventre. Ils avoient pour maxime d'attendre le premier *diatritos*, c'est à dire, le troisième jour, pour saigner, & ils pratiquoient rarement ce remede avant ce temps-là; parce qu'ils ne croyoient pas que l'on dût saigner, tant que l'on pouvoit soupçonner quelque *corruption*, ou quelque *indigestion*, ce qui confirme ce qu'on a dit ci-dessus touchant l'usage du *diatritos*, que cette abstinence n'avoit, sans doute, été instituée que pour consumer ce qu'il y avoit de superflu dans les premieres voyes.

Les Méthodiques improuvoient fort la méthode des autres Médecins, qui laissoient quelquefois couler le sang jusqu'à ce qu'on tombât en défaillance; & ils ne croyoient pas que l'on dût jamais aller à cet excès, qui ne servoit qu'à abbatre les forces déja assez abbatues par le mal, & par l'abstinence, laquelle plusieurs d'entre les autres Médecins ordonnoient aussi bien qu'eux, dans le commencement des maladies.

Ils condamnoient aussi l'ouverture des 2 veines qui sont *sous la langue*. Cælius dit, *que cette saignée est superstitieuse, & fondee sur un faux principe, qu'elle remplit d'ailleurs la tête, sans compter qu'on ne peut que difficilement arrêter le sang.*

Les Méthodiques étoient encore opposez aux autres Médecins, particulierement à ceux qui suivoient Hippocrate, en ce que ceux-ci ne saignoient que les jeunes gens; au lieu que les premiers 3 saignoient indifferemment en toutes sortes d'âges, pourvu que l'on eût des forces suffisantes.

Il

1 Phlebotomare convenit laxamenti causa, non, ut Hippocrates affectandum putat, ob frigidandum corpus. *Acutor. Lib.* 3. *Cap.* 17.

2 *Acutor. Lib.* 1. *Cap.* 12.

3 Non solos oportet juvenes phlebotomare, sed etiam alios in aliis ætatibus constitutos. *Ibid. Lib.* 3. *Cap.* 17.

Secte Méthodique dans le Siecle xI. & suivans.

Il semble que les Méthodiques ne saignoient qu'une seule fois dans chaque maladie. On ne trouve du moins aucun exemple dans Cælius d'une saignée réiterée, si ce n'est dans le seul cas de la *manie*, où cet Auteur croit que si l'on a été empêché, la premiere fois, par quelque cause que ce soit, de tirer la quantité de sang que l'on souhaite, l'on doit y revenir une seconde.

Mais si ces Médecins ne saignoient pas souvent, ils employoient d'un autre côté fort fréquemment *les Ventouses*, dans la même vuë de [1] relâcher. Ils commençoient à pratiquer ce remede le second *diatritos*, ou le troisième, c'est à dire, le cinquième, ou le septième jour de la maladie, lors que c'étoit une maladie aiguë. Et comme ils ne s'attachoient pas à discerner la partie malade, pourvu qu'ils fussent assûrez du genre de la maladie, ils couvroient successivement presque tout le corps de ventouses, dans la plûpart des maladies. Dans la phrénésie, par exemple, ils ne se contentoient pas d'appliquer leurs ventouses sur la tête, autour du col, & sur toutes les parties voisines de la tête: ils en appliquoient encore sur les fesses, sur le bas du ventre, & du dos, & sur les hypochondres.

L'application de ces ventouses étoit le plus souvent accompagnée de la [2] scarification des parties, sur lesquelles on les appliquoit. Ou si ces Médecins ne trouvoient pas à propos de scarifier, ils faisoient premierement picquer par des sansues, & après qu'elles étoient pleines de sang, & qu'elles étoient tombées, ils appliquoient des ventouses qui achevoient de tirer la quantité de sang, qu'ils jugeoient suffisante pour le soulagement du malade.

Ils appliquoient aussi quelquefois des ventouses sans scarifier la partie, & ils les appelloient des ventouses [3] *legeres;* nous les appellons aujourd'hui des ventouses *seches*. Cælius se sert aussi de [4] ce dernier nom en parlant des ventouses, mais il le donne à celles qui étoient appliquées avec la flamme d'une méche.

Les Ventouses des Méthodiques, aussi bien que celles de tous les autres Médecins, se faisoient communément de *cuivre;* & les unes avoient l'embouchure plus étroite pour attirer plus fortement; les autres l'avoient [5] plus large, & les bords en étoient recourbez en dehors; afin qu'elles attirassent plus foiblement. Lors qu'il s'agissoit de ventouser des parties sensibles, ou qui ne pouvoient pas supporter le poids des ventouses ordinaires, [6] Cælius nous apprend qu'on leur substituoit des vaisseaux de *verre*, ou *d'argille*, qui étoient plus legers. On avoit aussi des ventouses de *corne*. On parlera encore dans quelque autre endroit des ventouses des Anciens, de leur matiere, & de leur figure, aussi bien que de la maniere dont ils les appliquoient.

Nous avons déja remarqué que les Méthodiques se servoient fort des *sansues*.

1 Cucurbitæ sunt adjutorii genus destrictivum. *Acutor. Lib.* 2. *Cap.* 29.
2 *Voyez Part.* 1. *Liv.* 3. *Chap.* 19.
3 Leves, quas κούφας appellant. *Acutor. Lib.* 2. *Cap.* 29.
4 Arentes & siccatæ. *Ibidem. Lib.* 1. *Cap.* 11.
5 Curcubitas apponimus quæ sint osculo latiore atque labiis flexis; ut lenius atque blando tractu arripiant membra. *Ibidem. Lib.* 3. *Cap.* 17.
6 In cucurbitularum vicem, ne earum pondere grave quicquam ægrotantes sentiant, vitrea apponimus vascula, vel testea, quæ Græci emphoras vocaverunt. *Ibidem*.

sues. Ce remede ètoit aussi un remede *relâchant*. Ils s'en servoient, & avec les ventouses, & sans les ventouses. On peut voir ce qui a été dit sur l'application des sansues en géneral, quand il a été parlé de la pratique de Thémison.

Secte Méthodique dans le Siecle xl. & suivans.

Les autres moyens de relâcher que pratiquoient les Méthodiques, consistoient en des *fomentations* faites avec des éponges trempées dans de l'eau tiede, & en des applications extérieures *d'huile chaude*, & de *cataplâmes émolliens*. Ils tiroient aussi des moyens de relâcher, de *l'air*, de la *nourriture*, du *sommeil*, des *veilles*, de 1 l'*exercice*, &c. comme on en a déja touché quelque chose, & comme on le verra plus particulierement ci-après. Ils pratiquoient sur tout *l'exercice* à la fin des maladies, ou après tous les autres remedes; & ils mettoient en usage toutes les differentes especes de *gestations*, dont il a été parlé ci-devant. Cælius fait mention de 2 l'*escarpolette*, comme d'un exercice propre à ceux qui relevent de la *Léthargie*.

CHAPITRE IX.

Des Remedes resserrans *en particulier.*

LEs Méthodiques n'étoient pas moins industrieux à trouver des moyens de *resserrer*. 3 L'on a déja vu de quelle maniere ils disposoient l'*air* pour cet effet, & la peine qu'ils prenoient pour le rendre adstringent & rafraichissant. L'on a aussi vu qu'ils employoient dans le même dessein *l'eau*, & les *huiles froides*. Ils ajoûtoient même quelquefois à l'eau fraiche un peu de *vinaigre*, & après en avoir imbu une éponge, ils la passoient successivement sur toutes les parties du corps. Ils trempoient aussi des linges dans cette liqueur, ou dans des décoctions de *plantain*, de *pourpier*, de *myrte*, de *roses*, de *sempervivum*, &c, & ils les appliquoient sur les parties qu'ils vouloient resserrer.

4 Si les *sueurs* étoient importunes, ou affoiblissoient trop, ils mettoient de la *craye* en poudre, de *l'alun*, du *plomb brûlé*, du *platre*, & d'autres matieres de cette nature dans un linge délié, & ils en saupoudroient legérement toutes les parties, ou ils faisoient des *cataplâmes* dans lesquels ils faisoient entrer ces mêmes drogues. La *nourriture*, qu'ils employoient en cette rencontre, contribuoit aussi de son côté à resserrer. Ils donnoient à leurs malades de la *farine d'orge* bouillie dans de l'eau; du *pain rôti*, & trempé dans du *vinaigre*, des *coins* &c. & ils leur faisoient boire de *l'eau froide*, en petite quantité, de peur qu'en en prenant trop, cela ne ramollit au lieu de resserrer. Ils y méloient même un peu de vin, en certaines occasions; mais il falloit que ce fût de *gros vin rouge*,

1 Omnis motus viarum efficit raritatem. *Acutor. Lib. 2. Cap.* 40.
2 Domestica mollis & pensilis gestatio. *Ibidem, Lib. 2. Cap.* 6.
3 *Voyez ci-dessus, Chap.* 7.
4 *Acutor. Lib. 2. Cap.* 37.

Secte Méthodique dans le Siecle xI. & suivans.

CHAPITRE X.

Maniere de traiter les Tumeurs *en particulier, qui semble opposée à la Méthode.*

VOilà de quelle maniere ces Médecins s'y prenoient pour relâcher, & pour resserrer. Mais il ne faut pas oublier de remarquer qu'encore que les Méthodiques eussent pour maxime constante de resserrer dans les maladies de relâchement, & de relâcher dans les maladies de resserrement, il y avoit un cas particulier, où ils se devoyoient en quelque façon de cette regle. C'étoit lors qu'il s'agissoit des *Tumeurs*. Quoi que ces maladies soient du genre resserré, ils ne les traitoient pas toujours également; ils se conduisoient autrement dans le temps qu'elles commençoient à se former, & autrement dans le temps qu'elles étoient toutes formées. Dans l'Esquinancie, par exemple, qui est une tumeur de la gorge, ils appliquoient au commencement des remedes médiocrement astringens, comme faisoient tous les autres Médecins pour arrêter quelque peu le cours de la fluxion; & dans la suite, ou dans le progrès du mal, ils venoient aux émolliens. Ils défendoient cette pratique, qui semble renverser leur maxime génerale, en disant que s'ils resserroient au commencement de la formation des tumeurs, ils consideroient que les humeurs étant encore en mouvement pour se jetter sur la partie, le resserrement n'étoit pas encore fait, & qu'au contraire ou devoit plûtôt regarder cette partie comme étant relâchée, par l'abord continuel des humeurs.

CHAPITRE XI.

De l'usage de la Métasyncrise. *De la maniere de traiter* les maladies longues, *& en particulier* le Mal de Tête. *De la Regle* Cyclique, *ou* Circulaire.

POur achever ce qui concerne la pratique des Méthodiques, il faut voir l'usage qu'ils faisoient de ce qu'ils appelloient *Métasyncrise*, dont il a déja été parlé, & comment ils se servoient de la regle *circulaire*. C'est sur quoi rouloit le plus fin de leur pratique, & par où ils entreprenoient de guérir particulierement les maladies *chroniques*, ou *longues*, qui sont celles qui font le plus de peine aux Médecins. On ne peut mieux être instruit sur tout cela, qu'en rapportant un exemple qui le rendra plus sensible. Nous choisirons, dans cette vuë, la cure du *mal de tête* telle qu'elle est proposée par Cælius Aurelianus. Si le livre de cet Auteur étoit un peu plus commun, nous nous contenterions de renvoyer à ce qu'il en a dit, mais comme plusieurs Médecins ne l'ont jamais vu, on ne nous saura pas mauvais gré si nous inserons ici la plus grande partie du Chapitre, où il traite de cette maladie. Cælius fait de deux sortes de maux de tête, l'un qui est compris sous les maladies aiguës, & l'autre sous les maladies chroniques, tous les deux étant également sous le genre *resserré*. Voici comme il s'y prend pour guérir la derniere espece, & même la premiere.

„ La

„ 1 La douleur de tête, *dit cet Auteur*, n'étant pas encore bien forte, il faut que le malade couche dans une chambre médiocrement fraîche & obscure, & qu'il ait la tête un peu haute sur le chevet; qu'il observe un grand silence, & qu'il se tienne en repos tant par rapport à l'esprit, que par rapport au corps; s'abstenant d'ailleurs de manger jusqu'au premier *diatritos*, c'est à dire, jusqu'au troisième jour. Pendant cet intervalle il faut lui froter doucement & legérement les jointures, & lui fomenter, ou bassiner la tête avec de l'huile froide, ou qui soit tirée d'olives vertes; y ajoûtant même quelque suc qui soit adstringent sans être repercussif, comme est le suc de l'herbe appellée polygonum, du plantain, de la chicorée, du pourpier, des ronces, des tendrons de la vigne, du solanum, du mourron, du sideritis, du myrte. Toutes ces plantes, ou leurs sucs peuvent aussi servir pour en faire des cataplâmes, en y joignant de la farine d'orge. On peut enfin appliquer sur le front quelque médicament, où il entre plusieurs simples de la nature de ceux dont on vient de parler, tel qu'est le médicament appellé diatheon. *Secte Méthodique dans le Siecle xI. & suivans.*

„ Si la douleur est plus violente, ou si elle augmente, alors il faut loger le malade dans une grande chambre, médiocrement chaude, mais qui ne soit pas trop éclairée, de peur que la trop grande lumiere ne lui nuise. Il faut aussi appliquer sur les parties dont on a parlé, de la laine fine, legere, & bien nette, que l'on trempera continuellement dans de l'huile douce qui soit chaude. Et si la douleur est encore plus grande, on se servira tour à tour de laines, & de draps fins, ou minces, pliez en plusieurs doubles, que l'on trempera dans la même huile, & après les avoir legérement exprimez, on les appliquera sur les temples. On se servira en même temps de vessies remplies à demi d'huile chaude, & de sachets pleins de farine, passant doucement la main chaude, & les doigts sur les parties qui souffrent, sans que le malade parle, ou se remue en quelque maniere que ce soit. Si la douleur tend du côté des dents, le malade tiendra du 2 *mulsum* chaud, ou de l'huile dans la bouche, sans faire aucun mouvement; supposé qu'il puisse supporter cela sans qu'il lui cause des nausées, ou des envies de vomir.

„ Si la douleur augmente, nonobstant les remedes dont on vient de parler, il en faudra chercher de plus efficaces, & si les forces le permettent on tirera du sang du bras, le troisième jour, c'est à dire, du bras qui sera le plus commode, si toute la tête fait mal; mais si la douleur n'est que d'un côté, on fera la saignée du bras du côté opposé, afin que le mouvement que cause cette évacuation se fasse plus loin de la partie malade. Après cela on permet au malade de se laver la bouche, & on lui fait boire de l'eau chaude. On lui oint aussi, dans le même jour, la tête avec de l'huile douce qu'on a fait échauffer; on lui bassine le visage avec de l'eau chaude, & on lui donne à boire

1 Ce qu'on a dit au Chapitre précedent de la cure des Tumeurs, doit être appliqué à celle du mal de tête. Quoi qu'il soit sous le genre resserré, Cælius le traite au commencement comme une maladie du genre relâché.

2 C'étoit un mâlange de vin & de miel. On l'appelloit *vinum mulsum*. comme on disoit *mulsa*, & *aqua mulsa*, pour dire de l'eau mêlée avec du miel, qu'on appelloit en Grec *Hydromeli*, de même que le premier étoit appellé *Oinomeli*. Voyez Pline sur la composition de ces liqueurs

Secte Méthodique dans le Siecle xi. & suivans.

„ boire, & à manger. Sa nourriture en cette rencontre est du pain lavé avec de l'eau chaude, ou un bouillon fait avec [1] *l'alica*, & l'hydromel, ou [2] du pain délayé, & cuit dans de l'eau, y ajoûtant fort peu de semence d'anet de sel, & de miel. On peut aussi donner des œufs mollets; & cette même sorte de nourriture doit être réiterée de deux jours l'un, pendant le cours de la maladie, jusqu'à ce que les douleurs diminuent.

„ Le mal ne diminuant pas, on tondra le malade de fort près, pour soulager la partie qui souffre, ou pour lui donner quelque raffraichissement, en rendant les pores plus ouverts, & pour la mettre mieux en état pour l'application des remedes. On pourra même raser la tête avec un rasoir. On la couvrira de cataplâmes; on y appliquera une ventouse [3] legere pendant le temps de l'accès, ou de redoublement de la douleur, & une ventouse scarifiée dans le temps du déclin; choisissant pour cela l'endroit, où est la plus grande douleur. On appliquera aussi des sansues, & l'on sera d'autant plus obligé de le faire, si l'inégalité des endroits douloureux de la tête empêche que la ventouse n'y puisse tenir. Après cela on fomentera la tête avec des éponges trempées dans de l'eau chaude, ou dans une partie d'eau, & une partie d'huile, ou dans de la décoction de guimauves. Si le ventre a été resserré pendant quelques jours, on donnera un lavement composé avec de l'eau chaude, de l'huile de ruë, & du miel. On fomentera par ce moyen les intestins, & on soulagera la tête, en vuidant des excrémens qui contribuoient à augmenter sa douleur par leur mouvement, & par les vapeurs qu'ils lui envoyoient. C'est pourquoi il faudra venir à ce remede, avant même que d'appliquer les ventouses. On continuera dans la suite les cataplâmes laxatifs, composez avec les farines de lin & de fénugrec, ou de panic, l'huile & le miel, y joignant un peu d'eau.

„ La douleur ayant diminué ensuite de ces remedes, on se servira de [4] cerats, ou d'onguens, & de malagmes simples, tel qu'est celui qu'on appelle *diachylon*, & on commencera à diversifier un peu la nourriture, choisissant celle qui a le plus de rapport avec la simplicité de celle qu'on a donnée en premier lieu. Telle est la nourriture qui se tire de la cervelle de pourceau, ou de chevreau, des poissons tendres, des grives, des pigeonneaux, des poulets, & entre les herbages, des courges, des mauves, des blettes, que l'on apprêtera tantôt avec de l'huile & du [5] garum, tantôt un peu plus déli-„ ca-

1 On a expliqué ces mots dans le Chapitre 7.

2 Cælius dit que les Grecs appelloient cette espece de bouillon, qui revient à notre *panade*, τορύνατον, de τορύνη, qui signifie *une cuiller*, parce qu'on se servoit d'une cuiller pour défaire le pain à mesure qu'il cuisoit.

3 On a expliqué ces mots dans le *Chap.* 8.

4 On expliquera ces termes dans la troisiéme Partie.

5 C'étoit une espece de saumure ou de suc qui se tiroit des entrailles de divers poissons que l'on saloit, & que l'on exposoit au Soleil pour les faire resoudre ou fondre. *Voyez Pline Liv.* 31. *Sect.* 43. & *les autres Auteurs qui en ont traité.* Au commencement on ne prenoit pour cela que le poisson nommé *Garus*, d'où le *garum* tira son nom; mais on en prit d'autres ensuite, entre lesquels le *Scombre*. ou le *Macquereau*, étoit le plus estimé. Ce suc entroit en diverses sauces, & celui dont on a parlé en dernier lieu, étoit fort cher. On tiroit le meilleur d'Espagne. *Voyez Horace Satir.* 8. *Liv.* 2.

„ licatement. Ces herbages contribuent beaucoup à tenir le ventre libre; & „ il eſt bon de s'en ſervir en ce cas, puis que l'on voit des perſonnes, qui étant „ dans la plus parfaite ſanté ſe trouvent la tête peſante, pour manquer un ſeul „ jour d'aller du ventre.

Secte Méthodique dans le Siecle xl. & ſuivans.

„ Il faudra outre cela employer la geſtation, & ſe faire porter en chaiſe de- „ vant le repas le plus doucement qu'il ſe pourra. Il faudra auſſi ſe promener „ à pied, & enſuite ſe faire oindre & fomenter la tête, après que tout le corps „ aura été relâché, & que les ſoupiraux auront été ouverts par le mouvement „ ſuſdit, qui ſert à relâcher les parties qui ſont preſſées, & à attenuer celles „ qui ſont épaiſſes. Enſuite, lors que le mal diminuera de plus en plus, on „ baignera le malade, & dans un autre diatritos on lui préſentera un peu de „ vin trempé.

„ La douleur ayant ceſſé, il faudra que le malade tâche d'oublier les heures „ qu'elle avoit accoutumé de venir, & qu'il demeure fort en repos pendant „ quelque temps, évitant tout ce qui pourroit le faire retomber, comme de ſe „ tenir au ſoleil, ou près d'un grand feu, l'indigeſtion, l'acte vénérien, le vin „ pur, les viandes qui pour leur dureté donnent de la peine à mâcher, 1 les „ ragouts, les bains chauds, & la vapeur qui s'en éleve. Il faut auſſi s'abſte- „ nir de parler trop haut & avec force; de ſe mettre en colere, & il faut ſe „ tenir le ventre libre.

„ Enfin ſi la douleur de tête devient une maladie chronique & qu'elle re- „ prenne de temps en temps, revenant périodiquement, il faut ſe ſervir, dans „ le temps du retour, des choſes dont on a parlé; les mêmes remedes, qui ont „ été employez au commencement, étant utiles dans la récidive. Mais il doit „ y avoir cette différence dans la continuation de la cure, que dans le temps „ de la douleur, ou dans l'intervalle libre, on doit agir avec un peu plus de „ hardieſſe, par rapport à l'exercice & aux autres choſes dont on a parlé. Il „ faut donc ſe ſervir de la geſtation, comme il a été dit; & ſi l'intervalle eſt „ parfaitement libre, & que les forces ſoient entieres, le malade ſe promenera „ dans une chaiſe tirée par des homme ou par des bêtes, & on fera en ſorte „ que le mouvement ſoit égal, choiſiſſant, ſi le temps n'eſt pas beau, un lieu „ couvert, qui ait pourtant du jour, & qui ſoit médiocrement chaud. Si l'air „ eſt temperé, & qu'il ne faſſe point de vent, la promenade ſe fera à décou- „ vert; mais en quelque lieu qu'elle ſe faſſe il faudra prendre garde qu'il ne „ faille pas tourner trop ſouvent, ce qui cauſeroit des vertiges & pourroit re- „ nouveller le mal.

„ Dans le même temps, la promenade à pied ſera auſſi fort utile. Au com- „ mencement le malade ſe promenera doucement; dans la ſuite il marchera „ un peu plus vîte; & ſi la tête eſt dégagée, il pourra avant que de ſe prome- „ ner, lire à haute voix, ſans pourtant l'élever trop. Cet exercice convien- „ dra particulierement aux gens de lettres. Après cela il ſera encore bon de „ continuer à s'exercer, & de s'oindre. Cet exercice conſiſtera à courir 2 „ étant habillé, & on ſe fera frotter & oindre étant nud. On pratiquera

„ ſouvent

1 Cibi curioſè conditi.

2 C'eſt à dire avec la *robbe*, *toga*, ou avec le *pallium*. Lors qu'on ne portoit que le *ſayε* ou la *tunique*, on appelloit cela être nud, & l'on couroit ſouvent de cette maniere.

Secte Méthodique dans le Siecle xI. & suivans.

„ souvent la lutte, selon les préceptes de la Gymnastique; & l'on viendra successivement aux exercices les plus violens, ou qui demandent le mouvement le plus prompt. On ira même jusqu'aux exercices qui ont accoutumé de remplir la tête, ou de la faire tourner, comme sont les mouvemens en rond, *&c.* Ces exercices étant finis le malade se lavera la bouche, se fera fomenter les jointures, & se baignera pendant quelques jours. Il commencera aussi à se nourrir [1] d'une nourriture moyenne, beuvant du vin, qui n'ait pas beaucoup de force. Dans le temps que l'on accorde cette nourriture, il faut d'ailleurs que le malade se divertisse, & qu'il ne s'occupe l'esprit que de choses agréables. On appelle cette maniere de traiter qu'on vient de marquer en dernier lieu, & dont la principale partie consiste à nourrir comme il faut le malade, afin qu'il se remette; on l'appelle, dis-je, *le* [2] *Cercle Résomptif*, parce qu'elle aide les malades à se reprendre ou à se remettre des fatigues, que leur ont causé les remedes précedens. Voici particulierement comme on doit s'y prendre.

„ Le premier jour le malade prendra fort peu de nourriture, & ne boira que de l'eau; ou, s'il le peut supporter, il s'abstiendra entierement de boire & de manger; & le jour suivant il prendra un leger exercice, & se fera ensuite oindre avec des huiles appropriées. Après cela il commencera à se nourrir, prenant, pour la premiere fois, seulement la troisiéme partie du pain qu'il avoit accoutumé de manger en un repas, & ce pain sera leger & bien levé. On y joindra des œufs, & entre les herbages on choisira la blette, la citrouille, la patience, la mauve, & les [3] bulbes; entre les poissons, ceux qui ont la meilleure chair, comme sont le scare, l'asellus ou le merlu; entre les oiseaux les grives, les becquefigues, &c. Le malade continuera cette maniere de se nourrir, soit par rapport à la qualité, soit par rapport à la quantité, pendant deux ou trois jours, selon que ses forces le permettront; en sorte qu'il ne s'affoiblisse point trop, faute de nourriture, & qu'il ne se charge point plus qu'il ne faut. Alors on ajoûtera une troisiéme partie du pain qu'on avoit retranché, & on donnera au malade des grives, des becquefigues, des poulets, & des pigeonnaux. Enfin, après trois ou quatre jours, on donnera la quantité entiere du pain que l'on donnoit pour l'ordinaire, & on viendra au gibier, comme au lievre, au chevreuil &c. Ensuite on mangera de la chair de porc apprétée simplement avec un peu d'anet & de sel. On partagera aussi le vin, comme on a fait le pain; on en augmentera la quantité, comme on a fait à l'égard du pain; & si le malade vouloit davantage boire, on lui donnera de l'eau. Les exercices seront pareillement augmentez à proportion de la nourriture.

„ Ayant achevé de cette maniere le *Cercle Resomptif*, on passera au *Cercle Métasyncritique*, qui se fera par parties & non tout à la fois; car le mal de tête revient aisément, & la tête, qui est naturellement fort susceptible des

„ injures

1 *Cibi media materia.* On verra par la suite en quoi consistoit cette nourriture.

2 On verra aussi, par ce qu'on dira ci-après, ce que les Méthodiques entendoient par ce mot de *cercle*.

3 On ne sait pas ce que c'étoit que ces *bulbes*, quoi que ce fût une nourriture familliere aux Anciens.

Secte Méthodique dans le Siecle xi. & suivans.

„ injures du déhors, ne peut pas supporter les changemens qui se font tout
„ d'un coup. Le premier jour on fera jeûner le malade. Le jour suivant,
„ aprés qu'il se sera fait porter en chaise, pendant un petit espace de temps,
„ & qu'il se sera oint, & même baigné ; si la douleur le lui permet, on lui
„ donnera le tiers de la quantité du pain qu'il avoit accoutumé de manger, &
„ qu'il pouvoit digerer aisément dans la santé. Il mangera aussi des viandes
„ salées & róties, apprêtées avec de la moutarde, des olives vertes confites au
„ sel. & antres choses de cette nature ; mais il s'abstiendra du porreau, de l'ail,
„ de l'oignon, & des autres herbages qui remplissent la tête. Pour sa boisson
„ on lui donnera du vin, & on continuera à le nourrir de cette maniere deux
„ ou trois jours, s'il peut aisément le supporter ; sinon on joindra à ces vian-
„ des salées de la cervelle, ou des poissons dont a parlé.

„ Après cela on ajoûtera le second tiers du pain qu'on avoit retranché, &
„ on donnera au malade des herbages, de la cervelle, & du poisson, conti-
„ nuant de le conduire de cette maniere pendant trois ou quatre jours. En-
„ suite on achevera de donner le reste du pain retranché, & l'on passera de la
„ nourriture moyenne à celle que fournit la volaille, que l'on continuera au-
„ tant de jours que la précedente, finissant par la chair de porc, avec laquelle
„ on donnera toute la quantité de pain que l'on avoit accoutumé de manger.

„ Si l'on veut changer plus souvent, on peut partager le pain en quatre par-
„ ties, afin que l'on en puisse ajoûter une à chaque fois que l'on changera 1 de
„ viande, c'est à dire une partie lors de la nourriture moyenne, une partie lors
„ qu'on donnera de la volaille, une autre lors que l'on donnera du gibier, &
„ une autre enfin lors que l'on viendra à la chair de porc. Mais afin que le
„ malade ne s'ennuye pas de manger pendant quelques jours d'une même sorte
„ de viande, il faudra varier, autant qu'il se pourra, chaque espece de nourritu-
„ re, ensorte que les jours que l'on mangera du 2 salé, par exemple, on
„ donnera à un repas de la Sardine, & à l'autre du petit Thon ; & de même
„ lors de la nourriture moyenne, & lors qu'on en sera à la volaille, prenant
„ tantôt des grives, tantôt des becquefigues, tantôt des 3 ortolans, tantôt des
„ poulets, ou des pigeonneaux, & ainsi du reste. On donnera aussi quelque-
„ fois des pommes en petite quantité, afin qu'elles n'enflent pas ; & dans le
„ temps que l'on mangera de la chair de porc, on y joindra des herbes, pre-
„ nant d'ailleurs garde de n'exceder ni pour la quantité, ni pour la qualité des
„ choses dont on usera. Secondement, lors que l'on passera d'une qualité à
„ l'autre, le premier jour on ne boira que de l'eau, & l'on s'oindra, mais les
„ autres jours on pourra boire du vin & se baigner ; mais non pas nécessaire-
„ ment tous les jours, parce que le pain trop fréquent pourroit renouveller le
„ mal de tête. Il faut aussi augmenter & diminuer tour à tour le mouvement
„ du corps.

„ Cette premiere partie du cercle métasyncritique étant achevée, on viendra
„ à la

1 Singulis pulmentorum mutationibus. Le mot *pulmentum*, qu'employe ici Cælius, exprime proprement le vieux mot François *pitance*, qui marque tout ce qu'on mange avec du pain.

2 On appelloit cette maniere de se nourrir de choses salées, *Drimyphagia*.

3 Miliacæ aves. On les appelloit en Grec *Cenchrides*, de *cenchros*, du *millet*, parce qu'on les engraissoit avec du millet.

Secte Méthodique dans le Siecle xl. & suivans.

„ à la seconde dans laquelle on ne s'attachera qu'à faire vomir le malade, & „ pendant cet intervalle la nourriture tirée des choses acres & salées n'aura „ point de lieu. Ce premier jour donc, le malade, après s'être un peu pro- „ mené, tâchera de se faire vomir avec des racines de raiforts, ou avec d'au- „ tres médicamens si les raiforts manquent, & voici de quelle maniere cela se „ fait. On prend l'écorce des racines de raiforts, au poids d'une livre pour „ le plus, & l'ayant coupée fort menu, on la fait tremper dans de l'eau mê- „ lée de miel, que l'on appelle hydromel, où l'on aura joint un peu de vinai- „ gre simple, ou de vinaigre fait avec l'oignon de scille. Cette écorce étant „ ainsi préparée, on la mange toute, un peu avant le temps ordinaire du re- „ pas, & l'on boit peu à peu toute la liqueur où elle a infusé par-dessus. A- „ près cela on se promene doucement, & l'on se repose ensuite, lors que l'on „ commence d'avoir des rapports acres & chauds, qui marquent le mouvement „ qui se fait dans les entrailles, & qui arrivent pour l'ordinaire au bout d'une „ heure. Alors on prend deux verres d'eau tiede, & non davantage, de peur „ d'énerver trop le médicament, & mettant les doits dans sa bouche on s'ex- „ cite à vomir, & l'on continue jusques à ce que l'on ait rendu tout ce que „ l'on avoit pris; après quoi l'on boit une beaucoup plus grande quantité d'eau „ que la premiere, pour laver l'estomac, & pour éteindre les restes du feu que „ le raifort y avoit allumé. Sur cela l'on s'excite derechef à vomir, & l'on „ recommence ensuite à boire de l'au, & à se faire encore vomir, réiterant la „ même chose trois ou quatre fois consécutives, ou jusques à ce que l'eau sor- „ te de l'estomac aussi claire qu'elle y est entrée.

„ Le vomissement étant fini, on se fait fomenter la tête, & on se lave la „ bouche avec de l'eau chaude. Quelque temps après on se promene douce- „ ment, pour remettre la tête de l'agitation & du trouble que lui avoient cau- „ sez les fréquens vomissemens; à moins qu'on n'aime mieux se faire oindre & „ frotter avec les mains, en commençant par le haut, & en finissant par le „ bas; ce qui fait le même effet que la promenade, en procurant à tout le „ corps une transpiration aisée & égale. Cela étant fait on boit deux verres „ d'eau chaude & on se met au lit, où l'on se tient dans un grand repos de „ corps & d'esprit, sans manger ni boire de quelque temps, & même sans „ dormir, si ce n'est dès que l'agitation causée par le remede est calmée. Il „ faut en user ainsi, parce que si l'on se laisse aller au sommeil avant ce temps- „ là, c'est à dire, pendant l'agitation, qui remplit & resserre d'abord la tête „ au lieu de la relâcher, si l'on s'endort, dis-je, le propre du sommeil étant „ de causer du resserrement, il se trouve que l'on fait tout le contraire de ce „ que l'on s'étoit proposé de faire, qui étoit de relâcher. Il faut aussi s'abste- „ nir de manger, de peur que la viande ne se corrompe, par la chaleur & l'ir- „ ritation qui restent dans l'estamac, incontinent après le vomissement, sans „ compter de petites pieces de raifort, qui y restent aussi quelquefois, & qui „ étant mêlées avec la nourriture la corromproient, & envoyeroient des va- „ peurs à la tête, qui augmenteroient son mal au lieu de le diminuer. Car, comme dit Thémison, la tête est naturellement dénuée de chairs; elle est nerveuse & couverte de membranes dures, aussi bien que de cheveux; en sorte que rien n'en peut sortir par transpiration, qu'avec peine. La tête, *ajoûte le même*

même Auteur, est encore destinée à être le domicile de tous les sens, & étant placée sur tout le reste du corps, elle reçoit les exhalaisons qui s'en élevent, & l'esprit qui se porte naturellement en haut enleve avec lui ces exhalaisons ou ces vapeurs par la trachée artere & par l'estomac, qui sont comme les grandes cheminées du corps.

Secte Méthodique dans le Siecle xl. & suivans.

„ Le jour suivant on se baignera, on se nourrira de viandes du moyen or„ dre, & au bout de deux ou trois jours on achevera les autres parties du cer„ cle qu'on a commencé. Si l'on manque de raiforts pour provoquer le vo„ missement, on se servira en leur place de grains de moûtarde détrempez dans „ de l'eau, ou de moûtarde liquide que l'on boira, ou d'un mêlange d'eau, de „ miel, de poivre & de vinaigre. On poura aussi employer du cresson, ou „ de la semence de roquette, ou de la decoction de thym, ou d'origan, ou „ d'hyssope. On pourra même prendre de la saumure, & des bouillons où il „ entre de l'eau avec du miel & du vinaigre.

„ Si l'on voit que le malade se trouve sensiblement mieux, & qu'il ait des „ intervalles où il soit entierement libre de douleurs, après lui avoir fait re„ passer le Cercle Résomptif, on reviendra au vomissement, y joignant 1 la „ Drimyphagie, & l'on achevera hardiment ce qui reste du cercle métasyn„ critique. On mettra pour cela en usage les remedes locaux, commençant, „ par les plus doux & finissant par les plus forts. Dans cette vuë on rasera la „ tête 2 tantôt à contrepoil, tantôt autrement, jusqu'à ce qu'elle rougisse; & „ mettant le malade dans le bain, on lui frotera la tête avec du nitre en pou„ dre. On employera ensuite l*a* 3 *paroptese, qui est une maniere d'échauffer une* „ *partie du corps*, & l'on choisira pour cela des braises dont la chaleur soit éga„ le. Un autre jour on se servira de ventouses, qu'on appliquera avec beau„ coup de flamme, commençant par le dos & par la nucque, & finissant par la „ tête, & l'on fera en sorte que ces dernieres tirent le plus qu'il se pourra.

„ Après cela on viendra au *Dropax*, *qui est une sorte d'emplâtre fort adherente,* „ *& qu'on arrache, ou qu'on leve par force.* Cette emplâtre, *qui est encore ap-* „ *pellée* Sympasma par notre Auteur, sera appliquée premierement aux jambes, „ & ensuite au dos, & à la poitrine, depuis la premiere vertebre du col jus„ qu'au bas du dos. La raison pourquoi on s'attache à ces endroits, c'est qu'il „ y a communication entre les nerfs de ces parties, & ceux des parties plus „ hautes. On appliquera enfin le Dropax sur la tête, sur le devant du col, sur „ le menton, & sur les muscles des temples, ayant premierement rasé ces par„ ties. Et afin que le reste du corps ne prenne pas du froid, pendant ces ap„ plications, on fera frotter & oindre les autres parties, & on oindra de mê„ me celles sur lesquelles le Dropax aura été appliqué, après quoi on entrera „ dans le bain.

„ Les parties de la tête ayant été relâchées, ramollies, & ouvertes par ces „ reme-

1 On a expliqué ce terme dans ce même Chapitre.

2 Nunc pro capillatura, nunc contra capillaturam.

3 Παρόπτησις, du verbe ὀπτάω, *je fais rotir*; parce que l'on faisoit, pour ainsi dire, *rotir* la partie, qui étoit exposée à la chaleur des braises, comme on fait rôtir de la viande. On a déja touché cette pratique en parlant des remedes d'Asclépiade.

Secte Méthodique dans le Siecle xI. & suivans.

„ remedes, on les entretiendra en ces état, par 1 *l'éxercice de la voix*, par le „ fréquent 2 *sinapisme*, & par les remedes qui font *éternuer*. Et après s'être „ promené quelque temps on se *gargarisera* avec de la moutarde détrempée „ dans de l'eau, ou l'on en 3 *mâchera* de la seche, ou du poivre avec du miel, „ avant que d'entrer dans le bain. Sur quoi, il faut remarquer que la Métho„de n'a pas mis en usage le dernier de ces secours, dans le dessein de tirer „ simplement quelque flegme, mais afin que les parties du dedans de la bou„che étant ouvertes, ou émuës par ce remede, elles communiquent leur émo„tion au cerveau. Par la même raison, on peut aussi prendre du suc de ble„te noire, ou du pain de pourceau, la quantité d'une cueillerée, & ayant fait „ renverser la tête au malade, lui faire entrer de ce suc dans les 4 narines. De „ cette maniere il se fait une décharge d'humeur, dont on se trouve soulagé, „ non parce que cette humeur est sortie, mais plûtôt, comme on vient de le „ dire, parce que le mouvement du dedans des narines, ou l'irritation qui s'y „ fait, se communique à la tête, & fait ouvrir ce qui étoit resserré. On met „ aussi au rang des remedes, ou des secours locaux, l'usage de quelques autres ma„tieres differentes de celles dont on a parlé, comme sont l'euphorbe, & les „ compositions où cette drogue entre, l'adarcé, l'opobalsamum, l'aphroni„trum, la myrrhe, &c. On joint enfin à ces remedes l'application de ces „ sortes 5 d'onguens, qui ont la proprieté de tirer de fort profond, & d'effa„cer, pour ainsi dire, les causes des maladies.

„ Cependant on se souviendra de ne point passer d'un remede local à un au„tre, que le trouble que ce remede aura causé, ne soit calmé, & que les par„ties ne soient en état de supporter une seconde agitation semblable à la pre„miere. C'est pourquoi si nous voyons que le corps ait été fort fatigué après „ un premier remede de cette nature, cela marquera qu'il n'en faut employer „ qu'un seul dans chaque cercle. Mais dans les corps qui l'auront aisément „ supporté, on passera à un autre sans hésiter. D'ailleurs on observera d'em„ployer chacun de ces remedes le jour qui suivra celui auquel on aura changé „ la matiere de la nourriture; afin que l'abstinence qu'on fait ce jour-là rende „ le corps plus ouvert, & plus disposé à se prevaloir des remedes. On obser„vera aussi que le Dropax soit appliqué lors qu'on se servira de la nourriture „ moyenne, & la Paroptese, le Sinapisme, & les Sternutatoires dans le temps „ qu'on se nourrit de volaille. Car alors le corps n'est ni trop affoibli par la „ Drimyphagie, ou par les viandes salées qui ont precedé, ni trop rempli par „ l'usage

1 On appelloit cet exercice *Anaphoneses*.

2 De *Sinapi*, de la *moutarde*. Ce sinapisme se faisoit en laissant long-temps sur quelque partie du corps un cataplâme où il entroit de la moutarde, ce qui faisoit rougir la partie.

3 Les autres Médecins se servoient aussi de ce remede, qu'ils appelloient *apophlegmatisme*, comme qui diroit *remede pour tirer du flegme*; mais ce n'étoit pas la vuë des Méthodiques, comme notre Auteur s'en explique.

4 Ce n'est pas dans les narines seules que Cælius faisoit entrer des sucs acres. On voit ailleurs (*Tardar. Lib.* I. *Cap* 5. *& alibi*) qu'il seringuoit de l'eau chargée de nitre dans les oreilles, afin que la vertu recorporative, ou métasyncritique parvînt par les voyes des sens jusques aux membranes du cerveau; *quò etiam par sensuales vias ad membranas cerebri recorporativa virtus adveniat.*

5 Malagmata minytica, de *μινύθω*, *j'efface*.

Secte Méthodique dans le Siecle xI. & suivans.

„ l'usage d'une trop forte nourriture. On s'abstiendra donc de toutes sortes de remedes locaux, dans le temps de la Drimyphagie tant seulement; à moins que ce ne soit un remede fort leger, & que les forces ne soient bien entieres. La raison pourquoi l'on doit cesser d'appliquer des remedes locaux, ou extérieurs dans le temps que l'on vient de marquer, c'est à dire, pendant que l'on use de viandes salées & acres, c'est que cette maniere de se nourrir, que l'on appelle, comme il a été dit, Drimyphagie, émouvant assez le dedans, il n'est pas à propos d'émouvoir en même temps le dehors, de peur de causer une trop grande agitation dans tout le corps.

„ On peut encore joindre à tous les remedes précedens *le Cataclysme*, qui est une maniere de laver la tête par la chute violente de quelque eau sur cette partie; & il faut que cette eau soit premierement chaude, & ensuite froide. Après cela on substitue à l'eau commune, qu'on avoit employée au commencement, les *Eaux* [1] *Minerales*, mais il ne faut pas qu'elles ayent une odeur qui puisse incommoder. On peut aussi *nager*, mais il faut prendre garde que ce ne soit pas à ciel découvert, parce que la tête, qui est seule exposée à l'air, se réfroidit nécessairement pendant que le reste du corps, qui est dans l'eau, se réchauffe.

„ Enfin si le mal de tête ne cede pas à tous ces remedes, & qu'il revienne par intervalles, le malade s'étant suffisamment fortifié par la bonne nourriture, & par le repos, on viendra à l'usage de l'*Ellebore*; & on prendra premierement des raiforts qui auront été picquez avec les fibres du même Ellebore, & qui auront ensuite infusé dans de l'hydromel où l'on ajoûtera un peu de vinaigre. Ce remede ayant suffisamment fait vomir, on employera les Cuisiniers, & on se nourrira de toutes sortes de bonnes viandes, afin que le corps, qui aura été ouvert par le violent mouvement causé par les remedes précedens, & qui se sera [2] déchargé de la vieille chair, dans laquelle le mal avoit son siege, en reprenne une nouvelle, ou reprenne sa chair naturelle. Si la maladie s'opiniâtre, nonobstant tout ce qui a été fait, il faut revenir deux ou trois fois à l'*Ellebore*, reprenant entre deux des forces pour supporter ce remede. On se servira aussi des [3] *eaux minerales*, & des *étuves seches*; & l'on entreprendra quelque longue navigation *sur mer*, les navigations qui se font *sur des fleuves*, *dans des etangs*, ou *dans des ports* n'étant pas propres, parce que ces eaux remplissent la tête d'une vapeur qui s'éleve de la terre; au lieu que les vapeurs de l'eau marine ouvrent insensiblement le corps, & le dessechent par leur salure, en sorte qu'il y arrive un grand changement. Il faut encore chercher des lieux, où regnent des vents doux, ou des vents contraires à ceux qui ont accoûtumé d'augmenter le mal de tête, & sur tout avoir l'esprit libre, & ne s'occuper que de choses qui divertissent,

1 Naturales aquæ.

2 *Ut vehementi motu corpus apertum despuat, ut ita dixerim, passionis carnem, quâ depulsa naturalis atque nova succedat.* C'étoit ce renouvellement de chair que les Méthodiques se proposoient lorsqu'ils employoient la *Métasyncrise*, & c'est par cette raison que Cælius traduit ce mot de *Métasyncrise*, par celui de *Recorporation*, & qu'il appelle les remedes *Métasyncritiques*, des remedes *Recorporatifs*, c'est à dire, *qui sont propres à faire un corps tout nouveau.*

3 C'est à dire, extérieurement; car on ne voit pas que Cælius s'en servit autrement.

Secte Méthodique dans le Siecle XI. & suivans.

„ sent, particulierement après le repas, parce qu'il n'y a rien qui remplisse la „ tête, comme la meditation, ou le trop grand attachement de l'esprit, sur „ quelque sujet.

Voilà quelle étoit, selon Cælius, la veritable méthode de guérir les maux de tête. Je ne sai s'il se trouveroit aujourd'hui des malades assez commodes, ou assez patiens, pour se soûmettre à une semblable cure. Cet Auteur a bien raison d'appeller 1 *rigoureux* le cercle, dans lequel se font les principaux de ces remedes. Les incisions dont Hippocrate, & les autres Médecins, qui n'étoient pas de la Secte Méthodique, se servoient pour la même maladie, paroissent plus cruelles, mais on en étoit plûtôt quite. Néanmoins il faut convenir que si les uns & les autres guérissoient leurs maladies par ces secours-là, ce que nous ne savons pas, nous qui ne les pratiquons plus aujourd'hui; les personnes qui étoient délivrées d'une maladie aussi longue, & aussi fâcheuse qu'est le mal de tête, ne devoient pas dire du mal de ces remedes, pour violens, ou ennuyeux qu'ils fussent.

Au reste, il faut remarquer que c'étoit sur le discernement des temps propres pour commencer, & pour finir chacun des *cercles*, dont on a parlé, que rouloit principalement la *convenance temporaire*. Cette regle *Cyclique*, ou Circulaire, comme Cælius l'appelle, faisoit un des plus importans articles de la Médecine Méthodique, & on ne pouvoit s'en éloigner, sans faire de grandes fautes De plus, il faut savoir que ce que Cælius appelle *un cercle*, *cyclus*, ou κύκλος, étoit autrement appellé 2 περίοδος, *un période*, un *tour*. Ne pourroit-ce point être de là que sont venus les mots περιοδία, περιοδεύειν, & περιοδεύτης? On a vu 3 ci-devant que le dernier de ces mots signifioit *un Bâteleur*, *Circulator*, & l'on a même remarqué que les Médecins étoient quelquefois appellez περιοδευταὶ, par les derniers Grecs. La raison qu'on en a apportée, après les Jurisconsultes, c'est parce que les Médecins sont obligez de *faire* souvent *le tour* de la ville, pour visiter leurs Maladies; mais encore un coup ne pourroit-on point dire, que ce mot tire plûtôt son origine des *Périodes*, ou des *Cercles* des Méthodiques, & que c'est à ces mêmes *Périodes*, que Lucien a égard, lorsque pour marquer que les débauchez préparent de la besogne aux Médecins, il dit, 4 *qu'ils fournissent occasion aux périodes des Médecins*, ce que les Traducteurs ont tourné d'une autre maniere. Lucien vivoit à peu près en même temps que Soranus, c'est à dire, dans le temps que la Secte Méthodique étoit le plus en vogue. Ces *périodes* des Méthodiques ont pu faire qu'on ait appellé en premier lieu de nom de περιοδευταὶ, ces Médecins en particulier, & qu'on ait dit περιοδεύειν, pour signifie *guérir*, ou *traiter*, *selon les regles de la Secte Méthodique*, & περιοδία, pour marquer *la cure d'une maladie suivant ces mêmes regles*. Ils se peut, dis-je, que la chose soit allée au commencement de cette maniere, & que dans la suite ces mots ayent eu une signification plus generale, & ayent désigné toutes sortes de Médecins indifferemment, & toutes sortes de cures.

Quoi

1 Juxta cycli rigorem. *Tardar. Lib.2. Cap.14.*

2 On trouve dans *Moschion*, Auteur Méthodique, περιοδικὴ ἐπιμέλεια, *cyclica diligentia*, comme traduit le vieux Interprete.

3 *Part.2. Liv.1. Chap.9.*

4 Ἰατροῖς παρέχουσιν ἀφορμὰς περιόδων. *Lucian. in Nigrino.*

Quoi qu'il en soit, ce n'est que depuis le temps des Méthodiques que l'on s'est servi de ces termes en ce dernier sens, qui étoit inconu aux anciens Grecs. Je n'en sache du moins aucun de ceux-ci qui ait parlé de cette maniere, & ce n'est apparemment que depuis le temps de Théodose, ou de Justinien que ces mots se sont introduits; en sorte que les Jurisconsultes de ces temps-là sont les premiers qui les ont employez en cette signification. On pourroit m'objecter 1 un passage de Dioscoride, où cet Auteur appelle περιοδευτικὸς τόπος, ou τρόπος, *la maniere de traiter*, ou *de guérir*; mais outre que le livre de Dioscoride d'où ce passage est tiré, passe pour être supposé, cet Auteur vivoit dans le temps que la Secte Méthodique étoit dans son lustre. 2 Mr. de Saumaise avoit bien remarqué que la basse Grece disoit περιοδεύειν, pour dire *guérir*, ou *traiter*, mais il n'explique ce mot que de la cure que font les Bâteleurs, quoi qu'il dise le contraire dans son livre *de Primatu Papæ*. On peut voir d'autres significations des mots dont il s'agit dans le Glossaire Grec de Mr. Du Cange, & même dans son Glossaire Latin. Mr. Ménage a aussi expliqué quelques uns de ces mots dans son livre intitulé *Amœnitates Juris*.

Secte Méthodique dans le Siecle xI. & suivans.

Ce que l'on a dit jusques à présent peut suffire pour donner une idée des sentimens, & de la pratique des Médecins Méthodiques. On auroit pu joindre, quelque autre exemple à celui que nous avons rapporté de la cure du mal de tête, pour donner une instruction plus complete concernant leur maniere de pratiquer, mais cela nous auroit mené trop loin. Ceux qui voudront s'en instruire à fond peuvent consulter Cælius Aurelianus.

CHAPITRE XII.

Suite des Médecins Méthodiques.

GAlien compte entre les Méthodiques, outre quelques uns de ceux dont on a déja parlé, 3 un Olympicus, de Milet, qu'il appelle *un diseur de bagatelles*. Celui-ci eut pour disciple un Apollonides de Cypre, qui fut le maître d'un Julien. Ce dernier vivoit en même temps que Galien. 4 Il avoit écrit quarante-huit livres contre les Aphorismes d'Hippocrate. Voici une petit fragment d'un de ces livres dans lequel ce Médecin combattoit le second Aphorisme. Julien reprend d'abord Hippocrate de ce qu'il s'attache à distinguer les évacuations d'humeurs qui soulagent les malades, d'avec celles qui produisent un effet contraire. Il prétend qu'Hippocrate suppose ce qui est en question. *Si l'on fait voir*, dit Julien, *que les humeurs, de l'évacuation desquelles il s'agit, ne peuvent être les causes des maladies, cet Aphorisme tombe de lui-même, comme étant appuyé sur un faux fondement. Si l'abondance des humeurs, qui est ce qu'Hippocrate appelle plénitude, étoit une cause génerale des maladies, il n'y auroit rien de plus aisé que de les guérir d'abord; il ne faudroit que procurer l'évacuation*

1 *Lib. 7. Præfat. in principio.*
2 *Exercitat. Plin. pag.* 1050 & 1051. *Edit. Paris.*
3 *Method. Medend. Lib.* 1.
4 *Galien. contra ea quæ à Juliano in Aphorismos dicta sunt, Cap.* 6.

Secte Méthodique dans le Siecle XI. & suivans.

cuation de ces humeurs, ce qui se feroit en saignant, s'il y avoit du sang de trop, & en purgant la pituite, la bile, ou la mélancholie, si elles excédoient. Julien avoit sans doute tiré cela d'Asclépiade, comme on en peut juger par ce qui a été dit ci-devant. Il avoit aussi apparemment pris des Méthodiques ses prédécesseurs la plus grande partie de ce qu'il disoit d'ailleurs touchant *la Méthode*, mais il ne laissoit pas de se vanter de l'avoir le premier découverte. Les propres termes dont il se servoit nous feront voir quel étoit le caractere de cet homme, & ce qu'il prétendoit avoir découvert. Après avoir dit que le corps est sujet à deux affections contraires l'une à l'autre, *le relâchement*, & *le resserrement*, lesquelles y causent tour à tour un changement, qui fait décheoir ce même corps de son état naturel; & après avoir témoigné qu'il n'est pas du sentiment d'Asclépiade, & d'Épicure touchant *le vuide*, qu'il nie absolument, il continue de cette maniere. *Je ne puis*, dit-il, *m'empêcher de déclarer que les changemens, & les remuemens qui se font dans le corps, & qui les ouvrent, ou les resserrent, sont suivis de la génération des élemens, & sont les causes de chaud, du froid, du sec, & de l'humide; en sorte que ces dernieres qualitez ne sont que la production des premieres. Voyez*, ajoûte-t-il, *sur quels thrônes sublimes la Méthode est montée, pour se cacher au commun des hommes. J'avois fait dessein, par humilité, & par modestie, de ne la point découvrir, mais je viens de la montrer jusques dans le ciel même C'est moi seul qui l'ai le premier trouvée, & qui ai dissipé & écarté le nuage qui la couvroit.* Pour le reste, Julien ne s'explique pas fort différemment des autres Méthodiques, sur les causes des maladies. *Nous appellons*, dit-il un peu plus bas, *santé, l'état moderé de resserrement, & de relâchement qui se trouve dans la* [1] *composition du corps humain. S'il arrive que les maladies dressent des embûches à cette médiocrité, il faut nécessairement que les corps souffrent, ou pour être trop resserrez, trop durs, & trop secs, ou pour être trop mous, trop relâchez, & trop humides.*

On compte encore dans le parti des Méthodiques un [2] MENEMACHUS, d'Aphrodisias, qui n'épargnoit guére plus le papier que le précedent, & qui a été l'un des plus subtils défenseurs de sa Secte. Comme il est cité par Celse, il doit avoir vécu long-temps avant Julien, & avoir suivi de près Thémison.

Il y a eu aussi un [3] DIONYSIUS. Galien parle de trois Médecins de ce nom, dont l'un est appellé condisciple d'Héraclide de Tarente, ou de Criton. Nous l'avons compté ci-devant entre les Empiriques. Le second étoit de [4] Samos, & le troisième de [5] Milet. Pline fait mention d'un quatrième Denys, qui avoit écrit *des Plantes*, ou qui avoit seulement décrit les vertus de celles qu'il conoissoit; s'étant d'ailleurs contenté de les peindre, sans en donner la description. C'est apparemment le même de qui Pline dit en un autre endroit, qu'il avoit écrit *un abregé concernant les plantes.* Mais je ne sai point lequel de tous ces Denys a été Méthodique.

Un cinquiéme Médecin du même nom c'est CASSIUS DIONYSIUS d'Utique, qui avoit traduit en Grec les ouvrages de *Mago*, Africain, touchant l'Agricul-

ture

1 *Ἐπὶ τῶν ἀνθρωπείων συγκρίματων.*
2 *Galen. Introduct. Cap.* 4
3 *Ibid. in*
4 *De Composit. Medicam. per genera. Lib.* 4. *Cap.* 13.
5 *De Antidotis. Lib.* 2. *Cap.* 11.

culture, & les Plantes. 1 Etienne de Byzance fait mention de ce Cassius Dionysius, & de son Ouvrage, qui étoit intitulé *Rizotomiques*. Scribonius Largus nomme un sixième Denys, qu'il dit avoir été Chirurgien; & Pline cite un Sallustius Dionysius, qui fait le septième.

Secte Méthodique dans le Siecle xl. & suivans.

2 Photius en introduit enfin un huitième qui étoit Ægéen. Ce Dénys avoit composé un livre qui contenoit cent Chapitres, dont il y en avoit cinquante, qui établissoient chacun un certain sentiment; & cinquante autres qui détruisoient ces mêmes sentimens; en sorte que dans un Chapitre cet Auteur souffloit, comme on dit, le chaud, & dans l'autre le froid; comme cela paroîtra par quelques exemples, qu'on en va rapporter. Dans le premier Chapitre il soûtenoit que la semence vient également du pere & de la mere; dans le second, il disoit qu'elle ne vient que de l'un des deux. Dans le troisiéme, il vouloit que la semence vînt de toutes les parties du corps; dans le quatrième, il prétendoit qu'elle n'est fournie que par les testicules. Dans le cinquième, il assuroit que la coction qui se fait dans l'estomac est l'effet d'une chaleur; dans le sixième, il le nioit. Dans le septième, il posoit que ce qu'on appelle coction se fait par un broyement; dans le huitième, il disoit que cela se fait autrement. Dans le neuvième, il attribuoit la même coction à une putréfaction, ou pourriture des viandes; dans le dixième, il faisoit voir que cela ne se pouvoit pas, &c. On peut voir le reste dans Photius. Il y a de l'apparence que cet Auteur étoit un Médecin Pyrrhonien, qui avoit écrit ce livre, pour insinuer qu'il n'y a rien de certain dans la Médecine, non plus que dans tout le reste. Il y a eu plusieurs grands hommes du même nom; mais je n'en sache pas davantage, qui ayent été Médecins.

3 Galien met encore dans le rang des Méthodiques un Philon, dont on parlera 4 ci-après, un Mnaseas, un Rheginus, un Antipater, & un Attalus. Il dit que les deux derniers ont vécu de son temps. 5 Attalus en particulier étoit disciple de Soranus. Il pratiquoit la Médecine à Rome, en même temps que Galien, qui eut quelque dispute avec lui au sujet de la cure d'un Philosophe nommé *Théagene*. La cause de leur different venoit de ce que le Médecin Méthodique vouloit appliquer des médicamens, qui étoient simplement émolliens sur une tumeur, que ce Philosophe avoit à la région du foye, contre l'avis de Galien, qui vouloit qu'on y appliquât des astringens, pour ne pas trop affoiblir ce viscere.

Sextus, qu'on appelle *l'Empirique*, duquel on a parlé 6 ci-devant, comparant la Secte des Philosophes Pyrrhoniens, ou Scepticiens, avec la Secte des Médecins Empiriques, & celle des Méthodiques, veut que cette derniere ait plus de rapport avec celle des Philosophes dont on vient de parler, que la premiere. 7 *Quelques-uns*, dit Sextus, *pretendent que la Médecine Empirique est fondée*

1 *In voce* Utica. *Vide Gesneri Bibliothecam.*
2 *Bibliothec. Cod.* 185. & 211.
3 *Method. Medend. Lib.* 1. *Cap.* 7.
4 *Part.* 3. *Liv.* 1. *Chap.* 1.
5 *Method. Medend. Lib* 13. *Cap.* 15.
6 *Part.* 2. *Liv.* 2. *Chap.* 8.
7 *Pyrrhoniar. Hippothes. Lib.* 1. *Cap.* 24.

Secte Méthodique dans le Siecle xl. & suivans.

fondée sur les mêmes principes que la Philosophie Sceptique. Mais il faut savoir que cette Philosophie ne peut s'accorder avec la Médecine, ou la Secte Empirique; en ce que celle-ci soûtient 1 qu'on ne peut pas comprendre ce qui est incertain. *Elle s'accorderoit plûtôt avec la Secte qu'on appelle Méthodique; cette Secte étant la seule de toutes celles de la Médecine, qui semble ne se conduire pas témerairement par rapport aux choses incertaines, & qui ne s'ingere point de prononcer si elles sont comprêhensibles, ou non; mais s'attachant à ce qu'll y a d'apparent, elle en tire ce qui lui semble être utile, suivant en cela la même route que les Scepticiens. Nous avons dit ci-devant*, poursuit Sextus, 2 *que ce qui regarde notre commune maniere de vivre peut être consideré par rapport à ces quatre choses, la conduite de la nature, la contrainte des passions, les établissemens des Loix, & des Coutumes, & les préceptes des Arts. De la même maniere donc que le Scepticien, contraint par les passions, cherche, par exemple, à boire quand il a soif, & à manger quand il a faim, & se conduit de même à l'égard des autres choses qu'on a désignées; les Méthodiques sont pareillement induits, par les souffrances du malade, à chercher ce qui semble le plus convenable pour le soulager. Ils relâchent ce qui leur paroit resserré; à l'imitation de ceux qui se sentant roides de froid se font mettre dans un lieu chaud; & au contraire ils resserrent ce qui leur semble relâché, comme font ceux qui se trouvant incommodez par les grandes sueurs que cause la chaleur des bains, s'exposent à l'air frais pour arrêter ces sueurs. Quant à ce qui est étranger, ou contre nature, & qui nuit au corps, cela oblige les mêmes Méthodiques à ramener les choses à leur état naturel; à peu près comme un chien tâche de tirer au plûtôt une épine qui lui est entrée dans la chair. Enfin, pour ne passer pas les bornes de notre sujet en nous étendant trop; nous estimons que tout ce que disent les Méthodiques se peut rapporter à la violence que nous font les passions tant naturelles, que contre nature. La Secte Pyrrhonienne, & la Méthodique conviennent d'ailleurs en ce que l'une & l'autre de ces Sectes refuse également d'affirmer positivement quoi que ce soit, & se sert à peu prés des mêmes manieres de parler. Car comme le Scepticien dit ordinairement*, Je ne definis rien, Je ne comprens rien clairement: *le Méthodique employe dans le même sens les mots de* Convenance, *& de* Rapport; *& il prend le mot* Indication, *pour une chose qui nous porte à chercher ce qui paroit le plus convenable pour opposer aux passions, ou aux affections tant naturelles, que contre nature; sans rien affirmer à cet égard, comme nous l'avons expliqué par les effets de la faim, & de la soif. D'où nous concluons que la Secte de ceux qu'on appelle Médecins Méthodiques, nous semble avoir plus de rapport avec la Philosophie Sceptique, qu'aucune autre des Sectes de la Médecine.*

Cette

1 Il faut expliquer ce passage de Sextus par un autre de Galien, qui a été rapporté ci-dessus, *Part. 2 Liv. 2. Chap. 4 dans les notes.*

2 Notre Auteur explique sa pensée plus clairement dans la Chapitre onzième du Livre que, l'on a cité. *Il semble*, dit-il, *que ce qu'il y a à remarquer touchant la maniere commune de vivre peut être consideré par rapport à ces quatre choses; la conduite de la Nature; la contrainte des passions; l'etablissement des Loix, ou des Coutumes; & les préceptes des Arts. Par la conduite de la Nature nous suivons ce que les sens, & l'entendement, que nous avons naturellement, nous dictent. Par la contrainte des Passions, nous cherchons à manger quand nous avons faim, & à boire quand nous avons soif. L'établissement des Loix, & des Coutumes nous oblige d'ailleurs à regarder, par rapport à l'usage de la vie, la pieté comme un bien, & l'impieté comme un mal. Enfin nous nous reglons selon les préceptes des Arts, que nous avons embrassez pour ne demeurer pas sans rien faire, mais il faut remarquer que dans toutes ces choses, nous ne décidons rien.*

Cette déclaration de Sextus, en faveur de la Secte Méthodique, nous oblige à le ranger entre les Médecins de cette Secte, étant constant d'ailleurs qu'il étoit Médecin aussi bien que Philosophe, comme on l'a remarqué lors qu'on a parlé des Médecins Empiriques.

Secte Méthodique dans le Siecle xl. & suivans.

CHAPITRE XIII.

Des derniers de tous les Médecins Méthodiques conus.

Tous les Méthodiques, que l'on a nommez au Chapitre précedent, & dont nous n'avons aucun écrit, ont vécu avant Galien, ou en même temps que lui. Il s'en trouve encore quelques autres dont le temps est incertain, ou qui sont venus fort long-temps après, desquels il nous est resté quelques ouvrages. Le premier est **Moschion**. L'on a parlé ci-devant d'un Médecin de ce nom, que 1 Galien dit avoir été disciple d'Asclépiade. 2 Cet Auteur fait d'ailleurs citer à Soranus un Moschion qui avoit composé des livres touchant *l'Ornement*, ou *l'Embellissement*. Pline en cite encore un autre qui avoit écrit touchant *les Raiforts*; & Plutarque en nomme un quatrième, qui étoit son contemporain, & son ami. Je ne sai si ce sont quatre differens personnages. Je ne sai pas même si le Moschion, dont il s'agit maintenant, doit être l'un de ces quatre premiers, ou s'il fait le cinquième.

On découvriroit quelque chose de certain, touchant le temps auquel a vécu ce dernier, si l'on pouvoit déchifrer ce qu'il a voulu dire lors qu'il parle d'un 3 médicament contre la stérilité; lequel il dit avoir donné à *Julie Agrippine*; laquelle, n'ayant pu avoir d'enfans jusqu'alors, avoit mis au monde, ensuite de ce remede, un fils que notre Auteur appelle *Diogenianus*. Mais je ne conois point d'Agrippine qui ait eu un fils de ce nom. Je ne trouve même personne de ce nom, dans toutes les familles des Empereurs. Je ne sai donc quelle explication on pourroit donner à ce passage, si ce n'est que l'on dît qu'il s'agit ici d'Agrippine mere de Néron, & que c'est à Néron que Moschion donne le nom de *Diogenianus*, qui est approchant de *Diogenes*, c'est à dire, *fils de Jupiter*, à peu près comme Oppian appelle Antonin Caracalla, fils de Severe, *l'aimable rejetton du Jupiter d'Italie*. On répondra que cette conjecture n'est pas bien fondée, parce qu'il paroit au stile de Moschion qu'il est venu long-temps après, & que d'ailleurs 4 il cite Soranus, qui a vécu seulement sous Trajan. Pour soudre cette difficulté, on peut dire que le livre de Moschion que nous avons aujourd'hui, n'est qu'un extrait de ceux qu'avoit écrit l'un des Moschions dont nous avons parlé en premier lieu, & même un extrait fait long-temps après, & fort mal digeré, dans lequel on a inseré diverses choses étrangeres. Le

1 *De Different. Puls. Lib.* 4.

2 *de Compos. Medicam. Local. Lib.* 1. *Cap.* 1.

3 Ἔπεμψα δὲ κυρίᾳ Ἰουλίᾳ Ἀγριππίνᾳ τὴν χρῆσιν, ἥτις μέχρι τοῦ δεῦρο μὴ κύουσα ἔχει ποθεινότατον υἱὸν Διογενιανόν. *Cap.* 161.

4. *Cap.* 151.

Secte Méthodique dans le Siecle xI. & suivans.

Le veritable Moſchion, Auteur des livres d'où l'extrait dont on vient de parler a été tiré, pouvoit avoir vécu ſous Néron, ou un peu auparavant, & être le même que celui qui avoit écrit *de l'Ornement*; ce qui n'étoit, ſans doute, qu'une partie d'un plus grand ouvrage concernant *les maladies des femmes*, lequel eſt appellé 1 *Triacontas*, par l'Interprete Latin de notre Moſchion. Suppoſé donc que Moſchion ait vécu du temps de Néron, il n'y aura plus qu'une difficulté, qui eſt de trouver comment appliquer à Julie Agrippine mere de cet Empereur ce qui eſt dit ici, qu'elle avoit été ſtérile. Cela ne paroîtra pas ſi difficile, ſi l'on conſidere qu'Agrippine n'eut point d'autre enfant que Néron Je ſai bien qu'on a reproché à cette Imperatrice qu'étant mariée à Claude elle ſe faiſoit avorter, pour ne pas mettre au monde des enfans qui fiſſent concurrence à Néron en la ſucceſſion à l'Empire. Il ſemble même que bien loin d'être ſtérile elle ne concevoit que trop ſouvent, s'il en faut croire 2 Juvenal; mais cela n'empêche pas qu'elle n'ait pu demeurer quelque temps ſans devenir groſſe, pendant ſon premier mariage. D'ailleurs, on ſait que le peuple parle ſouvent des Princes ſelon ſa paſſion, particulierement en de pareilles occaſions. Parce qu'Agrippine ne faiſoit pas des héritiers à Claude, on ne manqua pas de dire qu'il y avoit de l'artifice, quoi que ce fût peut-être l'effet d'une indiſpoſition qui l'avoit rendue long-temps ſtérile, ou qui faiſoit que ſi elle concevoit elle ne pouvoit accoucher à terme.

Quoi qu'il en ſoit, le livre que nous avons de Moſchion eſt écrit en Grec, & il traite *des parties*, & *des maladies des femmes*; de maniere qu'étant joint aux livres de Cælius Aurelianus, il peut rendre complete la pratique des Méthodiques. Ce livre a été preſque tout entier traduit en Latin par un ancien Interprete qui ſemble avoir été Juif, & qui a ajoûté à ce que l'Auteur avoit écrit ſur le ſujet dont on vient de parler, ce qu'il a trouvé dans les écrits de *Cléopatre*, & de *Theodorus Priſcianus* ſur la même matiere, ce qui fait de la confuſion.

La pratique de Moſchion eſt approchante de celle de Cælius, ſi ce n'eſt qu'on trouve dans Moſchion des remedes *Spécifiques*, au lieu que Cælius rejette entierement cette ſorte de remedes. Mais il ſe peut que les endroits où Moſchion propoſe ces mêmes remedes, ayent été ajoûtez au texte de cet Auteur qui les condamne ailleurs, & qui par conſequent ſeroit contraire à ſoi-même, ce qu'on ne peut pas préſumer. Au reſte on trouve dans ce même Auteur preſque tout ce qui regarde la Médecine des femmes, les parties de leur corps, ce qui leur arrive tant en ſanté qu'étant malades, les moyens de les ſecourir dans leurs accouchemens, le ſoin que l'on doit avoir des enfans, & des nourrices, & autres choſes de cette nature, parmi leſquelles il s'en trouve d'aſſez curieuſes. Il remarque entr'autres choſes que les Anciens ſe ſervoient d'un couteau de bois, ou de verre, ou d'un roſeau trenchant, ou d'une croûte

1 C'eſt à dire, *qui contient trente livres, ou trente volumes.*

2 Cùm tot abortivis fœcundam Julia vulvam
Solveret, & patruo ſimiles effunderet offas. *Satyr.* 2.

On ſait que Claude étoit oncle de ſa femme Agrippine. Le dernier mot du ſecond vers exprime avec une grande force la pénſée d'Antonia mere de cet Empereur. Elle diſoit *que ſon fils étoit un monſtre, ou un homme que la nature avoit commencé, ſans l'avoir achevé.* Sueton. in Claudio, Cap. 3.

te de pain, pour couper le nombril de l'enfant en venant au monde, ce qu'il traite de superstitieux.

Secte Méthodique dans le Siecle xl. & suivans.

Le Pere Labbe, dans la nouvelle Bibliotheque des livres manuscrits, dit qu'il y a dans celle de Florence, un livre intitulé *Mystionis Smyrnai Gynæcia*, qui contient 1072 Chapitres. Ce *Mystion* pourroit être notre Moschion, & son livre le *Triacontas* dont on a parlé.

Vindicianus, qui prend le titre de 1 *Comte des Archiatres de l'Empereur Valentinien*, dans une lettre qu'il écrit à ce même Empereur, & que nous avons encore aujourd'hui, étoit aussi de la Secte Méthodique. La lettre dont on vient de parler l'insinue; ou du moins on y découvre l'esprit de cette Secte, qui blâmoit les remedes des autres Médecins, & en particulier *les saignées réiterées*, *l'artériotomie*, les *canteres*, & les autres secours tirez du fer, & du feu; lesquels les Méthodiques appelloient cruels. Une autre preuve que ce Médecin étoit Méthodique, c'est qu'il a été 2 le Maître de *Theodorus Priscianus*, qui étoit certainement de la Secte en question, comme nous allons le voir. Vindicianus avoit aussi écrit 3 en vers touchant la Médecine, & il nous en reste quelques fragmens. S. Augustin l'appelle 4 *le grand Médecin de son Siecle*.

Theodorus Priscianus avoit premierement écrit en Grec quelques livres de Médecine, à la persuasion d'un de ses Collegues qu'il appelle *Olympius*, après quoi il écrivit en Latin ceux que nous avons aujourd'hui, comme on l'apprend de lui-même, & qui sont au nombre de quatre. Le premier est intitulé *Logicus*, quoi qu'il n'y ait rien moins que des raisonnemens philosophiques. Au contraire l'Auteur s'emporte dans sa préface, contre les Médecins Philosophes, ou raisonneurs 5 *Si la Médecine*, dit-il, *étoit entre les mains de gens sans étude*, *qui n'eussent point eu d'autre Maître que la nature*, *qui n'entendissent rien dans la Philosophie*, *on auroit des maladies beaucoup plus legeres*, *& on useroit de remedes beaucoup plus aisez que ne sont ceux dont on se sert ordinairement. Mais*, poursuit-il, *la maniere la plus naturelle de traiter la Médecine a été négligée*, *& cet art est naturellement à la disposition de certaines gens*, *qui font consister toute leur gloire à écrire avec politesse*, *& à disputer contre ceux qui ne sont pas de leur sentiment*, &c. Tout le reste de cette préface est plein d'exclamations contre l'abus que notre Auteur vient de censurer, & il se déclare si ouvertement pour les Empiriques, que l'on jureroit qu'il étoit de leur Secte. Je ne vois pas pourquoi ce premier livre est intitulé *Logicus*, dans l'édition d'Aldus que j'ai suivie. L'édition de Basle, dont on parlera à la fin de cet Article, intitule ce même livre *Euporiston*, c'est à dire, *des remedes aisez a faire*, ou *a trouver*. L'auteur le dédie

1 On verra ci-après quelle étoit cette dignité quand on en sera à *Andromachus* Médecin de Néron.

2 *Lib* 4. *de Physica Scientia*.

3 Ce sont les vers qui se trouvent à la fin du livre de *Marcellus Empiricus*, & que Rob. Constantin attribue à Serenus Samonicus. Il semble en effet que ces vers sont comme une peroraison, ou conclusion du Poëme de ce dernier.

4 *Ad Marcellin. Epist.* 5.

5 Si Medicinà minus eruditi ac rustici homines, natura tantùm imbuti, non etiam philosophia, occupati essent, levioribus ægritudinum incommodis vexaremur, & faciliora remedia caperemur. Sed hæc via ab illis omissa est quibus, eloquentiæ studiosis, scribendi ac disputandi gloria major fuit.

Secte Méthodique dans le Siecle xl. & suivans.

dédie à ſon frere *Thimothée*. Il lui dédie pareillement le ſecond, où il traite des maladies *aiguës*, & des maladies *chroniques*. Ce ſecond livre eſt intitulé *Logicus*, dans la derniere édition dont on vient de parler, & ce titre paroit aſſez convenable, parce qu'il y a du raiſonnement dans ce livre. Le troiſième eſt pour *les maladies des femmes*, c'eſt pourquoi il eſt intitulé *Gynæcia*. Il eſt adreſſé à une femme qui eſt differemment nommée dans les differentes éditions. Celle d'Aldus, & celle de Strasbourg l'appellent [1] *Victoria*. Celle de Baſle l'appelle *Salvina*. Le quatrieme qui a pour titre *De Phyſica Scientia* eſt adreſſé par l'Auteur à un fils qu'il avoit, qui s'appelloit *Euſebe*. Le commencement de ce livre ne répond point à ſon titre, c'eſt à dire qu'il n'y eſt traité de rien moins que de la *Phyſique*. On n'y trouve que des deſcriptions de médicamens pour diverſes maladies, ou des remedes *ſpécifiques*, & *empiriques*, dont quelques-uns ſont même *ſuperſtitieux*. Mais ſur la fin il y a quelques queſtions qui concernent la Phyſiologie Médicinale. L'Auteur y examine la nature de la *ſemence*, celle de quelques parties du corps, & quelques unes des fonctions animales, le tout fort groſſierement. Ce quatrième livre ne ſe trouve pas dans l'édition de Baſle.

Au reſte, il paroit par le ſecond des livres dont on vient de parler, que l'Auteur étoit de la Secte Méthodique. Il commence toujours ſes cures, comme faiſoient ceux de cette Secte, par le choix d'une chambre convenable au genre de la maladie dont il traite, & cela par rapport au *relâchement*, ou au *reſſerrement*, dont on a ſi ſouvent parlé au commencement de ce livre. Dans la Péripneumonie, par exemple, qui eſt, ſelon les Méthodiques, une maladie de reſſerrement, il veut que la chambre où couche le malade [2] ſoit *claire*, & *chaude*, parce, dit-il, que cela ſert à *relâcher*. Il parle auſſi très-ſouvent des *cercles* des Méthodiques. Il ſaigne à peu près comme eux, dans l'eſpace des trois premiers jours de la maladie; quoi qu'il craigne quelquefois la ſaignée, ou [3] qu'il juge que l'on s'en peut paſſer, & que l'on peut lui ſubſtituer quelqu'autre remede, en des occaſions où l'on croit ordinairement qu'elle eſt d'une néceſſité indiſpenſable. Mais quoi que notre Auteur ſoit de la Secte Méthodique, il ne laiſſe pas de s'éloigner à divers égards de la pratique des plus anciens Médecins de cette Secte. Il ordonne ſouvent des *purgatifs*, ce que ne faiſoient point les Médecins dont on vient de parler. Il ſe jette auſſi ſur les *Spécifiques*, & ne ſuit point à l'égard de l'adminiſtration des autres remedes l'ordre exact & ſcrupuleux que ſuivoit Soranus. On ne trouvera pas cela étrange, ſi l'on conſidere que Theodorus Priſcianus vivoit environ trois cens ans après lui, & que du temps même de Soranus les Méthodiques n'étoient pas tous unanimes; en ſorte que ſi dans le temps de l'établiſſement, ou du plus haut période de la Secte dont il s'agit, les Médecins qui l'avoient embraſſée n'avoient pu convenir entr'eux de divers articles; il n'eſt pas ſurprenant que ceux de cette même Secte, qui

1 *Voyez ci-deſſus*, *Part.* 2. *Liv.* 3. *Chap.* 13. Notre Auteur cite auſſi dans ſon quatrième livre une *Leopardia*, dont il a été parlé au même endroit.

2 Hic primò lucidum, & calidum, ut pote calaſticum, cubiculum providendum eſt.

4 Si nulla nos ætatis aut temporis ratio remoretur, phlebotomo ſubveniemus, licet ad detractionem ſanguinis cunctantior non facilè peccaverit. Cùm enim ſanguinis commodiſſimi elementi copia laborantes etiam alienis juvari poſſint remediis, eo ſanè detracto vel amiſſo difficilè reparantur. *Lib.* 2. *Part.* 1. *Cap.* 2. *de Phreneticis*.

qui ne sont venus que trois ou quatre siecles après les premiers, se soient distinguez à quelques égards Ce en quoi ces derniers differoient des autres n'empêche pas qu'ils ne doivent aussi être regardez comme Méthodiques; car enfin ils n'ont point abandonné le principe fondamental de la Secte, qui consiste à ne renonoître que deux genres de maladies, le genre *relâché*, & le genre *resserré*.

Secte Méthodique dans le Siecle xi. & suivans.

Ce que l'on vient de dire que Theodorus Priscianus vivoit environ trois cens ans après Soranus, qui a vécu sous Trajan, est fondé sur ce que le premier dit lui-même qu'il a été disciple de *Vindicianus*, qui étoit Médecin de l'Empereur Valentinien Premier. A ce compte, Theodorus Priscianus a dû vivre sous Gratien, & sous Valentinien Second, ou même un peu plus tard. Son stile approche en quelque maniere de celui de Cælius Aurelianus, ce qui peut faire juger qu'il étoit Africain, comme l'Auteur dont on vient de parler. Les Oeuvres de Theodorus Priscianus ont été premierement imprimées à Strasbourg en 1532. mais dans cette édition on lui donne le nom de *Q. Octavius Horatianus*, & le titre *d'Archiater*. Cette même édition est d'ailleurs pleine de fautes, comme l'a remarqué Reinesius, qui explique plusieurs passages de notre Auteur dans ses diverses leçons. La même année il s'en est fait une autre édition à Basle, sous le nom de Theodorus Priscianus, mais où le quatrième livre manque. Aldus, ou ses fils, en ont enfin donné une troisième en 1547, où les œuvres de notre Auteur, qui y paroit aussi sous le nom de Theodorus Priscianus, sont jointes à celles de tous les anciens Médecins qui ont écrit en Latin. Theodorus Priscianus n'y prend pas le titre *d'Archiater*, comme dans la premiere. On verra dans la troisième Partie ce que signifie ce titre. Le troisième livre de cet Auteur, qui traite des maladies des femmes, se trouve aussi dans un recueil d'ouvrages concernant la même matiere, fait par Israël Spachius. 1 Il se trouve enfin un livre intitulé *Diæta*, d'un ancien Médecin nommé *Théodore*, lequel Reinesius croit être le même que notre Theodorus Priscianus.

Voilà tous les anciens Méthodiques dont les écrits, ou les noms nous sont restez. Depuis Theodore Priscien, ou depuis *Olympius*, *Timothée*, & *Eusebe*, dont le primier fait mention, ou auxquels il dédie ses livres, & qui étoient apparemment de sa Secte, on n'a point de nouvelles de cette même Secte jusques au temps de Gariopontus qui n'a écrit qu'environ sept à huit cens ans après ceux dont on vient de parler. 2 Quelques-uns l'appellent *Warimpotus*, d'autres *Raimpotus*, *Warmipotus*, *Garipotus*, ou *Garimpotus*, *Garipонus* & 3 *Garnipulus*. On a cru cet Auteur beaucoup plus ancien qu'il n'est. Dans le titre de son livre imprimé à Basle en 1531. il est appellé *Médicus admodum vetustus*. Mr. Moreau dit aussi, *que Gariopontus est tres-ancien, mais que l'on ne sait pas certainement en quel temps il a vécu; que son stile fait juger qu'il étoit Africain.* Mais il paroit par le témoignage de *Pierre Damien*, qui mourut l'an MLXXII, que ce Médecin étoit du même siecle, car il en parle 4 comme d'un

1 *Vide Fabricii Bibliothec. Latin.* Diogene Laërce cite aussi un Médecin du nom de *Théodore*, qui est plus ancien.

2 *Vide Fabricii Centuriam Plagiarior. Paragraph.* 59.

3 Garnipulus manipulos Galeni surripiens, dit Valescus de Taranta, qui change apparemment le nom de cet Auteur par raillerie.

4 Dicam quod mihi Garimpontus senex, vir videlicet honestissimus, & apprimè literis eruditus medicus, retulit. *Lib.* 5. *Epistol.* 16.

Secte Méthodique dans le Siecle XI. & suivans.

d'un homme qu'il avoit vu. Il paroit d'ailleurs que notre Auteur étoit du nombre des 1 Médecins de *Salerne*, par un passage que rapporte en un autre endroit Mr. Moreau, dans lequel il est appellé *Warmipotus*. On a de lui sept livres, qui contiennent sa pratique. Les cinq premiers traitent de presque toutes les maladies à la reserve des *fiévres*, qui font le sujet des deux derniers. Ce même ouvrage avoit été imprimé à Lyon, en 1516, & 1526 sous le titre de *Passionarius Galeni*, comme qui diroit *livre des passions*, ou *des maladies, composé par Galien*. On avoit mis ce titre sur la foi d'un Auteur inconnu, qui assuroit que Rhasis avoit témoigné que le livre en question étoit de Galien, & qu'il avoit été attribué à Gariopontus seulement pour y avoir fait quelques additions. Mais outre que Gariopontus cite lui-même Galien, on trouve dans ses livres plusieurs choses qui sont opposées aux maximes de Galien. A la verité, on y trouve aussi quelques lambeaux qui semblent être tirez des ouvrages de ce dernier; mais ils sont cousus avec plusieurs autres qui sont pris de Theodorus Priscianus, de Trallian, & d'ailleurs. C'est au sujet de ce que notre Auteur a emprunté du pénultime de ceux que l'on vient de nommer, qu'il est mis au rang des Médecins Méthodiques. Reinesius a remarqué que Gariopontus a copié divers Chapitres de ce même Auteur, mais fort mal; ayant omis exprès ce qu'il ne comprenoit pas, & ayant mal rapporté ce qu'il croyoit entendre. Les noms Grecs des maladies, & des parties, sont presque tous corrompus. Il met *Hydrophona* pour Hydrophobia; *Bulismes* pour Bulimos; *Ficter* pour Spincter; *Attoma* pour Atonia; *Apoximeron* pour ἀπραξία μορίων, c'est à dire, foiblesse des parties génitales, &c. Son stile est d'ailleurs fort mauvais, & ressent bien le temps auquel il écrivoit. Quelques-uns ont cru que cet Auteur avoit écrit en Grec, & que ce que nous avons n'est qu'une traduction, mais Barthius les a refutez. 2 Reinesius, que l'on peut consulter, en a expliqué divers endroits. Le même Savant attribue à Gariopontus le livre intitulé *de Dynamidiis*, qui est parmi les œuvres de Galien.

Après Gariopontus, je ne sache pas que l'on trouve d'autres Auteurs de la Secte Méthodique. Cette Secte semble avoir été entierement éteinte depuis ce temps-là jusques à la fin du Siecle seizième, ou plûtôt jusques au commencement du dix-sepième qui va finir, & dans lequel PROSPER ALPINUS, Professeur en Médecine à Padouë, a voulu la faire revivre, par son livre intitulé, *de Medicinâ Methodicâ*, imprimé en 1611. On aura dans la suite occasion de parler plus amplement de ce Médecin.

CHAPITRE XIV.

Objections que quelques anciens Médecins Dogmatiques faisoient aux Méthodiques.

On seroit trop long, si l'on vouloit rapporter ici tout ce qui se trouve dans Galien, contre les Méhodiques, quoi que les principaux livres qu'il avoit

1 Warmipotus quidam Medicus Salernitanus. *Renatus Moreau, Prologom. in Scholam Salernitanam, ex Ecloga Oxonio-Cantabrigiensi.* Le premier passage est tiré du livre de Moreau, intitulé *De Sanguin. Missione in Pleuritide.*

2 *Varior. Sect. Lib. 3. pag. 359. & alibi.*

voit écrit sur ce sujet ayent été perdus. Celse a aussi disputé contr'eux. Voici quelques-unes des principales raisons de ces deux Auteurs. Il ne faut pas croire, disoient-ils, que les plus anciens Médecins n'ayent pas eu conoissance de ce que les maladies ont de commun entr'elles, & qu'ils n'y ayent même fait beaucoup d'attention, mais cela ne les a pas empéchez d'aller plus avant. Hippocrate n'a-t-il pas dit expressément, 1 *que pour guérir les maladies il faut prendre garde à ce qu'elles ont de commun les unes avec les autres, & à ce qui est particulier à chaque maladie.* Les Méthodiques, ajoûtoient nos Auteurs, doivent, malgré qu'ils en ayent, reconoitre des differences fort essentielles dans l'un & dans l'autre des genres de maladies qu'ils établissent, & ces differences doivent faire d'autres nouveaux genres. Car enfin autre chose est vomir du sang, & autre vomir de la bile; & il y a bien de la difference entre avoir une diarrhée, & avoir une dysenterie, ou une perte de sang; entre l'évacuation ou la diminution du superflu, qui se fait dans la santé par des sueurs, & l'amaigrissement, qui est l'effet d'une fiévre lente qui consume le corps.

Secte Méthodique dans le Siecle xi. & suivans.

Ces Médecins disoient aussi que les differentes parties, qu'une même maladie attaque, font une difference qui n'est pas moins grande. L'on traite autrement *l'œuil* & autrement *l'oreille* pour le même mal; & il n'est presque aucune des parties du corps qui ne demande des égards particuliers. 2 L'huile, par exemple, qui adoucit & ramollit les tumeurs inflammatoires qui viennent dans toutes les autres parties, cause une douleur insupportable à celles de l'œuil, & augmente le mal au lieu de le diminuer. Galien redresse encore fortement les Méthodiques sur ce que bien loin de rechercher les *causes cachées* des maladies, ils négligeoient même les *causes extérieures* & *évidentes*, dans la pensée, comme on l'a vu, que ce n'est pas la cause de la maladie qui indique le remede, mais que c'est la maladie elle même. Pour les rendre convaincus du contraire, il se sert de l'exemple qu'on a rapporté 3 ci-dessus, de deux hommes qui ayant été mordus en même temps d'un chien enragé, s'addresserent à deux differens Médecins pour être guéris. Sur quoi il arriva que l'un de ces Médecins s'étant informé de la cause exterieure du mal, & traitant son malade selon ce qu'indiquoit cette cause, laissa long-temps la playe ouverte, & se servit de spécifiques. L'autre, sans se mettre en peine de la cause, n'eut égard qu'à la maladie qui étoit une *playe*, & suivant l'indication commune des playes travailla à la cicatriser au plûtôt, d'où il s'ensuivit que son malade mourut enragé, au lieu que l'autre se tira d'affaire. L'on a vu au même endroit ce que les Méthodiques pouvoient répondre à cela. Galien ne les épargne pas non plus, sur ce qu'ils ne sembloient faire aucune consideration ni de la saison où l'on se rencontroit, ni du pays, ni de l'âge du malade &c. Mais ils répondoient que ces circonstances ne faisoient point varier leur méthode, quant au fond; qu'il falloit toûjours resserrer là où il y avoit du relâchement, en quelque pays & en quelque saison que l'on fût, quelqu'âge que l'on eût, & même quelque partie que ce fût qui eût besoin de secours; quoi que les matieres resserrantes, non plus

1 *Epidemic. Lib.* 5. Hipocrate a aussi fait mention des remedes *resserrans* & des remedes *relâchans.* Voyez ci-dessus, *Part.* 1. *Liv.* 3. *Chap.* 21.

2 *Galen. de Sectis ad eos qui introducuntur*, *Cap.* 8.

3 *Part.* 2. *Liv.* 4. *Chap.* 6.

Secte Méthodique dans le Siecle xl. & suivans.

plus que les relâchantes, ne dussent pas être prises toutes indifferemment. Et il n'est pas vraisemblable qu'ils crussent qu'on pût donner, par exemple, une même dose d'un médicament à un enfant ou à un vieillard, qu'à un homme robuste, ou que l'on dût faire aux uns & aux autres le même remede. On n'en dira pas d'avantage sur ce sujet, & l'on passera à d'autres Sectes qui s'établirent quelque temps après que celle des Méthodiques fut en vogue.

HISTOIRE DE LA MEDECINE,

SECONDE PARTIE,

LIVRE QUATRIEME,

SECTION SECONDE.

De certaines Sectes moins conues, qui ont eu quelque chose de commun avec la Méthodique, & qui se sont établies peu de temps après. On traite aussi de la Médecine de CELSE, en particulier.

CHAPITRE I.

De la Secte EPISYNTHETIQUE, *& de la Secte* ECLECTIQUE.

Secte Méthodique & ses dépendances dans le Siecle xl. & suivans.

QUoi que Thêmison eût d'abord fait un grand nombre de disciples, & que la Secte Méthodique qu'il avoit établie se soit soutenue fort long-temps, il y eut néanmoins plusieurs de ses contemporains, & de ceux qui le suivirent de près, qui ne se rangerent pas de son parti. Les uns n'abandonnerent point les Dogmatiques, & demeurerent attachez à Hippocrate, à Hérophile, à Erasistrate, & à Asclépiade. Les autres furent toûjours pour les Empiriques. Les Méthodiques eux mêmes, qui n'étoient pas tous d'accord entr'eux, comme on l'a vu ci-dessus, donnerent lieu à l'introduction de quelques autres nouveaux Systêmes. De leur Secte il en pullula deux autres, la Secte *Episynthétique*, & la Secte *Eclectique*, & peut-être une troisiéme dont on parlera au Chapitre suivant. C'est du moins ce qu'il semble qu'on recueille de ce que dit l'Auteur du livre intitulé *l'Introduc-*

tion,

Secte Méthodique & ses dépendances dans le Siecle xI. & suivans.

tion, attribué à Galien. Cet Auteur, 1 après avoir remarqué que certains Méthodiques, comme *Olympicus*, *Menemachus*, & *Soranus*, n'étoient pas en tout du sentiment des autres, continue de cette maniere: *Quelques-uns*, dit-il, *furent appellez* Episynthetici, *comme* Leonides *d'Alexandrie*, *& quelques autres* Eclecti, *comme* Archigenes, *d'Apamée en Syrie;* par où cet Auteur semble comprendre ces Episynthetiques, & ces Eclectiques sous les Méthodiques, dont il a parlé immédiatement auparavant.

2 Cælius Aurelianus cite LEONIDES, l'Episynthetique, au sujet d'une définition que celui-ci donnoit de la Léthargie; mais cette définition ne sert de rien pour découvrir quels pouvoient être les sentimens de ce Médecin, par rapport à sa Secte. 3 Aëtius rapporte aussi quelques traits de pratique d'un Léonidès, qui peut être le même, sans que pour cela nous soyons mieux instruits de ce que nous voudrions savoir touchant son Systême en général. Comme le nom d'Episynthétique est tiré d'un verbe Grec, qui signifie *entasser* ou *assembler*, il se peut que Léonidès & ceux de son parti prétendissent joindre les maximes des Méthodiques avec celles des Empiriques & des Dogmatiques, & rassembler ou concilier ces diverses Sectes les unes avec les autres. C'est tout ce que l'on peut dire à cet égard, n'ayant pas d'autres lumieres sur ce sujet. On ne sait pas même quand Leonidès a vécu; quoi qu'il soit probable que Soranus, dont il est parlé auparavant dans le passage que l'on a cité, l'a précédé de quelque temps.

Pour ce qui est de ceux que Galien, ou l'Auteur du livre que l'on a cité, appelle ἐκλεκτοὶ, *Choisis*, du nombre desquels étoit Archigene, je crois qu'il y a une faute dans le texte original, & qu'il faudroit lire ἐκλεκτικοὶ. Ce qui confirme cette pensée c'est qu'environ cinquante ou soixante ans avant qu'Archigene parût, il y avoit eu un Philosophe d'Alexandrie, nommé 4 *Potamon*, qui fut Auteur d'une Secte de Philosophe qu'on appelloit la Secte *Eclectique* ἐκλεκτικὴ, c'est à dire *Choissante*, dans laquelle on faisoit profession de choisir ce que chacune des autres avoit de meilleur. Or ceux de cette Secte devoient plûtôt être appellez ἐκλεκτικοὶ, ou ἐκλέγοντες, *Choisissans*, que ἐκλεκτοὶ, *Choisis*. Ce que Potamon avoit pratiqué à l'égard de la Philosophie, Archigene pouvoit l'avoir fait dans la suite à l'égard de la Médecine.

Nous apprenons de Suidas qu'ARCHIGENE vivoit sous Trajan, qu'il avoit pratiqué la Médecine à Rome, & qu'il mourut à l'âge de soixante-trois ans, après avoir beaucoup écrit sur la Physique & sur la Medecine. Le même Auteur ajoûte qu'Archigene étoit d'Apamée en Syrie, & que son pere s'appelloit Philippe; ce qui peut avoir donné lieu à l'équivoque de Wolfgangus Justus, qui fait notre Archigene Médecin de Philippe Roi de Syrie.

Archigene auroit encore vécu sous Adrien, & même l'auroit survécu, si ce fut

1 *Cap.* 4.
2 *Acutor. Lib.* 2. *Cap.* 1.
3 *Tetrabibl.* 4. *Serm.* 3. *Cap.* 5. 6. 7. 8. Tout ce qui est contenu dans les endroits que l'on cite, regarde la maniere de traiter diverses sortes de tumeurs, comme les Scrophules, le Cancer, & quelques autres maladies dépendantes de la Chirurgie.
4 Il vivoit sous les Empereurs Auguste & Tibere. *Voyez Diogene Laërce, dans sa préface, & Vossius de Sectis Philosophorum.*

fut lui qui indiqua à cet Empereur un certain endroit sous la mammelle, où il se blessa, pour mourir fort promptement. Dion Cassius qui est l'Auteur de cette histoire, attribue ce fait à un *Hermogene*; mais 1 Mercurial a cru qu'il falloit lire Archigene, & non pas *Hermogene*. Je ne sai s'il ne s'est point trompé. L'on a parlé 2 ci-devant d'un Hermogene Sectateur d'Erasistrate; & rien n'empêche, ce me semble, que celui-ci n'ait pu vivre du temps d'Adrien, la Secte ou l'Ecôle d'Erasistrate ayant subsisté long-temps après ce temps-là. Il paroît même que 3 Galien parle de cet Hermogene, comme d'un homme qui ne l'avoit pas précedé de beaucoup. Or Galien étoit né sous l'Empereur dont on vient de parler. Quant à cet autre Hermogene, contre lequel 4 Lucile fit une jolie Epigramme, il seroit beaucoup plus ancien. 5 Martial qui a imité cette Epigramme, attribue la même chose à un autre Médecin qu'il appelle *Hermocrates*; mais il se peut que ce dernier nom, aussi bien que le précedent, soit un nom supposé.

Secte Methodique & ses dépendances dans le Siecle xl. & suivans.

C'est du même Archigene qu'il faut entendre ce que dit Juvenal,

—— tum corpore sano
Advocat Archigenem.

& ailleurs,

—— si non eget Anticyra, nec
Archigene

Juvenal ayant vécu jusqu'à la douzième année d'Adrien, il a été contemporain d'Archigene; & la maniere dont il en parle fait voir le grand emploi où étoit ce Médecin.

Mais ce n'est pas sur le seul témoignage de Juvenal que la réputation d'Archigene est établie. Il a encore en sa faveur celui de Galien, qui est d'autant plus fort que cet Auteur est du mêtier, & qu'il n'est pas trop prodigue de louanges à l'égard de ceux qui ne sont pas de son parti. 6 *Archigene*, dit-il, *a appris*,

1 *Varior. Lect. Lib. 1. Cap. 5.*
2 *Part. 2. Liv. 1. Chap. 5.*
3 *Ibidem.*

4 Ἑρμογένην τὸν ἰατρὸν ἰδὼν Διόφαντος ἐν ὕπνοις
Οὐκέτ' ἀνηγέρθη, καὶ περίαμμα φέρων.

C'est à dire; *Diophante ayant vu en songe le Médecin Hermogene, il ne se réveilla jamais, quoi qu'il portât un préservatif sur lui.* On peut voir l'explication du mot περίαμμα, ci-dessus, *Part. 1. Liv. 1. Chap. 12.*

5 L'Epigramme de Martial n'est pas si simple, ni, à mon avis, si bonne que celle de Luçile. La voici,

Lotus nobiscum est hilaris, cænavit & idem,
Inventus manè est mortuus Andragoras.
Tam subitæ mortis causam, Faustine, requiris?
In somnis medicum viderat Hermocratem, *Lib. 6. Epigr. 53.*

6 *De Locis Affect. Lib. 2. Cap. 6.*

Secte Méthodique & ses dépendances dans le Siecle xl. & suivans.

appris, avec autant de soin, & aussi bien qu'aucun autre, tout ce qui concerne l'art de la Médecine; ce qui a rendu, avec justice, recommandables tous les écrits qu'il a laissez, & qui sont en grand nombre. Mais il ne me semble pas pour cela qu'il soit irrépréhensible dans tout ce qu'il a écrit; & comme il n'a pas fait difficulté de reprendre ceux qui l'ont précedé, quoi qu'il eût beaucoup profité de leur travail, on ne trouvera pas mauvais que nous, qui venons après lui, le traitions comme il a traité les autres. Il est bien difficile, ajoûte Galien, *qu'étant homme on n'erre pas en quelque occasion, soit pour ignorer entierement certaines choses, soit pour n'en pas juger comme il faut, soit enfin parce qu'on écrit quelquefois un peu plus négligemment.* Il ne se peut pas une censure plus honête.

Au reste, on ne découvre point par ce que dit ensuite l'Auteur que l'ont vient de citer, ni par ce qu'il dit même ailleurs touchant Archigene, en quoi consistoit ce que ce dernier pouvoit avoir recueilli de toutes les Sectes. On trouve aussi dans Aëtius divers extraits des ouvrages du même Archigene, qui font voir qu'il possedoit bien la pratique; mais il n'y a rien non plus qui concerne le fond de son systême, par rapport à la Secte Eclectique. Nous aurons occasion de parler encore de ce Médecin, dans les deux Chapitres suivans. Nous finirons celui-ci en remarquant qu'Archigene eut un disciple nomme PHILIPPE, dont Galien fait aussi beaucoup d'estime.

CHAPITRE II.

De la Secte PNEUMATIQUE.

ON apprend en premier lieu touchant la Secte *Pneumatique*, ou la Secte *Spirituelle*, que 1 celui qui l'établit s'appelloit ATHENE'E, & qu'il étoit *d'Attalie*. Il y a eu plusieurs villes de ce nom, mais je crois qu'il s'agit ici d'Attalie ville de *Cilicie*, sur ce que 2 Cælius Aurelianus parle d'un Athénée de *Tarse*, qui est apparemment le même. Or Tarse étant une ville de la Province que l'on vient de nommer, Cælius a pu fort aisément mettre l'une de ces deux villes pour l'autre.

Ce Médecin parut après Thémison, comme on peut l'inferer d'un passage de Galien, où il dit que *Magnus*, dont on parlera ci-aprés, & qui fut Sectateur d'Athénée, avoit composé un livre intitulé, *Des choses qui ont été découvertes après Thémison.* Il est fort probable que Magnus n'avoit composé ce livre qu'en vuë d'y rapporter principalement ce que son Maitre avoit innové dans la Médecine. Le silence de Celse & de Pline à l'égard d'Athénée, pourroit aussi être une preuve qu'il ne vivoit pas, ou du moins qu'il n'étoit pas encore conu de leur temps; à cela près, il semble qu'en faisant mention des autres Novateurs, ils n'auroient pas oublié celui-ci. Il se peut veritablement qu'Athénée ne fût pas encore au monde pendant la vie de Celse, qui a vécu sous Auguste & sous Tibere. Mais, à l'égard de Pline, si l'on considere d'un côté qu'il ne s'est écoulé qu'environ cinquante ans entre cet Auteur & *Archigene*;

1 *Galen. de Different. Puls. Lib.* 4. *Cap.* 10. 12. & 14.
2 *Acutor. Lib.* 2. *Cap.* 1.

ne; le premier ayant écrit sous les Empereurs Néron & Vespasien, & le second au plus tard sous Adrien; & de l'autre qu'Archigene a été disciple *d'Agathinus*, & celui-ci *d'Athénée*; on trouvera que ce dernier doit avoir eu pour le moins cinquante ans plus qu'Archigene, & par conséquent qu'il a dû être contemporain de Pline. Cela étant, comme l'un des deux a pu écrire avant l'autre, si l'on suppose que Pline ait écrit le premier, ou qu'il fût un peu plus âgé qu'Athénée, il n'y a pas dequoi être surpris qu'il n'ait point parlé de lui.

Secte Methodique & ses dépendances dans le Siecle xl. & suivans.

On va premierement rapporter ce que l'on sait du système Philosophique d'Athénée. 1 Il croyoit que ce n'est point le *feu*, l'*air*, l'*eau*, & la *terre*, qui sont les véritables *élemens*. Il donnoit ce nom à ce qu'on appelle les qualitez premieres de ces quatre corps, c'est à dire, au *chaud*, au *froid*; à l'*humide*, & au *sec*; dont les deux premiers tiennent lieu, selon lui, de causes *efficientes*, & les deux dernieres de causes *materielles*. Athénée ajoûtoit un cinquième element qu'il appelloit *esprit*. Il concevoit que cet esprit pénétre tous les corps, & les conserve dans leur état naturel; sentiment qu'il avoit tiré des *Stoïciens*, & qui oblige Galien de donner à Chrysippe l'un des plus fameux d'entre ces Philosophes, le nom de *Pere de la Secte Pneumatique*. C'est la même opinion que Virgile insinue dans ces vers:

> 2 *Principio cœlum, ac terras, camposque liquentes,*
> *Lucentemque globum Lunæ, Titaniaque astra*
> *Spiritus intus alit: totamque, infusa per artus,*
> *Mens agitat molem; & magno se corpore miscet.* &c.

Athénée appliquant ce système à la Médecine, vouloit que la plûpart des maladies vinssent lorsque l'esprit dont on parlé, *souffre*, ou 3 *reçoit le premier quelque atteinte*. Mais comme les écrits de ce Médecin ne sont pas venus jusqu'à nous, on ne sait point plus particulierement ce qu'il entendoit par cet esprit, ni comment il concevoit qu'il souffre. On peut seulement recueillir de la définition qu'il donnoit du *pouls*, qu'il croyoit que cet esprit fût une substance qui pouvoit être plus, ou moins étenduë, ou resserrée. 4 *Le pouls*, disoit-il, *n'est autre chose qu'un mouvement qui se fait par la dilatation naturelle, & involontaire de* l'esprit, *qui est dans les arteres, & dans le cœur; lequel esprit, se mouvant de lui-même, meut en même temps le cœur & les arteres.*

C'est tout ce qu'on peut découvrir des sentimens d'Athénée, à la reserve de quelque chose qui concerne l'Anatomie, en quoi il suivoit Aristote. 5 Galien remarque qu'aucun des Médecins de ce temps-là n'avoit si universellement écrit de la Médecine qu'Athénée; mais il ne nous reste de tous ses ouvrages que deux ou trois Chapitres qu'on trouve dans les recueils d'Oribase, & dont on ne peut rien tirer qui serve à l'établissement de l'opinion dont il s'agit, & encore moins qui fasse voir de quel usage elle étoit par rapport à la pratique de la Médecine.

Ce

1 *Galen. Introduct. seu Medicus, Cap. 9.*
2 *Æneidos, Lib. 6.*
3 Τούτου πρωτοπαθέντος, subaud. πνεύματος. *Galen. Ibidem.*
4 *De Differ. Puls. Lib. 4. Cap. 4.*
5 *De Elementis.*

Secte Méthodique & ses dépendances dans le Siecle xl. & suivans

Ce que nous avons encore à dire dans la suite de ce Chapitre, & dans le suivant, fera un peu mieux conoître la Secte de ce Médecin.

Les Disciples, ou Sectateurs d'Athénée, dont les noms nous sont restez, sont AGATHINUS, HERODOTE, MAGNUS, & ARCHIGENE. Ce dernier étant le même dont il a été parlé au Chapitre précedent, on pourroit trouver étrange qu'ayant été compté dans la Secte *Choissante*, qui embrassoit toutes les autres, il soit maintenant rangé sous une Secte particuliere, telle qu'est la Pneumatique. Mais il est aisé de répondre à cela, que si Archigene est mis au nombre des Pneumatiques, ou s'il étoit entré dans le sentiment d'Athénée, cela n'empêchoit pas qu'il ne fût libre d'ailleurs, pour choisir ce qu'il trouvoit de meilleur dans les autres Sectes principales; & quoi qu'il reconût peut-être les mêmes causes des maladies que les Dogmatiques & les Méthodiques admettoient, il se peut qu'ayant joint à ces causes celle sur quoi les Pneumatiques comptoient le plus, qui est l'*esprit* dont on a parlé; il se peut, dis-je, qu'il ait été par cette raison enrôllé dans le parti des Pneumatiques. Quoi qu'il en soit, l'Auteur de l'*Introduction*, qui met Archigene dans la Secte Eclectique, ou Choisissante, 1 le place aussi entre les Pneumatiques; & Galien lui-même, qui ne parle nulle part de la premiere de ces Sectes, remarque en plus d'un endroit, qu'Archigene étoit du parti d'Athénée, ou de celui des Pneumatiques. Au fond, ceux-ci étoient une espece de Dogmatiques. Ils ne faisoient pas, à proprement parler, une Secte distinguée, & ils raisonnoient à peu près, comme les Dogmatiques, en quoi ils ne s'accordoient pas avec les Empiriques & les Méthodiques, qui ne vouloient presque point de raisonnemens. Si le livre *de Flatibus*, étoit effectivement d'Hippocrate, on pourroit dire que cet ancien Médecin avoit donné, en quelque maniere, dans le sens des Pneumatiques. Cependant personne n'a douté qu'Hippocrate, ou l'Auteur de ce livre, quel qu'il puisse être, ne soit un Médecin Dogmatique.

Il reste encore à examiner, si les Pneumatiques avoient aussi quelque chose de commun avec les Méthodiques. Il semble que le titre du livre de *Magnus*, que l'on a rapporté, insinue quelque chose d'approchant. Car enfin ce Médecin ayent traité exprès *des choses qui avoient été trouvées après Thémison*, il y a de l'aparence que c'étoit pour parler des innovations des Pneumatiques, du nombre desquels il étoit, & que ces innovations devoient avoir quelque rapport avec le systême des Méthodiques que Thémison avoit établi. Ce que nous verrons dans la suite au sujet d'Agathinus & d'Aretée, nous fournira quelque chose de plus particulier sur la question dont il s'agit. Au reste Magnus étoit aussi un fameux Médecin, puisqu'il posseda la charge d'*Archiatre*, sous l'un des Antonins. On parlera de cette charge, dans le second livre de la troisième Partie.

2 *Hérodote* est compté par Galien, entre les plus zelez des Pneumatiques; & le même Auteur nous apprend que ce Médecin avoit acquis beaucoup de réputation à Rome, où il exerçoit sa profession. Galien parle encore ailleurs d'un Hérodote, qu'il dit avoir composé un livre intitulé *le Médecin*. On trouve un livre sous ce titre parmi les œuvres du même Galien, & les Savans ont remarqué,

1 *Cap.* 9.

2 *De Simplic. Medicam. Facultat. Lib.* 1. *Cap.* 27. & *de Different. Pulf. Lib.* 4. *Cap.* 11.

remarqué, il y a long-temps, que ce livre, que nous avons souvent cité, est supposé, & que son veritable Auteur est celui qui est indiqué par Galien, c'est à dire, un Hérodote. Nous avons parlé 1 ci-dessus de deux Médecins de ce nom, dont l'un étoit de *Tarse*, en Cilicie, & l'autre de *Lycie*; notre Médecin Pneumatique fait le troisième, à moins qu'on ne le veuille prendre pour le Lycien. Mais qu'il y ait eu trois Hérodotes, ou qu'il n'y en ait eu que deux, on ne peut pas savoir lequel est l'Auteur du livre dont on vient de parler. Ce ne peut pas être l'Empirique, il n'y a qu'à lire ce livre, pour être convaincu qu'il n'est pas d'un homme de la Secte Empirique. On ne sauroit non plus l'attribuer à notre Hérodote Pneumatique, parce que l'Auteur de ce même livre marque expressément, à la fin du Chapitre neuvième, qu'il n'est pas du sentiment des Pneumatiques. Il ne reste que le seul Hérodote Lycien à qui on le puisse donner, comme quelques uns lui attribuent aussi le petit Glossaire, que l'on trouve au commencement de quelques éditions des œuvres d'Hippocrate, mais on n'a pas plus de preuves de l'un que de l'autre.

Secte Méthodique & ses dépendances dans le Siècle xl. & suivans.

Agathinus avoit enseigné Hérodote & Archigene, comme on l'a dit ci-dessus. 2 Galien qui le refute comme les autres Pneumatiques, au sujet de ce qu'il disoit, *que le pouls est un mouvement du cœur & des arteres*, remarque dans le même endroit, aussi bien que dans le Chapitre précedent, *qu'Agathinus n'approuvoit pas que l'on entreprit de vouloir tout enseigner par des définitions.* Cette maxime étoit prise des Méthodiques, qui disoient la même chose, comme on l'a vu ci-devant, lorsqu'il s'est agi de Soranus, ou de Cælius Aurelianus son copiste Tout ce qu'on trouve d'ailleurs dans les extraits des livres d'Agathinus, & de ceux d'Hérodote, qu'Oribase & Aëtius rapportent, n'indique rien qui puisse marquer quelque conformité entre les sentimens des Pneumatiques & ceux des Méthodiques.

Diogene Laërce, dans la vie d'Aristippe, parle d'un THEODORE, Médecin, qu'il dit avoir été disciple d'Athénée. Il y a de l'apparence que c'est de notre Athénee que cela se doit entendre. 3 Pline cite pareillement un *Théodore* Médecin, mais qui est, sans doute, different de celui-ci, s'il est vrai que Pline ait été contemporain d'Athénée, comme nous l'avons supposé. Aëtius fait aussi mention d'un Médecin de ce nom, qui peut être celui dont Pline a parlé. Quant à ce Théodore, dont nous avons un livre *de la Diéte*, imprimé à Strasbourg en 1544. avec d'autres ouvrages, 4 on croit avec assez de fondement qu'il n'est pas different de Théodore Priscien, dont nous avons parlé dans la Section précedente.

1 *Part.* 2. *Liv.* 2. *Chap.* 8.

2 *De Different. Puls. Lib.* 4. *Cap.* 11. Ce que l'on remarque ici qu'Agathinus négligeoit les définitions, insinue qu'il n'étoit pas fort pour la Logique. Galien nous apprend encore ailleurs, qu'il avoit quitté un Médecin Pneumatique, sous lequel il avoit commencé d'étudier, parce que ce Médecin se mocquoit des Logiciens On voit par ces deux exemples, que les Pneumatiques étoient apparemment tous dans le même sentiment, en quoi ils imitoient les Méthodiques.

3. *Liv.* 24. *Sect.* 120.

4 *Vide Reines. Var. Lect. Lib.* 3. *Cap.* 11. & *Joh. Alberti Fabricii Bibliothec. Latin. Appendic. pag.* 155.

Secte Méthodique & ses dépendances dans le Siecle xl. & suivans.

CHAPITRE III.

De la Médecine d'ARETE'E, qui est le seul des Pneumatiques dont on ait des écrits complets.

JE croyois finir ici ce que j'avois à dire touchant la Secte Pneumatique, faute d'avoir d'autres lumieres sur ce sujet; mais en parcourant les écrits des Auteurs dont je me proposois de parler dans la suite de cette Histoire, j'ai été surpris de découvrir qu'ARETÉ'E Cappadocien étoit de la Secte dont il s'agit. Je ne sache pas que personne l'ait encore remarqué. Castellanus, qui a écrit un petit abregé des vies des anciens Médecins, dit expressément qu'Aretée n'étoit attaché à aucune Secte. On devroit trouver quelque chose de plus précis dans les Commentaires d'Henischius, Médecin d'Ausbourg, sur Arétée; mais il est de même avis que Castellanus; & ce qu'il y a de particulier c'est qu'il semble n'avoir fait ces Commentaires que pour faire dire à Arétée des choses auxquelles celui-ci n'a jamais pensé. Au lieu d'expliquer les endroits difficiles de son Auteur, il a tâché de suppléer ce qui manquoit au texte, pour achever de traiter chaque matiere, non pas au sens d'Aretée, mais à celui de Galien, ou au sien propre. Mercurial, qui étoit si fort versé dans la lecture des anciens Médecins, & qui n'avoit pas manqué de lire Arétée, comme il paroît par divers endroits de ses ouvrages, n'a pas pris garde non plus à la Secte de ce Médecin. On parle d'un Commentaire de Mr. Petit sur Aretée, mais qui n'a pas encore vu le jour. Peut être que ce savant homme avoit découvert plus de choses que les Auteurs dont je viens de parler; mais je n'en puis rien dire, n'ayant pas vu son manuscrit, qu'il seroit à souhaiter que l'on fit imprimer.

Voici sur quoi je fonde mon sentiment touchant la Secte d'Arétée. L'on a remarqué dans le Chapitre précedent, que ceux de la Secte Pneumatique établissoient un cinquième élément, qu'ils appelloient l'*esprit*, lequel recevant quelque alteration, cause diverses maladies. Il paroît que c'est de ce même esprit qu'a voulu parler Arétée, lorsqu'il dit, qu'il y a de deux sortes d'Esquinancies; que l'une est causée par l'inflammation des instrumens de la respiration, ou des amygdales, de l'épiglotte, du pharynx, de la luette, & de la partie supérieure de l'âpre artere; mais que l'autre est une affection de l'*esprit*, qui est lui-même la cause de cette maladie. Dans la derniere de ces Esquinancies, *ajoûte notre Auteur*, les instumens de la respiration, bien loin d'être enflez, sont plus resserrez & plus retirez qu'ils ne le sont dans l'état naturel; & néanmoins la suffocation & la difficulté de respirer sont beaucoup plus grandes que dans la premiere. C'est ce qui fait que les malades croient avoir une inflammation cachée dans les parties les plus profondes du poumon, & dans le voisinage du cœur. Quant à moi, *poursuit-il*, j'estime que c'est *l'esprit seul qui souffre*, & qui par un mauvais changement est devenu très-chaud & très-sec, sans qu'il y ait pour cela de phlegmon, ou d'inflammation, dans quelque partie que ce soit. Arétée confirme

Secte Méthodique & ses dépendances dans le Siecle xl. & suivans.

me son sentiment par l'exemple des exhalaisons qui s'élevent de ces *fosses* qu'on appelle *Charonéennes*, lesquelles exhalaisons suffoquent en un instant, sans que le corps ait aucun mal. Il le confirme encore par l'*haleine des chiens enragez*, qui fait mourir, dit-il, ceux qui la reçoivent, quoi qu'ils n'ayent point été „ mordus par ces chiens. Il conclud de ces exemples, qu'il peut arriver un „ changement, à l'égard de la respiration, par des causes intérieures qui ont „ du rapport aux extérieures; de la même maniere qu'il se rencontre quelque- „ fois au dedans de notre corps des sucs qui tiennent de la nature des poisons, „ aussi bien qu'il s'en trouve dehors; & que l'on voit des maladies naturelles „ accompagnées des mêmes accidens que ceux que causent les poisons, qui „ font rendre les mêmes matieres que l'on vomit dans les fiévres. C'est pour- „ quoi, *poursuit notre Auteur*, l'on ne doit pas trouver étrange que les Athé- „ niens, qui ignoroient le rapport qu'il y a entre les effets de certains poisons, „ & ceux de certaines maladies pestilentielles, jugeassent que ces maladies leur „ venoient de ce que ceux du Péloponnese, avec qui ils étoient en guerre, „ avoient empoisonné les puits du Pyrée.

On pourroit inferer de ces passages, que ce qu'Arétée appelle *esprit*, n'est autre chose que *la matiere de la respiration*; & il semble le confirmer lorsqu'il dit ailleurs, *que la cause de l'Asthme est la froideur, & l'humidité de l'esprit.* Mais ce n'est pas en ces cas seuls que l'esprit a part aux maladies. *L'Ileus* est causé, selon Arétée, par *un esprit*, & par un esprit *froid & lent qui ne peut aisément se faire passage, ni par dessus, ni par dessous.* Dans le *Scirrhe de la rate*, le ventre se remplit *d'un esprit épais & tenebreux, qui semble être humide, mais qui ne l'est pas.* Dans l'*Hydropisie Tympanite*, notre Auteur reconoit encore *un esprit qui ne change point de situation, quoi que le corps se meuve;* & il ajoûte, *que si cet esprit se change en eau, ou en vapeur, la Tympanite se change en Ascite.* Il dit ailleurs *que l'odeur, ou la vapeur du pavot épaissit l'esprit sec & subtil des phrénétiques; & que lors que l'esprit se résout, le corps de l'homme s'en va tout en vapeur, & en humidité.* Pour guérir la Péripneumonie, il veut *que l'on s'attache à rappeller au dehors les humeurs, la chaleur, & l'esprit, qui accablent le poumon.* Il propose enfin, *pour épaisir le sang & l'esprit* dans les Phthisiques, *l'usage du lait, de l'amidon, & de l'alica.*

On a encore remarqué que les Médecins Pneumatiques prétendoient que le *feu*, l'*air*, la *terre*, & l'*eau*, ne sont pas les veritables élémens; mais que le nom d'élement appartient plûtôt aux qualitez dont ces corps sont revêtus, c'est à dire, au *chaud*, au *froid*, au *sec*, & à l'*humide.* On n'a qu'à ouvrir le livre d'Arétée, pour être convaincu qu'il étoit dans les mêmes principes. On ne l'entend presque jamais parler que des qualitez que l'on vient de désigner. Le *froit* & l'*humide*, sont, selon lui, les causes de la *Syncope*. Le mal de tête long & opiniâtre, que les Médecins nomment *Céphalée*, vient de *froideur* & de *sécheresse;* les *Vertiges* de *froideur* & d'*humidité*, & l'*Epilepsie* de même, comme la *Mélancholie* vient de *secheresse.* Dans l'Hydropisie appellée *Leucophlegmatie*, il reconoit une fluxion *froide* & *épaisse* qui humecte tout le corps; y produisant à peu près le même effet que produisent *les brouillards*, sur la terre, & dans l'air. Dans l'Hydropsie *Ascite*, lorsque *la chaleur naturelle* du ventre *se réfroidit*, il tombe dans cette cavité des gouttes d'une liqueur qui passoit aupa-

Secte Méthodique & ses dépendances dans le Siecle xI. & suivans.

ravant par la transpiration insensible en forme d'air. Le *Flux* appellé *Cœliaque*, vient de *froid*, de l'estomac, & de la *débilité de la chaleur*, qui doit cuire les viandes. Les *Fleurs blanches* des femmes viennent d'un *refroidissement* de la matrice, qui change le sang de rouge en blanc. La *Goutte* procede aussi d'une *froideur*; mais la *Lepre*, ou l'*Elephantiase*, vient particulierement d'un *froid* le plus extrème que l'on puisse concevoir.

On n'auroit jamais fait si on vouloit rapporter tous les passages de notre Auteur, où il parle de la même maniere. On remarquera seulement que rebattant si souvent sur ces *qualitez*, il ne fait que très-rarement mention de la *bile*, de la *pituite*, ou des autres *humeurs*, comme faisoient les Médecins Dogmatiques & les Empiriques. Bien loin qu'Arétée regardât ces humeurs comme les causes des qualitez susdites, il prétendoit au contraire que ces mêmes humeurs tiroient leur origine des qualitez. 1 *S'il arrive*, dit-il, *que le chaud se lasse, ou se fatigue en faisant ses fonctions ordinaires, il se change en acre, & en ignée, & toutes les humiditez, ou les humeurs deviennent bile.* Ce n'est pas qu'Arétée ne reconût la presence, s'il faut ainsi dire, des humeurs dans les maladies; mais il croyoit que les humeurs n'en sont que la *matiere*, au lieu que le *chaud*, le *froid*, &c. en sont *la cause*, comme on le recueille de ce passage. *L'Asthme*, dit cet Auteur, *est causé par la froideur & l'humidité de l'esprit, & les humeurs crasses & gluantes en sont la matiere.*

On verra quelle étoit la pratique d'Arétée par ce que nous allons dire. L'on a de lui quatre livres touchant les maladies *aiguës*, & autant sur les maladies *chroniques*, ou *longues*, dans lesquels il rapporte séparément, d'un côté les causes & les signes, & de l'autre la cure de chacune de ces maladies en particulier. On a remarqué ci-devant que Cælius Aurelianus, Médecin de la Secte Méthodique, avoit suivi la même distinction dans ses livres, dont les uns sont intitulez *des Maladies aiguës*, & les autres *des Maladies longues*. Quoi que tous les autres Médecins reconussent ces deux genres de maladies, 2 les Méthodiques avoient cependant été les premiers qui en avoient écrit à part.

Ce n'est pas en cela seul qu'Arétée semble suivre ceux de cette Secte. Il regle encore avec eux fort exactement *la maniere dont la chambre du malade doit être tournée, ou disposée en certaines maladies*; quel doit être *l'air* qu'il doit respirer; *le lit* où il doit coucher, quelle *coitte*, quel *matelas*, & quelles *couvertures* il lui faut, & autres choses de cette nature, quoi qu'il ne le fasse pas par rapport au *flux*, ou au *resserrement* des Méthodiques. Notre Auteur imite aussi ces Médecins en ce qu'il pratique beaucoup les differentes sortes *d'exercices* qu'ils ordonnoient sur la fin des maladies; comme sont *la promenade*; les differentes manieres de se faire *porter*, ou *voiturer*; l'exercice de la *voix*, qui se faisoit en criant, ou en parlant fort haut; celui qui consistoit à *jetter un palet*, ou de certaines machines pesantes qu'on appelloit *halteres*. Il ordonne encore une certaine *gesticulation des mains*, appellée *Chironomia* dont on a déja parlé dans le Chapitre de la Diéte d'Hippocrate. Tout cela avoit principalement été mis en usage par les Méthodiques. Arétée va plus loin. Il ordonne à ceux qui sont sujets aux *vertiges* de s'exercer comme faisoient *les Pugiles*, c'est à dire, *se battre*

1 *De Causis & Notis Diuturnor. Cap.* 15.

2 *Cal. Aurel. in Tardar. Præfat.*

Secte Méthodique & ses dépendances dans le Siecle xI. & suivans.

battre à coups de poing. Il est difficile de voir quel étoit son but en cette rencontre. Mercurial croit qu'il y a une faute dans le texte, ce qui est fort vraisemblable. En effet, quelle apparence que la tête des vertigineux, que le moindre bruit, ou le plus petit mouvement étonne, s'accommodât d'un semblable traitement? 1 Arétée a enfin ceci de commun avec les Méthodiques, qu'il donne beaucoup aux *applications extérieures*, comme sont les *fomentations*, les *cataplâmes*, les *onctions* &c.

Voilà ce qu'Arétée pouvoit avoir tiré des Méthodiques, quoi que son raisonnement fût d'ailleurs fort different du leur, comme on l'a vu par ce qui a été dit concernant l'idée qu'il avoit des causes des maladies. Il ordonne aussi des remedes contre lesquels les veritables Méthodiques, comme Thessalus & Soranus, s'étoient le plus ouvertement déclarés, tels que sont *les purgatifs* La composition appellée *Hiera* est une de celles dont il faisoit le plus d'usage, & le plus de cas. Il donnoit aussi quelquefois des purgatifs simples, comme de *l'élaterium*, du *cnicus*, de *l'ellebore* &c. Il n'étoit pas moins opposé aux Méthodiques à l'égard des *lavemens acres*, & *irritans*, qu'il ne craignoit point de donner en certaines occasions, contre la pratique de ces Médecins.

Il se servoit encore du *Castoreum* en diverses rencontres, ce que ne faisoient pas les Médecins dont on vient de parler. Il ordonnoit aussi, contre leur sentiment, des medicamens *somniferes*, comme sont *le pavot* & *l'opium*; mais il paroît qu'il savoit très-bien prendre ses précautions à cet égard, par l'important avis qu'il donne sur ce sujet. *Il faut*, dit-il, *donner quelquefois des remedes somniferes à ceux qui ont une péripneumonie, & de longues veilles, de peur qu'ils ne tombent en fureur, & afin d'adoucir leur mal & leur inquiétude Mais il faut bien se garder de donner des médicamens de cette nature quand les malades sont prêts à être suffoquez par la fluxion, ou quand on les voit prêts de mourir; parce qu'on s'expose par là à être accusé de tout le monde de les avoir tuez.*

Enfin Arétée saignoit tout autrement que les Méthodiques. Voici quelques exemples de la maniere dont il s'y prenoit. Dans *l'Apoplexie*, il rémarquoit qu'une trop grande saignée tuoit, & qu'une trop petite ne servoit de rien. Néanmoins il croyoit qu'il valoit mieux tirer moins de sang, & y revenir plus souvent. Dans *l'Esquinancie*, il laissoit couler le sang jusqu'à ce qu'on tombât presque en défaillance. Dans le *Vomissement du sang*, il vouloit que l'on saignât toujours, de quelque cause qu'il vint; *soit*, dit-il, *que cette perte de sang suive la rupture d'un vaisseau; soit que le vaisseau ait été rongé par l'acreté du sang, la saignée est tres-utile. Si cet accident est causé parce que le vaisseau est mince, la saignée empêche qu'il ne se creve pour être trop plein. Il faut*, ajoute-t-il, *empêcher que l'ouverture que l'on a faite à la veine du bras, ne se ferme, afin qu'on en puisse tirer plus commodément du sang pendant plusieurs jours à diverses reprises. On en doit peu tirer à chaque fois; mais on y doit revenir, & le même jour, & le jour suivant, & le troisiéme, & le quatrième; si ce n'est qu'il y eût une trop grande foiblesse.* Quelques Médecins du temps d'Arétée tiroient, en cette occasion, du sang des *veines de la main*, mais il ne l'approuve pas. *Pourquoi*, dit-il, *ouvrirez vous plûtôt la veine auprès des doigts qu'à l'endroit, où le coude se plie, puisq'en* ce

1 Cet Auteur se servoit aussi en quelques occasions des mêmes termes que les Méthodiques employoient au sujet de l'effet de la saignée, comme on le verra un peu plus bas.

Secte Méthodique & ses dépendances dans le Siecle xl. & suivans.

ce dernier endroit la veine est plus grosse, & mieux disposée pour l'évacuation du sang. Sur quoi il faut remarquer que c'est ici le premier exemple bien précis que nous ayions de la *saignée de la main*. Car encore qu'Hippocrate semble en faire mention, on peut en douter sur ce que le mot Grec qu'il employe signifie également *la main*, & *le bras*, comme nous l'avons remarqué. Ce n'est pas que cette saignée ne fût en usage avant Arétée, ce qu'il la desaprouve en est une marque; & il se peut même qu'Hippocrate l'eût déja pratiquée; mais, comme on l'a dit, la chose n'est pas entierement claire, & il est toûjours vrai qu'Arétée est le plus ancien Auteur qui en ait parlé en termes exprès.

Dans la *fiévre continue ardente*, que l'on appelloit *Causus*, d'un mot qui signifie *brûler*, notre Auteur vouloit aussi que l'on tirât à diverses reprises, & pendant quelques jours, beaucoup de sang. Il faut encore remarquer qu'il croyoit que ces sortes de fiévres viennent d'un *phlegmon*, ou d'une inflammation proprement dite, du tronc de la *veine cave*, ou de celui de la *grande artere*. Mais ce qu'il y a de plus particulier c'est qu'on s'imaginoit de son temps que ceux qui étoient malades de cette fiévre appellée *Causus*, prédisoient quelquefois l'avenir, & qu'ils parloient, ou avoient des entretiens avec les morts. Arétée semble lui-même en être persuadé, puis qu'il tâche d'en rendre raison, en disant que l'ardeur de la fiévre ayant consumé ce qu'il y a de grossier, ou d'épais, & de tenebreux dans les humeurs, l'esprit reste plus épuré, ce qui le fait appercevoir des choses qu'il ne voyoit pas auparavant. Cette opinion étoit, sans doute, venue de quelque superstitieux qui s'étoit attaché à écouter les réveries de ces malades, & à les vouloir expliquer, ou à y chercher quelque sens.

Dans les douleurs aigues des reins, qui sont causées par la pierre, & dans les inflammations de cette partie, notre Auteur tiroit encore beaucoup de sang, pour appaiser l'inflammation, & pour *relâcher* les passages dans lesquels la pierre étoit arrêtée, ou qui souffroient de l'inflammation, & *qui étoient*, disoit-il, *comprimez, ou serrez comme par une espece de lien, qu'on ne peut relâcher qu'en évacuant les veines.* 1 Cette expression est la même dont les Méthodiques se servoient en cette rencontre.

Aretée ne tiroit pas seulement du sang des veines du bras, il faisoit aussi ouvrir la plûpart des autres veines que l'on a dit qu'Hippocrate ouvroit. Il saignoit au *front* ceux qui avoient de grandes douleurs de tête, & laissoit couler environ neuf onces de sang, après avoir fait auparavant d'autres saignées au bras. Pour le même mal il tiroit aussi du sang des veines du dedans du *nez*, par le moyen de certains instrumens dont il appelle l'un *Cateiadion*, & l'autre *Storyné* Au défaut de ces instrumens, il se servoit d'une plume d'oye, dont il coupoit le bout du tuyau en forme des dents d'une scie, l'introduisant ensuite dans le nez jusques auprès de l'os ethmoïde, & remuant cette plume avec les deux mains pour faire couler le sang. Dans *l'Elephantiase*, que cet Auteur décrit fort exactement, il saignoit d'un même jour aux deux bras, & aux deux pieds.

Arétée mettoit aussi en usage les *vomitifs*. Il se servoit quelquefois pour cela des bulbes d'une espece de *Narcisse*; mais il faisoit beaucop de cas de *l'Ellébore blanc*. Voici de quelle maniere il en parle: *L'Ellébore blanc*, dit-il, *ne fait*

1 *Voyez ci-dessus, Part. 2. Liv. 4. Sect. 1. Chap. 8.*

fait pas seulement vomir; il est encore le plus efficace, & le plus puissant de tous les médicamens purgatifs, non par la quantité & par la varieté des excrémens qu'il fait rendre; car dans la maladie appellée Cholera *on en rend de la même maniere. Ce n'est pas non plus par les efforts qu'il fait faire, & par la violence avec laquelle il excite le vomissement; car les nausées, & la navigation sur mer causent les mêmes efforts encore plus violemment, mais c'est par une vertu particuliere qu'on ne sauroit assez admirer; puis qu'encore que l'ellébore purge fort peu en de certaines rencontres, il ne laisse pas de guérir les malades qui en ont pris. D'ailleurs dans les vieilles maladies, lors que tous les autres remedes ont été trop foibles, celui-ci est le seul qui opre. En un mot, l'Ellébore blanc a du rapport avec le feu. Ce que le feu fait en brûlant, ou en enflammant, l'ellébore blanc le fait encore plus puissamment en parcourant tout le corps. Il rend la respiration aisée à ceux qui ne peuvent respirer qu'avec peine. Il donne une bonne couleur à ceux qui étoient pâles, & de l'embonpoint aux maigres.*

Secte Méthodique & ses dépendances dans le Siecle xi. & suivans.

La maniere dont notre Auteur se servoit des *Cantharides* ne doit pas être oubliée. Les Méthodiques, & même la plûpart des anciens Médecins employoient les médicamens qu'ils appelloient *métasyncritiques*, pour tirer du centre à la circonference. L'on a vu ci-dessus qu'ils prenoient pour cela de la *moûtarde*, ou la plante appellée *thapsia*. Arétée le pratiquoit aussi, mais il employoit de plus les *cantharides*, pour attirer plus puissamment, & pour faire venir sur la peau des vessies qui se remplissent d'une eau acre & chaude, qui se vuide ensuite au soulagement des malades. Cette sorte de remede s'appelle aujourd'hui un *Vésicatoire*. Je ne vois pas que les Médecins plus anciens l'eussent mis en usage, ou du moins qu'ils eussent choisi pour cet effet les cantharides, à la reserve d'Archigene, dont on a parlé au Chapitre précedent, & qui étoit de la même Secte qu'Arétée, & peut-être un peu plus ancien que lui. Galien, qui a vécu après Archigene, nous dit seulement en parlant des Cantharides, 1 *qu'étant mêlées avec des emplâtres appropriez, elles servent à faire tomber les ongles qui sont couvertes d'une mauvaise galle; & que la poudre de cantharides entre dans les médicamens contre la Lepre, & la mauvaise galle, & dans ceux qui sont faits pour consumer & pourrir les chairs.* Il ajoûte enfin, *que l'on se sert intérieurement des cantharides pour faire uriner, en prenant les précautions nécessaires, soit à l'égard de la quantité, soit à l'égard de la maniere de les préparer, pour empêcher qu'elles ne nuisent d'ailleurs.*

La conoissance que les Anciens avoient des effets que les cantharides produisent par rapport aux voies de l'urine, leur faisoit regarder cet insecte, ou cette mouche comme fort venimeuse, & comme une sorte de 2 poison; ce qui les empêchoit de s'en servir comme d'un remede, si ce n'est dans les occasions que Galien a marquées. Hippocrate avoit déja dit quelque chose de l'usage qu'on pouvoit tirer des cantharides en les donnant intérieurement, mais il n'avoit pas remarqué que l'on pût les employer comme un *vesicatoire*. On ne peut pas dire que Galien ne conût pas ce remede, puis qu'Archigene qui vivoit avant lui, & qu'il cite souvent, l'avoit pratiqué, mais il y a de l'apparence que Galien n'en faisoit pas du cas, ou le regardoit comme dangereux.

Arétée

1 *De Simplic. Medicam. Facultat.*

2 *Voyez Nicander, Dioscoride, Scribonius Largus, & les autres qui ont écrit des Poisons.*

Secte Méthodique & ses dépendances dans le Siecle xi. & suivans.

Arétée propose dans *l'Epilepsie* les frictions de la tête avec les cantharides; & lors qu'il traite de la *douleur de tête*, il fait aussi mention des remedes *qui font venir des vessies sur la peau*, quoi qu'en cet endroit il ne spécifie pas les cantharides; mais comme Archigene les emploie dans le même cas, il est fort probable qu'Arétée s'en servoit aussi. *Nous nous servons*, dit Archigene dans Aëtius, *du cataplâme où entrent les cantharides, qui fait de grands effets, pourvu que les petits ulceres qu'il excite demeurent long-temps ouverts, ou fluent long-temps; mais il faut en même temps garantir la vessie par l'usage du lait, tant intérieurement qu'extérieurement.*

Voilà ce que l'on avoit à remarquer touchant la pratique d'Arétée. Il paroit qu'il est fort exact, & bon praticien. Ses remedes sont puissans, & bien choisis, quoi que son raisonnement ne soit pas toûjours des mieux suivis. Cet Auteur est encore fort à estimer en ce qu'il ne parle que de choses qu'il témoigne avoir vuës, & experimentées, & qu'il ne se mêle pas de juger de ce qu'il n'a pas vu. On a un exemple de sa retenue à cet égard dans ce qu'il dit au sujet d'une espece d'*hydropisie* fort particuliere, & dont les autres anciens Médecins n'ont point parlé. *Il y a*, dit-il, *une sorte d'Hydropisie formée par un grand nombre de* Vessies *pleines d'eau, qui se trouvent dans le lieu où l'hydropisie Ascite a son siege* (c'est à dire, dans le bas-ventre) *Chacune de ces vésicules est fort remplie: & si on perce le bas-ventre avec un instrument propre pour cela, la premiere qu'on rencontre répand d'abord son eau, mais elle se resserre ensuite; & si l'on veut avoir davantage d'eau, il faut pousser l'instrument plus avant*, (pour percer d'autres vessies. (*Quelques-uns*, ajoûte-t-il, *disent que ces vessies viennent des intestins, mais je ne l'ai pas vu, & je n'en puis rien dire.*

Cette maladie, qui est des plus rares, me fait souvenir d'une autre qui ne l'est pas moins, & qui est aussi rapportée par notre Auteur. *Il y a*, dit-il, *une espece de* Manie *où l'on void ceux qui en sont atteints se déchirer le corps, ou se faire des incisions dans les chairs, poussez par une pieuse fantaisie; comme s'ils se rendoient, par ce moyen, plus agreables aux Dieux qu'ils servent, & que ces Dieux exigeassent cela d'eux. Cette espece de fureur ne les tient que par rapport à cette opinion ou à ce sentiment de religion. Ils sont d'ailleurs bien sensez. On les réveille, ou on les fait revenir à eux par le son de la flûte, & par d'autres divertissemens, ou en les enyvrant, ou en leur faisant des remontrances. Cette fureur est une fureur Divine; & quand ces gens en sont délivrez ils sont gais & de bonne humeur, se croyans initiez au service du Dieu. Au reste ils sont pâles & maigres, & leur corps demeure long-temps affoibli des blessures qu'ils se sont faites.* C'est une chose assez particuliere qu'un Payen, comme étoit Arétée, mît au rang des maladies cette espece de fureur qu'on prétendoit être inspirée par les Dieux.

On finira ce qui regarde la Médecine de cet Auteur en remarquant qu'il a accoutumé de commencer chaque Chapitre par une petite description Anatomique de la partie dont il veut rapporter les maladies. Ce qu'il dit en tous ces endroits de plus particulier se réduit à ceci. Il croyoit qu'il y a dans le cerveau un principe du mouvement & du sentiment, qu'il appelle simplement *principe*, & il ajoûte que les *nerfs* en dépendent. Les *organes de la respiration* sont, selon lui, le *cœur* & le *poumon*; le cœur étant celui qui attire principalement l'air pour le raffraichissement de tout le corps. Il croyoit d'ailleurs que

que *l'ame* loge dans le cœur. Le *foye*, dit-il, n'eſt qu'une 1 *maſſe* ou un *amas de ſang coagulé* autour des veines, leſquelles tirent toutes leur origine de ce viſcere, comme les arteres tirent la leur du cœur. Le foye eſt encore le ſiege de *l'ame appétitrice*. La *veſſie* eſt un nerf froid & blanc. Il croyoit que ce n'eſt pas ſeulement par des *canaux ſenſibles* que la *nourriture* ſe diſtribue par tout le corps; mais qu'il en paſſe une beaucoup plus grande partie en forme de *vapeur*, qui eſt dirigée par la Nature, en ſorte qu'elle pénetre au travers des parties les plus ſolides & les plus épaiſſes. Il diſoit, à l'égard du lieu où ſe fait *la coction des alimens*; qu'elle ne ſe fait pas ſeulement dans *l'eſtomac*, mais dans le *colon* même, d'où la nourriture paſſe dans le foye. L'eſtomac eſt d'ailleurs, ſelon Arétée, la ſource de la *joye* & du *plaiſir*, & quelquefois de la *triſteſſe*, le voiſinage du cœur faiſant que l'eſtomac contribue beaucoup à la gayeté ou à la triſteſſe, par la ſympathie de l'ame. La gayeté, diſoit-il, eſt produite par ces trois choſes, la bonne coction des viandes, l'accroiſſement des chairs, & la bonne couleur. La triſteſſe eſt cauſée par ce qui eſt oppoſé à ces choſes. L'eſtomac rend auſſi l'eſprit abbatu quand il manque de nourriture, ou qu'il eſt travaillé par la bile noire. L'eſtomac, auſſi bien que *les boyaux*, ayant, ſelon notre Auteur, deux tuniques appliquées obliquement l'une ſur l'autre, il croyoit qu'en de certaines maladies la tunique intérieure pouvoit ſe ſéparer de l'extérieure, & ſortir par les ſelles. Il croyoit même que *la matrice*, qui a auſſi deux tuniques, en peut perdre une. La maladie appellée *Lienterie* où l'on rend par le bas les viandes comme on les a priſes, vient, à ſon avis, de ce que 2 *les pores* qui ſont dans les inteſtins, & qui ſervent au paſſage de la nourriture, ſont fermez par une cicatrice. Il faut enfin remarquer qu'Arétée prétendoit que les nerfs qui ſortent du cerveau, ſe croiſent, en ſorte que ceux qui viennent du côté droit vont au gauche, & ceux du gauche au droit.

Secte Méthodique & ſes dépendances dans le Siecle xI. & ſuivans.

Au reſte ſi l'on compare les ſentimens d'Arétée touchant les cauſes des maladies, avec ſa maniere de pratiquer, on ne trouvera pas que les ſentimens particuliers qu'il avoit par rapport à la théorie ayent beaucoup influé ſur ſa pratique qui approche de celle de quelques-uns des plus anciens Médecins, tant Dogmatiques qu'Empiriques & quelque peu de celle des Méthodiques. Par où l'on void que le ſyſtème des Pneumatiques n'avoit pas produit le même effet que celui des Méthodiques, dont les remedes étoient auſſi differens de ceux des autres Médecins que leur raiſonnement étoit éloigné de celui de ces derniers.

Arétée pouvoit avoir écrit d'autres livres qui ne ſont pas venus juſques à nous. Il en promet un concernant *les maladies des femmes*, dans ſon Chapitre du *Maraſme*, ou de la *Fiévre Hectique*.

Il ne nous reſte qu'à dire un mot du temps auquel il a vécu, ce que perſonne, que je ſache, n'a encore bien éclairci. Quelques Auteurs veulent qu'Arétée ne ſoit venu qu'après Galien; d'autres le font beaucoup plus ancien. Le ſentiment des premiers eſt fondé ſur ce que Galien ne cite point Arétée. Mais outre que nous n'avons pas tous les écrits de Galien, on peut répondre qu'il n'eſt pas poſſible que ce dernier ait cité tout ce qu'il y a eu de Médecins avant

1 Αἵματος πάγος.
2 Ε'ντέρων ἀραιὼν, *rarum inteſtinorum*.

Secte Méthodique & ses dépendances dans le Siecle xl. & suivans.

avant lui. Il suffit qu'il ait parlé des principaux de chaque Secte, & qu'il se soit attaché, par exemple, à Athénée & à Archigene, qui ont fait le plus de bruit, ou qui ont été les premiers des Pneumatiques, sans qu'il fût obligé de faire mention d'Arétée. D'ailleurs il se peut que Galien ne l'ait pas cité, parce qu'ils peuvent avoir vécu tous deux dans le même temps; en sorte que l'argument qu'on tire du silence de Galien n'a pas assez de force, ou ne fait rien ni pour ni contre.

1 Vossius, qui est du nombre de ceux qui croyent Arétée beaucoup plus ancien, appuye uniquement sa conjecture sur ce que ce Médecin a écrit en langage *Ionique*, qui, à ce que prétend ce savant Critique, n'étoit plus en usage, non plus que le *Dorique*, long-temps avant les Césars, ces deux langages ou dialectes n'ayant eu de cours que pendant que la Grece étoit florissante. Mais il s'est trompé, à ce dernier égard, comme 2 Mr. Ménage le prouve par l'un des livres *d'Arrian*, intitulé *Indica*, qui est écrit en langue Ionique; & deux autres livres écrits en la même langue, le premier par un certain *Cephalio*, ou *Cephulo*, qui vivoit sous Adrien, aussi bien qu'Arrian, & qui est cité par Suidas, le second par un *Dionysius Milesius*, contemporain de Philostrate, qui vivoit sous Severe, & qui est encore cité par le même Auteur.

Il n'y a rien à dire contre cela, & il ne faut d'ailleurs que consulter Arétée lui même pour voir qu'il n'est pas si ancien, ce que Vossius n'a pas fait avec assez d'attention ou de loisir. S'il l'avoit consulté, il auroit vu que ce Médecin, bien loin d'avoir vécu avant les Césars, n'a pu vivre, pour le plûtôt, que sous l'Empire de Néron. Il ne falloit pour cela que jetter les yeux sur les endroits où il parle de 3 *l'Antidote des Vipéres* ou *fait avec les Vipéres;* puisqu'on sait certainement que cet Antidote est de l'invention d'un Médecin de Néron, nommé Andromachus, comme on le verra ci-après. Arétée fait aussi mention au même endroit, de l'Antidote de *Mithridate*, par où il est clair qu'il a vécu après ce Roi, & par conséquent qu'il ne doit pas avoir précedé les premiers Empereurs, ce qui suffiroit seul pour détruire la conjecture de Vossius. Je ne parle pas des compositions de *Philon*, de *Bysttinus*, & de *Symphon*, qu'Arétée recommande aussi, parce que l'âge de ces Médecins est incertain. On parlera du premier dans la troisième Partie.

Concluons de tout ceci que l'on ne peut pas savoir précisément en quel temps Arétée a vécu, quoi que la conoissance que l'on a de sa Secte prouve qu'il n'a pu vivre qu'après Athénée, que l'on a supposé être contemporain de Pline, qui vivoit sous Vespasien. On sait d'ailleurs qu'Arétée a écrit avant *Paul Eginete* & *Aëtius*, parce que ces deux Auteurs le citent. Mais on n'en peut point tirer de conséquence, qui marque au juste le temps auquel il vivoit, parce que les deux Auteurs, dont on vient de parler, ne sont venus que plus de deux siecles après Pline. On ne peut point savoir non plus lequel d'Arétée, ou de Galien, a écrit le premier ou le dernier. Tout ce qu'il y a de certain c'est qu'ils ont tous deux vécu dans l'intervalle qu'il y a eu entre Pline & les deux Auteurs

1 *De Philosophia, Cap.* 13.
2 *In Amœnitatib. Juris.*
3 *De Curat. Diuturnor, Lib.* 1. *Cap.* 5. & *Ibidem, Lib.* 2. *Cap.* 5.

Auteurs que l'on a dit qui citent Arétée, mais cet intervalle eſt trop étendu. Il n'eſt pas impoſſible, comme on l'a remarqué au commencement, qu'Arétée & Galien n'ayent été contemporains, & il ſe peut auſſi que l'un ait ſuivi l'autre de pluſieurs années. Quant au temps du dernier, il eſt très-conu, comme on le verra ci-après.

Secte Méthodique & ſes dépendances dans le Siecle xl. & ſuivans.

CHAPITRE IV.

De la Médecine de CELSE.

QUelques Auteurs veulent que Celse ait vécu ſous Auguſte; d'autres le font vivre ſous Tibere; d'autres ſous Caligula; & d'autres enfin ſous Neron, & même juſqu'au temps de Trajan. Le plus grand nombre eſt de ceux qui prétendent qu'il ait vécu ſous Tibere. Il y a de l'apparence qu'il eſt né ſous le regne d'Auguſte, mais qu'il n'a écrit que dans le commencement de celui de Tibere. C'eſt la conſéquence qu'il ſemble que l'on peut tirer de ce que *Columella*, qui vivoit du temps de Claude, parle de Celſe comme d'un Auteur qui avoit écrit avant lui, mais qu'il avoit pu voir: 1 *Corneille Celſe*, dit-il, *qui eſt un Auteur de notre temps*, *a renfermé en cinq livres tout le corps de la diſcipline, ou des beaux arts*. On verra ci-après ce que Columella a entendu par ces mots, *tout le corps de la diſcipline*. On peut tirer une autre preuve du temps auquel Celſe a vécu, de la maniere dont il parle de Thémiſon. Voici les propres termes de 2 Celſe: *Thémiſon*, *l'un des ſucceſſeurs d'Aſclépiade*, *a apporté dernierement*, *& dans ſa vieilleſſe*, *quelques changemens aux opinions de ſon Maitre*. Le mot *dernierement* marque que Thémiſon n'avoit pas précedé Celſe de beaucoup. Or Thémiſon ayant été diſciple & ſucceſſeur d'Aſclépiade, il doit avoir vécu, comme on l'a remarqué 3 ci-deſſus, dès la fin du Siecle xxxix; mais étant mort âgé, ainſi qu'on l'apprend de Celſe, il a pu aller juſques au milieu du Siecle xl. Cela ſuppoſé, il ſe trouvera qu'il vivoit encore douze ou treize ans avant la fin du regne d'Auguſte, qui a duré juſqu'à la ſoixante-troiſiéme année du dernier ſiecle dont on a parlé; & par conſequent que Celſe ayant écrit peu de temps après la mort de ce Médecin, il a dû écrire ſur la fin de l'Empire d'Auguſte, ou pour le plus tard au commencement de celui de Tibere.

Il ſe rencontre auſſi des difficultez touchant le *nom*, la *patrie*, & la *profeſſion* de Celſe. La plûpart des éditions de ſes livres lui donnent le prénom *d'Aurelius*, parce qu'on trouve dans tous les manuſcrits le titre ſuivant, *A. Cornelii. Celſi Artium Liber vj*. Il n'y a qu'une ſeule édition, qui eſt d'Aldus Manutius, qui change *Aurelius* en Aulus, & peut-être avec quelque raiſon, 4 parce

1 Noſtrorum temporum Cornelius Celſus totum corpus diſciplinæ quinque libris complexus eſt. *De Re Ruſtica*, *Lib.* 1. *Cap.* 1. Jul. Atticus, & C. Celſus, celeberrimi ætatis noſtræ Auctores. *Ibidem*, *Lib.* 3. *Cap* 17.

2 *Vid. Celſ. Præfat. Lib.* 1.

3 *Part.* 2. *Liv.* 4. *Sect.* 1. *Chap.* 1.

4 *Vid. Rhodium in Scribon. Larg. Compoſ.* xciv, & *Celſi Vitam per Rhodium.*

Secte Méthodique & ses dépendances dans le Siecle xl. & suivans.

ce que le prênom *Aurelius* étant tiré de la famille Aurelia, comme celui de *Cornelius* de la famille *Cornelia*, il semble qu'on ne peut point les joindre en semble, n'y ayant pas d'exemples d'une semblable jonction de noms de familles differentes.

Quant à la patrie de Celse, on croit qu'il étoit de Rome, sur la foi de quelques éditions dont le titre le fait Romain. 1 D'autres veulent qu'il fut de *Vérone*, fondez aussi sur quelques autres titres de ses livres; mais ces derniers titres ne sont pas plus sûrs que les autres.

La profession de cet Auteur ne fait pas moins de peine. Plusieurs Savans ont cru qu'il n'étoit point Médecin, & que les ouvrages que nous avons de lui, ne sont qu'une trduction de quelque Auteur qui avoit écrit en Grec. Ils tirent cette conséquence d'une lettre qu'on attribue à Celse, qui est addressée à un certain *Pullius Natalis*, & dans laquelle l'Auteur ne se dit point Médecin, mais parle seulement de sa traduction. Mais outre que cette lettre ne fait point mention des livres que nous avons, elle ne sent point le stile de Celse; non plus qu'une autre qu'on lui attribue aussi, & qui est la même qui se trouve encore au devant du livre de *Scribonius Largus*, dont on parlera dans la suite.

D'autres veulent que Celse n'eût étudié la Médecine qu'entant qu'elle fait partie de la Philosophie, non pas pour l'exercer, mais pour imiter Démocrite, Platon & les autres grands hommes dont il a été parlé ci-devant, qui ne vouloient rien ignorer de ce qui regarde la Physique, *Universæ Naturæ prudentes*. Ce qui semble favoriser ce sentiment c'est que Celse a écrit non seulement de la Médecine, mais presque de tous les autres Arts Liberaux, comme l'un des titres de son livre le témoigne, & comme Quintilien le remarque expressément: 2 *Celse*, dit-il, *qui étoit un homme d'un esprit médiocre, n'a pas seulement écrit de tous ces Arts*, c'est à dire, de la Rhétorique, de l'Art Poëtique &c. *mais nous a encore laissé des préceptes touchant l'Art Militaire, l'Agriculture, & la Médecine*. Ce passage de Quintilien, qu'on examinera encore ci-apres, explique celui de Columella, qu'on a rapporté au commencement. Enfin le plus fort des argumens dont on se sert pour prouver que Celse n'a pas été Médecin, c'est que Pline, qui donne une liste de tous les Auteurs dont il a tiré son Histoire Naturelle, & qui sépare avec beaucoup d'exactitude les Auteurs Grecs, ou étrangers d'avec les Latins, ceux qui étoient Médecins d'avec ceux qui ne l'étoient pas, range toûjours celui-ci entre les derniers.

Néanmoins plusieurs autres Savans, du nombre desquels est Scaliger, ont cru que Celse étoit véritablement Médecin, & ils opposent l'autorité de Galien à celle de Pline, le premier de ces Auteurs citant un Cornelius, qu'il appelle 3 *Cornelius le Médecin*, & que 4 l'on prétend être le même que notre Cornelius. On peut ajoûter à cela que Pline lui-même cite en un endroit Celse, comme

1 *Gal. Rhodigin. Antiquar. Lect. Lib.* 14. *Cap.* 5.

2 Quid plura? cum etiam C. Celsus, mediocris vir ingenii, non solum de his omnibus conscripserit Artibus, sed amplius Rei Militaris, & Rusticæ etiam, & Medicinæ præcepta reliquerit? dignus vel illo proposito ut illum scisse omnia illa credamus. *Institut. Orat. Lib. ultimo.*

3 *Pharmacor. Local. Lib.* 9. *Cap.* 5.

4 *Vide Rhod. in Scribon. Larg. Compos.* 94.

Secte Méthodique & ses dépendances dans le siecle xI. & suivans.

comme Auteur de certain médicament. 1 *Celse*, dit-il, *veut qu'on applique sur la goutte qui est sans enflure, des racines d'hibiscum cuites dans du vin.* 2 On trouve la même chose dans Celse, en sorte qu'on ne peut pas douter que ce ne soit du même Celse que Pline a tiré ce qu'il dit. Je remarque d'ailleurs que Celse n'hésite point à porter son jugement sur tout ce qui regarde la Théorie, & la Pratique de la Médecine, & qu'il décide hardiment, & comme de son chef, les questions les plus difficiles de cet Art, ce qu'il semble qu'il n'auroit pas osé faire s'il n'avoit pas été Médecin. Il parle même, en quelques endroits, de sa propre expérience en fait de Médecine, comme dans le Chapitre, où il traite d'une maladie des paupieres appellée *Ancyloblepharon*, & où, après avoir rapporté la maniere de la guérir, selon quelques Auteurs, il ajoûte, *qu'il ne se souvient pas d'avoir vu personne guéri par cette méthode.* Il n'y a rien, ce me semble, de plus formel.

Nous n'avons de tous les ouvrages de Celse que ceux qui concernent la Médecine, si l'on en excepte quelques fragmens de sa *Rhétorique*, que *Sextus Popma* a mis au jour.

Toute la Médecine de notre Auteur est contenue en huit livres, dont les quatre premiers traitent des maladies *internes*, ou de celles qui se guérissent principalement par la *diéte*. Le cinquième & le sixième sont pour les maladies *externes*, & contiennent diverses formules de médicamens, tant pour le dehors que pour le dedans. Le septième & le huitième renferment les maladies, qui dépendent de Chirurgie.

Hippocrate & Asclépiade sont les deux principaux Auteurs, auxquels Celse s'est attaché, quoi qu'il ait aussi tiré quelque chose de ses contemporains. Il a suivi le premier lorsqu'il s'est agi du Pronostique, & de diverses operations de Chirurgie, ayant traduit, à cet égard, un grand nombre de passages d'Hippocrate, mot à mot, ce qui a fait qu'on l'a appellé l'*Hippocrate Latin*. Mais il paroît qu'il s'est beaucoup plus attaché, pour tout le reste de la Médecine, à Asclépiade, qu'il appelle *un bon Auteur*, & duquel il avouë lui-même qu'il a pris plusieurs choses. C'est ce qui a donné occasion à quelqnes uns de mettre Celse au rang de Médecins de la Secte Méthodique. Mais quand on ne verroit pas par 3 la maniere dont il parle des trois principales Sectes, qui étoient déja établies de son temps, qu'il ne prend parti pour aucune d'elles en particulier, il n'y auroit qu'à conferer sa pratique avec celle des Méthodiques, pour être convaincu qu'il ne s'accorde pas avec eux, du moins en tout. S'il y a quelque rapport entre sa maniere de traiter les maladies, & celle de ces Médecins, c'est parce que leurs principes sont une suite de ceux d'Asclépiade, qui étoit, comme on vient de le remarquer, l'Auteur favori de Celse, quoi qu'il le redresse aussi quelquefois. On a parlé ci-devant d'une Secte, qu'on a appellée *Eclectique*, ou *Choisissante*; si Celse n'en étoit pas il se conduisoit, du moins, selon les principes que ce nom insinue, choisissant ce qui lui paroissoit le meilleur dans chaque Secte, ou dans chaque Auteur. Mais comme sa pratique tient

1 *Lib.* 2. *Cap.* 4. *sub finem.*
2 *Lib.* 4 *Cap.* 24.
3 *Vide Cels. Præfat. Lib.* 1.

Secte Méthodique & ses dépendances dans le Siecle xl. & suivans.

tient beaucoup de celle d'Asclépiade, d'où celle des Méthodiques a été tirée, c'est ce qui nous a obligez de le mettre à la queuë de tous ces Sectaires, pour finir entierement par lui ce qui concerne leurs sentimens, ou qui semble y avoir du rapport.

On conoîtra par ce qu'on va dire en quoi Celse s'éloignoit d'Hippocrate, pour s'approcher d'Asclépiade, & en quoi il les quittoit quelquefois tous deux. Premierement il se mocquoit avec celui-ci des jours critiques du premier, dont il imputoit l'invention à l'entêtement que l'on avoit eu, en ces vieux temps, pour les nombres mystérieux des Pythagoriciens. Il abandonnoit de même Hippocrate à l'occasion de la *saignée*, dont il faisoit un usage plus universel en „ tout sens. Ce n'est pas, *dit Celse*, une chose nouvelle de tirer du sang des „ veines; mais il est nouveau, qu'il n'y ait presque aucune maladie où l'on „ n'en tire. On saignoit autrefois des jeunes hommes, & des femmes qui „ n'étoient pas enceintes; mais on n'avoit pas vu jusqu'à nos jours qu'on saignât des enfans, des femmes grosses, & des vieillards. Les Anciens, *ajoûte-t'-il*, avoient cru que le premier, & le dernier âge ne pouvoient point supporter ce remede,. & qu'une femme grosse qu'on saigneroit se blesseroit infailliblement. Mais l'usage ou l'expérience ont fait voir dans la suite qu'il „ n'y avoit rien que l'on dût toûjours pratiquer dans les maximes des Anciens „ sur le sujet de la saignée, & qu'il falloit se conduire à cet égard sur d'autres „ observations que les leurs. Il est important de savoir, non quel âge on a, ou „ si une femme est enceinte, mais quelles sont les forces de chacun. Si un „ jeune homme est trop foible, ou qu'une femme, qui n'est pas enceinte, „ soit trop abbatue, ce seroit mal à propos qu'on leur tireroit du sang, parce „ que la saignée acheveroit de les affoiblir. Mais un enfant vigoureux, un „ vieillard robuste, une femme grosse qui est forte, souffrent sans danger cette „ sorte de remede.

Voici les cas particuliers où Celse jugeoit la saignée nécessaire. Lorsque l'on avoit une *grande fiévre*, que le corps étoit *rouge*, & que *les veines etoient pleines*, il tiroit du sang. Il saignoit aussi dans la *pleurésie*, sur tout lorsqu'elle étoit nouvelle, ou que la maladie commençoit, & que la douleur étoit grande; à cela près il jugeoit ce remede inutile. A l'égard de la *péripneumonie*, il dit que si l'on a des forces, il faut aussi tirer du sang; mais à moins de cela qu'il faut s'en tenir aux ventouses, sans scarifier. Par où l'on voit qu'il n'étoit pas éloigné à cet égard du sentiment d'Asclépiade, & que s'il ne condamnoit pas tout-à-fait la saignée en cette occasion, il ne la recommandoit pas aussi beaucoup. Celse saignoit encore dans les autres maladies des visceres. Il pratiquoit le même remede dans la *paralysie*, dans les *convulsions*, dans la *difficulté de respirer*, qui menace d'étouffer, dans la *privation subite de la voix*, dans l'*apoplexie*, sur quoi il fait cette remarque, que la saignée délivre quelquefois les Apoplectiques, & que d'autres fois elle les tue. Les grandes *douleurs* obligeoient aussi notre Auteur à venir à la saignée. Il en usoit de même dans les *ruptures*, ou *contusions internes*, & lorsque *l'on crachoit*, ou que *l'on vomissoit le sang*; il recommande même en cette rencontre la saignée réiterée. Enfin il saignoit dans toutes les maladies *aiguës*, lorsqu'il croyoit que le malade avoit trop de sang. Il saignoit aussi dans la *cachexie*, sans doute parce qu'il jugeoit qu'en cette maladie les

les veines sont pleines de mauvaises humeurs. On voit par ces exemples qu'il saignoit plus frequemment qu'Asclépiade.

Secte Méthodique & ses dépendances dans le Siecle xl. & suivans.

A l'égard du temps propre pour saigner, Celse disoit, qu'on ne doit point tirer de sang tant qu'il y a de la *crudité*, ou de l'*indigestion*; & pour ce sujet il attendoit ordinairement le second, ou le troisième jour; à moins que le cas ne fût pressant. Mais il ne vouloit pas que l'on saignât après le quatrième, parce que le mauvais sang pouvoit déja s'être dissipé de lui-même, ou avoir fait impression sur les parties, & qu'en ce cas la saignée ne pouvoit qu'affoiblir. Il croyoit que c'étoit égorger un homme que de le saigner dans un *redoublement*. Lorsque le sang sortoit beau & vermeil, il vouloit qu'on fermât la veine, la saignée étant alors, selon lui, plus nuisible qu'utile. Il vouloit enfin, en quelque occasion que ce fût, que l'on partageât la saignée, & que l'on saignât plûtôt deux jours consécutifs que de tirer d'une seule fois la quantité de sang que l'on jugeoit nécessaire; bien loin que l'on dût laisser couler le sang jusques à ce que le malade tombât en défaillance.

Les *Ventouses*, par le moyen desquelles on tire aussi du sang, étoient déja en usage du temps d'Hippocrate, comme on l'a vu ci-devant; mais on s'en servoit beaucoup plus souvent du temps de Celse. 1 Cet Auteur nous apprend qu'il y avoit de deux sortes de ventouses; que les unes étoient de *cuivre*, fermées par le haut, dans lesquelles on mettoit du charpi que l'on allumoit, pour les faire prendre sur la partie. Les autres étoient de *corne*, & ouvertes de part & d'autre. Il falloit, pour faire attacher celles-ci, tirer son haleine de toute sa force par le trou d'enhaut, que l'on bouchoit ensuite avec de la cire. On a vu 2 ci-devant d'autres particularitez touchant les ventouses, dans la pratique de Cælius Aurelianus.

Au reste il est surprenant que Celse, qui paroît assez exact, n'ait rien dit du troisième moyen dont les Médecins se servent pour tirer du sang, qui est l'application des *Sansues*. Elle étoit néanmoins en usage avant lui; & l'on a vu ci-dessus que Thémison s'en étoit déja servi.

Si Celse avoit abandonné Hippocrate à l'égard de la saignée, il n'en avoit pas moins fait à l'égard de la *purgation*, Voici ce qu'il dit touchant ce remede 3 *Les Anciens*, dit-il, *purgeoient & donnoient continuellement des lavemens, presque dans toutes les maladies. Lors qu'ils vouloient purger ils prenoient de* l'ellebore noir, *ou de la* petite fougere, *ou de* l'écaille d'airain, *ou du* lait de laitue marine, *dont une goutte mêlée avec du pain purge copieusement*, *ou du* lait d'ânesse, de vache, *ou* de chevre, *dans lequel ils mettoient du* sel; *& après l'avoir fait cuire, & avoir séparé ce qui s'étoit caillé ils faisoient boire le reste à leurs malades.* 4 *Les médicamens*, ajoûte-t-il, (c'est à dire, les médicamens purgatifs) *offencent l'estomac, c'est pourquoi il faut joindre de* l'aloës *à tous les purgatifs. Le ventre étant trop ému par des purgations, ou trop souvent relâché par des lavemens, le malade s'affoiblit; & par cette raison, ni l'un ni l'autre de ces remedes n'est propre dans les maladies accompagnées de fiévre. On peut donner de l'ellebore noir aux Atrabilaires, &*

1 *Lib.* 2. *Cap* 12.
2 *Part.* 2. *Liv* 4. *Sect.* 1. *Chap.* 8.
3 *Lib.* 2. *Cap.* 12.
4 *Voyez ci-dessus, Part.* 2. *Liv.* 3. *Chap.* 7.

Secte Méthodique & ses dépendances dans le Siecle xl. & suivans.

& aux fous; ou à ceux qui sont perclus de quelque membre; mais dans les fiévres, il vaut mieux donner des boissons, & des alimens qui nourrissent, & qui relâchent le ventre en même temps.

Ce que l'on vient de dire des sentimens & de la pratique de Celse est tiré principalement des quatre premiers de ses Livres. On trouve encore dans ces mêmes Livres la maniere de se servir de la *gestation* & de la *friction*, c'est à dire, la maniere de se faire porter, & de se faire frotter. Celse employoit ces deux remedes à peu près comme Asclépiade.

Quant aux regles qui concernent *le manger* & *le boire*, ce qu'il en dit se réduit à ceci. Qu'il faut que les malades ayent faim & soif au commencement des maladies; & que dans la suite, il faut les nourrir de bonne nourriture, & ne leur en pas laisser prendre trop, ni permettre qu'ils se remplissent tout d'un coup après avoir jeuné. Il ne désigne point pendant combien de temps les malades doivent faire abstinence; mais il dit qu'en ce cas, il faut avoir égard à la maladie, au malade, au climat, à la saison, & aux autres circonstances de cette nature; n'y ayant, selon lui, aucune regle perpetuelle sur ce sujet. Celse traite aussi dans ces quatre premiers Livres des *bains*, des *fomentations*, des moyens de faire *suer*, des differentes matieres qui servent à la *nourriture*, distinguant chaque matiere par ses qualitez.

Le cinquième, & le sixième livre sont, comme il a été dit, pour la *Pharmacie*. On n'y trouve que très-peu de medicamens *pour le dedans*. Tout ce qu'il y a sur ce sujet se reduit à deux ou trois compositions, pour *procurer le sommeil*, ou pour *adoucir les douleurs*, pour *la toux*, pour *la colique*, pour *faire uriner*, pour *faciliter l'accouchement*. Il y a de plus trois *Antidotes universels*, dont le premier n'a point de nom. Le second est appellé *Ambrosia*, qui étoit, dit Celse, de l'invention de *Zopyrus*, Médecin d'un Ptolomée. Le troisième est celui de *Mithridate*. Ce dernier Antidote n'est pas si simple que celui dont on a rapporté ci-devant la description, ni si composé que celui qui fut ensuite décrit par *Damocrate*, comme on le verra ci-après. On y trouve enfin quelques Antidotes particuliers, contre *les animaux venimeux*, & contre certaines sortes de *poisons*. Les médicamens *pour le dehors* y sont au contraire en assez grand nombre; les uns pour *arrêter le sang d'une playe*, pour *la consolider*, pour *dissiper*, ou pour *ramolir* une humeur, pour faire *suppurer* un abscès, les autres pour *nettoyer* un ulcere, pour *ronger*, ou *consumer* la chair superflue, pour *cautériser*, pour *nourrir la chair*, pour *cicatriser* une playe, &c. le tout par le moyen de 1 diverses sortes d'*Emplâtres*, d'*Onguens*, de *Cataplâmes*, de *Malagmes*, de *Poudres*, de *Trochisques*, &c.

Tout ce que nous avons dit jusques ici donne une idée génerale de la maniere dont Celse se conduisoit dans la cure des maladies. Pour nous instruire un peu plus particulierement de sa méthode, nous allons voir comment il traitoit ceux qui avoient *la fiévre*, qui est, comme il le dit lui-même, la plus commune de toutes les maladies. Sur quoi nous remarquerons premierement qu'il ne s'arrête point à en examiner les causes, suivant en cela les Empiriques. Il s'attache

1 On expliquera plus particulierement ce que sont ces compositions, & les autres dont on a parlé auparavant, dans la troisième Partie de cette Histoire.

tache seulement à en distinguer, & à en marquer les diverses especes, qu'il réduit à celles-ci, la fiévre *quotidienne*, la fiévre *tierce*, la fiévre *quarte*, la fiévre *hémitritée*, la fiévre *continue*, la fiévre *vague*, la fiévre *pestilentielle*, la fiévre *ardente*, & la fiévre *lente*. On void par là que l'on ne reconoissoit déja plus du temps de Celse, ce grand nombre d'autres especes de fiévres qui ont été designées dans la liste que nous avons donnée de celles dont il est fait mention dans Hippocrate, & dont les distinctions marquoient le défaut de méthode des Médecins de ces anciens temps, comme nous l'avons remarqué au même endroit. *Secte Méthodique & ses dépendances dans le Siecle xl. & suivans.*

La maxime la plus génerale de Celse, & sur laquelle il fonde la cure de toutes les sortes de fiévres, c'est celle-ci, *que la matiere qui cause la fiévre se dissipe d'elle même, lors qu'on ne donne rien au malade qui en puisse produire de nouvelle.* Il ne faut donc, selon lui, ni *purgations*, ni *lavemens*, pour évacuer cette matiere, si ce n'est très-rarement. Il faut seulement s'abstenir de nourriture pendant les premiers jours de la fiévre, boire très-peu, & dormir modérement, & sur tout faire son compte, 1 *que la nourriture donnée à propos est le meilleur de tous les remedes.*

Touchant la question, *quand il faut commencer d'en donner?* voici quelle est sa pensée. La plûpart, dit-il, des Anciens attendoient souvent jusqu'au cinquième & jusqu'au sixième jour à nourrir leurs malades; mais cela ne peut tout au plus être pratiqué qu'en Egypte, ou en Asie seulement, parce que la disposition de ces pays là le permet. Il rapporte ensuite la pratique d'Asclépiade, qui destinoit ordinairement le quatrième jour à donner la premiere nourriture à ses malades; & celle de Thémison, qui n'en donnoit que trois jours après que la fiévre avoit relâché ou cessé. Mais le sentiment de Celse est qu'il ne doit rien y avoir de fixe à cet égard. *On peut*, dit-il, *donner en quelques occasions de la nourriture dès le premier jour, on peut n'en donner que le second, on peut attendre le troisième, le quatrième, & le cinquième jour, en ayant égard à la maladie, à la saison, au climat &c. & suivre toûjours cette maxime, qu'un Médecin doit examiner à tout moment l'état de son malade, afin de pouvoir combattre son mal par l'abstinence tant que ses forces subsisteront, & de le soûtenir par la nourriture quand elles seront sur le point de manquer. Le devoir*, ajoûte-t-il, *d'un bon Médecin est d'un côté de ne charger pas le malade d'une nourriture superflue, ou qui augmente la matiere qui fait le mal; & de l'autre de ne le laisser pas mourir de faim.* Sur quoi il prend occasion de faire cette reflexion, *qu'il est aisé de juger, après ce qu'il vient de dire, qu'un Médecin ne peut pas bien traiter plusieurs malades à la fois, & que le meilleur Médecin, supposé qu'il entende d'ailleurs son métier, est celui qui quitte le moins son malade. Mais c'est*, dit notre Auteur, *ce que ne peuvent pas faire ceux qui n'exercent la Médecine que pour le gain, & c'est encore par cette raison qu'ils s'attachent plûtôt aux préceptes de l'Art, qui ne demandent pas un si grand soin, tels que sont ceux qui regardent le compte des jours, & des accès d'une fiévre.*

Celse ayant raisonné de cette maniere sur les causes qui obligent à donner de la nourriture à un malade, ou à ne lui en donner point, & sur le devoir des Médecins

1 *Optimum medicamentum est oportunè cibus datus.*

Secte Méthodique & ses dépendances dans le Siecle xl. & suivans.

Médecins en cette occasion, conclud qu'encore qu'il n'y ait rien de fixe, comme il l'a dit au commencement, touchant les jours qu'on doit choisir, le quatrième est ordinairement le plus propre pour commencer à faire prendre quelque nourriture aux malades, ce qui revient au sentiment d'Asclépiade.

Après cela il s'étend à prouver que les jours de *crise*, & les jours *impairs*, qu'Hippocrate & les autres Médecins de ces anciens temps observoient si religieusement, n'ont aucun fondement solide; & il ajoûte qu'Asclépiade a eu raison de se mocquer de leur pratique à cet égard, & d'assurer qu'on peut aussi bien permettre aux malades de prendre des alimens ces jours-là que les autres. *Il est*, dit-il, *beaucoup plus important de savoir s'il ne faut donner de la nourriture que lors que le pouls est entierement calme, ou si l'on peut en accorder pendant qu'il a encore quelque reste de fiévre;* & après avoir rapporté les sentimens d'Asclépiade & de Thémison sur ce sujet, il conclud, *que si l'on ne peut pas trouver pour cela un intervalle où le malade soit tout-à-fait libre, il vaut mieux commencer à le nourrir sur le déclin de la fiévre, que d'attendre que la fiévre recommence; parce que l'estomac est moins disposé pour digerer la nourriture dans le commencement d'un accès de fiévre que sur la fin de ce même accès.*

Notre Auteur n'étoit pas moins circonspect à l'égard de la boisson. Il croyoit que donner à boire aux fébricitans en certaines occasions, comme dans le commencement, & dans l'ardeur de la fiévre, ne servoit qu'à leur augmenter la fiévre, & même la soif. Il ne vouloit point qu'ils bussent le premier jour, à moins qu'ils ne tombassent dans une foiblesse qui obligeât en même temps à leur donner à manger; mais dès le second jour, & les suivans il consentoit qu'ils bussent, lors même qu'il ne leur accordoit pas de la nourriture. Il observoit d'ailleurs de prendre, pour la boisson, le même intervalle dans lequel on pouvoit donner des alimens.

Cet intervalle n'étoit pas, selon lui, toûjours fort aisé à rencontrer, parce qu'il n'est pas aisé de savoir si un malade a de la fiévre, ou s'il n'en a point. 1 *On compte*, dit-il, *sur le battement des veines*, ou des arteres, *qui est une chose fort trompeuse*; ce battement étant plus lent, ou plus vîte, & variant beaucoup, selon l'âge, le sexe, ou le temperament des personnes. Il arrive même, *poursuit-il*, que le pouls est foible & concentré lorsque l'estomac souffre, ou lorsque la fiévre commence, quoi qu'on ait d'ailleurs le corps assez bien disposé; en sorte qu'on peut croire, dans ce dernier cas, qu'un homme est fort foible qui est à l'entrée d'un grand accès, quoi qu'il ait des forces de reste, & qu'il puisse se tirer aisément de cet accès. Au contraire le pouls est souvent ému & élevé quand on a été au soleil; quand on sort du bain, ou de prendre de l'exercice; quand on s'est mis en colere, qu'on a eu peur, ou par quelqu'autre passion, sans compter que le pouls s'émeut aisément à l'arrivée du Médecin, par l'inquiétude où est le malade touchant le jugement que ce Médecin fera de l'état où il se trouve. Pour s'empêcher de prendre le change à cet égard, il ne faut pas que le Médecin prenne le bras du malade d'abord en arrivant. Il faut auparavant s'asseoir auprès de lui avec un visage gai, s'informer de son état, & s'il a quelque sujet de crainte tâcher de

1 *Venis enim maximè credimus, fallacissimæ rei.*

Secte Méthodique & ses dépendances dans le Siecle xl. & suivans.

„ de la diſſiper par des diſcours, où il y ait de la vraiſemblance, après quoi
„ l'on peut examiner le battement de l'artere. Mais quoi qu'il en ſoit, cela
„ n'empêche pas qu'on ne puiſſe conclurre que ſi la ſeule vuë d'un Médecin
„ altere, ou change ſi facilement le pouls, il peut y avoir mille autres cauſes
„ qui produiſent le même effet.

„ La chaleur, *continue Celſe*, qui eſt un autre ſigne à quoi l'on s'arrête,
„ ne trompe pas moins; car on peut avoir bien chaud après avoir été au ſo-
„ leil, aprés avoir travaillé, ou fatigué; après avoir dormi; ou dans le temps
„ que l'on a peur, ou que l'on eſt en peine de quelque choſe. Il faut exami-
„ ner le pouls, mais il ne faut pas s'en tenir à ce ſigne ſeul. On doit premie-
„ rement ſavoir que ceux dont le pouls paroit naturel, & qui ont une chaleur
„ douce, comme on a dans la ſanté, ſont ſans fiévre. On doit ſavoir d'ail-
„ leurs que la chaleur & l'émotion ne font pas d'abord la fiévre; mais qu'il
„ faut pour cela que la peau ſoit ſeche inégalement; que la chaleur ſe faſſe
„ ſentir particulierement au front, & vienne comme du fond des entrailles;
„ que l'haleine qui ſort des narines ſoit fort chaude; que la couleur du viſage
„ ait changé, & que l'on ſoit devenu tout d'un coup, ou pâle, ou plus rou-
„ ge qu'à l'ordinaire; que les yeux ſoient appeſantis, & extrémement ſecs, ou
„ plus humides qu'ils n'ont accoûtumé de l'être; que la ſueur, lors qu'il y en
„ a, ſoit inégale; & enfin qu'il n'y ait pas un intervalle bien égal entre les
„ battemens de l'artere.

On a cru devoir rapporter exactement tout ce que cet Auteur a remarqué touchant les ſignes de la fiévre, & les difficultez qu'il y a à en juger par le *pouls*, parce que cela peut ſervir pour l'explication de ce que l'on a dit ci-devant dans la premiere Partie, Livre troiſiéme, Chapitre ſixiéme, qu'Hippocrate ne s'étoit pas fort attaché à ce dernier ſigne. Il paroit, par ce que l'on vient de dire, que Celſe n'avoit pas les mêmes idées de la fiévre, ni des ſignes auxquels on la conoit, que nous en avons aujourd'hui, ou que l'on en avoit même du temps de Galien. Il ſe peut qu'Hippocrate ne fût pas éloigné des ſentimens de notre Auteur, & que par cette raiſon il n'ait preſque rien dit du pouls, comme on l'a remarqué à l'endroit que l'on vient de citer.

Pour revenir à la cure des fiévres en géneral, Celſe ajoûte, en finiſſant, qu'il y a encore quelques obſervations à faire outre les précedentes. Il faut voir, dit-il, ſi le corps eſt *reſſerré*, ou s'il eſt *relâché*, qui eſt la ſeule choſe à quoi [1] quelques-uns font attention. Dans la premiere de ces diſpoſitions, il y a une eſpece de ſuffocation; & dans la ſeconde il y a une trop grande diſſipation, ou un trop grand épuiſement. Dans celle-là, il faut neceſſairement relâcher le ventre, faire uriner, & faire ſuer. Il faut même quelquefois tirer du ſang, ſecouër le corps par des voitures violentes, expoſer les malades à la lumiere, & au grand jour, les laiſſer avoir faim, & ſoif, & les faire veiller. Il faut enſuite les baigner, & les oindre, & alors leur donner un peu à manger, mais fort tard, prenant garde que la nourriture ſoit legere, ſimple, liquide, & priſe chaudement. On doit choiſir pour cela des herbages, comme ſont la *patience*, *l'ortie*, la *mauve*; ou leur donner du bouillon de *poiſſons à coquille*,

1 Il entend les Méthodiques.

Secte Méthodique & ses dépendances dans le Siecle xl. & suivans.

coquille, tels que sont les *moûles*, ou 1 les *langoustes*; & si on permet un peu de viande, que ce soit *du bouilli*. Il faut que les malades boivent beaucoup; avant, & après manger, & même en mangeant. On peut aussi leur faire prendre un bouillon gras après le bain, & même du vin doux, & quelquefois du vin Grec salé.

Dans la seconde disposition, c'est à dire, dans le *relâchement*, il faut arrêter la sueur lors qu'il y en a. Il faut faire tenir le malade en repos, & dans un lieu obscur; le laisser dormir tant qu'il voudra, & ne lui ordonner qu'un exercice fort moderé, &c.

On void par ce que l'on vient de dire, que Celse n'improuvoit pas la maniere dont les Méthodiques traitoient les maladies, quoi qu'il ne la crût pas toûjours suffisante. C'est ce qu'il indique lors qu'il dit au commencement, que les deux genres de maladie dont on a parlé, c'est à dire, le *relâché*, & le *resserré*, font la seule chose à quoi quelques-uns font attention; par où il insinue que ce n'est pas son sentiment, que l'on doive s'en tenir aux seules indications que fournissent le *relâchement*, ou le *resserrement* des Méthodiques.

Ce que l'on a dit jusques ici concerne la cure des fiévres en general. Voici comme notre Auteur traitoit chaque espece de fiévre en particulier.

Dans les fiévre *pestilentielles*, il croyoit qu'il ne falloit mettre en usage ni la grande abstinence ni les médicamens purgatifs, ou ceux qui relâchent le ventre Si les forces le permettoient, il tiroit du sang, sur tout lors que la fiévre étoit ardente. Si le malade étoit trop foible pour le saigner, il le faisoit 2 vomir, lorsque la fiévre baissoit. Il le baignoit dès le commencement. Il lui faisoit boire du vin chaud, peu trempé, & lui faisoit manger des viandes gluantes. S'il s'agissoit d'un enfant qui manquât de forces, il substituoit les ventouses à la saignée. Il lui donnoit des lavemens d'eau, ou des bouillons d'orge, le nourrissant d'alimens legers, & le faisant aussi vomir dans le déclin de la fiévre.

Dans la *fiévre ardente*, il ne donnoit point non plus de purgatifs. Il rafraîchissoit les malades, en les lavant avec de l'huile, & de l'eau qu'il battoit ensemble. Il les logeoit dans de grandes chambres, afin qu'ils eussent plus d'air, ou qu'ils humassent un air plus pur; prenant d'ailleurs garde qu'on ne les chargeât pas trop de couvertures, & que celles qu'on mettoit sur leurs lits fussent legeres. Il leur appliquoit sur l'estomac des feuilles de vignes trempées dans de l'eau. Il ne vouloit pas qu'on les laissât trop long-temps souffrir la soif. Il commençoit à leur donner de la nourriture, plûtôt que dans les autres fiévres, c'est à dire, dès le troisième jour, & il les oignoit auparavant de la maniere qu'il a été dit. S'ils avoient de la pituite amassée dans l'estomac, il les faisoit vomir dans le déclin du redoublement; & leur donnoit ensuite des herbes refraîchissantes, ou une pomme, de celles qui sont les plus propres pour l'estomac. Si après cela l'estomac se trouvoit dégagé de flegmes, il leur donnoit

1 *Locusta*. C'est une espece d'écreviſſe de mer, qui a quelquefois plus d'un pied de longueur.

2 On verra un peu plus bas de quels vomitifs Celse se servoit.

noit de la 1 ptisane, ou de la crême d'orge, ou *d'alica*, y ajoûtant un peu de graisse fraîche.

Secte Méthodique & ses dépendances dans le Siecle xl. & suivans.

Mais lors que la maladie étoit venue au plus haut période de son augmentation, ou pour le plûtôt après le quatrième jour, il les laissoit premierement avoir bien soif, & leur donnoit ensuite beaucoup d'eau froide; en sorte qu'ils en bussent au delà de leur soif; & quand il s'en étoient remplis de cette maniere, il les faisoit vomir. Quelques-uns, ajoûte-t-il, ne veulent pas même que les malades vomissent, mais se contentent pour tout remede de donner cette grande quantité d'eau. Après que Celse avoit fait l'un & l'autre il faisoit couvrir les malades de beaucoup de couvertures, & leur disoit qu'ils se disposassent à dormir. C'est à quoi la longue durée de la soif, & des veilles, la diminution de la chaleur, & la replétion les portoit naturellement; en sorte qu'ils dormoient pour l'ordinaire d'un profond sommeil, pendant lequel ils suoient copieusement. Cela ne manquoit pas de les dégager, à moins qu'outre l'ardeur de la fiévre, ou la fiévre ardente, ils n'eussent des douleurs en quelque partie, ou les hypochondres enflez, ou le poumon, ou le gosier en mauvais état, ou quelque ulcere, ou abscès, ou qu'ils ne tombassent en défaillance, ou qu'il n'eussent le ventre trop libre. En ces cas-là, il falloit s'y prendre d'une autre maniere.

Dans la fiévre *hemitritée*, qui est, dit notre Auteur, une espece de fiévre dont les accès durent quelquefois vint-quatre heures, & quelquefois jusqu'à trente-six, en sorte qu'on a peu d'intervalles libres, la plus grande attention qu'il faut avoir, c'est de prendre bien son temps pour donner de la nourriture lors que l'accès finit, ou décline veritablement. La raison de cela est qu'il y a également de danger en ce cas, soit que l'on se trompe en nourrissant le malade lors qu'il ne faut pas, soit qu'on le fasse jeûner mal à propos; plusieurs, à ce que dit Celse, ayant péri par l'un, ou par l'autre de ces manquemens. Il conclud enfin que la saignée est fort nécessaire dans cette maladie, & qu'elle doit être faite dès le commencement.

Pour les fiévre *lentes* il ne faut, selon notre Auteur, ni aucun médicament, ni aucune regle particuliere pour la nourriture. L'application du Médecin doit être toute entiere à faire que la maladie change d'espece, par où il arrive qu'on peut ensuite la guérir plus aisément. Dans cette vuë, il faut souvent laver le corps du malade avec de l'eau froide, où l'on aura mêlé de l'huile; ce qui cause des frissons, qui font le commencement d'un nouveau mouvement, parce qu'ils sont suivis d'une chaleur plus grande qu'à l'ordinaire, qui se termine enfin par un relâche. On peut aussi dans cette maladie frotter le corps avec de l'huile & du sel. Que si le froid & l'engourdissement que ces remedes causent dure trop long-temps, il faut donner aux malades trois, ou quatre verres de *mulsum*, c'est à dire, de vin mêlé de miel. Au défaut de cela on peut lui faire prendre de la nourriture, & du vin trempé, nonobstant la fiévre, qui a la verité s'augmente par

1 *Voyez ci-dessus*, *Part.* 1. *Liv.* 3. *Chap.* 15. & *Part.* 2. *Liv.* 4 *Sect.* 1. *Chap.* 7.

Secte Méthodique & ses dépendances dans le Siecle xl. & suivans.

par ce moyen, aussi bien que la chaleur; mais en revanche les maux précedens cessent, ou changent de nature, & cela donne lieu d'esperer qu'il y aura de l'intermission à la fiévre, & qu'on pourra mieux y apporter du remede. Celse ajoûte que cette maniere de traiter les fébricitans n'est pas nouvelle, & que c'est à peu près la même méthode que suivoit un certain *Petron*, dont nous avons parlé ci-dessus, dans 1 la premiere Partie. Nous ajoûterons seulement une réflexion, que fait notre Auteur sur le procedé du Médecin que nous venons de nommer. La Médecine de Petron, dit-il, toute grossiere, & toute téméraire qu'elle étoit, ne laissoit pas de tirer quelquefois d'affaire les malades qu'Hérophile, ou Erasistrate, ou les autres successeurs d'Hippocrate n'avoient pas su guérir. 2 *La témerité de quelques Médecins guérit souvent des malades qui n'ont pu se remettre, tant qu'on les a traitez dans les formes.*

La fiévre *quotidienne* demande qu'on s'abstienne de nourriture pendant les trois premiers jours, & qu'on en prenne ensuite de deux jours l'un. Si cette fiévre dure long-temps, on doit baigner le malade après que l'accès est passé, & lui donner 3 du vin, particulierement si la fiévre dure long-temps, sans qu'il y ait de frisson au commencement de l'accès.

La fiévre *tierce*, & les autres fiévres *intermittentes*, veulent qu'on se promene, qu'on prenne de l'exercice, & que l'on se fasse oindre, dans les jours libres. Il faut d'ailleurs donner un vomitif le troisième jour; un lavement le cinquième; & du vin le septième, après que l'accès est passé Si la fiévre ne cesse pas dans ce temps-là, le malade doit garder le lit le jour de la fiévre; se faire frotter à la fin de l'accès, & prendre, un peu après, de la nourriture, & de l'eau. Le jour suivant il doit s'abstenir de toute nourriture, aussi bien que de tout exercice, & onction, se contentant de boire un peu d'eau. C'est là la meilleure méthode, à moins que le malade ne se sente foible. En ce cas, il peut boire un peu de vin après l'accès, & prendre de la nourriture le jour suivant.

Pour la *quarte*, il faut à peu près les mêmes remedes. Mais si l'on n'en guérit pas de bonne heure, & qu'elle se rende opiniâtre, comme cela est assez ordinaire, il faut s'attacher avec plus de soin à regler dès le commencement ce qu'il y a à faire dans la suite. Si cette fiéve a commencé avec des frissons, quoi que l'accès soit fini, le malade ne doit rien prendre de tout ce jour-là que de l'eau chaude. Le second jour, & le troisième, il ne doit rien prendre du tout, pas même de l'eau. Le quatrième jour, si la fiévre revient avec des frissons, le malade doit se faire vomir avec de l'eau tiede, salée, ou sans sel, prise en grande quantité, & l'accès étant passé, il faut qu'il prenne un peu de nourriture avec du vin trempé des trois quarts d'eau. Le lendemain, & le jour suivant il doit faire abstinence, & s'il a soif boire un peu d'eau chaude. Le septième jour, qui est celui du troisième accès, il faut prévenir les frissons en se mettant dans un bain chaud avant le temps que la fiévre doit revenir;

1 *Liv.* 4. *Chap* 6.

2 Ferè quos ratio non restituit temeritas adjuvat.

3 C'est à dire, du vin trempé; car les Anciens n'en buvoient presque jamais de pur. *Voyez ci-dessus Part.* 2. *Liv* 3. *Chap.* 7. & *Part.* 1. *Liv.* 3. *Chap.* 13. & 15. & *l'Article qui est après celui-ci, où Celse s'explique lui même.*

venir; faire abstinence; se tenir en repos; & ne prendre que de l'eau chaude, si la soif oblige de boire. Le neuvième, ou plutôt le dixième jour, il faut aussi le baigner pour prévenir le froid; & si la fiévre vient on prendra un lavement, & après l'avoir rendu on se fera oindre, & frotter fortement. On prendra ensuite un peu de nourriture, & de vin, comme il a été dit; & on s'abstiendra du dernier les deux jours suivans, se faisant encore frotter. Le treizième jour, il faut derechef essayer le bain; & si l'accès ne laisse pas de venir, on doit encore se faire oindre, & frotter, & boire un peu plus de vin que les jours précedens. De cette maniere il arrive que le repos, & l'abstinence que l'on a pratiquée pendant tant de jours, aussi bien que les autres remedes que l'on a faits, emportent la fiévre.

Secte Méthodique & ses dépendances dans le Siecle xl. & suivans.

Que si nonobstant tout cela elle revient, il faut suivre un genre de cure tout different, & faire en sorte que le corps puisse long-temps supporter un mal qui doit être long; & par consequent se garder d'imiter la méthode 1 d'Héraclide de Tarente, qui en cette rencontre faisoit jeûner ses malades jusqu'au septième jour. Si la fiévre revient donc le treizième jour, il ne faut se baigner ni devant ni après la fiévre, si ce n'est quelquefois après que le froid est passé, & quant au froid lui-même 2 l'on a aussi des remedes particuliers pour le faire passer. On le fera ensuite oindre, & frotter vigoureusement; on prendra une forte nourriture; & on boira du vin autant que l'on voudra. Le jour suivant de l'exercice on s'oindra, & on se fera frotter comme auparavant; on prendra de la nourriture sans boire du vin, & le troisième jour on fera abstinence. Le jour que la fiévre devra revenir, on se tiendra levé; on prendra de l'exercice; & on fera en sorte que cet exercice tombe justement dans le temps du retour de la fiévre; car elle quitte souvent par ce moyen; mais si l'accès revient pendant cet exercice, on se retirera. Dans cette maladie les remedes generaux sont les onctions, les frictions, l'exercice, la nourriture, le vin; & si le ventre est resserré il faut le relâcher.

C'est là ce que font ceux qui ont des forces. Quant à ceux qui se trouvent foibles, la 3 *gestation* leur tient lieu d'exercice. Que si les malades ne peuvent pas même la soutenir, on aura du moins recours à la friction. Si la friction ne leur est pas plus supportable, ils s'en tiendront à l'onction, au repos, à la nourriture reglée; prenant garde que la crudité, ou l'indigestion ne fasse changer la fiévre quarte en quotidienne; car la quarte ne tue personne: mais si elle devient quotidienne, ce qui n'arrive jamais que par la faute du malade ou du Médecin, elle est très-dangereuse.

Lors que la fiévre devient *double quarte*, on ne peut pas mettre en usage l'exercice qu'on a proposé. Il faut alors ou se reposer tout-à-fait; ou, si cela est difficile, se promener doucement, & s'asseoir ensuite, se couvrant avec soin les pieds & la tête. A chaque fois que l'accès vient & s'en va, il faut prendre un peu de nourriture & de vin, & le reste du temps faire abstinence, à moins

1 *Voyez ci-dessus, Part. 2. Liv. 2. Chap. 7.*
2 *On trouvera ces remedes dans le Chap. 12. du 3. Livre de Celse.*
3 *On a expliqué ce terme dans ce même Chapitre.*

Secte Méthodique & ses dépendances dans le Siecle xl. & suivans.

à moins que l'on ne se trouve trop foible. Mais si les deux fiévres, ou les deux accès, se joignent presque, il faut prendre, après l'un & l'autre, de la nourriture; ou, dans le peu d'intervalle qu'il y a, s'exercer quelque peu, s'oindre, & manger quelque chose.

Et comme les longues fiévres quartes se guérissent rarement en une autre saison qu'au printemps, il faut bien prendre garde de ne rien faire alors qui puisse empêcher la guérison. Il faut aussi, dans ces sortes de fiévres, changer souvent de maniere de vivre, ne boire quelquefois que de l'eau, d'autres fois boire du vin; passer des viandes douces à celles qui sont acres, & des acres aux douces; manger des 1 *raifforts*, & se faire ensuite vomir; se tenir le ventre libre avec du bouillon de poulet; & mêler des choses qui échauffent avec l'huile dont on s'oint ordinairement. Il faut enfin boire avant l'accès deux verres de *vinaigre*, ou un de 2 *moutarde*, avec trois verres de 3 *vin Grec salé*; ou prendre un brûvage fait avec du *poivre*, du *castoreum*, de la *myrrhe*, & du *laserpitium*, dissouts par égale portion dans de l'eau. Ces derniers remedes guérissent quelquefois en émouvant le corps, ou en changeant l'état où il étoit auparavant. Si la fiévre quitte entierement, il faut long-temps se souvenir du jour de l'accès, & ce jour-là éviter le froid, la chaleur, l'indigestion, la lassitude, de peur que cela ne fasse revenir la fiévre

Enfin, si la quarte devient dès le commencement quotidienne, il faut jeûner deux jours, se faire frotter le soir, & ne boire que de l'eau. Par ce moyen on est souvent quitte de fiévre le troisiéme jour. Mais, que cela arrive ou non, il faut prendre de la nourriture après le temps de l'accès. Que si l'accès revient ce jour-là, il faut faire une entiere abstinence pendant les deux jours suivans, & se faire frotter tous les jours.

Voilà de quelle maniere Celse s'y prenoit pour traiter toutes les diverses sortes de fiévres. D'où l'on recueille que le principal de sa cure consistoit en *l'abstinence*, & au *régime de vivre*. C'est à peu près la méthode qu'avoient tenue Erasistrate, Asclépiade & divers autres; & qui fut suivie, à plusieurs égards, par les Méthodiques, dont on a tant parlé ci-devant. Hippocrate même, qui n'approuvoit pas la longue abstinence, comme on l'a remarqué, & qui en cela étoit éloigné de ces Médecins, ne laissoit pas de compter principalement sur les differentes manieres & sur les differens temps de nourrir un malade. Il croyoit avoir rempli la partie la plus essentielle du devoir d'un Médecin, lors qu'il avoit reglé la nourriture convenable à chaque espece de maladie, sans s'attacher à tous les autres remedes, que les siecles suivans ont introduits. On fait cette remarque, sans vouloir anticiper sur la suite de cette histoire, mais seulement pour donner, en attendant, matiere de réflexion à ceux qui croyent qu'un Médecin est inutile, ou néglige ses malades, quand il n'ordonne ni saignée, ni purgation, ni autre médicament. Au reste on peut voir ce

1 *Voyez ci-dessus, Part.* 2. *Liv.* 4 *Sect.* 1. *Chap.* 11.

2 *Aceti cyathos duos, vel unum sinapis.* Il n'y a pas de l'apparence que ce fût de la moutarde épaisse, comme celle qu'on sert aujourd'hui. Si cela étoit on ne l'auroit pas mesurée au verre.

3 *Voyez ci-dessus, Part.* 2. *Liv.* 3. *Chap.* 7.

ce qui a été dit 1 ci-dessus, touchant la longue abstinence que la plûpart des anciens Médecins ordonnoient à leurs malades.

Secte Methodique & ses dépendances dans le Siecle xl. & suivans.

On ne s'arrêtera pas davantage sur la pratique de Celse. On remarquera seulement qu'entre les maladies qu'il décrit il fait mention de la *Colique*. Le nom de cette maladie est de ceux qui ne se trouvent pas dans Hippocrate ; & il paroit, de la maniere que Celse en parle, que ce nom étoit nouveau de son temps. 2 *Diocles Carystien*, dit-il, *a donné le nom de* Chordapsus *à une maladie du menu boyau ; & il a appellé* Ileus *une autre maladie qui a son siege dans le gros boyau. Mais je vois que la plûpart des Médecins nomment aujourd'hui la premiere & la derniere*, Colique. S'il en faut croire Pline, ce nom n'étoit pas seulement nouveau du temps de l'Empereur Tibere, sous lequel on a dit que Celse avoit écrit, mais la maladie elle-même étoit toute nouvelle. 3 *La Colique*, dit cet Auteur, *s'est glissée, ou s'est fait sentir pour la premiere fois, seulement sous l'Empire de Tibere. Personne n'en avoit été attaqué avant cet Empereur ; en sorte qu'il ne fut pas entendu à Rome, lors qu'il fit mention de ce mal dans un Edit où il parloit de l'état de sa santé ; le nom de Colique ayant été inconnu jusqu'à ce temps-là.* Le passage de Celse que l'on a cité, prouve, à la verité, que le nom de cette maladie étoit assez nouveau de son temps ; mais il ne s'ensuit pas de là que la maladie elle même n'eût point été vûe avant le temps dont il s'agit. Celse est même entierement contraire à Pline, à cet égard, puis qu'il convient que Diocles avoit donné à ce mal le nom d'Ileus. On a vu 4 ci-devant en quel temps cet ancien Médecin vivoit. Il semble d'ailleurs qu'Hippocrate a pu comprendre la Colique sous le nom des *tranchées* ou des *douleurs de ventre*, dont il parle en plusieurs endroits.

Il n'y a pas même d'apparence que le nom de *Colique* fût si nouveau que Pline le dit ; & lors que Celse remarque que c'étoit le nom que la plûpart des Médecins de son temps donnoient à cette maladie, ce n'est pas à dire que ce nom lui eût été donné précisément en ce temps-là. Cela signifie seulement que les Médecins du temps de Dioclès, ou d'Hippocrate, avoient autrement nommé le maladie en question, & qu'il n'y avoit pas long-temps que le mot *Colique* étoit en usage. Ce qui me confirme dans cette pensée c'est que Celse lui même nous donne la description d'un médicament pour la colique, qui avoit été inventé par *Cassius*, & il ajoûte que ce Médecin *s'étoit glorifié* de l'invention de ce remede. On a parlé ci-devant de ce remede, aussi bien que de Cassius que l'on a compté entre les disciples d'Asclépiade ; & l'on a remarqué au même endroit que Celse en parloit comme d'un Médecin de son siecle, mais d'une maniere à faire connoître que Cassius l'avoit précedé ; & le dernier passage que l'on vient de citer, prouve la même chose : Cassius, dit Celse, *se glorifioit*. Il paroit par cette expression que Cassius n'étoit plus au temps que Celse écrit. Cælius Aurelianus, traitant de le même maladie, fait aussi mention

1 *Part* 2. *Liv.* 3. *Chap.* 7.

2 *Liv.* 4. *Chap.* 13.

3 Tiberii Cæsaris principatu irrepsit id malum (*colum*) : nec quisquam prior Imperatore ipso sensit, magna Civitatis ambage, cùm Edicto ejus excusantis valetudinem, legeret nomen incognitum. *Lib.* 26. *Cap.* 1.

4 *Part.* 1. *Liv.* 4. *Chap.* 5.

Secte Méthodique & ses dépendances dans le Siecle xl. & suivans.

tion des remedes que *Thémison* y jugeoit propres. Or Thémison vivoit avant & sous le regne d'Auguste, comme on l'a dit ci-devant.

Je trouve encore un Auteur, que je crois aussi ancien que les deux que je viens de nommer, qui fait mention de la même maladie, & qui la nomme du même nom. C'est *Philon* de Tarse, dont on parlera 1 ci-après. Entre les qualitez que ce dernier attribue à un médicament de son invention, il dit qu'il est propre à ceux qui ont des douleurs au *Colon*. C'est le nom du boyau où est le siege de cette maladie; & c'étoit aussi le nom de la maladie elle-même, comme on le recueille du passage de Pline, que l'on a cité. Mais quoi que ce nom eût déja été employé, comme on vient de le voir, par des Médecins qui vivoient sous Auguste, il se peut que ce même nom ne fût pas encore conu parmi le peuple, sous le regne suivant. La même chose peut arriver tous les jours à l'égard de certains noms que les Médecins donnent à quelques maladies, & qui se trouvent dans leurs écrits, mais qui pour cela ne sont pas d'abord dans la bouche de ceux qui ne sont pas de la profession. Ainsi ce que Pline dit que personne n'avoit encore ouï parler de la Colique, du temps de Tibere n'est pas plus veritable, si on le prend dans un sens absolu, que ce qu'il assure que cet Empereur est le premier des hommes qui ait eu cette maladie.

Il faut encore dire ici un mot d'un autre nom dont Celse se sert, qui est nouveau par rapport à ceux que l'on trouve dans les écrits d'Hippocrate. Cet ancien Médecin avoit parlé des tubercules ou des excrescences qui se forment sur les gencives tout auprès des dents, mais il ne leur avoit pas donné de nom particulier. Dans quelques éditions de Celse ces tubercules sont appellez *Parodontides*, & dans quelques autres *Parulides*. Le dernier de ces noms a été retenu par 2 les Médecins Grecs qui ont écrit après lui, mais on ne voit pas qu'ils ayent employé le premier. Il y a encore dans Celse quelques autres noms de maladies, qui ne sont pas moins nouveaux que ceux dont on vient de parler: mais nous n'en disons rien ici, parce que nous aurons occasion de les joindre à ceux qui se trouvent dans Oribase, dans Aëtius, & dans les autres Auteurs Grecs ou Latins moins anciens que Celse.

Nous finirons ce qui concerne la Médecine de notre Auteur par un conseil qu'il donne pour la conservation de la santé. „ Un homme, *dit-il*, qui est „ d'une bonne constitution, qui se porte bien, & qui ne dépend de personne, doit prendre garde de ne s'assujettir à aucune coutume, & ne doit „ avoir besoin ni de Médecin, ni de ceux qu'on appelle 3 *Iatroalipta*. Il „ faut qu'il diversifie sa maniere de vivre; qu'il demeure tantôt à la campagne, tantôt en ville, mais plus souvent à la campagne. Il doit naviger, „ aller à la chasse, se reposer quelquefois, mais prendre plus souvent de l'exercice; car le trop de repos rend le corps foible, au lieu que le travail l'affermit;

1 *Part.* 3. *Lib.* 1. *Chap.* 1.

2 *Voyez Actuarius, Oribase, Aëtius, & Paul Eginete. Parodontis* signifie une tumeur *qui vient auprès des dents*; & *Parulis* signifie une tumeur qui vient *auprès des gencives*. Ce sont deux noms differens d'une même maladie; quoi que quelques modernes y veuillent faire de la distinction.

3 *Voyez ci-dessus, Part.* 1. *Liv.* 2. *Chap.* 8. & *Part.* 3. *Liv.* 1. *Chap.* 2.

» mit; le premier hâte la vieilesse, mais le dernier fait qu'on demeure long-temps jeune. Il est bon de se baigner quelquefois dans le bain chaud, & quelquefois dans le bain froid; de s'oindre en certains temps, & de s'en passer en d'autres; de ne fuir aucune sorte de viande, dont le peuple use; de manger quelquefois en compagnie, & d'autres fois en particulier; de manger en un temps un peu plus qu'à l'ordinaire, & en un autre de se regler, de faire plûtôt deux repas le jour qu'un seul; & de manger toujours bien, pourvu que l'estomac le supporte. Autant que cette maniere de s'exercer & de se nourir est nécessaire, autant celle que pratiquent [1] les Athletes est superflue & mauvaise. Car si quelques affaires obligent d'interrompre l'ordre de l'exercice auquel on s'est accoutumé, le corps s'en trouve mal; & les corps replets comme ceux de ces gens-là, vieillissent & tombent malades fort promptement. On ne doit ni trop rechercher ni trop craindre le commerce du sexe. Quand ce commerce est rare, il rend le corps plus dégagé; quand il est trop fréquent, il l'abbat. Et comme la fréquence ne se mesure pas en cette rencontre par un certain nombre, mais par le temperament, par l'âge, & pas les forces; il suffit de savoir sur ce sujet que le commerce qui n'est suivi ni de foiblesse, ni de douleur, n'est pas inutile. Le jour, il est plus dangereux; la nuit, il est plus sûr; & il faut bien se garder de manger trop incontinent après, aussi bien que de veiller ou de fatiguer. Voilà ce que doivent observer les personnes d'une forte santé, & tant qu'on est en cet état il ne faut pas faire usage mal à propos des choses qui servent à ceux qui se portent mal.

Secte Méthodique & ses dépendances dans le Siecle xl. & suivans.

CHAPITRE V.

De la Chirurgie de Celse en particulier.

Hippocrate disoit que la Médecine consistoit toute en *Addition*, & en *Soustraction*; c'est à dire, qu'elle n'avoit pour but que *d'ajoûter* ce qui manque, & de *soustraire* ou *ôter* ce qui est de trop. On suit la même maxime dans la Chirurgie, qui est une des plus considerables parties de la Médecine; mais on s'y propose d'ailleurs de *rejoindre* ce qui s'est séparé, & de *séparer* ce qui s'est joint, pour réduire par ces [2] quatre moyens chaque partie en son état naturel.

Il n'y a qu'à lire les deux derniers livres de Celse, pour voir en abregé tout ce que les Chirurgiens qui l'avoient précedé, & ceux qui vivoient de son temps avoient pratiqué de plus remarquable pour remplir les quatre indications dont on vient de parler. On va donner un extrait qui renfermera les principales ope-

1 Les Athletes étoient obligez de manger plus que les autres hommes, afin d'avoir les forces nécessaires pour supporter le violent exercice de leur profession. *Voyez ci-dessus, Part. I. Liv. 2. Chap. 8.*

2 Cette division ne se trouve pas dans Celse. Elle est tirée des écrits des Chirurgiens qui ont ecrit long-temps après lui; mais je m'en suis servi, parce qu'elle m'a paru commode pour ranger sous un ordre méthodique les operations que Celse a décrites.

Secte Méthodique & ses dépendances dans le Siecle xl. & suivans.

operations que cet Auteur décrit; mais il faut auparavant remarquer qu'il donne à la Chirurgie des bornes plus étroites que celles qu'on lui donne communément. 1 Il ne faisoit dépendre de la Chirurgie, pour me servir de ses propres termes, *que les cas où le Chirurgien fait lui même la playe, & non ceux où il la trouve toute faite.* Ou si le Chirurgien peut penser *des playes déja faites*, ou *des ulceres*, Celse croyoit que ce ne doit être que lors que dans l'une ou dans l'autre de ces maladies *la main est plus utile que les médicamens.*

Premiere Indication de la Chirurgie, qui consiste à ajoûter *ce qui manque.*

Cet article est le plus difficile de toute la Chirurgie. Cependant on verra, par ce que l'on en trouve dans notre Auteur, que de son temps on étoit déja allé presque aussi loin qu'il se puisse sur ce sujet.

Il n'y a rien qui paroisse moins possible que de rétablir un *nez*, des *oreilles*, ou des *levres* coupées. Cette difficulté ou cette impossibilité apparente n'a pas neanmoins rebuté les anciens Chirurgiens. Si un *doigt*, ou quelqu'autre partie de cette nature, composée d'os, manquoit, ils n'avoient garde d'entreprendre de la rétablir; parce qu'ils savoient bien que les os qui avoient été emportez tout entiers ne pouvoient se réengendrer. Mais l'expérience leur ayant appris que la chair & la peau se produisoient aisément & croissoient de nouveau, ils s'étoient avisez, lors que quelcun avoit eu, par exemple, le nez coupé, qui est une partie charnue à son extremité, d'en entreprendre le rétablissement.

Pour en venir à bout ils renouvelloient premierement la playe, en 2 emportant la cicatrice d'un coup de rasoir. Après cela ils faisoient deux incisions pour séparer la peau de côté & d'autre, l'amenoient ensuite vers le bas, en la tirant doucement, en sorte que les deux extrémitez de cette peau se vinssent joindre, & pussent être cousues ensemble. Que si la peau, à laquelle ils laissoient quelque chair attachée, ne s'allongeoit pas assez pour couvrir la chair de dessous, ils avoient recours à un autre moyen, qui n'étoit pas moins ingénieux. Ils faisoient sur la même peau d'autres incisions en forme de croissant, & ils les dilatoient en les remplissant de charpi, afin que les deux extrémitez de cette peau coupée ne pussent plus se réunir, & qu'il crût de la chair entre deux, qui servit à pousser embas la partie de la peau qui étoit du côté du bout du nez.

Ils faisoient de semblables incisions sur les *paupieres*, pour les allonger, lors qu'elles étoient trop courtes pour couvrir tout l'œil; ce qui arrive à ceux qui ont la maladie appellée *œil de lievre.*

Quoi que ces operations soient également difficiles & douloureuses, on conçoit que la difformité du visage & la grande incommodité que souffrent ceux qui ont le nez coupé, ou les paupieres trop courtes, peut assez naturellement les porter à souffrir tout cela. Mais lors qu'il s'agit de parties qu'on ne voit point, & lors qu'on ne sent aucune incommodité, il semble qu'on seroit ri-

1 Ceci est plus amplement expliqué ci-dessus, *Part. 2. Liv. 1. Chap. 9.* où l'on a parlé du partage de la Médecine en trois professions.

2 C'est, à mon avis, ce que Celse a voulu dire par ces mots, *in quadratum redigere*; qui signifient proprement *équarrer*, comme on équarre un soliveau. *Cels. Lib. 8. Cap. 9.*

ridicule de proposer le même remede. On trouve néanmoins que les Anciens n'ont pas fait difficulté de le proposer dans le dernier cas. *Si quelcun*, dit Celse, *ayant le gland nud, ou l'extremité de la verge découverte, souhaite*, 1 *pour la bienséance, la couvrir, c'est une chose faisable; mais plus aisément sur un enfant qu'en sur un homme fait, sur quelcun à qui cela est naturel, que sur un autre qui a été circoncis, comme cela se pratique par quelques nations &c.* Cet Auteur rapporte ensuite deux moyens pour attirer la peau embas. Le premier, qui regarde ceux qu'on a circoncis, est de séparer la peau, en faisant une incision tout autour du gland, continuant jusques au dessus de la verge; & de tirer ensuite cette peau vers le bas, en sorte qu'elle vienne couvrir le gland. Quoi que cette operation fût fort cruelle, il se rencontroit plusieurs Juifs assez patiens pour s'y soumettre, dans la vûe de cacher leur naissance & leur religion, qui les exposoit à 2 payer des impôts extraordinaires, & qui les empêchoit de parvenir aux charges de l'Empire Romain. Quelques-uns de ces malheureux avoient commencé à couvrir les marques de la *circoncision*, déja dès le temps d'Antiochus l'Illustre, comme 3 Joseph lui même le remarque, *afin*, dit cet Auteur Juif, *qu'ils ne pussent être distinguez des Grecs*, 4 *lors qu'en courant & en luttant ils seroient nuds.* Les Juifs pratiquoient encore la même chose du temps de S. Paul, 5 qui les en reprend, ou qui défend à ceux qui embrassoient le Christianisme, de couvrir les marques de la circoncision.

Secte Méthodique & ses dépendances dans le Siecle xl. & suivans.

Comme on ne voit pas que les Payens eussent le même interêt à changer la disposition de la partie dont il s'agit, lorsqu'ils l'avoient naturellement découverte, l'usage en étant toûjours le même, c'est proprement à leur égard que le *decor* de Celse avoit lieu, & il est surprenant que cette consideration les portât à souffrir une operation de cette nature. Le moyen dont on se servoit pour leur attirer le prépuce n'étoit guére moins fâcheux que le précedent. *Il falloit*, selon Celse, *tirer ce prépuce par son extremité jusqu'à ce qu'il couvrît le gland; & l'ayant lié, couper circulairement toute la peau vers le dessus de la verge, & ramener cette peau doucement embas. Il falloit en même temps remplir la playe de charpi pour la dilater, afin qu'il s'y formât de nouvelle chair qui remplit cet espace, & donnât lieu à la peau d'embas de s'étendre, & de s'allonger, précisément comme dans l'operation du nez, & de la paupiere.*

Seconde Indication de la Chirurgie, suivant laquelle on ôte ce qui est superflu, ou étranger.

La seconde Indication de la Chirurgie, qui consiste en une espece de *soustraction*, a beaucoup plus d'étendue que la précedente; parce qu'il est plus aisé d'ôter, que d'ajoûter. L'une des plus considerables operations de ce genre c'est

1 *Decoris causâ.*
2 *Sueton. in Domitiano, Cap.* 12. *Martial. Epigram.* 54. *Lib.* 6.
3 *Lib.* 12. *Cap.* 6.
4 On peut ajoûter, lors qu'en se baignant, ou en sortant du bain, le linge dont on se couvroit viendroit à tomber, ce qui arrivoit quelquefois; temoin ce vers de Martial, *Lib.* 7. *Epig.* 81.
Delapsa est misera fibula, Verpus erat.
5 *Circumcisus aliquis vocatus est, non adducat praeputium.* Epist. ad Corinth. 1. Cap. 7.

Secte Méthodique & ses dépendances dans le Siecle xl. & suivans.

c'est l'*amputation des membres gangrenez, ou pourris.* Celse prétend que lorsqu'il s'agit d'amputer, ou de couper quelque membre, comme un bras, ou une jambe qui sera gangrenée, la section se doit faire entre le mort & le vif, ensorte néanmoins qu'on emporte plûtôt du vif que de laisser du mort. Il veut que l'on scie ensuite l'os, & que l'on attire la peau embas, afin qu'elle puisse le couvrir.

On trouve aussi dans notre Auteur tout ce qui regarde l'*extraction de la pierre de la vessie.* Il y a ceci de particulier, qu'il ne vouloit pas que cette operation se fît sinon au printemps, ni sur un sujet qui eût moins de neuf ans, ou qui passât les [1] quatorze. Il décrit d'ailleurs fort amplement, & fort exactement tous les signes de la pierre, la maniere de la découvrir par [2] la sonde, & de situer le malade, pour faire l'operation. Quant à la maniere d'operer, voici comme il s'y prend. Il introduit premierement deux doigts de la main gauche dans le fondement; & pressant doucement de la droite sur le pubis, il ameine la pierre vers le col de la vessie. Après quoi il fait une incision en forme de croissant dans la peau, tout auprès du fondement; en sorte, dit-il, que les cornes du croissant regardent quelque peu les cuisses du malade, & que l'incision aille jusqu'au col de la vessie. Il fait ensuite une autre incision en travers, & sous la peau, dans la partie la plus basse, & la plus étroite de la premiere; ouvrant par cette derniere incision le col de la vessie, d'une ouverture un peu plus grande que la pierre n'est grosse, afin qu'on puisse la tirer avec moins le peine.

Après avoir décrit cette opération notre Auteur parle des accidens qui la précedent, ou la suivent, & de la diversité des pierres. Ensuite il passe à la maniere de faire cette même operation sur les femmes. S'il s'agit, dit-il, d'une vierge, il faut mettre les doigts dans le fondement, comme il a été dit, mais si c'est une femme, il faut les mettre dans la vulve. Il faut d'ailleurs faire à celles-là une incision au bas de là levre, tirant du côté gauche, & à celles-ci entre l'uretre, ou le canal de l'urine, & le pubis, en l'un & en l'autre sujet transversalement. On trouve aussi dans Celse la maniere de tirer la pierre du canal de la verge, soit avec un instrument propre, soit en faisant une incision au côté de cette partie.

A l'égard des *accouchemens*, ou de la maniere d'*accoucher les femmes d'un enfant mort*, la plus aisée & la plus naturelle, dit cet Auteur, est de tirer l'enfant par les pieds, lors qu'on peut les avoir. Mais s'il vient la tête la premiere, on ne peut délivrer la femme que par le moyen du *crochet*, que l'on plante dans un œuil, dans une oreille, dans la bouche, ou sur le front de l'enfant. S'il se présente en d'autre posture, & qu'on ne puisse pas le situer, comme on veut,

1 On trouvera l'explication de ce que Celse veut dire en cet endroit, dans Paul Eginete. *Lib. 6. Cap.* 60. Nous verrons ci-après ce que cet Auteur à encheri sur Celse, par rapport à la Chirurgie.

2 Cette sonde étoit une espece de tuyau d'airain, *fistula aenea.* On s'en servoit dans les retentions d'urine. On l'appelloit en Grec καθετὴρ, mais Hippocrate donne ce nom à une tente faite avec du charpi, que l'on introduit dans les ulceres creux. Le mot καθετὴρ signifioit d'ailleurs une espece de colier que les femmes portoient. Je trouve aussi que ce mot est employé pour désigner un certain instrument dont les Pécheurs se servoient. *Voyez Artémidore, Lib. 2. Cap.* 14.

veut, tous les moyens que Celse propose en ce cas vont à tirer l'enfant par pieces, lorsqu'il est impossible de l'avoir tout entier.

Secte Méthodique & ses dépendances dans le Siecle xi. & suivans.

Quant aux moyens de *vuider les eaux des hydropiques*, notre Auteur vouloit qu'on le fît, ou en picquant le ventre quatre doigts au dessus du nombril, du côté gauche, ou en picquant, ou perçant le nombril même, après avoir brûlé la peau, ou sans la brûler. L'instrument, qu'il employoit pour cela, étoit une espece de lancette. L'ouverture étant faite il y introduisoit une cannule d'airain, ou de plomb, par laquelle il laissoit couler d'abord la plus grande partie de l'eau. Il bouchoit ensuite la cannule, & ne tiroit chaque jour qu'environ une hémine d'eau, c'est à dire, neuf onces.

Pour la cure du *polype*, qui est une espece de *chair superflue croissant dans les narines*, il ne propose aucun autre moyen de l'emporter, que de la séparer de l'os avec un instrument trenchant, sans toucher au cartilage du nez, & de dessecher ensuite, & cicatriser la playe avec les remedes ordinaires.

Avant que de proposer la cure de la *suffusion*, ou de la cataracte, qui est, selon notre Auteur, *une petite peau, formée d'une humeur épaissie sous les deux tuniques de l'œil, à l'endroit où il y a un vuide, laquelle peau bouche la prunelle*) il désigne la grandeur, la couleur, & la consistence que cette peau doit avoir. Si la suffusion est petite, immobile, de couleur d'eau marine, ou de fer reluisant, & qu'elle laisse passer à côté quelques rayons de lumiere, il y a de l'esperance d'en pouvoir venir à bout. Mais si au contraire, elle est grande, si elle se meut aisément, si elle est de couleur de 1 cire ou dorée, si la prunelle a changé de figure, il n'y a aucun lieu à l'operation. Les conditions requises s'y rencontrant, il faut introduire une éguille justement à l'endroit qui tient le milieu entre le noir de l'œil, ou la prunelle, & l'angle le plus proche de la temple; après quoi il faut tourner cette éguille du côté de la suffusion, ou de la petite peau, que l'on tâche d'abaisser, & de retenir au dessous de la prunelle, ensorte qu'elle ne puisse plus se relever.

On void aussi dans Celse comment on *tiroit d'une playe*, toutes sortes de *fléches*, ou de *dards*. On se servoit alors pour cela d'une espece de crochet inventé par Diocles, duquel nous avons parlé dans la premiere Partie; ou bien l'on faisoit des incisions. On voit de même dans cet Auteur, comment il faut *arracher les dents*, & ce que l'on doit faire avant, & aprés l'operation.

On trouve enfin des moyens de remédier à l'*irritation que causent dans l'œuil les poils des paupieres*, lorsqu'il se tournent du côté du dedans par un relâchement de la paupiere, ou lorsqu'il en croît un second rang tourné du même côté. Le premier des moyens que Celse propose dans ce dernier cas, c'est de renverser la paupiere, ensorte qu'on puisse voir les poils qui sont au dedans, & de passer une éguille ardente, qui soit platte, sous la racine de ces poils, pour

1 J'ai suivi Mercurial, qui croit qu'il faut lire en cet endroit *cereus*, de couleur de cire, au lieu de *cæruleus*, bleu, comme il y a dans le texte de Celse. Ce qui est ajoûté immédiatement après de la couleur de l'*or*, qui est à peu près la même que celle de la cire, confirme cette correction. D'ailleurs tous les autres Auteurs conviennent, que les suffusions de couleur *bleuë*, ou comme dit Celse, de couleur d'*eau marine*, sont les plus aisées à guérir. *Vide Mercurial. Var. Lect. Lib. 5. Cap. 5.*

Secte Méthodique & ses dépendances dans le Siecle xl. & suivans.

pour les brûler, & les consumer. 1 Le second est de passer une éguille enfilée d'un double cheveu de femme par la partie extérieure de la paupiere, auprès des poils, & après que l'éguille sera passée d'engager entre les deux cheveux chaque poil qui picque; & faire qu'ils s'attachent en cet endroit, en appliquant sur le trou qu'a fait l'éguille un médicament qui resserre la partie, ce qui fera que ces poils seront dans la suite tournez en dehors. Quoi que Celse propose cette operation, il témoigne ne l'approuver pas, comme étant trop difficile & douloureuse, particulierement lorsqu'il y a plusieurs poils qui vont en dedans. Le troisième moyen qu'il employe, & qu'il regarde comme le plus sûr, remedie en même temps au relâchement des paupieres, qui est souvent la cause que les poils se tournent vers le dedans de l'œuil, comme il a été dit. Il ouvre transversalement la paupiere, & après avoir coupé ce qu'il y a de superflu, prenant garde qu'il n'y en ait, ni trop, ni trop peu, il y fait trois points d'éguille; & faisant une incision tout le long de la paupiere, sous les poils qui sont mal tournez, il les dispose en sorte qu'ils regardent le dehors.

Troisième Indication de la Chirurgie, qui est de rejoindre *ce qui est divisé.*

Cette indication se remplit aussi, par plusieurs operations. On trouve premierement dans Celse la réduction des *luxations*, & des *fractures* des os. Cet Auteur, pour ne rien omettre de ce qui peut servir au dessein qu'il a de bien instruire le Chirurgien sur cette matiere, commence par une description abregée de tous les os, qui contient leur situation, leur connexion, leur figure, leur grandeur, en un mot tout ce qu'il est nécessaire de savoir sur ce sujet, pour pouvoir remedier aux accidens qui surviennent à ces parties. C'est la même méthode qu'il suit dans les maladies de l'œil, & dans quelques autres. On ne rapportera pas ce qu'il dit à cet égard, parce qu'il n'y a que des generalitez, & qu'on traitera plus particulierement de l'Anatomie quand on en sera à Galien.

La plus considerable des operations, qui concerne les os cassez, c'est celle du *trépan*, qui a principalement lieu dans les fractures du *crane*. On peut voir ce qui a déja été dit là-dessus dans la Chirurgie d'Hippocrate. Voici comme Celse se conduisoit en cette occasion. Il vouloit premierement qu'on fît une incision en croix sur les tégumens du crane, qui allât jusqu'à l'os, dans l'endroit où l'on avoit reçu le coup qu'il supposoit avoir cassé l'os. Et comme il croyoit que l'os pouvoit aussi être cassé ailleurs, & quelquefois même dans la partie opposée, lorsqu'il ne trouvoit pas la fracture par la premiere incision, il ne faisoit point de difficulté d'en faire une autre, quand le coup étoit grand, ou quand les accidens paroissoient considerables.

Ayant découvert la fracture, ou la fente de l'os, il ne venoit pas d'abord au trépan, quoi que ce fût, comme il le remarque, la pratique des plus anciens Chirurgiens. Il vouloit qu'on appliquât auparavant sur la fente, ou sur l'os cassé, des emplâtres propres pour le crane; que l'on bandât ensuite la playe, & qu'on la pensât tous les jours une fois jusqu'au cinquième jour, qu'au sixième

1 *Voyez ci dessus, Part.* 1. *Lib.* 3. *Chap.* 28.

sixième on la fomentât avec une éponge trempée dans de l'eau chaude. Alors, s'il commençoit à croître une espece de chair dans la fracture, & que la petite fiévre qui étoit au commencement, fût ou passée, ou moindre, que l'appetit revînt, & qu'on dormît suffisamment, il vouloit que l'on continuât ce remede. Dans la suite, il rendoit l'emplâtre plus mol, y ajoûtant de l'huile rosat, afin que la chair crût plus aisément, l'emplâtre n'étant pas si astringent. Par cette méthode, dit-il, les fentes se remplissent souvent d'un certain cal, qui est comme la cicatrice de l'os, & qui sert d'une meilleure couverture au cerveau que la chair, qui croît quand on emporte une piece de l'os avec le trépan.

Secte Methodique & ses dépendances dans le Sicle xl. & suivans.

Mais, poursuit-il, si dans le commencement de cette cure la fiévre s'augmente, que le sommeil soit court, & troublé par des songes; si la playe se remplit de sérositez, & ne se nourrit pas, qu'il paroisse des glandes au col, que les douleurs soient grandes, & que le dégoût augmente; alors il faut venir à l'operation de la main, & premierement se servir du ciseau. Le 1 *ciseau* étoit un instrument semblable à celui des Menuisiers, sur le manche duquel on frappoit avec un petit marteau. Cela se faisoit ainsi pour aggrandir la fente de l'os, ou pour en emporter les bords, dans la vuë de donner issue au sang, & aux autres matieres qui sont contenues sous l'os, & qui offencent la dure mere, & pour rendre les bords unis. Quand le ciseau ne suffisoit pas, il falloit avoir recours au 2 *trépan*, qui est, dit Celse, *un instument de fer, concave, rond & long, ayant par le dessous des dents comme une scie, & au milieu un clou, ou une colomne, qui a aussi un petit cercle en son centre.* On tournoit cet instrument comme un vilbrequin, jusques à ce qu'il eût emporté une piece de l'os, ronde, selon la forme du trépan. Le clou dont on a parlé ne servant que pour affermir le trépan, afin qu'il ne variât pas dans le temps qu'on commençoit à tourner, on l'ôtoit quand l'os étoit à moitié percé, & le chemin du trépan assuré.

On avoit encore d'autres instrumens pour percer les os. Ces instrumens étoient des 3 *tarieres* dont les unes étoient semblables à celles des Charpentiers, les autres étoient fort pointues au bout, & alloient en s'élargissant jusqu'à une certaine hauteur, où elles commençoient à s'étressir insensiblement.

On se servoit particulierement de ces tarieres, pour emporter la carie des os, & quand cela ne suffisoit pas on avoit recours au feu. Je ne sai si ces mêmes tarieres n'étoient point *le trépan d'Hippocrate*. On peut voir dans Celse les autres précautions qu'il faut prendre pour trépaner, & ce qu'il faut faire après l'operation. On remarquera seulement qu'il arrosoit avec de bon vinaigre la membrane qui couvre le cerveau, afin d'arrêter le sang qui en coule quelquefois, & de resoudre celui qui demeure coagulé au dedans. Au reste cette operation peut aussi être mise sous le genre précédent, ou même sous le suivant.

Dans la réduction des autres *fractures* des os, Celse ne s'éloignoit pas beaucoup d'Hippocrate, comme on l'a remarqué ci-devant. Son procedé en general étoit d'étendre la partie dont l'os étoit cassé, de la redresser, de faire que les extremitez des pieces cassées se rencontrassent, & se rejoignissent, & enfin

1 *Scalper.*

2 *Modiolus*, en Grec χοινίκιον.

3 *Terebræ*, en Grec τρυπανα, d'où vient le mot *trépan*. Voyez ci-dessus dans la Chirurgie d'Hippocrate.

Secte Méthodique & ses dépendances dans le Siecle xl. & suivans.

enfin de les contenir en leur place, par le moyen des bandes, des compresses, des attelles, des écharpes, & d'une situation commode pour la partie.

La cure des os *disloquez* se faisoit aussi en les remettant en leur place, soit par l'adresse, & la force des mains, & quelquefois des pieds, soit par des machines propres à cela. Dans la dislocation de *l'humerus*, par exemple, on poussoit la tête de l'os déboité avec le talon. On se servoit aussi d'une échelle à laquelle on suspendoit le malade, ensorte que le dessous du bras, ou l'aisselle, portât sur l'un des échellons, & on tiroit ensuite le bras par embas jusqu'à ce que la tête de l'os qui étoit tombée sous l'aisselle, étant pressée contre l'échellon, rentrât dans le lieu où elle s'emboite naturellement, & d'où elle étoit sortie. On se servoit, dans la même vuë, d'une poutre qu'on arrondissoit, & qu'on garnissoit par dessus en un endroit qui pressoit justement contre la tête de l'os, & on suspendoit après cela le malade, comme dans l'operation précedente. On trouve tous ces moyens, & divers autres dans Hippocrate. Cet ancien Médecin se servoit entr'autres instrumens, d'une machine qu'il appelle simplement 1 *un bois*, sur laquelle il faisoit étendre la partie disloquée, afin de la pouvoir allonger, ensorte que la tête de l'os disloqué revînt vis à vis du lieu de son emboitement. Cela se faisoit par le moyen des courroies qui s'attachoient d'un côté au bois, & de l'autre à la partie, & qui s'étendoient, ou se relâchoient plus ou moins, & selon la nécessité, par une espece de *levier*, ou *mousle*. On coupe court sur cette matiere, aussi bien que sur celle des fractures, & on s'en tient à des géneralitez, tant pour éviter la longueur, que parce que c'est la partie de toute la Chirurgie qui a le moins changé.

La *réunion* des parties divisées n'a pas lieu seulement à l'égard de celles qui sont *dures*, comme les os. Celles qui sont *molles* en ont aussi besoin. Dans les *playes*, par exemple, où la chair est coupée, ou divisée, la principale indication est de la réunir, ou d'en rejoindre les bords séparez. La Nature fait quelquefois seule cette réunion; d'autres fois on l'aide par l'application des médicamens propres à cela. Mais lors que les bords de la playe se trouvent trop éloignez, ou qu'elle est trop grande, on est obligé, selon Celse, d'employer la *suture*, c'est à dire, la couture, ou la *boucle*. Pour en venir là, notre Auteur veut qu'on nettoie, & qu'on essuie bien la playe; & si elle peut se rejoindre par la suture, que l'on se serve pour ce sujet d'une éguille enfilée de fil de lin; & que l'on fasse suffisamment de points pour retenir les bords. Que si les bords ne peuvent pas s'approcher assez près l'un de l'autre, pour pouvoir faire la suture, il entend que l'on se serve de la *boucle*.

Cette 2 *boucle* de Celse a fait beaucoup de peine aux Savans modernes, & a donné lieu à diverses disputes. Comme l'usage des *boucles de métal*, de toutes sortes de figures, a été anciennement fort commun, qu'il y a un grand nombre d'Auteurs qui en parlent, & qu'on en trouve encore aujourd'hui plusieurs dans les cabinets des Curieux, qui sont fort anciennes, cela a fait que plusieurs Médecins & Chirurgiens, d'ailleurs très-habiles dans leur art, & très-versez dans

1 Ξύλον. *Lib. de Articul. Sect.* 6. On trouve dans Galien, & dans Oribase une plus ample description de cette machine, & de toutes les autres, avec les figures.

2 *Fibula*, ἀγκτήρ.

dans la lecture des Anciens, ont cru que la boucle de Celse étoit aussi de métal. Ils se sont imaginez qu'elle se faisoit avec du fer qu'on rendoit pointu, & courbé des deux bouts pour le pouvoir ficher de côté & d'autre dans les bords de la playe, afin de les rapprocher. Mais ils se sont trompez en confondant 1 *la boucle qui servoit anciennement pour les habits*, avec *la boucle des Chirurgiens*. Il n'y a pas, ce me semble, à hésiter sur le sentiment de 2 Rhodius, qui croit que la simple *suture*, & la *boucle Chirurgicale* étoient la même chose, quant à leur matiere. Cette boucle, à ce que dit cet Auteur, n'étoit point de metal, mais de *fin de lin*, & elle ne differoit point de la suture que les Chirurgiens François appellent *entrecoupée*. Cette suture se fait en passant une éguille enfilée d'un double fil, par les deux bord de la playe, commençant par le milieu; & après avoir fait un nœd, coupant le filet un peu au dessus, & continuant ensuite de faire des points d'éguille, & des nœuds de distance en distance. plus près, ou plus loin, selon qu'il est nécessaire. Ce que l'on vient de dire explique en même temps ce que Celse a entendu par le mot *Acia*, qu'il emploie pour marquer la matiere dont la boucle devoit être faite, qui n'étoit autre chose que du *fil de lin*, ou *de chanvre*. Les Italiens disent encore aujourd'hui *una matassa d'accia*, pour dire *un écheveau de fil*. Comme ce mot Latin ne se trouve que dans deux autres Auteurs qui ne l'expliquent pas, non plus que Celse, c'est ce qui a donné tant de peine à le deviner. La supposition que quelques-uns ont faite que ce devoit être une espece de *fil de fer*, a fait regarder la Chirurgie ancienne, qui étoit d'ailleurs assez cruelle, comme l'étant beaucoup plus, pour la grande douleur que l'on concevoit, avec raison, que ce fil de fer devoit causer aux blessez, en demeurant planté dans leurs playes.

Secte Méthodique & ses dépendances dans le Siecle xl. & suivans.

Celse rapporte encore une autre maniere de coudre les playes, qui est particuliere à *celles du ventre*. Après avoir remis en leur lieu les boyaux qui sont sortis, & coupé ce qui se peut trouver d'alteré dans *l'omentum*, il faut, selon notre Auteur, faire une coûture qui prenne dans le péritoine, & dans la peau, de la maniere suivante. On prend deux éguilles enfilées chacune d'un double fil de lin; on en tient une de chaque main; & commençant par le péritoine, qui doit être cousu le premier, on passe l'éguille de la main gauche dans le côté droit de la playe par son extremité, & l'éguille de la droite dans le côté gauche; ensorte que l'une & l'autre éguille entre par le dedans du péritoine, & sorte par le dehors, & que par ce moyen la pointe de l'éguille soit toûjours éloignée des boyaux. Les deux côtez étant retenus chacun par un point d'éguille, il faut changer les éguilles de main, ensorte qu'on tienne de la gauche celle qu'on tenoit de la droite, & de la droite celle que l'on tenoit de la gauche, & faire un autre point avec ces deux éguilles comme la premiere fois. Il en faut faire ensuite un troisième, un quatrième, & ainsi consecutivement, changeant toûjours les éguilles de main, jusqu'à ce que l'ouverture du péritoine soit toute cousue, & fermée. Après cela il faut passer le même fil, & les mêmes éguilles dans la peau, & la coudre comme on a cousu le péritoine; la

1 *Fibula vestiaria.*

2 *Vide Rhodium de Acia*, & Turnebi Adversaria, Lib. 17. Cap. 21. Nunes & Chiflet ont aussi écrit sur cette matiere, mais il ne sont pas de son avis.

Secte Méthodique & ses dépendances dans le Siecle xl. & suivans.

la pointe de l'éguille venant toûjours du dedans au dehors, & chaque éguille changeant toûjours de main, à chaque point que l'on fait. Ces coûtures étant achevées, on applique sur la partie des médicamens, qui servent à réunir, & à consolider les playes. Il faut encore observer que les points d'éguille doivent se faire plus près les uns des autres, qu'on ne les fait en d'autres parties; parce que le fil se peut rompre par le mouvement du ventre, & que cette partie est moins sujette aux inflammations que les autres.

Les *Ulceres* sont souvent une suite des playes, lors qu'elles ne sont pas bien traitées, ou lors qu'elles tardent trop à se fermer; d'autres fois les ulceres suivent les abscès; mais ni les uns ni les autres ne sont pas du département que Celse assigne à la Chirurgie tant qu'il ne s'agit pas de les guérir par quelque operation de la main. C'est pourquoi cet Auteur propose séparement la cure des ulceres dans les livres où il traite de la Pharmaceutique, & où il parle des onguens, des emplâtres, du charpi, des tentes, & des autres moyens dont on doit se servir pour les nettoyer, les incarner, les consolider. Mais comme tous ces moyens se trouvent quelquefois inutiles, & qu'il y a des ulceres qui demandent nécessairement la main du Chirurgien, Celse enseigne aussi en particulier la maniere de les guérir par l'operation. Entre ces derniers ulceres il n'y en a point de plus considerables que *les fistules*. On appelle ainsi les ulceres profonds, ou qui s'étendent fort loin comme une espece de 1 canal, & qui sont d'ailleurs durs & calleux par leurs bords, & tout le long de leur cavité. Toutes les parties du corps sont sujettes à ces ulceres, dont la cure en général consiste, selon Celse, à introduire 2 une sonde, propre pour cela, dans la fistule, & à ouvrir cette fistule en coupant la peau, & la chair qui se trouvent sur la sonde, particulierement lors que la fistule a comme diverses branches, il les faut de même toutes ouvrir; & lors que l'on est arrivé au fond, il faut couper ce qu'il y a de calleux tout autour. On doit ensuite coudre l'ouverture en faisant la suture *entrecoupée* dont il a été parlé, & appliquer enfin par dessus un médicament pour consolider. Lors que la fistule est fort profonde, il faut pareillement la suivre autant qu'on le peut, & l'ayant ouverte faire la même suture, & appliquer les mêmes médicamens. Mais si la fistule va aboutir à un os, & que cet os soit carié, il faut emporter la carie avant que de faire fermer la fistule. Dans les fistules de la poitrine, par exemple, ou dans celles du *dos*, il faut couper, ou retrancher l'endroit de la côte qui est carié, avant que d'entreprendre de la fermer. Les fistules du *ventre* doivent être traitées comme les autres, en ouvrant le long des tegumens jusqu'à ce que l'on trouve le fond; & en recousant ensuite la playe; quoi que le mouvement continuel de cette partie rende la cure difficile.

Les fistules de *l'anus* demandent une cure particuliere. Il faut premierement introduire une sonde jusqu'au fond, & faire en cet endroit une incision par laquelle on puisse tirer la sonde par sa pointe, & faire passer par la même ouverture un fil de lin retors en trois ou quatre doubles que l'on aura enfilé à l'autre bout de cette sonde, qui doit être percé comme une éguille. On nouëra ensuite

1 *Fistula* signifie un canal; ou un tuyau.

2 On l'appelloit en Latin *Specillum*, & en Grec μήλη.

suite les deux extrémitez du fil, ensorte qu'il soit lâche; & qu'il ne serre point la chair ni la peau qui sont entre-deux. Cependant le malade pourra se promener, & vaquer à ses affaires, comme s'il étoit en parfaite santé. Il aura seulement soin de faire remuer le fil deux fois le jour, pour faire entrer dans la fistule la partie de ce fil qui étoit déhors, prenant garde qu'il ne se pourrisse pas; ce que l'on peut prévenir en attachant tous les trois jours de nouveau fil au vieux, & en laissant ce nouveau fil dans la fistule. De cette maniere tirant tous les jours ce fil, la chair & la peau qui sont entre les deux bouts se coupent peu à peu; & ce que ce fil ne touche plus, se guérit pendant que le reste se consume. Cette cure, ajoûte notre Auteur, est longue, mais elle est sans douleur. Ceux qui sont plus pressez de guérir, serrent fortement la peau avec le fil, & introduisent encore pendant la nuit dans la fistule une 1 *tente* enduite de quelque médicament qui attenue la chair, & la peau, en même temps que la tente presse, & dilate cette chair, & cette peau pour les faire plus aisément rompre. Mais cela est douloureux, aussi bien que la méthode de ceux qui enduisent le fil de médicamens rongeants pour consumer le cal.

Secte Méthodique & ses dépendances dans le Siecle xl. & suivans.

Si la fistule est profonde, & qu'elle ait divers *sinus*, ou divers canaux, il faut alors se servir du scalpel, ou du rasoir, de cette maniere. Après avoir poussé la sonde jusqu'au fond, il faut faire sur la peau deux incisions paralleles, proches l'une de l'autre, ensorte néanmoins qu'il reste entredeux 2 une *petite langue* qui empêche que les deux bords ne se réunissent d'abord, & afin de pouvoir mettre un peu de charpi dans la playe; après quoi il faut faire la même chose que l'on fait dans la cure des abscès. Mais s'il y a plusieurs sinus qui viennent répondre à une seule ouverture, il faudra ouvrir avec le scalpel la premiere fistule qui va en ligne droite, & passer ensuite un fil de lin dans les fistules laterales qui seront decouvertes. Que s'il y en a quelqu'une qui penetre si avant qu'on ne puisse pas y porter sûrement le fer, on y introduira une tente.

Quant

1 *Ex penicillo tenuia quædam intus demittere*, (*Lib.* 7. *Cap* 4.) Celse emploie ici le mot *penicillus*, dont il se sert ailleurs, pour designer une *compresse*, ou un petit linge plié en trois ou quatre doubles, que l'on met sur l'ouverture de la veine après avoir tiré du sang. On trouve aussi dans Scribonius Largus *penicillo abstergere*, pour dire *nettoyer avec un petit linge*, de maniere que *penicillus* signifie *un petit linge*. Ce qui m'a obligé de traduire ici ce mot par celui de *tente*, c'est parce qu'il est impossible d'introduire un linge dans la fistule de l'anus, si ce linge n'est formé comme une tente: ce que Celse explique lui même par la suite de son discours, & dans le passage suivant; *Satis est*, dit notre Auteur, *papyrum intortum*, *vel aliquid ex penicillo in modum collyrii adstrictum eo illinire*. (*Lib.* 5. *Cap.* 28.) Nous apprenons de ce passage que les tentes s'appelloient *Collyria*, (*Voyez ci après*, *Part.* 3. *Liv* 2. *Chap.* 1.) & qu'on les faisoit, on avec du linge, ou avec de l'écore nommée *papyrus*, dont les Anciens se servoient pour écrire. On y employoit aussi d'autres matieres, comme du *charpi*, en Latin *linamentum*, en Grec ξύσμα ἢ τίλμα ὀθονίων, & de la *mêche* de lampe. Les tentes s'appelloient encore autrement *turundæ* en Latin, & μοτοὶ, ou μοτὰ, & μοτάρια en Grec. Celles qui se faisoient avec le linge, ou le *papyrus*, étoient appellées μοτοὶ στρεπτοὶ, c'est à dire, tentes tournées, ou tordues, ou entortillées. Celles qui se faisoient avec le charpi se nommoient μοτοὶ τιλτοὶ, ou ξυστοὶ, parce que le charpi se faisoit en raclant le linge, ou en tirant les fils; ces mots pouvoient aussi signifier du simple charpi. Enfin celles qui étoient composées de mêche s'appelloient μοτοὶ ἐλλυχνιωτοὶ. On donnoit aussi aux *pessaires* le nom de μοτοὶ πριαπισκωτοί. *Voyez ci-dessus*, *Part.* 1. *Liv* 3. *Chap.* 27. On faisoit encore des tentes avec des masses d'emplâtres. *Voyez Cels. Liv.* 5. *Chap.* 28.

2 *Habenula.*

Secte Méthodique & ses dépendances dans le Siecle xl. & suivans

Quant aux fistules *lacrymales*, qui sont de petits ulceres qui viennent à l'angle intérieur de l'œil, & qui rendent continuellement une espece de pus clair, si elles vont jusqu'à l'os, il faut, selon Celse, cautériser cet os, & en procurer l'exfoliation, après avoir ouvert la fistule jusqu'au fond.

On trouve aussi dans notre Auteur la maniere de traiter les 1 *hernies*, qui sont des tumeurs causées par la rupture, ou le relâchement du péritoine, qui est suivi de la chute du *boyau*, ou de *l'omentum*, ou de tous les deux ensemble, dans *l'aine*, ou dans le *scrotum*. On comprend sous ce même genre les tumeurs des *testicules* causées, ou par les veines de leurs tuniques, qui s'enflent quelquefois beaucoup, & qui deviennent variqueuses; ou par une espece de chair qui y croît; ou par une humeur, ou des vents qui s'amassent insensiblement entre ces mêmes tuniques.

Notre Auteur, pour mieux faire entendre ce qu'il se propose de dire sur la cure de ces maladies, donne premierement une description Anatomique des parties qu'on a nommées, qui revient à ceci. Les *testicules*, qui sont une espece de glandes, n'ayans de sensibilité que par le moyen des membranes qui les couvrent, pendent aux aines, chacun par un 2 *nerf*, qui est appellé en Grec *crémastere*, c'est à dire, *suspenseur*, & qui est accompagné d'une veine & d'une artere. Ce nerf & ces vaisseaux, aussi bien que les testicules eux-mêmes, sont couverts d'une membrane, ou tunique déliée nerveuse, & blanche, & que l'on nomme la tunique *elythroïde*. Par dessus cette tunique il y en a une autre plus forte, & qui est fortement attachée à la premiere par sa partie intérieure, on l'appelle *dartos*. Il y a d'ailleurs plusieurs petites membranes, ou fibres qui entrelassent les vaisseaux, & les parties dont on a parlé. Outre ces deux enveloppes propres à chaque testicule, il y en a une troisième commune a tous les deux, qui est exterieure, & qu'on appelle *scrotum*. Cette derniere tunique est legerement adhérente par dessous à celle du milieu.

Sous cette tunique naissent presque toutes les maladies ci-dessus mentionnées; dont la cure en général consiste à faire une incision soit dans l'aine soit dans le scrotum, plus ou moins profonde, selon que le mal se trouve sous la premiere, sous la seconde, ou sous la trosième tunique. Le but que l'on se propose par cette incision est de découvrir le siege du mal, afin de pouvoir ensuite, ou évacuer l'humeur superflue qui est contenue entre les tuniques; ou détacher les excrescences de chair qui s'y forment; ou dessécher, & flêtrir les vaisseaux variqueux, en les séparant, en les coupant, & en les liant. Cette incision se fait encore pour pouvoir remédier à la chute de *l'intestin*, ou de *l'omentum*, ou de

1 Hippocrate appelle toutes ces especes de tumeurs κῆλαι. Les Latins les nommoient *Hernia*, Hernies. Du temps de Celse, on avoit déja commencé d'en distinguer les especes par des noms particuliers. Celle qui étoit causée par la chute du boyau s'appelloit ἐντεροκήλη. Celle qui venoit de la chute de l'omentum s'appelloit ἐπιπλοκήλη. Celle qui ne descendoit pas plus bas que l'aine s'appelloit βουβωνοκήλη. Celle qui étoit causée par l'enflure de veines des testicules étoit nommée κιρσοκήλη, & en Latin *Ramex*. Lors qu'il croissoit de la chair superflue sur les testicules on appelloit cela σαρκοκήλη. S'il s'amassoit de l'eau dans leurs tégumens, la tumeur étoit alors nommée ὑδροκήλη. Le nom Latin *hernia* est particulier aux deux, ou aux trois premieres especes. Ce nom avoit quelque chose de honteux, selon la remarque de Celse.

2 Ce que Celse appelle un *nerf* est un muscle, comme on le verra dans l'Anatomie de Galien.

de *tous les deux* ensemble, qui tombent quelquefois dans l'aine, & quelquefois dans le scrotum. Il faut pour ce sujet rétrecir, ou clorre l'endroit où les tuniques internes dont on a parlé, & qui sont des productions du péritoine, se trouvent, ou trop dilatées, ou rompues, & laissent descendre l'intestin, ou l'omentum qu'elles retenoient: voici comme on y procede. On fait premierement une incision au scrotum, ou à l'aine, mais plus souvent à l'aine. Ayant par ce moyen découvert la tunique moyenne, que nous avons appellée 1 *dartos*, qui est proprement celle qui retient l'intestin, & où la dilatation, ou la rupture se font, on releve cette tunique avec un petit crochet, ou on la tire en haut pour l'éloigner de l'intestin qui est dessous. Ensuite on l'ouvre par une incision, & après l'avoir ouverte, & avoir séparé les fibres qui l'attachent à la tunique inferieure, qui revêt la veine, & l'artere dont on a parlé, aussi bien que le testicule, on repousse l'intestin en haut; on cout, ou on lie fortement cette tunique pour la rendre plus étroite, & plus resserrée à l'endroit où l'intestin tomboit, & on coupe ensuite ce qu'il y a de superflu, laissant pendre hors de la playe le fil qui a servi pour la ligature. Cela étant fait, Celse veut qu'on enleve une *petite langue* de peau autour de l'ouverture de la playe, afin de l'aggrandir, & de procurer par ce moyen une plus forte cicatrice. On recout enfin la playe, & on y applique les médicamens qui servent à consolider.

Secte Méthodique & ses dépendances dans le Siecle xl. & suivans.

Notre Auteur parle aussi de l'hernie du *nombril*, mais il ne la met pas au rang des autres, & ne lui donne pas le même nom Il l'appelle simplement éminence, ou élevation du nombril, *umbilici prominentia*. Il fait voir qu'il y en a de diverses sortes, & que cette éminence est causée tantôt par l'intestin qui tombe dans une cavité, qui se fait par la dilatation du nombril; tantôt par l'omentum, tantôt par une humeur, ou une eau qui s'amasse au même endroit, tantôt par de la chair qui y croît, & qui se corrompt quelquefois, en sorte que la tumeur devient chancreuse; tantôt enfin par les vents. Cette derniere espece ne se peut point guérir. Les autres se guérissent en retranchant ce qu'il y a de superflu soit de la chair, soit de la cavité du nombril, & en y faisant de fortes ligatures Mais Celse regarde cette operation comme fort délicate, & il avertit qu'elle ne peut se faire qu'avec les mêmes précautions que l'on apporte pour tailler ceux qui ont la pierre.

Il fait aussi mention d'une maladie qui a du rapport avec l'hernie *charneuse*. Il appelle cette maladie *le nerf durci*, ou *la dureté du nerf*. Il y a de l'apparence qu'il veut parler du *muscle cremastere*, auquel il donne, comme on l'a vu, le nom de nerf. Cette maladie ne se peut, dit-il, guérir ni par les médicamens ni par l'operation. Les accidens sont une fiévre ardente, des vomissemens de bile verte, ou noire, une langue seche, des sueurs froides qui sont suivies de la mort.

1 Les Anatomistes qui sont venus après Celse, particulierement les modernes, n'appellent proprement *dartos* que la tunique qui revêt le testicule. Ce qui est plus haut que le testicule, quoi qu'il soit connexe au dartos est appellé *processus*, c'est à dire, *dépendance*, du péritoine.

Quatriè-

Secte Méthodique & ses dépendances dans le Siecle xI. & suivans.

Quatrième Indication de la Chirurgie, qui est de séparer *ce qui étoit joint, ou* d'ouvrir *ce qui étoit clos.*

La quatrième Indication, qui est opposée à la précedente, a lieu dans toutes les *tumeurs* qu'il s'agit d'ouvrir, & dans toutes les occasions, ou il faut faire des incisions. Les Anciens employoient pour cela les 1 *lancettes*, & les *scalpels*, ou *rasoirs*, qui sont des especes de couteaux, droits ou courbes, larges, ou étroits, trenchans d'un côté seulement, ou de tous les deux, pointus, ou obtus &c. sans compter les *scies*, & les *trépans*, ou *tarieres* dont on a parlé ci-devant, & qui servent à scier, ou couper, ou percer les os. Toutes les manieres de *brûler*, ou de *cautériser*, avec les instrumens propres à cela, appartiennent aussi à ce genre. Elles avoient lieu, soit à l'égard des chairs, saines, ou corrompues, soit à l'égard des os cariez.

Dans la maladie appellée *Ancyloblepharon*, qui est lors que les paupieres se collent, & s'attachent contre le blanc de l'œil, ensuite des ulceres de ces parties, qui n'ont pas été bien traitez, notre Auteur propose de séparer la paupiere avec le trenchant du scalpel, ensorte qu'on ne coupe rien ni de la paupiere ni du blanc de l'œil. Si l'on ne peut mieux faire, ajoûte-t-il, que l'on coupe plûtôt de la paupiere, que du blanc de l'œil, & que l'on oigne ensuite ces parties avec des médicamens propres à dessecher, ayant soin de relever souvent la paupiere, de peur qu'elle ne s'attache derechef. C'est la méthode d'Héraclide Tarentin; mais *je ne me souviens pas*, dit-il, *d'avoir vu quelcun guérir par ce remede.* Meges, poursuit il, avoit beaucoup essayé d'autres moyens pour venir à bout de ce mal, sans avoir pu réussir; parce que la paupiere revient toûjours à se coller, quoi que l'on puisse faire. On a parlé ci-devant d'Héraclide de Tarente, que l'on a compté entre les Médecins Empiriques. Quant à Meges, c'étoit un fameux Chirurgien qui vivoit un peu avant Celse, sous Auguste, & dont on parlera dans la suite.

Les vieilles *fluxions sur les yeux*, qui les rendent tendres ou chassieux, & rouges, ont obligé les Anciens à tenter toutes sortes de moyens pour se délivrer de cette maladie, qui pour être commune n'en est pas moins opiniâtre. L'on a déja remarqué dans la Chirurgie d'Hippocrate, que ce Médecin propose divers grands remedes pour cela, tels que sont les *cauteres* & les *incisions* de la tête. Celse s'étend beaucoup sur ce sujet & le traite fort exactement.

Il est impprtant, dit cet Auteur, de discerner par quelles veines est apportée 2 la pituite qui se verse sur les yeux, & de conoitre si c'est par les veines qui sont

1 On peut consulter l'Onomasticon de Pollux sur les noms des divers instrumens des Chirurgiens.

2 *Pituita.* Celse regarde la pituite comme la cause de la *chassie*, & il appelle même cette maladie *pituita oculorum* (Liv. 7. Chap. 7. Sect. 15.) Ce passage de notre Auteur me donne l'occasion d'expliquer ici un vers d'Horace que l'on n'a pas entendu. Voici de quelle maniere ce Poëte finit une épitre qu'il adresse à Mécénas, (*Epistol.* 1. *Lib.* 1.

Ad summum, sapiens uno minor est Jove, dives,
Liber, honoratus, pulcher, rex denique regum,
Præcipuè sanus, nisi cùm pituita *molesta est.*

La pituite dont il veut parler est celle qui tomboit sur ses yeux. Il faut traduire ainsi le derniers vers: *Enfin le sage se porte toûjours bien, si ce n'est qu'il soit chassieux.* Horace après avoir fait l'eloge des Sages, ou des Philosophes Stoïciens, du nombre desquels il se met, & après avoir dit qu'ils

sont entre la peau & le crane, ou par celles qui sont entre le crane & la premiere membrane du cerveau. On peut, ajoûte-t-il, guérir ceux qui sont dans le premier cas, mais non pas les autres. Pour conoitre ce qu'il en est, Celse veut que l'on rase premierement la téte, & qu'ayant appliqué sur le devant, dans l'espace qui est entre le sommet & les sourcils, un cataplâme tel qu'on a accoutumé d'appliquer pour suspendre la fluxion, l'on regarde si les yeux sont secs. S'ils le sont, c'est une preuve que la fluxion se fait par les veines qui sont sous la peau; mais s'ils demeurent humides, l'on en doit inferer que l'humeur vient par les veines du dedans. Que si l'inflammation diminue, sans être entierement arrêtée, on juge par là que la pituite vient par les unes & par les autres de ces veines, & on n'entreprend point non plus la cure.

Secte Méthodique & ses dépendances dans le Siecle xI. & suivans.

Le nombre de ceux qui sont chassieux par le dégorgement des veines du dehors étant le plus grand, on peut, selon notre Auteur, soulager la plûpart de ceux qui sont sujets à cette incommodité. Il ajoûte que cette raison avoit obligé non seulement les Grecs, mais encore plusieurs autres nations à récourir aux remedes dont on va perler, & qui sont ceux qui se pratiquoient le plus communement & le plus generalement dans presque tous les endroits du monde.

Ces remedes, pour être communs, n'étoient pas moins douloureux. Le plus simple de tous étoit de brûler en divers lieux les veines des temples, après avoir fait une incision pour les découvrir. Quelques Médecins Grecs, poursuit notre Auteur, vouloient que l'on fit jusqu'à neuf incisions à la tête; deux sur le derriere, qui fussent paralleles, & une qui les coupât perpendiculairement, deux au dessus des oreilles, & une autre qui prît aussi au travers, & enfin trois autres entre le front & le sommet de la tête, qui fussent toutes trois paralleles.

D'autres tiroient ces lignes tout droit depuis le sommet jusqu'aux temples; & conoissans, par le mouvement des machoires, en quel endroit sont les muscles qui les soutiennent, auxquels ils ne vouloient pas toucher, ils ne coupoient en cet endroit que la peau. Après cela ils dilatoient leur incision & la remplissoient de charpi, afin d'empêcher par ce moyen que les deux extrémitez de la peau ne pussent plus se rejoindre, à cause de la chair qui croissoit entre-deux, & qui servoit à resserrer les veines par lesquelles ils croyoient que l'humeur se versoit sur les yeux.

Quelques-uns marquoient avec de l'encre deux lignes qu'ils tiroient du milieu d'une oreille jusqu'au milieu de l'autre oreille, & ayant tiré une autre ligne depuis le dessus du nez jusqu'au sommet de la tête, ils faisoient une incision à l'en-

qu'ils jouïssent de tous les biens que l'on peut souhaiter, même de la santé, qui est un des plus grands, ajoûte, qu'elle ne leur manque pas non plus, *à moins*, dit-il, *qu'ils ne soient chassieux*, *comme je le suis*. Cette conclusion, à quoi l'on ne s'attendoit pas, est pour faire rire Mécenas, & particulierement pour se mocquer des Prétendus avantages des Stoïciens, que ce Poëte tourne souvent en ridicules, quoi qu'il témoigne en d'autres endroits les vouloir suivre. La raillerie est d'autant plus fine qu'il semble qu'Horace se raille lui même; mais comme il ne se raille qu'en qualité de Sectateur des Stoïciens, cela tombe principalement sur ces Philosophes, qui étoient assez fous pour soutenir que rien ne troubloit leur bonheur, ou leur indolence, & qu'ils étoient insensibles aux plus grands maux, même aux douleurs que causent les maladies. Horace retenoit de la Philosophie Stoïcienne ce qu'il y trouvoit de meilleur, & rejettoit le reste, ne s'attachant point à un parti plûtôt qu'à l'autre: *Nullius addictus jurare in verba magistri*, comme il le dit au commencement de cette Epitre.

Secte Méthodique & ses dépendances dans le Siecle xI. & suivans.

à l'endroit où ces deux lignes se coupoient. Cela étant fait ils laissoient couler du sang pendant quelque temps, & brûloient ensuite le crane dans le même lieu; ne laissant pas d'ailleurs de brûler les veines qui paroissoient éminentes aux temples, & entre le front & le sommet de la tête. Mais dans les sujets, où les veines se trouvoient si minces & si profondes qu'on ne pouvoit les séparer de la chair, pour les brûler, ils passoient une ligature autour du col, & l'ayant serrée médiocrement pour faire enfler ces veines, ils marquoient avec de l'encre, celles qui se montroient dans les temples & entre le front & le sommet. Après qu'ils les avoient marquées il en tiroient du sang, & les brûloient legérement avec de petits fers, vers les temples, de peur d'offencer les muscles dont on a parlé, mais profondément entre le front & le sommet, ensorte qu'il se séparât une esquille de l'os.

Les *Africains* brûloient aussi le sommet de la tête jusqu'à l'os, pour en faire tomber une esquille. Mais notre Auteur approuve particulierement la pratique qui avoit cours dans la *Gaule Chevelue*, où l'on choisissoit les veines dans les temples & sur le sommet de la tête, pour les séparer ensuite de la chair & les couper.

Voilà ce qu'on avoit à remarquer touchant la Chirurgie de Celse, dont on n'a rapporté que les principales operations, par lesquelles on peut voir quelle étoit sa méthode & la pratique de ces temps-là.

CHAPITRE VI.

Jugement des Anciens & des Modernes touchant Celse.

CEt Auteur a été beaucoup estimé, même dans le siecle où il a vécu, & on ne l'a pas moins consideré depuis. *Columella*, qui étoit à peu près son contemporain, ou qui l'a suivi de près, le met au rang 1 *des plus fameux Auteurs de ce temps-là;* & *Pline* le compte entre ceux dont il a tiré ce qu'il rapporte dans son Histoire Naturelle. Celse est aussi cité par *Quintilien* en divers endroits, principalement sur des matieres de Rhétorique; & quoi que ces citations ne semblent pas être avantageuses au premier en ce que ce ne sont le plus souvent que des réfutations de ses sentimens, cela ne laisse pas de lui faire honneur. Un aussi excellent Rhéteur qu'étoit Quintilien ne se seroit pas donné cette peine, si Celse n'avoit pas été regardé comme un grand Maitre dans l'Art dont on vient de parler.

On répondra sans doute que si Quintilien avoit eu de l'estime pour notre Auteur il n'auroit pas dit ailleurs en termes exprès, que c'étoit 2 *un esprit médiocre.* Mais il faut remarquer qu'il ne parle de cette maniere qu'en le comparant avec Homere, Platon, Aristote, Caton, Varron, Ciceron, les plus grands hommes qu'il y ait jamais eu tant parmi les Grecs que parmi les Romains; ensorte que la seule pensée de le mettre en parallele avec eux est fort glo-

1 Jul. Atticus, & C. Celsus, celeberrimi ætatis nostræ Scriptores. *Columell. Lib.* 3. *Cap.* 17.

2 On a cité ci-devant ce passage de Quintilien, au commencement du Chapitre quatriéme.

Secte Méthodique & ses dependances dans le Siecle xi. & suivans.

glorieuse à Celse, tout médiocre qu'on le fasse au prix de ceux avec qui on le compare. S'il n'a pas égalé les plus grands Auteurs qui avoient écrit avant lui sur les Arts Liberaux, c'est beaucoup qu'il en ait approché; & on lui peut fort bien appliquer ce que Quintilien dit un peu plus bas: *Verùm etiam si quis summa desperet, tamen est, ut Cicero ait, pulchrum in secundis tertiisque consistere.* Si l'on ne peut tenir le haut bout, il y a néanmoins de la gloire d'être compté au second ou au troisième rang. Ce qui augmente d'ailleurs l'estime que l'on doit avoir pour Celse, c'est qu'il avoit traité de tous les Arts dont on vient de parler, & qu'il avoit eu assez de courage pour entreprendre lui seul une tâche qui étant partagée entre plusieurs personnes n'auroit pas laissé d'être fort chargeante. Cette entreprise paroit si belle à Quintilien qu'il ne peut s'empêcher de dire, que notre Auteur mérite que l'on croye qu'il a su tout ce qu'il faut savoir sur chacune des choses dont il a traité, quand il n'y auroit que cette raison qu'il a osé former le dessein d'écrire de tant de matieres differentes; *dignus, vel ipso proposito, ut illum scisse omnia illa credamus.*

On trouve une ancienne épigramme Latine où Celse parle de cette matiere.

Dictantes Medici quandoque & Apollinis artes
Musas Romano jussimus ore loqui.
Nec minus est nobis per pauca volumina fama
Quàm quos nulla satis Bibliotheca capit.

C'est à dire: *En dictant l'art d'Apollon le Médecin*, ou en écrivant sur la Médecine, *j'ai obligé les Muses à parler Latin. Je n'ai pas moins acquis de réputation par le peu de volumes que j'ai composez que ceux qui ont fait un si grand nombre de livres que les Bibliotheques ont peine à les contenir.* Il y a de l'apparence que cette épigramme n'est pas entiere. Ces mots *quandoque &*, par où elle commence, marquent que c'est la suite d'un discours précedent. Il se peut que l'on eût auparavant fait l'éloge des autres ouvrages de Celse qui ne concernent pas la Médecine.

Entre les Auteurs modernes qui ont loué Celse on doit principalement citer [1] un très-habile Professeur en Médecine & en Chirurgie, qui donnoit ce conseil à ses Ecoliers: *Celse*, disoit-il, *est admirable à tous égards. Vous devez avoir nuit & jour ses écrits entre les mains.* [2] D'autres semblent n'avoir eu d'estime que *pour sa latinité*, & *avoir fait plus de cas de son beau langage que de sa Médecine.* Ceux qui ont fait ce jugement se sont fondez sur ce qu'à leur avis notre Auteur *s'étoit trop attaché à Asclépiade.* Ils ont pu en juger comme il leur a plu. Il s'agissoit de choses qui regardent leur profession, & ils ont gardé quelques mesures.

Mais on ne sauroit s'empêcher de trouver étrange que Saumaise, qui n'étoit point Médecin, quoi qu'il fût d'ailleurs très-savant, soit venu à cet excès de parler de Celse comme d'un homme [3] *tout à-fait ignorant dans la Médecine.* Ce jugement

1 Fabricius ab Aquapendente *in Chirurg. dentium.*

2 Joh. Heurnius in Method. Stud. Medic. Cap. 5.

3 Celsus ἀνιατρολόγητος, quod arguunt innumeri errores quos incurrit, dum græca in suam latinam traducit. *Salmas. de Homonymis Hyles Jatricæ.* Vitruve parlant des qualitez d'un Architecte, qui, selon lui, doit être universel, dit qu'il ne doit pas être Médecin, comme Hippocrate;

Secte Méthodique & ses dépendances dans le Siecle xl. & suivans.

jugement est fondé sur ce que ce dernier n'a pas bien traduit, au gré de Saumaise, quelques passages d'Hippocrate, qu'il semble avoir copiez. Comme si Celse ne pouvoit pas avoir eu d'autres originaux d'Hippocrate, que ceux que nous avons aujourd'hui! ou comme s'il n'avoit pas été en liberté d'ajoûter ou de diminuer à ce que dit Hippocrate, le traduisant comme il fait sans le nommer, & parlant ordinairement comme de son chef! Mais supposé que notre Auteur eût manqué en quelques endroits, faute de bien entendre le Grec, comme cela peut être, s'ensuivroit-il de là qu'il n'entendoit du tout rien dans la Médecine? Il est vrai qu'il suivoit particulierement Asclépiade, comme on l'a remarqué ci-devant, mais Asclépiade n'étoit-il pas un excellent Auteur pour son temps? & s'ensuit-il que parce qu'Asclépiade & Celse ont eu des sentimens differens de ceux de Galien, par exemple, ou de ceux des Médecins modernes, l'on doive par cela les exclurre du nombre des Médecins?

crare, mais qu'il ne doit pas aussi ne savoir du tout ce que c'est que la Médecine, ou n'en savoir point raisonner: *Nec Medicus, ut Hippocrates, sed nec* ἀνιατρολόγητος C'est de là que Saumaise [illegible] ce terme Grec.

Fin de la Seconde Partie.

A

A MONSIEUR
LE CLERC,

M. D. S. E. & Professeur en Philosophie & aux Langues Orientales.

VOICI, MON TRES-CHER FRERE, *la derniere Partie de ce que j'ai écrit touchant l'Histoire de la Médecine. Agréez que je vous l'envoye, & que je vous la dédie, pour répondre à l'honneur que vous m'avez fait de mettre mon nom au devant de votre Physique. Si vous n'étiez pas mon Frere, je vous ferois des complimens sur l'inégalité qui se rencontre entre ce que vous m'avez donné, & ce que je vous rends, mais je crois que vous n'attendez pas cela de moi. Le dessein que vous avez eu, en me dédiant votre Physique, ç'a a été de laisser quelque monument, par lequel on pût apprendre que vous aviez un Frere qui vous étoit cher.* Illud nunc à te peto, *disoit Cœlius à Ciceron*, si eris, ut spero, otiosus, aliquod ad nos, ut intelligamur tibi curæ esse, syntagma conscribas. Qui tibi istuc, inquis, in mentem venit, homini non inepto? Aliquid ex tam multis tuis monumentis exstare, quod nostræ amicitiæ memoriam posteris quoque tradat. *Vous n'avez pas attendu que je vous fisse la même demande, vous avez bien voulu me prévenir; il est juste que je vous en témoigne ma reconoissance. J'ai pris, pour cela, l'occasion qui se présente dans l'impression de cet Ouvrage, & je n'ai pas voulu differer, parce que je ne sai si je le continuerai. Je suis bien éloigné d'avoir la facilité d'écrire, que vous avez. Vous composez de gros livres*, doctos, Juppiter! & laboriosos, *& cela en vous joüant; au lieu que la moindre chose me coûte beaucoup. Je profite, malgré moi, de l'avertissement de celui qui a dit*, Sæpe stilum vertas; *je fais effaçure sur effaçure*, ad nonam lituram, *quelquefois pour écrire une bagatelle, soit en Latin, soit en François; encore ne suis-je pas satisfait. Vous me direz que je suis bien-tôt las, pour avoir peu travaillé. Cela est vrai, mais le travail que j'ai entrepris est un travail ingrat, & je puis m'occuper plus utilement, & avec moins de peine, dans l'exercice de ma profession. Pour ce qui est de la réputation, tel croit en acquérir en se produisant, qui ne se fait conoître qu'à son desavantage. Mais supposé que l'on réüssisse, cette réputation, après laquelle nous courons, aux dépens de notre repos, & souvent même de notre santé, de quel fruit est-elle?*

Je ne saurois pourtant quitter l'étude, quelque infructueuse qu'elle soit, mais j'ai résolu de n'en prendre qu'autant qu'il m'en faut, pour ne me point incommoder. Quand on a une famille aussi nombreuse que la mienne, on ne doit plus penser à écrire. Il me semble que ce qui étoit regardé, comme une grace particuliere du Ciel chez les Patriarches du Vieux Testament, & par où l'on s'exempte encore aujourd'hui de la taille en divers lieux; il me semble, dis-je, que cela même doit, par tout pays, dispenser de faire des livres. Vous me citerez, peut-être, l'exemple de Tiraqueau, *qui a eu trente enfans, & qui a donné autant de volumes au Public, & vous me direz qu'il qu'il s'en faut des deux tiers que je ne sois, au premier égard, dans la classe de ce bon Jurisconsulte. Mais je me contente de l'admirer, sans le vouloir suivre. La dépense que j'ai faite, dans la recherche d'une partie des Livres, dont je me suis servi pour composer celui-ci, me fait craindre celle que j'aurois à faire ci-après, & qui seroit beaucoup plus grande. Je suis dans un lieu, où vous savez que l'on n'a pas des Bibliotheques assez assorties pour y pouvoir trouver tous les Auteurs, qu'il me faudroit parcourir, si je poussois mon Histoire jusques à nos jours. Vous n'ignorez pas non plus, que je n'ai point de conoissance de la langue Arabe, & que nous n'avons pas d'assez bonnes traductions des Ecrits des Médecins Arabes, dont je devrois parler. Toutes ces considerations font que je me borne à la Médecine Grecque, ou à l'ancienne Médecine, dont Galien fait la clôture; car pour ce qui est de quelques Grecs, qui sont venus après lui, tels que sont* Paul Eginete, Oribase, Aëtius, *&c. ils n'ont presque fait que copier ceux qui ont écrit avant eux.*

On s'attendoit peut-être à quelque chose de plus, & l'on sera surpris que je ne pense pas à achever ce que j'ai commencé. On pourra même m'appliquer, en un certain sens, ce qu'Horace dit d'un méchant Poëte,

Quid dignum tanto feret hic promissor hiatu?

Je promets l'Histoire de la Médecine, *& je n'en donne qu'une petite partie; qu'une partie, qui sera comptée pour rien par ceux qui n'estiment que la nouveauté; mais je me mets au dessus de tous les reproches qu'on me peut faire. Au fond, si le titre de mon livre trompe quelcun, je ne me sens coupable, à cet égard, que d'une chose, c'est qu'au lieu de ce titre géneral,* Histoire de la Médecine, *je devois avoir mis celui-ci,* Histoire de l'ancienne Médecine; *alors personne n'auroit sujet de se plaindre; mais le Libraire n'y auroit pas si bien trouvé son compte; & l'on fait tous les jours de plus grandes supercheries que celle-là, pour avoir l'argent de ceux qui n'achetent les livres que sur l'étiquette.*

Je ne vous parle pas du but que je me suis proposé en écrivant ceci, je m'en suis déja expliqué dans la Préface. Je vous dirai seulement que si le plan, que je me suis fait, étoit bien suivi; je ne verrois rien qui fût d'un plus grand usage, pour apprendre comme il faut l'art de guérir les maladies. Quoi que la Théologie soit bien differente de la Médecine, il me semble que si on la traitoit historiquement, & que l'on proposât, sans prendre aucun parti, tout ce qui a été dit de part & d'autre, par tous les Théologiens, depuis les premiers Siecles du Christianisme, jusques au nôtre, cela donneroit lieu à des réflexions, qui éclairciroient beaucoup mieux l'esprit, que ne font toutes les disputes. Je vous en laisse le juge, & quoi que je voye à regret que vous travaillez trop pour votre santé, je voudrois que vous entreprissiez encore d'écrire sur ce sujet, & qu'après avoir fini cet Ouvrage, vous goûtassiez tranquillement la douceur du repos que je vous souhaite. Adieu, MON TRES-CHER FRERE, *je suis tout à vous.*

D. LE CLERC.

HISTOIRE

HISTOIRE DE LA MEDECINE,

TROISIEME PARTIE,

LIVRE PREMIER,

Où l'on parle des Médecins, qui ont vécu depuis le commencement du Siecle xl. jusqu'à l'An xl. de N. S. J. C. sous les Empereurs Jules César, Auguste, Tibere, & Caligula.

AVANT-PROPOS.

Depuis le commencement du Siecle xl. jusqu'à l'An xl. de N. S. J. C.

THEMISON, de qui les principes, & les disciples nous ont obligez à interrompre le fil de notre Histoire, & à faire une grande digression, vivoit, comme nous l'avons dit, depuis la fin du Siecle XXXIX. jusques vers le milieu du Siecle suivant. Il s'agit maintenant de revenir aux Médecins ses contemporains, qui sont proprement ceux qui ont vécu depuis le commencement de l'Empire de Jules César jusques vers la fin de celui d'Auguste; le premier de ces regnes, qui fut fort court, ayant commencé avec le Siecle XL, & le dernier n'ayant passé le milieu de ce même Siecle que de treize ans. Nous verrons après cela, dans la suite de ce premier Livre, quels sont les Médecins qui se sont distinguez depuis la mort d'Auguste, sous Tibere, & sous Caligula, jusques à la fin du regne de ce dernier; ensorte que ce Livre comprendra ce qui s'est passé depuis le commencement du Siecle XL du Monde, jusques vers l'an XL. de N. S. J. C.

Tous les Médecins, dont nous avons parlé jusques ici, peuvent être regardez comme étant de quatre ordres differens. Les premiers, qui sont ceux qui sont venus avant Hippocrate, n'ont guére suivi que l'Expérience, parce qu'ils n'avoient pas d'autres lumieres, & par cette raison nous les avons appellez *Empiriques*

Depuis le commencement du Siecle xl. jusqu'à l'An xl. de N.S. J.C.

piriques. Les seconds, dont *Hippocrate* est le Chef, en encherissant sur les découvertes de leurs prédecesseurs, ont joint le *raisonnement* à l'expérience, sans rejetter d'ailleurs la méthode de ces premiers Médecins. Les troisièmes, qui ont suivi *Sérapion* & *Philinus*, ont aussi été des Empiriques, mais differens des premiers, en ce que l'Empirique de ces derniers étoit un effet de leur méditation, comme on l'a remarqué ci-dessus, & en ce qu'ils firent Secte à part. Les quatrièmes sont les *Méthodiques*, qui affecterent encore plus particulierement que les Empiriques, de se séparer de tous les autres Médecins. De cette derniere Secte il en est né quelques autres, dont nous avons aussi parlé, mais qui n'ont pas tant fait de bruit que les précedentes.

Nous avons rangé presque tous les Médecins, dont nous avons fait mention ci-devant, sous quelqu'un des ordres que nous venons de désigner. Il n'en sera pas de même de ceux que nous introduisons dans ce Livre, & dans le suivant. Comme nous ne savons pas le parti qu'ils ont pris pour la plûpart, nous nous contenterons premierement de les placer selon l'ordre du temps auquel ils se trouvent avoir vécu, & s'il y en a qui ayent d'ailleurs contribué en quelque chose à l'avancement de la Médecine, nous rapporterons ce que nous en saurons, sans le considerer par rapport à aucune des opinions des Sectes, dont nous avons fait l'Histoire. Sur ce pied-là, il semble qu'il est assez difficile de dire grand' chose d'eux; mais on ne laissera pas de tirer de l'instruction de certains sujets qu'ils ont traitez, qui sont communs à toutes les Sectes. Ces sujets regardent une matiere assez importante, qui est celle des *médicamens*, tant *simples* que *composez*. S'il se trouve d'ailleurs quelques-uns des Médecins, dont nous avons à parler, desquels on puisse entrevoir les sentimens par rapport à quelque parti, ils se trouveront être de celui des Dogmatiques que nous ramenerons derechef, dans le troisième Livre, à l'occasion de *Galien*, qui a été le grand appui de ce parti.

Antonius Musa, de qui nous parlerons dans le premier, nous obligera aussi, à cause de la condition dont il étoit, à traiter des Médecins *Esclaves*. Au reste, pour ce qui regarde les Médecins des diverses Sectes dont nous avons ci-devant fait mention, & qui se trouvent avoir vécu dans le période de temps, ou sous les Empereurs que nous venons de désigner, nous ne répeterons pas ce que nous en avons dit, nous ne ferons que les nommer à la fin de chaque Chapitre.

CHAPITRE I.

Des Médecins qui ont vecu sous les regnes de Jules Cesar & d'Auguste.

LEs Médecins contemporains d'Asclépiade, desquels nous avons parlé ci-devant, ont aussi été les contemporains de Jules César, celui-ci ayant vécu en même temps que Pompée, qui vivoit lui-même du temps d'Asclépiade, & qui n'étoit que de six ans plus âgé que César. Il ne s'agit pas maintenant de redire ce qui a été dit touchant ces Médecins. Nous ne devons proprement parler ici que de ceux qui ont vécu depuis le commencement du regne de Jules

les César jusques à sa mort. Or comme son regne n'a duré que quatre ou cinq ans, si les Médecins, que nous devons placer en cet endroit, ne sont pas les mêmes que ceux qui ont vécu avant qu'il vînt à l'Empire, & dont nous avons déja fait mention, ce ne pourra être que ceux qui ont aussi vécu sous Auguste son succésseur, dont le regne a duré cinquante six ans, & qui en avoit environ vingt lors qu'il commença à regner.

Depuis le commencement du siecle xl. jusqu'à l'An xl. de N.S.J.C.

Le seul Médecin, que l'on puisse placer précisément sous le regne de Jules César, parce qu'il en est fait mention dans son Histoire, c'est 1 Antistius, celui qui visita les playes de cet Empereur après qu'on l'eut assassiné, & dont on ne sait pas autre chose; car pour 2 celui qui étoit au service du même Jules César, & qui fut pris avec lui près de l'Isle Pharmacusa, on peut croire qu'il mourut avant que son maître fut Empereur; parce que César étoit fort jeune, lors qu'il fut pris par ces Corsaires.

Mais quoi que l'Histoire de Jules César ne nous donne pas matiere de parler de plusieurs Médecins, il ne faut pas oublier de remarquer que son regne ne laissa pas d'être fort favorable à ceux de cette profession. *Jules César*, dit Suétone, *donna le droit de la Bourgeoisie de Rome à tous ceux qui faisoient profession de Médecine, & à ceux qui enseignoient les Arts Liberaux, afin qu'ils demeurassent plus volontiers dans cette ville, & que d'autres vinssent s'y établir.* Il n'en falloit pas davantage, pour attirer un grand nombre de Médecins dans cette grande ville, où ils trouvoient d'ailleurs à bien faire leurs affaires. On voit aussi par là que cet Empereur, également porté pour les sciences, & pour les armes, étoit d'un goût bien different de celui de Caton, qui craignoit tant la venue des Médecins, & des autres gens de lettres. Auguste son successeur eut aussi la même inclination, comme nous allons le voir.

De tous les Médecins, qui ont vécu sous Auguste, le plus fameux ç'a été Antonius Musa, quoi qu'il fût de condition servile, ou simple Affranchi. 3 Quelques Savans ont cru que le surnom de *Musa* lui fut donné à cause de son bel esprit; mais il y a plus d'apparence, comme d'autres l'ont remarqué, qu'il avoit emprunté ce surnom de la famille *Pomponia*, à laquelle il étoit propre.

Nous aurions pu parler de ce Médecin, en même temps que des disciples d'Asclépiade, parce qu'il semble que Pline l'ait mis en ce rang dans un passage où il en parle de cette maniere: 4 *Mutata*, dit cet Auteur, *& Secta quam postea Asclepiades, ut retulimus, invenerat. Auditor ejus Themison fuit, qui quæ inter initia scripsit, illo mox recedente à vita, ad sua placita mutavit. Sed & illa Antonius Musa ejusdem, auctoritate Divi Augusti, quem contrariâ Medicinâ gravi periculo exemerat.* Le sens de ces paroles est assez embarrassé, particulierement en ce qui concerne Musa; ce qui a fait croire au P. Hardouïn qu'après le mot *ejusdem*, il falloit ajoûter, ou sousentendre *auditor*, ensorte que cela signifie qu'Antonius Musa a été auditeur d'Asclépiade, aussi bien que Thémison. La correction de ce savant Jésuite peut être juste, mais comme cela n'est pas entierement

1 *Vide Suetonium in Cæsare.*
2 *Ibidem.* On dira encore un mot de ce dernier dans le Chapitre suivant.
3 *Scaliger in Virgilii Catalecta.*
4 *Lib. 20. Cap. 1.*

Depuis le commencement du Siecle xl. jusqu'à l'An xl. de N. S. J. C.

rement certain, nous avons mieux aimé laisser la chose en suspens. Quoi qu'il en soit, il conste par ce passage que Musa eut une pratique contraire à celle d'Asclépiade, & qu'il forma une espece de nouvelle Secte, differente de celle de Thémison; mais il faut remarquer que la Secte dont parle Pline, ne doit pas avoir fait à peu près autant de bruit que la Méthodique, ou l'Empirique; qui sont les deux seules que l'on peut appeller de veritables Sectes. Ce mot de Secte marque seulement ici quelque difference qu'il y avoit entre les sentimens de Musa, & ceux des deux Médecins dont on vient de parler, mais qui ne renversoit pas le systeme entier des autres Sectes principales, autrement il est difficile que l'on n'en trouvât quelques traces dans les écrits des Anciens, & qu'ils eussent gardé un si grand silence à cet égard. On peut appliquer ici ce qui a été remarqué 1 ci-dessus, touchant les Sectes d'Erasistrate, d'Hérophile, & d'Asclépiade.

La cause de l'avancement de Musa nous instruira d'une particularité touchant sa pratique, qui a pu donner occasion à Pline de dire que ce Médecin avoit formé une nouvelle Secte. 2 L'Empereur Auguste étant dangereusement malade, & ne pouvant néanmoins se résoudre à prendre aucun médicament, celui-ci lui conseilla de se baigner dans de *l'eau froide*, & même d'en boire. Cela ayant fort bien réüssi, valut à Musa, outre de grandes largesses qui lui furent faites par l'Empereur, & par le Senat, le privilege de porter *un anneau d'or*, ce qui jusques là n'avoit été permis qu'aux personnes de la premiere condition. Le même privilege fut commun à tous ceux de sa profession, & ils furent encore exemptez, à cause de lui, de tous impôts pour toûjours. 3 Suetone ajoûte que le Sénat fit élever à Musa une Statue d'airain que l'on plaça à côté de celle d'Esculape; & à l'égard de la maladie d'Auguste, voici ce qu'il nous en apprend en un autre endroit. Auguste, dit-il, étant de retour de son expédition de Biscaye, & ayant le foye en mauvais état, ensuite d'une longue fluxion, comme il désesperoit de son mal, Antonius Musa lui proposa un remede hazardeux, & contraire à ceux qui avoient été pratiquez jusqu'alors; c'étoit de changer les fomentations *chaudes*, dont on s'étoit servi, en des fomentations *froides*, qui sont quelque chose d'approchant des bains froids. Dion ajoûte, pour confirmer la circonstance qui regarde ces bains, que Musa ayant voulu traiter *Marcellus*, neveu & fils adoptif d'Auguste, comme il avoit traité l'Empereur, il en coûta la vie à ce jeune Prince. Il est vrai, poursuit cet Auteur, que l'on soupçonna que Livie, voyant avec chagrin Marcellus préferé à ses fils, avoit gagné Musa, & que celui-ci le fit périr en le baignant à contre-temps.

Ce qui pourroit rendre ce fait douteux, du moins à l'égard du remede, c'est que l'on apprend d'ailleurs que Marcellus mourut aux bains de *Baies*, qui sont chauds Mais 4 Scaliger veut que Properce, de qui ce dernier fait est tiré, l'ait supposé pour faire sa cour à Livie, qui étoit bien aise de cacher au monde la veritable cause de cette mort; & il ajoûte, pour appuyer le témoignage de

1 *Voyez l'Avant-propos du quatrième Livre de la seconde Partie, Section premiere.*
2 *Dio Cassius, Lib.* 53.
3 *In Augusto, Cap.* 59. & 81.
4 *In Virgilii Catalecta.*

de Dion, celui de Servius, Commentateur de Virgile, qui dit que Marcellus mourut *in Stabiano*, aux bains de *Stabia*, qui sont extremement froids, comme le remarque Pline. 1 Saumaise n'est pas de cet avis, & il répond qu'il n'est pas impossible que Servius se soit trompé, ou que ses Copistes ayent fait une faute en écrivant *in Stabiano*, au lieu de *in Baiano*.

Depuis le commencement du Siecle xl. jusqu'à l'An xl. de N. S. J. C.

On ne peut pas autrement concilier Servius avec Properce; mais il seroit plus facile d'accorder Dion avec ce dernier Auteur, par l'entremise de Pline dans lequel il y a 2 un passage où il dit que Musa avoit inventé une maniere de baigner, qui consistoit à verser beaucoup d'eau froide, au sortir du bain, *à balneis*, sur le corps de ceux qui s'étoient baignez. 3 Un Savant croit que les bains dont parle Pline, étoient des bains *chauds*. Sur ce pied-là on diroit que Marcellus pouvoit s'être premierement baigné aux bains chauds de Baies, comme le dit Properce, & avoir été ensuite couvert d'eau froide, qui seroit la même chose que le bain froid de Dion. Mais ne peut-on pas entendre par *balinea* des bains froids, aussi bien que des chauds? 4 Agathinus qui étoit pour les premiers de ces bains, conseille qu'après en être sorti on se fasse encore verser plusieurs cruches d'eau froide sur le corps, ou que l'on reçoive la chute de l'eau d'une fontaine fraiche sur la tête, & sur la poitrine. Horace, qui se baignoit par le conseil de Musa, comme il nous l'apprend lui-même, ne fait point mention de ce prétendu mélange de bains chauds, & de bains froids, qui auroit été propre à tuer les plus robustes. Au contraire, il dit expressément 5 que ce Médecin lui avoit defendu les eaux de Baies, qu'il le faisoit baigner dans l'eau froide, même en hyver, & que les habitans de Baies se plaignoient de ce qu'on méprisoit leurs eaux *soufrées*, ou qu'on leur préferoit les fontaines froides de *Clusium*, & de Gabies, dont on recevoit l'eau sur la tête, & sur la poitrine, qui sont les mêmes parties qu'indique Agathinus, duquel nous avons parlé 6 ci-dessus, & qui avoit sans doute appris cette méthode de Musa. Avant Musa, selon la remarque de Pline, on ne se servoit que des bains chauds, au lieu qu'il mit en credit les bains froids. On peut voir ce que dit Agathinus, à l'endroit que l'on a cité, touchant l'abus qu'on faisoit autrefois des bains chauds, & touchant l'utilité des bains froids, pris en toutes sortes de saisons.

Pour revenir à la maladie d'Auguste, Pline parle en trois endroits, des remedes qui ont guéri cet Empereur. Dans 7 le premier, il dit qu'il fut rétabli *contrariâ medicinâ*, par un remede *contraire*, où il faut sous-entendre *à ceux qui avoient été pratiquez*, qui est à peu près ce qu'a dit Suetone. Dans 8 le second; il remarque qu'Auguste avoit écrit lui-même dans quelques-unes de ses lettres qu'il s'étoit guéri par le moyen de *l'orobe*; & dans 9 le troisiéme, Pline attribue

1 *Comment. in Solinum.*
2 Idem fratres instituêre à balineis frigida multa corpora adstringere. *Lib.* 25. *Cap.* 7.
3 *M. Lionardo di Capoa, Ragionamento quinto, pag.* 376.
4 *Apud Oribas. Collectan. Lib.* 10. *Cap.* 7. Le P. Hardouin cite ce passage sur celui de Pline.
5 *Epist.* 15. *Lib.* 1.
6 *Part.* 2. *Liv.* 4. *Sect.* 1. *Chap.* 2.
7 *Lib.* 29. *Cap.* 1.
8 *Lib.* 18. *Cap* 15.
9 *Lib.* 19. *Cap.* 8.

Depuis le commencement du Siecle xl. jusqu'à l'An xl. de N.S.J.C.

bue la même chose à l'usage des *laitues*. Il se peut que ces trois divers remedes eussent été emploiez en trois maladies differentes.

On ne trouve rien d'ailleurs de fort considerable, touchant la Médecine de Musa. On sait seulement 1 qu'il guérissoit des ulceres très fâcheux, en faisant manger de la chair de *viperes*, qui est à peu près la même chose qu'on a dite 2 ci-devant de *Craterus*. L'on apprend aussi de Galien 3 que Musa avoit écrit quelques livres concernant les médicamens, & que les compositions qu'il décrivoit étoient fort bonnes. On lui a attribué un petit livre intitulé *de la Betoine*, que l'on a encore, & que 4 l'on soupçonne avoir été tiré de l'Herbier *d'Apulée*, dont on parlera 5 ci-après.

Au reste, si Musa fut dans l'estime d'Horace, Virgile ne le consideroit pas moins, comme on en peut juger par 6 une épigramme de ce dernier qui fait voir que ce n'étoit pas la Médecine seule, qui faisoit honneur à ce Médecin d'Auguste.

Musa avoit un frere nommé EUPHORBUS, qui étoit Médecin d'un Prince qui se plaisoit lui-même à la Médecine. Ce Prince étoit JUBA Second, fils de l'autre Juba, qui avoit été Roi de Numidie, & d'une partie de la Mauritanie, & qui s'étant attaché au parti de Pompée avoit été ensuite vaincu par Jules César, & s'étoit fait tuer immédiatement après. Cette mort ayant empêché César de le mener en triomphe, Juba son fils fut mis en sa place. Les Historiens Romains ont remarqué là-dessus que la captivité de ce jeune Prince fut une espece de bonheur pour lui, par l'occasion qu'il eut à Rome de s'instruire dans les belles lettres, & dans les sciences. Il fut même assez heureux, par la faveur d'Auguste, pour se voir dans le même rang qu'avoit tenu son pere. Il épousa en même temps la jeune Cléopatre, qu'on appelloit *Séléne*, c'est à dire, *la Lune*, qui étoit fille d'Antoine, & de la premiere Cléopatre dont nous avons parlé ci-devant.

7 Entre les livres que Juba avoit écrit, ceux où il traitoit de la Libye, & de l'Arabie, lesquels il dédia à Caïus César petit-fils d'Auguste, contenoient plusieurs choses curieuses concernant l'Histoire naturelle de ces pays-là. Il y décrivoit exactement, à ce que dit Pline, l'Arbre qui porte *l'Encens*. Il y parloit aussi de la plante qui produit l'*Euphorbe*; & le même Auteur ajoûte que Juba appella cette plante *Euphorbia*, du nom d'Euphorbus son Médecin. Mais 8 Saumaise fait voir que cela est une fable, & que la drogue appellée *Euphorbe*, étoit conue sous ce même nom dès quelques siecles auparavant.

Quant à Euphorbus lui-même, je ne sai rien de particulier touchant sa Médecine, si ce n'est qu'il est joint à son frere par Pline, pour ce qui regarde l'invention des *bains* d'*eau froide*.

Après

1 *Plin. Lib.* 30. *Cap.* 13.
2 *Part.* 2. *Liv.* 3. *Chap* 12.
3 *De Composit. Medicam. Local. Lib.* 6. *Cap.* 4.
4 *Barthii Adversar. Lib.* 38. *Cap.* 1.
5 *Ci dessous, Liv.* 3. *Cap.* 9.
6 *Vide Virgilii Catalecta.*
7 *Plin. Lib.* 12. *Cap.* 14. & *Lib.* 25. *Cap.* 7.
8 De Homonym, Mater. Medic. Cap. 4. & 5.

Depuis le commencement du Siecle xl. jusqu'à l'An xl. de N. S. J. C.

Après avoir parlé de Musa, & de son frere, nous sommes obligez de dire un mot d'un prétendu 1 Camelus, ou Camelius dont le nom se trouve dans quelques manuscrits de Pline au même endroit que l'on a cité ci-dessus au sujet des *laitues*, dont Auguste usa dans une maladie. Il semble que cet Auteur insinue que l'Empereur Auguste avoit un Medecin qui s'appelloit *Camelius*, & qui l'avoit empêché, par un certain 2 scrupule de religion, de manger des laitues, qui furent le remede qu'indiqua Musa, & qui sauva la vie à cet Empereur. Ce passage de Pline est fort obscur, & different dans presque tous les manuscrits. On peut consulter là dessus le P. Hardouïn, qui croit qu'on pourroit lire en cet endroit *Artorii Camelii*, au lieu de *prioris Camelii*. S'il s'agit de trouver un nom qui approche du dernier, celui de *C. Valgius* auroit quelque rapport à celui de *Camelius*; & cela seroit fondé sur ce qu'il y a eu effectivement un C. Valgius Médecin qui vivoit du temps d'Auguste, aussi bien qu'un Artorius. Ce que nous allons dire du premier, servira encore à confirmer notre conjecture.

C. Valgius fut le premier des Romains, après Pompeius Lenæus & Caton, qui écrivit *des proprietez des plantes*, ou *de leur usage dans la Médecine*. Pline qui fait cette remarque, ajoûte que le livre que Valgius avoit composé sur ce sujet, & qu'il avoit dédié à l'Empereur Auguste, étoit imparfait, & ne contenoit pas grand' chose, quoi que l'Auteur passât pour être savant. Il se peut que dans ce livre Caius Valgius eut décrit les laitues, que 3 d'autres Auteurs ont cru mal saines. Il se peut aussi qu'il eût traité Auguste avant que Musa eût été appellé, & que ce soit par cette raison que Pline dit *prioris Camelii*, ou *C. Valgii*, selon la correction dont on a parlé à l'article précedent.

Æmilius Macer de Verone, Poëte fameux, peut être joint aux Médecins précedens comme ayant vécu sous Auguste, & ayant écrit concernant la Médecine. C'est de lui de qui Ovide dit, 4 *que Macer étant fort âgé lui avoit souvent lu son histoire Naturelle des Oiseaux, & ce qu'il avoit écrit touchant les bêtes venimeuses, & les plantes qui servent contre leur venin*. C'est du même Macer que parle encore l'Auteur des distiques de Caton, lors qu'il dit 5 *que Macer nous apprendra en vers quelles sont les vertus des plantes*. On pourroit inferer de ce dernier temoignage, que Macer avoit écrit des qualitez de toutes les plantes en géneral, mais il y a plus d'apparence qu'il n'avoit eu en vuë que celles qui servent contre les venins. C'est ce qu'Ovide insinue, dans les vers que l'on a citez, & ce que Quintilien a voulu remarquer, en disant 6 que Macer avois imité

Nicander,

1 *Vide Salmas. Exercitat. Plinian. Edit. Traject. pag.* 897. & *Harduinum in Plinium*.

2 A cause d'Adonis. *Voyez la note suivante*.

3 Les laitues nuisent aux yeux, & font fort contraires à ceux qui veulent voir le sexe, à ce que dit Dioscoride, *Liv.* 2. *Chap.* 165. Et Constantin Cesar, Liv. 12. Chap 13. Ce dernier ajoûte que les Pythagoriciens appelloient la laitue *Eunuque*. Athénée l'avoit dit avant lui. La fable dit qu'après qu'Adonis fut mort Venus le coucha sur des laitues. On infere de là que les laitues sont le tombeau de la volupté, dont Adonis étoit un emblême. Quelques Payens se faisoient un scrupule de religion de manger de cette sorte d'herbage, à cause de cette fable d'Adonis.

4 Sæpe suas volucres legit mihi grandior ævo
Quæque nocet serpens, quæ juvat herba Macer.

5 Herbarum vires Macer tibi carmine dicet.

6 *Institut. Orator. Lib.* 10. *Cap.* 1.

Depuis le commencement du Siecle xl jusqu'à l'An xl. de N. S J. C.

Nicander, autre Poëte Médecin, de qui l'on a parlé ci-devant, & qui s'étoit renfermé dans la seule matiere des venins, & des contrepoisons.

Ceux qui ont mis le nom de Macer au devant de cet ouvrage qui nous reste, où la plûpart des plantes les plus usuelles se trouvent décrites, n'ont pas pris garde à ce que l'on vient de dire. Mais ce n'est pas par cet endroit seul qu'on peut juger que c'est une piece supposée. Outre que l'Auteur cite Pline, & Galien, qui sont venus long-temps après Macer, ses vers sentent si peu le Siecle d'Auguste qu'il ne faut pas être fort habile Critique, pour voir qu'ils ne sont pas de ce temps-là. Ils ne sont pas, par la même raison, de ce *Macer* auquel Pline le jeune a écrit (*Liv.* 3. *Epist.* 5.) comme l'a cru Atrocianus (Commentar in Æmil. Macr.) 1 Un Auteur du Siecle passé nous apprend que le nom du faux Macer étoit Odobonus. Le veritable Macer mourut en Asie, comme on l'apprend de S. Jerôme. Servius remarque que ce même Macer avoit aussi écrit un poëme sur les abeilles.

On doit faire le même jugement d'un livre touchant *les Maladies des Femmes*, qui porte le nom d'un EROS, Affranchi, & Médecin de Julie fille d'Auguste. Le stile n'est nullement du temps d'Auguste; & ce ne peut pas même être une version de l'original de ce Médecin, qu'ont pourroit supposer avoir écrit en Grec, puis que Galien y est cité, aussi bien qu'un certain *Cophon*, qui est un Auteur du quatorzième ou du quinzième Siecle. Il paroît d'ailleurs, par quelques endroits de ce livre, que l'Auteur étoit Chrétien.

Le nom de TROTULA, que quelques-uns donnent à ce même Auteur, semble être un nom de femme. L'on n'en sauroit douter, après avoir lu le Chapitre vintième du livre dont il est question, où il est parlé *d'une femme nommée Trotula, qu'on avoit appellée pour traiter une jeune fille d'un mal de mere.* Tiraqueau met, comme on l'a vu 2 ci-devant, une *Trota*, ou *Trotula* entre les femmes qui ont exercé la Médecine, & il ajoûte qu'elle étoit de *Salerne*, & qu'elle avoit écrit *des Maladies des Femmes.* Si c'est à cette femme que l'on doit attribuer le livre en question, c'est en vain que 3 quelques Savans se peinent, pour trouver l'origine du mot *Trotula*, qu'ils croyent un mot corrompu, formé de *Ero Julia*, ou *Eros Julia.* Ce qui a fait naître ce soupçon c'est qu'on trouve dans une des Inscriptions, que Gruter a recueillies, le nom d'un *Eros* qui étoit Médecin d'une Imperatrice, & peut-être de *Livie.*

EROS AUGUSTÆ MEDICUS
SPOSIANUS.

Si cet Eros a fait quelques écrits, nous ne les avons plus aujourd'hui. Il y a encore deux autres Inscriptions, où le même nom se trouve. On en rapportera une dans le Chapitre suivant. Voici la seconde :

L. APULEIUS L. L. EROS
MEDICUS.

On

1 Gaudentius Merula. *Vide Fabricii Bibliothec. Latin.*

2 *Part* 2 *Liv.* 3. *Chap.* 13

3 *Adrian. Junius, Animadvers. Lib.* 6. *Cap.* 1. *Vide Rhodium in Scribon. Larg. & Fabric. Bibliothec. Latin.*

On dira aussi un mot de ce dernier, dans le même Chapitre. Mais l'un des noms qu'il portoit nous oblige de remarquer ici qu'il y a eu sous le Regne d'Auguste un Apulée Celse, de *Centorvi* en Sicile, fameux Médecin. On sait qu'il vivoit en ce temps là, & peut-être encore sous Tibere, par un passage de *Scribonius Largus*, qui vivoit sous Claude, où cet Auteur dit qu'*Apulée Celse a été son précepteur, & celui de Valens*. Il nous est resté quelques fragmens des livres d'un Apulée, dans l'ouvrage concernant l'*Agriculture*, qui a été attribué à l'Empereur *Constantin*. 1 Palladius & Servius le citent pareillement au sujet de l'Agriculture. 2 On prétend d'ailleurs qu'il y a dans la Bibliotheque du Louvre un manuscrit d'un livre intitulé, *De Remediis Salutaribus*, qui est d'Apulée, & où Pline est copié. Saumaise disoit aussi 3 *qu'il avoit un grand fragment tiré de ce même livre d'Apulée, où l'on trouve presque mot à mot ce que Pline a écrit sur la même matiere, ensorte*, ajoûte-t-il, *que ce manuscrit m'a beaucoup servi à corriger des endroits de Pline qui paroissoient desesperez*. Si ce fragment de Saumaise, & le manuscrit de la Bibliotheque du Roi sont véritablement d'un Apulée, ce ne sera pas d'Apulée Celse, qui vivoit avant Pline, à moins que Pline ne l'eût copié.

Depuis le commencement du Siecle xl. jusqu'à l'An xl. de N. S. J. C.

Le livre *des remedes tirez des herbes*, qui est attribué à *Apulée de Madaure*, n'est pas mieux du premier Apulée; on doute même qu'il soit du dernier. Nous en parlerons ci-après.

Philotas, *d'Amphissa*, vivoit aussi du temps d'Auguste. Il étoit Médecin, & avoit fait ses études à Alexandrie lors qu'Antoine y étoit. Il s'attacha depuis au fils aîné de ce dernier 4 Plutarque, de qui nous tenons ceci, ajoûte que Philotas soupant un jour avec ce fils de Marc Antoine, déconcerta un certain autre Médecin, qui étoit de la compagnie, & qui étoit à charge à tout le monde par sa présomption, en lui faisant ce Sophisme: *Il faut faire boire de l'eau froide à ceux qui ont un peu de fiévre: Or tous ceux qui ont la fiévre ont un peu de fiévre: Il faut donc donner de l'eau froide à tous ceux qui ont la fiévre.* Ce Médecin, qui apparemment n'étoit pas grand Logicien, étant demeuré muet, le fils d'Antoine en eut tant de plaisir, qu'il fit present à Philotas de tous les vases d'argent dont le buffet étoit chargé. On peut voir ce qui précede, & ce qui suit, qui ne fait rien à la Médecine, dans Plutarque. Celse cite Philotas au sujet de quelque médicament.

Il est aussi parlé dans 5 Galien d'un *Philotas*, qui avoit décrit en vers la composition d'un médicament; mais je ne crois pas que ce soit le même, parce que ce Philotas de Galien semble être appellé *le compagnon de Criton*, dont Galien a parlé un peu auparavant. Or Criton vivoit sous Trajan, comme on le verra ci-après.

Anaxilaus, de *Larissa* en Thessalie, étoit un Philosophe Pythagoricien, qui passoit pour Magicien, & qui en cette qualité fut chassé d'Italie par Auguste, comme on l'apprend de S. Jerôme. Il étoit aussi Médecin. La raison pour

1 *De Remed. horti vel agri, Titul.* 35. *Serv in Georgic. Lib.* 2.
2 *Vide Harduin. in Plin. Lib.* 19. *Sect.* 18. *in notis & emendat.*
3 *Præfat. in Homonym. Mater. Medic.*
4 *In Antonio.*
5 *De Medicament. Local. Lib.* 5. *Cap.* 7.

Depuis le commencement du Siecle xl. jusqu'à l'An xl. de N. S. J. C

pour laquelle on l'accusa de Magie, c'est parce qu'il faisoit de certains jeux, ou de certaines choses, qu'on croyoit alors ne pouvoir pas se faire naturellement. Il faisoit, par exemple, que tous ceux qui se trouvoient à une assemblée sembloient avoir comme des visages de morts; ce qui étoit l'effet, à ce que dit Pline, de la vapeur d'un peu de soufre qu'il faisoit brûler dans la chambre, où ces personnes étoient. Anaxilaus avoit écrit un livre intitulé *παίγνια*, c'est à dire *des jeux*, ou *des bagatelles*, qui est cité par S. Epiphane, & par S. Irénée.

Je crois qu'on pourroit encore placer en cet endroit PHILON de *Tarse*, dont le temps paroît incertain. Galien dit 1 *que l'Antidote de* Philon, *ou le Philonium étoit en grande reputation depuis fort long-temps, & que ce médicament étoit un des premiers, & des plus anciens de ce genre.* Par les médicamens de cette sorte on ne peut entendre que les Antidotes, tels que sont le *Mithridat*, la *Theriaque*, la *Hiere*, & autres semblables. Je ne crois pas que la composition de Philon fût tout-à-fait aussi ancienne que le Mithridat, mais elle alloit sans doute de pair, pour le temps, avec la Hiere simple, qui avoit été inventée par Thémison, dont on a parlé ci-devant, & qui a vécu sous le Regne d'Auguste. La Thériaque étoit plus nouvelle, & ce ne fut que sous Néron que l'on commença à la composer. Ce qui me fait croire que le Philonium étoit quelque peu postérieur au Mithridat, c'est qu'entre les qualitez que Philon donne à cette composition, il le fait propre pour la *Colique*. Or cette maladie n'a pas été conue sous ce nom long-temps avant le Régne de Tibere, comme on l'a dit ci-devant, en parlant de la Médecine de Celse Je soupçonne donc que Philon a vécu sous Auguste à peu près en même temps que Thémison, & les premiers disciples d'Asclépiade; ce qui n'empêche pas que Galien ne puisse avoir parlé du Philonium, comme d'une ancienne composition; puis qu'il n'a écrit qu'environ deux cens ans aprés le temps auquel je suppose que cette composition a été inventée.

Philon l'avoit écrite en vers Grecs Elégiaques, & d'une maniere énigmatique, ensorte qu'il falloit bien posséder la Mythologie, ou la Fable pour deviner ce qu'il vouloit dire. *Prenez*, disoit-il, *des cheveux roux, & odorans du jeune garçon dont le sang est encore répandu dans les champs de Mercure, le poids d'autant de dragmes que nous avons de Sens: du Nauplium Euboïque, une dragme: autant du meurtrier du fils de Menætius, que l'on conserve dans des ventres de brebis. Ajoûtez vingt dragmes de flamme blanche, & autant pesant de féves des pourceaux d'Arcadie: avec une dragme de la plante qui est faussement appellée racine, & qui vient d'un pays renommé à cause de Jupiter Pisséen. Ecrivez pium, & ajoûtez à la tête de ce mot l'article masculin des Grecs. Prenez dix dragmes de cette derniere drogue, & mêlez bien le tout avec l'ouvrage des filles du taureau d'Athenes.* On peut voir dans Galien l'explication de ce galimatias qui se réduit à ceci; qu'il faut prendre du Saffran, du Pyrethre, de l'Euphorbe, du Poivre blanc, de la Jusquiame, du Spica Nardi, & de l'Opium, le poids qui est marqué de chaque drogue, & incorporer tout cela avec du miel d'Attique.

Galien n'est pas le seul qui ait parlé de ce médicament, qui est encore commun aujourd'hui, Arétée, Paul Eginete, Aetius, Oribase, & d'autres Auteurs en font pareillement mention. Celse cite aussi Philon, mais ce n'est qu'au sujet

1 *Ibidem, Lib. 9. Cap. 4.*

sujet d'un *collyre*, & il ne dit rien de son Antidote. Il y a neanmoins de l'apparence que c'est de Philon de Tarse, qu'il a tiré ce collyre.

Depuis le commencement du Siecle xl. jusqu'à l'An xl. de N. S. J. C.

1 Galien parle encore ailleurs d'un *Philon*, qu'il dit avoir été de la Secte Méthodique, & que nous avons placé en son rang; mais je ne pense pas qu'il doive être confondu avec le premier Philon, quoi que cette Secte ait pu commencer du temps de celui-ci, que j'ai fait contemporain de Thémison. Il y a du moins eu un autre Philon Méthodique, comme on l'a remarqué ci-devant, qui vivoit du temps de Plutarque, & qui étoit son ami. Ce qui persuade que ce dernier Philon étoit de cette Secte, c'est qu'il se servoit des mêmes raisons que les Méthodiques; soûtenant, comme il faisoit, 2 *que la soif ne vient pas de ce que le corps manque d'humidité, mais d'un changement qui s'est fait auparavant dans les pores, qui ont pris une autre figure, & une autre disposition.* Il semble qu'il raisonnoit un peu plus que ne faisoient les Méthodiques, mais outre qu'il n'explique pas en quoi consiste cette disposition, comme les Méthodiques n'étoient pas tous d'accord entr'eux, il y en avoit parmi eux qui poussoient le raisonnement un peu plus loin que les autres.

Nous avons une autre remarque à faire, touchant ce Philon ami de Plutarque, c'est qu'il en est parlé 3 en un autre endroit du même Auteur, où les differentes éditions Grecques ne s'accordent pas Celle que Xylander a suivie, fait dire à Plutarque, *que Philon appelloit certaines compositions les mains des Dieux*; & dans l'édition sur laquelle Adrianus Junius a fait sa traduction, Plutarque attribue à Erasistrate d'avoir donné le même nom aux mêmes compositions, *les compositions*, dit-il, *qu'Erasistrate a appellées les mains des Dieux.* Or ni l'une ni l'autre de ces éditions n'ont, à mon avis, rencontré le vrai sens de l'Auteur. La maniere dont 4 Tiraqueau cite ce même passage me semble la meilleure. Plutarque propose en cet endroit cette question: *Si lors que l'on mange de diverses sortes de viandes dans un repas, la coction, ou la digestion se fait mieux?* On dispute là-dessus pour & contre, & l'un des disputans parle ainsi, selon Tiraqueau: *Si vous blâmez si fort tous les mélanges, ne reprenez pas seulement Philon lors qu'il nous donne à manger, reprenez le encore lors qu'il mêle* (ou qu'ils mêlent, c'est à dire, les Médecins) *un grand nombre de drogues, pour faire ces sortes de compositions Royales, ou ces Antidotes qu'on a appellé les mains des Dieux. Erasistrate censuroit l'absurdité, & le soin superflu de ceux qui mêloient ensemble des choses métalliques, des choses tirées des plantes, & d'autres tirées des animaux venimeux; de celles que la terre produit, & de celles qui se trouvent dans la mer. Il ajoûtoit qu'il valloit mieux laisser ces mélanges, & que la Médecine s'en tint à l'usage de la ptisane, de la citrouille, & de l'hydreleum*, &c. Voilà ce que dit Plutarque dans le texte que Tiraqueau a suivi, par où l'on voit qu'il n'attribue ni à Philon, ni à Erasistrate d'avoir appellé les Antidotes *les mains des Dieux*. En effet, ni l'un ni l'autre ne leur ont donné ce nom; c'est Hérophile qui en a été l'Auteur, comme Galien & Scribonius Largus le remarquent, & comme nous l'avons rapporté

1 *Method. Medend. Lib.* 1. *Cap.* 7.
2 *Symposiac. Lib.* 6. *Quæst.* 2.
3 *Ibidem, Lib.* 4. *Problem.* 1.
4 *De Nobilitate, Cap.* 31. *Paragraph.* 477.

Depuis le commencement du Siecle xl. jusqu'à l'An xl. de N.S. J.C.

rapporté 1 ci-dessus. Neanmoins Tiraqueau lui-même n'a pas laissé d'attribuer en un autre endroit ces mêmes termes à Philon, & d'autres Savans ont fait la même faute après lui. J'ai cru devoir expliquer ce passage de Plutarque, parce qu'il concerne non seulement Philon, mais encore Erasistrate & Hérophile, desquels nous avons parlé ci-devant.

Je ne sai si *Herennius Philo*, qui est cité par 2 Etienne de Byzance, comme ayant écrit quelques livres de Médecine, est different de Philon le Méthodique duquel nous venons de parler. Mais je ne suis pas de l'avis d'un 3 Auteur moderne, qui confond ce troisième Philon avec Philon de Tarse. Je ne sai sur quoi sa conjecture peut être fondée; mais comme on recueille d'un passage de l'un des livres d'Herennius Philo, cité par le même Etienne de Byzance, qu'il a vécu après quelques disciples d'Asclépiade qui sont nommez dans ce passage, il doit être moins ancien que le premier Philon. Je ne saurois dire non plus si le *Philon*, que 4 Saint Epiphane compte entre les Auteurs qui ont écrit *des plantes*, est different des autres. S'il étoit le même que Philon de Tarse, il y a de l'apparence que Dioscoride l'auroit cité, comme il cite d'autres Auteurs qui ont écrit sur cette matiere.

Il faut joindre aux Médecins, qui ont vécu sous Auguste, 5 *Artorius*, 6 *Cassius*, 7 *Thémison*, & la plûpart des autres disciples d'Asclépiade desquels il a été parlé ci-devant. Je ne sai même si l'on ne pourroit point mettre ici un FLORUS, duquel 8 Aëtius dit *qu'il étoit Médecin de la mere de Drusus*. Il y a eu plus d'un Drusus; mais le fils de Livie femme d'Auguste a été le plus fameux.

Il y eut aussi de très-bons *Chirurgiens* sous le même Empereur; un TRYPHON le pere, & un EUELPISTUS, fils de *Phleges*. Celse, qui les nomme, parle aussi d'un MEGES, qu'il regarde comme le plus habile de tous ceux de cette profession. Nous apprenons de Galien que ce Méges étoit de Sidon; & l'on recueille de ce qu'en dit Celse, qu'il avoit demeuré à Rome. On ne dira rien touchant la maniere dont chacun de ces trois Chirurgiens travailloit dans son art, parce qu'on n'a pas là-dessus des particularitez fort considerables. On a rapporté les noms de quelques autres fameux Chirurgiens dans la seconde Partie, Livre premier, Chapitre dixième. Et pour ce qui regarde la Chirurgie voyez ci-dessus, *Part. 2. Liv. 4. Sect. 2. Chap. 5.*

Il n'y a pas de doute qu'il n'y ait eu un beaucoup plus grand nombre d'habiles Médecins sous l'Empire d'Auguste, qui a été fort long, mais ils ne sont pas conus.

1 *Part. 2. Liv. 1. Chap. 6.*
2 *In voc. Dyrrhachium, & Cyrtus.*
3 *Berkelius in Steph. Byzantin.*
4 *De Heresib. Lib. 1.*
5 *Part. 2. Liv. 3. Chap. 11.*
6 *Ibidem.*
7 *Part. 2. Liv. 4. Sect. 1. Chap. 1.*
8 *Aët. Tetrab. 2. Serm. 3. Chap. 108.*

CHAPI-

Depuis le commencement du Siecle xl. jusqu'à l'An xl. de N.S. J.C.

CHAPITRE II.

Des ESCLAVES qui ont pratiqué la Médecine ; & du temps auquel on a commencé de voir des Médecins de familles Romaines. On parle aussi des emplois que l'on donnoit anciennement aux esclaves, par rapport à ce même Art ; & en particulier de ceux que l'on appelloit Parabolani.

LA condition servile d'Antonius Musa, dont il a été parlé au Chapitre précedent, nous fournit une occasion de placer en cet endroit les Médecins Esclaves. 1 Quelques Modernes ont soûtenu qu'il n'y avoit que des Esclaves, qui exerçassent la Médecine à Rome dans le temps des premiers Empereurs, & même assez long-temps après. Voici les passages qu'ils citent pour prouver ce qu'ils avancent. Le premier est de Seneque : 2 *Domitius*, dit cet Auteur, *commanda à un de ses esclaves, qui étoit Médecin, qu'il lui donnât du poison.* Le même Auteur ajoûte un peu après : *Domitius vécut, ayant obtenu la vie de César, mais qu'un Esclave l'avoit sauvé le premier, en lui donnant un médicament pour le faire dormir au lieu du poison que Domitius lui avoit demandé.* Voici encore un passage sur le même fait, qui est de Suetone : 3 *Domitius eut tant de peur de la mort, qu'il avoit souhaitée dans le desespoir de ses affaires, qu'il prit des médicamens pour vomir le poison qu'il avoit pris en cette occasion, & dont il se repentoit. Il donna même la liberté à un esclave, qui avoit préparé exprès ce poison d'une maniere qu'il en fut moins nuisible.*

Dans l'un & dans l'autre de ces passages, on trouve un esclave Médecin. On tire une troisième preuve de la harangue de Ciceron pour le Roi *Déjotarus*, où il est parlé d'un Médecin nommé *Phidippus*, qui étoit aussi esclave. C'est le même que nous avons compté entre les Médecins contemporains d'Asclépiade. On employe aussi le témoignage d'Orose, pour prouver qu'il y avoit à Rome des Médecins de condition servile du temps d'Auguste : 4 *La quarante-huitième année de l'Empire de César Auguste*, dit cet Auteur, *il y eut une si grande famine à Rome, que César commanda que l'on fît sortir de la ville tous les étrangers, & un très-grand nombre d'esclaves ; du nombre desquels on excepta les Médecins & les Précepteurs.* Suetone fournit encore un autre passage, où il est parlé d'un Médecin de la même condition, en ces termes : 5 *Je vous envoye encore avec lui un de mes esclaves qui est Médecin.* On apporte de plus des autoritez tirées des Jurisconsultes : 6 *Lucius Titius a disposé ainsi par son testament. Je vous recommande mes Médecins, un tel, & un tel. Il dépendra de vous de les garder comme de bons Affranchis, & Médecins. Si je leur avois donné leur liberté,* j'aurois

1 *Robertellus, Dempsterus, & d'autres.*
2 *De Beneficiis, Lib. 3. Cap. 24.*
3 *In Nerone, Cap. 2.*
4 *Lib. 7. Cap. 2.*
5 *In Caligula, Cap. 8.*
6 Lucius Titius ita testamento cavit : Medicos tibi commendo illum, & illum. In tuo judicio erit ut habeas bonos libertos, & Medicos. Quòd si ego eis libertatem dedissem, veritus sum quod sorori meæ carissimæ fecerunt Medici servi ejus, manumissi ab ea, qui salario expleto reliquerunt eam. *Scævola, Leg. 41. Paragraph. 6.*

Depuis le commencement du Siècle xl. jusqu'à l'An xl. de N. S. J. C.

j'aurois craint qu'il ne vous arrivât la même chose qu'à ma chere sœur, qui ayant mis en liberté ses Médecins esclaves, en fut abandonnée après qu'elle leur eut payé leur salaire. On cite enfin des vers de Claudien où il dit, 1 *que les Romains étant en guerre avec Pyrrhus, le Consul Fabricius refusa de se prévaloir de la perfidie d'un esclave de ce Roi, qui offroit de l'empoisonner, & renvoya cet esclave à son maître, disant que ce n'étoit pas de cette maniere qu'il faisoit la guerre.* Cet esclave étoit, dit-on. Médecin, comme on le recueille de ce que Florus, Plutarque, Aurelius Victor, & Eutrope, qui rapportent le même fait, imputent cette méchante action à un Médecin de Pyrrhus, & de ce que quelques autres Auteurs l'ont attribuée à *Nicias*, Médecin du même Roi, dont nous avons parlé dans la seconde Partie.

Voilà ce que les Auteurs modernes qu'on a citez, disent pour appuyer leur sentiment. On peut même ajouter 2 un passage de Diogene Laërce par où il paroit qu'il y avoit des esclaves Médecins, même parmi les Grecs, long-temps avant le commencement de la Monarchie Romaine. On ne peut pas nier que toutes ces autoritez ne prouvent qu'il y a eu des esclaves Médecins, ou des esclaves qui exerçoient 3 quelques parties de la Médecine; nous en nommerons même encore quelques-uns. Mais je ne vois pas que l'on en puisse inferer qu'il n'y eût point alors de Médecins, d'une autre condition. Il n'y a qu'à voir ce que l'on a dit ci-devant de ceux qui ont introduit la Médecine à Rome, pour être convaincu que ce n'est pas à des esclaves que Rome eut cette obligation, mais à des Grecs de condition libre, tels qu'étoient *Archagathus*, & *Asclépiade.* On peut encore mettre au même rang celui qui fut pris avec Jules César par des Pirates, comme on l'apprend de Suetone, & comme on l'a remarqué ci-dessus. Si ce Médecin avoit été esclave, il semble que Plutarque, qui rapporte le même fait, ne l'auroit pas appellé *l'ami de César.* 4 Robortellus, qui a senti cela, a voulu changer le texte de Suetone, & au lieu que cet Historien dit que César fut pris *cum uno Medico*, avec un *Médecin*, il veut qu'on lise, *cum uno amico*, avec un *ami*; mais on peut voir comme 5 Casaubon redresse Robortellus sur ce sujet, & les passages qu'il rapporte, où d'autres Médecins sont appellez les amis des Princes, des Princesses, & des Empereurs.

Quand on répondroit que la qualité d'esclave, ou du moins celle d'Affranchi, n'empêchoit pas ceux de cet ordre, qui se rendoient recommandables par leurs belles qualitez, d'avoir part à l'amitié des Grands, & des personnes du mérite le plus distingué; témoin les habitudes que *Térence* avoit avec *Scipion*, & avec *Lælius*, & les liaisons de *Musa* avec *Virgile*, & *Horace* Ce dernier, qui étoit lui-même fils d'Affranchi, étoit aussi fort avant dans la faveur de

1 Noxia pollicitum Domino miscere venena.
Fabricius Regi, nudata fraude, remisit
Infesto quem Marte petit, bellumque negavit
Per famuli patrare nefas ———— *Claudian. de Bello Gildonico.*

2 *In Diogene, Lib. 6. Segm.* 30.

3 On verra dans ce même Chapitre, que ces esclaves, qu'on appelloit Médecins, n'étoient pas tous Médecins proprement dits.

4 *Annotat. ad utriusque linguæ Auctores, Lib.* 1. *Cap.* 21.

5 *Voyez Casaubon sur Suetone, & ci dessus, Part.* 2. *Liv.* 3. *Chap.* 11. *&* 12. *Ibidem, Liv.* 4. *Sect.* 1. *Chap.* 13. *& ci-après, Part.* 3. *Liv.* 1. *Chap.* 3.

de Mecénas, & dans celle d'Auguste qui l'appelle son ami dans une de ses lettres. Quand on répondroit, dis-je, que par ces raisons le Médecin de Jules César pouvoit être l'ami de cet Empereur, on ne peut pas présumer qu'Archagathus ni Asclépiade fussent de condition servile. Ils étoient d'un pays où, de l'aveu de tout le monde, la Médecine étoit ordinairement entre les mains de personnes libres. Les Athéniens avoient même fait un Arrêt, comme on l'a vu 1 ci-dessus, par lequel il étoit défendu aux esclaves, & aux femmes d'exercer cette profession. Je veux que cet Arrêt ne se soit pas toûjours observé, & qu'il ne regardât pas toute la Grece, puis qu'il paroit par le passage de Diogene Laërce que l'on a cité, qu'il y avoit aussi parmi les Grecs des Médecins esclaves, on ne laisseroit pas d'être ridicule de soûtenir que tous les Médecins de ce pays-là étoient de cette condition. Il en est de même à l'égard des Médecins de Rome, ou d'Italie.

Depuis le commencement du siecle xl. jusqu'à l'An xl. de N. S. J. C.

Mais sans s'attacher à Archagathus & à Asclépiade seuls, l'Edit de Jules César, que l'on a rapporté, par lequel il donnoit la Bourgeoisie de Rome à tous les Médecins qui y étoient, & ceux qui viendroient s'y habituer, suffit pour prouver que la Médecine n'y étoit pas exercée par des esclaves seulement. L'Edit de cet Empereur dût faire venir des Médecins, de toutes parts, & particulierement de la Grece, qui en étoit pleine. Les Grecs furent effectivement les premiers qui porterent la Médecine à Rome avec les autres sciences, comme on l'a remarqué ci-dessus, & ils furent presque les seuls qui y exercerent cette profession avec éclat pendant quelque temps; mais les lettres s'étant ensuite plus géneralement répandues en Italie, on ne tarda pas beaucoup à voir des Médecins Romains de très-bonnes familles, & qui furent en reputation.

Pline semble assurer le contraire lors qu'il dit, 2 *que la Médecine est le seul des Arts de la Grece que la gravité Romaine n'avoit pas encore exercé, nonobstant le grand profit qu'on y faisoit*; mais il s'explique immédiatement après, lors qu'il ajoute, *qu'il y a eu très-peu de Romains qui se soient mêlez de la Médecine*. Il y avoit peu de Romains au prix des autres, mais on ne peut pas dire qu'il n'y en eût du tout point. Il y en auroit sans doute eu davantage; mais le même Auteur nous apprend, 3 *que le petit nombre de ceux de cette ville, qui avoient embrassé la Médecine, avoient d'abord passé chez les Grecs*, c'est à dire, avoient écrit en Grec, *s'étant apperçus que ceux qui traitoient la Médecine autrement qu'à la Grecque, n'étoient pas à peu près autant estimez que les autres*. La raison pourquoi les Médecins Romains étoient peu considerez lors qu'ils parloient Latin, ou qu'ils écrivoient en leur langue maternelle, est remarquable; *c'est*, dit Pline, *parce que le peuple a acoûtumé de faire le moins d'estime des conseils qu'on lui donne pour sa santé, lors qu'il entend le mieux ce qu'on lui dit sur ce sujet.*

On voit par ce passage de Pline, quelle étoit la cause qui éloignoit au commencement les Romains de l'exercice de la Médecine. C'est qu'on n'avoit pas bonne opinion d'eux, ou qu'ils ne s'estimoient pas reciproquement, soit par la

1 *Part.* 2. *Liv.* 3. *Chap.* 13.

2 Solam hanc artium Græcarum nondum exercet Romana gravitas in tanto fructu. *Lib.* 29. *Cap.* 1.

3 Paucissimi Quiritium attigêre, & ipsi statim ad Græcos transfugæ; imò verò auctoritas aliter quam Græcè eam tractantibus, etiam apud imperitos expertesque linguæ, non est. Ac minùs credunt quæ ad suam salutem pertinent, si intelligunt. *Plin. Ibidem.*

Depuis le commencement du Siecle xl. jusqu'à l'An xl. de N. S. J. C.

la raison que cet Auteur en allegue, soit que veritablement les Grecs fussent plus propres à cela qu'eux, ce qui est le plus vraisemblable. Il faut ajoûter à cela, que les Romains, fiers de leur grande puissance, & qui avoient la plûpart l'esprit tourné du côté des armes, ou des affaires politiques, ne pensoient guere à s'attacher à un mêtier si rebutant & si ingrat qu'est pour l'ordinaire celui de la Médecine. Cette derniere raison étoit assez forte toute seule, quand il n'y en auroit point eu d'autres, pour les obliger à renvoyer ce fardeau sur des étrangers. Il se trouva pourtant quelques Romains, qui voulurent bien le porter, mais outre qu'ils furent en petit nombre, ils ne commencerent guere à paroître que sur la fin du Regne d'Auguste, & sous celui de Tibere. Pline en nomme quelques-uns de ces derniers, dont nous parlerons au Chapitre suivant. A l'égard de ceux qui ont pu vivre sous Auguste, je compte quelques-uns des Sectateurs d'Asclépiade, comme *Julius Bassus*, & *Sextius Niger*; & je ne sai même si ce ne sont point ceux que Pline désigne, lors qu'il parle des Médecins Romains qui ont écrit en Grec. Ceux-ci, comme on l'a vu, avoient écrit en cette langue, & c'est de cet Auteur que nous l'apprenons ailleurs. On doit leur joindre *Cassius* dont il a été parlé en même temps que des deux autres, aussi bien que *C. Valgius* & *Macer*, qui vivoient, comme on l'a vu au Chapitre précedent, sous le même Régne.

Ce que l'on vient de dire des Romains, qui ont exercé la Médecine chez eux, prouve encore fortement qu'il y avoit alors d'autres personnes que des esclaves qui se méloient de cette profession. La chose me paroit si claire, que ce n'est pas la peine de s'y arrêter davantage. Je citerai seulement, pour finir, un passage de Ciceron qui fait voir que la Médecine étoit de son temps regardée à Rome comme un art que les personnes libres pouvoient exercer sans s'abbaisser. *Les Arts*, dit-il, *qui demandent une grande conoissance, ou qui ne sont pas d'une médiocre utilité, comme la Médecine, comme l'Architecture, comme tous les autres Arts qui enseignent des choses honêtes, ne deshonorent point ceux qui les exercent, lors qu'ils sont d'une condition à laquelle ces professions conviennent.* (*Officior. Lib.* 1. *Cap.* 42.)

Ce n'est pas, comme on l'a déja avoué, qu'il n'y eût à Rome, & ailleurs des esclaves Médecins, soit qu'ils eussent appris leur mêtier étant déja esclaves, soit qu'étant nez libres ils fussent tombez dans l'esclavage par quelque malheur. L'Histoire de Musa qui a donné sujet à traiter de cette matiere, & les passages qu'on a citez le justifient On trouve même les noms de quelques-uns de ces esclaves dans les livres des Anciens, & dans les Inscriptions qui se sont conservées. Celle qui suit est d'un esclave de l'Empereur Tibere.

1 TI. LYRIUS TI. CÆSARIS
AUG. SER. CELADIANUS
MEDICUS OCULARIUS
PIUS PARENTIUM SUORUM, &c.

Je ne sai si ce n'est point le même qui est nommé *Illyrius* dans une autre Inscription, & qui étoit aussi *Médecin Oculiste*, & esclave du même Empereur. On trouve encore les Inscriptions suivantes:

C N.

1 *Vide Gruterum, & Rhodium in Scribon. Larg.*

CN. HELVIUS CN. L. IOLA
MEDICUS OCULARIUS.
Q. CLODIUS Q. L. NIGER.
MEDICUS OCULARIUS
SIBI &c.

La lettre L. avec un point à côté, marque que ces Médecins étoient des Affranchis, *Liberti*. Nous avons rapporté [1] ci-devant une Epitaphe d'un *Sabinus* Affranchi, qui étoit un Médecin d'une autre espece, *Medicus fora multa secutus*, un Coureur de marchez, ou un Vendeur d'Antidotes. Nous avons aussi fait mention d'un [2] P. Numitorius Asclepiades, Affranchi, & Sextumvir de Verone. Il est parlé de la même charge dans l'Inscription suivante, & du gain qu'avoit fait dans la Médecine celui de qui est cette Inscription :

[3] P. DECIMIUS P. L. EROS
MERULA MEDICUS
CLINICUS CHIRURGUS
OCULARIUS VI. VIR
HIC PRO LIBERTATE DEDIT HS. IↃↃↃ
HIC PRO SEVIRATU IN REMP.
DEDIT HS ∞ ∞
HIC IN STATUAS PONENDAS IN
ÆDEM HERCULIS DEDIT HS. ↂ ↂ ↂ
HIC IN VIAS STERNENDAS IN
PUBLICUM DEDIT HS. ↂ ↂ ↂ IↃↃ ∞ ∞
HIC PRIDIE QUAM MORTUUS EST
RELIQUIT PATRIMONI
HS. ∞ ↂ ↂ

C'est à dire, *Publius Decimius Eros Merula, Affranchi de Publius* &c. *Médecin Clinique, Chirurgien Oculiste, & Sextumvir, a donné pour acheter sa liberté sept cent Sesterces. Il a payé à la République pour la charge de Sextumvir, deux mille Sesterces. Pour des Statues qu'il a fait mettre dans le temple d'Hercule, trente mille Sesterces. Pour paver les rues, ou les chemins, trente-un mille quatre cens Sesterces. Et le jour devant sa mort, il a laissé de patrimoine dix-neuf mille Sesterces.* La premiere chose qu'il faut remarquer touchant cette Inscription, c'est qu'on ne sait pas bien ce que signifient les marques ajoûtées aux Sesterces des dernieres sommes, & que ce n'est que sur une conjecture de Scaliger que l'on suppose qu'elles font chacune le nombre de dix mille. La seconde remarque qu'il faut faire, c'est que comme il y avoit de grands & de petits Sesterces, & que les premiers valoient mille fois autant que les derniers, cela fait varier la somme,

1 *Part.* 2. *Liv.* 1. *Chap.* 9.

2 *Part.* 2. *Liv.* 3. *Chap.* 10. On trouvera encore quelques autres Inscriptions concernant des Affranchis Médecins, dans le Chap. 1. du Livre suivant.

3 *Vide Mercurial. Var. Lectiones, Lib.* 3. *Cap.* 22. & *Rhod. in Scribon. Larg. Compos.* 37.

Depuis le commencement du Siecle xl. jusqu'a l'An xl. de N. S. J. C.

somme, portée par cette Epitaphe, à la même proportion. S'il s'agit ici du grand Sesterce qui valloit environ cent livres monoye de France, cet Esclave auroit gagné huit millions trois cens dix mille livres, ce qui n'est pas croyable. Il paroit même par l'emploi qu'il fait de chaque somme qu'il n'a pas entendu des grands Sesterces. On ne croira jamais, par exemple, qu'un esclave ait payé à son Maitre deux cens mille livres pour sa liberté, & encore moins qu'il ait dépensé trois millions en statues pour orner un Temple. Il y a bien plus d'apparence qu'il faut compter sur les petits Sesterces. A ce compte il auroit gagné seulement huit mille trois cens dix livres en tout, & n'auroit pas été si riche que quelques Savans l'ont cru.

Mercurial écrit le nom de ce Médecin avec un H. *Héros*. On trouve dans Galien un *Héron*, qu'il appelle *Oculiste*, & que Rhodius pretend être le même que celui dont on vient de parler. Celse fait aussi mention de deux *Herons* Chirurgiens, comme on l'a vu 1 ci-dessus. Au reste celui de qui est l'inscription qu'on a luë, ne prenoit pas seulement le titre de *Chirurgien Oculiste*, il se disoit d'ailleurs *Médecin Clinique*, c'est à dire, *Médecin*, au sens que ce mot se prend aujourd'hui, comme nous l'avons expliqué 2 ci-devant.

Ceux dont il est parlé dans les trois Inscriptions précedentes, se disoient simplement *Médecins Oculistes*; par où l'on void qu'ils n'embrassoient pas toute la Médecine. Ceux que Suetone, & les autres Auteurs qu'on a citez, appellent Médecins, pouvoient aussi n'être pour la plûpart que des Chirurgiens, ou de ceux qui exerçoient la Pharmaceutique. Car encore que l'on n'ait pas dit qu'il y eût alors quelques esclaves qui exerçoient la Médecine proprement dite, il est certain que le plus grand nombre d'entr'eux remplissoient seulement les fonctions de la Médecine, qu'on peut appeller 3 *ministrante*.

Dès les commencemens de la Médecine, chaque Médecin avoit eu ses valets qu'il faisoit travailler sous ses yeux, comme on l'a remarqué 4 ci-devant. Et quoi que la Médecine eût été partagée en trois professions differentes, dans le temps qu'on a désigné au même endroit, il y avoit toûjours des Médecins qui faisoient préparer des médicamens dans leurs maisons, & qui employoient à cet office leurs esclaves, aussi bien qu'aux operations de la Chirurgie. Il arrivoit de là que ces mêmes esclaves, après avoir bien servi leurs Maitres, étoient souvent mis en liberté, & exerçoient ensuite de leur chef les parties de la Médecine qu'ils avoient apprises auparavant.

Cassius, duquel on a parlé 5 ci dessus, avoit un valet nommé *Atimetus* qui lui composoit ses médicamens. 6 Rhodius croit que c'est le même dont il est parlé dans l'Inscription suivante,

P. ATTIUS ATIMETUS
AUG. MEDICUS AB OCUL.
H. S. E.

1 *Part.* 2. *Liv.* 2. *Chap.* 10.
2 *Part.* 1 *Liv.* 1. *Chap.* 13.
3 *Voyez ci dessus, Part.* 2. *Liv.* 1. *Chap.* 9.
4 *Ibidem.*
5 *Part.* 2. *Liv.* 3 *Chap.* 11.
6 *In Scribon. Larg. Compos. CXX.*

Il y a une chose touchant cet esclave de Cassius dans Scribonius Largus, qui a fait de la peine à quelques Critiques, c'est que cet Auteur l'appelle *Legatus Tiberii Cæsaris*, Envoyé de l'Empereur Tibere. Lipse a cru qu'il falloit lire *Legatus Tiberio Cæsari*, legué à Tibere, comme si Atimetus avoit été legué par testament à cet Empereur. Mais je suis de l'avis de Rhodius, qui croit que l'emploi d'*Envoyé* n'étoit pas incompatible avec la qualité d'*Affranchi*, qu'Atimetus pouvoit avoir acquise, plusieurs Affranchis ayant été employez à des ministeres fort importans, sous les Empereurs Romains. On trouve aussi 1 un *Atimetus* cité par Galien, au sujet d'un remede pour les yeux; & l'on a parlé 2 ci-devant d'un *Julius Atimetus* dont le nom se trouve dans une Inscription que nous avons rapportée au même endroit. Celle qui suit, & qui est à Rome dans le Palais Farnese, fait encore mention d'un *Atimetus*, que Rhodius prend aussi pour le premier. C'est une fort jolie Epitaphe de la femme du même Atimetus, qui s'appelloit, dit-on, *Homonæa*.

Depuis le commencement du Siecle xl. jusqu'à l'An xl. de N. S. J. C.

MORTE EST MIHI TRISTIOR IPSA
MOEROR ATIMETI CONJUGIS ILLE MEI.

Il faut enfin ajoûter à ces Inscriptions, sans les autres que l'on pourroit encore rapporter, celles dont il est parlé dans le Chapitre précedent. Il y en a une d'un *L. Apulejus L. L. Eros*, qui pourroit bien avoir été un Affranchi de *Luce Apulée le Philosophe*. Ce ne seroit pas le seul Médecin qu'il auroit eu entre ses esclaves. Il parle lui-même d'un *Thémison* qu'il appelle Médecin, & qui étoit à son service.

Pour revenir à ce que nous avons commencé de dire touchant les occupations des esclaves par rapport à la Médecine, il faut encore savoir que la maniere dont elle se pratiquoit anciennement, ayant fourni de l'occupation à beaucoup plus de personnes qu'on n'en employe aujourd'hui pour le même sujet, ce fardeau tomboit assez naturellement sur les esclaves. La Médecine *Gymnastique*, dont on a parlé dans la premiere Partie, en occupoit seule un fort grand nombre. Combien ne falloit-il pas de gens pour servir ceux qui se baignoient, & ceux qui se faisoient oindre, frotter &c. Les *Bains*, en particulier, étoient administrez par les 3 *Baigneux*, qui avoient sous eux 4 ceux qui devoient entretenir le feu sous les chaudieres, & prendre soin que l'eau du bain fût comme on la demandoit, & ceux qui avoient la charge de tenir propre le bain, & tout ce qui en dépendoit. On leur donnoit le nom de *Mediastini*. Il semble que cet office étoit à peu près le même que celui des *Souillons*, ou des *Marmitons*. Néanmoins il se trouve quelques Epitaphes où on ne l'a pas jugé si abjet qu'on n'en ait voulu faire parade.

1 *De Composit. Pharmacor. Local. Lib. 4. Cap. 7.*
2 *Part. 2. Liv. 3. Chap. 13.*
3 *Balneatores.*
4 *Fornacatores.*

1 DIIS MANIBUS S.
TITO FLAVIO OLENO
SERVO ET PROCURAT.
BALNEI T. FLAVI AUG.
VCT. MEDIASTINO
VIX. ANN. IX. MEN.
VII. D. VIII.
TITUS FLAVIUS T. L.
POLYMNESTUS.
MEDIASTINUS.
AUG. N. FAC. CUR.

Je ne sai si *Procurator Balnei* étoit un synonime de *Mediastinus*, ou si c'étoit un emploi plus relevé. Ceux qui étoient commis sur les bains s'appelloient *Præfecti balneis*. On peut voir dans l'Auteur que nous avons cité, quelques Inscriptions, où il est fait mention de ces derniers, qui n'étoient pas du rang des esclaves. A l'égard du mot VCT. je pense qu'il signifie 2 *Unctor*. Au reste les deux personnages, dont il est parlé dans l'Epitaphe que l'on vient de lire, étoient apparemment des esclaves, ou des affranchis de Vespasien, ou de ses fils, comme le nom & le prénom de *Titus Flavius* le montrent; ce qui rendoit leur office plus considerable que s'ils avoient servi de simples particuliers, en la même qualité. Il y avoit aussi des valets, pour garder les habits de ceux qui se baignoient. On appelloit ces valets *Capsarii*.

L'application des huiles, des onguens, & des parfums liquides dont on se servoit soit après le bain, soit autrement, occupoit autant de personnes que le bain même. Ceux qui faisoient profession d'administrer ces onguens, ou ces huiles tant aux malades qu'aux sains, se faisoient appeller *Jatraliptæ*, c'est à dire, *Médecins oignans*. Ils avoient sous eux ceux qu'on nommoit simplement *Aliptæ*, en Grec, & *Unctores*, ou *Reunctores*, en Latin, quoi que le mot *Alipta* se prît aussi quelquefois pour *Jatralipta*. Ces gens-là qui ne servoient qu'à oindre, doivent bien être distinguez de ceux qu'on appelloit *Unguentarii*, ou *Ungentarii*, qui étoient ceux qui vendoient les huiles & les onguens, & de ceux qui se nommoient 3 *Olearii*, qui étoient des esclaves, qui portoient le pot à l'huile après leurs Maîtres en allant au bain.

Après avoir oint, & avant qu'on oignît, on frotoit & on racloit la peau, ce qui étoit l'office des Froteux, *Fricatores*. Ils se servoient pour cela d'un instrument appellé *Strigil*, qui étoit comme une espece de cuiller de bois, de corne, de fer, ou autre matiere. On peut en voir la figure dans Mercurial, & dans Pignorius. Cet instrument étoit particulierement nécessaire pour décrasser la peau, & pour en ôter les restes de l'huile, & même de la poudre dont on se couvroit après s'être fait oindre, lors qu'on vouloit lutter, ou faire quelque autre exercice.

Les

1 *Vid. Mercurial. de Arte Gymnast. pag.* 94. *Edit. Frisii.*
2 On explique ce terme dans l'Article qui suit.
3 *Salmas. de Homonym. Hyles Jatricæ, Cap.* 103.

Les *Jatraliptæ* avoient encore sous eux des gens, qui faisoient profession de broyer, ou de manier doucement les jointures, ou les autres parties du corps, pour les ramollir, & les rendre plus souples. On appelloit ceux qui servoient à cela *Tractatores.* C'est de ces gens, & de leur remede que parle 1 Seneque, lors qu'il dit en s'échauffant contre l'abus qui se commettoit à cet égard: *Faut-il que je donne mes jointures à amollir à ces effeminez? Ou faut-il que je souffre que quelque femmelette, ou quelque homme changé en femme, m'étende mes doigts délicats? Pourquoi n'estimerai-je pas plus heureux un Mucius Scævola, qui manioit aussi aisément le feu avec sa main, que s'il l'eût tendue à un de ceux qui font profession de manier, ou de broyer les jointures.* Ce qui mettoit Seneque de mauvaise humeur contre cette espece de remede, & contre ceux qui le pratiquoient, c'est qu'ils le faisoient la plûpart sans nécessité, & par pure délicatesse. Les hommes employoient même quelquefois à cet office ces femmes que l'on appelloit *Tractatrices.* On peut voir sur ce sujet la description que fait 2 Martial de la débauche d'un riche voluptueux.

Depuis le commencement du Siecle xl. jusqu'à l'An xl. de N. S. J. C.

Les onguens ne pouvant pas être commodément employez qu'on n'ôtat le poil, les Anciens se servoient pour cela premierement de *pinsettes*, & de *pierres-ponces*; mais lors que ces moyens n'étoient pas suffisans, ils se faisoient appliquer des amplâtres appellez 3 *Drapoces*, faits avec de la poix & de la resine. On levoit ces emplâtres tout d'un coup, en sorte que les poils s'arrachoient. Ils se faisoient aussi oindre avec des onguens appellez *Psilothra*, qui faisoient tomber les poils. Les hommes qui servoient à cet office étoient appellez *Dropacistæ*, & *Alipilarii*, & les femmes *Picatrices*, & *Paratiltriæ*.

Les *Barbiers*, appellez *Tonsores*, servoient aussi en cette rencontre, mais ils n'étoient pas tous esclaves. Quelques-uns d'entr'eux n'en avoient du moins pas l'équipage, comme on peut le recueillir d'un passage d'Ammian Marcellin. 4 *Un Barbier*, dit-il, *ayant été mandé pour venir couper les cheveux de l'Empereur Julien, comme cet Empereur vit entrer un personnage habillé fort proprement, il en fut surpris, & dit qu'il n'avoit pas demandé un Médecin, mais un Barbier.* Il se peut qu'en ce temps-la les Barbiers le portassent plus haut, qu'ils n'avoient fait au commencement de l'Empire.

Les femmes en avoient aussi entr'elles qui exerçoient le même mêtier, & qui étoient appellées *Tonstrices.* Il y en avoit une dans la Cour de Cléopatre, qui se nommoit 5 *Eras*, & qui étoit fort avant dans la faveur. Galien, ou l'Auteur du livre *de la Thériaque*, parle de deux autres femmes de chambre de Cléopatre, dont l'une s'appelloit *Nara*, & l'autre *Carmione*, qui avoient le même emploi.

1 An potius optem ut malacissandos articulos exoletis meis porrigam? ut muliercula, aut aliquis ex viro in mulierculam versus, digitulos meos ducat? Quidni ego feliciorem putem Mucium, qui sic tractavit ignem quasi illam manum Tractatori præstitisset. *Epistol.* 66.

2 Percurrit agili corpus arte Tractatrix
Manumque doctam spargit omnibus membris. *Lib.* 3. *Epigr.* 81.

3 On parlera dans le Livre suivant de la composition de cette sorte de mèdicamens.

4 Evenerat iisdem diebus ut ad demendum Imperatoris capillum Tonsor venire præceptus, introiret quidam ambitiosè vestitus; quo viso, Julianus obstupuit: Ego, inquit, non Rationalem jussi sed Tonsorem acciri. *Lib.* 2.

5 *Plutarch. in Vita M. Antonii.*

Depuis le commencement du Siecle xl. jusqu'à l'An xl. de N. S. J. C.

emploi. 1 Martial, & d'autres Auteurs ont aussi fait mention de ces sortes de femmes, & l'on trouve une vieille Inscription sur ce sujet :

SEXTIÆ L. TERTIÆ
TONSTRICI.

On peut mettre au même rang celles qui servoient à coiffer les femmes, ou à teindre leurs cheveux, & à les poudrer, ou parfumer avec des poudres, ou des liqueurs. On appelloit celles de cette profession *Cosmotria*, *Plectria*, *Ornatrices*, *Comptrices*. Juvenal parlant d'une de ces especes de Coiffeuses l'appelle 2 *Psecas*, peut-être à l'imitation d'Ovide qui nomme ainsi une des Nymphes qui servoit Diane dans le bain, lors qu'elle fût vuë par Acteon. Il semble que ceci est hors de notre sujet, mais on a pu voir 3 ci-devant, que la *Cosmotique*, ou *l'Art d'embellir le corps*, est consideré comme dépendant de la Médecine.

Nous finirons par l'emploi qu'on donnoit aux esclaves, ou à d'autres personnes de la plus basse condition, de *garder les malades*, de *les servir dans toutes leurs necessitez*, *de leur apprêter à manger*, & même de pourvoir à tout ce qui concernoit *l'appareil de la sepulture* de ceux qui mouroient, & *la sépulture elle même.* Ceux qui avoient soin des malades, ou les *Garde-malades*, étoient appellez par raillerie *Medici ad matulam*, *Medici Coqui.* Quelques Auteurs leur ont aussi donné le nom de *Clinici*, parce qu'ils ne bougeoient d'auprès du lit des malades. Mais ce n'est pas la propre signification du mot *Clinicus*, qui désignoit, en son veritable sens, un Médecin proprement dit, comme on l'a vu dans ce même Chapitre. Martial détourne aussi la vraye signification de ce mot dans une épigramme, où il parle d'un pauvre Chirurgien qui, faute d'emploi, s'étoit mis à enterrer les morts, ou à les porter pour les mettre en terre, ou sur le bucher :

Chirurgus fuerat, nunc est Vespillo *Diaulus*
Cœpit quo potuit *Clinicus* esse modo.

La pointe de cette épigramme consiste dans l'équivoque, qui naît de la differente signification du mot κλίνη, d'où *Clinicus* a été formé, & qui signifie également *un lit*, & *une biére*. Ceux qui faisoient le mêtier de Chirurgiens s'appelloient *Vespillones*, *Succollatores.* Mais ceux qui s'occupoient à laver les corps morts, à les oindre, à les mettre dans un drap, & à faire tout ce qui se faisoit ancienement avant que de porter les corps sur le bucher, ou avant que de les enterrer, s'appelloient *Pollinctores.*

Dès

1 *Lib. 2. Epigram. 17.*

2 *Satyr. 6. Vers* 489. Psecas est un mot qui tire son origine de *ψεκάζειν*, ou *ψακάζειν*, arroser, répandre, ou faire distiller goutte à goutte. Ce mot se trouve écrit avec un h dans Juvenal; mais Reinesius a fort bien remarqué que cette lettre doit être ôtée. Je trouve aussi dans Artemidore le mot *ψεκάδες*, que Cornarius traduit *minuta pluvia*, de menues pluyes, des especes de rosée. *De Insomn. Lib. 2. Cap.* 8.

3 *Part. 2. Liv. 3. Chap. 13.*

Depuis le commencement du Siecle xI. jusqu'à l'An xI. de N. S. J. C.

Dès que les Empereurs Romains eurent embrassé le Christianisme, & que l'on eut établi des Hôpitaux pour les pauvres malades, ces offices, & ceux dont a parlé immédiatement auparavant, furent donnez à de certaines gens qui étoient appellez *Parabolani*. Alciat a cru que ce mot étoit composé de la préposition παρὰ, & de βῶλος, qui signifie *une motte de terre ;* Parabolanus *quasi adscriptitius glebæ*, comme qui diroit *attaché à la terre*, parce que comme il n'étoit pas permis aux paysans de quitter leur labourage, ceux-ci ne pouvoient non plus abandonner les Hôpitaux. Mais il est plus naturel de dire, avec, d'autres Savans, que *Parabolani* vient de 1 παράβολος, qui signifie *hardi*, *temeraire* ; parce que ces pauvres exposoient leur santé, & leur vie en servant les malades, particulierement lors qu'il y avoit des maladies contagieuses.

Godefroi croyoit que ces *Parabolani* étoient tous du nombre des *Clercs*, ou des *Ecclésiastiques*, parce qu'il est parlé de cet office dans le titre 2 *de Episcopis*, *&* *Clericis*. Il se peut que quelques Ecclésiastiques eussent embrassé ce parti, mais il y a de l'apparence qu'ils n'étoient pas seuls dans cet emploi. Il se peut aussi, comme l'ont cru d'autres Savans, que ceux qui entroient dans cet ordre, le fissent ensuite de quelque vœu, ou par un principe de religion. Mais la raison, pour laquelle il est parlé des *Parabolani* dans le Code *Tit. des Evêques*, *& des Clercs*, c'est parce que l'élection de ces gens-là dépendoit des Evêques. Le nombre de ces *Parabolani* étoit reglé à six-cens pour la ville d'Alexandrie, on le recueille de la Loi qu'on a citée. Cette même loi leur impose la nécessité de se tenir continuellement auprès des malades, ou dans les Hôpitaux, d'où ils ne devoient pas même sortir, pour assister aux Spectacles, auxquels tout le peuple étoit appellé, ou pour aller au Palais entendre plaider, ce qui étoit permis à tout le monde.

Au reste, il paroît par les propres termes des Lois qui parlent des *Parabolani*, que ce mot étoit en usage, & que cet office étoit déja établi avant ces Lois. Ensorte qu'il semble que les Empereurs Theodose & Justinien n'ont fait que regler la maniere des élections, le nombre, & le devoir de ces gens-là, dont le nom pouvoit être ancien, quoi que les reglemens qui concernoient leur office fussent nouveaux.

Une autre chose qu'il est important de remarquer, c'est que ceux qui ont pris ces *Parabolani*, pour des Médecins proprement dits, se sont trompez grossierement. Ce qui a donné lieu à leur erreur c'est le mot *curare*, qui se trouve dans les Lois, où il est parlé de l'office dont il s'agit, & qui signifie également *guérir*, & *avoir soin*. Mais il est visible que ce mot ne se peut prendre en cet endroit qu'en la derniere signification, & que *curare debilium ægra corpora*, (ce sont les propres termes de la Loi) ne signifie sinon *avoir soin des corps foibles*, *& infirmes des malades*. On peut ajoûter à cela que si les *Parabolani* avoient été des Médecins d'Hôpitaux, leur élection n'auroit pas dépendu des Evêques, & des Prêtres. Les *Archiatres*, ou les principaux Médecins des grandes

1 Παραβαλλόμενος, ἐπικινδυνεύων, *qui s'expose*, ou *qui se met au hazard*, dit Hesychius. On trouve divers autres exemples de ce mot pris dans cette signification. C'est aussi en ce même sens qu'Asclépiade appelloit une cure *dangereuse*, & *temeraire*, φιλοπαράβολος; comme on l'a vu ci-dessus, *Part* 2. *Liv.* 2. *Chap.* 9. Vide Cælium Aurelian. Acutor. Lib. 1. Cap. 15.

2 *C. Leg.* 17. *&* 18. *Lib.* 1. *Titul.* 3. *Codic. Theodos. Leg.* 16. *Titul.* 2.

Depuis le commencement du Siecle xl. jusqu'à l'An xl. de N. S. J. C.

grandes villes; desquels on parlera ci-après, auroient été ceux qui les auroient élus, puis que ces Archiatres étoient obligez eux-mêmes de voir les pauvres. On laisse à part la pensée d'Accurse, & celle de Petrarque, qui croyoient que les Médecins sont appellez *Parabolani*, parce qu'ils se servent de beaucoup de *paraboles*, c'est à dire, selon l'explication de ces Auteurs, parce qu'ils parlent beaucoup. C'est une pauvreté, qui ne vaut pas la peine d'être refutée.

CHAPITRE III.

Des Médecins qui vivoient sous les Empereurs Tibere, Caligula, & Claude.

JE pense qu'on peut mettre sous ces deux Empereurs les cinq Médecins suivans, dont 1 Pline fait mention; ARRUNTIUS, CALPETANUS, RUBRIUS, ALBUTIUS, STERTINIUS. Ce sont les mêmes que l'on a voulu indiquer lors que l'on a dit, au Chapitre précedent, qu'il s'étoit trouvé des Romains de familles considerables qui avoient exercé la Médecine dès les commencemens de l'Empire Je crois qu'ils ont vécu, comme je l'ai dit, sous Tibere, & sous Caligula, ou pour le plûtôt sur la fin du Regne d'Auguste. Il paroît du moins par le témoignage de Pline, qui est le seul Auteur qui parle de ces Médecins, qu'ils ont vécu avant *Valens*, qui vivoit sous Claude. Ils étoient, à ce que dit le même Pline, chez les Princes, ou chez les Empereurs, à CCL mille Sesterces, c'est à dire, à vint-cinq mille livres d'appointement par année.. Cet Auteur ajoute, *que Q. Stertinius, en son particulier, faisoit beaucoup valoir aux Princes la facilité qu'il avoit de se contenter de cinq cens mille Sesterces*, qui font cinquante mille livres; *au lieu qu'il en pouvoit gagner soixante mille, à compter ce que lui valoit l'une après l'autre chaque maison de la ville. L'Empereur Claude*, poursuit notre Auteur, *donnoit le même appointement au frere de Stertinius, & quoi que ces deux freres eussent consumé leurs revenus par des ornemens publics qu'ils avoient fait faire dans la ville de Naples, ils laisserent encore à leurs héritiers trente millions de Sesterces*, c'est à dire, trois millions de livres. *Mais Aruntius étoit celui qui tenoit alors le haut bout.* Le frere de Stertinius, qui n'est pas nommé autrement, étoit, comme il paroit, plus jeune que lui, & que les autres dont on a parlé, ayant seulement vécu sous Claude. Voilà ce que dit Pline de ces Médecins, qui est tout ce que l'on en sait. On parlera encore ci-après des Médecins des Empereurs, quand on en sera à ceux qui ont vécu sous Neron.

Il y avoit aussi, sous le Regne de Tibere, un Médecin Grec nommé CHARICLES, duquel 2 Tacite rapporte ce qui suit. *On conut*, dit cet Historien, *que l'Empereur Tibere étoit sur sa fin, par l'adresse d'un fameux Médecin nommé Charicles, qui n'étoit pas Médecin ordinaire de cet Empereur, mais qu'on appelloit quelquefois dans les consultations qui se faisoient sur sa maladie. Celui ci, après avoir mangé avec le Prince, feignant de partir pour un voyage, lui prit la main comme pour la baiser, mais à dessein de lui tâter le pouls. Toutefois il ne put le faire si adroitement, que Tibere ne s'en apperçût. Mais soit qu'il en fût offencé ou non, & peut-*être

1 *Lib.* 29. *Cap.* 1.
2 *Annal. Lib.* 6.

être pour mieux cacher son dépit, il n'en fit aucun semblant; au contraire, il fit couvrir de nouveau la table, y demeurant plus long-temps qu'il n'avoit accoûtumé, comme pour mieux régaler son ami qui étoit sur son départ. Cependant Charicles assura Macron que l'Empereur n'avoit pas plus de deux jours à vivre, & que son pouls déclinoit sensiblement. Tacite ajoûte *que le seizième de Mai* (qui pouvoit être la fin du terme que Charicles avoit marqué) *Tibere tomba en défaillance, ensorte qu'on crut qu'il étoit mort; mais qu'étant revenu à lui, Macron le fit étouffer à force de couvertures qu'on lui jetta dessus.* C'étoit là un moyen sûr de faire réussir le prognostic du Médecin. Tibere étoit fort prévenu contre la Médecine, comme le remarque Tacite. Il disoit même ordinairement 1 *qu'un homme qui passoit trente ans ne devoit plus avoir besoin de Médecins.* Néanmoins, il paroît, par ce qui a été dit, qu'il ne laissoit pas de faire de l'honneur à ceux de cette profession, ayant reçu à sa table le Médecin, dont on a parlé, que Tacite appelle d'ailleurs *l'ami* de l'Empereur. Il se peut même qu'il leur donnât des appointemens considerables, quoi qu'il prît rarement leurs avis. 2 Charicles est cité en quelques endroits par Galien.

Depuis le commencement du Siecle xl. jusqu'à l'An xl. de N. S. J. C.

Fabius Papirius, qui vivoit aussi sous Tibere, avoit écrit *des animaux & des causes naturelles.* Il étoit savant Philosophe, & d'ailleurs fort éloquent. 3 Pline l'appelle *naturæ rerum peritissimus.* Seneque, & d'autres en parlent aussi.

On peut encore compter entre les Médecins, qui ont vécu sous le même Empereur, un Antonius Castor, qui possédoit, à ce que dit Pline, la conoissance des Plantes mieux qu'aucun autre de son temps. *Nous l'avons vu,* dit le même Auteur, *cultiver un petit jardin, rempli de diverses sortes de plantes, qu'il étoit âgé de plus de cent ans. Il n'avoit jamais eu de maladie, & n'avoit en apparence rien perdu de sa memoire, ni de sa vigueur à un âge si avancé; ce qui est quelque chose de si merveilleux, que l'Antiquité n'a rien vu qui le fût davantage.* Si Pline, qui étoit né sous Tibere, & qui mourut sous Tite, avoit vu Castor si vieux, celui-ci devoit être né sous Auguste, & avoir vu divers Empereurs, mais il pouvoit être à la fleur de son âge du temps de Tibere. 4 Le P. Hardouïn confond cet Antonius Castor avec un autre *Castor*, dont parle Suidas. Celui-ci étoit un Orateur de Marseille, appellé *l'ami des Romains*, qui ayant épousé une fille de Dejotarus, fut tué avec sa femme par son beau-pere, qu'il avoit voulu rendre suspect à César. Il est visible que ce Castor est different du premier, en ce que celui-ci étoit Médecin, au lieu que l'autre étoit Orateur, & que Suidas qui rapporte les titre des livres de cet Orateur, n'en marque aucun qui regarde la Médecine; mais la plus forte preuve c'est que le Castor de Suidas mourut du temps de Jules César, au lieu que l'autre a vécu fort long-temps après.

Galien

1 Suetone remarque aussi que Tibere avoit joui d'une très-bonne santé pendant presque tout le temps de son Regne, quoi que depuis l'âge de trente ans, il se fût toûjours conduit à sa fantaisie, sans consulter ni appeller aucun Médecin. On trouve dans Plutarque quelque chose d'un peu different: *Tibere,* dit cet Auteur, *vouloit qu'il fût honteux à un homme, qui avoit plus de soixante ans de tendre son bras à un Médecin.* Plutarque met soixante ans au lieu de trente. (*De tuenda Valetudine, & An Seni capessenda sit Respublica.*)

2 *Pharmacor. Local. Lib. 2. Cap. 2.*

3 *Lib. 36. Cap. 15. Voyez l'Indice des Auteurs de Pline par le P. Hardouïn.*

4 *Voyez le même Indice.*

Depuis le commencement du Siecle xl. jusqu'à l'An xl. de N. S. J. C.

1 Galien cite un *Antonius* Herboriste, qu'il dit avoir eu beaucoup d'experience. Je ne sai si ce seroit Antonius Castor.

SALLUSTE de Mopsueste étoit aussi un Médecin du temps de Tibere, à ce que l'on apprend du même Suidas. Pline cite un Sallustius Dionysius.

On a parlé ci-devant d'un MENECRATE, contemporain de Philippe de Macedoine. Il y a eu sous le Regne de Tibere & dès la fin de celui d'Auguste, un Médecin du même nom. On recueille que ce dernier Ménécrate étoit de ce temps-là, de ce que 2 Galien dit qu'il a vecu après Antonius Musa. Il mourut sous Claude, comme il paroît par une Inscription Grecque, qui se trouve à Rome, & qui est rapportée par Gruterus, & par Mercurial. Il est appellé dans cette Inscription *Médecin des Césars*, ce qui marque qu'il avoit servi plusieurs Empereurs, apparemment Tibere, Caligula, & Claude. Galien lui rend témoignage qu'il étoit un de ceux qui avoient le mieux écrit sur *la composition des médicamens*. Le même Auteur remarque, 3 ailleurs que Ménécrate avoit fait un livre sur ce sujet, dont le titre étoit *Autocrator Hologrammatos*, c'est à dire, *l'Empereur, dont les mots sont écrits*. Ce titre paroît ridicule; mais voici ce que l'Auteur vouloit dire par là. Il avoit intitulé son livre *l'Empereur*, apparemment parce qu'il l'avoit dédié à l'Empereur qui vivoit en ce temps-là. On a vu 4 ci-dessus des exemples d'une semblable maniere d'intituler des livres. Le mot *Hologrammatos*, qui suit, marquoit, comme on l'a dit, qu'il avoit écrit les mots entiers; c'est à dire, qu'il avoit écrit tout au long les noms, & le poids, ou la quantité de chaque simple, pour éviter les fautes qu'on pouvoit faire en prenant une lettre numerale pour une autre, ou en expliquant mal une abbréviation. Cela suppose que les Médecins avoient déja alors la coûtume d'écrire en mots abregez, & de se servir de chiffres, ou de caracteres particuliers, comme on fait aujourd'hui; mais Ménecrate ne trouvoit pas cela à propos, pour les raisons que l'on a touchées. 5 Entre les médicamens qu'il décrivoit dans ce livre, il y en avoit de son invention, comme *l'Emplâtre* que l'on appelle *Diachylon*, c'est à dire, *composé de sucs*, qui est encore aujourd'hui fort en usage.

6 Cælius Aurelianus cite un Ménécrate qu'il appelle *Menecrates Zeophletensis*, qui pourroit être le même.

7 HERAS *Cappadocien* est aussi compté par Galien entre ceux qui ont bien écrit *de la composition des medicamens*. Il remarque que ce Héras a vécu, ou a écrit après Ménécrate, & devant Andromachus, Médecin de Neron, c'est à dire, depuis le commencement du Regne de Tibere, jusques à la fin de celui de Claude. Il faut qu'il eût deja écrit sous le premier de ces deux Empereurs, puis qu'il est cité par 8 Celse, duquel il pouvoit être contemporain.

CYRUS, Médecin de Livie, femme de Drusus, ne nous seroit pas conu, sans une

1 *De Medicam. Lib.* 2. *Cap.* 2 & *secundùm gener. Lib.* 6.
2 *Pharmacor. Local Lib.* 6. *Cap.* 4.
3 *Pharmacor. general. Lib.* 7. *Cap.* 9.
4 *Part.* 2. *Liv.* 2. *Chap.* 7. *Ibid. Liv.* 3. *Chap.* 10.
5 *Galen. de Medicam. gener. Lib.* 7. *Cap.* 9.
6 *Tardar. Lib.* 1. *Cap.* 4.
7 *Pharmacor. Local. Lib.* 6. *Cap.* 4.
8 *Lib.* 5. *Cap.* 22.

une Inſcription qui nous a conſervé ſon nom, & qui nous a appris ſon emploi. Il ſe trouve auſſi dans une autre Inſcription un *Cyrus* de *Lampſaque*, qui eſt appellé *Archiatre*. Aëtius en cite un troiſième, qui étoit *d'Edeſſe*, & pareillement *Archiatre*. On parlera de cette charge, ou de ce titre dans le Livre ſuivant.

Depuis le commencement du Siecle xl. juſqu'à l'An xl. de N. S. J. C.

Entre les Médecins dont il a été parlé ci-devant, & qui ont vécu ſous Tibere, il ſe trouve *Celſe*, & *Eudeme*, le Médecin de la même Livie que nous venons de déſigner.

Le Régne de Caligula a ſi peu duré, qu'il eſt impoſſible de marquer préciſement les Médecins qui ſe diſtinguoient alors. Mais il faut compter qu'une partie de ceux, que nous mettons ſous Tibere, & quelques-uns de ceux que nous rangeons ſous Claude, ont auſſi vécu ſous Caligula. Le ſeul Médecin, dont je ſache qu'il ſoit parlé dans l'hiſtoire de cet Empereur, c'eſt un nommé Arcion, qui fut appellé, à ce que dit 1 Joſeph, pour panſer ceux qui avoient été bleſſez dans l'émute arrivée lors que le même Empereur fut aſſaſſiné. Mais comme Joſeph étoit étranger, il ſe peut qu'il n'ait pas bien écrit le nom de ce Médecin, & que ce ſoit *d'Alcon*, fameux Chirurgien, qu'il ait voulu parler. Cela eſt d'autant plus vrai-ſemblable que le Chirurgien que l'on vient de nommer, a certainement vécu ſous Claude, Succeſſeur de Caligula, comme on le verra bien-tôt; & que cet Hiſtorien Juif a pu aiſément être trompé par le ſon preſque égal des conſones *l*, & *r*, que l'on prend ſouvent l'une pour l'autre. Il eſt vrai qu'il y a encore un *i* de trop; mais ce peut être autant la faute des Copiſtes que celle de l'Auteur.

Le premier Médecin qui ſe préſente ſous le Régne de Claude, c'eſt Scribonius Largus. Nous avons de lui un *Recueil de Compoſitions de médicamens*, qu'il avoit dédié à *C. Julius Calliſtus*, 2 celui de tous les Affranchis de Claude qui étoit le plus dans la faveur. Ce n'eſt pas par cette dédicace ſeule, qu'on peut juger du temps auquel Scribonius a vécu. Cet Auteur parle en un endroit de Meſſaline & de Claude, d'une maniere qui ne permet pas de douter qu'il n'ait écrit ſous leur Régne: 3 *Meſſaline*, dit-il, *l'épouſe de notre Dieu Céſar*.

4 Quelques Savans ont cru que l'ouvrage de Scribonius avoit été écrit en Grec, & que ce que nous avons, qui eſt en Latin, n'eſt qu'une traduction, qui a même été faite long-temps après. Ce qui leur a donné lieu de croire cela c'eſt qu'il leur a ſemblé que le Latin de Scribonius ne répond pas à la pureté, que cette langue conſervoit encore du temps de Claude. Ils ont même voulu montrer des fautes du Traducteur dans cette prétendue verſion. Mais Rhodius a fait voir que ces Savans ſe trompoient, & que notre Scribonius a tout l'air d'un original; quoi que le langage n'en ſoit pas tout-à-fait ſi pur que celui de Celſe, qui ne l'avoit pas précedé de beaucoup; ce qui prouve ſeulement, ſelon Rhodius, que ceux qui vivent dans le même temps ne parlent pas toujours également bien.

Quant à la perſonne de Scribonius, ſon nom marque qu'il étoit Romain, & de la famille *Scribonia*; à moins qu'on ne crût qu'il avoit emprunté ce nom de cette

1 *Lib.* 19. *Cap.* 1.
2 *Plin. Lib.* 36. *Cap.* 7. *Dion. Lib.* 59.
3 *Meſſalina Dei noſtri Cæſaris.* Compoſ. LX.
4 *Vide Cornarii Præfat. in Marcellum Empiricum.*

Depuis le commencement du Siecle xl. jusqu'à l'An xl. de N. S. J. C.

cette même famille, à l'imitation des autres étrangers dont on a parlé ci-devant mais si cela étoit il auroit joint son nom propre à ce dernier.

Il s'agiroit de voir quels étoient les médicamens de Scribonius, quelle étoit leur matiere, la maniere de les composer, leurs qualitez &c ; mais comme on aura lieu de traiter ce même sujet à fond, à l'occasion de quelques autres Médecins qui ont vécu sous le Regne suivant, on n'en dira pas davantage pour le present.

1 XENOPHON, Médecin de Claude, fut si avant dans la faveur, que cet Empereur obligea le Senat à faire un Edit par lequel on exemptoit, à la consideration de ce Médecin, les habitans de l'Isle de Cos, de tous impôts pour toûjours. Cette Isle étoit la patrie de Xénophon, qui se disoit de la race des Asclépiades, ou des descendans d'Esculape. Mais ce bienfait n'empêcha pas ce méchant homme, qui avoit été gagné par Agrippine, de hâter la mort de son Prince, en lui mettant dans le gozier, comme pour le faire vomir, une plume enduite d'un poison très-prompt. Il faut bien distinguer le Xenophon dont on vient de parler, d'avec le disciple d'Erasistrate, du même nom, dont on a parlé ci-devant.

2 Galien parle d'un PAMPHILE qui gagna beaucoup à Rome par un médicament qu'il avoit, lors que la maladie appellée *Mentagra*, y avoit cours. Je ne sai si c'est le même dont j'ai déja dit un mot, au sujet 3 d'Hermes Trismégiste, & qui s'étoit entierement jetté sur les remedes superstitieux ou tirez de simples que personne n'a jamais vu. Galien qui en parle aussi, & qui dit ce que l'on vient de rapporter, fait encore mention d'un Pamphile 4 *Droguiste* qui avoit décrit quelque composition de médicament. Lequel que ce fut de ces Pamphiles qui eut le remede pour la maladie appellée *Mentagra*, il vivoit sous Claude, puis que c'est sous cet Empereur que l'on voit pour la premiere fois en Italie cette nouvelle espece de maladie. C'étoit comme une mauvaise *Dartre*, qui commençoit par le *menton*, d'où elle fut nommée *Mentagra*, & s'étendoit successivement aux autres parties du visage, ne laissant que les yeux de libres, & descendoit enfin sur le col, sur la poitrine, & sur les mains. Cette maladie ne causoit pas de la douleur, & n'étoit pas dangereuse pour la vie, mais c'étoit quelque chose de si laid, & de si affreux, qu'on auroit préferé la mort. 5 Pline, de qui nous tenons ces circonstances, ajoûte que les femmes, ni le menu peuple, ni les esclaves n'en furent pas atteints, mais seulement les hommes de la premiere qualité. On fit venir, continue cet Auteur, des Médecins d'Egypte, qui est un pays fertile en semblables maux. La méthode qu'on suivoit pour la cure étoit de brûler, ou de cautériser en quelques endroits jusqu'aux os, à moins de quoi le mal revenoit ; ce qui faisoit des cicatrices encore plus vilaines que le mal n'étoit laid. Les Médecins y trouverent si bien leur compte, que Manilius Cornutus, Gouverneur de l'Aquitaine, traita pour la

1 *Tacit. Annal. Lib.* 12. *sub finem.*
2 *De Compos. Medicament. Local. Lib.* 5. *Cap.* 7.
3 *Part.* 1. *Liv.* 1. *Chap.* 5.
4 Μιγματοπώλης, *de Compos. Medicament. Local. Lib.* 7. *Cap.* 3.
5 *Lib.* 26. *Cap.* 1.

Depuis le commencement du Siecle xl. jusqu'à l'An xl. de N. S. J. C.

la somme de [1] deux cens Sesterces, *c'est à dire vingt mille livres*, avec celui qui entreprit de le guerir. Voilà ce que dit Pline, par où l'on voit que la maladie dont il s'agit, n'étoit nouvelle que par rapport aux parties où elle s'attachoit.

Cet Auteur parle, dans le même Chapitre, d'une autre maladie, qui est *le Charbon*, qu'il prétend avoir seulement commencé de paroître du temps que L. Paulus & Q. Marcius étoient Censeurs, l'An de la Fondation de Rome DXC. L'on a vu ci-dessus qu'Hippocrate, qui vivoit trois cens ans auparavant, conoissoit déja cette maladie par le même nom ; ensorte qu'il faut aussi expliquer ce que dit Pline de la nouveauté de ce mal, comme ce qu'il a dit du précedent, c'est à dire, que ce n'étoit un mal nouveau, qu'à l'égard des parties qui en étoient atteintes, qui étoient le gozier, la langue, & l'estomac, Ce que Pline ajoûte que la Province Narbonnoise étoit particulierement sujette à cete maladie, marque seulement que ce pouvoit être une espece particuliere de charbon. Cela est confirmé par ce que [2] quelques autres Modernes écrivent que cette sorte de *Charbon* est encore aujourd'hui une maladie à quoi ceux de cette Province sont sujets, & qui s'appelle par cette raison *le Charbon Provençal.*

Le frere de *Stertinius*, qui n'est point autrement nommé par Pline, vivoit aussi sous Claude. On a déja parlé de lui à l'occasion des Médecins qui ont vécu sous Tibere. [3] *Valens*, que l'on a rangé entre les Méthodiques, étoit du même temps. Il y avoit aussi en ce temps-là un HYMENE'E, Affranchi de Claude, comme on le recueille d'une Inscription que l'on rapportera dans le premier Chapitre du Livre suivant.

Je ne sache pas d'autres Médecins qui ayent été en réputation sous le Regne de cet Empereur, si ce n'est que l'on veuille mettre en ce rang APION, Grammairien Alexandrin, que Suidas dit avoir vécu sous Tibere, & sous Claude, & qui avoit écrit, comme on l'apprend d'Aulugelle, *des choses merveilleuses de l'Egypte.* Pline le cite en divers endroits, & il remarque de plus qu'Apion avoit écrit touchant *la Métallique.*

Mais il y eut aussi dans le même temps un Chirurgien très-fameux, nommé ALCON, que [4] Pline appelle *Medicus vulnerum*, c'est à dire, *Médecin des playes*, Cet Alcon, à ce que dit l'Auteur que nous venons de citer, avoit fait un si grand gain dans sa pratique, qu'ayant payé à l'Empereur Claude une amende de dix millions de petits Sesterces, qui font un million de livres, & ayant été exilé, & ensuite rappellé, il regagna dans peu d'années une pareille somme. Martial, qui vivoit sous Domitien, parle souvent d'un Alcon, comme d'un Chirurgien fort conu ; il se peut qu'il fût encore en vie en ce temps-là. Il se peut aussi qu'il eût eu un fils de son nom, & de sa profession ; ou que Martial nomme, en ces endroits, Alcon, quoi que mort, de la même maniere que nous

1 Cette somme est marquée de cette maniere dans Pline, HS. $\overline{CC}$. Cette ligne qui est au dessus des deux C. marqueroit qu'il faut entendre deux cens fois cent mille Sesterces, qui font deux millions de livres. Mais cette somme paroissant trop excessive, pour avoir été le salaire d'un Médecin, le P. Hardouïn a raison de croire qu'il faut entendre seulement deux cens grands Sesterces, qui font la somme qu'on a marquée.

2 *Voyez le notes du P. Hardouin sur ce passage de Pline.*

3 *Voyez ci dessus*, *Part.2. Liv.4. Sect.1. Chap.1.*

4 *Lib.29. Cap 1.*

Depuis le commencement du Siecle xl. jusqu'à l'An xl. de N. S. J. C.

nous avons vu que 1 Perse nomme *Craterus*. On ne sait rien touchant la Chirurgie d'Alon, si ce n'est qu'il étoit expert en l'art de traiter les *Hernies* par l'incision, & à réduire les fractures des os, comme il paroit par 2 un vers de Martial. Voyez, dans ce même Chapitre, ce qui a été dit d'*Arcion*.

Au reste il ne faut pas oublier de remarquer que l'Empereur Claude faisoit lui-même le Médecin, ou qu'il prenoit un grand soin de s'instruire des choses qui concernent la Médecine, & la conservation de la santé. Il vouloit même que chacun en fût instruit, comme on le recueille 3 d'un Edit qu'il publia pour faire savoir à tout le monde, que le suc des feuilles de l'arbre appellé *If* étoit le meilleur remede que l'on eût contre la morsure des viperes. L'Auteur de qui l'on tient ceci dit 4 en un autre endroit, que le même Empereur avoit été sur le point de faire un autre Edit, par lequel il auroit déclaré, *qu'il étoit permis de faire des vents, en quelque lieu qu'on se rencontrât*. La raison qui obligeoit Claude à vouloir donner cette permission, c'est qu'il avoit appris qu'une personne avoit couru risque de la vie pour n'avoir osé lâcher un vent.

Saint Paul parle d'un Médecin nommé Luc, que l'on croit être S. Luc l'Evangeliste, qui vivoit sous les Empereurs nommez au commencement de ce Chapitre. Nicéphore dit qu'il découloit du tombeau de S. Luc un médicament dont on guérissoit diverses maladies.

1 *Voyez ci-dessus, Part* 2. *Liv*. 3. *Chap*. 12.
2 Mitior implicitas Alcon secat enterocelas,
Fractaque fabrili dedolat ossa manu *Lib*. 11. *Epigr*. 85.
3 *Sueton. in Claudio, Cap*. 16.
4 *Ibidem, Cap*. 32.

HISTOIRE

HISTOIRE
DE LA
MEDECINE,
TROISIEME PARTIE,
LIVRE SECOND

Où il est parlé des Médecins qui ont vécu depuis l'an xl. de J. C. jusqu'à l'An cxl, sous les Empereurs Neron, Galba, Othon, Vitellius, Vespasien, Tite, Domitien, Nerva, Trajan, & Adrien. A l'occasion de ces Médecins on traite principalement de la matiere, & de la composition des médicamens; & de la qualité, ou du titre, d'Archiatre. Il y a aussi quelque chose concernant l'Anatomie.

CHAPITRE I.

*Des Médecins qui ont vécu sous Néron, Galba, Othon, & Vitellius. Du titre d'*ARCHIATRE *possedé par* ANDROMACHUS*; & de toutes les sortes des médicamens dont on se servoit alors.*

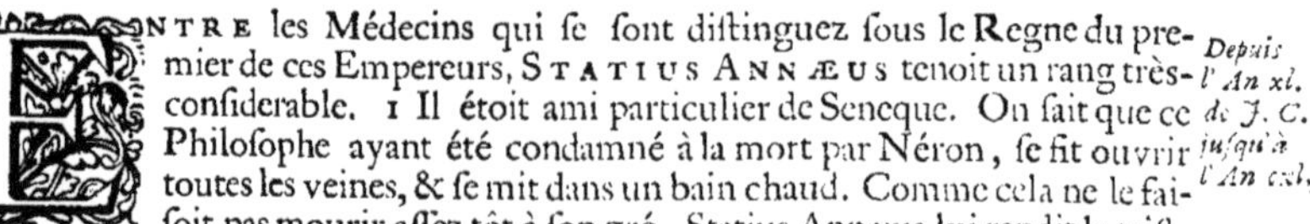

ENTRE les Médecins qui se sont distinguez sous le Regne du premier de ces Empereurs, STATIUS ANNÆUS tenoit un rang très-considerable. 1 Il étoit ami particulier de Seneque. On sait que ce Philosophe ayant été condamné à la mort par Néron, se fit ouvrir toutes les veines, & se mit dans un bain chaud. Comme cela ne le faisoit pas mourir assez tôt à son gré, Statius Annæus lui rendit le triste office de lui présenter dans une coupe le même poison que les Athéniens avoient donné

Depuis l'An xl. de J. C. jusqu'à l'An cxl.

1 *Tacit. Annal. Lib. 15. Cap. 64.*

Depuis l'An xl. de J. C. jusqu'à l'An cxl.

né a Socrate, c'est à dire, du suc de *Cigue*; mais l'Auteur de qui cette remarque est tirée, ajoûte que le corps de Seneque avoit déja été si fort refroidi par l'écoulement de son sang, que ce poison ne fit point d'effet sensible.

1 CRINAS, Médecin de Marseille, s'étant venu établir à Rome sous le même Regne, s'acquit une grande réputation, en affectant de régler la nourriture, tant des sains que des malades, selon les mouvemens des Astres tels qu'ils sont marquez dans les Ephémérides des Mathématiciens, qui est ce que nous appellons des *Almanachs*. Cela le faisoit passer pour plus circonspect & plus religieux que les autres Médecins, & lui fit gagner de grandes sommes. En effet, il falloit qu'il fût bien riche pour donner, comme il fit en mourant, un million de livres à la Ville de Marseille pour en rebâtir les murailles; ayant autant dépensé d'ailleurs pour d'autres bâtimens.

2 La même ville fournit encore à Rome dans le même temps un CHARMIS, qui accusoit d'ignorance tous les Médecins qui avoient été avant lui. Son principal secret consistoit à faire pratiquer les bains d'eau froide, même au cœur de l'hiver, ce qui néanmoins n'étoit pas nouveau, puisque *Musa* & *Euphorbus* avoient déja mis en usage ces même bains long-temps auparavant, comme on l'a vu ci-dessus. Quoi qu'il en soit, Charmis sut si bien persuader son monde, *qu'il se trouva*, dit Pline, *des vieillards Consulaires qui faisoient gloire d'être vus tout roides de froid au sortir de l'eau.* Ce Médecin fit aussi une grande fortune; il savoit du moins se faire bien payer. L'Auteur que l'on vient de citer nous apprend que Charmis exigea une fois d'un seul malade, qui étoit de quelque Province de l'Empire Romain, la somme de deux cens grands Sesterces, ou vingt mille livres. Il avoit inventé un Antidote, à l'imitation de la Theriaque, auquel il donna son nom. On en trouve la composition dans 3 Galien.

On compte sous le même Regne un EVAX, Roi des Arabes, que Pline dit avoir écrit un livre *des proprietez des plantes*, & l'avoir dédié à Néron. Mais 4 Saumaise a remarqué que les deux lignes où il est parlé de ce Roi ont été ajoûtées au texte de Pline, dans les meilleurs exemplaires duquel elles ne se trouvent point. 5 Le P. Hardouin confirme la même chose. Saumaise ajoûte qu'il n'a rien lu dans aucun ancien Auteur qui concerne cet *Evax*, dont il croit que le nom a été formé de celui de *Cratevas*, qui est nommé immédiatement après, & qui se trouve écrit dans quelques exemplaires avec un *x*, *Cratevax*. Néanmoins le même Saumaise dit que 6 *Marbodæus*, *qui étoit un Poëte François du siecle onzième*, fait mention de ce Roi d'Arabie, qu'il prétend avoir dédié à l'Empereur Tibere un livre, où il traitoit *des pierres precieuses*, qui est le même sujet sur lequel Marbodeus a aussi écrit en vers Latins. Gesner assure aussi que le livre d'un Evax, Roi des Indes, concernant les pierreries, étoit de son temps

1 *Plin. Lib. 29. Cap. 1. Voyez ci-devant, Part. 1. Liv. 2. Chap. 3. ce qui est dit au sujet de Petosiris.*

2 *Plinius ibidem.*

3 *De Antidotis Lib. 2.*

4 *De Homonymis Hyles Jatricæ, in Prolegomenis.*

5 *In Plin. Lib. 25. Sect. 4.*

6 *Vid. Gesner. Bibliothec. Tiraquell. de Nobilitate, Cap. 31. Vossium de Poëtis Latinis; & Fabricii Bibliothec. Latin. titul. Marbodeus.*

Depuis l'An xl. de J. C. jusqu'à l'An cxl.

temps dans la Bibliotheque de *Pierre Bonus* à Ferrare, & chez *Wolfgangus Lazius* à Vienne, auſſi bien que dans la Bibliotheque de l'Empereur. Il ajoute que ce livre eſt écrit en vers Elégiaques Latins, & que c'eſt une traduction dont l'Auteur eſt incertain.

Claudius Agaternus étoit un Médecin Lacedémonien, ami du Poëte *Perſe*, dont il eſt parlé dans ſa vie. Je ne ſai ſi au lieu de *Agaternus* il ne faudroit point lire *Agathémerus*. Il ſe trouve un *Claudius Agathémerus*, Médecin, dans *les Marbres d'Oxford*. On ſait que Perſe vivoit ſous Néron.

Erotianus, Auteur d'un Gloſſaire d'Hippocrate, vivoit auſſi ſous Néron, comme on le recueille de ſa dédicace à Andromachus, duquel nous parlerons tout à l'heure. 1 Un Savant qui a écrit depuis quelques années, ſoupçonne que le nom d'*Erotianus* a été formé de celui d'*Herodianus*, que Suidas dit avoir beaucoup écrit. On dira encore un mot de cet Auteur dans ce même Chapitre, à la fin du diſcours concernant les Archiatres.

2 Andromachus, le pere, étoit Crétain. Il vivoit ſous Néron, comme on en peut juger par ſon Poëme de la *Theriaque*, dédié à cet Empereur. 3 Galien remarque auſſi qu'Andromachus a vécu après Ménecrate, que nous avons placé ſous Tibere, & ſous Claude, & avant Criton, qui vivoit ſous Trajan.

Andromachus eſt le plus ancien de tous les Médecins conus qui ait été appellé *Archiater*. C'eſt Galien, dans le premier livre des Antidotes, & l'Auteur du Livre de la Theriaque, attribué à Galien, qui lui donnent ce titre, auſſi bien qu'Erotien dans ſon Gloſſaire d'Hippocrate. Il y a trois, ou quatre differens ſentimens ſur la ſignification de ce même titre. *Chaſſanée* croyoit que *Archiater*, ou *Archiatros* ſignifie *le Portier du Palais du Prince*, comme qui diroit *Princeps Atrii*, mais cela ſe refute de ſoi même. 4 *Accurſe* a mieux rencontré en traduiſant *Archiater* par *Prince des Médecins*, ou *qui eſt des premiers Médecins*; (ἀρχίατρος, *quaſi* ἀρχὸς τῶν ἰατρῶν.)

Ce ſentiment d'Accurſe avoit été ſuivi par les anciens Traducteurs de Galien, & par divers autres Savans, qui avoient rendu le même mot par *Medicus Primarius*. 5 Mercurial eſt le premier qui ſe ſoit déclaré contre cette explication d'Accurſe, & qui ait ſoutenu que *Archiater* ſignifie *le Médecin du Prince* (τοῦ ἄρχοντος ἰατρός.) Il appuye ſon ſentiment premierement par cette raiſon, que le mot *Archiater* n'a jamais été employé par aucun Auteur Grec, ou Latin avant les Empereurs Romains. Il croit même que ce n'eſt qu'après les Regnes de Tibere & de Claude qu'on l'a mis en uſage, ce qui ſe prouve par ce que l'on a dit au commencement, qu'Andromachus, qui vivoit ſous Néron, eſt le premier qui ait pris le titre d'*Archiater*. Ce titre, ajoûte Mercurial, n'étoit pas en uſage avant les Empereurs, parce que la choſe qu'il deſigne n'étoit pas encore, c'eſt à dire, qu'il ne pouvoit pas y avoir des Médecins des Empereurs avant que les Empereurs fuſſent établis. Voilà ce que dit cet Auteur, à quoi l'on peut répondre que les Rois, ou les Souverains, qui ont été en d'autres

1 *Johan. Albert. Fabricius, in Exercitat. de Lexicis Græcis, Paragrapho* 13.
2 *Galen. Attributus Liber de Theriaca.*
3 *De Medicam. Local. Lib.* 6. *Cap.* 4.
4 [illegible] *in* [illegible] *Lib.* 10. *Titulo de Profeſſion, & Medic.*
5 *Variar. Lect. Lib.* 4. *Cap.* 1.

Depuis l'An xl. de J. C. jusqu'à l'An. cxl.

tres pays, pouvoient également avoir donné le nom d'Archiatres à leurs Médecins, si ce nom signifie *le Médecin du Prince*. Mais on peut dire aussi, en retorquant l'argument, que si *Archiater* signifie *le Prince*, ou *le premier des Médecins*, il semble que les Grecs n'auroient pas manqué de donner ce titre à Hippocrate, à Erasistrate, & à divers autres grands Médecins, dont on a parlé ci-devant. Quoi qu'il en soit, c'est un fait constant qu'il ne s'est point parlé d'Archiatres avant les Empereurs.

Mercurial se sert encore de deux autres preuves: la premiere c'est qu'Andromachus n'est pas simplement appellé Archiatre, mais qu'il est appellé l'*Archiatre de Néron*: la seconde, c'est que si *Demetrius* & 1 *Magnus*, qui sont appellez Archiatres par le même Auteur qui parle d'Andromachus, & qui ont possedé ce titre sous les Antonins, n'avoient pas été les Médecins de ces Empereurs, on ne voit pas pourquoi ils auroient eu le titre d'Archiatres, préferablement à *Archigene*, à *Soranus*, & à divers autres Médecins, qui étoient à peu près du même temps, & qui ont été très-celebres.

2 Alciat est d'un troisième sentiment, qui semble tenir le milieu entre celui d'Accurse, & celui de Mercurial. Il croit 3 que l'Archiatre est effectivement *le Prince des Médecins*, parce qu'il est *le Médecin du Prince*; celui qui est Médecin du Prince étant par la même raison au dessus des autres Médecins, ou du moins étant regardé de cette maniere; mais il ne s'ensuit pas de là, selon ce Jurisconsulte, que le mot ἀρχίατρος soit formé de τῦ ἀρχῦ ἰατρός. Il est vrai, comme le remarque Meibomius, qu'Alciat dit quelque chose immédiatement auparavant que l'on n'entend pas bien, mais il conclud, à mon avis, d'une maniere assez claire.

Voilà trois sentimens sur cette affaire; car celui de Chaslanée ne doit pas être compté. Je ne sai si Alciat a été suivi par quelcun, mais le gros des Savans se trouve partagé à l'égard de l'explication d'Accurse, & de celle de Mercurial. Ce dernier a pour lui *Cujas*, *Zwinger*, *Casaubon*, *Mattius*, & *Vossius*, comme le remarque *Meibomius*, qui ne laisse pas, nonobstant l'autorité de tant de grands hommes, auxquels on peut encore joindre 4 *Godefroi*, & *Alteserra*, de se ranger du côté d'Accurse. Celui-ci avoit d'ailleurs été soutenu par *Tiraqueau*, par *Beroalde*, par *Jules Alexandrin*, par *Guido Pancirollus*, par *Vives*, par *Cagnatus*, & par *Gaspar Hoffman*, auxquels 5 *Ménage* se joint encore.

La premiere raison qu'apporte Meibomius, & qu'il a prise de Cagnatus, c'est que de tous les autres mots Grecs, qui commencement par *Archi*, comme *Architectus*, *Archiepiscopus*, *Architriclinus*, *Archilestes*, *Archiereus*, pas un ne désigne rien qui appartienne au Prince, ou qui regarde le Prince; mais tous ces

1 On a parlé de ce Médecin ci-devant, Part 2. Liv. 4. Sect. 2.

2 *Ad Lib. 2. Codic. Titul. de Comitibus, & Archiatris. 6.* Etymologiæ ratio non inde deduci debet quod ἀρχίατροι essent τῦ ἄρχυ ἰατροὶ, sed quod primi principesque Medicorum illi existimandi sint quos in aula sua Imperator habet. *Ibidem.*

3 *In Cassiodori Formul. Comitis Archiatrorum.*

4 *In Codic. Theodos.*

5 *In Amœnitatib. Juris.*

ces mots marquent également quelque chose qui est la premiere, ou la plus excellente en son genre. De même, dit Meibomius, *l'Archiatre* n'est pas *le Médecin du Prince*, mais *le Prince*, ou *le Premier des Médecins*; autrement ce mot seroit le seul excepté de la regle dont on vient de parler. Casaubon avoit prétendu que le mot ἀρχικυβερνήτης, marque dans le passage d'un Auteur qu'il cite, *le Commandant du vaisseau du Roi*, & non pas *le Commandant de toute la flote*: mais Meibomius refute solidement ce savant Critique.

Depuis l'An xl. de J. C. jusqu'à l'An cxl.

La seconde raison que le même Meibomius employe pour prouver que l'Archiatre n'étoit pas le Médecin du Prince, c'est qu'il est parlé dans quelques Auteurs d'un *Théon* & d'un *Glauque*, Archiatres d'Alexandrie, & d'un *Cyrus*, qui étoit Archiatre d'Edesse; or il n'y avoit point de Roi, ou de Prince dans ces villes du temps de ces Archiatres Il apporte en troisième lieu, un passage d'Oribase, où cet Auteur dit, *que l'Empereur Julien avoit mandé les Archiatres de tout le pays, & qu'il en avoit choisi soixante & douze, qu'il avoit cru les plus habiles; du nombre desquels étoit Oribase lui-même;* d'où il s'ensuit que le nombre des Archiatres étoit très-grand, & qu'il y en avoit par tout l'Empire. Mais on peut répondre à Meibomius que ce passage ne se trouve pas dans l'Oribase Grec. Le quatrième argument de ce savant Médecin est tiré de ce que Galien, ou l'Auteur du livre intitulé *de la Theriaque*, dit en parlant d'Andromachus, qu'il possedoit fort bien la Médecine, & que c'est pour cela que les Empereurs l'avoient choisi pour 1 *présider sur les autres Médecins*, c'est à dire, pour être *Archiatre*, comme il en portoit le titre. La cinquième preuve est tirée de ce que 2 S. Augustin appelle *Esculape* Archiatre, c'est à dire, comme il est tout visible, *Chef des Médecins;* & de ce que S. Jerôme donne le même titre au Sauveur du monde; qui est comme s'il avoit dit que Jesus-Christ est *le Souverain Médecin*. Meibomius ajoûte que le mot *Archiater* se trouve traduit par celui de *Protomedicus*, dans les Auteurs de la basse Latinité. Il dit enfin que les Médecins des Empereurs s'appelloient simplement 3 *Médecins de César*, ou *de l'Empereur* tel ou tel, comme cela paroît par quelques Inscriptions, & qu'ils ne prenoient point le titre d'Archiatres qu'ils ne fussent du rang de ceux que l'on appelloit ainsi.

4 Godefroi (qui écrivoit à peu près en même temps que Meibomius, & qui n'a pas vu le livre de ce dernier, comme celui-ci n'a pas vu ce que Godefroi avoit écrit) est du sentiment de Mercurial par rapport à l'étymologie du mot *Archiater*. Mais il remarque qu'il y avoit deux sortes d'Archiatres, que Mercurial a confondus. Les premiers étoient appellez *Archiatri S. Palatii*, qui ne servoient, dit Godefroi, que dans la Cour des Empereurs. Les autres, qu'on appelloit simplement *Archiatri*, ou *Archiatri Populares*, servoient le peuple dans les villes de *Rome*, & de *Constantinople*. On les appelloit *Archiatri*, aussi bien que les premiers, poursuit cet Auteur, par rapport à la ville où ils pratiquoient; comme qui auroit dit, *Principis Urbis*

1 Ἄρχειν ἡμῶν, *présider sur nous*, c'est à dire, *sur les Médecins.*
2 *De Civitate Dei*, *Lib.* 3. *Cap.* 17.
3 Voyez dans le Livre précedent Chap. 3. ce que portoient les monumens de *Cyrus*, & de Ménécrate.
4 *Notis in Cod. Theodosianum.*

Depuis l'An xl. de J. C. jusqu'à l'An cxl.

Urbis Medici, c'est à dire, *les Médecins de la ville Principale*, ou de la ville dans laquelle le Prince fait sa résidence. Ces derniers Archiatres étoient au nombre de quatorze autant qu'il y avoit de quartiers à Rome; & comme ils avoient un salaire du public, & d'ailleurs divers privileges, ils étoient obligez de voir indifferemment tous les malades sans rien exiger d'eux; le but de l'établissement de ces Archiatres ayant été d'empêcher que les pauvres ne souffrissent faute de Médecins.

Si Godefroi ne s'est point trompé en ce qu'il prétend que les Archiatres de Rome & de Constantinople étoient ainsi appellez, parce qu'ils étoient Médecins des villes où étoit le siege des Empereurs, ceci fortifieroit beaucoup le sentiment de Mercurial. Mais outre que ce Jurisconsulte ne prouve pas ce qu'il avance, on peut lui opposer, qu'il y avoit des Archiatres en d'autres villes que dans les deux Capitales de l'Empire; comme à *Alexandrie*, où il y avoit un Archiatre nommé *Théon*, & à *Edesse*, ville de Syrie, où il y avoit un autre Archiatre nommé *Cyrus*, ainsi qu'on l'a remarqué ci-devant. Je ne sai ce que l'on peut répondre à cela, si ce n'est que l'on dit que Theon & Cyrus pouvoient être tous deux Archiatres de Rome, ou de Constantinople, quoi que l'un fût d'Alexandrie, & l'autre d'Edesse; ensorte que ces dernieres villes doivent être regardées comme leur patrie, & non pas comme le lieu où ils avoient leur emploi. Mais si l'établissement des Archiatres de Rome & de Constantinople étoit d'un aussi grand usage qu'il paroit par ce qui a été dit, on ne voit pas pourquoi on n'en auroit pas aussi établi dans toutes les bonnes villes de l'Empire.

De cette maniere la difficulté touchant l'étymologie du mot *Archiater* subsisteroit toûjours, & il seroit toûjours incertain lequel auroit raison de Mercurial, ou de Meibomius. Si j'ose dire ce que je pense là-dessus, il me semble que le premier argument de Meibomius est très-fort, & que si l'on a égard à la justesse de l'étymologie, ou à l'analogie grammaticale, qui dit *Archiater*, dit *un Médecin du premier rang*, ou *un Médecin qui est par dessus les autres*. La plûpart des preuves que ce savant homme apporte d'ailleurs pour soûtenir cette signification, ne sont pas moins convaincantes. Mais cela n'empêche pas que si l'on fait réflexion sur l'office des anciens Archiatres, ou des Archiatres proprement dits, on ne voye que s'ils n'étoient pas *les Médecins du Prince*, par rapport à l'étymologie de leur nom, ils l'étoient à l'égard de leur office, ou de leur emploi, & en ce sens-là Mercurial pourra aussi avoir raison. Il est clair premierement, pour ce qui regarde les *Archiatres du Palais*, qu'ils étoient les Médecins des Empereurs, ou de la Cour; quoi que tous ceux qui servoient la Cour ne fussent pas nécessairemeut Archiatres, comme on le verra ci-après. Secondement pour ce qui est des *Archiatres Populaires*, on peut dire qu'ils étoient aussi en quelque façon les Médecins du Prince, puisqu'ils étoient, aussi bien que les autres, aux gages du Prince, & même que le Prince ou l'Empereur les nommoit, ou les confirmoit, après qu'ils avoient été élus par leurs Collegues, comme on le verra dans la suite.

Cela supposé, il ne reste plus qu'à savoir pourquoi ces Médecins du Prince, ou du Public étoient donc appellez *Archiatres*, ou *les premiers des Médecins?* Or il est aisé de répondre à cette question en disant que c'est parce que ces mêmes Méde-

Médecins prenoient le pas devant les autres, ce qui suffisoit pour les faire appeller *Archiatri*, c'est à dire, *Médecins du premier rang*, quoi qu'ils ne fussent pas toûjours les premiers en mérite. Ceci revient à peu près au sentiment d'Alciat. J'ajoûte que cette prérogative, je veux dire le rang qu'on leur donnoit, étoit un honneur attaché à leur emploi, & dont les Médecins des Princes étoient sans doute en possession avant que le titre dont il s'agit, eût été inventé; car il est certain que ce même titre avoit été inconu aux anciens Grecs, & que l'on ne commença à le mettre en usage qu'environ le temps que Mercurial a marqué, ou peut-être même assez long-temps après, comme on le remarquera dans la suite.

Depuis l'An xl. de J. C. jusqu'à l'An cxl.

On pourra demander en second lieu, à quoi étoient donc utiles les autres Médecins, si les Archiatres étoient destinez à servir le Prince, & le Public? Je répons que l'établissement des Archiatres *Populaires*, qui étoit principalement fait en vuë de soulager les pauvres, n'empêchoit point les riches d'appeller tel des autres Médecins que bon leur sembloit. De cette maniere ces derniers Médecins ne laissoient pas d'être fort employez, & il s'en pouvoit trouver de fort habiles parmi eux, les charges publiques ne se donnant pas toûjours aux plus capables; outre qu'il se peut que plusieurs Médecins qui aimoient leur liberté refusassent d'être aggregez au nombre des Archiatres, pour éviter la sujétion. On pourroit encore faire une troisième question, savoir si le mot *Archiater* a toûjours eu la même signification? On y répondra en finissant ce discours.

Ce que l'on a dit du salaire, des privileges, & de l'élection des Archiatres est tiré de diverses Loix que les Empereurs ont faites sur ce sujet, & de quelques écrits des Auteurs qui vivoient en ce temps-là. On trouve premierement 1 que les Archiatres avoient des salaires du Prince, ou du Public, & que moyennant ces salaires, ils devoient voir tous les malades, autant les riches que les pauvres, sans rien prétendre d'eux, que ce que l'on vouloit bien leur donner après la fin de la maladie. Il paroît en second lieu, par les mêmes Loix, que l'on avoit attaché divers privileges à l'emploi des Archiatres; que ces Médecins étoient exempts de tous les impôts de l'Empire Romain, pour eux, pour leurs femmes, & pour leurs enfans; qu'ils n'étoient obligez de loger, ni soldats, ni autres dans les Provinces; qu'ils ne pouvoient point être tirez en jugement, ou être obligez de se trouver eux-mêmes devant le Juge, ou emmenez prisonniers; qu'il étoit défendu sous de grandes peines de leur faire insulte &c. La Loi qui porte cela semble même rendre communs ces privileges à 2 tous les Médecins, ou du moins à quelques uns de ceux qui n'étoient pas du nombre des Archiatres; mais il se trouve d'ailleurs qu'une 3 autre Loi n'attribue ces mêmes privileges qu'aux seuls Archiatres du Palais, & à ceux de la ville de Rome. Il paroît en troisième lieu, que les Archiatres servoient, comme on l'a dit, les Empereurs, & le Public; & que ceux qui avoient servi assez long-temps, ou à qui l'on trouvoit à propos de donner congé, étoient appellez *Exarchiatri*, ou *ex Archia-*

1 *Codic. Lib.* 10. *Titul.* 25. *de Professor. & Medic. Leg.* 6. & 9.

2 *Medicos, & maxime Archiatros.* Ce sont les termes par où commence la Loi sixième que l'on a citée ci devant.

3 *Codic. Lib.* 12. *Titul. de Metatis & Epidemeticis.*

Depuis l'An xl. de J. C. jusqu'à l'An cxl.

Archiatris. Il paroît enfin qu'il y avoit un *College des Archiatres*, composé d'un certain nombre de Médecins, 1 qui prenoient rang selon l'ancienneté de leur reception; ensorte que s'il en mouroit quelcun on en mettoit un autre en sa place, qui étoit le dernier de tous; 2 que c'étoit le College qui jugeoit de la capacité des prétendans, & qui les élisoit; mais que l'Empereur les confirmoit après qu'on les avoit élus, ou même les nommoit auparavant, & les proposoit aux Archiatres, qui les examinoient ensuite, & les recevoient dans leur Corps.

Ce n'est pas qu'il n'y eût quelquefois des difficultez à l'égard de ce dernier article. L'Auteur que nous venons de citer, nous apprend qu'un Médecin nommé *Jean*, de famille Patricienne, ayant obtenu de Theodose la survivance de la charge d'un Archiatre nommé *Epictete*, prétendit ensuite avoir la seconde place, qui étoit celle qu'Epictete avoit tenue. Il se fondoit sur ce qu'il avoit servi dans le Palais, & sur les Lettres de l'Empereur. Cette affaire fit beaucoup de peine au College des Archiatres; parce qu'une partie d'entr'eux vouloient que l'on se tint à la Loi, & que les autres n'osoient pas se déclarer contre la volonté de l'Empereur. On résolut enfin d'en écrire à l'Empereur lui-même, & d'attendre sa décision. Au reste, on peut recueillir d'ici que tous les Médecins qui servoient dans le Palais n'étoient pas du nombre des Archiatres; puisque ce Jean, dont parle Symmachus, avoit servi dans le Palais avant que d'être Archiatre, & qu'il vouloit 3 faire valoir son service précedent pour obtenir la seconde place dans le College des Archiatres, contre les Loix Imperiales. Il est même remarqué qu'on lui citoit des exemples de ceux qui ayant passé du service du Palais, dans le College dont il s'agit, avoient suivi l'ordre établi par les mêmes Loix.

Voila pour ce qui regarde les Archiatres en géneral. Il faut maintenant dire un mot de la *Comitive*, ou du titre de *Comte*, dont on honoroit en particulier les Archiatres du Palais. On distinguoit entre la Comitive du premier rang, & celle du second, & 4 les Archiatres, dont on vient de parler, parvenoient à l'une & à l'autre. Ceux qui obtenoient la Comitive du premier ordre, alloient de pair avec les *Ducs*, & les *Vicaires*; & il semble que ces dignitez étoient au commencement communes à plusieurs Archiatres, ou qu'il y avoit plusieurs de ces Comtes dans un même temps; mais enfin l'on en établit un seul, duquel dépendoient tous les Archiatres, & même tous les autres Médecins.

Ce fut sous les Rois Goths que ce dernier établissement commença, comme le remarque Godefroi dans ses notes sur le Code Théodosien, & comme on le recueille de la *Formule du Comte des Archiatres* que Cassiodore nous a laissée. Il paroît de la maniere que ce dernier en parle, que la chose étoit toute nouvelle de son temps. 5 *N'est-ce pas*, dit Cassiodore ou la Formule, *une preuve que l'on néglige entierement le bien de la Societé, qu'il n'y ait point de Juge établi sur la Médecine?*

1 *Codic. Lib.* 10. *Titul. de Professoribus & Medicis.*
2 *Symmachi Lib.* 10. *Epistol.* 48.
3 *Fultus Palatinæ Militiæ privilegio.* Symmachus; ibid. *Militia* signifie ici *le service* d'un Médecin; *universi qui in Sacro Palatio inter Archiatros militarunt*, dit la Loi 11. *Titul. de Profess. & Med. Codic. Lib.* 10.
4 *Ibidem*, & *Cod. Theod. Lib.* 6. *Titul.* 16. *De Comitib. & Archiatris.*
5 Huic peritiæ deesse peculiarem Judicem nonne humanarum rerum probatur oblivio?

Médecine? Or Cassiodore vivoit sous *Théodoric.* On voit par là que ce Juge n'étoit pas auparavant. Le pouvoir du Comte des Archiatres est exprimé par les termes de la même Formule. 1 *Nous vous honorons dès-à-present de la dignité de* Comte des Archiatres, *afin que vous soyez seul distingué entre les Maitres de la santé, & que tous ceux qui auront quelque different, par rapport à la Médecine, s'en remettent à votre décision. Vous serez* l'Arbitre *d'un Art honorable, & le* Juge *de toutes les contestations, qui ne se décidoient auparavant que par la passion de chaque particulier. Vous guérirez en quelque maniere les malades, entant que vous terminerez des querelles qui leur sont préjudiciables. C'est un grand honneur pour vous que les habiles gens se soumettent à vous, & que vous soyez consideré par ceux que tout le monde considere &c.* Voilà justement une maniere de *Pape* dans la Médecine, il ne lui manquoit plus que l'infaillibilité. La même Formule ajoûte 2 que ce Chef des Médecins étoit aussi particulierement obligé d'avoir soin de la santé de l'Empereur, & qu'il avoit un libre accès auprès de sa personne.

Depuis l'An xl. de J. C. jusqu'à l'An cxl.

On a parlé 3 ci-dessus d'un Vindicianus, qui se donne le titre de *Comte des Archiatres*, & qui vivoit sous les Empereurs Valentinien & Valens. On trouve aussi dans Aëtius un Andreas, qui a le même titre, mais on ne sait pas quand il a vécu. On pourroit croire qu'un *Eusebe*, que 4 Symmache, appelle *Medicorum potissimus*, étoit aussi un Comte des Archiatres; mais il semble que c'est le même Eusebe dont cet Auteur parle ailleurs, qu'il nomme simplement *Archiatre.* On ne conoit guere d'autres Médecins qui ayent possedé cette charge; leurs noms n'étant pas venus jusques à nous.

Il n'en est pas de même des simples Archiatres; on sait les noms de plusieurs. *Andromachus* est, à ce que l'on croit, le premier. *Théon* Alexandrin, 5 que l'on fait vivre sous Néron, aussi bien que le précedent, est pareillement appellé Archiatre dans le titre d'un de ses livres rapporté par Photius. Ce livre étoit intitulé, *l'Homme, par Théon Archiatre d'Alexandrie*; il y étoit parlé des maladies de toutes les parties du corps humain, & des remedes propres pour les guérir, mais Photius ne trouve pas que ce Médecin eût bien traité cette matiere. Galien cite souvent d'autres livres, que le même Théon avoit écrit touchant la Gymnastique, mais il ne lui donne pas le titre d'Archiatre. 6 Etienne de Byzance parle aussi d'un Théon Médecin, qui avoit commenté le livre de Nicander intitulé *Theriaca.* Nous avons 7 ci-dessus fait mention de *Magnus*, Archiatre de l'un des Antonins. L'Auteur qui lui donne ce titre, lui joint un *Demetrius*, qui étoit du même temps, & qui avoit le même office. *Oribase*, qui vivoit sous Julien, est aussi appellé Archiatre, comme on l'a remarqué dans ce

1 Quapropter à præsenti tempore Comitivæ Archiatrorum honore te decoramus; ut inter salutis Magistros *solus* habearis eximius, & omnes judicio tuo cedant qui se ambitu mutuæ contentionis excruciant. Esto *Arbiter* Artis egregiæ, eorumque distingue conflictus quos judicare solebat affectus. In ipsis ægros, curas, contentiones noxias abscidis. Magnum munus est subditos habere predentes, & inter illos honorabilem fieri quos reverentur cæteri, &c.

2 Indulge te quoque Palatio nostro, habeto fiduciam ingrediendi, &c.

3 *Part.* 2. *Liv.* 4. *Sect.* 1.

4 *Lib.* 2. *Epist.* 18.

5 *Vide Vossium de Philosophia.*

6 *In voce* Corope.

7 *Part.* 2. *Liv.* 4. *Sect.* 2.

Depuis l'An xl. de J. C. jusqu'à l'An cxl.

ce Chapitre. *Théodore Priscien*, qui a été mis ci-dessus au rang des Méthodiques, étoit aussi Archiatre, & il avoit un frere, nommé *Timothée*, qui l'étoit comme lui. Le temps des Archiatres *Epictete* & *Jean* est conu par ce que l'on a dit dans ce même Chapitre. L'Auteur qui les nomme, parle 1 ailleurs d'un *Eusebe* & d'un *Gélase*, qui avoient le même office. *Cesarius*, frere de S. Gregoire de Nazianze, étoit aussi de ce rang. Quant à *Cyrus de Lampsaque*, & *Cyrus d'Edesse*, autres Archiatres, dont on a parlé à l'occasion des Médecins qui ont vécu sous Tibere, leur temps est incertain. On compte d'ailleurs entre les Archiatres un *Eutychianus*, cité par Marcellus l'Empirique; un *Pierre*, 2 cité par Aëtius; un *Olympius*, Collegue de Théodore Priscien; un *Glaucus* & un *Aurelius*. J'en trouve deux autres dans Reinesius, un *Pasinicus* & un *Eustathius*, dont il dit que S. Basile a parlé dans ses lettres, mais je ne les y ai point pu découvrir. Il y a veritablement une lettre de ce Pere à un Eustache, qui est simplement appellé Médecin. Il faut ajoûter à tous ces Archiatres les deux dont il est fait mention dans les Inscriptions suivantes, & quelques autres dont on parlera encore à la fin de ce discours.

3 M. LIVIO CELSO TABULARIO
SCHOLÆ MEDICORUM
M. JULIUS EUTYCHUS
ARCHIATROS OLL. D. I. I.
IN. FR. PED. IIII.

D. M.
A. ACTIUS CAIUS
ARCHIATER SIBI ET
JULIÆ PRIMÆ CONIUGI
INCOMPARABILI

Les *Ecoles des Médecins* desquelles il est parlé dans la premiere de ces Inscriptions nous obligent de remarquer en passant, qu'il y avoit à Rome, à ce que dit Mercurial, trois sortes de lieux où les Savans s'assembloient; les lieux d'exercice, appellez *Gymnasia*, dont il a été fait mention dans la premiere Partie; *le Temple de la Paix*; & des *Auditoires particuliers*. Cet Auteur ajoûte qu'il y avoit aussi une *Ecole des Médecins*, dans le quartier appellé *Esquillia*, qu'elle étoit ornée de plusieurs belles statues de marbre, comme Ligorius l'a conjecturé, sur les ruines qui en sont restées.

A l'égard du *Temple de la Paix*, ce que Mercurial en dit est tiré de Galien, 4 qui remarque d'ailleurs qu'il y avoit dans ce Temple des Bibliotheques,

1 *Lib.* 5. *Epist.* 34.

2 *Tetrabibl.* 3. *Serm.* 2. *Cap.* 118.

3 *Mercurial de Arte Gymnastica*, *Lib.* 1. *Cap.* 7. & *Meibomius in Cassiod. Formul. Archiatr.*

4 *De Composit. Medicam per genera*, *Lib.* 1. *Cap.* 1. & *de Libris Propriis*, *Cap.* 2. Le Temple de la Paix ne servoit pas seulement aux Médecins, & aux autres Savans pour s'y assembler, & pour y tenir leurs livres; chaque particulier y portoit ce qu'il avoit de plus précieux. Hérodien, de qui nous tenons cette derniere circonstance, nous apprend que l'incendie dont parle Galien, arriva sous l'Empire de Commode; & il ajoûte que le Temple dont il s'agit, étoit le plus grand, le plus beau, & le plus riche qu'il y eût à Rome.

Depuis l'An xl. de J. C. jusqu'à l'An cxl.

ques, & qui ajoûte que ce même Temple ayant été consumé par un incendie, ces livres qui y étoient, furent brûlez. Cet incendie consuma aussi, à ce que dit cet Auteur, les grandes Bibliotheques du Palais. Je pense que ces dernieres Bibliothequess sont celles qui étoient dans le Temple *d'Apollon Pallatin*, où Auguste avoit ordonné que l'on mît les livres des Poëtes & des autres Savans, comme on l'apprend 1 d'Horace, & où les gens de lettres s'assembloient pour lire leurs ouvrages. Le même Galien dit que les Médecins se rencontroient dans le Temple de la Paix, même après que ce Temple eut été brûlé. L'Empereur Adrien, qui vivoit un peu avant Galien, avoit fait construire exprès un College pour les beaux arts, qu'on appelloit *Atheneum*, comme le remarque Aurelius Victor dans la vie de cet Empereur. Je ne sai si ce College étoit vers le Temple de la Paix ou ailleurs, & s'il fut brûlé dans l'incendie dont on a parlé. Il y a de l'apparence que les Médecins y avoient un appartement, aussi bien que les autres gens de lettres y avoient les leurs, mais on assigna ensuite aux premiers, des Auditoires particuliers du temps d'Alexandre Severe, comme l'a remarqué Aelius Lampridius. 2 Dès que le College des Archiatres fut établi, l'Ecole des Médecins devint sans doute plus considerable & mieux réglée. On y crea divers offices, & il y eut entr'autres des Secretaires, *Tabularii*, qui tenoient les Régitres, comme étoit *M. Livius Celsus*, dont il est parlé dans la premiere des Inscriptions que l'on a rapportées. Il y avoit même eu, dès le temps de l'Empereur Claude, des Médecins qui faisoient la fonction de *Bibliothécaires*, ou qui avoient la direction des Bibliotheques publiques. Tel étoit celui dont il est fait mention dans l'Inscription suivante: TI. CLAUDIUS AUG. L. HYMENEUS. MEDICUS A BIBLIOTHECIS.

Au reste il y a lieu d'être supris que Galien, qui vivoit environ quatre-vingts ans après Andromachus, n'ait point été du nombre des Archiatres, ou qu'on ne lui donne point ce titre. Il nous apprend lui-même qu'il avoit suivi Marc Aurele & Lucius Verus dans un voyage, & que le soin de la santé du premier de ces Empereurs & de ses fils lui avoit été commis pendant quelque temps; par où il paroît qu'il avoit été Médecin de Cour. Il se peut qu'il n'eût par recherché ce titre; mais il est bien plus étonnant qu'il n'ait presque rien dit des Archiatres, ou qu'il n'en ait parlé que dans le premier livre *des Antidotes*, où il donne en passant le titre dont il s'agit, à *Andromachus*, & à *Demetrius*; car pour le livre *de la Theriaque*, où il met encore *Magnus* au même rang, plusieurs le croyent supposé. Pline ne dit rien non plus des mêmes Archiatres, si ce n'est qu'il met *Damocrate*, dont on parlera dans ce même Chapitre, au nombre 3 *des premiers d'entre les Médecins*. On pourroit croire que Pline, parlant de cette maniere, a voulu traduire en Latin le Grec *Archiatros*. A cela près, le silence de cet Auteur, qui cite tant de Médecins, témoigneroit que ce titre n'étoit pas en usage de son temps, s'il ne paroissoit d'ailleurs qu'Adromachus, qui vivoit sous Néron, a possedé ce même titre. Galien, comme on vient de

le

1 *Epistol.* 3. *Lib.* 1. *Epistol.* 2. *Lib.* 2.

2 On ne sait pas précisément en quel temps se fit cet établissement. Il y a bien de l'apparence que ce fut après le Régne de Constantin, comme l'a remarqué Reinelius. (*Var. Lect. Lib.* 3 *Cap.* 11.)

3 Servilius Damocrates *è primis medentium*, *Lib.* 25. *Cap.* 8.

Depuis l'An xl. de J.C. jusqu'à l'An cxl.

le voir, & Erotien, dont on a parlé ci-devant, le lui ont tous deux donné.

Ce n'est pas qu'il suffise toûjours qu'un Auteur ait donné un titre à un autre, pour inferer de là que celui à qui on le donne l'ait possedé. Le Scholiaste de Juvenal appelle *Thémison Archiater*, quoi que celui-ci n'eût jamais été ainsi appellé du temps d'Auguste sous lequel il a vécu, ce titre étant alors inconnu. Mais comme les Médecins les plus fameux, du temps de ce Scholiaste, prenoient le titre d'Archiatres, ce même Commentateur a cru devoir en faire honneur à Thémison, qui avoit été célebre sous Auguste. Par la même raison 1 ceux qui ont prétendu qu'Erotien est moins ancien que sa dédicace à Andromachus ne le montre, & qui l'ont regardée comme supposée, n'auroient pas fait beaucoup de cas de son témoignage, à l'égard de la qualité d'Andromachus. Mais je ne vois point pourquoi Erotien ne pourroit pas être du temps de Neron, ou de Vespasien. Ce qui ne permet pas de douter qu'il ait pu vivre en ce temps-là, c'est qu'il est aisé de recueillir qu'il a écrit avant Galien, de ce que ce dernier parle de divers écrits d'Hippocrate, qui ne se trouvent point dans la liste du premier, comme on l'a remarqué ci-devant. Cette preuve me paroît forte; car enfin l'on sait que plus avant l'on est venu, & plus le nombre des écrits d'Hippocrate s'est trouvé augmenté, par les suppositions que l'on a faites. Sur ce pied-là, Erotien ne pourra pas non plus être le même *qu'Hérodien*, comme l'a cru le Savant que l'on a cité en dernier lieu; car Hérodien est venu après Galien.

Il en est de même du *faux Soranus*, dont on a parlé 2 ci-dessus, que de Thémison. Le titre de son livre, où il est traité d'Archiatre, n'est d'aucun poids, non plus que l'autorité du Scholiaste de Juvenal à l'égard de ce dernier, parce que ce Scholiaste, & l'Auteur qui a supposé le livre de Soranus, intitulé *Introduction à la Médecine*, n'ont pas vécu dans le temps des Médecins auxquels ils donnent le nom d'Archiatres. On ne peut pas dire la même chose du témoignage de Galien, & d'Erotien, concernant Andromachus. Ils pouvoient tous deux savoir si ce Médecin de Neron étoit veritablement du rang des Archiatres, Erotien ayant vécu de son temps, & Galien seulement quatre-vingts ans après. Mais ne pourroit-on point croire que cette qualité d'Archiatre, que l'un & l'autre de ces Auteurs donnent à Andromachus, & que le dernier donne encore à Demetrius, n'est fondée que sur un mot qui peut avoir été ajoûté par quelque Copiste, au texte de ces deux Auteurs. Ce qui me feroit pancher pour ce sentiment, c'est, comme je l'ai remarqué, le grand silence que Galien garde par tout ailleurs à l'égard de cette dignité; dont il semble qu'il auroit dû parler en plus d'un lieu, si elle avoit été de son temps. Si Andromachus avoit été effectivement Archiatre, d'où vient que Galien ne lui donne jamais ce titre dans ses livres *de la Composition des médicamens*, où il le cite très-souvent; On dira peut-être que le même Galien, qui parle en divers endroits de *Théon* d'Alexandrie, ne l'appelle point non plus Archiatre, quoi que Théon fût de cet ordre; comme il en résulte du titre de l'un de ses livres, que nous avons rapporté dans ce Chapitre, après Photius. Mais

1 *Marsil. Cognatus, Observat. Lib. 2. Cap. 28. Vide Albert. Fabric. de Lexicis Græcis, Paragraph. 13.*

2 *Part. 2. Liv. 4. Sect. 1. Chap. 4.*

Mais il est aisé de répondre que l'exemplaire de ce livre, que Photius a vu, pouvoit avoir été copié nouvellement, ou du moins long-temps après la mort de Théon, & que le Copiste y avoit ajoûté, de son chef, la qualité d'Archiatre, Théon ayant vécu plus de huit cens ans avant Photius. Comme le titre d'Archiatre sonnoit mieux que celui de Médecin, qui paroissoit trop simple, il y a de l'apparence que les Copistes supposoient souvent le premier de ces titres, pour vendre mieux leurs livres, ou pour faire plus d'honneur aux Auteurs; à peu près comme on a remarqué que le Scholiaste de Juvenal en a usé à l'égard de Thémison. Si Théon avoit été Archiatre, il est probable que Galien l'auroit remarqué, & son silence en cette rencontre, bien loin de faire contre moi, fortifie la preuve que je tire de celui qu'il garde par rapport à Andromachus, dans les livres que j'ai citez en dernier lieu.

Depuis l'An xl. de J. C. jusqu'à l'An cxl.

Au fond, si les Archiatres avoient été établis du temps de Galien, quelle apparence qu'étant aussi diffus qu'il l'est, & ayant écrit tant de livres, il n'eût point parlé de cet établissement? S'il n'avoit pas voulu le faire à l'occasion d'Andromachus & de Théon, il ne pouvoit guére se dispenser d'en dire un mot, lorsqu'il parle dans son livre intitulé *de Præcognitione*, des Médecins de Rome, de leur orgueil, de leur jalousie, ou de leur envie &c. Mais il n'en dit rien. Où pouvoit-il mieux employer le mot ἀρχίατρος, que lorsqu'il fait mention, dans ce même livre, d'un Médecin nommé *Antigenes*, qui tenoit, dit-il, le haut bout entre les Médecins de Rome, & qui traitoit tous les grands Seigneurs, πρωτεύειν τῶν ἰατρῶν πεπιστευμένος, ἅπαντάς τε τοὺς πολυδυναμένους ἰώμενος. Il ne manquoit rien à cet homme, pour être Archiatre. Pourquoi donc Galien ne lui donne-t-il point ce titre s'il étoit alors en usage, & pourquoi se contente-t-il de dire qu'Antigene *passoit pour le premier de tous les Médecins?* J'avouë que cette difficulté s'évanouïroit, si quelqu'autre Auteur de ce temps-là avoit fait mention des Archiatres, mais on n'a pour tout que la dédicace d'Erotien, qui peut être aussi suspecte de supposition que les prétendus passages de Galien. Dioscoride s'addressant à Andromachus, au commencement de son livre *de Euporistis*, ne lui donne point le titre d'Archiatre. Il l'appelle *très-estimé*, ou *très-excellent Andromachus*, τιμιώτατε Ἀνδρόμαχε. Pline, qui cite un si grand nombre de Médecins, tant Romains qu'Etrangers, n'en traite pas un d'Archiatre, & il n'y a dans toute son Histoire Naturelle que le seul passage que l'on a rapporté concernant Damocrate, où cet Auteur pourroit sembler avoir voulu désigner le titre dont il s'agit; mais comme ce passage peut fort bien être expliqué d'une autre maniere, & dans le sens qui se présente naturellement, la preuve n'est pas suffisante. Or Pline a vécu sous Neron, & sous Vespasien, dans un temps que l'on suppose que les Archiatres étoient établis. Pline le Jeune, qui a aussi parlé de quelques Médecins, & Plutarque, qui en introduit plusieurs dans ses Symposiaques, n'ont donné la qualité d'Archiatre à aucun. Athénée, qui vivoit sous Marc Aurele, a gardé le même silence à cet égard. Enfin c'est un fait dont on ne peut disconvenir, qu'il ne se trouve aucun Historien, ni aucun autre Auteur qui ait parlé des Archiatres, avant le temps de l'Empereur Constantin, si l'on en excepte ce que Galien & Erotien en ont dit dans les passages qu'on a examinez. Je n'en sache du moins pas un, & je ne vois

Depuis l'An xl. de J. C. jusqu'à l'An. cxl.

vois pas que de plus savans hommes que moi, & qui ont eu beaucoup plus de lecture, que je n'en ai, ayent rien découvert à cet égard.

On dira peut-être que ce qui ne se prouve pas par des Auteur, se peut prouver par des Inscriptions. Meibomius rapporte celle qui suit, D. M. T. FL. PÆDEROT. AUG. LIB. ALCIMIANO SUPERPOSITO. MEDICORUM. EX RATIONE PATRIMONI. &c. On pourroit se persuader que ce *Titus Flavius Paderotus Alcimianus*, étoit un Affranchi de l'un des Vespasiens, comme on le peut inferer de ce qu'il s'appelle *Titus Flavius*, selon la coûtume qu'avoient les Affranchis de prendre quelquefois le nom de leurs Maîtres, ou de l'ajouter au leur propre. Cela étant, il se trouveroit que du temps des Vespasiens, il y auroit déja eu quelqu'un qui auroit pris le titre de *Superpositus Medicorum*, que Meibomius croit équivalent à celui de *Præsul Medicorum*, donné par Cassiodore au *Comte des Archiatres.* S'il y avoit donc alors un Comte des Archiatres, il devoit y avoir, à plus forte raison, de simples Archiatres. Mais outre qu'il n'y a point eu de Comte des Archiatres, avant le temps que l'on a marqué ci-dessus, rien n'empêche que l'Affranchi qui possédoit cet office de *Superpositus Medicorum*, ne fût une maniere de Magistrat établi sur la Médecine en particulier, pour juger des désordres qui pouvoient survenir par rapport à l'exercice de cet Art, après avoir entendu le sentiment des experts, ou pour présider au nom de l'Empereur dans l'assemblée des Médecins, afin que les choses fussent reglées comme il faut. On plûtôt, il se pourroit que ce fût un homme de qui les Médecins, Chirurgiens, & Pharmaciens de l'Empereur dépendoient, pour recevoir de lui leurs salaires, pour lui rendre compte de leur conduite, &c. quoi qu'il ne fût pas lui-même Médecin.

Je conclus de tout céci, qu'il est fort probable qu'il ne s'est point parlé des Archiatres avant le Régne de Constantin, ou des premiers Empereurs Chrétiens. Mais dès-lors ce titre a été fort conu; & les Médecins des Empereurs, ou les Archiatres de l'Empire Romain, n'ont pas été les seuls qui l'ont porté. On l'a aussi donné, dans la suite des temps, aux Médecins de tous les autres Souverains. Gregoire de Tours, parlant de quelques Médecins des Rois de France les appelle *Archiatri.* Il met en ce rang 1 un *Marileifus*, 2 un *Armentarius*, & 3 un *Reovalis*; dont le premier étoit Médecin de Chilperic, Roi de France; le second semble avoir été Médecin de Sigebert Roi d'Austrasie, qui regnoit un peu après le milieu du sixième siecle, en même temps que Chilperic; le troisième possédoit le même office sous Childebert, autre Roi d'Austrasie fils du précedent. L'Auteur que l'on vient de citer, & qui appelle en un endroit Marileifus *Archiater*, s'explique ailleurs en disant que ce Marileifus 4 étoit, ou passoit pour être *le premier Médecin* dans la maison de Chilperic. Je ne sai si l'on pourroit inferer de ce passage, que le premier Médecin des Rois, que l'on a nommez, possédoit seul le titre dont il s'agit à l'exclusion des autres

1 *Histor. Francor. Lib.* 5. *Cap.* 14.
2 *De Miraclidis D. Martini, Lib.* 2. *Cap.* 1.
3 *Histor. Francor. Lib.* 10. *Cap.* 15.
4 Marileifum verò, qui primus Medicorum in domo Chilperici Regis habitus fuerat. *Histor. Francor. Lib.* 7. *Cap.* 25.

tres Médecins, qui servoient en même temps ces mêmes Rois. Si cette conséquence est bien tirée, le mot *Archiater* auroit eu en France une signification un peu differente de celle qu'il avoit dans l'Empire Romain. On pourra examiner plus particulairement cette question; dans la suite de cette Histoire.

Depuis l'An xl. de J. C. jusqu'à l'An cxl.

Voici un extrait d'un livre de Mr de Filesac, qui servira encore à illustrer notre matiere, & où l'on trouvera le nom d'un Comte des Archiatres, & ceux de quelques Archiatres que nous avions omis. *Il semble*, dit cet Auteur, *qu'il y ait eu deux sortes d'Archiatres, qui servoient dans le Palais Impérial, & dont la Loi que nous venons de citer fait mention. Les premiers sont appellez* Archiatri Sacri Palatii, intra penetralia Regalis Aulæ florentes, *comme parle le Code Théodosien. Ce sont les mêmes auxquels les Empereurs donnoient deux cens cinquante mille Sesterces* (vint-cinq mille livres monoye de France) *de gage annuel, comme on l'apprend de Pline*, Livre 29. Chap. 1. *Les autres Archiatres pratiquoient la Médecine dans les villes, ce qui se prouve par quelques Loix de Code, que nous avons déja citées, & particulierement par la Loi sixième du Liv. 10. Tit. 42. & par la Loi neuvième du même Livre. C'est de ces derniers Archiatres, que parlent S. Ambroise*, Epist. 64. *& S. Augustin*, Epist. 67. *où il y a* Architeater, *pour* Archiater. (Il s'agit là d'un nommé Dioscorus.) *Il y a une autre faute dans l'Epitre 263. où on lit* Arriater, *pour* Archiater. *S. Chrysostome*, Epist. 38. & 81, *parle aussi d'un* Hymetius Archiater. *On remarque d'ailleurs qu'il y avoit deux ordres, ou deux classes de ces mêmes Archiatres. Les premiers étoient ceux qui étoient destinez pour le service de chaque ville, par les Loix des Empereurs, & dont le nombre étoit fixé; en sorte qu'une petite ville n'en devoit avoir que cinq, une plus grande sept, & une métropole dix. S. Gregoire de Nazianze, dans sa harangue à la louange de son frere* Cæsarius, *dit que ce dernier avoit été établi pour enseigner, & pour pratiquer la Médecine dans sa patrie..* (Il ajoûte que son frere avoit d'abord été mis entre les Médecins du premier rang, & qu'il avoit été compté entre les amis de l'Empereur.) *La seconde classe étoit celle des Médecins qu'on appelloit* nouveaux, *desquels parle Symmachus lors qu'il dit*, (Liv. 10. Epist 40.) que la Loi avoit or„ donné que les premiers de l'Art jugeroient de la science des nouveaux. Cet„ te Loi est des Empereurs Valentinien & Valens; elle est rapportée au Co„ de Theodosien, *Liv.* 3. *Tit.* 3, & au Code Justinien, *Liv.* 10. *Tit.* 52. Peut„ être que quelques-uns des Archiatres accompagnoient toujours le Prince, & „ que les autres ne les voyoient que lors qu'ils étoient mandez. Ces derniers fai„ soient leur séjour ordinaire, chacun dans la ville qui lui avoit été assignée.

„ Mais, pour revenir à la Loi, elle nous apprend d'ailleurs que les Archia„ tres parvenoient à un degré d'honneur bien considerable, qui est *la Comiti„ ve du premier ordre*, c'est à dire, qu'ils étoient faits *Comtes du premier ordre*. „ Ceux ci alloient du pair avec les *Vicaires*, & les *Ducs*, qui possedoient l'une „ des plus grandes dignitez de l'Empire Romain. Il y avoit des Vicaires des „ Provinces d'Asie, de Pont, de Thrace, de Macedoine, pour l'Orient; „ comme on avoit établi dans l'Occident des Vicaires d'Italie, d'Afrique, & „ d'Illyric Il y avoit pareillement des Ducs en Egypte, en Thrace, pour „ ce qui regarde l'Orient; comme il y en avoit dans les Pannonies, dans la „ Sequanique, dans l'Armorique &c. Les Archiatres étoient donc égaux à „ ces Vicaires, & à ces Ducs. S. Augustin parle même (*Confess. Liv.* 4. *Chap.* 3.)

„ d'un

Depuis l'An xl. de J. C. jusqu'à l'An. cxl.

» d'un Médecin qu'il dit avoir été *Proconsul d'Afrique*; & qui étoit d'ailleurs » Mathématicien, & savant dans l'art de faire des Horoscopes. S. Chrysostome (*Epist.* 16. *ad Olympiadem Diaconissam*) parle aussi d'un THEOPHILE, » qu'il appelle *Comte*, *& Médecin*.

Les Ducs, & les Vicaires, aussi bien que les Comtes, avoient le titre de Spectables, *& ils tenoient le second rang dans l'Empire. Voici de quelle maniere Cassiodore en parle* (Lib. 6. Cap. 12. in formula Comitivæ primi ordinis) Comitivam tibi primi ordinis ab illa indictione Majestatis favore largimur, ut Consistorium nostrum, sicut rogatus ingrederis, ita moribus laudatus exornes, quando vicinus honor est Illustribus, dum alter medius non habetur. *Or ceux qu'on appelloit* Illustres *étoient en petit nombre. On ne donnoit ce titre qu'à ceux qui avoient les premiers de tous les emplois, comme au* Préfect du Prétoire, *au* Préfect de la Ville, *à celui qui étoit appellé* Magister militum, *aux* Questeurs, *&c. Les* Spectables *venoient immédiatement après. Il faut enfin remarquer, sur ce que dit ici Cassiodore, que ces Comtes du premier ordre étoient aussi appellez* Comtes Consistoriens, *& que ce titre étoit par conséquent commun aux Archiatres qui acqueroient la Comitive du premier ordre.* Vide Joannis Filesaci Selectorum Lib. 1. Cap 17. quod inscribitur, *Medicinæ defensio adversus Plinium majorem*. Vide & Meibomium in Cassiodori Formulam Archiatrorum.

Il y auroit quelques remarques à faire sur ce discours de Mr. de Filesac; mais comme il faudroit pour cela redire un partie de ce qui a été dit ci-dessus, le Lecteur prendra, s'il lui plaît, la peine de le faire lui-même, en conferant les sentimens de cet Auteur avec ceux qui ont été rapportez ci-dessus J'ajoûterai seulement à sa remarque touchant les Archiatres, qui étoient appellez *Comtes Consistoriens*, ce que dit Saumaise, (Not. in Trebell. Pollionis Macrianum) que cette dignité revenoit à celle des *Conseillers d'Etat* d'aujourd'hui. De là est sans doute venu que les premiers Médecins des Rois de France, qui sont les mêmes que les *Comites Archiatrorum*, dont on a parlé, sont appellez *Conseillers d'Etat Ordinaires*, ou *Conseillers du Roi en ses Conseils*; en quoi on les distingue des autres Médecins des mêmes Rois, qui ont seulement le titre de *Conseillers du Roi*.

Au reste j'avois encore oublié de joindre aux Archiatres dont j'ai fait mention, un CLAUDIANUS SOLON, *Archiater*, auquel est dédié le livre second, *de Remediis paratu facilibus*, attribué à Galien. Quoi que ce livre soit visiblement supposé, il n'est pas impossible qu'il y ait eu un Archiatre de ce nom; mais qui n'aura pas vécu du temps de Galien; car en ce temps-là ce titre n'étoit pas encore en usage, comme je crois l'avoir prouvé. Le même Galien cite ailleurs, (*De Medicament. Local. Lib.* 3. *Cap.* 1.) un *Solon*, surnommé *Diætarins*, & l'on trouve dans Pline, *Liv.* 20. un *Solon de Smyrne*.

Il est temps de revenir à Andromachus, qui a causé cette digression, & qui donnera encore lieu à celle qui va suivre. On ne sait rien concernant les sentimens, ou la méthode de ce Médecin. La seule chose, qui nous est restée de lui, c'est un grand nombre de descriptions de médicamens composez qui étoient en partie de son invention. 1 Galien, qui a pris le soin de rapporter ces descriptions, met Andromachus au rang des Auteurs qui ont le mieux écrit des médica-

1 *De Composit. Medicam. per genera, Lib.* 6. *Cap.* 8. *& alibi.*

médicamens ; mais il le blâme de ce qu'il s'étoit contenté d'en donner la description, sans ajoûter leurs proprietez, ou sans indiquer, si ce n'est rarement, les maladies auxquelles ces médicamens sont propres.

Depuis l'An xl. de J.C. jusqu'à l'An cxl.

La plus fameuse des compositions que ce Médecin a décrites, ou inventées, c'est l'Antidote qu'il appella 1 *Galéné*, c'est à dire, *Tranquille*, & auquel on donna 2 ensuite le nom de Thériaque, comme on le verra ci-après. Andromachus composa un Poëme Grec en vers Elégiaques, qu'il dédia à Néron, & qui nous reste encore aujourd'hui, où il enseigne la maniere de préparer cet Antidote, & où il désigne les maladies, auxquelles il est propre. La raison qu'il avoit de faire cette description plûtôt en vers qu'en prose, c'est afin qu'on ne pût pas si aisément y faire quelque alteration. C'est du moins ce qu'en a pensé 3 Galien, qui approuve le procedé d'Andromachus, & qui le loue à ce sujet.

4 Jusques-là l'Antidote de Mithridate avoit été le seul, qui fût entre les mains de tout le monde; mais aussi tôt que celui d'Andromachus fut conu, le premier devint presque hors d'usage; quoi qu'à dire le vrai, ce dernier ne fût qu'une imitation de l'autre; la seule difference essentielle, qui s'y rencontre, ne consistant presque qu'en l'addition des *viperes* qui entrent de plus dans la Thériaque. Quoi qu'il en soit l'Antidote d'Andromachus fut si fort estimé à Rome que quelques Empereurs le voulurent faire composer dans leur Palais, & qu'ils prirent un soin particulier de faire venir exprès toutes les drogues nécessaires pour cela, afin de les avoir bien conditionnées 5 L'Empereur *Antonin* en prenoit même tous les jours à jeun, gros comme une fêve, & la réputation de ce remede s'établit si bien que divers Médecins entreprirent en vain d'y vouloir faire des changemens, & de produire de nouvelles Thériaques de leur façon. La Thériaque d'Andromachus se soûtint nonobstant cela; & ce qu'il y a de plus particulier c'est qu'encore qu'on y ait dès long-temps remarqué bien des defauts, ou des superfluitez, on ne laisse pas encore aujourd'hui, dans les meilleures villes de l'Europe, de suivre scrupuleusement la description de ce Médecin de Néron.

Cette description renferme plus de soixante drogues, dont une bonne partie sont des aromates. Il y a aussi quelques simples communs, & des gommes, ou des sucs épaissis, entre lesquels le plus considerable est *l'Opium*. Mais l'ingrédient, qui fit donner à ce medicament le nom de 6 *Thériaque*, ce sont *les viperes*, que l'on préparoit de cette maniere. On les écorchoit après leur avoir coupé la tête, & la queuë; on séparoit la chair des entrailles, & des os; on la lavoit; on la faisoit cuire dans de l'eau avec de l'aneth & du sel, & on la paitrissoit enfin avec de la mie de pain, pour en former des 7 *trochisques*, ou des manieres des *petits gâteaux*.

Si

1 *De Antidotis, Lib. 1. Cap. 6.*

2 *De Usu Theriacæ ad Pamphilianum. Ce Livre passe pour n'être pas de Galien.*

3 *De Antidotis, Lib. 1. Cap. 5.*

4 *Ibidem, Cap. 1.*

5 *Ibidem.*

6 Du Grec θηρίον, qui signifioit en géneral toutes sortes de *bêtes farouches*, mais qui designoit aussi en particulier les *bêtes venimeuses*. Quelques Auteurs donnent encore ce nom aux *vers* qui se trouvent dans les corps des hommes, & des autres animaux.

7 On expliquera ce terme dans ce même Chapitre.

Depuis l'An xl. de J. C. jusqu'à l'An cxl.

Si l'Antidote d'Andromachus avoit les qualitez, que son Auteur lui attribue, il ne faudroit presque point d'autre remede. Il le donne premierement contre tous les poisons & venins, de quelque nature qu'ils soient. Il en fait ensuite un remede pour les douleurs, & pour les foiblesses d'estomac; pour l'asthme, & l'oppression de poitrine; pour la phtisie naissante, pour l'empyeme; pour la colique, la jaunisse, l'hydropisie, la foiblesse de vuë, les convulsions, les ulceres de la vessie, l'impuissance vénérienne, les douleurs de reins, & la peste. 1 Andromachus, fils du précedent, & qui avoit mis en prose la description que son pere avoit donnée en vers, dit en peu de mots, que l'Antidote appellé *Tranquille* est bon pour toutes sortes de mauvaises dispositions du corps provenantes de cause interne, & en particulier pour les indispositions d'estomac, pour les venins, & pour les fiévres intermittentes.

Voilà ce que ces Auteurs disoient de leur Antidote. Cette matiere demande que nous y fassions encore quelques réflexions, & que nous voyions un peu plus particulierement quand & comment on étoit venu à ces sortes de compositions, & ce que c'étoit que l'on appelloit *Antidote*. On a remarqué ci-dessus qu'Hippocrate, & les plus anciens Médecins sembloient avoir fondé le principal de leur pratique sur l'observation des mouvemens de la nature dans les maladies; faisant consister presque toute la méthode de les guérir dans la *Diéte*, c'est à dire, en des regles concernant la nourriture des malades. Hérophile, & ses Sectateurs furent les premiers qui mirent en grand usage *les médicamens*, ou qui commencerent à compter, plus que les autres Médecins n'avoient fait, sur l'utilité qu'on en peut tirer. A la verité Hippocrate s'en servoit aussi, mais plus rarement, par la raison que l'on a touchée, & ceux qu'il donnoit étoient même fort peu composez. C'est ce que n'imiterent pas les Hérophiliens, ni même quelques Médecins qui vivoient déja à peu près du temps d'Hérophile, témoin la plainte que faisoit Erasistrate son contemporain contre ceux qui faisoient des *Compositions Royales*, & des *Antidotes* qu'ils appelloient *les mains des Dieux*, dans lesquels il y avoit des ingrédiens tirez des plantes, des animaux, des mineraux, de la terre, de la mer &c. comme on l'a remarqué 2 ci-dessus.

Mais pour composez que fussent ces Antidotes, dont Erasistrate se plaignoit, il y de l'apparence qu'ils ne l'étoient pas autant que ceux que l'on fit dans la suite; & qu'avant que l'Antidote attribué à Mithridate parût, dont la plus courte description contient jusqu'a trente-six ingrédiens, on n'en avoit pas vu de si composez. Nous avons parlé ci-devant d'un autre antidote beaucoup plus simple, dont la recette fut trouvée dans le cabinet de ce Roi de Pont, immédiatement après qu'il eut été défait par Pompée. On ne sait pas en quel temps la seconde recette, ou description de l'Antidote prétendu de ce même Roi, qui est celle dont il s'agit maintenant, fut rendue publique; mais il y a de l'apparence que ce ne fut pas long-tems après que la premiere eut paru; soit que cette derniere fût veritablement de Mithridate, soit que l'on cût emprunté son nom. Quoi qu'il en soit, Celse, qui a vécu sous Auguste, & sous Tibere, environ

1 *De Antidotis, Lib.* 1. *Cap.* 7.
2 *Part.* 2. *Liv.* 1. *Chap.* 4.

environ cent ans après Mithridate, a déja décrit *le Mithridat*, & c'est sur le modelle de cette grande composition que celle de la Thériaque, & toutes les autres qui sont autant chargées d'ingrédiens, ont été faites.

Depuis l'An xl. de J. C. jusqu'à l'An cxl.

On peut dire, pour soutenir ces sortes de compositions, que les expériences sur les simples s'étant multipliées de jour en jour, les Médecins crurent que plus ils en joindroient de ceux qui ont une proprieté semblable, ou approchante, & plus sûrs ils seroient d'atteindre leur but. Il peut être aussi que, comme la conoissance que l'on a, tant des qualitez des simples que de la nature des maladies, est fort imparfaite, ces mêmes Médecins s'imaginerent qu'en mêlant ensemble un grand nombre de drogues, ce qu'ils n'obtendroient pas par le moyen de l'une, ils l'obtiendroient par le moyen de l'autre, le médicament se trouvant quelquefois plus savant que celui qui le donne. Mais Pline, & plusieurs autres après lui ont cru 1 que l'on n'avoit entassé tant de drogues que pour faire valoir le mêtier, *ad ostentationem artis*, plûtôt que pour l'avantage que l'on en a prétendu tirer, par rapport à la guérison des maladies. Le même Auteur réflechissant sur ce qu'il entre, à ce qu'il dit, de cinquante-quatre sortes de simples dans le Mithridat, & sur la petite quantité qu'il se trouve de quelques-uns sur chaque prise, à compter ce qu'il en faut pour toute la composition, s'échauffe si fort contre cet abus, qu'il a, dit-il, peine à croire que des hommes ayent été capables d'une semblable fourberie. Cet Auteur met la *Thériaque* à peu près au même rang. Il dit que la composition qu'on appelle *Thériaque*, a été inventée en faveur de la délicatesse, ou de la sensualité; qu'elle est faite de choses étrangeres; quoi que l'on trouve par tout un grand nombre de médicamens simples, qui peuvent faire, chacun séparement, le même effet que l'on attend de la jonction de toutes ces choses étrangeres, ou qui viennent de pays éloignez. Il ne peut parler ici que de la Thériaque d'Andromachus; car ce qu'il dit des drogues que l'on tire de loin, ne peut pas être appliqué à une autre sorte de Thériaque qu'il décrit 2 ailleurs, & qui n'est composée que d'un petit nombre de simples fort communs. D'où l'on peut inferer que l'antidote d'Andromachus, que son Auteur avoit appellé *Galené*, ou *Tranquille*, ne tarda pas à prendre le nom de *Thériaque*, jusques au temps de Criton, comme l'Auteur du livre *de Usu Theriacæ*, attribué à Galien, l'insinue. Criton ne vivoit que sous Trajan, au lieu que Pline a vécu sous Neron, & sous Vespasien, & a pu voir Andromachus le pere, aussi bien que le fils, duquel il a été contemporain, quoi qu'il ne parle, ni de l'un ni de l'autre.

Pour ce qui concerne le nom d'*Antidote*, que l'on donnoit à la Thériaque, il faut remarquer qu'il est composé de deux mots Grecs, dont l'un signifiè *contre*

1 Mithridatium antidotum ex rebus LIV componitur, interim nullo pondere æquali, & quarundam rerum sexagesimâ denarii unius imperatâ. Quo Deorum perfidiam istam monstrante? Hominum enim subtilitas tanta esse non potuit: ostentatio artis, & portentosa scientiæ venditatio manifesta est. *Lib.* 29. *Cap.* 1.

2 *Lib.* 20. *Cap.* 24. Pline n'appelle pas même cette derniere composition *Thériaque*; mais Galien la rapportant après Pline, lui donne ce nom. *La Thériaque d'Antiochus*, dit-il, *que Pline dit avoir été écrite sur la porte du Temple d'Esculape*. De Antidotit, Lib. 2. Cap. 14. C'est, si je ne me trompe le seul endroit, où Galien nomme Pline. Plinius Valerianus décrit aussi cette Thériaque du Roi Antiochus. (*Liv.* 4. *Chap.* 38.)

Depuis l'An xl. de J. C. jusqu'à l'An cxl.

tre, & l'autre *donné*, parce que les antidotes se *donnoient contre* les poisons, & contre la corruption des humeurs, ou les autres mauvaises dispositions du corps. Ce mot semble être masculin, & féminin en Grec, & même quelquefois neutre; & les Latins ont dit également *hæc antidotus*, & *hoc antidotum*. Mais il y a beaucoup d'apparence, je ne sai si quelcun l'a remarqué, que les Grecs l'ont employé, au commencement, comme un adjectif, & non pas comme un substantif. Quand ils ont dit ἡ ἀντίδοτος, ils sous-entendoient le substantif δύναμις, qui signifie toute sorte de *médicament*, tant simple que composé. Les Latins auroient pu traduire le mot Grec 1 δύναμις, par celui de *potentia*; mais l'usage de la langue Latine, qui avoit attaché à ce dernier mot une idée toute differente, ne le permettoit pas. Il en est de même de la langue Françoise, dans laquelle les mots de *puissance*, ou de *vertu*, n'ont aucun rapport avec celui de *médicament*, ou *composition de médicament*. Les Latins donc, faute de mot propre, pour exprimer le Grec δύναμις, se sont servis des mots *medicamentum*, & *compositio*, δύναμις ἀντίδοτος, *compositio contrà data*; comme on disoit δύναμις τετραφάρμακος, *compositio quatuor medicamentis simplicibus constans*; δύναμις ἡπατική, ἀρτηριακή, *compositio pro hepate*, *pro aspera arteria*. Ce n'est pas seulement par rapport aux antidotes, que l'on sous-entendoit le mot δύναμις, on ne l'exprimoit presque jamais en d'autres occasions. On disoit, par exemple, ἡ διὰ κωδειῶν, pour dire *compositio de capitibus papaveris*; & même sans l'article 2 ἀρτηριακή, *arteriace*, pour désigner une composition *pour la canne du poumon*, κωλική, *colice*, médicament *pour la colique*. On pourroit dire que la jonction de ces deux mots *antidotus tranquilla*, ou *theriaca*, désigne que le premier est un substantif, le dernier étant certainement un adjectif, mais il faut remarquer que cet adjectif *tranquilla* est une épithete, ou une espece de surnom que l'on donne à la composition dont il s'agit, & que c'est la même chose que si l'on disoit *compositio antidotos*, *tranquilla dicta*; en sorte que les deux derniers mots sont également adjectifs. Il en est de même des autres noms particuliers des antidotes; comme *hiera*, c'est à dire, *sacrée*, *teleia*, c'est à dire, *accomplie*, & de toutes les autres épithetes que l'on donnoit à chaque médicament, comme on le verra un peu plus bas. Je puis encore prouver que le mot *antidotus*, étoit un adjectif par l'usage qu'en fait Scribonius Largus, qui appelle 3 *emplastrum antidotum*, une emplâtre qu'on appliquoit sur la morsure de chiens enragez. Il y a encore une remarque à faire sur le mot *compositio*, que nous avons dit que les Latins substituoient au Grec δύναμις, c'est que les Grecs à leur tour ne pouvoient pas exprimer ce mot; car σύνταξις signifie à la verité *composition*, mais c'est à dire, seulement l'*acte de composer*, & non pas ce qui résulte de cet acte, ou la chose composée, qui est ce que les Latins, & les François entendent, au sens qu'on a touché ci-dessus, par le mot *composition*. On trove dans 4 Artémidore συνταγή,

1 Les Grecs ont même employé ce mot pour désigner une simple herbe douée de quelque vertu; παντοδαπὰς δυνάμεις ἔχον ὄρος, *une montagne où il y avoit de toutes sortes d'herbes médicinales*. (Salmas. de Homonym. Mater. Medic. in Prolegomenis.) *Voyez ci-dessus*, *Part.* I. *Liv.* 3. *Chap.* 2. *d'autres significations de ce même mot*.

2 *Vide Galen. de Composit. Medicament secundùm locos.*

3 *Composit. CLXXV.*

4 *Lib.* 4. *Cap.* 24.

γὴ, que Cornarius rend par *compositio*, mais je crois qu'il doit plûtôt être traduit par *præscriptum*, c'est à dire, *l'ordonnance d'un Médecin.*

Au reste, la matiere qu'Andromachus a traitée, donne occasion d'examiner de quelle sorte étoient les médicamens que l'on employoit en ces temps-là. Nous avons commencé par les *antidotes*, & nous avons vu ce qu'il y avoit à dire, touchant le nom de cette espece de médicament, le nombre, & la nature des drogues qui entrent dans l'antidote appellé *Thériaque*, & les proprietez qu'on lui attribuoit. Il ne faut plus que dire un mot touchant la maniere dont on le préparoit, & la consistence qu'il avoit, qui lui étoit commune avec celle de tous les autres antidotes.

Pour préparer la Thériaque, on mettoit premierement en poudre tous les aromates, & les autres ingrédiens qui pouvoient être pulverisez. On dissolvoit les gommes & les sucs dans du vin de Falerne, ou de Crête, & on les passoit par un tamis, après les avoir réduits en pulpe. On prenoit ensuite le triple du tout de miel d'Attique, qu'on avoit purifié, & on mêloit tout cela ensemble, selon la maniere conue des Apothicaires. On n'entre pas dans un plus grand détail à cet égard, & on ne rapporte point non plus la description de cet antidote, parce qu'elle est commune aujourd'hui. Ce qu'on a dit de la quantité du miel qui y entroit, à proportion des autres drogues, suffit pour faire conoître que cette composition devoit être médiocrement épaisse. On ne parlera pas ici de divers autres antidotes que d'autres Médecins inventerent, comme on l'a dit ci-dessus, à l'imitation de la Thériaque, & du Mithridate, ni de ceux qui avoient été inventez auparavant. On remarquera seulement qu'ils avoient tous la même consistence, étant presque tous également composez de poudres de differente nature, de gommes ou de sucs, & de miel.

Cette consistence que l'on donnoit aux *antidotes*, dans le sens que ce mot se prend aujourd'hui, c'est à dire, aux *contre-poisons*, ayant été commune à divers autres médicamens composez, dont l'usage étoit fort different, cela faisoit que l'on appelloit aussi ces derniers médicamens du même nom que les premiers. Il y avoit des antidotes contre la *Phthisie*, en particulier; contre les *chutes*, & les grandes *contusions*, contre la *colique*, la *pleurésie*, le *calcul*, la *goutte*, le *crachement de sang*, &c. Il y avoit même des antidotes 1 *purgatifs* qui se faisoient en mêlant des poudres purgatives, d'*aloës*, de *scammonée*, de *coloquinte*, &c. & quelques autres poudres *aromatiques*, avec le triple de miel. L'une des plus fameuses de ces dernieres compositions étoit celle à qui l'on donnoit le surnom de *hiera*, c'est à dire, *sacrée*. La plus simple & la plus ancienne description que l'on en trouve, est celle de *Thémison*, qui avoit apparemment inventé ce nom. Il entre dans cette composition cent dragmes d'aloës, du mastic, du saffran, du nard Indique, du cinnamome, du carpobalsamum, & de l'asarum de chacun une once, avec du miel à proportion de tout le reste. On appelloit encore cette composition *hiera picra*, c'est à dire, *sacrée amere*, à cause de.

1 *Vide Galen. de Composit. Medicam. Local. Lib.* 1. *Cap.* 3. Galien distingue trois sortes d'Antidotes Les uns, dit-il, servent contre les poisons; les autres contre la morsure, ou l'attouchement des bêtes venimeuses; ceux qui sont d'une troisième sorte remedient aux incommoditez, qui viennent d'une mauvaise maniere de vivre. Il y a même des antidotes que l'on prétend être propres en tous ces trois cas, comme la Thériaque. *De Antidot. Lib* 1. *Cap.* 1.

Depuis l'An xl. de J. C. jusqu'à l'An cxl.

de l'amertume que lui donnoit l'aloës, ou *hiera dialoës*, hiere avec aloës, pour la distinguer des autres *hieres*, que d'autres Médecins composerent dans la suite, & où il entroit d'autres purgatifs avec l'aloës. Telles furent les Hieres d'Archigene, de Justus, de Rufus, de Logadius, de Pachius, &c. dont on peut voir la description dans Galien, & ailleurs. A l'égard des autres antidotes particuliers, qui n'étoient pas purgatifs, on a parlé ci-dessus de l'antidote de Cassius, contre la Colique, & du Philonium, ils avoient la consistence de ceux dont on vient de parler.

Comme le goût de la plûpart des antidotes étoit fort désagreable, on en formoit ordinairement de petites boules, qu'on faisoit avaler toutes entieres aux malades. Ces boules étoient appellées *catapotia*, par les Grecs; on appelle *catapotium*, dit 1 Scribonius, un médicament que l'on ne délaye point, mais que l'on avale tout entier. Cette définition fait voir que les boules dont il s'agit, pouvoient être formées également avec des compositions molles, comme étoient les antidotes, & avec d'autres plus solides, & plus dures. En effet 2 Galien parle d'une composition, où il entroit une partie de coloquinte, deux parties d'aloës, autant de scammonée, & une partie de suc d'absinthe, avec un peu de mastic, & de bdellium. Il ajoûte qu'il avoit formé de cette masse, qui ne pouvoit être que fort solide, onze petites boules qu'il appelle *catapotia*, chacune de la grosseur d'un poix chiche. Trallien appelle cette derniere sorte de *catapotion*, du nom de 3 κόκκος, & κόκκιον, *un grain*, *un petit grain*. Les Latins l'ont nommée 4 *Globulus*, *Glomeramus*, & *Pilula*, une *Pilule*, ce qui revient à la même chose. On trouve dans 5 Aëtius le mot σφαιρίον, *sphærula*, qui n'est point different; mais cet Auteur ne s'en sert pas pour marquer des pilules à prendre par la bouche. Il s'agit en cet endroit d'une masse destinée pour une emplâtre de laquelle il veut que l'on forme de petits globes. 6 Dioscoride entend par le même mot les petits grains d'un fruit. 7 Hippocrate a dit γογγύλιον, ou γογγυλίδιον, pour marquer une pilule, ou un *catapotium*.

Les noms particuliers que les Grecs & les Latins donnoient d'ailleurs aux médicamens composez, qui se prennent intérieurement, étoient simplement tirez de l'usage à quoi on les employoit, ou de la partie, & de la maladie à laquelle ils étoient destinez. Ainsi l'on appelloit *arteriace*, une composition propre pour l'*âpre artere*, & pour les maladies auxquelles cette partie est sujette, en sousentendant toûjours le substantif δύναμις, comme on l'a remarqué au commencement. Lorsque cette composition servoit particulierement pour la *toux*, ou

1 *Compos. LXXXVII.* Catapotion vient de καταπίνειν, *avaler*.

2 *Medicam. Local. Lib.* 1. *Cap.* 2.

3 *Lib.* 2. *Cap.* 4.

4 *Scribon. Larg. Compos. CXXXVIII.* Quelques Modernes, du nombre desquels est Rhodius, ont cru qu'il y avoit de la difference entre *catapotium*, & *pilula*. On voit néanmoins par la composition de Galien, que nous avons rapportée, qu'il n'y en mettoit aucune. Actuarius (*Method. Medend. Lib.* 5. *Cap.* 1) dit aussi en termes exprès, que ce que les Grecs appellent *catapotium*, les Latins l'appellent ordinairement *pilula*. D'autres, comme Mercurial, (*de Capit. Affect. Lib.* 1. *Cap.* 3) ont cru que les Grecs n'avoient pas encore l'usage des pilules; mais ils se sont aussi trompez.

5 *Tetrabibl.* 4 *Serm.* 3. *Cap.* 34.

6 *Lib.* 2. *Cap.* 213.

7 *Vide Galeni & Erotiani Glossar.*

Depuis l'An xl. de J. C. jusqu'à l'An cxl.

on l'appelloit *bechice*. La consistence que l'on donnoit à ces sortes de compositions étoit quelquefois approchante de celle des antidotes. D'autres fois la composition étoit plus solide, & on en formoit également des especes de *pilules*, ou de *catapotia*, qu'on avaloit d'abord, ou que l'on tenoit quelque temps dans la bouche, afin qu'elles se fondissent insensiblement. Les pilules de cette derniere sorte, plus dures que les premieres, s'appelloient en particulier 1 *hypoglottides*, parce qu'on les tenoit sous la langue, afin qu'elles fissent moins d'incommodité. On les appelloit encore *pastilli* en Latin, & τροχισκοὶ, *trochisci*, en Grec, & on leur donnoit ordinairement la figure d'une petite fêve, ou d'un *lupin*. Mais comme ce nom étoit commun à des compositions qui servoient à des usages fort differens, nous aurons occasion d'en parler encore dans la suite, en traitant des médicamens qui s'appliquent extérieurement.

Lorsque ce remede pour l'âpre artere, étoit plus mol, ou plus liquide, on l'appelloit *eclecton pharmacon*, ou *éclegma*, c'est à dire, un médicament *qui se leche*, ou que l'on prend *en lechant*. 2 Cælius Aurelianus l'appelle *eclectarium*. La matiere de ce médicament, je veux dire de celui qu'on appelloit *arteriace* en géneral, étoit de la gomme tragacanth, de la gomme Arabique, du jus & de la poudre de reglisse, de la myrrhe, du miel, ou du vin mêlé de miel; & quelquefois de la térébenthine, du saffran, & d'autres adoucissans, & détersifs. On y ajoûtoit même très-souvent du *diacodium*, c'est à dire, du suc de pavot cuit avec du miel, ou de l'*opium*. Sur quoi il faut remarquer que les médicamens, où ces deux derniers ingrédiens entroient, étoient nommez en particulier *anodyna*, & *paregorica*, c'est à dire, *qui ôtent la douleur*, qui *adoucissent*; soit qu'ils fussent en forme de *catapotia*, ou de *pilules*, ce qui étoit le plus ordinaire, soit qu'ils fussent plus liquides.

C'est à quoi se réduisent les principaux médicamens qui étoient en forme solide, parmi lesquels il faut comprendre les *poudres*, dont on parlera encore ci-après. A l'égard des liquides, ou de ceux que l'on donnoit en boisson, on les préparoit quelquefois en délayant une prise de quelque antidote, ou autre médicament de la même consistence, dans une suffisante quantité de liqueur, comme dans un verre d'eau, de vin, ou 3 d'hydromel. D'autres fois on faisoit seulement cuire quelques simples dans de l'eau, ou dans quelqu'autre liqueur, & on prenoit la colature. On tiroit aussi *le suc* des plantes, & on le donnoit seul, ou mêlé avec quelque liqueur. Sur quoi il faut remarquer que la dose des ces médicamens liquides étoit quelquefois assez grande. 4 Galien rapporte un remede de cette sorte, qui est composé d'un verre de *suc de chicorée*, de *trois verres d'eau chaude*, & d'une cueillerée de *miel*, pour une seule prise. Ces médicamens en forme liquide s'appelloient en Latin *potiones*, en Grec πόσεις, πότιμα, ou ποτὰ φάρμακα, ou même προποτίσματα, c'est à dire, *médicamens qui se boivent*.

1 *Gal. Pharmacor. Lib.* 7. *Cap.* 2. *& alibi.*

2 *Tardar. Lib.* 2. *Cap* 7. 13. 14. *Lib.* 3. *Cap* 1. *Lib.* 5. *Cap.* 8. On a formé de ce mot celui d'*Electuarium*, un *Electuaire*, qui est plus nouveau, & dont la signification est beaucoup plus étendue, comme on le verra en son lieu.

3 On verra un peu plus bas ce que signifie ce mot.

4 *De Composit. Pharmacor. secundum locos, Lib* 8. *Cap.* 8.

Depuis l'An xl. de J. C. jusqu'à l'An cxl.

boivent. Ceux qui se faisoient par la décoction des simples dans de l'eau, s'appelloient *decocta* en Latin, & ἀφεψήματα, ou ἀποζέματα, en Grec. Le premier de ces mots se trouve dans Galien; le dernier est dans Dioscoride, dont le Grec n'étoit pas fort pur, comme on le verra ci-après. Galien parle en un endroit de l'*eau cuite*, que l'on faisoit ensuite raffraichir dans de la *neige*, & que l'on appelloit en Latin 1 *decocta*. Il l'appelle aussi δεκόκτα, en Grec, soit qu'il voulût imiter le mot Latin, soit que la langue Grecque n'eût pas de terme propre pour exprimer commodément ce même mot.

Cette eau raffraichie étoit plûtôt pour ceux qui se portoient bien, que pour les malades; mais on avoit en ces temps-là d'autres sortes de boissons, dont on se servoit également en santé, & lors qu'on avoit quelque maladie. 2 Paul Eginete les appelle des boissons agréables & utiles. Les unes se faisoient, à ce que dit cet Auteur, avec du vin dans lequel on faisoit infuser diverses drogues, comme du *poivre*, de l'*absinthe*, du *casamum*, qui est une espece de *cyclamen*, & d'autres ingrediens dont les principaux donnoient le nom à ces sortes de bruvages. Quelquefois on y ajoûtoit du 3 *miel*; d'autres fois on n'y en mettoit point. On en composoit aussi avec de l'eau, en y faisant bouillir des *pommes*, ou des *roses*; ou avec quelques sucs, comme le *verjus*, le suc de *grenades*, ou de *bayes de myrte*, en y ajoûtant du miel qui soit bien écumé, ce qui rend ces liqueurs plus agréables, plus aisées à se conserver, & même plus utiles. Cet Auteur ajoûte que les premieres de ces boissons, qu'il a dit être composées avec du vin & du miel, s'appelloient 4 *Propomata*, & que la proportion du vin sur le miel étoit de quatre sur un. Nicolaus Myrepsus donne diverses descriptions de cette espece de boisson, où il entre des aromates & des simples de plusieurs sortes, selon les maladies que l'on avoit en vuë. 5 Trallien remarque que les Romains avoient une sorte particuliere de *Propoma* qu'ils appelloient *Recentatum*, qu'on faisoit raffraichir avant que d'en donner à boire. Toutes ces compositions étoient des vins artificiels ou mixtionnez, dont quelques-uns, comme ce dernier, n'étoient que pour le plaisir. Il semble que ces sortes de vins n'étoient pas differens, ou étoient à peu près les mêmes que ceux que l'on appelloit *Condita*, en Latin, & que l'on présentoit à l'entrée du repas, ou avant que l'on mangeât, afin d'exciter l'appetit, comme Apulée, Plutarque, & Athénée le têmoignent. Soranus (*Isagog. Cap.* 20.) les appelle *Potiones*.

Les autres liqueurs, dont parle Paul Eginete, & qui se préparoient avec du miel & de l'eau, ou des sucs de fruits, sont premierement l'*Hydromel* qui se faisoit

1 On attribuoit l'invention de cette espece d'eau à la glace, à l'Empereur Néron; soit qu'il l'eût veritablement inventée, soit qu'il en fit un grand usage. Il paroît du moins qu'il regrettoit cette eau, sur la fin de sa vie; lorsque fuyant ceux qui le cherchoient pour le tuer, & étant contraint par la soif de boire de l'eau trouble d'un fossé dans la paume de sa main, il s'écria en reflechissant sur le changement de sa condition, *Et hac est Neronis decocta?* Sueton. in vita Neronis, *Cap.* 48. Galen. *Method. Medend. Lib.* 7.

2 *Lib.* 7. *Cap.* 15.

3 Lors qu'on ne mêloit que du vin & du miel, & qu'on n'y ajoûtoit rien de plus, on appelloit ce melange, *Vinum mulsum*, ou simplement *mulsum*. On peut consulter Pline sur la maniere dont on le préparoit.

4 On leur avoit donné ce nom, parce qu'on le servoit ordinairement à l'entrée du repas.

5 *Lib.* 11. *in princip. Vide Mercurial. Var. Lect. Lib.* 1. *Cap.* 7.

faisoit simplement avec le miel & l'eau que l'on laissoit fermenter ensemble. On l'appelloit en Latin *Aqua mulsa*, ou simplement *Mulsa*. Il y avoit encore *l'Hydromelon*, où l'on ajoûtoit le suc de coin à l'eau, & au miel; *l'Hydrorosatum*, où l'on joignoit les roses aux deux derniers ingrediens. Le 1 *Rhodomelon* avoit les roses de plus que *l'hydromelon*. 2 *L'Omphacomeli* étoit un mélange de miel & de verjus. Le *Myrtites* se faisoit avec le miel, & le suc de grains de myrte. *L'Apomeli* n'étoit que de l'eau cuite avec des rayons de miel. Enfin le *Rhoites* se faisoit avec le miel, & le suc de grenades. Il se pouvoit faire de semblables préparations avec tous les fruits. Il semble que ces liqueurs, dont on régaloit anciennement les malades, & dont une partie servoit à les désaltérer dans les ardeurs de la fiévre, devoient toutes être fort fades, mais la fermentation, ou la coction leur donnoient assez de pointe.

Depuis l'An xl. de J. C. jusqu'à l'An cxl.

Le *Rhodomeli*, ou le *Rhodostacton* dont on a parlé, n'étoient pas des liqueurs; c'étoit une espece de miel rosat, comme on l'a remarqué, qui conservoit à peu près la consistence du miel, & qui se gardoit long-temps.

Voilà de quelle nature étoient les médicamens qui se prenoient *intérieurement*. Il n'y en avoit pas d'autant d'especes qu'il s'en trouvoit de ceux qui sont *pour le dehors*. Entre ces derniers les *Huiles* tenoient le premier rang. 3 On les préparoit en faisant infuser les simples dont on vouloit tirer la teinture, dans de *l'huile d'olives*, ou des semences huileuses, comme sont les *noix*, les *amandes*, le *sésame* &c. mais plus communément dans la premiere. Quand cette huile s'étoit suffisamment chargée de la teinture de la plante qui y avoit infusé, alors on ne l'appelloit plus huile, mais 4 *Onguent*, ajoûtant le nom de la plante, comme, Onguent *de Roses*, *d'Aneth* &c. Ce mot *d'Onguent* se prend aujourd'hui dans une autre signification, particulierement chez les Apothicaires, qui entendent par là une composition d'huiles, de cire, & autres ingrédiens, qui doit avoir une certaine consistence. Il n'en étoit pas de même des Onguens des Anciens; on donnoit anciennement le nom d'onguent à tout ce qui servoit à oindre, & qui étoit quelque chose de plus que de la simple huile. Et comme les onguens que l'on employoit le plus ordinairement à cet usage avoient de l'odeur, & étoient composez d'aromates, cela fit que le mot Grec 5 *Miron*, & le Latin *Unguentum*, marquoient le plus souvent des *onguens aromatiques*, ou des *parfums liquides*.

Les uns n'étoient que pour le seul usage de la Médecine, mais on se servoit des autres autant pour le plaisir que pour la santé. *L'onguent de roses* étoit du nombre des premiers. On l'appelloit en Latin 6 *Rosa* du même nom de la fleur qui y entroit, & qui en étoit la base, quoi que l'on y joignit d'ailleurs du *Jonc odorant*. On se servoit de cet onguent autant, ou plus, que d'aucun autre. On

1 Ce qu'on appelloit *Rhodomeli*, étoit simplement du miel rosat, & ne semble pas être different du *Rhodostacton*, qui étoit du miel joint à du suc de roses que l'on faisoit cuire ensemble, ou que l'on exposoit au soleil.

2 *L'Oxymel* se faisoit avec le vinaigre & le miel, & *l'Oxycrat*, avec le vinaigre & l'eau.

3 Voyez dans le Chapitre suivant la préparation de *l'huile de poix*.

4 *Μύρον*. *Voyez Dioscoride*, *Liv.* 1. *Chap.* 33.

5 Les Grecs modernes appellent encore aujourd'hui *Myron*, la *sainte huile*, dont on oint les malades, & ils y font entrer divers aromates.

6 *Voyez Celse*, *& Scribonius Largus*.

Depuis l'An xl. de J. C. jusqu'à l'An cxl.

On peut voir dans Dioscoride comment on le composoit, & à quoi il servoit. 1 On y trouvera aussi la description de tous les autres *parfums liquides* composez de *cinnamome*, de *cassia*, d'*amomum*, de *nard*, de *costus*, de *baume*, de *myrrhe*, & de tous les autres aromates que l'on conoissoit alors.

Comme on se servoit de ces onguens, ou de ces parfums autant ou plus par plaisir que par nécessité, ainsi que nous l'avons déja remarqué, & que les femmes débauchées, & ceux qu'on appelloit *effeminez* en faisoient une grande consomption, cet abus obligeoit les gens de bon sens à dire, que tous ces parfums étoient une suite du luxe, & de la débauche, & que la simple huile d'olives, que l'on gâtoit par l'addition des aromates, valoit beaucoup mieux, témoin cette plainte de Virgile,

Et *casiâ* liquidi corrumpitur usus olivi.

Le Philosophe *Aristippe*, qui a vécu fort long-temps avant ce Poëte, n'étoit pourtant pas de son goût. Il se gardoit bien de condamner les parfums liquides, parce qu'il les aimoit beaucoup, mais il faisoit des imprecations contre les débauchez de son temps qui se servoient déja de ces parfums, & qui étoient cause que les personnes graves comme lui, n'osoient presque s'en oindre, de peur qu'on ne les confondît avec cette sorte de gens.

Les onguens avoient un autre nom tiré de l'usage à quoi on les employoit le plus ordinairement. On les appelloit 2 *Acopa*, comme qui diroit Onguens *qui ôtent les douleurs*, ou *la lassitude*, parce qu'on s'en servoit principalement pour se *délasser*, & pour apaiser les douleurs que l'on sent après le travail, & la fatigue. Les huiles les plus simples pouvoient, par la même raison, avoir le même nom. 3 *Anciennement*, dit Galien, *l'huile commune, ou l'huile d'olives, tenoit lieu de ces médicamens que nous appellons aujourd'hui* Acopa, *qui sont pour la lassitude douloureuse. Ensuite on vint à l'huile de Ricinus*, (*les Grecs ayant appris cela des Egyptiens qui l'avoient pratiqué avant eux*) *à l'huile de raves*, *à celle de moutarde*, *de sésame*, &c. *& enfin l'on est venu aux Onguens.* Ce mot *Acopon* étoit si conu en Gréce, & dans toute l'Italie où la Médecine se faisoit à la Grecque, qu'on le donna ensuite à toutes les compositions, qui étoient à peu près liquides, comme les huiles, & les onguens, quoi que ces compositions servissent à divers autres usages; comme à ramollir les tumeurs, à rendre le mouvement, & le sentiment aux parties engourdies, &c. & qu'elles fussent même un peu plus épaisses par l'addition qu'on y faisoit de la cire, du miel, de la térebenthine, ou d'autres resines, & gommes, de diverses graisses, & mêmes de quelques poudres en petite quantité. 4 Il suffisoit que ces compositions approchassent de la consistence des onguens pour être nommées *Acopa*, la forme du médicament l'emportant en cette occasion sur son usage, & sur l'étymologie du mot. On en trouve diverses descriptions dans Galien, &

1 On a déja parlé de quelques-uns de ces parfums, dans la premiere Partie, *Liv.* 3. *Chap.* 24.

2 Κόπος, *travail, lassitude, fatigue, douleur.*

3 *De Compos. Medicam. per genera*, *Lib.* 7. *Cap.* 11.

4 *Galen. ibidem.*

& ailleurs, qui font voir plus particulierement de quelle nature étoit ce médicament.

Nous apprenons du même Auteur que quelques Médecins de son temps donnoient le nom de *Cerelæon*, c'est à dire, *mélange de cire & d'huile*, à une composition qui étoit encore plus liquide que la précedente, & qui étoit aussi une espece *d'Acopon*. En ce cas il falloit qu'il y eût bien peu de cire.

Le nom de *Myracopa* se donnoit aux mêmes compositions, lors qu'il y entroit des aromates, pour les distinguer de celles qui n'étoient faites qu'avec de simples huiles, ou onguens sans odeur.

Une autre sorte de composition qui étoit plus épaisse que la précedente, c'étoit le *Cérat*. Dans celle-ci, outre la cire qui y entroit en plus grande quantité à proportion de l'huile, on y mettoit encore plus de poudres. C'est du moins ce qu'insinue Galien, lors qu'il dit 1 que le *Cerelæon*, & *l'Acopon* sont les plus liquides de toutes les compositions de cette nature; que les *Cérats* viennent après, & enfin les *Emplâtres*. Néanmoins Paul Eginete veut 2 que l'Acopon tienne le milieu entre le Cérat & l'Emplâtre, donnant le nom de *ἐγχεῖται*, 3 *Illitiones*, à des préparations plus liquides, qui approchoient de la consistence des *Cerelæa*, ou des *Acopa* de Galien. On parlera dans l'article suivant de l'usage des Cérats.

Les *Emplâtres* étoient une troisiéme sorte de composition qui avoit pour base les huiles & la cire. Ils avoient plus de consistence que les Cérats, parce qu'il y entroit plus de cire, & même des poudres métalliques, & des terres, comme de la litharge, de la ceruse, de la craye, du bol, & autres semblables qui leur donnoient du corps. Les Emplâtres qui tenoient un peu moins de ces dernieres matieres, & plus d'huiles, étoient appellez 4 *Lipara*, c'est à dire, Emplâtres *gras*, ou 5 *Parygra*, Emplâtres *humides*. Ceux où les matieres seches & solides prédominoient, étoient nommez *Alipanda*, Emplâtres *sans graisse*, ou *Amolynta*, Emplâtres *qui ne salissent point les mains de ceux qui les manient*. Ce dernier mot désignoit les veritables Emplâtres; car la condition requise *de ne point salir les mains*, étoit plûtôt un caractere qui marquoit que l'Emplâtre avoit acquis une juste consistence, & qu'il avoit été cuit comme il faut, qu'une differente espece d'Emplâtre. On peut voir là-dessus Paul Eginete, Aëtius, Oribase, & les autres qui ont écrit sur cette matiere.

Il faut encore remarquer que l'on formoit avec les Emplâtres de petites masses rondes, & longues, de la longueur du doigt, pour pouvoir s'en servir plus commodément. On appelloit ces masses 6 *Magdalidæ*, & *Rotundæ*. Nos Apothicaires les appellent encore aujourd'hui des *Magdaleons*.

Ce

1 *Ibidem.*

2 *Lib. 7. Cap. 19.*

3 On peut rapporter sous ce genre les *Oxyrrhodini*, qui se faisoient en mêlant du vinaigre avec de l'huile rosat.

4 *Voyez Celse, & Scribonius Largus.*

5 *Galen. de Compos. Medicam. per genera, Lib. 7. Cap. 2. & 4.*

6 Voyez Marcellus Empiricus. Ce mot vient du Grec *μαγδαλία*. On appelloit ainsi une masse qui se faisoit avec du son & de la graisse pour nourrir les chiens. *Voyez un peu plus bas ce que signifioit le mot* Collyre.

Depuis l'An xl. de J. C. jusqu'à l'An cxl.

Ce qu'on appelloit 1 *Malagma* ne differoit pas fort de l'Emplâtre. Celse donne une idée fort imparfaite de ce médicament, lors qu'il dit *que les Malagmes se font particulierement avec les fleurs, & avec leurs rejettons.* On ne sait ce qu'il peut avoir entendu par *les rejettons* des fleurs; & d'ailleurs il n'entre point de fleurs dans les descriptions des *malagmes* qu'il donne lui-même. Il faut qu'il y ait quelque grande faute dans ce passage. Il conste par toutes les descriptions qu'on trouve de cette espece de médicament dans cet Auteur, dans Galien, dans Aëtius, & ailleurs, que c'étoit une composition faite principalement avec des *gommes*, & des *aromates*, & autres choses *picquantes*, comme des *sels*; & c'est par cette raison que ce remede fondoit les humeurs, & ramollissoit les duretez, comme l'étymologie de son nom le porte. On mettoit une très-petité quantité d'huiles, ou d'axonges dans quelques-uns de ces malagmes, & un peu de cire; & ceux-là approchoient le plus des Emplâtres. Dans d'autres il n'y avoit presque que des gommes dissoutes dans du vin, ou du vinaigre, & des résines qui se lioient d'elles mêmes. Ces derniers se piloient quelquefois, & se réduisoient en poudre, & on les délayoit dans quelque liqueur lors qu'on vouloit les appliquer sur quelque partie. Il faut remarquer, à l'égard du nom de ce médicament, qu'il étoit commun à toutes les compositions qui avoient une consisteuce approchante, quoi qu'elles ne servissent point à ramollir, mais à resserrer, à raffermir &c. comme on a dit que l'on en avoit usé à l'égard des médicamens nommez *Acopa*. 2 *Je ne sai pourquoi*, dit Galien, *plusieurs Médecin, comme Asclépiade & Andromachus, donnent le nom de Malagmes à tous les médicamens qui s'appliquent extérieurement, soit qu'ils resserrent, soit qu'ils endurcissent, quoique ce mot signifie une chose qui ramollit.* Le même Auteur déclare 3 ailleurs, *qu'il est indifferent qu'on se serve du terme de Malagme, ou de celui d'Emplâtre.*

Ce qu'on appelloit *Epithema* étoit aussi à peu près la même chose. 4 Galien dit en un endroit que *l'Epytheme* a plus de corps que le Cérat, & il le met 5 ailleurs entre le Cérat & l'Emplâtre. Au reste une autre difference qu'il y avoit entre le Cérat, ou l'Emplâtre, & le Malagme, ou l'Epitheme, regardoit l'usage qu'on faisoit de ces médicamens. Les deux premiers étoient particulierement pour les ulceres, playes, fractures, & dislocations, au lieu que les derniers s'appliquoient ordinairement sur la peau entiere, pour ramollir des tumeurs, ou des tendons, pour fortifier les jointures, ou l'estomac, ou quelqu'autre partie foible. Ce n'est pas que le malagme ne servit aussi quelquefois pour les playes récentes, lors qu'on vouloit arrêter le sang, ou les consolider.

Ce qu'Hippocrate appelle 6 *Ceropissus* étoit aussi une espece d'Emplâtre composé de *Cire* & de *Poix*. C'est de cette sorte d'Emplâtre que l'on se servoit pour faire ce qu'on appelloit un 7 *Dropax*. On étendoit une certaine quantité de

1 De μαλάττειν, *je ramollis.*
2 *Pharmacor. Local. Lib.* 8. *Cap.* 5.
3 *Pharmacor. General. Lib.* 7. *Cap.* 5.
4 *Method. Med. Lib.* 7. *Cap.* 4.
5 *Pharmacor. General. Lib.* 7. *Cap.* 11.
6 *Voyez ci-dessus, Part.* 1. *Liv.* 3. *dans la Pharmacie d'Hippocrate.*
7 Δρώπαξ, πιττωτον, *Picatio.*

Depuis l'An xl. de J. C. jusqu'à l'An cxl.

de cet Emplâtre sur de la toile, ou sur de la peau; on appliquoit cela sur quelque partie du corps; on le levoit, ou on l'arrachoit, & on l'appliquoit derechef, réiterant souvent la même chose, pour faire rougir la partie, dans le dessein d'attirer en déhors les humeurs, ou les sucs qui servent à la nourriture des parties, ou dans la vuë d'ouvrir les pores. Pour rendre cette emplâtre plus efficace on y ajoutoit quelquefois des poudres acres, comme du *pyrethre*, du *poivre*, du *sel*, du *soufre*. 1 On employoit aussi le Dropax pour faire tomber, ou pour arracher le poil de quelque partie.

Le 2 Cataplâme étoit une composition, *molle*, qui se faisoit de diverses manieres; tantôt avec de l'huile, & du miel, & quelques poudres, comme de la farine de lin, de fénugrec, & autres semblables; tantôt avec des herbes cuites dans de l'eau, ou dans quelqu'autre liqueur; ou simplement avec de l'eau, de l'huile, & de la fleur de farine. On en faisoit aussi avec du pain cuit dans de l'eau, ou avec du son, ou avec des figues, ou avec du levain, & de l'huile. Tous ces cataplâmes servoient à ramollir, à adoucir, à meurir des abscès, ou à les résoudre. Il s'en faisoit aussi d'astringents, de raffraîchissans, d'aperitifs &c.

3 Les plus forts de tous étoient ceux qui se faisoient avec de la *moutarde* pilée, & même d'autres matieres plus acres, comme des *cantharides*, qu'on mêloit avec de la mie de pain, ou des figues seches détrempées dans de l'eau, & reduites en pulpe. Ces cataplâmes faisoient rougir la partie, & y excitoient même quelquefois des vessies, & enlevoient la peau. On appelloit cette sorte de cataplâme *Sinapismus*. Il avoit lieu dans les maladies longues, & froides, ou dans celles où les sens sont assoupis. On peut voir ce que nous avons dit cidessus touchant l'usage qu'en faisoient d'ailleurs les Médecins Méthodiques.

Il y avoit une autre sorte de composition que l'on appelloit 4 *Smegma*. On s'en servoit particulierement pour nettoyer la peau, pour ôter la demangeaison, & guérir les pustules, & toutes les differentes especes de galle; pour faire tomber le poil; pour ouvrir les pores; pour soulager des douleurs de la goutte, ou pour les prevenir; & pour nettoyer les dents. La base de cette composition c'étoit, ou des choses adoucissantes, ou des poudres détersives plus ou moins fortes; comme de la farine de fêves, de chair, & des semences de melons, de la corne de cerf, de la pierre ponce, de l'antimoine, des os de Seche, des coquillages, du plomb brûlé, du vert de gris, du soufre, des sels de differente sorte, comme du sel commun, du sel ammoniac, du nitre, & de l'alun. On prenoit aussi quelquefois du staphisagre, de l'ellébore, de la centaurée, du poivre, du nard, du cardamome. On prenoit encore des gommes, & des résines, comme du mastic, de l'encens, & autres de cette nature. On brûloit quelques-unes de ces matieres avant que de les mettre en poudre, & on en formoit, par le mélange de quelques sucs, des masses qu'on sechoit, & qu'on mettoit derechef en poudre lors qu'on vouloit s'en servir. Cette poudre étoit quelque-

1 *Voyez ci-dessus, Part.* 3. *Liv.* 1. *Chap.* 2. & *ci-après dans ce même Chapitre, où nous parlons du Smegma.*

2 *Voyez Part.* 1. *Liv.* 3. *dans la Pharmacie d'Hippocrate.*

3 *Voyez ci dessus, Part.* 2. *Liv* 4. *Sect.* 2. *Chap.* 3.

4 De σμήχειν, *torcher, nettoyer en frottant.* Voyez Aëtius & les autres qui ont traité de cette matiere.

Depuis l'An xl. de J. C. jusqu'à l'An. cxl.

quelquefois employée seule, & l'on en saupoudroit le corps avant & après le bain, oignant ensuite avec quelque huile appropriée, pour adoucir la peau. D'autres fois on incorporoit les poudres dont nous avons parlé, avec du miel, du vin, ou de l'huile; ou avec de la crême d'orge, & l'on en faisoit une composition de la consistence de celle que nous avons décrite immédiatement avant celle-ci. On s'en oignoit tout le corps, ou seulement quelques parties, & on se baignoit ensuite. L'on y ajoûtoit même quelquefois du savon, & l'on en faisoit des especes de *Savonettes.* [1] Lors qu'il s'agissoit de faire tomber le poil, on prenoit des matieres encore plus fortes & plus acres que celles qu'on a indiquées, comme de l'orpiment, de la sandaraque, de la chaux vive, & on les détrempoit avec quelques sucs. En ce cas on donnoit à cette composition le nom particulier de *Psilothron*, ou *Dépilatoire.*

On voit, par ce que nous venons de dire, que le *Smegma* tiroit son nom de l'usage auquel on l'employoit, & non pas de la forme, ou de la consistence qu'on lui donnoit, qui varioit beaucoup. Il n'en étoit pas tout à-fait de même de ce qu'on appelloit un *Collyre.* Ce mot désignoit premierement & proprement une composition qui devoit avoir une certaine forme. Oribase dit [2] *que le Collyre doit être* [3] *long de quatre doigts, & que sa forme doit être semblable à celle de la queuë d'un rat*; c'est à dire non seulement ronde & longue comme les Magdaleons d'Emplâtres, dont on a parlé ci-dessus, mais qui d'ailleurs aille peu à peu en diminuant de l'un des bouts, comme l'explique [4] Celse, & comme le marque encore [5] l'etymologie de ce mot. La matiere des collyres en general étoit tout ce qui peut servir à faire une composition, ou une masse de médicament, d'une consistence à pouvoir être reduite en la forme dont on vient de parler. Cette forme faisant l'essence du Collyre rendoit ce nom commun à des médicamens dont les ingrédiens & l'usage étoient fort differens. On appelloit Collyres les [6] *Suppositoires*, qui sont un remede composé avec du savon, du miel cuit &c. auquel on donne la forme dont il s'agit, pour le pouvoir introduire plus commodement dans l'anus. On a déja parlé de ce remede dans la premiere Partie. On donnoit le même nom aux [7] *Tentes* que l'on faisoit avec des masses d'Emplâtres, & que l'on introduisoit dans les fistules ou dans les ulceres profonds. On le donnoit aussi à toutes les autres sortes de tentes dont les Chirurgiens se servent, non seulement pour les playes, ou pour les ulceres, mais pour mettre dans des cavitez naturelles, comme dans l'oreille, dans le nez, dans [8] la verge. On appelloit aussi par la même raison du nom de Collyres [9] les *Pes-*

saires

1 Voyez dans ce même Chapitre ce qui a été dit du *Dropax.*
2 *Collect. Lib.* 10. *Cap.* 23.
3 C'est à dire, pour l'ordinaire, car il s'en faisoit de plus longs, & de plus courts. (*Voyez Part.* 1. *Liv.* 3. *Chap.* 26.)
4 *Lib.* 5. *Cap.* 28.
5 Κολούριον, *quasi* κολοβὴ οὐρὰ, *une queuë coupée.*
6 C'est à dire, les suppositoires longs, car il s'en faisoit aussi de ronds.
7 On a parlé des tentes ci-devant, *Part.* 2. *Liv.* 4. *Sect.* 2. *Chap.* 5.
8 *Columell. Lib.* 6. *Cap.* 6.
9 *Voyez ci-devant, Part.* 1. *Liv.* 3. *Chap.* 27.

Depuis l'An xl. de J. C. jusqu'à l'An cxl.

faires qui servent pour la matrice, parce que 1 leur figure, aussi bien que celle des tentes, étoit à peu près semblable à celle que l'on a dit que devoient avoir les Collyres. Ces sortes de Collyres s'appelloient communément des Collyres *entiers*, ou *formez*, parce qu'on les employoit entiers, ou dans la même forme qu'on leur avoit donnée en les faisant, & pour les distinguer d'une autre sorte de Collyres que l'on *mettoit en poudre*, ou que l'on *délayoit* dans quelque liqueur lors que l'on vouloit s'en servir.

Il n'étoit pas nécessaire que ces derniers eussent toûjours précisément la forme des autres. Il suffisoit qu'ils en approchassent, & ils pouvoient être comme les 2 Magdaleons d'Emplâtres On ne les mettoit en masse que pour mieux conserver la qualité des ingrédiens dont ils étoient composez, & pour éviter que ces matieres ne s'éventassent, n'étant pas liées par quelques gommes, ou autres choses propres pour les réduire en une masse solide. Pour s'en servir on les piloit dans un mortier, ou on les broyoit sur une pierre à broyer, afin de rendre la poudre plus fine. Ces derniers collyres étoient principalement pour *les maladies des yeux*. 3 Oribase distingue ces deux sortes de Collyres dans le passage suivant: *Ce qu'on appelle proprement des Collyres ce sont* dit-il, *des médicamens*

1 On donnoit le nom de κολλύραι, à certains petits pains que l'on faisoit pour les enfans. Il se peut que ces pains fussent ronds, & longs, à peu près comme les collyres. Callimaque a dit κολουραίαν πέτραν, ce que Suidas traduit par une pierre *ronde & longue*. Il est incertain, à mon avis, si κολλούριον vient de κολουραῖον, ou si ce dernier mot vient du premier.

2 Les Magdaleons d'Emplâtres étoient aussi quelquefois appellez *Collyria*. Voyez *Plin. Valerian. Lib.* 3. *Chap.* 12. On donnoit enfin le même nom à de petites *masses de pâte*, que l'on faisoit avaler à la volaille pour l'engraisser.

3 *Collect. Lib.* 10. *Cap.* 23. Voici ce passage, qui est tiré d'*Antillus* par Oribase, tel qu'il est rapporté par Saumaise (*Plinian. Exercitat. Edit. Traject. pag.* 649.) avec les remarques du même Auteur: *Antyllus, Cap.* περὶ κολλουρίων, *distinguere videtur* τὰ κολλύρια ἀπὸ τῶν κολουρίων. *Ita enim scribit*, κολλύρια τὰ μὲν ἰδίως λεγόμενα ὀφθάλμοις προσφέρεται λεανθέντα. Τὰ δὲ κοινῶς προσαγορευόμενα ὁλόκληρα. Καὶ τὰ μὲν προστίθεται, τὰ δὲ ἐντίθεται, προστίθεται μὲν ὑστέρᾳ, ἐντίθεται δὲ σύριγξι καὶ κόλποις. *Insignis locus.* Κολλύρια *sunt propriè quæ oculis adhibentur.* Τὰ κοινῶς προσαγορευόμενα ὁλόκληρα. *Mendum in his verbis. Legendum, certa fides est*, οὐχ ὁλόκληρα. *Hæc significatio est* τῶν κολουρίων. *Nam propriè* κολούριον *significat* οὐχ ὁλόκληρον, *truncum, mutilum.* Il me semble que Saumaise trouve une faute, où il n'y en a point, & que la negative οὐχ ne doit point être ajoutée. Le sens me paroît clair. Il s'agit dans ce passage de la distinction, qu'il faut faire entre les Collyres *entiers*, ou qui ont *une certaine forme*, πλαστὰ, comme les appelle Paul Eginete, (*Liv.* 7. *Chap.* 16) qui sont ceux dont nous avons parlé en premier lieu, & entre les Collyres qui n'ont point de forme particuliere, ou que l'on n'employe pas entiers. Rosarius traduit le passage d'Oribase de cette maniere; *quæ Collyria propriè dicuntur, ea oculis adhibentur: lævigata verò quæ communiter integra nominantur, alia opponuntur, alia imponuntur &c.* Il falloit dire, *quæ Collyria propriè dicuntur, ea oculis adhibentur lævigata: quæ verò communiter integra nominantur, alia &c.* Je ne change pas un mot. Je ne fais que transposer un point, & au lieu que Rosarius met *verò* devant *quæ*, je le mets après. Il est vrai qu'il semble qu'il y ait dans le Grec quelque chose d'embarrassé, & que selon mon explication, le point, & le καὶ. qui sont devant ὁλόκληρα, sont de trop. Au reste, Saumaise prétend que les Collyres *entiers* (qu'il n'a pourtant pas conu sous ce nom) s'appelloient κολούρια, par un simple λ, parce qu'on appelloit ainsi les colomnes qui sont moins grosses au dessus qu'à la base. Il ajoûte, que ces κολούρια ont été confondus, par les Modernes, & par une grande partie des Anciens, avec les κολλύρια, qui sont un médicament *pour les yeux*, & que de ces deux mots ils en ont encore formé un troisième, qui est celui de κολλούρια, par deux λ. Mais cette distinction n'est presque fondée que sur le passage d'Oribase, qui ne fait rien au fait, ou d'où l'on peut même inferer tout le contraire; car si l'on en recueille d'un côté que *les médicamens pour les yeux* s'appelloient κολλύρια, on en recueille de l'autre, que ce nom étoit commun aux Collyres *entiers*, qui étoient fort differens. Galien, qui appelle aussi κολλύρια, les

Depuis l'An xl. de J. C. jusqu'à l'An cxl.

camens qu'on applique aux yeux, après que ces médicamens ont été broyez. Mais les Collyres que l'on appelle communément entiers, *servent, ou pour être appliquez, tels qu'ils sont, sur une partie, ou pour être introduits dans une autre. On les met sur la matrice* (ou vers la matrice.) *On les introduit d'ailleurs dans les fistules & dans les ulceres sinueux.* Lors qu'Oribase dit ici qu'on appelle *proprement* Collyre un médicament *pour les yeux*, il veut, ce me semble, seulement insinuer que cette sorte de Collyres étoient les plus conus; quoi qu'on ne leur eût apparemment donné ce nom que parce qu'ils avoient eu, au commencement, la forme des autres que l'on employoit entiers. Mais comme cette forme n'étoit pas essentielle à ce remede pour les yeux, on la changea dans la suite, & l'on ne laissa pas de retenir le premier nom, ensorte que tous les médicamens propres aux yeux furent appellez des Collyres. Les uns, qui étoient composez de matieres seches, eurent le nom de ξηροκολλύρια, 1 *Collyres secs.* Les autres, où il n'entroit que des matieres liquides, s'appellerent ὑγροκολλύρια, *Collyres humides*, ou *liquides.* Les ingrediens des premiers, qui étoient les mêmes que ceux des collyres *entiers*, étoient des poudres *métalliques*, de *ceruse*, de *pompholyx*, *d'antimoine brûlé*, de *vert de gris*, de *chalcitis*, de *cadmia*, & autres semblables. Il y entroit aussi des poudres tirées des plantes, quelques sucs d'herbes, & quelques gommes, comme du *saffran*, des *roses*, du *suc de chélidoine*, & de *fenouil*, de *l'aloës*, de la *myrrhe*, de *l'opium.* On mêloit tous ces ingrediens, & on en formoit des masses que l'on faisoit secher, & dont on faisoit de la poudre lors qu'on vouloit s'en servir. Les Collyres liquides étoient seulement composez de matieres liquides. On prenoit, par exemple, 2 du *miel d'Attique*, qui étoit estimé le meilleur, de *l'opobalsamum*, avec du *fiel de vipere*, de *perdrix*, ou de quelque autre animal, & du *suc de fenouil.* On faisoit de cela un mélange dont on laissoit tomber quelques gouttes dans les yeux de ceux qui avoient la vue foible, ou quelque suffusion commençante. Il se faisoit des Collyres, tant secs que liquides pour toutes les autres maladies des yeux, pour arrêter la fluxion, pour ôter l'inflammation, pour appaiser les douleurs, pour nettoyer & consolider les ulceres des membranes des yeux, pour dissiper les taches, ou tayes, en un mot pour guérir toutes les maladies auxquelles les yeux sont sujets. Un Savant, qui a très-bien expliqué & commenté Horace dit, sur un vers de ce Poëte où il est parlé des 3 Collyres, *que le Collyre est un médicament composé d'eaux distillées*,

les médicamens des yeux, appelle du même nom les *tentes*, que l'on met dans les narines, pour guérir le polype, (*Pharmacor. Local. Lib.* 3. *Cap* 3.) Il y a un autre endroit, (*secund. gener. Lib.* 2. *Cap.* 19.) où l'on trouve le mot κολλούρια ἀνάπλαστα τροχίσκους καὶ κολλούρια ἀνισοπαχῆ. Il s'agit là d'un Collyre pour les fractures du crane. Ce Collyre etoit de ceux que l'on n'employoit pas entiers Un peu plus bas cet Auteur se sert du même terme, pour designer un Collyre *entier*, ou une espece de *tente.* On trouve enfin dans l'Apocalypse, le mot κολλούριον, pour dire un médicament, pour les yeux. Cela me fait croire que κολλύριον, & κολλούριον, se mettoient indifferemment l'un pour l'autre. Quant au mot κολούρια, qui signifie *des colomnes pointues*, il se peut qu'on eût ainsi appellé ces colomnes, à cause des Collyres dont elles avoient la figure.

1 Ces Collyres étoient à peu près les mêmes que les Collyres *entiers*, ou du moins se pouvoient faire avec ces derniers.

2 *Oribas. Collectan. Lib.* 10. *Cap.* 23. Voyez diverses autres formules de Collyres secs, & liquides dans Aëtius, dans Galien, & dans les autres qui en ont traité.

3 Hìc oculis ego nigra meis Collyria lippus
Illinere —— —— *Serm. Lib.* I. *Satyr.* 5.

Depuis l'An xl. de J. C. jusqu'à l'An cxl.

tillées, & de diverſes drogues pour les yeux. Il n'a pas pris garde qu'on n'avoit pas encore en ce temps-là des eaux diſtillées, & que le Collyre d'Horace n'étoit pas comme ceux que l'on fait aujourd'hui.

1 Les *Trochiſques* étoient une compoſition approchante des Collyres entiers. Il y entroit auſſi des poudres de diverſes ſortes, que l'on lioit avec quelque liqueur, pour en faire une maſſe, que l'on partageoit en pluſieurs petites parties, dont la forme étoit arbitraire, quoi qu'on les fît le plus ſouvent ronds & plats; d'où vient que les Latins les appellerent *paſtilli*, comme qui diroit *des petits pains* (*paſtillus* étant un diminutif de *panis*.) On les faiſoit du poids qu'on vouloit, mais ils ne peſoient guére qu'une dragme, pour le plus. On les ſechoit enſuite, pour les conſerver. Ils differoient des Emplâtres, & des Collyres, en ce qu'il n'entroit aucune matiere huileuſe dans les Trochiſques, & qu'ils ſervoient pour le dedans auſſi bien que pour le dehors. Ceux qu'on deſtinoit pour le déhors étoient compoſez de poudres métalliques, deſſechantes, déterſives, corroſives, &c. comme de vert de gris, d'orpimemt, d'alun, de vitriol, & autres de cette nature. On s'en ſervoit, après les avoir reduits en poudre, pour nettoyer les ulceres, pour conſumer les mauvaiſes chairs, pour abſorber l'humidité ſuperflue pour arrêter le ſang, pour conſolider, & en diverſes autres occaſions. Ceux qui étoient pour le dedans étoient faits avec des poudres plus douces, que les précedentes, comme ſont celles de corail, de corne de cerf, de bol, de craye, les gommes, & toutes les parties des plantes, & des animaux. On faiſoit auſſi des Trochiſques, que l'on tenoit dans la bouche, & ſous la langue, pour guérir de la toux, ou pour arrêter la fluxion, ou méme 2 pour ſentir bon, & pour corriger la mauvaiſe haleine. Il s'en faiſoit auſſi que l'on brûloit, pour parfumer les chambres. Il y avoit des Trochiſques qui ſervoient en particulier pour la Thériaque, comme les Trochiſques *de Viperes*, que l'on a décrit dans ce même Chapitre en parlant de la Thériaque; les Throchiſque *de Squille*, qui étoient peu compoſez, & ceux que l'on appelloit 3 *Hedychroi*, qui l'étoient beaucoup, & où il entroit divers aromates.

Les *poudres*, qui étoient la baſe de la plûpart des médicamens dont nous avons parlé, s'appelloient en Grec ξηρία, ou ξηρὰ, c'eſt à dire, *médicamens ſecs.* On les appelloit encore *Diapaſmata*, *Catapaſmata*. *Catapaſta*, *Sympaſmata*, d'un mot qui ſignifie *répandre*, comme quand on jette de la poudre ſur quelque choſe. On ſe ſervoit des poudres en diverſes occaſions. On en répandoit ſur les ulceres. On en poudroit quelquefois tout le corps, pour arrêter les ſueurs. On s'en ſervoit auſſi pour l'odeur, & l'on avoit des poudres aromatiques de pluſieurs ſortes. Il ſemble que c'eſt à ces dernieres poudres, que l'on donnoit plus

1 De τροχὸς, *Orbis*, un *Cercle*. On les appelloit auſſi κυκλίσκοι. Hippocrate parle d'une eſpece de Trochiſques qu'il appelle φθοΐδες, φθοΐσκοι. *Voyez ci-deſſus*, *Part.* 1. *Liv.* 3. *Chap.* 24.

2 Ne gravis heſterno fragres Feſcennio vino
Paſtillos Coſmi luxurioſa voras. *Martial. Lib.* 1. *Epigr.* 88.

3 C'eſt à dire, *qui ont une couleur agréable.* On appelloit autrement ces Trochiſques, ou la maſſe dont on les faiſoit, *magma hedychroum*. Ce mot *magma* ſignifioit proprement la lie de l'huile, ou la maſſe qui reſte au fond des vaiſſeaux, quand l'huile en eſt ôtée. On appelloit du même nom les maſſes d'onguens, & toutes les autres que l'on avoit formées par l'addition de quelque liqueur. *Voyez les Définitions de Gorraus.*

Depuis l'An xl. de J. C. jusqu'à l'An cxl.

plus particulierement le nom de 1 *diapasmata*. Les poudres entroient d'ailleurs dans plusieurs médicamens composez, comme on l'a vu ci-dessus.

Voilà à peu près toutes les sortes de médicamens, qui s'appliquoient extérieurement. On leur donnoit quelquefois de nouveaux noms, selon l'usage que l'on en faisoit. Les médicamens, par exemple, qui servoient à laver la bouche, & le gosier, étoient appellez des *Gargarismes*. C'étoit des décoctions, ou des liqueurs où l'on mêloit du miel, & d'autres matieres. Les compositions pour les lavemens en particulier, qui se faisoient avec des décoctions, où l'on delayoit aussi du miel, des poudres, & d'autres ingrediens, dont on a parlé, étoient appellées ἔγχυτα, & ἐγχύματα. Le lavement en general s'appelloit 2 κλύσμα, κλυσμὸς. Celui qui étoit pour la matrice s'appelloit ἐγκολπισμός. Les liqueurs, ou les poudres, que l'on tiroit par le nez 3, pour décharger le Cerveau s'appelloient *Errhina*, des *Errhines*. Mais les noms que l'on vient de rapporter sont plûtôt des noms de *remedes*, que des noms de *médicamens*, aussi bien que ceux qui sont tirez de l'effet que les médicamens simples, ou composez, produisent. Les Grecs & les Latins avoient des noms particuliers, pour désigner les remedes qui relâchent le ventre, qui purgent, qui font vomir, qui font uriner, qui font dormir, qui appaisent les douleurs, qui échauffent, qui raffraichissent, qui relâchent, qui ouvrent, qui resserrent, qui bouchent, qui ramollissent, qui font meurir, & percer un abscès, qui arrêtent le sang, qui font croître les chairs, qui nettoyent un ulcere, qui consolident, qui font avorter, qui font accoucher, &c. On trouvera une liste de tous ces noms, selon l'ordre de l'alphabet dans 4 Tiraqueau, & dans les Définitions de Gorræus.

Au reste, il faut remarquer touchant les médicamens en général, qu'il y en avoit déja un très-grand nombre de chaque espece, du temps d'Andromachus, & qu'il ne tenoit pas aux Auteurs de ces médicamens, qu'on n'en eût bonne opinion, sur les titres spécieux qu'ils s'efforçoient de leur donner. Nous avons parlé ci-dessus d'un Antidote, que l'on appelloit *sacré*, & du nom de *Tranquille*, que l'on donnoit à la Theriaque. Ces titres n'étoient rien au prix des suivans; *Antidotus Athanasia*, *Ambrosia*, *Isotheos*, *Isochrysos*, *Panacea*, c'est à dire, *Antidote Immortel*, *Divin*, *Egal à Dieu*, *Egal à l'Or*, *qui guérit de toute maladie*. Il y avoit un grand nombre de semblables épithetes qui n'étoient pas seulement pour les Antidotes, mais qui étoient communs aux Collyres, aux Emplâtres, & à toutes les autres especes de médicamens; par où l'on peut voir que ce n'est pas d'aujourd'hui qu'il y a des Charlatans.

Quant à la maniere de préparer les médicamens, ou aux moyens dont on se servoit pour cela, on remarquera en peu de mots que l'on avoit des mortiers, des pilons, des pierres à broyer, des tamis, des couteaux, des ciseaux, des rapes, des espatules, des presses, des bassins, des bassines, des vaisseaux de diverses sortes, pour piler, hacher, broyer, sasser, cuire, fondre les diverses matieres qui entroient dans les compositions, & pour contenir, & conserver ces

1 Siccis odoribus constant quæ *diapasmata* vocantur. *Plin. Lib.* 13. *Cap.* 2.

2 *Vide sup. Part.* 1. *Lib.* 3. *Cap.* 16.

3 *Ibidem. Cap* 17.

4 *De Nobilitate*, *Cap.* 31. *Paragraph.* 288.

ces compositions. Il n'y a point de remarque particuliere à faire sur tous ces utensiles, ni sur la maniere dont on s'en servoit, si ce n'est pour ce qui regarde une sorte de vaisseau qu'on appelloit *Diploma*, *Diplangium*, *Duplex Vas*, c'est à dire, *Double Vaisseau*. 1 On distinguoit déja en ce temps là les choses qui devoient se cuire dans les vaisseaux ordinaires, & à feu ouvert, d'avec celles qu'il falloit faire bouillir dans le *Diploma*, qui n'étoit autre chose qu'un Pot mis, ou suspendu dans un autre Pot, ou dans un Chaudron. On mettoit dans le premier de ces pots ce qu'on vouloit faire cuire, & on remplissoit d'eau le second. On le mettoit ensuite sur le feu, & on y ajoûtoit de l'eau, à mesure qu'elle se consumoit. Cela se faisoit ainsi, afin que les matieres, que l'on faisoit cuire, se cuisissent plus doucement, & plus long-temps, sans qu'il y eût du danger qu'elles se brûlassent. Nous aurons encore occasion de dire quelque chose concernant la préparation de certain médicament particulier, & de quelque mineral dans le Chapitre suivant, à l'article de *Dioscoride*. Nous laissons pour le présent ce qu'il y auroit à remarquer touchant les poids & les mesures des Médecins, parce que nous aurons occasion d'en dire quelque chose, quand nous en ferons à *Rhemnius Palæmon*, qui a traité cette matiere.

Le Regne de Néron nous fournit encore un autre Médecin fameux, qui avoit écrit *des médicamens composez*. C'est Servilius Damocrates, ou *Democrates*. On recueille qu'il a dû vivre sous Néron, & peut-être encore sous Vespasien, premierement de ce qu'il a écrit après le Regne de Tibere, comme il en conste par ce qu'il dit lui-même dans la description qu'il donne d'un Antidote rapportée par 2 Galien : *Tibere Auguste*, dit en cet endroit Damocrate, *usoit, à ce que l'on dit, de cet Antidote.* Le second indice, que l'on a du temps auquel ce Médecin a vécu, est tiré de ce que Pline en parle comme d'un homme de son temps. Or on sait que Pline a vécu sous les Empereurs Neron, Vespasien, & Tite. Nous apprenons du même Auteur, que Damocrates avoit guéri *Considia* fille de *M. Servelius*, homme Consulaire, avec du lait de Chevres qu'il faisoit nourrir de lentisque. On trouve un *M. Servilius* entre les Consuls créez dans les dernieres années du Regne d'Auguste. Ce doit être, sans doute, celui dont il s'agit, & dont la fille a pu vivre dans le temps que nous avons assigné à Damocrate. Cette remarque de Pline peut faire croire, avec assez de fondement, que le prenom de *Servilius*, qu'il donne lui-même à Damocrate, étoit emprunté de la famille *Servilia*, selon la coûtume que nous avons touchée ci-dessus, Au reste Damocrate avoit écrit 3 deux livres en vers Grecs Jambiques, touchant la composition des médicamens. On trouve quelques fragmens de ces livres dans Galien, & l'on y voit entr'autres la description du *Mithridat*, tel que nos Apothicaires le préparent encore aujourd'hui. Il y a aussi une description de la Thériaque, mais qui est un peu differente de celle d'Andromachus. La raison pour laquelle Damocrate avoit écrit en vers sur ce sujet, est la même que celle qu'avoit euë le Médecin que l'on vient de nommer, & qui avoit pratiqué la même chose. Nous avons remarqué ci-dessus en parlant

1 *Galen. de Compos. Medicam. per genera*, *Lib.* 3. *Cap.* 5.

2 *De Antidotis*, *Lib.* 2. *Cap.* 5.

3 L'un de ces livres étoit intitulé *Philiatros*, c'est à dire, *l'Ami des Médecins*, & l'autre *Clinicus*, ou *le Médecin*. *Galen. Medic. Local.* 7. *Cap.* 2. & *Lib.* 10. *Cap.* 2.

Depuis l'An xl. de J. C. jusqu'à l'An cxl.

parlant des Archiatres, que Damocrate eſt mis par Pline, au rang *des premiers d'entre les Médecins*, & nous avons expliqué ce qu'il vouloit dire par là.

Pline fait mention d'un XE'NOCRATE, Ephéſien, fils de *Zenon*, dans les livres où il traite des [1] métaux, de la [2] peinture, & des [3] pierres precieuſes. La peinture n'a rien de commun avec la Médecine, mais les métaux & les pierres précieuſes fourniſſent des médicamens. Ce Xénocrate avoit écrit un peu avant Pline, comme ce dernier le témoigne dans ſon trente-ſeptième Livre, en parlant de *l'ambre jaune*. Cela étant il peut avoir écrit ſous Néron, avant que Pline eut commencé de travailler à ſon Hiſtoire Naturelle. On dira encore un mot concernant cet Auteur à la fin de l'article ſuivant.

[4] Pline parle ailleurs d'un autre XENOCRATE, qui étoit certainement Médecin, comme les matieres ſur leſquelles il eſt cité le juſtifient, & qui pouvoit être contemporain du précedent. C'eſt le même que Galien cite auſſi en quelques endroits, & c'eſt ſur ce que cet Auteur en dit, que je conjecture que ce dernier Xénocrate a pu vivre environ le temps de l'autre. [5] *Xénocrate*, dit Galien, *n'eſt pas un perſonnage fort ancien; il vivoit* [6] *du temps de nos grands peres*. Cela ſignifie, à mon avis, que Xénocrate n'avoit précedé Galien que d'environ quatre-vingts, ou cent ans. Or Néron regnoit à peu près cent ans avant le temps que Galien écrivoit.

[7] Nous apprenons du même Auteur que ce Xénocrate étoit d'Aphrodiſias dans la Cilicie, & qu'ayant écrit *de la matiere des médicamens* il n'avoit rempli ſes livres que de remedes qui étoient la plûpart impraticables. Les uns étoient tirez de ſimples, ou d'animaux rares, comme ſont *l'Hippopotame*, ou *l'Elephant*, ou même d'animaux imaginaires, comme *le Baſilic*. Les autres étoient pris de certaines choſes pour leſquelles tout le monde a de l'horreur, comme des cervelles, du foye, de la chair, ou du ſang d'homme, de l'urine & de la fiente humaine, de la cire des oreilles, des ongles rapez, & de quelques autres matieres encore plus ſales, comme ſi l'on ne pouvoit pas avoir d'ailleurs de bons remedes ſans uſer de ces ordures.

Xénocrate avoit encore rendu publiques diverſes recettes pernicieuſes & ſuperſtitieuſes. Les unes étoient pour ce qu'on appelloit [8] des *Philtres*, c'eſt à dire *des remedes pour donner de l'amour*. Les autres étoient pour [9] *faire haïr*; pour [10] *envoyer à quelcun des ſonges tels qu'on ſouhaite*; pour [11] *faire ſouffrir une perſonne*,

1 *Lib.* 33. & 34.
2 *Lib.* 35.
3 *Lib.* 37.
4 *Lib.* 20 21. & *ſequent.*
5 *De Simplic. Medicament. Facult. in principio.*
6 Κατὰ τοὺς πάππους ἡμῶν.
7 *De Simplic. Medicam. Facultat. Lib.* 6. & 10.
8 Φίλτρα. Je crois que le mot ἀγώγιμα, que Galien ajoûte, eſt ſynonyme au premier, ou du moins qu'il n'y a pas une grande difference; l'un ſignifiant des remedes, *pour faire aimer*, & l'autre des remedes, *pour attirer quelcun.* Je ne trouve pourtant pas ce mot en ce ſens dans les Dictionaires.
9 Μίσηθρα.
10 Ὀνειροπομπά;
11 Παθοποιά.

personne, ou *pour la faire mourir;* pour *faire avorter;* pour *empêcher de concevoir* &c. Galien, qui rapporte tout ce que l'on vient de dire touchant les matieres que Xénocrate avoit traitées, fait sur ce sujet deux ou trois reflexions fort judicieuses, & premierement, à l'égard des remedes tirez d'animaux rares il demande, *qui a fourni à Xénocrate, & aux autres qui ont parlé de ces choses avant lui, les moyens pour faire des expériences sur tout ce qu'ils avancent?* 1 *Notre Roi Attalus*, continue Galien, *qui a fait autrefois cette recherche avec beaucoup d'empressement, n'a cependant écrit que très-peu de chose sur ce sujet. Et pour ce qui est des philtres & des autres médicamens, que l'on a désignez, il est aisé de voir, avant même que de les avoir essayez, que la plus grande partie de ce qu'on dit là-dessus est faux; mais, supposé qu'il y ait quelque chose de veritable, ou de possible, qu'y a-t-il de plus blâmable, & de plus contraire au bien de la societé? Je m'étonne qu'il se soit trouvé des gens assez insensez pour rendre publiques des choses de cette nature, ou qui ayent pu croire que ce qui devoit les couvrir de honte pendant leur vie, servit à leur acquerir de la gloire après leur mort. Ou ces gens-là ont fait des essais sur les choses dont ils ont écrit, ou ils n'en ont point fait? S'ils disent qu'ils ont tout essayé, ils passeront pour des scélérats exécrables. S'ils disent, au contraire, qu'ils n'ont rien essayé, il faut convenir qu'ils ne savoient ce qu'ils écrivoient.*

Depuis l'An xl. de J. C. jusqu'à l'An cxl.

Néanmoins les Anciens n'ont pas manqué d'Ecrivains sur ces matieres, & particulierement sur celles des *poisons*, ou des *compositions de* poisons. 2 Le même Galien nomme entr'autres ces quatre; *Orphée*, surnommé *le Théologien*, soit que ce fût le même dont il a été parlé dans la premiere Partie de cette Histoire, soit que l'on eût emprunté son nom, ce qui est le plus vrai-semblable; *Horus Mendesius*, le jeune, qui est peut-être le même que *Bolus Mendesius*, dont il a été parlé 3 ci-devant. Ce qui me le fait soupçonner c'est que ce dernier nom se trouve differemment écrit. Quelques Auteurs écrivent *Rolus*, d'autres *Dolus*, & d'autres *Bolus*, qui est le veritable nom de ce dernier, qui avoit d'ailleurs traité de divers remedes superstitieux. Le troisième des Auteurs dont Galien parle, c'est *Héliodore*, Athénien. Le quatrième c'est *Aratus*. Je ne sai si c'est le même qui a écrit touchant l'Astronomie. Ce qui pourroit le faire croire c'est que Galien ajoûte qu'une partie de ces Auteurs avoient écrit en vers; or l'ouvrage d'Aratus, intitulé *les Phénomenes*, est en vers. Cet Aratus vivoit sous Ptolomée Philadelphe; le temps des autres est incertain. Tous ces Auteurs, à ce que dit Galien, protestoient, dans de belles préfaces, qu'ils étoient gens de bien, & qu'ils n'avoient dessein de nuire à personne, en rendant publiques ces sortes de choses. Ils n'y auroit rien eu à dire contr'eux s'ils n'avoient traité que des poisons simples, & qu'ils eussent en même temps indiqué les contrepoisons, comme ont fait *Nicander*, *Dioscoride* & divers autres. Mais ils avoient enseigné à composer des poisons, ce qui est bien different. Il faut nécessairement conoître les simples qui ont des qualitez nuisibles, pour s'empêcher d'en prendre, au lieu qu'il n'est point nécessaire de savoir comment on compose des poisons.

Ce

1 *Voyez ci-dessus, Part.* 3. *Chap.* 3.
2 *De Antidot. Lib.* 2. *Cap.* 7.
3 *Part.* 1. *Liv.* 2. *Chap.* 6.

Depuis l'An xl. de J. C. jusqu'à l'An. cxl.

Ce n'est pas, pour en revenir à Xénocrate, qu'il n'eût mêlé quelques bons remedes parmi tant de mauvais. On trouve une description de *Thériaque* de sa façon, & quelques autres compositions utiles. Il nous reste encore aujourd'hui un petit livre qui porte le nom d'un Xénocrate, & qui traite *de la nourriture tirée* des animaux aquatiques. Ce livre, qui a été imprimé sur la fin du siecle passé, se trouve manuscrit & beaucoup plus ample dans la Bibliotheque du Louvre & dans celle du Vatican avec un autre ouvrage du même Auteur sur *les Pierreries*, ou sur *les Pierres*. Je ne sai si ces livres sont de ce dernier Xénocrate. Celui qui concerne les Pierres pourroit être de Xénocrate fils de Zénon. Il y a eu quelques autres Xénocrates, & entr'autres un Philosophe disciple de Platon. C'est à celui-ci que 1 le P. Hardouïn attribue les livres dont on vient de parler. On a parlé ci-dessus de 2 *Démosthene* de Marseille, & de 3 *Thessalus*, qui vivoient aussi sous Néron.

Je pense qu'on peut encore mettre ici 4 Marinus, qui fut Précepteur de *Quintus* dont on parlera au Chapitre suivant. Galien le compte entre les meilleurs Anatomistes, & il remarque entr'autres choses, que Marinus avoit fort bien écrit sur la matiere des *Muscles*. Mais ce que je trouve de plus considérable, c'est qu'il avoit déja entrevu, ou senti, quelque chose des principaux usages que l'on a dans la suite assigné aux *Glandes*, & en particulier à celles du *mésentere* & des *intestins*. Voici de quelle maniere il en parle. 5 *Les Glandes*, disoit Marinus, *servent à deux usages. Les unes appuyent les divisions des vaisseaux, & les tiennent suspendus, de peur qu'ils ne changent de situation dans les mouvemens violens. Les autres engendrent une humeur qui est propre à humecter certaines parties, afin qu'elles ne se desséchent pas, & qu'elles puissent faire tous leurs mouvemens. Ces dernieres glandes sont comme une éponge remplie d'eau, & percées de divers trous, mais qui ne sont pas sensibles en toutes. D'ailleurs elles reçoivent des veines & des arteres. Il y a*, continue cet Auteur, *des vaisseaux du mésentere, qui vont aboutir à des glandes, qui sont aussi de deux sortes, & pour deux differens usages. Les premieres sont denses, ou serrées, & seches, qui appuyent les divisions des vaisseaux. Les dernieres sont rares, ou poreuses, & humides, & sont jointes à des cavitez, ou à des receptacles. Elles produisent une humeur comme pituiteuse, telle qu'est celle dont la tunique des intestins est enduite.* Il y a eu un autre *Marinus* dont on parlera au Chapitre troisième.

L'Empereur Néron, sous lequel vivoient les Médecins dont on vient de parler, est mis lui même au rang de ceux de cette profession par Tiraqueau. Cet Auteur se fonde sur un passage de 6 Plinius Valerianus qui parle de cette maniere: *Oris saporem emendari quidam affirmant murino cinere cum melle si fricentur dentes, alioqui verò admiscent marati* (marathri) *radices. Nero quoque ante somnos colluere ora propter halitum fœtidum utile dicit.* Il est visible, comme l'a 7 remarqué

1 *Vide Indicem Auctorum Plinii.*
2 *Voyez Part. 2. Liv. 1. Chap. 7.*
3 *Voyez Part. 2. Liv. 4. Sect. 1. Chap. 2.*
4 *Galen in Lib. Hipp. de Nat. Hum. Comment. 2.*
5 *Galen. de Semine, Lib. 2. Cap. 6.*
6 *Lib. 1. Cap. 29.*
7 *Plin. Histor. Natural. Lib. 28. Cap. 4. sub finem.*

marqué le P. Hardouïn, qu'il faut lire *Mero*, comme il y a dans l'ancien Pline, d'où ce passage a été copié, au lieu de *Nero*. J'avois fait la même remarque avant qu'avoir vu ce que le P. Hardouïn en a dit; mais il faut encore faire une autre correction au passage de Plinius Valerianus, & lire *dicitur*, ou *dicunt*, au lieu de *dicit*, afin que ce mot réponde à ce qui précede. Tiraqueau s'est encore trompé en inferant que Néron avoit conoissance de la Médecine, d'un passage de Marcellus l'Empirique; où il est parlé d'un remede appellé *Oxyporium*, *dont Néron se servoit*. Il n'est pas remarqué que Néron eût inventé ce remede, quoi qu'il s'en servit. Je ne sache pas que cet Empereur ait rien fait d'ailleurs pour la Médecine, si ce n'est qu'on voulût dire qu'il avoit inventé une espece *d'eau à la glace*, dont il a été parlé dans ce même Chapitre, à propos des médicamens d'Andromachus. On peut voir ce que l'on a dit là-dessus.

Depuis l'An xl. de J.C. jusqu'à l'An cxl.

Saint Ursicin, Médecin de Ravenne, souffrit le martyre sous Néron.

CHAPITRE II.

Des Médecins qui ont vécu sous les Empereurs Vespasien, Tite, Domitien, & Nerva.

Il y a eu 1 trois ou quatre Dioscorides Médecins. Le premier a été celui dont on a parlé ci-dessus à l'occasion des contemporains d'Asclépiade. Le second, dont il s'agit maintenant, vivoit sous Néron & sous Vespasien, comme on le prouvera. Le troisiéme, que Galien appelle Dioscoride *le Jeune*, a vécu sous Adrien. 2 C'est celui dont nous avons fait mention au sujet des écrits d'Hippocrate. 3 Saumaise a cru que ce dernier n'étoit pas Médecin, parce qu'il est simplement appellé Glossographe par Galien. Néanmoins le même Galien nous apprend que ce Dioscoride n'avoit pas seulement composé un Glossaire d'Hippocrate, mais qu'il avoit encore travaillé à une nouvelle édition des œuvres de ce Chef des Médecins, où il s'étoit même donné la liberté de faire divers changemens, ce qui suppose qu'il devoit être Médecin. Il semble qu'il y ait eu un quatrième Dioscoride, qui est celui que Galien appelle Dioscoride *de Tharse*; mais on verra ci-après qu'il n'est peut-être pas different du second.

On donne communément au second Dioscoride le prénom de *Pedacius*, que 4 Photius prend mal à propos pour un nom qui marque la patrie de ce Médecin. Quelques manuscrits lisent *Pedanius*, & l'on prétend que Dioscoride avoit emprunté ce dernier prénom de la Famille *Pedania*, à l'exemple de divers autres étrangers qui prenoient le nom des familles Romaines, comme on l'a vu ci-devant. C'est la conjecture de Lambecius, que je trouve du moins autant vraisemblable que celle de Saumaise, qui vouloit que Dioscoride fût appellé *Diosco-*

1 *Galien dans la Préface des Glosses d'Hippocrate, & sur le mot* Indicon.
2 *Voïez Part.* 1. *Liv.* 3. *Chap.* 30.
3 *Prolegomen. in Homonym. Mater. Medic.* 10.
4 *Vide Photii Bibliotec.*

Depuis l'An xl. de J. C. jusqu'à l'An cxl.

Dioscorides Pedanii (ou *Pedianii*, comme il écrit) c'est à dire, *Dioscoride fils de Pedanius*.

Il paroît, par ce que dit Dioscoride lui même, qu'il étoit contemporain de *Licinius Bassus*, qui avoit été Consul sous Néron avec *Crassus Frugi.* Mais comme Licinius Bassus a pu survivre à cet Empereur & que Dioscoride, quoi que contemporain du même Licinius, a pu être beaucoup plus jeune que lui, on ne sait pas précisément si on doit mettre ce Médecin sous Néron, ou sous Vespasien. On pourroit tirer encore une autre preuve du temps auquel Dioscoride vivoit, de ce qu'il dédie ses livres *de Euporistis* à un *Andromachus*, qui pourroit être, ou le pere, ou le fils. On a parlé de tous deux au Chapitre précedent. Mais outre que cette preuve ne seroit pas plus précise que l'autre, elle est d'ailleurs suspecte, parce que les livres qu'on a citez passent pour être supposez, comme on le verra ci-après.

Cette difficulté ne seroit pas fort importante, n'étoit qu'elle en fait naître une autre, qui vient de ce que Pline, dont on parlera dans la suite de ce Chapitre, se trouvant aussi avoir vécu sous les deux Empereurs que l'on a nommez, & avoir écrit sur la même matiere que Dioscoride, on ne peut point savoir lequel des deux à écrit le premier, ou lequel des deux a copié l'autre; car ils rapportent souvent les mêmes choses, & néanmoins ils ne se citent ni l'un, ni l'autre. 1 Deux Savans du siecle passé ont disputé fortement sur ce sujet, l'un voulant que Pline eût écrit le premier, & l'autre voulant que ce fût Dioscoride. Saumaise a aussi fait conoître ce qu'il pensoit là-dessus, en deux differens endroits. 2 Dans le premier il conclut, qne Dioscoride est un peu plus ancien que Pline, ou qu'il a écrit le premier; & il tire cette conséquence d'un passage de Pline, où cet Auteur, après avoir, ce semble, traduit mot à mot Dioscoride, sur le sujet de la *pierre hématite*, ajoûte, *que ce qu'il vient de dire est suivant le sentiment de ceux qui ont écrit tout fraîchement sur la même matiere*; par où Saumaise prétend que Pline a voulu désigner Dioscoride, quoi qu'il ne le nomme ni en cet endroit, ni ailleurs, parce que ce dernier étoit encore trop nouveau, on n'étoit pas assez fameux pour être cité.

Le même Saumaise parlant 3 en un autre endroit de la même chose, semble avoir oublié ce qu'il avoit dit auparavant. *Le temps*, dit-il, *auquel Dioscoride a vécu est incertain, quoi qu'il n'ait pas du être éloigné de celui de Pline. On ne peut pas*, poursuit cet Auteur, *savoir précisément lequel des deux est venu le premier, ou le dernier. Il se peut qu'ils ayent écrit en même temps; néanmoins j'ai plus de penchant à croire que Pline a precedé Dioscoride; & je me fonde sur ce que celui-là ne cite point celui-ci, comme il fait tous les autres Auteurs desquels il a tiré ce qu'il rapporte dans son Histoire Naturelle; ce qu'il n'auroit pas manqué de faire si Dioscoride avoit été avant lui; car Dioscoride est un des plus celebres Ecrivains de l'Antiquité sur la matiere que traite Pline.*

Voilà qui est opposé au premier sentiment de Saumaise, qui est néanmoins celui du P. Hardouïn. *Pline*, dit ce savant Jesuite, *qui étoit un Auteur Romain, méprisoit avec justice Dioscoride, comme un étranger, qui a été souvent*

1 Nicolaus Leonicenus, & Pandulphus Collenutius. Je n'ai pas lu ces Auteurs, qui sont citez par Petrus Castellanus, *dans ses Vies des Médecins.*

2 *Plinian. Exercitat. Cap.* 30.

3 *Prolegomen. Synonimor. Mater. Medic. pag.* 10.

Depuis l'An xl. de J. C. jusqu'à l'An cxl.

vent accuſé d'ignorance par ceux de ſon pays propre, par Galien, entr'autres, qui étoit d'un jugement exquis ſur ces matieres, & qui a vécu peu de temps après Dioſcoride. Photius, continue le P. Hardouïn, *n'a pas mieux traité ce dernier; & ceux qui ne l'ont pas repris n'ont pas daigné parler de lui. Athenée, qui n'eſt point pareſſeux à citer des Auteurs, n'a jamais dit un mot de Dioſcoride.* Il eſt vrai que Galien reprend en quelques endroits Dioſcoride. Il remarque premierement, que cet Auteur s'eſt contenté de dire en géneral que tel, ou tel ſimple eſt bon en telle, ou telle maladie, ſans diſtinguer les cas particuliers qui font varier la cure. [1] *Dioſcoride*, dit-il, *a écrit que le Polygonum provoque l'urine, & qu'il eſt utile à ceux qui urinent avec peine; mais il ne marque pas préciſement quelle eſt l'eſpece de difficulté d'uriner dans laquelle cette plante eſt propre.* Galien cenſure [2] ailleurs Dioſcoride de ce qu'il dit ſimplement *qu'une plante eſt chaude, froide, ou humide, ſans déſigner exactement le degré de chaleur, de froideur, ou d'humidité que cette plante poſſede.* Mais on peut dire que Dioſcoride croyoit, qu'il ſuffiſoit d'indiquer en géneral les remedes propres pour chaque maladie, laiſſant à la prudence & au jugement des Médecins d'appliquer ce qu'il dit aux cas particuliers. Et pour ce qui eſt des degrez de froid, de chaleur &c. il eût peu-être mieux valu que Galien lui-même eût diſtingué les maladies, & les médicamens par des marques plus eſſentielles, & plus importantes à la pratique. Mais ſi Galien reprend Dioſcoride, en ces endroits, & en quelques autres, il ne laiſſe pas de reconoître [3] ailleurs, que cet Auteur eſt celui qui a le mieux écrit ſur la matiere dont il s'agit, de lui donner des louanges, & de recommander la lecture de ſes livres. Photius ne parle point non plus déſavantageuſement de Dioſcoride, au contraire il le loue beaucoup; & l'ayant mis en parallele avec Aëtius, Paul Eginete, Trallianus, Oribaſe, & Galien lui-même, en ce qui concerne la matiere Médicinale, il lui donne la préference. Voilà qui eſt entierement oppoſé à ce que dit le P. Hardouïn. Quant à Athénée, il n'y a pas lieu d'être ſurpris qu'il n'ait pas cité Dioſcoride, parce qu'Athénée ne s'eſt proprement attaché qu'aux Auteurs qui avoient traité en particulier des qualitez des herbages propres à manger, des fruits, des vins, & de tout ce qui ſert pour la nourriture. S'il falloit conclurre qu'un Auteur en mépriſe un autre, parce qu'il ne le cite pas, on pourroit dire que Galien n'a pas fait de cas de Pline, qu'il ne nomme qu'en un ſeul endroit au ſujet d'une deſcription de Thériaque.

Je crois donc que ce n'eſt point par mépris que Pline n'a pas cité Dioſcoride, ayant cité d'ailleurs, comme il l'a fait, divers mauvais Auteurs, comme un *Xénocrate*, & un *Pamphile*, dont on a parlé ci-deſſus. La conſéquence la plus légitime que l'on puiſſe tirer du ſilence du premier de ces Auteurs, par rapport à Dioſcoride, ou du ſilence de celui-ci par rapport à l'autre, c'eſt qu'ils ont apparemment écrit tous deux dans le même temps; & comme ils ont auſſi tous deux tiré des mêmes ſources, c'eſt ce qui fait qu'ils ſe rencontrent ſouvent. La queſtion du temps de Dioſcoride ſe trouve de cette maniere aſſez naturellement décidée, ſans qu'il ſoit beſoin d'une plus grande recherche.

Dioſ-

1 *De Simplic. Medicam. Facult. Lib.* 8.
2 *De Compoſit. Medicam. per genera, Lib.* 2. *Cap.* 1.
3 *De Simpl. Medicament. Facultatib. Lib.* 6. *& alibi.*

Depuis l'An xl. de J. C. jusqu'à l'An cxl.

Dioſcoride étoit *d'Anazarbe* ville de *Cilicie*, qu'on appelloit autrement *Cæſarea Auguſta*. Les gens de cette Province ne parloient pas bien Grec; d'où vient, à ce que l'on croit, que l'on donna le nom de *Solécismes* aux façons de parler les plus vicieuſes, comme pour dire qu'on parloit ainſi à *Soli*, l'une des principales villes de ce pays-là. C'eſt par cette raiſon que le Grec de Dioſcoride n'eſt pas fort pur, comme le remarque Galien, & comme Dioſcoride le reconoit lui-même dans la préface de ſon livre, où il prie les Lecteurs *de s'attacher plûtôt aux choſes qu'aux mots, ou à ſa maniere d'écrire.*

Le ſujet qu'il a traité c'eſt 1 *la Matiere Médicinale.* On appelle ainſi tous les corps qui ſervent à l'uſage de la Médecine, & qui ſe réduiſent principalement à ces trois genres, les Plantes, les Animaux, & les Mineraux, ou les choſes qui ſont de la nature de la terre. Dioſcoride s'eſt propoſé de décrire toutes les eſpeces dépendantes de ces trois genres, de marquer leurs noms, leur nature, les lieux où on les trouve, la maniere de les cueillir, ou de les préparer pour pouvoir les conſerver, & enfin les qualitez qu'on leur attribue par rapport à chaque maladie. Il a renfermé tout cela en cinq livres, que nous avons encore aujourd'hui, & l'on n'en avoit pas davantage du temps de Galien. Outre ces cinq livres on en attribue encore deux autres à Dioſcoride, où il traite *des poiſons*, & *des bêtes venimeuſes*, & des précautions, ou des remedes propres pour s'en garantir, & pour empêcher leur mauvais effet. On croit ces derniers livres ſuppoſez, & Galien n'en fait point de mention. Néanmoins Photius les cite, & ils ſont dédiez, auſſi bien que les précedens, à un Médecin nommé *Arius*, que je crois être le même que celui qui eſt appellé par Galien 2 *Arius de Tarſe*, & 3 *Arius Aſclépiadæus*, qui avoit écrit l'Hiſtoire des Aſclépiades, comme on l'a remarqué 4 ci-devant, & auquel le même Auteur dit, que *Dioſcoride de Tarſe* communiqua la deſcription d'un médicament. Je crois auſſi que ce dernier Dioſcoride n'eſt peut-être pas different du nôtre; Galien, ou celui qu'il fait parler, ayant pu fort aiſément mettre *Tarſe* pour *Anazarbe*, ces deux villes étant de la même Province. Il ſe trouve enfin deux autres livres que l'on attribue encore à Dioſcoride, & qui ſont intitulez, *Des Médicamens aiſez à faire, ou à trouver.* Ceux-ci ſont dédiez à *Andromachus* dont on a parlé ci-devant. Ni Galien, ni Photius n'en font point de mention, & la plûpart des Savans les ont cru ſuppoſez. 5 Néanmoins d'autres les reconoiſſent pour légitimes, quoi qu'ils conviennent qu'il y a diverſes contradictions apparentes, ſur les mêmes matieres, entre ces derniers livres, & les premiers; & qu'il y ait même un grand nombre de fautes, juſqu'à des ſolécismes dans les derniers. A l'égard des contradictions, ces Auteurs tâchent de les ſauver, en diſant que ces livres ont été écrits en differens temps; & pour ce qui eſt des fautes ils les rejettent ſur les Copiſtes, ou ſur Dioſcoride lui-même qui ne parloit pas mieux, comme nous l'avons remarqué au commencement.

Outre

1 Ὕλη ἰατρικὴ. Dans le titre des livres de Dioſcoride rapporté par Photius il y a ſeulement περὶ ὕλης. *De la matiere.*

2 *De Comp. Medicament. per gener. Cap. ultimo.*

3 *Voyez ci-deſſus, Part. 2. Liv. 3. Chap. 10.*

4 *Voyez Part. 1. Liv. 2. Chap. 2.*

5 *Vid. Geſner. & Saracenum in Dioſcorid.*

Outre les livres de Dioscoride, desquels nous avons fait mention, il y en a encore un petit dans la Bibliotheque du Grand Duc de Toscane, qui n'a point été imprimé, à ce que dit Redi (*Osservaz. intorno alle Vipere*, *p. m.* 31.) Le titre est, Διοσκορίδης περὶ ἀντιφαρμάκων. Ce peut être un extrait des autres ouvrages que nous avons de cet Auteur sur la même matiere, ou une piece supposée. On a aussi un livre intitulé, *l'Alphabet Empirique*, *ou Traité des remedes experimentez*, *par Dioscoride*, *& Etienne Athénien*, traduit du Grec par Gaspard Wolfius. Ce qu'il y a de Dioscoride est pareillement tiré de ses écrits, du moins la plus grande partie. Mais il ne faut pas oublier d'indiquer ici, en passant, le fameux manuscrit de toutes les œuvres de Dioscoride qui est dans la Bibliotheque de l'Empereur, & qui a près de douze cens ans. On dit que toutes les plantes, & tous les animaux, dont cet Auteur parle, y sont peints au naturel. Voyez ce qu'en dit *Lambecius* dans sa Bibliotheque de l'Empereur, & après lui Mr. Schelhammer, sur le Chap. 8. de l'Introduction à la Médecine de Conringius. Quel dommage que l'on envie au public de tels thrésors!

Depuis l'An xl. de J. C. jusqu'à l'An cxl.

Pour revenir à *la matiere de la Médecine*, qui est ce que notre Auteur a le mieux traité, 1 il nous apprend lui-même qu'il avoit eu dès sa jeunesse une grande passion de s'instruire sur ce sujet, & qu'il avoit fait à ce dessein divers voyages, ayant même suivi exprès les armées Romaines, qui étoit un moyen de voyager surement dans les Provinces de l'Empire les plus éloignées. Il avertit d'ailleurs qu'il a écrit sur cette matiere après *Julius Bassus*, après *Niger*, après *Niceratus*, après *Petronius* & *Diodotus*, desquels nous avons parlé ci-devant, quand il s'est agi des Sectateurs d'Asclépiade. Dioscoride ajoûte qu'on ne trouvera pas dans ses écrits de longues disputes, ni de grands raisonnemens, comme dans les livres de ces Auteurs-là; mais qu'il y a apporté beaucoup d'exactitude, & qu'on peut être assuré que ce qu'il dit est veritable, ayant experimenté, & vu lui-même la plûpart des choses qu'il rapporte. Enfin il blâme ces mêmes Auteurs de n'avoir suivi aucun ordre.

L'on a remarqué ci-dessus, à propos des écrits de 2 Théophraste concernant *les plantes*, que ceux qui ont traité cette matiere, ont eu en vuë, ou l'Agriculture, ou la Physique, ou la Médecine. Le but des premiers a été d'instruire ceux qui cultivent les plantes. Les seconds se sont proposé d'examiner les principes des plantes, la maniere dont elles germent, comment elles croissent, quelle est la nature des parties qui les composent, en quoi consistent certaines differences, ou certains rapports qu'elles ont entr'elles, &c. C'est sur quoi Théophraste a travaillé dans ses livres *de l'Histoire des Plantes*, & *des Causes des Plantes*. Dans ce dessein il s'est plûtôt attaché à faire voir ce que chaque plante a de singulier, par rapport à sa forme, & aux autres circonstances qu'on a touchées, que par rapport aux usages qu'on en tire pour la santé. Il n'oublie pas même quelquefois, d'observer ce que l'on disoit de son temps de certains effets extraordinaires de quelques simples; comme lors qu'il parle de deux sortes d'herbes dont l'une sert pour avoir des mâles, & l'autre pour avoir des femelles

1 *Vid. Præfat. Lib.* 1. *Dioscor.*
2 *Part.* 2. *Liv.* 1. *Chap.* 8.

Depuis l'An xl. de J. C. jusqu'à l'An cxl.

femelles, c'est à dire, que ceux qui prennent de l'une de ces deux herbes, avant que d'avoir la compagnie de leurs femmes, engendrent, ou un fils, ou une fille, selon qu'ils ont pris de l'une, ou de l'autre de ces herbes, qu'il ne nomme pas. Il fait encore mention de quelques autres simples dont les uns causent la stérilité, les autres la fécondité, d'autres empêchent le coït, d'autres enfin font que l'on acquiert des forces extraordinaires pour l'acte vénérien. Il est vrai que ce Philosophe reconoit que ce qu'on disoit des proprietez de ces simples est fort suspect, & il paroit qu'il le rapporte seulement, afin qu'on ne dise pas qu'il ait rien omis. Le nombre des Plantes que l'on trouve décrites dans Théophraste est de cinq à six cens.

Dioscoride n'en décrit qu'environ une centaine de plus; même il en omet plusieurs de celles dont Théophraste a parlé, laissant en arriere jusqu'à des plantes fort communes, comme le *Buis*, *l'Erable*, l'arbre qui porte *le Liege*, le *Bouleau*, le *Colutea*; & ne faisant de même point de mention de celles qui sont plus rares, comme *l'Ebene*, & quelques autres arbres des Indes. La raison de cela est que Dioscoride ne s'étant proposé d'écrire que sur la matiere Médicinale, il n'a pas cru devoir parler des plantes dont on ne tiroit, de son temps, aucun remede pour les maladies; au lieu que Théophraste, qui donne une Histoire des Plantes a dû ramasser toutes celles qui étoient conues lors qu'il écrivoit. Si l'on fait reflexion sur l'espace de près de quatre cens ans qui se sont écoulez depuis le temps de ce Philosophe jusqu'à celui de Dioscoride, on trouvera que les découvertes de Botanique n'étoient pas allées fort loin pendant tout ce temps-là, du moins par rapport au nombre des simples Mais si l'on avoit peu avancé à cet égard, les expériences sur chaque simple avoient peut-être été multipliées de beaucoup; & il seroit à souhaiter que nous sussions aujourd'hui appliquer à autant d'usage les plantes que nous conoissons de plus que ces Anciens, qu'ils en attribuoient à chacune de celles qu'ils conoissoient.

Quant à la méthode de Dioscoride, on voit qu'il a souvent mis dans le même rang, ou proche les unes des autres, les plantes qui ont quelque rapport entr'elles; mais comme cet Auteur n'avoit pas conoissance des caracteres qui servent à distinguer plus précisement chaque espece, tels que sont ceux que l'on a découverts depuis peu, il ne paroît pas avoir gardé un ordre fort exact. Ce seroit peu de chose que cela; s'il avoit eu l'exactitude nécessaire dans ses descriptions; mais c'est ce qu'il n'a pas toûjours observé. Il lui est même arrivé, aussi bien qu'aux autres Botanistes anciens, qu'il a négligé de décrire les simples les plus communs, parce qu'il les supposoit conus de tout le monde, & qu'il s'est contenté de les nommer, & d'indiquer leurs proprietez, ce qui a causé dans la suite un grand embarras. L'exemple suivant fera voir de quelle consequence est cette affaire. Dioscoride traitant de l'*Hyssope*, se contente de dire, *que c'est une plante conue*, & sans la décrire aucunement, il passe aux qualitez qu'elle a par rapport à la cure de quelques maladies. 1 On pourroit croire qu'il a parlé de l'hyssope de nos jardins, mais ce qui fait voir que ce n'est pas cela, c'est que dans le Chapitre, où cet Auteur traite d'une plante appellée *Chrysocomé*, il dit *que c'est un petit arbrisseau qui a la fleur faite en raisin* (corymboides) *comme l'hyssope*. Dans un autre endroit où il décrit *l'Origan Héracléotique*

1 *Vide Salmas. de Homonymis Hyles Jatrica, Cap.* 19.

cléotique, il remarque que cet Origan a la feuille ſemblable à celle de l'hyſſo- pe, *diſpoſée en ombelle*. Or l'hyſſope que nous avons, n'eſt point diſpoſé de cette maniere là, & ſa fleur n'eſt point *en raiſin*, mais *en épi*. Il paroit d'ail- leurs que l'hyſſope des Anciens devoit être une eſpece d'arbriſſeau qui fournit du bois aſſez long, par l'hiſtoire de la Paſſion de Notre Seigneur Jeſus-Chriſt rapportée dans l'Evangile de S. Jean. *On emplit*, dit l'Auteur Sacré, *une é- ponge de vinaigre, & l'ayant miſe au bout d'un bâton d'hyſſope on la porta à la bou- che de J. C.* Le Grec dit l'*ayant miſe autour d'un hyſſope;* mais ce qui prouve que cet hyſſope étoit une eſpece de bâton, c'eſt que S. Matthieu, rapportant le même fait, dit qu'on attacha cette éponge autour d'une *canne*. On tire en- core la même conſéquence d'un paſſage de Joſephe, où il dit de Salomon, a- près la Sainte Ecriture, que ce Prince avoit décrit chaque eſpece d'arbre, de- puis le Cedre juſqu'à l'hyſſope. L'hyſſope eſt donc un arbre, & la Vulgate s'exprime de la même maniere, *diſputavit ſuper lignis à Cedro uſque ad Hyſſopum*.

Depuis l'An xl. de J. C. juſqu'à l'An cxl.

Cette remarque eſt tirée du livre poſthume de Saumaiſe, que l'on a cité au bas de la page. En voici pluſieurs autres qui ſont priſes du même ouvrage, dont je fis l'extrait ſuivant, il y a environ dix ans, pour l'envoyer à mon Fre- re qui l'inſera en partie dans la Bibliotheque Univerſelle & Hiſtorique. Ceci fait beaucoup à notre ſujet, quoi qu'il ne regarde pas Dioſcoride ſeul. Com- me les premiers qui ont donné des noms aux plantes, chez les Grecs, qui ſont les plus anciens Auteurs, que nous ayions ſur cette matiére, ne les leur ont pas donné dans le même temps, les plantes n'ayant été découvertes que les unes a- près les autres, il eſt arrivé qu'on s'y eſt pris fort diverſement. Les unes, dit Saumaiſe, ont tiré leur nom de leurs proprietez, ou des effets qu'on leur a at- tribuez; les autres du lieu d'où on les a premierement apportées, ou du nom de celui qui les a le premier trouvées; les autres de la figure de leurs feuilles, de leurs fleurs, de leurs ſemences, de leurs racines, ou de la couleur, de l'odeur, du goût de chacune de ces parties &c. On pourroit en donner divers exem- ples qu'on ne rapportera pas ici pour éviter la longueur. Mais s'il y a eu un grand nombre de plantes, du nom deſquelles on puiſſe rendre quelque raiſon, il y en a encore davantage de celles dont on n'en ſauroit rendre aucune, ſoit pour avoir été nommées par des payſans, ou par des gens groſſiers, ou autres qui leur ont donné des noms à leur fantaiſie; ſoit parce que nous ignorons les langues étrangeres, d'où ils peuvent avoir été tirez, ou la langue qui étoit en uſage dans la Grece, dans les temps les plus anciens, auſſi bien que les dialec- tes qui étoient particuliers a de certaines Provinces.

Il y a divers exemples, non ſeulement de plantes, mais même d'animaux qui ont été nommez d'une maniere par les anciens Grecs, & d'une autre par les nouveaux. Ceux-là, ſelon la remarque de Varron, appelloient *un pourceau*, πόρκος, & ceux-ci l'ont appellé χοῖρος. Et pour ce qui regarde les plantes, on ſait que les Grecs, qui ont vécu deux ou trois cens ans après Hippocrate, é- toient déja fort en peine pour ſavoir, par exemple, ce qu'il avoit entendu par le mot ἰνδικὸν, que les uns prenoient pour *du gingembre*, les autres pour *la racine du poivre*, & les autres pour une autre plante des Indes. La même dif- ficulté s'étant rencontrée à l'égard de divers autres mots de cet ancien Méde- cin, il a fallu que les Grecs plus nouveaux, comme *Erotien*, *Galien*, & divers

Depuis l'An xl. de J. C. jusqu'à l'An cxl.

autres, ayent fait des Dictionaires exprès, pour expliquer ces mots, qui n'étoient plus en usage. Quant aux changemens de noms, par rapport aux differentes Provinces, il y en a aussi plusieurs exemples. La même plante qui étoit appellée ῥύτη, par les Siciliens, & par les habitans de la grande Gréce, étoit nommée par les autres πήγανον. De là est venu que les Auteurs, qui ont écrit les derniers, sont tombez en diverses fautes, en faisant deux plantes d'une, parce qu'elle s'est trouvée avoir plusieurs noms, ou être synonymes avec d'autres.

Ce ne sont pas les seules plantes *synonymes*, qui ont fait de la peine, il n'y a pas eu moins d'embarras à démêler les plantes *homonymes*, c'est à dire, celles qui étant differentes se sont trouvées avoir un même nom. Le mot ῥάφανος, par exemple, signifioit *un Chou* à Athenes, pendant que dans tout le reste de la Grece, il désignoit *un Raifort;* à peu près comme on appelle aujourd'hui à Paris *des Raves*, ce qu'on appelle des Raiforts dans les Provinces, où le mot *Rave*, signifie une autre sorte de racine. Saumaise avoit eu dessein de remedier à cet inconvenient, par deux Traitez, dont l'un étoit intitulé *de Synonymis*, & l'autre *de Homonymis Materiæ Medicæ.* L'usage du premier, si on l'avoit, seroit de soulager les Herboristes de la peine qu'ils se donnent en vain de chercher encore aujourd'hui de certaines plantes qu'ils conoissent déja; mais qui leur paroissent differentes de celles qu'ils cherchent, & qu'ils croyent n'avoir pas encore trouvées, parce qu'elles ont un nom different de celui sous lequel ils les conoissent. On ne sait pas si l'Auteur a effectivement exécuté ce dessein, ou si ce livre s'est perdu avec plusieurs autres.

Quant à l'utilité de celui qu'on a nommé le dernier, & qui a été imprimé après la mort de l'Auteur, par les soins de Mr. *Lantin*, Conseiller au Parlement de Dijon, il est aisé de la découvrir si l'on reflêchit sur le danger auquel sont exposez les Médecins, qui employent les simples sur la foi des Auteurs, tant anciens que modernes, sans en avoir fait eux mêmes des expériences; car ils peuvent aisément être trompez, & prendre un simple pour un autre qui sera du même nom. On peut objecter à Saumaise, qu'il s'est contenté, en diverses rencontres, de montrer le peril où l'on est de prendre le change à cet égard, & de faire voir les erreurs effectives, où l'on est tombé, sans fournir les moyens de s'en tirer. Mais Mr. Lantin répond, que ce n'est pas peu d'avoir montré aux Herboristes, en quoi ils se trompoient, & de les avoir excitez à la recherche de la verité.

Entre les aides nécessaires pour bien réussir dans cet examen, Saumaise croit que la Critique est la plus essentielle, & il fait voir que tous les Herboristes, tant anciens que modernes, ne l'ayant pas mise en usage, comme il faut, c'est ce qui les a engagés en diverses erreurs. Il le prouve premierement avec beaucoup de facilité à l'égard de Pline, comme on le verra dans ce même Chapitre, & il prétend que les bevuës de cet Auteur, qu'il dit être en fort grand nombre, & être venues de ce qu'il n'a pas bien entendu les Auteurs Grecs, en ont aussi fait faire une infinité aux Modernes, qui ont écrit après lui sur *la matiere de la Médecine.* Pline n'a pas été le seul qui ait erré, faute de bien entendre ces Auteurs. Dioscoride lui-même, qui a été loué de tout le monde, pour son exactitude, & à qui Saumaise ne manque pas aussi de donner un grand avantage ge par dessus Pline, s'est trompé, tout Grec qu'il étoit, en divers endroits. Il semble qu'il y avoit lieu d'esperer qu'on pourroit corriger les fautes de ces deux Auteurs, & voir un peu plus clair dans la science des simples, en consultant les livres d'*Avicenne*, de *Sérapion*, & des autres Médecins Arabes qui vivoient, il y a huit ou neuf cens ans. Mais outre qu'il paroît qu'ils n'ont fait que traduire Dioscoride, il ont aussi commis diverses fautes, pour n'avoir pas compris ce qu'il vouloit dire en plusieurs rencontres. Saumaise met encore au rang de ces *Arabes*, *Neophyte*, & quelques autres Grecs modernes, aussi bien que *le faux Apulée*, & *le faux Macer*.

Depuis l'An xl. de J. C. jusqu'à l'An cxl.

Cela étant ainsi, il ne faut pas s'étonner si ceux qui ont écrit de la Matiere Médicinale après ces Auteurs, depuis un siecle ou deux, ont eu tant de peine à débrouiller ce cahos, & s'ils ont ajoûté de leur part diverses fautes à celles des Anciens. C'est dans la vuë d'empêcher qu'on n'en fasse davantage, ou du moins pour obliger les Médecins à y prendre garde de plus près, que Saumaise a composé ses Exercitations sur les Homonymes de la matiere de la Médecine, comme on l'a déja remarqué. Il commence par les plantes les plus communes, & ensuite il passe à celles qui sont étrangeres à notre égard, & qui l'étoient aussi bien à l'égard des Grecs, comme sont celles qui produisent diverses gommes, & divers aromates. De là il vient aux mineraux, & finit par un petit traité de la *Manne*, & par un autre du *Sucre*.

On a déja rapporté ci-dessus l'exemple de l'*hyssope*, & l'on a vu que l'hyssope de nos jardins est different de celui des Anciens; mais il paroîtra bien plus étrange que Théophraste & Dioscoride, quoi que tous deux Grecs, ayent appelle *Helenium*, deux plantes fort differentes. Celle du premier est mise au rang des herbes dont on faisoit des couronnes, ou des bouquets, & cet Auteur remarque qu'elle approchoit du *serpolet*. Celle de Dioscoride est tout autre chose, puis qu'il lui donne des fueilles semblables à celles du *verbascum*, ou du *bonhomme*, & que c'est la même que les Apothicaires appellent aujourd'hui *Enula Campana*, de l'*Aunée*. Je joindrai ici une petite remarque à celle de Saumaise, touchant cette derniere plante; c'est [1] qu'Horace parlant de l'aunée, l'appelle *aigre*, quoi qu'elle soit *amere*. On pourroit croire que ce Poëte parle d'une autre espece de plante, si l'on ne savoit qu'il désigne en cet endroit l'aunée préparée, ou confite avec du vinaigre, & d'autres ingrediens, de la maniere que Columelle l'enseigne.

Saumaise apporte un autre passage d'Horace, où ce Poëte compare la pâleur des amans à celle des *violettes*, comme si les violettes étoient pâles. *Nec tinctus violâ pallor amantium*. Ce passage a donné de la peine à tous les Interpretes, qui ont pris ce que dit ici Horace, comme s'il avoit voulu parler des violettes ordinai-

1 —— —— cùm capula plenus
Atque acidas mavult inulas. —— ——

Sermon. Lib. 2. Satyr. 2. Un savant Critique dit qu'Horace appelle l'aunée *acide*, à cause de son aigreur, qui la rend ennemie de l'estomac. S'il avoit goûté de cette racine qui est d'une très-grande amertume, il n'auroit pas dit qu'elle est aigre. Je suis surpris que ce savant homme n'ait pas examiné le passage de Columella (*Liv. 12. Chap. 46.*) qu'il indique lui-même, & où il auroit appris d'où vient l'aigreur qu'Horace attribue à l'aunée. Cette racine ainsi préparée devoit être fort utile pour rétablir l'estomac de ceux qui avoient trop mangé, ou pour leur redonner l'appetit que la continuation de la bonne chere leur avoit ôté.

Depuis l'An xl. de J. C. jusqu'à l'An cxl.

ordinaires, qui ſont veritablement violettes, & qui ont donné le nom à cette couleur. Mais Saumaiſe nous tire de cet embarras, en nous apprenant que les violettes, dont il s'agit en cet endroit, étoient *jaunes*. Les Grecs appelloient veritablement ἴον, en general, la même fleur que les Latins ont appellée *viola*; mais ils en faiſoient deux eſpeces, la premiere s'appelloit μελάνιον, & l'autre λευκοῖον. La premiere eſt la même que celle qu'on appelloit ἴον, en general, & elle venoit d'elle même ſans être ſemée. C'eſt auſſi la même que nous appellons *violette*, au lieu que la ſeconde, c'eſt à dire, le λευκοῖον, ſe ſemoit, & ſe cultivoit dans les jardins, étant la même fleur que nous appellons *violier*, ou *giroflée*. Les Grecs en avoient de trois ſortes, des jaunes, qui étoient les plus communes, des blanches, & des pouprées. C'eſt des jaunes, comme on l'a remarqué, qu'Horace a voulu parler; les Latins ayant indifferemment appellé *violæ*, & les μελάνια, & les λευκοῖα, des Grecs. Ce Poëte vouloit marquer, par la couleur de la giroflée jeune, une pâleur qui alloit à un degré exceſſif, comme celle de ceux qui ont la jauniſſe.

La plante que les Grecs appelloient σαμψύχον, *ſampſuchum*, & que l'on prend ordinairement pour notre *marjolaine*, étoit appellée *amaracum*, par les Cyzicéniens, & les Siciliens, chez qui elle croiſſoit en abondance, & d'où on tiroit la meilleure, & la plus eſtimée. En d'autres endroits de la Grece ce nom d'*amaracum*, ſe donnoit à une plante fort differente de la marjolaine, aſſavoir à la *matricaire*, qu'on appelloit encore *parthenium*; & ce qu'il y a de plus particulier, c'eſt que ce nom de *parthenium*, ſe donnoit auſſi à une troiſiéme plante, qui eſt la *pariétaire*. Saumaiſe croit que le veritable *ſampſuchum* venoit d'Egypte, & que c'eſt un nom Egyptien, comme l'étymologie le montre, que c'étoit en effet la même plante que les Grecs appelloient *amaracum*, & que l'amaracum des Grecs ne differoit du *ſampſuchum* des Egyptiens, qu'à l'égard du plus ou du moins de force, en quoi ce dernier l'emportoit. Il remarque auſſi que la plante appellée μάρον, *marum*, étoit à peu près la même que l'amaracum, & que ces deux mots ont la même origine. *Les Grecs modernes*, ajoûte-t-il, *traduiſent le mot* σαμψύχον, *par celui de* μαιωράνα, majorana, *comme pour dire le grand amaracum, au lieu que le marum eſt le petit. Galien dit que celui-ci eſt d'une odeur plus fine, & plus agreable, & il a raiſon. C'eſt la plante que nous appellons aujourd'hui marjolaine franche.* Saumaiſe ſe trompe. Ce qu'on appelle *marjolaine franche*, c'eſt la marjolaine ordinaire, à laquelle on donne ce nom pour la diſtinguer d'une autre eſpece de marjolaine, qu'on appelle *groſſe marjolaine*, parce qu'elle a les feuilles plus groſſes que l'autre. Elle approche de l'*origan*, & l'odeur n'en eſt pas ſi douce que celle de la premiere. A l'égard du *marum*, ou l'on ne conoit pas celui des Anciens, ou c'eſt la plante que tous les Herbiers modernes appellent de ce nom, qui a les feuilles beaucoup plus petites que la marjolaine franche, & d'une odeur beaucoup plus forte.

La *ſquille* eſt une eſpece de bulbe, ou d'oignon fort commun chez les Apothicaires, qui en font diverſes préparations, telles que ſont le *vinaigre*, & le *miel*, ou l'*oxymel ſcillitique*, & les *trochiſques de ſquille*, qui entrent dans la thériaque. Nos Médecins attribuent les mêmes facultez à ces médicamens que Dioſcoride & Galien leur ont attribué. Cependant Saumaiſe prétend que notre *ſquille* n'eſt point la même plante, qui avoit ce nom chez les Grecs; car celle-

celle-ci avoit la feuille rude, & picquante, ou brûlante, ensorte qu'on ne la *Depuis*
pouvoit toucher sans se faire du mal, à peu près comme l'*ortie*, ce qui ne se *l'An xl.*
rencontre point dans la nôtre, outre diverses autres marques, qui ne se trou- *de J. C.*
vent pas les mêmes dans ces deux plantes. Je crois que ce savant Critique se *jusqu'à*
trompe aussi, & que tout ce que les Anciens ont dit de l'acreté de la squille, se *l'An cxl.*
doit entendre du suc, qui se tire de cet oignon, & non pas de ses feuilles.

Les Médecins trouveront, selon Saumaise, le même sujet de douter à l'égard d'une herbe beaucoup plus commune, qui est celle qu'on appelle *Althæa*, ou *Bismalva*, en François *Guimauve*. Il croit que la veritable *Althæa* des anciens Grecs est entierement inconue à nos Herboristes. Il se fonde sur ce qu'il a trouvé dans de vieux Auteurs Grecs, qu'il ne nomme point, mais qu'il dit être encore cachez dans le fond des Bibliotheques. Il se fonde, dis-je, sur ce que ces Auteurs parlent de l'Althæa, comme d'une plante fort rare, & qu'on ne trouvoit qu'en Asie, & en peu d'autres lieux. Il cite les propres paroles de ces Auteurs, & il ajoûte que Théophraste regarde aussi cette plante comme rare, disant qu'il en croit en Arcadie, où on l'appelle ἀγρία μαλάχη, *mauve sauvage* 1 *L'Althæa*, dit encore Théophraste, *a la feuille semblable à la mauve, si ce n'est qu'elle est plus grande, & plus épaisse, la tige est molle, & sa fleur jaune.* Il faut, dit Saumaise, que les Médecins avouent qu'ils n'ont jamais vu d'Althæa semblable à celle que Théophraste a dépeinte, c'est à dire, qui soit *à fleur jaune.* Il ajoûte qu'Harpocration dit que la fleur de l'Althæa étoit appellée du nom de *rose*, & que Dioscoride appelle cette fleur ῥοδοειδῆς, *approchante de la rose*, ce qui, selon lui, doit être entendu par rapport à la figure de la fleur, & non par rapport à la couleur, qui doit être jaune.

Ce n'est pas qu'il n'avouë que la *Mauve sauvage*, ou l'*Althæa*, & l'*Ibiscus*, des Latins, est la même que celle de nos boutiques, mais il soutient qu'elle est differente de celle des anciens Grecs. Il soupçonne même que les plus anciens Latins n'ont point eu de conoissance de la veritable *Althæa*. On peut répondre à Saumaise, qu'il n'est pas si difficile qu'il l'a cru, de montrer une espece d'Althæa *à fleur jaune.* Presque tous les Herbiers la décrivent; quelques-uns l'ont appellée Althæa, d'autres lui ont donné un autre nom. Elle est plus rare que la commune, & elle a toutes les principales marques de celle de Theophraste, la fleur jaune, les feuilles beaucoup plus grandes que celles de la mauve, plus épaisses, & veloutées. Sa tige est molle, c'est à dire, douce au toucher, parce qu'elle est veloutée aussi bien que la feuille. C'est ce que signifie le mot μαλακὸς dont s'est servi Théophraste, & qui ne doit pas être traduit par tendre, comme il l'est dans l'Herbier François de Lion. On dit en ce sens μαλακὸς οἶνος, *du vin doux.*

Quant à l'Althæa ordinaire, il est vrai qu'elle est differente de celle-là. Cependant on peut dire de ses fleurs, avec Dioscoride, qu'elles sont *approchantes des roses*, pour la figure, & la couleur n'en est pas fort éloignée, de sorte qu'il y a de l'apparence que c'est celle qu'il a décrit, & celle que les Médecins ont employée depuis fort long-temps, comme Saumaise en convient, ce qui suffit pour la pratique.

1 Ἔχει δὲ ἡ ἀλθαία φύλλον μὲν ὅμοιον μαλλάχῃ, πλὴν μεῖζον καὶ δασύτερον, τὸν δὲ καυλὸν μαλακὸν, ἄνθος μήλινον

Depuis l'An xl. de J. C. jusqu'à l'An cxl.

Il n'y a point d'arbre plus commun que *le Pêcher*, cependant il a fourni à Saumaise la matiere d'une assez grande Dissertation. On sait que les Grecs avoient appris par une certaine tradition, que les Persans, ennemis des Egyptiens, s'étoient avisez d'envoyer secrettement planter chez eux certain arbre, qu'on appelloit *Persea*, du nom du lieu d'où il est venu, & dont le fruit étoit venimeux. Ils croyoient que les Egyptiens, tentez par la beauté de ce fruit, ne pourroient s'empêcher d'en manger. En effet ils en mangerent, mais il arriva tout le contraire de ce que les Persans avoient pensé. La bonté du terroir d'Egypte changea de telle maniere ce que ce fruit avoit de nuisible dans son pays natal, que les Egyptiens en purent manger sûrement. C'est ce qu'a voulu dire Columella par ces vers:

——— ——— & pomis quæ barbara Persis
Miserat, ut fama est, patriis armata venenis:
At nunc, exposito patriæ discrimine, læta
Ambrosios præbent succos ignara nocendi.

Les Grecs & les Romains qui ont écrit après Théophraste, comme Dioscoride & Pline, ont cru que le *Persea* d'Egypte étoit different du *Persica*, c'est à dire du *Pêcher*; parce qu'ils trouvoient que la description, que Théophraste avoit faite du premier, ne convenoit pas au second. Mais ils ne savoient pas qu'il n'y avoit point de Pêcher dans la Grece, du temps de Théophraste; qu'ils y ont été apportez assez tard, & de là en Italie; & que par consequent Théophraste en a parlé comme d'un arbre, ou d'un fruit étranger. Saumaise conclud que le *Persea* & le *Persica* sont le même arbre, de ce que ceux qui les font differens, entre lesquels est Dioscoride, décrivent bien le dernier, mais point du tout le premier, disant seulement, que c'est un arbre particulier à l'Egypte; ce qui est, dit-il, une preuve qu'ils n'avoient pas vu ce prétendu arbre, & qu'ils n'en parloient que sur un ouï-dire. La seule difference qu'il y a, selon Saumaise, entre ces deux noms d'arbre, c'est que le premier étoit en usage chez les anciens Grecs, & le second chez les nouveaux, aussi bien que chez les Romains. Il ajoûte que ce qui a fait méconoitre le *Persea* de Théophraste, c'est que cet Auteur, au lieu de décrire toutes les especes de *Pêcher*, n'a décrit que *l'Abricotier*, qui étoit aussi appellé *Persea*. Pour le distinguer on lui donna dans la suite le nom de *Persea præcox*; & les Latins l'ont appellé simplement *Præcoqua*; d'où les derniers Grecs ont fait Βερίκοκκα, & d'où est venu le François *Abricots*. Le Persea ou Persica, fut encore appellé *Rhodacinea* & *Rhodacina*, parce que les premiers de ces arbres avoient été plantez à *Rhodes*, où Théophraste remarque qu'ils ne faisoient que fleurir, & n'apportoient point de fruit. Mais ce Philosophe pouvoit avoir été mal informé, ce fruit étant encore de son temps tout nouveau en Grece. Il se peut aussi que le terroir où on les mit d'abord, ne fut pas propre; mais il y a de l'apparence qu'ensuite ils réüssirent fort bien, & que l'on en tira de là pour en fournir la Grece & l'Italie, où le nom de *Rhodacina* leur fut conservé, duquel par un renversement fort ordinaire, on a fait *Doracina* & *Duracina*, d'où vient le François *Dureau*.

Le

Le Pécher a pu être encore pris pour un autre arbre, qui est le *Citronnier*; non pour aucun rapport qu'il y ait entre ces deux arbres, ou entre leurs fruits, mais seulement parce que le Citronnier, qu'on a appellé *Malus Medica*, s'appelloit aussi *Malus-Persica*.

Depuis l'An xl. de J. C. jusqu'à l'An. cxl.

Le *Citronnier* a été derechef confondu avec cet arbre, dont le bois servoit pour faire des tables, *citreæ mensæ*, qui étoient fort estimées chez les Anciens, l'un & l'autre de ces arbres ayant été appellé *Citrus*; mais pour les distinguer le dernier avoit aussi le nom de *Thua*. C'est du premier, selon Saumaise, qu'a voulu parler Pline, lors qu'il a dit, après avoir fait mention du *Citrus*, ou du *Thua*, *Alia est arbor eodem nomine malum ferens execratum aliquibus odore*. On a de la peine à croire qu'il y ait eu des personnes, qui ayent trouvé si mauvaise l'odeur du citron; mais comme il ne faut pas disputer des goûts, on ne doit pas aussi disputer des odeurs.

L'opinion commune où l'on est que les mêmes choses qui nous paroissent aujourd'hui agreables, ou desagreables au goût, ou à l'odorat, doivent avoir toûjours fait le même effet sur tous les autres hommes, est cause qu'on a cru dans ces derniers siecles avoir perdu le *Silphium*, ou le *Laser*, drogue qui entroit dans plusieurs compositions Médicinales des Anciens, & même 1 dans plusieurs de leurs ragouts. On sait qu'il y avoit anciennement de deux sortes de *Laser*, l'un qui croissoit en Cyrene, qui étoit le plus cher & de la meilleure odeur; l'autre qui venoit de Syrie, ou de Perse, qui étoit le moins estimé, & d'une odeur plus puante. On ne trouvoit déja plus du premier du temps de Pline, qui tâche de rendre raison du manquement de cette drogue; mais on avoit abondamment du second, & les Médecins ne faisoient pas difficulté de s'en servir au défaut de l'autre. Presque tous ceux qui ont écrit de la matiere Médicinale depuis un siecle ou deux, ont soutenu, qu'on ne conoissoit plus ni les plantes qui produisoient ce suc, ni ce suc lui-même. Cela peut être veritable à l'égard du Laser de Cyrene, mais Saumaise croit que toutes les marques de celui de Syrie se rencontrent dans cette espece de gomme qu'on appelle *Assa fœtida*; le mot *Assa* ou *Asa* ayant été tiré du vieux mot *Lasar*.

Il paroitra fort étrange que cette drogue dont l'odeur n'est supportable qu'aux femmes malades de la mere, & que les Allemands appellent *Stercus Diaboli*, n'ait pas semblé aussi abominable aux Anciens qu'à nous, & qu'au contraire, ils en ayent mêlé dans leurs sauces pour en relever le goût. Mais on cessera de s'étonner de cela, quand on saura, que les Indiens trouvent encore aujourd'hui l'Assa fœtida si bonne qu'ils l'appellent *la viande des Dieux*, & qu'ils en mettent dans tous leurs ragouts. L'experience justifie qu'il y a des choses qui ne plaisent pas à l'odorat, & qui ne laissent pas de plaire au goût, témoin *l'ail*, & le *fromage vieux*. Les Anciens ne disoient pas que le *Laser* fût de bonne odeur. Le Scholiaste d'Aristophane, sur la Comedie intitulée *les Cavaliers*, dit en parlant de cette plante 2, que l'odeur en étoit mauvaise. Il n'y a eu que le Silphium de Cyrene dont l'odeur eût quelque douceur, ou fût en quelque maniere supportable. Pour celui de Perse, on doit juger de ce qu'il sentoit par le nom

1 *Voyez Apicius de Re Culinaria.*

2 σίλφιον, κάκοσμον φυτάριον.

nom qu'on lui donnoit de *Scordolasaron*, qui prouve que l'odeur approchoit de celle du *porreau*, appellé en Grec σκόροδον. Dioscoride dit même, pour distinguer le *laser* commun d'avec l'autre, que l'odeur du premier est *plus puante*, βρομωδεστέρα, *virosior*, ce qui suppose que celui de Cyrene étoit puant, quoi qu'il le fût moins que celui de Perse, ou de Syrie. Cet Auteur remarque aussi d'ailleurs, que le *Sagapenum* tenoit le milieu pour l'odeur, entre le *Silphium* & le *Galbanum*, preuve que toutes ces gommes avoient du rapport ensemble du côté de l'odeur, d'où l'on peut inferer qu'elles étoient toutes puantes, du plus au moins. Mais Saumaise prouve encore par la gomme *Ammoniac* & par le *Galbanum*, dont les Anciens faisoient des parfums, qu'il ne faut pas juger des effets que produisent les odeurs sur le cerveau des autres, par ceux qu'elles produisent à notre égard. Au reste quoi que l'Assa fœtida soit une drogue fort commune, 1 à peine conoit-on la plante d'où elle se tire.

Tandis que nous sommes sur les odeurs & sur les goûts, nous rapporterons ici ce que Saumaise remarque au sujet des *Truffes*, que les Grecs ont nommées ὕδνα, les Latins *Tubera*, & les Arabes *Camha*, ou *Terfes*, d'où est venu le François *Truffes*. Il prétend qu'il y en a eu de deux sortes chez les Anciens; les unes qui étoient semblables à celles que nous avons; les autres, qui venoient d'Afrique, qui étoient de la grosseur d'un *coin*, & dont l'écorce étoit blanche. Leon Africain dit de ces Truffes, que les Arabes les font cuire dans du lait, ou sous les cendres, & qu'ils les trouvent d'un très-bon goût. Saumaise infere de ce que dit cet Auteur, que si ces truffes se mangent sans y faire d'autre façon, elles doivent être fort differentes des autres. Il cite là-dessus Avicenne, qui dit, qu'après avoir pelé & coupé menu les truffes on les fait cuire dans de l'eau avec du sel, après quoi on les aprête à l'huile & on y ajoûte du *laser* & des épiceries. Saumaise veut que ces truffes d'Avicenne, qui sont les mêmes que celles que nous avons aujourd'hui, n'eussent de goût que celui que leur donnoit la sauce qu'on y faisoit; en quoi il paroit que ce grand homme n'avoit pas le goût si fin pour les friandises de la cuisine que pour la Critique, ou qu'il n'avoit jamais mangé de truffes; autrement il se seroit apperçu que de quelque maniere qu'on les assaisonne, leur goût naturel se fait sentir par dessus toutes les épiceries.

Les anciens Herboristes distinguoient particulierement les plantes par deux caracteres tirez de la forme de leurs racines. Ils appelloient *racines fibreuses* celles qui étoient toutes composées de *fibres*, c'est à dire de *filamens*. Ils donnoient le nom de *bulbeuses* à celles qui étoient massives, & qui formoient un *bulbe*, c'est à dire une masse solide à peu près ronde, comme une *truffe*, ou comme un *oignon*. Mais il y avoit aussi quelques plantes, ou racines, auxquelles ils donnoient en particulier, ou en propre, le nom de *bulbes*, dont ils faisoient diverses especes. Ils avoient entr'autres le *Bulbe vomitif*, & le *Bulbe bon à manger*. Cette derniere espece de Bulbe étoit si conue des Grecs & des Latins

1 J'apprens qu'un Médecin de Westphalie, qui a long-temps demeuré au Japon, a apporté des feuilles de cette plante, en Europe, depuis quelques années, avec de grands mémoires concernant l'Histoire Naturelle de ce pays là. Comme les Anciens ont décrit le *Laser*, ou pourra conferer leur description avec la plante de l'*Assa fœtida*, & on verra par là si c'est une même chose, ou si ceux qui l'ont cru, se sont trompez.

Latins qu'ils n'ont pas daigné la décrire. Dioscoride se contente de dire que le bulbe, que l'on mange, est une plante conue de tout le monde, & décrit ensuite ses proprietez. *Le Bulbe*, dit-il, *est bon pour l'estomac ; il tient le ventre libre ; il est nourrissant ; il excite l'appetit vénérien &c.* C'est une chose surprenante que les Herboristes modernes n'ayent pu déterrer cette plante, ou deviner ce que ce peut être. Une plante si commune autrefois ne peut pas s'être perdue. Il y a de l'apparence que c'est quelque espece *d'oignon* que nous avons encore aujourd'hui, mais que nous ne conoissons pas sous le nom de *bulbe*. On verra par ce que dit Saumaise sur ce sujet, que les Arabes, qui ont suivi de près les Grecs, n'en savoient guére plus que nous à cet égard.

Depuis l'An xl. de J. C. jusqu'à l'An cxl.

Le même Saumaise passant des plantes communes aux étrangeres, fait voir qu'il est encore plus aisé de s'y tromper, par rapport à l'homonymie, qu'aux premieres. Il est vrai qu'il y a de la difference de cette espece d'homonymie à celle dont nous avons parlé au commencement, & dont nous avons donné des exemples. Celle dont il s'agit maintenant regarde les noms anciens qui ont été appliquez, dans ces derniers siecles, à diverses drogues, qu'on a cru les mêmes que celles qui étoient autrefois conues sous ces noms, quoi qu'elles soient differentes ; au lieu que la veritable homonymie est celle qui se rencontre entre des noms semblables, donnez par une même Nation à des choses differentes.

On n'apportera pas des exemples de toutes les drogues de cette nature. On remarquera seulement en géneral qu'il n'y a presque pas une sorte d'aromate dont les Anciens ayent parlé, qu'on ne trouve dans les boutiques de nos Droguistes, si l'on veut se payer de noms. On y trouve, par exemple, *l'Amomum ;* quelques Modernes décrivent la plante qui le porte, mais Saumaise soutient que cet *Amomum* n'a rien de commun avec celui des Anciens. On n'est guére plus certain, selon le même Auteur, à l'égard des especes de *Nardus* ; à l'égard du *Cardamome*, du *Galanga*, du *Zedoaria*, de *l'Aspalathum*, du *Bois d'Aloës*, du *Bois de Rhodes*, du *Macer*, du *Costus*, du *Casia* &c. Saumaise soutient particulierement que notre *Canelle* n'est point le *Cinnamome* des Anciens, quoi qu'on lui donne ce nom en Latin. Le Cinnamome étoit en petites branches, pleines de nœuds par intervalle, & dont le bois étoit joint à l'écorce, au lieu que la Canelle qu'on nous apporte n'est qu'une écorce sans bois. D'ailleurs les plus grandes pieces du Cinnamome ne passoient pas un pied Romain en longueur, & l'arbre qui les portoit est décrit comme étant fort bas ; outre que cet aromate avoit une odeur approchante de celle de la Rue, ou de l'Origan, comme Dioscoride & Galien le remarquent. Ce n'est pas que les Anciens ne conussent notre canelle, mais Saumaise prétend que c'est ce qu'ils appelloient *Cassia fistula*. La plûpart des Herboristes modernes ont été du sentiment de notre Auteur à cet égard, ou plutôt il est du leur.

Il n'y a pas moins d'embarras à l'égard de plusieurs *mineraux*. Nous ne savons rien de bien certain touchant la *Cadmie*, le *Pompholix*, le *Misy*, le *Sory*, le *Colcothar*, & divers autres. Le Sel *Armoniac* que nous avons est fort different du Sel *Ammoniac* des Anciens. Celui-ci étoit un sel naturel, fossile, transparent, & qui se fendoit aisément, au lieu que le nôtre est artificiel, & n'a pas d'ailleurs les marques qu'on a rapportées. Il en est de même du *Nitre*.

Depuis l'An xl. de J. C. jusqu'à l'An. cxl.

Celui de nos boutiques, qu'on appelle autrement du *Salpêtre*, est tout autre que celui des Anciens.

Comme l'ouvrage de Saumaise n'a pas été achevé, on n'y trouve pas des exemples d'homonymie par rapport aux *animaux*. Il le finit par deux petites piéces détachées dont l'une traite de la *Manne*, & l'autre du *Sucre*.

Les Auteurs de Médecine, Grecs & Latins, n'ont point eu conoissance de notre *Manne purgative*, ni peut-être de la *Manne des Juifs*. Néanmoins comme ils ont décrit quelque chose d'approchant de cette derniere espece, nous prendrons occasion de parler ici de toutes les sortes de mannes, en continuant notre extrait du livre de Saumaise. Ce savant homme remarque en premier lieu à l'égard de la *Manne des Hébreux*, qui est la plus ancienne, que si ces peuples nommerent *Manne* cette rosée que Dieu leur envoyoit du ciel, & s'ils se dirent l'un à l'autre *Man hou*, *c'est de la Manne*, ils ne lui donnerent ce nom que parce qu'ils en avoient vu de semblable auparavant, le nom, & la chose même leur étant déja conus. Une preuve de cela, c'est que Moïse les entendant parler de la sorte, ne leur nia pas que ce ne fût de la manne, il se contenta de leur dire, que c'étoit du pain que Dieu leur envoyoit, & que c'étoit de quoi ils se nouriroient à l'avenir. Quelques Interpretes ont cru que *Man hou* signifioit *Qu'est cela?* comme si les Israëlites s'étoient demandé les uns aux autres, *quelle etoit cette rosée*; mais Saumaise prétend que cette interprétation ne peut pas être soufferte par ceux qui entendent la langue sainte.

Le même Auteur veut encore que le *miel sauvage*, μέλι ἄγριον, dont S. Jean Baptiste se nourrissoit dans le desert de la Judée, fût cette même manne dont les Israëlites avoient usé. Il le prouve entr'autres par le témoignage de Suidas, qui l'interprete de cette maniere. L'une & l'autre étoit de la veritable manne qui ne differoit en rien de la commune, c'est à dire de la manne des Apoticaires. C'étoit une rosée qui tomboit le matin en petits grains ronds, comme de la grêle, qui se fondoit à la venue du Soleil, & qui avoit le goût du miel. Il ajoûte que Dieu ne créa pas une nouvelle espece, qui n'eût jamais été vuë auparavant, pour l'envoyer du ciel aux Juifs, afin qu'ils s'en nourrissent, mais il dispensa de cette maniere une espece déja créée. Ainsi quand Dieu voulut donner de la chair à cette Nation, il ne créa pas de nouveaux oiseaux, mais il leur envoya des *Cailles*. Le miracle ne consiste donc pas, selon Saumaise, en la production de la manne, comme d'une chose nouvellement créée, & qui ait été ensuite abolie, ou anéantie, mais en ce que la manne tomboit selon l'ordre précis de Dieu, en ce qu'elle tomboit abondamment, ensorte qu'il y en avoit assez pour nourrir cette grande multitude, & enfin en ce qu'elle tomboit toute l'année, & tous les jours, à la reserve du Samedi. Saumaise prévoyoit bien qu'on lui objecteroit que la manne ordinaire étant purgative, il est difficile que les Juifs pussent s'en nourrir; mais il répondoit que la manne ne nous purge que parce que nous en usons rarement. Il ajoûtoit qu'elle purge même si doucement que plusieurs n'en ont point le ventre émû, & il croyoit que si quelcun en prenoit fréquemment elle n'agiroit pas autrement sur son corps que du *miel*. Je n'examine pas si cela pourroit arriver ainsi, mais

mais il paroîtra par la suite, que Saumaise n'a pas bien conu la manne purgative. Voici de quelle maniere il continue de parler sur le même sujet.

La Manne, dit-il, est un médicament dont les Arabes ont enrichi la Médecine. Ce n'est pas que les Grecs ne l'ayent conue, mais ils n'en ont pas fait grande estime, & ils ne l'ont jamais nommée du nom de *Manne*, ou de *Man*, comme l'appelloient les Arabes. Ils la nommoient δροσόμελι, ou ἀερόμελι, *Miel de rosée*, ou *Miel de l'air*. Le mot *manna* ne laissoit pas d'être en usage, même chez les anciens Grecs, mais il avoit une signification bien differente. Ils appelloient de ce nom les petites pieces qui se séparent du toit lors qu'on froisse, ou qu'on brise quelque chose; *Micas concussu elisas mannam vocamus*, dit Pline. De là vient qu'on a dit *Manna Thuris*, λιβανωτοῦ μάννα, pour désigner l'encens, qui étoit en *petits grains*, ou en petites pieces comme des miettes de pain.

Quant au miel de l'air, Aristote & Theophraste en avoient déja dit quelque chose. Celui-ci distingue trois sortes de miel; le premier que les abeilles font avec les fleurs; le second qui vient de l'air, lors qu'une certaine humeur qui s'étoit élevée de la terre y retombe, après avoir été cuite par le Soleil; le troisième qu'il appelloit μέλι καλάμινον, *miel de roseaux*, qui est le même que le *Sucre* des Anciens. Celle du milieu, qui n'est pas differente du δροσόμελι, est la même chose que la manne. Avicenne, continue Saumaise, appelle manne *toute rosée qui tombe de l'air sur des pierres, ou des arbres, & qui se fige comme du miel, ou s'épaissit comme une gomme.* Le même Auteur, après avoir ainsi défini la manne, en reconoit de deux sortes, l'une qui est *apparente*, l'autre qui est cachée. Celle-ci se trouve, selon lui, par tout, & les feuilles de la plûpart des arbres en sont chargées, mais faute de se figer suffisamment, ou plûtôt pour être en trop petite quantité on n'en peut presque point recueillir. L'autre, qui est la seule manne proprement dite, ne se trouve qu'en de certains lieux, & en de certains temps. Il y en a de trois especes; la premiere s'appelle *Miel de Cusseran*, la seconde *Zirchest*, & la troisième *Teneriabin*. Les deux premieres sont liquides, mais la derniere est solide comme de la gomme, & elle se desseche par la chaleur du Soleil. Saumaise croit que cette derniere manne d'Avicenne ne portoit pas ce nom à juste titre, mais seulement pour la ressemblance qu'elle avoit avec la veritable manne, soit pour la douceur, soit pour la figure de ses grains; car il prétend que le *Drosomeli* se trouvoit en grains sur les feuilles des arbres, avant que le Soleil l'eût fait fondre, & couler le long du tronc. Il croit, dis-je, que le *Teneriabin* n'avoit de la manne que la ressemblance, & que ce n'en pouvoit pas être une espece, parce que la manne veritable se doit fondre au Soleil, au lieu que le *Teneriabin* s'y durcissoit, ou s'y séchoit, ce qui marque que c'étoit plûtôt une *gomme*, le propre des gommes étant de durcir de cette maniere.

Saumaise passe ensuite à la question, si la manne tire uniquement son origine de la rosée, ou si les arbres sur lesquels cette rosée tombe n'y contribuent rien du leur? Sur quoi il répond, qu'il peut veritablement se trouver des arbres dont les feuilles sont plus propres que d'autres pour retenir la rosée qui y tombe de l'air; mais il ne croit pas que ces feuilles ayent aucune qualité particuliere par laquelle elles puissent attirer, ou figer cette rosée, comme

Depuis l'An xl. de J. C. juſqu'à l'An cxl.

quelques-uns l'ont cru. Il eſt encore plus éloigné du ſentiment d'Altomari, qui veut que la manne ſoit un ſuc que l'arbre produit.

Dioſcoride parle d'un ſuc qu'il dit qu'on tiroit du tronc d'un arbre dans la Syrie, & il appelle ce ſuc ἐλαιόμελι, comme qui diroit *miel huileux*, ou *huile qui tient de la nature du miel*. Saumaiſe croit que ce ſuc eſt le même dont Théophraſte a fait ſa ſeconde eſpece de miel, & dont Galien fait mention ſous le nom de δροσόμελι, & de ἀερόμελι, duquel il dit que les habitans du Liban rempliſſent des bouteilles, ajoûtant que ces gens-là étendent des peaux ſous les arbres d'où cette liqueur découle, pour la recevoir. Saumaiſe n'a pas d'autre preuve pour conclurre que cette derniere liqueur étoit la même que celle de Dioſcoride, ſi ce n'eſt qu'il prétend, que ceux qui avoient vu couler la premiere le long du tronc de l'arbre, avoient jugé ſur ce ſeul indice, qu'elle en ſortoit. Ils ne ſeroient pas, dit-il, tombez dans cette erreur ſi les habitans du Liban s'étoient aviſez de recueillir ce ſuc, ou cette manne avant le lever du Soleil, pendant qu'elle étoit encore en grains, mais par malheur ils n'avoient pas encore cette induſtrie.

Cet habile Critique auroit mieux fait de s'en tenir à ce qu'avoit écrit *Donatus Antonius ab Altomari* qui étoit du pays d'où vient la manne. Pour refuter Saumaiſe il ſuffit de remarquer, après l'Auteur que l'on vient de citer, que dans la Calabre, qui eſt le lieu d'où nous vient la plus grande quantité de la meilleure manne, on n'en trouve que ſur les *frênes*, ou ſur les *ornes*, qui ſont des frênes ſauvages; & que les autres arbres n'en fourniſſent abſolument point, quoi qu'il y en ait pluſieurs dont les feuilles ſont auſſi propres à retenir la roſée que celles du frêne. Saumaiſe convient que les arbres qui en ſont chargez ne l'attirent pas par une vertu qui leur ſoit particuliere; mais ſi quelcun étoit dans cette penſée, il ſeroit aiſé de le détromper s'il vouloit aller ſur les lieux. On lui feroit voir la manne ſortant premierement d'elle même du tronc des frênes dans le temps de la Canicule; c'eſt cette manne que les gens du pays appellent *manna di corpo*. Il en vient enſuite des endroits où l'on a inciſé l'écorce, ou coupé les branches; on appelle cette ſeconde manne *manna forzata*. Il s'en trouve enfin ſur les feuilles qui ſort de leurs fibres, & à laquelle on donne le nom de *manna di frondi*; mais c'eſt celle ſur quoi l'on compte le moins, parce qu'on a de la peine à en avoir quelque quantité. Saumaiſe erroit d'ailleurs en ce qu'il dit que la manne ſe fond au Soleil, ce qui eſt tout le contraire de ce qui arrive en cette occaſion, puis qu'après avoir cueilli la manne on l'expoſe au Soleil pendant quelque temps pour lui ôter ſon humidité ſuperflue, ou pour la deſſecher.

Il ſe peut que le *Droſomeli*, qui étoit une eſpece de manne liquide, ſe fondît à la chaleur; mais il ne faut pas inferer de là qu'il en doive être de même de la manne ordinaire, ou de la manne purgative, que Saumaiſe confond mal à propos avec la premiere. A l'égard de la *manne des Juifs*, il eſt difficile de dire ce que c'étoit; mais en tout cas elle a plus de rapport avec le *Droſomeli*, qu'avec la manne des Apoticaires, dont il n'y a guere d'apparence que l'on ſe puiſſe nourrir, quoi qu'en diſe Saumaiſe. L'experience qu'il aſſure avoir fait à Dijon, en 1610, pendant un été fort ſerein, peut fort bien s'accorder avec le le ſentiment d'Altomari. Le ſuc que Saumaiſe recueilloit ſur des feuilles de prunier, & qu'il dit qui étoit rougeâtre, & doux comme du miel, étoit plus vraiſemblablement ſorti des feuilles de cet arbre, comme la manne ſort de celles du frêne, qu'il n'y étoit tombé de l'air. Avicenne parle d'une ſorte particuliere de manne qui eſt amere, parce, dit-il, qu'elle tombe ſur une plante nommée *huſſar* qui eſt auſſi amere. Mais Saumaiſe croit que cette manne *Alhuſſar* étoit plûtôt un ſuc de cette plante qu'une roſée qui fût tombée ſur la même plante. Il auroit pris le bon parti s'il avoir fait le même jugement de la *manne de Calabre*.

Depuis l'An xl. de J. C. jusqu'à l'An cxl.

Hippocrate fait mention d'une eſpece de miel qu'il appelle κέδρινον μέλι, *Miel de Cedre*. Quelques Savans ont cru que c'étoit de la manne qui venoit du Cedre. Mais Saumaiſe prétend que c'étoit plûtôt une *huile*, ou une liqueur huileuſe, qui étoit appellée *miel*, parce qu'elle avoit la conſiſtence du miel, à peu près comme la Térébenthine.

Quant au *Sucre*, ou au σάκχαρον des Anciens, que l'on dit être le même que le μέλι καλάμινον, *Miel de roſeaux* de Théophraſte, & que d'autres ont appellé ἅλας Ινδικὸν, *ſel des Indes*, Saumaiſe dit qu'il ſe tiroit de certains roſeaux, ou de certaines cannes, qui étoient auſſi hautes, & auſſi groſſes que des arbres, & que c'eſt le même qu'on appelle aujourd'hui *Sacar Manibu*. Les Arabes lui donnoient le nom de *Tabaxir*, qui eſt encore en uſage en Turquie, & en Perſe pour déſigner cette eſpece de Sucre. Mais comme les Arabes, non plus que les Grecs, n'avoient pas vu dans leur pays la canne qui le portoit, & qu'ils n'en parloient que par ouï-dire, ils débitoient ſur ce ſujet des fables toutes pures. Avicenne dit que l'on croit que les cannes du Tabaxir étant agitées par le vent ſe heurtent, ou s'entrechocqueut de maniere qu'elles prennent feu, & s'enflamment, & que la *cendre* qu'on recueille après cet embraſement au pied de ces cannes eſt le *Tabaxir*. Il eſt vrai qu'il témoigne que c'eſt un conte repandu parmi le peuple, auquel il n'ajoûte pas foi, mais il ne laiſſe pas de croire que le Tabaxir eſt la cendre des roſeaux des Indes, ou de leurs racines que l'on brûle exprès, & Averroës dit que c'eſt le charbon fait des nœuds des mêmes roſeaux.

Saumaiſe remarque que cette erreur des Arabes, ou la penſée où ils étoient que leur Tabaxir étoit une eſpece de cendre, parce qu'il étoit en une poudre griſâtre; il remarque, dis-je, que cette erreur a fait, que les Grecs modernes, qui ont traduit ces Arabes, ont rendu le mot *Tabaxir* par celui de *Spodium*, qui eſt formé de σποδὸς *cendre*. Cela a cauſé une grande confuſion dans la Médecine, en ce que les anciens Grecs avoient appellé *Spodium* une drogue entierement differente, qui eſt ce que nous appellons de la *Tutie*, & en ce que les mêmes Grecs modernes, & tous les Medecins, & Apoticaires après eux, ont auſſi appellé Spodium *l'yvoire brûlée*. Voilà trois matieres fort differentes, une eſpece de ſucre, la cendre, ou la ſuye d'un mineral, & la cendre de l'yvoire, cependant elles ont le même nom.

Pour revenir au Spodium, qui eſt le Tabaxir, il faut encore remarquer que les Arabes l'ont diſtingué du ſucre des Anciens, quoi que ce fût, comme on l'a dit, la même choſe, parce qu'ils croyoient que leur Tabaxir étoit une cendre; au lieu que le ſucre des Anciens étoit décrit, ou comme une roſée qui

Depuis l'An xl. de J. C. jusqu'à l'An cxl.

tomboit sur les cannes, ou comme un suc doux & gras qui sortoit de la canne elle même sans qu'on la brûlat. Ils ont au contraire cru que notre sucre étoit le même qu'ils trouvoient dans les livres des Grecs sous le nom de σάκχαρον, & pour ce sujet ils l'ont appellé *suchar*, ou *zuchar*, quoi qu'ils y ait beaucoup de difference entre ces deux sucres. Le premier, ou celui des Anciens, outre qu'il venoit d'un fort grand roseau, comme on l'a déja remarqué, il en sortoit naturellement, & de lui-même, comme une espece de manne; au lieu que notre sucre est le suc d'une canne beaucoup plus petite, que l'on fait moudre, & que l'on presse pour en tirer ce suc, auquel on donne ensuite la consistence qu'il a, en le faisant cuire, & en le purifiant. Mais Saumaise fait voir que le sucre que nous avons aujourd'hui, étoit absolument inconu aux Anciens, quoi qu'ils eussent entendu parler de la canne qui le produit, & de son suc. Il croit même que les Indiens de ce temps-là ne savoient pas encore faire le sucre, mais qu'ils se servoient seulement du suc tiré de la canne qui le porte, comme d'une boisson. Il rapporte comme une preuve que les Anciens ont connu la canne de sucre, ces vers de Varro Atacinus,

Indica non magna nimis arbore crescit arundo,
Illius è lentis premitur radicibus humor,
Dulcia cui nequeant succo contendere mella.

Ce n'est pas que Saumaise prétende que l'invention du sucre, ou la maniere de le préparer tel que nous l'avons, soit fort nouvelle. Il convient qu'il y a plus de huit cens ans qu'on l'a trouvée, & que c'étoit déja une chose commune du temps d'Avicenne.

Voilà ce que j'ai extrait du livre de Saumaise, qui servira pour donner quelque idée des difficultez que l'on rencontre sur la matiere Médicinale, qui est le sujet que Dioscoride a traité. Pour revenir à cet Auteur en particulier, outre les louanges que l'on a dit que Galien lui avoit données pour son exactitude, il le louë encore de ce qu'il n'a pas rempli ses livres de fables, ou de remarques superstitieuses, & de vaines curiositez, comme avoit fait Xénocrate, dont nous avons parlé ci-devant. On trouve néanmoins quelque chose de semblable dans le livre *de Euporistis*, comme des secrets pour charmer les serpens, & d'autres bagatelles de cette nature. Mais outre que ce livre peut n'être pas de lui, comme on l'a remarqué ci-dessus, les secrets dont nous parlons, passent pour avoir été ajoûtez au texte, aussi bien que l'on a mêlé parmi ses autres ouvrages des choses qui sont de quelqu'autre Auteur.

Ce n'est pas que Dioscoride n'ait ses défauts. On a remarqué ci-devant qu'il avoit omis la description de divers simples, & l'on trouve qu'il s'est trompé dans quelques-unes de celles qu'il a données. On lui reproche d'ailleurs une bévuë considerable qu'il a faite en parlant du Nard. *Il y a*, dit-il, *de deux sortes de Nard, l'un qu'on appelle Nard Indique, l'autre qu'on nomme Nard Syriaque. Ce n'est pas*, ajoûte-t-il, *qu'il croisse du Nard en Syrie; mais c'est que la montagne, où ces deux plantes se trouvent, regarde d'un côté la Syrie, & de l'autre les Indes.* Il semble de la maniere qu'il parle, que la Syrie soit proche des Indes, ou qu'il y ait une montagne qui separe ces deux pays.

Nous

Nous finirons ce que nous avons à remarquer touchant Dioſcoride, par ce qu'il dit des préparations de quelques mineraux, & de certaine ſorte de médicament dont on n'a point parlé au chapitre précedent. Nous apprenons de cet Auteur, que le *vif argent* ſe tiroit du *cinabre* de cette maniere. 1 *On met*, dit il, *ſur une terrine une conque de fer, où il y a du cinabre. On ajuſte enſuite un couvercle ſur cette conque, & après l'avoir enduit d'argille tout autour, on allume des charbons ſous la terrine, & la ſuye qui s'attache, ou qui monte au couvercle, ayant ceſſé de bouillir, & étant refroidie, c'eſt ce qu'on appelle du vif argent.* Le mot ἄμβιξ, dont Dioſcoride ſe ſert pour déſigner *le couvercle*, que l'on met ſur la conque, ſignifie proprement *un pot*, *olla*, χύτρα, κάδος. On le traduit auſſi par κύλιξ, *celix*, une *coupe*. Athénée dit qu'on appelloit ἄμβικες, certaines ſortes de coupes dont les bords alloient en pointe (φοξίχειλοι,) c'eſt à dire, dont le fond étoit plus large que le deſſus. Pline qui a traduit le paſſage de Dioſcoride, ou qui dit en Latin la même choſe que celui-ci a dite en Grec, ſe ſert du mot *calix*. Voici ſes propres termes, *patinis fictilibus impoſitum ferrea concha, calice coopertum, argilla ſuperillita; dein ſub patinis accenſum follibus continuo igni, atque ita calicis ſudore* 2 *deterſo, qui fit argenti colore, & aquæ liquore.* Les coupes, ou les gobelets de terre, ou de verre qui avoient la forme dont on a parlé, ſervoient quelquefois de *ventouſes*, comme on l'apprend de 3 Cælius Aurelianus.

Depuis l'An xl. de J. C. juſqu'à l'An cxl.

Du Grec ἄμβιξ, *Ambix*, les Arabes ont fait *Ambik*, & par l'addition de l'article *al*, ils ont dit *Alambik*, qui eſt *un vaiſſeau propre à diſtiller.* Mais il ne s'enſuit pas que le Grecs tiraſſent de leur *Ambix*, tous les uſages que les Arabes ont tiré de leur *Alambic.* Il ne ſe trouvera pas que du temps de Dioſcoride les Médecins euſſent conoiſſance de la *diſtillation*, ou ſe ſerviſſent de vaiſſeaux propres pour diſtiller. On n'en voit aucune trace dans tous les Ecrits de Galien, qui a vécu quatre-vints ans après Dioſcoride, quoi que Galien ait parlé fort au long de la préparation du toutes les ſortes de médicamens, qui étoient en uſage de ſon temps. Et je ne penſe pas non plus qu'il y ait rien ſur ce ſujet, dans les Ecrits des autres Médecins Grecs, beaucoup moins anciens que lui, tels que ſont *Oribaſe*, *Aëtius*, *Paul Eginete* & quelques autres, qui ont pourtant fort amplement traité la même matiere de la compoſition des médicamens. Le mot *Ambix* déſignoit comme on l'a dit, *un pot* dont on ſe ſert à la cuiſine, ou une eſpece de *gobelet*, c'étoit là la ſignification ordinaire de ce mot. Les ouvriers qui travailloient à la métallique pouvoient bien avoir un *Ambix*, ou un *pot* d'une ſorte particuliere pour l'uſage à quoi ils l'employoient, & ce pot pouvoit être approchant en quelque maniere de l'alambic des Arabes, ou des vaiſſeaux ſublimatoires des Chimiſtes; mais les Médecins n'avoient rien de ſemblabie.

La ſeule préparation que les Grecs euſſent, qui approchât de celles qui ſe font en diſtillant, c'eſt une eſpece *d'huile de poix* appellée *Piſſelæum*, ou *Picis*

1 *Lib.* 5. *Cap.* 110.

2 Il y a dans Dioſcoride ἀποζεσθεῖσα. Pline avoit apparemment lu ἀποξυσθεῖσα, comme Saraſin veut qu'on liſe.

3 *Item vaſcula quæ* ambigas *vocant, & ſunt materia teſtea vel vitrea confecta.* Le mot *ambigas* eſt mis pour *ambicas.* *Voyez Reineſ. Var. Lect. Lib.* 3. *Cap.* 18. *Cæl. Aurel. Tardar. Lib.* 3. *Cap.* 7.

Depuis l'An xl. de J. C. jusqu'à l'An cxl.

Picis flos en Latin. Pour tirer cette huile ils suspendoient de la laine, ou une toison, au dessus d'un vaisseau où ils faisoient bouillir de la poix ; & quand cette toison étoit suffisamment chargée de la vapeur qui s'élevoit de la poix bouillante, ils l'exprimoient fortement pour tirer ce qui s'y étoit attaché. On trouve cette préparation dans Dioscoride, & c'est l'huile dont nous avons dit au Chapitre précedent que nous parlerions dans celui-ci. Mais si la maniere de tirer cette huile prouve que les Médecins avoient déja alors quelque chose d'équivalent à l'alambic, elle prouve d'un autre côté qu'ils ne conoissoient pas l'alambic; car s'ils l'eussent conu, ils s'en seroient servis en cette rencontre.

Dioscoride parle d'ailleurs de diverses préparations *métalliques ;* & je ne doute pas que ceux qui avoient travaillé jusques alors sur les métaux n'eussent déja trouvé plusieurs moyens, & plusieurs vaisseaux particuliers pour les séparer & pour les purifier ; la *Chimie Metallique* pouvant être fort ancienne, ainsi qu'on l'a déja remarqué ci devant. Et comme en chemin faisant ils avoient aussi découvert diverses choses qui pouvoient servir à la Médicine, les Médecins s'en prévalurent le plûtôt qu'il leur fut possible. Les choses dont nous voulons parler sont, par exempls, certaines dissolutions de mineraux, comme le *plomb brûlé*, la *ceruse*, le *vert de gris*, *l'antimoine brûlé*, le *cinabre*, ou certaines parties des métaux qui s'exhalent, & s'attachent aux vaisseaux & aux fourneaux, lors qu'on fond ces métaux, ou qui s'en séparent comme une espece de crasse. Tels sont la *litharge*, la *cadmie*, le *pompholix*, &c. La plûpart de ces choses étoient entrées dès le temps d'Hippocrate dans les *Emplâtres*, dans les *Collyres*, & dans les autres médicamens qu'on appliquoit *extérieurement*

On avoit aussi commencé, long-temps avant Dioscoride, à donner *intérieurement* quelques matieres métalliques quelques *terres*, & quelques *sels*. On employoit. 1 *la fleur* & *l'écaille d'airain*, comme un grand purgatif. On donnoit aussi le 2 *melanteria*, pour faire vomir. Le *chalcitis* entroit dans la Thériaque, ou comme un specifique contre les venins, ou pour quelqu'autre raison que l'Auteur n'a pas dite. Dans la description d'un Antidote attribué à Galien, & rapporté par 3 Nicolaus Myrepsus, il entre du *cinabre*, mais il est visible que c'est un mot mis pour un autre, comme des Savans l'ont remarqué. On prenoit aussi intérieurement quelques especes de *terres* ou de *pierres*; comme *la terre Lemnienne*, la *pierre Judaïque*, la *pierre Hématite*; & quelques *sels*, outre le *sel commun*, comme le *nitre*, le *sel ammoniac*, & des sels *fossiles*. 4 Aristote & 5 Pline parlent d'un *sel artificiel*, que l'on faisoit dans l'Ombrie, en brûlant des roseaux & du jonc, & en faisant bouillir la cendre dans de l'eau commune. Il ne paroit pas que ce sel pût tenir lieu du sel commun, comme ces Auteurs semblent l'insinuer. Il a plutôt du rapport avec la *soude*, ou avec le sel que l'on tire du *Kali*, qui est une espece de jonc marin, & auroit été propre à faire du *savon* ou du *verre*.

Les

1 *Dioscorid. Lib.* 5. *Cap.* 88. & 89.
2 *Voyez ci dessus*, *Part.* 2. *Liv.* 2. *Chap.* 7.
3 *De Antidotis*, *Chap.* 62.
4 *Meteorolog. Lib.* 2. *Cap.* 3.
5 *Lib.* 13. *Cap.* 7.

Depuis l'An xl. de J. C. jusqu'à l'An cxl.

Les Anciens avoient d'ailleurs un ſel compoſé qu'on appelloit *Sel Thériacal*, ou *Sel de Viperes*. Sa compoſition eſt differemment décrite. Dioſcoride dit que l'on prenoit une *vipere*, qu'on la faiſoit brûler vive dans un pot de terre neuf avec quelques *figues*, du *ſel commun* & *du miel*, & quand cela étoit réduit en cendres, on y ajoûtoit un peu de *ſpica nardi*, ou de *malabathrum*. Pline n'ajoûte aux viperes que du ſuc de fenouil, & un grain d'encens. Mais Galien, Paul Eginete, & Aëtius décrivent un ſel Thériacal beaucoup plus compoſé, y faiſant entrer du *ſel commun*, ou du ſel *ammoniac* & pluſieurs des ſimples de la Theriaque. On peut voir ce qui a été remarqué 1 ci deſſus touchant un médicament *compoſé de ſels*, dont on a cru qu'Hippocrate ſe ſervoit. On trouvera auſſi dans Aëtius, dans Paul Eginete & ailleurs des ſels qu'on appelloit *purgatifs*, parce qu'on joignoit au ſel ammoniac de la *ſcammonee*, & quelques autres drogues.

Enfin les Anciens conoiſſoient 2 les *Eaux minerales*. Ils s'en ſervoient beaucoup pour ſe baigner, & ils en prenoient auſſi intérieurement. On peut voir là-deſſus ce qu'en dit Pline, Liv. 31. Chap. 6. & ailleurs. Galien parle auſſi en divers endroits des Eaux minerales. Il remarque, entr'autres choſes, 3 qu'il y avoit des perſonnes qui avoient accoutumé de boire au printemps, ou en automne des eaux *ſoufrées*, *bitumineuſes*, ou *nitreuſes* pour ſe purger. Il dit auſſi 4 ailleurs que ceux qui ſont ſujets au calcul boivent des eaux minerales par précaution.

Voilà à peu près l'uſage que les Anciens faiſoient des matieres minerales par rapport à la ſanté. Ils n'alloient guére plus loin à cet égard faute de conoître mieux les mineraux & les métaux, ou de les ſavoir préparer pour en tirer d'autres médicamens que ceux dont on a parlé. Le *Fer*, par exemple, dont on a tiré depuis d'excellens remedes, n'étoit point employé par les Médecins du temps de Dioſcoride, & on ne ſavoit point les proprietez qu'il a pour guérir diverſes maladies. La *rouille de fer*, que l'on prend aujourd'hui très-utilement, & qui eſt en particulier un remede pour les femmes & les filles, eſt indiquée par Dioſcoride comme un médicament *qui empêche la conception*, au lieu qu'on s'en ſert dans des vuës toutes oppoſées L'ignorance où l'on étoit en ces témps-là touchant l'effet de la plûpart des mineraux pris par la bouche, ſe découvre encore par le ſentiment du même Auteur ſur le *vif argent*, qu'il regarde comme un poiſon, *qui ronge les entrailles, & qui les détruit par ſa peſanteur*. Le contraire paroit aujourd'hui par l'exemple de ceux qui ſont atteints de *l'Ileus*, ou du *Miſérére*. On leur voit prendre quelques onces de vif argent, le garder même pluſieurs jours dans leur corps ſans qu'il leur en arrive le moindre mal, & le rendre enſuite goutte à goutte parmi leurs excremens lors qu'ils échappent de cette maladie. Il n'eſt point de Praticien qui n'en ait vu des exemples. L'on en donne auſſi ſans danger aux petits enfans qui ont des vers. Il en eſt de même de *l'Antimoine*, que l'on appelloit *Stimmi*, ou *Stibium*, que du vif argent. On ne

1 *Part. 2. Liv. 3. Chap. 24.*

2 *Ibidem, Chap* 13. Les Eaux minerales étoient appellées en Grec ὕδατα φαρμακώδη, en Latin *Aquæ medicatæ*. Les Grecs les appelloient auſſi αὐτοφυῆ, qui répond au Latin *aquæ ſponte naſcentes, aquæ naturales* Voyez ci-deſſus, *Part. 2. Liv. 5. Sect. 1. Chap. 11. ſur la fin.*

3 *De Sanitat. tuend. Lib. 4. Cap. 4.*

4 *De Renum Affect. dignoſc. & cur.*

Depuis l'An xl. de J. C. jusqu'à l'An cxl.

ne s'en servoit anciennement que pour des applications extérieures après l'avoir brûlé, & l'on ne verra pas que Dioscoride, ni aucun autre Auteur de ces temps-là, en ait donné intérieurement.

Ces remarques étoient nécessaires pour détromper ceux qui croyent la Chimie Médicinale fort ancienne. Si l'on avoit su distiller, au temps dont il s'agit, & si l'on avoit eu conoissance de la préparation des mineraux comme on l'a aujourd'hui, seroit-il possible que Dioscoride, qui a été fort diligent & fort exact, n'en eût rien dit ? Se pourroit-il que Pline, qui a recherché si curieusement tout ce que l'on avoit découvert de son temps, par rapport aux remedes, fût demeuré dans le silence à cet égard ? Enfin croira-t-on que Galien, qui avoit demeuré long-temps à Alexandrie, capitale de l'Egypte, d'où l'on dit que la Chimie est venue, n'eût fait mention d'aucun médicament Chimique, si l'on en avoit eu en ce pays-là? On dira peut-être que ceux qui avoient conoissance de ces médicamens les tenoient secrets; mais si l'on n'avoit pas eu la description, ou la communication de ces beaux secrets, on auroit du moins entendu parler de leurs effets, & des merveilleuses cures qui se seroient faites par leur moyen. Les Historiens nous apprendroient que tel, ou tel Empereur, ou Roi, a été guéri d'une maladie dangereuse, par une *panacée*, ou quelque préparation Chimique, au lieu qu'il ne se trouve rien de semblable. On aura occasion de traiter plus amplement de cette matiere dans la suite, & de parler des Auteurs de Chimie Grecs dont on a aujourd'hui les écrits. Il est temps de quitter Dioscoride pour venir à Pline.

CAJUS PLINIUS SECUNDUS étoit de Vérone. Il obtint des emplois considérables de l'Empereur Vespasien, & entr'autres le gouvernement d'Espagne. Il exerça d'ailleurs divers offices militaires, & se mêla pendant quelque temps de plaider des causes. Il semble qu'avec ces occupations il ne pouvoit pas avoir le temps d'écrire ; néanmoins comme il employoit à l'étude toutes les heures où il avoit le moindre relâche, il composa divers ouvrages dont le plus considerable nous est heureusement resté, C'est son *Histoire Naturelle*, qu'il dédie à Tite Vespasien, & qui est divisée en trente-sept livres, dont il y en a du moins quinze qui traitent de la *matiere medicinale*. On le compte, par cette raison, entre les Médecins, quoi qu'il ne fît pas profession de la Médecine.

Comme nous avons déja assez examiné cette matiere dans l'article précedent, aussi bien que la question qui concerne le temps auquel Pline peut avoir écrit par rapport à Dioscoride, nous ne repéterons pas ici ce qui a été dit là-dessus. Nous verrons seulement en peu de mots en quoi la méthode de Pline differe de celle de Dioscoride, ou quel a été le but du premier, & ce qu'il a de particulier par rapport, non seulement à Dioscoride, mais encore à Théophraste qui a aussi écrit sur le même sujet. De toute la matiere Médicinale Théophraste n'a choisi que *les Plantes*, & il a traité ce sujet en *Physicien*. Dioscoride, comme on l'a vu, a joint aux Plantes les *Animaux*, & les *Mineraux*, qui est tout ce qui reste de la matiere dont il s'agit, & qu'il a examinée comme *Médecin*. Pline s'étant proposé d'écrire l'Histoire Naturelle, a embrassé tout ce que Théophraste & Dioscoride ont traité, & beaucoup davantage, ayant écrit sur tout cela en *Philosophe*, on *Médecin*, & en *Historien*.

En cette derniere qualité, & pour ne rien omettre de ce qu'on pouvoit avoir dit

dit de plus rare & de plus curieux sur son sujet, il rapporte souvent, sur le témoignage d'autrui, des choses qui sont fabuleuses, & qu'on ne trouve pas dans les deux Auteurs précedens On peut mettre en ce rang ce qu'il dit touchant le *Phœnix*, ou le *Cinnamologus*. 1 Cet oiseau, dit Pline, fait son nid des branches de l'arbre qui porte le cinnamome, & les habitans du pays l'abbatent avec des fleches garnies de plomb, sans quoi on n'auroit point de cinnamome. Il est vrai que cet Auteur remarque 2 ailleurs que c'est une fable inventée pour augmenter le prix de cette espece d'aromate par la prétendue difficulté de le cueillir. Mais Théophraste & Dioscoride, qui ont tous deux parlé du Cinnamome, se sont bien gardez de débiter ce conte absurde. S'il falloit d'ailleurs ramasser tout ce que Pline a dit touchant la nature & les proprietez imaginaires d'un grand nombre de plantes, d'animaux, ou de mineraux, & touchant divers remedes superstitieux, on n'auroit jamais fait. On peut l'excuser en disant qu'il cite à l'ordinaire ses Auteurs, & on doit encore lui rendre témoignage, que s'il a fait mention de ces bagatelles, il a le plus souvent marqué qu'il n'y ajoûtoit pas foi, non plus qu'à tout ce qui concerne les effets magiques de certains simples. Il a même combattu, autant qu'il l'a pu, la crédulité du peuple sur ce sujet. *Où étoit*, dit-il, *l'herbe appellée Ethiopis, qui desseche les rivieres & les étangs, lors qu'on y en jette, & qui ouvre tout ce qu'elle touche? ou celle qu'on nomme Achemenis, qui étant répandue au milieu d'une armée donne de la frayeur à tous les bataillons, & les met en fuite? ou le Latacé, que les Rois de Perse donnent à leurs Generaux d'armées, afin qu'ils ayent de tout en abondance, en quelque lieu qu'ils se trouvent? Où étoient*, continue Pline, *ces merveilleuses herbes lors que les Cimbres & les Teutons portoient de tous cotez la terreur par leurs armes, & par leurs hurlemens? ou lors que Lucullus, avec peu de Légions, défaisoit tant de Rois du pays des Magiciens? Pourquoi les Generaux Romains ont-ils toûjours eu un si grand soin des convois? ou pourquoi les soldats de César souffrirent-ils de la faim à Pharsale, si une seule herbe peut faire qu'on ne manque de rien? Ne valoit-il pas mieux que Scipion ouvrit les portes de Cartage avec l'herbe dont on a parlé, que de les battre pendant tant d'années avec tant de machines? Que ne desseche-t-on aujourd'hui avec l'Ethiopis les marais de Pontine, & que ne rend-on par ce moyen à cette partie de l'Italie, qui est la plus proche de Rome, tant de champs qu'elle perd?* On dira peut-être que Pline qui témoigne le peu de penchant qu'il a à croire ce que l'on disoit des effets surnaturels des herbes, dont on vient de parler, & qui marque en divers autres endroits un grand mépris pour tout ce qui sent la superstition, pouvoit se passer de rapporter les fables que l'on débitoit sur ce sujet. Mais il semble qu'écrivant l'Histoire Naturelle, il étoit obligé de faire mention de toutes les proprietez, tant réelles qu'imaginaires que l'on attribuoit à chaque corps. Il y avoit d'autant plus de nécessité de le faire, que le nombre de ceux qui étoient infatuez de ces chimeres étoit le plus grand, & que ce que Pline dit touchant ce que l'on en croyoit communément, lui fournit en même temps l'occasion d'en faire voir le ridicule.

Depuis l'An xl. de J. C. jusqu'à l'An. cxl.

On accuse d'ailleurs cet Auteur d'avoir manqué d'exactitude, & de s'être souvent

1 *Lib.* 10 *Cap.* 33.
2 *Lib.* 12. *Cap.* 19.

Depuis l'An xl. de J. C. jusqu'à l'An cxl.

souvent trompé faute d'application, ou même pour n'avoir pas entendu les Auteurs qu'il lisoit. 1 Saumaise, 2 Reinesius, & d'autres Savans en ont apporté divers exemples. Saumaise ne laisse pas néanmoins de rendre justice à Pline à d'autres égards ; & de témoigner qu'il a beaucoup d'estime pour lui. Il déclare qu'il veut tenir un milieu entre ceux qui ont fait l'éloge de cet Auteur d'un maniere outrée, & ceux qui l'ont traité avec mépris. Il le louë de son éloquence, & de la maniere forte & vive avec laquelle il a écrit, & sur tout de ce qu'il n'a laissé échaper aucune occasion de faire, pour ainsi dire, la Médecine aux défauts de son siecle, ou aux maladies d'esprit qu'on avoit alors, en même temps qu'il a indiqué les remedes propres aux maladies du corps. Il l'estime encore beaucoup de ce qu'il a eu assez de courage pour entreprendre un ouvrage aussi vaste qu'est une *Histoire Naturelle Universelle*, ouvrage qui auroit fait peur à tout autre. Il croit enfin qu'encore que Pline se soit trompé en plusieurs choses, on ne laisse pas de lui avoir l'obligation de nous en avoir appris une infinité d'autres que nous ne saurions point sans lui, & de nous avoir donné des extraits d'un grand nombre d'Auteurs, dont il ne nous seroit rien resté sans les soins qu'il a pris.

Quant aux sentimens de Pline touchant la Médecine, quoi qu'il ne condamne pas l'Art en lui-même, il n'épargne pas d'ailleurs les Médecins. Il paroit par divers endroits de ses ouvrages, que la Médecine *Empirique* étoit celle qu'il regardoit comme la plus naturelle. La censure qu'il fait à Asclépiade pour avoir changé la vieille Médecine, & pour avoir rendu cet art purement conjectural, en le réduisant presque tout à la recherche des causes des maladies, est une preuve formelle de ce que l'on vient de dire. Pline avoit aussi un grand éloignement pour tout ce qui sentoit l'affectation, ou qui n'avoit pas du rapport avec la simplicité de la Médecine des premiers siecles. Il ne pouvoit supporter les grandes compositions, non plus que les médicamens tirez des pays fort éloignez. On a vû dans le Chapitre précedent ce qu'il disoit du *Mithridat*. Voici de quelle maniere il parle des autres médicamens composez, & des drogues étrangeres : 3 *La Nature, cette bonne mere, & cette divine ouvriere, n'a pas fait les Cérats, les Malagmes, les Emplâtres, les Antidotes, ou les Collyres. Ce sont là des inventions des boutiques des Médecins, ou plûtôt de leur avidité pour le gain. Les ouvrages de la Nature se trouvent tout faits, & tout achevez. Peu de chose vous suffira si vous vous contentez de suivre les indications tirées des causes manifestes des maladies, sans vous abandonner à des conjectures, soit qu'il s'agisse de rétablir en son état naturel une partie dont les pores sont resserrez de secheresse, en l'humectant avec quelque suc, soit qu'il faille, avec quelque autre matiere, corriger l'humidité superflue d'une autre partie. Ce n'est pas l'effet d'une conjecture humaine, mais d'une insigne impudence d'avoir ramassé, & mêlé par scrupules, ou par de petites quantitez, un certain nombre de simples. Nous nous garderons bien sur tout de toucher aux marchandises que l'on apporte des Indes, ou de l'Arabie, aux drogues tirées d'un autre Monde. Les choses qui naissent en des endroits si reculez ne nous paroissent*

1 *In Plinianis Exercitat. & in Dissertat. de Homonymis Materiæ Medicæ.*
2 *Variar. Lect. Lib. 2. Cap. 7. & alibi.*
3 *Lib. 22. Cap. 24.*

Depuis l'An xl. de J. C. jusqu'à l'An cxl.

paroissent pas propres pour en faire nos remedes. Elles n'y croissent pas pour nous, ni même pour ceux de ces pays-là, autrement ils ne les vendroient pas. Qu'on les achete pour leur bonne odeur, ou pour s'en servir dans les parfums, ou dans les autres compositions où l'on n'a en vuë que la volupté; ou si l'on veut, pour les employer selon que 1 *la superstition le demande, puis que la coûtume veut qu'en priant on offre de l'encens, & du costus. Pour ce qui regarde la santé, nous prouverons aisément que ces choses n'y servent de rien, afin que la Médecine ait honte d'avoir introduit ces sortes de délices.*

Les forests, dit 2 ailleurs notre Auteur, *& les lieux les plus incultes, ne sont pas sans produire quelques médicamens, la Nature, cette sacrée mere de toutes choses, ayant pourvu à ce qu'il y eût par tout des remedes pour les hommes, ensorte que les déserts même n'en sont pas dépourvus.* Il ajoûte un peu plus bas, en conséquence de ce que l'on vient de lire: *Voilà d'où est venue la Médecine, & voila quels sont les seuls remedes que la Nature avouë, des remedes familiers, que l'on trouve aisément, que l'on prépare sans dépense, & qui sont tirez à peu près des mêmes choses dont nous vivons. Mais la fraude, & l'adresse interessée de l'esprit humain ont inventé ces boutiques où chaque particulier trouve pour son argent des cautions pour sa vie. De là sont venues ces compositions, & ces mêlanges embrouillez que l'on ne cesse de vanter. Il n'y a que l'Arabie & les Indes lors qu'il s'agit de trouver des médicamens; & l'on va chercher jusques vers la Mer Rouge un remede pour une petite égratignure, pendant que chaque pauvre a tous les jours sur sa table les veritables remedes pour toutes les maladies. Pourquoi cela, je vous prie? C'est que si nous tirions des remedes des herbes, ou des arbres de nos jardins, il n'y auroit dans peu de temps point d'Art plus vil que la Médecine. Cela est très sûr. La grandeur du Peuple Romain lui a fait perdre ses bonnes coûtumes, & en vainquant nous avons été vaincus. Nous obéïssons aux* 3 *étrangers, & par le moyen d'un de leurs arts ils ont trouvé le secret de commander aux Empereurs.*

On voit par cette critique de Pline, qu'il ne vouloit que des médicamens simples, & qui d'ailleurs fussent tirez des choses qui nous sont les plus familieres. On peut dire au premier égard, qu'il est vrai que les Médecins ont tort d'accumuler en certaines occasions un grand nombre de simples, là où un, ou deux pourroient suffire. Il y a peu de gens éclairez qui ne trouvent fort juste la censure de Pline touchant le Mithridat, & les autres grandes compositions dont on a parlé, quoi que les Médecins se défendent le mieux qu'ils peuvent là-dessus, comme on l'a vu au Chapitre précedent. Mais il faut prendre garde de

1 *Superstitionis gratia.* Pline est accusé de libertinage par rapport à sa religion, & ce passage pourroit augmenter les autres preuves que l'on en a, si le mot *superstition* se prenoit toujours en mauvaise part; mais je trouve un passage dans Ciceron (*in Verrem Lib.* 4.) où il semble que les mots *religion*, & *superstition* sont synonymes: *Verùm illud maximum; tanta religione obstricta tota Provincia est: tanta superstitio ex istius facto mentes omnium Siculorum occupavit, ut quæcunque accidant publicè vel privatim incommoda, propter eam causam, scelere istius evenire videantur.* Si l'on regarde au but de Ciceron, il ne paroit pas qu'il ait pris ici le mot *superstition* dans le sens ordinaire. Il s'en pourroit encore trouver d'autres exemples. Je serois bien aise d'entendre là-dessus le sentiment des Savans.

2 *Lib.* 24. *Cap.* 1.

3 Ceci s'adresse aux Médecins Grecs. *Voyez ci-dessus, Part.* 2. *Liv.* 3. *Chap.* 1. *& Pline Liv.* 29. *Chap.* 1.

Depuis l'An xl. de J. C. jusqu'à l'An cxl.

de n'affecter pas aussi une trop grande simplicité, & il est absurde de conclurre, comme fait notre Auteur, de ce que les emplâtres & les antidotes ne croissent pas dans les champs, ou ne s'y trouvent pas tout faits, il est, dis-je, absurde de conclurre qu'il n'en faut point. L'experience nous apprend que l'on tire de bons usages de ces sortes de médicamens. Ces compositions, aussi bien que les autres, sont à la verité des productions de l'art. Il faut piler, broyer, faire cuire, ou préparer de quelque autre maniere les choses qui y entrent, & les mêler avec artifice pour leur donner cette forme, je ne vois pas néanmoins qu'on les doive rejeter par cette raison. La terre ne nous produit pas le pain tel que nous le mangeons; cependant personne ne s'avise de dire qu'il vaut mieux se nourrir avec du bled tel qu'on le moissonne. On est obligé de tenir certains médicamens sous une certaine forme, soit pour la commodité de l'usage, soit afin que les ingrédiens se puissent conserver plus longtemps, & qu'on les trouve tout prêts dans l'occasion

Le raisonnement de Pline n'est pas moins outré, en ce qui regarde les remedes tirez des pays étrangers. Il se peut que si nous conoissions bien toutes les proprietez des choses qui se trouvent chez nous, nous pourrions nous passer de la plûpart de celles que nous tirons de dehors. Mais étant convaincus, comme nous le sommes, de l'insuffisance de nos expériences à cet égard, je ne vois pas pourquoi nous refuserions de nous prévaloir de ce qu'on a trouvé ailleurs, en attendant que nous rencontrions chez nous quelque chose de semblable. Il n'est pas impossible que nous ayions dans nos jardins, & dans nos bois d'aussi bons fébrifuges que le quinquina; mais jusques à ce que nous les conoissions on nous permettra bien de nous servir de cette merveilleuse écorce, tant que nous en pourrons avoir aisément.

Voilà ce que nous avions à dire touchant les écrits de Pline, qui regardent la Médecine. On peut voir quels sont les soins que divers Savans ont pris pour donner une édition correcte de cet Auteur, dans celle dont on a l'obligation au P. Hardouïn, & qui est préferable à toutes les autres. Pline mourut à l'âge de cinquante-six ans, étouffé par les vapeurs, ou par la fumée du Mont *Vesuve*, dont il voulut trop s'approcher pour examiner une exhalaison en forme de nuée qui en étoit sortie; à peu près comme on a vu 1 ci-dessus qu'il étoit arrivé à Empedocle, à l'égard de *l'Etna*.

2 On imprima premierement à Rome, en l'an 1509, un livre intitulé *C. Plinius Secundus de Re Medica*. Ce même livre fut réimprimé plus correct à Basle en 1528, par les soins d'Albanus Torinus. Il s'en est fait ensuite trois autres éditions, une à Strasbourg en 1533; une à Venise en 1547, où l'on a joint tous les anciens Médecins Latins, qui est très-belle; & une autre enfin à Basle an 1546. 3 Paul Jove, qui écrivoit dans le temps que cet Auteur commença à voir le jour, & qui étoit de Côme, ayant vu 4 dans cette ville un ancien monument d'un *Plinius Valerianus*, crut que les livres dont il s'agit étoient de ce Pline, qui a été Médecin, comme le témoigne son Epitaphe,

D. M.

1 *Voyez la* 1. *Part. Liv.* 2. *Chap.* 5.
2 *Vide Fabr. Bibliothecam Latinam.*
3 *Lib. de Piscibus Romanis, Cap.* 35.
4 Boissard dit avoir vu le même monument à Rome. *Vide Reines. Var. Lection. pag.* 388.

Depuis l'An xl. de J. C. jusqu'à l'An cxl.

D. M.
C. PLINII
VALERIANI
MEDICI
QUI VIXIT
ANN. XXII. M. VI. D. V.
PARENTES.

Il n'en a pas fallu davantage pour obliger de ſavans hommes, qui ont écrit après Paul Jove, à nommer *Plinius Valerianus* l'Auteur des livres en queſtion, quoi qu'il n'y en ait point de preuves que je ſâche, & qu'il y ait même des raiſons aſſez fortes pour détruire ce ſentiment, comme on le verra dans la ſuite. Voici le but que cet Auteur s'eſt propoſé, & ce qui l'a porté à écrire. 1 *Les maladies*, dit-il, *que j'ai euës dans mes voyages, & celles de mes domeſtiques, m'ont ſouvent donné occaſion d'experimenter les fraudes des Médecins. Les uns m'ont vendu à un fort haut prix des médicamens qui ne coûtent preſque rien. Les autres ont entrepris de me traiter, ſeulement pour tirer mon argent, quoi qu'ils n'entendiſſent point leur métier. J'en ai enfin trouvé d'autres, qui pouvant guérir en peu de jours, ou en peu d'heures, une maladie, l'ont fait durer le plus long-temps qu'ils ont pu, afin de ne perdre pas ſi tôt le revenu qu'ils en tiroient, plus cruels en cela que la maladie elle-même. C'eſt ce qui m'a obligé à ramaſſer de tous côtez des deſcriptions de remedes, & à en faire un recueil abbregé, afin de pouvoir me paſſer des Médecins, & de n'être plus expoſé à leurs tromperies &c.* On voit ici préciſément l'eſprit de l'ancien Pline, que notre Auteur a voulu copier dans ſa préface, comme il en a tiré d'ailleurs la plus grande partie de ce qu'on trouve dans ſes livres, & ce qu'il y a de plus conſiderrble. Voici de quelle maniere il s'y eſt pris. Comme il y a dans l'Hiſtoire Naturelle de Pline une infinité de choſes, qui ne regardent pas la Médecine, notre prétendu Plinius Valerianus s'eſt attaché à faire un extrait de l'ouvrage dont on vient de parler, ſeulement pour ce qui concerne la *matiere médicinale*. Et afin que cela fût plus commode pour ceux qui voudroient s'en ſervir, il a ſuivi l'ordre que l'on tient dans les livres de Pratique. Il a mis au deſſus de chaque chapitre de ſes livres le nom d'une maladie, & a rapporté enſuite, & rangé enſemble tous les remedes que le veritable Pline propoſe, en divers endroits, pour cette maladie. De cinq livres que notre Auteur a compoſez, le premier comprend toutes les maladies de la *tête*, & tous les remedes qui y ſont propres. Le ſecond indique les moyens de guérir les maladies de la *poitrine*, & du *bas-ventre*. Le troiſième contient les remedes des diverſes eſpeces de fiévres, & de quelques autres grandes maladies, comme de la goutte, de l'hydropiſie &c. Le quatrième décrit les proprietez de la plûpart des herbes, & des fruits que l'on mange ordinairement. Le cinquième enfin regle la *diéte*, qu'il faut obſerver dans chaque maladie. De tous ces livres, il n'y a que le dernier qui ne ſoit pas extrait de ceux de Pline. Les autres en ſont tirez, comme on l'a dit, pour la plus grande partie; de ſorte que l'on y trouve à l'ordinaire des périodes entieres, où il n'y a rien de changé; ou s'il y a

1 *Vide Auctoris Præfationem.*

Depuis l'An xl. de J. C. jusqu'à l'An. cxl.

y a par fois quelque changement, il ne consiste qu'en quelques mots mis pour d'autres de la même signification. Ce qu'il y a qui n'est pas du vrai Pline, ce sont principalement des descriptions de médicamens composez, & quelques citations de Dioscoride & de Galien, qui se trouvent dans le quatrième, & dans le cinquième Livre. Les mots que l'on vient de dire, qui sont substituez à ceux de Pline, avec d'autres que l'Auteur a ajoûtez du sien, & la liaison de son discours, tout cela ensemble fait un langage, ou un stile qui n'est pas fort pur; parce que cet Auteur, qui a écrit long-temps après Pline, ne parloit pas à peu près si bien que lui. Mercurial le traite d'Auteur barbare, & en fait très-peu d'état, mais Reinesius prend son parti, & soutient que sa Latinité n'est pas si méprisable que Mercurial l'a cru. On y trouve diverses façons de parler qui sont les mêmes que celles que Cælius Aurelianus, & Theodorus Priscianus employent.

Voilà en géneral ce qu'il y a à remarquer touchant les livres de notre Auteur, qui paroît visiblement plagiaire, ayant copié Pline, comme il l'a fait, & n'ayant parlé de lui nulle part. Il y a long-temps que les Savans l'ont reconu, mais il n'a pas été aussi aisé d'en découvrir le nom. Car de dire que ce soit veritablement un *C. Plinius Secundus*, comme le premier, & qui se trouve avoir pillé celui-ci sans l'avoir nommé en aucun endroit, on aura de la peine à le croire. 1 Mais ne pourroit-on point tourner la chose d'une autre maniere, & absoudre en même temps notre Auteur du crime qu'on lui impose? Il me semble que cela est possible, en supposant que ce titre *C. Plinii Secundi de Re Medica Libri*, n'a pas été mis pour marquer le nom du Copiste de Pline, mais seulement pour faire conoître que les livres, dont il s'agit, sont un recueil tiré de ce que le veritable Pline avoit écrit en divers endroits sur la matiere de la Médecine. Selon cette explication, ces mots, *C. Plinii Secundi de Re Medica Libri*, seroient équivalens à ceux-ci, *ex Caji Plinii Secundi de Re Medica Libris*. On m'opposera premierement que la préface de ces livres ne fait point mention de l'Auteur, d'où ils ont été tirez, & qu'il y a d'ailleurs dans ces mêmes livres diverses choses, qui ne sont point de l'ancien Pline. Mais je répons à cela, que la préface peut avoir été supposée, & que les additions dont je viens de parler, peuvent être d'un tiers. Ce qui confirme ce sentiment, c'est que les manuscrits de notre Auteur different beaucoup les uns des autres, & que les plus anciens sont les moins amples, comme l'a remarqué *Albanus Torinus*, à qui l'on doit la meilleure édition de ce Pline. On m'opposera en second lieu, que Marcellus l'Empirique a reconu deux Plines, *Plinius uterque*, dit-il, *Apuleius*, *Ausonius*, *&c.* par où il ne peut désigner que l'ancien Pline, & celui que l'on appelle Valerianus; car 2 Pline, le neveu du premier, n'a rien écrit que l'on sache concernant

1 Si la chose n'est pas allée de la maniere que je le marque, il se pourroit que quelcun ayant vu un recueil de médicamens tiré presque tout des écrits de l'ancien Pline, mais rangé dans un autre ordre, ait cru que c'étoit effectivement le même Pline, qui avoit aussi composé ce dernier ouvrage, & ait mis à la tête le nom de *C. Plinius Secundus*. D'où il seroit arrivé dans la suite que d'autres ayant vu ce nom au devant de ce livre se sont imaginez qu'il étoit d'un second Pline.

2 On trouve dans les lettres de Pline, les précautions qu'il prenoit pour sa santé; il alloit à la chasse, il se baignoit, & il faisoit divers exercices. Il parle même dans la dix-neuvième lettre du livre cinquième, de son affranchi *Zosimus*, qu'il avoit envoyé en Egypte, dans la pensée que ce voyage le

cernant la Médecine. Mais il se peut que le copiste de Pline eût déja écrit du temps de Marcellus, & que celui-ci l'ait pris pour un second Pline. Quoi que le langage du prétendu Plinius Valerianus ne soit pas fort bon, il n'est pas impossible que cet Auteur ait écrit avant Marcellus, ou avant Théodose premier, sous lequel celui-ci vivoit, si l'on en croit la préface de son livre.

Depuis l'An xl. de J. C. jusqu'à l'An cxl.

Paul Jove sembloit avoir déterré fort à propos son Plinius Valerianus, pour en faire l'Auteur des livres *de Re Medica*. On cherchoit un Pline different de l'ancien, & de son neveu, il en avoit trouvé un. Mais outre que Jove n'a aucune preuve, que ce Pline soit précisement celui que l'on voudroit découvrir, le contraire paroît premierement, parce que l'Auteur des livres que l'on vient de citer n'étoit pas Médecin, comme sa préface le justifie, au lieu que Plinius Valerianus l'étoit. Secondement, celui-ci étant mort à vint-deux ans, ainsi qu'on l'apprend de son Epitaphe, il ne peut pas avoir tant voyagé, ni avoir eu lieu de faire autant d'expériences que le précedent, qui se fait beaucoup valoir à cet égard. Enfin le surnom de *Secundus* que prend l'Auteur des mêmes livres, & qui n'est point donné à Plinius Valerianus, fait voir que ce sont deux personnages differens.

On voit à Geneve une ancienne Inscription, où il est fait mention de quelques autres Plines.

ANNOR. XII. L. PLINIO FAVSTI FI. F. SABINO	C. PLINIO M. F. C. FAVSTO ÆDILI II VIRO IVL. EQ. FLAMIN. C. PLINIVS FAV VIVOS C.

Il n'y a pas plus de nécessité de croire, que Plinius Valerianus soit le Pline que l'on voudroit trouver, qu'il y en auroit de dire la même chose de ceux, dont il est fait mention dans l'Inscription précedente, ou de tous les autres Plines que l'on peut avoir découvert.

Au reste, il y a lieu d'être surpris que Saumaise, qui semble avoir eu conoissance de tout ce qu'il y a d'anciens livres au monde, n'ait pas conu le prétendu Plinius Valerianus. Je juge du moins qu'il ne conoissoit pas cet Auteur, sur ce qu'il n'en a rien dit dans ses Exercitations Pliniennes, ni dans celles qui regardent les Homonymes de la matiere Médicinale, qui sont pourtant des endroits, où il en devoit nécessairement parler. Il étoit d'autant plus obligé de faire mention de cet Auteur, qu'il lui auroit beaucoup servi, tout barbare qu'il paroît, pour corriger, ou pour illustrer des passages de l'ancien Pline, qui

le guériroit d'un crachement de sang, & il semble que c'est Pline lui même, qui lui avoit donné ce conseil. Ce Pline étoit fort universel, aussi bien que son Oncle, mais on n'apprend pas qu'il ait rien écrit d'ailleurs touchant la Médecine.

Depuis l'An xl. de J. C. jusqu'à l'An cxl.

qui est ce que Saumaise se proposoit. Je ne sache pas non plus qu'il en ait parlé ailleurs. Mercurial appelle l'Auteur dont il s'agit, 1 *Plinius mentitus*, c'est à dire, *le faux Pline*, & 2 *cet Auteur barbare qu'on appelle faussement Pline*, par où il paroît qu'il étoit du sentiment que je soutiens, quoi qu'il donne aussi en quelque endroit au même Auteur, le nom de *Plinius Valerianus*. Albanus Torinus qui a travaillé à une édition de ce Pline, semble aussi douter qu'il portât légitimement ce nom. Celui qu'on appelle *Plinius minor*, *Plinius junior*, ou *Plinius alter*, est proprement Pline *le neveu*, qui se nommoit *C. Plinius Cæcilius Secundus*, & qui est l'Auteur de ces belles Epîtres, & du Panégyrique que nous avons. Je fais cette remarque parce que quelques Modernes ont confondu ce dernier Pline, neveu de l'ancien avec Plinius Valerianus.

On peut conclurre de tout ce qui a été dit, que l'Auteur des livres *de Re Medica*, qui paroissent sous le nom de C. Plinius Secundus, est un inconu, & que c'est sans aucun fondement qu'on l'a voulu appeller Plinius Valerianus. On trouvera plusieurs remarques savantes & curieuses concernant cet Auteur, & ses écrits, dans les diverses Leçons de Reinesius, & dans Rhodius, sur Scribonius Largus, aussi bien que dans la Centurie des Plagiaires, & dans la Bibliotheque Latine de Mr. Fabricius; quoi que ces trois Savans ne soient pas de mon sentiment, touchant le nom de ce même Auteur.

ANDROMACHUS, le fils, dont on a parlé en même temps que de son pere, vivoit aussi sous Vespasien.

On trouve sous le même Regne un SELEUCUS, Médecin Cysicénien, & un STRATOCLES, qui sont citez dans le huitième livre de la vie d'Apollonius de Tyane.

Tite a regné si peu de temps, qu'on ne peut pas marquer précisément les Médecins qui ont été fameux sous son Empire. Martial qui a vécu depuis le Regne de Galba, jusqu'à celui de Trajan, parle de quelques Médecins ses contemporains, dont une partie ont pu vivre sous Tite, sous Domitien, sous Nerva, & même sous Trajan. Ce Poëte fait mention en plus d'un endroit, d'un SYMMACHUS. Il faut que ce fût un Médecin fort estimé, de la maniere que Martial le représente, 3 suivi d'un grand nombre d'Ecoliers qu'il menoit chez ses malades. Le même Auteur lui attribue ailleurs d'avoir dit 4 qu'il étoit important, pour la santé, de ne point retenir les vents. Ceci a du rapport avec l'Edit que méditoit l'Empereur Claude, comme on l'a remarqué cidevant.

Martial parle aussi d'un 5 DASIUS, Médecin de son temps, & d'un 6 CRITON, qui est apparemment le même qui est souvent cité par Galien; comme ayant

1 *Variar. Lect. Lib.* 2. *Cap.* 1.

2 *De Arte Gymnastic. Lib.* 6. *Cap.* 11. & *Lib.* 3. *Cap.* 13.

3 Languebam: sed tu comitatus protinus ad me
Venisti centum, Symmache, discipulis.
Centum me tetigere manus Aquilone gelatæ,
Non habui febrem, Symmache, nunc habeo. *Lib.* 5. *Epigr.* 9.

4 Pedere te mallem: namque hoc nec inutile dicit
Symmachus, & risum res movet ista simul. *Lib.* 7. *Epigr.* 17.

5 *Lib.* 6. *Epigramm.* 70.

6 *Lib.* 11. *Epigramm.* 61.

ayant très-bien écrit *de la composition des médicamens*. Il avoit particulierement épuisé la matiere des *Cosmétiques*, c'est à dire des compositions pour l'embellissement, comme sont les diverses especes de *fards*, les médicamens, pour teindre les cheveux, ou la barbe, & autres de cette nature. Galien ajoûte qu'Héraclide de Tarente en avoit déja dit quelque chose, aussi bien que la Reine Cléopatre, mais que ce n'étoit rien au prix de ce qu'avoit fait Criton. La raison qu'il en apporte c'est que du temps d'Héraclide, ni même de celui de Cléopatre, les femmes ne s'étoient pas encore portées à l'excès, où elles étoient venues de ce côté-là dans le temps de ce dernier Médecin. Le même Galien ne laisse pas d'excuser Criton de s'être attaché à ces bagatelles, sur ce qu'il étoit Médecin de Cour. L'Auteur du livre intitulé *de l'Usage de la Theriaque*, qui est attribué à Galien, dit que Criton fut le premier qui donna le nom de *Thériaque*, à la composition qu'Andromachus avoit appellée *Galéné*, mais il y a de l'apparence que cet Auteur s'est trompé, comme on l'a remarqué lorsqu'il s'est agi d'Andromachus. Nous avons parlé 1 ci-devant d'un *Criton*, qui a été compté entre les premiers Empiriques, par l'Auteur du livre intitulé *de Subfiguratione Empirica*, qui est parmi les œuvres de Galien. Le Criton, dont il s'agit ici, pouvoit être de cette Secte; mais on ne peut pas le regarder comme l'un des plus anciens Empiriques. Il faut qu'il y en ait eu un autre, ou que l'Auteur que l'on vient de citer, & qui a été peut être beaucoup plus moderne que Criton, & même que Galien, se soit trompé en prenant le premier, pour plus ancien qu'il n'étoit. Martial fait encore mention d'*Alcon*, dont il a été parlé en même temps que des Médecins, qui ont vécu sous Caligula.

Depuis l'An xl. de J. C. jusqu'à l'An cxl.

Ce même Poëte nomme divers autres Médecins dans ses Epigrammes, comme un Carus, un Herodes, un Bacchara, un 2 Hermocrates, un Hippocrates; mais je crois que ce sont des noms supposez, sous lesquels il a raillé quelques Médecins de son temps. Il nomme aussi un Themison, mais on n'est pas sûr que celui-ci fût Médecin, quoi que le nom qu'il lui donne soit le même que celui d'un Médecin fameux dont nous avons parlé ci-devant. Suidas & Athênée citent aussi un Thémison, qui n'étoit point Médecin.

Sabinus, que l'on a compté ci-dessus entre les Commentateurs d'Hippocrate, vivoit à peu près du temps des Médecins précedens, 3 ayant été précepteur de l'un des précepteurs de Galien.

Quintus doit aussi être mis avec Sabinus. Il étoit le plus habile de tous les Médecins de son temps, à ce que dit 4 Galien; mais cela n'empêcha pas qu'on ne le chassât de Rome, parce, disoit-on, qu'il tuoit tous ses malades. Le même Galien ajoûte que le bannissement de Quintus fut un effet de la calomnie, & de l'envie des autres Médecins. Il remarque ailleurs que Quintus n'avoit rien écrit, & il en rapporte quelques bons mots, comme on le verra dans le livre suivant. Quintus avoit été disciple de Marinus, dont on a parlé au

1 *Part.* 2. *Liv.* 2. *Chap.* 8.
2 *Voyez ci-dessus*, *Part.* 2. *Liv.* 4. *Sect.* 2. *Chap.* 1.
3 *Vide Galen. de Atra Bile*, *Cap.* 4.
4 *Lib. de Præcognit. ad Posthumum*, *Cap.* 1.

Depuis l'An xl. de J. C. jusqu'à l'An cxl.

au Chapitre premier. Il étoit, à ce que dit Galien, le plus habile de tous les Anatomistes. (*Vide Galen. de Lib. propriis, Cap* 2.)

Les Médecins, qui vivoient sous *Nerva*, sont compris avec les précedens, & avec ceux dont on parlera au Chapitre suivant.

CHAPITRE III.

Des Médecins, qui ont vécu sous les Empereurs Trajan, *&* Adrien.

1 PLine le jeune parle d'un Médecin, nommé POSTHUMIUS MARINUS, auquel il dit avoir obligation du rétablissement de sa santé. En reconoissance, il prie Trajan de donner le droit de la Bourgeoise de Rome à quelques personnes, qui lui avoient été indiquées par ce Médecin. Nous avons parlé, dans le Chapitre premier, d'un *Marinus*, fameux Anatomiste, qui pouvoit être le pere de celui-ci. Il n'y a rien du moins qui y répugne, pour le temps.

2 HARPOCRATE n'étoit pas proprement Médecin. Il étoit de ceux qu'on appelloit *Iatralipta*, *Médecins oignans*, dont on a parlé ci-dessus. Il servoit en cette qualité le même Pline, qui lui obtint aussi de Trajan la Bourgeoisie d'Alexandrie, & celle de Rome. Quant à cet *Harpocrate Harpocras*, ou *Harpocration*, qui est cité par 3 Galien au sujet de quelques compositions de médicamens, il doit être different du premier, puisque Galien ne le cite qu'après Andromachus, qui vivoit, comme on l'a dit, sous Neron.

MOSCHION, ATRYILATUS, TRYPHON, CLEOMENES, ZENON, CRATON, ZOPYRUS, PHILON, ATHENODORUS, NICIAS, GLAUCUS, sont tous introduits par Plutarque, en ses Symposiaques, & ailleurs, comme des Médecins ses contemporains. Ils ont par conséquent vécu sous Trajan, & Adrien. On a parlé ci-devant de *Moschion*, en particulier, aussi bien que de *Philon*. On a aussi parlé d'un autre *Tryphon*, d'un autre *Zenon*, d'un autre *Zopyrus*, & d'un autre *Nicias*.

PLUTARQUE lui-même est compté entre les Médecins, pour avoir écrit diverses choses, qui concernent la Médecine, dans ses Symposiaques, dans son livre *de la Conservation de la santé*, & ailleurs. Il paroît qu'il donnoit en quelque façon dans le sens des Médecins de la Secte *Methodique*, qui fleurissoit de son temps, par la maniere, dont il parle des *purgatifs*, & des *vomitifs*, dans le passage suivant. » Les purgatifs & les vomitifs sont de méchans remedes, » pour la plénitude. Il ne faut s'en servir que dans une grande nécessité, au » lieu que la plûpart des hommes remplissent leur corps, pour le vuider en- » suite par des moyens extraordinaires, & ne le vuident par ces mêmes moyens, » que pour le remplir derechef, se trouvant également mal de la plénitude, » & de l'évacuation. Je dis que la plénitude les incommode, ou leur est à » charge, parce qu'elle les empêche de manger, comme ils souhaiteroient; » l'évacua-

1 *Lib.* 10. *Epist.* 6.
2 *Ibid. Epist.* 22. *&* 23.
3 *De Compos. Medicam. Local. Lib.* 3. *Cap.* 1. *Lib.* 9. *Cap.* 5. *& alibi.*

„ l'évacuation ne leur porte pas moins de préjudice, d'un autre côté, par- „ ce qu'elle ne leur sert que pour préparer un espace, pour satisfaire le „ penchant qu'ils ont à se remplir de nouveau. Le mal qui leur arrive de „ cela est tout visible ; car de quelque côté qu'on le prenne, il n'en re- „ vient au corps que du trouble, & des douleurs. A l'égard du vomisse- „ ment en particulier, il a cela de propre qu'il augmente l'insatiabilité, „ ou qu'il produit une faim enragée, qui ne fait pas moins de desordres „ qu'un torrent qui a été retenu. C'est un moyen pour attirer la nourri- „ ture par force, & pour procurer, non pas un appetit semblable à celui „ des personnes, qui ont besoin de nourriture, mais une inflammation, qui „ demande des médicamens, & des cataplâmes pour l'appaiser. A la verité „ cette même faim cause un plaisir, qui se fait sentir vivement, & qui dure „ long-temps, en excitant à manger avec une espece de fureur ; mais elle est „ suivie de l'extension, ou du gonflement des parties, qui contiennent la „ nourriture, du déchirement des pores, & de l'empêchement de la respira- „ tion. En cet état les évacuations naturelles ne suffisent pas, elles se font „ trop lentement à notre gré. Le corps regorge d'humeurs superflues qu'il „ faut promptement évacuer, comme la sentine d'un navire, qui se remplit „ d'eau, & dont on est contraint de jetter la charge, bien loin de la pouvoir „ augmenter.

Depuis l'An xl. de J. C. jusqu'à l'An. cxl.

„ Et pour ce qui est des medicamens qui purgent par le bas, ils causent un „ trouble qui détruit les entrailles, & y attirent plus d'humeurs superflues „ qu'ils n'en évacuent. S'il se trouvoit une ville de la Grece, qui fût trop „ remplie de ses propres habitans, ou de Grecs naturels, & que l'on y fît en- „ core venir des Arabes & des Scythes, cela paroîtroit ridicule à tout le mon- „ de. C'est pourtant la même erreur où tombent ceux qui, dans la pensée „ de faire sortir de leur corps des superfluitez, qui s'y rencontrent naturelle- „ ment, y font entrer des bayes Cnidiennes, de la Scammonée, & d'autres „ drogues étrangeres, & nuisibles, ou des fatras de compositions des Apo- „ thicaires, toutes choses qu'il faudroit plûtôt purger, ou purifier elles mê- „ mes ; bien loin qu'elles puissent purger notre nature, ou nos humeurs.

„ Il vaut donc mieux rendre notre corps disposé d'une telle maniere, „ par un régime de vie reglé & moderé, & qu'il puisse aisément se passer „ d'un secours étranger, par rapport à la replétion & à l'évacuation. Que „ s'il arrive quelquefois qu'une nécessité pressante requiere quelque chose „ d'extraordinaire, il faut se faire vomir sans prendre des médicamens des „ Apothicaires, & sans y apporter beaucoup de façon. Il faut prendre gar- „ de de ne pas causer trop de trouble, mais de faire seulement sortir ce qui „ fait la replétion ou l'indigestion ; en sorte que ce qui est superflu se vuide „ sans peine, & comme de soi-même. Car comme le linge que l'on nettoye, „ ou que l'on blanchit avec du savon & des cendres, s'use plûtôt que celui „ qu'on ne lave qu'avec de l'eau ; de même le vomissement, qui est procuré par „ les médicamens de la Pharmacie, travaille davantage le corps, & en détruit „ les parties. Enfin, si le ventre est resserré, il n'y a point de meilleur re- „ mede pour le relâcher que de se nourrir de certaines choses familieres, que „ tout le monde conoit, & qui relâchent doucement. Ou si cela ne suffit

Depuis l'An xl. de J. C. jusqu'à l'An cxl.

„ pas, il ne faut boire que de l'eau pendant plusieurs jours; il faut manger „ peu, ou prendre des lavemens plûtôt que des drogues ou des compositions „ qui troublent & détruisent le corps. Il faut éviter ces sortes de choses, & „ ne faire pas comme la plûtart du monde qui n'en use que pour se remplir „ derechef, & se donner par là un nouveau plaisir; à peu près comme les fem„ mes débauchées se servent de remedes abortifs, pour recommencer ensuite „ leur mauvais train.

Plutarque avoit commenté l'un des livres de Nicander, qui est intitulé *Theriaca*, comme on l'apprend 1 d'Etienne de Byzance.

Lucien, 2 qui vivoit du temps de Plutarque, parle de trois Médecins ses contemporains, d'un ALEXANDRE, d'un ANTIGONUS, & d'un CALLIMORPHUS. Ce dernier s'étoit érigé en Historien, & il prétendoit même, à ce que dit Lucien, que c'est le propre des Médecins d'écrire l'Histoire, parce qu'Esculape leur patron se trouve fils d'Apollon, & qu'Apollon, qui est le chef des Muses, préside sur toutes les Sciences.

Je ne sai si l'on ne pourroit point mettre ici deux autres Médecins, dont il semble que 3 Galien parle comme de ses contemporains, ou de personnes qu'il avoit vuës. Le premier est 4 un ANTIOCHUS, que cet Auteur dit avoir vécu plus de quatre-vints ans dans une parfaite santé, par un effet du bon régime de vivre qu'il observoit. Le second est un 5 THEOPHILE qui eut une maladie fort particuliere. Pendant cette maladie il conoissoit tous ceux qu'il avoit conus auparavant; il disputoit avec beaucoup de présence d'esprit, & paroissoit d'ailleurs bien sensé à tous égards; si ce n'est en ce qu'il s'imaginoit qu'il y avoit dans un coin de sa chambre des joueurs de flûte, qui ne cessoient d'en jouer de jour & de nuit. Il croyoit effectivement les voir, les uns assis, les autres debout, qui lui rompoient la tête à force de jouer sans s'arrêter un moment, & il étoit toûjours à crier que l'on mît dehors ces importuns. Et ce qu'il y a encore de remarquable, c'est qu'étant guéri de cette maladie il se souvint de tout ce qu'il avoit dit & fait, & de l'ennui que lui causoient les prétendus joueurs de flûte.

RUFUS Ephésien, qui vivoit sous l'Empereur Trajan, est compté par Galien entre les plus habiles Médecins. Le même Auteur nous apprend que Rufus avoit écrit en vers sur *la matiere Médicinale*. Il avoit aussi fait un traité de *l'Atra bile*, & quelques autres qui sont citez par Suidas, mais que nous n'avons pas. Il ne nous reste des écrits de cet Auteur qu'un petit traité des noms Grecs des diverses parties du corps, & un autre des maladies des reins & de la vessie, avec un fragment où il est parlé des médicamens purgatifs. Le principal but que ce Médecin se proposoit dans le premier de ces ouvrages, c'étoit de donner une idée generale de l'Anatomie, & particulierement d'empêcher que ceux qui étudioient de son temps la Médecine, ne se trompassent en lisant les anciens Auteurs qui avoient nommé certaines parties du corps, les uns d'une maniere, les

1 In voce *Coropé*.
2 On croit qu'il a vécu depuis le Regne de Trajan, jusques après celui de Marc Aurele.
3 On verra dans le livre suivant, en quel temps Galien vivoit.
4 *Galen. de Tuenda Sanitate, Lib.* 5. *Cap.* 4.
5 *De Symptomat. Differentiis, Cap.* 3.

les autres d'une autre. Pour le reste on recueille de ce que dit Rufus dans ce livre, que toutes les démonstrations Anatomiques se faisoient en ce temps-là sur des bêtes. *Choisissez*, dit-il, *un animal le plus semblable à l'homme qu'il se puisse. Vous n'y trouverez pas toutes les parties semblables en tout à celles de l'homme, mais elles auront du moins quelque rapport les unes avec les autres. Anciennement*, ajoûte-t-il, *on montroit l'Anatomie sur des corps humains.* Nous ferons quelques reflexions sur ce passage dans le Livre suivant, à l'occasion de l'Anatomie de Galien.

Depuis l'An xl. de J. C. jusqu'à l'An cxl.

On recueille encore de ce même livre, que les *nerfs*, que l'on a appellé dans la suite *recurrens*, étoient alors tout nouvellement découverts. *Les Anciens*, dit Rufus, *appelloient les arteres du col* Carotides, *ou* Carotiques, *comme qui diroit* soporales, *ou* assoupissantes; *parce qu'ils croyoient que lors qu'on les pressoit fortement, l'animal s'assoupissoit & perdoit la voix. Mais on a découvert dans notre siecle que cet accident ne vient pas de la compression de ces arteres, mais de celle des nerfs qui sont contigus aux mêmes arteres.*

Il semble aussi que ce Médecin ait vu certains vaisseaux de la matrice, dont les Anatomistes précedens n'avoient point fait de mention. *Hérophile*, dit-il, *croyoit que les femmes n'ont point de parastates variqueux; mais nous avons trouvé, en examinant la matrice d'une bête, certains vaisseaux qui naissent des testicules, & qui étant repliez de côté & d'autre, en forme de varices, vont aboutir par l'une de leurs extrémitez dans la cavité de la matrice. Il en sort même une humeur gluante en les exprimant; & l'on croit que ce sont certainement des vaisseaux séminaires de la sorte de ceux que l'on appelle variqueux.* Rufus avoit remarqué auparavant, *que dans les hommes on trouve quatre vaisseaux spermatiques, deux variqueux, & deux glanduleux; & que l'extremité des premiers, qui tient aux testicules, s'appelle du nom de parastates.* On parlera plus au long de ces parties dans l'Anatomie de Galien, que l'on trouvera dans le Livre suivant.

Le petit livre qui traite *des maladies des reins* & *de la vessie*, ne contient rien de particulier. On aura dans la suite occasion de parler des *purgatifs* dont il est fait mention dans le fragment de Rufus. Cet Auteur avoit aussi fait quelques commentaires sur Hippocrate.

On a parlé 1 ci-devant d'Hermogene. C'est ainsi que s'appelloit le Médecin qui montra à Adrien un petit endroit sous la mammelle, où cet Empereur se blessa pour mourir promptement.

L'Empereur Adrien, dont nous venons de parler, favorisoit beaucoup les sciences. On a remarqué ci-dessus, après Aurelius Victor, qu'il avoit établi des Colleges pour les gens de lettres. Le même Auteur dit 2 ailleurs qu'Adrien possedoit plusieurs arts, entre lesquels il met *la Médecine.* Mais tout son savoir joint à celui de ses Médecins, n'empêcha pas qu'une perte de sang à laquelle il étoit sujet, ne le jettât enfin dans une hydropisie qui l'obligea à se tuer de la maniere qu'on l'a dit, ne voyant aucun moyen de pouvoir guérir de cette maladie. A l'égard de ses Médecins, bien loin de s'en louër, il s'écria un peu

1 *Part. 2. Liv. 4. Sect. 2. Chap. 1. dans l'Article d'Archigene.*
2 *In Epitome.*

Depuis l'An xl. de J. C. jusqu'à l'An cxl.

peu avant que de mourir, 1 *que le grand nombre des Médecins avoit tué le Roi.*

On peut mettre sous le regne d'Adrien, & déja sous celui de Trajan, les Maitres de Galien, NUMESIANUS, ÆLIANUS MECCIUS, PELOPS, STRATONICUS, SATYRUS, PHECIANUS, HERACLIANUS Galien dit 2 en quelque endroit, qu'il a été auditeur de *Numesianus*, quoi qu'il remarque 3 ailleurs, que ce Médecin avoit enseigné Pélops, duquel lui Galien avoit été le disciple. Le même Auteur parlant *d'Aelianus Meccius* dit 4 que c'est le plus vieux de tous ses Maitres. Il ajoûte que cet Ælianus, auquel il rend témoignage qu'il étoit habile homme, & d'ailleurs honéte autant qu'on le peut être, faisoit beaucoup de cas de la Thériaque. Il disoit que dans une peste, qui avoit ravagé l'Italie, & qui emportoit subitement beaucoup de monde, il avoit conseillé à plusieurs personnes d'user de Theriaque; ce qui avoit très-bien réussi, soit pour garantir de cette maladie, soit pour guérir ceux qui en étoient atteints. Le même Galien remarque 5 en un autre endroit, qu'Ælianus avoit bien écrit touchant *la dissection des muscles.*

6 *Pélops*, autre précepteur de Galien, avoit aussi écrit sur la même matiere. Il prenoit des langues de bœufs pour demontrer les muscles de la langue, faute de pouvoir le faire sur des cadavres humains. L'on a vu ci-dessus qu'Hippocrate cherchoit l'origine des veines dans la tête. 7 Pélops étoit de son sentiment à cet égard, & il regardoit le cerveau comme le lieu, d'où sortent non seulement les veines, mais géneralement tous les vaisseaux qui se trouvent dans le corps.

8 *Stratonicus*, disciple de ce Sabinus, dont on a parlé au Chapitre précedent, avoit aussi enseigné Galien à Pergame. 9 Il croyoit que les mâles sont engendrez lors que la semence du mâle prévaut, & les femelles lors que la semence de la femelle est la plus forte. Galien est du même sentiment, mais il prétend que Stratonicus se trompoit faute d'entendre bien l'Anatomie, quand il ajoûtoit, qu'il y a une aussi grande difference entre les mâles & les femelles, par rapport aux veines & aux arteres, qu'il y en a par rapport aux parties genitales des deux sexes. Stratonicus étoit Sectateur d'Hippocrate aussi bien que son maitre.

Satyrus, *Phécianus*, & *Héraclianus* étoient aussi trois autres maitres de Galien. Le premier avoit été disciple de Quintus, dont on a parlé au Chapitre précedent. Il étoit Anatomiste, aussi bien que Phécianus & Héraclianus. Galien avoit pareillement appris quelque chose *d'Æschrion*, que l'on

1 *Xiphilinus in Adriano.* Ces paroles d'Adrien étoient une espece de proverbe. *Hinc illa infelicis monumenti inscriptio, Turbâ se Medicorum perisse*, dit Pline, qui vivoit avant Adrien. Il y a sur le même sujet un vers Grec de Ménandre.

2 *Anatomic. Administr. Lib. 1. Cap. 1.*

3 *In Lib. Hippocr. de Natura Humana, Comment. 2.*

4 *De Usu Theriacæ, in principio.* On doute que ce livre soit de Galien.

5 *De Musculor. Dissectione, in proœmio.*

6 *Ibidem.*

7 *De Hippocrat. & Platon. Decretis. Lib. 6.*

8 *Lib. de Atra bile, Cap. 4.*

9 *De Semine, Lib. 2. Cap. 5.*

l'on a compté ci-dessus entre les Empiriques. On dira encore un mot des maîtres de Galien dans le premier Chapitre du Livre suivant.

Depuis l'An xl. de J. C. jusqu'à l'An cxl.

On a parlé dans la seconde Partie de quelques Médecins, soit Empiriques, soit Méthodiques, qui ont vêcu sous Trajan & sous Adrien. *Lycus*, ou *Lupus*, de la Secte Empirique, qui est souvent cité par Galien, comme ayant écrit un peu avant lui, est de ce nombre. *Soranus* d'Ephese, fameux Méthodique, & *Archigene*, de la Secte Elective, en sont aussi, & quelques autres de ces mêmes Sectes, sans compter un *Dioscoride*, & un *Artemidorus Capito*, lesquels on a mis ci-dessus au rang des Commentateurs d'Hippocrate.

Galien étant né sous l'Empire d'Adrien, on pourroit encore le placer ici, mais comme il n'avoit que quatre ou cinq ans lors que cet Empereur mourut, il sera plus à propos de le mettre sous les Empereurs qui ont succedé à celui dont on vient de parler, & sous lesquels il a écrit.

Saint Antiochus, qui souffrit le martyre sous Adrien, étoit Médecin de profession.

HISTOIRE DE LA MEDECINE,

TROISIEME PARTIE,

LIVRE TROISIEME,

Où l'on traite principalement de la Médecine de GALIEN, qui a écrit dans l'espace de temps qui s'est écoulé depuis l'an cxl. de J. C. jusques à l'An CC. sous les Empereurs Antonin le Pieux, Marc Aurele, Lucius Verus, Commode, & Severe, & qui a passé pour avoir amené la Médecine à sa perfection. On parle aussi de quelques autres Médecins, qui ont vécu dans ce même temps.

CHAPITRE I.

Naissance de Galien; son éducation; ses études; ses voyages; sa maniere d'écrire; ce qui lui est arrivé de plus remarquable dans l'exercice de sa profession; & quelques autres circonstances concernant sa vie, le temps de sa mort, & ce qu'on a dit, ou pu dire, pour, & contre lui.

Depuis l'An cxl. de J. C. jusques à l'An cc.

1 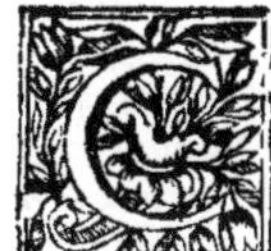LAUDE GALIEN étoit de *Pergame*, ville de l'Asie mineure, fameuse à divers égard, & particulierement par son 2 Temple d'Esculape. On peut juger du temps auquel il est né, sur ce qu'il marque lui-même qu'il fut appellé, étant âgé de trente-huit ans, par Marc Aurele, & par Lucius Verus, qui étoient alors à Aquilée, & particulierement sur ce qu'il ajoûte, qu'il n'y fut pas plûtôt arrivé qu'il en partit pour Rome, avec ces Empe-

1 On donne à Galien le prénom de *Claude* dans le titre de ses livres; mais quand il se nomme lui-même, il se nomme simplement *Galien*. S'il avoit veritablement le prénom dont il s'agit, il l'avoit pris de la famille *Claudia*, à l'imitation de plusieurs autres Grecs, qui avoient emprunté des noms de familles Romaines, selon l'usage de ces temps là, comme on en a vu des exemples ci-devant.

2 *Voyez ci-dessus, Part. I.*

Depuis l'An cxl. de J. C. jusques à l'An cc.

pereurs, dont le dernier mourut en chemin peu de jours après. Si l'on compte ces trente-huit ans en remontant depuis le temps auquel Verus mourut, qui revient à l'An CLXIX de J. C. il se trouvera que Galien est né vers l'An de J. C. CXXXI, environ la quinzième année du Regne d'*Adrien*. Voilà pour le temps de sa naissance. Il paroit d'ailleurs par ses écrits, qu'il a vécu sous les Empereurs *Antonin*, *Marc Aurele*, *Lucius Verus*, *Commode*, & *Sévere*. Quelques Auteurs le font vivre encore long-temps après, comme on le verra dans la suite.

Il nous apprend que son pere, qui s'appelloit *Nicon*, étoit fort honête homme, qu'il avoit beaucoup de bien, qu'il étoit savant dans les Belles Lettres, qu'il entendoit la Philosophie, l'Astronomie, la Géometrie, & même l'Architecture. Il ne nomme pas sa mere; il remarque seulement qu'elle étoit bonne ménagere, & d'une chasteté à toute épreuve, mais d'ailleurs de très-mauvaise humeur, jusques à mordre ses servantes, & à ne vivre pas mieux avec son mari que Xantippe ne vivoit avec Socrate. Le pere de Galien n'épargna rien pour son éducation. Il l'enseigna premierement lui-même; & dès qu'il fut un peu avancé il lui donna les meilleurs maitres de ce temps-là, soit pour les Belles Lettres, soit pour la Philosophie. Galien étudia premierement dans l'Ecole des *Stoïciens*. De là il passa dans celle des *Académiciens*, & ensuite dans celle des *Péripateticiens*, & des *Epicuriens*. 1 Les trois premieres de ces quatre Sectes de Philosophes furent assez de son goût, & il prit de chacune ce qu'il y trouva de meilleur; mais il n'en fut pas de même de la quatrième; il la rejetta entierement.

Après avoir pris de tels principes il embrassa la *Médecine*, qu'il n'avoit que dix-sept ans, y étant poussé par un songe qu'avoit fait son pere. A l'âge de dix-neuf ans, deux ans après la mort de son pere, il fût auditeur d'un disciple 2 d'Athénée, mais ce ne fut pas pour long-temps. Ce qui rebuta Galien, c'est que ce disciple d'Athénée faisoit gloire d'ignorer la Logique, bien loin de la croire nécessaire à un Médecin. Il eut ensuite divers autres maitres, dont il a été parlé au Livre précedent, un *Ælianus Meccius*, un *Numesianus*, un *Pelops*, un *Stratonicus*, un *Satyrus*, un *Phesianus*, un *Heraclianus*, un *Æschrion*. On a remarqué ci-dessus, que quelques-uns de ces Médecins avoient été disciples d'un *Quintus*, qui avoit passé pour le plus grand Médecin de son temps. Galien lui rend ce témoignage; & ce qu'il y a de plus particulier, dans l'attachement qu'il marque d'ailleurs pour Quintus, c'est que ce dernier semble avoir été dans des principes fort opposez à ceux de Galien. 3 *Quintus*, dit Galien lui-même, *disoit en raillant*, *que le froid*, *le chaud*, *le sec*, *& l'humide sont des noms*, *ou des qualitez*, *dont la conoissance appartient plûtôt aux Baigneux qu'aux Médecins*; *& qu'il falloit laisser l'examen de l'urine aux Peintres*, *ou aux Teinturiers*. Galien se récrie là-dessus, que cela seroit à peine pardonnable à un des Secta-

1 Il paroit sur tout s'être attaché à la Secte des Péripatéticiens dont Aristote a été le Chef, quoi qu'il le maltraite en quelques endroits, & qu'il veuille faire croire que ce Philosophe a tiré d'Hippocrate ce qu'il y a de meilleur dans sa Physique, comme on l'a vu dans la premiere Partie.

2 *Voyez ci-dessus*, *Part.* 2. *Liv.* 4. *Sect.* 2. *Chap.* 2.

3 *De Sanitat. Tuend. Lib.* 4. *Cap.* 13.

Depuis l'An cxl. de J. C. jusques à l'An cc.

Sectateurs de 1 Thessalus, bien loin qu'on pût le souffrir à un Médecin du rang de Quintus. Mais si Galien le censuroit à cet égard, il ne laissoit pas d'ailleurs de le considerer beaucoup, particulierement pour son exactitude dans l'Anatomie; n'ayant point, à ce qu'il dit, perdu d'occasion de voir ceux qui avoient été auditeurs de Quintus, parce que celui-ci n'avoit point laissé d'écrits. Galien lui attribue un bon mot, au sujet des drogues qui entrent dans la Thériaque. Quintus disoit, que ceux qui faute d'avoir de veritable *cinnamome*, mettent dans la composition de la Thériaque le double de *Casia*, font la même chose, que si quelcun, manquant de vin de Falerne, beuvoit le double de quelque méchant vin frelaté, ou manquant de bon pain, mangeoit le double de pain de son.

Galien voyagea beaucoup dans sa jeunesse, tant pour profiter de la conversation, & des préceptes des plus habiles Médecins de son temps, que pour s'instruire de plusieurs particularitez qui regardent les drogues qui se tirent de divers pays. Il demeura quelques années à *Alexandrie*, capitale de l'Egypte, où fleurissoient encore toutes les Sciences. Il fut dans la *Cilicie*, dans la *Palestine*, en *Créte*, en *Cypre*, & ailleurs. Il fit entr'autres deux voyages en l'Isle de *Lemnos*, pour voir ce que c'étoit que la *terre Lemnienne*, dont on parloit comme d'un médicament considerable. Il alla encore dans la *Syrie creuse* pour examiner *l'Opobalsamum*, ou le *Baume*. A l'âge de vint-huit ans il revint d'Alexandrie à Pergame; & il avoit déja assez profité dans la Médecine pour avoir acquis une conoissance particuliere des *blessures des nerfs*, & une méthode de les traiter qu'on n'avoit point pratiquée auparavant. Il en fit, à ce qu'il dit, l'expérience sur les Gladiateurs que le Pontife de Pergame avoit remis à ses soins pour les faire penser; & il les traita avec tant de succès qu'il n'en mourut pas un de playes de cette nature. On voit par cet exemple, & par divers autres, que Galien entendoit aussi bien la Chirurgie que la Médecine.

2 Au bout de quatre ans il quitta sa patrie, à cause d'une sédition que l'on y avoit ému, & il en partit pour Rome âgé de trente-deux ans, comme il le dit lui-même. Il voulut ensuite s'établir dans cette grande ville, 3 mais l'envie des Médecins qu'il y trouva, l'en fit sortir au bout de quelques années, comme on le verra ci-après. Néanmoins il ne laissa pas, pendant le temps qu'il y demeura, de se faire conoître à diverses personnes considérables par leur savoir, ou par leur rang. Il eut des habitudes avec un *Eudeme*, Philosophe Peripaticien de grande réputation. Il le guérit même d'une fiévre, qui de quarte étoit devenue triple quarte, par un mauvais usage que ce Philosophe avoit fait de la Thériaque. Ce qu'il y eut encore de particulier à cet égard, c'est que Galien guérit son malade avec le même médicament qui auparavant lui avoit fait du mal, & qu'il prédit quel seroit l'accès qui manqueroit le premier, & le temps de l'entier rétablissement d'Eudeme. On remarquera, à l'occasion de ce prognostique, que notre Auteur se vantoit de conoître dès la premiere visite qu'il faisoit, ou dès le premier accès d'une fiévre, quelle sorte de fiévre on devoit

1 *Voyez ci-dessus, Part. 2. Liv. 4. Sect. 2. Chap. 2.*

2 *In Lib. Hippocr. de Fracturis, dum de humeri prolapsione.*

3 *Lib. de Præcognitione.*

devoit avoir, ou tierce, ou quarte, ou quotidienne. Il fut dans l'estime de *Sergius Paulus*, Préteur, de *Barbarus*, Oncle de l'Empereur Lucius, de *Severus* qui étoit alors Consul, & qui fut depuis Empereur, & de *Boëthus*, homme Consulaire, en presence desquels il eut occasion de faire des dissections, & particulierement de démontrer les organes de la respiration, & de la voix. Sa réputation s'augmenta encore par l'heureux succès qu'il eut dans la cure d'une maladie de la femme de Boëthus, qui lui fit pour cela, un présent de quatre cens pieces d'or. Nous avons vu ci-dessus qu'Hippocrate & Erasistrate avoient découvert par une adresse particuliere de leur art, que deux Princes, qui étoient regardez comme malades d'une fiévre lente, n'avoient point d'autre mal que celui que leur causoit l'amour. Galien, pour ne rien devoir de côté-là, à ces grands Médecins, se vante aussi d'avoir connu, pendant qu'il étoit à Rome, qu'une femme, vers laquelle il fut appellé, & que l'on croyoit dangereusement malade, n'avoit point d'autre maladie si ce n'est qu'elle étoit éperdument amoureuse d'un baladin.

Depuis l'An cxl. de J. C. jusques à l'An cc.

Toutes ces marques que notre Auteur donnoit de sa pénétration, & de son habileté dans la Médecine, & l'entrée qu'il avoit chez les Grands, ne firent que lui attirer plus d'ennemis parmi les Médecins, ensorte qu'il fut contraint de 1 quitter Rome, après y avoir séjourné environ quatre, ou cinq ans, & de retourner dans sa patrie, étant pour lors âgé de trente-sept ans. Il dit 2 ailleurs que ce fut la 3 peste qui l'obligea à se retirer, & apparemment ces deux causes y purent également contribuer. 4 Mais il n'eut pas long-temps demeuré à Pergame que les Empereurs Marc Aurele, & Lucius Verus, qui avoient oui parler de lui, & qui étoient alors à Aquilée, lui manderent de s'y rendre. Il n'y fut pas plûtôt arrivé, que la peste, qui avoit commencé auparavant, y fit de plus grands ravages que jamais, ce qui obligea les Empereurs à reprendre au plus vîte le chemin de Rome accompagnez de peu de monde. Lucius mourut en ce voyage; & son corps fut porté à Rome. Galien s'y rendit ensuite avec bien de la peine; & peu de temps après l'Empereur voulut le mener avec lui en Allemagne; mais il s'en excusa, alleguant qu'Esculape, pour qui il avoit une dévotion particuliere depuis que ce Dieu l'avoit garanti d'un aposteme mortel, l'avoit averti en songe de ne point partir de Rome. Il y demeura donc pendant l'absence de Marc Aurele, & y écrivit divers livres, entr'autres celui *de l'Usage des parties du corps*. Mais, comme il se défioit des Médecins de cette ville, il se tenoit le plus souvent à la campagne dans un lieu où *Commode*, fils de l'Empereur, faisoit son séjour, sous la conduite d'un nommé *Pitholaus*, à qui l'Empereur avoit donné ordre d'appeller Galien, si ce jeune

1 *Lib. de Præcognitione.* Il dit que les Médecins de Rome l'appelloient *Grammairien*, *Dialecticien*, ou *Médecin raisonneur*, *λογίατρος*, *diseur*, & *faiseur de miracles*; par où ils vouloient sans doute lui reprocher qu'il étoit plus savant en théorie qu'en pratique, & que d'ailleurs il ne cessoit de se vanter.

2 *De Libris propriis*, *Cap.* 1.

3 On apprend d'ailleurs que cette maladie faisoit en ce temps-là de grands ravages dans toute l'Italie, même dans les Provinces de l'Empire Romain, en sorte que les Soldats périssoient en grand nombre dans les armées. *Voyez Eutrope*, *Liv.* 8. *&* *Jul. Capitolin dans la Vie de M. Aurel.*

4 *De Lib. propriis*, *&* *de Præcognitione.*

Depuis l'An cxl. de J. C. jusques à l'An cc.

jeune Prince venoit à être malade. 1 En effet, Galien eut occasion de le traiter d'une fiévre qui paroissoit d'abord assez forte, & il eut le bonheur de le guérir, ce qui obligea *Faustine*, mere de Commode, à dire que Galien faisoit voir ce qu'il étoit par ses œuvres, au lieu que les autres Médecins ne payoient que de paroles. Galien guérit aussi *Sextus*, autre fils de l'Empereur, & prédit même quel seroit le succès de sa maladie, contre le sentiment de tous ses Collegues.

On ne sait pas certainement combien de temps Galien demeura cette seconde fois à Rome, ni même, à mon avis, s'il y demeura toûjours, ou s'il repassa en Asie. Voici ce que l'on tire de ses écrits. Il paroît premierement, qu'il se tint à Rome pendant l'absence de Marc Aurele, qui fut d'environ quatre ans, & qu'ayant attendu le retour de cet Empereur, il y séjourna encore après ce temps-là. Il dit 2 en un endroit que Marc Aurele, ayant demeuré à son expédition d'Allemagne plus long-temps qu'on ne l'avoit cru, lui Galien composa pendant cet intervalle plusieurs livres concernant la Philosophie, & la Médecine; & il ajoûte qu'il donna à lire ces livres à quelques-uns de ses amis *après le retour de l'Empereur*. Il rapporte encore 3 un peu plus bas un fait qui ne permet pas de douter qu'il n'ait séjourné à Rome depuis ce temps-là. „ Marc Aurele, *dit-il*, ayant été tout d'un coup attaqué dans la nuit de tranchées de ventre, & d'un grand dévoyement qui lui donna de la fiévre, quoi „ que ce même jour il eût pris une dose de hiera picra, & une autre de „ thériaque, ses Médecins, *qui l'avoient suivi à l'armée*, lui ordonnerent de se „ tenir en repos, & ne lui donnerent dans l'espace de neuf heures qu'un peu „ de bouillon. Ces mêmes Médecins étant ensuite retournez chez l'Empereur, où je me rencontrai avec eux, jugerent à son pouls qu'il entroit dans „ un accès de fiévre, mais je demeurai sans dire mot, & même sans tâter le „ pouls à mon tour. Cela obligea l'Empereur à me demander, en se tournant de mon côté, pourquoi je ne m'approchois pas; à quoi je répondis, „ que ses Médecins lui ayant déja tâté le pouls par deux fois, je me tenois à „ ce qu'ils en avoient fait, ne doutant pas qu'ils ne jugeassent mieux que moi „ de l'état de son pouls. Mais ce Prince n'ayant pas laissé de me présenter „ son bras, alors je lui tâtai le pous, & l'ayant examiné avec beaucoup d'attention, je soutins qu'il ne s'agissoit de rien moins que d'une entrée d'accès, „ mais que son estomac étant chargé de quelque nourriture qui ne s'étoit pas „ digerée, c'est ce qui causoit la fiévre. Ce que je dis persuada si bien Marc „ Aurele, qu'il s'écria tout haut, c'est cela même, vous avez très-bien rencontré, je sens que j'ai l'estomac chargé, & redit par trois fois ces mêmes „ paroles. Il me demanda ensuite ce qu'il y avoit à faire pour le soulager. Si „ c'étoit quelqu'autre personne, répondis-je, qui fût dans l'état où est l'Empereur, je lui donnerois un peu de poivre dans du vin, comme je l'ai souvent pratiqué en semblables occasions; mais comme l'on n'a accoûtumé de „ donner aux Rois que des remedes fort doux, il suffira d'appliquer sur l'orifice „ de

1 Il n'est pas bien certain si Galien fit cette cure pendant l'absence de l'Empereur, ou après son retour, mais cela n'est pas fort important.

2 *De Præcognitione*, *Cap*. 9.

3 *Ibidem*, *Cap*. 11.

„ de l'estomac de l'Empereur de la laine trempée dans de l'huile de nard bien „ chaude. Marc Aurele, *continue Galien*, ne laissa pas de faire l'un & l'autre „ de ces remedes, & s'adressant ensuite à Pitholaus, Gouverneur de son fils, „ nous n'avons, dit-il, en parlant de moi, qu'un Médecin, c'est le seul ho- „ nête homme que nous ayions.

Depuis l'An cxl. de J. C. jusques à l'An cc.

On apprend encore 1 ailleurs de Galien, que Marc Aurele, lui ayant écrit, pendant le voyage dont on a parlé, de lui préparer de la Thériaque de la maniere qu'il avoit vu que *Demetrius*, 2 son premier Médecin, la lui préparoit, il s'acquitta de cette commission, en sorte que l'Empereur étant de retour en fut fort content. Marc Aurele conoissoit très-bien cette composition, parce, dit Galien, qu'il s'étoit accoûtumé à en prendre tous les jours, pour se garantir des poisons; & il trouva si bonne celle que Galien lui fit, qu'il en voulut prendre presque aussi-tôt qu'elle fut achevée, quoi qu'on la garde ordinairement quelque temps avant que d'en user, afin que la qualité assoupissante que l'*opium* lui donne quand elle est fraiche, se diminue.

Notre Auteur ajoûte, 3 dans le livre que l'on vient de citer, qu'il avoit aussi composé de la Thériaque, pour l'Empereur *Severe*; & il remarque au même endroit, que cette Thériaque ne fut pas si bonne, que celle qu'il avoit fait autrefois pour Marc Aurele; parce que Commode, qui avoit succedé à ce dernier, n'avoit pas eu le soin de faire venir de bonnes drogues, & entr'autres du *cinnamome*, qui est une des principales. Ce fait étant véritable, il s'ensuit de deux choses l'une, ou que Galien étoit retourné à Rome du temps de Severe, après avoir fait quelque temps auparavant un voyage en sa patrie, où il pouvoit avoir demeuré quelques années, ou qu'il n'avoit point quitté Rome, depuis qu'il y avoit été la seconde fois, ce qui est le plus vraisemblable. On n'en peut pas même douter sur ce que dit Suidas, *que Galien a demeuré à Rome sous les Empereurs Marc Aurele, Commode, & Pertinax.* Il est vrai que Suidas, ne parle point de Severe; mais comme Pertinax & Didius Julianus, qui regnerent entre Commode & Severe, ne tinrent l'Empire entr'eux deux que huit ou neuf mois, il y a de l'apparence que si Galien étoit à Rome du temps de Pertinax, il pouvoit encore y être dans les premieres années du regne de Severe, quoi que Suidas ne le marque pas. On ne voit point, d'ailleurs, que Galien dise qu'il ait été plus de deux fois de Pergame à Rome. Il avoit fait, 4 comme on l'apprend de lui même, le premier voyage par mer; & il fit le second par terre, traversant la Thrace, & la Macédoine, qui est le chemin qu'il falloit qu'il tînt, pour venir joindre les Empereurs à Aquilée, comme on l'a vu ci-dessus. Quelques Auteurs qui ont écrit la vie de Galien, disent qu'il s'en retourna de Rome à Pergame, à l'âge de trente-sept, ou tout au plus, de quarante ans, & qu'il n'en sortit pas depuis. D'autres prétendent qu'il ne revint dans sa patrie qu'étant accablé de vieillesse. Ce que disent les premiers

1 *De Antidotis, Lib.* 1.
2 *Voyez ci-dessus, Part.* 3. *Liv.* 2. *Chap.* 1.
3 *Cap.* 13.
4 *De Simpl. Medic. Facult. Lib.* 9. *dum de terra Lemnia.*

Depuis l'An cxl. de J. C. jusques à l'An cc.

premiers est contraire aux 1 faits que nous avons posez ci-devant; mais ce qu'assurent les derniers pourroit être veritable, quoi qu'ils n'en apportent point de preuves que je sache; non plus que ceux qui prétendent qu'il mourut dans la *Palestine*, comme on le verra à la fin de ce Chapitre.

Suidas dit que Galien vécut soixante-dix ans. S'il est vrai qu'il fut né vers la quinzième année du Regne d'Adrien, comme nous l'avons supposé, il seroit mort, au compte de Suidas, dans la neuvième année de l'Empire de Severe, qui est la premiere du troisième siecle de Jesus-Christ. Il auroit vécu un peu plus long-temps, ou un peu plus tard, s'il est venu jusques au Regne de *Caracalla*, comme le veut Tzetzes; mais il ne seroit pas allé aussi avant que le prétendent ceux de qui Cælius Rhodiginus a pris ce qu'il dit, *que Galien à vécu cent quarante ans.* Ceci est visiblement outré, aussi bien que ce qui est ajoûté, *que Galien vint à cette extreme vieillesse sans avoir eu aucune maladie.* La raison que l'on en rend, c'est *que ce Médecin avoit observé un régime si exact qu'il n'avoit jamais, ni trop mangé, ni trop bu, ni goûté d'aucune chose crue; ce qui lui procura, non seulement une santé continuelle, mais lui rendit de plus l'haleine si douce qu'il sembloit ne respirer que le baume, & les aromates.* Il est vrai que Galien dit lui même en quelque endroit, qu'en se nourrissant de viandes qui se cuisent aisément, & également, & en prenant un exercice égal, il avoit trouvé le moyen de vivre en santé pendant plusieurs années. Il dit encore ailleurs qu'après avoir atteint l'âge de vint-huit ans, comme il possedoit, alors l'art de conserver la santé, & qu'il suivoit les regles de ce même art, il avoit été exempt de maladies, à la reserve de quelque fiévre *éphemere*, (c'est à dire, *d'un jour*) qui lui étoit venue, pour avoir trop étudié, ou trop fatigué. Mais il avouë qu'il avoit eu auparavant plusieurs maladies, & entr'autres un aposteme, ou une tumeur, dont on a parlé ci-devant, de laquelle il disoit avoir été guéri par le secours d'Esculape. Voici comme la chose se passa. Ayant, dit-il, une douleur fixe, à l'endroit où le diaphragme est attaché au foye, il songea qu'Esculape lui conseilloit de se faire ouvrir l'àrtere, qui est entre le pouce, & le second doigt de la main droite, ce qu'il fit, & s'en trouva très-bien. Galien parle encore d'une colique qu'il avoit euë, & dont il se délivra par un lavement, où il entroit de l'huile, & de la décoction de rue. Il dit aussi, qu'avant qu'il eût atteint l'âge de vint-huit ans, il avoit presque toutes les années quelque maladie; mais qu'il en fut exempt dans la suite, en s'abstenant des fruits d'été, & en ne mangeant de tous les fruits, que des figues, & des raisins.

Nous avons vu ci-devant que Galien avoit eu une très-bonne éducation, & qu'il

1 On peut ajoûter à ce que nous avons dit ci-dessus, ce que Galien dit lui-même dans sa *Méthode de traiter les maladies*, en parlant d'une certaine operation de Chirurgie. *J'aurois*, dit-il, *essayé de faire cette operation si j'étois demeuré en Asie, mais ayant fait ma demeure à Rome, je me suis pour l'ordinaire conduit selon la coûtume, que l'on a en cette ville, qui est que l'on laisse faire les operations de Chirurgie, à ceux que l'on appelle Chirurgiens.* Il semble que l'on recueille de ce passage, que Galien étoit à Rome lorsque écrivoit sa *Méthode*. Or on sait qu'il a composé ce livre étant déja avancé en âge. *Vide Method. Medend. Lib. 6. Cap. ultimo sub finem.* On pourroit dire qu'encore que Galien fit son séjour ordinaire à Rome, & qu'il y fût établi, cela n'empêche pas qu'il n'ait pu faire de temps en temps quelque voyage à Pergame. Cela peut être, mais il ne l'a pas dit, & je ne sache pas qu'aucun ancien Auteur en ait parlé.

qu'il avoit lui-même travaillé à s'instruire dans les Belles Lettres, dans la Philosophie, & dans la Médecine, avec beaucoup de soin. Comme il avoit avec cela du naturel, il réussit très-bien, & devint grand Médecin, & grand Philosophe. Il avoit d'ailleurs beaucoup de facilité à s'énoncer, & une éloquence sans affectation; mais comme son stile est extremement diffus & étendu, à la maniere de celui des Asiatiques, cela fait qu'on a quelquefois de la peine à le suivre, ou qu'il est obscur en divers endroits. Le grand nombre de livres, que nous avons de lui, sans parler de ceux qui se sont perdus, fait bien voir qu'il ne lui coûtoit guére d'écrire. Suidas dit que Galien avoit écrit non seulement sur la Médecine, & sur la Philosophie, mais encore sur la Géométrie, & même sur la Grammaire. L'on comptoit plus de cinq cens livres de sa façon, concernant la Médecine seule, & environ la moitié autant concernant les autres sciences. Il a fait lui-même deux livres, pour faire l'énumeration de ses livres, & pour marquer, à l'égard de quelques-uns, le lieu & le temps, où ils ont été composez, l'occasion qu'il a euë de les écrire, & l'ordre que l'on doit tenir en les lisant. Nous apprenons encore de lui qu'une partie de ses livres étoit déja perdue de son temps, par 1 un incendie qui consuma le Temple de la Paix à Rome, où ces mêmes livres étoient.

Depuis l'An cxl. de J. C. jusques à l'An cc.

Galien a été anciennement dans une très-grande estime, & les modernes n'en ont pas moins fait de cas. Athénée, qui étoit précisément sont contemporain, marque la considération qu'il avoit pour lui, en l'introduisant dans son *Festin des Philosophes*, comme l'un des conviez à ce festin, & il ne lui rend pas seulement témoignage 2 sur le grand nombre de ses écrits, il ajoûte que Galien, ne le cede à personne 3 pour l'élocution, ou pour la clarté. 4 Eusebe, qui a vécu environ cent après lui, dit que la veneration que l'on avoit pour ce Médecin, étoit allée si avant que plusieurs le regardoient comme un Dieu, & lui rendoient même un culte religieux. Trallian lui donne le titre de *très-divin*. Oribase, qui a suivi de près Eusebe, & qui étoit lui-même Médecin, témoigne l'estime qu'il avoit pour Galien, par les extraits qu'il a faits de ses ouvrages, & par les louanges qu'il lui donne. Aëtius & Paul Eginete ont pareillement copié Galien, particulierement le dernier, & Etienne Athénien a commenté un de ses livres. Avicenne, Averroès, & les autres Médecins Arabes, qui ont tiré du même Galien ce qu'ils ont de meilleur, font encore en divers endroits son éloge. Je laisse à part les témoignages avantageux des modernes, c'est à dire, de ceux qui ont écrit depuis un siecle ou deux, & le grand nombre de ses Commentateurs, parce que c'est une chose trop conue. Ce n'est pas que Galien n'ait eu de son temps un grand parti à combattre, & que ces derniers siecles ne lui ayent suscité de puissans adversaires. La Médecine d'Hippocrate, qu'il entreprit de rétablir, comme on le verra dans la suite, ne triompha pas apparemment de la Secte Méthodique, ni des autres, d'abord que notre Auteur

1 *Voyez ci-dessus, Part.* 3. *Liv.* 2. *Chap.* 1.

2 Ce n'est pas Athénée lui-même qui parle, c'est l'Auteur de l'argument, qui est au devant de ses livres; mais cet Auteur, qui a fait un extrait des livres d'Athénée, est assez ancien. *Voyez Casaubon sur Athénée.*

3 Κατὰ τὴν ἑρμηνείαν. Voyez ce que l'on a remarqué ci-dessus touchant son stile.

4 *Histor. Ecclesiast. Lib.* 5. *Cap. ultimo.*

Depuis l'An cxl. de J. C. jusques à l'An cc.

Auteur se fut déclaré contr'elles. La Secte Méthodique, en particulier, se soutint encore quelques siecles après lui, & ne fut pas tellement abandonnée qu'elle ne 1 fournît fort long-temps après des Médecins aux Empereurs. Mais quoi qu'il en soit, elle s'est éteinte peu à peu, & quelques efforts que les Modernes ayent faits, le parti de Galien est encore fort nombreux aujourd'hui.

Ce n'est pas ici le lieu de rapporter ce que l'on a dit contre le systeme de ce Médecin, cela viendra en son temps; mais après avoir étalé ses belles qualitez, & après avoir vu ce qui est à son avantage, il faut nécessairement faire remarquer un défaut considerable qu'il avoit. Il se donne lui-même des éloges, & se vante à tout coup dans ses écrits, à mesure qu'il rabaisse les autres Médecins, qui ne sont pas de son sentiment, & qu'il les refute avec beaucoup d'aigreur. Nous avons vû ci-dessus une preuve convainquante de la bonne opinion, qu'il avoit de lui-même, & du peu de difficulté qu'il faisoit de se louër, dans le recit qu'il fait de ce qui lui arriva au sujet de la maladie de Marc Aurel. Tout le livre d'où cela est tiré, est plein de contes de cette façon. On n'y trouve que des louanges de Galien, débitées par lui-même, des traits extrémement picquans contre les Médecins de Rome, & des marques du grand mépris qu'il avoit pour eux. Je veux qu'il y eût de mal-honêtes gens entre ces Médecins, qui méritoient d'être traitez de cette maniere, mais il y a de l'apparence qu'ils n'étoient pas tous de ce caractere; cependant Galien n'en excepte aucun. Les termes injurieux qu'il employe en d'autres endroits contre les Méthodiques, qu'il appelle *les ânes de Thessalus*, passent les bornes d'une dispute honête. Il garde un peu plus de ménagement, pour Erasistrate, pour Asclépiade, & pour quelques autres Médecins, plus anciens que ceux dont on vient de parler, mais parmi les louanges qu'il leur donne, il lui échappe quelquefois de les redresser avec assez de hauteur.

Il est sur tout insupportable lorsqu'il se vante 2 d'avoir fait dans la Médecine quelque chose d'approchant de ce que *Trajan* avoit fait dans l'Empire Romain. *Personne*, dit-il, *n'a donné avant moi la vraye méthode de traiter les maladies. A la verité Hippocrate a deja montré ce même chemin; mais comme il est le premier qui l'a découvert, il n'a pu aller aussi avant qu'il auroit été à souhaiter. Il n'a pas gardé un bon ordre, il n'a pas appuyé sur quelques indications fort importantes, il n'a pas fait toutes les distinctions nécessaires; il est souvent obscur, à la maniere des Anciens, pour vouloir être court, il ne dit que peu de chose sur les maladies compliquées. En un mot, il a commencé où il falloit qu'un autre achevât, il a ouvert le chemin, il faut le rendre aisé. On voyoit autrefois des chemins qui étoient pleins de bouë, ou de pierres, ou tout hérissez d'épines, & tout couverts de bois. Il y en avoit d'autres dont la montée étoit trop rude, & la descente trop rapide, ou qui étoient impraticables à cause des bêtes farouches, ou à cause des eaux, & des rivieres qui les coupoient, ou enfin trop longs, & trop difficiles. Tels étoient tous les chemins d'Italie avant que Trajan les rétablît; avant qu'il eût fait paver ceux qui étoient boueux, & pleins d'eau, ou avant qu'il y eût fait des chaussées; avant qu'il eût jetté des ponts sur les rivieres, qu'il eût abbregé les chemins, qui étoient trop longs; qu'il eût fait faire*

1 *Voyez ci-dessus, Part.* 2. *Liv.* 4. *Sect.* 1. *sur la fin, & Part.* 3. *Liv.* 2. *Chap.* 1.

2 *Method. Medendi, Lib.* 9. *Cap.* 8.

faire de nouveaux sentiers le long des montagnes, pour en rendre la montée, & la descente plus insensibles, qu'il eût donné le passage dans des lieux habitez, pour éviter les deserts, qu'il eût enfin rendu praticables, par tous les moyens que l'on peut imaginer, des chemins qui ne l'étoient point auparavant. Que conclurre de tout ce discours de Galien, si ce n'est qu'il veut que l'on sache qu'il est le plus grand des Médecins, comme Trajan a été l'un des plus grands Empereurs? Quand cela seroit veritable, Galien devoit le laisser dire aux autres. Mais ce qu'il y a de plus particulier, il veut que l'on croye, quoi qu'il se vante de cette maniere, qu'il est ennemi juré des louanges 1 *Je n'ai*, dit-il, en parlant à ses disciples, ou à ses amis, *jamais fait cas de la réputation, que je pouvois acquerir dans le monde; je n'ai aimé que la science, & la verité. C'est pour cela que je n'ai jamais voulu mettre mon nom au devant de mes livres. Je vous ai même défendu de me donner publiquement des éloges outrez, comme vous avez accoûtumé de le faire.*

Depuis l'An cxl. de J. C. jusques à l'An cc.

On pourroit encore reprocher à Galien, qu'il étoit *superstitieux*. Nous avons vu dans ce Chapitre, qu'il s'étoit fait ouvrir une artere dans une maladie, ensuite d'un songe qu'il avoit fait. Il dit au même endroit qu'il avoit fait par deux fois des songes de cette nature; & il remarque 2 ailleurs, qu'ayant conseillé à un homme qui avoit la langue fort enflée, de se purger, & de tenir sur la langue quelque chose de reffraichissant, il remarque, dis-je, que cet homme, ayant été purgé, eut cette même nuit un songe, par lequel il lui fut ordonné de se gargariser avec 3 du suc de laitues, ce qui réussit très-bien. Cela paroit aujourd'hui fort superstitieux; mais la religion de Galien, & particulierement le préjugé qu'il avoit en faveur d'Asculape, *le Dieu de sa patrie*, comme il l'appele lui-même, autorisoit alors cette espece de superstition; car on prétendoit 4 que c'étoit Esculape, qui envoyoit des songes aux malades. Il faut ajoûter que si Galien étoit un peu trop crédule à l'égard des songes, il ne l'étoit point du tout par rapport à divers remedes, qui étoient l'effet d'une autre sorte de superstition. Il ne donnoit point dans toutes les bagatelles, qu'avoient écrites 5 un *Pamphile*; 6 un *Xénecrate*, & quelques autres, concernant certaines plantes sacrées, ou certains médicamens imaginaires, & prétendus magiques. Il est vrai que Trallian lui attribue d'avoir changé de sentiment à cet égard, dans sa vieillesse. *Le très-divin Galien*, dit-il, *qui avoit cru qu'il n'y a point d'enchantemens, a été convaincu par le temps, & par l'expérience, qu'ils ont beaucoup de force. Ecoutez ce qu'il en dit lui-même dans son livre intitulé* de la Maniere de traiter les maladies, selon Homere, *quelques uns croyent que les enchantemens, ou les charmes, sont des fables de vieilles, & j'ai été moi-même fort longtemps dans ce sentiment; mais ce que j'ai vu clairement sur ce sujet, m'a enfin persuadé qu'ils sont au contraire d'un grand effet. J'en ai fait très-utilement des expériences sur*

1 *Ibid. Lib. 7. in principio.*
2 *Ibidem, Lib. 14. Cap. 8.*
3 Il n'y a pas de quoi être surpris, que le Dieu eût indiqué un remede de la nature de celui que Galien avoit conseillé. Le malade qui avoit dans la tête le remede raffraichissant, dont on lui avoit parlé pendant le jour, pouvoit aisément songer en dormant, que le suc de laitues seroit son affaire, & songer en même temps qu'Esculape lui disoit de se servir de ce suc. Il n'étoit pas raisonnable que le malade fût moins credule que le Medecin, qui avoit tant de foi pour Esculape.
4 *Voyez ci dessus, Part. 1.*
5 *Voyez Part. 1. Liv. 1. Chap. 5.*
6 *Voyez Part. 3. Liv. 2. Chap. 1.*

Depuis l'An cxl. de J. C. jusques à l'An cc.

sur des personnes, qui avoient été blessées par des scorpions, & j'ai vu d'ailleurs que des os arrêtez dans le gosier ont été d'abord rendus, par la force de quelques paroles, &c. Voilà ce que dit Trallian; mais on peut douter que le livre qu'il cite, & que nous n'avons plus aujourd'hui, fût veritablement de Galien.

Le même Galien, parlant en quelque endroit de la Secte *Méthodique*, & de quelques autres Sectes de Médecins, dit que ceux qui les avoient embrassées étoient aussi opiniâtrément attachez à ces Sectes, que les disciples de *Moïse*, & de *Christ* l'étoient aux leurs. On a voulu inferer de là qu'il étoit ennemi des Juifs, & des Chrétiens, mais la conséquence n'est pas juste. Galien, qui avoit été élevé dans le Paganisme, & qui étoit prévenu pour sa religion, pouvoit regarder les Juifs & les Chrétiens, comme des opiniâtres, sans être pour cela leur ennemi, ou sans leur vouloir plus de mal, que ne leur vouloient les autres Payens. Quant à ce que 1 quelques uns ont écrit que Galien étant fort âgé, & ayant entendu parler des miracles, qui se faisoient en Judée, où toutes sortes de maladies étoient guéries, & où l'on ressuscitoit même les morts, au nom de notre Seigneur Jesus-Christ, il prit la résolution d'y aller pour être témoin de ces miracles; mais qu'il mourut en chemin, ou en y abordant, après dix jours de fiévre, causée par une navigation fâcheuse, c'est un conte forgé par quelque Moine. On verra 2 ci-après l'idée qu'il avoit de la divinité par rapport à la formation du corps des animaux.

Il y a eu un autre *Galien* Médecin, qui pratiquoit à Constantinople, du temps de l'Empereur Zénon.

CHAPITRE II.

En quel état se trouvoit la Medecine lorsque Galien embrassa cette profession. Il entreprit de retablir le systême d'Hippocrate, & de le perfectionner. Idée generale qu'il avoit de la Medecine par rapport à sa fin & à son objet.

POur être instruit de l'état où étoit la Médecine dans le temps que Galien parut, il ne faut que se souvenir de ce qui a été dit dans les deux premieres Parties de cette Histoire, touchant les diverses Sectes qui partageoient la Médecine. Toutes ces Sectes subsistoient encore du temps de Galien. Il y avoit des *Dogmatiques*, des *Empiriques*, des *Methodiques*, des *Episynthetiques*, des *Pneumatiques*, des *Eclectiques*. Les Méthodiques étoient en grand crédit, & l'emportoient sur les Dogmatiques, qui étoient fort divisez, les uns étant pour Hippocrate, les autres pour Erasistrate, les autres pour Asclépiade &c. Les Empiriques étoient ceux que l'on consideroit le moins; & les Eclectiques ne faisoient pas apparemment le plus grand nombre, quoi qu'ils semblent avoir été les plus raisonnables de tous, en ce qu'ils faisoient profession de choisir ce que chaque Secte avoit de meilleur, & de ne s'attacher à aucune en particulier. A l'égard des Episynthétiques & des Pneumatiques, nous les avons considerez

1 *Voyez la Vie de Galien écrite par Chartier, dans son édition des œuvres d'Hippocrate, & de Galien*

2 *Part. 3. Liv. 3. Chap. 5. sur la fin.*

Depuis l'An cxl. de J. C. jusques à l'An cc.

siderez ci-dessus, comme dépendans en quelque maniere des Méthodiques.

On pourroit croire que Galien se rangea du côté des Eclectiques, sur ce [1] qu'il proteste qu'il ne veut se dire Sectateur d'aucun des Médecins qui ont été avant lui, & qu'il traite d'esclaves ceux qui de son temps s'appelloient *Hippocratiques*, *Praxagoréens* &c. & qui ne choisissoient pas ce qu'il y avoit de bon dans les écrits de tous les Médecins indifferemment. Mais quelque protestation qu'il fasse, il paroît qu'il étoit plus pour Hippocrate que pour tous les autres, ou plûtôt qu'il ne suivoit que lui. C'étoit son Auteur favori; & quoi qu'il l'accuse en quelques endroits d'obscurité, de défaut d'ordre &c, comme on l'a vu ci-dessus, il ne laisse pas de marquer d'ailleurs une estime toute particuliere pour lui, & d'avouer qu'Hippocrate a jetté les fondemens de la veritable Médecine, à l'exclusion de tous les autres. Galien, prévenu de cette pensée, bien loin de prendre rien des Médecins des autres Sectes, ou de tenir un milieu, composa divers livres [2] pour les réfuter, & pour détruire leurs principes, en rétablissant ceux d'Hippocrate. Nous avons vu ci-devant que plusieurs Médecins avoient commenté Hippocrate, avant que Galien parût; mais il prétendoit que la plûpart de ceux qui s'étoient mêlez de cette affaire n'avoient point réussi. Il se croyoit à peu près le seul qui eût pénetré dans le véritable sens de cet ancien Médecin, quoi qu'il lui donne souvent de grandes entorses, comme divers Savans l'ont remarqué.

Il entreprit donc premierement d'expliquer Hippocrate, & il écrivit beaucoup sur ce sujet. D'ailleurs comme il remarquoit que le même Hippocrate étoit non seulement obscur en divers endroits, mais qu'il manquoit d'ordre, & de méthode, & qu'il n'avoit pas eu une conoissance assez étendue de certaines choses, que l'on avoit découvertes depuis, il entreprit de fournir de son propre fonds ce qu'il y avoit à ajoûter aux principes generaux de son Auteur. Quand Galien n'auroit fait autre chose que mettre en tout son jour la Médecine d'Hippocrate, son travail à cet égard auroit été fort utile, supposé qu'Hippocrate eût enseigné la vraye Médecine. C'étoit déja un article assez important que de faire conoitre cette verité, & de redresser les Novateurs, qui, selon lui, s'étoient dévoyez mal à propos de l'ancienne route. Ce n'est pas néanmoins par cet endroit qu'il prétendoit s'être acquis le plus d'honneur. C'est en ce qu'il avoit le premier montré une méthode juste & raisonnée de traiter la Médecine, qui est une des choses qu'Hippocrate avoit omises, comme on vient de le remarquer. Pour voir bien exactement de quelle maniere Galien s'acquita de toute la tache qu'il s'étoit imposée, il faudroit inserer ici des Instituts complets, & une Pratique entiere de Médecine, selon ses principes, ce qui nous meneroit loin & seroit d'ailleurs fort ennuyeux. Nous nous en tiendrons donc à des generalitez qui feront conoitre en gros comment ce Médecin s'y est pris, & qui suffiront pour faire sentir le rapport & la difference qu'il y a entre sa Mé-

decine

1 *De Lib. propriis, Cap. 1.*

2 On peut voir dans la seconde Partie, ce que les Dogmatiques disoient contre les Empiriques, & les Méthodiques. Ce que nous avons rapporté à cet égard, est tiré en partie des écrits de Galien; c'est pourquoi nous nous dispenserons de redire ici la même chose, nous contentans de voir comment ce dernier établissoit son systeme, sans toucher aux disputes qu'il a eües contre les autres Médecins.

Depuis l'An cxl. de J. C. jusques à l'An. cc.

decine & celle d'Hippocrate. Dans cette vuë nous commencerons par l'idée que notre Auteur avoit de la Médecine en general, après quoi nous entrerons un peu plus avant dans le particulier de son systême, quand nous aurons achevé ce Chapitre.

1 Galien disoit que pour conoître un art, il faut avoir conoissance de la *fin* que cet art se propose. Il ajoûtoit que la même méthode que l'on doit suivre pour distinguer les autres arts, sert aussi pour faire conoître quel est l'art de la Médecine. Il y a des arts dont la fin n'est autre chose qu'une *contemplation*, comme 2 *l'Arithmétique*, la *Physique*, *l'Astronomie*. Il est d'autres arts qui produisent de plus quelque *action*; mais dès qu'ils cessent de la produire ils ne peuvent montrer leur ouvrage, comme *l'art des maitres à dancer*. Il y en a d'autres dont l'ouvrage se peut voir, comme *l'art de bâtir*. Il y a encore des arts qui ne produisent rien, mais qui butent à prendre, ou à acquerir quelque chose, comme *l'art de la chasse*, ou *de la pêche*. La Médecine est du nombre des arts qui produisent quelque chose, & qui peuvent faire voir leur ouvrage, quoi que leur action cesse. Il y a encore une distinction à faire par rapport aux arts dont l'ouvrage subsiste, ou aux arts *effectifs*; les uns font quelque chose qui n'étoit pas; les autres refont ou rétablissent ce qui avoit été fait auparavant. La Médecine est de ce dernier genre. Elle soutient ou elle rétablit le corps de l'homme, en lui conservant la santé, & en la lui rendant lors qu'il l'a perdue.

Cela supposé, il faut savoir que comme un Architecte doit nécessairement conoitre toutes les parties d'une maison, soit qu'il entreprenne de bâtir une nouvelle maison, soit qu'il en veuille reparer une vieille: de même celui qui veut établir l'art dont le sujet est le corps humain, c'est à dire l'art de la Médecine, doit avoir conoissance de toutes les parties qui composent ce corps, de leur substance, de leur grandeur, de leur figure, de leur situation, de leur nombre, & du rapport qu'elles ont entr'elles. Et derechef, comme l'Architecte qui entreprend de bâtir une maison ne saura jamais quelles sont les parties qui la doivent composer s'il n'a examiné, les unes après les autres, les parties d'une maison semblable à celle qu'il veut construire, ou s'il n'a vu toutes ces parties détachées & séparées: de même le Médecin ne peut acquerir la conoissance du corps de l'homme qu'en examinant par l'Anatomie les parties qui le composent. Mais ce qui distingue le Médecin de l'Architecte, c'est que le premier ne doit pas seulement conoitre les parties du corps de l'homme, il doit encore conoitre l'action de chacune de ces parties; car il n'y a point de partie dans le corps animé qui n'ait son action, ou sa fonction particuliere.

Le devoir du Médecin, qui est instruit de tout cela, est premierement de *conserver* les parties dans leur état naturel, en sorte qu'elles puissent servir aux usages auxquels elles sont destinées, & faire librement leurs fonctions; secondement de *rétablir* en leur premier état celles qui ne font plus leurs fonctions. Il

1 *De Constitut. Artis Medicæ.*

2 L'Arithmétique, la Physique, & l'Astronomie sont à proprement parler des sciences, & non pas des arts; mais le mot τέχνη, *art*, se prend ici dans un sens étendu, comme le mot de *métier*, ou de *profession*.

Il doit même travailler à une *nouvelle production* des parties qui manquent tout à fait, lors que cela est possible. Cette condition est ajoutée, parce qu'il est de certaines parties qui ne peuvent point se produire derechef lors qu'elles manquent, comme les *nerfs*, ou les *tendons*, ces parties étant formées de la semence; mais il en est d'autres qui sont formées du sang, telles que sont les *chairs*, qui peuvent être rétablies par la Nature, avec l'aide du Médecin. Les *os* sont dans le rang des premieres parties dont on a parlé. Ils ne se réengendrent pas tout entiers; mais quand ils sont cassez, & qu'une partie de leur substance a même été perdue ou enlevée, ils se rejoignent par un *cal*, qui tient lieu de la substance qui avoit été emportée. De plus, il faut savoir, qu'il y a des parties simples, ou *similaires*, & des parties composées, ou *organiques*. Les premieres sont les os, les ligamens, les nerfs, les membranes, les veines, les arteres, la graisse, les glandes, la chair. On les appelle similaires, parce qu'en les partageant en diverses petites pieces chaque piece est semblable à l'autre Elles sont aussi appellées simples par rapport à celles qui sont plus composées, telles que sont un bras, une jambe &c. une seule de ces parties étant composée à peu près de toutes les parties similaires que l'on a désignées. Ces mêmes parties composées sont d'ailleurs nommées organiques, ou instrumentelles, parce qu'elles sont les instrumens, ou les organes qui produisent les actions les plus sensibles & les plus parfaites; les jambes & les pieds, par exemple, servent à marcher, les mains servent à prendre, ou à tenir quelque chose, les yeux servent à voir, les oreilles à ouïr.

Depuis l'An cxl. de J. C. jusques à l'An cc.

Les premiers *élemens*, des unes & des autres de ces parties, aussi bien que de tous les autres corps, sont le *feu*, *l'eau*, *l'air*, & la *terre*. Les qualitez de ces élemens sont le *chaud*, le *froid*, *l'humide*, & le *sec*. Tant que l'un de ces élemens, ou l'une de ces qualitez, ne prédomine pas sur les autres, mais qu'il y a une proportion conforme à la disposition naturelle des parties similaires, ces parties ont une juste *temperature*, & font leurs fonctions ordinaires. Mais dès que ces mêmes qualitez péchent dans l'excès, ou dans le defaut, il s'ensuit une *intempérie*, qui, lors qu'elle est venue à un certain point, fait que les fonctions cessent, ou ne se font pas comme il faut. Cette temperature & cette intempérie regardent aussi les parties organiques entant qu'elles sont composées des similaires. Mais il faut de plus remarquer, à l'égard des parties organiques, qu'elles sont, ou ne sont pas dans l'état où elles doivent être, selon qu'elles ont ou qu'elles n'ont pas leur *grandeur*, ou leur *figure* ordinaire, qu'elle sont ou qu'elles ne sont pas dans le *nombre* & dans la *situation* qu'elles doivent être. Ajoutez à cela *l'union* ou *le défaut d'union*, qui est une chose commune tant aux parties similaires qu'aux parties organiques, & vous aurez conoissance de la bonne & de la mauvaise disposition de notre corps, en quoi consistent la *santé* & les *maladies*.

Il est aisé de recueillir de ce que l'on vient de dire, que le devoir du Médecin est d'un côté d'entretenir la temperature, & de corriger l'intempérie; de l'autre de conserver la grandeur, la figure, le nombre, la situation, & l'union, & de rétablir les désordres qui détruisent cette grandeur, ce nombre &c. A tous ces égards cette maxime a lieu, *qu'il faut entretenir les parties dans leur état par des moyens qui ayent du rapport avec cet état*, c'est à dire que le chaud convient

Depuis l'An cxl. de J. C. jusques à l'An cc.

convient pour conſerver la chaleur d'une partie chaude, le froid pour entretenir cette qualité dans une partie froide &c. Il en eſt de même des moyens qu'on employe pour entretenir la grandeur, le nombre, la figure, la ſituation, l'union. Ces moyens doivent avoir du rapport avec toutes ces diſpoſitions; c'eſt à dire que pour conſerver, par exemple, la ſituation d'une partie, il faut la tenir dans cette ſituation, & éviter ce qui pourroit la faire changer; pour conſerver le nombre, & l'union, il faut ſe garantir contre la violence, & contre tout ce qui pourroit cauſer la perte d'une partie, ou rompre l'union qu'elle doit avoir avec les autres. Cette premiere maxime regarde *la conſervation de la ſanté.* En voici une ſeconde qui concerne *la cure des maladies.* Le but géneral que l'on doit ſe propoſer pour guérir les maladies, c'eſt de corriger l'intempérie, & les déſordres qui arrivent par rapport à la ſituation, à la grandeur &c *par tout ce qui eſt contraire à cette intempérie & à ces déſordres.* Si une partie chaude eſt devenue froide, il faut la réchauffer; ſi par un certain mouvement, ou par quelque violence, elle ſe trouve hors de ſon lieu, il faut, par un mouvement & par une violence, oppoſée à la premiere, lui faire reprendre ſa place; ſi cette partie s'eſt abbaiſſée il faut la relever; ſi elle s'eſt hauſſée il faut la repouſſer embas. En un mot les contraires ſe guériſſent par leurs contraires.

L'eſpece, ou plutôt la cauſe, de la maladie *indique* toûjours le remede convenable; mais comme elle ne peut pas indiquer ſi ce remede eſt faiſable ou non, il faut de plus que le Médecin ſache ce qui peut être fait, & ce qui ne peut point ſe faire Cette conoiſſance lui eſt ſuggerée par celle qu'il a de la nature des parties. Si l'une de celles qui ont été formées de la ſemence, dans le temps que le corps a été engendré, vient à manquer tout à fait, on ne peut point la rétablir, ou la remettre, comme il a déja été remarqué ci-deſſus, mais ſi celles que le ſang a produites manquent, on peut travailler à les faire produire de nouveau. Sur quoi il faut obſerver, que ce que l'on dit de la poſſibilité, ou de l'impoſſibilité de la cure, regarde également la Nature & le Médecin. Il eſt des choſes que la Nature peut faire & d'autres qu'elle ne ſauroit faire. Elle peut, par exemple, produire derechef de la chair en la place de celle qui aura été emportée d'une playe, ou qui aura été conſumée par un abſcès, parce que la chair eſt, comme on l'a dit, une partie qui doit ſon origine au ſang; mais la Nature ne peut pas réengendrer un nerf, ou un os entier, parce que ces parties ont été produites par la ſemence dans le temps de la géneration de l'homme. Ce que la Nature ne peut point faire, le Médecin, qui n'eſt que ſon miniſtre, ne le fait point auſſi; mais il aide la nature, en ſecondant ſes efforts, ou en ſuivant ſes intentions, dans tout ce dont elle peut quelquefois venir à bout par elle même. Si la Nature peut remplir de chair un ulcere profond, le Médecin travaille de ſon côté à faire croître cette chair, en écartant tout ce qui peut empêcher qu'elle ne croiſſe. Si la Nature travaille à cuire les viandes dans l'eſtomac, le Médecin la ſoulage en choiſiſſant celles qu'elle peut le plus aiſément cuire, & en éloignant celles dont la coction eſt impoſſible, ou difficile.

Le Médecin étant inſtruit de ces géneralitez, doit enſuite entrer dans ce qu'il qu'il y a de plus particulier par rapport à la conoissance des *causes*, & des *signes*, tant du bon que du mauvais état du corps, & enfin de tous les divers *moyens* que l'on doit mettre en usage pour entretenir la santé, & pour guérir les maladies, en appliquant aux cas particuliers les maximes génerales que l'on a posées. Voilà un extrait d'une partie de ce que dit Galien dans l'un de ses Livres intitulé *l'Etablissement de l'Art de la Médecine*. Il n'y donne pas une définition expresse de cet art, mais il est aisé d'en recueillir, que *la Médecine est un art qui enseigne à conserver & à retablir la santé*, ou *à conserver la santé, & à guérir les maladies*. Cette définition est tirée de la *fin* de la Médecine.

Depuis l'An cxl. de J. C. jusques à l'An cc.

Notre Auteur en propose une autre 1 ailleurs, qui est prise de *l'objet* de ce même art. La *Médecine*, dit-il, *est* 2 *une science qui enseigne à conoître ce qui est sain, ce qui n'est pas sain, & ce qui est neutre*, ou *qui tient le milieu entre le sain, & le mal-sain*. La même définition est attribuée à Hérophile, comme on l'a vu ci-dessus, mais Galien s'expliquoit autrement que lui sur cette définition. Il disoit qu'il y a trois sortes de choses qui sont l'objet de la Médecine, lesquelles le Médecin considere comme *saines*, comme *non saines*, & comme *neutres*. Ces trois choses sont le *corps humain*, les *signes* & les *causes*. Il regarde le corps de l'homme comme sain, lors que ce corps est d'une bonne *temperature* par rapport aux plus simples parties dont il est composé, & qu'il y a d'ailleurs une juste *proportion* entre les organes que forment ces parties. Le corps non sain est celui qui est déchu de la temperature, & de la proportion dont on vient de parler. Le corps neutre tient un milieu entre le sain, & le non sain. Les signes salubres, ou sains, sont ceux qui indiquent une bonne santé presente, & qui présagent qu'elle pourra encore être telle à l'avenir. Les signes insalubres, ou mal-sains, indiquent au contraire la maladie presente, ou font craindre la maladie à venir; les signes neutres ne marquent ni la santé, ni la maladie, ni pour le present ni pour l'avenir. Les causes saines sont celles qui conservent la santé, ou qui la procurent quand on ne l'a pas. Les causes mal-saines font, & entretiennent la maladie. Les causes neutres n'ont point d'effet sensible ni pour conserver, ni pour procurer la santé; ni pour faire les maladies, ni pour les entretenir.

Les trois dispositions dans lesquelles on a dit que le corps de l'homme se peut rencontrer, c'est à dire, la disposition saine, la disposition non saine, & la disposition neutre, comprennent toute l'étendue, ou la distance qu'il y a de la santé à la maladie, & chacune de ces trois dispositions a son étendue particuliere. Le corps sain est, comme on vient de le dire, celui dont toutes les parties sont bien temperées, & bien proportionnées, c'est à dire, comme on l'a remarqué un peu auparavant, dont les parties similaires sont disposées ensorte qu'elles ont le degré de chaleur, de froid, d'humitité, & de sécheresse qu'elles doivent avoir naturellement, sans qu'aucune de ces qualitez prédomine par dessus les autres; & dont les parties organiques ont précisément la disposition, la grandeur, la figure, la connexion, &c. qui leur est nécessaire. 3 Un corps

1 Dans un Livre intitulé *l'Art de la Médecine*.
2 Le mot *Science* est pris ici dans un sens étendu.
3 *Vid. Lib. de Temperamentis.*

Depuis l'An cxl. de J. C. jusques à l'An cc.

corps disposé de cette maniere est regardé comme étant d'une *constitution* parfaite à tous égards, ou d'un *tempérament* auquel il ne manque rien. Un tel tempérament est très-rare, & ne se trouve peut-être jamais; mais cela n'empêche pas qu'on ne le doive supposer comme un modelle, sur lequel on doit se regler pour juger de tous les autres tempéramens moins parfaits. Galien suivant ce principe établissoit huit autres principaux tempéramens, qui déclinent tous à quelque égard de celui que l'on vient de décrire. Les quatre premiers sont ceux, où l'une des quatre qualitez que l'on a indiquées, l'emporte sur les autres; en sorte que chacun de ces tempéramens prend le nom de tempérament *chaud*, ou *froid*, ou *sec*, ou *humide*, selon que l'une de ces qualitez se rend plus sensible que les autres. Les quatre dernieres especes de tempéramens résultent de la combinaison des qualitez dont on vient de parler, & sur ce pied-là, il y a un tempérament *chaud & sec*, un tempérament *chaud & humide*, un tempérament *froid & humide*, & un tempérament *froid & sec*. Ce sont là, comme on l'a dit, les principales differences des tempéramens, lesquelles peuvent être subdivisées à l'infini, selon les divers degrez de froid, de chaud, &c. sans compter certaines proprietez inexplicables de la constitution de quelques particuliers, lesquelles n'ont aucun rapport aux qualitez que l'on a désignées, mais dépendent de causes *occultes*, ou *cachées*. On appelle cette proprieté de tempérament *idiosyncrasie*. C'est par cette idiosyncrasie que quelques-uns ont de l'aversion pour une sorte de viande, quelques autres pour une autre, que les uns ne peuvent souffrir l'odeur d'une rose, les autres celle d'une autre fleur, &c.

Mais quoi que les huit derniers tempéramens, que l'on a décrits, déclinent de la perfection du premier, il ne s'ensuit pas que les corps qui sont de quelcun de ce tempéramens soient mis pour cela au rang des corps malades. Ils demeurent compris sous la latitude des corps sains, tant que l'intempérie qui les éloigne de la perfection n'empêche pas l'action des parties; mais dès que cette action les empêche, le corps n'est plus sain, il est malade. C'est donc proprement *l'empêchement de l'action des parties* qui établit la *maladie*, ou c'est par cet empêchement que finit la santé, & que la maladie commence. Tout ce qui est entre-deux est appellé un état neutre, c'est à dire, un état où l'on n'est ni malade ni en santé. On n'est pas encore malade, parce que les actions ne sont pas encore sensiblement empêchées; & l'on n'est pas sain, parce que ces mêmes actions sont dans le penchant à ne se faire plus comme il faut.

Galien décrit aussi fort au long les signes de la bonne, & de la mauvaise constitution du corps, aussi bien que de celle qu'il a appellée neutre. Tous ces signes sont tirez des qualitez premieres, comme du chaud, du froid, &c. lors qu'il s'agit des parties similaires. Ils se tirent d'ailleurs de la juste proportion, & de la disproportion par rapport à la grandeur, figure, situation, &c. lors qu'il s'agit des parties organiques. Notre Auteur passe enfin aux causes de ces trois differentes constitutions, & il les tire des mêmes sources d'où il a tiré les signes. On supprime ici ce qu'il dit d'ailleurs dans le Livre d'où est tiré la plus grande partie de ce que l'on vient de lire. Ce qui manque à l'explication de son systême se trouvera dans les Chapitres suivans, où l'on examinera ce même systême par un autre, ou sous un autre côté.

CHAPI-

Depuis l'An cxl. de J. C. jusques à l'An cc.

CHAPITTRE III.

Suite, ou Explication du Systême de Galien, tirée de divers endroits de ses Ecrits.

POur développer un peu mieux l'idée génerale que nous venons de donner de la Médecine de Galien, sans entrer dans un trop grand détail, nous remarquerons premierement, qu'il établissoit avec Hippocrate trois principes du corps animé, les *parties*, les *humeurs*, & les *esprits*. Il n'appelloit proprement parties que les parties *solides*, & il les divisoit, comme on l'a dit, en similaires, & en organiques. Il reconoissoit aussi les quatre humeurs dont on a parlé dans la Médecine d'Hippocrate, le *sang*, la *pituite*, la *bile*, & la *mélancholie*, & il en avoit la même idée qu'en avoit eu cet ancien Médecin, par rapport au chaud, au froid, au sec, & à l'humide, &c. C'est à dire, qu'il regardoit le sang comme une humeur rouge, chaude, & humide; la pituite comme une humeur blanche, froide, & humide; la bile comme une humeur jaune, chaude, & seche; la mélancholie comme un suc noir, froid, & sec. Quant aux esprits, Galien en faisoit trois especes differentes, les esprits *naturels*, les esprits *vitaux*, & les esprits *animaux*. Les premiers ne sont autre chose, selon lui, qu'une vapeur subtile qui s'éleve du sang, & qui tire son origine du *foye*, comme du lieu où se fait le sang. Ces premiers esprits, après s'être portez dans le *cœur*, deviennent, conjointement avec l'air que nous attirons par les poumons, la matiere des seconds, c'est à dire, des esprits vitaux, qui se changent en esprits animaux dans le *cerveau*, comme on le verra plus particulierement ci-après.

Galien supposoit que ces trois sortes d'esprits répondent, & servent d'instrumens à trois sortes de 1 *facultez* qui résident dans les parties où l'on a dit que se forme chaque sorte d'esprit. La faculté *naturelle* est la premiere. Il la plaçoit dans le foye, & il croyoit qu'elle préside à la nutrition, à l'accroissement, & à la géneration de l'animal. Il logeoit la faculté *vitale* dans le cœur, & il concevoit qu'elle communique à tout le corps, par le canal des arteres, la chaleur, & la vie. La faculté *animale*, qui est la plus noble des trois, & avec laquelle se joint la faculté *raisonnable*, ou la faculté *régente*, a, selon lui, son siege dans le cerveau; elle distribue à toutes les parties le sentiment & le mouvement, par le moyen des nerfs, & préside sur toutes les autres facultez. Galien supposoit enfin trois sortes *d'actions*, produites par ces trois facultez, les actions *naturelles*; les actions *vitales*, & les actions *animales*. Il divisoit derechef chacune de ces actions en *internes*, & *externes*. Les actions internes de la faculté animale sont l'imagination, le raisonnement, la memoire; & les actions externes sont les cinq sens naturels, & en géneral le sentiment, & le mouvement. Les actions internes de la faculté vitale sont les passions violentes, comme la colere; les

1 On a parlé si au long des *facultez*, & de la *Nature* qui les fait agir, dans la Médecine d'Hippocrate, que l'on ne redira pas ici ce qui a été dit en cet endroit. *Voyez ci-dessus, Part.* I. *Liv.* 3. *Chap.* 2.

Depuis l'An cxl. de J. C. jusques à l'An cc.

les externes sont le mouvement, ou la pulsation des arteres, & la distribution du sang arteriel par tout le corps, pour lui communiquer la chaleur, & la vie. Les actions internes de la faculté naturelle sont la sanguification, la coction des alimens, & ce qui en dépend, & même la cupidité; les externes sont la distribution du sang veineux dans toutes les parties, pour nourrir, augmenter, & conserver le corps, & pour la propagation de l'espece. Outre ces facultez générales, Galien en admettoit de particulieres, qui resident, à ce qu'il croyoit, dans chaque partie du corps, & qui pourvoïent aux besoins de ces parties, ou aux offices auxquels ces mêmes parties sont destinées. Le ventricule, par exemple, cuit les viandes par le moyen de sa faculté *concoctrice*; il les attire par sa faculté *attractrice*; il les retient quelque temps par sa faculté *retentrice*; & il s'en décharge enfin par sa faculté *expultrice*. 1 Si l'on demandoit quel est le premier mobile de toutes ces facultez? Galien répondoit, avec Hippocrate, que c'est la Nature.

Il a été nécessaire de rapporter toutes ces distinctions, & tous ces termes, parce que c'est sur ce fondement que roule presque tout le raisonnement de Galien sur les causes, & sur la nature de la santé, & des maladies. Ce Médecin croyoit que l'on jouït de la santé tant que les facultez sont en état de produire leurs actions ordinaires, ou que ces actions sont entieres, & parfaites; & au contraire que ces mêmes facultez étant empêchées dans leurs actions, ou les actions ne se faisant pas comme il faut, c'est ce qui fait la maladie. Or comme les actions ne sauroient être libres, ou entieres, que les parties, aussi bien que les humeurs, ne soient bien disposées, on peut dire que la *santé* dépend en premier lieu de la symmetrie des parties organiques, & de l'union, ou de la liaison des unes, & des autres. Tant que les humeurs, & les parties demeurent en cet état, les esprits, qui suivent la nature des humeurs, ne peuvent qu'être bien conditionez, & par conséquent les actions (qui se font par l'organe des esprits, lesquels sont eux mêmes dirigez par les facultez) ne peuvent qu'être entieres. Au contraire lors que les humeurs, & les parties s'alterent, se dérangent, se desunissent, les esprits ne peuvent qu'être en désordre, & les actions qu'interrompues.

Sur ces principes, Galien définissoit la maladie *une disposition, ou une* 2 *affection, contre nature, des parties du corps, qui empêche premierement, & par elle-même leur action.* Il établissoit, comme on l'a vu au Chapitre précedent, trois principaux *genres* de maladies. Le premier regarde les parties similaires; le second les parties organiques; le troisième est commun aux unes, & aux autres de ces parties. Le premier genre de maladies consiste en *l'intempérie* des parties similaires; & cette temperie se divise en *intemperie sans matiere*, & *intempérie avec matiere*. La premiere se fait appercevoir lors qu'une partie a plus, ou moins de chaleur, ou de froid qu'elle n'en doit avoir; sans que ce changement

1 *Ibidem.*

2 Le mot Grec πάθος que les Latins ont rendu par *affectus*, & que nous traduisons *affection*, désigne également une maladie, un symptome, & la cause d'une maladie, qui sont trois choses également contre nature, desquelles on parlera dans ce Chapitre. On trouve dans Galien deux définitions de la maladie; en un endroit il employe le mot *disposition*, en l'autre le mot *affection*. Le premier rend la définition plus juste.

ment de qualité dans la partie soit soûtenu par quelque matiere. L'on a, par exemple, la tête échauffée, & malade, pour avoir été exposé à l'ardeur du Soleil, sans que cette chaleur soit appuyée par l'abord, ou le sejour de quelque humeur chaude dans cette même partie. La seconde sorte d'intempérie paroît lors qu'une partie est non seulement échauffée, ou réfroidie, mais qu'elle est encore chargée d'une humeur chaude, ou froide, qui entretient la chaleur, ou le froid que l'on y ressent. Galien reconoissoit de plus une intempérie *simple*; lors que l'une des qualitez premieres excede seule, comme la chaleur, ou l'humidité séparément; & une intemperie *composée*, lors qu'il y a deux qualitez jointes, comme de la chaleur, & de la secheresse tout ensemble, ou du froid, & de l'humidité. Il posoit enfin une intemperie *égale*, & une intemperie *inégale*. La premiere est celle qui est également dans tout le corps, ou dans une partie, & qui ne cause aucune douleur, parce qu'on s'en est fait une habitude; comme la chaleur, & la secheresse dans un corps hectique. La seconde se distingue en ce qu'elle n'est pas également attachée à toute une partie, ou à tout le corps, parce qu'elle commence seulement à se faire; ou en ce que le corps est dérangé par des causes contraires, comme par le froid, & par la chaleur qui se font sentir tous deux ensemble. On a des exemples de cette sorte d'intempérie dans certaines fiévres où le froid, & la chaleur attaquent également, & presque en même temps une même partie; ou dans d'autres fiévres qui rendent le dehors du corps froid comme glace, pendant que le dedans brûle; ou enfin dans les cas où l'estomac est froid, & le foye chaud.

Depuis l'An cxl. de J. C. jusques à l'An cc.

Le second genre de maladies, qui regarde les parties organiques, résulte des irrégularitez de ces parties par rapport à leur *nombre*, à leur *grandeur*, à leur *figure*, à leurs *cavitez*, à leur *situation*, & à leur *liaison*, comme quand on a six doigts, ou que l'on n'en a que quatre; quand on a quelque partie plus grosse, ou plus petite qu'il ne faut; ou qu'elle n'est pas bien formée; ou que les trous dont elle doit être percée, sont, ou bouchez, ou trop ouverts; ou qu'elle est mal située, & hors de son lieu naturel; ou enfin séparée des autres auxquelles elle devroit être jointe, ou même jointe à celles dont elle devroit être séparée.

Le troisième genre, qui est commun tant aux parties similaires qu'aux parties organiques, c'est la *solution de continuité*, qui arrive lors que quelque partie, simple, ou composée, est coupée, rongée, meurtrie, rompue, étendue violemment, ou brûlée.

On n'expliquera pas ici les autres distinctions que Galien faisoit des maladies après Hippocrate; comme lors qu'il les distinguoit, par rapport à leur *mouvement*, en maladies *aiguës*, & maladies *chroniques*; & par rapport à leur *naturel*, en maladies *benignes*, & maladies *malignes*; & enfin à d'autres égards, en maladies *épidemiques*; *endemiques*, *sporades*, &c. parce que tout cela a été ci-dessus expliqué dans la Médecine d'Hippocrate.

Après avoit établi les genres des maladies il faut examiner leurs *causes*. Galien les distinguoit premierement, en *externes*, & en *internes*. Il regardoit com-

Depuis l'An cxl. de J. C. jusques à l'An cc.

me causes externes des maladies, 1 six choses dont on ne peut point se passer, & qui servent à la conservation de la santé, lors qu'elles sont bien disposées, & que l'on en fait un bon usage; mais qui font un effet contraire lors qu'on n'en use pas bien, ou qu'elles sont mal disposées. Ces six choses sont *l'air que nous respirons;* le *manger*, & le *boire;* le *mouvement*, & le *repos*; le *sommeil*, & les *veilles*; ce que *nous retenons* dans notre corps, & ce qui *en sort;* & enfin les *passions*.

Toutes ces causes externes des maladies sont appellées causes *procatarctiques*, ou *commençantes*, parce que ce sont elles qui mettent en mouvement les causes *internes*, qui sont de deux sortes, la cause *antécedente*, & la cause *conjointe*. La premiere ne se découvre que par le raisonnement. Elle consiste pour l'ordinaire au vice des humeurs, qui péchent en deux manieres, en produisant, ou la *pléthore*, c'est à dire, la plénitude, ou la *cacochymie*, c'est à dire, mot à mot, le mauvais suc. Lors que les humeurs sont en trop grande quantité, cela s'appelle *pléthore*. Sur quoi il faut remarquer que l'on appelle également pléthore la trop grande abondance de *toutes les humeurs ensemble*, & l'abondance *d'une humeur en particulier*, laquelle prédomine sur les autres. Selon ces principes il doit y avoir quatre sortes de plénitudes; plénitude sanguine; plénitude bilieuse; plénitude pituiteuse; & plénitude mélancholique. Mais il y a cette difference entre la plénitude sanguine, & les trois autres, que le sang, qui est la matiere de la premiere, peut passer de beaucoup les autres humeurs; au lieu que si l'une des trois dernieres humeurs excéde notablement par dessus les autres, on n'appelle plus cela plénitude, c'est alors cacochymie, parce que ces humeurs étant plus abondantes qu'il ne faut, elles corrompent d'abord le sang. Galien divise encore la plénitude, en plénitude *par rapport aux vaisseaux*, & plénitude *par rapport aux forces*. La premiere a lieu lors que les humeurs sont si abondantes, que les vaisseaux, c'est à dire, les veines, & les arteres, ont peine à les contenir. La seconde sorte de plenitude se mesure par les forces du malade, lesquelles ne peuvent pas supporter une certaine quantité d'humeurs, quoi que médiocre. Le second vice des humeurs, que nous avons appellé *cacochymie*, ou mauvais suc, vient de ce que les humeurs dégenerent en devenant plus chaudes, ou plus froides, plus seches, ou plus humides, plus acres, plus aigres, plus douces, plus salées qu'elles ne doivent être; en un mot, en acquerant des qualitez étrangeres & nuisibles qu'elles n'avoient pas auparavant. Mais il ne faut pas oublier d'observer ici, qu'encore que Galien reconût que les humeurs peuvent acquerir toutes les qualitez que l'on vient de désigner, & dont une partie sont differentes du chaud, du froid, du sec, & de l'humide, qui sont les quatre qualitez que notre Auteur donne aux humeurs, ce

1 L'Auteur du livre *de Oculis*, attribué à Galien, dit qu'il y a sept choses *naturelles*, six *non naturelles*, & trois *contre nature*. Les sept premieres sont les *élemens*, les *tempéramens*, les *parties*, les *humeurs*, les *esprits*, les *facultez*, & les *actions*. Les six autres sont celles que l'on désigne ici. Elles sont appellées non naturelles parce qu'elles ne composent pas notre nature, ou notre être, comme les premieres. Les trois dernieres sont les *maladies*, leurs *causes*, & leurs *symptomes*. La *Physiologie* traite des premieres. Cette Partie de la Médecine que les Grecs nomment *Hygieine*, c'est à dire, qui regarde la conservation de la santé, regle l'usage des secondes. Quant aux troisiémes, la *Pathologie* en recherche la conoissance; & la *Thérapeutique* s'occupe à y apporter du remede.

ce qu'on a dit ci-dessus, qu'il consideroit toutes les causes des maladies, par rapport à ces quatre qualitez, ne laisse pas d'être veritable. La raison de cela est qu'il croyoit que l'*aigre*, le *salé*, l'*acre*, le *doux*, l'*amer* &c. [1] tirent leur origine du chaud, du froid, du sec, & de l'humide. Lorsque l'une des trois humeurs differentes du sang prédomine considerablement, cela fait aussi une espece de cacochymie, parce que ces humeurs ne sont pas si familieres à la nature que le sang, ou parce qu'elles corrompent incontinent le sang. A cela près, c'est à dire, lorsque l'excès de l'une de ces trois humeurs est médiocre, il est plûtôt regardé comme une plénitude, que comme une cacochymie, ainsi qu'on l'a déja remarqué. La seconde des causes internes, que l'on a appellé cause *conjointe*, est celle qui est le plus prochainement attachée à la maladie, & qui l'entretient immédiatement, ensorte que cette cause étant présente, la maladie subsiste toûjours, & étant absente, ou ôtée, la maladie cesse d'abord. L'exemple suivant fera voir en quoi consiste la difference qu'il y a entre cette cause, & la cause antecedente. Dans la pleurésie, la cause conjointe c'est cette portion d'humeur, qui est attachée à la pleure, & qui fait l'inflammation de cette partie; la cause antecedente c'est la masse de cette même humeur considerée comme répandue dans tout le corps, ou contenue dans les vaisseaux, d'où elle s'est versée sur la partie malade.

Depuis l'An cxl. de J. C. jusques'à l'An. cc.

Quant aux causes particulieres des maladies des parties considerées comme similaires, ou comme organiques, il est aisé de les découvrir par ce qui a été dit de la nature de ces maladies. Il est, dis-je, aisé de concevoir que les maladies, qui consistent en une intemperie chaude, ou froide, doivent être causées par tout ce qui peut échauffer, ou réfroidir; & que de même celles qui dépendent de la mauvaise conformation des parties, sont causées par tout ce qui peut faire cette mauvaise conformation. Les reins, par exemple, ou les ureteres, qui doivenent être ouverts, pour donner passage à l'urine, pouvant être bouchez par du gravier, par du sang caillé, ou par quelque autre humeur épaissie, ou par une tumeur, qui comprime, & étrécit le passage; la tumeur, le sang, le gravier sont les causes de cette maladie.

[2] Galien divise enfin les causes des maladies, en cause *manifestes*, ou évidentes, en causes *non manifestes*, & *causes cachées*. Les premieres sont celles, qui sont sensibles, ou qui tombent sous les sens par elles mêmes, lors qu'elles agissent. Les secondes ne sont pas sensibles par elles mêmes, mais on les découvre par le raisonnement. Toutes les causes dont on a parlé ci-devant, sont de la nature des deux que l'on vient d'expliquer. La troisième sorte de causes, qui sont les causes *cachées*, ne se découvrent, ni par elles mêmes, ni par aucun autre moyen. [3] Il semble que Galien met en ce rang la cause de l'*hydrophobie*, ou de la rage, lorsqu'il dit que les remedes, qui servent à guérir cette maladie, agissent *par une proprieté, qui est attachée à toute leur substance*; d'où il s'ensuit

1 Il n'y a que quelques cas rares où Galien est contraint de reconoître certaines qualitez *occultes*, ou cachées, comme on le verra à la fin de ce discours des causes des maladies. On dira encore un mot ci-après de la plénitude, & de la cacochymie, en parlant des signes par lesquels on les découvre.

2 *In Lib. Hipp. de Alimento. Commen.* 3.

3 *De Simplic. Medicament Facultat. Lib.* 11.

Depuis l'An cxl. de J. C. jusques à l'An cc.

s'ensuit que la cause de cette même maladie agit par une proprieté, qui n'est pas moins cachée que celle du remede. Lorsque je dis que cette proprieté est cachée, je m'explique en termes differens, en apparence, de ceux de Galien, mais qui reviennent à la même chose; car dire qu'un remede agit par une *proprieté de toute sa substance*, c'est comme si l'on disoit qu'on ne sait pas comment il agit. C'est aussi ce que Galien reconoit lui-même, lors qu'il censure Pélops de ce qu'il entreprenoit de rendre raison de l'effet du remede en question, qui se fait avec la poudre, ou la cendre d'écrevisses de riviere. Voici les propres termes de Galien. *Mon maître Pélops*, dit-il, *voulant rendre raison de l'effet des écrevisses dans la rage, prétendoit que l'écrevisse est utile dans cette maladie, parce que c'est un animal aquatique, & que la rage dépend d'une extreme sécheresse, qui fait que ceux qui en sont atteints ont peur de l'eau. Il ajoûtoit que les écrevisses de riviere sont plus propres en cette occasion que celles de mer, parce que ces dernieres participent du sel dont l'eau marine est chargée, & qui est d'une nature fort séche. Mais quelcun lui ayant fait cette objection; si ce que vous dites est vrai, d'où vient que tous les animaux aquatiques, ne sont pas également propres contre ce mal? il répondoit, que c'est parce qu'ils n'admettent pas tous la même preparation que les écrevisses, dont on reduit la coquille en une cendre, qui etant dessechante consume, & absorbe le venin de la rage. Pelops*, poursuit Galien, *tomboit dans ces contradictions par la vanité qu'il avoit de vouloir rendre raison de tout; mais moi, si je ne suis persuadé que je sai parfaitement une chose, je n'entreprends pas d'en convaincre les autres.* Il seroit à souhaiter que tous les Médecins suivissent cette maxime de Galien; mais la crainte que l'on a de passer pour ignorant, fait que l'on veut parler à quelque prix que ce soit, quoi que souvent l'on ne s'entende pas soi-même. Au reste, notre Auteur traite aussi, en quelque endroit, de ces causes des maladies, où Hippocrate reconoissoit quelque chose de *divin*. On peut voir dans la premiere Partie de cette Histoire ce qui a été dit là-dessus,

Après avoir parlé des differerences, & des causes des maladies, il faut en examiner les *symptomes*, c'est à dire, 1 les accidens. Galien définissoit le symptome, *une affection contre nature, qui depend de la maladie, ou qui la suit comme l'ombre suit le corps.* On voit par cette définition, que le symptome convient avec la maladie, en ce que l'un & l'autre sont une affection contre nature; mais ils different en ce que la maladie précede, & que le symptome la suit, la maladie tenant lieu de cause à l'égard du symptome. Galien reconoissoit trois sortes de symptomes, dont les premiers, & les plus considerables consistent en l'*action lésée*, ou *empêchée*, des parties. Les seconds en ce que les parties *changent* seulement *de qualité*, leur action subsistant toûjours. Les troisièmes concernent *les vices d'excretion, ou de retention.* Les symptomes de la premiere sorte different en particulier de la maladie, en ce que la maladie consiste, comme on l'a dit ci-dessus, en une certaine disposition des parties, qui empêche leur action; au lieu que le symptome de cette espece est seulement une suite de la disposition dont on vient de parler. L'exemple suivant rendra cette difference plus sensible, & fera voir d'ailleurs la difference qu'il y a entre la maladie,

1 Galien distingue en quelque endroit l'*accident*, τὸ συμβεβηκὸς, d'avec le *symptome*, mais cette distinction est peu essentielle, & il se sert ailleurs de ces deux termes indifferemment.

ladie, & la cause de la maladie. Dans la pleuresie la maladie consiste en *une inflammation de la pleure*, laquelle inflammation change la disposition naturelle de cette membrane, en sorte que son action, qui est de servir à la respiration, conjointement avec d'autres parties, se trouve empêchée. Le symptome c'est *la difficulté de respirer*, qui est une suite de l'inflammation, & un empêchement qui survient à l'action de la pleure. La cause, soit antécedente, soit conjointe, ce sont *les humeurs*, qui sont mal conditionnées, & dont une partie se verse sur la pleure, & fait l'inflammation. Cette premiere espece de symptomes varie, selon que les actions, ou les facultez, desquelles ils dépendent, varient elles mêmes. Ainsi il y a des symptomes de la faculté naturelle, de la faculté vitale, & de la faculté animale. *La mauvaise digestion* est un symptome de la faculté naturelle, & elle consiste en la lésion, ou en l'empéchement de l'action naturelle de l'estomac, & des intestins, qui est de digerer, & cuire les alimens. La *syncope* est un symptôme de la faculté vitale, & elle consiste en la lésion de l'action vitale du cœur, qui est de communiquer la vie à toutes les parties. L'*apoplexie* est un symptome de la faculté animale, & elle consiste en la lésion de l'action animale du cerveau, & des nerfs, qui est le mouvement, & le sentiment. La *folie*, & la *phrenésie* sont des symptomes de la faculté régente, qui est jointe à l'animale, & elles consistent en la lésion de l'action de cette faculté, qui est le raisonnement. Sur quoi, il faut remarquer, que sous ces trois facultez génerales sont comprises les diverses facultez particulieres, dont il a été parlé ci-dessus, & qui souffrent chacune leurs symptomes. Il faut d'ailleurs savoir que les actions sont lésées, ou empêchées en trois manieres, lorsqu'elles sont *abolies*, ou qu'elles cessent entierement; lorsqu'elles sont *diminuées*, ou qu'elles ne se font qu'en partie; & enfin lorsqu'elles sont *dépravées*, ou qu'elles ne se font pas comme il faut. *L'aveuglement*, par exemple, ou la perte de la vuë, est un symptome de l'action abolie de l'œil. Le défaut de ceux *qui ne voyent que de fort près*, ou *qui ne voyent qu'au grand jour*, est un symptome de l'action diminuée, & le défaut de ceux qui voyent les objets *d'une autre couleur* qu'ils ne sont, ou *dans une autre situation* que celle qu'ils ont, est un symptome de l'action dépravée.

La seconde espece de symptomes, qui consiste dans *le changement de qualité* des parties du corps, tire ses differences du nombre des sens, qu'on appelle externes. Les qualitez changées, qui ont du rapport au premier des sens, qui est *la vuë*, sont les couleurs extraordinaires que prend le corps dans certaines maladies, comme est la couleur jaune dans ceux qui ont la jaunisse. Ce changement de couleur n'est pas une action empêchée; c'est pourtant un accident, ou un symptome d'une maladie. Il arrive de semblables changemens à l'égard des sons, des odeurs, du goût, & du toucher.

La troisième sorte de symptomes regarde *les vices d'excrétion, ou de rétention*, ou les defauts des choses qui sortent du corps, & de celles qui y sont retenues. Ces choses péchent, ou à l'égard de *toute leur substance*, comme *les vers*, & *les pierres*, qui ne doivent jamais se trouver dans un corps sain; ou à l'égard de leur *sortie*, comme *les excrémens*, qui, encore qu'ils soient naturels, sortent *par des voyes extraordinaires*; ainsi que cela se voit dans l'ileus, où l'on rend la fiente par la bouche. Il arrive aussi que des matieres, qui sont *distinguées des* ex-

Depuis l'An cxl. de J. C. jusques à l'An cc.

excrémens, se vuident au lieu qu'elles doivent demeurer dans le corps. C'est ce que l'on voit tous les jours dans les hemorrhagies, lorsque le sang sort par le nez, par la bouche, par les selles, ou de quelque autre maniere que ce soit, à la reserve du flux menstruel des femmes. Un autre défaut des choses, qui se vuident, ou qui se retiennent, regarde leur *quantité*; comme lorsque les excremens du ventre sont retenus en tout, ou en partie, ou lorsqu'ils se vuident trop abondamment; lorsque l'on urine trop, ou trop peu, ou que l'on n'urine point du tout; lorsque le flux hémorrhoïdal, ou le flux menstruel, ne reviennent pas dans le temps ordinaire, ou lorsqu'ils sont trop abondants, &c. Enfin le dernier défaut concerne *la qualité* des mêmes matieres; comme lorsque les excrémens sont ou durs, ou trop liquides, ou d'une couleur, ou puanteur extraordinaire; que les femmes ont des pertes blanches; que la salive est, ou amere, ou salée, &c. Quelques uns des symptomes que l'on a décrit dans ce troisiéme article, ont du rapport avec ceux du premier, qui regardent les actions empêchées. On peut consulter là-dessus les Institutaires. Il faut d'ailleurs observer à l'égard des matieres, qui sortent du corps dans quelques maladies, que l'excrétion de ces matieres n'est pas toûjours un symptome, quoi qu'elles sortent quelquefois très-abondamment. Les hémorrhagies, par exemple, les sueurs, les diarrhées, qui terminent heureusement les maladies, ne sont pas des symptomes. Ces sortes d'évacuations sont considerées par Galien, comme un ouvrage de la Nature, qui a surmonté la maladie, & qui la finit par une *crise*, comme cela a été expliqué dans la Médecine d'Hippocrate.

Après avoir parlé des maladies, de leurs causes, & de leurs symptomes, il faut maintenant parler de leurs *signes*. L'Auteur des *Définitions*, attribuées à Galien, dit que l'on appelle un signe, *ce qui fait conoître une chose, qui étoit auparavant inconnue*. Galien lui-même distingue les signes, comme on l'a vu ci-dessus, en signes *sains*, signes *non sains*, & signes *neutres*. Pour abbreger on ne s'attachera ici qu'aux signes non sains, ou aux signes des maladies. Galien en faisoit deux genres principaux. Il appelloit les premiers *diagnostiques*, & les derniers *prognostiques*. Les signes diagnostiques sont ainsi appellez, parce qu'ils servent à conoître les maladies, & à les distinguer les unes des autres. Il y en a de deux sortes, les uns que l'on appelle *pathognomoniques*, qui sont propres à une maladie, qui en font conoître precisément l'espece, & qui accompagnent toûjours cette maladie, en sorte qu'ils commencent, & finissent avec elle; les autres, que l'on nomme *ajoints*, sont communs à diverses maladies, & servent seulement à faire conoître la difference qu'il y a entre deux maladies de la même espece. Dans la pleurésie, par exemple, les signes pathognomoniques sont la toux, la difficulté de respirer, la douleur de côté, la fiévre continue: les signes ajoints sont les crachats, qui sont quelquefois sanglans, quelquefois bilieux, quelquefois blancs, écumeux, épais, clairs, &c. Notre Auteur tiroit les signes diagnostiques premierement, de l'essence, ou de la nature même de la chose, c'est à dire, de la constitution lésée, ou dérangée des parties, ou des maladies elles mêmes; secondement, des causes des maladies, & en troisième lieu, de leurs symptomes, du nombre desquels sont le pouls, & les excremens changez. Il les tiroit enfin des dispositions particulieres de chaque corps, qui sont quelquefois héréditaires, ou que l'on a tirées de ses pere & mere, des choses

choſes qui nuiſent, & de celles qui font du bien; & des maladies épidemiques.

Pour tirer des ſignes de la conſtitution léſée des parties, il faut premierement ſavoir quelles ſont ces parties, qui *ne ſont pas dans une bonne diſpoſition*, ou qui *ſont affectées*, ſi c'eſt le pied, ou la main, le foye, le poumon &c. Celles qui ſont extérieures ſe découvrent par la vuë, & par le toucher, & l'on peut juger par les mêmes moyens de l'eſpece de maladie qu'elles ont. Mais il n'en eſt pas de même des parties internes. Il y a bien plus de peine & de ſcience à les découvrir, ou à les diſcerner. Pour en venir à bout Galien faiſoit attention à ces cinq choſes, à *l'action qui eſt léſée*, à *la nature*, ou à *l'eſpece de la douleur que l'on ſent*, à *la ſituation du lieu où l'on apperçoit de la douleur*, *ou quelqu'autre choſe d'extraordinaire*, aux *accidens propres à chaque partie*, & enfin *aux excrémens qui ſont particuliers à ces mêmes parties*, ou *que certaines parties ont accoûtumé de rendre*, & à *la maniere dont certaines matieres ſortent*. La conoiſſance que l'on a de l'*action*, ou de l'*uſage naturel des parties*, ſert beaucoup pour découvrir celles qui ſont affectées; car comme toutes les actions, ſoit animales, ſoit vitales, ſoit naturelles, ſont produites chacune par quelques organes, ou par quelques parties du corps, toutes les fois qu'une action eſt empêchée, il faut que la partie, qui la doit produire, ſoit affectée. Ainſi la difficulté de la coction des viandes marque que l'eſtomac eſt affecté, parce que c'eſt l'eſtomac qui doit cuire les viandes; la difficulté d'uriner indique l'affection de la veſſie, ou des reins, & des parties qui en dépendent, parce que l'action de ces parties eſt de contenir l'urine, de lui donner un paſſage libre &c.; l'alteration du pouls eſt un ſigne de l'affection du cœur, & des arteres, parce que le pouls eſt une action du cœur, & des arteres; l'aveuglement eſt une marque certaine que c'eſt l'œil qui eſt atteint, parce que l'œil eſt l'organe de la vuë; l'immobilité de quelque partie, ou de tout le corps inſinue néceſſairement que les nerfs ſont affectez, parce que les nerfs ſont les premiers organes du mouvement. Mais comme une partie peut être affectée en deux manieres, ou *en premier lieu*, & *par elle même*, ou ſeulement *par conſentement*, c'eſt à dire, par la dependance où elle eſt à l'égard d'une autre partie, & par la communication qu'elle a avec cette partie, on diſtingue ainſi ces deux affections. On conoit la propre affection de la partie, ſi cette affection eſt ſeule, & ſi elle continue long-temps, ſi elle ne s'augmente pas à meſure qu'une autre s'augmente, ſi elle dure, toute autre affection ceſſante, & ſi les remedes qu'on a accoûtumé de faire pour cette affection, ou à cette même partie, produiſent leur effet ordinaire. Au contraire l'affection qui n'eſt que par conſentement, augmente, ou diminue à meſure qu'une autre augmente, ou diminue, & on n'en eſt point ſoulagé par les remedes propres à cette affection, ou à la partie affectée. Ainſi le vomiſſement; qui eſt une affection de l'eſtomac, arrive quelquefois par le conſentement, ou le rapport qu'a cette partie avec les reins; enſorte que les reins étant premierement affectez, l'eſtomac ſouffre par conſentement, quoi qu'il ne ſoit pas affecté par lui-même, ou par une maladie, qui agiſſe premierement, & immédiatement ſur lui. En ce cas les remedes pour l'eſtomac ſont inutiles, il faut s'attacher à guérir les reins; au lieu que ſi l'eſtomac étoit proprement, & premierement affecté, il faudroit travailler à le ſoulager en particulier. *La nature*, ou *l'eſpece de la douleur*, indique

Depuis l'An cxl. de J. C. jusques à l'An cc.

dique la nature de la partie qui souffre. Si la douleur est accompagnée de pulsation, ou de battement, c'est signe qu'il y a quelque artere dans la partie douloureuse, ou tout auprès. Si la douleur est poignante, c'est une marque que la partie affectée est une membrane; si elle est convulsive, ce sont les nerfs qui souffrent. *La situation du lieu où l'on souffre*, indique pareillement la partie affectée. La douleur profonde, & interne, la tension, & la tumeur de l'hypochondre droit marque que le siege du mal peut être dans le foye, qui est situé en cet endroit. Les mêmes accidens font conoître que c'est la rate qui peut souffrir, quand ils paroissent dans l'hypochondre gauche, qui contient la rate. Mais si la douleur, & la tumeur dont on vient de parler, sont extérieures, elles ont leur siége dans les muscles, qui couvrent les mêmes parties. *Les accidens propres à chaque partie* servent aussi à discerner celles qui sont affectées. Le vomissement, par exemple, le hocquet, le dégout, marquent que l'estomac souffre; le délire est un signe certain de l'affection du cerveau, & l'enroueure de l'affection de l'âpre-artere. *La nature des excremens* sert de même à découvrir la partie affectée. Les petites chairs que l'on rend quelquefois en urinant marquent que les reins sont affectez; les écailles qui sortent par la même voye, sont un signe que c'est la vessie qui souffre, parce que les petites chairs, dont on parle, sont des parties, qui se détachent de la substance des reins, & les écailles une portion du corps de la vessie. Les chairs molles, que l'on appelle des champignons, & qui naissent, en peu de temps, dans les fractures du crane, marquent que la membrane du cerveau est affectée. L'urine qui sort d'une playe du bas-ventre, est un signe certain que la vessie, ou les ureteres sont blessez. Si c'est la fiente qui sorte par une playe de cette nature, les gros boyaux sont nécessairement percez. Les menstrues sortent de la matrice; la semence des vaisseaux spermatiques; les vers viennent des intestins; le gravier, & les pierres, des reins, & de la vessie. *La maniere dont certaines matieres sortent*, indique aussi quelle est la partie d'où elles sortent. Le sang qui sort d'une playe comme par sauts, ou par divers jaillissemens, vient d'une artere ouverte. Le sang qui sort de la bouche lorsque l'on tousse, vient du poumon, &c. Il est si important à un Médecin de conoître quelle est la partie, où la maladie a son siége, que cela a obligé Galien à composer exprès six livres sur ce sujet particulier, & ces livres sont des meilleurs ouvrages qu'il ait faits.

Ayant une fois bien connu quelle est la partie affectée, on recherche ensuite quelle est l'affection, ou la maladie de cette partie; & cela, comme on l'a dit, en tirant des signes soit de la maladie elle-même, soit des causes de la maladie, soit de ses symptomes. A l'égard des signes qui se tirent *de la maladie*, comme les deux principaux genres de maladies sont l'intempérie & la mauvaise conformation, cette intempérie & cette mauvaise conformation se découvrent quelquefois d'elles mêmes, lors qu'elles sont venues à certain degrê, & en ce cas les sens en peuvent juger. Mais lors que ces deux defauts ne sont pas si sensibles, on employe, pour les découvrir, à peu près les mêmes moyens dont on se sert pour discerner la partie affectée. *Les causes des maladies* fournissent aussi divers signes pour faire conoître la nature de la maladie. On juge, par exemple, qu'une maladie causée par la bile noire est maligne, & qu'une autre qui est produite par le sang, est benigne. Si quelcun a pris un médicament fort

fort acre, ou du poiſon, on juge de l'eſpece de maladie que ce médicament, ou ce poiſon, ont cauſée, par la conoiſſance que l'on a de la nature de cette cauſe. Mais *les ſymptomes des maladies* ſont la ſource la plus féconde des ſignes; & comme il y a trois ſortes de ſymptomes, chaque ſorte fournit ſes ſignes particuliers. Les ſymptomes des actions, ſoit animales, ſoit vitales, ſoit naturelles, ſont les premiers. Le délire, par exemple, qui eſt un ſymptome de l'action animale léſée, s'il eſt accompagné de fureur, indique une intempérie chaude du cerveau; mais s'il eſt accompagné de crainte & de triſteſſe, il marque une intempérie froide. Le ſommeil exceſſif, qui eſt un autre ſymptome de la même action, déſigne une intempérie froide & humide de la même partie; & les inſomnies déſignent tout le contraire. La privation du mouvement dans quelque partie fait conoitre que les nerfs qui vont à cette partie, ſont ou bouchez, ou relâchez, ou coupez, On tire auſſi des ſignes conſiderables de la léſion de l'action vitale. Les diverſes alterations du pouls, qui ſont des ſymptomes dépendans de cette léſion, fourniſſent divers ſignes. Le pouls grand & fréquent marque une intempérie chaude, au lieu que le pouls petit & rare indique une intempérie froide. On pourroit apporter ici divers autres exemples ſur ce ſujet; mais comme les principaux ſignes que l'on tire du pouls, ſont des ſignes prognoſtiques, nous aurons ci-après occaſion de parler plus amplement de toutes les variations du pouls, en traitant de cette derniere ſorte de ſignes. Les ſyptomes, qui viennent de la léſion de l'action naturelle, ne ſont pas moins remarquables en matiere de ſignes diagnoſtiques, ou qui indiquent l'eſpece de la maladie. L'appetit languiſſant accompagné d'une ſoif ardente, marque une intemperie chaude; le grand appétit ſans ſoif déſigne au contraire une intempérie froide. On tire enfin divers ſignes des ſymptomes qui conſiſtent aux choſes qui ſortent du corps & aux qualitez changées. Le ſang, par exemple, qui ſort en abondance par la bouche en touſſant, marque la rupture de quelque vaiſſeau du poumon; mais le ſang que l'on crache, & qui eſt en petite quantité & mêlé de pus, deſigne une exulceration de la même partie. Les alimens que l'on rend par le bas, dans le même état qu'ils étoient lors qu'on les a pris, marquent une lienterie. La couleur changée de la peau marque auſſi diverſes maladies. On en a un exemple dans la couleur jaune de ceux qui ont la jauniſſe, cette couleur étant un indice de l'obſtruction de la veſſie du fiel.

Depuis l'An cxl. de J. C. juſques à l'An cc.

Les mêmes ſources d'où Galien tiroit les ſignes des eſpeces de maladies, lui ſervoient auſſi pour en découvrir les *differentes*; pour diſtinguer, par exemple, une maladie maligne d'une maladie benigne, une maladie aiguë d'une maladie chronique &c.

Enfin la derniere ſorte de ſignes diagnoſtiques ſont ceux des *cauſes des maladies*. On donnera des exemples de la maniere dont on tire cette eſpece de ſignes par rapport à la *pléthore* & à la *cacochymie*, qui ſont, comme on l'a vu ci-deſſus, les deux cauſes les plus ordinaires des maladies. La *pléthore*, qui eſt une trop grande abondance de toutes les humeurs également, mais principalement du ſang, ſe conoît, ſelon notre Auteur, par les ſignes ſuivans. L'on a un embonpoint extraordinaire, & l'on groſſit plus que de coutume; les vaiſſeaux s'enflent; le pouls eſt fort, il eſt grand & plein;

 la

Depuis l'An cxl. de J. C. jusques à l'An cc.

la respiration n'est pas bien libre, parce que le poumon & le diaphragme sont pressez; on dort beaucoup, ou l'on a du penchant au sommeil; le corps est pesant & engourdi; l'on a quelquefois des pertes de sang considerables par le nez, ou par d'autres conduits. La pléthore, ou plénitude, se conoît encore par les causes qui sont capables de la produire, comme sont une vie oisive & sédentaire, un usage de viandes succulentes, un exercice ordinaire interrompu, une évacuation accoutumée qui s'arrête à contretemps. La *cacochymie*, qui est une dépravation des humeurs, ou une trop grande abondance de celles qui sont differentes du sang, varie, comme on l'a dit ci-dessus, selon la difference qu'il y a d'une humeur à l'autre; en sorte que comme il y a trois principales sortes d'humeurs sans compter le sang, il y a aussi trois especes de cacochymie; l'une qui est produite par la bile, l'autre qui a pour principe le phlegme, ou la pituite, & la troisième qui doit son origine à la mélancholie. On ne parle pas de cacochymie sanguine, parce que le sang ne se déprave qu'en dégenerant en l'une des trois autres humeurs. Pour commencer par la cacochymie *bilieuse*, on la découvre premierement, par des signes tirez des effets ordinaires de la bile. Or la bile étant une humeur jaune, amere, chaude, & seche, ou propre à dessécher, elle produit des effets ou des accidens qui ont du rapport aux qualitez dont on vient de parler; tels que sont la couleur jaune de tout le corps, ou de quelques parties, comme des yeux, ou de la langue, une chaleur acre & dessechante, une amertume de bouche, des décharges de matieres jaunes, ameres, & acres, par le haut, ou par le bas, de la soif, du dégoût, des maux de cœur; on a peine à supporter le jeûne; on est promt & colere; on a de la vivacité, on a le pouls vîte &c. Toutes les causes qui peuvent produire une bile abondante, servent d'ailleurs à découvrir cette espece de cacochymie. Ces causes sont le tempérament chaud & sec de tout le corps, la jeunesse, l'esté, la chaleur du climat, la chaleur du foye en particulier, l'usage de viandes échauffantes, le grand travail ou l'exercice violent, les veilles, l'abstinence, certaines passions, comme la colere, le dépit, &c. Il y a aussi des maladies qui marquent la cacochymie bilieuse, parce qu'on a d'ailleurs des indices qu'elles sont causées par la bile. Ces maladies sont la fievre tierce, l'érysipele &c. Les diverses dépravations de la bile se découvrent aussi par les changemens de couleurs qui arrivent quelquefois à cette humeur, comme lors qu'elle prend un jaune plus éclatant, ou plus tirant sur le rouge, ou le roux, lors qu'elle devient verte, lorsqu'elle devient noire. Ces changemens se découvrent eux-mêmes soit par les maladies qu'ils ont accoutumé de produire, soit par la couleur des excremens que l'on rend. Sur quoi il faut remarquer que la bile noire, ou l'atrabile, est celle qui produit les plus fâcheux accidens. La cacochymie *mélancholique* se conoît aussi premierement par les effets de la mélancholie. Comme cette humeur est froide & séche, & d'ailleurs aigre, noire, & épaisse, elle produit des maladies & des symptomes qui ont du rapport à ces qualitez. Les excremens noirs, par exemple, que l'on rend dans quelques maladies, & la maladie qu'on appelle Icterus noir, sont des productions de la mélancholie. Les hémorrhoïdes, qui sont des tumeurs de l'anus, par lesquelles se vuide un sang grossier & épais, viennent de la même source; aussi bien que les varices, la lepre, le cancer &c. L'aigreur de la mélancholie se ſe donne à conoître par les dépravations d'appetit, qui obligent à manger des choſes qui ne peuvent point nourrir, telles que ſont du charbon, de la craye, du plâtre, &c. & quelquefois par une eſpece de faim qu'on appelle faim canine, dans laquelle on ne peut ſe raſſaſier. Cette aigreur ſe découvre d'ailleurs par des rapports aigres, & des vomiſſemens de matieres du même goût. Enfin la froideur de la mélancholie & ſa ſechereſſe ſont indiquées par la quantité de vents que l'on rend, & qui déſignent la foibleſſe de la chaleur & le peu d'humidité. Le pouls petit & tardif, la triſteſſe, la crainte, la taciturnité marquent la même choſe. Les ſignes de la cacochymie melancholique ſe tirent en ſecond lieu, de la conoiſſance que l'on a des cauſes qui peuvent produire la mélancholie. L'automne, par exemple, l'âge viril, & un tempérament froid & ſec produiſent la mélancholie La nourriture groſſiere & ſéche fait le même effet; mais cette humeur s'augmente principalement lors qu'on méne une vie triſte & chagrine. Les ſignes de la cacochymie *pituiteuſe* ſont les ſuivans. On a la couleur pâle, le corps gros & peſant, froid au toucher, & ſans poils, l'urine eſt blanche; on eſt ſujet aux fluxions, & à des tumeurs œdemateuſes. On n'eſt point alteré; on a le pouls petit, lent, & mol. On craint beaucoup le froid. Les cauſes qui engendrent la pituite, la font auſſi découvrir. Ces cauſes ſont un tempérament froid & humide; un pays & un temps où le froid & l'humidité dominent; une nourriture cruë & aqueuſe; une vie ſédentaire; un ſommeil trop long, &c. Lors que la pituite, qui eſt naturellement douce, ſe rend aigre ou ſalée, on le diſcerne par la ſalive qui a auſſi de l'aigreur & de la ſalure. On a de la demangeaiſon & des puſtules en divers endroits; on a plus d'appetit qu'il ne faut. On eſt ſujet à des douleurs de ventre, à des rheumes, à des caterrhes acres &c.

Depuis l'An cxl. de J. C. juſques à l'An cc.

Voilà quels ſont les ſignes des trois eſpeces de cacochymie, qui répondent aux trois ſortes d'humeurs, la bile, la pituite, & la mélancholie. Galien comptoit auſſi les vents entre les cauſes des maladies; mais comme les vents ſont, ſelon lui, la production d'une humeur pituiteuſe, ou mélancholique, qui ſe réſout en vapeurs, par une chaleur trop foible pour diſſiper entierement ces humeurs, on peut dire qu'ils ſont une ſuite, ou une dépendance de la cacochymie pituiteuſe, & de la cacochymie mélancholique.

Après avoir parlé des ſignes diagnoſtiques des maladies, il faut voir maintenant quels ſont les ſignes *prognoſtiques*. Notre Auteur donnoit ce nom aux ſignes qui ſervent à découvrir par avance ce qui doit arriver par rapport à l'iſſue d'une maladie, au temps de ſa durée, & à la maniere dont elle doit ſe terminer. Il jugeoit de *l'iſſue que devoit avoir une maladie* principalement par l'eſpece de cette maladie, par ſa grandeur, & par ſon propre naturel. Les fiévres continues, par exemple, & les fiévres malignes ſont toutes dangereuſes, au lieu que les fiévres intermittentes ſont, pour l'ordinaire, ſans danger; une grande inflammation eſt plus à craindre qu'une petite, une fiévre maligne donne plus d'appréhenſion qu'une continue ſimple. La partie malade, le tempérament & la diſpoſition du corps, la cauſe, l'âge, le temps, & le lieu font d'ailleurs que l'on guérit, ou que l'on meurt. Pour ce qui eſt *du temps de la durée d'une maladie*, on en juge par le mouvement de cette même maladie. Si ce mouvement eſt prompt, la maladie ſe termine plûtôt; s'il eſt lent, elle finit plus tard;

le

Depuis l'An cxl. de J. C. jusques à l'An cc.

le naturel & la grandeur de la maladie servent à découvrir la même chose. Ainsi l'on void les fiévres éphémeres, & les continues simples se terminer heureusement en peu de jours, & les continues putrides, ou malignes tuer le malade en aussi peu de temps; une maladie simple se guérit aussi plus promptement qu'une maladie compliquée. La cause des maladies fait pareillement varier cette espece de prognostique; car les maladies causées par la chaleur, ou par le froid, durent moins long-temps que celles que produit la secheresse, ou l'humidité; les maladies que cause le sang, ou la bile jaune, sont aiguës, c'est à dire courtes; celles qui viennent de la pituite, ou de la mélancholie, sont chroniques, c'est à dire longues. L'âge du malade, la saison, la disposition de l'air, les habitudes que l'on a contractées, le sexe, la maniere de vivre, font de même qu'une maladie finit plûtôt, ou plus tard. Enfin *la maniere dont une maladie se doit terminer*, si elle finira peu à peu, ou tout d'un coup, par une coction lente des humeurs, ou par une crise; ou supposé que le malade meure, s'il mourra par l'oppression ou par la dissipation de ses forces, tout cela dis-je, se conoît par avance, en examinant l'état de la maladie & celui du malade. Si la maladie à un mouvement lent, il y a de l'apparence que les humeurs se cuiront peu à peu; mais si son mouvement est promt & violent, elle pourra se terminer par une crise. On juge d'ailleurs qu'il y aura bien-tôt crise lors qu'à l'approche des jours marquez pour cela, le malade se trouve plus inquiet qu'à l'ordinaire, & que les accidens semblent augmenter, &c. On prédit même l'espece de la crise par l'examen de quelques accidens particuliers. Si le pouls est grand & prompt, & qu'il soit en même temps mol & ondoyant, la crise se fera par une sueur. Si le ventre est élevé & fait beaucoup de bruit, elle se fera par une diarrhée. Si le malade a une grande rougeur au visage, ou s'il croit voir quelque chose de rouge, quoi qu'il n'y ait rien de semblable devant lui, il aura bien-tôt une hémorrhagie critique. Galien faisant un jour attention à ce dernier signe, qui a été marqué par Hippocrate, trouva par là une occasion de se faire beaucoup considerer à Rome. Un jeune homme étant dans le cinquième jour d'une maladie aigue, alloit être saigné par l'avis de ses Médecins, si notre Auteur qui survint ne s'y fût opposé. Les indications, leur dit-il, que vous avez suivies pour vous déterminer à faire une saignée sont fort justes; vous avez raison de croire que ce malade a trop de sang; mais vous ne prenez pas garde que la nature est sur le point de faire d'elle même ce que feroit l'ouverture de la veine. Comme Galien parloit encore, le jeune homme se leva tout d'un coup, & voulut se jetter hors du lit criant qu'il voyoit au plancher un serpent rouge qui s'approchoit de lui. Les autres Médecins ne faisant pas plus de compte de ce nouvel accident, que de l'avertissement de Galien, persistoient toujours à soûtenir la nécessité de la saignée; mais le sang que le malade commença, en ce même moment, à perdre, leur fit conoître que notre Auteur étoit plus savant qu'eux. Ce qui le porta à faire ce prognostique, c'est qu'il avoit observé que le malade avoit une rougeur, qui tenoit depuis le côté du nez jusques à la jouë, & qui alloit toujours en augmentant par rapport à l'éclat de la couleur, ce qu'il prit pour un indice certain d'une hémorrhagie par la narine du même côté. Cet indice fut encore plus fortement confirmé par le serpent rouge que le malade avoit cru voir. Galien ajoûte que l'hémorl'hémorrhagie fut si grande qu'il fallut quelque temps après travailler à l'arrêter. Pour ce qui est des signes qui font conoître si l'on mourra par épuisement, ou par oppression, ils se tirent particulierement de l'état où se trouve le malade, & de la nature de la maladie. Si un malade à été long-temps languissant; s'il a eu quelque grande hémorrhagie, ou diarrhée; s'il n'a pas pris de la nourriture, &c. & qu'il y ait d'ailleurs des signes de mort, il peut mourir par épuisement; mais si un malade menacé de mort prochaine n'a point été affoibli par des évacuations de cette sorte, ou qu'il soit dans le commencement de sa maladie, il est aisé de voir qu'il meurt par oppression.

Voilà pour les trois sortes de signes prognostiques dont on a parlé. Notre Auteur en faisoit encore trois autres especes, par rapport à trois autres choses qui font aussi la matiere de tous les prognostiques. *Il y a*, dit-il, *trois sortes de signes prognostiques. Les uns regardent la coction, ou la crudité des humeurs, les autres la mort ou la guérison du malade; les troisièmes sont pour les crises en particulier.* Tous les prognostiques en géneral se tirent de trois sources differentes; la premiere sont les trois sortes de *facultez*, ou *d'actions*, c'est à dire, l'action naturelle, l'action vitale, & l'action animale; la seconde sont *les excrémens*, ou les choses qui sortent du corps; la troisième sont les *qualitez changées*. Nous ne ferons pas ici un détail de tout ce que Galien dit à l'égard de ces divers signes, & de leurs diverses sources. Nous supprimerons premierement tout ce qui concerne les signes tirez des excrémens, qui sont ceux qui indiquent principalement la *coction*, & la *crudité*; & nous ne parlerons point des *crises*, ni des *jours critiques*, parce que notre Auteut ne s'éloigne point à cet égard de ce qu'enseigne Hippocrate, & que l'on a vu assez au long dans la premiere Partie de cette Histoire. Par la même raison nous ne dirons rien non plus des prognostiques tirez des qualitez changées, ni de ceux que fournissent l'action naturelle, & l'action animale; en sorte qu'il ne nous restera que les signes qui se tirent de l'action, ou de la faculté *vitale*, dont la bonne, ou la mauvaise disposition se découvre principalement par *le pouls*. Nous sommes d'autant plus obligez de parler du pouls, qu'Hippocrate n'a touché cette matiere que fort superficiellement, & qu'au contraire Galien l'a traitée à fond. Le *pouls est*, selon lui, *une action particuliere du cœur, & des arterès, qui sert à entretenir la chaleur du corps.* Il décrit ailleurs plus particulierement le pouls, en disant que le pouls est un mouvement du cœur, & des arteres; qui se fait lors que le cœur, & conséquemment les arteres, se dilatent, & se resserrent successivement, & cela par une même vertu, qui venant du cœur se communique ensuite aux tuniques des arteres; d'où il s'ensuit qu'il y a dans le pouls deux mouvemens opposez, l'un qui est la *diastole*, ou la dilatation, l'autre la *systole*, ou la contraction; & que ces deux differens mouvemens sont suivis chacun d'un repos, l'un qui suit la diastole, l'autre qui suit la sistole. A l'égard de l'usage du pouls, notre Auteur prétend que le pouls sert à entretenir la chaleur, à attirer l'air froid, & à chasser les excrémens fuligineux du sang. 1 Voilà l'idée génerale qu'il avoit du pouls, ou de la maniere dont se fait le pulsation tant du cœur que des arteres.

1 On parlera encore du mouvement du cœur, & des arteres, dans le Chapitre dernier où l'on traitera de l'Anatomie de Galien.

Depuis l'An cxl. de J. C. jusques à l'An cc.

teres. Nous ne ferons pas ici un extrait de tout ce que Galien dit d'ailleurs sur ce sujet; cela nous meneroit trop loin. Nous prendrons seulement ce qu'il y a de plus essentiel par rapport aux diverses dispositions du pouls, & aux signes que l'on en tire; & nous remarquerons premierement, que le pouls étant, comme on l'a dit, une action de la faculté vitale, c'est par le pouls que l'on juge de la force, ou de la foiblesse de cette faculté, & que l'on établit par conséquent les présages les plus certains de la vie, ou de la mort. La nécessité d'examiner le pouls étant ainsi prouvée, il faut voir comment se fait cet examen Quoi que le pouls s'apperçoive extérieurement en plusieurs endroits du corps, on le découvre en la partie intérieure du 1 *carpe* plus commodément qu'ailleurs. Il faut pour cela appliquer sur cette partie les quatre doigts qui suivent le pouce, afin de juger de toute la longueur que peut avoir le pouls en cet endroit, & il est absolument nécessaire que le Médecin ait l'extremité des doigts d'un sentiment fort exquis pour appercevoir toutes les *differences* du battement de l'artere. Ces differences procedent en géneral de l'état où se trouve *la faculté vitale*, la *disposition de l'artere*, & *l'usage du pouls* comme on le verra ci-après. Galien envisageoit d'ailleurs le pouls, c'est à dire, le mouvement de l'artere, ou *absolument*, & en lui-même, ou *rélativement*, selon les rapports qu'il y a entre les diverses manieres du battement de l'artere comparées les unes avec les autres. Il distinguoit derechef le pouls, consideré absolument, en pouls *simple*, & en pouls *composé*. Il y a, disoit il, cinq differences de pouls *simples*, qui se tirent de ces cinq choses, de l'espace que parcourt l'artere dans son mouvement, de la qualité de ce mouvement, ou du temps qu'il prend, du temps du repos de l'artere, de l'effort que fait la faculté vitale dans la pulsation, & enfin de la disposition où se trouve l'artere. *L'espace que l'artere parcourt* fournit trois differences de pouls, qui répondent aux trois dimensions de cet espace, la longueur, la largeur, & la hauteur, ou la profondeur. La premiere difference est celle qu'il y a entre le pouls long, & le pouls court; la seconde est celle du pouls large, & du pouls étroit, la troisième du pouls haut, ou élevé, & du pouls bas, ou abbaissé. Le pouls *long* frappe plusieurs doigts, ou les frappe tous quatre, le *court* n'en frappe qu'un, ou deux Le *large* est celui, où l'artere s'étend selon sa largeur, *l'étroit* est celui où l'artere est resserrée au même égard. Le pouls *élevé* frappe sensiblement les doigts; le pouls *bas* s'apperçoit à peine. De ces trois differences il en naît encore une quatrième, qui est celle du *grand*, & du *petit* pouls. Le premier vient de ce que l'artere s'étend beaucoup par rapport aux trois dimensions dont on a parlé; le second de ce qu'elle se resserre aux mêmes égards. *La qualité*, ou *le temps du mouvement de l'artere* fournit la difference qu'il y a entre le pouls *vîte*, ou précipité, & le pouls *tardif*. Pour que le pouls soit vîte, il faut que l'artere se meuve promptement, ou que le coup qu'elle donne en se dilatant soit prompt, & qu'elle se resserre de même avec vitesse, le pouls tardif bat au contraire lentement. *Le temps du repos de l'artere* donne lieu au pouls *fréquent*, & au pouls *rare*. Si l'artere ne demeure pas long-temps en repos, ou qu'elle batte

1 On appelle *carpe* l'extremité du bras, ou l'endroit, où les os du bras se vont joindre à ceux de la main.

batte fréquemment, cela fait le pouls fréquent; s'il y a un long intervalle entre ces battemens, cela fait le pouls rare. De *la faculté mouvante* dépendent le pouls *véhement*, ou fort, & le pouls *languissant*, ou foible. Le pouls véhément frappe fortement les doigts, & les repousse vigoureusement; le pouls foible les frappe foiblement. Enfin *la disposition de l'artere* fait la difference qui se trouve entre le pouls *mol*, & le pouls *dur*; selon que l'artere est molle, ou dure. On peut encore rapporter à la differente disposition de l'artere le pouls *plein*, & le pouls *vuide*. Le premier présente aux doigts une artere pleine, & qui resiste au toucher; le second en présente une qui cede aux doigts, & qui n'a rien de solide. Il faut enfin remarquer à l'égard des pouls simples, que chaque difference de pouls suppose une troisième sorte de pouls qui tient le milieu entre les deux extrèmes que l'on a décrits, & qui s'appelle pouls *moderé*, Entre le pouls fort, & le pouls foible, par exemple, il y a un pouls qui est moderé par rapport à la force, & à la foiblesse; entre le pouls grand, & le pouls petit il y a un pouls qui est médiocre, par rapport à la grandeur, & à la petitesse, & ainsi des autres. Voilà pour ce qui est des pouls simples. A l'égard des composez, il y en a autant de differentes sortes qu'il peut y avoir de differentes combinaisons des especes de pouls simples les unes avec les autres; ce qui va fort loin. Le pouls *grand*, par exemple, peut être en même tems *vîte*, *fréquent*, *véhément*, il peut être aussi *lent*, *rare* & *foible*. Il en est de même de tous les autres que Galien decrit avec beaucoup d'exactitude.

Depuis l'An cxl. de J. C. jusques à l'An cc.

Les pouls *rélatifs* sont considerez par rapport à *l'égalité*, ou à *l'inégalité*, à *l'ordre*, ou au *desordre*, & à *la cadence*, *bien*, ou *mal reglée*, qu'ils observent dans leur battement. Le pouls *égal*, absolument parlant, est celui qui va également son train, par rapport à la grandeur, à la vitesse, à la fréquence, à la force, &c. Le pouls *inégal* absolu ne garde aucune regle à tous ces égards. Il y a une autre sorte de pouls égal, & de pouls inégal, qui n'est pas absolument tel, mais seulement par rapport à quelques-unes des qualitez que l'on a désignées. Les principales especes de pouls *inégaux* sont celles-ci; le pouls appellé *myurus*, qui va insensiblement en diminuant comme une queuë de rat, en sorte que le second battement est plus petit que le premier, & ainsi des autres. Le *myurus défaillant*, qui diminue à un tel point qu'il cesse tout à fait. Le *myurus qui va en baissant de côté & d'autre*, c'est à dire, qui frappe moins sensiblement le premier, & le dernier doigt que celui, ou ceux du milieu. Le pouls *intermittent*, c'est à dire, qui cesse de battre pendant le temps de quelques pulsations, & qui se remet ensuite. Le pouls *intercident*, dans lequel après quelques pulsations il y en a une, ou plusieurs qui viennent à la traverse. Le pouls *défaillant*, qui cesse tout à fait. Le pouls 1 *caprizant*, qui est interrompu au milieu de son mouvement de diastole, & qui ensuite l'acheve plus promptement qu'il ne l'a commencé; en sorte que dans ce mouvement on apperçoit, ou l'on distingue deux coups, dont le dernier est plus vîte que le premier. Le pouls *dicrotus*, c'est à dire, qui frappe deux fois, à peu

1 Ce terme avoit été inventé par Hérophile, qui avoit beaucoup écrit, & fort curieusement sur la matiere des pouls, comme on l'a vu ci devant. Le pouls *caprizant* est ainsi appellé par comparaison au saut des chevres, qui s'élevent premierement, sur leurs pieds de derriere, & sautent ensuite tout d'un coup.

Depuis l'An cxl. de J. C. jusques à l'An. cc.

peu près comme un marteau que l'enclume renvoye, & qui retombe presque en même temps par son propre poids, en sorte qu'il frappe deux coups pour un. Le pouls *ondoyant*, dans lequel l'artere ne s'éleve pas tout à la fois, mais le commencement s'éleve premierement, puis le milieu, & ensuite la fin, à peu près comme font les ondes. Le pouls *vermiculant*, & le pouls *formicant* sont ainsi appellez par rapport à la marche des vers, & des fourmis; ces pouls ne different de l'ondoyant que du moins au plus. Le pouls *tremblant*, & *palpitant* est celui où l'artere tremble, & palpite. Le pouls *convulsif* dépend de la tension de l'artere qui se roidit, & qui est comme une corde que l'on auroit fortement tendue. Le pouls *serrin* frappe les doigts plus sensiblement en quelques endroits qu'en d'autres, comme si l'artere étoit disposée en forme de scie. Enfin le pouls *dardant* est ainsi appellé, parce que l'artere s'éleve comme en pointe, & frappe fortement & promptement les doigts. *L'ordre* se rencontre toujours dans les pouls égaux. Mais il n'est pas de même des pouls inégaux; quelques-uns de ces pouls observent un certain ordre dans leur inégalité; les autres n'en observent aucun. Ce qu'on appelle 1 *Cadence*, par rapport au pouls, c'est la proportion que l'on remarque dans l'ordre que tiennent les deux sortes de mouvemens de l'artére, & des intervalles qui les suivent; & cela par rapport au tempérament, à l'âge, & au sexe des personnes. Un enfant, par exemple, & une femme n'ont pas le battement de leur pouls réglé comme une grande personne, & comme un homme. Le pouls d'un homme bilieux est different de celui d'un homme phlegmatique. Il s'ensuit de là que tant que le pouls observe dans ses battemens la juste mesure qui convient au tempérament, à l'âge, &c. il est en sa cadence naturelle; mais lors que l'on n'y remarque plus cette même mesure, comme lors que le pouls d'un enfant bat à la maniere de celui d'un vieillard, ce pouls sort de la cadence.

Après avoir parlé des differences des pouls, il faut dire un mot des *causes* de ces differences. Elles se tirent principalement de *la faculté vitale*, de *la disposition de l'organe*, c'est à dire, de l'artere, & de *l'usage naturel du pouls*, qui est, comme on l'a remarqué, de communiquer de la chaleur au corps, d'éventer, pour ainsi dire, le sang, & de le décharger de ses excrémens fuligineux. La faculté est, ou forte, ou foible, ou médiocre; l'artere est, ou molle, ou dure, ou elle tient un milieu entre ces deux extrémitez; l'usage du pouls augmente, ou diminue, ou ne change point. Selon ces principes il est aisé de voir que si la faculté se trouve forte elle produit un pouls véhément, ou fort; si elle est foible, elle donne un pouls languissant, qui peut être en même temps petit, & tardif, ou fréquent. Si l'artere est molle, le pouls sera mol, & pourra être en même temps grand, & vîte, ou rare; si elle est dure, le pouls sera nécessairement dur, & il peut se faire qu'il sera d'ailleurs petit, & tardif. Si l'usage, ou la nécessité, du pouls augmente, c'est à dire si la chaleur du sang, & de tout le corps est plus grande qu'il ne faut, &c. le pouls devient premierement grand, & si cela ne suffit pas pour le reffraichissement du sang, le pouls se rendra en même temps vîte,

1 *Rhythmus*. Ce terme qui est emprunté de la Musique, est aussi de l'invention d'Hérophile, comme on l'a remarqué dans la seconde Partie.

Depuis l'An cxl. de J. C. jusques à l'An cc.

vîte, & fréquent; mais si la chaleur, & par consequent l'usage, diminuent, on aura un pouls plus rare, & ensuite plus tardif, & moins grand. S'il arrive que la faculté étant robuste, ou foible, l'usage augmente, ou diminue, à proportion, & en même temps; & enfin si la disposition de l'artere se trouve telle qu'elle concoure avec la faculté, & l'usage, le concours de ces trois causes des differences des pouls fait un grand nombre de combinaisons des pouls simples dont on vient de parler. A l'égard des pouls inégaux, ils sont causez par la foiblesse de la faculté, & par la mauvaise disposition de l'organe. La faculté se trouve forte, ou foible par ces deux causes; tantôt elle est accablée par l'abondance des humeurs, & par leur corruption; tantôt elle est comme dissipée, ou épuisée par l'intempérie du corps, par la véhémence, ou par la longueur d'une maladie, par des évacuations trop abondantes, par l'abstinence, par les passions, &c. Lors que la faculté est accablée, ou oppressée, elle produit des pouls inégaux, mais qui ne laissent pas d'être quelquefois grands, & véhemens; au lieu que si elle est épuisée, le pouls devient premierement petit, languissant, fréquent; & si l'épuisement est grand, le pouls devient encore inégal. Pour ce qui est de l'organe, c'est à dire, de l'artere, elle devient mal disposée par compression, par obstruction, par replétion. La compression se fait par une inflammation, & par une tumefaction des parties contigues à l'artere; l'obstruction se forme par quelques humeurs grossieres, & gluantes qui s'engagent dans l'artere, & qui empêchent le cours du sang, & des esprits; la replétion dépend d'une trop grande abondance, ou d'une plenitude, de sang, soit dans les veines, d'où s'ensuit aussi la compression des arteres, soit dans les arteres elles-mêmes. C'est sur ces deux principes, je veux dire sur la foiblesse de la faculté, & sur l'inaptitude de l'organe que notre Auteur explique toutes les manieres de pouls inégaux dont nous avons parlé. Le pouls appellé *myurus*, & toutes les especes de pouls défaillans, sont une suite de la foiblesse de la faculté. Le pouls *intermitent* vient en partie de cette même foiblesse, & en partie de l'obstruction, ou de la compression de l'artere. On se contentera de ces deux exemples par lesquels le Lecteur pourra juger de la maniere dont Galien s'y prenoit pour expliquer les autres irrégularitez de pouls.

Jusques ici nous avons vu quelles sont les premieres causes des pouls, & de leurs variations. Il faudroit entrer dans le détail des autres causes que notre Auteur appelle secondes, & qui contribuent de leur côté aux variations dont il s'agit. Mais, pour abreger, on se contentera de les indiquer. Ces causes sont, ou [1] naturelles, ou non naturelles, ou contre nature. Les causes non naturelles du pouls sont le tempérament, l'âge, & le sexe. Les causes non naturelles sont l'air, le boire, & le manger; l'exercice, & le repos; le sommeil, & les veilles; ce qu'on retient dans le corps, & ce qui en sort, & enfin les passions. Les causes contre nature sont les maladies, leurs causes, & leurs symptomes. Il est aisé de juger que toutes ces choses changent le pouls, & comment elles peuvent le changer, selon les principes de Galien.

Il

1 Voyez la note qui est au bas de la page, dans ce même Chapitre, à l'endroit où nous avons parlé des *causes* des maladies.

Depuis l'An cxl. de J. C. jusques à l'An cc.

Il ne nous reste plus qu'à voir de quelle maniere il tiroit des signes prognostiques des differentes especes de pouls. L'importance de ces signes se fera d'abord sentir, si l'on considere que l'on a, par le moyen du pouls, des indices certains de la force, ou de la foiblesse de la faculté vitale, & par conséquent de ce que l'on peut esperer, ou craindre touchant la vie, ou la mort d'un malade. Galien disoit premierement, par rapport aux plus simples differences des pouls, que *la grandeur* du pouls, accompagnée de véhémence, marque la vigueur de la faculté, & que si le pouls est d'ailleurs mol, cela vient de ce que l'artere est molle; mais que s'il n'y a ni véhémence ni mollesse, la grandeur seule désigne que l'usage est augmenté, c'est à dire, que la chaleur du sang est plus grande qu'à l'ordinaire. Il remarquoit enfin que cette même grandeur, lors qu'elle vient de cause externe, comme de s'être échauffé immédiatement auparavant par quelque exercice, il remarquoit, dis-je, qu'en ce cas cette grandeur dure peu, au lieu que si elle est l'effet d'une maladie, elle subsiste long-temps. *La petitesse* avec langueur est, selon lui, une suite de la foiblesse de la faculté; & la petitesse avec dureté vient de la disposition de l'artere qui ne peut pas se dilater suffisamment; mais s'il n'y a ni langueur, ni dureté, c'est signe que l'usage est diminué. *La vitesse* indique, ou la faculté robuste, ou la mollesse de l'artere, ou même l'usage augmenté; mais elle ne dépend jamais de la seule augmentation de l'usage; car en ce dernier cas, ou la grandeur se joint à la fréquence, si les forces sont grandes, ou la fréquence se trouve seule, sans grandeur, s'il y a quelque defaut de la part de la faculté, ou de l'organe. Car quoi que l'usage augmente, le pouls ne se fait pas grand, lors que la faculté y repugne, mais la fréquence survient pour suppléer à la grandeur; c'est pourquoi la fréquence sans grandeur marque une maladie chaude qui a épuisé les forces; & quant au défaut de l'organe qui est en obstacle à la grandeur, c'est la dureté, qui se conoît par le toucher. *La tardiveté*, si elle est seule, indique l'usage diminué; si elle est avec dureté, elle dure long-temps; & si elle est avec langueur, c'est signe que les forces sont abbatues. *La frequence* qui vient de l'usage augmenté, dans les fiévres ardentes, est moins dangereuse que la tardiveté qui suit les maladies froides; mais celle qui est une suite de la faculté débile, laquelle ne peut pas produire des mouvemens grands, & prompts, & qui est d'ailleurs jointe à la foiblesse, & à la petitesse, est beaucoup plus pernicieuse, & marque la défaillance prochaine. Quant à celle qui vient de l'organe qui ne peut pas s'étendre comme il faut, si on la compare avec *la rareté* qui procede de l'usage diminué, ou avec la mollesse de l'organe, elle passe aussi pour plus mauvaise. A cela près la rareté est toujours suspecte dans les maladies; & quand elle est associée avec la petitesse, elle est mortelle, parce qu'elle désigne un grand refroidessement du cœur. *La véhémence* est toujours attribuée à la vigueur de la faculté; plus le pouls est véhement, plus il marque de forces, & par conséquent il sert de garant pour l'heureuse issue d'une maladie. Néanmoins si cette véhémence passe les bornes, elle ne marque pas tant la vigueur de la faculté que les efforts que fait la nature pour se défaire de quelque matiere irritante. *La langueur* annonce toujours la foiblesse de la faculté, & lors que la faculté se trouve un peu plus épuisée, cette langueur se change en petitesse. *La mollesse* indique ordinairement l'humidité de l'artere; & lors qu'elle est

est excessive, elle accompagne, ou elle présage des maladies soporeuses, des hydropisies, & autres maux qui viennent de la superfluité des humeurs pituiteuses, & aqueuses. *La dureté* est un indice de secheresse, d'astriction, & de tension; la secheresse est un signe de fiévre ardente, ou hectique, de mélancholie, &c. la tension est causée par des convulsions, des inflammations, des scirrhes des visceres, &c.; la molesse a ordinairement avec elle la grandeur, la tardiveté, & la rareté, comme la dureté a la petitesse, la célérité, & la frequence.

Quant aux prognostiques tirez de l'inégalité du pouls, comme les causes de cette inégalité dependent en partie de la faculté, & en partie du défaut de l'organe, lequel défaut consiste, comme on l'a dit, en une obstruction, une compression, ou une plénitude, ces trois choses sont plus ou moins fâcheuses par rapport à leur grandeur, à leur matiere, & au lieu qu'elles occupent. Une grande obstruction, une grande compression, & une grande plénitude sont plus dangereuses qu'une petite; celles qui sont produites par des humeurs grossieres, & gluantes sont plus difficiles à surmonter que celles qui sont produites par le sang; enfin les obstructions, les compressions, & les plénitudes, qui affectent les grandes arteres, voisines du cœur, sont beaucoup plus à craindre que celles qui occupent les petites arteres des extrémitez. Il faut faire à peu près le même raisonnement à l'égard de la faculté; comme elle se trouve débile par oppression, ou par épuisement, l'inégalité de pouls qui vient de la premiere cause, n'est pas d'une si grande conséquence que celle qui part de la derniere; parce qu'on espere que la faculté se débarrassant de ce qui la charge, le pouls se retablira; au lieu que si la faculté est épuisée, elle ne peut pas si aisément se remettre. Le pouls appellé *myurus*, est une marque de cet épuisement. Le pouls *intermittent* peut dépendre de l'une ou de l'autre de ces deux causes. Le *manquement total* du pouls est un indice de défaillance, ou de mort. Le pouls *dicrotus*, ou qui frappe deux fois, désigne, ou une intempérie inégale du cœur, ou une abondance de vapeurs fuligineuses; mais il marque en même temps que la faculté est forte, & qu'il y a quelque resistance de la part de l'artere. Le pouls *ondoyant* accompagne les fiévres pituiteuses, ou s'il paroît tel dans une fiévre aiguë, c'est un présage de sueur, supposé qu'il soit en même temps élevé & fort. Le pouls *vermiculant*, & le *formicant* marquent la mollesse, ou la flaccidité de l'artere, & en même temps la foiblesse de la faculté, c'est pourquoi ils suivent les grandes évacuations, & lorsqu'ils paroissent dans les fiévres qui ont causé un grand épuisement par leur durée, ils sont des présages de mort. Le pouls *caprizant* indique l'embarras & la force de la faculté, qui fait tous ses efforts pour se dégager. Le pouls *en maniere de scie* désigne une grande inflammation, & une tension inégale de l'artere. Le pouls *tremblant* accompagne les grandes foiblesses. Le pouls *convulsif* est fort dangereux s'il se rend tel après de grandes évacuations, mais il n'est pas si mauvais au commencement d'une maladie. Enfin le pouls *dardant* est un indice de grande inflammation, mais il marque d'ailleurs des forces de la part de la faculté, ou de la nature

Voilà un extrait fort abregé de ce que Galien dit de plus remarquable touchant le pouls dans seize, ou dix-sept livres qu'il a écrit sur cette matiere seule. Il l'a traitée si amplement, & avec tant d'exactitude, ou de subtilité, que cela a fait

Depuis l'An cxl. de J. C. jusques à l'An cc.

a fait croire qu'une bonne partie du détail, où il entre à cet égard, vient plus de sa méditation, ou de son calcul, que de ses observations. C'est la pensée de quelques Modernes; & il semble que notre Auteur en convienne lui-même en quelque maniere, ou du moins qu'il ait senti ce qu'on pouvoit lui objecter touchant la difficulté, ou l'impossibilité qu'il y a d'apprendre à bien discerner toutes les differences de pouls, dont il fait mention, lorsqu'il dit, *qu'il faut toute la vie d'un homme, pour en acquerir une conoissance entiere. Néanmoins*, ajoûte-t-il, *la pratique, & l'exercice assidu, vous en apprendront assez, pour en tirer une grande utilité, quoi que vous ne possediez pas parfaitement tout ce qu'il faudroit savoir sur ce sujet.*

CHAPITRE IV.

Maximes generales concernant la Pratique de Galien, ou sa méthode de traiter les maladies; avec quelques réflexions sur la difference qu'il y a entre son systême, & celui d'Hippocrate.

APrès avoir vu ce que c'est que les maladies, leurs causes, leurs symptomes, & leurs signes, nous venons enfin à la *méthode* que l'on doit suivre pour les traiter. Cette méthode est établie sur ces deux maximes fondamentales que l'on a déja rapportées ci-devant, que la maladie, qui est quelque chose de contraire à la nature, doit être surmontée par ce qui est contraire à la maladie elle même, & que la nature doit être conservée par ce qui a du rapport avec la nature. C'est de ces deux maximes que naissent les *indications*, qui sont la base de toute la pratique de la Médecine. Ce que Galien appelloit *indication*, est 1 *une insinuation*, pour ainsi dire, *de ce qui doit être fait par rapport à quelque chose, tirée de la propre nature, ou du propre état de cette chose.* Les deux maximes que l'on a posées, fournissent, selon notre Auteur, deux indications generales, dont la premiere est prise de *l'affection contre nature*, laquelle affection indique, ou demande, qu'on l'ôte, c'est à dire, qu'on la surmonte; la seconde se tire de *la constitution naturelle*, & *des forces*, qui insinuent qu'on les conserve. Il y a, comme on l'a remarqué ci-devant, trois sortes d'affections contre nature, la *maladie*, la *cause* & le *symptome*. De ces trois la maladie étant la principale, ou étant premierement, & par elle même contraire à la santé, c'est *la maladie* que l'on se propose de guérir, & par conséquent c'est elle qui fournit proprement la principale indication curative, laquelle, comme on l'a dit, se tire de ce qui est contraire, ou opposé à la maladie. Que si l'on employe quelquefois des choses semblables, & non des contraires, c'est à dire, si l'on employe un remede chaud dans une maladie chaude, cela arrive ainsi par accident, par l'intervention de quelqu'autre chose qui est directement opposée à la maladie Au reste, il faut prendre garde que l'agent soit proportionné au patient, & que les contraires dont on se sert, le soient dans un degré, égal au degré

1 Le raisonnement agit seul dans l'indication, l'expérience n'y a nulle part, comme Galien le marque lui même.

degré de la maladie, de peur que s'il ſont trop foibles, ils ne ſervent de rien, & s'ils ſont trop forts, ils n'aillent à l'excès oppoſé. C'eſt à dire, que ſi un remede que l'on employe dans une intemperie chaude, ſe trouve trop froid, il ne corrige pas ſimplement cette intemperie, mais il produit une intempérie froide, qui eſt l'excès oppoſé, & qui n'eſt pas moins contre nature, que celui qu'on a voulu corriger. Il faut encore remarquer que les contraires, dont il s'agit, doivent être employez par degrez, parce que la nature ne ſupporte pas les changemens ſubits; en ſorte qu'il faut commencer par les plus foibles, & ne venir pas tout d'un coup aux plus forts. D'ailleurs comme il y a pluſieurs genres de maladies, il y a auſſi divers genres de remedes, une maladie ſimple indique un remede ſimple, une maladie compoſée, ou compliquée veut un remede compoſé, ou qui ſerve à diverſes fins; mais il faut obſerver qu'en cette rencontre, c'eſt à dire, en cas de complication, il faut premierement s'attacher à la maladie principale, ou à celle qui en cauſe d'autres, & qui empêche, tant qu'elle ſubſiſte, que les autres ne puiſſent être guéries. Cette regle doit toûjours être ſuivie, ſi ce n'eſt en quelques cas, où le Médecin eſt contraint de pourvoir à la maladie qui preſſe le plus, ou qui met le malade en plus grand danger, comme lorſqu'il y a de la malignité dans une maladie; lorſqu'elle attaque quelques parties conſiderables, ou qu'elle empêche quelque action principale.

Depuis l'An cxl. de J. C. juſques à l'An cc.

Mais quoi que la premiere indication curative ſe tire de la maladie, comme on ne peut pas guérir parfaitement cette maladie tant que *ſa cauſe* ſubſiſte, il faut néceſſairement commencer la cure en ôtant, ou en ſurmontant cette cauſe. Et s'il y a pluſieurs cauſes, il faut les ôter l'une après l'autre, chacune dans leur ordre; ſur quoi Galien avertit, que l'on doit commencer par celle qui eſt, pour ainſi dire, née la premiere, mais qui ſe trouve la derniere, en procedant par la méthode analytique. Cette maxime eſt ſur tout néceſſaire à l'égard de *la précaution*, par laquelle on s'attache à éloigner les cauſes des maladies, ſoit pour empêcher par ce moyen que les maladies ne naiſſent, & qu'elles ne prennent accroiſſement, ſoit pour pouvoir les guérir plus aiſément dès qu'elles ſont formées.

Les *ſymptomes*, conſiderez comme tels, ne demandent point de cure particuliere, parce que la maladie, de laquelle ils dépendent, étant ſurmontée, ils diſparoiſſent en même temps. Néanmoins il arrive quelquefois que le Médecin eſt contraint d'abandonner la maladie, pour courir au ſymptome, lorſque le ſymptome peut produire une plus grande maladie, que celle qu'il accompagne, ou lorſqu'il abbat conſiderablement les forces. Mais il faut remarquer, que dans le premier de ces deux cas, le ſymptome eſt conſideré comme une cauſe, & que dans le ſecond ce n'eſt pas du ſymptome qu'eſt tirée l'indication, mais des forces.

En effet *les forces*, & *la conſtitution naturelle du corps*, ſont la ſeconde ſource d'où nous avons dit que ſe tirent les indications. A l'égard des *forces* elles n'enſeignent pas ce qu'il faut faire pour guérir une maladie; elles n'indiquent pas non plus la qualité des remedes qu'il y faut employer, mais elles en reglent la quantité. Lors, par exemple, qu'elles ſont trop foibles, elles diſſuadent l'uſage d'un remede vigoureux que la grandeur d'une maladie demanderoit d'ail-

Depuis l'An cxl. de J. C. jusques à l'An cc.

leurs néceſſairement. C'eſt pourquoi Galien dit que l'*indication vitale*, où l'indication tirée des forces (car des forces dépend la vie) doit être la premiere de toutes les indications, & aller devant l'indication curative. Selon cette maxime, il faut avant toutes choſes examiner ce que les forces d'un malade peuvent ſupporter, & l'on eſt ſouvent obligé de donner les remedes, qui ſont contraires au but que l'on ſe propoſe dans la cure d'une maladie, lorſque l'état des forces l'indique. Cela eſt d'autant plus néceſſaire, que des remedes ne peuvent produire leur effet que par l'aide des forces du malade, qui doivent être tellement ménagées qu'elles puiſſent reſiſter à la maladie, & ſubſiſter pendant tout ſon cours. Cette maniere de conflict qu'il y a quelquefois entre deux indications, & la contra-indication donne beaucoup de peine au Médecin, mais il faut, comme on l'a dit, qu'il ſuive celle qui preſſe le plus. Sous la *conſtitution naturelle du corps*, on comprend le tempérament, la coûtume, l'âge, le ſexe des perſonnes, & l'état de chaqne partie. Toutes ces choſes, auſſi bien que les forces, fourniſſent chacune des indications particulieres, pour leur conſervation. Le tempérament, ſoit naturel, ſoit acquis, demande qu'on y ait égard dans la cure d'une maladie, & la coutume exige la même choſe; parce qu'un corps malade & foible ſupporte difficilement les incommoditez que l'on reçoit lorſque l'on eſt obligé à changer ſes manieres; les perſonnes délicates doivent auſſi être traitées differemment de celles qui ſont robuſtes, les enfans, les adultes, les vieillards, les femmes demandent pareillement que l'on ſuive à leur égard les indications particulieres priſes de leurs diverſes conditions. Pour ce qui eſt de l'état des parties, on y conſidere ces ſept choſes, premierement leur *tempérament;* une partie chaude, par exemple, qui eſt attaquée d'une maladie chaude, ne demande pas un remede autant puiſſant qu'une partie froide qui ſeroit atteinte de la même maladie; parce que la premiere de ces parties s'éloigne moins de ſon tempérament naturel par cette maladie, & que la ſeconde s'en éloigne davantage. On conſidere en deuxième lieu, l'*importance* d'une partie. Les parties nobles veulent des remedes plus doux, & qui ſoient néceſſairement fortifians, parce qu'elles ſont d'un uſage commun à tout le corps, & qu'il importe beaucoup de les conſerver. Le foye, & l'eſtomac, qui ſont de ce nombre, doivent toûjours être fortifiez; & ſuppoſé que ces parties ayent beſoin d'être raffraichies, ou ramollies, il faut mêler des remedes aſtringens, & médiocrement échauffans, avec les raffraichiſſans, & les émolliens, depeur qu'elles ne ſe réfroidiſſent, & ne ſe relâchent trop. Pour prouver d'autant mieux la néceſſité de cette pratique, notre Auteur fait une aſſez longue narration de ce qui arriva de ſon temps au Médecin Attalus, qui tua, dit-il, un Philoſophe Cynique nommé Théagene, pour avoir continué de lui appliquer des cataplâmes relâchans ſur la région du foye, où il avoit une inflammation; nonobſtant l'avis que lui Galien avoit donné à ce Médecin de mêler des aſtringens avec les relâchans. On a égard en troiſième lieu, au *ſentiment* d'une partie. Plus ce ſentiment eſt fin, & délicat, moins la partie peut ſupporter des remedes acres, ou violens; & il arrive qu'une même maladie demande des médicamens differens ſi elle a ſon ſiege en des parties differentes. L'œil qui eſt atteint d'inflammation ne ſouffre pas les mêmes remedes que ſouffre une autre partie enflammée; l'huile, par exemple, qui adoucit les phlegmons, ou les tumeurs

tumeurs inflammatoires qui surviennent aux bras, ou aux jambes, augmente les inflammations des yeux. On regarde en quatrième lieu, à la *consistence* d'une partie; si une partie est dense ou épaisse, & dure, il faut des médicamens plus pénétrans, & plus forts que ceux que l'on applique sur une partie rare, & molle. La *figure* fournit une cinquième indication; car on voit par la figure d'une partie, par quel endroit elle peut être plus commodément déchargée de ce qui lui nuit. La *situation* en fournit une sixième; plus une partie est cachée, ou située en un lieu profond, & plus elle est éloignée du lieu, où l'on peut appliquer un médicament, plus il faut que ce médicament ait de force pour pénétrer jusques-là. Enfin le *voisinage* d'une partie fournit quelquefois des indications qui font varier la cure. C'est à dire, qu'il ne faut pas seulement avoir égard à la partie malade, mais qu'il faut encore examiner celles qui lui sont voisines; parceque ces dernieres parties sont souvent plus délicates, & plus sensibles que la premiere, en sorte qu'elles reçoivent de l'incommodité des médicamens que l'on applique sur celle-ci, lors-qu'ils sont trop forts, ou trop pénétrans.

Outre les deux sources génerales des indications dont nous avons parlé, qui sont l'affection contre nature, & la constitution naturelle, Galien en compte une troisième, qui est *l'air qui nous environne*, ou l'air que nous respirons, & qui demande en particulier que l'on y ait beaucoup d'égard dans la cure des maladies.

Toutes les indications, de quelque nature qu'elles soient, se remplissent par la *Diéte*, la *Pharmacie*, & la *Chirurgie*; qui sont les trois moyens generaux que les Médecins employent pour secourir les malades. Il y auroit bien des choses à dire sur la maniere dont Galien s'y prenoit à cet égard; mais comme il suivoit les principales maximes qu'Hippocrate avoit enseignées sur le même sujet, on renvoye le Lecteur à ce qui a été dit ci-dessus touchant la pratique de ce dernier. On remarquera seulement en peu de mots, premierement à l'égard de la Pharmacie, que comme cette partie de la Médecine avoit été fort cultivée, depuis le temps d'Hippocrate, jusques à celui de Galien, les médicamens, tant simples que composez, s'étoient beaucoup augmentez. C'est ce que l'on peut recueillir de ce que nous avons dit dans le Livre précedent, & qui est en partie tiré de ceux que Galien lui même avoit écrit sur cette matiere. Ces livres sont en grand nombre. Il y en a plusieurs sur les proprietez des *médicamens simples*; & il y en a encore davantage sur la *composition des médicamens*. Mais il ne faut pas oublier de remarquer, à l'égard des médicamens en géneral, que les proprietez que Galien leur attribue, sont tirées des qualitez appellées *premieres*, le chaud, le froid, le sec, & l'humide, & que chacune de ces qualitez a, selon lui, quatre degrez; c'est à dire que ce qui est chaud, par exemple, l'est au premier, au second, au troisième, ou au quatrième degré; la chicorée est froide au premier degré, le poivre est chaud au quatrième. C'est, selon notre Auteur, par ces qualitez & par leurs differentes combinaisons que la plûpart des médicamens operent; & quoi qu'il reconoisse qu'il y a des médicamens aigres, salez, acres &c. il tâche de prouver que ces dernieres qualitez dépendent des premieres; en sorte que le salé, par exemple, a la chaleur pour principe de sa salure, que l'amer dépend du sec, que l'acre est très-chaud,

Depuis l'An cxl. de J. C. jusques à l'An cc.

chaud, que l'aigre est froid &c. Il remarque en second lieu, que tout ce qui est chaud, froid, &c. est tel, ou *actuellement*, ou *en puissance*; la glace est froide actuellement, la mandragore, ou la cigue, sont froides en puissance; le feu est chaud actuellement, le poivre l'est en puissance. Les matieres qui n'agissent point par les qualitez que l'on a désignées agissent *par toute leur substance*. Tels sont les remedes appellez *spécifiques*, & certains *poisons*, & *contrepoisons*. Tels sont encore les *purgatifs*; ils agissent par une proprieté particuliere de toute leur substance, en attirant chacun une certaine humeur, comme cela a été expliqué dans la Médecine d'Hippocrate. Il a été nécessaire de toucher ce qui regarde ces diverses manieres dont les médicamens operent, parce qu'il n'y a rien de plus souvent rebattu dans les livres des anciens Médecins.

La Chirurgie avoit aussi été poussée un peu plus loin, par rapport au temps d'Hippocrate. L'on en peut juger par ce que nous avons dit sur ce sujet dans la fin de la seconde Partie, en parlant de *Celse*, qui vivoit déja plus de cent cinquante ans avant Galien. Au reste ce dernier exerçoit lui-même la Chirurgie, aussi bien que tout le reste de la Médecine. Nous avons encore plusieurs de ses livres concernant la Chirurgie en particulier, sans compter ce qu'il enseigne sur le même sujet en d'autres endroits. Il parle même des cures chirurgicales qu'il a faites, comme nous l'avons vu dans sa vie.

Après avoir fait ces trois, ou quatre remarques sur la Pharmacie & sur la Chirurgien de Galien, nous n'avons plus qu'un mot à dire sur l'usage qu'il faisoit des remedes generaux les plus communs, tels que sont la *saignée*, les *ventouses*, la *purgation*, les *somniferes*, & les autres que nous avons spécifiez dans la pratique d'Hippocrate. Galien suivoit cet ancien Médecin à l'égard de l'emploi de ces remedes, ou du moins il retenoit ses principales maximes. Toule la difference qu'il y avoit, premierement à l'égard de la *saignée*, c'est qu'il semble que Galien pratiquoit un peu plus souvent ce remede qu'Hippocrate. Il pouvoit suivre en cela les Médecins plus modernes, qui avoient rendu la saignée si commune, que Celse disoit, comme on l'a vu ci-dessus, qu'il n'y avoit presque point de maladie dans laquelle on ne saignât de son temps. Galien tiroit plus, ou moins de sang, selon les forces du malade. Il croyoit qu'il est certaines occasions où l'on en peut tirer jusques à ce que le malade tombe en défaillance; & il dit en avoir tiré dans un même jour jusques à six cotyles, c'est à dire cinquante-quatre onces. Il tiroit cette quantité de sang principalement dans les commencemens des fiévres aiguës, lors qu'il y avoit plénitude d'un sang bouillant, étant dans la pensée qu'en ces cas-là il faut, le plûtôt qu'on peut, faire une grande évacuation d'un tel sang pour arrêter promptement la fiévre. A cela près il ne conseille pas de telles saignées; & il remarque même, pour détourner ceux qui voudroient faire ce remede sans une necessité pressante, ou sans avoir bien examiné les forces, 1 qu'il a vu deux personnes qui en sont mortes. Il est, dit-il, plus à propos de réiterer la saignée le même jour, ou les jours suivans, que de tirer trop de sang d'une seule fois. Galien prenoit d'ailleurs toutes les precautions qu'Hippocrate avoit prises pour saigner, & qu'il avoit tirées de l'âge, de la saison, du climat,

1 *De curandi Ratione per sanguin, mission. Cap.* 12.

climat, des forces, du tempérament &c. mais il faisoit encore beaucoup de fond sur ce que lui indiquoit le pouls. Quand le pouls étoit vigoureux il tiroit plus hardiment du sang, & en laissoit couler la quantité qu'il avoit jugée nécessaire, tant que le pouls subsistoit dans la même force. Lors qu'il s'agissoit d'une saignée ordinaire, il semble que le plus qu'il tiroit de sang alloit à une livre & demie, c'est à dire dix-huit onces, & que le moins ne descendoit pas au dessous de sept, ou huit onces. Il rapporte lui-même 1 l'exemple d'une femme qui n'avoit pas ses ordinaires depuis huit mois, à laquelle il tira le premier jour une livre & demie de sang, le second, une livre, & le troisième huit onces. C'est ici, à mon avis, le premirr exemple que l'on ait de la quantité précise du sang tiré par une saignée. Hippocrate, ni Celse ne sont point entrez dans ce détail, & Cælius Aurelianus, qui décrit si exactement tous les remedes des Médecins Méthodiques, n'a jamais marqué la mesure, ou le poids du sang qu'ils tiroient. Aretée est aussi dans le même silence à cet égard; & l'on ne trouve aucun fragment des ouvrages des autres Médecins plus anciens que Galien, qui nous apprenne combien ils laissoient couler de sang lors qu'ils saignoient quelcun. C'est ce que notre Auteur semble insinuer lors qu'il dit au même endroit, *qu'aucun des Grecs n'a jamais parlé de livres ni d'onces*, ce qui se doit entendre par rapport au poids du sang, que l'on peut tirer; autrement ce discours n'auroit point de sens. Il y a de l'apparence que Galien ne faisoit pour l'ordinaire guere plus de trois à quatre saignées. C'est ce que l'on peut inferer d'un passage où il dit 2 que si rien n'oblige à tirer tout d'un coup une grande quantité de sang, il faut, par une premiere saignée, en tirer moins qu'il ne seroit nécessaire si l'on vouloit tirer d'une seule fois la quantité que la maladie demande que l'on tire. Il faut, ajoûte-t-il, faire ensuite une seconde saignée, & même, si l'on veut, une troisième. Il faisoit quelquefois les deux premieres saignées dans le premier jour; quelquefois il attendoit le second pour faire la seconde, & il tiroit encore du sang le troisième jour, même deux fois, si la nécessité le requéroit, comme on le recueille du passage que l'on vient de citer. Il tiroit du sang à toutes heures, de jour & de nuit; mais il prenoit pour cela le temps du plus grand relâche que la fiévre donnoit, & il observoit, autant qu'il étoit possible, que la digestion fût faite. Il avoit pour maxime de tirer du sang de la veine qui étoit du côté où l'on avoit du mal, ou qui y répondoit le plus directement. Il ouvroit toutes les veines qu'Hippocrate avoit ouvertes, & d'autres encore. Il ouvroit trois veines au pli du coude, celle qui est en dehors, celle qui est en dedans, & celle du milieu. Lors que ces veines n'étoient pas apparentes, il saignoit au milieu du bras. Il saignoit aussi au dessus de la main, entre les trois plus gros doigts & les deux petits, aussi bien qu'entre le pouce & le doigt suivant. Il saignoit encore vers les grands angles des yeux, & derriere les oreilles. Il ouvroit aussi les veines jugulaires, & même les arteres en diverses parties du corps. Il cautérisoit enfin, tant les veines que les arteres, lors qu'il étoit nécessaire. Il ne saignoit

Depuis l'An cxl. de J. C. jusques à l'An cc.

1 *In Lib. de Morb. Vulgar. 6. Comment. 3. Vers 29.*
2 *De Curat. per sang. miss. Cap. 12.*

Depuis l'An cxl. de J. C. jusques à l'An cc.

saignoit point les enfans avant l'âge de 1 quatorze ans; mais quand ils étoient un peu plus âgez il commençoit par leur tirer neuf onces de sang au plus, & s'il falloit venir à une seconde saignée, il la faisoit plus grande de quatre, ou cinq onces. Mais s'il craignoit de saigner les enfans, il ne se faisoit pas le même scrupule à l'égard des vieillards, supposé qu'ils fussent robustes. Les vuës qu'il avoit pour saigner étoient les mêmes qu'Hippocrate s'étoit proposées; c'est à dire qu'il saignoit pour *diminuer la plénitude*, pour *faire diversion*, & pour *faire révulsion du sang*. Lors que la cacochymie se joignoit à la plénitude, ce qui indiquoit également la purgation & la saignée, il commençoit toûjours par la saignée

On n'a rien de particulier à remarquer touchant l'usage que notre Auteur faisoit des *ventouses*, qui étoit le même qu'Hippocrate en avoit fait; & pour ce qui est des *sansues*, il ne paroît pas qu'il s'en servît. On peut voir là-dessus ce qui a été dit dans la seconde Partie, au sujet de la pratique de Thémison.

Nous n'avons pas non plus beaucoup de choses à dire sur *la purgation*, parce que Galien observoit aussi à cet égard les plus importans preceptes d'Hippocrate, avec beaucoup d'exactitude. Nous remarquerons seulement, que comme il saignoit principalement dans la vuë de diminuer la plénitude, il purgeoit pour *évacuer la cacochymie*. Il conoissoit d'ailleurs un plus grand nombre de purgatifs qu'Hippocrate n'en avoit conu, & il semble qu'il purgeoit plus souvent que cet ancien Médecin.

Les somniferes, & les *anodyns* étoient aussi en plus grand usage du temps de notre Auteur. Il enseigne lui même la maniere de faire le *Diacodion*, qui est un médicament fait avec la decoction de *pavot blanc* & le miel. Il décrit aussi diverses compositions où il entre de *l'opium*; mais il semble qu'il employoit plus souvent ces médicamens pour arrêter les fluxions & pour appaiser les douleurs, que pour remédier aux insomnies, qui sont un symptome des fiévres, & de plusieurs autres maladies.

Galien ne donnoit pas plus souvent des *sudorifiques*, du moins interieurement. 2 On trouve dans ses écrits quelques compositions en forme d'antidote, qui servent, dit le titre, pour exciter les sueurs; mais on ne voit point que notre Auteur les ait mises en usage pour procurer des sueurs critiques, & il ne propose aucun remede de cette nature dans sa méthode de traiter les maladies. Le moyen que l'on employoit le plus communément en ces temps-là pour faire suer, c'étoit le *bain* & les frictions, remede que Galien pratiquoit fort, & avec lequel il guérissoit souvent des fiévres qui étoient causées par le froid, & des continues simples.

Il donnoit aussi quelquefois des *spécifiques*, témoin la cendre d'écrevices que l'on a dit qu'il employoit contre la rage; mais ce n'étoit que dans les maladies qui viennent de causes occultes, telle qu'est celle dont on vient de parler; car pour toutes les autres il s'en tenoit aux remedes que les indications ordinaires lui fournissoient.

On

1 Artémidore, qui vivoit à peu près du temps de Galien, dit que les Médecins ne saignent personne de deux âges, c'est à dire de deux fois sept ans, ou de quatorze ans, parce qu'à cet âge-là on a plutôt besoin de sang qu'on n'en a du superflu. *Lib.* 2. *Cap.* 75.

2 *De Compos. Medicam. Local. Lib.* 8. *Cap.* 7.

On peut juger, par tout ce que nous avons dit de la Médecine de Galien dans les Chapitres précedens & dans celui-ci, que cette Médecine avoit beaucoup de rapport avec celle d'Hippocrate. Il y a neanmoins en premier lieu, cette difference essentielle entre leurs deux systèmes, que l'un n'est presque appuyé que sur *l'expérience*, & ne consiste qu'en des observations, au lieu que l'autre roule tout sur le *raisonnement*. La Médecine d'Hippocrate est un recueil de ce que lui, ou d'autres ont vu, & sur quoi il raisonne peu, du moins le plus souvent; celle de Galien n'est presque autre chose qu'un tissu de raisonnemens & de disputes. Or comme il est plus aisé de se tromper en raisonnant qu'en faisant des expériences, les raisonnemens étant sujets à être contestez, au lieu que les experiences bien faites sont admises de tout le monde, il est arrivé que le système du premier a donné très-peu de prise aux Médecins qui sont venus après lui, pendant que celui du dernier a été fort exposé à la censure. Pour entendre ce que nous venons de dire, il faut se ressouvenir de ce qui a été remarqué dans la premiere Partie; que les livres d'Hippocrate où il y a le plus de raisonnement ont été regardez déja anciennement, comme supposez. Quelques Auteurs modernes, qui prétendent que Galien ne s'est jamais éloigné des principes d'Hippocrate, veulent que le livre intitulé *de l'ancienne Médecide*, soit du nombre de ceux dont nous venons de parler. A cela près ils ne trouveroient par leur compte, parce que l'Auteur de ce livre est d'un sentiment qui établit une seconde difference entre le système du premier de ces deux grands hommes & celui du dernier, qui ne frappe pas moins que celle que l'on a touchée. *Les Anciens*, dit l'Auteur dont il s'agit, *n'ont pas cru que le* sec, *le* froid, *le* chaud, *ou* l'humide, *ni aucune autre qualité semblable, causât quelque incommodité à l'homme; mais leur pensée a été, que ce qu'il y a de plus fort, ou d'excessif, en chacune de ces qualitez, & que la nature humaine ne peut point surmonter, est ce qui incommode; & c'est ce qu'ils ont tâché d'ôter, ou de corriger. Or entre les choses* douces *ce qui est* très-doux *est le plus fort, comme entre les* ameres *& les* aigres, *ce qui est* très-amer *&* très-aigre; *en un mot ce qui tient le plus haut degré en chaque chose. Ce sont*, continue cet Auteur, *ces dernieres choses que les Anciens ont cru qui se trouvent dans le corps de l'homme, & qui lui sont nuisibles. En effet il se rencontre dans notre corps de* l'amer, *du* salé, *du* doux, *de* l'aigre, *de* l'âpre, *de* l'insipide, *& une infinité d'autres choses, qui ont diverses facultez, selon qu'elles sont abondantes, ou qu'elles sont fortes. Ces differentes qualitez ne s'apperçoivent point, & ne font de mal à qui ce soit tant que les humeurs sont mêlées, & que par ce mélange elles se temperent l'une l'autre. Mais s'il arrive que les humeurs se separent, & qu'elles demeurent à part, alors leurs qualitez deviennent sensibles, & incoommodes en même temps.* On peut recueillir de ce passage que cet Auteur n'entendoit pas que les humeurs, dont il parle, agissent plûtôt par leurs premieres qualitez qui sont celles qu'il désigne au commencement, que par les autres qu'il indique ensuite. Bien loin de là, il dit un peu plus bas, *que ce n'est pas le* chaud *qui a une grande force, mais* l'aigre, l'insipide *&c. soit dans l'homme, soit hors de l'homme; soit à l'égard de ce que l'on mange, ou de ce que l'on boit, ou de ce qu'on applique au dehors, de quelque maniere que ce soit*; & il conclud, *que de toutes les facultez il n'y en a point qui ait moins de pouvoir que* le chaud, *& le* froid. Voilà qui ne s'accorde pas avec le système de Galien, qui est presque

Depuis l'An CXL. de J. C. jusques à l'An CC.

Depuis l'An cxl. de J. C. jusques à l'An cc.

presque tout fondé sur l'action des quatre qualitez premieres, le *chaud*, le *froid*, le *sec*, & *l'humide*; & où les qualitez secondes, comme *l'aigre*, *l'amer*, &c. ne sont regardées que comme des productions & des suites des autres. Cependant il n'y a point d'apparence que le livre en question soit une piece supposée. On y reconoit trop sensiblement & le stile d'Hippocrate, & sa maniere de raisonner. Nous n'avons point de commentaire de Galien sur ce même livre. Peut-être n'en a-t-il point fait, parce qu'il ne savoit comment concilier ce sentiment d'Hippocrate avec le sien, quoi qu'il ne manquât pas d'expédiens pour tirer cet ancien Médecin de son côté, lors qu'il le trouvoit à propos. Car il faut savoir que notre Auteur, quoi qu'il se dise le seul qui ait bien entendu, & bien expliqué Hippocrate, ne laisse pas de donner souvent à ses paroles un sens qu'elles n'ont point, comme on l'a déja remarqué ci-dessus, & comme il seroit aisé de le prouver. Mais quoi que ces deux illustres Médecins ne soient pas d'accord en tout, ils ne laissent pas d'être à plusieurs égards dans les mêmes principes, comme on l'a remarqué ci-dessus. Ils admettent tous deux le principe commun de la *Nature* & de ses *facultez* attractrices, expultrices, &c. Ils conviennent pour ce qui regarde les *signes des maladies*, les *crises* & les *jours critiques*. Enfin la *pratique* de l'un se trouve fort approchante de celle de l'autre, ce qui est le principal.

Voilà ce que l'on avoit à dire touchant le systême de Galien. Les défauts que l'on y peut remarquer, si on l'examine par rapport à la Philosophie Cartésienne, ou de celle de Démocrite, d'Epicure, & d'Asclépiade, n'empêchent pas qu'on ne doive du moins convenir qu'il est fort ingénieux, & parfaitement bien suivi. 1 On y trouve d'ailleurs parmi quelques questions d'Ecole, que l'on peut laisser si on les juge inutiles, on y trouve, dis-je, bon nombre de choses qui servent beaucoup pour former un Médecin, & pour lui frayer le chemin à la pratique. Cela se découvriroit avec plus d'avantage pour notre Auteur, si, au lieu que nous nous sommes contentez de donner une idée fort generale de sa Médecine, nous avions fait un extrait de tous ses ouvrages; mais cela auroit été trop long, & auroit d'ailleurs passé les bornes que nous nous sommes prescrites dans cette Histoire. Nous avons même retranché tout ce qui regarde *la conservation de la santé*, qui est un sujet que Galien n'a pas traité moins amplement que le reste de la Médecine, parce que ce qu'il dit se rapporte assez à ce qu'Hippocrate a enseigné sur la même matiere. Nous nous dispenserons aussi de faire une énumeration de tous ses Ecrits, & de distinguer ceux qui sont légitimes d'avec ceux que l'on a supposez, parce que c'est une choses assez conue. Tout ce qui nous reste à faire c'est de voir dans les Chapitres suivans jusques où notre Auteur a poussé l'Anatomie.

1 *Vid. Conring. Introduct. in Art. Medic. Cap. 2. paragraph.* 16. *& potissimum Clariss. Schelhammeri Additamenta in eundem paragraphum.*

CHAPI-

Depuis l'An cxl. de J. C. jusques à l'An cc.

CHAPITRE V.

Remarques préliminaires concernant l'Anatomie de Galien.

Notre Auteur prétendoit, comme on l'a vû dans la premiere Partie, que les Asclépiades, ou les descendans d'Esculape, jusques à Hippocrate, qui étoit de ce nombre, avoient parfaitement possedé l'Anatomie; mais qu'aucun de cette famille, à la reserve du dernier, n'avoit rien écrit sur cette matiere. La raison qu'ils avoient pour ne point écrire, c'est que leurs enfans, qui étoient les seuls à qui ils faisoient part de leur science, apprenoient l'Anatomie chez eux, presque en même temps que les lettres de l'alphabet; & cela en voyant faire, & en faisant eux-mêmes des dissections; en sorte qu'ils n'avoient pas besoin de lire des livres pour s'instruire à cet égard. Il arriva dans la suite, ajoûte le même Auteur, qu'Hippocrate ayant écrit sur l'Anatomie, aussi bien que sur tout le reste de la Médecine, & ayant fait le premier des disciples étrangers, l'Anatomie commença aussi-tôt à décheoir, parce que les Médecins qui vinrent après lui, se contentérent de lire ses livres, & ne se donnerent point la peine de disséquer eux-mêmes. *Diocles* qui vint presque immédiatement après Hippocrate, écrivit aussi sur le même sujet, mais assez grossierement.

Les choses demeurérent en cet état jusques à la mort de Diocles, qui fut à peu près le temps auquel *Hérophile* & *Erasistrate* parurent. Ces deux Médecins s'attacherent fortement à disséquer, & eurent même pour cela des corps humains autant qu'ils en souhaiterent; en sorte qu'ils rétablirent bien-tôt l'Anatomie, qui avoit été négligée pendant l'intervalle que l'on a marqué. Nous avons parlé fort amplement de toute cette affaire dans la seconde Partie, & nous avons fait voir qu'il est probable que ces deux Médecins, Hérophile & Erasistrate, sont les premiers qui ont anatomisé des hommes. Nous avons insinué en même temps, que peu d'autres Médecins de l'Antiquité avoient eu la même liberté après eux. C'est ce qu'il faut maintenant examiner. Riolan rapporte fort au long les raisons qui faisoient que les anciens Anatomistes ne pouvoient pas aisément avoir des corps humains pour les disséquer. On brûloit, dit-il, la plûpart des corps des hommes, aussi-tôt après leur mort. On avoit fait une Loi à Rome, en vuë des désordres qui accompagnoient la guerre civile du temps de Marius, & de Sylla, qui défendoit de faire aucun outrage aux corps des morts. On sait d'ailleurs que l'on avoit anciennement horreur de toucher des cadavres, ou seulement d'en approcher; & par cette raison 1 ceux qui enterroient les morts, & même 2 ceux qui préparoient les cuirs des bêtes demeuroient hors de la ville de Rome. Les bourreaux n'y avoient point non plus d'habitation; & les Romains étoient si délicats sur ce chapitre, qu'ils ne pouvoient pas même souffrir que l'on suppliciât quelcun dans l'en-

1 *Vespillones.*

2 *Coriarii* *Les écorcheurs.* *Vide Riolan. Anthropograph. Lib.* 1. *Cap.* 12.

Depuis l'An cxl. de J. C. jusques à l'An cc.

l'enceinte de leurs murailles. Les loix des Juifs au sujet de ceux qui touchoient à des cadavres sont conues de tout le monde; mais chacun ne sait pas que les Grecs étoient à cet égard dans les mêmes sentimens que les Juifs; c'est ce que Riolan prouve par un passage 1 d'Euripide. *Si quelcun*, dit ce Poëte, *fouille ses mains par un meurtre; ou si quelcun touche un cadavre, ou une femme accouchée, le Dieu lui interdit ses autels comme à un impie.* La difficulté qu'il y avoit autrefois de trouver des corps humains, pour en faire la dissection, paroît encore d'un passage de Pline, qui confirme la même chose, lors qu'il dit 2 *qu'il étoit defendu de regarder les entrailles des hommes.* Mais toutes ces autoritez, & quelques autres, que le même Riolan rapporte, n'empêchent pas qu'il ne croye que les Médecins ont de tout temps trouvé des moyens d'avoir quelques corps humains pour les disséquer. Il le prouve premierement, par un autre passage de Pline qui dit, 3 *que les Rois d'Egypte ouvroient autrefois les corps des morts pour connoître quelles avoient été leurs maladies.* Les mêmes Egyptiens avoient d'ailleurs la coutume d'embaumer les cadavres, ce qui ne se pouvoit faire sans les ouvrir. 4 On avoit, à Alexandrie, des squelettes d'hommes sur lesquels les jeunes Médecins apprenoient à conoître les os. Nous lisons dans Rufus, Ephesien, que les Médecins plus anciens que lui avoient appris l'Anatomie sur des corps humains; & ce que l'on a dit ci-dessus d'Hérophile & d'Erasistrate ne permet pas que l'on en doute. Galien rend encore témoignage au premier des Médecins que l'on vient de nommer, 5 *qu'il avoit acquis une connoissance tres-exacte de l'Anatomie, en disséquant des hommes, & non pas des bêtes, comme le pratiquent la plûpart des autres Médecins.* Seneque dit 6 que les Médecins ont ouvert les entrailles des hommes pour decouvrir la cause des maladies; & que de son temps on disséquoit les membres des cadavres pour voir la situation des nerfs & des jointures. Or Seneque, dit Riolan, vivoit du temps d'Auguste, de Tibere, & de Néron. Il étoit permis d'anatomiser les cadavres des ennemis, & c'est ce que firent les Médecins Romains pendant les guerres de l'Empereur Marc Aurele contre les Allemans, comme on l'apprend de Galien. On pouvoit aussi avoir assez facilement les corps de ceux que l'on faisoit mourir à Rome, qui demeuroient sans sépulture hors de la porte Esquiline; & les corps des enfans que l'on avoit exposez. Enfin comme l'on avoit anciennement un grand nombre d'esclaves: qui empêchoit leurs maîtres de faire sur les cadavres de ces malheureux tout ce qu'ils trouvoient à propos? Riolan pouvoit ajoûter à toutes ces preuves ce que dit Ciceron, 7 *que nous ne*

1 *In Iphigenia.*

2 *Lib.* 28. *Cap.* 2.

3 *Lib.* 19. *Cap.* 5.

4 *Galen. Administrat. Anatomic. Lib.* 1. *Cap.* 2.

5 *De Dissect. Vulva, Cap* 5.

6 *Medicos, ut vim ignoratam morbi cognoscerent viscera rescidisse, hodie cadaverum artus rescindi, ut nervorum articulorumque positio cognosci possit.* Voilà ce que Riolan fait dire à Seneque; mais je n'y trouve pas tout cela. Dans l'edition que jai entre les mains il n'y a que ceci, *Medici, ut vim ignotam morbi cognoscerent, viscera hominum resciderunt.* Declamat. Lib. 10. Controvers 5.

7 *Corpora nostra non novimus, qui sint situs partium, quam vim quaque pars habeat ignoramus. Itaque Medici ipsi, quorum intererat ea nosse, aperuerunt ut viderentur; nec eò tamen, ajunt Empirici,*

Depuis l'An cxl. de J. C. jusques à l'An cc.

ne conoissons point notre corps, ni quelle est la situation & la nature de ses parties; que les Médecins, qui ont eu interêt de conoître tout cela, ont ouvert des corps, afin que l'on crût qu'ils s'étoient instruits par ce moyen. Mais, ajoute-t-il, les Empiriques soutiennent que l'on n'en est pas plus savant, par ce qu'il se peut que les parties changent de nature dès qu'elles sont découvertes. Le même Riolan ayant prouvé en géneral que les Médecins anciens disséquoient quelquefois des hommes, tâche de faire voir en particulier, qu'Hippocrate, Aristote, & Galien en ont disséqué. Nous avons vu ci-devant que les raisons dont il se sert pour soutenir son sentiment, à l'égard des deux premiers, ne sont pas fort convaincantes. Il s'agit d'examier s'il est mieux fondé en ce qui regarde Galien, pour lequel il a principalement entrepris de prouver le fait en question, contre quelques Modernes qui ont soutenu le contraire. *C'est injustement*, dit-il, *que l'on accuse Galien de n'avoir jamais disséqué d'homme, & d'avoir enseigné l'anotomie du singe pour celle de l'homme. Je prouverois aisément par une infinité de passages de cet Auteur qu'il à disséqué des singes, & des hommes, mais qu'il n'a enseigné que l'anatomie de l'homme.* Il cite là-dessus deux ou trois passages de Galien, par lesquels il paroit veritablement que celui-ci ne traite, ou dit ne traiter, que de l'anatomie de l'homme; & même il promet en un endroit de donner un jour séparément l'anatomie de divers autres animaux. Voici les propres termes de Galien dans ce dernier passage. 1 *Je n'ai pas fait dessein de marquer ici le nombre des lobes du foye des autres animaux, parce que je n'ai décrit jusques à present la construction particuliere d'aucun de leurs organes, si ce n'est en quelques endroits, où j'ai été obligé de le faire, afin que l'on comprît mieux ce que je dis de l'homme. Mais, si je vis, je décrirai quelque jour la structure du corps des bêtes, & je ferai une anatomie exacte de toutes leurs parties, comme je fais maintenant* 2 *celle des parties de l'homme* Le même Auteur cite enfin un autre passage de Galien où celui-ci dit, en parlant de quelques Anatomistes de son temps, *qu'il n'est pas surprenant s'ils se sont trompez, parce qu'ils n'ont disséqué que des cœurs, & des langues de bœufs, ne sachans point que ces parties ne sont pas le mêmes dans ces animaux qu'elles sont dans les hommes.* On peut bien juger que si Galien n'avoit pas examiné ces mêmes parties sur des hommes, il n'auroit eu garde de censurer ceux qui ne l'avoient pas fait. Le passage que nous avons rapporté ci-dessus, où le même Galien, après avoir loué Hérophile de ce qu'il avoit appris l'Anatomie en disséquant des hommes, ajoûte que *la plûpart des autres Médecins ne disséquoient que des bêtes*, ce passage, dis-je, prouve aussi qu'Hérophile n'avoit pas été tout à fait le seul qui eût disséqué des hommes. Si personne

rici, notiora esse illa, quia fieri possit ut patefacta, & detecta mutentur. Academic. Quæst. Lib 4.

1 *De Usu Part. Lib.6. Cap.4.*

2 Voici de quelle maniere Galien s'exprime dans la derniere période de son discours: ἐξηγησόμεθα ποτὲ καὶ τὴν ἐκείνων κατασκευὴν, ἐπὶ λεπτὸν ἅπαν κατατέμνοντες ὥσπερ καὶ τὴν ἀνθρώπου. L'Interprete Latin traduit ces paroles mot à mot de cette maniere. *Illorum etiam constructionem membratim, quemodo nunc hominem, dissecantes, aliquo tempore explicabimus.* Riolan y change quelque chose. Voici sa version: *Illorum etiam constructionem membratim, quomodo nunc hominem dissecantes, aliquo tempore explicabimus*; par où il semble qu'il veuille insinuer que Galien dissequoit actuellement un homme dans le temps qu'il écrivoit ce que l'on vient de lire; mais il est aisé de voir qu'il ne s'agit dans ce passage que d'une dissection qui se fait avec la plume.

Depuis l'An cxl. de J. C. jusques à l'An cc.

sonne n'en avoit disséqué que lui, notre Auteur, au lieu de ces mots, *la plûpart des autres Médecins*, auroit dit, *tous les autres Médecins*. Or si quelques Médecins de son temps faisoient des dissections de corps humains, il est fort probable qu'ayant autant d'ardeur pour l'Anatomie qu'il paroit en avoir eu, il ne demeuroit pas à cet égard les bras croisez, tandis que les autres travailloient.

Je crois donc avec Riolan, que Galien a pu disséquer des corps humains; mais il y a de l'apparence que ce n'a été que fort rarement qu'il l'a fait, & peut-être assez imparfaitement. Ce que l'on a dit au commencement de ce chapitre prouve que la chose ne se pouvoit entreprendre qu'avec beaucoup de difficulté; & Galien le confirme lui-même par la peine qu'il se donne de parler de divers autres moyens par lesquels il juge que l'on peut apprendre l'Anatomie. Il conseille premierement [1] que l'on choisisse cette espece de singes qui ressemblent le mieux à l'homme; ou s'il ne s'en trouve pas, il faut, *dit-il*, dissequer de ceux qui ont comme une tête de chien, ou des [2] satyres, ou des lynx. Si l'on manque encore de ces animaux, il faut prendre des ours, ou des lions, ou des belettes, ou des chats, parce que ces animaux ont des especes de doigts comme les hommes. *Il continue ensuite de cette maniere.* „Je n'ai jamais entrepris d'anatomiser des fourmis, des cousins, ni des puces, ni aucun autre de ces menus insectes; mais j'ai souvent disséqué des belettes, des rats, des serpens, & plusieurs sortes d'oiseaux, & de poissons, par où j'ai appris qu'une même Intelligence a formé tous les animaux, & que chaque animal a le corps disposé selon que son naturel le demande." Il paroit d'ailleurs que Galien disséquoit quelquefois des [3] *pourceaux*, & des *chevres*; il parle aussi d'un [4] *élephant* qu'il avoit anatomisé à Rome, ou dont il avoit disséqué quelques parties. On dira, sans doute, que notre Auteur conseilloit de commencer par disséquer des bêtes pour achever ensuite de s'instruire sur des hommes. Cela est vrai; mais voyons de quelle maniere il parle de cette derniere affaire. [5] „Je vous conseille, *dit-il*, de vous bien exercer premierement sur des singes, afin que si vous trouvez jamais quelque corps humain dont vous puissiez faire la dissection, vous soyez en état de découvrir promptement chaque partie; ce qui n'est pas une affaire, où l'on puisse réussir, si auparavant l'on ne s'est souvent exercé sur d'autres sujets. Faute de s'être exercez de cette maniere, ceux qui ont disséqué les corps des Allemands, pendant la guerre que ces peuples avoient entreprise contre Marc Aurele, n'ont rien appris si ce n'est à conoître la situation des visceres. Mais un Médecin qui aura premierement travaillé sur d'autres animaux, & „prin-

1 *Anatomic. Administr. Lib* 6. *Cap.* 1.

2 C'étoit apparemment une troisième espece de singes, tels que ceux que Pline décrit sous le nom de Satyres, ou ceux dont Tulpius & Bontius parlent, & que l'on appelle *hommes sauvages*.

3 Galien ne dit point qu'il ait disséqué des *chiens*, qui sont des animaux des plus communs. Peut-être qu'un scrupule de religion empêchoit qu'on ne les dissequât, parce qu'on en sacrifioit à plusieurs divinitez; qu'Anubis, Dieu des Egyptiens, étoit représenté avec une tête de chien; que l'on juroit par *le chien*, ou parce que les chiens sont fort amis des hommes, ou enfin parce qu'on pouvoit se faire plus d'horreur de toucher un chien mort, qu'une autre bête. Aristote décrit néanmoins quelques parties des chiens.

4 *Anatomic. Administr. Lib*. 7. *Cap*. 10. *De Usu Part. Lib*. 17. *Cap*. 14.

5 *Administr. Anatom. Lib*. 3. *Cap*. 5.

Depuis l'An cxl. de J. C. jusques à l'An cc.

„ principalement sur des singes, voit d'abord ce qu'il y a à voir sur les parties qu'il disséque. Il est plus aisé à un homme qui a de l'adresse, & la pratique de l'Anatomie, de s'instruire d'un coup d'œil sur un cadavre d'homme, touchant ce qu'il a déja vu ailleurs, qu'à un autre qui n'est pas exercé, de trouver tout à loisir, même les choses les plus évidentes. Plusieurs des premiers dont je viens de parler, ont découvert fort vîte ce qu'ils ont voulu voir sur les corps de ceux que l'on a condamnez à la mort, ou que l'on a exposez aux bêtes farouches, ou sur les cadavres des voleurs qu'on laisse sans sépulture. D'ailleurs les grandes playes, ou certains grands & profonds ulceres ont découvert à ces gens-là plusieurs parties du corps, qu'ils ont trouvées semblables à celles qu'ils avoient vuës dans les singes; mais ceux qui n'avoient jamais travaillé sur ces animaux, n'ont point pu profiter de ces occasions. Ceux qui disséquent souvent des enfans exposez, savent aussi que le corps de l'homme, & celui du singe sont très semblables. Il ne faut pas douter que Galien n'eût employé quelques uns de [1] ces moyens, ou d'autres approchans, pour s'instruire. Il le dit lui-même en un autre endroit, où, après avoir conseillé aux jeunes Médecins d'aller à Alexandrie, pour y voir des squeletes, & de ne se contenter pas de ce qu'ils lisoient à cet égard dans les livres, il continue de cette maniere. [2] Que si vous ne pouvez pas aller en Egypte, pour „ apprendre à bien conoître les os, faites du moins ce que j'ai aussi fait moi-même. J'ai souvent examiné des os d'hommes, lorsque j'ai trouvé des sépulcres, ou des monumens ruinez. Un sépulcre bâti négligemment sur le bord d'une riviere avoit été détruit par l'eau de cette même riviere qui avoit passé par dessus; en sorte que le corps que l'on avoit mis dans ce sepulcre ayant été emporté par le courant, s'étoit enfin arrêté en un lieu disposé comme une maniere de port dont les bords se trouvoient assez élevez. J'eus occasion de voir ce corps dont les chairs étoient déja pourries, mais dont les os tenoient encore les uns aux autres. On eût dit que c'étoit un squelete préparé pour instruire de jeunes Médecins. Je vis aussi un jour le cadavre d'un voleur sur une montagne en un lieu assez écarté du chemin. Un voyageur que ce voleur avoit attaqué, l'avoit tué, & personne de ce pays-là n'ayant voulu l'enterrer, parce qu'on étoit bien aise que ce méchant homme fût la pâture des vautours, deux jours après ses os furent tout à fait décharnez, & se trouverent secs comme ceux qui sont préparez pour l'instruction des Médecins. Galien parle aussi dans le même chapitre d'une maladie accompagnée de *charbons*, qui avoit eu cours dans la plûpart des villes de l'Asie, & qui lui donna occasion d'examiner la disposition des muscles de diverses par-

1 L'Anatomie que l'on apprenoit par les moyens, dont il s'agit ici, s'appelloit Ἀνατομὴ κατὰ περίπτωσιν, c'est à dire, *Anatomie de hazard.* C'étoit la seule Anatomie que les Empiriques approuvoient, comme on l'a vu dans la seconde Partie. C'est de Galien de qui l'on apprend ce terme.

2 *Anatomic. Administrat. Lib. I. Cap. 2.* Du Laurens infere de ce passage, que Galien avoit chez lui les deux squeletes, dont il est ici parlé, & Riolan, qui a sans doute copié du Laurens, dit la même chose; mais Galien ne dit point qu'il eût enlevé ces squeletes; il paroît au contraire par toute la suite de son discours, qu'il se contenta de les examiner sur le lieu. Après cela fiez vous aux citations.

Depuis l'An cxl. de J. C. jusques à l'An cc.

parties dont la peau, & une partie des chairs avoient été emportées.

Si notre Auteur s'en étoit tenu aux moyens qu'il indique, on ne peut pas appeller cela des dissections completes, & régulieres du corps humain. De tous les sujets sur lesquels il dit qu'on peut s'instruire, il n'y a que les enfans exposez qui semblent lui avoir fourni de quoi faire une Anatomie entiere, par la facilité qu'il y avoit d'emporter quelques uns de ces petits corps, & de les disséquer ensuite avec tout le loisir nécessaire. C'est, à mon avis, ce qu'il fait conoître en quelque maniere lorsqu'il dit, comme on l'a vu ci-dessus, *que ceux qui dissequent souvent des enfans exposez, savent que le corps de l'homme, & celui du Singe sont fort semblables.* Si ces dissections se faisoient souvent du temps de Galien, comme on le recueille de ce passage, il y a de l'apparence qu'il en avoit fait aussi bien que les autres, quoi qu'il n'osât pas s'en vanter ouvertement à cause de l'aversion que l'on avoit alors pour ces sortes de choses. On dira qu'il ne lui étoit guére plus difficile de faire enlever quelques corps des criminels que l'on avoit exécutez; mais il ne dit en aucun endroit que personne entreprît rien de semblable. S'il parle de ce que l'on apprenoit en examinant les corps des voleurs, ou tous les autres cadavres que l'on pouvoit trouver sur les champs, il fait conoître que cet examen, ou cette recherche ne se faisoit que sur le lieu même où se rencontroient ces coprs, en tâchant de voir fort vîte ce que l'on avoit dessein de voir. C'est ce que l'on recueille du passage que l'on a cité, où il dit que ceux qui auront dissequé des sigues pourront *promptement* s'instruire, par les cadavres qu'ils trouveront à la campagne, touchant la disposition des parties qu'ils auront vuës auparavant en disséquant de ces sortes de bêtes. Il repete trois ou quatre fois dans le reste de ce passage ce mot *promptement*, qui marque le peu de temps que l'on avoit, ou qu'il avoit eu lui même, pour considerer les cadavres dont il s'agit; de crainte sans doute qu'on ne le surprît dans cette occupation, qui auroit donné de l'horreur aux spectateurs, & qui n'étoit pas agreable d'elle-même. Au fond le soin que Galien prend d'indiquer tous les autres moyens d'apprendre l'Anatomie dont on a parlé, marque assez, comme on l'a déja dit, que l'on ne pouvoit faire alors des dissections regulieres de corps humains que très-rarement, & très-difficilement. Une autre preuve de cela c'est qu'il ne s'en faisoit point en public dans les Ecoles des Médecins. S'il y a un lieu au monde où ces dissections eussent dû être en usage, c'est à Alexandrie, capitale de l'Egypte. * La coûtume que l'on avoit en ce pays-là d'ouvrir les corps morts,

* Il ne faut que consulter Diodore de Sicile, (*Liv. 2. Chap. 5.*) pour être convaincu que la coutume qu'avoient les Egyptiens d'embaumer les corps des morts, ne leur rendoit pas pour cela l'Anatomie plus familiere. *Il y a*, dit cet Auteur, *parmi les Egyptiens trois manieres d'ensevelir les corps morts, ou de les preparer, avant que les mettre dans le tombeau: la premiere est d'un prix fort haut, & coûte jusqu'à un talent*, (six cens écus). *La seconde coûte vint mines* (huit cent livres, monoye de France, ou environ). *Les frais de la troisième sont petits. Ceux qui ont le soin des funerailles, & qui exercent ce métier de pere en fils, s'adressent aux parens des défunts, & leur ayant fait voir l'état de la dépense que chacune de ces trois manieres demande, conviennent avec eux de la somme qu'il s'agit de donner. Cela étant fait, les parens remettent le corps à ces personnes là pour l'ensevelir, ou le préparer, selon qu'on en est convenu. Celui qui est le premier entre ces mêmes personnes, s'apelle* Γραμματικὸς, (du mot Grec γράμμη, qui signifie une ligne) *parce qu'ayant placé le corps à terre, il tire une ligne du côté gauche du ventre, pour marquer jusques où l'incision doit aller. Ensuite celui qu'on apelle* le Dissecteur, *prenant une pierre Ethiopique*, (trenchante) *ouvre le côté, selon qu'il*

morts, pour les embaumer, sembloit devoir inspirer moins d'horreur pour les dissections completes. Mais on ne voit pas que l'on y eût pratiqué rien de semblable depuis le temps d'Hérophile & d'Erasistrate, ou des anciens Rois de ce pays. Tout ce que l'on faisoit à cet égard dans cette fameuse Ecole de Médecine, du temps de Galien, c'est que l'on y enseignoit l'Osteologie sur des squeletes d'hommes, qui étoient peut-être fort anciens. Si l'on y avoit d'ailleurs montré sur des corps humains tout le reste de l'Anatomie de l'homme, le même Galien, & cent autres Auteurs, n'auroient pas manqué de le dire en cent endroits. Quant aux passages de divers Auteurs, que l'on a rapportez après Riolan, pour prouver que l'on faisoit anciennement des dissections d'hommes, il seroit aisé de faire voir qu'ils regardent presque tous ce qui s'étoit passé long-tems avant le temps que ces Auteurs écrivoient; & que le fait seul d'Hérophile & d'Erasistrate pouvoit avoir donné lieu à tout ce qui s'étoit écrit sur ce sujet. Enfin, pour revenir à Galien, rien ne le rend mieux convaincu qu'il n'a pas disséqué autant de corps humains qu'il auroit été nécessaire, supposé qu'il en ait disséqué quelques uns, que ce qu'il décrit en divers endroits les parties du corps des singes, ou de quelques autres bêtes, en croyant décrire celles de l'homme. C'est ce que Vé-

Depuis l'An cxl. de J. C. jusques à l'An. cc.

qu'il lui a été prescrit; & aussi tôt après il s'enfuit, pour se mettre à couvert des coups de pierres que les assistans ne manquent point de lui jetter, en faisant en même temps contre lui mille imprécations, dans l'opinion où ils sont, que c'est une action odieuse de violer le corps d'un ami par une blessure. Mais ceux qui travaillent sur ce corps mort, après le Dissecteur, & qu'on appelle, en Grec comme s'ils le saloient, *pour le conserver, sont au contraire honorez & considerez de tout le monde; ils fréquentent les Sacrificateurs, & ont la liberté d'entrer dans les temples. Ceux-ci prenant le cadavre, l'un d'eux pousse plus loin l'incision qui a été faite, en sorte qu'elle s'étend jusqu'aux reins & au cœur, qu'un autre lave fort exactement avec du vin de Palmier, auquel on a joint des drogues odoriférantes. Après cela il lave de même tout le corps avec une liqueur huileuse, ou resineuse qu'on appelle* Cedria, *& d'autres prétieux baumes, & cela pendant plus de trente jours, l'oignant enfin avec de la* myrrhe, *du* cinnamome, *& autres aromates exquis, qui servent non seulement à sa conservation, mais qui lui donnent encore une très bonne odeur. Tout cela étant fait ils remettent le corps aux parens, si bien embaumé que toutes les parties en sont conservées parfaitement entieres, jusqu'aux poils des sourcils & des paupieres, en sorte que l'on diroit, en voyant ce corps, qu'il n'est pas d'un mort, mais d'un homme qui dort d'un doux sommeil.*

Voila ce que dit Diodore de Sicile. Le Traducteur Latin commence ainsi, *Sepulcrorum tres habentur species.* Ce n'est point des *sépulcres*, ni des *enterremens*, dont il s'agit ici, c'est de la maniere *d'ensevelir*, c'est à dire de mettre un corps en état d'être porté au sépulcre, ce qui se fait aujourd'hui simplement en l'envelopant dans un drap, & l'enfermant dans une biére. Il n'y a que les Princes, & autres grands Seigneurs, pour qui on y aporte plus de façon, en embaumant leurs corps avant que les mettre dans leurs tombeaux. Cette derniere maniere semble avoir été en usage pour tout le monde indifferemment, parmi les anciens Egyptiens, & c'est ainsi que notre Auteur entend qu'ils préparoient les corps morts. La seconde remarque que j'ai à faire sur cette traduction, c'est qu'au lieu de ces mots, *ex cedro*, il faut qu'il y ait *ex cedria.* Dioscoride, Galien, & d'autres Auteurs nous apprennent que ce qu'on appelloit *cedria* étoit une liqueur résineuse tirée du *Cedre*, & que cette liqueur servoit, entr'autres usages, à *conserver les corps morts.* On la tiroit de Syrie, & des autres endroits du Levant, où les Cédres sont abondans; mais je ne sache pas qu'on y en prépare encore aujourd'hui, ni qu'on nous en aporte. Au reste on voit par ce passage de Diodore, que la pratique des embaumemens, quelque fréquente qu'elle fut chez les Egyptiens, ne devoit pas les rendre plus hardis à faire des dissections de corps humains. Si ceux qui étoient apellez par leur profession à en faire l'ouverture, dans la vuë de les conserver, étoient régalez de coups de pierres par les assistans, à quel peril n'auroient pas été exposez ceux qui auroient entrepris de déchiqueter ces mêmes corps depuis la tête jusqu'aux pieds, comme il auroit fallu nécessairement le faire pour s'instruire à fond de la nature de toutes les parties, de leur situation, connexion, &c.

Depuis l'An cxl. de J. C. jusques à l'An cc.

Vésale fait toucher au doigt, & ceux qui ont voulu soutenir le contraire, se sont aveuglez eux-mêmes par la prévention qu'ils ont eue pour Galien.

Mais quoi que notre Auteur ait quelquefois confondu les parties des bêtes avec celles des hommes, son Anatomie ne laisse pas d'être un très-bel ouvrage, & Vésale lui-même l'a beaucoup estimé Cet ouvrage feroit d'autant mieux conoître le mérite de l'Auteur, s'il étoit vrai, comme il le dit, que personne avant lui n'avoit bien écrit sur l'Anatomie, & qu'il a fait à cet égard plusieurs découvertes fort importantes. Il est probable qu'étant aussi attaché à cette affaire qu'il l'étoit, il a pu effectivement découvrir quelque chose de son chef, quoi que le penchant qu'il avoit à se louër doive rendre un peu suspect ce qu'il dit de lui-même. Mais au fond, qu'il soit le premier qui ait mis l'Anatomie sur un bon pied, ou qu'il se glorifie du travail d'autrui, dont il n'a pas même toûjours profité autant qu'il seroit à souhaiter, comme on le verra 1 ci-après, il n'y a pas de doute que si ses Livres Anatomiques avoient tous été perdus, ce ne fût une très-grande perte. Ce sont les seuls qui nous sont restez de tous ceux que les Anciens ont écrit sur cette matiere; car ce qu'il y a d'ailleurs ne vaut presque pas la peine d'être compté, si on en excepte ce que nous avons d'Aristote. Il est vrai que Galien n'a pas atteint la perfection; mais on ne l'a pas encore atteinte aujourd'hui; & il y a bien de l'apparence que sans les lumieres qu'il a données à ceux qui l'ont censuré, nous serions encore à découvrir une bonne partie de ce qu'il a clairement démontré. Les deux principaux Traitez de Galien sur la matiere, dont il s'agit, sont celui *des Administrations Anatomiques*, & celui *de l'Usage des Parties du corps de l'homme*. Le premier contenoit quinze livres, dont les six derniers ne se trouvent plus Le second, que nous avons complet, en contient dix-sept. Nous avons encore un livre qui traite *des os* en particulier, un autre *de la dissection des muscles*, un troisième *de la dissection des nerfs*, qui est imparfait; un quatrième *de la dissection des veines & arteres*; un cinquième, où l'Auteur prouve *que les arteres contiennent du sang*, contre le sentiment d'Erasistrate; un sixième *de l'anatomie de la matrice*; un septième *de l'organe de l'odorat*; un huitième & un neuvième *de l'utilité*, & *des causes de la respiration*; un dixième & un onzième *du mouvement des muscles*; un douzième *de la formation du fœtus*; & deux autres enfin qui traitent *de la semence*, sans compter ce que l'on trouve concernant l'Anatomie dans ses livres *des facultez naturelles*, & ailleurs. Galien en avoit écrit plusieurs autres qui se sont perdus. Dans quelques-uns de ces livres, il traitoit *de l'Anatomie d'Hippocrate*. Dans d'autres *de l'Anatomie d'Erasistrate*. Dans un troisiéme ouvrage, il traitoit *de l'Anatomie des corps morts*; dans un quatrième *de l'Anatomie des animaux vivans*, &c. 2 Il seroit à souhaiter que nous eussions encore tout cela, particulierement ce qui concerne l'Anatomie d'Hippocrate, & celle d'Erasistrate, aussi bien que l'abregé que notre Auteur avoit fait des Livres Anatomiques de *Lycus*, & de ceux de *Marinus*. Ce dernier avoit écrit vint livres, qui sont ceux que Galien avoit abregez, & dont il nous a conservé les titres, qui font beaucoup regretter la perte de ce grand ouvrage. Nous avons déja

1 *Voyez sur la fin du Chap.* 8.

2 On ne parle pas ici de quelques pieces supposées, qui se trouvent dans le recueil des œuvres de Galien.

déja parlé ci-devant de ce même Marinus, & nous en dirons encore un mot à la fin de l'Anatomie de Galien.

Depuis l'An cxl. de J. C. jusques à l'An. cc.

Mais quoi que l'on n'ait pas tous les livres de notre Auteur, il se trouve heureusement que ceux que l'on a, renferment à peu près toute l'Anatomie; & si les *Administrations Anatomiques* ne sont pas entieres, les autres livres dont on a parlé, & sur tout ceux *de l'Usage des Parties*, suppléent ce qui manque aux premiers. Ces mêmes livres de l'Usage des Parties sont un chef-d'œuvre qui a été admiré de tout temps, & qui fait le mieux voir 1 l'étendue du genie de son Auteur. Il y a là dedans dequoi satisfaire les Médecins & les Philosophes. Mais ce qui a fait l'admiration des Chrêtiens en particulier, c'est que Galien, tout Payen qu'il étoit, y reconnoît un Dieu tout sage, tout bon, & tout puissant, qui a formé l'homme, & tous les autres animaux. Les termes qu'il employe en un endroit des livres dont il s'agit, sont très-remarquables. 2 *En écrivant*, dit-il, *ces livres, je compose un veritable hymne à* 3 *celui qui nous a faits, & j'estime que la solide pieté ne consiste pas tant à lui sacrifier plusieurs centaines de taureaux, ni à lui présenter les parfums les plus exquis, qu'à reconoître & faire ensuite reconoître aux autres, quelle est sa sagesse, sa puissance, & sa bonté. Car enfin ce qu'il a mis toutes choses dans l'ordre, & dans la disposition la plus convenable pour les faire subsister, & qu'il a voulu que tout se ressentit de ses bienfaits, cela, dis je, est une grande preuve de sa bonté, qui demande que nous la célébrions par nos hymnes. Ce qu'il a trouvé tous les moyens qu'il falloit pour établir cette belle disposition, marque d'ailleurs sa sagesse; comme ce qu'il a fait tout ce qu'il lui a plu, marque sa toute-puissance.* Ce n'est pas en cet endroit seul que Galien parle de ce cette maniere. Il est si fort persuadé de cette verité, qu'il ne perd point d'occasion de l'insinuer, & de combattre en même temps les Epicuriens qui vouloient que la formation du Monde fût un effet du concours fortuit des atomes. Il est vrai que n'étant pas parfaitement instruit, 4 il dispute d'ailleurs contre *Moïse*, sur ce que ce dernier suppose la volonté, ou le seul commandement de Dieu, comme l'unique cause de toutes choses. Galien n'admet ce principe de Moïse qu'en joignant à la volonté de Dieu le choix que ce même Dieu a fait de la matiere la plus propre, pour toutes les fins particulieres qu'il s'étoit proposées, après avoir conu ce qui étoit le mieux par rapport à l'arrangement de chaque corps. Car enfin, dit notre Auteur, Dieu n'a pu faire un homme avec une pierre, ni un bœuf, ou un cheval, avec de la cendre. Galien ne savoit pas que Dieu étant le maître de la matiere, sa volonté a suffi pour faire prendre à cette matiere la forme, & toutes les autres modifications qu'elle a dû recevoir. Si Epicure, en retenant ses atomes, avoit reconu la Cause suprème de leur arrangement, il auroit mieux raisonné que Galien sur le sujet dont il s'agit. Mais Galien suivoit 5 Platon, ou Aristote, & non pas Epicure.

CHA-

1 On ne veut pas dire par là, qu'il n'y a point de défaut dans cet ouvrage; il y en a plusieurs; mais cela n'empêche pas que l'ouvrage ne soit d'ailleurs excellent, sur tout pour le temps auquel il a été composé.

2 *De Usu Part. Lib.* 3. *Cap.* 10.

3 *Il l'appelle* Dieu *en divers endroits.*

4 *De Usu Part. Lib.* 11. *Cap.* 14.

5 Voyez dans la premiere Partie, Livre quatrième, l'idée que Platon avoit de la formation du corps des animaux.

Depuis l'An cxl. de J.C. jusques à l'An cc.

CHAPITRE VI.

Division generale des parties du Corps de l'homme. Anatomie du Ventre en particulier.

LA conoissance des parties du corps de l'homme étant la base de la Médecine de Galien, il ne pouvoit qu'il ne recommandât fortement l'étude de 1 l'*Anatomie*, par laquelle on acquiert cette conoissance. C'est aussi ce qu'il fait en cent endroits. Voici l'idée générale qu'on peut se faire du corps, selon les principes de notre Auteur. On peut le diviser en quatre parties, *le ventre*, *le thorax*, ou *la poitrine*, *la tête*, & *les extremitez*. Pour commencer par *le ventre*, dont la cavité renferme les organes de la faculté naturelle, on y distingue les parties *contenantes*, d'avec celles *qui sont contenues*. Les parties contenantes du ventre, qui sont en même temps *communes* à tout le corps, sont la peau, couverte de l'épiderme, ou petite peau, la membrane qui est sous la peau, & enfin la graisse. Les parties *propres*, ou particulieres au ventre, sont les muscles de cette partie, & le péritoine, sans compter les os, comme les vertebres des lombes, l'os sacrum, les os des hances, du pubis, & les fausses côtes. Sur quoi il faut remarquer, premierement, à l'égard de *la peau*, que notre Auteur la regardoit comme un corps nerveux, ou membraneux, dont le principal usage est de revêtir l'homme, & de le garantir des injures du dehors. Il ajoûtoit que la peau reçoit des veines, des arteres, & des nerfs; qu'elle est d'ailleurs toute percée de petits pores, ou trous, pour servir à l'évacuation de la sueur, & à la transpiration des vapeurs, & qu'elle est, en divers endroits, couverte de poils qui y sont enracinez, comme les dents dans les gencives. Il disoit enfin que la peau est immediatement formée de la semence, aussi bien que toutes les autres membranes, comme on le remarquera plus particulierement ci-après, & qu'elle est la partie la plus temperée du corps, quoi que la plus foible, & la plus exposée. Il appelloit *épiderme*, comme qui diroit *surpeau*, une pellicule déliée qui couvre la peau, & qui s'en sépare quand on s'est brûlé. Il trouvoit d'ailleurs sous la peau 2 *une membrane*, qu'il dit y être collée. Quant à la *graisse*, il croyoit qu'elle se forme de la partie la plus chaude des alimens, qui se ramasse, & se fige autour des membranes, qui sont plus froides, pour les échauffer, & les humecter, ou les rendre plus souples. On ne décrira pas ici *les muscles* du ventre,

1 Le mot *Anatomie* est Grec. Il signifie proprement l'action de *couper*, ou *découper*. Nous n'avons point de mot François qui y réponde, que celui de *dissection*, qui est demi Latin. Mais on appelle en un autre sens *Anatomie*, cette Partie de la Médecine, ou cet Art particulier qui conduit à la conoissance de toutes les parties du corps par le moyen de la dissection. On peut dire avec l'Auteur de l'*Introduction*, livre attribué à Galien, que l'Anatomie est *une contemplation des parties cachées du corps, par l'aide de la dissection*.

2 Cette membrane que Galien dit être immédiatement sous la peau, ne se trouve dans les hommes que sous la graisse, comme Vesale l'a remarqué. C'est ici l'une des preuves que ce dernier Auteur apporte, pour faire voir que Galien n'a disséqué que des bêtes. *Voyez le Chapitre précedent.*

ventre, ni les muſcles, & *les os* d'aucune autre partie, pour les raiſons que nous dirons ci-après. La derniere des parties contenantes propres du ventre c'eſt *le péritoine*, qui eſt une membrane, ou une peau très-déliée, mais forte, qui environne intérieurement de tous côtez la cavité du ventre. C'eſt de cette membrane que tirent leur origine toutes les membranes extérieures des viſceres qui ſe trouvent dans la cavité dont nous venons de parler.

Depuis l'An cxl. de J. C. juſques à l'An cc.

Après avoir levé la peau, la graiſſe, les muſcles, & le péritione, on rencontre 1 *l'épiploon*, qui eſt une membrane double, comme une maniere de ſac ou de coiffe, & qui eſt chargée de graiſſe, dont l'uſage eſt de réchauffer les parties qui ſont au deſſous, particulierement le ventricule. Elle a des veines, des arteres, & des nerfs, & elle eſt attachée à la rate, au pancreas, au premier boyau, au colon, au ventricule, & au méſentere. Voilà la premiere des parties contenues du ventre. On trouve après cela, les unes après les autres, le ventricule, ou l'eſtomac, les boyaux, le méſentere, le foye, la rate, les reins, les uretéres, la veſſie de l'urine, & enfin les parties qui ſervent à la generation dans l'un & dans l'autre ſexe; ſans compter divers vaiſſeaux conſiderables qui aboutiſſent au ventre, ou qui ſe font paſſage au travers de cette cavité.

Le *ventricule* eſt placé au milieu & au plus haut du ventre. Il eſt composé de deux fortes membranes, collées l'une ſur l'autre, & dont l'intérieure a des fibres *droites*, ou qui tirent du bas en haut; & l'extérieure des fibres *qui vont en rond*, & qui coupent tranſverſalement les premieres; outre une troiſiéme membrane qui eſt par deſſus les deux premieres, qui tire ſon origine du péritoine, & qui ſert à attacher le ventricule à l'épine du dos. Ces membranes, en ſe rapprochant par leurs extrémitez, forment une cavité dont la figure ſeroit ronde, ſi elle ne s'allongeoit un peu du côté de l'entrée & du côté de l'iſſue de cette même cavité. On appelle l'entrée *orifice ſupérieur*, & l'iſſue *pylore*, c'eſt à dire *le portier*. Par la premiere de ces ouvertures, qui eſt continue à un canal nommé *l'œſophage*, & qui répond à la bouche, les alimens tombent & ſont reçus dans le ventricule, par le moyen des fibres droites de la tunique interne qui les attirent. Par la ſeconde, qui eſt attachée aux boyaux, ils paſſent dans les boyaux, par l'aide des fibres tranſverſes de la tunique externe, qui les pouſſent embas. Mais avant que les viandes ſortent de l'eſtomac, elles s'y cuiſent par le moyen de la chaleur qui eſt communiquée à cette partie par le voiſinage du foye, de la 2 rate, & de l'épiploon, qui la couvrent, ou qui l'environnent preſque toute. Les viandes cuites comme il faut, ſont réduites en partie en un ſuc blanchâtre qu'on appelle *Chyle*, c'eſt à dire *ſuc*; après quoi elles deſcendent dans *les boyaux*, qui ſont des canaux compoſez, comme le ventricule, de deux membranes propres, & d'une troiſième qui vient auſſi du péritoine; mais avec cette difference que les fibres de l'une & de l'autre des premieres membranes ſont tranſverſes; parce que les boyaux n'ont que faire d'attirer la nourriture, que le ventricule leur fournit ſuffiſamment, mais la doivent ſeulement pouſſer plus bas. Le ventricule a d'ailleurs quel-

1 Ce mot vient d'un verbe Grec qui ſignifie *ſurnager*, parce que cette partie ſurnage en quelque maniere ſur les boyaux. On l'appelle en Latin *Omentum*.

2 *Voyez ci-après ce que l'on dit d'un ſuc qui ſe porte de la rate au ventricule.*

Depuis l'An cxl. de J. C. jusques à l'An cc.

quelques veines, quelques petites arteres, & des nerfs considerables. On divise les boyaux en *minces* & *crasses*. Il y en a trois d'une sorte, & trois de l'autre. Le premier des minces, qui commence à la sortie du ventricule, s'appelle *exphysis*, c'est à dire *production*, ou appendice, parce qu'il nait, ou sort du ventricule. Hérophile l'avoit aussi appellé 1 *duodenum*, parce qu'il a, à peu près, douze pouces de longueur. Le second s'appelle *jejunum*, parce qu'on le trouve toujours vuide. Le troisième *ileum*, parce qu'il fait divers contours, étant le plus long de tous. Le quatrième, qui est le premier des crasses, s'appelle *cæcum*, c'est à dire *aveugle*, parce qu'il est comme un cul de sac, ou qu'il n'a point d'issue, en sorte que ce qui y entre, ressort par la même embouchure par laquelle il étoit entré. Le cinquième est nommé *colon*. C'est le plus gros, ou le plus large de tous les boyaux. Le sixiéme est appellé *rectum*, c'est à dire *droit*, parce qu'il ne fait point de contours. Il va se terminer à *l'anus*, & son extremité est entourée d'un muscle appellé *sphincter*, c'est à dire qui *resserre*, dont les fibres vont en rond, en sorte qu'en se resserrant, ou s'accourcissant, elles empêchent que les excremens ne sortent involontairement. La masse des alimens étant arrivée dans les boyaux, rencontre de lieu en lieu l'embouchure des veines que l'on appelle *mésaraïques*, qui ont la faculté d'attirer le chyle mêlé parmi cette masse, comme les racines des plantes attirent le suc de la terre, & de commencer à le changer en sang, pour le porter au foye d'où elles sont sorties. Après que le chyle a été séparé de cette masse, ce qui reste sont les excrémens qui se vuident par l'anus. Il faut enfin remarquer que Galien parle, 2 après Marinus, de certaines glandes qui repandent une humeur pituiteuse dont le dedans des boyaux est enduit. Les boyaux tiennent presque tous à une membrane qu'on appelle *le mésentere*, comme qui diroit *le milieu des boyaux*. Cette membrane, qui a son origine du péritoine auprès de l'épine du dos, est faite pour attacher fortement les boyaux, en sorte qu'ils ne puissent point changer de situation, & pour conduire les veines mésaraïques, qui descendent du foye, & qui en remontant des boyaux, le long du mésentere, vont toujours en grossissant, jusques à ce qu'elles se réduisent à un seul tronc, qu'on appelle la *veine porte*, parce qu'elle est à l'entrée du foye. On trouve aussi dans le mésentere un corps charnu, ou glanduleux, appellé 3 *pancreas*, c'est à dire *tout de chair*, qui sert à appuyer dans leur chemin les veines dont on vient de parler, & à les affermir. Il s'y trouve d'ailleurs des arteres & des nerfs, mais ces vaisseaux sont fort petits.

Le *foye* est un corps rougeâtre, composé d'une infinité de veines, dont l'extremité, & les intervalles sont garnies d'une espece de chair molle, qu'Erasistrate a appellée 4 *parenchyme*, comme pour marquer que ce n'est autre chose qu'une masse appliquée contre les veines. Il est d'ailleurs composé d'une mem-

1 *Dodecadaktylon.*

2 *Galen. de semin. Lib. 2. Cap. 6. Voyez ci-dessus, Part. 3. Lib. 2.*

3 Galien ne distingue pas bien le *pancreas*, qui est vers le duodenum, d'avec le *pancreas*, qui est au milieu du mésentere, ou du moins il ne dit pas qu'il y ait deux pancreas, quoi qu'il semble parler de l'un & de l'autre en differens endroits.

4 *Parenchyma*, ce mot vient d'un verbe Grec, qui signifie *répandre tout à l'entour.*

Depuis l'An cxl. de J. C. jusques à l'An cc.

membrane qui le couvre de tous côtez, de la vessie du fiel, avec ce qui en dépend, de quelques petites arteres, qui lui communiquent la chaleur necessaire, & de quelques petits ramaux de nerfs, qui lui donnent du sentiment. Sa figure est à peu près ronde; il est convexe par dessus, & concave par dessous. Il se trouve dans quelques sujets partagé en deux, & quelquefois en trois ou quatre 1 *lobes*; en d'autres il n'est point partagé. Il est placé dans la partie supérieure du ventre, du côté droit; en sorte que sa partie convexe touche le diaphragme, auquel elle est attachée par une forte membrane; & sa partie concave couvre le ventricule. De cette même partie concave sort le tronc de *la veine porte*, qui se divise ensuite en plusieurs branches, appellées les veines mésaraïques, qui vont jusques aux boyaux, & qui y succent le chyle, comme on l'a vu ci-dessus. Quelques-unes de ces veines s'étendent même jusques à l'estomac, & en tirent le même suc. La veine porte a aussi d'autres branches qui s'étendent dans le foye, & qui se croisent avec celles d'une autre veine qui vient sortir par la partie convexe. Cette derniere veine s'appelle *la veine cave*. Elle est la plus grosse, & la plus considerable de toutes les veines, ou pour mieux dire, le tronc qui fournit les divers rameaux qui se répandent par tout le corps; la veine porte ne fournissant rien qu'aux boyaux, à l'estomac & à la rate. Le principal usage du foye c'est de *faire le sang*, & d'être *l'origine de toutes les veines*. Voici de quelle maniere se fait le sang. Le chyle étant arrivé, ou attiré dans le foye par le canal des veines mésaraïques, il s'y change en sang par le moyen du parenchyme dont on a parlé, qui est proprement l'organe de la sanguification (laquelle n'a été qu'ébauchée par les veines mésaraïques) & en même temps le lieu où toutes les veines prennent leurs racines. On touchera un autre usage du foye en traitant des usages du cerveau. Il y a encore à considerer dans le foye la *vessie du fiel*, qui est attachée à sa partie cave, & qui attire par le moyen d'un canal, qui sort du foye même, le *fiel*, ou la *bile*. Ce que l'on appelle bile, est un suc jaune, amer &c. & un excrément du sang, comme on l'a vu dans les chapitres précedens, qui est ensuite porté par un autre canal, dépendant de cette même vessie, dans le commencement du second boyau, où il entre par une petite ouverture qui se trouve en cet endroit. La bile étant reçue dans le boyaux sert à irriter leur faculté expultrice, en sorte qu'ils se déchargent plus facilement des autres excrémens qui viennent des viandes, lesquels sans cela y demeureroient trop longtemps.

La bile jaune n'est pas le seul excrément du sang. Il s'en sépare encore un autre qu'on appelle 2 *bile noire*, ou *mélancholie*, qui est regardé comme la lie du sang, & ce qu'il a de plus grossier, de plus âpre & de plus aigre. Ce dernier excrément est attiré dans la rate par le canal d'un rameau qui vient du foye,

1 Le mot Grec λοβὸς, signifie diverses choses. Il signifie quelquefois *le bas de l'oreille*, ou cette partie que l'on perce pour y mettre une boucle. Le meme mot désigne aussi *une phaseole*. Ici il signifie simplement *une portion*, mais une portion qui est à peu près ronde & épaisse, comme une phaseole, ou le bas de l'oreille.

2 On a vu ci-devant la difference qu'il y a entre la bile noire, qui se fait de la bile jaune brûlée, & la bile noire autrement appellée mélancholie.

Depuis l'An cxl. de J. C. jusques à l'An cc.

foye, ou de la veine porte. La *rate* est aussi un tissu de vaisseaux comme le foye, qui sont pareillement garnis d'un parenchyme. Mais il y a cette difference, que les vaisseaux de la rate sont la plûpart des *arteres*, au lieu que ceux du foye sont des *veines*. La raison pourquoi la rate est plûtôt composée d'arteres que le foye, c'est, premierement, afin que la rate se nourrissant d'un sang plus délié, ses chairs soient plus poreuses, & plus spongieuses, & par conséquent plus propres à attirer le sang melancholique du foye; secondement, afin que ces arteres subtilisent, attenuent, & préparent, comme il faut, ce sang, par la chaleur que le cœur leur communique; en troisième lieu, afin que ces mêmes arteres par leur dilatation attirent la fraicheur nécessaire pour la conservation de la rate, & que par leur contraction elles chassent les vapeurs fuligineuses que fournit la melancholie. La rate tire sa nourriture du plus pur de ce sang mélancholique, & envoye le plus grossier dans le ventricule, par une veine fort courte, qui a retenu pour cela le nom de *vaisseau court*. L'usage de la reception de cet excrément dans le ventricule c'est de l'aider par son aigreur & par son âpreté à se resserrer & à embrasser plus étroitement les alimens, par un effet tout opposé à celui de la bile jaune qui par son acreté, ou par sa pointe oblige les boyaux à lâcher prise. La rate est située au côté gauche de la partie supérieure du ventre, au-dessous du ventricule. Elle a quelque rapport avec le foye, à l'égard de sa figure, mais elle est beaucoup plus petite, plûtôt longue que ronde, & de couleur noirâtre. Elle a communication par sa partie cave avec le foye par l'entremise de la veine porte; elle communique aussi avec le cœur par ses arteres. Elle est d'ailleurs attachée à l'estomac par la veine dont on a parlé, & à l'épiploon par d'autres petites veines. Sa partie convexe, qui ne reçoit aucuns vaisseaux, regarde les fausses côtes, ou les flancs. La rate a aussi quelques petits nerfs.

Au dessous du foye & de la rate sont les deux *reins*, qui outre leur tunique propre, ou interne, sont couverts extérieurement d'une membrane chargée de graisse. Ils sont situez sur le derriere du ventre, à droite, & à gauche du tronc descendant de la veine cave, & de la grande artere. Ils sont attachez par leur partie concave à l'un & à l'autre de ces grands vaisseaux, chacun par une veine, & par une artere, qui sortent de ces mêmes vaisseaux. C'est par cette veine, & par cette artere que les reins attirent l'humidité superflue du sang, & ils la séparent ensuite par une faculté qui leur est particuliere. Cette humidité, ou cette humeur étant séparée, elle se ramasse dans une cavité membraneuse qui se trouve au milieu du rein, & qui sert d'embouchure à un canal blanc de la grosseur d'une petite plume d'oye, & qu'on appelle *uretere*, comme qui diroit *le canal de l'urine*. Les deux ureteres viennent se rendre par des trous obliques dans la *vessie de l'urine*. Cette vessie est une grande cavité, composée d'une seule membrane, (si l'on en excepte l'enveloppe que lui fournit le péritoine) & destinée à contenir l'urine jusques à ce qu'il y en ait une assez grande quantité pour irriter la faculté expultrice de cette partie. En ce cas, & supposé d'ailleurs que la volonté y concoure, la vessie se resserre de toutes parts, aidée par la compression des muscles du ventre, en sorte que le muscle qui tient le col de la vessie fermé, se relâche pour laisser sortir l'urine. Ce muscle est appellé *sphincter*, c'est à dire, *qui resserre*. Il est contigu, dans

dans les hommes, à un autre muſcle du même nom, & qui a le même office à l'égard du dernier des boyaux pour empêcher la ſortie involontaire des excrémens, comme on l'a dit ci-devant.

Depuis l'An cxl. de J. C. jusques à l'An cc.

Les dernieres des parties contenues dans le ventre, ſont celles qui ſervent à la *géneration*, dans l'un & dans l'autre ſexe. Les *parties des hommes* ſont *la verge*, & les *teſticules*, avec les *vaiſſeaux*, qui en dépendent. Ces vaiſſeaux ſont premierement une veine, & une artere de chaque côté, qu'on appelle *veine*, & *artere ſpermatique*, & qui vont ſe rendre à chaque teſticule. La veine vient de la cave, & l'artere de l'aorte. Mais il y a cette difference entre le côté droit, & le côté gauche, que les vaiſſeaux qui vont au teſticule gauche, ne tirent pas leur origine immédiatement du tronc de la cave, & de celui de l'aorte, comme cela ſe voit dans le côté droit, mais des vaiſſeaux que cette veine, & cette artere envoyent aux reins, & dont nous avons déja parlé. La differente origine de ces vaiſſeaux ſpermatiques ſe trouvant également dans les deux ſexes, faiſoit croire à Galien que les uns ſervent à la géneration des mâles, les autres à celle des femelles. Le ſang, diſoit-il, qui eſt attiré dans les vaiſſeaux ſpermatiques du côté droit, fournit la matiere dont ſe forment les mâles, parce qu'il ſort immédiatement du tronc de la cave, & de celui de l'aorte, & qu'il eſt par conſequent plus pur, plus chaud, & moins chargé d'humidité ſuperflue. Au contraire celui qui ſe porte dans les vaiſleaux ſpermatiques, ſortant de l'artere, & de la veine qui vont aux reins, & qui attirent l'humidité ſuperflue dont ſe fait l'urine, ſert par cette raiſon à la géneration des femelles, c'eſt à dire, parce qu'il eſt plus aqueux & plus froid. Ceci ſert encore à rendre raiſon d'une obſervation d'Hippocrate, qui prétend qu'on trouve les mâles dans le côté droit de la matrice, & les femelles dans le gauche. Au reſte ces vaiſſeaux deſcendent, comme on l'a dit, juſques aux teſticules, & s'y viennent rendre par un canal que forme de chaque côté, au bas du ventre, une production du péritoine. Mais ils n'y viennent pas en droite ligne, ils ſe croiſent & s'entrelacent en cent manieres, à peu près comme les branches du lierre, & forment une maniere de tiſſu de leurs rameaux, particulierement à leur approche du teſticule. L'uſage de ces entrelacemens eſt d'empêcher que le ſang ne paſſe trop vîte au teſticule, afin que par ſon ſéjour dans ces replis, il commence à ſe blanchir, & à ſe préparer pour être changé en ſemence.

Les *teſticules* ſont des corps glanduleux, de figure ovale, renfermez dans une tunique membraneuſe qui les enveloppe immédiatement, & qu'on nomme la tunique *erythroïde*, c'eſt à dire, *rougeâtre*. Sur cette tunique il y en a deux autres; la premiere qui eſt charnue, s'appelle *dartos*, d'un nom qui ſignifie *écorcher*; la ſeconde, qui eſt compoſée de la peau & de l'épiderme, s'appelle *ſcrotum* en Latin. L'uſage des teſticules eſt de perfectionner, ou d'achever de former la ſemence, qui a été comme ébauchée dans les veines, & arteres ſpermatique, ce qui ſe fait ainſi, parce que les glandes qui compoſent le teſticule, & qui ſont blanches, changent le ſang qu'elles reçoivent, & qui ſe trouve de reſte après qu'elles en ont été nourries, en une ſubſtance de la même couleur. Sur quoi il faut remarquer que les veines, & arteres ſpermatiques avoient déja commencé ce changement par la même raiſon, c'eſt à dire, parce que leurs membranes ſont blanches, & que le ſang y ſéjourne plus long-temps, à cauſe des replis dont on a parlé.

La

Depuis l'An cxl. de J. C. jusques à l'An cc.

La semence, sortant des testicules, entre dans deux corps qu'on appelle 1 *épididymes*, qui sont comme une excrescence des testicules, formée de l'entrelacement des vaisseaux des mêmes testicules, pour fournir un moyen de communication entre ces parties, & les deux *pores*, ou *canaux spermatiques*, dont l'office est de porter la semence dans la verge. Ces canaux sont très-forts, & de couleur blanche. Ils remontent des épididymes jusques vers le col de la vessie par la même production du péritoine, qui a reçu & enveloppé la veine & l'artere spermatique à leur descente. Ils se dilatent ensuite vers leur extrémité, & forment en cet endroit diverses petites cellules qui sont les reservoirs de la semence, laquelle se vuide enfin par une ouverture que l'on trouve auprès du col de la vessie, à la racine de la verge. Herophile est le premier qui a appellé ces cellules *parastates variqueuses*. Elles sont nommées *parastates*, c'est à dire, *assistantes*, parce qu'elles assistent, ou se tiennent à chaque côté de la verge, & *variqueuses*, parce qu'elles ressemblent aux varices, qui sont des veines enflées. Elles sont d'ailleurs nommées variqueuses pour les distinguer des *parastates glanduleuses*. Le même Hérophile appelloit ainsi deux glandes qui sont tout proche des reservoirs dont on vient de parler, & qui versent une liqueur huileuse & gluante dans le canal de la verge, par la même ouverture qui sert pour la décharge des parastates variqueuses. L'usage de cette liqueur est d'humecter, ou d'enduire ce canal pour le garantir contre l'acreté de l'urine, & de causer le chatouillement que l'on sent dans le coït. Galien, qui se dit le premier Auteur de ce sentiment, ajoûte que jusques à lui l'opinion génerale étoit que les dernieres parastates contiennent aussi de la semence, mais il apporte diverses raisons pour prouver le contraire.

La verge est proprement composée de *l'urethre*, c'est à dire, du canal de l'urine, du *gland*, couvert de son *prépuce*, & de deux *corps nerveux*. Ces corps sont composez d'une substance toute particuliere, & qui n'a pas sa semblable dans tout le reste du corps. Elle est plus forte que les nerfs, & même que les muscles. S'il y a quelque chose à quoi on la puisse comparer, c'est à la substance des ligamens, ou des tendons qui sortent des muscles. Ce mêmes corps sont d'ailleurs creux, ou caverneux, & par consequent propres à se remplir des esprits nécessaires à l'érection de la verge. Ils sont joints par dessus; mais par le bas ils sont entr'ouverts pour former le canal de l'urine, que nous avons appellé *urethre*. La verge a de plus quatre *muscles*, deux qui servent à son érection, & deux à sa retraction, & des *arteres* fort considerables, accompagnées de leurs *veines* & d'un *nerf*. Galien ne dit pas grand' chose touchant le gland en particulier, le frein qui l'attache au prépuce, & les membranes, ou la peau de la verge.

Les *parties des femmes* sont la matrice, avec ses ligamens, ses vaisseaux, & ses testicules. La *matrice* est située entre la vessie de l'urine, & le dernier boyau, & elle tient à ces deux parties, sur tout à la premiere, par des fibres qui naissent de son col. Elle est d'ailleurs attachée à l'os sacrum, & aux vertebres des lom-

1 C'est à dire, *qui est sur le testicule*.

Depuis l'An cxl. de J. C. jusques à l'An cc.

lombes par de forts ligamens. Elle est composée 1 d'une seule tunique, dure, & nerveuse, tissue de toutes sortes de fibres, dont les unes servent à attirer la semence dans le coït, les autres à la retenir; aussi bien qu'à retenir le fœtus, & à mettre hors l'enfant, lors que le terme est venu. Cette tunique a plusieurs veines, plusieurs arteres, & quelques nerfs, & elle est couverte d'une enveloppe que lui fournit le péritoine. La figure de la matrice est à peu près ronde, à la reserve de deux enfonçures qui se trouvent à droite, & à gauche dans son fond, & qui forment au dehors deux petites éminences que l'on nomme *cornes*, où viennent aboutir deux *canaux spermatiques*, dont la cavité est sensible du côté de leur partie supérieure, par laquelle ils répondent à deux *testicules* qu'on trouve un peu au dessus. Ces testicules, qui sont plus petits que ceux des hommes, reçoivent aussi un tissu de veines, & d'arteres des mêmes endroits d'où viennent les *arteres*, & les *veines spermatiques* dans les hommes. Voila l'état de la matrice du côté de son fond. A mesure qu'elle s'avance sur le devant elle s'étrécit, & forme un canal qu'on appelle *col*, qui est dur & nerveux. L'embouchure de ce col est étroitement fermée, ensorte qu'on auroit de la peine à y introduire une sonde; mais elle s'ouvre d'elle-même dans le temps de la conception, & de l'accouchement, & pour laisser sortir le sang menstruel. Le col de la matrice vient aboutir à un autre canal qui se termine à la *vulve*, & qui a vers son orifice une caruncule, ou maniere de chair que Galien appelle *la nymphe*. L'ouverture de *l'urethre*, ou du canal de l'urine qui vient de la vessie, se trouve proche de cette caruncule. Il faut enfin remarquer que la matrice a de la communication avec les mammelles par des veines qui vont reciproquement de l'une de ces parties à l'autre.

On voit en conferant cette description des parties des femmes avec celle des parties des hommes, qu'elles ont quelque rapport les unes avec les autres. C'est ce qui faisoit dire à Galien, que tout ce qui se trouve dans les hommes à cet égard, se trouve aussi dans les femmes, & que toute la difference qu'il y a, n'est que la situation. Les parties des femmes, ajoûte notre Auteur, sont placées au dedans du corps, au lieu que celles des hommes paroissent au dehors. A cela près, si on les renversoit les unes & les autres, on verroit que c'est la même chose. Le col de la matrice, & la verge tiendroient réciproquement lieu l'un de l'autre, de même que la matrice, & le scrotum. Les testicules, & les vaisseaux spermatiques se recontrent d'ailleurs également dans les deux sexes; les femmes ont même des 2 *parastates glanduleuses*; il n'y a que les parastates variqueuses qui leur manquent. La raison que Galien rendoit de cette differente situation, c'est que les mâles étant d'un temperament plus chaud que les femelles, leurs parties se poussent au

1 Galien dit ailleurs, que la matrice a deux tuniques, l'une extérieure, qui est nerveuse, l'autre interne, qui est veineuse. Il ajoûte même que cette dernière est double. *Vid. Lib. de Dissectione Vulvæ.*

2 Galien parle de ces parastates des femmes, & leur attribue le même usage qu'ont celles des hommes, mais il ne décrit pas précisement leur situation. *Vid. Lib. 14. de Usu Part. Cap. 11.*

Depuis l'An cxl. de J. C. jusques à l'An cc.

au dehors, dans le temps de la formation du corps, au lieu que celles des femmes demeurent au dedans par la raison contraire, c'est à dire, parce que les femelles n'ont pas assez de chaleur. Il y a du rapport non seulement à l'égard de la figure de ces parties des deux sexes; l'usage même de quelques-unes, comme sont les dernieres qu'on a nommées, savoir les vaisseaux spermatiques, les testicules, & les parastates, est à peu près le même dans l'un & dans l'autre sexe. Les arteres, & les veines spermatiques tirent leur origine des mêmes troncs, & servent également, aussi bien que les testicules, à préparer une semence qui concourt avec celle du mâle à la formation du fœtus, quoi que l'une y contribue plus que l'autre.

Voici de quelle maniere Galien concevoit que la chose se fait. La matrice ayant reçu, dans le temps du coït, la semence de l'homme, & celle de la femme, ces deux semences se mêlent; mais celle-ci ne sert qu'à nourrir l'autre, qui est la principale, & à produire d'ailleurs une des enveloppes du fœtus dont on parlera dans la suite. A l'égard de celle du mâle, peu de temps après qu'elle a été reçue dans la matrice, elle se change presque toute en *membranes*. Quelques-unes de ces membranes demeurent toujours membranes. Quelques autres s'épaississent ensuite, & se durcissent peu à peu; en sorte qu'elles deviennent des *cartilages*, & enfin des *os*, qui servent de fondement à tout le corps. Quelques autres se plient, ou se rendent creuses, à mesure qu'elles s'alongent, & forment des tuyau qu'on appelle des *veines*, & des *arteres*. Il y en a d'autres enfin qui en s'étendant en filamens produisent des *fibres*, & des *nerfs*. Le corps de l'animal ayant été ourdi de cette maniere, chaque partie attire ce qui lui est nécessaire. Les veines attirent du sang veineux, dont se forme ensuite le *foye*; les arteres, du sang artériel, dont se forme le *cœur*. Pour la formation du *cerveau*, il se fait premierement une concentration de la partie la plus subtile de la semence; & il arrive ensuite que la partie la plus grossiere, se portant vers le dehors, produit une membrane qui se change peu à peu en un os qu'on nomme le *crane*, qui empêche l'évaporation de la partie subtile. Les *chairs* se forment enfin du sang le plus épais, & le plus grossier, lequel vient remplir les espaces vuides qui se trouvent entre les vaisseaux, & les membranes, aussi bien qu'entre les diverses fibres qui partent des nerfs, & des tendons. La *peau* se forme la derniere de la même matiere qui a produit les autres membranes.

Mais laissons ce raisonnement de Galien, qui n'est appuyé que sur des conjectures, & revenons à ce qui regarde proprement l'Anatomie. Comme le *fœtus*, ou *l'enfant*, tant qu'il est dans la matrice, n'a pas de lui-même tout le sang, & tous les esprits nécessaires pour la formation, & l'accroissement de ses parties, & pour l'entretien de sa vie, il a fallu que ses vaisseaux eussent communication avec ceux de sa mere. Pour ce sujet il tient à la matrice par un grand nombre de veines, & d'arteres, comme par autant de racines qui viennent s'abboucher avec d'autres arteres qui sont propres à cette partie, & par où le sang menstruel s'écouloit avant la grossesse. Il se forme, dis-je, autant de nouveaux vaisseaux dans la matrice d'un femme grosse, qu'il s'y trouve 1 d'orifices de veines, & d'arteres, chaque orifice de veine produisant

1 Ces orifices sont appellez *cotyledons*, en Grec, & *acetabula* en Latin, parce qu'en se dilatant ils

sant une veine, & chaque orifice d'artere produisant une artere; en sorte que *Depuis* les vaisseaux qui se forment de nouveau, sont égaux en nombre aux orifices de *l'An cxl.* ceux qui viennent de plus haut se terminer dans la matrice. Chacun de ces *de J. C.* nouveaux vaisseaux est fort délié au sortir de la matrice, mais ils se grossissent *jusques à* peu à peu à mesure qu'ils se joignent, & que de deux, ou de plusieurs il s'en *l'An cc.* fait un seul. De cette maniere ils se trouvent à la fin tous réduits à deux grosses veines, & deux grosses arteres, qui viennent se rendre dans le corps du fœtus par son *nombril*. En cet endroit les deux veines commencent à se joindre, & en forment une seule qui s'insere dans le foye, mais les arteres demeurent divisées, & entrent dans d'autres arteres qui viennent du tronc commun de l'aorte du fœtus. L'usage des veines dont on vient de parler, est d'apporter au fœtus du sang pour la formation de ses parties, & pour leur nourriture, pendant que les arteres lui fournissent un sang spiritueux pour l'entretien de sa vie. Tous ces vaisseaux sont liez ensemble au sortir de la matrice par une membrane forte & double, qui s'attache à la paroi interne de la même matrice, & que l'on appelle 1 *chorion*. Elle environne intérieurement la matrice de toutes parts, & forme la premiere envelope du fœtus. Elle fournit aussi une tunique qui couvre, & qui joint les vaisseaux dont on vient de parler jusques à ce qu'ils arrivent au nombril du fœtus, en sorte que ces vaisseaux liez tous ensemble forment une maniere de *cordon* assez gros, & assez long. Au dessous du chorion il y a une autre membrane, ou tunique mince nommée 2 *allantoïde*. Galien prétend que cette seconde tunique est produite par la semence de la femme, parce que cette même tunique semble naître des deux cornes de la matrice, où les canaux spermatiques des femmes viennent se rendre, & où la semence de l'homme n'est pas directement poussée. L'usage de cette tunique, qui n'enveloppe pas entierement le fœtus, mais seulement les parties les plus éminentes, comme la tête, les fesses, & les pieds, est de recevoir, & de contenir l'urine du fœtus, qui ne la rend point par les parties naturelles, tant qu'il est dans la matrice, mais par un canal qu'on appelle *ouraque*. Ce canal aboutit dans la membrane allantoïde, & il vient du fond de la vessie du fœtus, qui est percée en cet endroit, en sorte que la tunique allantoïde est jointe, ou communique avec la vessie, par l'entremise de l'ouraque qui est au milieu, & qui accompagne les veines & les arteres du cordon, qui va, comme on l'a dit, au nombril. La troisième, & la plus prochaine tunique du fœtus est nommée 3 *amnias*. Elle l'enveloppe tout entier, & elle est plus forte que l'allan-

ils forment une cavité qui a du rapport pour la figure avec l'une des plus petites mesures dont les Grecs & les Romains se servoient pour mesurer les liqueurs, & qu'on appelloit *cotyla*, & *acetabulum*. Quelques Anatomistes du temps de Galien disoient que ces cotyledons ne se trouvent que dans la matrice des bêtes, mais notre Auteur prétend que les orifices des vaisseaux de la matrice des femmes peuvent aussi être appellez *cotyledons*, pour peu qu'ils se dilatent dans le temps de la grossesse.

1 Χωρίον comme qui diroit *petit lieu*, ou *petit espace* pour loger le fœtus. D'autres écrivent Χόριον, & prétendent que cette tunique est ainsi nommée, parce que ses vaisseaux sont disposez dans un ordre approchant de celui que tiennent diverses personnes qui se joignent pour former un rond en dançant. Elle est appellée en Latin *Secundina*, parce qu'elle vient après l'enfant, en François *arrierefais*.

2 Du mot Grec *allas*, qui signifie une maniere de *boudin*.

3 L'étymologie de ce mot est douteuse. *Voyez l'Anthropologie de Riolan*.

Depuis l'An. cxl. de J. C. jusques à l'An cc.

lantoïde. On trouve au dedans de cette tunique une *liqueur* claire comme de l'eau, & fort abondante, laquelle Galien croit être formée des vapeurs qui s'élevent du corps du fœtus comme une espece de sueur. Le fœtus nage dans cette liqueur, ce qui empêche qu'il ne souffre par les secousses, & par les violens mouvemens auxquels la matrice peut être exposée. Cette même liqueur, sortant un peu avant l'enfant, sert aussi à humecter, & à ramollir le passage pour rendre l'accouchement plus aisé.

CHAPITRE VII.

Anatomie de la Poitrine.

ON appelle *thorax*, ou *poitrine*, cette cavité qui est immédiatement au dessus du ventre. Sa partie supérieure est bornée par deux os qu'on nomme les *clavicules*; l'inferieure est séparée du ventre par le *diaphragme*. Le devant, le derriere, & les côtez sont entourez du *sternum*, des *côtes*, des *cartilages*, ou *fausses côtes*, de la membrane *qui couvre le dessous des côtes*, *des vertebres* du dos, & de divers *muscles*; à quoi il faut ajoûter les *mammelles*, & les *tégumens extérieurs* qui sont les mêmes que ceux du ventre.

Les *mammelles*, que l'on rencontre les premieres à peu près au milieu, & sur le devant de la poitrine, sont deux corps glanduleux; dans chacun desquels se distribuent des veines, & des arteres. Leur usage, dans les femmes, est premierement, de recevoir le sang qu'elles attirent des veines, & d'achever de le convertir en *lait* pour la nourriture des petits enfans. Je dis que les mammelles achevent de changer le sang en lait, parce que ce changement est déjà commencé dans les veines dont je viens de parler. Ces veines, dit notre Auteur, ne vont pas droit aux mammelles depuis le tronc de la cave d'où elles partent, mais après être montées jusques vers la gorge, elles descendent par deux rameaux considerables dans la poitrine; en sorte que par ce détour le sang y demeurant plus long-temps, commence à se blanchir [1] en prenant la couleur des membranes de ces mêmes veines. Le lait étant ainsi ébauché reçoit sa derniere perfection [2] dans les glandes des mammelles, qui achevent de le rendre blanc en lui communiquant pareillement leur couleur. Les arteres qui accompagnent les veines des mammelles, apportent à ces dernieres parties un sang spiritueux pour les vivifier. Le second usage des mammelles, qui est commun à celles des hommes, est de servir comme de rempart au cœur, qui est directement au dessous. Il faut enfin remarquer, que les mammelles ont une grande sympathie avec la matrice, parce que les veines qui vont aux mammelles, viennent s'abboucher, sous deux des muscles du ventre, avec d'autres veines qui remontent de la matrice le long de ces mêmes muscles. C'est par cette raison que les femmes n'ont pas leurs mois pendant qu'elles sont

1 *Voyez ce qui a été dit ci-dessus touchant la préparation de la semence dans les vaisseaux spermatiques.*

2 *Galen. in Hippocr. Aphor. Comment. 5. Vers. 39.*

sont nourries, parce qu'alors le sang qui descendoit à la matrice, remonte par les veines dont on vient de parler, étant attiré par les mammelles, au lieu qu'auparavant la matrice l'attiroit, comme elle l'attire aussi pour la nourriture du fœtus pendant la grossesse.

Depuis l'An cxl. de J. C. jusques à l'An cc.

On ne décrira pas les muscles ni les os de la poitrine, par la même raison qu'on n'a pas décrit ceux du ventre; en sorte que de toutes les parties contenantes de la poitrine, il ne nous reste plus que le diaphragme, & la membrane qui revêt le dessous des côtes. Le 1 *diaphragme* est ainsi appellé, parce qu'il sépare le ventre de la poitrine. C'est un veritable muscle, mais d'une sorte particuliere; il est rond, large, plat, délié, & il a son tendon dans son milieu. Il naît de la partie intérieure des fausses côtes. Sa partie la plus élevée s'attache sur le devant au cartilage xyphoïde, qui est à l'extrémité inférieure du sternum; sa partie la plus basse est adhérente aux vertebres du dos. Il faut encore remarquer que le diaphragme reçoit deux petits nefs, & qu'il est percé de deux trous. Par l'un de ces trous, qui est sur le derriére, il donne passage aux vertébres du dos, auxquelles on dit qu'il est lié au tronc de la grande artere, & à l'œsophage, qui est le canal qui porte la nourriture de la bouche au ventricule, comme on le verra ci-après. Par l'autre ouverture, qui est sur le devant, le diaphragme laisse passer le tronc de la veine cave, qui sort, comme on l'a dit ci-dessus, de la partie convexe du foye. On parlera des usages du diaphragme en parlant de ceux du poumon.

2 La *membrane qui revêt les côtes par dessous*, est fort déliée, quoi qu'assez forte. Elle fournit des tuniques aux visceres contenus dans la poitrine, comme le péritoine en fournit à ceux du ventre.

De cette membrane il en naît deux autres, qui sont contenues dans la poitrine. Galien les appelle 3 *membranes séparantes*. Ces membranes s'élevent depuis le bas & le fond de la poitrine jusques au haut, en sorte qu'elles la partagent par le milieu, selon sa longueur, comme en deux chambres Ces mêmes membranes sont jointes, ou collées l'une à l'autre, à la reserve du lieu, où elles se séparent pour recevoir le cœur, qu'elles renferment de tous côtez. La raison pourquoi elles partagent en deux la cavité de la poitrine, c'est afin que la respiration subsiste, ou se fasse encore en partie, de l'un, ou de l'autre côté, lors qu'il arrive que l'un de ces côtez est ouvert par quelque grande blessure. Elles servent d'ailleurs à couvrir les visceres de la poitrine, & à attacher à cette partie les vaisseaux qui y passent.

Les visceres dont on vient de parler, sont le cœur & le poumon. Les *cœur* est situé au milieu de la poitrine. Il est couché sur le poumon comme sur une coite. Sa substance est charnue, & plus dure que celle d'aucune autre sorte de chair. Elle est composée de toutes sortes de *fibres*, c'est à dire, de fibres *droi-*

1 Διάφραγμα signifie un haye, ou une paroi que l'on met entre deux parties d'un champ, ou d'un bâtiment, pour les séparer. *Voyez dans la premiere Partie, Liv.* 3. *ce qu'Hippocrate dit du diaphragme qu'il appelloit* φρένες.

2 Ὑπεζωκὼς ὑμὴν, *Succingens membrana.* Galien ne lui donne point de nom particulier.

3 Διαφράττοντες, *qui séparent.* C'est de ce verbe que vient le mot *diaphragme*, qui désigne, comme on l'a vu, la même chose.

Depuis l'An cxl. de J. C. jusques à l'An cc.

droites, de fibres *transverses*, & de fibres *obliques*, en quoi elle differe de celle des muscles, qui n'ont que d'une sorte de fibres. Le cœur est encore different des muscles, en ce que son mouvement ne dépend pas des nerfs, mais lui est naturel, & propre; d'où vient que le cœur étant séparé du corps, il se meut encore pendant quelque temps; ce qui n'arriveroit point s'il se mouvoit par le moyen des nerfs qui ont été coupez lors qu'on a séparé le cœur. Ce n'est pas que le cœur ne reçoive quelques nerfs, mais ils sont si petits, qu'ils ne servent qu'à lui communiquer du sentiment, à peu près comme ceux qui vont au foye, à la rate, &c. Sa figure est à peu près conique. Il est enveloppé dans une forte membrane, nommée *péricarde*; c'est à dire *qui est autour du cœur*. Cette membrane l'environne de tous côtez, mais elle ne lui est pas contigue; car il y a entre le péricarde & le cœur un espace dans lequel on trouve une liqueur claire comme de l'eau, qui sert à raffraichir ce viscere. Il y a vers la base du cœur deux épiphyses, ou excrescences membraneuses, qu'on appelle *oreilles*, parce qu'elles sont situées à droite & à gauche du cœur, à peu près comme le sont les oreilles à l'égard de la tête, outre qu'il y a quelque petit rapport dans la figure. Ces oreilles sont creuses. Celle qui est du côté droit commence là où finit le tronc de la veine cave, qui apporte le sang dans le *ventricule droit* du cœur. On appélle ainsi une cavité qui se trouve dans le côté droit de ce viscere. L'oreille gauche est continue à *l'artere veineuse*, (dont on parlera plus amplement, aussi bien que de la *veine artérieuse*, en décrivant le poumon) & elle tient le milieu entre cette artere, & une autre cavité qui est dans le côté gauche du cœur, nommée le *ventricule gauche*. La premiere de ces oreilles est placée, comme on vient de le dire, entre le cœur & la veine cave, pour empêcher que cette veine, qui n'est composée que d'une simple membrane, ne se rompe par la violence avec laquelle le cœur [1] attire le sang qui y est contenu; & pour être comme une maniere de reservoir qui fournit du sang au cœur, autant qu'il est nécessaire. L'oreille gauche a le même office à l'égard de l'artere veineuse, qui est aussi mince que la veine cave. Les deux oreilles étant ouvertes on découvre la cavité des deux ventricules, qui ont chacun deux *orifices*, l'un *pour recevoir ce qui y vient du dehors*, l'autre *pour s'en décharger*. Le premier de ces orifices, dans le ventricule droit, répond à l'oreille droite, & par consequent à la veine cave. Son entrée est garnie de *trois* petites [2] *membranes*, couchées & tournées de dehors en dedans, en sorte qu'il y peut bien venir quelque chose de dehors, mais rien n'en peut sortir par le même endroit. Le second orifice, dans le même ventricule, conduit à l'embouchure de la veine artérieuse. Cet orifice a aussi *trois* [3] *membranes*, mais qui sont disposées du dedans au dehors, tout au rebours des premieres, ce

1 Galien dit que cette attraction est plus forte que celle des soufflets, qui se dilatent pour attirer l'air, que celle de la flamme d'une mêche à l'égard de l'huile d'une lampe, & que celle de l'aiman à l'égard du fer.

2 Ces membranes sont appellées *triglochines*, parce qu'elles ont chacune trois pointes.

3 Celles-ci sont appellées *sigmoïdes*, parce qu'elles ont la figure du *sigma* des Grecs, qui étoit anciennement la même que celle du C des Latins. Les membranes du premier orifice du second ventricule sont semblables aux premieres que l'on a décrites; & celles du second orifice du même entricule ont aussi la figure des secondes.

ce qui permet la ſortie & empêche l'entrée. Le premier des orifices du ventricule gauche répond à l'oreille gauche, & à l'artere veineuſe. Ses membranes ſont diſpoſées, comme celles du premier orifice du ventricule droit; mais avec cette difference, qu'il n'y a ici que deux membranes, au lieu qu'il y en a trois à tous les autres. Le ſecond répond à l'embouchure de la grande artere, & ſes membranes, qui ſont au nombre de trois, ſont auſſi tournées à contre-ſens à l'égard du premier, c'eſt à dire, que le premier eſt fait pour l'entrée, & le ſecond pour la ſortie.

Depuis l'An cxl. de J. C. juſques à l'An cc.

Galien ayant ainſi décrit les principales parties du cœur, & ayant touché leurs uſages en général avec aſſez de clarté; entre enſuite dans un détail dont il ne ſe tire pas ſi bien. Il croyoit, à la verité, que le ventricule droit ſe décharge du ſang qu'il a reçu de la veine cave, par la veine artérieuſe qui conduit au poumon; mais il prétendoit que cet abord du ſang dans le poumon ne ſert que pour la nourriture de ce viſcere, & ſur ce pied-là il aſſuroit que le ventricule droit n'eſt fait que pour le poumon. Il ajoûtoit que le cœur des poiſſons en eſt une preuve; car, diſoit-il, ces animaux n'ayant point de poumon n'ont auſſi qu'un ſeul ventricule dans leur cœur. Il ſemble, d'autre côté, qu'on peut inferer de 1 quelques paſſages de notre Auteur, qu'il croyoit que le ſang qui vient dans le poumon par la veine arterieuſe, ne pouvant plus rentrer dans le ventricule droit du cœur, il en paſſe de néceſſité une partie dans les extrémitez de l'artere veineuſe. Mais comment accorder cela avec ce qu'il dit 2 ailleurs, que les extremitez de l'artere veineuſe s'anaſtomoſent, ou s'abbouchent, avec celles de la trachée artere pour en tirer de l'air; Ce n'eſt pas même la ſeule difficulté. Galien croyoit, comme on vient de le dire, que l'artere veineuſe, & le cœur tirent du poumon; & certes la diſpoſition des membranes ne pouvoit qu'elle ne l'en rendît convaincu. Cependant il paroit d'ailleurs qu'il prétendoit que le poumon tire à ſon tour de l'artere veineuſe & du cœur. La difference qu'il trouvoit, comme on l'a vu, entre les membranes qui ſont à la ſortie de l'artere veineuſe, & celles des autres orifices du cœur, lui faiſoit croire que ces membranes n'étant qu'au nombre de deux au premier de ces endroits, au lieu qu'il y en a trois par tout ailleurs, cela eſt fait exprès pour laiſſer remonter certaines fumées du cœur qui paſſent de l'artere veineuſe dans la trachée artere. Tous les Anatomiſtes qui ont retenu le ſyſtème de Galien ont même cru que l'artere veineuſe communique au poumon un ſang ſpiritueux pour le vivifier, ce qui eſt, ſelon Galien, l'office que toutes les autres arteres rendent aux autres parties du corps. A la verité je trouve que notre Auteur fait ſortir l'artere veineuſe du ventricule gauche du cœur, & non du poumon. Je trouve même qu'il dit que cette artere contient beaucoup d'un ſang vaporeux & ſubtil, mais il ne marque point en termes exprès d'où ce ſang vient. Peut-être a-t-il craint de s'expliquer là-deſſus, de peur de s'embaraſſer en donnant à cette artere prétendue tant d'uſages oppoſez l'un à l'autre; car enfin il eſt difficile de comprendre comment il ſe peut faire qu'un même canal ſerve à charrier quatre ſortes de matieres, dont il y en a deux qui deſcendent,

1 *Lib. de Uſu Part. 6. Cap. 10. & 11.*
2 *De Hippocr. & Platonis Decretis, Lib. 2. Cap. 4.*

Depuis l'An cxl. de J. C. jusques à l'An cc.

dent, & deux qui montent, & cela dans le même temps. Les deux matieres qui descendent, sont le sang qui vient dans l'artere veineuse par les extrémitez de la veine artérieuse, & l'air qui vient dans la même artere par la trachée artere. Celles qui montent, sont le sang qui doit passer par cette même artere pour aller vivifier le poumon, & les fumées qui s'élevent du cœur pour sortir par ce même canal, je veux dire par l'artere veineuse. On pourroit dire que le sang subtil & vaporeux que Galien dit être renfermé dans l'artere veineuse est le même qu'il a dit y être apporté par les extrémitez de la veine artérieuse. Mais il semble qu'il ne comptoit pas beaucoup sur le sang qui vient de ce côté-là, puisqu'il s'imaginoit que la plus grande partie de celui qui est attiré dans le ventricule droit, passe immédiatement dans le gauche par 1 certains petits *trous*, qu'il supposoit être dans la *paroi mitoyenne*, qui sépare ces deux ventricules. Le seul moyen qu'il pouvoit avoir pour se tirer d'affaire, c'étoit de dire ici, comme il le dit effectivement en mille autres endroits, que toutes les parties du corps *attirent*, quand il est nécessaire, le sang, & les autres choses dont elles ont besoin. Cette *attraction*, & *la prévoyance de la nature*, pour fournir à toutes les nécessitez de l'animal, lui étoient d'un merveilleux secours; car ces deux principes supposez il n'avoit que faire de se mettre en peine si le sang a un cours réglé ou non, & il lui étoit aisé de faire monter, & descendre toutes sortes de matieres par un même canal.

Au reste, il prétendoit que le sang qui est dans le ventricule gauche du cœur, se mêlant avec l'air qui y est apporté du poumon, devient plus spiritueux, & fournit la matiere des *esprits vitaux*, qui s'élaborent dans ce ventricule, & qui se portent ensuite dans toutes les parties du corps, conjointement avec le sang arteriel, par le canal de l'artere appellée *aorte*. Cette artere est l'origine, & le tronc de toutes les autres arteres, lesquelles se remplissent de sang à mesure que l'artere leur envoye celui qu'elle reçoit du cœur qui est en continuel mouvement pour cela. Notre Auteur appelle ce *mouvement du cœur*, aussi bien que celui *des arteres*, qui en est une suite, un mouvement *naturel*, pour le distinguer du mouvement *animal* & *volontaire* des autres parties, qui se meuvent par le moyen des muscles & des nerfs, selon notre volonté. Il prétendoit, comme on l'a dit ci-dessus, que le cœur ne se meut point par l'aide des nerfs, mais qu'il se meut par lui-même, selon que ses fibres se retirent, ou se racourcissent, ce qui se fait de cette maniere. Lorsque les fibres longitudinales, ou droites, se racourcissent, cela fait que la pointe du cœur s'approche de sa base, & par consequent qu'il a sa *diastole*, c'est à dire, qu'il s'élargit; & alors il se remplit de sang. Mais lorsque les fibres transverses se racourcissent il a sa *systole*, ou il s'étrécit, en éloignant sa pointe de sa base, & alors il pousse fortement dans l'aorte, le sang qu'il contient Cette pulsation du cœur étant communiquée à l'aorte, & consequemment à toutes les arteres, fait qu'elles ont aussi leur diastole, & leur systole; sur quoi Galien remarque que les arteres *se dilatent*, *parce qu'elles se remplissent*, contre la pensée de quelques anciens Médecins qui avoient soutenu le contraire, c'est à dire, que la replétion suit la dilatation, & non la dilatation la repletion. Voilà de quelle maniere le sang artériel

1 *De Naturalib. Facultatib. Lib.* 3. *Cap.* 15.

tériel est porté à toutes les parties pour les vivifier. Le sang des veines, qui est plus grossier, s'y porte aussi d'un autre côté pour les nourrir. Ce sang leur vient en partie du tronc *ascendant* de la veine *cave*, & en partie de son tronc *descendant*. Galien appelloit tronc ascendant cette partie du tronc de la veine cave qui est au dessus du foye, & qui monte le long de la poitrine jusques au haut. Il appelloit tronc descendant, la partie du tronc de la même veine qui est au dessous du foye, parce qu'il supposoit que le sang descend de là dans toutes les parties les plus basses du corps, comme le sang contenu dans le tronc ascendant monte jusques aux parties les plus hautes. Il faut encore remarquer à l'égard de la veine cave, que notre Auteur lui assigne son origine au foye, comme on l'a vu ci-dessus, & non au cœur, quoi que le plus gros du tronc de cette veine soit attaché au ventricule droit du cœur, comme le tronc de l'artere aorte est attaché au ventricule gauche. Cette grande artere, & cette grande veine fournissent tout le sang que reçoivent les parties, à la reserve de quelque portion qui va aux parties du ventre par le canal de la veine *porte*, qui tire aussi son origine du foye, comme on l'a vu au chapitre précedent. Outre tous les vaisseaux que nous avons dit être de la dependance du cœur, Galien reconnoissoit encore une *petite veine*, & une *petite artere* qui se portent dans la substance de ce viscere pour le nourrir, & pour le vivifier. Il parle aussi d'un petit *os* qui se trouve attaché au cœur vers l'embouchure de la grande artere. Le cœur est, selon le même Auteur, la source de la *chaleur naturelle*, & des *esprits vitaux*, & d'ailleurs le siége de la *colere*, & des *passions violentes*.

Depuis l'An cxl. de J. C. jusques à l'An cc.

On comprendra encore mieux quelle est la nature de ce viscere quand nous aurons décrit le poumon qui lui est contigu. Mais avant que d'en venir là il faut remarquer avec Galien, une difference notable qui se trouve entre les vaisseaux du cœur d'un homme, ou d'un enfant, dès qu'il est venu au monde, qui sont tels qu'on les a décrits, & ceux du cœur d'un autre enfant qui est encore dans le ventre de sa mere. Dans celui-ci il y a un *passage*, ou un *trou* assez large dans la veine cave, à l'endroit où elle vient se joindre à l'oreille droite du cœur, par lequel trou cette veine communique immédiatement avec l'artere veineuse. Ce trou a une *membrane* couchée du côté de l'artere, pour empêcher que le sang qui est entré par là dans cette artere, ne retourne en arriere; mais dès que l'enfant est venu au monde cette membrane se releve, & s'attachant de tous côtez à la veine, bouche entierement le trou. Il y a pareille communication entre la grande artere, & la veine artérieuse, par le moyen d'un petit *canal* qui joint ces aisseaux l'un à l'autre, & qui se resserrant après la naissance de l'enfant, se trouve dans la suite tout à fait bouché. La raison que Galien rend de cette difference, c'est que le poumon de l'enfant qui est dans la matrice, ne servant point encore à la respiration, doit seulement être nourri, & recevoir l'accroissement nécessaire. C'est pourquoi il reçoit sa nourriture pendant ce temps-là par des vaisseaux qui n'ont qu'une tunique assez mince, telle qu'est la tunique de l'artere veineuse, & qui par consequent 1 fournissent cette

1 Il faut savoir que Galien prétendoit que les parties se nourrissent par le sang qui exude, ou qui passe insensiblement au travers des membranes des vaisseaux, ensuite de la forte attraction des mêmes parties.

Depuis l'An cxl. de J.C. jusques à l'An cc.

cette nourriture en plus grande abondance. Mais dès que l'enfant est né, comme son poumon sert à la respiration, & se meut continuellement, il doit être nourri d'un sang plus subtil, qui le rende plus leger, & plus propre au mouvement, tel qu'est le sang que le poumon peut attirer au travers des tuniques épaisses de la veine artérieuse. De là vient que le poumon des embrions est rouge, au lieu que celui des enfans qui sont venus au monde, ou des adultes, est blanchâtre. L'artere veineuse servant donc de veine au poumon des embrions, il a fallu de nécessité, que l'autre vaisseau, qui est la veine artérieuse, lui servît d'artere, c'est pourquoi elle a dû avoir communication avec la grande artere, comme l'artere veineuse l'a dans la suite avec cette derniere artere.

Le *poumon* est tissu de plusieurs vaisseaux dont les interstices sont remplis d'une chair molle, comme une maniere de bourre, qu'on appelle parenchyme, aussi bien que celle du foye, & de la rate. Il est partagé en deux parties, selon sa longueur, & chacune de ces parties est derechef partagée transversalement, en sorte qu'il se trouve quatre parties, qu'on appelle des [1] lobes, sans compter un cinquième petit lobe, par dessus lequel passe la veine cave. Le poumon est enveloppé extérieurement par une membrane déliée, qui reçoit quelques rameaux des nerfs, qui vont au ventricule. Les vaisseaux, dont on a dit qu'il est composé, & qui se répandent dans toute sa substance, sont au nombre de trois. Le premier c'est la *veine artérieuse*, dont on a déja parlé, & qui part du ventricule droit du cœur. Elle est ainsi appellée parce que les Anciens ont cru que c'étoit veritablement une veine, quoi qu'elle ait la tunique d'une artere. Le second c'est l'*artere veineuse*, qui part du ventricule gauche, & qui a pareillement eu ce nom, parce qu'on s'est imaginé qu'elle fait la fonction d'une artere, quoi qu'elle ait une simple tunique comme les veines. Hérophile, qui a ainsi nommé les deux vaisseaux dont nous venons de parler, jugeoit que la proportion qu'il y a entre l'épaisseur de la tunique d'une artere, & celle de la tunique d'une veine est à peu près de six à un. Galien remarque d'ailleurs que les veines n'ont qu'une simple tunique, au lieu que les arteres en ont deux, une extérieure, qui est assez mince, & une intérieure, qui est cinq fois plus épaisse, & qui a des fibres transverses, au lieu que l'autre les a droites. La raison de cette difference c'est que comme les arteres doivent contenir un sang plus spiritueux que celui des veines, & même servir de canal pour la distribution des esprits vitaux dans tout le corps, elles ont dû avoir une tunique fort épaisse, afin que les esprits ne transpirent pas si aisément. Il n'en est pas de même des veines, comme elles charrient un sang moins subtil, il n'a pas été nécessaire qu'elles eussent une tunique si forte. Si l'on demande maintenant pourquoi cet ordre a été renversé à l'égard du poumon? Galien répond que la tunique de la veine qui porte la nourriture à ce viscere, a dû être plus dure que celle des autres veines, afin que les differens mouvemens du poumon, dans la respiration, n'empêchent pas que le sang ne passe librement, c'est pourquoi cette veine a eu la tunique d'une artere. Quant à l'artere, comme son principal usage est d'apporter au cœur l'air qu'elle reçoit du poumon, & de remporter

1 *Voyez dans le Chapitre précedent ce qui est dit à l'occasion des lobes du foye.*

porter les fumées qui s'élevent du cœur, il a fallu que sa tunique fût plus mince, afin de s'enfler plus aisément, dans l'inspiration, & dans l'expiration. *Depuis l'An cxl. de J. C. jusques à l'An cc.*

Le troisième des vaisseaux du poumon c'est la *trachée artere*, ou *l'âpre artere*. Il n'est pas difficile de voir pourquoi on l'a nommée âpre, *aspera*, en Latin, τραχεῖα, en Grec, puisque ce vaisseau est effectivement âpre, c'est à dire raboteux, & inégal, particulierement par rapport aux autres arteres, que l'on a appellées *leves*, unies, pour les distinguer de celle dont il s'agit ici. Mais on ne comprend pas si aisément pourquoi on l'a appellée *artere*, la difference qu'il y a entre les arteres unies, & celle-là paroissant fort grande à tous égards. Pour en trouver la raison il faut savoir que les Anciens, jusques au temps d'Hippocrate, ne donnoient le nom d'artere qu'à celle qu'on a depuis appellée âpre artere, ce mot 1 *artere* désignant, par rapport à son étymologie, un vaisseau propre à *contenir l'air*. Mais peu de temps après, les Anatomistes ayant cru que l'usage de ce que nous appellons aujourd'hui des arteres, où l'usage du pouls, est presque le même que celui de la respiration, & que ces dernieres arteres contienent aussi bien de l'air que la trachée artere en contient, cela les a obligez à appeller ces parties du même nom, dans la supposition qu'elles contiennent également de l'air, quoi que les arteres unies contiennent plus de sang que d'air.

La trachée artere est un canal qui va du gosier au poumon, & qui sert à porter, & à rapporter l'air qui y entre, & qui en sort, lors que nous respirons. Le canal est formé de *cartilages*, qui sont mis les uns sur les autres, & qui forment chacun un cercle, ou plutôt un demi cercle; car sur le derriere, du côté où l'âpre artere est contigue à l'œsophage, elle n'est que membraneuse; ce qui a été disposé de la sorte, afin que l'œsophage se pût commodément dilater, sans être comprimé, lors qu'on avale de gros morceaux. Tous ces cartilages sont liez ensemble par de forts ligamens, & outre cela par une membrane qui revêt intérieurement la cavité de l'âpre artere, & qui a des fibres droites. L'âpre artere se divise par le bas en deux branches qui se répandent de part & d'autre dans le poumon, & dont les extrémitez, qui sont toutes cartilagineuses, vont s'abboucher, comme il a été dit, avec celles de l'artere veineuse. Le dessus, ou l'embouchure de l'âpre artere s'appelle *larynx*. Il est composé de trois grands cartilages dont la figure est fort differente de celle des cartilages que nous venons de décrire. Le premier qui est sur le devant, ressemble à un écu, ou à une maniere de bouclier que portoient les Anciens. Le second est placé un peu au dessous, & plus en arriere du côté de l'embouchure de l'œsophage; il acheve ce qui manque au premier pour faire le cercle entier. Le troisième s'articule avec le premier, & le second dans leur partie postérieure. Il est composé de deux petits cartilages qui sont joints ensemble, & qui finissent en pointe, à peu près comme le goulet d'une aiguiere, que les Grecs appelloient *arytæna*, d'où vient qu'on l'a appellé le cartilage *arytenoïde*. Outre ces trois cartilages, dont l'assemblage forme le larynx, il y en a un quatrième nomme *l'épiglotte*, qui couvre l'ouverture du larynx, & qui empêche que la nourriture ne tombe dans l'âpre artere, sans

1 Ἀρτηρία, παρὰ τὸ τὴν ἀέρα τηρεῖν.

Depuis l'An cxl. de J. C. jusques à l'An cc.

ſans empêcher que l'air n'y entre, & n'en ſorte librement, par les côtez de l'ouverture. Tous ces quatre cartilages ſe meuvent par pluſieurs muſcles, lors que nous 1 parlons, & que nous reſpirons. On ne décrira pas ici ces muſcles, non plus qu'on n'en a décrit aucun ci-devant.

Voilà quelle eſt la compoſition du poumon, & de ce qui en dépend. Le poumon eſt un des principaux organes de la *reſpiration*, mais il n'eſt pas le ſeul, preſque tout le thorax entre en part avec lui pour cla. Galien croyoit que dans la reſpiration le thorax, ou la poitrine ſe meut avant le poumon par le moyen du diaphragme, des muſcles intercoſtaux, de certains autres muſcles particuliers à la poitrine, & des muſcles du ventre. Il y a deux parties dans la reſpiration, l'une qu'on appelle *inſpiration*, par laquelle nous attirons l'air du dehors au dedans; l'autre qu'on nomme *exſpiration*, par laquelle nous le renvoyons du dedans au dehors. La premiere ſe fait par le moyen des muſcles dilatateurs de la poitrine, qui ſont les intercoſtaux externes, & ſix autres qui deſcendent des épaules, & du col pour venir s'inſerer à la poitrine. Tous ces muſcles, conjointement avec le diaphragme, qui eſt auſſi un muſcle, comme on l'a vu ci-devant, élevent en haut les côtes, & rendent la cavité de la poitrine plus dilatée, en ſorte que le poumon, trouvant un plus grand eſpace qu'il n'avoit, ſe dilate à ſon tour, & ſe gonfle par l'attraction de l'air exterieur. Par cette dilatation du poumon, l'eſpace dont on vient de parler, ſe remplit, ce qui évite le vuide, qui ſans cela ſe trouveroit entre les côtes & ce viſcere. L'expiration ſe fait au contraire par l'aide des muſcles qui reſſerrent la poitrine. De ces muſcles les uns ſont propres à la poitrine, ſçavoir les intercoſtaux internes, dont les fibres coupent en travers celles des externes; les autres ſont propres au ventre, ſçavoir les obliques, les droits, & les tranſverſes. Tous ces muſcles, & le diaphragme avec eux, abbaiſſent les côtes, & rétréciſſent la cavité de la poitrine, ce qui oblige le poumon à ſe vuider de l'air qu'il avoit reçu. On voit par ce que nous venons de dire, que le diaphragme éleve, & abbaiſſe ſucceſſivement les côtes pour dilater, & pour rétrécir la poitrine, au lieu que les autres muſcles ſont employez ſéparément les uns au premier de ces offices, les autres au ſecond. Ce n'eſt pas la ſeule difference qu'il y a entre l'office du diaphragme, & celui de ces muſcles. On diſtingue deux ſortes de reſpiration, l'une qui eſt *naturelle*, l'autre qui eſt *violente*, ou forcée. C'eſt par l'organe du diaphragme ſeul que la premiere ſe fait, & ce ſont les autres muſcles qui ſervent dans la ſeconde. Le diaphragme ſert encore, dans les temps qu'il s'abbaiſſe, à comprimer les boyaux, conjointement avec les muſcles du ventre, pour pouſſer les excrémens vers le bas. Quant à *l'uſage de la reſpiration*, Galien croyoit que le poumon attire l'air du dehors, premierement, pour temperer la grande chaleur du cœur; ſecondement, afin que ce même air procure de la tranſpiration à tout le corps; & en troiſième lieu, afin qu'il contribue, conjointement avec le ſang, à la production des eſprits vitaux, & des eſprits animaux. Ce ſont là les plus importans uſages de la reſpiration; & le cœur reçoit, ou attire pour ce ſujet la plus pure, & la plus ſubtile partie de l'air. La plus groſſiere, ou ce qu'il y a de ſuperflu dans cet

1 On parlera de la maniere dont ſe forme la voix, en parlant des uſages de la reſpiration.

cet air, se joignant aux fumées qui sortent du cœur, sert, en remontant du poumon, à former *la voix*. Galien disoit que la voix est un air battu, ou agité par la faculté animale, qui se sert pour cela du ministere des nerfs, & des muscles. Les muscles qui ont cet office, sont ceux du larynx, qui se meuvent par le moyen des *nerfs recurrens*. Sur quoi il faut remarquer que notre Auteur s'attribue la découverte de ces nerfs, quoi que *Rufus* d'Ephese, qui a vécu avant lui, en eût déja fait mention, comme nous l'avons vu 1 ci-dessus.

Depuis l'An cxl. de J. C. jusques à l'An cc.

C'est là l'idée que Galien avoit de la respiration, de ses usages, & des organes par lesquels elle se fait. Il mettoit, comme on l'a remarqué, le cœur au nombre de ces mêmes organes, & il croyoit que ce viscere, ayant de la communication avec le poumon, attire par ce moyen un air subtil qu'il distribue à toutes les parties du corps par le canal des arteres. Cela supposé, le poumon est à peu près à l'égard du cœur, ce que les arteres sont à l'égard de tout le corps. Le poumon, après s'être rempli d'air dans l'inspiration, & après en avoir fourni suffisamment au cœur, renvoye par l'expiration le reste qui est inutile à cet usage. De même les arteres, après s'être remplies, dans leur diastole, d'une certaine quantité de l'air que le poumon a apporté au cœur, & après en avoir fait part à tout le corps, se déchargent, dans le temps de leur systole, du superflu de ce même air par les pores de la peau. On voit par là que l'usage de la respiration, & celui du pouls, ont beaucoup de rapport ensemble, selon les principes de notre Auteur.

On trouve enfin dans la poitrine une glande nommée *thymus*, qui est assez grande & molle. Elle a été placée sous le milieu de la partie supérieure de l'os *sternum*, afin d'empêcher que cet os ne touche la veine cave, & d'ailleurs pour affermir le cours de cette veine qui se divise en cet endroit en plusieurs branches.

Le *col* est de la dépendance de la poitrine par rapport à ses principales parties, qui sont la *trachée artere* & l'*œsophage*. Nous avons déja parlé de la premiere. La seconde, qui lui est contigue, & qui se trouve immédiatement au dessous, ou au derriere, est un conduit membraneux qui commence au gosier & qui porte la nourriture de la bouche au ventricule. Ses tuniques, & ses fibres sont semblables à celles de cette derniere partie, à laquelle il est attaché. Il n'y a rien d'ailleurs à considerer dans le *col* que les veines *jugulaires*, & les arteres *carotides* & *vertebrales*, Tous ces vaisseaux portent le sang, & les esprits au cerveau, comme on le verra plus particulierement dans la suite. Il y a encore les *vertebres*, qui servent au mouvement du col; mais comme nous n'avons pas décrit les os des autres parties, nous ne décrirons pas non plus ceux ci.

CHA-

1 *Voyez le Livre précedent.*

Depuis l'An cxl. de J. C. jusques à l'An cc.

CHAPITRE VIII.

Description de la Tête, & quelques remarques concernant les Os, & les Muscles en general.

APrès avoir parlé du ventre, & de la poitrine, il faut examiner la *tête*, qui renferme les organes de la plus noble des facultez, savoir la faculté animale. Les *cheveux*, qui couvrent le dessus, le derriere, & les côtez de la tête, sont engendrez des vapeurs fuligineuses qui s'élevent de cette partie. Ils ont leurs racines dans la peau, qui est dure, épaisse, & seche. Cette peau est adherente à la membrane commune qui couvre tout le reste du corps, comme on l'a vu ci-dessus, & qui a sous elle, en cet endroit une autre membrane assez forte, que l'on appelle *péricrane*, & qui est une production de la membrane du cerveau dont on parlera ci-après. Le péricrane est ainsi nommé, parce qu'il enveloppe extérieurement le *crane*, qui est comme une maniere de 1 casque, composé de divers os, dont le cerveau est couvert de tous côtez. Nous ne décrirons pas ici ces os, nous remarquerons seulement qu'ils sont joints par cinq *sutures*, en sorte qu'on diroit qu'ils ont été cousus ensemble. Les deux premieres coupent transversalement le crane, l'une au devant de la tête, l'autre au derriere. La troisième est longitudinale, & tombe perpendiculairement de l'une des premieres au milieu de l'autre. La premiere s'appelle *coronale*, parce qu'elle est à l'endroit, où l'on met les couronnes; la seconde *lambdoïde*, parce qu'elle a la figure du Λ des Grecs; la troisième est nommée *moyenne*, ou *droite*. Il y a outre cela deux autres sutures vers les os de l'oreille, qui sont differentes des premieres. On les appelle sutures *écailleuses*, parce que les os du crane se joignent en cet endroit les uns aux autres, comme feroient deux rangs d'écailles de poisson appliquez l'un contre l'autre, ensorte que chaque écaille entrât dans l'espace vuide qui se trouveroit entre celles du rang opposé. L'usage des sutures est de donner passage aux vapeurs qui montent du cerveau, & aux fibres qu'envoye la membrane dure, comme on le verra dans la suite.

La *membrane dure*, ou *épaisse*, est ainsi appellée par opposition à une autre membrane mince, qui est immédiatement au dessous, & que l'on décrira dans la suite. La premiere de ces membranes se présente à la vuë, après que le dessus du crane a été enlevé. Elle enveloppe le cerveau de tous côtez, & se repliant sur le sommet de la tête, elle forme un *sinus*, ou une maniere de sac, qui suit le cours de la suture moyenne sous laquelle il se trouve, & qui descend quelque peu entre les deux hémispheres du cerveau. Ce même sinus s'étend aussi sur le derriere, entre le cerveau & le cervelet, par deux branches, ou jambes, qui s'écartent l'une à droite l'autre à gauche, selon le chemin que tient la

1 Κρανίον vient de κράνος, qui signifie un casque. *Voyez Galien de l'Usage des Parties, Lib.* 8. *Chap.* 9.

la suture lambdoïde; en sorte qu'il y a comme trois sinus dans cette membrane: Ces sinus sont un reservoir, dont l'usage est de contenir le sang, qui y est apporté d'embas par les veines *jugulaires*, & de le distribuer ensuite au cerveau par diverses petites veines. Sur quoi il faut remarquer qu'entre ces veines il y en a particulierement une qui sort de l'endroit, où les trois sinus se joignent, & où il se trouve un petit espace qu'Hérophile appelloit le 1 *pressoir*, ou la *citerne*, supposant sans doute que le cerveau tire de là la plus grande quantité du sang qu'il reçoit. Cette veine est plus grosse que les autres, & elle descend dans les ventricules du cerveau, où elle forme, par l'entrelacement de ses rameaux, un tissu appellé 2 *choroïde*. Les autres veines qui sortent de toute la longueur des sinus, s'insinuent dans la membrane mince, & passent en d'autres endroits du cerveau pour lui fournir une partie de la nourriture. Il y en a même quelques-unes qui montent, & qui traversent les sutures du crane pour aller dans le perioste. Voilà de quelle maniere, & par quels chemins le sang des veines se distribue dans le cerveau. Celui des arteres s'y verse par un chemin opposé; car au lieu que les veines descendent des sinus de la membrane dure jusques au milieu, & au fond du cerveau, les arteres, après avoir percé cette membrane en sa partie inférieure, ou à la base du cerveau, vont toûjours en montant, jusques à ce qu'elles parviennent au sommet, & voici quel est leur cours. Deux branches des arteres *carotides*, qui montent du col au cerveau, se divisent, avant que d'y entrer, en un grand nombre de petits rameaux qui forment comme 3 un *rets*. L'usage de ce rets, que Galien appelle *merveilleux*, ou *admirable*, est, selon lui, de préparer le sang arteriel, & les esprits vitaux pour la formation des *esprits animaux*, qui reçoivent la derniere perfection dans les ventricules du cerveau. De ce rets s'élevent ensuite deux rameaux aussi gros que ceux des carotides, desquels il est composé, & qui se divisent derechef en divers autres petits rameaux, qui montent au cerveau, & viennent s'entrelacer avec les veines du plexus, ou tissu choroïde. Mais il faut remarquer que les deux rameaux dont on vient de parler, ne sont pas uniquement employez à composer ce tissu. Ils envoyent d'ailleurs un grand nombre d'autres petits rameaux qui se répandent en plusieurs endroits du cerveau; sans compter ceux qui viennent de *deux arteres* qui traversent les apophyses des vertebres du col, & qui se jettent dans le cerveau, aussi bien que les carotides. On parlera plus particulierement de la situation, & des 1 usages du tissu choroïde, & du rets merveilleux, en examinant les ventricules du cerveau. Il faut de plus remarquer que la membrane dure envoye des fibres très-déliées au travers des sutures du crane,

1 *Ληνός*. Galien parle si obscurément de cette citerne, & du lieu où elle se trouve, que l'on a peine à savoir précisément ce que c'est & où elle est.

2 Il a ce nom, parce qu'il ressemble au *chorion*, dont on a parlé ci-dessus, par le nombre & par l'arrangement des vaisseaux dont il est composé, & qui sont en partie des veines, en partie des arteres, comme ceux du chorion.

3 La description que Galien donne de ce rets, confirme la pensée de ceux qui disent qu'il n'a dissequé que des bêtes, ce même rets ne se trouvant que dans les têtes des bœufs, des moutons, & de quelques autres bêtes, & nullement dans celles des hommes. *Voyez ci-dessus Chap. 5.*

Depuis l'An cxl. de J. C. jusques à l'An cc.

crane, lesquelles fibres sont l'origine du perioste; & enfin qu'elle est percée de divers petits trous à l'endroit, où elle se joint à l'os cribreux, duquel on parlera ci-après.

Sous la membrane dure se trouve une autre membrane appellée *membrane mince*, & membrane 1 *choroïde*. Ce dernier nom lui est donné par Galien, parce qu'elle est toute remplie de petite veines, & de petites arteres, qui sont ces dépendances des vaisseaux dont on a parlé dans l'article précedent. Elle envéloppe immédiatement le cerveau, & elle y est si fortement attachée, qu'on a beaucoup de peine à l'en séparer. Elle s'insinue même profondément dans ses replis, & jusques dans ses ventricules, l'embrassant étroitement, & empêchant par ce moyen que sa substance, qui est molle, & sans consistence, ne s'écoule, ou ne s'étende de tous côtez. Cet usage de la membrane mince, & celui que notre Auteur lui donne d'ailleurs de lier ensemble toutes les veines, & toutes les arteres du cerveau, de peur qu'elles ne soient ébranlées, ou dérangées, font qu'il la compare à cet égard au mésentere, qui rend le même office aux vaisseaux des intestins.

Il y a, selon notre Auteur, comme deux cerveaux, le cerveau de devant, ou le *cerveau* proprement dit, & le cerveau de derriere, ou le *cervelet*. Le premier est partagé par dessus, selon sa longueur, en deux hémispheres. Il est d'une substance molle, & qui cede facilement aux doigts, sur tout en sa superficie qui est grisâtre, & compartie par un grand nombre de rayes, ou de sillons, dans la profondeur desquels nous avons dit que penetre la membrane mince. Cette premiere substance ayant été enlevée par tranches, on en trouve une autre qui est blanche, & que Galien appelle *calleuse*, parce qu'elle est un peu plus dure que la précedente. Celle-ci étant pareillement ôtée, on rencontre dans le centre du cerveau une cavité considerable, qu'on appelle les *ventricules du cerveau*. Le dessus de cette cavité est soutenu par une portion de la substance calleuse appellée *la voute*. Mais cette voute n'étant pas d'une matiere assez solide pour soutenir toute la partie du cerveau qui est au dessus des ventricules, la Nature y a pourvu d'ailleurs, en attachant fortement la membrane dure au crane, par sa partie supérieure, comme on l'a remarqué ci-dessus; ce qui empêche que le cerveau, qui est attaché à cette membrane par ses vaisseaux, ne s'affaisse sur les ventricules.

Ces mêmes ventricules se divisent en quatre. Les *deux plus grands* sont sur le devant, & sont séparez, selon la longueur du cerveau, par une *paroi* extrémement déliée, tendre, & transparente, qui est formée de la substance calleuse. Ces deux ventricules vont abboutir par leur partie antérieure vers un os du crane, qui est au dessus du nez, & qu'on nomme l'os *ethmoïde*, ou *cribreux*, parce qu'il est percé d'une infinité de petits trous, comme les cribles. Galien croyoit que le cerveau a une espece *d'inspiration*, & *d'expiration*, c'est à dire, qu'il attire l'air du dehors, & qu'il le renvoye, à peu près comme le poumon, par les petits trous dont on vient de parler; d'où il s'ensuit que le cerveau a un *mouvement* qui lui est particulier, par lequel il se dilate, & se resserre successivement. Notre Auteur ajoute que ces mêmes trous sont fort petits,

1 *Voyez la note pénultieme.*

tits, & traversent toute l'épaisseur de l'os cribreux, en sorte que l'air qui y entre, est par ce moyen retenu quelque temps dans son passage, afin qu'il ne refroidisse pas le cerveau, comme il feroit, s'il y abordoit tout d'un coup, ou par un chemin plus court, & plus ouvert. Ces trous servent encore, selon lui, à un autre usage, qui est l'évacuation d'une partie des excremens du cerveau, qui sortent avec l'air dans le temps de l'expiration, & se vont rendre dans le nez. On trouve enfin sur le devant des mêmes ventricules deux *éminences* rondes, d'où sortent les nerfs optiques, comme on le verra ci-après.

Depuis l'An cxl. de J. C. jusques à l'An. cc.

Voilà quelle est la disposition de la partie antérieure des deux premiers ventricules du cerveau. Au milieu, & en la partie inférieure de ces deux ventricules il y a une fente, qu'on appelle le *troisième ventricule*. Cette fente tirant sur le derriere conduit à une autre cavité qui se ferme, & s'ouvre par l'allongement, ou le resserrement d'une production du cerveau, qui a la figure d'un petit *ver*. Cette même cavité va ensuite se rendre sous le cervelet, & s'étend jusques au commencement de la mouëlle de l'épine du dos. On l'appelle le *quatrième ventricule*. 1 Hérophile disoit que l'extrémité posterieure de ce ventricule ressemble à celle d'un roseau dont on se servoit autrefois pour écrire. La même fente, dont on vient de parler, a directement sous elle une autre petite cavité nommée *l'entonnoir*. Cet entonnoir est posé sur une petite glande appellée *glande pituitaire*, qui est ronde, & entourée de toutes parts du rets merveilleux, & qui repose sur un os de la base du crane, qu'on oppelle l'os *sphénoïde*, qui est percé de divers trous, comme l'os cribreux, par lesquels le reste des humeurs superflues du cerveau se déchargent dans le palais. On trouve d'ailleurs dans les deux premiers ventricules du cerveau le *plexus choroïde*, dont on a parlé en décrivant la membrane dure. Ce plexus est couché de côté & d'autre dans ces mêmes ventricules, & il est attaché à une glande qui se trouve au dessus de l'extrémité posterieure du troisième ventricule, & qui est appellée *conarium*, d'un nom Grec qui signifie *une petite pomme de pin*, ou *un petit cone*, parce qu'elle est de figure conique, ou qu'elle ressemble à une pomme de pin. Cette glande sert à affermir le plexus choroïde, afin qu'il ne soit pas ébranlé, ou qu'il ne change pas de situation. Elle est placée au milieu de quatre petites éminences, appellées, à cause de leur figure, 2 *nates* & *testes*, qui sont de la même substance que le corps calleux.

Après avoir décrit le cerveau & ses ventricules, il faut voir quels sont leurs usages. On a déja touché quelques-uns de ceux des ventricules, lors qu'on a dit qu'ils reçoivent les humeurs superflues du cerveau, & qu'ils s'en déchargent par les voyes que l'on a marquées. Ces humeurs viennent en partie des veines du plexus choroïde, & en partie de toute la substance du cerveau, qui se décharge d'ailleurs de ses excremens vaporeux par les sutures du crane. Un autre usage des ventricules, que l'on a aussi indiqué, c'est de recevoir l'air du dehors. Cet air se chargeant des odeurs, les apporte vers les extremitez des deux ventricules anterieurs, lesquelles extrêmitez sont, par cette raison, regar-

1 *Voyez ci dessus, Part. 2. Liv. 1. Chap. 6.*

2 Galien ne marque pas l'usage de ces éminences.

Depuis l'An cxl. de J. C. jusques à l'An cc.

gardées comme *l'organe de l'odorat*. Mais ce n'est pas là le seul sujet pourquoi l'air est attiré jusques au centre du cerveau. Il s'y insinue particulierement pour raffraichir & conserver *les esprits animaux*, qui sont le principal & le plus grand ouvrage que la nature s'est proposé dans la formation des ventricules. Voici de quelle maniere ces esprits se produisent. Les rameaux des arteres carotides, avant que de monter dans le cerveau, forment premierement le *tissu merveilleux* dont on a parlé. Dans ce tissu les esprits vitaux mêlez avec le sang arteriel, commencent à se subtiliser, & ils se subtilisent encore davantage quand ils sont parvenus dans le *plexus choroïde*, qui est en partie formé des arteres qui viennent du même tissu. Ces arteres chargées des esprits vitaux subtilisez, les laissent échapper dans les ventricules antérieurs, où ils sont changez en *esprits animaux*, qui acquierent enfin leur derniere perfection, après qu'ils sont arrivez dans le quatrième ventricule. Mais il faut remarquer que les esprits qui passent des premiers ventricules dans ce dernier, n'y entrent pas tout d'un coup. Il n'y en coule qu'une certaine quantité par intervalles, à mesure que la production vermiforme, dont il a été parlé, se resserre pour ouvrir le passage. De là ces esprits se communiquent à tout le cerveau, & au cervelet, par l'entremise desquels ils se portent ensuite vers les *nerfs*, qui sont les premiers organes du *sentiment* & du *mouvement*. On parlera encore des esprits animaux dans l'article suivant.

Quant aux usages du *cerveau* en particulier, il a été fait tendre & mol pour recevoir plus aisément les impressions des objets exterieurs qui frappent les sens. Aussi est-il *l'origine des nerfs* qui vont aux organes des sens, ou le lieu d'où ces nerfs sortent, comme on le verra ci-après; & ces mêmes nerfs sont pareillement mols & tendres. Notre Auteur reconoît d'ailleurs le cerveau pour être *le siege de l'entendement*, ou de *l'ame raisonnable*. Ce n'est pas ici le lieu de parler de la nature de cette ame. On remarquera seulement en passant, que Galien semble quelquefois la regarder comme un principe *spirituel*, ou different de la matiere. En un endroit, après avoir dit que si les esprits animaux ne sont pas la propre substance de l'ame, ils en sont du moins les organes immédiats, il ajoûte que ces esprits peuvent être mus par une faculté *qui n'a rien de commun avec le corps*. Mais ailleurs il fait l'ame *corporelle*, comme lors qu'il dit, en refutant 1 Erasistrate, que l'entendement ne dépend point de la composition artificieuse du cerveau, ni de la varieté de ses replis, comme l'avoit cru ce Médecin, mais qu'il dépend de la bonne disposition 2 *du corps qui pense*, quel que puisse être ce corps. Une autre chose qui ne mérite pas moins d'être remarquée, c'est que Galien, qui plaçoit l'ame raisonnable dans le cerveau, & qui reconoissoit le cerveau pour le lieu d'où sortent les nerfs, & où se forment les esprits animaux, qu'il appelle les organes de l'ame, ne laissoit pas de loger la concupiscence dans le foye, & la colere, ou l'appetit irascible, dans le cœur, selon les idées qu'en avoient euës les Anciens

Le *cervelet* se trouve derriere, & dessous le cerveau. Il est quatre fois plus petit que le cerveau, duquel il est séparé par la membrane dure; mais il a com-

1 *Voyez ci-dessus*, *Part.* 2. *Liv.* 1.
2 Σώματος νοοῦντος. *Vid. Lib.* 8. *de Usu Part. Cap.* 13. *& de Utilitat. Respirat. Cap.* 5.

communication avec lui par le moyen du troisième ventricule, qui conduit au quatrième, que nous avons dit être sous le cervelet. Il ne paroît pas en sa superficie des sillons accompagnez & couverts de la membrane mince, comme il y en a au cerveau; mais il est composé d'un grand nombre de petits corps grisâtres, entre lesquels il y a des intervalles, ou filamens blancs, qui lient les parties du cervelet, & qui servent pour le passage des esprits. Le cervelet est d'ailleurs plus dur que le cerveau, & il en sort des nerfs qui sont aussi presque tous plus durs que ceux qui viennent du cerveau. La raison de cette difference c'est que les nerfs du cervelet étant destinez à servir pour le *mouvement*, au lieu que les autres ne sont que pour le sentiment, ils ont dû être les plus durs, pour avoir plus de force. Au reste le cervelet a, à peu près, les mêmes usages que le cerveau. Il n'est pas moins rempli d'esprits animaux, & il n'est pas moins le siege de l'ame.

Depuis l'An cxl. de J. C. jusques à l'An cc.

La mouëlle de l'épine du dos est une dépendance du cervelet. Elle est envelopée de deux tuniques qui tirent leur origine de la membrane dure, & de la membrane mince dont le cerveau & le cervelet sont revêtus. Elle est plus dure que le cervelet, & elle produit aussi plusieurs nerfs qui sont durs à proportion. Galien dit que la mouëlle de l'épine est comme un autre cerveau, au dessous de l'autre, mais il remarque qu'elle n'a pas un mouvement comme le cerveau.

Après avoir donné la description du cerveau, du cervelet, & de la mouëlle de l'épine, il ne nous reste plus qu'à parler des *nerfs* qui sortent de ces trois parties. Les nerfs sont des corps blancs, ronds, longs, comme une maniere de filaments, ou de filets d'une differente grosseur, & dont les uns sont aussi tendres que la substance du cerveau, les autres plus durs. 1 *Chaque nerf*, dit notre Auteur, *est composé d'une triple substance, la premiere de ces substances, qui occupe le milieu du nerf, & qui a beaucoup de rapport avec la mouëlle des arbres, vient de la substance du cerveau; la seconde, & la troisième sont deux envelopes que le nerf tire de la membrane dure, & de la membrane mince du cerveau.* Les nerfs sont les premiers organes du *sentiment*, & du *mouvement* dans toutes les parties du corps. On a une preuve de cela, en ce qu'on ne sauroit couper un nerf, que la partie où il va se rendre, ne soit d'abord privée de mouvement & de sentiment. 2 On prouve d'ailleurs que ce sont les esprits animaux qui communiquent aux nerfs cette faculté, parce que les esprits, étant évacuez par une ouverture que l'on fait aux ventricules du cerveau, l'animal cesse à l'instant de sentir, & de se mouvoir, tout de même comme si on avoit coupé tous les nerfs. A cette évacuation, ou à cette ouverture près, quelque incision que l'on fasse au cerveau, l'animal a toûjours le mouvement & le sentiment, pourvu que l'incision ne penetre pas dans les ventricules; mais si elle y penetre, les esprits qui s'évaporent par l'ouverture, causent d'abord la privation du mouvement & du sentiment. Or comme tous les nerfs viennent du cerveau, & de ses dépendances, & qu'il est lui-même rempli d'esprits, il paroît que ces esprits doivent agir sur les nerfs, & leur communiquer la faculté

1 *De Hippocr. & Platon. Decret. Lib. 7. Cap. 3.*
2 *Ibidem.*

Depuis l'An cxl. de J. C. jusques à l'An cc.

té de nourrir les parties, & de les faire sentir; mais on ne void pas si aisément comment se fait cette communication, ou quelle est précisement l'action des esprits sur les nerfs. Ce qui fait de la peine c'est que tous les nerfs, à la reserve des nerfs optiques, étant des corps solides, ou qui n'ont point de cavité sensible, on ne conçoit pas comment les esprits peuvent s'insinuer dans toute leur longueur pour passer du cerveau aux extrémitez du corps. Galien convient que les nerfs optiques, qu'il suppose être creux, contiennent des esprits animaux, qui descendent du principe de ces nerfs au lieu où ils se terminent, qui est l'œuil; mais il ne croit pas que l'on ne doive conclurre que la chose se passe de la même maniere dans les autres nerfs. Il dit 1 en un endroit, que la substance des esprits ne va pas jusques aux parties où les nerfs viennent se terminer, que ce n'est que la vertu, ou la puissance de ces esprits qui s'étend jusques-là. Il dit encore 2 ailleurs que la faculté animale se porte vers les parties pour donner du sentiment, & du mouvement, & qu'elle s'y porte sans l'essence, ou la substance des esprits; mais on trouve 3 quelques autres passages où il semble laisser cette question en suspens.

Notre Auteur comptoit sept conjugaisons, ou paires de nerfs, qui sortent du cerveau, & du cervelet, dont voici en gros l'origine, & la distribution. La *première paire* sont les *nerfs optiques*. Ces nerfs naissent de deux éminences qui se trouvent dans la partie anterieure des deux premiers ventricules du cerveau, lesquelles éminences sont appellées, à cause de cela, *les lits des nerfs optiques*. Ces mêmes nerfs, qui sortent assez loin l'un de l'autre, viennent ensuite se joindre (sans néanmoins se croiser) près de l'endroit d'où ils sont sortis; & de là se séparant derechef, ils passent l'un dans le fond de l'œuil droit, l'autre dans celui de l'œuil gauche. Ils sont les plus gros & les plus tendres de tous ceux qui dépendent tant du cerveau que du cervelet. Hérophile avoit cru que ces nerfs ont une cavité sensible, & les avoit appellez par cette raison *pores*, ou *canaux optiques*. Galien soutient la même chose, comme on l'a vu ci-dessus, mais il avertit que cette cavité ne se découvre qu'avec peine. On verra quel est l'office de ces nerfs en parlant de l'œuil.

La *seconde paire* sort à un travers de doigt près de la premiere, en tirant sur le derriere du cerveau. Elle est plus déliée, mais plus forte & plus dure que la première. Son usage est de servir aux *mouvemens* de l'œuil, dans les muscles desquels elle envoye diverses fibres.

La *troisième paire* prend son origine à l'endroit ou le cerveau se joint au cervelet, vers 4 la base du cerveau. Elle se partage de chaque côté en deux branches, avant que de sortir du crane. Chacune de ces branches envoyent ensuite des rameaux aux temples, aux muscles de la mâchoire superieure, aux gencives, aux racines des dents, & en divers endroits du visage, mais sur tout à la *langue*, dont la tunique est formée par la dilatation de ces mêmes rameaux, pour être *l'organe du goût*. Cette paire est aussi fort dure.

La

1 *Lib. de Oculis.*
2 *De Locis affect. Lib.* 1. *Cap.* 9.
3 *Vid. Lib.* 7. *de Hippocr. & Platon. Decretis.*
4 Ce que Galien appelle ici *la base du cerveau*, c'est une continuation de la mouëlle de l'épine du dos, ou le commencement de cette même mouëlle qui est contenue dans le crane.

La *quatrième paire*, encore plus dure que la précedente, sort de la base du cervelet, en tirant toujours plus sur le derriere, comme toutes les suivantes. Elle est petite, & sort par le même trou que la troisième, pour se rendre au *palais*, dont elle forme la tunique, qui sert aussi à l'organe du *goût*, ou qui compose en partie cet organe. Il y a de l'apparence que Galien regardoit cette paire comme la premiere, ou comme la seconde de celles qu'il dit sortir du cervelet, & qui sont plus dures que les précedentes qui viennent du cerveau. A cela près il se trouveroit que tous les nerfs qui ne sortent pas de l'épine du dos, tireroient leur origine du cerveau, à l'exclusion du cervelet. Ce qui fait ici de l'obscurité, c'est que notre Auteur comprend le cervelet, qu'il appelle, comme on l'a vu, le cerveau postérieur, sous le nom de *cerveau*.

La *cinquième*, qui est aussi assez dure, sort à quelque petite distance derriere la quatrième. Elle s'en va à *l'oreille*, c'est pourquoi on l'appelle *la paire de l'ouïe*. Elle a deux branches à chaque côté, qui s'insinuent dans deux trous des os du crane, nommez les os *petreux*, dont on parlera ci-après en décrivant l'oreille.

La *sixième*, encore plus dure que les précedentes, vient après. Elle se partage en plusieurs rameaux qui vont au gosier, au ventricule, au mésentere, aux boyaux, aux reins, &c. C'est de cette paire que viennent les nerfs récurrens dont on a parlé en décrivant le larynx. Elle s'étend plus bas, & va en plus d'endroits qu'aucune des autres paires.

Enfin la *septième*, qui est la plus dure de toutes celles dont on a parlé, naît de l'endroit où finit le cervelet, & où commence la mouëlle de l'épine. Les nerfs de cette paire font pendant quelque espace le même chemin que ceux de la paire précedente, auxquels ils se joignent; mais ensuite ils les quittent, & envoyent leurs plus considerables rameaux à la *langue* pour la faire *mouvoir*, le reste se distribuant aux muscles du larynx.

Outre ces septs paires de nerfs Galien reconoît une certaine *production nerveuse*, qui naît de la partie anterieure du cerveau, & se va rendre vers l'os cribreux; mais comme il croyoit que cette production ne sort pas hors du crane, il ne la met pas au nombre des nerfs.

De la *mouëlle de l'épine du dos* naissent environ *soixante paires de nerfs*, qui sortent de côté & d'autre par les trous des vertebres, & par ceux de l'os sacrum. Ces nerfs sont encore plus durs que ceux du cervelet, & se distribuent à toutes les parties qui sont au-dessous de la tête, pour leur communiquer le *mouvement*, & pour servir au sens du *toucher*, qui est commun à toutes les parties du corps.

Après avoir parlé du crane, & de ce qu'il contient, il faut examiner la *face*, ou cette partie de la tête qui n'est pas couverte de cheveux. Dans cette derniere partie ce qu'il y a de plus considerable sont *les organes des sens*. Le premier de ces organes, ou celui de la *vuë*, c'est *l'œuil*, qui est placé dans deux enfonçures du crane, nommées *orbites*, qui est de figure ronde, & composé de diverses tuniques, humeurs, &c. comme on le verra plus particulierement. Nous commencerons à le décrire par sa partie de derriere, qui est l'endroit où le nerf optique le vient joindre. Ce nerf forme, par la dilatation de sa substance

Depuis l'An cxl. de J. C. jusques à l'An cc.

stance intérieure, ou mouëlleuse, la premiere tunique qui se trouve au dedans de l'œuil, appellée tunique *reticulaire*, parce qu'elle ressemble à un rets de pêcheur. Cette tunique, qui est molle, & facile à se dissoudre, garnit interieurement tout le fond de l'œuil, mais elle ne passe pas la moitié du globe. Elle renferme dans sa cavité une humeur qu'on appelle *vitrée*, parce qu'elle est comme du verre fondu. Cette humeur est ronde, ou convexe par derriere, & platte par devant. On remarque d'ailleurs dans le milieu de sa surface anterieure une petite cavité, laquelle reçoit une seconde humeur, qui est à peu près grosse comme une lentille, de la figure d'une moitié de globe, & qui a plus de solidité que la vitrée. On la nomme *crystalline*, parce qu'elle est solide, transparente, & blanche comme du crystal, ou de la glace. Galien la regardoit comme la principale partie de l'organe de la vuë. Elle est couverte par devant d'une tunique transparente, ou luisante comme un miroir, & beaucoup plus déliée que la reticulaire, ce qui avoit obligé Hérophile à la nommer tunique *arachnoïde*, pour marquer qu'elle est aussi fine qu'une toile d'aragnée. L'humeur crystalline est d'ailleurs retenue en sa place par un *cercle* qui l'environne extérieurement, & qui sert en même temps à retenir la partie de l'humeur vitrée qui déborde, ou qui s'étend au delà de l'espace qu'occupe l'humeur crystalline. Ce cercle est composé d'un grand nombre de filamens qui ont du rapport avec les *cils*, ou les poils du bord des paupieres, & qui naissent de la tunique *uvée*.

Nous avons dit que la tunique reticulaire ne passoit pas la moitié du globe de l'œuil, mais la tunique *rhagoïde*, ou *uvée*, dont nous allons maintenant parler, l'environne presque tout entier. 1 Cette derniere tunique, ainsi nommée, parce qu'elle est semblable à la peau d'un grain de raisin, est plus mince, mais plus solide, que la réticulaire, noire sur le devant, bleuâtre sur le derriere, & remplie de veines & d'arteres. Elle prend sa naissance de l'enveloppe intérieure du nerf optique, laquelle on a dit être une production de la membrane mince du cerveau, & elle renferme immediatement la réticulaire par derriere. De là s'étendant plus avant elle sert à contenir une troisième humeur qui remplit tout le devant de l'œuil, & qu'on appelle l'humeur *albugineuse*, ou *aqueuse*, parce qu'elle est claire, & coulante comme le blanc d'un œuf, ou comme de l'eau. Galien joint à cette humeur une *substance spiritueuse*, qui remplit, à ce qu'il croit, conjointement avec la même humeur, tout l'espace qui est depuis l'humeur crystalline jusques à la prunelle, mais qui occupe particulierement l'endroit le plus voisin de la prunelle, & qui sert à la dilater, & à la rétrecir. Il faut encore remarquer que la tunique uvée est immediatement jointe à une autre tunique appellée *cornée*, qui la couvre par derriere. Ces deux tuniques ne se séparent point si ce n'est vers ce cercle de l'œuil que l'on nomme *l'iris*, & que l'on décrira plus particulierement En cet endroit l'uvée se retire un peu en dedans, & l'on observe à son extremité antérieure un petit trou rond qu'on appelle la *prunelle*.

La tunique *cornée*, dont on vient de parler, environne entierement l'œuil par

1 Galien l'appelle encore tunique *choroïde*, par la même raison qu'il a appellé membrane choroïde la membrane mince du cerveau. *Voyez ce qui en a été dit ci-devant.*

par dehors, se joignant, comme il a été dit, à l'uvée, & s'y attachant par divers vaisseaux. Cette tunique, qui prend son origine de la premiere enveloppe du nerf optique, produite par la membrane dure du cerveau, est appellée *cornée*, parce que sa dureté a du rapport avec celle de la corne, ou parce quelle est même transparente comme de la corne depuis l'iris en tirant sur le devant de l'œuil. On la nomme aussi *sclérotique*, d'un mot Grec qui signifie *dur*.

Depuis l'An cxl. de J. C. jusques à l'An cc.

Outre ces trois principales tuniques de l'œuil, c'est à dire, la réticulaire, l'uvée, & la cornée, & outre l'arachnoïde, Galien en compte encore une cinquième, *formée des tendons des muscles qui font mouvoir les yeux*. Cette tunique vient se joindre extérieurement à la cornée vers le cercle de l'œuil que nous avons nommé *iris*, & par dessus elle, il s'en trouve enfin une sixième *qui naît du périoste*, & qui, attachant tout le globe de l'œuil avec l'os dans lequel il est enchassé, couvre même les muscles des autres parties. On pourra nous objecter que Galien compte en tout *sept tuniques*, au lieu que nous n'en avions mis que *six*; mais il parle si obscurément sur cette matiere qu'il est difficile de le bien entendre. 1 On trouvera les sept tuniques dont il s'agit, si l'on distingue la tunique sclérotique de la tunique cornée, c'est à dire, la portion opaque de la tunique qui a été décrite ci-dessus, d'avec sa portion transparente, & si l'on donne d'ailleurs le nom de tunique *choroïde*, au fond de l'uvée, pour en faire aussi deux tuniques differentes. Il se peut que notre Auteur ait fait ces deux distinctions, quoi qu'il ne se soit pas clairement expliqué là-dessus; & en ce cas la tunique arachnoïde sera même supernumeraire; mais il se peut qu'il ne la mît pas au rang des autres.

De toutes les parties de l'œuil il ne reste plus que *l'iris*, autrement appellé *la couronne*. Cette partie est composée, à ce que dit Galien, de sept cercles posez les uns sur les autres, Le premier de ces cercles est formé du tour de l'humeur crystalline; le second de la circonference de l'humeur vitrée; le troisième du bord de la tunique réticulaire; le quatrième naît de l'endroit où la tunique uvée se joint à la circonference de l'humeur vitrée, au bord de la tunique réticulaire; le cinquième se forme de l'adherence de la tunique cornée à l'uvée; le sixième de la jonction des deux autres tuniques externes à l'endroit de cette même adherence. Les differentes couleurs des divers corps qui composent ces sept cercles donnent lieu à la varieté de celles que l'on observe dans l'iris, qui a ce nom à cause de cette varieté approchante de celle de l'arc-en-ciel que l'on appelle en Latin *iris*.

Quant aux usages des diverses parties de l'œuil, l'humeur crystalline est, comme on l'a dit, la principale, & c'est pour elle que tout le reste a été fait Elle reçoit les impressions des couleurs des objets extérieurs; & selon qu'elle en est differemment émue, ou alterée, elle altere differemment la tunique réticulaire, qui communique cette alteration au nerf optique, & con-

1 Il paroit par le livre *de Oculis*, attribué à Galien, que les Anciens ont été assez embarassez, ou partagez, sur le nombre des tuniques des yeux; & que les uns en ont fait sept, d'autres six, d'autres cinq, d'autres quatre, d'autres trois, d'autres seulement deux, sans que la tunique arachnoïde soit même comptée entre les tuniques.

Depuis l'An cxl. de J.C. jusques à l'An cc.

& conséquemment au cerveau. L'humeur vitrée est faite pour nourrir l'humeur crystalline. La tunique réticulaire nourrit aussi l'humeur vitrée, & elle est nourrie elle même par la tunique uvée, qui est d'ailleurs la source de l'humeur aqueuse. L'usage de cette derniere humeur est d'humecter la cornée; & l'uvée, pour empêcher qu'elles ne se dessechent, & de rompre la force des rayons de la lumiere qui viennent à l'humeur crystalline, ou à la tunique arachnoïde, qui entre en part avec cette humeur par rapport à l'alteration, qui s'y fait dans l'acte de la vision. La tunique uvée est percée sur le devant, là où est la prunelle, pour donner entrée à ces mêmes rayons, & pour laisser sortir les esprits visuels; & elle sert enfin à contenir les humeurs dont on a parlé. La cornée, qui est par dessus, est encore un plus fort rempart, & cette tunique est transparente par devant, par la même raison que la tunique uvée à été percée, c'est à dire pour donner passage aux esprits, & aux rayons dont on vient de parler. Les deux autres tuniques externes servent à attacher extérieurement l'œuil aux parties voisines; comme les cercles de l'iris affermissent la situation des humeurs, & lient les tuniques les unes aux autres.

Pour ce qui est de la maniere dont se fait *la vision*, Galien croit qu'elle se fait par l'émission des esprits visuels qui viennent des nerfs optiques, & qui, après être sortis de l'œuil, se joignent à l'air extérieur, qui leur sert comme d'un instrument par lequel ils discernent les objets visibles; en sorte que l'air est en cette occasion aux esprits visuels, ou à l'œuil, & au cerveau d'où ils partent, ce que les nerfs sont au cerveau. 1 Comme le cerveau, dit notre Auteur, sent, par le moyen des nerfs, les affections des parties les plus éloignées, telles que sont les doigts des pieds, il voît pareillement les objets externes par le moyen de l'air qui les environne, supposé que ces objets soient à une distance proportionnée pour être vus, & que l'air soit éclairé. L'air dont on vient de parler, étant mêlé, & confondu avec les esprits visuels, communique ensuite l'impression, que les objets ont faite sur lui, à la portion de ces mêmes esprits qui est restée dans l'œuil. Et comme ces esprits environnent de toutes parts l'humeur crystalline, qui est pure, & transparente, ils lui communiquent aussi l'impression qu'ils ont reçue, en sorte que cette humeur étant altérée, la tunique réticulaire, les nerfs optiques, & conséquemment le cerveau sont alterez de la même maniere. Les couleurs sont ce qui fait premierement, & particulierement l'alteration dont il s'agit, parce qu'elles sont à l'égard de la vuë ce que les saveurs sont à l'égard du goût. La perception des couleurs est enfin suivie de celle des corps colorez, c'est à dire de la perception de la grandeur, de la forme, &c. de ces mêmes corps. Mais il faut de plus remarquer que la vision se fait encore, selon Galien, par *réflexion*, lors que les esprits visuels mêlez avec l'air tombent sur un corps uni ou luisant qui les réflechit, ou les renvoye vers l'œuil. Cette hypothese de la vision est conforme à celle de Platon, & contraire à celle d'Aristote, qui vouloit que la vision se fît par *réception*, & non par *émission*. On peut consulter notre Auteur sur tout

1 *In prim. Hippocr. Prognost. Comment,* 1. *vers.* 23. *Vide praterea Lib.* 7. *de Hippocr. & Platon. Decret. Cap.* 5. *Lib.* 10. *de Usu Part. & Lib. de Oculis.*

tout ce qu'il dit d'ailleurs pour expliquer, & pour appuyer son systême, à quoi il employe quelques preuves tirées des Mathematiques. *Depuis l'An cxl. de J. C. jusques à l'An. cc.*

Les yeux sont couverts chacun de deux *paupieres*, qui different entr'elles en ce que la paupiere inférieure n'a point de mouvement, au lieu que celle d'enhaut se hausse, & se baisse, selon que nous le voulons, par le moyen des petits muscles dont elle est composée. Les bords de chaque paupiere sont garnis de *cils*, c'est à dire d'un rang de *poils*, qui ne deviennent jamais plus grands, ou qui croissent peu, parce qu'ils sont plantez dans une maniere de cartilage qui forme le bord de la paupiere. L'usage de ces poils est d'empêcher qu'il n'entre dans les yeux de la poudre ou quelqu'un de ces petits insectes qui volent en l'air. Il faut encore remarquer qu'il y a dans le coin de chaque œuil, du côté du nez, une *caruncule*, ou petite chair qui sert à recevoir les humiditez & les excremens qui s'écoulent des yeux, & qui de cette caruncule passent dans une cavité qui va aux narines. De là vient, dit notre Auteur, que plusieurs personnes font sortir par le nez, en se mouchant, les médicamens qu'on leur a mis dans les yeux, ou par la bouche, en crachant; car, ajoute-t'-il, ce canal qui va du coin de l'œuil dans le nez, répond à un autte qui va du nez à la bouche. Galien parle encore de deux 1 *glandes*, qu'il dit être en chacun des *yeux*, & répandre, *par des conduits sensibles*, une humeur qui facilite leur mouvement; mais il ne désigne pas précisément le lieu où sont ces glandes: il dit seulement qu'elles sont l'une dans les parties supérieures de l'œuil, l'autre dans les inférieures.

S'il paroit assez d'exactitude dans cette description de l'œuil, on ne trouvera que quelques géneralitez touchant *l'organe de l'ouïe*. A la verité les Anciens se sont fort appliquez à décrire les parties qui composent le dehors de l'oreille. Ils ont donné à chacune de ces parties des noms dont la plûpart expriment en quelque maniere la figure qu'elles ont. Ils ont appellé la partie inferieure & charnue 2 *lobe*; celle d'enhaut, qui est cartilagineuse, *pterygion*, qui signifie, *ailes*; le bord qui environne cette aile par dehors, *helix*, c'est à dire *le tendron d'une vigne*, ou de quelque herbe; le bord de dedans, opposé au premier, *anthelix*. Ils ont nommé *tragus*, ou *bouc* cette petite éminence de l'oreille qui regarde les temples, parce qu'il y croît du poil; & *antitragus* l'autre éminence qui est vis à vis. Ils appelloient 3 *concha*, c'est à dire *coquille*, la cavité qui forme l'entrée de l'oreille, & qui meine dans le *pore*, ou le *canal* de l'ouïe. Mais s'ils ont été si exacts pour le dehors, ils ont fort négligé le dedans; & ce qu'il y a de plus surprenant, c'est qu'il semble que les plus anciens, comme Hippocrate & Aristote ont su davantage sur ce sujet que ceux qui sont venus après eux. Le premier a parlé d'une petite *membrane* déliée, qui est dans l'oreille; le second a fait mention d'un *conduit* qui va de l'oreille à la bouche, comme on l'a vu dans la premiere Partie de cette Histoire. Galien ne parle de rien de semblable. Voici tout ce qu'il dit de l'oreille interieure en divers endroits. 4 *La Nature*, dit-il, *a formé dans le canal de l'ouïe*, *tout le long de l'os*

1 *De Usu Part. Lib.* 10. *Cap.* 11.

2 *Voyez ci-dessus Chap.* 6. *à l'endroit où il est parlé du foye.*

3 On trouve encore divers autres noms des parties de l'oreille externe dans l'Onomasticon de Pollux.

4 *De Usu Part. Lib.* 11. *Cap.* 12.

Depuis l'An cxl. de J. C. jusques à l'An cc,

l'os petreux, dans lequel cet organe est renfermé, un conduit oblique & plein de détours, afin qu'il n'y puisse rien entrer, ou tomber de dehors, qui fasse de l'empêchement, & il ajoute *qu'il a suffisamment parlé ailleurs de ces détours.* Il semble que l'on doit recueillir de ces derniers mots, que si notre Auteur ne s'est pas davantage étendu sur l'organe de l'ouïe en cet endroit, ce n'a été que pour éviter de redire ce qu'il avoit déja dit en quelqu'autre lieu. En effet il avoit dit auparavant, 1 dans le même Ouvrage, *que l'Ouvrier qui a fait notre corps, ayant placé un os fort dur & fort solide au devant des nerfs de l'ouïe, il l'a percé de trous obliques, & y a fait des détours, en forme de labyrinthe; afin de rompre, ou d'affoiblir peu à peu par ce moyen la violence & le froid de l'air, & d'empêcher que des matieres plus grossieres n'y entrent.* Nous avons vu ci-dessus ce que le même Auteur a écrit touchant l'origine de la cinquième paire des nerfs du cerveau, qui vont à l'oreille par les os pétreux. Il ajoûte 2 *que ces nerfs se divisent chacun en deux rameaux, dont l'un va dans le conduit de l'ouïe, l'autre dans le trou appellé aveugle*, c'est à dire, sans issuë. *Ce trou*, poursuit notre Auteur, *n'est pas véritablement aveugle; mais j'estime que ceux qui lui ont les premiers donné ce nom, ayant essayé d'y introduire un fil, ou une soye de porc, & ayant vu qu'elle ne pouvoit passer outre, ont cru que ce trou finissoit là, où la soye s'arrêtoit. Mais la cause pour laquelle cette soye ne passe point, n'est pas la cécité du trou, c'est son obliquité. Si vous coupez peu à peu tout l'os pétreux, & que vous découvriez le nerf dont il s'agit, vous trouverez les détours, & les labyrinthes qui sont dans cet os; & il vous paroîtra clairement que ce nerf va vers le dehors de l'oreille.* Galien dit encore 3 ailleurs, *que des deux racines du nerf de la cinquième conjugaison, l'une qui est plus sur le devant, & qu'on appelle le nerf auditoire, sont enveloppée de la membrane dure, & après être tombée dans le conduit de l'ouïe, se dilate, conjointement avec la membrane pour tapisser ce conduit; l'autre racine, qui est plus sur le derriere, se jette dans un autre trou de l'os pétreux, qu'on nomme le trou aveugle.* On trouve enfin deux autres passages dans Galien, où il parle de l'oreille interne. 4 Dans l'un il dit, *que le conduit de l'ouïe ne s'étend pas seulement jusques à la membrane dure du cerveau, mais qu'il va jusques au nerf qui descend du cerveau dans ce conduit.* 5 Dans l'autre il parle de cette maniere: *La fin, ou l'extremité du conduit de l'ouïe, qui est à l'endroit où se dilate le nerf qui descend dans ce conduit, est, à l'égard de l'oreille, ce que l'humeur crystalline est à l'égard de l'œuil.*

On a déja parlé de *l'organe de l'odorat* en traitant du cerveau; & l'on a vu que Galien place cet organe à *l'extrémité des ventricules antérieurs du cerveau.* Ces ventricules vont aboutir à l'os cribreux, & cet os, qui est percé de divers trous, & placé au dessus du *nez*, reçoit par ce canal les exhalaisons qui s'élevent des matieres odorantes, & les porte aux extrémitez des ventricules; ou plûtôt ces mêmes ventricules, qui ont, comme on l'a dit, une inspiration & une expiration comme le poumon, attirent les exhalaisons dont on vient de parler.

Notre

1 *Lib. 8. Cap. 6.*
2 *Ibid. Lib. 9. Cap. 10.*
3 *De Nervor. Dissect. Cap. 6.*
4 *Method. Medend. Lib. 6. Cap. ultimo.*
5 *De Symptomat. Causis. Lib. 1. Cap. 3.*

Notre Auteur remarque à l'égard de la *langue*, qui est *l'organe du goût*, qu'elle reçoit, aussi bien que l'œuil, deux sortes de nerfs, les uns durs, les autres mols. Les premiers se distribuent dans les muscles qui la font mouvoir; les seconds se repandent dans la tunique dont elle est revêtue, & c'est par leur moyen, ou par le moyen de cette tunique nerveuse, que la langue distingue les saveurs. On ne rapportera pas ici ce qu'il dit de la maniere dont elle se meut, & dont elle est attachée. Mais il est essentiel de ne pas oublier ce qu'il observe 1 en divers endroits touchant des *conduits*, dont la cavité est, à ce qu'il dit, fort évidente, qui viennent de deux *glandes* spongieuses placées de chaque côté de la racine de la langue, & qui apportent la *salive* dans la bouche. On voit par là que les Anciens n'ont pas entierement ignoré l'usage des glandes. Nous avons parlé ci-dessus de celles des *yeux*, de celles des *intestins*, & de la *racine de la verge*. Galien nous indique encore des glandes 2 *qui arrosent toute la gorge;* & il ajoûte, *que Marinus en avoit trouvé quelques autres qui servent aussi à arroser d'autres parties; mais que lui Galien ne désigne pas, parce que la démonstration n'en est pas*, à ce qu'il dit, *entierement évidente ou certaine.* Ce dernier passage de notre Auteur fait soupçonner qu'il ne s'est pas assez prévalu des lumieres des Anatomistes qui l'ont précedé, ou qu'il a négligé diverses choses que ces Anatomistes avoient découvertes, telles que sont ces dernieres glandes dont parloit Marinus. On dira que ces glandes, ou les usages que leur donnoit celui qui les avoit décrites, étoient peut-être imaginaires, & que c'est pour cela que Galien n'en a rien voulu dire. Mais ce qui appuye le soupçon que nous avons, qu'il n'a pas laissé ces glandes en arriere par cette raison, c'est qu'il a traité de chimériques d'autres découvertes très-réelles, comme est entr'autres celle qu'Erasistrate avoit faite de certains 3 *vaisseaux blancs* dans le mésentere des chevreaux. Erasistrate se trompoit quand il prenoit ces vaisseaux pour des *arteres*, & quand il disoit qu'ils étoient *pleins d'air;* mais ces mêmes vaisseaux n'en étoient pas moins réels, & c'est ce que Galien n'a pas su trouver, & que l'on n'a decouvert que plusieurs siecles après lui.

Depuis l'An cxl. de J. C. jusqu'à l'An cc.

Notre Auteur ne s'est pas toûjours expliqué de la même maniere sur l'organe du cinquième des sens, qui est *le toucher*. Il semble supposer en un endroit, que *les nerfs* eux-mêmes sont cet organe, lors qu'il dit, 4 que *de ce grand nombre de nerfs dont les rameaux se divisent, & se distribuent dans toutes les parties du corps, il n'y en a aucun qui ne soit doué du sens du toucher.* Mais il attribue la même chose aux *membranes* dans un autre passage. 5 *Aristote*, dit-il *établit le sens du toucher dans la* chair; *mais moi je le place dans les* membranes, *ou pellicules qui sont comme entrelacées avec la chair.*

Pour achever ce qui concerne la tête, il faudroit inserer ici la description du *nez*, des *levres*, des *machoires*, des *dents*, du *palais*, & de tout le reste de la face. Mais comme ces parties ne sont presque composées que d'os, de muscles, & de cartilages, nous n'entreprendrons pas de les décrire. Nous remarquerons seu-

1 *De Usu Part. Lib.* 10. *Cap.* 11. *Lib.* 11. *Cap.* 10. & potissimùm *Lib.* 2. *De Semine, Cap.* 6.
2 *Ibidem.*
3 *Voyez ci-dessus, Part.* 2. *Liv.* 1.
4 *De Locis affectis.*
5 *De Utilitate Respirationis.*

Depuis l'An cxl. de J. C. jusques à l'An cc.

seulement, à l'égard du *palais*, que l'on trouve à son fond un conduit par lequel il a communication avec le nez. Galien prétend d'ailleurs que le palais *communique avec le cerveau*, ou qu'il reçoit par sa partie supérieure les humeurs superflues qui viennent de la base du cerveau, & qui passent de *l'entonnoir* dans les trous de l'os *sphénoïde* placé immédiatement au dessus du palais. On trouve encore au fond du palais, ou à l'entrée du gosier, une certaine chair ronde & longue, grosse comme une petite olive, qui pend justement à l'extremité du palais. L'usage de cette chair, qu'on nomme la *luette*, est, selon notre Auteur, d'empêcher que l'air n'entre tout d'un coup dans le poumon, ce qui le refroidiroit trop, & d'ailleurs de modifier la voix. A droite & à gauche de la luette sont placées deux glandes, nommées par les Anciens *paristhmia*, comme qui diroit *voisines de l'isthme*, par où l'on voit qu'ils ont comparé la luette à un *isthme*, ou à une langue de terre qui est entre deux mers. 1 Ces glandes, & *deux autres* qui sont tout auprès, un peu plus en dedans, servent à humecter toutes les parties qui dépendent du pharynx, ou du gosier, & du larynx, dont il a été parlé ci-dessus.

Ce que l'on a vu dans ce chapitre, & dans les deux précedens, concernant l'Anatomie de la *tête*, de la *poitrine*, & du *ventre*, peut suffire pour donner une idée generale de ces parties qui renferment les principaux organes de notre corps. Il s'agiroit maintenant de traiter des *extrémitez*, c'est a dire des bras, & des mains, des cuisses, des jambes, & des pieds, qui font la quatrième partie du corps selon notre division. Mais nous n'entrerons pas dans ce détail, premierement, parce que l'on peut se faire un plan de ce qu'il y a de plus essentiel, ou de plus difficile à découvrir, dans l'œconomie animale, sans examiner particulierement ces dernieres, dont l'usage est conu de tout le monde, du moins en géneral. La seconde raison que nous avons pour nous abstenir de cet examen, c'est que pour le faire il faudroit décrire un grand nombre *d'os*, de *cartilages*, & de *muscles*, & parler de tous les *vaisseaux* qui les accompagnent, ce qui seroit d'autant plus ennuyeux, que cette matiere est, de toute l'Anatomie, celle sur quoi il y a eu le moins de disputes entre les Anciens & les Modernes. Ce n'est pas qu'elle ne soit très-importante, ou qu'un Médecin la doive négliger, mais nous supposons qu'on s'en instruira d'ailleurs, & nous croyons qu'il suffira, pour notre dessein, de faire ici les remarques suivantes, par lesquelles on verra en gros ce que c'est qu'un os, & ce que c'est qu'un cartilage, & un muscle, selon les principes de notre Auteur.

J'avois promis, dans la premiere Partie, Liv. 3. Chap. 3. de donner un Abregé complet d'Anatomie, où l'Osteologie seroit jointe, quand j'en serois à Galien. Les raisons que je viens d'apporter, font voir ce qui m'empêche de tenir ma promesse, du moins pour ce qui concerne l'Osteologie.

Il faut savoir premierement, à l'égard des *os*, que Galien les regardoit comme des corps durs, secs, terrestres, & froids, qui n'ont aucun sentiment par eux-mêmes, parce qu'ils ne reçoivent point de nerfs, mais seulement par la mem-

1 *De Usu Part. Lib.* 7. *Cap.* 17. L'Auteur du livre intitulé *l'introduction*, attribué à Galien, dit que les glandes appellées *paristhmia*, sont au nombre de quatre, dont il y en a deux que l'on voit vers la racine de la langue, & deux autres plus profondes.

membrane qui les enveloppe, appellée 1 *perioste*. Il les met au rang des parties *spermatiques*, c'est à dire, qui sont produites immédiatement de la semence, comme on l'a vu ci-dessus; & l'usage qu'il leur donne, c'est d'être comme le *fondement*, qui soutient toute la masse du corps. Les os ont, la plûpart, de la *mouëlle*, qui leur sert de nourriture.

Depuis l'An cxl. de J. C. jusques à l'An cc.

Ils sont joints les uns aux autres de plusieurs manieres, qui se réduisent à ces deux génerales, la *symphyse*, & *l'articulation*, lesquelles contiennent chacune diverses especes que notre Auteur a très-bien décrites. Par la *symphyse* deux os sont joints, ou collez fortement ensemble, en sorte que ni l'un ni l'autre ne se peut mouvoir, au lieu que ceux qui se joignent par *articulation*, ont chacun leur mouvement. Pour soutenir & affermir ces articulations la nature a produit des *ligamens*, qui sont des corps blancs, plus durs, & plus épais que les membranes, par lesquels la tête d'un os est retenue dans la cavité d'un autre os qui reçoit cette tête, ensorte qu'elle ne peut sortir de la cavité. On parlera encore d'une autre sorte de ligamens en décrivant le muscle.

Les *cartilages* sont des corps plus mols que les os, mais plus durs que toutes les autres parties. Ils sont formez de la semence, & sont sans sentiment aussi bien que les os, ils se changent même quelquefois en os. Leur usage est de joindre en quelques endroits deux os ensemble, & de contribuer à la formation, ou à la perfection de quelqnes parties, comme du nez, des oreilles, de la trachée artere, & de quelques autres.

Les 2 *muscles* couvrent tous les os, & s'y attachent fortement. Ils sont proprement composez de *chairs*, & de *fibres*. Ils reçoivent de plus des *veines*, & des *arteres* comme des manieres de ruisseaux, qui ne composent pas tant la substance des muscles, qu'ils leur fournissent de quoi se nourrir, & être vivifiez. Les *fibres* sont des filamens plus subtils que les filets d'aragnées, qui partent également des *nerfs*, lesquels entrent par la tête des muscles, & des *ligamens* qui sont à la tête des mêmes muscles, ou qui composent cette tête. Entre ces fibres il reste divers interstices, qui se remplissent de chair. Cet assemblage étant d'ailleurs couvert, & entrecoupé de membranes, est appellé un *muscle*, dont l'extremité, ou la queuë, qui est formée par le rapprochement des fibres nerveuses & ligamenteuses, prend le nom de *tendon*. L'autre extrémité, ou la tête, se nomme le *ligament* du muscle, & le milieu *ventre*. La tête, ou le ligament est toujours immobile, mais la queuë, ou le tendon doit se mouvoir, parce qu'il est inseré, ou attaché immédiatement à la partie que le muscle meut. Le ligament est insensible, mais le tendon a du sentiment, parce que les fibres qui le composent sont, en partie, nerveuses.

L'usage du muscle est d'être *l'organe*, ou *l'instrument du mouvement volontaire*,

1 Nôtre Auteur dit (*de Loc. affect. Lib.* 2. *Cap.* 7.) que les os sentent quelquefois de la douleur, ou que la douleur paroît être dans les os, *lors qu'elle est dans les membranes qui environnent les os*. Par ces membranes il semble qu'il ne peut entendre que le *perioste*, dont il ne fait d'ailleurs mention qu'en un endroit ou deux de ses ouvrages, & cela en un mot, sans s'expliquer sur la nature de cette membrane. Il est vrai que dans le livre des *Définitions*, celle du perioste y est contenue; mais ce livre n'est pas de Glien.

2 Ainsi appellez du mot *mus*, qui en Latin & en Grec signifie *un rat*, parce qu'un muscle séparé d'un autre ressemble à un rat écorché.

Depuis l'An cxl. de J. C. jusques à l'An cc.

re, ce qui se fait de cette maniere. Les esprits fournis par le cerveau, meuvent le nerf, ou lui portent la faculté de mouvoir les parties où il se distribue. Le nerf meut ensuite le muscle, & le muscle ou son tendon, meuvent l'os auquel ils sont attachez ; comme, par exemple, le grand os de la jambe. Cet os étant mu, il faut que toute la jambe, & par consequent le genouil, où est l'articulation, se meuvent.

On doit enfin remarquer que les muscles ont quatre sortes de mouvemens; un mouvement de *contraction*, un mouvement *d'extension*, un mouvement de *translation*, & un mouvement *tonique*. Le premier se fait lors que le muscle se retire vers la tête, ou s'accourcit, & s'enfle; le second lors qu'il s'étend, ou s'allonge; le troisième lors que le muscle se relâche, ou tombe en quelque maniere à cause de la pesanteur de la partie, parce que la faculté motrice n'agit pas; le quatrième lors que le muscle demeure dans la contraction, ou qu'il demeure tendu comme s'il n'agissoit point. C'est par ce dernier mouvement que les oiseaux demeurent quelquefois suspendus en l'air, sans se remuer d'une place; ensorte qu'il semble que leurs muscles ne se meuvent point, quoiqu'ils se meuvent effectivement; puis qu'à cela près ces oiseaux tomberoient en terre. Tel est aussi le mouvement des muscles d'un homme qui se tient debout sans se remuer. De tous ces mouvemens dépendent ceux des parties, lesquels se distinguent, ou par le *lieu*, comme quand une partie se meut en avant, en arrière, vers le haut, vers le bas; ou par la *figure* qu'ils font faire à la partie, en la fléchissant, en l'étendant, en la tournant obliquement, & en rond, en la renversant, &c. La premiere cause de tous ces mouvemens paroît à notre Auteur une chose fort difficile à trouver, & il est enfin obligé d'avouer ingénument, que ni lui ni les autres Philosophes, dont il rapporte les opinions, n'ont pu découvrir cette cause. La difficulté consiste en ceci, qu'il ne semble pas que les petits enfans, & les bêtes, qui ne savent point quels sont les offices des muscles, puissent faire mouvoir plûtôt un muscle qu'un autre. On ne sait point, par exemple, pourquoi les bêtes, ou les enfans remuent plûtôt les levres que les pieds, lors qu'il faut manger, car enfin le mouvement des muscles est *volontaire*, comme on l'a dit, & comme l'experience nous en rend convaincus, & la volonté suppose une conoissance qui n'est ni dans les enfans ni dans les bêtes. On peut voir tout ce que dit notre Auteur sur ce sujet dans le chapitre 1 cité au bas de la page.

On a pu voir, par ce que l'on a dit ci-devant, ce que c'est qu'une *veine*, une *artere*, & un *nerf*; & à quoi sont destinez ces trois sortes de vaisseaux; que les nerfs portent à toutes les parties la faculté de sentir, & de se mouvoir; que les veines & les arteres contiennent également du sang, qui va également *du centre du corps à la circomference*; que le sang des veines, qui est le plus grossier, y va pour nourrir les parties, & que le sang artériel étant plus subtil, sert à vivifier ces mêmes parties, &c. Nous ne décrirons pas plus particulierement le cours de ces vaisseaux, & nous ne rapporterons pas les noms que Galien donne à divers rameaux de veines, & d'arteres, selon les parties où ils se vont rendre, comme nous n'avons nommé ni les os, ni les muscles par leurs noms particuliers.

1 *De Formatione Fœtus.*

ticuliers. Mais on ne peut pas se dispenser de remarquer que par la description que notre Auteur fait, tant du cours de plusieurs vaisseaux, que de la figure, & de la situation de chaque os, & de chaque muscle, il paroît, aussi bien que par quelques autres endroits de son Anatomie, que l'on a indiquez ci-devant, qu'il confond quelquefois le corps des singes, ou des autres bêtes, avec le corps de l'homme, 1 comme Vésale, & d'autres l'ont soûtenu.

Nous finirons en avertissant le Lecteur, que dans ce chapitre, & dans les précedens nous n'avons prétendu donner qu'un petit abrégé de l'Anatomie de Galien, concernant principalement *l'œconomie animale*, comme nous l'avons déja insinué. Cet avertissement est nécessaire pour aller au devant de ce qu'on pourroit dire, que nous n'avons pas fait sentir toute l'exactitude que notre Auteur a apportée dans ses descriptions des parties du corps. Nous convenons qu'il ne faut pas juger du prix de son Anatomie par l'extrait que nous en avons fait, ni de tout ce qu'il y a de bon dans le reste de son Systeme de Médecine, par ce que nous en avons dit ci-dessus. Si l'on avoit voulu entrer dans un détail qui eût renfermé tout cela, il auroit fallu faire un gros livre; à moins de quoi il auroit été impossible de rendre exactement raison de tout ce qu'il y a de remarquable dans six volumes in folio que nous avons de Galien.

Liste des Livres de Galien, tirée de l'édition de Chartier.

Galien, de ses propres livres 1.
- De l'Ordre de ses livres, 1.
- Harangue de Galien de Pergame, Paraphraste, fils de Menodotus, pour exhorter à apprendre les beaux arts. 1. *Il est visible que c'est un autre Galien.*
- De la meilleure Doctrine, 1.
- De l'Histoire Philosophique, 1.
- Fragment de Galien, tiré de Jean le Grammairien. Livre attribué à Galien, intitulé, Que les qualitez sont incorporelles. 1.
- Fragment de Galien, tiré de Simplicius.
- Autre, tiré d'Averrhoës.
- Notes de Galien sur Hippocrate, tirées de Stobée.
- Des Sophismes dans les mots, 1.
- Explication des vieux mots d'Hipporate, 1.
- De l'Etablissement de l'Art de la Médecine, 1.
- L'Art de la Médecine, 1.
- Définitions Médicinales, 1.
- De Parties de la Médecine, 1. L.
- Des Sectes, à ceux qui commencent à étudier, 1.
- De la meilleure Secte, 1.
- Discours contre les Empiriques, Fragment attribué à Galien. L.
- Exposition du Systeme des Empiriqu s. L
- Qu'un bon Médecin doit aussi être Philosophe, 1.

Intro-

1 *Voyez ci-dessus Chap. 5.*

Depuis l'An cxl. de J. C. jusques à l'An cc.

Introduction à la Médecine, où le Médecin, livre attribué à Galien, 1.
Des Elémens, selon Hippocrate, 2.
Des Temperamens, 3.
Commentaires sur deux livres d'Hippocrate. De la Nature de l'homme, 2.
Des Humeurs, 1.
S'il y a naturellement du sang dans les artéres? 1.
De la Bile noire, 1.
De la Semence, 3. De la Semence, petit livre, L.
Des Os, à ceux qui apprennent l'Anatomie, 1.
Des Administrations Anatomiques, 9.
De l'Anatomie des Corps vivans, attribué à Galien, 1. L.
De la petite Anatomie, attribué à Galien, 1. L.
Dissection des Organes de la voix, 1. L.
De l'Anatomie des Yeux, attribué à Galien, 1. L.
De la Dissection des Veines, & des Arteres. 1.
De la Dissection des Nerfs, 1.
Des Muscles, tiré des livres d'Oribase, 1.
De la Dissection de la Matrice, 1.
De l'Usage des Parties, 17.
De l'Ame, Fragment tiré du livre de Nemesius, intitulé de la Nature de l'homme.
Autre Fragment tiré du chap. 20 du même Nemesius, touchant la Peur.
De la Substance des Facultez Naturelles, fragment.
Des Facultez qui gouvernent notre corps, attribué à Galien, 1. L.
Des Facultez Naturelles, 3.
Des Sentimens d'Hippocrate & de Platon, 9.
Fragment sur le Timée de Platon. L.
De la Formation du Fœtus, 1.
Si toutes les parties de l'animal se forment en même temps? L.
De la nature, & de l'ordre de chaque corps, attribué à Galien, 1. L.
De la Liaison des parties, ou de la Nature de l'homme, attribué à Galien, 1. L.
Si ce qui est dans la matrice est un animal? 1.
De l'Enfant qui naît le septiéme mois, 1.
De l'Organe de l'Odorat. 1.
Du Mouvement des Muscles, 2.
Des Mouvemens manifestes, & obscurs, attribué à Galien, 1. L.
Fragment, tiré de cette même paraphrase du quatriéme du livre *de Physica Auscultatione.*
Autre Fragment, tiré de cette même paraphrase.
Autre, tiré du livre des Songes, de Michel Ephésien.
Du Mouvement de la Poitrine, & du Poumon, Fragment. L.
De l'Usage de la Respiration, attribué à Galien, 1. L.
De l'Usage de la Respiration, reconnu pour être de Galien, 1.
Des Causes de la Respiration, 1.

De

De la Voix, & de la Respiration, attribué à Galien, 1. *Depuis l'An cxl. de J. C. jusques à l'An cc.*

De l'Usage des Pouls. 1.

Que les qualitez de l'esprit suivent le temperament du corps, 1.

De la bonne Constitution du corps, 1.

De l'Embonpoint, 1.

Si l'Art qui regle l'usage des choses qui regardent la santé, dépend de la Médecine, ou de la Gymnastique? 1.

De la Conservation de la santé, 6.

Des Facultez des Aliments, 3.

Du Flux continuel de la substance du corps, ou Quatrième Livre des Alimens, attribué à Galien, 1. L.

De la Maniere de vivre attenuante, 1. L.

Des bons & des mauvais Sucs des alimens, 1.

Préceptes touchant la constitution du corps; touchant la diète convenable dans les quatres saisons, & dans les douze mois de l'année, 1.

De l'Usage des choses liquides, 1.

De la Maniere de vivre de ceux qui se portent bien, 3.

Des Eaux, Fragment tiré de Galien, Oribase, &c.

Des Vins, autre Fragment tiré d'Oribase.

Autre Fragment sur le même sujet, tiré du même.

Autre Fragment sur le même sujet, tiré d'Athénée.

Du Pain, Fragment tiré d'Athénée.

De la Ptisane, 1.

De l'Exercice de la petite paume, 1.

De l'Acte Vénérien, Fragment.

De la Conoissance des maladies, tirée des Songes, 1.

De la Conoissance, & de la Cure des passions de l'ame, 1.

Autre livre dont le titre est presque semblable.

De la Coutume, 1. L.

Des Differences des Maladies, 1.

Des Causes des Maladies, 1.

Des Differences des Symptomes, 1.

Des Causes des Symptomes, 3.

Des Differences des Fiévres, 2.

De l'Intempérie Inégale, 1.

Du Marasme, ou de la Consomption, 1.

Des Tumeurs contre nature, 1.

De la Plénitude, 1.

Des Causes Procatarctiques, 1. L.

Du Tremblement, de la Palpitation, de la Convulsion, du Frisson, 1.

Du Coma, 1.

De la Difficulté de respirer, 3.

Des Temps des Maladies, 1.

Des Caracteres des Fiévres, 1.

Contre ceux qui ont écrit des Caracteres des Fiévres, 1.

De la Soif, Fragment.

Depuis l'An cxl. de J.C. jusques à l'An cc.

De la Fiévre Hémitritée, 1.
Des Parties affectées, 6.
Des Maladies des Femmes, 1.
Des Maladies des Femmes, Fragment. L.
Des Pouls, à ceux qui commencent d'étudier, 1.
Des Differences des Pouls, 4.
De la Conoissance des Pouls, 4.
Des Causes des Pouls, 4.
Des Présages tirez des Pouls, 4.
Abrégé des seize livres des Pouls, 1. L.
Abrégé des Pouls, attribué à Galien, 1.
Des Pouls, petit livre, addressé au Philosophe Antoine.
Des Urines, attribué à Galien, 1.
Abrégé des Urines. 1.
Petit livre des Urines, tiré d'Hippocrate, de Galien, & de quelques autres.
Des Crises, 3.
Des Jours Critiques, 3.
Trois Commentaires sur le Livre d'Hippocrate, des Humeurs. L.
Trois Commentaires sur les Prognostiques d'Hippocrate.
Trois Commentaires sur les Prédictions d'Hippocrate.
Du Prognostique, à Posthumus, 1.
Du Prognostique, petit livre.
Vrai, & expérimenté Prognostique.
De la Saignée, Fragment.
Prognostique sur la maniere dont un malade est couché, tiré des Mathematiques, 1.
Comment on découvre ceux qui feignent une maladie, 1.
Questions sur Hippocrate, attribuées à Galien 1. L.
Trois Commentaires sur le premier des Epidémiques d'Hippocrate.
Un Commentaire sur le second des Epidémiques.
Fragment de Commentaire sur le même livre.
Trois Commentaires sur le troisiéme des Epidémiques.
Six Commentaires sur le sixiéme des Epidémiques.
Sept Commentaires sur les Aphorismes d'Hippocrate.
Qu'Hippocrate n'a point erré dans l'Aphorisme, qui commence ainsi: *Ceux qui croissent ont le plus de chaleur naturelle*, contre Lycus.
Contre ce que Julien a écrit contre les Aphorismes d'Hippocrate.
Fragmens de Galien, tirez des Aphorismes de Rabbi Moïse.
Fragment tiré de Rhasis.
De la Méthode de traiter les maladies, 14.
L'Art de guérir les maladies, addressé à Glauq, 2.
De la Saignée, contre Erasistrate, 1.
De la Saignée, contre les Sectateurs d'Erasistrate qui sont à Rome, 1.
De la maniere de guérir par la Saignée, 1.
Des Sansues, de la Révulsion, des Ventouses, & de la Scarification, 1. L.

Des

Des Facultez des médicamens purgatifs, I.

Depuis l'An exl. de J. C. jusques à l'An cc.

Des Médicamens purgatifs, attribué à Galien, I. L.

Qui sont ceux que l'on doit purger, par quels médicamens, & quand on le doit faire.

Conseil pour un jeune garçon Epileptique.

De la Mélancholie, Fragment tiré d'Aëtius.

Des Yeux, attribué à Galien. I. L.

De la Colique, I. L.

De la Jaunisse, attribué à Galien, I. L.

Des Maladies des Reins, livre supposé.

De la Pierre, attribué à Galien. L.

De la Sciatique, & de la Goutte, I.

Des Remedes expérimentez, attribué à Galien, I. L.

Livre des Secrets, à Monteus, attribué à Galien, I. L.

De l'Incantation, de l'Adjuration, & de la Suspension, attribué à Galien, I. L.

De la Cure Homerique, Fragment tiré de Trallian.

Des Remedes aisez à faire, I.

Des Remedes aisez à faire, addressé à Solon, Chef des Médecins, supposé, I.

De Dynamidiis, c'est à dire, des facultez des médicamens, ou des médicamens efficaces, attribué à Galien. *On croit que ce livre est de Gariopontus.* L.

Quatre Commentaires sur le livre d'Hippocrate, de la Diète dans les maladies aiguës.

De la Diète dans les maladies aiguës, petit livre. L.

Trois Commentaires sur le livre d'Hippocrate, de la Boutique du Médecin.

Trois Commentaires sur le livre d'Hippocrate, des Fractures.

Quatre Commentaires sur le livre d'Hippocrate, des Articulations.

Des Bandages.

Des Facultez, & Temperamens des Médicamens simples, II.

De la Composition des Médicamens, considérez par rapport aux parties du corps, 10.

De la Composition des Médicamens considerez par rapport à leurs genres, 7.

Des Antidotes, 2.

De la Thériaque, à Pison, I. Ce livre paroît à quelques-uns supposé.

De la Thériaque, à Pamphilianus, attribué à Galien.

Des Médicamens Succédanées. I.

Des Poids, & des Mesures. I.

Des Médicamens simples, à Paternianus, attribué à Galien. L.

Des Plantes, attribué à Galien. L.

Des Facultez de la Centaurée, attribué à Galien.

Des Clysteres, I. L.

Depuis l'An cxl. de J. C. jusques à l'An cc.

Trois Commentaires sur le livre d'Hippocrate, de l'Air, des Lieux, & des Eaux. L.

De l'Anatomie des Muscles, à ceux qui apprennent, 1. L.

La lettre L, qui est ajoutée à la fin de quelques-uns des titres des livres de Galien, marque que ces livres ne se trouvent qu'en Latin. René Chartier donne une autre liste des livres de Galien, qu'on n'a plus ni en Grec ni en Latin, ou qui sont cachez dans quelques Bibliotheques, & qui ne sont connus que par le titre. La plus grande partie de ces livres ne regardent pas la Médecine.

CHAPITRE IX.

Médecins qui ont vécu en même temps que Galien.

Lucius Apulée, de *Madaure*, ville d'Afrique, vivoit sous les Empereurs Adrien, Antonin le Débonnaire, & Marc Aurele, comme on le recueille de ce qu'il fait mention dans son Apologie, d'un *Lollianus Avitus*, & de quelques autres, comme de personnes qui vivoient lors qu'il a écrit cette Apologie, & de ce qu'on apprend d'ailleurs que ces mêmes personnes ont vécu sous les Empereurs qu'on a nommez. Son pere, qui s'appelloit *Thésée*, avoit possédé la charge de Duumvir, & avoit été fort consideré dans sa patrie. Sa mere, nommée *Salvia*, étoit de la famille de Plutarque, & de celle du Philosophe Sextus.

Apulée avoit étudié à Carthage, puis à Athenes, où il s'attacha beaucoup à la Philosophie de Platon, & enfin à Rome, où il étudia la Jurisprudence, & s'acquit même une grande réputation dans la Barreau. Mais il quitta ensuite ce métier pour reprendre la Philosophie, qui étoit mieux de son goût Et comme il voulut entrer dans ce que la Physique renferme de plus particulier, par rapport à la conoissance des proprietez de tous les corps, il ne se contenta pas de lire les livres des Philosophes qui en ont écrit, il trouva à propos de faire lui-même des expériences pour avoir une plus grande certitude. Il s'appliqua particulierement à découvrir la nature & la diposition des parties des animaux, à l'imitation d'Aristote; il entreprit même de 1 critiquer les écrits de ce Philosophe, concernant *l'Anatomie*, & d'y faire des additions. Il composa en Grec des livres de 2 *Questions Naturelles*, dans lesquels il traitoit fort amplement des *Poissons*. Il en composa encore d'autres intitulez, *Questions Médicinales*, & il dit en quelque endroit, 3 *qu'il n'est ni ignorant, ni même sans expérience, en fait de Médecine*, c'est à dire, qu'il avoit joint la pratique à la théorie. C'est ce qui paroît encore par ce qu'il ajoûte en un autre endroit du même ouvrage, *qu'on lui avoit amené une femme atteinte du mal caduc, afin qu'il la guérit.*

On

1 Libros ἀνατομῶν Aristotelis explorare studeo, & augere. *Apolog.* 1.

2 *Ibidem.*

3 Medicinæ neque instudiosus, neque imperitus. *Ibidem.*

On met entre les Ecrits d'Apulée un livre intitulé, *Des remedes tirez des plantes*, qui nous est resté, & qui est écrit en Latin, mais on n'est pas certain qu'il soit de lui. Quelques-uns le donnent à *Apulée Celse* dont il a été parlé ci-devant, quoi qu'il porte le nom d'Apulée de Madaure; d'autres prétendent que ce livre n'est, ni de l'un ni de l'autre des deux Apulées. Il n'est pas, disent-ils, du premier, parce que le langage ne sent pas le siécle de Tibere, dans lequel ce premier Apulée vivoit; il n'est pas non plus du second, parce que le stile n'est ni abondant ni fleuri comme celui de cet Auteur. Mais cette derniere raison n'est pas, à mon avis, assez forte; car quelle occasion pouvoit avoir Apulée d'étaler son éloquence dans un livre où il n'y a rien d'Historique, & où il n'y a point de raisonnemens, mais une description nue des proprietez des plantes. 1 Il se peut d'ailleurs que ce livre ne soit qu'un fragment, ou un extrait d'un plus grand ouvrage composé par notre Auteur, & que les Copistes peuvent même avoir alteré, & corrompu; ou enfin que ce soit une traduction faite sur le Grec d'Apulée, dans les siecles de la basse latinité, comme quelques-uns l'ont soupçonné. Quoi qu'il en soit, si le livre en question n'est pas d'Apulée de Madaure, ceux qui ont emprunté, ou supposé son nom ont apparemment cru que cette supposition seroit couverte par le rapport qu'il y a entre les matieres qui sont traitées dans ce livre, & celles qui se trouvoient dans les ouvrages légitimes du même Apulée. Le livre qu'on lui attribue est un recueil de remedes, dont plusieurs sont entierement *superstitieux*; & il y a bien de l'apparence qu'il avoit donné dans ces sortes de remedes. Il dit lui-même, 2 dans l'un de ses plus beaux ouvrages, 3 *que les anciens Médecins ont employé les charmes, ou les vers, pour la guerison des playes, comme on le recueille de ce qu'Homere, dont le témoignage est autant certain que celui d'aucun autre Auteur de l'Antiquité, nous dit qu'on arrêta par enchantement le sang qui couloit de la playe d'Ulisse*; & immediatement après il ajoûte, 4 *qu'il n'y a rien de tout ce qui se fait en vûe de la santé, qui puisse être criminel*; par où l'on voit qu'il approuve, & qu'il tâche de justifier ce procedé des Anciens.

Depuis l'An cxl. de J. C. jusques à l'An cc.

On trouve dans le prétendu livre d'Apulée les noms de plusieurs plantes Médicinales, en diverses langues, en Grec, en Latin, en Egyptien, en Punique, en Gaulois, en la langue des Daces, &c. On y trouve même les noms que les *Prophetes*, comme l'Auteur les appelle, c'est à dire les *Magiciens*, Zoroastre, Osthanes, & d'autres, donnoient à ces plantes. On y voit ensuite la description de ces mêmes plantes, par rapport à leur figure, au lieu où elles naissent, & celle de leurs proprietez par rapport à la guérison des maladies. Ces proprietez sont de deux sortes; les unes sont *naturelles*, & les mêmes que celles qui ont été indiquées par Dioscoride, & les autres Herboristes dont on a parlé ci-devant; les autres n'ont de fondement que sur une tradition *superstitieuse*, & dépendent autant, ou plus de certaines *céremonies* que

1 *Vide Fabricii Centur. Plagiar. & Bibliothec. Latinam.*

2 *Apolog.* I.

3 *Veteres quidem Medici etiam carmina remedia vulnerum norant, ut omnis vetustatis certissimus Auctor Homerus dixit, qui fecit Ulissi de vulnere sanguinem profluentem sisti cantamine.*

4 *Nihil enim quod salutis ferendæ gratia fit, criminosum est.*

Depuis l'An cxl. de J. C. jusques à l'An cc.

que l'on joint à l'usage d'une plante, que de la nature de la plante même. Notre Auteur recommande, par exemple, une herbe qu'il appelle *pied de lion*, & une autre nommée *aristoloche*, comme étant propres pour ceux à-qui l'on a [1] *noué l'éguillette*, & voici de quelle maniere il les employe. *Prenez*, dit-il, *sept tiges de pied de lion séparées de leurs racines, & faites les bouillir dans de l'eau, au déclin de la Lune Lavez le patient avec cette eau, à l'entrée de la nuit, devant le seuil de sa porte, hors de sa maison; & lavez vous en aussi vous même qui lui rendez cet office. Brûlez ensuite de l'herbe d'aristoloche, parfumez en l'homme, & rentrez tous deux à la maison, sans regarder derriere vous, & il sera incontinent délié, ou délivré.* Ceux qui voudroient essayer ce remede, se trouveroient embarassez par les differens noms qu'Apulée donne à la premiere des plantes dont il s'agit. Il l'appelle *pied de lion*, ou *leontopodion*, *leontopetalon*, *leontospermon*, *lychnys agria*, *lathyros*, *cacalia*, *flammula veneris*, *brumaria*, *papaverculum*, *prapedilon*, *leuceron*, *platyphyllon*, *æthopon*, *leheribethron*, *gudubbal*; ce dernier nom est Punique, ou Carthaginois. Il est vrai que la description qu'il en donne, convient, en quelque maniere, au *leontopetalon* de Dioscoride. Apulée confond de même diverses autres plantes, par la multitude de ses synonymes. Entre les usages qu'il attribue à la *mente sauvage* il prétend qu'elle sert à découvrir *sous la protection de quelle étoile on est*. On peut le consulter sur la maniere dont il veut que l'on s'y prenne pour cela, & sur les autres choses de cette nature que nous ne rapportons pas ici.

On compte aussi entre les livres du même Apulée, un dialogue Latin intitulé *Hermes Trismégiste*, ou *Asclépius*, que l'on prétend qu'il ait traduit du Grec, ou de quelqu'autre langue; mais les Savans ne reconoissent pas ce livre pour être de notre Auteur, parce qu'il n'est pas assez bien écrit. On a vu dans la premiere Partie de cette Histoire, à l'endroit où il est parlé d'*Hermes*, un passage tiré de ce même livre, dans lequel il est fait mention de certaines *statues magiques* qui *donnent des maladies*, & qui *en guérissent*. On peut aussi avoir attribué la traduction de ce livre à notre Apulée, dans la prévention où l'on a été que ces sortes de curiositez étoient de son genie, ou de son goût. Ce qu'il y a de certain, c'est qu'il a été accusé de *Magie*, & qu'il a été obligé de se défendre à cet égard par deux Apologies qui nous sont restées. Il est vrai que la principale cause de cette accusation fut le mariage, qu'il avoit contracté avec [2] une riche veuve, nommée *Pudentilla*, dont les parens de cette Dame n'étoient pas contens; ce qui fit qu'ils s'aviserent de publier qu'Apulée l'avoit forcée par des sortileges à lui donner la main, & qu'il avoit même fait mourir un fils de cette même Dame. Mais il y a bien aussi de l'apparence qu'il avoit d'ailleurs donné lieu à des soupçons de cette nature, par les experiences qu'il faisoit tous les jours pour découvrir les proprietez des plantes, des animaux, &c. en quoi il avoit, sans doute, poussé un peu trop loin sa curiosité. Quoi qu'il en soit, il fut absous de cette accusation; mais cela n'a pas empêché que la posterité ne l'ait mis au rang des Magiciens, & qu'il n'ait été comparé à *Apol-*

lonius

1 *Si quis devotus defixusque fuerit in suis nuptiis, sic eum resolvas.*

2 Elle avoit quatre millions de petits sesterces, *H. S. quadragies*, qui font environ quatre cent mille livres monoye de France. *Vid. Apolog. 2.*

lonius de Tyane, comme on le recueille des écrits de Lactance, de St. Augustin, & de quelques autres Peres. Son livre de *l'Asne d'or*, qui est tout plein de contes magiques, peut aussi avoir donné lieu à cela, quoi que ce ne soit qu'un jeu d'esprit, & que le sujet ne soit pas de l'invention d'Apulée. *Depuis l'An cxl. de J. C. jusques à l'An cc.*

1 Quelques uns attribuent enfin à Apulée de Madaure le livre intitulé *Sexti Platonici Medicina ex animalibus*, dont nous avons parlé ci-devant. Nous laissons à part les autres livres de cet Auteur, qui ne regardent pas la Médecine. Apulée avoit un esclave nommé *Themison*, qui étoit Médecin, dont nous avons aussi fait mention ci-dessus, quand il s'est agi des Médecins Esclaves.

J'ai vu cinq éditions du livre *des Vertus des plantes*, qui porte, comme je l'ai dit, le nom d'Apulée. Les deux plus anciennes sont celle de Paris de 1528, in folio, sur un manuscrit de Jean Philippe *de Lignamine*, & celle de Bâle, de la même année, aussi in folio, que l'on doit aux soins d'Albanus Torinus. La troisième est celle de Zurich, de 1537, in quarto, à laquelle est joint un commentaire de Gabriel Humelbergius. La quatrième est celle de Venise, chez les Heritiers d'Aldus, de 1547, in folio, qui se trouve dans un recueil qu'ils ont fait des écrits de tous les anciens Médecins Latins. La cinquième est celle de Lyon, de 1587, dans un volume, in octavo, de toutes les œuvres d'Apulée de Madaure. Il y a encore une édition du même livre, de Paris en 1543, que je n'ai pas vûë.

C'est une chose remarquable qu'il y ait de si grandes variations dans le texte de la plûpart de ces éditions. Rhodius (*in Scribon. Larg. in addendis ad compos.* 130) dit que celle de Paris, en 1528, est plus ample que les autres, ou que celle d'Aldus. Ce qui l'a porté à le croire, c'est que dans l'édition de Paris, le petit livre *de Betonica*, attribué par d'autres à Antonius Musa, s'y trouve joint au commencement, & qu'il y a à la fin un chapitre de la *mandragore*, qui n'est pas ailleurs. Il y a outre cela un traité qui suit, intitulé *des herbes de chaque signe du Zodiaque, & de chaque Planete*, quoi que celui qui a fait imprimer ce traité, n'ait pas dit qu'il fût d'Apulée. A cela près si l'on examine le texte de l'Herbier d'Apulée, il se trouvera qu'il y a dans les autres éditions un très-grand nombre de mots, & de périodes entieres, qui ne sont point dans celle de Paris, & par consequent que celle-ci est plus défectueuse que les autres, qui est le contraire de ce qu'a cru Rhodius. Celle de Torinus, & celle d'Humelbergius sont à peu près aussi amples l'une que l'autre : mais outre que le titre de la premiere est, *L. Apuleii Madaurensis de Herbarum virtutibus Historia, &c.* & que la seconde est intitulée, *Apuleii Liber de medicaminibus Herbarum*, on pourroit faire une fort grande liste des diverses leçons de ces deux éditions, dans tout le corps de l'ouvrage. Ce qui fait cette difference, du moins en partie, c'est que Torinus a suivi plus exactement, & plus fidelement ses manuscrits (dont il marque les diverses leçons) que Humelbergius n'a suivi les siens. Ce dernier avouë qu'il a beaucoup donné à la conjecture, & qu'il s'est souvent reglé sur ce qu'il a trouvé, qui faisoit à son sujet, dans Dioscoride & dans Pline. L'édition d'Aldus suit celle de Torinus, si ce n'est qu'il n'y a point de diverses leçons marquées à la marge de la premiere. Celle de Lyon est aussi faite sur celle d'Humelbergius.

Ce

1 *Vide Fabricii Centur. Plagiar.*

Depuis l'An cxl. de J. C. jusques à l'An cc.

Ces derniers, ni Torinus non plus, ne disent point d'où ils ont eu leurs manuscrits, mais J. Philippe *de Lignamine* nous apprend que le sien avoit été trouvé depuis peu au Mont Cassin. Il est visible que le livre *de Betonica*, que celui-ci met à la tête de l'Herbier d'Apulée, comme si c'étoit le premier chapitre, est en effet du même Auteur, comme Barthius, & d'autres l'ont cru. On est du moins sûr qu'il n'est point d'Antonius Musa, comme nous l'avons remarqué ci-devant. Je laisse à part la préface barbare de ce petit livre, qui a été faite par quelque Moine, des plus ignorans.

ALEXANDRE, d'Aphrodisée, ce fameux Commentateur d'Aristote, vivoit aussi du temps de Galien. On le peut compter entre les Médecins pour avoir traité dans ses *Problemes* diverses questions qui concernent la Médecine, & pour avoir écrit en particulier sur *les fiévres*.

MARCELLUS, de Seide en Pamphilie, vivoit sous Marc Aurele, & avoit écrit quarante-deux livres en vers héroïques touchant la Médecine, dans l'un desquels il traitoit de la 1 *Lycanthropie*, comme on l'apprend de Suidas. Ceux qui sont atteints de cette maladie, qui est une espece de *mélancholie*, croyent être changez en loups. 2 On a du même Auteur un petit poëme sur les poissons, qui est dans quelque Bibliothéque d'Italie.

Il y avoit, sous le même Marc Aurele, un Médecin nommé POSIDIPPUS 3 que l'on accusa d'avoir tué *Lucius Verus*, qui étoit Empereur avec Marc Aurele, en le faisant saigner mal à propos. Verus fut atteint d'une apoplexie, qui est une maladie, dont on meurt presque toûjours; & il se peut que cet Empereur mourut peu de temps après la saignée; ce qui donna occasion de blâmer ce remede; & le Médecin qui l'avoit ordonné, quelque raison qu'il eût euë pour cela.

Je trouve les noms de deux autres Médecins du même temps, dans 4 une lettre de l'Imperatrice Faustine à Marc Aurele son époux; l'un s'appelloit SOTERIDAS, l'autre PISITHEUS.

JULIUS POLLUX, de qui nous avons une maniere de Dictionaire Grec dédié à l'Empereur Commode, peut être regardé comme ayant écrit de la Médecine, parce qu'en rapportant les noms de toutes les parties du corps, il marque leur situation, & quelquefois leurs usages, ce qui concerne l'Anatomie. Il dit, entr'autres choses, en parlant des *arteres*, qu'elles sont *les chemins, ou les canaux de l'esprit, comme les veines sont ceux du sang;* & en parlant du *cœur*, il dit aussi, que le cœur a deux cavitez, l'une pleine de *sang*, l'autre pleine *d'esprits*, que l'une de ces matieres est de là envoyée dans les arteres, l'autre dans les veines; par où l'on voit que Pollux suivoit Erasistrate. Il touche d'ailleurs les noms des maladies, & ceux des instrumens des Médecins.

ATHE-

1 Il y a dans Suidas περὶ λυκάνου, mais il est visible que c'est une faute; car on trouve dans Aëtius un fragment touchant la Lycanthropie, qu'il dit être des livres du Médecin Marcellus, qui ne peut être que celui dont parle Suidas.

2 *Vide Schenckii Biblia Jatrica.*

3 *Julius Capitol. in M. Antonin. Cap.* 15.

4 *Soteridam* Medicum in Formianum ut dimittas rogo; ego autem *Pisitheo* nihil credo qui puellæ virgini curationem nescit adhibere. *Vide Vulcatii Gallicani Avid. Cassium, Cap.* 10.

Athenée, qui peut passer lui même pour Médecin, en introduit deux autres, dans son *Festin des Philosophes*, conjointement avec Galien. Le premier est Daphnus, d'Ephese; le second Ruffin, de Nicée. *Depuis l'An cxl. de J. C. jusques à l'An cc.*

On doit joindre à tous ces Médecins ceux dont Galien parle lui même comme de ses contemporains, tels que sont un 1 Demetrius, & un 2 Magnus, qu'il dit avoir été les premiers Médecins des Empereurs Antonin le Pieux, & Marc Aurele; un Antigenes, qui tenoit aussi le premier rang dans la Médecine sous le second de ces Empereurs; un Martialis, ou *Martianus*, Sectateur d'Erasistrate, avec lequel Galien eut quelques disputes sur des matieres Anatomiques; un 3 Antipater, de la même Secte Méthodique, qui mourut, comme le croyoit Galien, d'un tubercule crud formé dans les arteres du poumon, & qui avoit rendu le pouls de ce Médecin, inégal, & intermittent, pendant quelques mois; un Julien, & un Attalus, de la même Secte, & desquels nous avons parlé dans la seconde Partie; un 4 Antiochus, qui alloit à pied assez loin pour voir ses malades, quoi qu'il eût plus de quatre vints ans, & qui atteignit presque l'âge de cent ans, ayant toûjours joui d'une parfaite santé, le tout parce qu'il usoit d'un régime de vivre convenable. Ce Médecin mangeoit trois fois le jour dans la vieillesse, mais peu à chaque fois. Le matin il se faisoit frotter, après avoir été à la selle. Sur les neuf ou dix heures il mangeoit du pain, & du miel d'Attique. Depuis ce temps là jusques à midi il étudioit. Il se baignoit ensuite, se faisoit frotter; & après avoir pris quelque petit exercice il commençoit son diner par des viandes propres à relâcher le ventre, & le finissoit en mangeant un peu de bon poisson. Enfin à souper il prenoit un bouillon simple, ou un bouillon où l'on avoit délayé de la farine, & du 5 *mulsum*. Il étoit d'ailleurs logé dans une petite maison, mais fort commode, & bien située. Cet Antiochus auroit pu être mis avec les Maîtres de Galien, par rapport au temps, aussi bien qu'un autre vieux Médecin nommé 6 Eudeme, que le même Galien dit avoir connu, & qui est par conséquent different des autres Eudemes, dont on a parlé ci-dessus.

On doit aussi mettre au rang des Médecins contemporains de Galien, ceux à qui il a dédié quelques-uns de ses livres; 7 un Glauco, ou *Glaucus*; un 8 Hieron; & un Eugenianus, qui étoient de ses disciples. Si le livre *des Remedes aisez à préparer*, étoit de Galien, on joindroit aux Médecins précedens un Solon, Archiatre, auquel il le dédie, mais ce livre est visiblement supposé. Il y avoit aussi au même temps un Médecin Oculiste nommé Justus, qui guérissoit la maladie appellée *Hypopion*, en faisant asseoir les

1 *Lib. de Antidotis.*
2 *Lib. de Theriaca.* Nous avons parlé ci-devant de ces deux Médecins, & du suivant, en traitant des Archiatres dans le Livre précedent.
3 *Lib. 4. de Loci Affect. Cap. ultimo.*
4 Lib. 5. de Sanitate tuenda, Cap. 4.
5 C'est du miel que l'on préparoit avec du vin, sur quoi on peut consulter *Pline.*
6 *Method. Medend. Lib. 6. sub finem.*
7 *Lib. de Arte Curativa.*
8 *Method. Medend. Lib. 1. & 7.*

Depuis l'An cxl. de J. C. jusques à l'An cc.

les malades sur une chaise, & en leur tenant la tête de châque côté, & la branlant ou secouant fortement, jusques à ce que le pus descendît au bas de l'œil, à cause de sa pesanteur, ce que Galien 1 dit avoir vu lui-même. Galien parle enfin d'un Médecin nommé THEOPHILE qui eut une maladie fort particuliere. Il croyoit voir & entendre des joueurs de flute, qui étoient, disoit-il, en un coin de sa chambre, & qui jouoient jour & nuit. Il ne cessoit de crier qu'on les fit sortir. A cela près il raisonnoit juste sur toutes sortes de sujets. Il se souvint même, étant guéri, de tout ce qu'il avoit dit, & fait pendant sa maladie, & particulierement des joueurs de flute. Mais il se peut que cette histoire, que Galien raconte, regarde un fait arrivé quelque temps avant lui.

Il y avoit apparemment plusieurs Médecins Chrétiens, du temps du même Galien; mais nous n'en conoissons que trois, dont les noms se sont conservez, parce qu'ils ont souffert le martyre. Le premier est PAPILE, Diacre, qui fut martyrisé à Pergame, dans la persécution que firent les Empereurs Marc Aurele, Lucius Verus, & Commode. Le second est ALEXANDRE, qui mourut à Lyon pour la foy de Jesus Christ, sous les mêmes Empereurs. Le troisième est SANCTUS, que l'on fit aussi mourir d'une maniere fort cruelle à peu près dans le même temps, & pour le même sujet. Ils ont tous trois été mis au nombre des Saints.

1 *Voyez le dernier Chapitre du quatorzième Livre* Methodi Medendi *de Galien.*

Fin de la Troisième Partie.

ESSAI

ESSAI

D'un Plan pour servir à la Continuation DE L'HISTOIRE DE LA MEDECINE,

Dépuis la fin du siècle second de J. C. jusqu'au milieu du dix-septième.

J'Ai fini la troisième Partie de l'Histoire de la Médecine par l'article de Galien & de quelques uns de ses Contemporains, qui vivoient dans le second siècle de J. C. Pour en reprendre le fil, je commencerois par dire un mot de *Stephanus Athenienfis*, qui a commenté un des livres du même Galien, & que 1 l'on compte pour le dernier des anciens Médecins Grecs. N'en trouvant point qui ait vécu dans le troisième, à moins que l'on n'y place celui dont je viens de parler, je passerois à ceux qui ont écrit dans le quatrième. 2 Tels sont *Oribase*, *Aëtius*, *Alexander Trallianus*, & *Paul Eginete*. Il nous est resté de fort grands ouvrages de ces Médecins, particulierement d'Oribase & d'Aëtius. Nous avons du premier, outre les neuf livres qui contiennent un *Abregé de toute la Médecine*, qu'il avoit addressez à son fils *Eustathe*, dix-sept autres livres de *Recueils*. Ces derniers sont les seuls qui soient demeurez de reste de soixante & dix, que cet Auteur avoit écrit sur la même matiere. Ils sont dédiez à l'Empereur Julien, par ordre duquel Oribase les avoit

Des Médecins Grecs qui sont venus apres Galien, depuis le troisième Siecle de J. C. jusqu'au trézieme.

1 Voiez René Moreau *de Missione Sanguinis in Pleuritide.*
2 Voiez au même endroit.

avoit compilez, comme il le dit lui-même. Il ajoûte que ces Recuils sont tirez des écrits de tout ce qu'il y avoit eu d'excellens Médecins avant lui, & principalement de ceux de Galien. Il marque une grande estime pour ce dernier, qu'il préfére à tous les autres, & il assure qu'il n'a rien omis de ce qui pouvoit être tiré de ces Ouvrages.

Aëtius a fait la même chose; il a pareillement recueilli tout ce qu'il a trouvé de meilleur dans les livres des Médecins qui l'avoient précedé. Les noms de la plus grande partie de ces anciens Médecins se trouvent dans ce que j'ai écrit ci-devant de l'Histoire de la Médecine. On y voit aussi en quel siècle ils ont vêcu, de quelle secte ils étoient, les livres qu'ils ont composez, & quelle réputation ils ont euë. Mais outre ce que nos deux Compilateurs ont tiré de ceux-ci, ils ont encor profité du travail de quelques autres dont je n'ai pas parlé, parce qu'on ne sait ni quand ils ont écrit, ni aucune autre circonstance qui serve à faire connoître ce qu'ils étoient. On peut, dans la suite de cette Histoire, dire à quelle occasion ils sont nommez par Aëtius, & chercher s'il n'en est point fait mention ailleurs. L'ouvrage d'Aëtius est complet, & contient seize livres, qui font un volume encore plus gros que celui d'Oribase.

On trouvera dans ces deux Auteurs tout ce qu'il y a de plus essentiel dans la Theorie & la Pratique de la Médecine en général, & dans celle de la Chirurgie en particulier; & de plus ce qui regarde l'Anatomie, la Botanique, & la connoissance des drogues qui étoient alors en usage. On y entre aussi dans un grand détail sur les qualitez de l'Air, des Eaux, des Alimens, sur toutes sortes de Bains, sur les Exercices utiles pour la conservation de la santé, &c. On y donne un très-grand nombre de descriptions de Médicamens composez, pour toutes les sortes de maladies auxquelles les hommes sont sujets, avec la maniere de préparer ces médicamens.

Les Ecrits d'Alexandre de Tralles, ni ceux de Paul Eginete, ne sont pas si étendus que les autres dont je viens de parler. Le premier de ces deux derniers Auteurs s'est borné à composer une Pratique de Médecine, où il traite de toutes les maladies, à la reserve de celles qui demandent le secours de la Chirurgie. Il parle, en peu de mots, des causes de ces premieres maladies, & de leurs signes, & il vient enfin aux remedes qui leur sont propres. Entre ces remedes il s'en trouve quelques uns de superstitieux, mais il y a d'ailleurs plusieurs bonnes compositions, & l'on peut dire en général, que l'ouvrage que nous avons de cet Auteur, est un des meilleurs qui nous soient restez de tous ceux des anciens Médecins. Il a plus l'air original qu'Oribase, & Aëtius, quoiqu'on ne puisse pas douter qu'il n'ait en partie copié ceux qui l'ont précedé. Il en cite même quelques-uns, & entr'autres Aëtius, ce qui est une preuve qu'il a écrit après ce dernier.

Paul Eginete est aussi du nombre des Compilateurs. Il s'étend sur beaucoup d'autres choses que sur la Pratique, & son but a été de donner un Abregé de toute la Médecine, qu'il avoue avoir tiré principalement d'Oribase, pour la commodité de ceux qui n'étoient pas en état d'acheter le grand Ouvrage de ce dernier, qui contenoit, comme on l'a vu ci-dessus, soixante & dix livres.

Ces

Ces quatre Auteurs, je veux dire Oribsse, Aëtius, Alexandre de Tralles, & Paul d'Egine, renferment toute l'ancienne Médecine Grecque, & en font, pour ainsi dire, la clôture. On y peut donc chercher, outre la plus grande partie de ce qui est déja dans les livres des Médecins précedens, diverses choses qui ne s'y trouvent plus, & que le temps nous a ravies, sans compter ce que ces derniers Auteurs peuvent avoir fourni du leur. Cela supposé, il faut voir l'usage qu'en peut faire notre Histoire, dont le but est de faire connoître les progrès que la Médecine a faits de siècle en siècle, ou les changemens qui y sont arrivez. On n'en trouvera pas ici de fort considerables. Les principes généraux de cet Art y sont les mêmes qu'Hippocrate & Galien ont posez. Les regles pour la conservation de la santé, & ce qu'il y a à dire sur les qualitez & le choix des alimens, étant un sujet où il y a le moins de variations depuis les tems les plus anciens jusqu'au nôtre, on peut se passer de faire ici des réflexions sur ce qu'en ont écrit nos Compilateurs. Ce qu'ils nous ont laissé sur l'Anatomie est aussi à peu près la même chose que ce qu'on trouve là-dessus dans Galien, & dont j'ai donné ci-devant un Abregé. Néanmoins comme je n'ai touché que quelques generalitez de ce qui concerne les *Os* & les *Muscles*, on pourroit examiner s'il ne seroit point à propos d'entrer dans un plus grand détail à cet égard, & c'est à quoi pourroit servir ce qu'en disent les Auteurs dont il s'agit, & dont il faudroit aussi faire un extrait, aussi bien que de leur Chirurgie. Comme j'ai donné ci-devant une liste de toutes les maladies décrites par Hippocrate, on ne feroit pas mal aussi d'en donner une de celles dont ces Auteurs traitent, & dont le nombre est beaucoup plus grand, afin qu'on puisse comparer ces deux listes l'une à l'autre, & réfléchir là-dessus. Cela pourra servir à faire voir l'exactitude des anciens Médecins à observer jusqu'aux plus petites incommoditez auxquelles les hommes sont sujets; ensorte que s'il y en a dont ils n'ayent pas fait mention, comme il s'en trouvera quelques-unes dont nous aurons occasion de parler dans la suite, on doit croire qu'elles n'avoient pas encor paru de leur tems, ou dans les pays qu'ils habitoient.

Il semble qu'il faudroit joindre en même tems à ce catalogue une description de ces maladies, de leurs signes, causes &c. Mais ce seroit un ouvrage long & ennuieux, qui tiendroit ici trop de place, & que peu de gens liroient. Il vaut mieux, à mon avis, renvoier à nos Auteurs eux mêmes, ceux qui seront curieux d'être instruits à fond sur tout cela. Alexandre Trallian pourra mêmes, si l'on veut, suffire seul, pour donner une juste idée de la Pratique de ces tems-là, & son livre ne sera pas d'une si longue lecture que ceux des autres. Je dis la même chose des médicamens tant simples que composez. Les premiers ne sont pas indiquez par les Auteurs seuls dont je viens de parler. Dioscoride qui a vêcu long-temps avant eux, & qui est entre les mains de tout le monde, en avoit déja traité avec exactitude; il suffira donc aussi de le consulter. Les derniers de ces médicaments décrits par nos Compilateurs, & tirez en partie des livres de Galien, feroient seuls un gros volume, & l'on peut dire qu'il n'y en a que trop. Ils sont aujourd'hui hors d'usage, excepté 1 un

Ddddd 3 petit

1 *La Thériaque*, *le Mithridat*, quelques especes de *Hieres*, *le Philonium*, dont la description se trouvoit déja dans Galien, sont de ce nombre.

petit nombre qu'on en a retenu, & qui sont décrits dans nos *Pharmacopées* modernes. Ce n'est pas qu'entre ceux qu'on a rejettez, il n'y en ait plusieurs qui pourroient être utiles; mais il est arrivé, à cet égard, ce qui arrive quand il y a trop de mets dans un repas, l'abondance donne ordinairement du dégoût. Il n'y a rien d'ailleurs à remarquer sur la préparation de ces médicamens, qui étoit fort simple, & differente de celle des autres que l'on a composez dans la suite.

Après avoir parlé des Médecins Grecs, dont les derniers ont vécu dans le quatrième siécle, comme nous venons de le voir, il faut faire remarquer le grand vuide qui se trouve dans les suivans par raport à notre Histoire. On n'a point d'Ecrit d'aucun Médecin de cette nation plus ancien que ceux de *Nonus*, qui vivoit dans le dixième siècle, & qui a composé une Pratique de Médecine, tirée des Auteurs nommez ci-dessus. *Simeon Sethi*, qui a écrit des qualitez des Alimens, est à peu près du même tems, & peut-être aussi *Theophilus Protospatharius*, de qui nous avons un cours abregé d'Anatomie, tiré des livres des Médecins précédens. Il faut lui joindre *Meletius*, qui a traité le même sujet, & *Palladius*, de qui l'on a quelques Commentaires sur des ouvrages d'Hippocrate, & quelque chose sur les Fievres. *Actuarius* & *Nicolaus Myrepsus* sont un peu plus nouveaux: Le premier vivoit environ l'an onze cent, & l'autre cent ans après, selon le calcul de 1 *René Moreau*. Celui-ci nous a laissé un fort gros ouvrage sur les Médicamens, dont il décrit un grand nombre de compositions. Nous aurons occasion de dire encore un mot ci-après d'Actuarius, en parlant des Medecins Arabes. Il n'y a rien dans les autres qui merite qu'on s'y arrête beaucoup.

Auteurs Grecs qui ont écrit de la Chimie.

En finissant ce qui regarde les Médecins Grecs, il ne faut pas oublier de remarquer ici qu'il se trouve quelques Auteurs de la même nation, plus anciens même que les précédens, qui ont écrit de la *Chimie*. On a donné le nom de *Chimie* à un Art qui enseigne principalement à résoudre les mixtes en leurs principes, ou à separer & épurer les diverses substances dont ils sont composez. Ces mixtes sont les mineraux, les végétaux, les animaux, en un mot tous les corps, tant fluides que liquides. Ces mêmes corps font le sujet de cet Art, ou la matiere sur laquelle il travaile. La difference qu'il y a entre ces matieres, n'en fait, à proprement parler, aucune, par raport à l'Art en general, qui est toujours le même, quoique ceux qui s'y occupent se proposent des fins fort différentes les uns des autres. Ainsi, pour commencer par les mineraux, ceux qui les manient, au sortir de la miniere, n'ont ordinairement point d'autre but que de séparer ce qu'il y a de terre, ou d'autres impuretez, d'avec ce qui est métallique, & en second lieu de séparer aussi les metaux les plus vils, comme le plomb, le cuivre, d'avec les plus précieux, comme l'argent & l'or, ce qui ne se peut faire sans l'aide de la Chimie, qui leur fournit l'industrie necessaire pour cela. J'ai remarqué ci-dessus dans la troisième Partie de cette Histoire, que du tems de Dioscoride, qui vivoit dans le premier siècle de J. C on savoit déja tirer, par *sublimation*, le Mercure, ou le Vif argent, du Cinnabre, par le moyen d'un vaisseau appellé en Grec ἄμβιξ, d'où les

1 *De Sanguin. Missione in Pleuritide.*

les Arabes, en y ajoutant l'article *al*, ont formé le mot *Alambic*.. Il est vrai que j'ai fait voir en même tems, que l'on ne savoit pas encor alors se servir de ce vaisseau pour les *distillations* à l'usage de la Médecine. On ne sauroit s'empêcher de mettre au rang des Chimistes, ceux qui faisoient cette operation dont parle l'Auteur que je viens de citer.

Il en est d'autres qui ne se contentent pas d'épurer l'or & l'argent, mais qui se proposent d'en *faire*, en changeant les métaux qu'ils croient les moins parfaits en ceux qui sont les plus parfaits, comme les deux que je viens de nommer. Ceux qui ont les premiers entrepris cela, se sont crus les seuls Chimistes, & ont donné à leur art la nom *d'Art Divin*, *d'Art Sacré*, & se sont vantez de posseder ce qu'ils ont appellé la *Pierre Philosophale*. Selon cette idée, Suidas a dit que 1 la Chimie n'étoit autre chose que la *composition de l'argent & de l'or*, ou qu'elle enseignoit à composer & à faire ces précieux métaux. L'unique but de ces Chimistes étoit de chercher à acquerir des richesses. Il en est enfin venu d'autres qui, en travaillant comme les premiers, à séparer les diverses substances des corps mixtes, pris tant des végetaux, des animaux, que des mineraux, se sont principalement attachez à la recherche des usages que peuvent avoir ces diverses substances, pour l'entretien de la santé, ou pour la guérison des maladies, qui est une chose à laquelle il ne paroit pas que les premiers eussent pensé. Sur ce pied-là, il semble que ce qu'ont fait les premiers Chimistes ne regardant point la Médecine, il doit être inutile de parler dans notre Histoire de ce qu'ils ont écrit là-dessus. Mais comme les derniers ont profité de leurs découvertes, en ce qu'il y a de plus essentiel par raport à *l'Analyse des mixtes*, & que la Chimie qui cherche à faire de l'or, par la *transmutation des métaux*, aussi bien que celle qui se borne à les épurer, sont les premieres en date, il faut nécessairement faire mention, en peu de mots, de ce qui se trouve sur ce sujet dans les écrits des Anciens.

Le mot 2 *Chimie* est, comme le croyent quelques uns, Egyptien d'origine, l'art qu'il désigne ayant commencé en Egypte. Il seroit extrémement ancien s'il étoit vrai qu'il eût été inventé par *Hermes*, dont il a été parlé dans la premiere Partie de cette Histoire. Ceux qui sont de ce sentiment, comme 3 Olaus Borrichius, se fondent sur ce qu'il y a encore aujourd'hui divers écrits de Chimie d'Hermes, principalement dans les cabinets des Princes. L'Auteur que je viens de nommer, en cite quelques uns, & donne d'ailleurs une liste des titres de plusieurs autres livres Grecs qui traitent de ce même art. Il y en a un qui porte le titre *d'Isis*, intitulé *Isis la Prophetesse à son fils Horus*;

1 Χημεῖα ἡ τοῦ ἀργύρου καὶ χρυσοῦ κατασκευή. *Voiez Suidas au mot* Χημεῖα. *Ce mot doit être prononcé en Grec* Chimia, *comme on l'écrit & le prononce en Latin, parce que la lettre* η, *& la diphtongue* ει, *ont le même son chez les Grecs modernes, que la lettre* ι: *& peut-être que l'on prononçoit déja ainsi du temps des anciens Grecs. Voiez Westein de la Prononciation de la Langue Grecque.*

2 *On tire ce mot de celui de* Cham, *qui est le nom que les anciens Egyptiens donnoient à l'Egypte en leur langue. Voiez Conringius* de Hermetica Médicina. *D'autres, comme Golius, dans son Lexicon Arabe, dérivent ce même mot d'un verbe Arabe qui signifie* céler, cacher, *la Chimie étant un art que peu de gens ont connu, & que l'on doit tenir caché & secret.*

3 *Hermetis, Ægyptiorum & Chemicorum Sapientia vindicata* &c.

rus; d'autres qui portent celui de *Démocrite*, & un autre encore sous ce titre, *de l'Art Divin, par Theophraste le Philosophe.* Pour peu d'usage que notre Historien fasse ici des regles de la bonne Critique, il saura bien discerner le faux d'avec le vrai. Il conviendra aisément que la Chimie, qui n'a pour but que la séparation & la purification des métaux, ou même la Chimie qu'on appelle *transmutatoire*, sont anciennes, mais il remarquera en même tems, qu'il ne s'ensuit pas qu'il faille remonter jusqu'à Hermes, ou à Isis pour en trouver le commencement. Rien n'est plus trompeur que les preuves qui se tirent des titres des Livres; on sait que les Copistes anciens faisoient tous les jours métier d'en supposer, pour mieux vendre leurs copies. On peut voir aussi, dans la premiere Partie de cette Histoire, ce que j'ai dit d'un grand nombre d'autres écrits que l'Antiquité a attribuez à Hermes.

Joseph Scaliger a remarqué que Julius Firmicus Maternus, qui vivoit au commencement du quatrième siècle de J. C. sous Constantin le Grand, est le plus ancien de tous les Auteurs que nous avons aujourd'hui qui ait fait mention de *l'Alchimie*. C'est ainsi que les Arabes ont appellé la Chimie, en ajoutant à ce mot l'article *al* tiré de leur langue. Quoique Firmicus ait écrit en Latin, rien n'empêche qu'il n'ait pu se servir du même mot que les Arabes employoient, l'ayant trouvé ainsi écrit dans quelque Auteur Arabe, ou qui avoit copié les Arabes. Mais supposé qu'il soit vrai qu'aucun des Auteurs anciens qui nous sont restez, n'ait parlé de la Chimie avant le même Firmicus, il ne s'ensuit pas qu'on n'ait pu composer des livres sur cet Art long-tems auparavant, quoi qu'ils ne soient pas venus jusqu'à nous. On ne peut pas douter qu'il n'y en eût déja du tems de Dioclétien, qui vivoit sur la fin du troisième siècle, s'il est vrai, comme on l'apprend de Suidas, à la fin du passage que nous avons cité, que cet Empereur fit brûler tous les livres de Chimie, qui se purent trouver en Egypte, pour ôter aux peuples de ce pays-là les moiens de penser à se rebeller que leur fournissoient les richesses qu'ils acqueroient, (*ou plutôt qu'ils esperoient pouvoir acquerir*) en travaillant à cet Art. Si ce fait n'est pas faux, comme on ne sauroit prouver qu'il le soit, quoi que Conringius le soupçonne, il s'ensuivra qu'on ne doit pas même fixer au regne de Dioclétien le tems auquel les livres de Chimie ont commencé de paroître, puisque rien n'empêche que ceux dont il fit brûler les exemplaires, n'eussent été composez plusieurs années, & peut-être plusieurs siècles, auparavant. J'ai remarqué ci-dessus, que du tems même de Dioscoride, qui vivoit sous Neron, plus de deux cens ans avant Dioclétien, on savoit déja tirer par *sublimation*, le vif argent du cinnabre, ce qui étoit une operation de Chimie. Mais quoique l'on doive convenir que les livres de cette sorte peuvent être assez anciens, il ne faut pas pour cela pousser cette antiquité jusqu'au tems fabuleux sans avoir aucun bon garant d'un pareil fait. On ne doit pas aussi donner dans l'extremité opposée, en faisant les écrits dont il s'agit plus nouveaux qu'ils ne sont. 1 Deux savans Médecins ont beaucoup disputé l'un contre l'autre sur ce sujet, aussi bien que sur le tems auquel vivoient quelques Auteurs dont les écrits Grecs de Chimie se trouvent encor aujourd'hui dans les Bibliotheques, comme sont ceux de *Zozi-*

1 *Hermannus Conringius*, & *Olaus Borrichius*.

Zozime Panopolitain, & de quelques autres, savoir s'ils ont vécu avant Constantin ou après.

Cette question est peu importante pour notre Histoire. Il y en a une autre qui l'interesse de plus près, c'est celle qui regarde le tems auquel la Medecine a commencé à se prévaloir des découvertes de la Chimie. Cela n'étoit pas encor arrivé quand Galien vivoit, puisqu'il n'en fait point de mention, quoiqu'il eût voiagé & fait du séjour en Egypte, comme je l'ai remarqué ci-dessus, au troisième Livre, ni au tems d'Oribase, d'Aëtius, d'Alexandre Trallian, & de Paul Eginete. Il s'est même encor écoulé plusieurs siècles après celui où ces Medecins ont écrit, pendant lesquels il ne paroît pas qu'on eût aucune connoissance de la Chimie Médicinale. C'est ce que nous verrons plus clairement dans la suite.

Des Médecins Arabes qui ont vécu depuis le septième siècle jusqu'au douzième.

L'ordre des tems veut qu'après avoir parlé des Médecins Grecs nous venions maintenant aux *Arabes*. Les premiers de ceux-ci sont *Isâc Israëlite*, fils adoptif de Salomon Roi d'Arabie, *Sérapion*, & *Avenzoar*. Le premier, selon le calcul de 1 René Moreau, a fleuri dans le septième siècle, environ l'an DCLX. de J. C. Le second dans le huitième, environ l'an DCCLXII. Le troisième dans le neuvième, environ l'an DCCCXXVII; sur quoi il faut remarquer que d'autres Chronologistes ne le font paroître que trois cens ans plus tard. On ne parle pas ici de *Geber*, autre Arabe, qui vivoit dans le siècle huitième, cent ans après Mahomet, parce qu'il n'a pas été Médecin, quoiqu'il tienne un haut rang entre les Alchimistes. Les autres Médecins Arabes, qui sont venus ensuite, sont *Rhazes*, *Avicenne*, *Mésué*, *Rabbi Moïse*, *Averroës*, *Hali Abbas*, *Alsaravius* & quelques autres. Les deux premiers ont vécu dans le dixième & l'onzième siècle; les autres dans le douzième selon René Moreau. J'aurai ci-après occasion de dire encore un mot sur le temps auquel Mésué vivoit.

Les ouvrages de ceux que je nomme ici ont tous été traduits en Latin, & imprimez, mais il y en a un grand nombre d'autres qui ne se peuvent trouver que manuscrits, & qu'on ne s'est pas encore avisé de traduire. Notre Historien, en raportant en tout ou en partie les titres de ces ouvrages, n'oubliera pas de remarquer qu'il y en a un intitulé 2 *Histoire des Médecins & de la Médecine*, composé par Scrigiah Al-Malathi, ce qui fera voir que ce n'est pas d'aujourd'hui qu'on a pensé à composer une Histoire de cette sorte. Il y a plusieurs de ces Manuscrits Arabes dans les Bibliotheques des Princes & de quelques Savans.

Les Arabes ont introduit dans la Médecine plusieurs nouveaux médicamens, &

On peut dire, en premier lieu, des Médecins Arabes en général, que la Médecine a été fort enrichie par la connoissance qu'ils ont eue, & qu'ils nous ont communiquée, de plusieurs médicamens simples dont les Grecs n'ont point parlé. Tels sont, entr'autres, divers *purgatifs*, tirez des plantes, comme la *Manne*, le *Senné*, la *Rhubarbe*, les *Tamarins*, *la Casse*, *les Mirobolans*, qui sont beaucoup plus doux que ceux dont les Grecs se servoient. Ils ont encore rendu plus commun dans la Médecine l'usage du *sucre*, au lieu qu'auparavant on

1 *De Missione Sanguinis in Pleuritide.*

2 *Voiez la Bibliotheque Orientale d'Herbelot.*

entr'autre des médicamens Chimiques.

on n'employoit presque que le *miel*. A la vérité les Grecs connoissoient une espece de sucre, qu'ils appelloient Σάκχαρον, d'où les Arabes ont formé le mot *Suchar* ou *Zuchar*, d'où vient le François *Sucre*, 1 mais c'étoit une espece differente. La découverte du sucre a donné lieu aux Arabes d'inventer un grand nombre de compositions où il entre, & que les Grecs n'avoient point. C'est avec le sucre qu'ils ont fait leur *Sirops* & leurs *Juleps*, par le moien desquels ils ont cherché à joindre l'agréable à l'utile. C'est encore avec le sucre qu'ils se sont avisez non seulement de confire des fruits de toutes sortes, mais de faire ce que nous appellons des *Conserves*, en mêlant du sucre avec des fleurs, & des parties de quelques fruits, comme, par exemple, avec des *roses*, avec des *violettes*, avec de *l'écorce de citrons*. Le sucre entre aussi dans plusieurs de leurs *Electuaires*, ou *Confections*. Entre ces dernieres compositions, l'une des plus remarquables & des plus excellentes c'est la *Confection Alkermès*. La base de ce médicament est le suc d'une petite coque appellée *Graine de Kermès*, ou *Graine des Teinturiers*, produite par de très-menus vers. C'est un des meilleurs cordiaux que nous ayions. Je laisse à part un grand nombre d'autres compositions décrites par les Arabes, & en particulier par Mésué.

On doit d'ailleurs leur tenir compte de ce qu'ils nous ont les premiers indiqué plusieurs sortes d'Aromates, comme *le Musc*, *la Noix Muscade*, *le Macis*, *les Clous de Girofle*, & autres dont les Grecs n'ont fait aucune mention. Les Arabes ont aussi introduit dans la Médecine les *Pierreries*, & *l'Or* & *l'Argent*, en feuilles, en les faisant entrer dans diverses compositions. Ceux qui croient que cela n'est que pour la pompe n'en feront pas grand cas.

Mais les plus considerables de tous les médicamens dont les Arabes ont parlé les premiers, & dont la nouveauté demande que notre Histoire y fasse une particuliere attention, ce sont ceux qui sont tirez de la Chimie.

Avicenne, à ce que dit Sorsanus, son disciple, & qui a écrit sa vie, avoit composé un livre où il traitoit de *l'Alchimie*. Ce mot ne differe de celui de *Chimie* que par l'addition de l'article Arabe *al*, comme je l'ai déja remarqué ci-dessus, & il semble par consequent que ces deux mots devroient designer la même chose, cependant l'usage veut aujourd'hui que l'on entende par ces deux mots deux choses fort differentes. On ne se sert que du dernier lorsqu'il s'agit de la *Chimie Médicinale*, au lieu qu'on employe le premier, quand on veut parler de la *Chimie Transmutatoire*. On ne sait pas si Avicenne avoit traité de toutes les deux dans ce livre. Ce qu'il y a de certain c'est qu'il ne fait mention d'aucun médicament Chimique dans tous les Ecrits que nous avons de lui, à la reserve de 2 *l'Eau-rose* seule, dont il ne dit même 3 qu'un mot en passant.

Mésué parle aussi de *l'Eau-rose*, & distingue expressément celle que l'on tire

1 *Voiez notre Histoire de la Médecine*, *Partie III*, *à l'article de Dioscoride*, pag. 640.

2 *Avicenne parle bien* de l'argent vif & de l'arsenic sublimé, *mais ce n'est que pour marquer leurs qualitez nuisibles*, & *pour indiquer les remedes que l'on peut faire à ceux qui ont eu le malheur d'en prendre.*

3 *Voiez le Livre* de Viribus Cordis, & *le Chapitre où il est traité de la cure de la Pleurésie.*

tire par *la sublimation* ou par *la distillation*, d'avec celle qui se faisoit de son tems *par la simple infusion* des Roses dans de l'eau commune. Mais comment Mésué n'auroit-il pas eu connoissance de cette eau distillée, & des autres, puisqu'il connoissoit d'autres préparations de Chimie plus difficiles, telles que sont les *Huiles tirées par la distillation*, & 1 qu'il renvoie son Lecteur aux Chimistes, l'exhortant à les frequenter, & à prendre de leurs leçons. Il enseigne même dans la douzième Partie de son Antidotaire, la maniere de faire quelques unes de ces Huiles, comme entr'autres celle de *Briques*, qu'il appelle *l'Huile des Philosophes*, *l'Huile Divine*, *Bénite* &c. par où l'on voit qu'il n'ignoroit pas le jargon des Chimistes.

L'Auteur du Livre intitulé *Liber Servitoris*, ou *Livre XXVIII. Bulchasim Benaberazerin*, duquel je dirai encore un mot ci-après, ne se contente pas de faire mention de l'Eau-rose distillée, il enseigne de plus la maniere de la faire, & décrit les fourneaux & les vaisseaux dont on se servoit pour cette distillation. Il ajoute que la maniere de faire cette même eau, étoit déja connuë de son tems chez plusieurs peuples: *Aqua rosarum operatio scita est apud multas gentes*. Il enseigne aussi à tirer *l'Huile de Briques*, & même *l'Huile de Camphre*.

Epoque de l'Introduction des remedes Chimiques dans la Médecine.

Comme il n'est fait mention d'aucun *médicament Chimique* dans tous les Ecrits des Médecins précédens, & que les trois que je viens de nommer, sont les premiers qui en ayent parlé, on doit, ce me semble, fixer au siècle où vivoit le plus ancien qui est Avicenne, *l'Epoque de l'Introduction de cette sorte de remedes dans la Médecine*. A la verité il se peut qu'une partie de ces remedes eussent déja été découverts avant ce tems-là par les *Alchimistes*, & peut-être aussi par un petit nombre de Médecins curieux, qui avoient profité de leur travail; mais comme ils n'ont rien écrit là-dessus qui soit venu à notre connoissance, nous n'avons rien à en dire, & l'on ne peut rien établir de certain sur un fait incertain en lui-même. Il faut de plus remarquer que, supposé que cette découverte se soit faite avant le tems marqué ci-dessus, il ne s'ensuit pas que cela puisse être arrivé plusieurs centaines d'années auparavant. On n'en trouve du moins ni traces ni vestiges dans les livres de Galien, qui vivoit au second siècle de J. C. ni dans ceux d'Aëtius, d'Oribase, & des autres Médecins Grecs dont j'ai parlé, & qui ont vécu dans le quatrième, quoiqu'ils ayent donné des descriptions d'une trés-grande quantité de médicamens. Il n'y a même rien de semblable dans les livres des premiers Arabes, écrits dès le septième siècle, comme il a été remarqué. On répondra que le silence de tous ces Médecins n'est pas une preuve suffisante que les médicamens dont il s'agit fussent inconnus de leur tems, & que la raison pour laquelle ils n'en font aucune mention, c'est parce que les Alchimistes en faisoient mystere, & les ont toujours tenus fort secrets. Je conviens qu'ils pouvoient cacher soigneusement la maniere de les préparer; mais autant qu'ils devoient être reservez à cet égard, autant devoient-ils s'empresser à publier qu'ils avoient découvert de tels médicamens: autrement ces remedes leur auroient été inutiles; & s'ils avoient pris ce dernier parti, seroit-il possible qu'il n'en eût rien transf-

1 *Voyez la Préface du Livre où il traite des Huiles.*

transpiré, & que, pendant tant de siècles, tant de Médecins qui ont fait de fort gros ouvrages, n'eussent pas dit un mot d'une pareille découverte?

Avicenne, que je suppose être le premier qui ait dit quelque chose des médicamens Chymiques, vivoit, comme je l'ai remarqué, dans le dixième & l'onzième siècle; nous parlerons encore plus particulierement de lui ci-après. 1 René Moreau ne fait paroître le Mésué dont nous avons les ouvrages, qu'au douzième siècle, environ l'an MCLVIII. Ce Médecin Arabe s'appelle lui-même, au commencement de son Livre, *Jean*, *fils de Mésué*, *fils de Hamech*, *fils de Heli*, *fils d'Abdela*, *Roi de Damas*. On pourroit croire que c'est le même dont parle 2 d'Herbelot, & dont le nom Arabe étoit *Johanna Ben Massoviah*, qui signifie aussi *Jean fils de Mésué*, mais on se tromperoit, comme nous le verrons dans la suite. L'Auteur que je viens de nommer, fait le Mésué dont il parle, contemporain & Médecin du Calife *Haroun Al-Raschid*, & il met le commencement du regne de ce Calife en l'an 170. de l'Hégire, qui revient à l'année 780. de J. C. Mais dans un autre endroit il ne place Mésué qu'au tems du Calife *Vathek Billah* petit fils du précédent, qui ne commença à regner qu'en l'an 227. de l'Hégire, ensorte qu'à ce compte-là ce Médecin auroit vécu cinquante-sept ans plus tard; car ce dernier Mésué est le même que le premier On ne peut pas douter qu'un Mésué n'ait précedé Avicenne, puisque celui-ci cite un Médecin de ce nom en parlant du bois appellé Santal. *Galien*, dit-il, *& Ben Masuia disent que le rouge est le plus fort*, *d'autres disent que c'est le citrin*, *ou le jaune*, *d'autres enfin assurent que celui de Macassar est le meilleur de tous*. Ces mots *Ebn Masuia* signifient en Arabe le fils de Mésué. Il faut necessairement que celui-ci, qui est cité par Avicenne, soit le même qui vivoit sous Haroun Al-Raschid, ou sous son petit-fils, ou 3 sous *Imin* ou *Amin*, pere de ce dernier. Ce ne peut du moins pas être celui dont nous avons les ouvrages, quoique d'Herbelot l'ait cru, puisque celui-ci cite lui même non seulement Avicenne, mais encore des Médecins qui sont venus long-tems après lui, comme *Akindus* & *Johannitius*. Sur ce pied-là, on voit qu'il y a eu deux Médecins du nom de Mésué. André Alpagus, qui a fait des notes sur la version Latine d'Avicenne par Gérard de Crémone, & qui avoit fait un fort long séjour en Levant, dit que les ouvrages du prémier Mésué n'ont pas encore été traduits, & qu'il n'a point pu trouver chez les Arabes ceux du dernier. 4 Ces Médecins étoient tous deux Chrêtiens, le prémier Jacobite, & l'autre Nestorien.

Je ne sache pas que personne ait rien dit de particulier de *Bulchasim Benaberazerin*, qui fasse conoître ce qu'il étoit, ni quand il vivoit. Je hazarderai ici une conjecture sur ce sujet. Les noms des Médecins Arabes ayant été souvent si fort corrompus par leurs Traducteurs, qu'ils sont méconnoissables, ne se pourroit-il point que *Balchasim* fût le même que celui qu'on nomme communément *Albucasis*, qui a fait un Traité de Chirurgie que nous avons, & dont le veritable nom est *Abulcasim*, comme on l'aprend de 5 Velschius? Si

1 *De Missione Sanguinis in Pleuritide.*
2 *Voiez la Bibliotheque Orientale.*
3 *Voiez Conringius de Hermetica Medicina.*
4 *Voiez Velschius de Vena Medinensi.* 5 *Ibidem.*

Si ma conjecture est fondée, il se trouvera que Bulchasim est venu avant le dernier Mésué, si l'on s'en tient au calcul de Wolfgangus Justus, qui place Albucasis, & par conséquent Bulchasim, si ces deux n'en font qu'un, dans l'onzième siècle, & le fait contemporain de l'Empereur Henri quatrième. Il paroîtra que Bulchasim avoit beaucoup écrit, si l'on considere que le livre qui porte son nom, & que j'ai cité, est appellé dans le titre, *Le Livre vingt-huitième de Bulchasim.* Celui qu'Albucasis a composé sur la Chirurgie est aussi appellé son *trentième Livre*, ce qui fait voir qu'il avoit à peu près autant écrit que l'autre, & je ne sai si cette conformité n'est point encore une espece de preuve que l'on a fait deux hommes d'un seul. Je soumets tout ceci au jugement de ceux qui sont plus versez que je ne le suis, dans la lecture des Arabes.

On pourroit associer aux trois Médecins de cette nation dont je viens de parler, & qui ont les prémiers fait mention de quelques médicamens Chimiques, un Médecin Grec, qui a dit quelque chose de ces mêmes médicamens. Je l'ai déja nommé ci-dessus, & j'ai marqué le tems auquel il a vêcu, qui est à peu près le même que celui où vivoit Mésué. C'est *d'Actuarius* dont il s'agit. Langius avoit remarqué que ce Médecin avoit eu connoissance des *liqueurs distillées*, & il se fondoit sur ce qu'on trouve dans les écrits d'Actuarius les mots *Rhodostagma* & *Intybostagma*; mais Gesner a cru que par ces mêmes mots il falloit entendre le *Sirop rosat* & le *Sirop d'endive*, & non pas l'Eau distillée de roses, & celle d'endive. Il appuie son sentiment sur ce que 1 Paul Eginete appelle *Rhodostacton* une composition qu'il décrit de cette maniere: *Prenez deux sétiers de suc de roses mondées, & un sétier de miel. Faites cuire cela ensemble, en l'écumant, jusqu'à la consomption de la quatrième partie.* Il décrivoit aussi une autre composition à peu près semblable, qu'il appelloit *Hydrorosatum*, où il entroit quatre livres de roses, cinq sétiers d'eau, & deux sétiers de miel. Il est clair que l'une & l'autre étoient des especes de Sirop rosat, & par consequent quelque chose de fort different de l'Eau-rose distillée. Cela supposé, Gesner, persuadé qu'il ne devoit y avoir aucune difference entre *Rhodostacton* & *Rhodostagma*, en concluoit que Langius s'étoit trompé. Mais quoique ces deux mots doivent, ce semble, désigner une même chose, si l'on s'en tient à l'étymologie, il n'est pas impossible qu'on eût attaché à châcun de ces mots des idées differentes en des siècles differens, & que du tems d'Actuarius on appellât l'Eau-rose *Rhodostagma*, quoique six ou sept cens ans auparavant on eût donné, dans la même langue, un nom presque semblable au Sirop rosat. Si l'on considere l'usage que fait Actuarius du *Rhodostagma* on verra clairement que cette composition ne devoit pas être la même que le Sirop rosat décrit par Paul Eginete, & qu'on ne peut entendre par là que notre Eau-rose. Le Traducteur Latin d'Actuarius est de ce sentiment: voici comme il traduit le passage où il est parlé du *Rhodostagma: Zulapium contra tussim* &c. *Sacchari libræ quinque, aquæ libræ decem bulliant usquedum in consistentiam coaluerint. Stillatitii rosarum liquoris libra una cum iis ferveat; atque ubi refrixit, caphuræ grana quinque adjice.* On ne peut pas douter que l'Auteur

1 *Liv.* 7.

teur Grec n'ait voulu décrire ici la composition du *Julep Rosat*, ainsi appellé par Mésué, qui le préparoit en mêlant trois livres d'eau rose avec deux livres de sucre, & qui est fort different du Sirot rosat. Les Arabes, & Actuarius, avoient été dans une même Ecôle, où ce dernier avoit profité de leurs lumieres. Il n'y aura pas lieu d'en douter, si l'on considere prémierement, qu'il conoissoit à peu près tous les mêmes médicamens, tant composez que simples, que nous avons dit avoir été indiquez par les Arabes, & dont les Grecs n'ont point parlé. Ajoûtez à cela qu'il s'attache à des principes particuliers aux premiers, comme lorsqu'il traite en deux livres qui sont à la tête de ses ouvrages, de la nature des *Esprits*, & des moyens qui servent à les conserver, à les reparer, & à remedier aux desordres qui y arrivent. Avicenne avoit traité avant lui cette matiere, à laquelle il semble que les Grecs n'ont touché qu'assez légerement. Actuarius nous aprend lui-même que son pere s'appelloit Zacharie, ce nom pourroit marquer qu'il étoit Juif, ou peut-être Chrêtien.

De qui les Arabes avoient apris ce qu'ils savoient de Chimie.

L'Ecôle où les Arabes avoient apris ce qu'ils savoient de Chimie, c'est l'Egypte, où nous avons dit ci-devant que cet art avoit pris naissance. 1 Conringius a cru que ce même art avoit passé des Egyptiens aux Grecs, & de ceux-ci aux Arabes. Je conviens que ces derniers pouvoient avoir tiré la connoissance qu'ils en avoient, d'Auteurs qui avoient écrit en Grec, mais qui probablement étoient nez en Egypte, pour la plus grande partie, & y faisoient leur demeure. Tel étoit 2 *Zozime*, fameux Alchimiste, dont j'ai dit un mot ci-dessus. On sait que depuis l'établissement de la Monarchie des Grecs fondée par Alexandre le Grand, la langue Grecque s'introduisit peu à peu dans tout l'Orient, ensorte que du tems de nos Arabes, & même dès plusieurs siècles avant eux, cette langue étoit autant ou plus en usage en Egypte que l'ancienne langue du Pays.

Les Arabes ont aussi parlé de quelques maladies inconnues aux Grecs.

Après avoir parlé de ce qu'on peut tirer des Ecrits des Arabes, par raport à plusieurs médicamens, tant composez que simples, dont les Grecs n'ont rien dit, & en particulier par raport aux médicamens Chimiques, il ne faut pas oublier de remarquer ici, que les premiers ont aussi parlé de certaines maladies dont il n'est fait aucune mention dans les livres des derniers. Entre ces maladies celle qui demande que l'on y fasse le plus d'attention, c'est *la petite Vérole*, dont 3 Avicenne traite fort au long, aussi bien que de la *Rougeole*. Il les décrit si clairement par les accidens qui les accompagnent, qu'on ne peut pas les méconnoitre; il distingue avec soin les bons signes d'avec les mauvais; il en propose fort exactement la cure; & il finit en enseignant des moiens pour prévenir les marques, ou fossetes, qui restent au visage dans la premiere de ces maladies, ou pour les effacer.

A quoi peut-on attribuer le profond silence des Médecins Grecs sur une maladie de cette sorte, dont presque personne n'est aujourd'hui exempt, & qu'il faut avoir du moins une fois en sa vie? Il y a d'autant plus de sujet d'être surpris

1 *De Hermetica Medicina* &c.
2 *Le titre de son livre marque qu'il étoit de* Panopolis. *ville d'Egypte.*
3 *Canonis Lib.* 4. *Fen.* 2. *Tractatu* 4.

pris de ce qu'ils n'en ont rien dit dans tous leurs écrits, qu'on est d'ailleurs convaincu de leur exactitude à tout observer. Si l'on examine la liste des maladies dont ils ont parlé, on en trouvera un si grand nombre, qu'il semble qu'il ne peut y avoir rien d'omis, & qu'ils n'ont rien négligé. On y trouve décrites & nommées par leurs noms toutes les differentes especes de ces maladies, entre lesquelles il y en a de si petite importance, qu'elles meritent à peine qu'on en parle, toutes les sortes de tumeurs, de tubercules, de pustules, d'élevures, qui se forment sur la peau; on n'y oublie pas même les simples taches telles que sont les *lentilles*. Pourquoi donc laisser en arriere la petite Vérole? On ne peut aporter que ces deux raisons d'une pareille omission: l'une c'est que la maladie en question pouroit avoir seulement commencé à paroitre pendant l'intervalle qu'il y avoit eu entre le tems où les Auteurs Grecs que j'ai nommez ci-dessus, avoient écrit, & le tems des Médecins Arabes, intervalle qui étoit de plusieurs siécles. La seconde raison qu'on peut alléguer, c'est que, supposé que cette maladie fût plus ancienne, & même fort connue dès longtems dans l'Asie, & dans l'Arabie en particulier, il se peut qu'elle ne se fût pas encore communiquée aux Grecs, ni aux autres Européens, dans le temps ou vivoient les Médecins dont j'ai parlé. Je croi cette derniere raison plus probable que l'autre. C'est ainsi que l'on prétend qu'une honteuse maladie, fort differente de celle dont nous recherchons l'origine, quoiqu'en François elle porte à peu près le même nom, fut aportée du nouveau Monde en Europe environ le tems de l'expedition de Naples, où l'on en vit paroitre les premieres étincelles. Les Médecins Arabes ont aussi décrit une espece de *Lépre*, commune dans leur pays, quoiqu'elle fût pareillement inconnue aux Grecs; ce qui confirme ce que je viens de dire, qu'il y a des maladies que l'on voit souvent en de certains pays, & que l'on n'a jamais vu ailleurs. Une autre maladie dont les mêmes Arabes ont parlé, & dont les Grecs n'ont rien dit, c'est celle qu'on appelle *Epine venteuse*, qui est une corruption des os, qui les fait enfler ou grossir extraordinairement. Albucasis, Avenzoar, & Alsavavius, font aussi mention d'une maladie inconnue aux Grecs, causée par un petit Ver, qui naît entre cuir & chair, & qui s'y proméne, parcourant toutes les parties du corps. Ils ont appellé cette maladie *Affectio Bovina*. Il s'en trouvera encore quelques autres dont je laisse la recherche au Continuateur de cette Histoire.

Les Arabes ont copié les Grecs pour ce qui regarde la Théorie de la Médecine, & les fondemens de la Pratique.

Voilà ce que l'on trouve dans les écrits des Arabes de plus que dans ceux des Grecs. Ceux-ci ont été leurs maîtres pour tout le reste. Les Arabes les ont suivis, & n'ont presque fait autre chose que les copier pour tout ce qui regarde la Théorie de la Médecine, & les fondemens de la Pratique. Cela supposé il semble qu'on ne devroit entrer ici dans aucun détail de ce que contiennent leurs livres à cet égard; mais on peut tenir un milieu, & il n'est pas nécessaire de suivre en cette rencontre la maniere dont j'en ai usé ci-devant en parlant des Médecins plus anciens. Le respect que l'on a pour l'Antiquité a fait que j'ai souvent recueilli, dans les trois prémieres Parties de cette Histoire, jusqu'aux moindres lambeaux qui nous sont restez de leurs écrits, comme quelque chose de prétieux; & l'on trouvera peut-être que je devois les regarder sur ce pied-là, si l'on considere que ces Auteurs ayant jetté les prémiers fondemens de la Médecine, dont je me proposois d'écrire l'Histoire, il étoit impor-

important de ne négliger aucun des materiaux qu'ils y ont emploié. Il n'en est pas de même des Arabes, comme ils ont été les copistes des Grecs, ainsi que je viens de le remarquer, & que ce qu'ils ont ajoûté du leur n'est pas fort considerable, il suffira de choisir *Avicenne*, qui a passé pour le Prince, ou le plus excellent, des Médecins de cette nation, pour donner un extrait de ses Ouvrages, dans la supposition qu'ils contiennent ce qu'il y a de plus essentiel dans ceux des autres. On pourra seulement, si l'on veut, dire un mot de ces derniers, & sur tout de *Rhazes*, & de *Mésué*, qui sont les plus considerables, mais sans s'y arrêter beaucoup.

Avicenne, le plus considerable des Médecins Arabes.

Nous avons vu ci devant en quel tems vivoit Avicenne. Il étoit Persan, & de la Secte de Mahomet. 1 Son véritable nom, comme on l'aprend d'Alpagus, étoit *Hason*. Son pere s'appelloit *Hali*, & son ayeul *Sina*. Avicenne eut aussi un fils nommé *Hali* comme son grand-pere. C'est ce qu'exprime le titre suivant que les Arabes mettent à la tête des œuvres de ce Médecin. *Alrajis Abuhali*, *Alhasen*, *Ebenhali*, *Ebensina*, c'est-à-dire, le Prince, pere de Hali, *Alhasen*, ou *Hasen*, fils de Hali, fils de Sina. Pour entendre mieux ceci, il faut savoir que les Arabes donnent souvent à un homme le titre de *pere* d'un tel. Sur ce pié-là Mésué, & d'autres appellent simplement Avicenne *Abuhali*, c'est-à-dire le *pere d'Hali*, quelquefois aussi ils le nomment plus naturellement *Ebenhali*, c'est-à-dire *le fils de Hali*, d'autres fois enfin ils ont égard au nom que portoit son ayeul, & alors ils l'appellent *Eben Sina*, ou *le fils de Sina*; & c'est de ce dernier nom, qui est le plus commun, que s'est formé le mot corrompu *Avicenna*. Voilà ce que dit André Alpagus; mais je ne sai s'il ne s'est point trompé. L'Ancien Traducteur de Mésué, aussi bien que Jaques Sylvius traduisent les mots *Abu Hali*, par ceux-ci, *Hali Senex*, c'est-à-dire *le Vieillard Hali*. Selon cette explication, il se pourroit que le surnom de *Vieillard* donné à Avicenne fût un titre d'honneur, comme quand on appelle Hippocrate *le Divin Vieillard*; & de cette maniere il se trouveroit que *Hali* seroit le nom d'Avicenne lui-même, & non pas celui de son fils. Ceux qui entendent l'Arabe se tireront mieux que moi de cette difficulté.

On pourroit pardonner aux prémiers Traducteurs d'Avicenne d'avoir ainsi déguisé ce nom, s'ils avoient expliqué, comme il faut, le texte de l'Auteur, mais c'est ce qu'ils n'ont pas fait. Leurs traductions sont si barbares & si fautives qu'elles sont inintelligibles en divers endroits, & qu'on ne sauroit les lire sans un grand dégout, quoique le langage de l'original soit très-pur. 2 Des Savans qui entendoient fort bien la langue Arabe, ont assuré qu'Avicenne avoit écrit aussi purement & aussi élégamment en cette langue, que Ciceron écrivoit en Latin, ou Bocace en Italien. Il est facheux qu'un Auteur comme celui-là ait été si fort défiguré par ces mauvais Traducteurs, & qu'il ne se soit trouvé aucun habile homme qui ait depuis entrepris de le traduire de nouveau 3 tout entier.

Notre

1 *Voiez la Préface d'André Alpagus sur son explication des mots Arabes, qui est à la fin des Oeuvres d'Avicenne de l'édition des Jontes*, 1608.

2 *Voiez la Préface du livre de Velschius* de Vena Médinensi.

3 *Plempius & Deusingius, ont traduit quelques pieces des ouvrages d'Avicenne, mais ils n'ont pas touché au reste. Velschius a traduit le Chapitre, où il est traité du Ver appellé* Veine de Médine.

Notre Historien pourra, s'il veut, raporter, en prémier lieu, quelques circonstances de la vie d'Avicenne, tirées de ce qu'a écrit sur ce sujet *Sorsanus*, Arabe, son disciple. Après cela il faudra donner un Abregé de son Systême de Médecine, mais sans s'étendre fort là-dessus, puisque, comme on l'a remarqué, les Arabes ont presque tous suivi les Grecs, & les ont copiez, ensorte que le systême des uns est peu different de celui des autres. Si les derniers venus ont ajoûté quelque chose à celui des premiers par raport à la Théorie, ce n'est rien de fort considerable, & pour ce qui regarde *l'Anatomie* en particulier, ils n'ont rien dit non plus qu'on ne trouve dans les écrits des Grecs. Il en est à peu près de même de la Pratique, du moins en ce qui concerne les indications generales tirées des maladies, ou de leurs causes, & des autres sources d'où les Grecs les tiroient. Les uns & les autres convenoient de tout à cet égard, ou s'ils ne s'acordoient pas ensemble ce n'étoit que pour des choses que l'on regarde aujourd'hui comme étant de très-petite importance, ou même entierement indifferentes ; j'en donnerai ici un exemple tiré de la saignée. Galien vouloit que dans la pleurésie on ouvrît la veine du bras du même côté où étoit la douleur, suivant en cela le precepte d'Hippocrate, qui dans les douleurs ordonne d'ouvrir le vaisseau qui se trouve le plus proche de l'endroit douloureux. Avicenne au contraire prétend que l'on doit prendre la veine du côté opposé. La dissention de ces deux Chefs de Parti sur cet article faisoit autrefois grand bruit dans les Ecôles ; les Médecins du penultième siècle, & ceux du commencement du dernier écrivirent sur ce sujet des livres entiers les uns contre les autres ; mais depuis la découverte de *la Circulation du sang* cette dispute s'est évanouïe. Pour ce qui est de la *purgation*, les Arabes s'en servoient aussi dans les mêmes occasions où les Grecs l'auroient employée. Mais il faut remarquer qu'ils avoient trouvé, comme nous l'avons déja dit ci-dessus, de plus doux remedes purgatifs que ceux qui avoient été auparavant en usage, quoiqu'ils ne rejettassent pas ceux-ci ; & cela établit quelque difference entre la pratique des uns & celle des autres. Dans la cure de la pleurésie, par exemple, Avicenne ordonne la *pulpe de casse* ; Mésué qui est venu long-tems après lui, s'en servoit aussi dans la même occasion, & y joignoit encore *la manne*. La découverte qu'avoient faite les Arabes de divers autres médicamens, tant simples que composez, faisoit aussi qu'ils avoient plus de moiens de sécourir les malades que n'en avoient eu les Grecs. Ils auroient, ce semble, pu encore se prévaloir mieux qu'ils n'ont fait, de l'invention des *remedes Chimiques* dans leur pratique, mais on ne voit pas qu'ils les ayent beaucoup mis en usage ; & tout ce qu'ils ont dit de cette sorte de médicamens, se réduit à peu près à ce que nous en avons raporté ci-dessus, qui est très-peu de chose.

Des Livres d'Avicenne. Pour revenir à Avicenne en particulier, il faudra commencer par donner une idée generale de ses Ouvrages, qui sont tous compris, à deux ou trois petits Traitez près, dans ce que les Traducteurs ont appellé *Canon Medicinæ*, c'est-à-dire le *Canon*, ou la *Regle* de la Médecine, & qui est divisé en cinq Livres, qui ont aussi châcun leurs divisions & subdivisions. Le premier de ces

1 *Voiez encore sur ce sujet la Bibliotheque Orientale d'Herbelot.*

ces Livres contient *les Principes generaux de la Médecine*, qui sont à peu prés les mêmes que ceux que l'on trouve dans les *Instituts* composez par des Médecins Galeniques. Avicenne y donne, en prémier lieu, la définition de la Médecine, & il explique ensuite quel en est le sujet. De là il passe aux élémens, aux qualitez premieres, secondes &c. aux humeurs, aux tempéramens; il parle aussi des choses naturelles, des choses non naturelles; des facultez, naturelle, vitale, & animale, des facultez attractive, retentive, expulsive, &c. du pouls, des urines, des maladies, de leurs causes, de leurs symptomes, des signes &c. Il y divise les parties du corps en similaires & en organiques. A cette occasion il fait premierement mention des os, & des articulations en general; après quoi il donne l'Anatomie du crane, des os des machoires, & des dents, des os du nez, des oreilles, des vertebres du col, & du dos, de l'os sacrum, de l'os coccyx, des côtes, des clavicules, des omoplates, de l'os humerus, de l'os cubitus, & de tous les autres os; & il finit par les nerfs, les muscles, les tendons, les ligamens, les arteres, & les veines. Il propose trois differens moiens de guérir les maladies; le premier, qui sert aussi à la conservation de la santé, est le régime de vivre, le second l'usage des médicamens, le troisième l'opération manuelle. Il enseigne quand & comment il faut évacuer, & donne des regles pour se bien conduire par raport à l'exhibition des vomitifs & des purgatifs, & par raport à la saignée, & à l'application des ventouses, & des sansues, & à quelques operations generales de Chirurgie. En un mot il n'omet rien de ce qui peut rendre ces Instituts complets.

Le second Livre traite des *Médicamens simples*, tirez des mineraux, des vegetaux, & des animaux. Nous avons parlé ci-devant de l'Ouvrage de Dioscoride sur la même matiere, & nous avons dit que nous ne croyions pas qu'il fut necessaire de donner une liste des simples qu'il décrit, parce que cet Ouvrage est entre les mains de tout le monde, en sorte que châcun peut aisément le consulter. Les Ecrits d'Avicenne n'étant pas si communs, il faudra donner un catalogue de tous les médicamens simples dont il fait mention, qui n'ont point été connus de Dioscoride, ni des autres Grecs. Cela servira pour faire voir d'un coup d'œil, combien la Médecine a été enrichie à cet égard du tems des Arabes; & comme Serapion & Mésué ont écrit sur le même sujet, on joindra à ce catalogue ce qu'ils ont aussi dit de leur côté, & qui peut avoir été omis par Avicenne.

Le troisième Livre du Canon d'Avicenne, qui est presque aussi gros que tous les quatre autres ensemble, contient une *Pratique de Médecine*, ou un Traité de toutes les maladies que l'on regarde comme ayant leur siege en quelque partie du corps: ainsi *la pleuresie* & la *péripneumonie* sont considerées comme des maladies de la poitrine, *la colique* & *la dyssenterie* comme des maladies du bas ventre, & des intestins en particulier, &c. Notre Auteur ne se contente pas de décrire exactement ces maladies, d'en raporter les signes, & les causes, & d'enseigner la maniere de les guérir, pour instruire à fond son Lecteur, & pour le mettre encore mieux au fait, il n'entre en matiere sur ce qu'il a à dire de châque maladie, qu'après avoir donné une description Anatomique de la partie affectée, méthode qui paroît très-utile. Si l'on joint

joint à ce que l'on trouve ici à cet égard, ce que nous avons dit qu'il y a, sur le même sujet, dans le premier Livre, on aura un corps complet d'Anatomie.

On aura pareillement un corps très-complet de Médecine Pratique, en joignant à ce que contient le troisième Livre ce que renferme le quatrième, qui en est une suite. Dans ce dernier, qui est pour les maladies qu'on ne peut pas dire affecter en particulier certaines parties du corps humain, comme celles dont on vient de parler, Avicenne débute par traiter de toutes les sortes de *Fievres*, au nombre desquelles il met les Fievres *Pestilentielles*, & parle ensuite de la petite *Verole*, & de *la Rougeôle*. De là il passe aux *Crises*, & aux *Jours Critiques*, puis aux *Tumeurs* & aux *Pustules*, comme sont le *Plegmon*, *l'Erysipele*, *les Dartres*, & toutes les sortes *d'Elevûres* qui viennent sur la peau, & enfin à la *Gangrene*. Il parle ensuite des *Glandes*, & des inflammations, & des apostumes qui y viennent; des *Abscès*, des *Oedemes*, des *Scrophules*, des *Scirrhes*, *du Cancer*, de la *Lepre*. Avicenne traite après cela des *Playes*, des *Excoriations*, *Contusions* &c. de la *Brûlure*, *des Pertes de sang*, *des Ulceres*, de la *Solution de continuité des Nerfs*, de *l'Epine venteuse* &c. Puis il vient aux *Dislocations*, & aux *Fractures*; s'étendant ensuite beaucoup sur les *Venins* & *Poisons*, & finissant ce Livre en proposant les moyens dont on se sert pour la *Décoration* du corps, comme sont ceux que l'on emploie pour guérir de l'*Alopecie*, ou de la chute des cheveux, & pour en *faire naître*, pour les *teindre*, aussi bien que pour *faire tomber les poils*; pour *conserver la peau* contre les injures du soleil, du vent, du froid, & enfin pour remedier à toutes *les maladies & alterations*, auxquelles elle est sujette, & enfin pour *redonner de l'embonpoint* à ceux qui en manquent, & en *ôter* à ceux qui en ont de trop, &c.

Le cinquième & dernier Livre du Canon est appellé *Antidotaire* par les Traducteurs, qui est ce que nous appellons aujourd'hui une *Pharmacopée*, c'est-à-dire un Livre où sont contenues les descriptions de divers *Médicamens composez*.

Entre les petits Traitez d'Avicenne qui sont à la suite du Canon, on trouve celui auquel les Traducteurs ont donné le nom de *Cantiques*, qui est comme un Abregé des Instituts contenus dans le premier Livre. *Deusingius* a traduit ce Traité mieux qu'il ne l'étoit auparavant, & Plempius a aussi de son côté traduit le Livre dont je viens de parler.

On pourroit, en retranchant encore une grande partie de cet Abregé, s'en servir pour donner un précis du Système de Médecine *Théorétique* d'Avicenne; & il faudroit ensuite en donner aussi un de la *Pratique* de ce Chef des Médecins Arabes. J'avoue que ce sera une entreprise penible, mais on ne peut guere, à mon avis, se dispenser de marquer du moins ce en quoi cette pratique differe de celle des Grecs, & d'entrer dans quelque détail à cet égard, sans s'étendre trop là-dessus.

On dira peut-être que c'est peine perdue, parce qu'on ne lit presque plus aujourd'hui les Ecrits de ces Médecins. Mais si l'on refléchit sur la figure qu'ils ont faite dans la Médecine pendant trois ou quatre cens ans, comme on le verra ci-après, on conviendra que notre Historien est obligé d'ajoûd'ajoûter à ce que j'en ai dit jusques ici, quelque chose qui fasse un peu plus particulierement connoître ce qu'on peut tirer de leurs Ouvrages. Il est vrai qu'ils étoient chargez des dépouilles des Grecs, qu'ils citent même souvent, & principalement Hippocrate & Galien; mais cela n'empêche pas qu'ils ne les ayent presque effacez pendant le tems que je viens de marquer, en sorte que dans toute la Partie Occidentale de l'Europe que nous habitons, on ne lisoit ni en particulier ni en public que les Arabes. On sait que tant que durerent les *Croisades*, que l'on avoit commencé à publier dès la fin de l'onzième siècle, un très-grand nombre de Chrêtiens de toutes les nations ne cesserent de passer d'Europe en Asie & de se rendre dans la Syrie, pour faire la guerre aux Mahométans; & que les Empereurs & les Rois s'y trouvoient en personne, & y commandoient leurs armées. Il y a apparence que le long séjour que quelques-uns des Médecins qui suivoient ces armées firent en ce pays-là où la langue Arabe est en usage, leur ayant facilité les moyens de l'apprendre, ils eurent occasion de lire les livres qui traitoient de leur Art, écrits en cette langue. Il arriva même que par les soins de l'Empereur Frideric Second, qui regnoit dans le treizième siècle, & qui avoit été du nombre des Croisez, l'on traduisit en Latin plusieurs manuscrits Arabes de toutes sortes, qu'il avoit fait venir de Syrie. Ce Prince entendoit diverses langues & entr'autres le Grec & l'Arabe.

Comment & quand les Livres des Médecins Arabes se sont introduits dans la Partie de l'Europe que nous habitons.

Voilà comment les Ouvrages des Arabes furent introduits dans l'Europe. Nos Médecins les goûterent fort, comme cela paroît par le grand nombre de ceux qui ont écrit depuis le treizième & le quatorzième siècle jusqu'au commencement du seizième, & qui tous n'ont fait que commenter les Arabes, ou que composer des Livres selon les principes qu'ils avoient emprunté d'eux. Voici une liste des noms de ces Médecins raportée par 1 René Moreau, qui marque aussi le tems auquel chacun d'eux a vécu. *Constantius Afer* est le premier de tous. Il a écrit sur la fin de l'onzième siècle, il étoit Moine du Mont Cassin, & savant en diverses langues. *Platearius*, qui est du treizième, vient après, puis *Petrus Aponensis*; *Gordonius*; *Nicolaus Florentinus*; *Gentilis*; *Villanovanus*; *Guido de Cauliaco*; *Valescus de Tarenta*; *Matthaeus de Gradibus*; *Galeatius*, *Jacobus de Partibus*; *Arculanus*; *Hugo Senensis*; *Gattinaria*; *Montagnana*; *Guaynerius*; *de Tornamira*; *Savonarola*; *Sillanus de Nigris*; *Alexander Benedictus*; *Clementius Clementinus*. Le même Moreau en nomme encore un peu plus bas à peu près autant, qu'il dit avoir été pareillement Sectateurs des Arabes; comme 2 *Joannes de Sancto Aegidio*, *Anglus*, qui vivoit au commencement du treizième siècle; *Joannes de Ketam*, *Germanus*; *Geraldus de Solo*, *Gallus*; *Joannes de Sophia*, *Patavinus*; *Joannes de Sancto Paulo*, *Salernitanus*; *Petrus Antonius Rusticus*, *Placentinus*; *Hannibal de Nicolinis*; *Gulielmus Placentinus de Saliceto*; *Christophorus de Barziziis de Bergamo*; *Apollinaris Cremonensis*; *Joannes Jacobus*, *Cancellarius Monspeliensis*; *Guillelmus Varignana*;

Noms des principaux Médecins qui ont été Sectateurs des Arabes depuis le treizième siècle jusqu'au commencement du seizième.

1 *De Sanguin. Missione in Pleuritide.*

2 *On peut joindre à celui-ci* Thaddeus Florentinus, *qui a aussi vécu dans le même siècle, & dont nous aurons encore à parler dans peu.*

rignana; Alexander Trajanus Petronius: Nicol. Hostresham Anglus; Jacobus de Dondis; Joannes Bruyerinus Campegius. Il y en a eu encore plusieurs autres.

Voici de quelle maniere 1 Cornarius parle de ce qui se passoit dans les Ecôles de son tems, c'est à dire au commencement du seizième siècle, & qui n'étoit pas different de ce qui s'étoit déja pratiqué long-tems avant lui. *On lisoit*, dit-il, *& on expliquoit* Avicenne, *qui étoit regardé comme le Prince, ou le plus excellent de tous les Médecins. On expliquoit* Rases, *sur tout le neuvième livre de cet Auteur, dédié au Roi Almansor, dans lequel on prétendoit trouver tout ce qui peut regarder la maniere de guérir les maladies. On y citoit aussi des Praticiens plus modernes, comme un* Bertrucius, *un* Gatinaria, *un* Guaynerius, *un* Valescus, *& un grand nombre d'autres; on comptoit sur tout entre les principaux* 2 *un certain* Arculanus *que d'autres appelloient Herculanus. Mais on ne tenoit pas plus de compte des Médecins Grecs que s'il n'y en avoit jamais eu, si ce n'est qu'il arrivât quelquefois que l'on fît mention* d'Hippocrate, *de* Galien *& de* Dioscoride, *& cela comme en passant. Les autres étoient entierement inconus, & leurs écrits ne se trouvoient ni en Grec ni en Latin. On avoit seulement des traductions Latines très-corrompues & très-barbares de quelques uns des ouvrages de Galien, que ceux qui les avoient gardoient soigneusement comme quelque chose de fort prétieux. Il ne paroissoit aussi d'Hippocrate que quelques petits livres comme celui des Aphorismes, & des Prognostics aussi mal traduits & aussi fautifs que les précedens. On lisoit dans les Ecôles quelques endroits de ces derniers Auteurs, lorsque les Princes Arabes étoient d'humeur de leur ceder la place, mais cela ne se faisoit que rarement.*

Introduction des Livres Grecs dans notre Occident dès le milieu du quinzième siècle.

Ce ne fut proprement qu'après que la ville de Constantinople eut été prise par les Turcs, en l'année 1453, que l'on commença à voir plus communément dans notre Occident des livres Grecs. *Theodore Gaza*, *Argyropile*, *Lascaris*, & d'autres, qui se retirerent alors de cette ville, & vinrent se refugier en Italie, en avoient aporté plusieurs. Il faut leur joindre *Emanuel Chrysoloras*, qui étoit sorti un peu avant eux de cette même ville, & qui avoit déja commencé à enseigner la langue Grecque à Venise. Ce n'est pas qu'il n'y en eût dès avant ce tems-là quelques uns dans des Bibliotheques, mais on les tenoit cachez, & presque personne ne les lisoit, ni ne les entendoit. Ces Grecs firent peu à peu plusieurs disciples, & leurs manuscrits commencerent à se répandre, jusques à ce que *l'Art de l'Imprimerie*, inventé tout nouvellement environ ce tems-là, put fournir à tout le monde un moien facile d'avoir des copies de ces manuscrits, sans que l'on fût obligé de les transcrire, ce qui arriva dès la fin du même siècle, & dès le commencement du suivant. Pour nous renfermer dans les livres Grecs de Médecine, qui sont les seuls dont nous devons

1 *Voiez la Préface de cet Auteur sur la Traduction Latine qu'il a faite des Oeuvres de Paul Egínete.*

2 *Arculanus étoit de Vérone. On a de lui un Commentaire sur le neuvième Livre de Rhases à Almansor. L'Editeur appelle cet Ouvrage.* Excellentissimi tam Theoricæ quam Practicæ Physicorum Principis Jo. Arculani Opus doctissimum.

devons ici parler, 1 Aldus fut, je pense, le premier qui en imprima. Il commença par *Dioscoride*, qui parut en 1506; il mit sous la presse en 1525 les Oeuvres de *Galien*, & en 1526 celles *d'Hippocrate*, puis en 1528 celles de *Paul Eginete*. Il se fit après cela diverses traductions Latines de ces Auteurs, & il s'en étoit déja fait quelques unes auparavant sur les manuscrits Grecs. Je n'entre dans tout ce détail, qui semble m'avoir un peu éloigné de mon premier sujet, que pour faire voir pourquoi les Médecins Arabes ont tenu si longtems le haut bout, & ont eu, au préjudice des Grecs, des Sectateurs depuis le trèzième siècle, inclus, jusqu'au commencement du sèzième. Il est aisé de comprendre que c'est parce que pendant tout cet espace de tems la langue Grecque étoit comme inconnue dans cette partie de l'Europe que nous habitons, qu'on n'avoit aucun livre en Médecine écrit en cette langue, ou que s'il s'en trouvoit quelques uns, ils étoient très-rares, & qu'on n'en avoit pas même des traductions. Cela supposé, il paroit que si l'on s'attachoit aux Arabes plûtôt qu'aux Grecs ce n'étoit pas par préference pour les prémiers, c'étoit parce que l'on ne conoissoit gueres ceux-ci. Mais dèsque leurs livres se rendirent communs on les reçut avec empressement, à l'exclusion de ceux des Arabes, qui ne laisserent pourtant pas d'avoir encore des partisans, comme on le verra ci-après.

De ce que l'on trouve dans les Livres des Sectateurs des Arabes concernant la Médecine Chimique.

Il semble que c'est desormais assez parlé des Médecins de cette nation, & de leurs Sectateurs, d'autant plus qu'il n'est pas question de donner ici un précis de ce que contiennent les Ouvrages de ces derniers, ce qui seroit fort ennuieux, parce que ce ne sont que des Copistes d'autres Copistes. Cependant avant que de les quitter, notre Histoire demande que l'on dise encore un mot sur leur compte, pour faire honneur à plusieurs d'entr'eux de ce qui se trouve dans leurs livres concernant la *Médecine Chimique*. Nous avons vu ci-dessus que les principaux Arabes, comme Avicenne, Mésué, & d'autres, avoient déja touché cet article, quoi qu'assez superficiellement. Ceux de leurs Sectateurs qui en ont parlé, n'en ont pas dit non plus grand' chose; mais pour peu que ce soit, cela suffit pour faire voir que cette partie de la Médecine a continué d'être cultivée pendant tout l'espace de tems qui s'est écoulé depuis Avicenne, qui vivoit dans le dixième & l'onzième siècle, jusqu'au commencement du sèzième, où son parti étoit encore fort suivi, comme nous venons de le voir. La même chose est arrivée par raport à l'Alchimie, qui des Egyptiens & des Arabes a passé ensuite à tous les autres peuples, s'est toujours soutenue, & se soutient encore par tout le monde.

On ne peut pas douter que *Thaddée Florentin*, qui vivoit dans le trèzième siècle, n'ait eu connoissance de la Médecine Chimique, puisque dans ses Conseils il fait mention d'une *Eau contre la difficulté d'uriner*, tirée par le moien de la Chimie, & qu'il recommande l'usage de *l'Esprit de vin*. *Albert le Grand*, Evêque de Ratisbonne, qui étoit du même siècle, a laissé des écrits qui font con-

1 *Quoique l'Art de l'Imprimerie eût été, à ce qeu l'on croit, inventé dès l'an 1440. il se passa un assez grand nombre d'années avant qu'on pût l'amener à quelque perfection; en sorte qu'il n'y a pas lieu d'être surpris qu'avant Aldus personne n'eût encore entrepris d'imprimer les Livres dont il s'agit ici, ce qui étoit un ouvrage qui demandoit beaucoup d'exactitude, d'industrie, & de tems.*

connoitre son savoir en Médecine aussi bien qu'en Alchimie. On trouve aussi dans les Ecrits de *Pierre de Apono*, ou *Abono*, la description d'un excellent *Baume*, & de quelques autres médicamens Chimiques. Ce Médecin qu'on appelle autrement *le Conciliateur*, & dont il y auroit bien d'autres choses à dire, que celui qui continuera cette Histoire pourra toucher en passant, ce Médecin, dis-je, a vêcu depuis l'an 1250. jusqu'à l'an 1306. On trouve pareillement dans les ouvrages de *Guillelmus de Saliceto*, qui vivoit à peu près au même tems que le précedent, quelques remedes, mais en petit nombre, preparez chimiquement. *Guillaume Varignana*, qui a écrit dans le commencement du quatorzième siècle, en a fait autant, aussi bien que *Gentilis de Fulgineo*, qui est venu peu de tems après; & l'on peut dire la même chose d'une grande partie de leurs contemporains.

Mais le plus fameux des Médecins de ce même siècle, & qui a surpassé de beaucoup tous les autres, ç'a été *Arnaud de Villeneuve*. Il étoit grand Chimiste, comme quelques livres qui portent son nom, le témoignent, si tant est qu'ils soient de lui. On a dit *qu'il savoit faire de l'or*, & qu'il en avoit fait en présence de *Raymond Lulle*. Cependant il ne paroit pas qu'il se soit beaucoup prévalu de la connoissance qu'il avoit de l'Alchimie pour en tirer des remedes pour la conservation de la santé, & pour la guerison des maladies. Les remedes qu'il propose ne sont point differens, par rapoit à la maniere dont ils sont preparez, de ceux que l'on trouve décrits dans les livres de Galien & des autres Grecs, à la reserve de 1 l'Eau tirée du vin, *Aqua vini*, que quelques uns, dit-il, appellent *Eau de vie*, *Eau qui se conserve toujours*, *Eau d'or*. C'est avec raison, ajoute-t-il, qu'on lui donne le nom d'Eau de vie, parce qu'elle fortifie les membres & tout le corps, & qu'elle *prolonge la vie*. Il indique d'ailleurs les maladies auxquelles elle est propre, soit seule, soit chargée des vertus des herbes que l'on y joint, comme du romarin, & de la sauge, ce qu'il donne pour un excellent remede pour fortifier les nerfs. L'Eau de vie, dit-il encore, à cause de sa simplicité, reçoit les impressions de toutes les saveurs, odeurs & qualitez. On peut voir ce que contient le reste de cet article, qui n'est pas long. Il y a de l'apparence qu'Arnaud de Villeneuve connoissoit divers autres médicamens Chimiques, dont il n'a point voulu parler; & la Lettre 2 *de Sanguine humano ad Jacobum Toletanum*, ne permet pas que l'on en doute Il paroit aussi avoir fait un grand cas de *l'Astrologie*, & avoir été fort prévenu pour l'influence des Astres sur les choses d'ici bas. Je laisse à part les livres d'Alchimie attribuez à cet Auteur, tels que sont *Thesaurus Thesaurorum*, *& Rosarius Philosophorum*, *Novum Lumen* &c. comme n'apartenant pas à la Médecine,

Raymond Lulle a été un des disciples d'Arnaud de Villeneuve. On a un grand nombre de livres qui portent son nom. Il paroit par celui qui est intitulé *de Quinta Essentia*, qu'il ne s'en tenoit pas aux médicamens Chimiques

1 *Lib. de Conservanda Juventute.*

2 *J'ai tiré ceci de Conringius. Cette Lettre ne se trouve point dans l'Edition que j'ai des Oeuvres d'Arnaud de Villeneuve, imprimées à Bâle, l'an* 1585. *in folio. Elle est jointe aux ouvrages de Joannes de Rupescissa, imprimez dans la même ville en* 1597.

miques ordinaires, mais qu'il s'occupoit principalement à chercher un *Remede Universel à toutes les maladies.* Il attribuoit ses découvertes sur ce sujet, & sur d'autres, à une *Révélation divine.* On peut lui joindre *Joannes de Rupescissa*, dont on a aussi un Ouvrage intitulé *De consideratione Quintæ Essentiæ rerum omnium*, & qui se vantoit pareillement d'avoir des 1 révélations.

Trois autres Alchimistes, savoir *Rogerius Baco*, *Jo. Isaacus Hollandus*, & *Basilius Valentinus*, ont aussi indiqué & décrit des médicamens Chimiques. Ce dernier étoit un Moine Allemand de l'Ordre de St. Benoit, qui a vécu sur la fin du quinzième siècle; les deux autres l'ont précedé. Il ne faut pas oublier, à cette occasion, de raporter ici ce que dit 2 Guainerius, qui vivoit dès le commencement du même siècle, qu'un certain Hermite, grand Alchimiste, après avoir travaillé plusieurs années, ayant enfin reconnu qu'il n'y a rien de si vain que les promesses que fait l'Alchimie, se mit à préparer des médicamens & se fit Médecin. Guainerius ajoûte qu'il avoit lui même beaucoup profité des bons remedes découverts par cet Hermite, & qu'il lui avoit communiquez. Il est arrivé dans la suite que plusieurs autres à son exemple, desesperant aussi de réussir dans la recherche de la *Pierre Philosophale*, soit qu'ils eussent fait tout ce qu'il falloit faire pour cela, soit qu'il s'y fussent mal pris, ont mis à profit les remedes qu'ils avoient trouvé, chemin faisant, sans les chercher, & que tous les autres Médecins s'en sont ensuite prévalus.

Voilà quels furent les progrès de la Médecine Chimique, depuis son commencement jusqu'au tems que l'on vient de marquer. Ils s'étendirent encore beaucoup plus au long dans la suite comme nous verrons, après avoir parlé d'une nouvelle maladie qui commença à se faire sentir & à se répandre dans l'Europe sur la fin du quinzième siécle. Cette maladie est celle que l'on apelle en Latin *Lues Venerea*, & en François *la grosse Vérole.* On la nomme en Italie *le Mal François* & en France *le Mal de Naples*, par les raisons que nous verrons ci-après.

Digression au sujet d'une nouvelle Maladie aportée des Indes en Europe sur la fin du quinzième siècle.

Les Médecins de ce tems-là furent fort partagez sur la nature & les causes de ce mal extraordinaire. Les uns le regardoient comme une espece de maladie Epidémique, aprochante d'une dont parle 3 Hippocrate, dans laquelle cet ancien Médecin remarque qu'il vient des 4 *ulceres aux parties honteuses.* Ceux qui étoient de ce sentiment attribuoient la principale cause de cette maladie à un grand débordement d'eaux, qui sous le Pontificat d'Alexandre VI. & dans le tems que Charles, Roi de France, vint en Italie, avoit failli à inonder tout ce pays-là, principalement Rome, la Campanie, & le Royaume de Naples. Ils prétendoient le prouver par quelques exemples, & entr'autres par ce qui étoit arrivé du tems du Pape Pélage, où après un debordement du Tybre on avoit vu l'été suivant sortir à diverses personnes des pustules malignes que les Médecins ne connoissoient point, & qu'ils ne savoient pas

1 *Voiez Conringius* de Hermetica Medicina, &c.
2 *De Paralysi*, cap. 7.
3 *Aphorism.* 21. *Lib.* 3.
4 Αἰδοίων ἑλκώσιες. *Voyez ci-dessus Hist. de la Med. premiere Part. Liv.* 3.

pas guérir. D'autres vouloient que la cause de cette même maladie fût l'effet du malin aspect de certains astres.

Mais [1] Gabriel Fallope ne fait point de difficulté de regarder la *Verole* comme un mal nouveau, & montre clairement quelle en a été l'origine. Je vais traduire mot à mot la plus grande partie de ce qu'il en dit. *Cette maladie* dit-il, *commença dans ce fâcheux tems où le feu d'une grande guerre étoit allumé dans toute l'Italie ocupée par une Armée* [2] *barbare; car*, ajoûte-t-il, *Charles Roi de France, dit le Bossu, y étoit venu avec de grandes troupes. Il commença par soumettre le Milanois & la Toscane, & vint ensuite fondre sur le Royaume de Naples, qui étoit alors gardé par les Espagnols. Ceux-ci étant fort pressez par les François, & voyant qu'ils ne pouvoient pas leur résister par la force, essayerent de se tirer d'affaire par la ruse. Quelques Auteurs ont écrit que les Espagnols convinrent avec ceux qui fournissoient du pain à l'Armée de France, qu'ils mêleroient du plâtre avec la farine, ce qui fit périr plusieurs François, aussi bien que le poison que les Espagnols avoient jetté dans les puis & les fontaines. Mais voyant que cela ne faisoit pas assez, ils s'aviserent d'un autre moyen; ils avoient chez eux plusieurs garces infectées du mal François, & comme ils savoient combien ce mal est dangereux & facile à se communiquer, n'ignorant pas d'ailleurs le panchant que les François ont pour le sexe,* [3] *ils envoierent ces femmes débauchées dans leur armée. Ce stratageme réussit; les soldats François ne tarderent pas à avoir commerce avec ces vilaines, & à prendre le mal dont il s'agit, de sorte qu'en fort peu de tems toute l'Armée en fut presque infectée; & ce fut alors que cette même maladie commença à être manifestement connue & à se repandre dans toute l'Italie, ce qui arriva en* 1494. *Voilà quelle a été l'origine du Mal François; & quoi que je vienne de dire qu'il ne parut pour la premiere fois qu'en l'année que je marque ici, cela ne signifie autre chose, si ce n'est que ce fut seulement alors qu'on commença à en avoir une pleine connoissance; car il étoit déja un peu auparavant en Italie, mais caché & tout nouveau, ayant été depuis peu aporté d'ailleurs par la Nation Espagnole. Voici*, continue Fallope, *ce qu'on apprend sur ce sujet de Pierre Martir, celui qui a composé l'Histoire de Milan. Christofle Colomb s'étant mis en mer le premier de Septembre de l'année* 1492. *avec quatre vaisseaux, fit tant, après une longue navigation, qu'il arriva enfin dans ces terres qu'on apelle les Indes Occidentales.* Martir ajoûte *que Colomb trouva là beaucoup d'or & d'argent, des perles & autres pierres précieuses, diverses sortes d'arbres tout particuliers, diverses especes d'animaux inconnus, diverses nations étranges, diverses choses propres à manger que nous n'avons point chez nous, en un mot toutes choses nouvelles par raport à nous, & entr'autres* un nouveau genre de maladie *que nous appellons* le Mal François, *lequel* étoit commun dans ce pays-là, *& contagieux comme la gale dans les pays que nous habitons. Les matelots & les soldats ayant eu sans aucune pudeur un commer-*

1 *Voyez son Livre* de Morbo Gallico.

2 *Plena erat Exercitu barbaro. Le bon Fallope trouvoit à propos de donner ce nom-là à l'Armée de France. On sait de quel œuil une partie des Italiens regardent ceux qu'ils appellent* Oltramontani.

3 *Le sejour que les François firent dans la ville & dans le Royaume de Naples après s'en être rendus les maitres, quoi qu'il ne fût pas long, leur donna d'ailleurs assez de tems pour y prendre ce vilain mal.*

merce brutal avec les femmes qu'ils y trouverent, prirent la maladie qu'elles avoient. L'année suivante Christofle Colomb revint en Europe, & ramena des Indes plusieurs de ses soldats, & même quelques Officiers d'importance, chargez la plûpart d'or & d'argent, & sur le tout du beau present que leur avoient fait les Indiennes. Ces mêmes soldats ayant su qu'il y avoit alors guerre entre les François & les Espagnols, vinrent à Naples joindre l'armée de ces derniers, & apporterent dans cette ville la maladie qu'ils avoient gagnée dans les lieux d'où ils venoient. Voilà quelle a été l'origine du mal en question. Il fut premierement apporté des Indes Occidentales en Italie & à Naples, d'où il fut semé parmi les François comme il a été dit, & ensuite il se répandit non seulement dans toute l'Italie, mais encore en France, en Allemagne, & par toute l'Europe. Gabriel Fallope, dont nous aurons encore à parler ci-après, étoit de Modéne, & a écrit vint-cinq ou trente ans, au plus, après le tems où la Verole avoit commencé; il étoit né en 1490. trois ou quatre ans avant que ce mal parut. Il parle des François d'une maniere qu'il n'est pas probable qu'il les ait voulu épargner, & s'il a chargé les Espagnols d'avoir aporté des Indes en Europe ce vilain mal, il faut que cela fût très-veritable; cependant il n'a pas laissé de l'appeller *Mal François*, parce que dès qu'un nom se trouve établi par l'usage, on ne se met plus en peine s'il a été bien ou mal imposé. Pierre Martir étoit d'Anghiera dans la Milanois, & Conseiller de Ferdinand Roi d'Espagne, sous le regne duquel les Indes Occidentales furent découvertes. Il pouvoit être parfaitement informé de ce qui arriva aux premiers qui y allerent, en sorte que ce n'est pas sans raison que Fallope se sert de son témoignage. Ce dernier remarque encore en un autre endroit, *que le* Guayac *qui sert à guérir la Verole, est appellé* Bois des Indes, *parce qu'il a été apporté des Indes Occidentales d'où la Verole est venuë, en sorte que le mal & le remede sont venus du même lieu. Tous ceux*, ajoute-t-il, *qui ont écrit de la maladie Françoise, & des Indes dont nous venons de parler, assurent que cette maladie y est très-commune, à peu près comme la gale l'est chez nous. Il s'y trouve peu d'hommes & de femmes qui n'en soient infectez, mais ils savent s'en guerir promtement, & avec beaucoup de facilité, parceque le medicament qu'ils emploient pour cela, croît chez eux, & qu'ils l'ont tout frais quand ils veulent &c.* Il me semble qu'il n'y a plus aucun lieu de douter, après ce qu'on vient de lire, que la Verole ne soit un mal nouveau, & qu'il ne tire son origine d'un pays dont les Anciens n'avoient pas plus de connoissance, qu'ils n'en avoient de ce mal même. Si les Medecins Grecs & Latins, ou Arabes, l'avoient connu, ou qu'il se fût fait sentir dans l'Europe ou dans l'Asie & l'Afrique, seroit-il possible qu'ils n'en eussent rien écrit, ou que l'on n'en trouvât pas un mot dans aucun des livres que nous avons d'eux, où nous voyons l'exactitude qu'ils ont euë d'ailleurs à décrire jusqu'aux plus petites maladies? Comment auroient-ils laissé en arriere celle dont il est question, qui est si considerable? J'ai employé ci-dessus un pareil argument pour prouver que la *petite Verole* n'avoit point encor paru du tems des plus anciens Médecins tant Latins que Grecs dans les pays qu'ils habitoient; mais à l'égard de *la grosse* ce n'est pas seulement du silence des Auteurs dont je viens de parler que l'on peut conclure que l'Antiquité n'en a point eu de connoissance. Si cette honteuse maladie avoit eu anciennement cours en Grece ou en Italie, se pourroit-il que dans tant d'écrits satiriques qui nous sont restez des Poëtes de ce ce tems-la, il n'y eût pas un seul trait piquant, lancé contre quelcun, soit homme, ou femme qui auroit été atteint d'un pareil mal ? Le silence des Poëtes à cet égard me paroit du moins d'un aussi grand poids pour la preuve du fait dont il s'agit, que celui des Médecins. Quelcun dira peut-être qu'Horace parle d'une maladie qu'il apelle *morbus Campanus*, que l'on pourroit soupçonner avoir été la Vérole, à cause que les peuples de la Campanie passoient pour fort débauchez; mais ce soupçon seroit apuyé sur une conjecture trop legere, puis que ce Poëte ne fait que nommer cette maladie sans en marquer les signes, & qu'on n'en trouve rien ailleurs. On pourroit aussi nous objecter ce que 1 Martial dit dans une de ses Epigrammes, de certaines excrescences de chairs, appellées en Latin *Fici* ou *Marisca* qui viennent à l'anus & ailleurs, & qui sont mises aujourd'hui entre les signes de la Vérole. Mais il faut remarquer qu'elles n'en sont qu'un signe équivoque auquel on ne s'arrête point, quand il n'y en a pas d'autres plus exprès qui l'acompagnent. Les excrescences qui font le sujet de la raillerie de ce Poëte, pouvoient venir d'une infame débauche, sans être pour cela des marques du mal en question. On peut voir ci-dessus (Hist. de la Med Part. 2. Liv. 4. Sect 1. Chap. 6.) ce qui a été dit de ceux que les Latins appelloient *molles* & *subacti*.

Il faut encore répondre aux objections que l'on pourroit faire contre ce que j'ai dit du silence des anciens Médecins sur l'article de la Vérole. On soutiendra 2 qu'ils en ont fait mention en décrivant clairement non seulement les excrescences dont parle Martial, mais divers autres signes de ce mal, tels que sont les *ulceres*, & le *chancre*, *les tubercules* soit *verrues* ou *porraux*, qui viennent aux parties naturelles des hommes & des femmes. Après cela, dira-t-on, pourquoi nier qu'ils ayent connu la Vérole, puis qu'ils ont décrit une partie des accidens qui l'accompagnent ? Mais quoi que ces accidens soient souvent joints aux autres qui caractérisent plus expressément cette maladie, il ne s'ensuit pas qu'étant seuls ils en soient un indice certain. Ils peuvent venir d'un sang acre, ou pour s'être trop échauffé dans l'acte vénérien, sans qu'il s'y soit joint aucun venin vérolique; ils pouvoient d'ailleurs être communs dans ces anciens temps où la débauche étoit extremement grande. Il faut bien d'autres accidens que ceux dont les Anciens ont fait mention pour pouvoir en inferer que les personnes en qui ils se trouvent ont le mal en question. La *gonorrhée virulente* en est un des plus decisifs, cependant les Anciens n'en ont point parlé, quoi qu'ils ayent connu la gonorrhée simple ou *le flux de semence involontaire*. A la verité ils ont aussi parlé de certains *ulceres du canal de l'urine*, mais qui n'étoient pas d'une nature differente de celle des autres ulceres qu'ils avoient vu au déhors. Ils ne proposent pour les guerir que de faire

1 *Vocamus* ficus *quas scimus in arbore nasci*,
Vocamus ficos *Cæciliane tuos*.

Juvenal a dit aussi,
Caduntur tumidæ, *Medico ridente*, mariscæ.

2 *Voyez Celse*, *Aëtius* &c.

re dans la verge quelques injections adoucissantes, détersives, astringentes; ils ne parlent d'aucun remede à prendre interieurement, ce qui est une preuve certaine que ces ulceres n'étoient pas de la même sorte que celui qui cause aujourd'hui la gonorrhée virulente, puis que si l'on s'y prenoit de cette maniere pour traiter ce dernier, on causeroit de beaucoup plus grands maux que celui auquel on prétendroit remédier. Ils ne connoissoient point non plus les *bubons vénériens* qu'on appelle en François *des poulains*. Ils n'avoient aucune connoissance des autres accidens de la Vérole, dont les derniers & les principaux sont des *tumeurs dures*, des *nœuds* dans les os, de *grandes douleurs* qui se font sentir en tous les membres, & qui se reveillent particulierement la nuit, & enfin *la carie des os*, sur tout de ceux du crane, du nez & du palais. Si ces terribles suites d'une maladie qui n'est que trop commune aujourd'hui, avoient paru du tems des anciens Médecins, & qu'ils en eussent connu la cause la plus ordinaire, qui est le commerce charnel que l'on a avec des personnes qui en sont déja infectées, seroit-il possible qu'ils n'en eussent pas dit un mot? Seroit-il possible qu'ils n'eussent pas fait tous leurs efforts pour chercher des remedes à un mal de cette consequence, & que, s'ils en avoient decouvert quelques uns, il n'en parût rien dans leurs écrits? ou seroit-il possible enfin, s'ils n'en avoient point trouvé, que cette affreuse maladie n'eût pas fait perir de leur tems un nombre innombrable de personnes de l'un & de l'autre sexe, si on n'avoit pas su les en delivrer, comme cela arriveroit aujourd'hui si on ne secouroit pas efficacement les malheureux qui en sont atteints?

En écrivant ceci j'ai jetté les yeux sur un endroit de l'onzième Chap. du troisième Livre de la Chirurgie de Lanfranc où, parlant des ulceres de la verge, il dit qu'ils sont une suite des pustules chaudes qui se forment sur cette partie, & qui se sont crevées, ou de quelque humeur acre, ou enfin du commerce qu'un homme a eu avec une femme sale, (*cum fœda muliere*) qui a pris elle même un pareil mal d'un autre homme qui en étoit atteint. Lanfranc a écrit, comme il le dit lui même, en 1296, c'est à dire environ deux cens ans avant le tems où j'ai marqué que la Vérole s'étoit introduite en Europe. Je ne sache pas que les Auteurs dont je viens de parler, ni d'autres autant ou plus anciens qu'eux, ayent fait une remarque pareille à celle de Lanfranc sur la cause des ulceres de la verge, mais il ne s'ensuit pas de là qu'il ait connu la Vérole, puis qu'il se contentoit d'emploier pour la cure de ces ulceres des remedes extérieurs, sans dire un seul mot des intérieurs, non plus que les premiers Médecins que j'ai citez, quoi que ces derniers remedes eussent été d'une necessité indispensable, supposé que ces ulceres eussent été Veroliques. Entre les médicamens dont Lanfranc se servoit pour guérir ces mêmes ulceres, on en trouve un qui est composé avec une once ou (comme il y a dans l'ancienne traduction Françoise de cet Auteur) une chopine de *vin blanc*, une dragme de *vert de gris*, & deux dragmes *d'orpiment*. On appelle cela *le Collyre de Lanfranc*; & comme on s'en sert aujourd'hui pour les ulceres des Verolez, en pourvoiant d'ailleurs au dedans, quelques Médecins, comme entr'autres 1 *Charas*, ont cru que l'Auteur l'avoit inventé exprès pour

1 *Voyez sa Pharmacopée.*

pour cela. Je me ſuis un peu étendu ſur ce qui regarde l'origine de cette maladie, parce qu'il importe beaucoup à l'Hiſtoire de la Médecine, qu'un fait de cette nature ſoit bien éclairci.

Jean Gonſalve d'Oviedo, comme on l'aprend de Fallope, fut le premier qui ſe ſervit, dans la Vérole, du bois de Guayac, dont j'ai déja dit un mot ci-devant. Etant à Naples quand cettè maladie commença à s'y faire ſentir, & s'en trouvant lui même atteint, il s'imagina que comme elle étoit venue des Indes Occidentales, on devoit avoir en ces pays-là des remedes propres pour s'en délivrer. Dans cette penſée il entreprit d'y aller, & y étant arrivé, il aprit qu'on y employoit avec ſuccès le bois de *Guayac* pour le mal dont il s'agit, & en même tems la maniere dont on s'en ſervoit; il en fit l'expérience ſur lui même, & fut heureuſement gueri. De là il revint en Eſpagne ſa patrie, & s'érigea en *Médecin de la Vérole*, continuant à employer le Guayac, à quoi il fit un ſi grand profit qu'il devint fort riche en peu de tems, & laiſſa beaucoup de biens à ſes enfans.

Mais ſoit que ce remede ne réuſſît pas toujours, ou ne deracinât pas entierement le mal, les Médecins & Chirurgiens qui vivoient alors, en chercherent & en trouverent un autre beaucoup plus puiſſant. Ce fut le *Mercure* ou le *Vif-argent*, dont ils s'aviſerent de faire des onguens pour oindre les Verolez. Fallope croit que la penſée leur en vint ſur ce qu'ils avoient vu dans Méſué, & les autres Arabes, des compoſitions où entroit le Vif-argent, & dont ces Anciens ſe ſervoient pour les maladies de la peau. Comme ils voioient que les ouguens que l'on employe ordinairemenr dans la cure des ulceres, n'étoient d'ancun effet ſur les ulceres Véroliques, & ne ſachant plus de quel côté ſe tourner, ils eurent enfin recours à des onguens *Mercuriels*, & par ce moyen ils vinrent à bout de guérir non ſeulement ces ulceres malins, mais encore la Vérole même, à quoi ils ne s'étoient pas attendus. 1 *Jaques de Carpi*, Chirurgien, fut un de ceux qui commencerent à mettre en uſage ce remede, il guérit avec ces onguens pluſieurs perſonnes atteintes de cette maladie. A la verité il en tua d'autres, mais ceux-ci furent en beaucoup plus petit nombre que les premiers. Voilà ce qu'en dit Fallope, qui ajoûte que ce Chirurgien gagna à ce metier plus de cinquante mille ducats d'or. On lui a imputé d'avoir diſſequé vifs à Bologne, où il profeſſoit la Chirurgie avec beaucoup de réputation, deux pauvres Eſpagnols, malades de la Verole, ce qui ajant été découvert il fut obligé de ſe ſauver à Ferrare, où il mourut. Il avoit, dit-on,

1 *Il étoit de Carpi, dans le Modénois, & a vécu à la fin du quinzième ſicle, & au commencement du ſeizième. Fallope, dans l'endroit que je cite ici, l'appelle ſeulement* Chirurgus Carpenſis, *omettant ſon nom de batême & celui de maiſon. Il s'appelloit* Jacobus Berengarius, *comme on l'aprend de lui même, dans la dédicace qu'il a faite de ſon Abregé d'Anatomie, imprimé à Bologne en 1524. au fameux Albert Pio, Comte de Carpi, qu'il appelle ſon Seigneur. Cependant le titre de ce même Livre le nomme* Jacobus Carpus, *apparemment parce qu'on le nommoit ainſi comminnement. Il étoit citoyen de Reggio, en Lombardie, & de Bologne, & Profeſſeur en Chirurgie dans cette derniere ville. Il ſe vante, dans l'Epitre dédicatoire dont je viens de parler, d'avoir diſſequé pluſieurs centaines de cadavres*, quamplurima centena cadaverum. *Les deux noms que l'on donnoit à ce Chirurgien ont cauſé une équivoque, & ont trompé quelques Auteurs, qui d'un ſeul homme en ont fait deux, dont ils ont appellé le premier* Jacobus Carpus, *& l'autre* Jacobus Berengarius, *Carpenſis.*

on, choisi des Espagnols, plûtôt que d'autres, pour les anatomiser, parce qu'il haïssoit fort cette nation. Mais cela a tout l'air d'une fable. Avant Jaques de Carpi, l'Anatomie avoit été fort négligée pendant plusieurs siecles; comme il fut le premier qui entreprit de la rétablir, & qu'il faisoit, comme nous venons de le remarquer, plusieurs dissections de cadavres humains, ce qu'on n'avoit pas vu auparavant, il y en eut assez là pour faire dire au peuple, qui grossit toujours les objets, qu'il anatomisoit des hommes vifs. On peut voir [1] ce que j'ai dit d'Erasistrate & d'Hérophile, qui ont été accusez de la même chose. Je parlerai encore ci-après de Jaques de Carpi.

Ce n'est pas ici le lieu de décrire la maladie dont je viens de rechercher l'origine; tous les livres des Médecins en sont pleins. Je remarquerai seulement que depuis plus de deux cens ans qu'elle a commencé de paroitre en Europe, on a fait tous les efforts imaginables pour découvrir la méthode la plus sûre, & les remedes les plus efficaces pour la guérir. Il y a peu de maladies sur lesquelles on ait autant écrit qu'on a écrit sur celle-là. On trouve dans *Mercklin* qui a travaillé il y a plus de trente ans à continuer le Livre de *Vander Linden des Ouvrages des Médecins*, les noms de plus de cent Auteurs, qui ont traité en Latin cette matiere; si on leur joint ceux qui en ont écrit depuis, & principalement ceux qui l'ont fait en d'autres langues, le nombre sera infiniment plus grand. *Jerôme Fracastorius*, fameux Médecin, Poëte & Astrologue, duquel j'aurai peut-être occasion de dire encor un mot dans la suite, & qui [2] a pu écrire peu après que ce mal eut commencé à se repandre en Italie, s'avisa de faire sur ce sujet un Poëme Latin intitulé *Syphillis, sive de Morbo Gallico*, dont les vers sont excellens, & furent si fort estimez du célebre Sannazar, qu'il les préferoit aux siens propres. Fracastorius dédia ce Poëme au Cardinal Bembo. Revenons aux Médecins Chimistes.

De la nouvelle Medecine de Paracelse.

Nous avons remarqué ci-devant, que les Médecins Arabes avoient retenu tous les principes generaux de la Médecine des Grecs, ou que s'ils y avoient fait quelques changemens, ils étoient peu considerables. Leurs Sectateurs en userent de la même maniere, quoiqu'ils se servissent, comme nous l'avons vu, de *Médicamens Chimiques*, ainsi qu'Avicenne & Mésué avoient commencé de le faire.

Il n'en fut pas de même de Paracelse, celui-ci n'oublia rien pour tâcher d'établir une Médecine toute nouvelle sur les ruines de l'ancienne, qu'il s'efforça de renverser de fond en comble.

Il nâquit à [3] *Einsidlen* dans la Suisse, en l'année 1493. Il se faisoit appeller *Aureolus Philippus Theophrastus Paracelsus Bombast, ab Hohenheim.* Des trois

1 *Voyez Hist. de la Médecine, 2 Part. Liv. 1.*

2 *Fracastorius étoit né en 1483.*

3 *Il y a, à une petite journée de Zurich, un ancien Monastere bien renté, appellé* l'Abbaye d'Einsidlen, *c'est à dire* l'Abbaye du désert ou de l'hermitage. *Il y a aussi tout contre, un petit bourg qui porte le même nom* d'Einsidlen, *& dont les habitans ne font presque autre chose que loger les Pelerins qui vont là par devotion, c'est là le lieu de la naissance de Paracelse. On a nommé ce lieu en Latin* Helvetiæ Eremus, *d'où vient que Paracelse s'appelle* Eremita. *Voyez ci-après le titre de la lettre qu'Erasme lui écrit.*

trois premiers noms ils y a de l'apparence, comme le remarque Conringius, que *Philippus* étoit le seul qu'on lui avoit donné en le batizant, les deux autres servoient à lui donner plus de relief, aussi bien que le quatrième qui est comme un surnom; on pretend que le cinquième est un nom de famille, & le dernier celui d'une terre. Cependant *Theophraste* étoit celui de tous ces noms qui lui plaisoit le plus, & qu'il prend souvent seul. Il assure que c'étoit son veritable nom, qui lui appartenoit par droit de nature & de batême. *Et naturæ & baptismatis jure Theophrastus nominor.* Voyez son Livre intitulé *Paragranum.*

Il dit lui même que son pere s'appelloit *Guillaume de Hohenheim*, & qu'il étoit Médecin. Mais *Thomas Erastus* né à Baden, petite ville qui n'est éloignée que de dix ou douze lieues d'Einsidlen, dit qu'il a peine à croire que Paracelse fût de ce pays-là, & il se fonde sur ce que de son tems il ne se trouvoit personne dans toute la Suisse, qui se dît parent ou allié de cet homme. Paracelse, ajoûte-t-il, assure qu'il est d'Einsidlen, & veut passer pour noble, mais il n'y a dans ce lieu ni des Paracelses, ni des Hohenheim, ni des Bombast, enfin ni nobles ni roturiers qui le reconnoissent pour leur parent &c.

Il y a de l'apparence qu'Eraste n'avoit pas pris la peine de s'informer assez exactement de ce qui regarde cette affaire. On trouve dans le recueil des Actes qui sont joints au Testament de Paracelse fait à Saltzbourg, que *Michel Toxitès* a fait imprimer, une quittance d'un nommé *Pierre Wesner* Procureur de l'Abbé d'Einsidlen, par laquelle il confesse avoir receu, pour les plus proches parens de Paracelse demeurans à Einsidlen en Suisse, dix florins que celui-ci leur avoit leguez.

Il faut de plus remarquer que dans cette quittance, Wesner appelle le Testateur *son très-cher Oncle.* Voilà donc quelques parens de Paracelse, qui vivoient au tems de son décès, & dans le lieu de sa naissance, ce qui n'auroit pas dû être inconnu à Eraste, qui étoit du voisinage, & qui n'a écrit que trente ans après la mort de Paracelse. La mere de celui-ci avoit été Supérieure de l'Hôpital de l'Abbaye d'Einsidlen, comme on le recueille de cette même quittance. Ce Testament, dont nous parlerons encor ci-après, & les autres piéces qui y sont jointes, n'ont nullement l'air d'avoir été supposées. Toxitès assure aussi que le Reverendissime Prince & Seigneur George, Grand-Maître de l'Ordre de St. Jean, étant à Eitersheim en Brisgau, avoit declaré en presence de gens de consideration, *que le Pere de Theophraste* (c'est le seul nom que prend Paracelse dans son Testament) *étoit fils de son Oncle, mais né hors de mariage.* Le même Toxitès conclut de là, *que Paracelse n'étoit point fils d'un paysan, ni d'un Moine, ou d'un Prêtre, mais qu'il étoit veritablement issu de la très-noble famille des Bombast de Hohenheim*, ce qui suppose que l'Oncle du Prince dont il a parlé, portoit ce nom, quoique Toxitès ne le dise pas. Dans l'attestation que le Magistrat de la ville de Villach, en Carinthie, donne de la vie & mœurs du pere de Paracelse, il est appellé *Guillaume Bombast de Hoh. Licentié en Médecine*, & il est ajoûté qu'il avoit demeuré en cette ville-là pendant environ trente ans, & y étoit mort. Eraste raporte que Paracelse gardant un troupeau d'oyes dans son enfance, un soldat l'avoit mutilé: d'autres ont dit que c'étoit par la morsure d'un pourceau que ce malheur lui

étoit

étoit arrivé. Eraste ajoûte que le visage de Paracelse & d'autres indices, marquoient qu'il étoit Eunuque, à quoi il faut joindre qu'il avoit une très-grande aversion pour les femmes, comme l'a temoigné Oporinus, dont il sera souvent parlé ci-après. (*Voyez Erasti Disput. contra Paracels. Part.* 1. *pag.* 237.

Mais quoi qu'il en soit, ce n'est pas ce qui feroit le plus de tort à Paracelse, quand le fait seroit aussi certain qu'il est douteux. On lui a reproché d'autres choses qui interessent davantage sa memoire. On l'a accusé d'être un impie, & *Jean Oporinus*, qui avoit demeuré deux ans avec lui, qui étoit son Secretaire, & qui le servoit comme auroit fait un Valet, dans l'esperance d'apprendre ses secrets de Chimie, dit que pendant tout ce tems-là il ne l'avoit jamais vu ni entendu prier Dieu. On l'a aussi accusé de *Magie*; & certes ses écrits font voir qu'il n'étoit que trop adonné à cette science autant vaine qu'elle est condamnable, dont beaucoup plus de gens étoient entêtez dans ces siècles d'ignorance, qu'il ne s'en trouve aujourd'hui, que l'on est plus éclairé. Il dit 1 *que Dieu avoit donné au Démon la connoissance de la Magie*, *& qu'il l'y avoit rendu fort expert; mais qu'on pouvoit la lui arracher, qu'il faloit après cela se servir de cet art, & laisser là le Diable.* Il dit ailleurs, 2 *que la Magie est en elle même un art très-occulte, & que c'est la souveraine science des choses surnaturelles*; *que tout ce qu'on ne peut pas comprendre par la raison humaine peut être connu par la raison de la Magie. Qui est-ce*, dit-il, *d'entre les Theologiens qui a jamais pu sans Magie chasser le Démon ou évoquer un esprit, ou l'éloigner de soi? Qui est jamais venu à bout de guerir un malade sans être instruit dans la Magie?* Il avoit encore dit, dans un autre endroit, *que la Magie étoit l'art des arts, qu'elles les avoit tous inventez, & qu'il faloit puiser la connoissance de la Médecine, non pas dans les livres de Galien, d'Avicenne & de leurs semblables, mais dans la Magie.* Il faisoit gloire de passer pour Magicien, & il ne fait point difficulté de se vanter 3 dans ses écrits; *d'avoir reçu des Enfers des lettres de Galien, & d'avoir disputé dans le vestibule de ces lieux tenebreux avec Avicenne, de son Or potable, de la Teinture des Philosophes, de la Quinte-essence, de la Pierre Philosophale, du Mithridat, & de la Thériaque.* Avec cela il fait le Theologien, mais quelle étoit sa Theologie? Un amas de monstreuses erreurs. Henri Bullinger qui l'avoit vu à Zurich, & qui avoit eu divers entretiens avec lui sur divers sujets, même de Theologie & de Religion, dit qu'il ne lui avoit trouvé aucun sentiment de pieté, mais bien un grand attachement à je ne sai quelle Magie. Il ajoûte que cet homme se plaisoit beaucoup à la compagnie des Chartiers, & autres semblables gens, & qu'il mangeoit & buvoit avec eux jusques à l'excès, ajant lui même plûtôt l'air d'un homme de cette sorte que d'un Médecin. (*Voyez Thomas Erastus, Part.* 1. *pag.* 239.) 4 Le même Erastus trouve dans les écrits de Paracelse les sept propositions qui suivent. La premiere est, dit-il, *qu'il feint, avec Arius, que*

1 *Lib.* 5. *de Morbis Invisibilibus.*
2 *Vid. Labyrinthum Medicorum errantium.*
3 *In Præfat. Libri Paragranum, & Thesauro Alchimiæ.*
4 *Part.* 1. *pag.* 24.

que le verbe, par lequel Dieu a créé toutes choses, a une essence differente de celle de Dieu, qu'il a été créé, qu'il est sujet à corruption, & par consequent à être jugé. La seconde est qu'il établit plusieurs Dieux d'un ordre inférieur, par le moien desquels le Dieu Souverain a bâti le monde. Il nie, en troisième lieu, que Christ soit le Createur, lui attribuant seulement d'avoir séparé les differens êtres qui étoient confondus dans [1] *le Chaos, & cela avec l'aide de plusieurs compagnons. Il nie, en quatrième lieu, qu'au commencement Adam ait été créé parfait, disant qu'il n'avoit atteint* [2] *la perfection qu'après avoir mangé de la pomme, poussé à cela par le Demon. Il ajoûte que Satan avoit fait entrer dans ce fruit toute sa science, & y étoit entré lui-même; & enfin que la* [3] *lumiere de la nature n'étoit née dans Adam que lors qu'il fut chassé du Jardin. Sa cinquième proposition est que l'homme n'a pas été créé libre, & qu'il est contraint à faire le mal, & à commettre des crimes, par les Dieux inférieurs dont on a parlé. La sixième consiste en ce qu'il ôte à Christ le pouvoir de juger, que toute l'Ecriture lui attribue si clairement. La septième enfin, en ce qu'il fait Christ pécheur, & croit qu'étant tel il est obligé d'attendre quelle sera la sentence de Dieu au dernier Jugement.* Cependant il paroît en quelques autres endroits avoir de meilleurs sentimens. Il s'y exprime du moins dans les mêmes termes que les Orthodoxes, comme quand [4] il reconnoit *un Dieu en trois personnes*; mais il semble n'avoir pas entendu par là ce que ceux-ci entendent.

[5] En un autre lieu il assûre que *les maladies sont envoiées de Dieu comme des fleaux, & pour servir aux hommes d'exemples & d'avertissemens. Un malade,* ajoûte-t'il, *qui a de la foi pour les médicamens n'est pas Chrêtien. Un vrai Chrêtien met toute sa confiance en Dieu; il se repose sur lui par raport aux moyens qui peuvent servir pour sa guérison, soit que cela se doive faire miraculeusement, par l'aide des Saints, soit par sa propre industrie, soit par les Médecins, soit enfin par quelque vieille femme. Les Chrêtiens doivent reconnoitre que Dieu est le Souverain Médecin, les Payens n'avoient recours qu'aux hommes, mais les Chrêtiens doivent recourir à Dieu seul.*

On a dit de lui qu'il pensoit à forger une nouvelle Religion à sa mode. Thomas Eraste assûre que dans un écrit Allemand, qui avoit couru entre les mains des

1 *In magne mysterio.*

2 *Voyez le Livre* de Vermibus. *Paracelse parle aussi beaucoup d'Adam & même d'Eve dans le Livre intitulé* Azoth, seu de Linea Vitæ. *Adam*, dit-il, *n'avoit au commencement rien qui marquât son sexe; aussi Eve n'avoit elle pas beaucoup d'empressement pour lui. Mais Satan s'avisa d'une ruse; il se presenta un jour à elle sous la forme que devoit avoir Adam après son péché; & dès-lors Eve prit de l'amour pour ce premier homme.* Paracelse dit un peu plus bas, *qu'Adam & Eve avoient été creez sans aucune marque qui distinguât leur sexe, & que ce ne fut qu'après leur chute que leurs parties naturelles commencerent à paroître comme on voit venir le gouëtre à de certaines personnes pour avoir bu de certaines eaux. Voyez*, ajoûte-t'il, *une grenouille; elle naît sans pieds, & le betail sans cornes, mais tout cela pousse avec le tems.*

3 *Lib. de Morbo Caduco.*

4 *Dans sa Préface sur le Livre* de Philosophia Sagaci. *Voici ses propres termes:* In creatione duo sunt qui crearunt, quilibet trinus in persona, sed unus Deitate. Primus, ut Pater, hominem creavit ab infra. Alter ut Filius à supra. Jam quomodo hi duo creati sunt? Primum per Deum Patrem, vi Spiritus Sancti, constitutum est lumen naturæ &c.

5 *Paramirum Tract.* 5. *Capit.* 5.

des disciples de Paracelse, ce dernier soutenoit *que de toutes les Religions qui étoient alors établies, il n'y en avoit aucune de veritable.* Il ajoûtoit *qu'il ne faloit lire que le seul texte de l'Ecriture, sans admettre aucune explication, parce que dans peu on verroit naître une nouvelle & vraie Religion.* Ceci semble confirmé par ce que dit Jean Oporinus, *que son Maître Paracelse menaçoit de mettre un jour le Pape & Luther à la raison, comme il en avoit usé à l'égard d'Hippocrate & de Galien.* Il ajoûtoit *que de tous ceux qui jusqu'à son temps avoient travaillé sur l'Ecriture Sainte, il n'y en avoit aucun qui en eût su tirer le noyau, mais que les uns & les autres n'avoient pas penetré plus avant que l'écorce.* D'autres lui font dire, *qu'il s'étonnoit que les écrits de Luther & de Zwingle fussent reçus avec tant d'aplaudissemens; que ces écrits-là étoient de vrais ouvrages de Bacchantes, & que si lui Paracelse daignoit mettre la main à la plume, il renvoieroit ces Messieurs, aussi bien que le Pape, tout droit à l'Ecole.* Voyez Freheri *Theatrum Virorum Erudit.*

Au reste il n'y avoit point de contes si absurdes que Paracelse ne crût, ou qu'il ne fît semblant de croire. Il parle des *Silphes*, des *Gnômes*, des *Salamandres*, des *Nymphes*, des *Fées*, &c. comme d'êtres réellement existans. Il regardoit *le sang* 1 *menstruel des femmes comme le plus grand de tous les venins.* Il disoit que le Diable avoit produit les *araignées* en l'air avec ce venin chaud & aërien. 2 Il ajoûtoit que comme quelque partie de la semence des femmes se trouve toûjours mêlée avec leurs menstrues, de-là s'engendroient toutes les *puces*, les *araignées*, les *escarbots*, les *chenilles*, & *autres insectes* de toutes les sortes.

Voilà ce grand Philosophe qui assure qu'il n'a point étudié la Nature dans les livres, qui se vante hardiment de l'avoir consultée elle-même! Mais que dirons-nous de la production de *son petit homme artificiel* qu'il fait naître *ex spermate virili*, renfermé dans un vase de verre que l'on bouche & que l'on scelle exactement, le couvrant ensuite de fumier de cheval, où on le laisse pendant un certain tems, jusques à ce que le contenu dans le vase commence à se mouvoir & à avoir vie. Paracelse ajoûte qu'il faut alors nourrir ce petit homme, avec ce qu'il appelle *arcanum sanguinis*, & cela pendant quarante semaines. Cela fait on débouche le vase, & il en sort un veritable enfant vivant, tout semblable aux autres qui naissent des femmes, à la reserve qu'il est d'une beaucoup plus petite stature. L'Auteur conclut que c'est là un des plus grands secrets que Dieu ait découvert à l'homme mortel & pécheur. Je laisse à part ce qu'il dit encore sur la maniere dont s'engendrent les *Incubes* & les *Succubes*, où il n'y a pas moins d'ordures. On ne peut pas douter que Paracelse ne fût fort sujet au vin, quoi qu'il n'eût commencé à en boire qu'à l'âge de vint-cinq ans. Nous venons déja de voir ce qu'en disoit Bullinger. Voici encore là-dessus le témoignage de Jean Oporinus son Secretaire. 3 *Pendant environ deux ans*, dit-il, *que j'ai demeuré avec Paracelse, il a toûjours été si fort adonné à l'yvrognerie & à la crapule, qu'à peine pouvoit-on le voir une heure ou deux dans tout un jour, sans qu'il fût plein de vin, principalement après son depart de*

1 *Ibidem Lib.* 4.
2 *De Pestilitate.*
3 *Vid. Jo. Oporini de vita & moribus Paracelsi, ad Solenandrum & Wierum Epistolam, Sennerti libro de Consensu & Dissensu Chimicorum cum Gal. & Arist. insertam.*

de Bâle pour l'Alsace, où cela n'empêcha pas qu'il ne fût admiré de tout le monde comme un autre Esculape. Cependant, tout yvre qu'il étoit, il ne laissoit pas de me dicter quelque chose de sa Philosophie, étant de retour au logis. Pendant tout le tems que j'ai vécu avec lui, poursuit le même Oporinus, *je n'ai jamais vu qu'il se deshabillât pour se coucher, mais étant bien yvre, & la nuit fort avancée, il se jettoit sur un grabat, comme il se trouvoit, aiant à son côté un sabre qu'il se vantoit d'avoir eu d'un bourreau. Il arrivoit souvent qu'il se levoit au milieu de la nuit, & qu'il tiroit ce sabre, dont il faisoit le moulinet, & en frapoit à grands coups le plancher & les murailles, en sorte que je craignois à tout moment qu'il ne me coupât la tête.* Cette épée lui servoit, dit-on, à plus d'un usage, il tenoit renfermé dans le pommeau un Démon familier, ou son Azoth, le plus précieux de ses remedes. 1 Gesner parlant du même Paracelse, comme d'un homme qui avoit vécu de son tems, dit *qu'il alloit courant deça delà, tantôt en Suisse, tantôt en Allemagne, tantôt en Pologne, pour y exercer la Médecine, & cela quand il manquoit d'argent, mais qu'en aiant ramassé quelque peu, il ne faisoit que boire & joüer, sans se soucier de voir des malades, tant que duroit cet argent.* Il ajoûte *que Paracelse avoit un Démon familier, sur ce qu'il en avoit oüi dire à un disciple de ce dernier.* Il entend Oporinus. Celui-ci parlant de son maître, dit en un endroit de la Lettre que l'on a citée, *qu'il étoit un prodigue, ce qui faisoit que bien souvent il ne lui restoit pas une obole; mais que dès le lendemain il montroit sa bourse bien garnie d'argent.* Oporinus donne cela pour un fait très-certain, & il ajoûte *qu'il s'étoit souvent étonné d'où cet argent pouvoit venir.* Ces dernieres paroles semblent marquer que le bon Oporinus se doutoit de quelque Diablerie, & pensoit à ce prétendu Démon familier dont il avoit parlé à Gesner, soupçonnant que ce même Démon prenoit soin de remplir de tems en tems la bourse de Paracelse. Mais sans qu'il soit necessaire de recourir à un pareil Trésorier, n'est-il pas plus naturel de supposer que le maître d'Oporinus pouvoit recevoir quelque somme à son insçu, que l'imagination de celui-ci, qui apparemment n'avoit jamais guére vu d'or ou d'argent en un monceau, grossissoit comme il vouloit. Les partisans de Paracelse ont soutenu que sachant faire l'or, il en faisoit quand il en avoit besoin; mais Oporinus, son fidèle compagnon, ne dit rien de semblable, & il ne paroit pas qu'il le crût.

On peut enfin reprocher à Paracelse son orgueil & sa vanité. Nous avons déja vu ci-dessus le peu de cas qu'il faisoit d'Hippocrate, de Galien, & d'Avicenne. Il traitoit aussi tous les autres Médecins qui l'avoient précedé, & ceux de son tems qui ne suivoient pas ses principes, avec le dernier mépris. Il les appelloit par derision *Humoristes*, parce qu'ils cherchoient les causes des maladies dans les humeurs. Il s'attribuoit la *Monarchie de la Médecine;* je raporterai ici, pour divertir le Lecteur, une partie du passage où il en parle. 2 *Vous me suivrez*, dit-il, *& je ne vous suivrai point. Vous me suivrez, dis-je, vous Avicenne, vous Galien, vous Rhases, vous Montagnana, vous Mesué. Ce*

1 *Tractat. de Chirurgia Scriptoribus.*
2 *Voyez la Préface de Paracelse sur son Livre intitulé* Paragranum.

Ce ne sera pas moi qui vous suivrai, mais vous me suivrez; vous, dis-je, Messieurs de Paris, Messieurs de Montpellier, vous Sueves, vous Misniens, vous de Cologne, vous de Vienne, & tous tant que vous êtes que le Danube & le Rhin nourrissent, vous que les Iles de la mer enferment, vous aussi Italie, vous Dalmatie, vous Athenes, toi Grec, toi Arabe, toi Juif. Je serai le Monarque, la Monarchie m'apartiendra, &c. Je laisse le reste, où il y a pour le moins autant d'impertinences; je remarquerai seulement, que ce qui avoit si fort échauffé Paracelse, c'est que quelques Médecins de son tems l'avoient apellé *Cacophrastus*, au lieu de *Theophrastus*, qui étoit celui de ses noms qui lui plaisoit le plus. Qui auroit jamais attendu d'un Suisse une pareille rodomontade? Mais s'il s'élevoit lui-même si haut, ses Sectateurs ont encor plus outré les louanges qu'ils lui ont données. L'un a dit 1 *que depuis Noé jusqu'à nous il ne s'étoit trouvé personne qui égalât Paracelse ou qui en aprochât, qu'il étoit le vrai Monarque de la Médecine, &c.* 2 Un autre a soutenu que Paracelse, *aiant été instruit de Dieu*, savoit tout ce qui peut être su des choses de la nature; *scivit quicquid in rerum natura fuit scibile.*

Lui-même fait aussi entendre en quelques endroits, qu'il tient toute sa science *de Dieu seul.* Nous avons vu ci-dessus que Raymond Lulle, & Jean de Rupescissa croyoient avoir des revelations; pourquoi Paracelse n'en auroit il pas eu aussi-bien qu'eux. Les *Adeptes*, dont il parle dans le passage que je vais citer, & du nombre desquels il étoit lui-même, sont tous gens de bien, gens pieux, s'il en fut jamais, autrement ils ne posséderoient pas le trésor qu'ils ont trouvé, & que Dieu ne communique qu'à ceux qui sont tels. De ce nombre étoient aussi *les Freres de la Rose-Croix.* C'est le nom que portoient certains fanatiques, membres d'une Societé de Médecins Chimistes qui parut en Allemagne au commencement de dix-septième siécle. *Voyez Naudé, Sponde* &c. *& le Dictionaire de Morery.* Cependant ailleurs Paracelse ne fait pas difficulté de parler des maîtres qu'il a eus. 3 *J'ai travaillé*, dit-il, *dès mon enfance sous de très-bons maîtres, qui avoient aprofondi ce qui concerne la Philosophie des* 4 Adeptes, *& possedoient l'art en perfection. Le premier a été Guillaume de Hohenheim, mon Pere, avec qui j'ai lû tout ce que les Anciens & les Modernes ont laissé par écrit sur cette matiere, comme l'Evêque Scheit de Settgach, l'Evêque Erhart, & les prédécesseurs de Lavanntal, l'Evêque Nicolas d'Yppon, l'Evêque Matthieu Schacht, Suffragant de Phreisingen, & plusieurs Abbez, comme celui de Spanheim, & autres, aussi bien que des Docteurs. J'ai acquis aussi dès long-tems une grande expérience; après avoir vu beaucoup d'Alchimistes, qui ont fait diverses recherches sur cet Art, & principalement l'illustre Sigismond de Fuger de Schwats, qui faisoit travailler avec lui un bon nombre de personnes. C'est pourquoi il ne faut pas s'étonner*

1 *Crollius dans la Préface qu'il a faite sur sa Chimie.*

2 *Schunemannus, in Hydromant. Paracelsica, Cap.* 1.

3 *Præfat. ad Tomum secundum Chirurgiæ magnæ. Cette citation est tirée du Livre de Conringius* de Hermetica Medicina, *qui raporte le passage entier en Allemand, qui est la langue en laquelle Paracelse a écrit; mais je n'ai pas su le trouver dans l'Edition Latine de Geneve.*

4 *Paracelse, & tous les Alchimistes entendent par ce mot Latin* Adeptos, *qui signifie* ceux qui ont trouvé, *ils entendent, dis-je,* ceux qui ont trouvé la Pierre Philosophale.

ner si j'ai tant fait de changemens & de nouvelles découvertes dans l'Art, quoique je n'en marque qu'un très-petit nombre, pour éviter la longueur. Il faut remarquer que Paracelse ne fait point mention ici, ni ailleurs, de *Basile Valentin*, ni de *Isaacus Hollandus*, dont nous avons dit un mot ci-dessus, & desquels on prétend qu'il ait tiré beaucoup de choses, & entr'autres ce qu'il a écrit des trois principes, *le Sel*, *le Soufre*, & *le Mercure*. Il y avoit alors dans les Monasteres & ailleurs plusieurs Manuscrits concernant la Chimie, que l'on tenoit cachez, & dont Paracelse a pu aussi avoir communication. Conringius dit [1] qu'un nommé *Hieronymus Brunsvigus* est le premier de tous les Chimistes qui ont écrit en Allemand; ce qui suppose qu'il a precedé Paracelse, qui a aussi écrit en la même langue.

Le même Paracelse a eu encore une autre occasion de s'instruire dans la Médecine en frequentant, [2] comme il dit qu'il l'a fait, les Académies d'Allemagne, d'Italie & de France, pendant plusieurs années. Il ajoûte qu'il a voyagé en Espagne, en Angleterre, dans la Marche, en Prusse, en Pologne, en Lituanie, en Hongrie, en Valachie, Transylvanie, Croatie, Illyrie, & autres pays; & qu'il s'est entretenu sur le fait de la Médecine non seulement avec les Docteurs, mais encore avec les Chirurgiens, les Baigneurs, les femmes, les Magiciens, les Alchimistes, les Nobles & les Paysans.

On a remarqué qu'il savoit peu de Latin, & beaucoup moins encore de Grec, & qu'il méprisoit fort la Logique. Cependant la reputation qu'il s'étoit acquise dans la Médecine fit [3] qu'en l'année 1527 il fut appellé à Bâle par le Magistrat, avec promesse d'un bon gage, pour y enseigner publiquement cet art, ou du moins pour y expliquer sa Physique, & les livres qu'il avoit écrits sur la Chirurgie, sur quoi il faisoit tous les jours pendant deux heures des leçons partie en Allemand, partie en Latin. Il traita avec succès en cette même ville *Jean Frobenius*, savant homme & fameux Imprimeur, qui étoit fort tourmenté d'une douleur au talon du pied droit. Paracelse vint [4] à bout de le guérir d'une façon particuliere. Il trouva, à ce qu'on dit, le moien de faire passer le mal du talon aux orteils, en sorte que Frobenius ne put jamais les fléchir depuis, quoi qu'il n'y sentît pas de la douleur, & qu'il se portât bien d'ailleurs: mais peu de tems après [5] il mourut d'apoplexie, ce qu'on attribua à ce qu'il prenoit trop de *Laudanum*. On ne sait s'il faut entendre celui de Paracelse, qui préparoit un *Laudanum* particulier, dont il n'a jamais voulu enseigner la

1 *De Hermetica Médicina.*

2 Préface sur sa grande Chirurgie.

3 *Voici comme in parle lui-même de cette affaire dans une espece de Programme qu'il publia après sa réception.* Ego amplo Dominorum Basiliensium stipendio invitatus, duabus quotidie horis tum activæ tum inspectivæ Medicinæ, & Physices & Chirurgiæ Libros, quorum ipse auctor, magno auditorum fructu publicè interpretor. *La date est du mois de Juin 1527, à Bâle. Il prend dans ce Programme le titre de* Utriusque Medicinæ Doctor ac Professor; *cependant il avoit seulement la permission d'exercer la Médecine en cette ville-là, par le Magistrat, sans avoir, du moins à ce qu'il m'en paroit, été reçu Professeur dans l'Université.*

4 *Melchior Adamus in Vita Paracelsi.*

5 *Ce fut au mois de Novembre de la même année, comme on l'aprend de Paracelse lui même, qui donne avis de cette mort à ses amis de Zurich, (qu'il appelle* combibones*) dans une lettre qu'il leur écrivit de Bâle.*

la composition à personne, ou s'il s'agit du *Laudanum* de nos Apoticaires, qui est une préparation *d'opium*. Nous dirons encore quelque chose de ce médicament dans la suite.

Pendant que la cure, dont on vient de parler, faisoit le plus de bruit, Frobenius étant encore en vie, Paracelse écrivit à *Erasme*, qui souffroit beaucoup de la gravelle il y avoit long-tems, pour lui offrir son secours, & ce dernier accepta ses offres. Le Lecteur ne sera pas fâché de trouver ici la lettre de l'un & la réponse de l'autre, & de voir un échantillon du stile de Parcelse.

Theologorum Patrono eximio D. Erasmo Roterodamo doctissimo suoque optimo, Theophrastus Paracelsus.

Quæ mihi sagax Musa & Alstoos tribuet Medica: candidè apud me clamant: similium judiciorum manifestus sum auctor: Regio Hepatis pharmacii non indiget, nec aliæ duæ species indigent laxativis. Medicamen est Magistrale, arcanum potius ex re confortativâ, specificâ, & melleis abstersivis, id est consolidativis. In defectum hepatis essentia est secunda, quæ de pinguedine renum, medicamina regalia sunt peritæ laudis. Scio corpusculum Mesuaticas tuum non posse sufferre coloquintidas, nec aliud thurbidatum, seu minimum de pharmaco. Scio me aptiorem, & in arte mea peritiorem, & scio quæ corpusculo tuo valeant in vitam longam, quietam & sanam, non indiges vacuationibus. Tertius morbus est (ut apertius loquar) quadam materia, seu ulcerata putrefactio, seu natum phlegma, vel accidentale colligatum, vel si fax urinæ, vel tartarum vasis, vel mucilago de reliquis ex spermate, vel si humor nutriens viscosus, vel bituminosus; pinguedo resoluta, vel quicquid hujusmodi sit, quando de potentiâ salis (in quo coagulandi vis est) coagulabitur, quemadmodum in silice, in berillo potius: similis est hæc generatio. Hæc non in te nata perspexi. Sed quicquid judicavi, de minerâ frusticulatâ marmoreâ existente in renibus ipsis, judicium feci, sub nomine rerum coagulatarum.

Si Optime Erasme mea praxis specifica T. Excellentiæ placuerit, curo ego ut habeas & Medicum & Medicinam. Vale

Theophrastus.

Rei Medicæ peritissimo Doctori Theophrasto Eremitæ Erasmus Roterodamus S.

Non est absurdum Medico, per quem Deus nobis suppeditat salutem corporis, animæ perpetuam optare salutem. Demiror unde me tam penitus nôris semel duntaxat visum. Ænigmata tua, non ex arte Medicâ, quam nunquam didici, sed ex misero sensu verissima esse agnosco. In regione hepatis jam olim sensi dolores, nec divinare potui, quis esset mali fons. Renum pinguedines ante complures annos in lotio conspexi. Tertium quid sit, non satis intelligo, tamen videtur esse probabile mihi, id molestare, ut dixi. Hisce diebus aliquot nec medicari vacat, nec ægrotare, nec mori, tot studiorum laboribus obruor. Si quid tamen est, quod citra solutionem corporis mihi potest lenire malum, rogo, ut communices: Quod si distraheris, paucissimis verbis ea, quæ plus quàm laconicè notasti, fusius explices, aliaque præscribas remedia, quæ, dum vacabit, queam sumere. Non possum polliceri præmium arti tuæ, studioque par, certè gratum animum polliceor. Frobenium *ab in-*

inferis revocasti hoc, est, dimidium mei; si me quoque restitueris, in singulis utrumque restitues. Utinam sit ea fortuna, quæ te Basileæ remoretur. Hæc ex tempore scripta vereor, ut possis legere, Bene Vale.

Erasmus Roterodamus
suapte manu.

Ces lettres ne sont point datées, mais Erasme n'eut pas le soulagement qu'il attendoit, son mal empira plutôt qu'il ne diminua, comme cela paroit par quelques une de ses lettres. Ces mots de la réponse, *vous avez rapellé du tombeau Frobenius, c'est à dire la moitié de moi même*, font voir que cet ami du grand Erasme vivoit encore quand celui-ci écrivoit, & la suite prouve aussi que Paracelse étoit toûjours à Bâle. Il n'y fit pas long sejours depuis, car on voit qu'il en étoit déja sorti, & s'en étoit allé en Alsace au mois de Juillet de l'année 1528, puis qu'il date de Colmar, du huitième de ce mois, la dédicace qu'il fit du troisième livre de sa grande Chirurgie à un Consul de cette Ville-là. On a dit qu'il avoit quitté Bâle de dépit, 1 parce qu'aiant fait assigner un certain Chanoine, qu'il avoit guéri d'une maladie, & qui refusoit de lui payer cent florins dont ils étoient convenus auparavant, le Juge ne lui accorda pas tout ce qu'il demandoit. Theodore 2 Zwinger confirme cela, disant que Theophraste Paracelse indigné de ce que les Juges vouloient taxer son industrie, s'emporta fort contr'eux, & sortant incontinent de la Cour, se retira en même tems de la Ville de Bâle. Ce fut alors que Jean Oporinus, aiant laissé sa femme, accompagna Paracelse allant en Alsace, & fut ensuite toûjours auprès de lui, pendant deux ans entiers, en qualité de Secretaire ou de valet, sur l'esperance qu'il avoit d'aprendre bien-tôt la Médecine, que son nouveau maître s'étoit engagé de lui enseigner parfaitement dans l'espace de six mois.

Après cela Paracelse aiant couru divers pays, vint enfin à Saltzbourg, où il mourut le 24. du mois de Septembre de l'année 1541, âgé d'environ 48. ans. Quel dommage qu'un aussi habile homme, Chef d'une si fameuse Secte, soit mort si jeune, & n'ait pas eu le même bonheur qu'eut 3 Asclépiade, qui en son tems avoit aussi fondé une nouvelle Secte de Médecine, laquelle fit pareillement beaucoup de bruit! *Asclépiade*, dit Pline, *aiant défié la fortune, en disant qu'il consentoit qu'on ne le crût point Médecin, s'il étoit jamais attaqué de quelque maladie que ce fût, demeura victorieux, ou gagna cette espece de gageure, car il ne mourut que dans une extrême vieillesse, & encore fut-ce par accident, pour être tombé d'un escalier.* Crollius pour sauver l'honneur de son maitre Paracelse, dit que ses ennemis l'empoisonnerent. Il y a plus d'apparence que ce fut son meilleur ami, je veux dire le vin qui lui joua ce mauvais tour. Voici l'épitaphe que l'on fit à Paracelse.

Epi-

1 *Ibidem.*
2 *Ad Librum tertium Politicorum Aristotelis.*
3 *Plin. Histor. Natur. Lib. 7. Cap. 37. Voiez aussi la seconde Partie de mon Hist. de la Médecine; Liv. 3. Chap. 9.*

Epitaphium Philippi Theophrasti Paracelsi, Philosophi Germani Excellentissimi, & utriusque Medicinæ Doctoris Incomparabilis. Quod Salisburgi apud S. Sebastianum ad Templi murum erectum, lapidique insculptum.

Conditur hîc Philippus Theophrastus insignis Medicinæ Doctor, qui dira illa vulnera, Lepram, 1 Podagram, Hydropisim, aliaque insanabilia corporis contagia, mirifica arte sustulit, ac bona sua in pauperes distribuenda collocandaque honoravit. Anno MDXLI. Die XXIV. Septembris vitam cum morte commutavit.

L'Auteur de cette Epitaphe étoit apparemment quelque pauvre Prêtre. On la trouve à la fin du recueil que Michel Toxites a fait imprimer, contenant le Testament de Paracelse, & quelques autres pieces, entre lesquelles est l'inventaire de ses biens. Il ordonne par ce Testament que l'on dise quelques Messes pour lui après sa mort, ce qui marque qu'il mourut dans la Communion de l'Eglise Romaine. Cependant il semble que pendant qu'il étoit en Suisse, il faisoit extérieurement profession de la Religion reçüe alors tout nouvellement dans les Cantons Evangeliques. Ce qui me le fait croire, c'est ce que Bullinger ajoûte à la fin du passage que j'ai cité ci-dessus, & que je n'ai pas raporté tout entier. Bullinger, après avoir dit qu'il y avoit peu de pieté dans les discours de Paracelse, finit en remarquant, qu'étant à Zurich, 2 *il n'assistoit presque jamais aux saintes Assemblées.* Ces assemblées étoient en ce tems là celles des Evangeliques. Il s'agit seulement ici d'une profession extérieure. En quelques endroits, il parle tantôt comme Catholique Romain, tantôt comme Protestant (Voyez Paracelsi fragmenta &c. au Tome premier pag. 174.) Nous avons vu d'ailleurs ci-dessus, qu'il declaroit ouvertement qu'aucune des Religions reçûës n'étoit de son goût, & il seroit assez difficile de savoir ce qu'il croioit dans le fond. Paracelse fait dans ce même Testament quelques petits legs qui en argent montent en tout à seize florins. 3 Il donne tous ses livres en Médecine, & ceux qui traitent des autres Arts Liberaux, avec ses onguens, à un certain Chirurgien de Saltzbourg. Il dispose enfin du reste de ses biens en faveur des pauvres, qu'il institue ses heritiers; mais il paroit par son Inventaire qu'il étoit assez pauvre lui-même, & que s'il savoit faire de l'or comme ses partisans l'ont publié, il ne s'étoit pas beaucoup prévalu d'un pareil moien de s'enrichir promtement.

Ce que j'ai raporté jusqu'ici de Paracelse ne lui est pas avantageux. Cependant il faut avouër qu'il s'étoit acquis de bonne heure une très-grande réputation

1 *Il ne sut pas se guérir soi-même de la goute, comme nous le verrons un peu plus bas.*

2 *Raro aut nunquam ingrediebatur Cœtus sacros, & visus est Deum & res divinas leviter curare.* Bullingerus apud Erastum.

3 *Tous les livres specifiez dans l'Inventaire sont les suivans*, Concord. Bibliorum. Biblia in parva forma; Novum Testamentum; Interpretationes Hieronymi super Evangelia; Liber Medicus impressus, & septem manuscripti, aliaque similia Collectanea; præterea Collectanea Theologica, quæ à Theophrasto concepta dicuntur.

tion par sa Médecine. On a dit qu'étant allé voir, avec *Albert Basa* Médecin du Roi de Pologne, un malade que l'on croioit qui alloit expirer, il commença par inviter ce malade à diner pour le lendemain, & lui donna en même tems trois goutes d'un élixir dans du vin; ce qui lui fit passer une très-bonne nuit, & le mit en état de se trouver le jour suivant à l'assignation. On a dit aussi qu'en Baviere il avoit guéri un Gentilhomme d'une hydropisie en lui donnant un remede qui lui fit vuider tant d'eau que la chambre où il étoit en fut presque inondée. On ajoûte que ce Gentilhomme vêcut encore dix ans après ce tems-là. (*Voyez Freheri Theatrum Virorum Erudit.*) Quelques-uns même de ceux qui ont parlé le plus ouvertement de ses défauts, ont d'ailleurs reconnu qu'il avoit eu du bonheur dans pleusieurs des cures qu'il avoit entreprises. 1 *J'aprens*, dit Gesner, *que Paracelse a guéri beaucoup de gens de maladies desesperées, & traité avec succès divers ulceres malins.* A l'égard de ce dernier article, on convient généralement que c'étoit là son fort; & ses livres de Chirurgie ont été estimez. Oporinus dit de lui, *qu'il guérissoit fort promtement & fort heureusement toutes sortes de maladies.* Il ajoûte *que Paracelse faisoit des miracles en traitant les ulceres les plus desesperez, &*, ce qu'il y avoit de plus particulier, *sans prescrire à ses malades aucun régime de vivre, mais au contraire bûvant avec eux jour & nuit, & se glorifiant après cela, de les avoir guéris aiant tous le ventre plein.* Son épitaphe porte comme on l'a vu, qu'il guérissoit *la lepre, la goute, l'hydropisie, & autres maladies incurables.* Mais ceux qui l'ont faite ont pu y mettre tout ce qu'ils ont voulu, & leur temoignage n'est pas une preuve suffisante des faits qu'ils posent. Pour ce qui est d'Oporinus, quoiqu'il dise en général que son Maître venoit à bout de toutes sortes de maladies, il apuie beaucoup plus sur ce qui concerne la cure des *ulceres* en particulier, disant qu'à cet égard Paracelse *faisoit des miracles.*

Il fait même entendre ailleurs fort clairement, qu'il ne réussissoit pas si bien quand il entreprenoit de traiter d'autres maladies. *Paracelse*, dit-il, *lors qu'il étoit appellé quelque part, pour traiter des maladies internes, ne pouvoit jamais y demeurer plus d'un an, & il avoit coutume de dire qu'il ne faloit pas qu'il continuât plus long-tems d'exercer son métier dans un même lieu.* La condition d'un Charlatan est, à certain égard, beaucoup plus heureuse que celle d'un bon Médecin. Si par malheur celui-ci est soupçonné d'avoir fait quelque grossiere faute en traitant un malade, dans la ville où il est établi, sur tout si le malade meurt, il y en a assez là pour effacer tout le mérite de plusieurs belles cures que ce Médecin peut avoir faites auparavant, auxquelles on n'a point fait attention, il est décrié pour toûjours. Il n'en est pas de même d'un Charlatan qui court d'un pays à l'autre; si par hazard il traite quelcun d'une maladie que l'on regardoit comme très-difficile à guérir, c'est un Dieu dans l'esprit de tout le peuple; & s'il en tue plusieurs autres, & commence à être connu pour ce qu'il est, il en est quitte pour changer de lieu, & aller se présenter ailleurs, où il ne manque pas de trouver de nouvelles dupes.

Il semble qu'Oporinus avoit la même pensée sur la conduite de son Maître; s'il en faloit croire celui-ci, il se glorifie d'avoir guéri par le moien de sa *Teinture*

1 De Scriptor. Chirurg.

ture (qui est la même chose que la Pierre Philosophale) la grosse verole, la lepre, l'hydropisie, la colique, l'apoplexie, les ulceres appellez esthiomenes, le cancer, les fistules, les scirrhes, & géneralement toutes les maladies internes. Mais 1 André Libavius en parle bien autrement : pour ce qui est, dit-il, du remede universel, c'est en vain que l'on a voulu soutenir que Paracelse avoit guéri toutes sortes de maladies *par ce moien, ou par celui de la* Pierre; *on n'en donne aucune preuve suffisante. Il a abusé plusieurs de ses malades, & ne les a pas guéris ; il en a tué un grand nombre, ou du moins les a mis en pire état qu'ils n'étoient, & il n'a pas su se guérir soi-même de la toux, de la goute, & d'un retirement de nerfs.*

Ce que dit Libavius mérite d'autant plus qu'on y fasse attention, qu'il étoit lui-même un grand Chimiste; nous en dirons encore un mot ci-après. Crato, qui estimoit aussi beaucoup la Chimie, n'a pas plus épargné Paracelse. On peut voir ce qu'il en écrit à Zwinger, dans une lettre raportée par 2 Conringius. En voilà assez & peut-être trop sur ce sujet ; il s'agira maintenant de parler du Systême de la Médecine de notre Auteur, ce que j'ai dit ne regardant que le caractere de ce personnage, qu'il étoit important de faire connoitre. Ce n'est pas une chose aisée de donner le précis de ce Systême, à cause de l'obscurité qu'il a par tout affectée, & parce qu'il se contredit souvent. Cependant il sera nécessaire que celui qui continuera l'Histoire de la Médecine tâche de surmonter ces difficultez ; & en attendant, pour ne pas laisser en cet endroit tant de vuide, j'essaierai de donner un petit échantillon de ce qu'il y a de plus général dans les principes sur lesquels ce même Systême étoit fondé.

Je commencerai par dire un mot de l'obscurité dont Paracelse s'envelope par tout. La parole sert à l'homme pour se faire entendre, mais Paracelse a trouvé à propos de parler ou d'écrire pour n'être entendu de personne. Il s'est plu à forger des noms barbares qui ne sont tirez d'aucunes des langues connues, & dont personne ne sauroit montrer l'origine, tels que sont ceux de *Paramirum*, de *Paragranum*, qui sont les titres qu'il donne à quelques-uns de ses livres. On trouve encore dans ses écrits les mots suivans, *Iliadus* ou *Iliadum*, *Iliaster*, *Idechtrum*, *Domor Cagastrum*, *Cagastricum*, *Pagoycum*, *Rebolleus*, *Cherionius*, *Evester*, *Ylech*, *Trarames*, *Turban*, *Leffas*, *Stannar*, *Perenda*, *Zenda*, *Dualech*, & d'autres semblables en grand nombre. S'il expliquoit clairement ce qu'il entend par ces noms, on pourroit lui pardonner de les avoir inventez, mais l'explication qu'il en donne, ou que l'on en trouve dans les écrits de ses Sectateurs, est le plus souvent aussi obscure qu'ils sont barbares & inintelligibles. Si, par exemple, vous voulez savoir ce que Paracelse entendoit par *Evestrum*, l'Auteur du petit Dictionnaire, qui est à la fin de ses Oeuvres, vous dira *que c'est l'esprit prophétique qui est en nous,*

1 *Hist. Panac. Anwald.* Voici ses propres termes : *Vim universalem quod attinet, ajunt quidem Paracelsum omnes morbos sanasse* Lapidis *præsidio. Sed cùm nihil demonstrati dicant, ipseque magister plurimos deceperit, nec curaverit, multos interfecerit, aut certè pejus affecerit, nec sibi ipsi tussim & arthritidem, contracturamque, adimere potuerit, vanitatis coarguitur assertum.*

2 *De Hermetica Medicina &c.*

nons, ou le corps céleste de l'homme, qui nous présage notre mort, ou quelqu'autre mal; ou que c'est enfin la perpétuelle stabilité du firmament. Ce qui est dit ici du *corps céleste de l'homme*, est fondé sur ce que Paracelse croyoit que châque homme a deux corps, l'un physique & élémentaire que l'on voit, que l'on touche, & qu'Adam a tiré de la terre, l'autre invisible & céleste, qui tire son origine des astres. Quelques uns de ses disciples disent que ce dernier corps est le *Génie de l'homme*, son *Lare domestique*, ou son *Esprit familier.* J'aurai ci-après occasion de raporter l'explication de quelques-uns de ces autres noms dont je viens de parler.

Paracelse ne se contente pas de se servir de mots qui n'ont aucun sens par eux-mêmes, il en employe aussi dont la signification est très-connuë, mais en leur en donnant une autre toute différente. Les mots *Anatomia*, *Astrum*, *Manna*, *Essentia*, *Ens*, en fournissent des exemples. On sait ce que les Médecins ont entendu par *Anatomia*; Paracelse le savoit bien aussi, & ne faisoit pas grand cas de cet art. 1 Il fait mention de deux sortes d'Anatomie, dont l'une est *locale*, & l'autre *materielle.* Dans la premiere, dit-il, qui consiste à dissequer des hommes, on ne voit que de la chair, des os; des veines, & on ne regarde qu'à leur situation, ce qui est peu de chose. La seconde est la principale, elle examine la nature du sang, aussi bien que le soufre, le mercure, & le sel qui s'y rencontrent; elle examine encore quel est le cœur, & de quel sel, de quel soufre, de quel mercure il est composé; & elle fait la même chose à l'égard du cerveau & de tous les autres membres; voilà quelle est la vraie Anatomie. 2 Ailleurs il en indique une autre sorte, qui consiste à connoitre les raports des choses qui se doivent joindre, & qui procede, dit-il, de la *Chiromantie*, & de la *Physionomie.* Ailleurs encore il parle de quelques autres especes d'Anatomie, & entr'autres de celle *de la Médecine*, qui traite, dit-il, du corps autrement constitué qu'il ne doit être. En d'autres endroits il attache à ce même mot des idées differentes des premieres, & ses disciples y ont aussi donné divers sens. 3 Il explique ainsi ce qu'il entend par *Astrum*: voici ses propres termes: *Quid scientia aliud quàm Astrum? Si ergo Astrum basis sapientiæ cœlestis est, debet Medicus ejus peritus esse.* Il appelle 4 *Manne* tout ce qui est doux, de quelque chose qu'on le tire; & sur ce pied-là il parle de trois sortes de Manne fort differentes de celle de Calabre. La premiere est la manne du *Vitriol*; la seconde est la manne de *l'Ortie*; la troisième celle de l'*Aiman.* Ces trois especes de manne sont des *baumes* qui resistent à la pourriture. La dose de celle de vitriol est d'une seule goute qu'il faut prendre tous les jours dans de l'eau de veronique. Paracelse est moins à blâmer d'avoir emploié dans cette occasion le terme de *manne* par la raison qu'il en rend, tirée de la douceur qu'il attribue à son médicament qu'il concevoit avoir, à cause de cela, quelque analogie, ou raport avec la manne ordinaire qui est une chose fort douce. On voit du moins qu'il a eu quelque sujet apparent pour donner ce nom

1 Paramirum Lib. 1.
2 *De Podagr. morb. Lib. 1.*
3 *Paragrani Tract. 2. de Astronomia.*
4 *De Morb. Metall. Lib. 1.*

nom au remede dont il s'agit, & nous verrons encore dans la suite qu'il a donné aux mots *Ens* & *Essentia*, un sens qui peut avoir quelque espece de raport avec la signification que les Philosophes leur ont donnée. [2] Mais il n'en est pas de même des noms barbares dont j'ai parlé en premier lieu ; on ne peut découvrir aucune raison pour laquelle il les ait ainsi forgez, il n'y en a point d'autres que son seul caprice, & la pensée qu'il a euë [1] que moins on les entendroit, plus les gens simples, qui sont toûjours le plus grand nombre, se persuaderoient qu'ils renfermoient de grands mysteres.

Le premier des principes de Paracelse roule sur l'attention que les Médecins doivent avoir à l'analogie qu'il suppose être entre le *grand monde*, ou le monde entier, & le *petit monde* ou le corps de l'homme. Il ne s'en tient pas aux comparaisons que l'on a faites & que l'on fait encore communement aujourd'hui sur ce sujet ; il y decouvre des choses infiniment plus merveilleuses. Il trouve dans l'homme [2] *les mouvemens des astres, la nature de la terre, de l'eau,* & *de l'air, tous les vegetaux, tous les mineraux, toutes les constellations, les quatre vents.* Il dit encore [3] ailleurs, que le Médecin doit savoir sur le bout du doigt, ce qu'on apelle dans l'homme *la Queuë du Dragon, le Belier, l'Axe Polaire, la Ligne Meridionale, le Levant* & *le Couchant ;* & s'il l'ignore, ajoute notre Auteur, qu'il s'aille promener. C'est aussi du même Auteur & de ses disciples qu'est venue l'opinion d'une prétendue convenance des principales parties du corps de l'homme avec les planétes : comme du *Cœur* avec le *Soleil*, du *Cerveau* avec la *Lune*, de la *Rate* avec *Saturne*, du *Poumon*, avec *Mercure*, des *Reins* & des *Testicules* avec *Venus*, du *Foye* avec *Jupiter*, du *Fiel* avec *Mars*, comme il se trouve pareillement sept métaux, ou mineraux qui conviennent avec les sept mêmes planetes. [4] Dans un autre endroit Paracelse assure que dans *notre Limbe* (c'est-à-dire dans notre corps animé) *sont le Ciel & la Terre & les proprietez de tous les Animaux ;* & il en tire [5] ailleurs cette conséquence, que pour un vrai Médecin il faut pouvoir dire, *Voilà qui dans le corps de l'homme est un saphir, voilà du mercure, voilà un cyprès, voilà une fleur de violier jaune.* Il forme de même du raport entre les maladies & les plantes, d'où vient qu'il parle d'une maladie qu'il apelle [6] *Morbus Acorinus*, maladie de l'*Acorus*, à laquelle il en joint d'autres qui tirent leur nom de quelques autres plantes ou parties de plantes, comme de l'*Anthera*, du *Pouliot*, de la *Mélisse*, de la *Sabine*, de la *Térébentine*, du *Siler montanum*, de l'*Hellebore*.

Voici ce que dit Paracelse de la matiere premiere. [7] Il veut que toutes les choses créées soient venues d'un seul principe, d'une seule matiere. Il apelle cette matiere le *grand Mystere*. Ce n'est, dit-il, rien de perceptible, rien de sensible.

1 *Omnia enim stolidi magis admirantur amantque*
Inversis qua sub verbis latitantia cernant. Lucretius Lib. I.

2 *De Origine Morborum Lib.* 4.

3 *In Medico autem, citra omnem defectum hoc consistere debet : ut sciat in homine caudam Draconis, & Arietem, & Axem Polarem, & Lineam Meridionalem, & Ortum & Occasum. Quæ si ignorat apage talem ad Pilatum.* (*Paragrani Tract.* 2.

4 *Libr. de Lunaticis.*

5 *Labyrinth. Medic. errantium.*

6 *Paragran. Tract* 2.

7 *Archidoxorum Lib.* 4.

ensible, rien qui paroisse sous quelque forme, ou qui ait quelque proprieté ou couleur, ou qui tienne de la nature élémentaire. Autant qu'a d'étendue toute la region du Ciel, autant en a la sphére du grand Mystere. Ce même Mystere est la mere de tous les Elemens, la grand'mere de toutes les Etoiles, de toutes les créatures; car toutes les choses créées sont nées du grand Mystere, tout comme l'enfant naît de sa mere. De ce Mystere enfin ont tiré leur origine, non pas succéssivement, mais par une seule création, la substance, la matiere, la forme, l'essence &c.

De cette matiere premiere, selon l'opinion de Paracelse & de ses Sectateurs, sont sorties entr'autres choses les *semences des Animaux*, *des Vegetaux* & *des Mineraux*, & toutes ces semences ont été cachées dès le commencement dans le sein de cette même matiere comme dans les tenebres, ou dans ce qu'il nomme l'Abîme, d'où elles se tirent par la voye de la *Génération*.

Selon cette idée les Paracelsistes croient que ce qu'on apelle generation ne consiste que dans la sortie ou le passage de châque semence ou de châcun des individus qu'elles contiennent, des tenebres à la lumiere, en sorte que d'invisibles qu'ils étoient, quoi qu'ils aient toujours existé, ils deviennent visibles. Sur ce pied-là ce qui naît aujourdui n'est pas proprement nouveau, quoi qu'il semble l'être, puis qu'auparavant il existoit dans l'Abîme d'où il sort; & de même une chose qui paroit se corrompre ne perit point pour cela ou ne cesse point d'être, elle retourne seulement dans les sources d'où elle a été tirée, après avoir rempli les fonctions auxquelles elle étoit destinée. Les Sectateurs de Paracelse fondent ce sentiment sur 1 un passage d'Hippocrate, où cet ancien Médecin dit que *rien ne perit dans la Nature, comme aussi il ne s'y produit rien de nouveau;* C'est-à-dire *qu'il n'y naît rien qui ne fût auparavant*, &c. Mais les semences ne sortent pas d'elles mêmes du lieu où elles ont pris leur origine, & ne se déveloperoient pas comme il faut, si elles n'étoient aidées par une puissance ou une vertu celeste qui y est renfermée, & que Paracelse apelle *Archée*, c'est à dire, comme l'expliquent ses Commentateurs, un *Esprit Architecte.* 2 Cet Archée sépare les divers élémens & tout ce qu'ils contiennent, plaçant châque chose en son lieu; & pour ce qui regarde le corps des animaux, il y sépare le pur de l'impur, comme *le feu, ou l'antimoine, purifient l'or. A la vérité il arrive qu'il opére imparfaitement; & c'est pour cela que l'on a de temps en temps quelque maladie; mais ce qui console c'est que ces sortes de maladies ne sont pas mortelles comme les autres.* De Morbis Tartareis, Cap. 4. Paracelse ne reconoit pas pour de vrais *Elemens* les quatre dont on est toujours convenu dans les Ecôles, savoir *le feu, l'air, l'eau* & *la terre.* Il dit que ce sont des corps morts, qui ne possedent que des qualitez inefficaces, impuissantes, lesquelles ne sauroient rien produire, & qui sont purement passives (*relollaceas & passivas qualitates possidentia.*) Il attribue une force beaucoup plus grande à trois Principes qu'il dit se trouver dans tous les corps naturels, même dans les Elemens & dans châcun d'eux en particulier. Ces Principes sont le *Sel*, le *Soufre* & le *Mercure.* Pour faire sentir en quelque maniere ce que sont ces trois Principes, il dit qu'il ne faut

1 *Voyez le premier Livre de la Diete.*
2 *Paracelf. de Elemento aqua Philos. Lib. 4.*

faut que voir brûler du bois; ce qui s'enflame est du soufre, ce qui s'éleve en fumée est du mercure; ce qui se reduit en cendres est du sel. On trouve déja quelque chose de ces trois mêmes principes dans les écrits d'*Isaac Hollandus*, & de *Basile Valentin*, desquels j'ai dit un mot ci-dessus; en sorte que Paracelse n'en semble pas avoir été le premier Inventeur. Je laisse à part la distinction que lui & ses Sectateurs font entre les Elemens visibles, & les invisibles; ils ne s'entendent pas trop bien là-dessus ni les uns ni les autres, & on les entend encore moins.

Outre les Elemens ordinaires, & les Principes, Paracelse croioit qu'il se trouve dans tous les corps naturels je ne sai quoi de *celeste* qu'il désigne par le nom de *Quintessence*, & qu'il décrit ainsi. 1 *La Quintessence*, dit-il, *est une matiere qui se tire corporellement de toutes les choses qui croissent, & de tout ce qui a vie; & cette matiere est degagée de toute impureté & mortalité; elle est de la derniere subtilité, & séparée de tous les élemens.* Il ajoûte un peu plus bas, *que* 2 *cette quintessence n'est pas proprement outre les élémens, parce qu'elle même est un élement.* Il dit ensuite sur ce sujet quelque chose où il paroit se contredire, ou qu'il est difficile d'entendre. Il donne aussi à cette quintessence le nom de *Teinture* ou *Pierre des Philosophes*, de *Fleur*, de *Soleil*, de *Ciel*, d'*Esprit étheré*, &c. 3 *Cette Médecine*, dit-il, *est un feu invisible qui dévore toutes les maladies. J'ai gueri avec ce remede la Vérole, la Lepre, l'Hydropisie, la Colique, l'Apoplexie, les Ulceres malins, le Cancer, les Fistules, les Scirrhes, aussi bien que toutes les maladies du dedans.* Il cite un exemple fort particulier pour faire voir quelle est la merveilleuse vertu de cette médecine. *Quelques uns*, dit-il, *aiant fait la Teinture, & ne sachant pas comme il faloit s'en servir, la négligerent, d'où il arriva que des poules l'ayant trouvée dans un lieu à l'écart, la mangerent ou la burent, & que les plumes leur étant tombées, il leur en revint d'abord d'autres, ce qui fit connoitre à ces gens-là que c'étoit un effet de la médecine.*

Il semble que si Paracelse avoit ce remede universel, il n'avoit que faire d'en chercher d'autres. Severinus, l'un de ses principaux Sectateurs, *dit qu'il seroit à souhaiter qu'on l'eût*, & il avouë *que peu de gens ont eu cet avantage.* On ne feroit peut-être pas grand tort à son Maître, si l'on disoit qu'il n'en savoit pas plus que les autres sur ce sujet. Quoi qu'il en soit, ni lui ni ses Disciples ne se sont pas tenus à cela; ils reconnoissent qu'il y a des remedes particuliers, & ils en proposent un grand nombre. Ils disent que comme châque sorte de maladie tire son origine d'une semence particuliere, il y a pareillement un remede secret approprié à châcune d'elles; & ils parlent de ce remede comme s'il avoit de l'intelligence, s'il savoit ce qu'il fait, ou même s'il en savoit plus que le Médecin qui l'ordonne. Si l'on demande à Paracelse pourquoi son remede universel & ses remedes particuliers, qui, les uns & les autres, sont infaillibles, ne font pas toujours l'effet qu'on en doit attendre, & n'empêchent pas qu'on ne meure, il vous répondra 4 qu'il faut s'en prendre à la *destinée*, à laquelle nous ne saurions résister. C'est sans doute par la même raison que ce Prince des

1 *Archidoxorum Lib.* 4.
2 *Quinta essentia non est quinta essentia ultra elementa, quia est elementum.*
3 *Lib. de Tinctura Physicorum.*
4 *De Membris contractis, Cap.* 9.

des Chimistes n'a pu, avec tous ses beaux secrets qu'il appelle *Magnalia Dei*, trouver le moien de se guerir de la goute & de quelques autres fâcheuses maladies, & de vivre au delà de quarante sept ou quarante-huit ans.

En d'autres endroits, parlant des semences des maladies, Paracelse en fait deux genres principaux, l'un qu'il apelle *Iliastrum*, & l'autre *Cagastrum* Le premier tire son origine d'une matiere qui est dès le commencement, comme les pommes, les poires, les noix, & les autres fruits qui viennent châcun de la semence qui est destinée à la produire. Les maladies dependantes de ce premier genre sont l'hydropisie, la goute, la jaunisse, &c. Le second genre procede de la corruption de quelque chose, & la peste, la pleurésie, la fievre, &c. en sont le produit. Paracelse & ses Sectateurs parlent aussi de l'Iliastrum & du Cagastrum à l'occasion de la génération équivoque des *Rats*, qu'ils croioient être engendrez tantôt de la pourriture, tantôt de la semence de leurs peres. La premiere est apellée une generation ex *Cagastro*, & l'autre ex *Iliastro*.

1 Ailleurs il considere les causes des maladies sous d'autres relations; il donne à ces causes le nom d'êtres (*Entia*), & il en fait de cinq sortes. Le premier de ces Etres est *Ens Dei* ou Dieu lui même qui envoie aux hommes des maladies comme il lui plaît. Il apelle le second *Ens Astrale*, croiant que plusieurs maladies viennent tant des Astres qui sont au Ciel, que de ceux qui sont dans l'homme. Le troisième apellé *Ens naturale*, regarde les maladies qui viennent de quelque vice de nature. Le quatrième de ces Estres est *Ens spirituale*, ou *Pagoycum*, auquel Paracelse raporte les maladies qui sont l'effet de notre propre imagination ou de celle d'autrui, qui agit sur nous; & sous ce genre sont comprises les maladies qui viennent de malefice, ou d'enchantement. Le cinquième est nommé *Ens Veneni*, & comprend tous les venins ou poisons, tant artificiels que naturels.

Paracelse fait aussi venir en general toutes les maladies de ce qu'il apelle *Iliadus*, & cela lors qu'il s'est fait quelque séparation ou quelque corruption dans le corps. Pierre Severin l'un de ses Sectateurs les plus estimez dit que ce qu'Hippocrate a apellé *Orcus*, & ce que d'autres entendent par *Nox Orphei* & *Abyssus*, est la même chose que ce que Paracelse apelle *Iliadus*.

Enfin notre Auteur passant des causes generales des maladies aux particulieres, dit 2 *que le corps de l'homme n'est autre chose que* Soufre, Mercure, & Sel; *qu'en ces trois choses qu'il nomme* les trois premieres substances, *consistent la santé aussi bien que la maladie qui en dépend. C'est dans ces trois choses seules*, dit-il encore, *qu'il faut chercher les causes des maladies, & non dans les* Humeurs *ou dans leurs* Qualitez, *dont les Médecins font tant de bruit*; il ajoûte un peu plus bas, *que toutes les maladies dépendent des trois substances qu'il vient d'indiquer, & non pas des quatre Elemens.* Il dit encore, dans le même Livre, qu'il ne faut point s'arrêter aux temperamens, ni aux quatre humeurs comme ont fait ceux qui ont répandu tant d'obscurité sur la Médecine. Une maladie, ajoûte-t'il, est ou chaude ou froide, mais cette chaleur ou ce froid *n'en*

sont

1 *Lib. Paramirum, de quinque Entibus morborum.*

2 *Paramirum, Lib. I. De Origin. Morb. ex tribus primis substantiis.*

sont pas la cause, ils n'en sont que les signes. Qu'un homme ait le front chaud que sa tête & tout son corps soient enflammez, que son urine soit rouge, son pouls frêquent &c. tout cela sont des signes de la maladie, mais il en faut chercher ailleurs les causes. Dans une colique, par exemple, qui vient de constipation, que sent-on? De cruelles douleurs de ventre, une grande ardeur, acompagnée de soif, de vomissemens, & quelquefois de paralysie. Otez la constipation, tous ces accidens cesseront d'abord. Considerez la pierre de la vessie, & les symptomes qui l'accompagnent. Voulez-vous les ôter? Otez la pierre. Vous ne vous servirez pas en cette occasion de médicamens chauds, ni de médicamens froids; vous ne parlerez ni d'humeurs ni de temperamens, le couteau seul l'ôtera; le couteau est l'*arcanum* ou le secret de la pierre.

1 Ailleurs Paracelse entre dans quelque détail sur la nature des maladies causées par les trois substances dont on vient de parler, & sur la maniere dont cela se fait, & premierement il remarque, à l'égard du *Mercure*, que celui qui est dans le corps des animaux, & qui a beaucoup de raport avec le mercure ordinaire, ou le vif argent, cause par sa volatilité *la manie*, les *mortifications des ligamens*, *les tremblemens*, &c. Que s'il se joint à cette volatilité de l'acrimonie, ou que le mercure se spiritualise trop, alors il produit & la *manie*, & la *phrénésie*, & la *folie* &c.

Il ajoûte que ces maladies sont causées par l'esprit du mercure qui en s'élevant & cherchant quelque issue, blesse le cerveau & particulierement les endroits qui sont le siege de la memoire & du jugement. Si en descendant, il pénétre jusqu'aux nerfs, & s'attache fortement au cerveau, alors il produit l'*apoplexie*; s'il touche la nuque il fait la *paralysie.* Mais s'il se refroidit dans son cours, il cause des *tremblemens des mains* & *des pieds*, ou de *la tête seule*; il cause pareillement la *lethargie*, la *contorsion de la bouche*, & des *yeux*, &c.

Les maladies produites par le *soufre* sont diverses sortes de *fievres*, les *apostemens*, ou les *phlegmons*, la *jaunisse*, &c. Que si le sel se sépare du soufre, ce dernier se pourrit, & se versant sur la poitrine, il cause la *pleurésie*; dans l'estomac & dans le foye il allume *la fievre*; dans la tête il produit la *migraine*, & les autres douleurs de cette partie, les douleurs des *yeux*, les maux de *dents*, *d'oreilles*, &c.

Plusieurs maladies tirent aussi leur origine du *sel*, comme entr'autres la *colique*. Du même principe viennent la *pierre*, & le *gravier*, & les autres congelations qui se font dans les veines & dans les cavitez, aussi bien que la *goute* des mains & des pieds, la *sciatique* &c. La cause de ces maux est l'*esprit de sel* qui se mêle avec le corps du sel, & le coagule dans la vessie, les reins, les jointures. Le sel produit aussi les *flux de ventre*, toutes les fois qu'il vient à se resoudre. Il fait des *duretez* & des *obstructions* lors qu'il se coagule & se durcit; & ces maladies se guérissent en travaillant à resoudre, & à fondre les sels qui les ont causées Que si le sel se subtilize trop, il cause les *ulceres*, la *gale*, la *demangeaison* & autres maladies du dehors. L'*érysipele*, les *ulceres malins*, le *cancer*, viennent de la même origine.

1 *Fragmenta Medica Tomi primi.*

ne. Enfin si le sel a plus de force, il produit le *Feu Persique*, & les grandes inflammations. Ces trois Principes ont, dans le corps de l'homme, aussi bien que dehors, châcun leurs differentes especes qui produisent aussi de differentes sortes de maladies. Le *Vitriol*, par exemple, que l'on compte entre les sels, produit une sorte d'érysipele. 1 La matiere peccante dans la fievre, en general, n'est autre chose que le soufre & le *salpêtre*; & sur ce pied-là Paracelse veut qu'on donne à la fievre le nom de *maladie du salpêtre & du soufre enflammez*. Ailleurs il dit de la fievre intermittente en particulier, que c'est un mouvement du nitre, qui cause, au commencement, du froid, & de la chaleur à la fin.

Outre les causes des maladies tirées des trois principes, le sel, le soufre, & le mercure, Paracelse en cherche d'autres qui tirent leur origine du Tartre, & auxquelles il attribue presque tous les mêmes effets qu'il a attribués à ces premiers principes, & plusieurs autres, sur quoi il faut remarquer à l'égard du nom de Tartre, qui n'est autre chose que cette matiere aigre & dure qui s'amasse, comme il le dit lui même ailleurs, dans les côtez du tonneau de vin, au lieu que la lie va au fond, en Latin *Tartarum*, que c'est aparemment lui qui en est l'inventeur. Il prétend que la *pierre de la vessie*, & le *gravier des reins* sont produits par ce qu'il nomme Tartre, & voici la raison qu'il rend de cette dénomination.

2 J'apelle, dit-il, la pierre ou le calcul, la maladie du Tartre, *Tartareus morbus*, à cause du 3 *Tartare* proprement dit. Or ce Tartre est ainsi nommé, parce qu'il contient une huile, une eau, une teinture, & un sel, qui enflamment & brûlent le malade comme feroit le feu d'Enfer. Notre Auteur en son jargon Chimique, donne encore un autre nom au calcul, il l'apelle *Duelech*. On peut voir ce qu'il dit des autres maladies, causées, à ce qu'il prétend, par le Tartre sur lequel il a beaucoup écrit.

A l'égard des *signes des maladies*, on ne trouvera pas grand' chose sur ce sujet dans les écrits de Paracelse; il en parle en peu de mots dans quelques endroits, & en d'autres il témoigne en faire peu de cas. 4 Il établit diverses especes de *Pouls*, qui ont toutes du raport aux diverses Planetes. Il y en a deux aux pieds, qui sont attribuées à *Saturne* & à *Jupiter*; deux au col, qui dependent de *Venus* & de *Mars*; deux aux temples, qui sont reglées par la *Lune* & par *Mercure*, le pouls du *Soleil* est au côté gauche sous le cœur. De là il s'ensuit, dit-il, que si le pouls bat plus vîte qu'à l'ordinaire, les sept principaux membres soufrent, savoir le Cœur, le Cerveau, le Foye, le Fiel, les Reins, la Râte, le Poumon. Si quelqu'un de ces membres en particulier est accablé par la maladie, le pouls bat plus foiblement, & cela vient de ce que l'air, ou l'esprit de vie, n'y trouvent pas un passage libre.

Paracelse s'étend plus sur *l'Urine*, comme on le peut voir dans ce qu'il a écrit des jugemens tirez des Urines. Il dit que l'urine est un sel resout, avec quel-

1 *De Pestilitate, Tract.* 1.
2 *De Morbis Tartareis, Cap.* 1.
3 *C'est à dire du lieu des tourmens que les Poëtes Payens ont nommé le Tartare.*
4 *Lib. de Pestilentia, Tract.* 1.

quelque mêlange de soufre & de mercure. Je ne perdrai pas du tems à entrer ici dans un détail des signes & des connoissances qu'il prétend tirer de l'urine pour juger de la nature d'une maladie, & des suites qu'elle doit avoir. Ces connoissances ou ces lumieres doivent être fort grandes, s'il est vrai, comme le dit 1 un de ses Sectateurs, que tout ce qu'il y a de bon ou de mauvais à attendre de l'issuë d'une maladie se découvre clairement dans l'urine comme dans un miroir.

J'ai remarqué ci-dessus que les plus habiles des Paracelsistes ne faisoient pas difficulté d'avouer que la Quintessence ou le remede universel dont parle leur Maître, & qu'il se vantoit de posséder, est quelque chose de très rare. Cela l'a obligé lui même, & eux aussi, à chercher & à proposer plusieurs remedes particuliers. L'un des moiens dont ils prétendent que l'on doit se servir pour en faire la découverte, c'est d'observer ce qu'ils appellent la *signature des choses*. Ils croient que certaines différences qui se rencontrent par raport à la couleur, à la figure, & autres marques exterieures, dans les animaux, les végétaux, les mineraux, ou leurs parties, sont autant d'indices des qualitez que châcun d'eux a pour guérir telle ou telle maladie.

Ils veulent, par exemple, que *l'Eufraise* porte une marque qui indique la vertu qu'elle a pour les maladies des yeux, & cela fondé sur une petite figure noire que l'on voit au dedans de la fleur, qui représente, disent-ils, celle de la prunelle. Une des espèces de *Dentaria*, dont la racine ressemble à une chaine de dents enfilées les unes avec les autres, montre, par cela même, qu'elle nous offre un médicament propre pour les maux de dents, & pour le scorbut. Les *semences de Grenades*, les *Pignons*, aiant aussi la forme des dents, on doit en inférer qu'ils fournissent des remedes qui conviennent à ces parties. La *Pulmonaire* sert aux indispositions du poumon, parce qu'elle est legere & spongieuse comme le poumon, & qu'elle en a en quelque maniere la figure. Les *Citrons* sont bons pour le cœur, aussi ont-ils la forme d'un cœur; & comme ce viscere a du raport avec le Soleil, ainsi que nous l'avons déja remarqué, la couleur jaune du citron qui répréсente en quelque sorte celle de cet astre, marque pareillement que ce fruit est cordial. *L'Or* aiant aussi la même couleur, & de plus l'éclat du Soleil, pourroit-on douter qu'il ne soit le plus excellent de tous les remedes cordiaux? La racine de la plante appellée *Satyrium* indique encore plus sensiblement par sa figure, qu'elle est destinée à fortifier les parties qui servent à la génération. *L'Asarum* qui ressemble si bien à une oreille, est par cela même un médicament pour les oreilles. Si on veut savoir davantage sur ce sujet, on peut consulter *Crollius*, qui en a écrit amplement, & d'autres Auteurs. Mais *Libavius*, quoique grand Chimiste, ne laisse pas d'avouer franchement, que c'est à un pur effet du hazard qu'il faut attribuer la conformité qu'il y a entre la figure de certains simples & les vertus qu'ils possedent.

Il faut observer que nonobstant toutes les signatures dont on vient de parler, Paracelse & ses disciples comptent beaucoup plus sur les médicamens *métalliques* que sur les autres que fournissent les animaux & les végetaux, en

1 *Vide Jo. Rhenani Urocriterium Chimiatricum.*

en quoi ils different des anciens Médecins qui ne connoissoient presque aucun autre usage de ces premiers médicamens que celui que l'on en peut faire en les appliquant extérieurement. Les Paracelsistes exigent d'ailleurs que les médicamens, d'où qu'on les tire, soient tous préparez chimiquement, parce que sans cela, bien loin d'être utiles, ils sont nuisibles, à cause qu'on n'en a pas séparé je ne sai quoi de *venimeux*, qui est naturellement mêlé dans tous les simples.

Paracelse croioit aussi qu'on pouvoit guérir par des *paroles* & par des *caracteres* certaines maladies qui ne cedoient point aux autres remedes, pas même à *l'or potable*, ou à la *quinteßence d'or*, ou à celle *d'antimoine*. Il dit 1 que la Nature a mis ses propres vertus, ou fait part de son pouvoir, aux paroles, ou aux pierres gravées, aussi bien qu'aux herbes & aux racines. Nous avons vu ci-dessus, dans l'abregé de sa vie, qu'il prétendoit qu'on pouvoit outre cela avoir recours à la *Magie*.

Cependant il ne négligeoit pas les deux remedes qui sont les plus communs, ou d'un usage le plus universel, dans la Médecine, je veux dire la *Saignée* & la *Purgation*, mais il croioit que l'on pouvoit se passer de *Lavemens*, & il dit qu'il n'en a rien écrit, parce qu'il les regarde comme un très-vilain & très-absurde remede. (*De Tartaro*, *Lib* 1.) Sur la saignée il a écrit cinq Traitez, ce qui fait voir qu'il ne la desaprouvoit pas, quoi qu'il crût qu'on ne s'en servoit pas comme il faut, & qu'il l'assujettît à diverses regles tirées de la disposition des *Astres*. Je fais cette remarque, afin que l'on voie que les Chimistes qui sont venus après lui, & qui ont la plûpart rejetté ce remede, n'ont pas suivi en cela le sentiment de leur Maître. Il emploioit aussi les purgatifs, mais il préferoit à ceux dont les Grecs ou les Arabes s'étoient servis, ceux qui sont tirez de la Chimie. 2 Oporinus dit que quand Paracelse purgeoit ses malades, il se servoit pour cela, dans quelque maladie que ce fût, de *Mercure précipité*, qu'il reduisoit en pilules, en y mêlant un peu de Thériaque ou de Mithridat, ou du suc de cerises, ou du raisiné.

Ce Disciple de Paracelse n'explique pas de quelle sorte de précipité son Maître se servoit. Les Empiriques donnent principalement aux verolez, du précipité rouge, qui est un purgatif & même un émetique très-violent dont Paracelse 3 a enseigné la composition. Il veut qu'on prepare ce médicament en dissolvant du mercure avec de l'eau forte, & en la retirant par la distillation, faisant la même chose cinq fois plus ou moins jusqu'à ce que le mercure précipité ait acquis une belle couleur rouge, & que l'on verse enfin sur cette poudre de l'esprit de vin, le retirant aussi par la distillation, & faisant la même chose sept fois ou neuf fois, ou même plus souvent, jusqu'à ce que le précipité *blanchiße* dans le feu; & *ne soit plus sujet à s'enfuir;* il ajoûte qu'on aura alors un mercure précipité diaphorétique. Ceux qui préparent aujourd'hui le précipité rouge font

1 *Natura vires suas in verba imponit sicut in herbas & radices, ita in Gamahaos*; & paulo post; *Imagines & Characteres sunt pixides in quibus Magus siderum vires asservat.* Philosophiæ Sagacis Lib 1

2 *In Epistola ad Solenandrum & Wierum.*

3 *De Morbis Rerum Naturalium. Lib.* 5.

font tout ce que Paracelse prescrit ; ils se servent premierement d'eau forte, puis d'esprit de vin, mais ils ont beau verser & reverser cet esprit sur leur poudre, & le retirer autant de fois, jamais elle ne devient *blanche*, & encore moins s'y fait-il un tel changement qu'elle devienne *fixe*, comme parlent les Chimistes, c'est-à-dire qu'elle ne puisse plus s'enfuir ou s'évaporer, & qu'il soit impossible de la pouvoir jamais reduire en mercure coulant. On voit par là si l'on doit beaucoup compter sur ce que dit Paracelse. Ici, comme en toute autre occasion, il fait semblant de vouloir enseigner la maniere de composer un excellent remede, qui passe de beaucoup le précipité commun, mais on ne sauroit y réussir, quoi qu'on suive tout ce qu'il ordonne.

Ne seroit-il point permis de douter s'il possedoit lui-même le secret de ce précipité diaphoretique, ou sudorifique dont il feint de décrire la préparation ? Quoi qu'il en soit, celui dont Oporinus parle, étoit donné pour purger, & non pas pour faire suer ; & il est assez problable qu'il aprochoit beaucoup du précipité rouge ordinaire, si ce n'étoit pas tout à fait la même chose. Ce n'est pas que Paracelse ne connût d'autres médicamens purgatifs, tirez des minéraux ; & il ne faut pas, à mon avis, prendre à la lettre ce que dit ici Oporinus, comme si son Maître n'avoit jamais purgé personne qu'avec du mercure précipité. Il n'est pas possible qu'ayant autant travaillé qu'il l'avoit fait sur l'antimoine, qu'il regarde comme le mineral qui fournit les plus excellens remedes, il n'eût découvert aussi que l'on en pouvoit tirer entr'autres choses diverses matieres purgatives. Il dit prémierement 1 que comme l'antimoine est plus propre que le feu, ou quelqu'autre chose que ce soit, à purifier l'or & l'argent, il purge pareillement le corps humain, & le nettoye de toutes impuretez ; il est vrai que comme il ajoûte immédiatement après, que le *magistere d'antimoine* chasse la lepre, le nom seul de magistere, comme nous le verrons bientôt, semble marquer que Paracelse n'entend pas ici parler d'un médicament purgatif ordinaire. Si vous voulez savoir ce qu'étoit ce magistere, cette *essence*, cet *arcanum*, cette *vertu* de l'antimoine, (tous ces noms signifient la même chose) & comment on le prépare, notre Auteur vous l'aprendra. *Voici ce que c'est*, dit-il, *que la* Vertu de l'Antimoine, *dont vous ne trouvez pas un point, pas un iota, dans tous vos livres de Médecine. Prenez garde au commencement qu'il ne se corrompe rien de l'antimoine, mais qu'il demeure tout entier sans perdre rien de sa forme ; car c'est sous cette forme qu'est caché l'*arcanum *de l'antimoine. On doit le pousser par la rétorte sans qu'il reste aucune tête morte, & le réduire, par une troisième cohobation en une troisième nature. Alors cet* arcanum *sort, dont la doze est de quatre grains pris avec de la quintessence de mélisse.* Nous voilà bien plus savans que nous ne l'étions ! On ne voit pas que Paracelse fasse souvent mention de quelque purgatif proprement dit venant de l'antimoine. 2 Il parle en un endroit des fleurs que l'on en tire, mais il n'en dit qu'un mot en passant, sans marquer la maniere dont elles se font ; il indique seulement une préparation dont ces fleurs sont la base, & qu'il dit être un excellent remede contre le mal caduc, mais il ne l'a pas décrit non plus. Il en marque cependant la dose, qui est

1 *Archidoxis, Lib. 6. & de Vita longa Lib.* 3.
2 *De Caducis, Paragr.* 4.

est de neuf grains, devant le paroxysme, & dixhuit dans le paroxysme même. Ailleurs il dit aussi quelque chose du *mercure de vie*. Il n'avoit pas manié moins souvent le *Vitriol* que l'antimoine, & il parle d'un *arcanum* qu'il en tiroit, & qu'il préferoit à celui qui se tire de l'or. Il ne paroit pas faire à peu près autant de cas d'un autre médicament que fournit le vitriol, quoi que ce médicament ait peut-être plus de réalité que le précédent; je veux parler d'un purgatif qui se fait en épurant le vitriol blanc par une préparation fort simple. Ce purgatif est un des plus doux & des plus innocens de tous ceux qui se tirent des mineraux. Il ne seroit pas même nécessaire, si l'on suivoit mot à mot ce que dit Paracelse, de purifier le Vitriol. 1 Il prétend que le vitriol crud, 2 *vitriolum crudum*, mis en poudre est très-bon pour purger dans de grandes & fâcheuses maladies de l'estomac, dans des fievres, des dissenteries, &c. & pour tuer les vers. *La dose de ce remede*, ajoûte-t'il, *est de la quantité que l'on peut en prendre six fois avec la pointe d'un couteau.* On donne jusqu'à une dragme du vitriol blanc purifié.

Ce médicament opere assez doucement, comme je l'ai déja remarqué, quoi qu'il purge par dessus & par dessous, ce qui fait voir que sa douceur ne doit pas être mise en parallele avec celle de la *Casse*, de la *Manne*, du *Sené*, de la *Rubarbe*. Il ne faut donc pas croire ce que disent 3 quelques Chimistes, que si l'antimoine & les médicamens métalliques operent quelquefois fort violemment, cela n'arrive ainsi que par la faute & l'ignorance de ceux qui les ont préparez, ou par l'imprudence de ceux qui les donnent; & que s'ils sont bien faits & bien administrez, ils sont aussi benins que les autres dont je viens de parler. 4 Il n'y a pas de doute qu'étant bien préparez ils ne puissent agir avec moins de violence que l'*Ellebore*, la *Coloquinte*, & quelques autres purgatifs tirez des plantes, mais il ne s'ensuit pas qu'ils soient jamais aussi doux que la Manne, la Rubarbe, &c. Ce n'est pas que les médicamens pris des mineraux, quelque force qu'ils ayent, doivent toûjours être laissez en arriere; il est des occasions où l'on doit même les préferer à ceux que fournissent les végétaux.

En voila assez pour les purgatifs. Je ne m'arrêterai pas ici à parler des *Essences*, des *Magisteres*, des *Elixirs*, & des autres grands secrets que notre Auteur appelle *Magnalia Dei*, tels que sont la *Quintessence*, dont j'ai déja dit un mot ci-dessus, le fameux remede nommé *Azoth*, que Paracelse portoit toûjours avec soi, son 5 *Laudanum*, &c. Je dirai seulement, à l'égard de ce dernier médicament, que je ne saurois m'empêcher de soupçonner que ce n'étoit peut-

1 *De Rebus Naturalibus Cap.* 8.

2 *Il dit que le vitriol est appellé allégoriquement* Gryllus, *c'est-à-dire* un Grillon. *Nos Pharmacopées ont donné le nom de* Gilla Theophrasti, *au Vitriol blanc purifié, ou séparé d'un peu de terre qui y est mêlée. On a sans doute mis* Gilla *pour* Gryllus. *Ce que Paracelse nomme* Gilla *semble être quelqu'autre chose. Voyez le Livre second*, de Viribus Membrorum, Cap. 4.

3 *Martinus Rulandus junior, in Progymnasm. Alchim.*

4 *Vide Sennertum de Chimicorum cum Aristotelicis & Galenicis Consensu ac Dissensu.*

5 Laudanum Theophrast. Paracelsi, *dit l'Auteur du petit Dictionaire mis à la fin de ses œuvres,* est Medicina laude digna, ex duabus tantùm rebus constans, quibus excellentiores in mundo reperiri nequeunt, qua morbos omnes ferè curabat. *On dit qu'il en emporta avec lui la recette en l'autre monde, sans avoir jamais voulu la communiquer à personne.*

peut-être qu'une composition dont l'opium faisoit la plus grande partie, s'il n'en faisoit pas le tout. En effet cette drogue est excellente quand on sait s'en servir à propos, & bien des gens croient qu'il n'est pas fort nécessaire de se donner tant de peine à la préparer, puisque les préparations que l'on en fait avec le plus de soins & de dépense, ne valent pas beaucoup mieux que les plus simples, ou que la drogue, telle qu'on nous l'aporte du Levant, & que les Turcs la prennent tous les jours. Je sai bien que Paracelse assure 1 que les médicamens où il entre de *l'opium*, sont *venimeux*, & qu'il ne faut se fier ni au *pavot* ni à la *jusquiame*, ni à la *mandragore*; que nous n'avons aucun anodin, ni somnifere, qui opere sûrement & sans trouble, que le *soufre qui se tire du Vitriol*, & qui sert aussi contre le mal caduc, sans compter ses autres usages. Cependant 2 ailleurs il ne fait pas difficulté d'avouer que les adoucissans, tels que l'opium, font un effet merveilleux pour la cure du même mal; & immediatement après il propose une formule de médicament où il joint à l'Opium Thébaïque, la Canelle, le Musc, l'Ambre &c. Il est vrai qu'il y ajoûte aussi à la fin *l'Arcanum de Vitriol*, qui est la même chose que le *soufre*. Mais si ce soufre est seul un si excellent anodin, & si propre même pour guérir l'épilepsie, comme notre Auteur l'assure, pourquoi lui associoit-il l'Opium? Il sentoit bien qu'on pouvoit lui faire cette objection, il tâche d'y repondre par avance, en disant qu'il peut se rencontrer par hazard quelque défaut dans le vitriol dont on se sert, & que les Artistes font quelquefois des fautes en travaillant, ce qui est cause que le remede que l'on a prétendu en tirer ne fait pas son effet. Cette réponse laisse entrevoir que Paracelse ne comptoit pas tellement sur son soufre de Vitriol, qu'il ne cherchât à en apuier les effets par l'opium comme par un médicament, dont la vertu n'etoit pas si équivoque; & ceci semble confirmer mon soupçon touchant son Laudanum. Je ne sai si quelcun a aujourd'hui le secret de ce merveilleux soufre, ou de cet *Arcanum* de Vitriol, que notre Auteur préfere à tous les remedes qui se tirent de l'or, & duquel il vante si fort les grandes vertus en plus d'un endroit. Le secret sera sans doute du nombre de ceux qui ne sont connus que de bien peu de gens, & desquels notre même Auteur dit 3 que si Dieu les communique à quelcun ils ne se rendent pas pour cela publics, parce que Dieu donne à ceux à qui il en a fait part, assez de prudence pour les tenir cachez, comme ils le seront jusqu'à la venue *d'Elie l'Artiste*, qui est le tems auquel tout ce qui est maintenant le plus inconnu sera mis en lumiere.

Je finirai en disant un mot de la Chirurgie de Paracelse, qui a été assez estimée de quelques uns, comme je l'ai déja remarqué ci-dessus. Il a composé deux ouvrages sur ce sujet, l'un appellé *la grande Chirurgie*, l'autre la *petite*. Ces deux ouvrages, joints ensemble sont assez gros; cependant il n'y est presque traité que des *Playes* & des *Ulceres*. Pour les guérir il ne s'en tient pas aux remedes tirez des plantes, ou aux remedes ordinaires, il emploie aussi des médicamens Chimiques, entre lesquels il s'en trouve de bons;

1 *De Rebus Naturalibus, Cap. 7. ubi de Sulphure.*
2 *De Morbis Amentium, Cap. 1. ubi de cura Caduci.*
3 *Lib. de Tinctura Physicorum, Cap. 4.*

bons; mais si cela ne suffit pas, il ne fait aucune difficulté en certains cas de se servir de *caracteres*, *de paroles* &c. Il dit à l'égard des playes, qu'on tire de deux manieres le fer d'un dard, ou d'une fleche, qui est demeuré dans une playe; que cela se fait ordinairement ou en l'arrachant, & en l'attirant par des médicamens, s'il n'est que pointu & long, ou en le poussant plus avant, & tâchant de le faire sortir par la partie opposée s'il est fait en forme de croc; & il remarque qu'il faut faire la même chose si une bâle de mousquet se trouve engagée entre des os. Il ajoûte que si on ne peut pas en venir à bout en se servant d'herbes & de racines, qu'il avouë être le plus souvent inutiles, il faut en ce dernier cas, c'est-à-dire lors qu'il s'agit de fers crochus ou de bâles engagées dans des os, avoir recours à certaines paroles constellées, (*verba constellata.*) Il assure hardiment que par la force de ces paroles on peut, sans se servir d'autre chose que de ses doigts, tirer fort aisément toutes sortes de dards d'une playe. Mais, dit il, l'envie des Sophistes a cherché à rendre cet art infame, en faisant faire des defenses de l'exercer sous peine d'anatheme & d'être brûlé. Je ne laisse pas, dit-il, de le faire, sachant qu'il n'y a rien que de naturel. Paracelse dit peu de choses des *tumeurs*, des *fractures*, & des *dislocations*; & l'on ne trouve rien du tout dans sa Chirurgie, concernant *l'amputation des membres*, & les operations qui se font *par le fer* & *par le feu*. Il paroit même qu'il ne vouloit pas qu'on se servît de ces derniers moiens; cependant il aprouve dans le passage que j'ai cité ci-dessus, l'usage du couteau, comme étant le seul remede de la pierre.

Notre Auteur s'étend fort sur la *Vérole*; il en examine les causes, les signes, il propose un grand nombre de remedes pour la guérir, dont les principaux sont diverses préparations de *mercure*, mais décrites à sa mode, & selon sa coutume, c'est-à-dire de maniere que peu de gens sont en état d'y entendre quelque chose.

Jugement sur Paracelse, où à son occasion, on dit aussi un mot de quelques autres Médecins accusez de Magie.

Voilà ce que j'avois à dire sur la Médecine de Paracelse, pour donner une legere idée de ses principes, en attendant que quelcun ait la patience d'entrer dans un plus grand détail de ce qu'on peut recueillir de deux gros volumes in folio que contiennent ses Oeuvres. Je ne repeterai pas ici ce que j'ai dit ci-devant de ses mœurs & de sa conduite. Je remarquerai seulement qu'on ne sauroit lire ses écrits sans s'apercevoir aussi-tôt qu'il avoit l'imagination fort vive, mais en même tems fort déréglée, & le cerveau plein d'idées des plus creuses. Avec cette disposition d'esprit, il n'y a pas lieu d'être surpris qu'il eût donné dans toutes les vanitez de *l'Astrologie*, de la *Geômance*, de la *Chiromantie*, de la *Cabale*, rien n'étoit plus ordinaire & plus commun dans ces tems d'ignorance. Il assuroit même qu'il faloit nécessairement joindre la *Magie* à la *Médecine*, si l'on vouloit réussir en cet art, & cela ne doit pas s'entendre seulement de la Magie naturelle; il ne faisoit pas difficulté de dire qu'on pouvoit sans scrupule tirer du Diable certains secrets de Médecine, il se vantoit même de s'être entretenu avec Galien & Avicenne dans le vestibule de l'Enfer, comme nous l'avons vu ci-dessus. En un mot il n'a rien omis de ce qu'il pouvoit faire & de ce qu'il pouvoit mettre dans ses écrits pour persuader à tout le monde, qu'il étoit véritablement Megacien, en sorte que s'il n'y avoit pas réussi, il auroit, pour ainsi dire, joué de malheur. C'a été aussi l'opinion commune, mais pour moi

moi je suis du nombre de ceux qui croient qu'il étoit plus grand fourbe que grand Sorcier

Quoi qu'il en soit, Paracelse n'étoit pas le premier Médecin qui se fût attaché à la Magie, ou qui en eût eu la réputation. *Arnaud de Villeneuve*, & *Raymond Lulle*, de qui j'ai dit un mot ci-dessus, ont passé pour Magiciens, aussi bien que *Pierre d'Apono*, qui est un peu plus ancien qu'eux, & qui étoit un très-savant homme pour son tems. On peut voir de quelle maniere [1] Naudé a entrepris leur défense aussi bien que celle de Paracelse. *Henri Corneille Agrippa*, plus âgé de sept ou huit ans que ce dernier, a aussi été mis au même rang, son livre *de la Philosophie Occulte*, qu'il avoit composé en sa jeunesse, ayant donné occasion à cela, & au conte que l'on a debité, qu'il menoit toûjours avec lui un Démon, sous la forme d'un chien noir. C'est ce que dit Paul Jove, dans ses Eloges des Hommes Savans, mais que Wierus traite avec raison de fable. Melchior Adam qui a écrit un abregé de la vie d'Agrippa, dit de lui entr'autres choses, qu'il avoit pratiqué la Médecine à Geneve, à Friburg en Brisgau, & en France. Je ne sai pas s'il demeura long-tems à Geneve, mais il [2] paroit par les Regîtres du Conseil de cette ville, qu'il y fut reçu Bourgeois gratis, l'onzième Juillet de l'an 1522. Il y eut bien du haut & du bas dans sa vie; il commença, à ce qu'on dit, par être Secretaire de l'Empereur Maximilien Premier, puis Conseiller & Historiographe de Charles-Quint; & il fut ensuite reçu Docteur en Droit & en Médecine. Il eut même un emploi honorable à la guerre, & s'en acquita bien, & de là aiant passé en France, après avoir exercé la Médecine en divers lieux, & entr'autres en ceux que j'ai marquez ci-dessus, il vint enfin mourir à Grenoble dans une extrême pauvreté, âgé de 48. ans.

Paracelse & Agrippa peuvent être mis en parallele, à l'égard de diverses choses qu'ils ont tous deux faites, ou qui leur sont arrivées à l'un comme à l'autre. Tous deux se sont attachez à la Médecine, à l'Astrologie & à l'Alchimie; tous deux ont été entêtez de la Magie; tous deux ont couru divers pays; tous deux ont su faire de l'or, & ont possedé cette fameuse Pierre qui guérit de tous maux, cependant ils sont morts, l'un fort pauvre, & l'autre rien moins que riche, & tous deux à l'âge de 48. ans.

Pour finir les réflexions que j'avois à faire sur Paracelse, & sur ses écrits, je remarquerai que parmi tant de mauvaises choses dont ils sont remplis, il s'en trouve quelques unes de bonnes, & qui ont servi à l'avancement de la Médecine. On ne peut disconvenir que ce qu'il a dit contre le sentiment qui avoit eu cours depuis le tems de Galien, touchant les effets des qualitez premieres de tous les corps, le *chaud*, le *sec*, le *froid* & *l'humide*, n'ait commencé à ouvrir les yeux aux Médecins. Hippocrate, ou l'Auteur du livre *de la Diète*, avoit déja dit avant Paracelse, [3] que ce n'est pas le *chaud* qui a une grande force, mais *l'aigre*, *le salé*, *l'amer*, &c. & que de toutes les qualitez, il n'y en a point qui ait moins de pouvoir que le *chaud*, & le *froid*; mais l'opinion de Galien, &

1 *Apologie pour les grands hommes accusez de Magie.*

2 Voici les propres termes du Regître de cette année-là; *Spectabilis Dominus Henricus Cornelius Agrippa, Artium & Medicinæ Doctor, de Colonia super Rhenum, fuit admissus Burgensis gratis.*

3 Voyez ci-dessus Hist. de la Médecine, Premiere Partie, Liv. 3. Chap. 4.

& de tous les Arabes, n'avoit pas laissé de prévaloir. Ceux-ci avoient tous suivi la Philosophie d'Aristote que notre Auteur apelle *un fondement de bois*; il auroit dû en substituer une autre meilleure; mais s'il ne l'a pas fait lui même, il a du moins donné aux Médecins & aux Philosophes occasion de le faire, en découvrant le peu de solidité de cette vieille Philosophie. Son sentiment touchant les *semences*, qu'il suppose avoir toutes existé dès le commencement, en quoi il a aussi suivi Hippocrate, comme je l'ai deja remarqué, ce sentiment, dis-je, est reçu aujourdhui par les plus habiles gens, qui l'ont seulement un peu mieux expliqué.

Ce qu'il a dit du *sel*, du *soufre*, & du *mercure*, principalement ce qui regarde les deux premiers, a bien ses usages dans la Physique & dans la Médecine. Si on ne les regarde pas comme de veritables Elémens, on les considerera du moins comme ce qu'il y a de plus actif, & qui a le plus de force, soit dans nos corps soit dehors. On ne peut pas non plus douter que Paracelse n'eût une grande connoissance de ce qu'on apelle *la Matiere de la Médecine*, & qu'il n'eût employé bien du tems à travailler sur les animaux, les végétaux, & les minéraux d'où elle se tire. Il semble qu'il a fait toutes les operations de Chimie qui se peuvent faire, ou du moins qu'il en a fait un très-grand nombre; mais il a eu ce grand defaut qu'il a caché, de tout son pouvoir, ce qu'une longue experience lui avoit apris sur ce sujet. C'est de quoi se plaignoit Jean Guntherius d'Andernac: 1 J'avouë, dit-il, que Theophraste Paracelse est un très-habile Chimiste, & qu'il a mis dans ses livres plusieurs excellentes choses, mais il est fâcheux d'un autre côté qu'il y en ait mêlé un grand nombre de frivoles & de fausses, sans compter qu'il a répandu une si grande obscurité sur les meilleures, qu'il n'y a presque personne qui puisse entendre ce qu'il en dit & en profiter. Cette critique est fort courte & en même tems fort judicieuse. Le même Guntherius disoit aussi, que si les médicamens tirez des métaux, & particulierement de l'or & de l'antimoine étoient aussi excellens que les Chimistes voudroient le faire croire, Paracelse leur maître auroit dû s'en contenter, & n'en point chercher d'autres, &c. Il dit encore ailleurs, que si ceux qui se vantent de posseder cette fameuse *Teinture des Physiciens*, ou le *Mercure de quelque métail*, comme des *Remedes Universels*, savoient seulement guérir la Fievre, ils devroient être pour cela fort considerez de tout le monde, & mériteroient que les Princes leur fissent de bonnes pensions; mais, dit-il, quand on les met à l'épreuve on reconnoit bientôt leur ignorance. Il conclut de là que si leur Maître n'a pas fait tout ce qu'il se vantoit de pouvoir faire avec son Azoth, ou avec quelqu'autre semblable secret, nous ferons mieux de nous en tenir aux remedes que nous connoissons, que de chercher à guérir les maladies avec ceux que nous ne connoissons point, & qui pourroient faire plus de mal que de bien. Ce que Guntherius dit ici ne regarde que les prétendus remedes universels. Il estimoit beaucoup les autres médicamens Chimiques proposez pour des cas particuliers, & qui avoient été plusieurs fois experimentez avec

1 *De Veteri & Nova Medicina tum cognoscenda, tum facienda* &c. Tom. 2. pag. 651. *Guntherius étoit né en 1497, quatre ans après Paracelse, mais il lui survecut de plus de trente ans, n'étant mort qu'en 1574.*

avec succès. Je souhaiterois, dit-il, que Galien eût été moins diffus & plus exact dans ce qu'il a écrit, & que Paracelse se fût moins caché, & en eût usé avec plus de candeur : mais comme chacun a ses défauts, aussi bien que ses bonnes qualitez, il faut retenir ce qui nous paroit le meilleur, & laisser le reste. Dans cette vuë il entreprit de mettre à part ce qu'il croioit qu'on devoit choisir des principales matieres que ces deux autres avoient traitées, & il en composa un livre en deux volumes in folio, intitulé, *De la maniere d'aprendre & de pratiquer tant la vieille que la nouvelle Médecine.* Dans ce même livre il conseille aux jeunes Médecins de commencer par celle-là, & de finir par celle-ci, & il en rend cette raison, c'est que si l'on débute par celle de Paracelse, avant que d'avoir apris l'ancienne, on conçoit mal à propos du mépris & du dégout pour la méthode ordinaire de traiter les maladies, & l'on se met hors d'état de pouvoir jamais profiter de ce qu'elle a de bon. Ce conseil est encore aujourd'hui fort de saison pour les jeunes Etudians, qui croient presque tous qu'il est inutile de jetter les yeux sur les ouvrages des anciens Médecins, & qui comptent pour rien ce qui n'est pas le plus nouveau en fait de livres ou de médicamens.

Thomas Eraste, savant Médecin, duquel j'ai déja fait ci-devant mention dans la vie de Paracelse, n'en usa pas à son égard avec tant de modération que Guntherius. Il écrivit contre lui quatre gros volumes in quarto; où il ne l'épargne pas. Le premier ne roule tout entier que sur les remedes superstitieux & magiques de Paracelse; il me semble qu'il n'étoit pas nécessaire de tant écrire pour en faire voir la vanité. Le deuxième contient une ample réfutation des principes de sa Philosophie. Dans le troisième il établit les fondemens de ce qu'il croit être la veritable Médecine, c'est à dire de l'ancienne, en renversant ceux qu'avoit posé Paracelse. Dans le quatrième enfin il enseigne la meilleure maniere de guérir l'Epilepsie, la Lepre, l'Hydropisie, la Goute & autres pareilles maladies, & refute ce que son adversaire en avoit écrit. Il seroit à souhaiter que l'on pût compter surement sur les moiens qu'Eraste indique pour la guérison de ces maladies, mais par malheur ni ses remedes ni ceux de Paracelce n'ont pas empêché qu'elles n'ayent toujours été, & ne soient encore aujourd'hui le plus souvent incurables. Eraste, nonobstant ses disputes contre ce dernier, ne desaprouvoit pas entierement les medicamens Chimiques. Il étoit né en 1523. à Baden en Suisse, comme je l'ai dit ci-dessus, mais ses livres, dont je viens de parler, ne furent imprimez qu'en 1572.

AVIS

AVIS
DES
LIBRAIRES.

Le celebre Auteur de cette Histoire de la Medecine avoit promis, dans sa Preface, d'en donner la continuation, si sa santé & ses affaires le lui permettoient. Mais la Charge de Conseiller de la République de Geneve, qu'il remplit avec tant de distinction depuis plusieurs années, & ses autres occupations ne lui ont point donné le loisir d'executer son dessein. Aiant été averti l'année derniere qu'on avoit commencé d'imprimer en ce pays son Histoire, il envoia quelques additions & quelques corrections, & en même temps, pour suppléer, en quelque maniere, à son premier projet, il pensa à donner l'Essai d'un Plan pour cette Continuation depuis la fin du siécle second jusques au dixseptième. Il a poussé cet Essai jusques à Paracelse inclusivement. Mais de facheuses incommoditez qui lui sont survenues, l'ont empéché de l'achever. Comme cette Histoire manque depuis long-temps, & qu'elle est demandée de toutes parts, on a trouvé à propos de la publier telle qu'elle est, ne doutant point que Mr. Le Clerc ne finisse bientôt ce qu'il a commencé, si sa santé se rétablit, comme il y a lieu de l'esperer.

TABLE DES MATIERES

Contenues dans l'Hiſtoire de la Médecine.

A.

B.

C.

Chryser-

D.

E.

F.

G.

H.

I.

Patro-

Q.

R.

T.

V.

X.

Z.